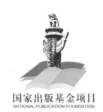

脊柱外科学系列丛书

U0337352

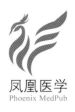

凤凰医学
Phoenix MedPub

# 儿童脊柱外科学

## Pediatric Spine

主　编　邱　勇　朱泽章

副主编　刘　臻　钱邦平

上册

江苏凤凰科学技术出版社·南京

**图书在版编目（CIP）数据**

儿童脊柱外科学 / 邱勇, 朱泽章主编. — 南京: 江苏凤凰科学技术出版社, 2022.4
ISBN 978-7-5713-2587-9

Ⅰ.①儿… Ⅱ.①邱… ②朱… Ⅲ.①小儿疾病—脊柱病—外科学 Ⅳ.①R726.815

中国版本图书馆 CIP 数据核字（2021）第 265537 号

儿童脊柱外科学

| | |
|---|---|
| 主　　　编 | 邱　勇　朱泽章 |
| 项 目 策 划 | 傅永红 |
| 特 约 编 辑 | 夏泽民　周　骋 |
| 责 任 编 辑 | 程春林　杨　淮　王　云 |
| 绘　　　图 | 王　敏 |
| 绘 图 编 辑 | 周有晴 |
| 责 任 校 对 | 仲　敏 |
| 责 任 监 制 | 刘文洋 |

| | |
|---|---|
| 出 版 发 行 | 江苏凤凰科学技术出版社 |
| 出版社地址 | 南京市湖南路 1 号 A 楼，邮编：210009 |
| 出版社网址 | http://www.pspress.cn |
| 印　　　刷 | 徐州绪权印刷有限公司 |

| | |
|---|---|
| 开　　　本 | 889 mm×1194 mm　1/16 |
| 印　　　张 | 97 |
| 插　　　页 | 8 |
| 字　　　数 | 2 700 000 |
| 版　　　次 | 2022 年 4 月第 1 版 |
| 印　　　次 | 2022 年 4 月第 1 次印刷 |

| | |
|---|---|
| 标 准 书 号 | ISBN 978-7-5713-2587-9 |
| 定　　　价 | 980.00 元（精）（上下册） |

谨献给用期待和痛苦让我积累起外科经验的脊柱畸形患者以及他们的家人！

To the patients with spinal deformities and their families, whose sufferings and expectations have encouraged me so much to build up my experience in spinal surgery.

谨献给对我不懈鼓励和无限支持的 Agnieszka, Charlotte, Alexandre 和 Christian！

To Agnieszka, Charlotte, Alexandre and Christian, for their constant encouragement and support in making it all worthwhile.

—— 邱勇

Yong QIU, MD

谨献给我的家人、师长和朋友！你们的关心、支持和鼓励是我灵感的源泉！

To my family, teachers and friends, whose care, support and encouragement inspire me so much in my career.

谨献给在生命禁区内创造奇迹的脊柱外科同道，您的奉献给予了患者新的生命。

To the spinal surgeons who had repeatedly created miracles in the forbidden area of life. Your dedication had given a new life to the patients.

—— 朱泽章

Zezhang ZHU, MD

# 主编简介

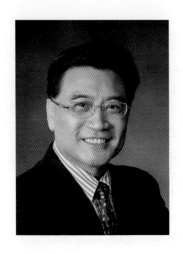

  **邱 勇** 南京大学医学院附属鼓楼医院骨科主任医师、教授、博士生导师，法国国家外科科学院院士，香港中文大学名誉教授，澳门骨科学会常年顾问医生。早年留学法国8年，师从脊柱三维矫形创始人、世界著名的脊柱外科医师 Y.Cotrel 和 J. Dubousset。现任中国康复医学会脊柱脊髓专委会全国主任委员，国际脊柱侧凸学会（SRS）会员；*European Spine Journal* 编委、*Spine Deformity* 杂志副主编、《中华骨科杂志》副总编、《中国脊柱脊髓杂志》副主编等。

  邱勇教授于1997年留法归国，在南京鼓楼医院创建了脊柱外科，并在全国首先推广三维矫形技术治疗脊柱畸形。2005年与香港中文大学合作成立脊柱侧弯联合研究中心，2016年成立南京大学脊柱侧弯研究所。如今，南京鼓楼医院已完成各种难度脊柱畸形的矫形手术15 000多例，单中心脊柱矫形的总手术量及年手术量稳居全国第一，成为国际上规模及影响力最大的脊柱畸形矫治中心之一，被世界同行和患者所公认。南京鼓楼医院每年不仅培养大量国内的脊柱外科医生，还接受来自欧美的进修和参访医生。连续举办20多年的《脊柱畸形》学习班，已成为国内规模及影响力最大的国家级品牌课程之一，培养了3000余名国内和100多名海外脊柱矫形医师，其中大多数已成为当地治疗脊柱畸形的骨干力量。作为国内脊柱矫形领域的开拓者和奠基人之一，邱勇教授原创性地提出退变性脊柱侧凸的冠状面失衡分型，并广泛运用于各种病因脊柱畸形的矫形治疗，极大地降低了脊柱矫形术后冠状面失代偿的发生率。

  邱勇教授同时领导着一支专门从事"脊柱侧凸发病机制"的科研团队，在遗传基因、生长模式异常和人体平衡等研究方面有着较大贡献，研究成果发表在 *Nature Communication*、*American Journal of Human Genetics*、*CORR*、*Spine*、*European Spine Journal* 等世界主流杂志，成为少数被国际公认的专职研究团队之一。

  迄今为止，邱勇教授发表SCI论文200余篇，发表中文文章170余篇，参编参译专著50余部，获得专利17项，获得国家科学技术进步奖二等奖2项，先后荣获中国医师奖、全国劳动模范、全国五一劳动奖章、全国优秀医师等荣誉称号。

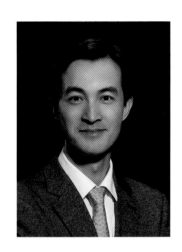

**朱泽章** 南京大学医学院附属鼓楼医院骨科主任医师、教授、博士生导师，脊柱侧凸研究所所长；国家"百千万人才工程"人选、国家有突出贡献中青年专家。国际ICSG（International Consortium for Scoliosis Genetics）委员、国际骨科研究协会联合大会（ICORS）委员、国际脊柱侧凸研究学会（SRS）会员、国际脊柱学会（AO Spine）中国理事会研究官、中国医药教育协会脊柱分会青年委员会主任委员、中华预防医学会脊柱疾病预防与控制专业委员会脊柱畸形学组副主任委员、中国医师协会骨科医师分会脊柱畸形专业委员会副主任委员、中国医师协会显微外科医师分会显微神经脊柱专业委员会第一届委员会副主任委员、中国康复医学会脊柱脊髓专委会脊柱畸形委员会副主任委员、江苏省医学会骨科分会副主任委员、南京医学会骨科分会候任主任委员；*BMC Musculoskeletal Disorders* 杂志副主编、*Spine Deformity* 杂志编委。

朱泽章教授曾获国际脊柱侧凸研究学会 Traveling fellow、中国医师协会骨科医师分会突出贡献奖、全国首届十佳中青年骨科医师、江苏省医学重点人才、江苏省十大青年科技之星及第一批江苏"卫生拔尖人才"等荣誉称号。

朱泽章教授从事脊柱外科二十余年，主要临床研究方向为各种病因导致的脊柱畸形；在青少年特发性脊柱侧凸的发病机制、保守治疗及手术治疗等方面具有独到见解；在 Chiari 畸形伴脊柱侧凸的发病机制、颅后窝减压术及脊柱矫形手术等方面处于国际领先地位；在国际上首次提出了成人复杂脊柱畸形的序贯矫形策略，优化了矫形操作，降低了术后并发症的发生率。作为双头钉的主要发明人，研发应用双头钉与卫星棒技术解决了重度脊柱侧凸矫形失败发生率高的医学难题。

朱泽章教授的代表性论著先后发表在 *Nature Genetics*、*Nature Communications*、*American Journal of Human Genetics*、*ACS Nano*、*Journal of Clinical Investigation*、*J Neurol Neurosurg Psychiatry*、*The Journal of Bone & Joint Surgery* 等学术期刊。以第一或通讯作者发表 SCI 论文 110 余篇，中文核心论文 200 余篇。参编参译专著 17 部，其中主译 5 部、主编 1 部，获得专利 7 项。曾获国家科学技术进步二等奖（第 3）、教育部科技进步二等奖（第 1）、中华医学科技二等奖（第 1）及江苏省科技进步二等奖（第 1）等。

# 编著者名单

主　　编　邱　勇　朱泽章

副主编　刘　臻　钱邦平

学术秘书　王　玉

编　　委（以姓氏笔画为序）

Raphael Vialle　法国巴黎 Necker 儿童医院小儿骨科

马正良　南京大学医学院附属鼓楼医院麻醉科

马向阳　南部战区总医院脊柱外科

马宇立　上海三友医疗拓腾生物力学实验室

马信龙　天津医院脊柱外科

王　玉　南京大学医学院附属鼓楼医院腰椎外科

王　军　北京大学人民医院骨肿瘤科

王　征　中国人民解放军总医院脊柱外科

王　斌　南京大学医学院附属鼓楼医院腰椎外科

王向阳　温州医科大学附属第二医院脊柱外科

王守丰　南京大学医学院附属鼓楼医院骨肿瘤科

王志华　昆明医科大学第一附属医院脊柱外科

王晓东　苏州大学附属儿童医院骨科

毛赛虎　南京大学医学院附属鼓楼医院脊柱外科

仉建国　北京协和医院脊柱外科

史本龙　南京大学医学院附属鼓楼医院小儿骨科

冯世庆　天津医科大学总医院骨科

吕国华　中南大学湘雅二医院脊柱外科

朱泽章　南京大学医学院附属鼓楼医院脊柱外科

乔　军　南京大学医学院附属鼓楼医院小儿骨科

刘　浩　南京大学医学院附属鼓楼医院神经外科

刘　臻　南京大学医学院附属鼓楼医院脊柱外科

刘立岷　四川大学华西医院脊柱外科

刘明岩　上海三友医疗拓腾生物力学实验室

闫　煌　南京大学医学院附属鼓楼医院脊柱外科

许　斌　东部战区总医院脊柱外科

孙　旭　南京大学医学院附属鼓楼医院微创脊柱外科

李　洋　南京大学医学院附属鼓楼医院脊柱外科研究所

李方财　浙江大学医学院附属第二医院脊柱外科

李危石　北京大学第三医院脊柱外科

李建军　中国康复研究中心

杨　操　华中科技大学同济医学院附属协和医院脊柱外科

杨军林　中山大学附属第一医院脊柱外科

肖建如　海军军医大学上海长征医院骨科

吴志鹏　海军军医大学上海长征医院骨科

邱　勇　南京大学医学院附属鼓楼医院脊柱外科

邱俊荫　南京大学医学院附属鼓楼医院脊柱外科神经电生理

沈建雄　北京协和医院脊柱外科

沈慧勇　中山大学附属第八医院骨科

张　冰　南京大学医学院附属鼓楼医院医学影像科

张　宏　美国得克萨斯州苏格兰礼仪儿童医院脊柱研发中心

张文智　香港大学深圳医院小儿骨科

张林林　南京大学医学院附属鼓楼医院数据库主管技师

张学军　首都医科大学附属北京儿童医院骨科

陈正香　南京大学医学院附属鼓楼医院骨科护士长

林子平　南京大学 - 香港中文大学脊柱侧弯联合研究中心

杭春华　南京大学医学院附属鼓楼医院神经外科

易　龙　南京大学医学院基础医学部遗传室

罗卓荆　空军军医大学西京医院脊柱外科

周许辉　海军军医大学上海长征医院脊柱外科

郑振耀　南京大学 - 香港中文大学脊柱侧弯联合研究中心

郝定均　西安市红十字会医院脊柱外科

胡宗杉　南京大学医学院附属鼓楼医院脊柱肿瘤外科

钟培言　香港大学深圳医院小儿骨科

俞　杨　南京大学医学院附属鼓楼医院颈椎外科

洪力恒　南京大学–香港中文大学脊柱侧弯联合研究中心

秦晓东　南京大学医学院附属鼓楼医院小儿骨科

顾小萍　南京大学医学院附属鼓楼医院麻醉科

钱邦平　南京大学医学院附属鼓楼医院脊柱外科

倪红斌　南京大学医学院附属鼓楼医院神经外科

徐　林　北京中医药大学东直门医院骨科

徐建广　上海第六人民医院脊柱外科

徐磊磊　南京大学医学院附属鼓楼医院小儿骨科

高　峰　中国康复研究中心

郭　卫　北京大学人民医院骨肿瘤科

黄季晨　南京大学医学院附属鼓楼医院脊柱外科研究所

彭亨利　南京大学–香港中文大学脊柱侧弯联合研究中心

蒋　军　南京大学医学院附属鼓楼医院颈椎外科

韩久卉　河北医科大学第三医院小儿骨科

鲍虹达　南京大学医学院附属鼓楼医院脊柱外科

穆晓红　北京中医药大学东直门医院骨科

# 序　言

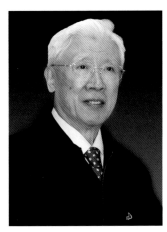

**潘少川**

北京儿童医院骨科教授

原中华医学会小儿外科分会主任委员

中华小儿外科杂志副主编

很荣幸获邀为《儿童脊柱外科学》一书撰写序言。

近20年来，国内脊柱疾病的诊治水平飞速发展，各级医院已可普遍开展各个级别的脊柱手术。然而，由于缺乏系统的理论和技术支持，各医院水平参差不齐，在诊断和治疗方面存在不规范性。儿童脊柱疾病病种多且复杂，尤其是各种类型的脊柱畸形，治疗策略和手术技术难以掌握。因此，为提高国内儿童脊柱疾病的诊断和治疗水平，亟须一部关于儿童脊柱疾病的参考性书籍，系统介绍各类儿童脊柱疾病尤其是脊柱畸形的临床治疗，由南京鼓楼医院邱勇教授和朱泽章教授主编的《儿童脊柱外科学》应运而生。

邱勇教授1997年留学归国后，创办了南京鼓楼医院脊柱外科。在他的带领下，南京鼓楼医院脊柱外科享誉全球，完成的各种难度的脊柱畸形手术已达15 000余例，已成为国内规模最大的脊柱畸形矫治中心。20余年来，邱勇教授团队致力于提高脊柱矫形的临床疗效，力求创新，提出了多种脊柱矫形的新理念，开辟了多种脊柱外科的新技术。同时，邱勇教授团队勇于创新，总结了近万例特发性脊柱侧凸的治疗经验，提出青少年特发性脊柱侧凸融合节段选择的"南京经验"，在世界脊柱矫形领域发出了中国声音。在邱勇教授的熏陶和带领下，南京鼓楼医院脊柱外科人才辈出。他们锐意进取，开展了多项开创性研究并屡获殊荣。此外，邱勇教授团队还着力于人才培养，《脊柱畸形》学习班已连续举办20余年，为国内外脊柱矫形领域培养了脊柱矫形医师3000余人，其中大多数已成为当地脊柱矫形的中坚力量。

《儿童脊柱外科学》是国内首部关于儿童脊柱疾病的专著，填补了我国儿童脊柱外科领域疾病诊断和治疗的空白。本书以各类儿童及青少年脊柱畸形为主体，涵盖了儿童脊柱创伤、肿瘤、感染等疾病，集中体现了南京鼓楼医院在脊柱畸形矫治领域丰富的临床经验。同时，在本书中，作者加入了大量的病例资料，图文并茂，既有术前、术后及中远期随访的宝贵影像学资料，还呈现了大量的手术图片和外观照等，更方便于读者的理解和掌握。

此外，在本书的编写过程中，融入了全国诸多儿童医院专家对脊柱畸形的最新治疗理念和最前沿的研究成果，以飨读者。通过此书，相信广大骨科医生能对儿童脊柱疾病尤其是脊柱畸形的诊治能有更系统、全面、深入的认识，并最终助力临床工作，提高临床技能。

再次衷心祝贺该书的首版！这部专著汇集了邱勇教授及其团队多年来的心血和经验总结，相信它必能对国内儿童脊柱外科事业的发展起到积极的推动作用。谨向无私奉献、辛勤付出的编著者们表示衷心的祝贺和崇高的敬意！

（潘少川）

2022年春于北京

# 前　言

　　弹指一挥间，我留学归国已 24 载。这 20 余年，是国内脊柱外科迅猛发展期，各种脊柱矫形手术也得以在全国各级医院广泛开展。中国脊柱矫形完成了从无到有、由弱到强、从学习到输出的艰难蜕变。然而，欣喜之余，临床上仍可见到较多不规范的治疗。究其原因，国内骨科医生仍缺乏关于儿童脊柱外科领域的教科书式专著的指引。因此，为进一步规范国内儿童脊柱外科尤其是脊柱矫形领域的诊治，本中心总结了 20 余年、15 000 余例儿童脊柱疾病的临床经验，编写了《儿童脊柱外科学》一书，旨在为广大基层骨科医生提供系统、全面的参考性指导。

　　本书以南京鼓楼医院脊柱外科 20 余年儿童脊柱矫形的临床经验和研究成果为主，融入了国内外最新的矫形理念和科研成果。本书共 30 章，其中第 1～5 章介绍了儿童脊柱外科的基础理论知识，包括儿童脊柱的胚胎学、遗传学、生长发育、生物力学、临床评估等；第 6 章和第 7 章详细介绍了各种类型的神经系统发育异常和骨骼发育异常，如脊髓脊膜膨出、脊髓纵裂、寰枢关节脱位等；第 8～16 章分别以先天性脊柱畸形、青少年特发性脊柱侧凸、Marfan 综合征等为主体，介绍了各种病因学的脊柱畸形；第 17～19 章则详细介绍了骨软骨发育不良、成骨不全及其他综合征型脊柱侧凸；第 20 章对脊柱外原因所致的脊柱畸形做了补充介绍；第 21 章着重介绍了儿童脊柱矢状面畸形；第 22 章详细介绍了临床常见的各类并发症及处理原则；第 23～28 章对儿童脊柱创伤、肿瘤、滑脱等脊柱疾病的诊治做了深入介绍；第 29 章详细介绍了脊柱畸形的基本诊疗技术，包括 Halo‐牵引、生长棒技术、截骨技术等；第 30 章对儿童脊柱手术中的麻醉管理和神经电生理监护进行了深入的阐述。

　　《儿童脊柱外科学》是国内首部关于儿童脊柱疾病诊治的系统性专著，本书特点鲜明。第一，本书以教科书的形式撰写：条理鲜明，通熟易懂，便于广大骨科医生理解和接受。第二，病例资料丰富全面：书中大多数病例均来自于南京鼓楼医院脊柱外科数据库中的典型病例。第三，图文并茂：本书采用文字、影像、图表相结合的方式，使读者更易理解与掌握知识要点。第四，随访资料完整：随访结果是检验临床疗效的重要指标之一，本书中的所有病例均展现了最新的随访资料。第五，与时俱进：本书既囊括了既往的临床研究成果，也融合了最新的治疗理念和科研成果。第六，编者阵容强大：除南京鼓楼医院团队外，还邀请了国内外多位著名脊柱外科专家参编。在此，对他们表示衷心的感谢！

　　书籍是人类进步的阶梯。此书是笔者和全体编委数十载的心血和结晶。本书经十余次修改、校正，最终成书。尽管力争完美，但由于笔者学识有限，加之医学技术发展迅速，可能存在疏漏之处，敬请各位专家、读者不吝指正！

（邱　勇）

2022 年春于南京

# 致 谢

王喆妍 南京大学医学院附属鼓楼医院麻醉科

冯振华 南京大学医学院附属鼓楼医院脊柱外科研究所

刘晶晶 南京大学医学院附属鼓楼医院脊柱外科主管护师

许彦劼 南京大学医学院附属鼓楼医院脊柱外科研究所

杜长志 南京大学医学院附属鼓楼医院脊柱外科研究所

李 劼 南京大学医学院附属鼓楼医院脊柱外科博士研究生

李 松 南京大学医学院附属鼓楼医院脊柱外科博士研究生

吴 浩 南京大学医学院附属鼓楼医院麻醉科

吴林飞 南京大学医学院附属鼓楼医院脊柱外科研究所

何 中 南京大学医学院附属鼓楼医院脊柱外科研究所

宋 芬 南京大学医学院附属鼓楼医院麻醉科

张 伟 南京大学医学院附属鼓楼医院麻醉科

郝 静 南京大学医学院附属鼓楼医院麻醉科

顾 伟 南京大学医学院附属鼓楼医院麻醉科

钱 庄 南京大学医学院附属鼓楼医院脊柱外科研究所

钱至恺 南京大学医学院附属鼓楼医院脊柱外科研究所

徐 亮 南京大学医学院附属鼓楼医院脊柱外科博士研究生

崔士和 南京大学医学院附属鼓楼医院麻醉科

董媛媛 南京大学医学院附属鼓楼医院麻醉科

薄靳华 南京大学医学院附属鼓楼医院麻醉科

# 阅读说明

▶ 本书中的冠状面 X 线片均已翻转（即后前位片，等于患者的后面观），冠状面 X 线片的左侧代表患者的左侧，右侧代表患者的右侧（除非有特殊标注）。矢状面 X 线片的左侧代表患者的腹侧，右侧代表患者的背侧。

▶ CT 横断面及三维重建图片、MRI 横断面图片并未翻转，阅读时请注意。

▶ 部分分图以增加对比的直观性排列；鉴于内容的连贯性，为了方便阅读，偶有重复。

▶ 本书中的病例绝大多数来源于南京鼓楼医院脊柱外科，图片及图注中的"#＋数字"代表该患者在手术数据库中的编号，如"#8887"；"#S＋数字"代表支具治疗患者在支具数据库中的编号，如"#S1234"；门诊收集的病例用"#0000"表示；部分病例无病例编号为外院摄片的病例，由外院提供的完整病例，于图题后标注。

▶ 基于疾病的共性及延续性，书中有部分成人病例及图片展示。

▶ 示例。

患者在手术数据库中的编号、性别及年龄　　随访

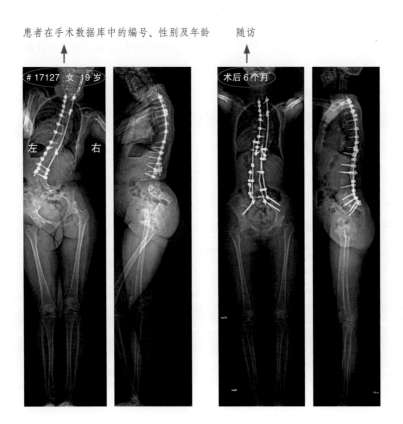

# 目 录

# 第1章　脊柱脊髓的胚胎学

鲍虹达　刘　臻　邱俊荫

颅腔由颅骨和颅底骨围成，除下面正中与脊椎管相通外，是一个密闭的腔，其中容纳人体高级神经中枢——脑。人的椎管是由一节节脊椎骨的骨环连接而成，从上至下形成一个完整的管腔，其中容纳人体低级神经中枢——脊髓。人类脊柱在胚胎期发育较快，全部结构在数周内完成。脊柱形成后即有其形态和稳定性。脊柱脊髓的全部发育过程分为四期：第一期称脊索期，于胚胎的第15天开始形成，其残留部分终生存在，成为髓核；第二期称膜性期，第21天开始到第3个月结束；第三期为软骨期，从第5~6周到出生前；第四期为骨性期，从第2个月到出生后完成一部分。

## 第一节　早期发育

人体胚胎的发育是从受精卵开始的。受精卵形成后，持续进行卵裂（cleavage），细胞的数目在约第3天时达到12~16个，形成桑葚胚（morula）；在第4天时，细胞继续分裂，其间出现小的腔隙。这些腔隙融合在一起，成为一个大的空腔，此时胚胎称为囊胚（blastocyst）。囊胚由外层的一层滋养层（trophoblast）细胞、中间的胚泡腔（blastocoel）、内侧的内细胞群（inner cell mass）构成。第2周时，胚泡植入子宫内膜，同时形成上胚层（epiblast）、下胚层（hypoblast）、卵黄囊（yolk sac）和羊膜腔（amniotic cavity）。第3周时，胚胎形成外胚层、中胚层、内胚层构成的三胚层；原条和脊索也在这个阶段形成，共同构成原肠胚。

脊柱的早期发育从第3周开始。第3周时，胚盘背侧尾部形成一条增厚的、不透明的条带，称为原条（primitive streak）。原条构成了胚胎的纵轴，以原条为中心胚胎分为左侧和右侧发育。因此，胚胎的头尾侧、左右侧、腹背侧的区别从妊娠第3周就出现了。原条由上胚层细胞增殖、迁移而成，在

头端膨大，称为原结（primitive node）（图1-1-1）。原条中间的细胞内陷，形成一条浅沟，称为原沟（primitive groove）；原结中间的细胞内陷，形成一个浅凹，称为原凹（primitive pit），两者是连通的。而原条深部的细胞向外迁移，移动到两个胚层之间，构成松散的间充质（mesenchyme），间充质进一步形成中胚层。

上胚层细胞经过原条迁移，取代下胚层形成内胚层，剩余的上胚层来源细胞形成外胚层，三胚层由此而形成。同时，外胚层细胞迁移，沿着原沟和原凹向头侧延伸，形成脊索突；原沟和原凹向脊索突内延伸，使其成为一个管状结构，称为脊索管，与羊膜腔相通。

在第18天左右，脊索管底侧壁与卵黄囊顶壁接触并溶解，从而与卵黄囊顶相通，但很快卵黄囊发育，阻断了与羊膜腔的短暂相通。第19天时，

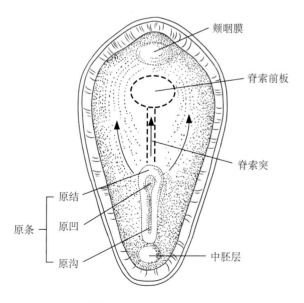

图1-1-1　胚胎约第3周形成原条，为胚胎尾端的一条狭窄的凹槽，头端有凸起，称为原结，外胚层细胞通过原条和原结迁移发育为原肠胚

1

脊索管剩余的管壁则形成脊索板，并进一步形成脊索（notochord）。脊索上方的外胚层细胞则不断增厚形成神经板（neural plate）。随着脊索发育延伸，尾侧的原条逐渐缩短并在第5周前退化消失。

脊索形成是胚胎发育的重要阶段，以脊索为中轴，胚胎的各个系统逐步发育。外胚层分化为中枢神经系统、视网膜、周围神经系统、表皮等；中胚层分化为心血管系统、器官、骨骼、肌肉、骨髓、生殖器官等；内胚层则分化为消化道和呼吸道上皮，以及部分腺体的上皮组织。而脊索在椎体形成后退化，残余的部分则成为髓核。

中胚层细胞在脊索两边，内侧分化为轴旁中胚层，中间则分化为间介中胚层，外侧则分化为侧中胚层。其中，轴旁中胚层分化为体节（somite），体节主要与轴向的骨骼、骨骼肌（随意肌）以及皮肤的形成密切相关。间介中胚层分化为泌尿生殖系统，而侧中胚层则分为两层，分别为体壁中胚层和脏壁中胚层，分化为心血管系统、胸膜腔、腹膜腔等（图1-1-2）。

因此，影响中胚层发育的缺陷最终除了可以导致椎体发育畸形外，还可能引起伴发的泌尿系统、心血管系统的畸形。VACTERL联合征就是一种同时发生多系统畸形的病变，以发生畸形的器官的英文词头表示。其中，V代表脊柱（vertebral），A代表肛门（anal），C代表心脏（cardiac），TE代表气管和食管（tracheoesophageal），R代表肾脏（renal），L代表肢体（limb）。1972年，Quan和Smith等曾发现脊柱、肛门、食管、桡骨和肾有同时发生畸形的倾向，并将之称为VATER联合畸形。20世纪70年代Nora等发现，上述畸形加上心脏和其余肢体，有联合发生畸形的倾向，其同时出现的频率为预期的自然发生率的11~95倍。Khoury于1983年调查11 366例先天性畸形患儿，400例患儿有上述6种畸形中的2种或2种以上畸形，76例有3种或3种以上畸形；Khoury认为本病可能不是一个单独的病种或解剖实体，而是胚胎期各种原因致中胚层发育缺损而引起的各种畸形的重叠与组合，建议命名为VACTERL联合畸形（VACTERL association）。临床主要症状包括椎体异常（与脊柱、肋骨发育不良相似），肛门闭锁，先天性心脏畸形（室间隔缺损、单脐动脉），气管-食管瘘，肾脏异常（尿道闭锁伴肾积水）和肢体畸形（六指畸形，肱骨、桡骨发育不良）。依据临床特征的3种以上畸形，一般可做出诊断（图1-1-3）。但因其主要症状与18三体综合征相似，故应注意鉴别。

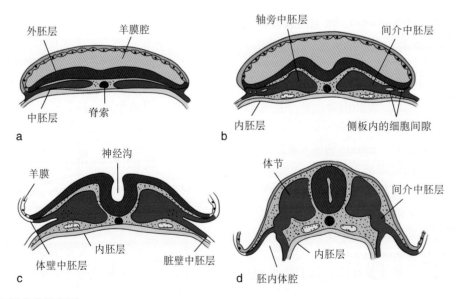

图1-1-2　三胚层发育示意图

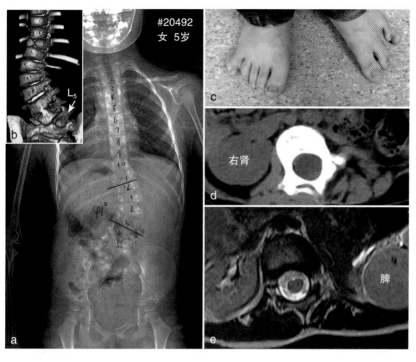

图 1-1-3　女（#20492），5 岁，VACTERL 联合畸形。因脊柱侧凸就诊，X 线片及 CT 可见 L₅'半椎体畸形，T₁₁ 蝴蝶椎，有 13 对肋骨（a、b）；足趾可见多趾、并趾畸形（c）；CT 及 MRI 可见左肾缺如（d、e），MRI 可见脾门增大（e）。出生时肛门闭锁。该患者符合 VACTERL 联合畸形中 4 项特征

## 参考文献

[1] Khoury MJ, Cordero JF, Greenberg F, et al. A population study of the VACTERL association: evidence for its etiologic heterogeneity[J]. Pediatrics, 1983, 71(5): 815-820.

[2] Nora JJ, Nora AH, Blu J, et al. Exogenous progestogen and estrogen implicated in birth defects[J]. Jama, 1978, 240(9): 837-843.

[3] Ward L, Pang ASW, Evans SE, et al. The role of the notochord in amniote vertebral column segmentation[J]. Dev Biol, 2018, 439(1): 3-18.

[4] Scaal M. Early development of the vertebral column[J]. Semin Cell Dev Biol, 2016(49): 83-91.

[5] Solomon BD. The etiology of VACTERL association: Current knowledge and hypotheses[J]. Am J Med Genet PC Semin Med Genet, 2018, 178(4): 440-446.

[6] Solomon BD. VACTERL/VATER association[J]. Orphanet J Rare Dis, 2011(6): 56.

[7] Bagnat M, Gray RS. Development of a straight vertebrate body axis[J]. Development, 2020, 147(21): dev175794.

[8] Choi KS, Harfe BD. Hedgehog signaling is required for formation of the notochord sheath and patterning of nuclei pulposi within the intervertebral discs[J]. Proc Natl Acad Sci USA, 2011, 108(23): 9484-9489.

[9] Colombier P, Clouet J, Hamel O, et al. The lumbar intervertebral disc:from embryonic development to degeneration[J]. Joint Bone Spine, 2014, 81(2): 125-129.

[10] Corallo D, Trapani V, Bonaldo P. The notochord:structure and functions[J]. Cell Mol Life Sci, 2015, 72: 2989-3008.

[11] Dias MS. Normal and abnormal development of the spine[J]. Neurosurg Clin N Am, 2007, 18(3): 415-429.

[12] Fleming A, Keynes R, Tannahill D. A central role for the notochord in vertebral patterning[J]. Development, 2004, 131(4): 873-880.

[13] Fleming A, Keynes RJ, Tannahill D. The role of the notochord in vertebral column formation[J]. J Anat, 2001, 199(Pt 1-2): 177-180.

[14] Kaplan KM, Spivak JM, Bendo JA. Embryology of the spine and associated congenital abnormalities[J]. Spine J, 2005, 5(5): 564-576.

[15] Lawson L, Harfe BD. Notochord to nucleus pulposus transition[J]. Curr Osteoporos Rep, 2015, 13(5): 336-341.

[16] Williams S, Alkhatib B, Serra R. Development of the axial skeleton and intervertebral disc[J]. Curr Top Dev Biol, 2019, 133: 49-90.

## 第二节　体节发育与分化

自第 3 周起，脊索旁的轴旁中胚层增殖并形成分节，称为体节，体节最终分化为中轴骨、随意肌以及颈部和躯干的真皮等。体节自头端向尾端相继出现，每天生成 3~4 个，左右对称，在胚胎表面隆起，共有 42~44 对，其中包括 4 对枕节（构成枕骨、面部骨骼和内耳）、8 对颈节（只有 7 节颈椎，因为第 1 节参与了枕骨的形成）、12 对胸节、5 对腰节以及 8~10 对尾节。除最后 5~7 对尾节消失外，体节进一步分化为生骨节和生肌节等，生骨节最终构成对应节段的脊柱。第 1~4 对体节最终形成枕骨、颌面部和内耳的骨骼，体节第 5~12 对形成颈椎，体节第 13~24 对形成胸椎，体节第 25~29 对形成腰椎，体节第 30~34 对形成骶骨，剩下的 3 对体节形成尾骨并在胚胎的尾巴消失后依然保留。

一旦生骨节形成并定位到邻近脊索和神经管，每个生骨节即分裂为头端和尾端，并允许脊神经从神经管中发出并在相应水平发出到外周。一旦生骨节的分裂完成，生骨节头端的尾侧和下一生骨节尾端的头侧再次融合，形成椎体的前体（图 1-2-1）。

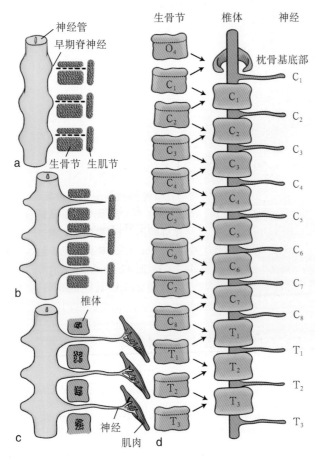

图 1-2-1　生骨节的分裂和再融合示意图。生骨节的分裂可以使得脊神经从发出到外周（a~c），接着生骨节再次融合形成椎体（d）

这种生骨节分裂后又融合的过程，也解释了为什么8对颈节有8对颈神经，但只有7个颈椎椎体。第1颈节和上一个枕节构成了枕骨的一部分，而第1颈节的尾部和第2颈节的头端构成了寰椎。同时，第1对颈神经在第1颈节中间穿出，即在寰椎的上方，直到颈8神经，位于第7颈椎和第1胸椎之间。

　　生骨节主要分为两个部分，头端细胞稀疏，尾部细胞密集。生骨节细胞主要有三种分化结局，第一种是一小部分密集区域的细胞向上迁移围绕着脊索，主要分化为椎间盘的环形部分；第二种是大部分密集区域的细胞与下一个生骨节头端的细胞融合，围绕着神经管，形成膜性椎体，主要分化为椎体和椎弓；第三种是外侧区域，主要分化为肋突，进一步形成肋骨、横突等。椎间动脉位于两个生骨节之间，即在椎体的中心；而神经则在生骨节中央，位于椎间盘水平（图 1-2-2）。这在发育成熟的标本中得到了证实。

在第5周，分化为膜性椎体的部分的间充质细胞逐步出现纤维组织；从第6周开始，椎体内的纤维组织发育为软骨组织，形成两个软骨化中心，分别位于椎体的左、右半部分，两侧对称。随着软骨不断形成，椎体两个软骨中心在中线处融合，而椎弓的两个软骨中心在中线处椎体的后方融合。两侧的动脉也于中线处融合。接着，软骨横突和棘突从椎弓的软骨中心向两侧发育，整个椎骨的软骨化进程完成。

　　在这个过程中，正常椎体和椎板的发育依赖于旁边的脊索和神经管的诱导。如果这一过程出现异常，可能出现各种先天性疾病。如神经管闭合失败，则椎板也无法闭合，就会导致先天性的脊柱裂，又称椎管闭合不全（图 1-2-3），可分为无椎管内容物膨出的隐性脊柱裂和有椎管内容物膨出的显性脊柱裂。

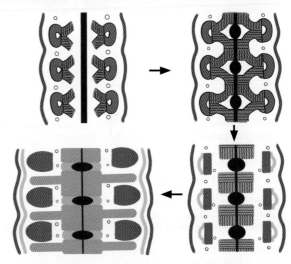

图 1-2-2　生骨节的融合、椎体和椎间盘形成示意图

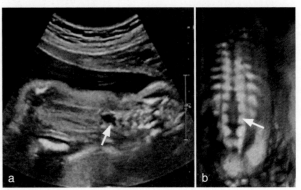

图 1-2-3　胎儿，24 周 +1 天，胎儿超声示在相当于 $T_{12}$~$L_1$ 椎体水平可见结构连续性中断 2.1mm（a，箭头），胎儿脊柱可见左右侧骨质未闭合，残留一纵行火山口样改变（b，箭头）

先天性脊柱裂可以发生在脊椎的任何部位，如颈椎、胸椎、腰椎和骶椎，但最常见的还是腰骶部。由于椎管后方有一块缺损，因此脊膜便有可能从这一缺损处膨出，即先天性脊膜膨出。由于膨出的脑脊膜中有脑脊液存在，因此形成一个肿物，且肿物可逐渐增大。通常可于腰骶部、背部或颈部见到一个肿物，无疼痛等不适感觉。如果部分脊髓组织和脊神经也通过缺损处进入囊中，称为脊髓脊膜膨出（图 1-2-4），这类患者可能出现下肢瘫痪或大小便失禁症状。

Tsou 等试图通过胚胎发生发育过程的异常来解释先天性脊柱畸形的众多病理表现并揭示它们之间的关系，他将几乎所有的先天性脊椎畸形、脊髓畸形的成因归为两大类，即胚胎期异常组（受精卵发育 8 周内）、胎儿期异常组（受精卵发育 8 周后至出生前）。

胚胎期异常组包括：①胚层中线粘连，造成脊椎裂或脊髓裂（图 1-2-4），神经肠源性囊肿（图 1-2-5），脊髓脊膜膨出，各种间充质源性占位如脂肪瘤、皮肤窦道等；②脊索结构内陷过程中，"越界"生长或退化不完全，造成椎管或脊髓内骨嵴或纤维性间隔、双侧半椎体等；③双侧体节发育生长不对称，造成配对体节之间"错位"，致一侧半椎体、双侧半椎体及多发性半椎体，严重者双侧体节发育障碍，可以出现罕见的腰椎缺如（图 1-2-6）；④一侧椎体胚胎原基发育迟缓或不发育，造成楔形椎或分节不良；⑤胚胎腹侧和侧方骨突发育不良，造成肋横突关节、横突间融合。

胎儿期异常组包括：①椎体间关节分节缺陷，

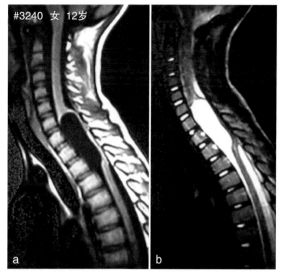

图 1-2-5　女（#3240），12 岁，颈胸段肠源性囊肿（术后病理证实）。矢状面 MRI 显示 $C_6 \sim T_3$ 水平髓内囊性占位（a、b）。囊肿在 T1WI 表现为稍低于脑脊液的低信号（a），在 T2WI 表现为稍高于脑脊液的高信号（b）

包括椎间盘骨化、上下关节突关节分节障碍、肋横突关节分节障碍；②椎体胚胎原基发育迟缓或不发育，致楔形椎、半椎体等（图 1-2-7）。

此外，先天性脊柱畸形常伴发泌尿生殖系统和心脏发育异常的现象可通过上述胚胎发育原理得到解释。该方法揭示了各畸形的胚胎发生和解剖依据，有利于对自然病程和预后的判断，对手术方式有指导意义；该方法也提示脊椎畸形和脊髓畸形的发生不是因果关系而是伴发关系，这也可以用来解释脊椎畸形和脊髓畸形在发生部位上相似、有较高的伴发率的现象。但该法用于临床分类和命名显得较烦

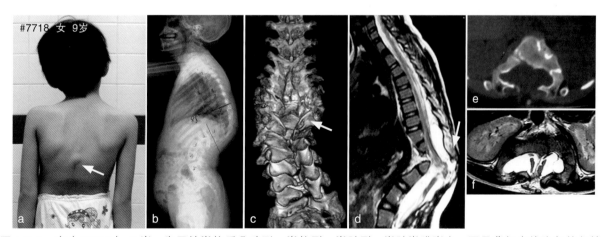

图 1-2-4　女（#7718），9 岁，先天性脊柱后凸畸形、脊柱裂、脊髓裂、脊髓脊膜膨出。可见背部中线隆起的包块，质软，可随脑脊液波动（a、b）；CT 示脊柱后份椎板缺如，呈火山口样（c、e）；MRI 示膨出的充满脑脊液的囊腔内包含神经组织（d、f）

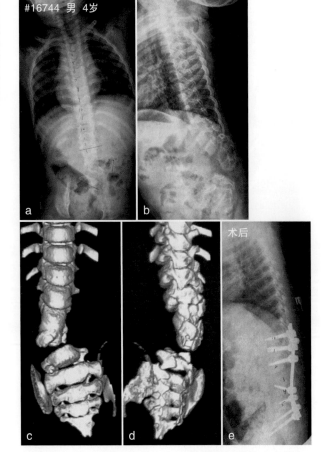

图 1-2-6　男（#16744），4 岁，先天性 L₄ 椎体完全缺如，骶髂关节发育不良（a、b），L₃、L₅ 椎体之间没有连续的骨性椎管（c、d），术前存在双下肢不全瘫。行 T₁₂~S₂ 异体腓骨结构性植骨，实现腰椎连续性的重建（e）

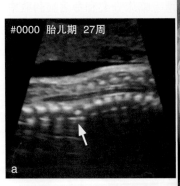

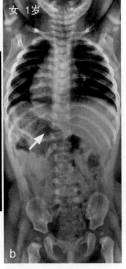

图 1-2-7　女（#0000），1 岁，先天性 T₁₁ 半椎体。在其母亲孕 27 周时对其行胎儿期 B 超，示脊柱右侧间隙增大（a，箭头），可见一小的椎板回声，考虑为半椎体畸形；出生后 1 岁时 X 线摄片证实 T₁₁ 半椎体（b，箭头）

琐，妨碍了它的广泛应用。

生骨节分化后剩余的细胞包围着脊索，形成纤维环，即构成椎间盘的纤维部分。而由纤维环包裹的脊索部分分化为髓核，在发育过程中，原始的脊索细胞被纤维软骨细胞逐步取代。

**参考文献**

[1] Copp AJ, Adzick NS, Chitty LS, et al. Spina bifida[J]. Nat Rev Dis Primers, 2015(1): 15007.
[2] Tsou PM, Yau A, Hodgson AR. Embryogenesis and prenatal development of congenital vertebral anomalies and their classification[J]. Clin Orthop Relat Res, 1980(152): 211-231.
[3] Christ B, Wilting J. From somites to vertebral column[J]. Ann Anat, 1992, 174(1): 23-32.
[4] Mitchell LE, Adzick NS, Melchionne J, et al. Spina bifida[J]. Lancet, 2004, 364(9448): 1885-1895.
[5] Adhyapok P, Piatkowska AM, Norman MJ, et al. A mechanical model of early somite segmentation[J]. iScience, 2021, 24(4): 102317.
[6] Aoyama H, Asamoto K. Determination of somite cells: independence of cell differentiation and morphogenesis[J]. Development, 1988, 104(1): 15-28.
[7] Aulehla A, Herrmann BG. Segmentation in vertebrates: clock and gradient finally joined[J]. Genes Dev, 2004, 18(17): 2060-2067.
[8] Dockter JL. Sclerotome induction and differentiation[J]. Curr Top Dev Biol, 2000, 48: 77-127.
[9] Gossler A, Hrabě de Angelis M. Somitogenesis[J]. Curr Top Dev Biol, 1998, 38: 225-287.
[10] Mallo M, Vinagre T, Carapuço M. The road to the vertebral formula[J]. Int J Dev Biol, 2009, 53(8-10): 1469-1481.
[11] Musumeci G, Castrogiovanni P, Coleman R, et al. Somitogenesis: from somite to skeletal muscle[J]. Acta Histochem, 2015, 117(4/5): 313-328.
[12] Pourquié O. Segmentation of the paraxial mesoderm and vertebrate somitogenesis[J]. Curr Top Dev Biol, 2000, 47: 81-105.
[13] Pourquié O. Vertebrate somitogenesis[J]. Annu Rev Cell Dev Biol, 2001, 17: 311-350.
[14] Stickney HL, Barresi MJ, Devoto SH. Somite development in zebrafish[J]. Dev Dyn, 2000, 219(3): 287-303.

## 第三节　神经系统发育

### 一、中枢神经系统发育

中枢神经系统，主要包括脑和脊髓。在第 3 周时，脊索形成，同时诱导其背侧的外胚层增厚，形成神经板；神经板向内凹陷，形成神经沟，两侧称为神经褶。随后，两侧折叠的神经板侧边在中线处相互融合，中间形成神经管。这一过程首先从枕部水平开始，向头侧、尾侧进展。在头尾侧，神经管各有一个孔，分别称为前神经孔和后神经孔。约 1 个月时，两个孔均闭合，形成一个封闭的完整神经管。其中，头部形成脑，尾部形成脊髓（图 1-3-1）。

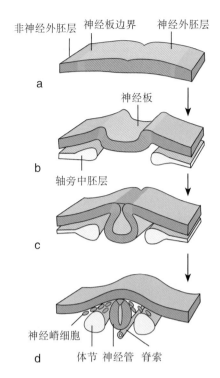

图 1-3-1　神经板和中枢神经系统的形成示意图。神经板（a）由外胚层中的神经外胚层细胞分化而来，向内凹陷形成神经沟（b），折叠的神经板侧边在中线处相互融合，中间形成神经管（c）。神经管分别向头侧和尾侧延伸，进而发育成大脑和脊髓（d）。尾侧的神经板由体节包绕，分别形成脊髓和骨性椎管

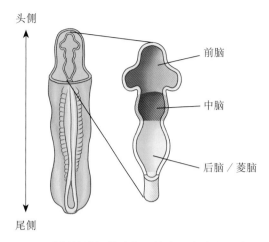

图 1-3-2　头侧的神经管分化为前脑、中脑和后脑

不同的神经细胞均由神经上皮细胞分化而来。首先，神经上皮细胞分化为成神经细胞和成胶质细胞。成神经细胞一开始为无极成神经细胞，后两端伸出突起，发育为双极成神经细胞。双极成神经细胞的近端一极退化，形成单极成神经细胞，突起的一极后发育为轴突；其余部分则伸出短小的突起，发育为树突。成胶质细胞主要分化为星形胶质细胞与少突胶质细胞。另有一小部分神经上皮细胞分化为室管膜细胞等。

头部的神经管形成三个膨大的脑泡（图 1-3-2）。前脑泡首先形成两个端脑，以后分化为左右大脑半球；脑泡腔则形成两个侧脑室和第三脑室。中脑泡形成为中脑，其背侧分化为四叠体，腹侧分化为大脑脚，脑泡腔分化为中脑导水管。菱脑泡形成后脑、末脑和脑泡腔；后脑随后分化为小脑和脑桥，末脑分化为延髓，脑泡腔分化为第四脑室。

神经管的尾部则分化为脊髓，由内向外主要有三层结构。最内层的管腔由神经上皮细胞分化而来，一部分最终分化为脊髓中央管，另一部分则迁至神

经上皮细胞的外周，分化为成神经细胞和成胶质细胞，构成套层。中间的套层则由于成神经细胞和成胶质细胞增生而增厚，腹侧称为基板，最终分化为脊髓灰质的前角，为躯体运动神经元，从前外侧沟伸出脊髓，组成前根；背侧称为翼板，最终分化为脊髓灰质的后角，为联络神经元，一端连接后根传入神经，另一端形成上行纤维束到脑，或轴突与前角的运动神经连接，构成脊髓反射弧；腹背侧中间形成一条沟，称为界沟，最终分化为侧角，由交感神经元组成，通过前外侧沟伸出脊髓，成为前根的一部分。左右腹侧中间形成一条沟，形成前正中裂；左右背侧中间融合形成一层隔膜，为后正中隔。随着细胞的分化，套层中的成神经细胞长出突起，并向外延伸，形成边缘层；成胶质细胞则分化为少突胶质细胞和星形胶质细胞，也有一部分向外延伸，构成边缘层。最外层的边缘层分化为白质。白质中主要为上下行纤维束（图 1-3-3）。

胚胎 3 个月前，脊柱与脊髓的高度一致，故神经节在同一水平一一对应。而后脊柱的发育速度超过了脊髓，从而导致脊髓相对位置上升。在出生时，脊髓圆锥平第 3 腰椎水平，成人时平第 1 腰椎下缘（图 1-3-4）。如果由于各种先天或后天的因素导致脊髓末端粘连于椎管下部，使得脊髓、终丝受到牵拉和张力增高，进而引发一系列临床症状，就是脊髓栓系综合征。先天性因素包括脊髓脊膜膨出、脂肪瘤、皮毛窦等。后天因素包括椎管内手术后引起的脊髓粘连。在 MRI 上表现为脊髓圆锥位置下移，终丝粗大并有脂肪浸润。关于脊髓栓系综合征的详细内容，详见第 6 章第三节脊髓栓系综合征。

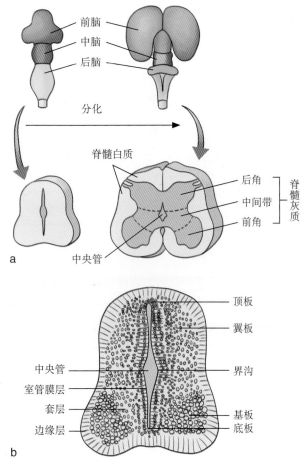

图 1-3-3　脊髓发育过程示意图

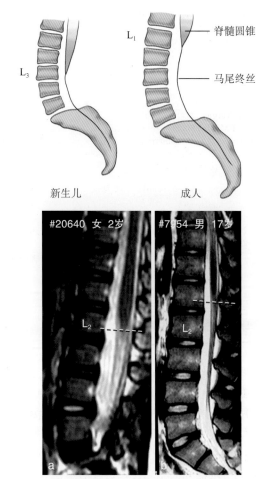

图 1-3-4　脊髓圆锥位置（红色虚线）随着年龄增加逐渐上移，2 岁时（a）平 $L_2$ 中部水平，17 岁时（b）平 $L_1$ 中部水平

## 二、中枢神经系统发育的延伸：外周神经系统的形成

外周神经系统，包括 12 对脑神经、31 对脊神经和自主神经。这里主要介绍脊神经和自主神经。

脊神经共分为 5 个部分：8 节颈神经、12 节胸神经、5 节腰神经、5 节骶神经和 1 节尾神经。在胚胎约 30 天时，外周神经系统开始发育。脊髓灰质的腹侧基板中的躯体运动神经元向外迁移，萌发出轴突。轴突从前外侧沟伸出脊髓，形成对应节段的前根；脊髓灰质背侧翼板中的感觉神经元，向外迁移萌发出轴突，从后外侧沟伸出脊髓，构成对应节段的后根。两者共同构成脊神经，从对应的椎间孔穿出，调节末梢的运动器官，接受感觉器官传递的信息。

自主神经主要包括交感和副交感神经，是由神经嵴细胞分化而来。神经嵴细胞源于神经沟闭合为神经管时，神经褶的外侧边缘区域。神经嵴细胞从神经褶上分离，并迁移至发育中的胚胎的不同位置，进一步分化为交感神经节、副交感神经节、黑素细胞等。

### 参考文献

[1] de Leener B, Taso M, Cohen-Adad J, et al. Segmentation of the human spinal cord[J]. Magma, 2016, 29(2): 125-153.

[2] Geertsen SS, Willerslev-Olsen M, Lorentzen J, et al. Development and aging of human spinal cord circuitries[J]. J Neurophysiol, 2017, 118(2): 1133-1140.

[3] de Lahunta A, Glass EN, Kent M. Embryonic development of the central nervous system[J]. Vet Clin North Am Small Anim Pract, 2016, 46(2): 193-216.

[4] Leung B, Shimeld SM. Evolution of vertebrate spinal cord patterning[J]. Dev Dyn, 2019, 248(11): 1028-1043.

[5] Becker CG, Diez Del Corral R. Neural development and regeneration: it's all in your spinal cord[J]. Development, 2015, 142(5): 811-816.

[6] Delhaye-Bouchaud N. Development of the central nervous system in mammals[J]. Neurophysiol Clin, 2001, 31(2): 63-82.

[7] Hatten ME. The role of migration in central nervous system neuronal development[J]. Curr Opin Neurobiol, 1993, 3(1):38-44.

[8] Hua JY, Smith SJ. Neural activity and the dynamics of central

nervous system development[J]. Nat Neurosci, 2004,7(4):327-332.

　[9] Noble M, Fok-Seang J, Wolswijk G, et al. Development and regeneration in the central nervous system[J]. Philos Trans R Soc Lond B Biol Sci, 1990, 327(1239): 127-143.

[10] Rigoard P, Buffenoir K, Wager M, et al. Anatomy and physiology of the peripheral nerve[J]. Neurochirurgie, 2009, 55(Suppl 1): S3-12.

[11] Rigoard P, Lapierre F. Review of the peripheral nerve[J]. Neurochirurgie, 2009, 55(4-5): 360-374.

[12] Rodier PM. Environmental causes of central nervous system maldevelopment[J]. Pediatrics, 2004, 113(4 Suppl): 1076-1083.

[13] Scotting PJ, Rex M. Transcription factors in early development of the central nervous system[J]. Neuropathol Appl Neurobiol, 1996, 22(6): 469-481.

[14] Silbereis JC, Pochareddy S, Zhu Y, et al. The cellular and molecular landscapes of the developing human central nervous system[J]. Neuron, 2016, 89: 248-268.

[15] 李金良, 李守林, 陈雨历, 等. 脊髓发育不良的外科病理解剖学研究[J]. 中华神经外科杂志, 2004, 20(5): 392-394.

[16] 王瑞, 张魁亨, 张秀兰, 等. 国人胎儿脊髓和脊柱发育的测量[J]. 中国脊柱脊髓杂志, 1995, 5(3): 119-121.

## 第四节　椎体、椎弓根的发育

　　椎骨的骨化过程起始于胚胎期，一直持续至 20 余岁。胚胎第 8 周时，椎体的两个软骨化中心融合，形成软骨性椎体；胚胎第 9 周时，在软骨性椎体成形后，血管进入软骨性椎体，形成三个初级骨化中心，一个位于椎体中心，另外两个位于两侧的椎弓（图 1-4-1）。椎体和两侧神经弓以软骨相连，成为神经弓中央软骨联合（neurocentral synchondrosis）。

　　神经弓的骨化开始于神经弓的内侧，最早的骨化方式是膜内骨化。片状骨最初在胚胎第 12 周时出现于神经弓的内侧，第 13 周时神经弓外侧出现片状骨。接着骨膜血管开始长入并带来成骨细胞。最终骨化中心成为弧形的结构并包含三个独立的生长软骨：一个发育为椎弓根，一个发育为椎板，一个发育为横突。

　　Bagnall 等提出神经弓骨化的始动因素来自附着的肌肉，与早期胎儿的反射有关，主要是抓握反射（gasp reflex）。他们认为这些神经反射刺激了肌肉收缩，因此启动了肌肉附着区域的软骨骨化。同样，Hill 等也发现早期的胚胎活动对骨小梁的排列至关重要。Bagnall 等提出神经弓的初级骨化中心首先在胚胎发育的第 2 个月出现于下位颈椎和上位胸椎（$C_7$ 和 $T_1$），进而逐渐向上下扩展。但是更传统、更广泛的观点认为神经弓的初级骨化中心最早出现在下位颈椎（$C_4 \sim C_7$）。而第三种观点认为神经弓的骨化早期同时出现在三个不同地方，并分别逐渐向头尾侧发展。Ford 等的研究指出第一组

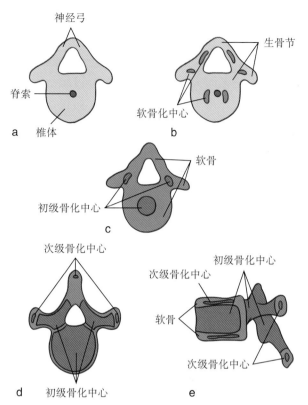

图 1-4-1　椎体骨化示意图。在胚胎发育时首先由软骨化中心形成软骨性椎体（a、b），接着共有三个初级骨化中心（c），从而使软骨化椎体变为骨性椎体。在青春发育期出现七个次级骨化中心，分别位于双侧横突、上下关节突和棘突尖（d、e），在 18~25 岁融合

骨化中心出现在下位颈椎和上位胸椎，第二组出现在上颈椎区域，第三组出现在下位胸椎和上位腰椎。尽管对于神经弓骨化中心出现的顺序存在争议，但学者们均同意除骶骨外的所有椎体的三个初级骨化中心均在胚胎发育第 4 个月内出现。此外，颈椎的神经弓骨化中心先于椎体的骨化中心出现，腰椎和下位胸椎的神经弓骨化中心可以晚于椎体的骨化中心出现，而在上胸椎和中胸椎，神经弓和椎体的骨化中心可以同时出现。因此，从脊柱发育的局部来看，椎体的骨化与脊索的发育同步，而神经弓的骨化与体节及周围神经系统的发育同步。在 5~6 个月时，椎骨骨化已经扩展至周围，将椎体分为 2 个厚的软骨板，从中心向椎间盘方向继续软骨内骨化。

## 一、椎体、椎弓发育特点

　　出生时，椎骨由左右椎弓、椎体三个部分构成，其中左右椎弓的骨性部分首先融合，而椎弓和椎体

之间的软骨性连接使得椎弓和椎管可以随着椎体的生长而扩张。在出生后 1 年内，两侧神经弓开始在棘突处出现融合。融合最早出现在下位胸椎和上位腰椎，并逐渐向头尾两侧对称发展。因此，颈椎的神经弓一般在出生后第 2 年初融合，而腰 5 及骶骨的神经弓融合可能最晚在 5 岁末才出现。腰椎崩裂（spondylolysis）最早的定义就是神经弓分离，但是不包括椎板中线处的神经弓不融合。这样的神经弓分离绝大多数出现在腰椎峡部。

在 3~6 岁时，椎体与椎弓骨性部分融合，神经弓中央软骨联合消失，出现神经弓中央联合（neurocentral junction，NCJ）（图 1-4-2）；在极少数人，也可出现永久性的不融合，即出现先天性神经弓中央联合不连，由于左右椎弓与椎体的分离程度不对称，导致椎体旋转，可能是发生脊柱侧凸的始动因素（图 1-4-3）。

出生后，椎体边缘出现一马蹄形软骨性骺环，而非骨骺，以后逐渐骨化，青春期与椎体融合，形成骨性骺环（图 1-4-4）；部分人群可能骨化不完全或始终不与椎体融合，遗留软骨间隔。

青春期时，椎体出现次级骨化中心，其间骺板与长骨相似，位于上下侧的骺环、横突和棘突的突起顶端，椎体骺板内软骨化骨继续纵向生长。20 岁后，次级骨化中心由于发育完成而融合，骺板消失，骨性终板形成，椎体停止纵向生长，表面遗留的软骨盘形成软骨终板。在这一过程中，如果椎体骨化中心发育障碍，椎体骨化不良，可能是休门氏病（Scheuermann's disease）的发病因素之一。

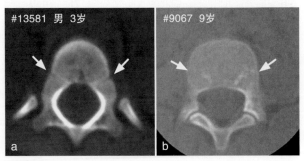

图 1-4-2　NCJ 逐渐闭合的过程。3 岁患者（#13581）CT 平扫可见 NCJ 未融合（a）；正常 9 岁儿童（#9067），可见神经弓中央联合骨性融合，在横断面 CT 表现为细线状骨性致密带（b，箭头）

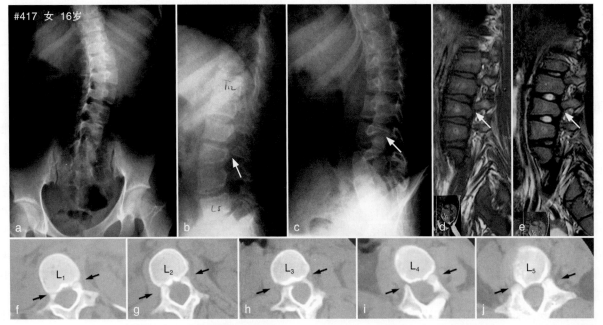

图 1-4-3　女（#417），16 岁，先天性腰椎多发性神经弓中央联合不连，以腰椎脊柱侧凸为首诊（a）；侧位、斜位 X 线片示 $L_1$~$L_5$ 连续多节段椎弓与椎体不连接，中间出现透亮带（b、c，箭头）。矢状面 MRI 示 $L_1$~$L_5$ 椎弓与椎体之间出现 T1WI 和 T2WI 上低信号带，椎弓与椎体被分隔（d、e，箭头）。CT 平扫示 $L_1$~$L_5$ 连续多节段双侧椎弓与椎体连接处的线状裂隙，各脊椎椎弓与椎体分离程度不同，左右侧裂隙大小不等，同时 $L_3$~$L_5$ 水平椎管形状改变（f~j）

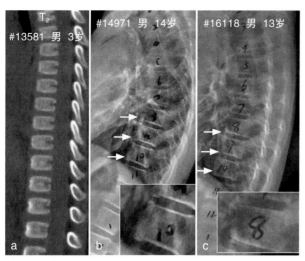

图 1-4-4　在婴幼儿时期因椎体边缘是软骨性的骺环，椎体呈轻度卵圆形，CT 不能显示尚未开始骨化的椎体次级骨化中心（a）；在青春期软骨性骺环逐渐开始骨化，与椎体融合（b、c），在侧位 X 线片上较为明显，可见椎体上下尤其是下缘片状骨性结构，就是逐渐骨化的骺环，此时脊柱仍有生长潜能

## 二、椎体发育过程

　　下面分别按照颈椎、胸椎、腰椎、骶椎和尾椎的顺序详细叙述椎体发育的过程。

### （一）颈椎

　　**1.寰椎**　只代表第 1 颈椎的完整椎弓，其椎体部分与第 2 颈椎融合，并形成齿突。寰椎通常由三个初级骨化中心所形成，一个位于前弓，两个位于后弓。前方的骨化中心在出生几个月后开始发育，而另外两个骨化中心在出生时就已经存在。前后弓的初级骨化中心由两侧的神经弓中央软骨联合所分隔，而两个后弓的骨化中心则由后软骨联合分隔（图 1-4-5）。通常情况下，后方的软骨联合在 3~5 岁时融合，两侧的神经弓中央软骨联合在 5~8 岁时融合。在初级骨化过程完全结束后，椎管完全形成并达到成人的大小。

　　寰椎的发育非常复杂，其骨化模式可能存在很多变异，对于怀疑有小儿上颈椎损伤情况的，诊断的困难程度更大。出生时寰椎的前弓通常是软骨，只有 20% 的新生儿有典型的骨化，并在出生后 6~24 个月之间伴随进行性骨化。完全未骨化在 0~12 个月的年龄组最常见，并且这一现象随着年龄的增长而减少。前弓的单一骨化中心是文献中最常描述的

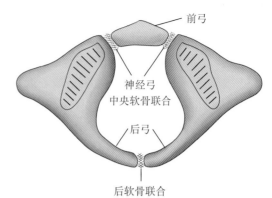

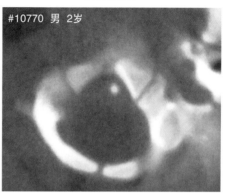

图 1-4-5　寰椎发育示意图与实物图

模式，而多骨化中心的情况也并不罕见，其中最为多见的是两个骨化中心。多个骨化中心的大小通常是对称的，偶尔会发现不对称。大多数儿童在 6~8 岁时完成前弓的骨化和软骨融合，有少部分儿童需要更长的时间或者终生不融合。Joseph 等对其进行了系统的分类并对一组小儿的寰椎骨化模式进行了研究，发现对于前弓而言，481 人存在单一骨化中心，121 人存在两个骨化中心，32 人存在三个骨化中心，还有 26 人存在四个骨化中心；据推测，寰椎前弓中的骨化中心通过膜内软骨周围骨化发育，可能是前纵韧带施加的力的结果。由于骨化中心需要血液供应，因此发育中的骨化中心的数量也可能由血管化的模式决定。然而，骨化中心数目的变化似乎既不影响软骨联合的闭合时间，也不影响寰椎前弓的一般形状。

　　寰椎后弓起源于骨性半弓的后部，沿着软骨带在之间伸展。与前弓相比，在寰椎后弓观察到的变异频率明显较少。寰椎后弓的变异和畸形既往文献已有描述，包括后软骨融合失败，单侧和双侧旁正中裂，以及可能的后弓缺失。双侧旁正中裂是最常见的变异，其次是单个旁正中裂和发育不良的后弓。Joseph 等的研究中，对于 378 例可观测到后弓的儿

童来说，193 例已完全骨化，另外 185 例后方软骨联合还未融合，这其中，有 176 例后方软骨联合在后正中线处，5 例存在两侧旁正中裂缝，1 例存在单侧旁正中裂缝，还有 1 例为右后弓发育不良，与侧块不连续。以上各种情况的存在说明了寰椎骨化模式的复杂和多变性。

总之，在寰椎骨化过程中存在解剖学和时间变异性。超过 1/4 的 8 岁以下儿童可见寰椎前弓的多个骨化中心，寰椎前弓骨化的起始可以推迟超过 24 个月，$C_1$ 前弓不完全骨化或寰椎不完全软骨闭合在 8 岁以下并不不少见（图 1-4-6）。与前弓相比，后弓的变异较少。在急性创伤环境中，重要的是要意识到儿童 $C_1$ 骨化模式和软骨联合的可变性，以准确评估骨折。虽然先天性缺陷有些可能呈现奇怪的形状，但通常很容易根据其硬化边缘与急性损伤区分开来。此外，这些骨间隙实际上是未骨化的纤维组织桥，因此不存在稳定性的问题。

2. 枢椎　与寰椎不同的是，枢椎（第 2 颈椎，$C_2$）存在四个软骨联合和六个骨化中心（图 1-4-7），但也有文章认为是四个或五个骨化中心。两个垂直方向的软骨联合将椎体与外侧神经弓分开，两个水

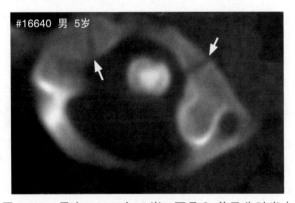

图 1-4-6　男（#16640），5 岁，可见 $C_1$ 前弓此时尚未完全骨化，这是一种正常变异

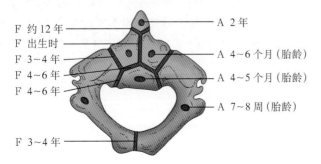

图 1-4-7　枢椎的六个骨化中心示意图。A 代表出现时间、F 代表融合时间（后面的数字代表出生后的时间）

平方向的软骨联合把枢椎的中柱分开：①齿突下软骨联合将椎体与其上方齿突的两个骨化中心分开，是儿童骨折的好发部位；②齿突尖软骨联合在冠状面上呈 V 形外观，并将齿突的两个骨化中心与齿突尖的末端软骨（chondrum terminale, CHT）分开。在这六个骨化中心里，有五个在出生时已经部分骨化：椎体存在一个，侧方神经弓存在两个，椎体上方的齿突存在两个，且已经在中线处融合。在末端软骨还可以观察到一个突出的骨化中心覆盖在齿突顶部，为枢椎最后骨化的部分。

齿突下软骨联合和神经弓中央软骨联合显示出类似的快速骨化过程，超过 80% 的儿童在大约 9 岁时完成。3~7 岁时，在齿突下软骨联合的中间形成一个中央过度衰减（central hyper-attenuated）的骨化点，并且在齿突下软骨联合融合后仍清晰可见。部分儿童在齿突尖部软骨联合开始融合时也能看到一个中央过度衰减的骨化点，但最终会融合到齿突。齿突尖部末端软骨骨化中心的位置可能会出现变异，部分出现在中央后部，部分孤立的出现在前部。齿突尖端的骨化最终会在轴面和冠状面上留下一条星形的融合线。

颅颈交界区的骨化是一个复杂的过程。对于小儿骨科患者，必须了解寰椎和枢椎骨化过程的关键节点，以区分正常解剖、变异和真正的骨性病变，应常规进行 CT 平扫和三维重建，以增加诊断的准确性。

3. $C_3$~$C_7$　颈椎其余五个椎体（$C_3$~$C_7$）的发育较为典型且相似。每个椎体共有三个骨化中心，一个位于前方的椎体，两个分别位于后方的神经弓（图 1-4-8）。神经弓中央软骨联合是神经弓和椎体之间的连接体，两个神经弓通过后方软骨联合相连接。骨化过程是神经弓先在后方连接，随后是神经弓中央软骨的闭合。椎管在初次骨化完成后达到成人的最终大小，类似寰椎和枢椎。

（二）胸椎

胸椎的骨化过程也比较典型。胚胎第 7~8 周，胸椎内出现三个初级骨化中心：一个在椎体，两个在椎弓，这些骨化中心分别发育为椎体及附件各部（图 1-4-8b）。椎体两侧后外侧部原先存在神经弓 - 椎体软骨联合，之后由椎弓骨化延伸而融合。儿童期，椎体前缘常呈阶梯状，其中部有营养孔，即血管沟。6~9 岁时，椎体上下缘周围出现环形骨骺，

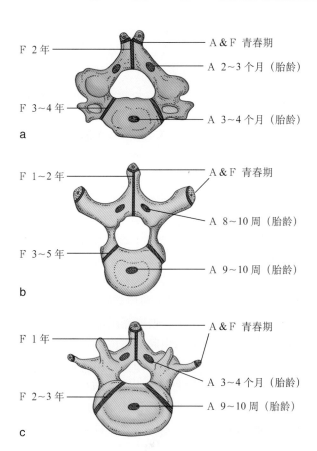

图 1-4-8 颈椎（a）、胸椎（b）和腰椎（c）的骨化中心示意图。A 代表出现时间、F 代表融合时间（后面的数字代表出生后的时间）

骨化区逐渐向后扩大。青春期时，棘突及横突末端仍为软骨，之后分别出现次级骨化中心，至 25 岁左右方愈合。若椎体初级骨化中心发育障碍，可出现椎体骨软骨病；若椎体上下缘次级骨化中心发育障碍，则可出现椎体骺板骨软骨病，表现为椎体呈楔形压缩，前缘变短，患者出现胸椎后凸，即为休门氏病（图 1-4-9）。

（三）腰椎

与胸椎不同之处在于，腰椎可出现 2 个附加的骨化中心，相当于乳状突处，即在上关节突后外侧的一个细小突起（图 1-4-8c）。第 1 腰椎横突有时可由单独骨化中心发生，若它们最后未与椎体融合，即形成腰肋（第 13 肋）。

（四）骶椎

大多数脊柱以非常均匀的方式发育，然而脊柱的头端和尾端更特殊的生物力学要求导致了其独特的发育过程，可以承担头部和下肢与脊柱之间的转

换功能。骶骨椎体的骨化过程较为独特，除了单一的中央骨化区域，两个真正的骺板随后为每个节段的上下表面提供了辅助的骨化作用。上三个骶骨的中央骨化中心在第 9 周已经较为明显，而第 4 和第 5 节的这些中心直到第 24 周后才出现。骶骨的每个椎弓都有传统的双侧骨化中心，但额外有六个骨化中心形成骶骨翼。如果骶椎融合出现异常，则可以出现一种少见的腰骶部畸形——骶骨发育不良（图 1-4-10）。骶骨发育不良通常合并腰椎的先天性畸形，出现脊柱侧凸。

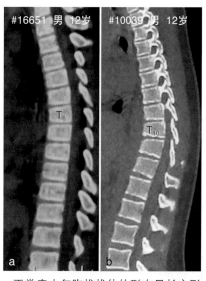

图 1-4-9 正常青少年胸椎椎体的形态呈长方形，椎体前后缘几乎等高，终板形态规则（a）；而休门氏病椎体形态呈连续的楔形压缩（T_9~T_12），顶椎楔形变最严重，终板呈凹凸不平的侵蚀状（b）

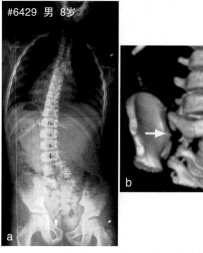

图 1-4-10 男（#6429），8 岁，骶骨发育不良伴脊柱侧凸（a）。CT 重建可见左侧 S_1~S_3 缺如，左侧骶髂关节分离，致使 L_5 下沉、脊柱左倾导致脊柱左凸（b）

在出生后1年的早期，骶椎仍被椎间盘分开，下方两个骶椎在青春期后期最先融合。在此之前，椎体上、下骺板的骨化中心出现，在18～20岁之间，外侧骺板在骶翼的耳郭表面形成。到第三个10年中期，整个骶骨应该融合，而椎间盘的内部残留物终生存在。这些变化在矢状面或以适当的前后角度拍摄的X线片中，都应该可以被察觉。

在部分人群中，可以出现4个腰椎或6个腰椎，分别被称为腰椎骶化和骶椎腰化（图1-4-11）。腰椎骶化和骶椎腰化均为先天性脊柱畸形，因为一般不引起特殊的临床症状，因此也有人称之为正常变异。腰椎骶化指第5腰椎全部或部分转化为骶椎形态，一侧或两侧的横突及其椎体下端与第1骶椎形成部分或完全性的融合，造成影像学上所见腰椎数目为4个。在儿童，腰椎骶化多由腰骶部在发育过程中受到某种因素的影响而引起；而在成年期确诊的腰椎骶化，也有学者认为可能是$L_5$下沉超过双侧髂嵴连线，腰骶关节负荷过大，发生$L_5$～$S_1$退行性改变，第5腰椎一侧或两侧横突肥大呈翼状，甚至可以与骶骨融合成一块，并与髂骨嵴形成假关节。这种后天的腰椎骶化可以导致腰骶椎正常运动功能受限，腰4处于腰5的受力位置而不能承担腰

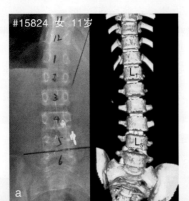

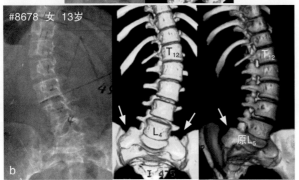

图1-4-11　骶椎腰化与腰椎骶化。骶椎腰化患者存在6个腰椎（a）；腰椎骶化中可见原本的$L_5$下沉至髂嵴连线以下，且横突肥大，与髂骨翼形成假关节（b，箭头）

5的功能，周围软组织容易出现损伤。腰椎骶化是脊柱发生过程中相对少见的发育异常，影像学上这种移形椎的发生率为4%～6%。

腰椎骶化发生在人体上下半身运动力学的转换交接处，是生物力学中上半身重力向双下肢分力延伸的部位。从解剖学上看，此处对人体起着重要的支撑和承重作用。因为腰椎骶化时腰椎数目减少，单个腰椎的负荷加重，所以虽然这个现象以往被认为是生理性变异，但在临床实践中，这对腰痛而言可能是非常主要的因素，因为正常的腰椎生物力学发生了改变。有学者发现，与正常人相比，腰腿疼患者中腰椎骶化发生率明显增高，合并腰椎间盘突出者的腰椎骶化发生率是正常人群的4倍。其主要原因为假关节周围的韧带、肌肉等软组织慢性劳损，出现充血、水肿、渗出、增厚而压迫或刺激神经；假关节难以吸收外力所引起的震荡，造成损伤性关节炎。另一常见症状为反射性坐骨神经痛，主要原因为该处软组织的慢性劳损，出现充血、水肿、渗出、增生等炎症反应，使神经根及其分支受到压迫或刺激，出现臀部和大腿后方的坐骨神经症状，但不表现为典型的下肢神经根性放射性疼痛。

骶椎腰化指第1骶椎向腰椎移行，与第2骶椎分开，形成腰椎样形态，造成影像学上所见腰椎数目为6个的现象。骶椎腰化较腰椎骶化少见，常无相关的阳性症状。其形成也是因为胚胎期脊柱形成过程中，某些影响发育的因素使之异化而造成的一种先天性发育异常。因为骶椎腰化时腰椎数目增加，可使腰椎两侧受力不平衡，也可能在一定程度上对劳损和退行性变的发生发展起着重要作用。

### （五）尾椎

尾椎节段缺乏神经弓或类似的结构，整个椎体只形成一个单一的骨化中心。第一个通常出现在5岁之前，随后的三个在连续的5年间隔内骨化，5～10岁时第2尾椎出现，10～15岁时第3尾椎出现，14～20岁时第4尾椎出现，尾椎在30～40岁融合为一块尾骨。

### 参考文献

[1] Hanhivaara J, Määttä JH, Niinimäki J, et al. Lumbosacral transitional vertebrae are associated with lumbar degeneration: retrospective evaluation of 3855 consecutive abdominal CT scans[J]. Eur Radiol, 2020(30): 3409-3416.

[2] Karwacki GM, Schneider JF. Normal ossification patterns of atlas and axis: a CT study[J]. AJNR Am J Neuroradiol. 2012,

33(10): 1882-1887.

[3] Konin GP, Walz DM. Lumbosacral transitional vertebrae: classification, imaging findings, and clinical relevance[J]. Am J Neuroradiol, 2010, 31(10): 1778-1786.

[4] Lian J, Levine N, Cho W. A review of lumbosacral transitional vertebrae and associated vertebral numeration[J]. Eur Spine J, 2018(27): 995-1004.

[5] Rao RD, Tang S, Lim C, et al. Developmental morphology and ossification patterns of the C1 vertebra[J]. J Bone Joint Surg Am, 2013, 95(17): e1241-1247.

[6] Tucker BJ, Weinberg DS, Liu RW. Lumbosacral transitional vertebrae: a cadaveric investigation of prevalence and relation to lumbar degenerative disease[J]. Clin Spine Surg, 2019, 32(7): E330-334.

[7] Zhou X, Zhang H, Sucato DJ, et al. Effect of dual screws across the vertebral neurocentral synchondrosis on spinal canal development in an immature spine: a porcine model[J]. J Bone Joint Surg Am, 2014, 96(17): e146.

[8] Blakemore L, Schwend R, Akbarnia BA, et al. Growth patterns of the neurocentral synchondrosis (NCS)in immature cadaveric vertebra[J]. J Pediatr Orthop, 2018, 38(3): 181-184.

[9] Schlösser TP, Vincken KL, Attrach H, et al. Quantitative analysis of the closure pattern of the neurocentral junction as related to preexistent rotation in the normal immature spine[J]. Spine J, 2013, 13(7): 756-763.

[10] Chaturvedi A, Klionsky NB, Nadarajah U, et al. Malformed vertebrae: a clinical and imaging review[J]. Insights Imaging, 2018, 9(4): 343-355.

[11] Pahys JM, Guille JT. What's new in congenital scoliosis?[J]. J Pediatr Orthop, 2018, 38(3): e172-179.

[12] Singh K, Samartzis D, Vaccaro AR, et al. Congenital lumbar spinal stenosis: a prospective, control-matched, cohort radiographic analysis[J]. Spine J, 2005, 5(6): 615-622.

[13] Wang L, Luo ZJ, Luo LJ, et al. The effect of pedicle screw insertion through the neurocentral cartilage on the growth of immature canine vertebra[J]. Orthop Surg, 2009, 1(2): 137-143.

[14] Zhang Y, Peng Q, Wang S, et al. A pilot study of influence of pedicle screw instrumentation on immature vertebra: a minimal 5-year follow-up in children younger than 5 years[J]. J Neurosurg Pediatr, 2019, 15: 1-8.

[15] 贺盼盼, 夏冰, 刘福云, 等. 胎儿脊柱神经弓中心软骨联合形态学研究[J]. 中华小儿外科杂志, 2016, 37(1): 39-43.

[16] 朱锋, 邱勇. 生长发育异常和青少年特发性脊柱侧凸[J]. 脊柱外科杂志, 2003(4): 237-239.

## 第五节　椎体其他附属结构的发育

### 一、横突、棘突和副突

1. 横突　在椎弓外面凸起部位的发育上，横突由一个横突部和一个肋骨部组成。在所有椎体中，横突部由上下关节突发育，肋骨部由椎体侧面发育，只有腰椎的横突是由椎弓和椎板结合部发育。颈椎和腰椎虽然不和肋骨相连，但颈椎横突前结节和腰椎横突前部就代表相应的肋骨部。

2. 棘突　第 1 颈椎、第 4 骶椎和第 5 骶椎以及尾椎的棘突缺失，在第 2 和第 3 骶骨棘间韧带的骨化作用下，它们发育不完全并连接起来。通常第 2、第 3、第 4、第 5 和第 6 颈椎棘突是双裂的，这可

以作为颈椎后路手术显露时定位节段的参考。

3. 副突　被发现位于腰椎和最下两个胸椎，它们在横突的基部发育，用于附着最长肌。乳突是在下两个或三个胸椎和所有腰椎的关节突上发育的，它们附着于多裂肌的起始肌腱。Wood Jones 认为这两个肌肉连接的突起点，即副突和乳突，在胸背部融合在一起，但在腰部，它们被一个含有相应脊神经后部内支的沟槽分开，这些解剖标志可以帮助置入椎弓根钉。

## 二、肋骨

肋骨是作为胚胎时期胸椎区域原始节段由膜性椎体发展为骨性椎体的副产物发育而来的。在低等脊椎动物（鸟类、爬行动物等）中，每根肋骨有两个头部、一个背侧和一个腹侧。在人类则有所不同，人类的肋结节代表背侧头部，而腹侧头部在人类中发育良好，与椎体相关联。肋骨仅与椎体的神经弓相连，接合韧带是由纤维组成的，这些纤维在椎间盘的后方交叉，并将相应的左右肋骨的头部连接在一起。接合韧带在一些动物中很强，但在人类中很弱。寰椎的横韧带便可能属于这种接合韧带。

虽然肋骨只在胸背部区域完全发育，但在每个脊椎中都存在着代表性的肋骨成分。在颈椎，横突的前部代表肋突，但只有在第 6（少见）和第 7 的肋突是由单独的骨化中心形成。第 7 颈椎的肋骨突起，通常以简单的残余肋突为代表，但也可能发育为不完全甚至是接触到胸骨的完全成形的肋骨。在胸椎，肋骨与横突形成肋 - 横突联合，也可称为肋 - 横突 - 椎体复合体（图 1-5-1），胸椎椎弓根螺钉置入的 in-out-in 技术也在这个区域。在腰椎中，只有第 1 腰椎含有肋突形成的独立骨化中心，在胎儿后期，它可与横突融合；而在其他腰椎中，横突尖或整个横突可能代表肋突。第 12 肋骨的大小差别很大，它可能有 15～25cm 长，或者减少到仅仅是一个残留的肋突。在大约 40% 的女性中，第 12 肋骨不能触诊，因为它没有超出脊柱的外缘。

在第 1、第 2 和第 3 骶椎中，肋突较大，且均有各自的骨化中心。它们的软骨基底早期便融合在一起，形成骶骨侧块的较大部分，肋突形成的侧块部分如图 1-5-1 所示。肋突在第 4、第 5 骶骨和所有尾椎中缺失，而骶骨两侧的外侧骺板是新的和独立的结构。

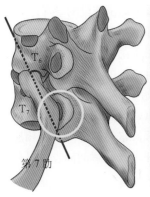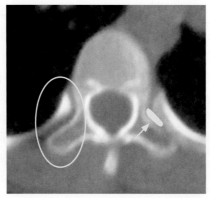

图 1-5-1 肋 - 横突 - 椎体复合体示意图及 CT 平扫。黄圈示肋 - 横突 - 椎体复合体，在某些椎弓根发育不良的患者中，可以使用穿过肋 - 横突 - 椎体复合体的 in-out-in 椎弓根螺钉置入技术；如果多次尝试置钉失败，可以使用横突钩进行替代，CT 平扫上箭头所指处和黄色填充处是横突钩应该钩住的位置

第 7 肋

**参考文献**

[1] Kawashima M, Tanriover N, Rhoton AL, et al. The transverse process, intertransverse space, and vertebral artery in anterior approaches to the lower cervical spine[J]. J Neurosurg, 2003, 98(Suppl 2): 188-194.

[2] Liao LQ, Li YK, Yuan F, et al. Morphological characteristics of the spinous process of axis: clinical implications for cervical spine manipulation[J]. J Manipulative Physiol Ther, 2019, 42(1): 82-88.

[3] Nourbakhsh A, Yang J, McMahan H, et al. Transverse process anatomy as a guide to vertebral artery exposure during anterior cervical spine approach: a cadaveric study[J]. Clin Anat, 2017, 30(4): 492-497.

[4] Sheen TS, Chung TT, Snyderman CH. Transverse process of the atlas(C1)-an important surgical landmark of the upper neck[J]. Head Neck, 1997, 19(1): 37-40.

[5] Tang S, Liu H, Zhang Y. Spinous process deviation and disc degeneration in lumbosacral segment[J]. J Surg Res, 2015, 193(2): 713-717.

[6] Zhu F, Chu WC, Sun G, et al. Rib length asymmetry in thoracic adolescent idiopathic scoliosis: is it primary or secondary?[J]. Eur Spine J, 2011, 20(2): 254-259.

[7] Cui X, Wang G. Radiographic anatomical relationship between spinous process and pedicle in thoracolumbar and lumbar spine[J]. Medicine (Baltimore), 2017, 96(21): e6732.

[8] Greiner TM. Shape analysis of the cervical spinous process[J]. Clin Anat, 2017, 30(7): 894-900.

[9] Kanawati AJ, Fernandes RJR, Gee A, et al. Bailey: anatomical relationship between the accessory process of the lumbar spine and the pedicle screw entry point[J]. Clin Anat, 2021, 34(2): 121-127.

[10] Ludwisiak K, Podgórski M, Biernacka K, et al. Variation in the morphology of spinous processes in the cervical spine - An objective and parametric assessment based on CT study[J]. PLoS One, 2019, 14(6): e0218885.

[11] Shepherd DE, Leahy JC, Mathias KJ, et al. Spinous process strength[J]. Spine (Phila Pa 1976), 2000, 25(3): 319-323.

[12] Shiboi R, Hayashi S, Kawata S, et al. Anatomical relation between the accessory process and pedicle in the lumbar vertebrae[J]. Anat Sci Int, 2018, 93(4): 430-436.

[13] Stelling CB. Anomalous attachment of the transverse process to the vertebral body: an accessory finding in congenital absence of a lumbar pedicle[J]. Skeletal Radiol, 1981, 6(1): 47-50.

[14] Su BW, Kim PD, Cha TD, et al. An anatomical study of the mid-lateral pars relative to the pedicle footprint in the lower lumbar spine[J]. Spine (Phila Pa 1976), 2009, 34(13): 1355-1362.

[15] Feng Q, Zhang L, Zhang M, et al. Morphological parameters of fourth lumbar spinous process palpation: a three-dimensional reconstruction of computed tomography[J]. J Orthop Surg Res, 2020, 15(1): 227.

## 第六节 脊髓血管的发育与解剖

### 一、脊髓血管的胚胎发育

对人类脊髓血管胚胎发育的研究很少。既往有零星的关于脊髓血管发育的个案报道，在此基础上 Stezi 等对脊髓血管的发育进行了系统性描述。目前关于脊髓血管的发育研究仅局限于动脉，还没有关于脊髓静脉胚胎发育的研究。

节段动脉分支发自主动脉的背外侧体节，主要为胚胎发育阶段的脊柱供血。在胸椎和上腰椎区域，节段动脉以肋间动脉和腰部动脉的形式存在。而在颈部和骶部，由于椎动脉和髂动脉的发育需要，节段动脉的形态发生了很大改变。连续节段动脉的肋后交通支在颈椎区域纵行交通，构成了大部分的椎动脉；而颈部和上胸部的肋前交通支构成甲状颈干和上肋间干；横突后方交通支参与构成颈深动脉。

脊髓血管起源于双侧脊髓腹外侧表面的毛细血管网，与主动脉的节段性背侧分支相连，经过多次变化后在同一位置形成了两个原始的纵向血管丛。毛细血管网扩展到腹侧和背侧。胚胎第 2 个月末，原始的腹外侧纵向血管丛转化为孤立的前正中纵行血管，即所谓的脊髓前动脉，毛细血管网进而扩展到腹侧和背侧。根据 Torr 和 Di Chiro 等的研究，脊髓前动脉可以在 10~14 周的胚胎中通过显微血管造影显示，形态较为细长。虽然此时背侧的纵行血管已经开始出现，但是丛状的血管仍然可以见到，同样的现象也发生在上颈椎区域的腹侧。有学者认为脊髓前动脉的形成是原始腹外侧束向内侧迁移融合的结果，而 Sterzi 则猜想原始的纵行血管束是分段的、不规则交替的，直至退化。

随着脊髓前动脉的发育，原来的 31 条双侧节段性供血动脉出现不同程度的退化。这种退化在腰部最为明显，在那里最终只有一条动脉作为腹侧供血动脉。这一过程大约在胚胎第 4 个月末完成。供应脊髓的动脉的最终数量和分布在此时就确定了。

而在颅颈交界区，节段性血供的改变更加复杂。椎动脉至脊髓腹面的降支与 $C_1$ 神经的前神经根脊髓动脉同源，降支一般认为是脊髓前动脉的头侧起点；升支则对应于椎动脉的颅内末端，向上延伸至延髓的腹侧，形成基底动脉，因此基底动脉被认为是脊髓前动脉向脑干的延续。椎动脉的其他分支同颈部和上胸部的交通支形成甲状颈干和上肋间干，与 $C_1$ 神经的后神经根脊髓动脉同源。

## 二、脊柱和脊髓的节段性血供

椎体、椎旁肌、硬脑膜、神经根和脊髓的血液供应均来自节段动脉。这一点从胚胎时期延续到出生后，仅仅是供血的节段动脉发生了变化。

在胚胎发育的过程中，节段动脉供血的部位在颈部和腰骶部发生了变化。颈椎区域纵行动脉的形成，在两侧各形成 3 条血管，即椎动脉、颈深动脉和颈升动脉，成为该区域脊髓节段供血的潜在来源。在骶骨和下腰椎区域，从髂内动脉发出的骶动脉和髂腰动脉（供应 $L_5$ 节段）是脊柱和脊髓下段最重要的血供来源。在大部分胸腰椎区域，节段性血管是以肋间动脉和腰动脉的形式存在。肋间最上动脉连接上胸椎区域的几条节段动脉。

胚胎发育过程也会导致脊髓节段性供血减少。胚胎第 4 个月后，大部分椎体的血管分支并没有严格分出供应脊髓的分支。它们仅仅分为前动脉和后动脉以供应脊髓，以及另一根动脉供应同一平面的硬膜和神经根。这种模式几乎可以在每个节段水平上出现，并反映了最原始、最严格的节段性供血模式。

椎管外血管系统纵向连接相邻的节段动脉，主要走行在椎体或横突的侧方。这一系统在颈椎区域高度发达，椎动脉与颈深动脉和颈升动脉在此处形成最有效的纵向交通。而椎管内硬膜外的血管系统主要为横向交通，但也存在部分纵向连接。这种交通提供了良好的侧支循环，因此在造影时可以通过注射一个节段动脉来显示许多节段动脉。当病理因素（如主动脉硬化性疾病）导致局灶性血管闭塞时，椎管内外的交通支可以保护脊髓免受缺血。

肋间（节段）后动脉分为背支和腹支（图 1-6-1）。在胸椎区域，腹支在肋骨下方环形走行，并与肋间前动脉汇合。而背支，有时也被称为背侧动脉，有一个脊柱分支通向椎管。它通过椎间孔进入椎管，并有规律地分为三个分支：椎管的前动脉和后动脉供应脊柱，以及另一根动脉供应每个节段的硬膜和神经根。背部肌肉和脊柱的骨性部分也是由这个背支供应的。注射到节段性动脉可以引起半侧椎体显影，有助于辨认动脉。在胸椎节段，动脉是根据它所经过的肋骨的序号来命名的。

直接供应脊髓的动脉可以分为两个系统：中央动脉系统和外周动脉系统。中央动脉从前动脉束进入，到达前正中裂隙的深处，在白质连合和半侧脊髓灰质的树枝样分叉之前进入脊髓。外周动脉（穿支）来源于覆盖脊髓表面（包括前正中裂隙表面）的软膜网。它们主要由无数的小动脉组成，向心穿过白质，呈放射状。它们的大小和长度不同，也被视为末端动脉。穿支不会停留在不同神经组织的边缘。它们可能结束在白质内或深入到灰质的外围部分。反之，中央动脉的离心分支可能穿过灰质边界，并为白质提供血供（图 1-6-2）。

了解脊髓的动脉血供来源对于脊柱手术具有较大的帮助，尤其是前路手术。

脊柱前路手术主要分单节段和多节段手术。多节段以脊柱前路矫形脊柱侧凸多见，单节段以脊柱侧前方入路脊柱骨折减压植骨或椎管狭窄患者的侧方融合为主。因为节段性血供是椎体、椎间盘及其周围韧带和肌肉的主要血供来源，在进行手术时对椎体进行止血困难，更为重要的是节段性血管在术

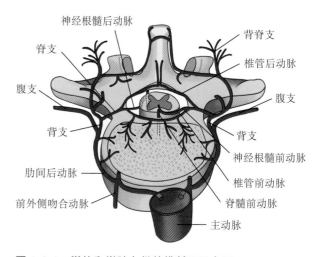

图 1-6-1　脊柱和脊髓血供的横断面示意图

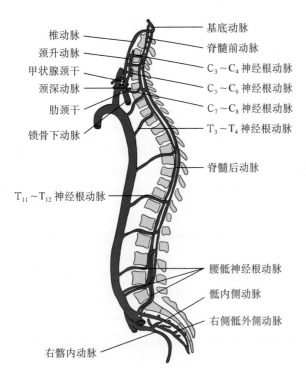

图 1-6-2　脊髓血供的侧面观示意图

基底动脉
脊髓前动脉
$C_3 \sim C_4$ 神经根动脉
$C_5 \sim C_6$ 神经根动脉
$C_7 \sim C_8$ 神经根动脉
$T_3 \sim T_4$ 神经根动脉
脊髓后动脉

椎动脉
颈升动脉
甲状腺颈干
颈深动脉
肋颈干
锁骨下动脉

$T_{11} \sim T_{12}$ 神经根动脉

腰骶神经根动脉
骶内侧动脉
右侧骶外侧动脉

右髂内动脉

野中对减压、内固定等操作的影响很大，容易损伤引起大出血，为减少出血和防止腹膜后血肿的发生，手术过程中均需要结扎一侧的数支节段动脉（在胸腰段为肋间后动脉、肋下动脉、腰动脉）。但是这些动脉不仅为椎体等结构供血，还营养椎管内的硬脊膜、软脊膜、脊髓和神经节，结扎这些血管也会影响脊髓功能。据北美脊柱侧凸研究会调查结果，脊柱手术术后发生神经并发症的病例中，术中直接损伤脊髓的情况极少，绝大多数医生认为手术过程非常顺利，但是麻醉过后出现神经损伤，而且大多是胸腰段，这可能与多节段的节段血管结扎有关。Apel 等报道 3 例先天性脊柱侧后凸患者手术结扎 $T_3 \sim T_9$ 顶椎节段血管，5 分钟内体感诱发电位完全消失，术后瘫痪。之后，他们对 44 例病例永久结扎节段血管前，临时阻断血流，观察 5 分钟，7 例体感诱发电位降幅超过 50%，移除阻断血管夹、保留节段血管后，5～19 分钟后恢复，术后未发生瘫痪。吴亮等研究了节段血管的阻断对脊髓传导功能的影响，他们对 31 例胸段脊柱侧凸前路凸侧开胸患者游离节段性血管，在距离椎间孔 2.0cm 处阻断 $T_5 \sim T_{11}$ 的节段血管，于阻断前 5 分钟、阻断后 2、7、12 及 17 分钟分别记录体感诱发电位（SEP），结果发现脊柱侧凸前路手术中，阻断单侧多根节段血管可暂时影响脊髓的传导功能，主要发生在阻断后前

7 分钟内，此后脊髓的传导功能恢复正常，并不导致临床上脊髓缺血性功能损害。Tsirikos 等认为手术结扎节段动脉是安全的，主要因为前路手术结扎节段动脉的位置在肋横突关节外侧，即位于根动脉分支前，未损伤前根动脉，仍有椎间孔周围和骶棘肌中血管吻合代偿，所以可以解释前路手术为何很少出现脊髓缺血性损伤。但是根动脉起点位置有时存在很大变异，并不能保证在肋横突关节外侧结扎可以完全避免损伤根动脉。如果结扎节段动脉的位置在根动脉分支后或在结扎时直接损伤根动脉，则很可能发生脊髓的缺血性损伤。

肋间动脉和腰动脉在肋横突关节内侧发出根动脉，根动脉再逐渐上升到椎间盘下缘水平进入椎间孔，明确血管的走行对手术如何避免损伤根动脉有一定的参考价值。①前入路椎管减压：建议在椎间盘水平而非椎体中部，可以在相邻的节段动脉间隙进行手术，无需结扎节段动脉，从而避免损伤根动脉。②侧前入路：因左侧前根动脉发出率高于右侧，因此推荐侧前入路时从右侧进行减压，但因右侧手术操作距下腔静脉近，需注意下腔静脉易损伤，且难以修补。③后入路截骨：神经血管都是从椎弓上下椎间孔出入椎管，后入路截骨选择经过椎弓椎体中部截骨损伤血管最少。

静脉丛的分布主要在椎管的前方和两侧，纵观椎体后方大于椎间隙后方。静脉可于侧隐窝及椎间孔内与神经根一起受到压迫，导致静脉回流不畅、组织增生和粘连。腰段椎管内两条前纵窦的行程，在椎弓根处突向内，于椎间盘处突向外，后路椎体融合术时的植骨部位不宜过分偏外。根据腰段静脉丛的配布情况，椎管的前方和两侧均有丰富的静脉网，只有后方静脉较少，因此除非有特殊需要，进入椎管宜首选后入路。由于脊柱静脉系缺乏瓣膜，血液可双向流动，下腔静脉系或腹内压的增高均可直接导致静脉丛血压的增高，使手术时的出血量增加。因此，在俯卧位进行手术时，特别是椎管内操作，应避免腹部受压。

参考文献

[1] Becske T, Nelson PK. The vascular anatomy of the vertebro-spinal axis[J]. Neurosurg Clin N Am, 2009, 20(3): 259-264.
[2] Gailloud P. Spinal vascular anatomy[J]. Neuroimaging Clin N Am, 2019, 29(4): 615-633.
[3] Santillan A, Nacarino V, Greenberg E, et al. Vascular anatomy of the spinal cord[J]. J Neurointerv Surg, 2012(4): 67-74.
[4] Tezuka F, Sakai T, Nishisho T, et al. Variations in arterial supply to the lower lumbar spine[J]. Eur Spine J, 2016(25): 4181-4187.

[5] Vargas MI, Barnaure I, Gariani J, et al. Vascular imaging techniques of the spinal cord[J]. Semin Ultrasound CT MR, 2017, 38(2): 143-152.

[6] Binkert CA, Kollias SS, Valavanis A. Spinal cord vascular disease: characterization with fast three-dimensional contrast-enhanced MR angiography[J]. AJNR Am J Neuroradiol, 1999, 20(10): 1785-1793.

[7] Bowen BC, Pattany PM. MR angiography of the spine[J]. Magn Reson Imaging Clin N Am, 1998, 6(1): 165-178.

[8] Bowen BC, Pattany PM. Vascular anatomy and disorders of the lumbar spine and spinal cord[J]. Magn Reson Imaging Clin N Am, 1999, 7(3): 555-571.

[9] Komiyama M. Functional vascular anatomy of the spine and spinal cord[J]. No Shinkei Geka, 2013, 41(6): 481-492.

[10] Krings T, Lasjaunias PL, Hans FJ, et al. Imaging in spinal vascular disease[J]. Neuroimaging Clin N Am, 2007, 17(1): 57-72.

[11] Krings T, Mull M, Gilsbach JM, et al. Spinal vascular malformations[J]. Eur Radiol, 2005, 15(2): 267-278.

[12] Martirosyan NL, Feuerstein JS, Theodore N, et al. Blood supply and vascular reactivity of the spinal cord under normal and pathological conditions[J]. J Neurosurg Spine, 2011, 15(3): 238-251.

[13] Mascalchi M, Bianchi MC, Quilici N, et al. MR angiography of spinal vascular malformations[J]. AJNR Am J Neuroradiol, 1995, 16(2): 289-297.

[14] Pattany PM, Saraf-Lavi E, Bowen BC. MR angiography of the spine and spinal cord[J]. Top Magn Reson Imaging, 2003, 14(6): 444-460.

[15] 张鸿祺, 凌峰, 李萌, 等. 脊髓血管胚胎发育的研究对脊髓血管畸形治疗的指导[J]. 中华神经外科杂志, 2002, 18(3): 153-156.

# 第2章　脊柱疾病遗传学

徐磊磊　易　龙　秦晓东

## 第一节　基础遗传学

遗传学是一门研究基因结构、功能、传递、变异及其表达规律的科学。现代人类遗传学是基于遗传学三大基本定律，即基因分离定律、基因自由组合定律、基因的连锁和交换定律而建立的。随着研究技术的不断进步，我们已经能够深入到基因内部，从中寻找与疾病相关或直接导致疾病的遗传变异，从而为基础科学研究及临床治疗方案提供理论根据和指导信息。本节旨在为读者介绍遗传学的一些基本概念和致病基因搜寻、定位的常用技术，以便更好地理解脊柱疾病遗传学研究的最新进展。

## 一、染色体与DNA

染色体主要由DNA（双股螺旋的去氧核糖核酸）、组蛋白（H1、H2A、H2B、H3、H4等）和非组蛋白构成。其中，组蛋白是染色体的结构蛋白与DNA组合形成核小体。染色体在显微镜下呈圆柱状或杆状，因易被碱性染料染成深色而得名。因为细胞内的DNA主要位于染色体上，故称染色体为遗传物质的主要载体。人体细胞中包含23对同源染色体（22对体染色体和X、Y染色体）。所谓同源染色体是指二倍体生物细胞中，形态、结构基本相同的染色体，并在减数第一次分裂的四分体时期中彼此联会，最后分开到不同的生殖细胞（即精子、卵细胞）的一对染色体，其中一条来自母方，另一条来自父方。体细胞中含有全套染色体（即23对同源染色体）称为双倍体，配子中含有22条非同源染色体和X/Y染色体称为单倍体。作为遗传物质的主要载体，染色体具有分子结构相对稳定、能够自我复制使亲子代间保持连续性、指导蛋白质的合成从而调控生命过程、产生可遗传的变异等特征。

DNA的基本组成单位是核苷酸。核苷酸包括

一个戊糖、一个碱基和一个磷酸基团，磷酸将一个戊糖的3′端碳原子和其相邻的另一个戊糖的5′端碳原子连接在一起，并基于此形成单条多核苷酸链，每条多核苷酸链的一个末端为5′端，另一个末端为3′端。两条多核苷酸链相互平行反向缠绕构成DNA双螺旋大分子，即一条链方向为5′→3′，另一条互补链方向为3′→5′。核苷酸碱基包括嘌呤和嘧啶，其中嘌呤包括腺嘌呤（A）和鸟嘌呤（G），嘧啶包括胞嘧啶（C）和胸腺嘧啶（T）。G和C相互配对、A和T相互配对组成碱基对（basepair，bp）。G和C通过三个氢键相连，A和T通过两个氢键相连，两条多核苷酸链就是通过这种碱基间的氢键相连而形成反向互补的双链。DNA链上的核苷酸连接和排列顺序构成了DNA序列。

DNA序列可分为基因序列和非基因序列。基因是指具有功能的DNA序列片段，真核基因主要由外显子、内含子和侧翼序列等部分组成（图2-1-1）。外显子多为基因内的编码序列，平均长度少于200bp。内含子是基因内的非编码序列，平均长度为300bp左右，因其在转录为成熟RNA之前就被剪切掉，故一般不在mRNA序列中。虽然不编码蛋白，但内含子已被发现具有多种功能，例如参与rRNA的生物合成，指导snRNA、tRNA和mRNA转录后修饰，同时内含子内可能还含有snoRNA等基因内基因。值得注意的是，基因中的内含子和外显子并非固定不变，由于基因转录过程中剪接方式的不同，同一段DNA序列作为某一多肽链编码基因的结构时是一个外显子，但作为另一种多肽链编码基因的结构时却是内含子。这就赋予了同一基因产生多种不同的产物的特点。基因的5′和3′两端为侧翼序列，侧翼序列不直接转录，主要起调节转录的作用，其包括启动子、增强子、沉默子和终止子等成分。启动子分为核心启动元件和上游启动元件，前者起到确定转录起始点、产生基

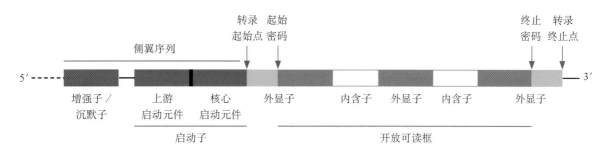

图 2-1-1　真核基因结构模式图

础水平转录等作用，后者可以与相应蛋白结合提升或改变转录效率。增强子／沉默子可与特异蛋白结合，从而促进／抑制基因的转录活性。与启动子不同，增强子／沉默子可以位于基因的任何位置并可远距离发挥作用。终止子可阻碍 RNA 聚合酶的向前移动，终止转录。非基因序列指除基因以外的全部 DNA 序列，包含每个基因之间的 DNA 序列。

## 二、基因变异与疾病的关系

人类基因组由约 30 亿个碱基对构成，其中包含约 3 万个基因，不同个体的基因组大部分相同，只有少部分有差异，而这少部分的变异是导致不同个体表型有着巨大差异的重要原因之一。在疾病的遗传学研究中，常需要通过遗传标记定位致病基因，这些遗传标记可用于追踪染色体、染色体某一节段、某个基因座在家系中传递的规律。

常用的遗传标记主要包括微卫星标记（SSR）和单核苷酸变异（SNV）两部分。微卫星标记又称短串联重复序列（STR），是指少数几个核苷酸（一般 2~6 个）为单位串联重复的 DNA 序列，例如（GT）n、（CA）n、（CGA）n 等（图 2-1-2）。这些串联单位广泛分布于人类基因组中且其重复次数在不同个体间具有高度的多态性。正因为微卫星序列在群体中具有高度多态性，其除了用来定位致病基因外，还常用于亲子鉴定、同卵异卵双胞胎鉴定

等领域。单核苷酸变异（SNV）是指基因组 DNA 序列中由于单个碱基的差异而引起的基因变异，若该碱基位点最小等位基因频率（MAF）大于 1% 则称为单核苷酸多态性（SNP），若小于 1% 则称为基因突变（mutation）（注：基因突变有时泛指包括单核苷酸变异、插入／缺失突变、移码突变、拷贝数变异等多种基因变异形式）。SNV 的变化可能是转换（嘌呤和嘌呤之间的替换，或嘧啶和嘧啶之间的替换）也可能为颠换（嘌呤和嘧啶之间的替换），两者比例约为 2：1。人类基因组中已经发现超过一千万个 SNP 位点，在染色体上位置相近的 SNP 倾向于以一个整体遗传给后代，这些位于染色体上某一区域相互连锁的 SNP 等位位点称为单倍体型，因此我们可以测定代表每个单倍体上的标签 SNP 代表其所在的单倍体型。根据 SNP 在基因组的不同位置可分为基因编码区 SNP、基因调控区 SNP 和非编码区 SNP 等。其中基因编码区 SNP 又可分为同义 SNP 和非同义 SNP，非同义 SNP 可改变其编码氨基酸的种类，同义 SNP 不影响其编码氨基酸的种类，基因编码区 SNP 常常是导致生物性状改变的直接原因。非编码区 SNP 虽不参与编码氨基酸，但其能通过影响基因的剪切、转录因子的结合、mRNA 的降解等方式影响 mRNA 的结构和基因表达水平。目前研究已经发现 SNP 在许多复杂疾病的发生发展中有着重要意义。例如，Sharma 等通过全基因组关联分析定位 PAX1 上的 SNP 位点与青少年特发性脊柱侧凸（adolescent idiopathic scoliosis，AIS）相关，且生物信息学及相关实验证明这些 SNP 位点可能通过影响增强子活性改变基因表达水平参与发病。

基因的多态性导致不同个体间的表型变异，这些变异可以表现为某些分子表达量的不同，也可表现为某些外观上的差异（如身高），甚至可导致疾病症状（如脊柱侧凸）。但基因多态性与疾病存在

A 人：AATCGATA**GTGTGTGTGTGTGT**CGAA

B 人：AATCGATA**GTGTGTGTGTGTGTGTGT**CGAA

C 人：AATCGATA**GTGTGTGTGTGTGTGTGTGTGT**CGAA

图 2-1-2　短串联重复序列（STR）示意图。某一区域出现大量短基因序列重复，一般人群重复次数在一定程度内存在变异，但可稳定遗传至后代。该标记物可被用于连锁分析定位致病区域，家系致病基因连锁不平衡分析等

相关性并不意味着具有某种致病基因的个体一定患病，这是由于外显率的存在，即某一显性基因（杂合状态下）或纯合隐性基因在一个群体只有部分人才能表现出来，这部分人所占的比例称为外显率。外显率存在的原因可能是致病基因必须与某些特定环境因素或其他易感基因共同作用才能致病。这类需要多个基因之间、基因与环境之间相互作用才能致病的疾病称为复杂遗传疾病，如高血压、糖尿病、脊柱侧凸等，与经典的孟德尔遗传不同，这类疾病的发生往往与许多基因相关，而每个基因只能引起微小的表型差异。定位这类疾病相关的诸多易感基因将有利于未来对疾病的预防、监测和治疗。

### 三、复杂疾病致病基因的定位

有些疾病的发生有着遗传学基础，而另外一些疾病则与遗传无关。在判定一种疾病的发生发展有着遗传学基础并进行深入研究之前，需要衡量遗传因素在疾病发生发展过程中所起到的重要程度。一种衡量方法是评估家族聚集倾向，如果一类疾病呈家族聚集性，即一个家族中往往多个成员发病，则提示遗传因素可能促进了该疾病的发生。但由于同一家族的成员生活习惯、所处环境相似，因此该疾病的发生也可能只是由某一特定环境因素所导致而与基因无关。另一种更好的衡量方式是调查同卵双胞胎及异卵双胞胎的发病一致率。同卵双胞胎有着完全相同的基因，而异卵双胞胎基因只有50%的相似度。如果同卵、异卵双胞胎发病一致率较为接近，则提示遗传并非重要致病因素。如要判定遗传是重要致病因素，则同卵双胞胎发病一致率必须高于异卵双胞胎。如早年即通过双胞胎研究确定AIS的发生与遗传因素密切相关。一旦某疾病被确定为遗传相关性疾病，则可通过基于家族的连锁分析，病例对照研究，全基因组关联分析（genome-wide association study，GWAS）和外显子测序等定位致病基因或其在基因组中的大致区域。

#### （一）多基因遗传病发病机制的相关学说

关于多基因遗传病发病机制主要有两类学说，一种是常见变异学说（common variant-common disease），另一种是罕见变异学说（rare variant-common disease）。常见变异学说认为在普遍人群中存在的常见变异（在普遍人群最小等位基因频率≥

1%或≥5%，具体频率标准不一，本文一般指≥1%）是引起常见疾病的遗传学基础。基于此学说，人类单倍体图计划（HapMap Project）应运而生，并由此催生了基于人类单倍体图发现的常见病的致病基因及其变异的GWAS。罕见变异学说认为存在于人群中的罕见变异（等位基因在普遍人群频率≤1%或≤5%，具体频率标准不一，本文一般指≤1%）也可是常见疾病发病的重要基础。这一理论同样被证明是正确的，例如超过20个罕见变异被发现与2型糖尿病相关。国际千人基因组计划（1000 Genome Project）将有助于发现更多的与疾病相关的罕见变异。常见变异或罕见变异可通过影响变异携带者对疾病的易感性、疾病的进展、对治疗的反应而起到促进疾病发生发展的作用，同时其可作为遗传标记指示真正致病基因的所在位置。因此，对疾病的遗传学基础进行研究将有助于评估个体患病风险、疾病进展的可能性，并制订个体化的治疗策略。Ward等最早尝试利用分布于不同染色体的遗传变异来预测AIS的进展风险。他们在白种人里通过关联分析研究筛选了53个与侧弯角度相关的SNP，并在此基础上报道了名为"Scoliscore"的诊断试剂盒。但随后在美国、法国、日本等人群中的验证研究均未能证实其预测AIS进展的有效性。南京鼓楼医院团队也曾针对"Scoliscore"中相关靶点与AIS的关系进行研究，在对逾千例汉族AIS患者进行基因分型后，发现绝大部分位点与侧凸的发生或进展都无显著相关性，因此不具备特异性诊断能力。尽管未能在其他人群中被成功验证，但其设计思路不失为一个很好的尝试。南京鼓楼医院团队基于既往GWAS发现的11个AIS易感基因位点亦进行了AIS发病风险预测的初步研究。他们提出的首个汉族AIS发病预测模型可以达到87.5%的准确度和72.1%的特异度。未来通过纳入更多新的易感位点有望大幅提高该模型预测的可靠性。

#### （二）基于家族的连锁分析

连锁分析是一种定位致病基因的经典方法。在基因随着生殖而世代传递的过程中，会通过同源染色体的非姐妹染色单体交叉互换、非同源染色体等位基因自由组合、外源基因插入等方式发生基因重组。同一染色体上的DNA序列物理位置上越接近，则在传递过程中由于基因重组被分开到不同染色体上的概率就越低。基于此，当致病基因与某些遗传标记（微卫星序列较为常用）所在位置很近时，重组不太可能发生于致病基因和遗传标记之间的区域，所以该区域更倾向于作为一个整体在家族患病成员中传递。这些遗传标记也就被认为与致病基因连锁。我们还可以根据重组的频率估计未知致病基因与遗传标记的相对距离，通常来讲，1% 的重组率（θ）对应于 1 厘摩（cM）即大约 100 万个碱基对的距离。研究者常招募基数较大、患病成员较多的家族，对家族成员的全基因的遗传标记物进行扫描及连锁分析，寻找与致病基因相连锁的遗传标志物，进而推测致病基因的大致位置。比如在某家系中，D12S1611、D12S304 等特异微卫星标记等位基因倾向于以一个整体在家族患病者（或携带者）中传递，从而推测致病基因在这些遗传标记的附近（图 2-1-3）。在 AIS 及先天性脊柱侧凸（congenital scoliosis，CS）的早期遗传学研究中，基于家系的连锁分析发挥着重要作用。例如，Ocaka 等以微卫星序列作为标记，10cM 作为间隔单位，对 25 个至少包含 3 名 AIS 患者的大家系进行全基因组连锁分析发现，染色体 9q31.2-q34.2 及 17q25.3-qtel 区域与 AIS 的发生相关。通过相似的方法，染色体上多个区域如 16p11.2 的缺失被报道与多个家系中的 CS 相关。

连锁分析分为参数型（parametric）和非参数型（non-parametric）。在参数型连锁分析中要检验遗传标记是否和致病基因连锁，应先根据疾病模型的假说设定好传递模型、外显率、疾病等位基因频率等参数，再取不同的重组率（θ）进行序贯检验以比较遗传标记与致病基因连锁和不连锁的可能性。它们可能性的比值称为似然比。似然比取 10 为基底的对数为 LOD（logarithm of odds）评分，LOD 评分越高，连锁的可能性越大。进行全基因组范围连锁分析时，需要 LOD 值达到 3.3 才可认为连锁具有显著性。非参数型连锁分析不需要预先对疾病模型等参数进行假设。这一类分析中包括患病同胞和患病亲属的分析。研究者招募患有同种疾病的同胞兄弟姐妹或患病亲属，并在全基因组范围内对多态性标记物进行扫描及连锁分析，寻找标记等位基因相同比例明显高于随机相同的基因组节段，该基因组节段可能含有致病基因。连锁分析优势在于不需要预先知道致病基因的大致位置就可以将其定位，然而连锁分析定位的疾病相关染色体区域过大，例如，虽然染色体 16p11.2 的缺失被认为与 CS 相关，但是该区域包含了 TBX6、PPP4C、YPEL3 等数十种基因，具体何种基因是导致 CS 的直接原因并不可知。而且，它只适用于那些只有很少基因参与且这些基因发挥较大作用的疾病，对于发现导致疾病作用较小的常见等位基因却无能为力。例如，AIS 通常被认为是多个作用较小的基因和环境相互作用的结果，所以连锁分析对于探究 AIS 等疾病的遗传学基础作用有限。

### （三）候选基因关联研究

候选基因关联研究属于病例对照研究，其原理与连锁分析类似，与连锁分析不同的是其研究对象为普遍人群而非家族，寻找的目标一般是某个基因而非染色体上的大致区域。候选基因关联研究的原理是连锁不平衡（linkage disequilibrium，LD），连锁不平衡是指分属两个或两个以上基因座上的等位基因出现在一条染色体上的概率大于随机出现的概率，在染色体上位置越接近，连锁程度越高。该研究方法以候选基因为导向，即研究者选取与所要研究疾病在生理功能等方面可能相关的候选基因，然后在病例和对照两个群体中选取该基因上或与基因相关区域上的 SNP 位点，并对这些位点的基因频率进行检验和统计学分析。如果病例组中某个位点的等位基因频率显著高于或低于对照组，则认为该位点与所研究疾病具有相关性。既往研究发现 TBX6 参与胚胎发育中的脊椎分节且该基因的敲除

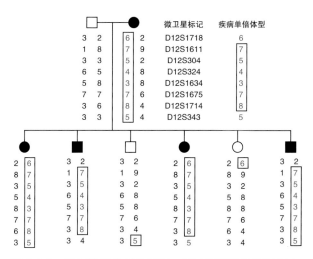

图 2-1-3 基因连锁分析示意图。微卫星标记 D12S1611~D12S1714 倾向于以一个整体在家系患者中遗传，提示该疾病的致病基因在基因组 D12S1611~D12S1714 区域内。图中■和●代表疾病患者，数字代表各微卫星重复序列数量

可引起小鼠脊柱分节不良。北京协和医院邱贵兴团队选取 TBX6 为 CS 的候选基因并发现其上的 SNP 位点 rs2289292 和 rs3809624 与 CS 显著相关。因 MATN1 基因突变小鼠呈现脊柱侧凸表型，南京鼓楼医院邱勇团队选取 MATN1 作为候选基因，纳入大量 AIS 病例及正常对照，证明该基因上的 SNP rs1149048 与 AIS 的发生及进展均显著相关。

相关性分为直接相关和间接相关，直接相关是指所找到位点的多态性会引起功能的变化并促进疾病的发生，这种相关意义更大，然而所选取的遗传标记刚好是易感等位基因的可能性较小。间接相关是指找到的位点与其附近的真正的致病位点相连锁。候选基因关联研究及其他类型的病例对照研究可能会受到人群分层的影响，即人群亚结构中由于祖先不同而造成等位基因频率不同，例如某位点等位基因 G 的频率在中国北方人群中较南方人群高，研究中病例组纳入了大量的北方人群，对照组纳入了大量的南方人群，这就可能导致等位基因 G 与疾病相关的假阳性结果。因此，应尽量选择同质化人群进行病例对照研究。

### （四）全基因组关联研究（genome-wide association study，GWAS）

全基因组关联研究的原理和候选基因关联研究的原理基本一致，唯一不同于候选基因关联研究的是，GWAS 测定了覆盖整个基因组的大量标签 SNP（tagSNP）的等位基因频率，并在试验组和对照组中进行比较筛选出与疾病相关的 SNP 而不只是测候选基因上的少数几个遗传标记。这主要得益于国际人类基因组计划和国际人类基因组单倍体图计划的完成以及 DNA 芯片等高通量基因分型平台的发展，使得在短时间内以相对经济的价格测定成千上万个 SNP 成为现实。第一批大规模使用 GWAS 研究复杂性状遗传学基础的浪潮始于 2007 年前后，这期间大量与 1、2 型糖尿病、炎症性肠病、前列腺癌、哮喘等疾病相关的基因被定位，此外与连续性性状如身高、体重等相关的位点也被发现。已发表的 GWAS 研究更新列表可于美国国家人类基因组研究所网站上查询。2010 年，Sharma 等首次利用 GWAS 探究 AIS 的遗传学基础并报道 CHL1、DSCAM、CNTNAP2 等基因附近的数个位点与 AIS 具有显著相关性。南京鼓楼医院团队通过对 960 例 AIS 患者和 1499 例正常对照的全基因组范围内的 SNP 进行测定和比较分析，发现 rs241215、rs13398147 等 SNP 位点在患者和正常人中基因型频率具有显著差异，从而推测这些 SNP 位点为 AIS 的易感基因位点（图 2-1-4）。后续研究中，通过纳入更大量的病例进行 GWAS 分析，该团队进一步定位了 Wnt/β-catenin 通路上的 MEIS1、TNIK 等基因与 AIS 发生相关。

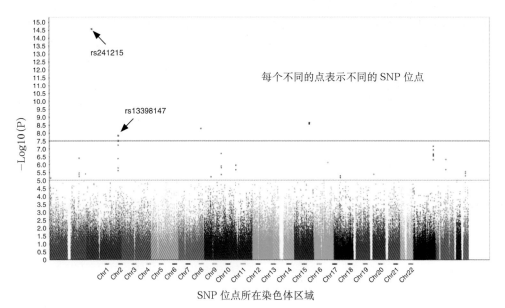

图 2-1-4　GWAS 结果示意图。基于对患者和对照人群进行全基因组关联分析（GWAS），定位到基因组 1p36.32 区域邻近 AJAP1 基因的 SNP 位点 rs241215、基因组 2q36.1 区域靠近 PAX3 基因的 SNP 位点 rs13398147 等与 AIS 发生相关。–Log10（P）代表 $P$ 值的对数值

通过 GWAS，大量 SNP 位点被发现是导致复杂遗传疾病的因素，然而 GWAS 只能发现 SNP 等常见变异［最小等位基因频率（MAF）≥1%］，难以鉴定出与疾病相关的罕见变异（MAF≤1%）。GWAS 所发现的常见变异多位于基因非编码区，对于外显子区的变异缺少关注度，同时编码区的变异可能对疾病和变异表型起着关键作用。由于以上诸多原因，在几乎所有的疾病中，GWAS 发现的常见变异只能解释少部分的遗传力，因此外显子测序逐步被用来定位致病基因。

### （五）外显子测序

目标序列捕获技术和大规模平行测序技术的发展极大地降低了外显子测序技术的成本和时间，使得其用于科学研究与临床诊断成为了现实。外显子测序的大致流程主要包括外显子序列的捕获富集、DNA 测序和数据分析三个方面（图 2-1-5）。首先，基因组 DNA 被随机打断成大小不等的 DNA 片段构成基因文库，之后那些富含外显子序列的 DNA 片段（深蓝色片段）与带生物素标记的 DNA 或 RNA（橙色）杂交而被捕获富集，被捕获的 DNA 序列经过 PCR 扩增、质检合格后进行大规模的 DNA 平行测序，将测序得到的数据通过统计分析最终得出与疾病相关的基因变异。与 GWAS 相比，外显子测序不仅能系统地发现基因组中编码区的常见变异，还能挖掘点突变、插入／缺失突变、拷贝数变异等罕见基因变异。然而外显子测序依然存在 DNA 序列捕获不全、捕获偏差，发现的变异局限于外显子区，研究需要的样本量较大等缺陷。自 2005 年以来，二代测序平台已被广泛使用，相较于 Sanger 测序，二代测序价格降低至原价格的

1% 左右。Buchan 等于 2014 年首先利用外显子测序证实基因 FBN1、FBN2 与 AIS 的发生和进展相关，在患者人群中发现上述基因突变总体频率较正常人有所上升。基于外显子测序，其他 AKAP2、POC5、SLC39A8 等多个基因也被发现与 AIS 相关。McInerney-Leo 等通过对同一家系的两兄弟进行全外显子测序发现，RIPPLY2 基因上的复合杂合突变与 CS 相关。

事实上，要明确与某一疾病相关的基因有时需要将上述介绍的多种方法相结合。例如，北京协和医院团队通过对 CS 患者及对照组进行全基因组拷贝数变异分析发现，CS 患者中染色体 16p11.2 的杂合缺失比例显著高于对照组，从而推测与 CS 发生相关的某基因位于缺失的 16p11.2 片段上。根据既往文献，TBX6 上的 SNP 位点与 CS 相关且该基因参与胚胎时期体节发生，于是该团队将 16p11.2 上的 TBX6 基因作为候选基因进行 DNA 测序、单倍型分析等并最终证实，TBX6 基因上的罕见无效突变及亚效等位基因组成的复合遗传模式存在于约 11% 的 CS 患者中。该结论在后续的细胞、动物及病例研究中得到进一步的证实。

随着测序技术的快速发展和测序成本的大幅下降，对个体进行全基因组关联分析或全外显子测序已广泛应用于脊柱疾病的病因学研究中，这使得人们不仅可以识别基因组中的常见变异（SNP 和微卫星标记等），而且可以发现罕见变异／突变（rare variant/mutation）和基因拷贝数变异（CNV）等。这些变异可作为研究基因型和表型相关性的新标记，并有助于更好地解释脊柱疾病背后的遗传学效应。然而，以上一系列方法只能找到疾病相关基因，对基因致病的机制仍需进一步深入研究。比如，

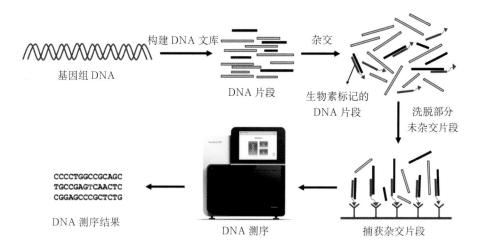

图 2-1-5　外显子测序流程图

通过基因表达和功能研究初步分析该基因在疾病相关组织中相对表达量是否改变，与疾病的发生发展是否具有显著相关性；通过生物信息学分析预测该基因功能、生物学效应以及可能致病信号通路；最终通过动物试验如基因的敲减、敲除，构建病毒载体等方式验证致病基因与表型的关系。

### 参考文献

[1] Altshuler D, Daly MJ, Lander ES. Genetic mapping in human disease[J]. Science, 2008, 322(5903): 881-888.

[2] International HapMap Consortium. The International HapMap Project[J]. Nature, 2003, 426(6968): 789-796.

[3] 1000 Genomes Project Consortium, Auton A, Brooks LD, et al. A global reference for human genetic variation[J]. Nature, 2015, 526(7571): 68-74.

[4] Manolio TA, Collins FS, Cox NJ, et al. Finding the missing heritability of complex diseases[J]. Nature, 2009, 461(7265): 747-753.

[5] Rienhoff HY Jr. Genomewide association studies and assessment of risk of disease[J]. N Engl J Med, 2010, 363(21): 2077.

[6] McCarthy MI, Abecasis GR, Cardon LR, et al. Genome-wide association studies for complex traits: consensus, uncertainty and challenges[J]. Nat Rev Genet, 2008, 9(5): 356-369.

[7] Bamshad MJ, Ng SB, Bigham AW, et al. Exome sequencing as a tool for Mendelian disease gene discovery[J]. Nat Rev Genet, 2011, 12(11): 745-755.

[8] Metzker ML. Sequencing technologies - the next generation[J]. Nat Rev Genet, 2010, 11(1): 31-46.

[9] Conrad DF, Pinto D, Redon R, et al. Origins and functional impact of copy number variation in the human genome[J]. Nature, 2010, 464(7289): 704-712.

[10] Ward K, Ogilvie JW, Singleton MV, et al. Validation of DNA-based prognostic testing to predict spinal curve progression in adolescent idiopathic scoliosis[J]. Spine (Phila Pa 1976), 2010, 35(25): E1455-1464.

[11] Xu L, Qin X, Sun W, et al. Replication of association between 53 single-nucleotide polymorphisms in a DNA-based diagnostic test and AIS progression in Chinese Han population[J]. Spine(Phila Pa 1976), 2016, 41(4): 306-310.

[12] Xu L, Wu Z, Xia C, et al. A genetic predictive model estimating the risk of developing adolescent idiopathic scoliosis[J]. Curr Genomics, 2019, 20(4): 246-251.

[13] Ocaka L, Zhao C, Reed JA, et al. Assignment of two loci for autosomal dominant adolescent idiopathic scoliosis to chromosomes 9q31. 2-q34. 2 and 17q25. 3-qtel[J]. J Med Genet, 2008, 45(2): 87-92.

[14] Fei Q, Wu Z, Wang H, et al. The association analysis of TBX6 polymorphism with susceptibility to congenital scoliosis in a Chinese Han population[J]. Spine (Phila Pa 1976), 2010, 35(9): 983-988.

[15] Chen Z, Tang NL, Cao X, et al. Promoter polymorphism of matrilin-1 gene predisposes to adolescent idiopathic scoliosis in a Chinese population[J]. Eur J Hum Genet, 2009, 17(4): 525-532.

[16] Sharma S, Gao X, Londono D, et al. Genome-wide association studies of adolescent idiopathic scoliosis suggest candidate susceptibility genes[J]. Hum Mol Genet, 2011, 20(7): 1456-1466.

[17] Zhu Z, Tang NL, Xu L, etal. Genome-wide association study identifies new susceptibility loci for adolescent idiopathic scoliosis in Chinese girls[J]. Nat Commun, 2015, 6: 8355.

[18] Zhu Z, Xu L, Leung-Sang Tang N, et al. Genome-wide association study identifies novel susceptible loci and highlights Wnt/beta-catenin pathway in the development of adolescent idiopathic scoliosis[J]. Hum Mol Genet, 2017, 26(8): 1577-1583.

[19] Buchan JG, Alvarado DM, Haller GE, et al. Rare variants in FBN1 and FBN2 are associated with severe adolescent idiopathic scoliosis[J]. Hum Mol Genet, 2014, 23(19): 5271-5282.

[20] Wu N, Ming X, Xiao J, et al. TBX6 null variants and a common hypomorphic allele in congenital scoliosis[J]. N Engl J Med, 2015, 372(4): 341-350.

## 第二节　常见儿童脊柱疾病遗传图谱

早期学者对同卵异卵双胞胎、患者家系及广泛人群进行调查研究，确定了遗传因素在多种儿童脊柱疾病的发生发展中扮演着重要角色。与此同时，通过本章第一节基础遗传学中所提到的复杂疾病致病基因定位的方法和手段，包括基于家族的连锁分析、候选基因关联研究、全基因组关联研究及外显子测序等，大量致病基因及信号通路也见诸报道。通过遗传学研究明确发病和进展的分子机制，为个体化治疗和预后判断提供了理论基础。如徐磊磊等发现雌激素 α 和 TPH1 多态性与支具治疗成功率有一定相关性，Ogura 等发现 MIR4300HG 基因多态性与侧凸进展相关。南京鼓楼医院团队通过分析汉族人群中数十个易感位点，建立了首个基因预测模型，如未来纳入更多分子指标有望进一步提高模型准确度。对于先天性脊柱侧凸，北京协和医院团队发现 TBX6 基因上的无义突变和特定单倍型共同存在时可导致脊柱先天性发育不良，可解释约 10% CS 患者的发病原因。对于其他罕见的骨骼发育不良疾病，基于家系的测序分析可以发现新的突变位点，有助于临床分子诊断，并为基因功能与疾病表型之间的关联提供新的研究靶点。近年来，基因编辑技术及基因药物的研发得到了迅猛的发展，一些既往无药可治的脊柱相关疾病如脊肌萎缩症，如今也有特异性治疗药物。因此，通过遗传学研究明确基因靶点，并在此基础上深入研究发病机制有利于后续药物的研发和对患者进行个性化的治疗。本节将对常见的儿童脊柱遗传性疾病如青少年特发性脊柱侧凸、先天性脊柱侧凸，以及其他伴脊柱畸形相关疾病如骨骼发育不良、成骨不全、软骨发育不全、先天性肌病、脊肌萎缩症等的遗传学病因做一个简要的介绍。

### 一、青少年特发性脊柱侧凸的遗传研究

青少年特发性脊柱侧凸（adolescent idiopathic

scoliosis，AIS）是指脊柱向侧方弯曲并伴有椎体旋转和矢状面形态异常的一种好发于青春期的三维畸形，病因不明。目前 AIS 的病因学研究包含基因遗传、骨骼生长异常、激素／代谢障碍、环境因素、神经系统异常、生物力学作用等诸多方面，但并无统一的病因学解释。虽然 AIS 的病因尚未完全明确，但遗传因素在 AIS 发病机制中起到重要作用这一认识得到了广泛的认同。AIS 的发病具有家族聚集性，Harrington 等研究发现 AIS 患者子女发病率高达 27%，远高于普遍人群中约 3% 的发病率。Kesling 等对双胞胎的研究发现，同卵双胞胎 AIS 发病一致率远高于异卵双胞胎。这些研究都表明 AIS 具有明显的遗传倾向。关于 AIS 的遗传模式曾存在较大争议，但随着研究的深入，现在主流观点认为 AIS 是一种多基因遗传病，即多种基因与 AIS 的发生发展相关联。

1. 以微卫星标记为遗传标记物的家系连锁分析 如前所述，连锁分析是基于连锁不平衡原理，利用已明确位置的遗传标记（多为微卫星序列）间接推测易感基因在染色体上的大致位置的方法。早期，研究者们通过对特发性脊柱侧凸（idiopathic scoliosis，IS）家系成员进行全基因组范围内的微卫星标记扫描和连锁分析发现了许多与脊柱侧凸相关的染色体区域，其中包括 6q、10q、18q、17p11.2、19p13.3、Xq22.3-Xq27.2、9q31.2-9q34.2、17q25.3、18q12.1-18q12.2、12p、3q12、15q13.3、17、6q15-q21、10q23-q25.3 等，这些区域的发现为 AIS 是一种多基因遗传模式疾病的观点奠定了基础。然而，定位区域范围过大、样本量较少使得连锁分析在明确具体的致病基因时作用有限。

2. 以单核苷酸多态性位点为遗传标志物的关联分析 关联分析以广泛群体而非家系为基础，其包括候选基因关联分析和全基因组关联分析（GWAS），关联分析中主要以人类单倍体图计划所识别的单核苷酸多态性（SNP）位点作为遗传标记物。通过候选基因关联研究这一方法，大量 AIS 相关基因被报道，其中主要包括结缔组织结构相关基因、褪黑素（melatonin）通路相关基因、生长发育高峰相关基因和骨生长代谢相关基因，具体分类见表 2-2-1。结缔组织结构相关蛋白主要分布于细胞外基质，编码这类蛋白的基因如 FBN1、COL1A1、COL1A2、MATN1、MMP3、MMP9、

TIMP2 等都曾被报道与 AIS 具有显著相关性。这些基因或参与细胞外基质的组成（如 FBN1），或在软骨成骨、骨生长发育等过程中起着重要作用（如 MMP、TIMP）。褪黑素是由松果体分泌的激素，有学者观察到切除松果体的鸡呈现与人类特发性脊柱侧凸相似的临床特征，因此褪黑素的缺乏可能在 AIS 发生过程中起作用，褪黑素通路相关基因 MTNR1B、TPH1 被报道与 AIS 相关。既往研究表明 AIS 在女性中发病率更高并且生长模式也与正常人不同，学者们认为此现象可能与生长发育激素相关，因此雌激素受体 ESR、胰岛素样生长因子 IGF 等被选作候选基因并被发现与 AIS 发病相关。调节成骨细胞和破骨细胞活性的钙调蛋白（CaM）、参与免疫炎症的白介素 -6（IL-6）、维生素 D 受体（VDR）等调节骨生长代谢的基因的多态性位点也被发现可增加 AIS 的易感性。

AIS 相关的 GWAS 报道始于 2011 年，Shrama 等利用 GWAS 在美国白种人群体中发现靠近 CHL 基因的 3p26.3SNP、DSCAM 和 CNTNAP 基因上的 SNP 与 AIS 具有相关性。CHL1 基因参与编码轴突传导蛋白，该蛋白与神经轴突的发育及传导相关，因此 CHL 基因的变异可能影响神经肌肉功能进而增加 AIS 的易感性。2015 年，该团队又对来自美国和日本的共 3102 名对象进行分析研究发现 PAX1 与 AIS 具有显著相关性，并通过斑马鱼转基因实验表明 PAX1 相关位点突变是在斑马鱼体节成熟后影响 PAX1 基因的增强子 PEC 而发挥作用。2011 年 Ikegawa 团队通过 GWAS 在日本女性 AIS 患者中发现瓢虫同源盒基因 1（LBX1）与 AIS 相关，LBX1 基因在哺乳动物肌肉和神经的发育过程中起着重要作用，且在骨骼肌肉系统中高表达。2013 年该团队新纳入了更多日本群体样本，发现了新的 AIS 相关基因 G 蛋白耦联受体 126（GPCR126），GPCR126 基因主要表达于胚胎成软骨细胞和软骨细胞，该基因的敲除可导致斑马鱼的身长变短、骨化延迟、反射迟钝。2015 年该团队在日本群体的基础上又纳入了南京鼓楼医院团队的中国汉族人口样本，发现了 BNC2 基因上 SNP 位点与 AIS 显著相关且该基因的表达量与脊柱侧凸程度呈正相关。2015 年，朱泽章首次在中国汉族人群中利用 GWAS 搜寻 AIS 易感基因。该研究纳入了 4317 例 AIS 样本及 6016 例正常对照，发现了 BCL2、PAX3、AJAP1 等三个易感基因。BCL2

基因编码线粒体外膜整合蛋白参与细胞凋亡等功能，PAX3基因编码蛋白可调节成肌和成神经活动，AJAP1基因与细胞黏附、迁移、侵袭相关，这些生理过程的调节对骨骼生长发育有重要意义。2017年，该团队在此基础上新纳入了1503例AIS样本及2123例正常对照，发现了MEIS1、TNIK、MAIG1等三个AIS易感基因，同时这些基因在脊柱凹侧椎旁肌中的表达显著高于脊柱凸侧。有趣的是，这三个基因都位于Wnt/β-catenin通路，因Wnt/β-catenin通路的某些基因也与CS相关，所以AIS与CS的发病机制可能共享某些信号通路。2018年Khanshour等对多种族人群样本（包括日本、美国得克萨斯州、密苏里州、中国香港等国家和地区）进行GWAS研究并通过Meta分析发现了三个新的易感基因CDH13、SOX6和ABO。

3. 以突变位点为标记物的外显子测序　候选基因和GWAS研究不能有效地搜寻那些MAF≤1%的罕见突变位点，同时所发现的SNP位点多位于非编码区，外显子测序有利于筛选位于基因编码区与AIS相关的罕见突变位点。Buchan等首次利用外显子测序、基因负荷分析发现FBN1、FBN2基因突变与AIS的发生进展相关，这两个基因也曾被报道与马方综合征、先天性挛缩性细长指（趾）相关，这两类疾病常伴有脊柱侧凸。Patten等对AIS家系进行外显子测序发现了中性粒蛋白基因（POC5）上的错义突变位点A429V、A446T和A455P，并通过斑马鱼实验验证了这些突变位点可导致脊柱侧凸，POC5基因与和纤毛功能相关的细胞的分裂、分化和运动相关，提示纤毛功能异常可能参与AIS的发病。Haller等在欧洲散发AIS人群中进行外显子测序和基因负荷分析发现细胞外基质基因COL11A2与AIS相关，两年后该团队再次通过外显子测序发现SLC39A8上的错义突变位点p.Ala391Thr（rs13107325）与严重AIS（Cobb角>40°）显著相关，该基因与锰离子的摄取相关，且该基因位点的突变可显著增加细胞摄取锰离子的量。Gao等首次在中国人群使用外显子测序研究AIS，他们在AIS家系中发现MAPK7基因的三个罕见突变位点，这些突变位点可导致MAPK7核转位异常。该团队还利用CRISPER-Cas 9技术在斑马鱼中敲除MAPK7基因，发现大部分斑马鱼出现侧凸畸形。徐磊磊等利用外显子测序对逾千例AIS患者的脑脊液神经肽受体基因UTS2R进行了分析，成功发现两个高频位点与侧凸发生显著相关（图2-2-1）。除上述基因外，其他基因如AKAP2、HSPG2和CELSR2等也曾通过外显子测序被发现，

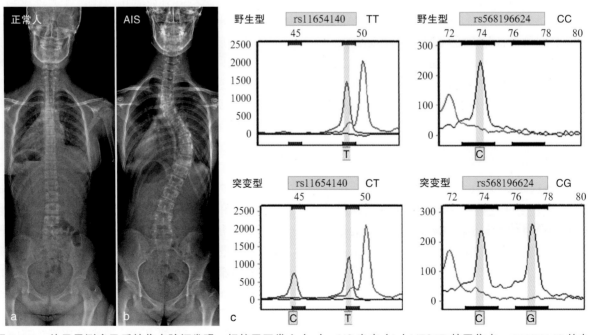

图2-2-1　外显子测序及后续位点验证发现，相较于正常人（a），AIS患者（b）UTS2R基因位点rs11654140的杂合突变CT频率和rs568196624杂合突变CG频率均显著增加（rs11654140：0.015 vs 0.005，$P$=0.02；rs568196624：0.014 vs 0.005，$P$=0.02）

在此不一一介绍。

4. 基因拷贝数变异相关研究　拷贝数变异（CNV）是指不同个体基因组内从 1kb 到数 Mb 的 DNA 片段拷贝数的变异（图 2-2-2）。这些变异包括 DNA 片段的复制、片段重复、插入、缺失、复杂多位点变异等诸多形式，但不包括由转座子的插入和缺失引起的基因变异。Buchan 等对 148 例 AIS 患者和 1079 例对照使用 Affymetrix 全基因组人类单核苷酸多态性阵列 6.0 分析拷贝数变异后发现染色体 1q21.1 的复制在 AIS 患者中显著高于对照组，同时大部分 AIS 患者（92/143）存在罕见拷贝数变异（CNV 在人群频率 <1%）。Sadler 等通过外显子测序发现包含 SH2B1 的染色体 16p11.2 远端微复制（microduplication）存在于约 1% 的 AIS 患者中，远高于正常人中的约 0.04%，因此该处的拷贝数变异可用于筛选脊柱侧凸患者以便于早期诊断治疗。CNV 在基因组中所占碱基数远高于 SNP，当 CNV 与 SNP 同时存在时可影响基于 SNP 的 GWAS 研究的灵敏度和结果的准确性。目前，在 AIS 领域关于 CNV 的研究尚少，而 CNV 可能是 AIS 发病的另一重要遗传因素。因此，在未来对 AIS 遗传病因学的研究中，应对 CNV 这一遗传变异加以重视。

5. 甲基化、miRNA 等为标记物的表观遗传学研究　经典的遗传学是指由于基因序列改变所引起的基因功能改变进而导致表型产生可遗传的改变，表观遗传学则是指 DNA 序列不发生改变的情况下，基因功能发生可遗传的变化进而导致表型的变化，表观遗传被认为是环境与基因组相互作用的一种机制。近年来，AIS 患者的表观遗传学特征逐步获

得了关注，甲基化、miRNA 等曾被报道可能促进 AIS 的发生、进展并可作为预测 AIS 是否进展的标志物。Mao 等分别对 COMP 基因、PITX1 基因进行焦磷酸测序发现 AIS 患者启动子甲基化程度显著高于正常对照，且在 AIS 患者中表达量显著降低。Meng 等通过对两对同卵双胞胎的全基因组和甲基化谱测序并在广泛人群验证发现在严重侧凸个体中 cg01374129 位点的甲基化程度显著低于侧凸程度较低个体，同时 cg01374129 可作为 AIS 患者侧凸角度是否进展的生物标志物。

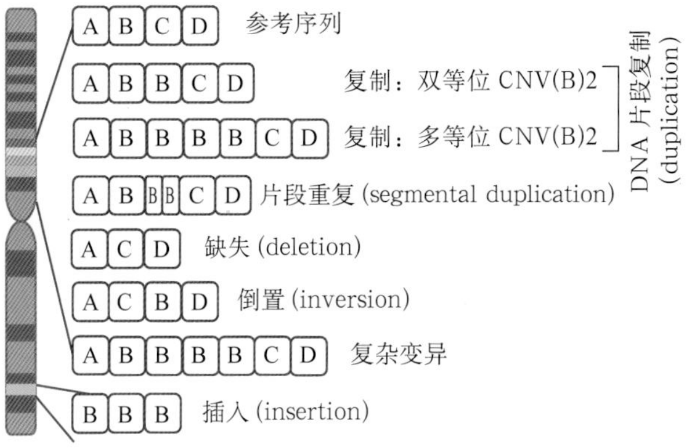

Ogura 等在日本人群中进行 GWAS 和功能研究发现 miRNA 的宿主基因 MIR4300 上的一个功能性多态性位点 rs35333564 与 AIS 进展具有显著相关性。Giménez 等使用二代测序方法筛选 AIS 患者和正常对照血液中表达有差异的 miRNA，并从中选出 miR-671-5p 等 7 个 miRNA 作为 AIS 诊断、预测的生物标志物，这些 miRNA 可能参与调节成骨细胞和破骨细胞分化来控制信号通路进而影响 AIS 的发生发展。Jiang 等通过 qPCR、细胞转染、ChIP 等实验发现 AIS 患者凹侧肌肉 H19 基因的印记调控区 CCCTC 结合因子显著减少导致该基因编码的调控 ADIPOQ 基因表达的 miR-675-5p 水平降低。Zhang 等使用微阵列分析发现 miR-145-5p 在 AIS 患者骨组织和原代成骨细胞中显著高表达，敲除该 RNA 后受损的成骨细胞活性得以恢复，提示 miRNA 异常表达可能影响骨骼的形成而促进 AIS 的发生。

表观遗传作为遗传学的一部分可将环境刺激转化为细胞信号，调控细胞增殖、分化、自噬、凋亡进而参与脊柱的生长发育。定位的 AIS 相关表观遗传标记物将来可能用于 AIS 的预防、临床诊断和预后评估，对 AIS 发病机制的认识和治疗具有重要意义。最后，值得一提的是，由于种族差异、样本量少、显著性较低、样本混杂、层次不清导致假阳性等情况的存在，对已发现的 AIS 遗传标记物在不同种族中利用大样本进行验证是十分有必要的。例如，南京鼓楼医院脊柱外科中心曾通过大量样本研究发现 POC、NUCKS1、PAX1、FBN1、FBN2、ABO、SOX6 等基因与中国人群 AIS 患者是相关的，而 AKAP2、VANGL1、CDH13 等基因缺乏显著相关性。Takahashi 等报道 MATN1、MTNR1B、TPH1 和 IGF1 等基因在日本人群 AIS 患者中缺乏显著相关性。

图 2-2-2　拷贝数变异的不同形式，包括 DNA 片段的复制、片段重复、插入、缺失、复杂多位点变异等诸多形式

## 二、先天性脊柱侧凸的遗传学基础

先天性脊柱侧凸（CS）是由椎体形成障碍或椎体间分节不良所造成的。椎体的分节通常发生于受孕后胚胎发育的第 20～35 天，肋骨、横纹肌和背部真皮的前体 - 体节也于该阶段形成，这一过程称为体节发生。体节发生期若受到不良因素的干扰，将会影响脊椎的形成并最终导致先天性脊柱侧凸。不良因素在干扰脊椎形成的同时也会影响肋骨的形成，所以许多先天性脊柱侧凸患者同时伴有肋骨发育异常 / 异常融合，这类伴有肋骨发育异常 / 异常融合的先天性脊柱侧凸也被称为脊柱肋骨发育不全（spondylocostal dysostosis, SCD）/ 脊柱胸廓发育不良（spondylothoracic dysostosis, STD）。CS 除了表现为 SCD、STD 等广泛的椎体分节障碍外，也可表现为区域化的椎体异常如 Klippel-Feil 综合征（颈椎发育异常）或一至数个椎体的异常。

CS 在新生儿中的发病率为（0.5～1）/1000。目前，CS 的发病原因尚未完全明确，但一般认为

其是基因、环境等多重因素共同作用的结果。流行病学资料显示 CS 主要呈散发状态，少数呈家族聚集性（图 2-2-3）。Shahcheraghi 等对 CS 患者进行的家系调查发现，8% 的 CS 患者有家族史，40% 的 CS 患者的父母为近亲结婚。另一组对 237 例 CS 患儿的调查资料显示，20.7% 的患儿有脊柱畸形家族史，其中 17.3% 有特发性脊柱侧凸的家族史。一项针对 1753 例先天性脊柱侧凸伴有多发性先天畸形患者的遗传学研究显示，其中 114 例脊柱侧凸与染色体缺失有关。这些证据都表明遗传因素在 CS 发病中起着重要的作用。此外，环境因素如胚胎发育时期的缺氧、维生素 A 的缺乏、高热、吸烟、饮酒、暴露于某些化学物质如丙戊酸等，在以往的研究中曾被报道为先天性脊柱侧凸的致病因素。Sparrow 等在老鼠模型中发现低氧可干扰 FGF 信号通路，且显著增加 FGF 信号通路异常老鼠椎体缺陷的外显率和严重程度，这提示环境和基因相互作用也是 CS 的发病因素之一。

体节发育成椎体过程中受 Notch、Wnt、FGF 等多种信号通路共同介导，其中 Notch 通路尤为

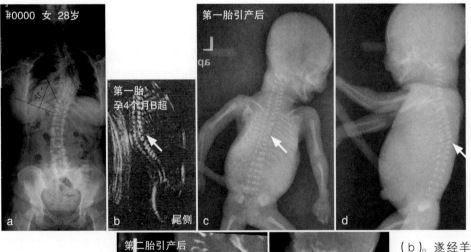

图 2-2-3　女（#0000），28 岁，先天性脊柱侧凸，可见 T$_4$~T$_8$ 半椎体及蝴蝶椎畸形（a）。第一胎孕 4 个月时 B 超筛查示胎儿胸椎排列异常，骨化中心缺失（b）。遂经羊水穿刺取羊水细胞行全外显子测序，发现胎儿 ZNF469 基因纯合突变（c.3668C>T，c.4985C>A），其父（c.3668C>T）母（c.4985C>A）为杂合突变。胎儿引产后 X 线片示胸段半椎体畸形（c、d）。次年，该患者再次怀孕，孕 5 个月行 B 超检查示 T$_4$~T$_9$ 椎体形态不一，部分椎体融合，相应肋间隙变窄（e）。遂再次决定引产，胎儿 X 线片所见同 B 超，可见胸段多处半椎体畸形（f、g）。两胎脊柱基础发育病变与母亲侧凸表型类似

关键，这些信号通路的异常可能导致先天性脊柱侧凸。Notch 信号通路作为细胞之间"交流"的一种形式可以确保不同细胞在发育过程中向正确的方向分化，Notch 通路主要由 DLL3 等 Notch 配体（DSL蛋白）、Notch 受体、细胞内效应器分子（如 CSL蛋白）等成分构成（图 2-2-4）。DLL3 等配体与 Notch 受体的表皮生长因子样重复序列（EGF-repeats）结合后，Notch 通路被激活，Notch 受体胞内区被水解并进入细胞核，与效应器分子结合，进而促进或抑制 HES7、LFNG 等靶向基因的转录，并最终影响细胞增殖、分化或凋亡。通过连锁分析、候选基因、DNA 直接测序、外显子测序等方法，DLL3、MESP2、LFNG、HES7、TBX6、RIPPLY2 等 Notch 通路相关基因上的突变相继在不同的脊柱肋骨发育不全（SCD）家系中被发现。其中，DLL3（953ins GCGGT、945delA、G385D等数十个突变）、MESP2（500～503dup）、LFNG（c.564CrA）和 HES7（c.73C>T）突变导致的 SCD 表现为常染色体隐性遗传。TBX6 基因突变（c.1311T.A）导致的 SCD 表现为常染色体显性遗传，而 RIPPLY2 基因上发生复合杂合子突变（c.A238T：p.Arg80*，c.240-4T>G）即两个等位基因发生不同的突变才可导致 SCD。

DLL3 蛋白的 DSL 结构域可与 Notch 受体结合后激活 Notch 通路的信号转录；MESP2 为转录因子，属于 bHLH 家族，可促进 DLL1 等蛋白的转录，同时也可被 DLL1、DLL3 激活，从而在体节发育过程起到关键作用。LFNG 是 Notch 通路

的直接靶基因，编码 O-岩藻糖肽 3-β-N-乙酰氨基葡萄糖转移酶，可将 N-乙酰氨基葡萄糖转移至 Notch 受体的 EGF-repeats，从而促进 Notch 信号通路的激活或抑制（取决于配体种类）。HES7 编码转录抑制因子，与 MESP2 同属 bHLH 转录因子家族，HES7 既是 Notch 通路的直接靶点，同时又能负反馈抑制 Notch 通路的激活，Sparrow 等通过点突变小鼠模型验证 HES7 单倍剂量不足时，可干扰成纤维细胞生长因子等细胞因子的表达导致体节发育障碍，并最终导致脊柱畸形。TBX6 基因编码转录因子，在体节发育过程中发挥多种作用，其中一项功能是与 MESP2 基因上的顺式调节元件结合激活 MESP2 基因的转录。RIPPLY2基因是 MESP2 及 TBX6 转录因子的直接作用靶点，RIPPLY 蛋白又可反作用于 TBX 蛋白（包括TBX6），使其由转录活化因子变为转录抑制因子。

此外，Takeda 等对散发 CS 患者进行全外显子测序发现，LFNG 基因上的复合杂合子突变（c.467T>G，c.856C>T）也可导致 CS 的发生。Li 等对多个 Alagille 综合征患者家系进行外显子序列分析发现，Notch 通路的另一配体 Iagged1的突变可导致 Alagille 综合征，而 Alagille 综合征在骨骼上主要表现为蝶状椎骨（先天性脊柱侧凸）。Ghebranious 等通过对散发椎体畸形患者进行 T 基因扩增、测序发现，该基因上的错义突变（c.1013C>T）和椎体畸形具有显著相关性。T 基因编码转录因子，主要表达于脊索中，可与其他诸多发育相关基因相互作用调控中胚层的发育。

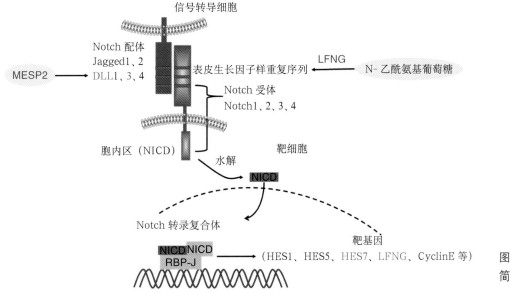

图 2-2-4 Notch 通路简易示意图

以上 Notch 通路相关基因的突变均可导致 CS 的发生，提示 Notch 通路在体节发育中的重要作用。当然，不能局限地认为这些基因只属于 Notch 通路，事实上，TBX6、T 等基因与 Wnt、FGF 通路也密切相关。Notch、Wnt、FGF 等生长发育相关信号通路间相互影响，共同介导椎体的形成。Hayes 等在斑马鱼中对 ptk7 基因进行研究，发现母型 - 合子型胚胎（胚胎发育的早期阶段）若发生 ptk7 功能丧失性突变可导致先天性脊柱侧凸，ptk7 参与 Wnt 信号通路的转导，发生突变可损害 Wnt 信号通路的活性。因此，搜寻 CS 发病相关基因过程中，Wnt、FGF 等通路上的基因也不能忽视。

除了在 Notch 等通路中起关键作用的基因外，其他一些基因也被报道可能与 CS 和脊柱缺陷相关。如 Giampietro 等于老鼠中发现 PAX1 突变会导致椎体的异常，并对 48 例 CS 患者的 PAX1 基因进行测序发现其中 5 例患者 PAX1 基因不同位点上存在突变。PAX1 是一种重要的转录调控因子，通过调控细胞增殖、诱导细胞定向迁移参与胚胎发育时期重要器官的形成。2015 年 Punetha 等通过外显子测序的方法在一位椎体畸形伴椎旁肌萎缩患者中发现动力蛋白胞质 1 重链 1（DYNC1H1）基因上的杂合错义突变 c.1792C>T（p.Arg598Cys），该基因与逆向轴突运输、细胞器运动、神经系统发育等相关。2018 年 Chen 等在中国人群 CS 患者中对 GDF3 基因上的变异进行功能及生物信息学分析，表明该基因上 R84L 等四个突变可不同程度地促进 CS 的发生。这些 CS 致病基因的发现表明了 Notch/Wnt/FGF 信号通路异常以外其他 CS 发病机制的存在，这有待于进一步的基因学和功能学研究。

通过对候选基因 SNP 位点的基因分型，一些 SNP 位点及基因也被证明与 CS 具有相关性。HES7 基因 rs3027279、rs1442849 位点的多态性与中国汉族人群 CS 的易感性具有一定关联性。TBX6 基因 rs2289292、rs3809624 位点的多态性被报道在中国人群中与 CS 相关。Wu 等采用基因型 - 临床表型关联分析发现 LMX1A 基因上 rs1819768 位点 AC 基因型、rs12023709 位点 AG 基因型、rs16841013 位点 CT 基因型可显著增加 CS 的易感性。

近年来，研究最热门的与 CS 相关的基因当属 TBX6。如前所述，TBX 基因位于 16p11.2，属于 T-box 基因家族，编码转录因子，通过与体节发育相关通路中的多种分子发生相互作用参与人体脊柱的形成。无论是在 CS 家系中还是在散发 CS 患者中，TBX6 基因变异都曾被报道，变异形式涵盖基因拷贝数变异（DNA 片段的缺失、插入等）、移码突变、无义突变、单核苷酸多态性等诸多形式。Wu 等通过全基因组外显子测序和比较基因组杂交芯片的方法在 161 例患有先天性脊柱侧凸的散发汉族人群，166 例对照和 2 个 CS 家系中发现，TBX6 基因上杂合无效突变（包括 16p11.2 缺失、无义突变、移码突变等）和另一等位基因上特定单倍型 T-C-A（rs2289292、rs3809624、rs3809627，亚效等位基因）共同存在可能是导致 CS 的原因之一。这种由 TBX6 上的罕见无效突变和亚效等位基因组成的复合遗传模式占 CS 总病例数的 8%～10%。该研究结果相继在 Lefebvre、Takeda、Otomo、Yang 等的研究中得以验证。Yang 等通过动物体内试验证明 TBX6 上罕见无效突变或常见亚效等位基因单独存在并不导致椎体异常，只有两者共同存在时才导致椎体发育障碍，进一步说明这种 TBX6 复合遗传模式可能是通过基因剂量依赖机制发挥作用。Zhu 等通过血清蛋白组学研究发现 TBX6 基因剂量缺乏的 CS 患者存在脂质代谢的异常，提示脂质代谢异常可能是 CS 重要的发病机制。因 TBX6 这种遗传模式在 CS 人群中发生率较高，故将这一类 CS 统一命名为 TBX6 基因相关性先天性脊柱侧凸（TACS），较于非 TACS 患者，TACS 患者具有畸形椎体数量少且绝大多数为半椎体或蝴蝶椎、受累节段水平更低、伴随脊髓病变少（如脊髓空洞症）、肋骨畸形较为简单等临床特征。

环境和遗传相互作用被认为是 CS 的发病机制之一，而表观遗传则在其中起着"桥梁"的作用。Zheng 和 Chen 等分别对空气污染和维生素 A 缺乏诱导的 CS 小鼠胚胎进行转录组测序发现，大量 miRNA、cirRNA、lncRNA 的表达水平与正常小鼠胚胎相比具有显著性差异，这些非编码 RNA 可能通过改变有丝分裂、细胞呼吸、糖代谢、蛋白酶体等生理过程参与 CS 的发病。然而，目前尚缺乏更深层次的表观遗传学研究。

## 三、常见伴脊柱侧凸的骨骼发育不良疾病相关基因突变

骨骼发育不良（skeletal dysplasia，SD）是一类影响骨及软骨组织的组成和结构的遗传相关

疾病，临床表现为各类骨骼组织生长、发育异常，如身材十分矮小、关节错位、脊柱侧凸、头颅及四肢骨骼畸形、骨密度下降等，同时常合并其他系统异常。骨骼发育不良在新生儿中的发病率约为 1/5000，由于该病在不同个体间具有较强的异质性，国际骨骼发育不良学会根据病因及临床表型将其划分为 42 类、436 种，近 400 个基因与之相关。其中，通常伴有脊柱侧凸畸形的有成骨不全症（osteogenesis imperfecta，OI）、软骨发育不全（achondroplasia，ACH）、先天性脊柱骨骺发育不良（spondyloepiphyseal dysplasia congenita，SEDC）、脊椎干骺端发育不良（spondylometaphyseal dysplasia，SMD）等，本节将主要对上述四类骨骼发育不良疾病的遗传学基础作简要介绍。

成骨不全症（OI）亦称为脆性骨病，可轻微或严重地影响骨骼导致其脆性增加而易破裂，同时 OI 可能伴有蓝色巩膜、关节韧带松弛、听力障碍、呼吸异常、脊柱侧凸等症状及颈动脉、主动脉夹层等并发症。超过 90% 的 OI 是由 COL1A1（Ⅰ型胶原纤维 α1 链）或 COL1A2（Ⅰ型胶原纤维 α2 链）的突变导致（图 2-2-5）。Wang 等曾应用全外显子测序技术在未分娩胎儿中研究 COL1A1 和 COL1A2 基因突变的致畸作用，发现其收录的 10 例被超声诊断出短肢侏儒症（高度致死性）的胎儿均存在 COL1A1 和 COL1A2 的突变。可致成骨不全症的 COL1A1/2 基因上的突变包含移码突变、剪接突变、点突变等类型。发生于 COL1A1、COL1A2 上的无义突变可使肽链合成提前终止，异常的产物不能正常折叠而被降解导致正常胶原生成不足而导致轻型成骨不全症，发生于 COL1A1、COL1A2 基因上的错义突变可导致产物不能正确折叠或不能形成正常的空间构象而导致重型成骨不全症。此外，IFITM5、SERPINF1、CRTAP、LEPRE1、PPIB、BMP1、SP7、PLOD2、WNT1 等基因也被报道与成骨不良相关，这些基因上的突变可通过影响骨的矿化（IFITM5）、Ⅰ型胶原纤维翻译后的修饰（LEPRE1、PPIB、PLOD2）、Ⅰ型胶原蛋白羧基端前肽剪切酶（BMP1）、成骨细胞和

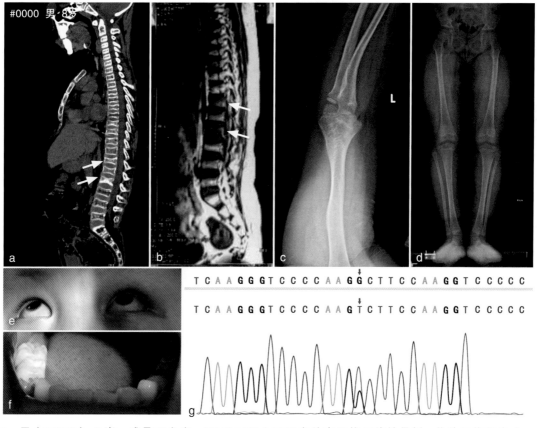

图 2-2-5 男（#0000），8 岁，成骨不全症。CT 及 MRI 上可见多处有腰椎压缩性骨折，椎体呈楔形变（a、b，箭头），四肢长骨弯曲变形（c、d）。可见蓝色巩膜（e）及龋齿（f）。全外显子测序检测发现 COL1A1 基因上存在 c.599（exon8）G >T 杂合突变

破骨细胞分化（SP7）、Wnt 通路（WNT1）等导致成骨不全症。具体突变基因信息详见表 2-2-1，该表对于成骨不全症的分型参考国际骨骼发育不良学会的分类即在沿袭 Sillence 分型（基于临床表型而非分子生物学将其分为四型）的基础上，根据与前四型影像学的不同，纳入了成骨不全症五型。关于每一类型的具体临床特征后文会着重介绍，此处主要着眼于每型的遗传学基础。与成骨不全症症状十

| 表 2-2-1 | 其他伴脊柱侧凸的骨骼发育不良疾病相关基因 | | | |
|---|---|---|---|---|
| 疾病种类 | 遗传模式 | 突变基因 | 相应蛋白 | 其他 |
| **成骨不全症（OI）** | | | | |
| Ⅰ型（非畸形） | AD | COL1A1 | Ⅰ型胶原 α1 链 | 该型伴有持续蓝色巩膜 |
| | | COL1A2 | Ⅰ型胶原 α2 链 | |
| Ⅱ型（围产期致死型） | AD，AR | COL1A1 | Ⅰ型胶原 α1 链 | — |
| | | COL1A2 | Ⅰ型胶原 α2 链 | |
| | | CRTAP | 软骨相关蛋白 | |
| | | LEPRE1 | 富含亮氨酸和脯氨酸的蛋白多糖 1 | |
| | | PPIB | 肽酰脯氨酸异构酶 B | |
| Ⅲ型（畸形进展型） | AD，AR | COL1A1 | Ⅰ型胶原 α1 链 | — |
| | | COL1A2 | Ⅰ型胶原 α2 链 | |
| | | CRTAP | 软骨相关蛋白 | |
| | | LEPRE1 | 富含亮氨酸和脯氨酸的蛋白多糖 1 | |
| | | PPIB | 肽酰脯氨酸异构酶 B | |
| | | SERPINH1 | 丝氨酸蛋白酶抑制剂 H1 | |
| | | BMP1 | 骨形态发生蛋白 1 | |
| | | FKBP10 | FK506 结合蛋白 10 | |
| | | PLOD2 | 赖氨酸羟化酶 2 | |
| | | SERPINF1 | 丝氨酸蛋白酶抑制剂 F1 | |
| | | SP7 | 锌指结构转录因子 SP7 | |
| | | WNT1 | 无翅型 MMTV 整合位点家族成员 1 | |
| | | TMEM38B | 跨膜蛋白 38B | |
| | | CREB3L1 | 环磷酸腺苷（AMP）反应元件结合蛋白 3 类似 1 | |
| | | SEC24D | SEC24 相关基因家族 D | |
| Ⅳ型（中度畸形型） | AD，AR | COL1A1 | Ⅰ型胶原 α1 链 | 虹膜一般无异常 |
| | | COL1A2 | Ⅰ型胶原 α2 链 | |
| | | CRTAP | 软骨相关蛋白 | |
| | | PPIB | 肽酰脯氨酸异构酶 B | |
| | | FKBP10 | FK506 结合蛋白 10 | |
| | | SERPINF1 | 丝氨酸蛋白酶抑制剂 F1 | |
| | | WNT1 | 无翅型 MMTV 整合位点家族成员 1 | |
| | | SP7 | 锌指结构转录因子 SP7 | |

| 表 2-2-1 | （续） | | | |
|---|---|---|---|---|
| 疾病种类 | 遗传模式 | 突变基因 | 相应蛋白 | 其他 |
| Ⅴ 型（增生性愈伤组织形成和骨间膜骨化相关型） | AD | IFITM5 | 干扰素诱导跨膜蛋白 5 | — |
| **布鲁克综合征（BS）** | | | | |
| Ⅰ 型 | AR | FKBP10 | FK506 结合蛋白 10 | — |
| Ⅱ 型 | AR | PLOD2 | 前胶原赖氨酸 -2- 酮戊二酸 -5- 双加氧酶 1 | — |
| 软骨发育不全（ACH） | AD | FGFR3 | 成纤维细胞生长因子受体 3 | — |
| 先天性脊柱骨骺发育不良（SEDC） | AD | COL2A1 | Ⅱ 型胶原 α1 链 | — |
| **脊椎干骺端发育不良（SMD）** | | | | |
| 椎体软骨发育不良 | AR | ACP5 | 抗酒石酸酸性磷酸酶（TRAP） | 包含伴免疫异常的 SMD |
| 牙本质软骨发育不良 | AR | TRIP11 | 高尔基体相关微管结合蛋白 210（GMAP-210） | — |
| 角部骨折型（Sutcliffe 型） | AD | FN1 | 纤维连接蛋白 1 | 部分病例被报道与 COL2A1 相关 |
| 伴视锥 - 视杆细胞营养不良型 | AR | PCYT1A | 磷酸胞苷酰转移酶 1 | — |
| 轴线型（伴视网膜退化型） | AR | C21ORF2 NEK1 | 纤毛和鞭毛相关蛋白 410 丝氨酸 / 苏氨酸蛋白激酶 NEK1 | — |
| Kozlowski 型 | AD | TRPV4 | 瞬时感受电位阳离子通道 V 号亚家族成员 4 | — |
| Sedaghatian 型 | AR | GPX4 | 谷胱甘肽过氧化物酶 4 | — |

注：AR 代指常染色体隐性遗传，AD 代指常染色体显性遗传，—表示无其他说明。

分类似的一种综合征称为布鲁克综合征（BS），其是一种常染色体隐性遗传病，患者一般有成骨不全和先天性大关节挛缩的特征，于婴幼儿时期即开始骨折，出生后表现为身材短小、翼状胬肉、四肢畸形、脊柱侧凸，根据致病基因的不同，FKBP10 和 PLOD2 突变可分别导致 BS Ⅰ 型和 Ⅱ 型，区别之处在于后者并存有骨折和关节挛缩。

软骨发育不全（ACH）是一种常染色体显性遗传病，为人类矮小症最常见的形式，又称胎儿型软骨营养障碍、软骨营养障碍性侏儒。其临床特征性的表现包括身材矮小、巨头、前额突出、鼻梁塌陷、四肢近端肢体短，X 线检查可见颅盖大、突出的顶骨和枕骨、长骨短、椎体厚度减小、椎管狭窄和后凸畸形等。1994 年有学者首次将 ACH 的致病基因定位在人类 4 号染色体短臂，后续研究发现几乎所有 ACH 患者的成纤维细胞生长因子受体 3 基因（fibroblast growth factor receptor 3，FGFR3）核苷酸发生 c.1138G>A 突变，少数为 c.1138G>C 突变导致 FGFR3 基因的第 380 位甘氨酸被精氨酸替代，另有少部分患者第 375 位甘氨酸被半胱氨酸替代（表 2-2-1）。FGFR3 基因在骨和软骨细胞发育过程中起到重要调节作用，该基因的突变可能通过 STAT1、MAPK-ERK、MAPK-p38 等信号通路抑制生长板软骨细胞的增殖和成熟，进而导致生长板大小异常、骨小梁数量减少以及长骨生长受限，因此 FGFR3 基因突变还可导致包括致死性软骨发育不良（thanatophoric dysplasia，TD）、伴生长发育迟缓和黑棘皮症的严重软骨发育不全等其他软骨发育异常疾病。FGFR3 基因突变导致临床表型异质性的基础在于突变部位，例如 FGFR3 蛋白胞外区域检测到的 R248C 突变和 S371C 突变可导致 I 型 TD，而在酪氨酸激酶结构域检测到 K650E 突变则可引起 II 型 TD。

先天性脊柱骨骺发育不良（SEDC）呈常染色体显性遗传，是一种罕见的骨骼生长发育异常相关疾病，由名称可知该病原发性累及椎体及长骨骨骺，主要特征为肢体短小侏儒、胸廓畸形、椎骨变扁、脊柱侧凸及退行性变、关节活动度下降，除了上述骨骼异常，还可表现为听力障碍、腭裂、视力下降及视网膜剥离等。SEDC 患者通常在出生时或童年极早期即可表现上述症状，但智力一般正常。大量文献已经证明 COL2A1 基因上的数十个突变与 SEDC 相关（表 2-2-1），COL2A1 基因定位于染色体 12q13.11-q13.2，含有 54 个外显子，编码 II 型胶原 α1 链，该链是骨、软骨及眼玻璃体的主要结构蛋白，同时参与调控骨膜内成骨及软骨内成骨过程。COL2A1 基因突变类型包括单碱基错义突变（最为常见）、缺失、重复等，可影响正常 II 型胶原三螺旋结构的形成及其在胞内的运输和向胞外的分泌，并最终导致软骨完整性及正常生化功能的破坏。

脊椎干骺端发育不良（SMD）是一组临床上十分罕见的累及脊椎及长骨干骺端发育异常的遗传性疾病，发病率约为 1/100 000，患者主要表现为身材矮小、生长板不规则和脊柱异常（如脊柱侧凸）。依据影像学表现和遗传方式的不同，SMD 被分为椎体软骨发育不良（spondyloenchondro-dysplasia，SPENCD）、牙本质软骨发育不良（osteochondrodys-plasia，ODCD）、Sutcliffe 型（角部断裂型，Sutcliffe type or corner fractures type）、伴视锥 - 视杆细胞营养不良型（spondylometaphyseal dysplasia with cone-rod dystrophy，SMDCRD）、轴线型（伴视网膜退化型，SMD with retinal degeneration，axial type）、Kozlowski 型（Kozlowski type）、Sedaghatian 型（Sedaghatian type）等多种亚型，各亚型遗传学基础见表 2-2-1。椎体软骨发育不良（SPENCD）以放射状干骺端和椎体病变为特征，骨外表现如颅内钙化、自身免疫异常也是其较为突出的特征，SPENCD 由编码抗酒石酸酸性磷酸酶（TRAP）的 ACP5 基因的双等位基因突变所致，TRAP 是骨吸收和破骨细胞活性的良好标志物，与骨代谢密切相关。牙本质软骨发育不良（ODCD）

特征是管状骨短小、韧带松弛、脊柱侧凸伴乳牙和恒牙牙本质发育不良，近期研究揭示 TRIP11 基因上的双等位基因均发生突变是该病的遗传学基础。Sutcliffe 型 SMD 影像学上的特征性表现为不规则干骺端边缘存在片状、三角状或曲线状骨化中心，形似骨折，FN1 基因上的突变可能通过影响纤维连接蛋白 1 在细胞膜上的初始装配、构象改变、与成纤维细胞的结合等促进 Sutcliffe 型 SMD 的发生。伴视锥 - 视杆细胞营养不良型 SMD（SMDCRD）由 PCYT1A 基因纯合或复合杂合子突变所致，除 SMD 的一般特点外，亦具有早发性进行性视觉损害伴色素性黄斑病变和视网膜电图显示的视锥、视杆细胞功能异常的表现。轴线型 SMD 相较于其他型最大的表现是中轴骨发育不良伴视网膜营养不良，C21ORF2 基因和 NEK1 基因的突变相继被报道可导致轴线型 SMD。TRPV4 编码离子通道蛋白，可被生物体内外环境中机械力、热和低渗透压等各种理化刺激所激活，对机体正常生理功能的维持具有重要意义，该基因突变可导致多种骨骼发育不良疾病，其中一种是 Kozlowski 型 SMD，该型患者表现为显著的脊柱侧凸和骨盆干骺端轻度异常，影像学检查可表现为胸椎诸椎体变扁、椎间隙增宽、楔形椎弓根变长、髋臼顶较扁平等。Sedaghatian 型 SMD 以严重的干骺软骨发育不良为特征，伴有轻度的肢体缩短、椎体扁平、延迟骨化、不规则髂嵴和肺出血，编码谷胱甘肽过氧化物酶 4 的 GPX4 基因突变为其遗传病因。

## 四、常见伴脊柱侧凸的神经肌源性疾病相关基因突变

神经肌源性疾病常因外周神经受损、肌肉力量下降、椎体损害等原因导致脊柱侧凸。常见与遗传相关的伴脊柱侧凸的神经肌源性疾病包括 Friedreich 共济失调、先天性肌病、进行性神经性腓骨肌萎缩症、脊肌萎缩症、进行性肌营养不良症等（图 2-2-6）。

Friedreich 共济失调（Friedreich ataxia，FA）是一种常染色体隐性遗传的退行性疾病，主要累及高耗能组织器官如心脏与神经系统。患者主要表现为双下肢共济失调，行走不稳易于跌倒，站立时左右摇晃。遗传因素在 Friedreich 共济失调发生过程中起主要作用，目前已确定的该疾病

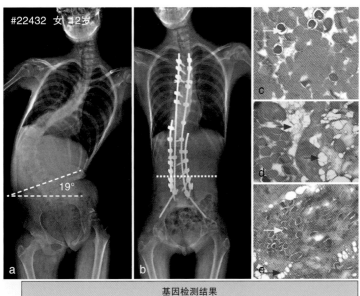

| 基因检测结果 | | | | | |
| --- | --- | --- | --- | --- | --- |
| 基因 | 染色体位置 | 转录本编号核苷酸变化（氨基酸变化） | 基因亚区 | 基因型 | 致病性分类 |
| MYH7 | Chr14：23885314－23885316 | NM_170707.3：c.1357C>T（p.Arg453Trp） | NM_000257.2：c.4850_4852delAGA（p.Lys1617del） | 杂合 | 疑似致病 |

图 2-2-6　女（#22432），12 岁，长 C 形脊柱侧凸伴骨盆倾斜、胸腰后凸畸形，椎体发育未见明显异常（a），四肢纤细，肌肉发育不良，以肢体末端更为明显。行走不稳，肌力 4 级，双足背屈 3 级。背部可见剃刀背畸形。术中取肌肉活检发现肌纤维大小不一、部分肌纤维变性（c、e，黄色箭头）、肌纤维轻中度萎缩（c~e）、脂肪纤维组织增生（d、e，红色箭头）。全外显子测序检测发现 MYH7 杂合突变（f）。结合临床、影像及病理诊断为 Laing 型远端肌营养不良。患者经脊柱后路矫形术后，骨盆水平、躯干平衡（b）

是由 9 号染色体长臂（9q13-12.1）Frataxin 基因（FXN）第 1 个内含子内 GAA 短重复序列异常扩增所致。正常人群 FXN 基因上的 GAA 重复扩增 8~38 次，而 FA 患者异常扩增可达 90~1000 次，最常见 600~900 次重复，GAA 的过度扩增所形成的异常螺旋结构可抑制基因转录，导致结构和功能正常的 Frataxin 蛋白数量显著减少到正常水平的 5%~20%。此外，血色素沉着病蛋白基因 HFE、血管紧张素受体 1 基因 AGTR1 等单核苷酸多态性被报道与 FA 相关。甲基化、miRNA 等表观遗传近年来也被认为参与 FA 的发生发展。

先天性肌病（congenital myopathy，CM）是一组主要由基因突变导致的以肌纤维结构或类型分布异常为特征的罕见遗传性肌病，主要表现为躯干肌及四肢近端肌群无力。目前已经发现数十种基因可导致 CM 的发生。CM 主要分为杆状体肌病、轴空性肌病、中心核肌病、肌球蛋白储积病（myosin storage myopathy）、先天性肌纤维类型不均等五型。NEB 基因隐性突变和 ACTA1 基因显性突变是杆状体肌病最常见的致病原因，其他导致杆状体肌病的原因包括 KBTBD13、TPM2、TPM3 基因的显性突变和 ACTA165、TPM2、TPM3、

TNNT1 等基因上的隐性突变。轴空性肌病主要由编码调节内质网的钙离子储存及释放的兰尼碱受体 1（RYR1）基因上的显性突变所致，其他轴空性肌病的致病基因包括 MYH7、MEGF10 等。中心核肌病的遗传基础包括 MTM1 基因上的 X 连锁隐性突变，RYR1、BIN1、TTN、BIN 等基因的常染色体隐性突变，和 DNM2、BIN1 等基因的常染色体显性突变等。肌球蛋白储积病最为常见的致病基因为 MYH7。先天性肌纤维类型不均的常见致病基因包括 TPM3、RYR1、SEPN1、ACTA1、MYH7 等，其中又以 TPM3 基因最为常见，然而已明确的这些基因所致的先天性肌纤维类型不均患者数只占该型总例数的 35%~45%。

进行性神经性腓骨肌萎缩症又称 Charcot-Marie-Tooth（CMT）病，为最常见的一类遗传性神经肌肉疾病群，主要表现为对称性下肢远端肌无力与肌萎缩。CMT 呈显著的遗传异质性，截至目前，已报道的致病基因已超过 100 个，然而 90% 以上的 CMT 由周围髓鞘蛋白 22（PMP22）、缝隙连接蛋白（GJB1）、髓鞘蛋白（MPZ）、线粒体融合蛋白 2（MFN2）及神经节苷脂诱导分化相关蛋白 1（GDAP1）等五个基因突变所致，其中又以

PMP22基因突变所致的CMT（CMT1A）最为常见。这些基因在细胞中的分布不同，功能也不同，最终都导致了周围神经的脱髓鞘或轴索变性进而引起相应症状。

进行性肌营养不良症（progressive muscular dystrophy），主要包括Duchenne型肌营养不良（进行性假肥大性肌营养不良，Duchenne muscular dystrophy，DMD）和Becker型肌营养不良（良性假肥大性肌营养不良，Becker muscular dystrophy，BMD）等，患者主要表现为进行性肌无力、脊柱侧凸、行走年龄延迟、平足。DMD和BMD本质为一种疾病的两种形式，都是由位于X染色体p21.1-21.3上的DMD基因突变所导致。DMD基因是人类基因组内最大的基因之一，长度超过2Mb。流行病学数据显示DMD患者中，69%存在DMD基因的大段缺失，11%存在大段重复，17%存在无义、错义突变或较小的插入、缺失，剩余的3%存在其他形式的突变（如内含子内突变）。DMD、BMD表型差异来源于DMD基因突变的形式和部位不同，此外SPP1、LTBP4、CD40、THBS1、ACTN3等基因也与进行性肌营养不良的发生发展相关。

脊肌萎缩症（spinal muscular atrophy，SMA）是一组以脊髓前角细胞与脑干内运动神经元进行性变性及肌肉进行性萎缩、无力、瘫痪为主要特征的常染色体隐性遗传病。几乎所有的SMA患者都是由于运动神经元生存（SMN1）基因变异（包括基因缺失、突变、重排等）所致，SMN1基因的突变使得具有正常功能的SMN蛋白合成减少，导致运动神经元等细胞的变性、坏死进而引起相应的症状。

除了以上提及的与脊柱畸形相关的疾病外，儿童脊柱外科中还有很多其他疾病的发生发展与遗传学密切相关。例如，Ⅰ型及Ⅱ型神经纤维瘤病分别与抑癌基因NF1、NF2的突变相关，转录抑制因子MECP2上的病理性突变可导致Rett综合征，多数唐氏综合征患者有三条21号染色体等。随着科学技术的进步及医学研究的不断深入，越来越多儿童脊柱外科疾病的遗传学图谱被绘制及完善，相应的一些特异性基因治疗药物如治疗脊肌萎缩症的Zolgensma也已经被研发。然而，仍有包括青少年特发性脊柱侧凸在内的多种疾病的遗传学病因仍未完全明确且相应的基因治疗药物也十分稀少，这需要临床医生及科研人员进一步地共同努力。

## 参考文献

[1] 戴志成, 徐磊磊, 邱勇, 等. 基因组学在青少年特发性脊柱侧凸病因学研究中的应用进展[J]. 中国脊柱脊髓杂志, 2020, 30(7): 652-657.

[2] Li Z, Yu X, Shen J. Environmental aspects of congenital scoliosis[J]. Environ Sci Pollut Res Int, 2015, 22(8): 5751-5755.

[3] Sparrow DB, Chapman G, Smith AJ, et al. A mechanism for gene-environment interaction in the etiology of congenital scoliosis[J]. Cell, 2012, 149(2): 295-306.

[4] Pourquié O. Vertebrate segmentation: from cyclic gene networks to scoliosis[J]. Cell, 2011, 145(5): 650-663.

[5] Turnpenny PD, Whittock N, Duncan J, et al. Novel mutations in DLL3, a somitogenesis gene encoding a ligand for the Notch signalling pathway, cause a consistent pattern of abnormal vertebral segmentation in spondylocostal dysostosis[J]. J Med Genet, 2003, 40(5): 333-339.

[6] Whittock NV, Sparrow DB, Wouters MA, et al. Mutated MESP2 causes spondylocostal dysostosis in humans[J]. Am J Hum Genet, 2004, 74(6): 1249-1254.

[7] Sparrow DB, Chapman G, Wouters MA, et al. Mutation of the LUNATIC FRINGE gene in humans causes spondylocostal dysostosis with a severe vertebral phenotype[J]. Am J Hum Genet, 2006, 78(1): 28-37.

[8] Sparrow DB, Guillén-Navarro E, Fatkin D, et al. Mutation of Hairy-and-Enhancer-of-Split-7 in humans causes spondylocostal dysostosis[J]. Hum Mol Genet, 2008, 17(23): 3761-3766.

[9] Maisenbacher MK, Han JS, O'brien ML, et al. Molecular analysis of congenital scoliosis: a candidate gene approach[J]. Hum Genet, 2005, 116(5): 416-419.

[10] Ghebranious N, Blank RD, Raggio CL, et al. A missense T (Brachyury) mutation contributes to vertebral malformations[J]. J Bone Miner Res, 2008, 23(10): 1576-1583.

[11] McInerney-Leo AM, Sparrow DB, Harris JE, et al. Compound heterozygous mutations in RIPPLY2 associated with vertebral segmentation defects[J]. Hum Mol Genet, 2015, 24(5): 1234-1242.

[12] Li L, Krantz ID, Deng Y, et al. Alagille syndrome is caused by mutations in human Jagged1, which encodes a ligand for Notch1[J]. Nat Genet, 1997, 16(3): 243-251.

[13] Giampietro PF, Raggio CL, Reynolds CE, et al. An analysis of PAX1 in the development of vertebral malformations[J]. Clin Genet, 2005, 68(5): 448-453.

[14] Punetha J, Monges S, Franchi ME, et al. Exome sequencing identifies DYNC1H1 variant associated with vertebral abnormality and spinal muscular atrophy with lower extremity predominance[J]. Pediatr Neurol, 2015, 52(2): 239-244.

[15] Wu N, Ming X, Xiao J, et al. TBX6 null variants and a common hypomorphic allele in congenital scoliosis[J]. N Engl J Med, 2015, 372(4): 341-350.

[16] Otomo N, Takeda K, Kawai S, et al. Bi-allelic loss of function variants of TBX6 causes a spectrum of malformation of spine and rib including congenital scoliosis and spondylocostal dysostosis[J]. J Med Genet, 2019, 56(9): 622-628.

[17] Sparrow DB, McInerney-Leo A, Gucev ZS, et al. Autosomal dominant spondylocostal dysostosis is caused by mutation in TBX6[J]. Hum Mol Genet, 2013, 22(8): 1625-1631.

[18] Takeda K, Kou I, Kawakami N, et al. Compound Heterozygosity for Null Mutations and a Common Hypomorphic Risk Haplotype in TBX6 Causes Congenital Scoliosis[J]. Hum Mutat, 2017, 38(3): 317-323.

[19] Yang N, Wu N, Zhang L, et al. TBX6 compound inheritance leads to congenital vertebral malformations in humans and mice[J]. Hum Mol Genet, 2019, 28(4): 539-547.

[20] Chen C, Tan H, Bi J, et al. Identification of competing endogenous RNA regulatory networks in vitamin A deficiency-induced congenital scoliosis by transcriptome sequencing analysis[J]. Cell Physiol Biochem, 2018, 48(5): 2134-2146.

# 第3章 脊柱畸形相关的临床生物力学

刘明岩  马宇立  鲍虹达

## 一、正常脊柱的生物力学

整个脊柱的基本功能包括对头部和躯干进行支撑、允许躯干弯曲和旋转、保护头部至骶骨的椎管内的神经结构。虽然70%～90%的轴向载荷由椎体（松质骨）承担，但随着年龄增加，椎体的皮质骨和松质骨提供的机械强度比例也在改变，并随着矢状面的形态变化承担不同的剩余轴向载荷。肌肉附着于横突和棘突，横突、棘突等如同杠杆臂为肌肉提供更理想的力学环境。脊柱是串联型受力结构，远端椎体一般承受比近端椎体更大的载荷。因此，椎体的横截面积从头端向尾端逐渐增加。由于正常成人椎体的骨密度并没有显著差别，因此每个椎体的破坏强度从头端到尾端相应地增加。

正常的椎体松质骨的骨密度约为15%，受单向压缩时，松质骨屈服应力约为5MPa，弹性模量约为300MPa。松质骨的强度和弹性模量（杨氏模量）随着骨密度的变化而变化，粗略估计松质骨强度的变化程度通常为骨密度变化程度的2倍，例如当骨密度降低25%时，强度下降50%。当椎体松质骨由于骨质疏松而密度逐渐降低时，致密的外壳（皮质骨）承担的载荷增加。在严重骨质疏松的情况下，骨密度会显著下降，甚至降到原骨密度的1/3。所以，椎体在骨质疏松后，整体承载能力可以呈数量级降低。不同部位的松质骨强度在初期没有太大差异；随着骨质逐渐流失，部位间的差异逐渐显著。松质骨的强度由前向后、由内到外降低。由于椎体终板的骨质特点，轴向载荷比较均匀地分布于松质骨的横截面。骨性终板最坚强的部分是外围的骺环，这一结构使得该区域特别适于承受轴向载荷，所以当椎体间融合器置于骺环时能最好地抵抗下沉。这

提示在进行椎体间植骨融合时，如需要植入椎间融合器，应尽可能使用大直径的融合器。

关节突关节与椎间盘共同组成椎间关节。椎间盘本质为纤维软骨的韧带联合。关节突关节是双关节，具有滑液润滑的滑动软骨表面。关节突关节可以限制椎体之间前后弯曲和轴向旋转的运动范围。在直立情况下关节突关节承受10%～20%的轴向载荷，在过度后伸的状态下关节载荷可增加至30%，在躯干弯曲时下关节突关节承担高达50%的向前的剪切负荷（压缩载荷通过椎间盘与椎间盘之间的接触面传递，而拉伸负荷由关节囊承担）。

椎间盘是具有非均匀的、多孔的、非线性的黏弹性结构。对椎间盘力学性能特性的了解，既可以通过单独的纤维环或髓核，又可以通过完整的椎间盘。椎间盘在体内受到压缩载荷，并表现出黏弹性行为。纤维环的准静态拉伸模量和破坏强度是通过针对小长方体形状的纤维环标本的实验测得的。对于外层纤维环，环向方向的模量大于垂直方向（分别为3～4MPa和0.5MPa）。纤维环前部的拉伸模量总是大于纤维环后部。这说明纤维环后方结构较弱，髓核更易于突出，这解释了为何腰椎间盘突出绝大部分为向后方或后外侧方突出（图3-1-1）。退变椎间盘的模量及其拉伸破坏强度都低于正常椎间盘。在受到环向载荷的情况下，正常椎间盘的最大应力为5～10MPa。

脊椎的运动有六个自由度（degree of freedom，DOF），包括冠状轴的屈伸和左右平移，纵轴的轴向压缩、牵拉和顺逆时针旋转，矢状轴的左右侧曲及前后平移（图3-1-2）。一个脊柱功能单位（functional spinal unit，FSU）由上下椎体和其中的椎间盘构成，有两个活动自由度。除颈椎以外的每个脊柱功能单位，被十条邻近的韧带支持。当脊柱的负载超过正常范围，这些韧带能够限制脊柱活动并吸收能量，以保护脊柱功能单位。通过关节

和韧带，与脊柱相连的胸腔也能够增加脊柱的稳定性，它可以限制脊柱在所有方向上的运动，尤其是肋椎关节，在屈伸运动中对限制脊柱的运动起关键

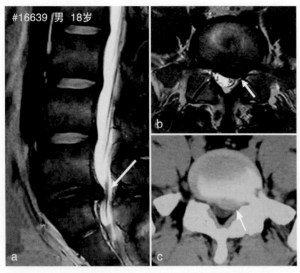

图 3-1-1　男（#16639），18 岁，$L_5/S_1$ 椎间盘突出（a，箭头），MRI 及 CT 平扫可见髓核向左后外侧突出（b、c，箭头），这可能与纤维环后外侧比较薄弱有关

的作用，所以胸椎骨折伴发严重脱位的可能性要小于 $T_{11}$ 以下的骨折（图 3-1-3）。通过电脑模拟，Andriacchi 等认为在屈伸、侧面弯曲和轴向旋转时，脊柱的活动可以被胸廓显著限制。

## 二、脊柱畸形的生物力学

对于持续进展的畸形，脊柱一定程度上被施加了某种"病理性"的应力，在制订手术策略时，脊柱外科医生需要理解造成畸形的"病理性"应力的来源，在矫正过程中，这些"病理性"应力只有被抵消和中和了，矫正侧凸畸形、预防畸形进展、恢复矢状面和冠状面平衡的目的才可能达到。

1. **脊柱畸形的物理学原理**　作用于脊柱的力可以被分解为不同的矢量（矢量定义为在三维空间中方向固定且明确的力）。力可以作用于杠杆从而产生弯矩，杠杆轴心到力的作用点的距离就是力矩臂。弯矩作用于空间中的某一点时会导致绕轴旋转，或绕轴旋转的趋势。这个轴就是瞬时旋转轴（instantaneous axis of rotation，IAR）。IAR 起

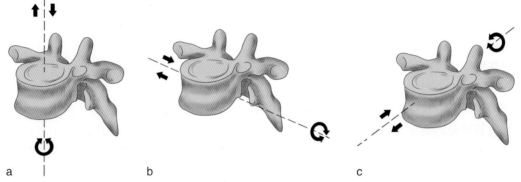

图 3-1-2　正常脊柱的六个自由度，a 代表围绕纵轴的轴向压缩、牵拉或旋转；b 代表围绕冠状轴的屈伸和左右平移；c 代表围绕矢状轴的左右侧曲和前后平移

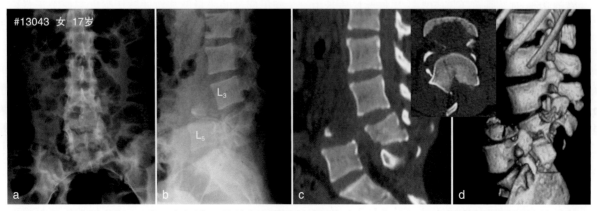

图 3-1-3　女（#13043），17 岁，车祸致 $L_4$ 椎体爆裂性骨折伴脱位（a、b），CT 示 $L_4$ 椎体粉碎性骨折，$L_3$ 及以上椎体向后移位，CT 平扫可见双椎体征（c、d）

着一个轴心点或支点的作用，围绕着它产生屈曲或伸展。力矩是一个杠杆，从 IAR 延伸到对脊柱施力的位置（图 3-1-4）。弯矩（moment，M）定义为施加在杠杆臂上的力（force，F）与杠杆臂长度（length of level arm，D）的乘积，公式如下：M=F×D。弯矩实际上是由圆周力施加的扭矩。圆周力的大小就是扭矩。

　　平移或旋转可以发生在笛卡尔坐标系三个轴（图 3-1-5）中的任意一个。因此，脊柱沿 IAR 或围绕 IAR 可以发生六个基本的节段性运动：①围绕长轴旋转或平移；②围绕冠状轴旋转或平移；③围绕矢状轴旋转或平移；④沿脊柱长轴平移；⑤沿冠状轴平移；⑥沿矢状轴平移。由于短期或长期施加的负荷，每个运动都可能导致涉及一个或多个脊柱节段的两个方向中某一方向的变形。

　　**2. 旋转变形和平移变形是脊柱畸形的重要改变**　由于椎体具有六向自由度，因此在"病理性"应力的作用下，正常椎体逐渐在冠状面、矢状面和轴状面出现旋转变形和平移变形，进而出现相邻椎体序列改变，引起或加重脊柱畸形。

　　相邻椎体之间的剪切、压缩或拉伸均可能导致平移变形，这种变形沿着力的矢量方向的轴发生，因此可能发生在任何平面上。压缩产生的平移变形最常见于爆裂性椎体骨折，是由椎体上下终板的相对压缩而引起的。同一平面的平移变形继发于两个平行但不重合的相反力的矢量，出现椎体之间的剪切力，导致脱位或畸形。垂直方向上的拉伸变形在脊柱畸形的形成中并不常见，矫形中的撑开力就是垂直方向上的拉伸形变，可以由脊柱牵拉（如牵引）或植入内植物产生。大多数脊柱畸形的平移变形都是剪切、压缩或拉伸中一种以上变形的结果。

　　旋转变形是指弯矩通过施加离心力来影响脊柱节段，使椎体偏离 IAR。在外力施加弯矩后，脊柱可能会沿着一个或两个轴线旋转，产生成角畸形。这种旋转引起的成角畸形可以表现为后凸（屈曲旋转）、前凸（拉伸旋转）、脊柱侧凸（侧向弯曲旋转），或者上述表现的组合。旋转变形是施加于脊柱节段的不对称弯矩或旋转弯矩的表现。绕轴向轴线（冠状轴或矢状轴）的旋转变形可发生在椎体或椎间盘间隙的水平，出现前凸或后凸以及侧向弯曲。脊柱旋转变形的发生也可以围绕脊柱的长轴，引起椎体在水平面的旋转。需要注意的是，对脊柱施加旋转应力时可导致失稳节段上方的椎体与失稳节段下方

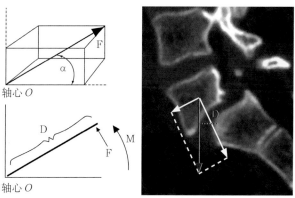

图 3-1-4　三维空间中力的向量，如果力（F）在某一方向上围绕一个轴心 O 旋转，则会产生弯矩（M），M=F×D，其中 D 代表力到轴心的距离。一个典型的例子是 $L_5/S_1$ 崩裂性滑脱，$L_5$ 椎体因为椎弓崩裂而与后方骨性结构失去解剖上的联系，在重力的作用下逐渐向前滑移，$L_5$ 椎体受到的重力（红色箭头）促使 $L_5$ 椎体围绕 $S_1$ 椎体的穹顶处向前旋转，此时重力线距离 $S_1$ 穹顶的距离（红色虚线，D）越大，则 $L_5$ 椎体受到的弯矩越大，越容易向前旋转或滑移

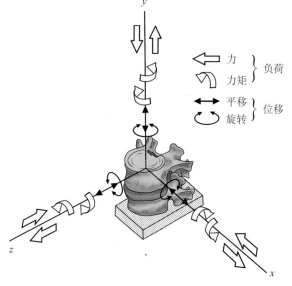

图 3-1-5　脊椎在三维空间中可以分为三个轴，x 轴代表冠状轴，y 轴代表纵轴，z 轴代表矢状轴。在外力作用下，椎体可以围绕着三个轴进行旋转或平移

的椎体出现反向旋转变形，在影像学上表现为旋转半脱位（图 3-1-6）以及顶椎位于这一不稳定节段的后凸畸形，导致此处椎管表现为"台阶状"改变而引起神经损害（图 3-1-7）。

　　作用于脊柱的"病理性"应力持续存在或是正常应力作用于畸形脊柱是导致畸形或畸形进展的必要条件。畸形通常是多节段的，而沿着或围绕笛卡

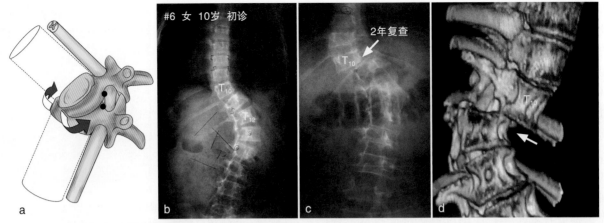

图 3-1-6  女（#6），10 岁，I 型神经纤维瘤病伴脊柱侧凸，初诊时 $T_{11}\sim L_3$ 向右旋转，$T_{10}$ 轻度反向旋转（b，a 为示意图）；2 年后示 $T_{10}$、$T_{11}$ 之间反向旋转加重，这种反向旋转的脊椎在椎间盘平面可出现严重的不稳定，导致半脱位（c、d，箭头），这是神经纤维瘤病伴脊柱侧凸伴发神经损害的主要原因之一

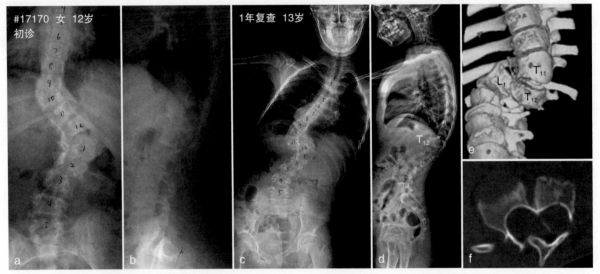

图 3-1-7  女（#17170），12 岁，I 型神经纤维瘤病伴脊柱侧凸（a、b），无旋转半脱位，无矢状面胸腰段后凸；1 年后 $T_{12}\sim L_1$ 节段出现旋转半脱位（c、e），以 $T_{12}$ 为顶椎的矢状面后凸畸形（d）；CT 示双椎管征（f），就诊时（c、d）已出现双下肢不全瘫

尔坐标系的一个轴发生的畸形通常会沿着或围绕另一个轴产生另一个运动（即耦合现象）。因此，试图矫正脊柱畸形时，必须考虑旋转、侧向弯曲等诸多因素。

脊柱侧凸的 Cobb 角是由侧弯头侧和尾侧的端椎倾斜程度决定的。端椎像是冠状面上下两个弯曲之间的过渡区。一般来说 Cobb 角越大，畸形进展越快，其生物力学原理在于 Cobb 角增大，顶椎受力的力臂（图 3-1-8 红线 D）增加，导致顶椎处的弯矩增加。但是仅使用 Cobb 角评估脊柱侧凸具有一定的局限性，如图 3-1-8 所示，同样的 Cobb 角可以对应不同的弯型，有些侧凸呈圆弧状（如

AIS），有些侧凸呈角状（如 NF1 伴脊柱侧凸），此时角状侧凸的顶椎的力臂大于圆弧状侧凸，提示角状侧凸患者顶椎所受到的弯矩大于圆弧状侧凸，因此角状侧凸更容易发生冠状面的畸形进展（图 3-1-8）。评估角状或圆弧状侧凸的程度，可以用角度比例（angular ratio）参数进行评价，angular ratio=Cobb 角度数／侧凸跨越的节段数。角度比例越大说明角状侧凸越明显，进展的可能性越大，手术的神经并发症风险越高。

值得注意的是，顶椎受力的力臂和 X 线片上顶椎偏移距离（AVT）并不完全相同，目前临床上对顶椎的力臂没有明确定义，在生物力学上应该指

上下端椎之间的连线到顶椎之间的距离，而 AVT 指的是 $C_7$ 铅垂线到胸弯顶椎（或骶骨中垂线到腰弯顶椎）之间的距离，在临床工作中为简化和便于理解，可以近似将 AVT 看作顶椎的力臂。

只要存在脊柱的弯曲（主弯、代偿弯、矢状面弯曲等），无论是在冠状面还是在矢状面，均存在顶椎与端椎。一般来说，顶椎上下的椎间盘成角最大，端椎上方或下方的椎间盘成角最小或无成角，脊柱内固定应禁止终止于主弯顶椎。这是因为，如果一个长力臂终止于顶椎，那么顶椎就将成为一个长力臂的 IAR，进而围绕顶椎出现新的、围绕不同轴的旋转变形，进而形成新的畸形（图 3-1-9）。

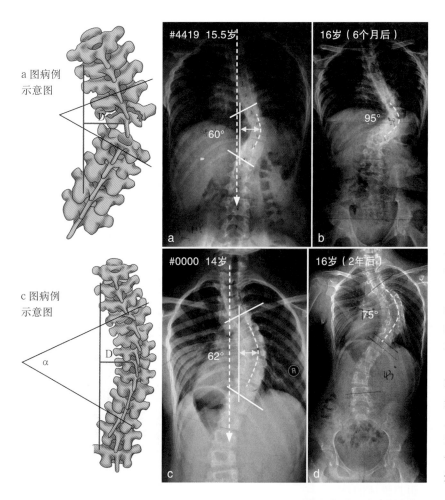

图 3-1-8 角状侧凸（#4419，a、b）和圆弧状侧凸（#0000，c、d）患者的进展对比，两个患者年龄和 Cobb 角均相似，示意图中水平红线 D 表示顶椎的力臂，X 线片中黄色垂线代表上下端椎的连线、白色铅垂线代表 $C_7$PL。a 图病例的畸形呈角状 60°，跨度 4 个椎体，角度比例为 60°/4=15°，导致顶椎处的力臂较大（a，黄色箭头），半年后畸形进展至 95°（b）；c 图病例的畸形呈圆弧状 62°（c），跨度 7 个椎体，角度比例为 62°/7=8.8°，顶椎的力臂相应较短（c，黄色箭头），2 年后进展至 75°（d）

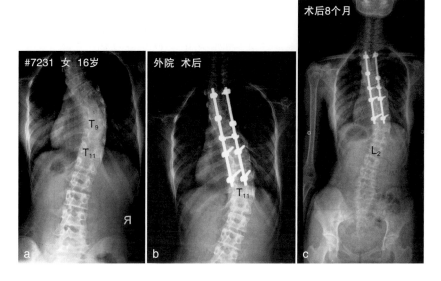

图 3-1-9 女（#7231），16 岁，先天性脊柱侧凸（a），顶椎位于 $T_9$，于外院行后路矫形术，融合节段选择不当，将下固定椎选择在 $T_{10}$（b），术后固定区远端出现新的侧凸畸形，而此处在术前无侧凸，也无先天性椎体发育异常，这是因为内固定终止于顶椎区造成的（b、c），即在纠正近端畸形的同时，产生了一个新的远端畸形

椎体终板间的压缩负荷是通过椎间盘传递的，过度的压缩会导致椎间盘退变。而当面对弯曲或者扭转时，椎间盘的生物力学会发生改变。在屈伸和侧屈运动施加弯曲的力量时，椎间盘会表现为凸侧拉伸、凹侧压缩，因此脊柱侧凸的前路矫形需要去除椎间盘，不仅可以达到松解脊柱、增加矫形效果的作用，坚固的椎间融合还提供了强有力的支撑以对抗融合时的屈伸和侧屈运动。

脊柱的扭转刚度主要由关节突关节面的方向决定，其方向决定了脊柱的旋转程度。关节突关节可以限制脊柱运动的自由度。胸椎和腰椎的小关节构造不同，胸椎小关节平面朝向冠状面，允许其侧屈和旋转；腰椎关节突平面朝向矢状面，允许脊柱的屈伸运动，而最大的方向变化出现在胸腰椎交界处。关节突的方向还导致了耦合运动。耦合是指两个或两个以上的独立运动（例如侧屈和旋转）同时发生，脊柱侧凸就是这种耦合运动的一种表现。

**3. 生物力学在青少年特发性脊柱侧凸（AIS）发病机制中的可能贡献** 人是直立动物，这一特征在赋予人更多创造力的同时，也给脊柱带来了更大的挑战。自然出现的脊柱侧凸仅存在于直立动物，Machida 等使用双足直立鼠模型成功诱导了脊柱侧凸的产生，他们认为在直立状态下脊柱的旋转是脊柱侧凸出现的重要诱因。

Wever 等则认为 AIS 的发生发展与椎体前份和后份受力不对称有关，他们模拟了一个轻度脊柱侧凸模型，其顶椎是轻度的楔形椎，他们认为楔形的顶椎在前方受到的压力将把顶椎继续推离中线，而后方受到的张力则倾向于将顶椎拉回中线，顶椎前份和后份的受力不对称可以进一步引起椎体的旋转（图 3-1-10）。但是一般认为楔形顶椎这一改变是继发的，而非 AIS 的原发因素，因此这一猜想仅仅可以帮助理解脊柱侧凸的进展，而非其起因。

在脊柱侧凸形成后，脊椎的不对称受力又可以进一步促使脊椎生长不对称，进而加重脊柱侧凸，形成恶性循环。如图 3-1-11 所示，脊椎的生长依靠神经弓中央软骨（neurocentral synchondrosis，骨化后又称神经弓中央联合，neurocentral junction），当脊椎受力不对称时，凹侧的神经弓中央软骨应力增加，加速其闭合，而凸侧的神经弓中央软骨继续生长，进而引起脊柱侧凸的进展。Beguiristain 和张宏等在幼猪模型中证实了单侧神经弓中央软骨阻滞可以诱发并加速脊柱侧凸的发生发展。

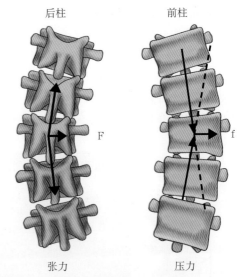

图 3-1-10 脊柱侧凸受力模型。在后柱，顶椎受到的张力 F 将其拉向中线，而在前柱，顶椎受到的压力 f 将其推离中线

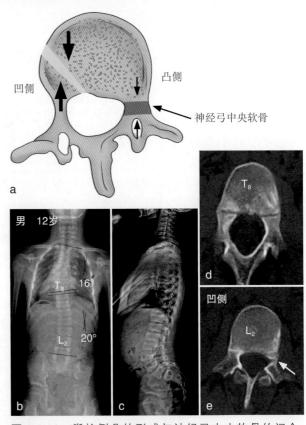

图 3-1-11 脊柱侧凸的形成与神经弓中央软骨的闭合。椎体不对称受力之后，凹侧受到应力增加，凹侧的神经弓软骨加速闭合而凸侧则继续生长（a）；男，12 岁，诊断为神经弓中央联合不连（unilateral closure of the neurocentral junction）合并脊柱侧凸（b~d），腰椎（L₂）CT 平扫图可见两侧神经弓中央软骨未完全闭合（e，箭头），且左侧（凹侧）闭合速度快于右侧（凸侧）；与之相比，T₈ 此时均未闭合，未出现不对称闭合的现象（d）

孙旭等在幼猪的右侧胸椎段椎体处置入 5 枚椎弓根螺钉以干预神经弓中央软骨发育，成功构建脊柱侧凸模型，取出内固定后，侧凸畸形继续进展（图 3-1-12），证实了双侧神经弓中央软骨联合的不对称生长可能是脊柱侧凸的病因之一。同时在该模型基础上，在对侧椎体置入椎弓根螺钉，干预对侧神经弓中央软骨发育，可有效控制侧凸的进展，说明神经弓中央软骨的不对称受力或发育可能是脊柱侧凸的始动因素之一。

4. 脊柱畸形矫形术中的生物力学　复杂的畸形可以通过脊柱内植入物产生的矫形力来矫正，这种矫形力可以沿着笛卡尔坐标系的一个轴或三个轴而实现矫形。矫形力可以使畸形的脊柱被矫正到与植入物的力线一致。随着后路内固定技术的发展，目前矫形技术一般均基于后路内固定技术。矫形技术，尤其是青少年特发性脊柱侧凸的矫形，概括来说包括平移技术、撑开和压缩技术、去旋转技术、后路共平面技术等。这几种技术均可以在三个平面（冠状面、矢状面、轴状面）上产生矫形力及力矩，手术中有时可能将几种方法联合使用，以达到最佳的矫形效果。在冠状面上可以产生左右平移的力及力矩，在矢状面上可以产生前后平移的力及力矩，在轴状面上可以沿长轴产生上下的牵拉力及旋转的力矩（图 3-1-13）。

单纯从冠状面来看，脊柱侧凸的矫形力主要包括纵向和横向的矫形力，纵向的矫形力是在侧凸的上下对脊柱施加拉力，促使脊柱变直，而横向的矫形力则可以理解为对顶椎施加横向的推力，而最终脊柱侧凸可以完成矫形则依赖于纵向和横向矫形力对各椎间盘施加的矫形力的弯矩。

纵向的矫形力可以出现在 Milwaukee 支具、Halo - 重力牵引或术中撑开矫形。如图 3-1-14 所示，纵向的矫形力施加于侧凸的上下两端（A 和 B），而在顶椎区，矫形力施加于顶椎区脊椎／椎间盘的弯矩是顶椎受的力乘以顶椎与中线之间的距离（图 3-1-14 中 D，即 apical vertebral translation，AVT）。因此，畸形越严重，AVT 越大，矫形力的弯矩越大，越能发挥撑开力的矫形效果（图 3-1-14b）。在矫形过程中，随着 AVT 的减少，纵向矫形力的纠正效果会逐渐降低（图 3-1-14c）。

横向的矫形力最主要应用于 TLSO 支具和平移矫形术中，如图 3-1-15 所示，顶椎 C 受到横向矫形力，而在侧凸的上下两端（A 和 B）则受到横向

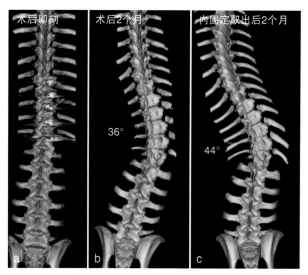

图 3-1-12　干预神经弓中央软骨生长的幼猪模型。在右侧 $T_{10} \sim T_{14}$ 置入 5 枚椎弓根螺钉（a），术后 2 个月出现脊柱侧凸（b），取出内固定后侧凸继续进展（c）

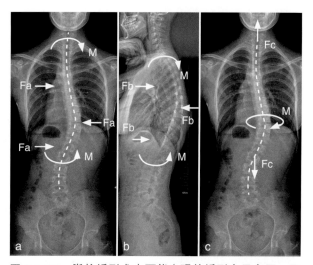

图 3-1-13　脊柱矫形术中可能出现的矫形力示意图。冠状面的横向推（拉）力 Fa 可以产生围绕冠状轴的矫形弯矩 M（a），矢状面的推（拉）力 Fb 可以产生围绕矢状轴的矫形弯矩 M（b），沿纵轴的牵拉力 Fc 可以产生围绕纵轴的矫形弯矩 M（c）

矫形力的反作用力，分别为矫形力的一半。将脊柱侧凸分解成上下两部分，则在顶椎区椎间盘 C 处受到的矫形力可以认为是围绕 A 或 B 进行旋转，其力矩可以认为是矫形力的一半乘以力臂（顶椎区到侧凸上端或下端的垂直距离 D），因此脊柱侧凸越严重或 AVT 越大，端椎与顶椎的距离 D 越小，矫形力的弯矩就越小，这可以帮助解释为什么支具治疗严重的脊柱侧凸收效甚微。

通过上述分析可以发现，脊柱侧凸矫形的最佳

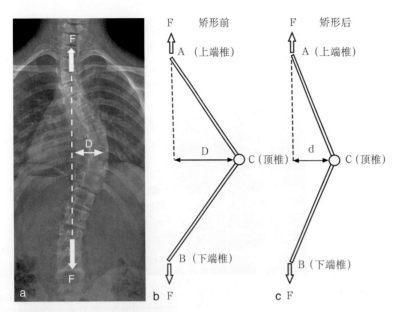

图 3-1-14　当仅存在纵向矫形力时，顶椎区脊椎 / 椎间盘 C 所受到的矫形弯矩 Ma=F×D，其中 D 代表顶椎到中线的距离，临床上就相当于 AVT（a 中 D）。在矫形过程中，随着 D 的减小，矫形弯矩由 F×D 变小成 F×d（b、c）

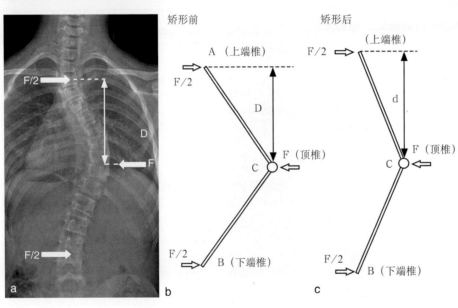

图 3-1-15　当仅存在横向矫形力时，顶椎区脊椎 / 椎间盘 C 所受到的矫形弯矩 Mt=0.5F×D，其中 D 代表顶椎到上下两端的距离，脊柱畸形越严重，端椎到顶椎区的距离越短，即 D 越小（a）。在矫形过程中，随着 D 的增大，矫形弯矩也逐渐增大（b、c）

手段是同时存在纵向的和横向的矫形力，由于在脊柱侧凸严重时纵向矫形力的效果更好，所以在矫形开始时，可以以纵向的撑开力为主，随着畸形的减少，可增加使用横向的平移矫形力。图 3-1-16 给出了同时存在两种矫形力时，顶椎区椎间盘的受力分析及其相应弯矩。

Augustus A. White III 在其编著的 *Clinical Biomechanics of the Spine* 一书中进一步给出了在给定纵向和横向矫形力的前提下，纵向和横向矫形力的合力在顶椎区产生的弯矩的变化（图 3-1-17），横轴代表脊柱侧凸的严重程度（Cobb 角），纵轴代表相对矫形弯矩（越大代表矫形能力越强）。图中纵向矫形力和横向矫形力的相对矫形弯矩的交点

对应的 Cobb 角是 53°，因此他们提出在侧凸大于53° 时优先使用提供纵向矫形力的矫形方案，而小于 53° 时优先采用提供横向矫形力的矫形方案。当然，最佳方案是可以同时提供纵向和横向矫形力。

下面介绍常见的脊柱矫形技术中的生物力学原理。

（1）撑开和压缩　是脊柱侧凸矫形的基本操作。在冠状面上凹侧撑开、凸侧压缩可以矫正畸形（图3-1-18），在矢状面上后方撑开产生后凸（纠正前凸）、后方压缩产生前凸（纠正后凸）。撑开与压缩操作中，脊柱所受的力是平行于脊柱长轴的拉力，这种拉力在椎体上可以形成围绕纵轴的弯矩，可以同时矫正脊椎在轴状面的旋转。

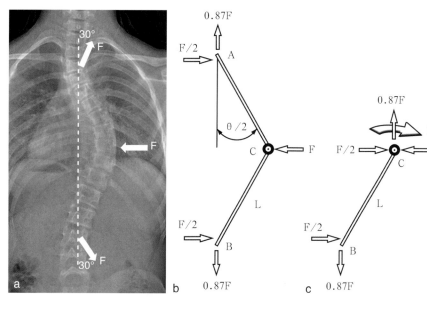

图 3-1-16　当同时存在纵向和横向矫形力，且力均为 F 时，假设纵向拉力与中线成角为 30°，那么作用在顶椎区 C 处的矫形弯矩为 Mc=Ma+Mt，其中 Ma=0.87F×Da，Mt=0.5F×Dt。Da 即 AVT，Dt 即 C 到 A 或 B 的距离

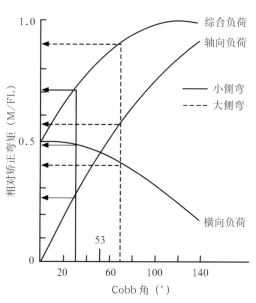

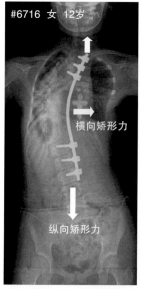

图 3-1-17　随着 Cobb 角的增加（横轴），横向和纵向矫形力所提供的相对矫形弯矩（纵轴）也会发生变化，Cobb 角越大，横向矫形力的弯矩越小而纵向矫形力的弯矩越大，两者交点对应的 Cobb 角为 53°，即当 Cobb 角大于 53° 时，从生物力学角度而言，推荐优先使用纵向矫形力

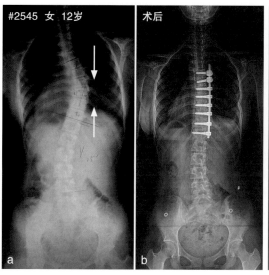

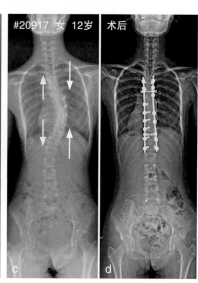

图 3-1-18　撑开和压缩操作示意图。凸侧加压抱紧，不管是在前路（a，箭头）还是在后路（c，白色箭头）均可矫正畸形；后路矫形时可以同时使用凹侧撑开和凸侧抱紧（c，黄色箭头和白色箭头）

（2）去旋转技术　来源于传统的旋棒技术（图3-1-19），其技术要点是将棒根据生理矢状面形态弯成理想的弧度，将预弯棒置入侧弯的凹侧（需矫正前凸畸形时），此时棒的预弯平面自然位于冠状面，与侧凸平面一致，然后把棒向凹侧（或凸侧）旋转90°，此时棒在冠状面笔直，使侧凸得到纠正。而由于棒的预弯平面此时已被转向矢状面，从而矫正原有的矢状面畸形。需要注意的是，棒旋转过程中，放置位置欠佳的椎弓根螺钉可能会在椎弓根内出现切割，甚至进入椎管或致椎弓外侧壁骨折，螺钉侵犯主动脉（图3-1-20）。去旋转技术很少使用椎板钩或横突钩作为锚点，因为如果钩不随棒旋转，则钩-骨界面处可能会产生显著的应力，出现椎板或横突骨折，进而失去锚点。

传统去旋转技术使用的是单棒去旋转，在胸弯AIS的矫形中，凹侧旋棒的同时需要助手在凸侧加压以减少剃刀背畸形，但这也带来了胸椎后凸重建不足的问题。Ito等在2010年提出了双棒同时去旋转技术，基本操作是将两根棒与椎弓根螺钉锁定后，同时旋转两根棒，起到去旋转和矫形的作用。从生物力学的角度来说，双棒同时去旋转在凸侧不会产生向下的推力，而是向上、向侧方产生拉力（图3-1-21）。

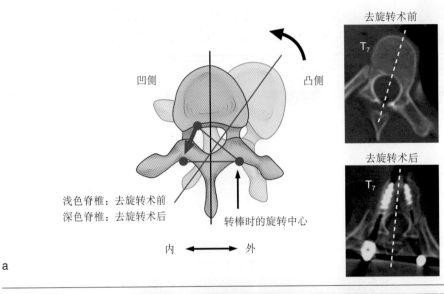

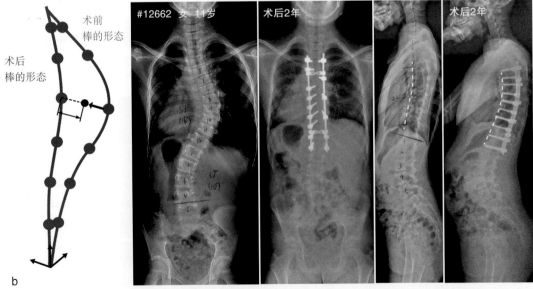

图 3-1-19　去旋转矫形操作中脊椎的三维运动：轴状面上，在理想状态下以凸侧螺钉处为轴心进行旋转，凹侧钉棒连接处在矫形时的行进距离大于凸侧，因此施加在凹侧钉棒结构上的矫形弯矩更大（a）；冠状面上，脊椎在去旋转操作时向中线移动，侧凸纠正；矢状面上，脊椎向后移动，胸椎后凸恢复；在矫形过程中，过度预弯的凹侧矫形棒的曲度减小，由矫形前冠状面侧凸的曲度转变为矫形后矢状面胸椎后凸的曲度（b）

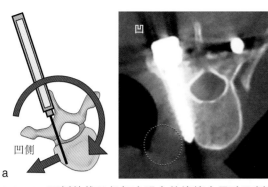
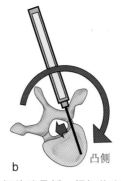
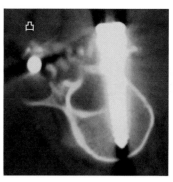

图 3-1-20 凹侧的椎弓根钉在强力的旋棒中导致凹侧椎弓根外壁骨折，螺钉偏出外壁、侵犯主动脉（a，红圈表示主动脉），或双侧棒同时去旋转矫形操作中凸侧椎弓根螺钉可能因为置钉不良、椎体骨质疏松等原因，出现螺钉切割凸侧椎弓根内壁，进入椎管（b）

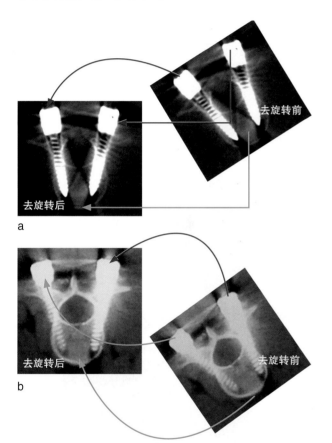

图 3-1-21 传统单棒去旋转（a）和双棒同时去旋转（b）的示意图（红色箭头表示椎弓根螺钉尾的位移，蓝色箭头表示椎体的位移）。单棒去旋转需要将凸侧下压，脊椎整体出现下移的态势（a）；而双棒同时去旋转无需在凸侧将脊椎下压，而更多的施加使凹侧上提的力量，因此避免椎体下移，有利于胸椎后凸的重建（b）

矫形时凹侧棒比凸侧棒预弯更多，且凹侧椎体的矫形距离比凸侧椎体更多，起到去旋转的作用。

（3）平移技术 矫形原理是把在矢状面上已预弯成所希望曲度的棒置于侧凸区，再通过长尾复位钉把脊椎依次横向拉向预弯棒而纠正侧凸（图 3-1-22），同时恢复胸椎矢状面后凸，此技术特别适合于胸椎侧凸。平移技术中脊柱受到的矫形力是垂直于冠状面侧弯的拉力，而非去旋转操作中围绕脊柱长轴施加的旋转力，因此在去旋转效果上不如去旋转技术，但平移技术适合脊柱较为僵硬、无法有效去旋转的患者。

（4）悬梁臂技术 是指在脊柱侧凸（或后凸）矫形中先将棒的一端与脊柱后份的锚点（如椎弓根螺钉）固定，再将棒的另一端靠近与之相对应的锚点，这样在已经固定住的脊柱处可以产生悬梁臂的力量，使脊柱根据棒的形状产生塑形而重新排列（图3-1-23、图 3-1-24）。悬梁臂技术中脊柱的矫形力实质上与平移技术中的矫形力一致，主要是垂直于冠状面侧弯的拉力，两种技术均是利用棒的形状使脊柱塑形。

（5）原位弯棒技术 是指在锚点（椎弓根螺钉或钩）安置完成后，将棒根据侧弯的曲度预弯并安装，然后使用弯棒工具将安装完成的棒折弯，使脊柱随着棒的变直而变直。原位弯棒技术中脊柱所受到的矫形力包括冠状面和矢状面上的平移力，使脊椎的空间位置发生相应的改变（图 3-1-25）。原位弯棒技术还可用于多种其他矫形技术完成矫形后的局部脊柱形态调整，以增加前凸或进一步改善顶椎区的矫形效果等。

（6）后路共平面技术 2008 年，Vallespir 介绍了一项用于单胸弯的新型脊柱侧凸三维矫形技术。该技术的工作原理如下：每一节脊椎的空间位置由 $x$、$y$、$z$ 三轴决定，其中 $x$ 轴垂直于冠状面，$y$ 轴垂直于矢状面，而 $z$ 轴垂直于横断面。正常人每一节脊椎的 $x$ 轴和 $z$ 轴均保持不变，称之为共平面。

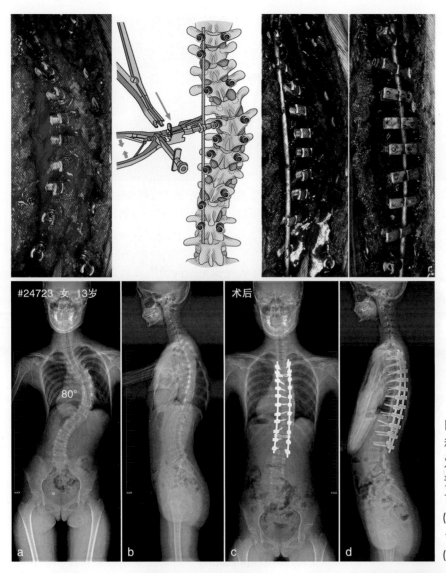

图 3-1-22　平移技术示意图。平移技术是在头尾两端相对疏松锁定的前提下，将长尾复位钉拉向预弯棒，脊柱随之靠近预弯棒，可以对脊柱提供横向的矫形力（上图）。下图患者女（#24723），13 岁，AIS，主弯 Cobb 角 80°（a、b），术后矫正满意（c、d）

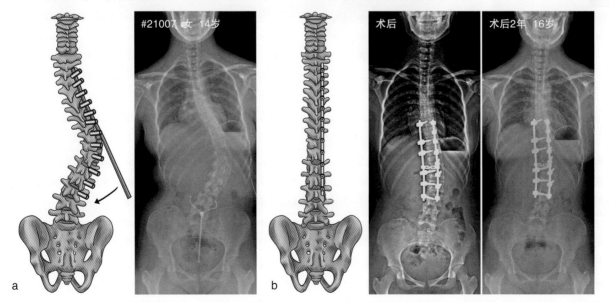

图 3-1-23　脊柱侧凸的悬梁臂矫形。将棒和一端螺钉锁定后，将棒拉向另一端的螺钉，依靠棒自身的硬度，将脊柱重新塑形。女（#21007），14 岁，右胸腰弯 AIS，使用悬梁臂技术矫正，术后 2 年无矫正丢失（a、b）

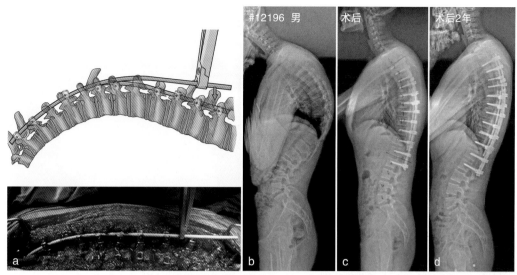

图 3-1-24　脊柱后凸的悬梁臂矫形。一般见于休门氏病后凸畸形的矫形。棒与上端螺钉锁定后，将棒压向下端螺钉，依靠悬梁臂的力进行矫形（a）。男（#12196），休门氏病后凸畸形，使用悬梁臂矫形，术后 2 年随访无矫正丢失（b~d）

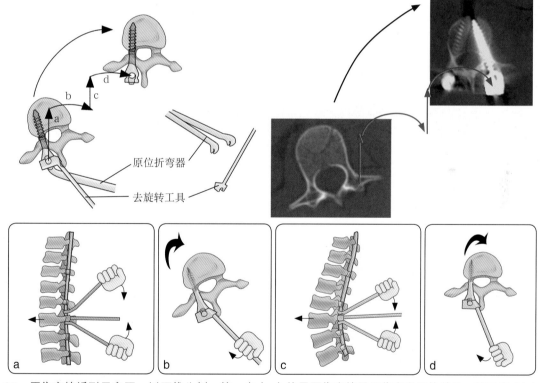

图 3-1-25　原位弯棒矫形示意图，以腰椎为例。第一步（a）使用原位弯棒器原位弯出腰椎前凸，第二步（b）在凸侧螺钉处进行辅助去旋转，第三步（c）进一步弯出腰椎前凸，第四步（d）进一步去旋转。在完成矫形后，椎体在横断面的空间位移是向下（出现腰椎前凸）、向凹侧（纠正侧凸）进行

而脊柱侧凸患者的各节脊椎的 $x$ 轴和 $z$ 轴尚未达到共平面的状态。将每一节脊椎的 $x$ 轴和 $z$ 轴重新达到共平面的技术，称为共平面矫形技术（vertebral coplanar alignment，VCA）（图 3-1-26），又称为 Coplanar 矫形技术。因为脊柱侧凸是三维畸形，涵盖冠状面的侧凸、轴状面的椎体旋转和矢状面的后凸减少甚至前凸，因此可以将上述理论运用于单胸弯的矫形。椎弓根螺钉固定从后向前贯穿后、中、前三柱，将全部螺钉综合起来看，每一枚螺钉轴线代表着每一块脊椎在三维空间的位置，显然未矫形

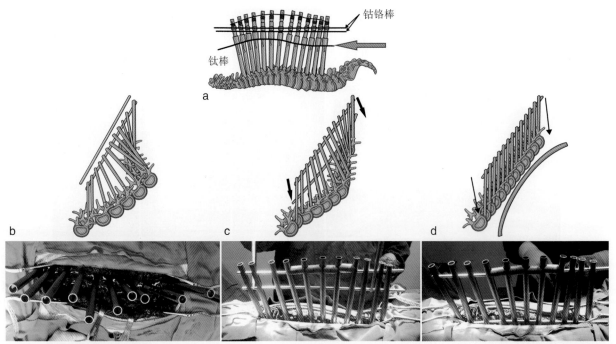

图 3-1-26　Coplanar 原理示意图。将多脊椎异面的轴线重新排列，使其位于同一个平面内。Coplanar 装置侧面观（a）；矫形时将延长杆连接于凸侧的椎弓根螺钉尾部（b），将两根棒依次插入延长杆的中空通道，保持上方棒维持在各延长杆的尾部，使之排列成一线，并将下方的棒向下推，使延长杆逐渐从不同的轴面回归到同一个轴面，达到矫形的效果（c），最后在延长棒的上方填充蓝色的垫圈（d）将螺钉以顶椎为轴心离心性撑开以重建胸椎的正常后凸

前这些轴线相互间为异面直线。如能通过手术操作将这些异面的轴线重新排列，使其位于同一个平面内，那么无论是冠状面的侧凸、矢状面的后凸减少，或是轴状面的椎体旋转，都能得到满意的矫正（图 3-1-27）。

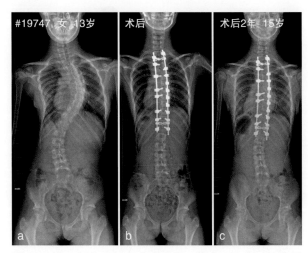

图 3-1-27　女（#19747），13 岁，胸弯 AIS（a），使用 Coplanar 矫形技术，凸侧高密度置钉，从凸侧矫形，效果良好（b），2 年随访无矫正丢失（c）

**参考文献**

[1] Adams MA, Dolan P. Spine biomechanics[J]. J Biomech, 2005, 38(10): 1972-1983.

[2] Cho W, Cho SK, Wu C. The biomechanics of pedicle screw-based instrumentation[J]. J Bone Joint Surg Br, 2010, 92(8): 1061-1065.

[3] Hwang SW, Samdani AF, Cahill PJ. The impact of segmental and en bloc derotation maneuvers on scoliosis correction and rib prominence in adolescent idiopathic scoliosis[J]. J Neurosurg Spine, 2012, 16(4): 345-350.

[4] Izzo R, Guarnieri G, Guglielmi G, et al. Biomechanics of the spine. Part Ⅰ: spinal stability[J]. Eur J Radiol, 2013, 82(1): 118-126.

[5] Izzo R, Guarnieri G, Guglielmi G, et al. Biomechanics of the spine. Part Ⅱ: spinal instability[J]. Eur J Radiol, 2013, 82(1): 127-138.

[6] Jaumard NV, Welch WC, Winkelstein BA. Spinal facet joint biomechanics and mechanotransduction in normal, injury and degenerative conditions[J]. J Biomech Eng, 2011, 133(7): 071010.

[7] Lee SM, Suk SI, Chung ER. Direct vertebral rotation: a new technique of three-dimensional deformity correction with segmental pedicle screw fixation in adolescent idiopathic scoliosis[J]. Spine(Phila Pa 1976), 2004, 29(3): 343-349.

[8] Melnyk AD, Wen TL, Kingwell S, et al. Load transfer characteristics between posterior spinal implants and the lumbar spine under anterior shear loading: an in vitro investigation[J]. Spine(Phila Pa 1976), 2012, 37(18): E1126-1133.

[9] Nowakowski A. Biomechanics of scoliosis[J]. Chir Narzadow Ruchu Ortop Pol, 2004, 69(5): 341-347.

[10] Oxland TR. Fundamental biomechanics of the spine—what we have learned in the past 25 years and future directions[J]. J Biomech, 2016, 49(6): 817-832.

[11] Pope MH, Novotny JE. Spinal biomechanics[J]. J Biomech Eng, 1993, 115(4B): 569-574.

[12] Qiu Y, Zhu F, Wang B, et al. Comparison of surgical outcomes of lenke type 1 idiopathic scoliosis: vertebral coplanar alignment versus derotation technique[J]. J Spinal Disord Tech, 2011, 24(8): 492-499.

[13] Rushton PR, Grevitt MP. Do vertebral derotation techniques offer better outcomes compared to traditional methods in the surgical treatment of adolescent idiopathic scoliosis?[J]. Eur Spine J, 2014, 23(6): 1166-1176.

[14] Sanan A, Rengachary SS. The history of spinal biomechanics[J]. Neurosurgery, 1996, 39(4): 657-668;discussion 668-669.

[15] Schlenk RP, Kowalski RJ, Benzel EC. Biomechanics of spinal deformity[J]. Neurosurg Focus, 2003, 14(1): e2.

[16] Vallespir GP, Flores JB, Trigueros IS, et al. Vertebral coplanar alignment: a standardized technique for three dimensional correction in scoliosis surgery: technical description and preliminary results in Lenke type 1 curves[J]. Spine (Phila Pa 1976), 2008, 33(14): 1588-1597.

[17] Veldhuizen AG, Wever DJ, Webb PJ. The aetiology of idiopathic scoliosis: biomechanical and neuromuscular factors[J]. Eur Spine J, 2000(9): 178-184.

[18] Zifang H, Hengwei F, Yaolong D, et al. Convex-Rod Derotation Maneuver on Lenke Type Ⅰ Adolescent Idiopathic Scoliosis[J]. Neurosurgery, 2017, 81(5): 844-851.

[19] 王守丰, 邱勇. 生物力学因素对椎体生长板的影响和临床意义[J]. 中国脊柱脊髓杂志, 2006, 16(4): 301-303.

## 第二节　儿童脊柱畸形中脊柱内固定对负荷的反应

在儿童脊柱畸形中的内固定系统中，尤其是可撑开的非融合内固定系统在体内载荷的分布，将对早发性脊柱畸形的矫正和装置的使用寿命产生很大的影响。与钩相比，在交界区使用螺钉会影响所能承载的力量大小。畸形患者脊柱的变异解剖结构，特别是骨-内植物界面，限制了可施加的矫形力的大小，如果矫形力量过大可能会造成螺钉拔出或脱钩，导致矫形失败，甚至需要翻修手术。

## 一、不同脊柱内固定系统生物力学的区别

1. 后路椎弓根螺钉及钩　椎弓根螺钉固定在皮质骨和松质骨中，螺钉外径决定拔出强度，内径决定疲劳强度。近年来随着微创技术发展，出现了中空椎弓根螺钉，其孔径大小也会对疲劳强度产生一定影响。椎弓根螺钉的拔出强度与骨密度直接相关。选择更内聚的螺钉钉道以及横向连接器，可能能够增加拔出强度。另外，由于在短节段固定中使用平行椎弓根螺钉，"四连杆"机理的作用会导致脊柱前部支持不足，因此考虑到旋转稳定性，水平构形最好采用横向连接器（图3-2-1）。固定结构的刚度在很大程度上依赖于固定棒的直径。直径为10mm的系统固定棒弯曲结构刚度比直径为7mm的高4.1倍，而直径为3mm的则仅是直径7mm的1/10。值得注意的是，固定棒直径的增加可以增加结构稳定性，但同时会造成内植物、椎弓根螺钉内的应力增加，从而增加螺钉断裂的危险性。所以，必须在器械的绝对刚度和最小折断危险之间作折中选择。

螺钉的作用是将插入扭矩转化为螺钉内部的张力，并转化为周围材料中的弹性反应。相比之下，钩是半约束的，允许一些运动或应力释放发生在骨-内植物界面。有部分学者应用椎板下金属丝作为穿过脊柱后部的张力带，随着金属张力的增加，它成为一个更坚硬的锚点。

对于所有的内植物，骨的质量都会影响内固定的稳定性。骨的硬度和强度随密度的平方而变化。

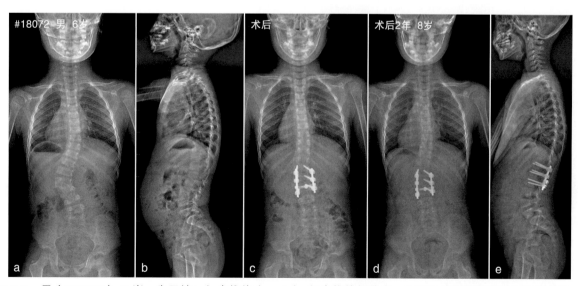

图3-2-1　男（#18072），6岁，先天性 L$_2$' 半椎体（a、b），行半椎体切除术，为了保持短节段内固定的稳定性，使用了横连（c）；术后2年矫形维持良好，未出现内固定松动（d、e）

在保证植入安全性的前提下，使用尽可能粗的螺钉来填充椎弓根，可以最大程度地增加内植物与骨之间的摩擦力，从而降低内固定失败的可能性。在后路内固定系统中，锚点之间的抗弯刚度和无支撑长度决定了系统的稳定性。具体来说，棒的无支撑长度越长（即植入物的密度越低），系统的刚性越低，内固定失败的概率越大。增加棒的直径或将棒固定在畸形的中心（即棒与顶椎的距离尽可能小），如Shilla内固定装置或混合生长棒技术（Hybrid生长棒技术），可以形成一个更稳定的状态。

脊柱侧凸在最初矫正之后，脊柱上仍会有一个恒定而缓慢地被拉向矫形棒的力量，即脊柱的蠕动现象，使得畸形会得到进一步的纠正。

此外，外科医生还必须考虑内固定施加的载荷将如何调节脊柱的生长。Hueter-Volkmann定律（压缩抑制生长）描述了载荷如何影响骨骼的生长。Stokes等使用大鼠尾巴模型，表明持续的生理级别大小的压缩力量会抑制生长达到40%或更多，而降低压缩力量会小幅度增加其生长。既往也有研究显示了骨骺生长如何受到拉伸和压缩力的影响。增加的压力或压缩会抑制生长，而减少的压力或张力会加速生长。邱勇等发现在生长棒技术治疗早发性脊柱侧凸时，随访过程中出现固定区内的脊柱椎体纵向生长快于固定区外的邻椎，表现为固定区内椎体高度增加，椎间隙变窄，提示在脊柱矫形中使用牵拉力可加速骨骺生长（图3-2-2）。

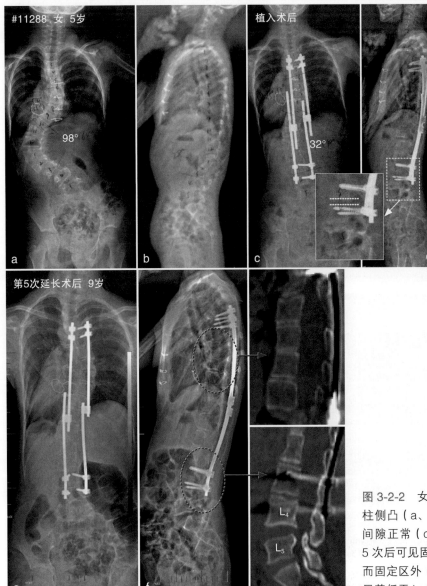

图3-2-2　女（#11288），5岁，早发性特发性脊柱侧凸（a、b），在生长棒植入后可见固定区椎间隙正常（c、d，黄线），置入术后4年、撑开5次后可见固定区内椎间隙狭窄、椎体高度增加，而固定区外（L₅/S₁）的间隙正常，L₅椎体高度显著低于L₃和L₄（e、f）

与此相反，沃尔夫定律指出，随着时间的推移，骨骼会根据机械载荷进行重塑。当骨小梁的方向沿着主应力轨迹时，骨受到高于或低于正常水平的载荷就会做出反应。间歇性应力增加会刺激骨形成，而间歇性应力减少则会导致骨吸收。临床上应力增加影响骨生长的典型是纵向可撑开型假体钛肋（VEPTR）装置所连接的肋骨将随着时间的推移而变厚，反映了肋骨对所受到应力的反应（图 3-2-3）。

2. 前路非融合生长调节系统　脊柱前路非融合矫形系统与后路的生物力学特点存在很大不同。前路非融合系统的主要原理是根据 Hueter-Volkmann 定律（压缩抑制生长），对畸形凸侧加压以纠正脊柱的不对称生长，主要的手段是沿着畸形的凸侧在脊柱前柱放置 Tether 或 Staple 装置。Stokes 等报道了这一前路非融合矫形技术的良好手术疗效。Coombs 等研究了前置式钛夹螺钉结构对猪胸廓运动节段生物力学性能的影响，这项研究分析了屈伸运动节段的刚度和轴向位移，结果表明，该装置使运动范围减小了不到 20%，刚度增加了约 33%。在一个已发表的个案报道中，作者采用 Staple 技术治疗脊柱侧凸，由于压缩力抑制了剩余的生长，造成了过度矫形，Crawford 和 Lenke 也报道了使用 Tether 矫形系统矫正脊柱侧凸时发现前路栓系有可能会导致过度矫形，这在早年对 AIS 胸弯行前路"柔性"钛棒 Eclipse 技术矫正后，为随访过程中出现的迟发的"自发性"进一步矫形所证实（图 3-2-4）。

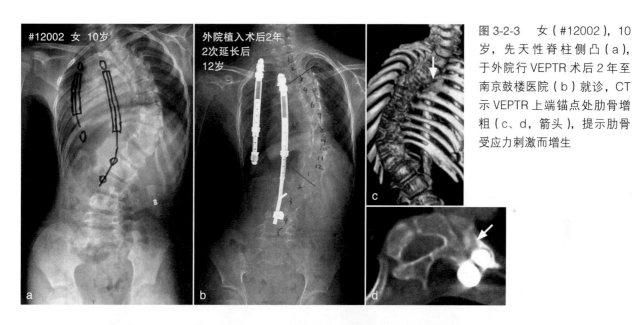

图 3-2-3　女（#12002），10 岁，先天性脊柱侧凸（a），于外院行 VEPTR 术后 2 年至南京鼓楼医院（b）就诊，CT 示 VEPTR 上端锚点处肋骨增粗（c、d，箭头），提示肋骨受应力刺激而增生

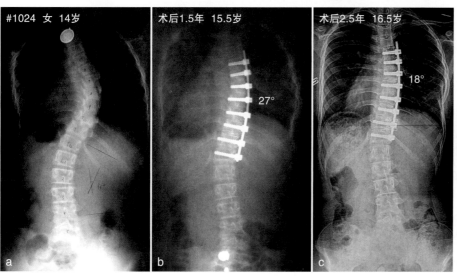

图 3-2-4　女（#1024），14 岁，Lenke 1A 型 AIS（a）。在胸腔镜下行 Eclipse 矫形内固定术，术中使用 4.5mm 的钛合金棒进行固定，钛棒较细，因此较为柔软。随访中发现术后 1.5 年（b）到 2.5 年（c）时虽然凸侧已经被固定，但是矫形仍有持续改善，这可能与棒较软，以及对侧椎间盘未彻底去除、椎间隙非融合有关，证明了在椎体的凸侧的栓系加压可以改变脊柱的生长模式

在使用 Tether 技术时，术中通过拉紧绳索可以立即获得矫正，该绳索会在压缩过程中产生一个初始的矫正力矩，随后的矫正都是被动进行的，这样随着时间的推移，钉或绳索抑制了凸侧的纵向生长，造成了一个压缩力的自然形成（图 3-2-5），所以前路生长调节系统的效果取决于所跨终板的数量和每一节段的生长潜能。目前尚不清楚的是，前路生长调节系统所产生的限制力可以持续多久或可以达到何种程度。在进行前路非融合矫形后，压缩脱水的椎间盘可能无法再膨胀，这可能取决于载荷的大小和持续时间以及患者的年龄。Newton 等的研究表明，前外侧栓系主要限制侧屈运动。当其被移除时，侧屈便能恢复到接近正常的水平。同时小牛模型中被栓系的椎间盘的含水量与对照组相似，并且没有显示出明显的退化。Lavelle 等的生物力学研究证实，与传统后路内固定系统相比，前路 Tether 技术可以增加更多的侧向屈曲的活动度。

3. 后路撑开系统与前路生长调节系统的载荷差异　对于脊柱畸形的生长调节系统来说，内植物所施加的引起生长调节的载荷会导致应力（后路的拉伸或前路的压缩力）随时间增加，从而导致持续形变或黏弹性蠕变。随着时间的推移，施加的载荷与被抑制的纵向生长力成正比。对于可撑开的系统，这种影响会消退。而在压缩的（前路）系统中，负荷则会增加。这种负荷随着时间的推移是动态的，并且因人而异。除了调节生长所需的负荷，系统还必须承受日常生活活动中产生的大量的叠加负荷和力矩。因此，目前还不清楚对成长的儿童，在治疗过程中，置入的内固定必须承受多大的负荷和多少个周期。对于后路可撑开系统，Marco Teli 进行的研究测量了全身麻醉下撑开生长棒时施加的力，他们得到了 20 个测量值，表明在每一次撑开后负荷呈线性增加。当撑开 12mm 时，平均峰值力为 485N。一项类似的研究发现，生长棒结构第 5 次延长（368N）时所需的术中力量是第 1 次延长时所需的两倍，随着时间的推移，撑开的平均长度有所下降。

## 二、脊柱可撑开系统是否存在收益递减

生长调节手术的标准效果在传统认识中主要体现在衡量矫正脊柱侧凸 Cobb 角的能力、$T_1 \sim S_1$ 节段的生长速率和治疗的并发症情况。但是最近有研究认为随着延长手术的进行，生长棒延长的长度逐渐减少，因此提出了"收益递减规律"（LODR）来描述这个现象，这意味着生长调节系统的有效性随时间的延长而减少，其原因可能是后路生长棒造成的自发性融合和软组织的局部瘢痕挛缩。需要注意的是 LODR 并不意味着生长棒手术在后期是失效的。该研究认为 Cobb 角从 74° 下降到 36°，$T_1 \sim S_1$ 脊柱节段的平均生长速度为 1.76cm/年，与正常的生长速度相似；由于生长调节治疗改善了

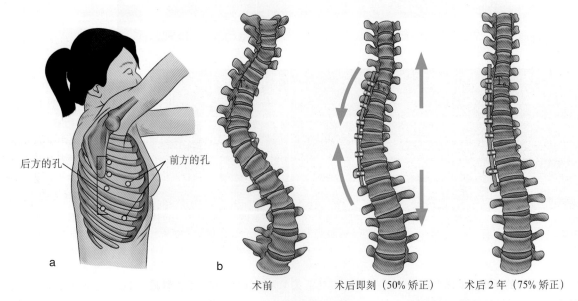

图 3-2-5　前路 Tether 技术示意图。在胸椎的凸侧通过胸腔镜植入螺钉（a），在凸侧安装绳索并拉紧，可以达到部分矫形，随访过程中发现，随着凹侧生长持续而凸侧生长受限，脊柱侧凸可以出现自发矫正（b）

脊柱侧凸的程度并维持了脊柱的生长速度，因此可认为生长调节治疗是成功的。

既往研究发现，儿童脊柱在 5 岁以前增长最快（第一个生长高峰），5～10 岁期间生长比较缓慢，在 10 岁以后再次加速生长（第二个生长高峰）。因此，目前普遍认为在进入第二次生长加速期之前，即 10 岁前是进行生长棒植入的最佳治疗时期。这些生长调控装置植入体内后，每 6～12 个月定期撑开，直至患者的骨骼趋于发育成熟为止。而装置的使用持续时间则对脊柱内固定相关并发症的发生有很大的影响，例如使用疲劳导致的断裂，弯曲变形，锚定点拔出或移位等。内固定需要的使用寿命越长，其断裂或拔出的风险就越高。目前的指南是由美国材料试验协会（American Society for Testing and Materials，ASTM）建立，它通过静态和动态力量来评价这些内固定，这些建议是基于应用在成人中的脊柱融合装置。静态测试包括压缩、拉伸和扭转受力，动态测试是指以恒定载荷比（即最大载荷比最小载荷为定值）施加循环力或力矩五百万次的压缩、拉伸和扭转测试。通过这些测试来评估内固定的生物力学性能，确保其在置入患者体内后能承受其日常生活带来的负重。因为脊柱融合手术置入内固定装置后，融合的脊柱会分担部分的内固定所受压力，与此相比，非融合手术后的生长调节装置需要承受更多的力量，所以对生物力学性能提出了更

高的要求。

从生物力学的角度来看，每次生长棒延长撑开时所获得的矫正是由施加的力和力矩所决定的，这也决定了矫正的弯曲力矩。力臂与侧方偏移量或从棒到脊柱畸形顶点的距离相关。当脊柱在每一次撑开伸直和延长时，力臂就会减小，但是侧凸的进展也可能使下一次撑开的力臂变大（图 3-2-6）。因此，为了保持一个恒定的矫正力矩，所需撑开的力量需要随侧方偏移量的减少成比例增加。在某种程度上，早期成功矫正生长棒需要较小的力量，主要是通过"转动脊柱"来矫正弯曲，但随着之后的延长，外科医生正在"拉伸"相对笔直的脊柱，会产生更多的反应力，脊柱的轴向载荷也在增加。更直接地说，用绳子或电缆类比，一旦从松弛被完全拉到原有长度，那么轴向刚度就会增加。撑开一个更直的脊柱会增加椎间盘和关节突关节的负荷。矫直脊柱所需的矫正力矩随着脊柱张力的降低而成比例地增加。生物力学有助于解释为什么当脊柱经过治疗完全伸直后，机械地延长生长棒变得更加困难。因此，在生长调节手术中，成功的治疗会使之后撑开的力矩减少。

Chukwunyerenwan 等的一项研究发现，尽管脊柱可延长的长度随着时间的增加而减少这一现象支持"收益递减规律"，但在矢状面上没有明显的变化，并且脊柱真实长度显著增加，这表明这种"收

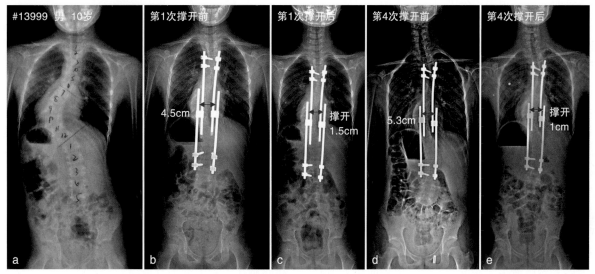

图 3-2-6　男（#13999），10 岁，I 型神经纤维瘤病伴脊柱侧凸（a），行双侧生长棒矫形术，生长棒第 1 次撑开前顶椎和凹侧棒之间的距离（即凹侧撑开的力臂，b，红色箭头）为 4.5cm，撑开后力臂减小（c，红色箭头），第 1 次撑开了 1.5cm；而第 4 次撑开前顶椎和凹侧棒之间的距离为 5.3cm（d，红色箭头），撑开后力臂同样减小（e，红色箭头），最终撑开了 1cm

益递减规律"可能并不存在。至少从目前的证据来看，非融合的生长调控手术是一种有效的治疗方法，而"收益递减规律"是有争议的，在目前仍然是一个理论，需要更多的证据证实。

## 三、脊柱侧凸矫形术中螺钉的受力和棒的再塑形

在脊柱侧凸的矫形术中，螺钉受力过大可能引起螺钉拔出或椎弓根切割，尤其是在低龄或骨密度较低的患者（如神经纤维瘤病伴脊柱侧凸）中更为多见。Di Silvestre 等报道了 15 例在进行去旋转过程中发生椎弓根骨折的病例。因此，认识到矫形术中应力最高的节段有助于指导医生决定置钉模式。

Seller 等使用牛的模型研究了椎弓根螺钉在体内的拔出力临界值，平均拔出力为 2413N。Salmingo 等发现对于胸弯 AIS 患者，无论进行选择性还是非选择性融合，受力最大的螺钉均位于下固定椎（LIV），受力范围为 198~439N。Abe 等发现尽管降低置钉密度一般不影响矫形效果，但是随着置钉密度的降低，每颗螺钉上承载的矫形力显著增加，当置钉密度从 100% 降到 50% 时，顶椎区椎弓根螺钉的受力增加 2.5 倍，这可以部分解释低植入物密度的内固定（特别是在顶椎区）容易出现术后矫正丢失（图 3-2-7）。

需要注意的是，椎弓根钉的拔出力是矫形力在钉棒界面处反作用力的分力（图 3-2-8），因此矫形力越大，椎弓根钉所受到的拔出力越大。为了避免因为置钉密度下降而引起的椎弓根钉拔出、椎弓根切割等并发症，在矫形时需要充分对后份软组织和关节突关节进行松解，以降低骨骼和软组织的黏弹性，降低椎弓根螺钉承受的矫形力。

脊柱侧凸矫形术的生物力学原理是使用适当的矫形力将弯曲的脊柱进行塑形。脊柱侧凸的大部分矫形技术，如平移、悬梁臂、原位弯棒、单棒去旋转等，是依靠棒的形状对脊柱进行塑形，在矫形前需要将棒预弯成理想曲度（冠状面上无曲度、矢状面上符合生理胸椎后凸和腰椎前凸）。需要注意的是，为了矫正轴状面的椎体旋转，一般凹侧棒的矢状面后凸弯棒要大于凸侧，这样可以在凹侧产生对椎体的拉力，在凸侧针对旋转的椎体产生向下的推力。而在矫形的过程中，由于骨骼和软组织的黏弹性，预弯棒也会相应受到矫形力的反作用而产生再

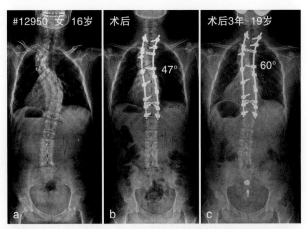

图 3-2-7　女（#12950），16 岁，Ⅰ 型神经纤维瘤病伴萎缩型脊柱侧凸（a）；行后路矫形内固定术，上胸弯顶椎区置钉密度低，T₃~T₅ 凹侧未置钉（b），术后 3 年上胸弯出现 13° 的矫正丢失（c）

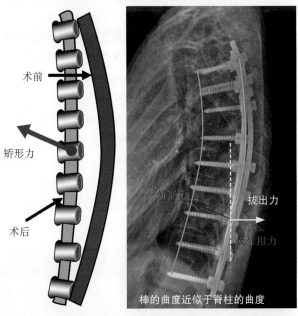

棒的曲度近似于脊柱的曲度

图 3-2-8　矫形过程中矢状面钉和棒的受力示意图。红色箭头代表矫形力，矫形力的反作用力于钉棒连接处时，可以在钉棒连接处产生对于螺钉的拔出力（黄色箭头），这种垂直的分力对螺钉起到拔出作用，即螺钉受到的拔出力。在红色的矫形力作用下，棒发生形变，由左图的红色曲线变为右图的蓝色曲线

塑形，即矫形完成后棒的曲度与预弯的曲度相比发生改变，这就是为什么在完成矫形后，棒的曲度已不同于原始的弯棒弧度了，这也解释了在胸椎侧弯的凹侧使用高密度椎弓根螺钉时，虽然冠状面的矫正率获得提高，但矢状面上的胸椎后凸却反而减少了，导致胸椎后凸不足这一现象（图 3-2-9）。了解这一点对理解 AIS 患者矫形后矢状面重建有很大的

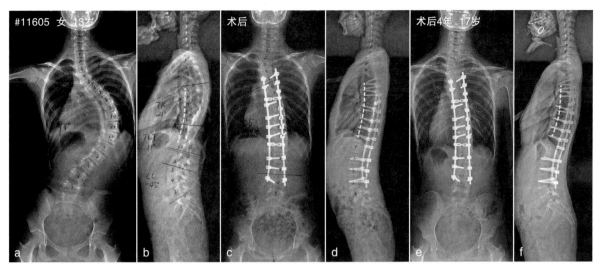

图 3-2-9　女（#11605），13 岁，胸腰弯 AIS（a、b），术前胸椎后凸较小（b），行全椎弓根螺钉矫形内固定，凹侧顶椎区高密度置钉，术后虽然冠状面矫形满意（c），但是未能重建良好的矢状面胸椎后凸（d），术后 4 年随访冠状面矫形维持良好，矢状面胸椎后凸较正常人仍然减小

帮助，术中预弯棒的形态以及随后在矫形中出现的塑形很大程度决定了 AIS 患者矢状面序列重建的成功与否，当然，若术中透视发现胸椎后凸重建不足，可使用原位弯棒技术来改善胸椎后凸。

预弯棒在矫形术中的再塑形发生在三维平面。Salmingo 等使用双摄像头成像系统对术中矫形棒的形态变化进行追踪，研究的矫形方式是双棒同时去旋转技术矫正胸弯 AIS，发现在将预弯棒与椎弓根螺钉安装的过程中，棒的形变较小，此时尚未进行去旋转操作。而在去旋转操作后，凹侧棒显著变直（曲度减小），这说明在矫形过程中，凹侧棒受到的反作用力较大，提示脊柱所受到的矫形力也较大。作者还发现在术后 1 周，凹侧棒的曲度略有恢复，他们以及 Janssen、Little 等均认为这与术后下地活动后，棒受到体重的作用而曲度增加有关，当然也可能是脊柱软组织的瘢痕挛缩的特征降低了对棒的反作用力。Salmingo 等的研究还发现，即使凹侧和凸侧预弯棒的预弯程度不同，在完成去旋转矫形操作后两根棒的形态也趋于一致，此外术后 1 周两根棒的形态均比矫形完成即刻略有恢复。Abe 等通过有限元分析（FEA）模型分析发现使用双棒同时去旋转技术时凹侧棒的受力是凸侧棒的 4 倍，这可解释为什么矫形后凹侧棒的曲度显著减小。

为了更准确地研究预弯棒在矫形后和术后的形变，LeNavéaux 等对胸弯 AIS 进行去旋转矫形，在预弯后、矫形后、术后即刻和术后 1 周对棒的形态进行了三维重建，结果发现凹侧棒从预弯时的

39° 下降到矫形后的 21°，而凸侧棒在矫形前后变化不大（分别为 26°、27°），最终在矢状面上凹侧和凸侧棒的后凸形态大致相同（图 3-2-10），双侧棒的形态在术后均无改变；他们还发现凹侧弯棒曲度和术前胸椎后凸之差越大，术后胸椎后凸重建越好；凹侧凸侧弯棒曲度相差越大，椎体去旋转效果越好。当然，以上研究大部分使用的是钛合金棒，目前钴铬合金棒使用越来越多，其刚度要比钛合金大，在矫形中不易发生棒的变形，是否还会发生棒形态的改变，目前缺少这方面的研究。但临床经验告诉我们，使用钴铬合金棒时，术中棒的再塑形比传统钛棒更小，能够很好地维持胸椎后凸。而对于更加僵硬的严重脊柱侧凸，使用钴铬合金棒会因为棒的刚度过高而增加螺钉拔出的风险。

## 四、儿童脊柱畸形矫形术后近端交界性后凸的生物力学原理

近端交界性后凸（proximal junctional kyphosis，PJK）在儿童脊柱畸形矫形术后并不少见（图 3-2-11），它发生在已有坚硬内固定的脊柱节段与未融合固定、可活动的脊柱节段之间。交界区生物力学环境的突然改变被认为是 PJK 及近端交界性失败（proximal junctional failure，PJF）发生的内在机制。由于融合区已经被固定，在融合区和非融合区交接处的椎间盘成了非融合区躯干（包括头颅）重量的 IAR（瞬时旋转轴），即非融合区躯干的重

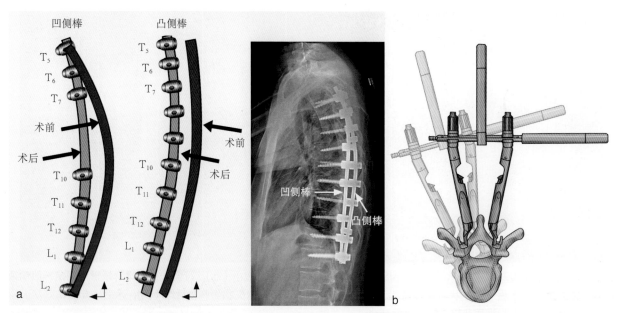

图 3-2-10　双棒同时去旋转矫形术中凹侧棒（红色）和凸侧棒（蓝色）的形变，可以看到预弯较多的凹侧棒在从冠状面旋转到矢状面的矫形过程中丢失了更多的曲度，而预弯较少的凸侧棒在矫形后变化较少（a）。图 b 为双棒同时去旋转的操作示意图

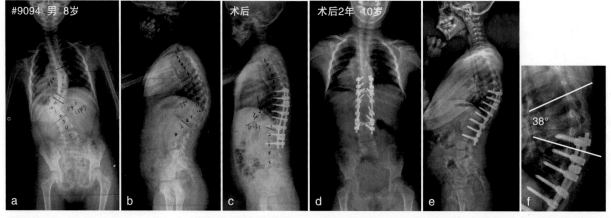

图 3-2-11　男（#9094），8 岁，先天性 T$_{12}$ 半椎体畸形（a、b），行 T$_{12}$ VCR、后路矫形内固定术，术后早期无 PJK（c），术后 2 年融合区近端出现 PJK（d、e），近端交界性后凸角（PJA）达到 38°（f）

量以上端固定椎（upper instrumented vertebra, UIV）上方的椎间盘为轴活动，在 UIV 周围产生弯矩，而力臂是非融合区躯干的中心到 UIV 上方椎间盘的垂直距离（图 3-2-12），从生物力学角度来说，非融合区躯干的重量越大、力臂越长，则 UIV 近端椎间盘受到的弯矩越大，越有可能破坏 UIV 近端结构，产生 PJK。

关于它的发生与进展，临床上提出了很多的相关危险因素，包括近端韧带与软组织术中破坏过多、使用全椎弓根螺钉固定、近端弯棒角度不恰当、骨质疏松（如 I 型神经纤维瘤病）、近端棒的直径粗细等。而对于这些相关因素的分析与验证，则必须借助生物力学的原理与方法。

在进行生物力学分析之前，首先需要构建并验证人体脊柱侧凸的三维模型。通常的方法是根据个体化的脊柱图像，在软件中进行建模，随后用相关的测量指标验证模型的准确性。只有经过验证的模型，其模拟数据与实际的误差在可接受的范围内，才能进行之后的生物力学分析。Cammarata 等通过生物力学方法，对 4 个 PJK 相关的危险因素进行了生物力学分析。他们一共比较了 4 个生物力学指标，包括近端交界性后凸角（proximal junctional angle，PJA）、胸椎后凸（thoracic kyphosis，TK）、上固定椎（UIV）+1 的弯曲力矩和近端后

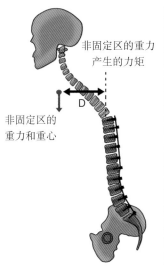
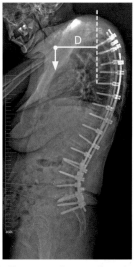

图 3-2-12　PJK 产生的生物力学原理示意图。非固定区躯干的重量（红色箭头）在 UIV 近端椎间盘产生弯矩（弯矩 = 非融合区的重力 × 非固定区重心到 UIV 近端椎间盘的距离 D），如果弯矩过大，则可能破坏 UIV 近端的椎间盘甚至 UIV 上方一个椎体，形成 PJK 或 PJF

向力（$T_1 \sim T_3$ 牵张力），通过模拟，他们发现近端解剖结构的破坏（如关节突关节切除）和近端使用硬度低的结构 [如横突钩、张力带（图 3-2-13）] 均会不同程度降低以上 4 个指标，近端弯棒角的逐渐变大会增加 PJA、TK 和 UIV+1 的弯曲力矩，降低近端后向力。近端棒直径变细会降低 PJA 和 UIV+1 的弯曲力矩，但会增加 TK 和近端后向力。方差分析显示，相关危险因素的改变对生物力学指标差异的影响都是有意义的，并且病例间趋势相似，个体间差异较小。由此，他们认为在 UIV 上方保留更多的脊柱后份结构，在 UIV 处使用横突钩代替螺钉，使用细的锥形过渡棒，并降低术前矢状面角度，可以减少与 PJK 发病机制有关的生物力学指标。

Aubin 等通过模拟发现，近端多固定一个节段时，PJA、近端弯曲力矩和 $T_1 \sim T_3$ 的牵张力分别下降 18%、25% 和 16%，而将 SVA 后移 20mm（即 $C_7$ 相对骶骨的位置后移 20mm）时，PJA、近端弯曲力矩和后方的牵张力分别增加 16%、22% 和 37%。因此，他们同样认为矢状面形态向后方移位（即 SVA 过度后移至腰骶关节后方）会增加 PJK 发生的风险（图 3-2-14），而延长近端固定节段会降低 PJK 发生的风险。Fradet 等则发现术后腰椎前凸过大会增加施加在近端椎体上的弯曲力矩，这会损伤骨 - 螺钉的交界面，影响螺钉的把持力，从而

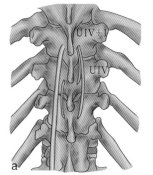
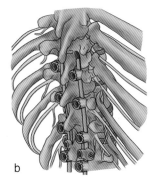

图 3-2-13　使用近端张力带降低 PJK 发生率的示意图。在 UIV 及其上下各一个椎体的棘突上打孔（a），使用两根张力带钢丝捆扎，最后将两根钢丝的末端固定在棒上（b）

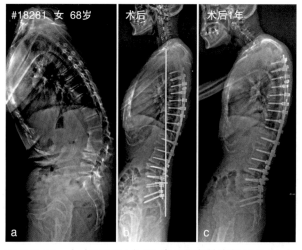

图 3-2-14　女（#18281），68 岁，退变性脊柱后凸（a），行后路矫形内固定术，术后即刻矢状面 $C_7$PL（$C_7$ 铅垂线）位于骶骨后缘后方（b，黄线），这是 PJK 的危险因素之一；术后 1 年出现 PJK（c）

导致 PJK 甚至 PJF 的发生。Buell 等通过建立脊柱的三维有限元模型，分析了一种新型的连接在 UIV 内固定与其上方未固定椎体后方结构的聚乙烯绳对脊柱术后交界性后凸的作用。通过模拟，他们发现上方固定在 UIV+2 处的绳结构能够有效地降低近端交界处的活动范围和邻近节段的应力，并已成功的应用于临床。但是绳子也不是越紧越好，因为它是通过增加螺钉的应力来减少后方韧带的张力，当其应力超过大约 100N 时，对降低交界区活动范围和椎间盘间的压力反而会起到反作用。

由此，我们发现影响 PJK 发生的因素非常多，很难通过一两个变量就决定。在进行生物力学分析时，一个基本的思路是，通过改变这些手术或内固定相关变量，模拟计算得出其生物力学指标，再

比较这些生物力学指标的变化是否有意义。当然，这种计算机模拟生物力学测试的方法有其固有的缺点，主要体现在可能出现的误差，不能真实地反映实际情况，但它的优点在于只要建立好模型后，便可以方便地更改各种手术或内固定相关变量，分析起来更加方便。

除此之外，还有一些学者直接在尸体标本上进行相应的手术操作，然后测量相关的生物力学指标并分析，以期得到更真实的实验结果。Viswanathan 等在 13 例新鲜尸体标本上进行了这种实验，分析近端交界区采用"半坚硬"的内固定结构对生物力学内环境的影响。他们发现，椎板下钢丝的使用可以明显降低 UIV 上方节段向各个方向的活动度，并减少椎间盘间压力的突然变化，这说明了这种"半坚硬"的椎板下钢丝可以有效延长近端力学转变区，减少长节段脊柱内固定术后近端的压力，从而减少 PJK 的发生。Lange 等在 12 例尸体标本上，分析了椎体后方韧带切除对 PJK 发生的影响。他们将标本平均分为两组，实验组接受后方韧带切除和内固定，而对照组未切除后方韧带，直接行内固定。通过比较两组间活动度的差异，他们发现在 UIV 或 UIV+1 进行后方韧带切除会显著增加这一水平的活动度，从而导致 PJK 发生的增加，因此在术中应该避免这一操作以减少 PJK 的发生；但是，在内固定节段内切除后方韧带，保留 UIV 或 UIV+1 水平的后方韧带，也会导致内固定近端活动范围的轻微增加，只是这种增加没有统计学意义。Lange 等认为，这一实验结果并不能说明后方韧带可以切除，还有待于生物力学或临床上的进一步证实。

值得一提的是，既往生物力学研究中关于 PJK 发生危险因素的分析大多并未专门提及为儿童脊柱畸形专门设计，而临床研究更集中于成人脊柱畸形。相比于成人，儿童脊柱的特点是更加柔软、活动性更好，而且在部分特殊病因学的脊柱畸形，如神经纤维瘤病伴脊柱侧凸中存在骨量降低，这种生理特点的差异可能会影响儿童脊柱畸形术后 PJK 的发生发展。孙旭等的一项研究显示，在 189 例接受后路半椎体切除联合短节段固定（≤4 个节段）的先天性脊柱侧凸患儿中，有 22 例（11.6%）患儿发生了 PJK，且大多数为韧带损伤类型，其中有 21 例（95%）患儿 PJK 是发生在术后 6 个月以内。与未出现 PJK 的患儿相比，发生 PJK 的患儿有更大的术前节段性后凸、更长的固定节段和更差的术后矢状面形态，其中术前节段性后凸超过 30°和术后 SVA 前移大于 20mm 被认为是 PJK 发生的独立危险因素。在他们的另一项研究中，分析了 113 例接受后路长节段内固定（≥4 个节段）脊柱矫形术的先天性脊柱侧凸患儿。其中，有 21 例患儿发生了 PJK，局部后凸角度变化超过 30°与术前胸椎后凸超过 40°被认为是长节段固定患儿 PJK 发生的独立危险因素。

## 参考文献

[1] Aronsson DD, Stokes IA. Nonfusion treatment of adolescent idiopathic scoliosis by growth modulation and remodeling[J]. J Pediatr Orthop, 2011, 31(Suppl 1): 99-106.

[2] Cammarata M, Aubin CÉ, Wang X, et al. Biomechanical risk factors for proximal junctional kyphosis: a detailed numerical analysis of surgical instrumentation variables[J]. Spine (Phila Pa 1976), 2014, 39(8): E500-507.

[3] Chen X, Xu L, Qiu Y, et al. Incidence, risk factors, and evolution of proximal junctional kyphosis after posterior hemivertebra resection and short fusion in young children with congenital scoliosis[J]. Spine (Phila Pa 1976), 2018, 43(17): 1193-1200.

[4] Coombs MT, Glos DL, Wall EJ, et al. Biomechanics of spinal hemiepiphysiodesis for fusionless scoliosis treatment using titanium implant[J]. Spine (Phila Pa 1976), 2013, 38(23): E1454-1460.

[5] Crawford CH 3rd, Lenke LG. Growth modulation by means of anterior tethering resulting in progressive correction of juvenile idiopathic scoliosis: a case report[J]. J Bone Joint Surg Am, 2010, 92(1): 202-209.

[6] Di Silvestre M, Zanirato A, Greggi T, et al. Severe adolescent idiopathic scoliosis: posterior staged correction using a temporary magnetically-controlled growing rod[J]. Eur Spine J, 2020, 29(8): 2046-2053.

[7] Hoernschemeyer DG, Boeyer ME, Robertson ME, et al. Anterior vertebral body tethering for adolescent scoliosis with growth remaining: a retrospective review of 2 to 5-year postoperative results[J]. J Bone Joint Surg Am, 2020, 102(13): 1169-1176.

[8] Le Navéaux F, Aubin CE, Parent S, et al. 3D rod shape changes in adolescent idiopathic scoliosis instrumentation: how much does it impact correction?[J]. Eur Spine J, 2017, 26(6): 1676-1683.

[9] Le Navéaux F, Labelle H, Parent S, et al. Are there 3D changes in spine and rod shape in the 2 years after adolescent idiopathic scoliosis instrumentation?[J]. Spine (Phila Pa 1976), 2017, 42(15): 1158-1164.

[10] Miyanji F, Pawelek J, Nasto LA, et al. Safety and efficacy of anterior vertebral body tethering in the treatment of idiopathic scoliosis[J]. Bone Joint J, 2020, 102-B(12): 1703-1708.

[11] Newton PO, Bartley CE, Bastrom TP, et al. Anterior spinal growth modulation in skeletally immature patients with idiopathic scoliosis: a comparison with posterior spinal fusion at 2 to 5 years postoperatively[J]. J Bone Joint Surg Am, 2020, 102(9): 769-777.

[12] Salmingo RA, Tadano S, Abe Y, et al. Influence of implant rod curvature on sagittal correction of scoliosis deformity[J]. Spine J, 2014, 14(8): 1432-1439.

[13] Salmingo RA, Tadano S, Abe Y, et al. Intraoperative implant rod three-dimensional geometry measured by dual camera system during scoliosis surgery[J]. Biomed Mater Eng, 2016, 27(1): 49-62.

[14] Salmingo RA, Tadano S, Fujisaki K, et al. A simple method

for in vivo measurement of implant rod three-dimensional geometry during scoliosis surgery[J]. J Biomech Eng, 2012, 134(5): 054502.

[15] Sewell MD, Platinum J, Askin GN, et al. Do growing rods for idiopathic early onset scoliosis improve activity and participation for children?[J]. J Pediatr, 2017, 182: 315-320.

[16] Spurway AJ, Hurry JK, Gauthier L, et al. Three-dimensional true spine length: a novel technique for assessing the outcomes of scoliosis surgery[J]. J Pediatr Orthop, 2017, 37(8): e631-637.

[17] Viswanathan VK, Kukreja S, Minnema AJ, et al. Prospective assessment of the safety and early outcomes of sublaminar band placement for the prevention of proximal junctional kyphosis[J]. J Neurosurg Spine, 2018, 28(5): 520-531.

## 第三节　青少年特发性脊柱侧凸后路手术中棒的生物力学特征及选择

　　青少年特发性脊柱侧凸（AIS）的手术重点是三维矫形和脊柱融合，同时应避免术中并发症，如椎弓根骨折、硬膜撕裂、出血过多和脊髓损伤等。目前，AIS 患者的常用标准手术是后路多节段椎弓根螺钉置入、三维矫形及融合。如前文所述，椎弓根螺钉连接到双棒时，可以综合运用一种或多种不同的技术来矫正畸形，包括平移技术、撑开-加压技术、去旋转/直接椎体去旋转技术、悬梁臂技术、原位弯棒或椎体共平面技术。在装棒之前，需要将棒预弯到所需的矢状面形态，以获得具有自然的前凸/后凸的矢状面形态。这些术中矫正操作对棒施加了较大的力量，因此矫形的成功高度依赖于棒的生物力学。较大的矫形力增加了棒的形变风险，以及在矫形后由于组织的低黏弹性而出现矫正丢失的风险。术者对由于弯棒而施加在棒上的应力和应变，以及在矫正过程中施加的力和扭矩引起棒相应变化的充分认识，有助于改善 AIS 手术的矫形效果。比如，AIS 患者术前常表现为后凸减少，最近一些研究表明全椎弓根螺钉结构可能与术后未能将胸椎恢复到正常后凸范围有关。脊柱后凸恢复的缺乏可能与矫正操作有关（如弯棒不足），也与棒的生物力学特性有关。

　　目前 AIS 手术倾向于使用较高的椎弓根螺钉密度来增加应力分担，并应用更坚硬的棒（如钴铬合金棒，即 CoCr 棒）来避免棒在冠状面、矢状面和轴面上的形变和矫正丢失。然而增加棒的结构硬度可能会带来相应的副作用：随着植入物-骨固定的增加，更高比例的应力被转移到棒上，从而降低了对骨的生理应力，这在理论上可能会长期影响骨质量，但是目前尚无研究在 AIS 患者中证实这一猜测。此外，棒硬度的增加可能会增加融合区和非融合区相邻节段上的界面应力，从而增加邻近节段退变，甚至植入物近端或远端出现畸形进展（如 PJK）的风险。棒的生物力学特性在很大程度上取决于棒的直径、形状和材料特性。

## 一、棒的生物力学特性

　　脊柱内固定棒的生物力学特性通常通过屈服强度和刚度来区分。屈服强度或屈服应力的定义是使棒发生永久变形所需要的应力。刚度或硬度的定义是棒为了对抗施加的外力而抵抗变形的程度，它通常被称为杨氏模量（Young's modulus），是物理学上描述材料弹性（或刚度）的量度，是弹性模量中常见的一个物理量。杨氏模量的大小标志了材料的刚性，杨氏模量越大，越不容易发生形变（高刚度）。屈服强度和刚度之间的差异可以用经典的橡皮筋来举例说明，橡皮筋只需要很小的应力即可变形（低刚度），而永久变形则需要更高的应力（高屈服强度）。尽管可以在实验室环境中轻松测量这些材料的特性，但理论意义不一定能复制到临床现实中。此外，Ayers 等发现，棒的生物力学特征对生产差异非常敏感，同一材料、不同制造商所生产的棒的性能也可以存在很大差异。Pienkowski 等研究表明，植入物的疲劳寿命是由植入物类型而不单纯是植入物的材料能解释的，这进一步增加了对棒生物力学理解的复杂性。

## 二、棒的材料

　　在 AIS 矫正手术中最常使用的棒的材质包括不锈钢（SS）/超高强度不锈钢（UHSS）、钛合金（Ti）和钴铬合金（CoCr）。与 SS、UHSS 和 CoCr 相比，Ti 的特点是屈服强度高但刚度低。由于生物相容性高、耐腐蚀性好和较好的磁共振成像（MRI）兼容性，Ti 是目前应用最广泛的植入物材料。Scuderi 等比较了动物模型中 Ti、SS 和 CoCr 之间 MRI 伪影，发现钛棒的伪影最少，其次是 CoCr，而 SS 的伪影最多。然而，Trammell 等和 Ahmad 等发现，Ti 和 CoCr 之间的伪影差异不会干扰对脊髓和神经根的评估。据报道，与 SS 相比，Ti 产生了更好的整体诊断质量，尽管尚未确定这种差异的临床意义。

　　CoCr 最早应用于成人脊柱畸形的矫形手术，近年来在 AIS 手术中也有应用，与 Ti 棒相反，

CoCr 棒具有高刚度和低屈服强度。Serhan 等进行了 Ti、CoCr、UHSS 和 SS 的生物力学比较研究，他们首先在单平面弯棒，安装在模仿脊柱畸形矫正的人造脊柱模型中，从这一模型中取出后发现 90% 的钛棒仍保持其原始形状，但可以保持原始形状的 UHSS、SS 和 CoCr 分别为 77%、63% 和 54%，表明后三种材料的屈服强度较低。相反，当在结构内测量矫正力时，由于刚度较高，UHSS 和 CoCr 的矫正力比 Ti 高 42%。

AIS 手术需要进行弯棒以重建矢状面形态，然而术中弯棒会在材料中引入裂纹或凹痕，这会降低杆的耐用极限，又称为"缺口效应"。Slivka 等发现，对于重复弯曲，CoCr 的耐久性极限（通俗来说指折弯后发生断裂的可能性，耐久性极限越高，越不容易断裂）比 UHSS、SS 或 Ti 高至少 25%；Noshchenko 等发现，与 SS 相比，Ti 棒显示出最高的"回弹"（即屈服强度高）。Burger 等在 Ti 和 SS 棒上进行了 3 点弯曲，并将这些棒在 37℃ 的温度下保存了 8 个月，以模仿生理环境，他们发现长度为 300mm 的棒，Ti 棒的矫正丢失每年相当于 6°，比 SS 棒大得多。Wedemeyer 等在牛的体内实验中证实，在弯棒的矫正丢失发生之前，Ti 比相对较脆的 SS 可以承受更高的形变和屈服强度。而 Lindsey 等的研究结果则表明弯棒后 Ti 的疲劳寿命低于 SS。钱邦平等对 123 例行经椎弓根椎体截骨术（PSO）的强直性脊柱炎后凸畸形患者术后发生断棒分析发现，共有 11 例患者出现断棒，几乎所有断棒的位置均在 PSO 节段处（图 3-3-1），但是这些患者的截骨椎均已坚固融合，因此并非假关节

引起的断棒；断棒可能的原因是楔形的截骨椎同时也是矫形后腰椎前凸的顶椎，钛棒在这里需要被反复折弯形成前凸，而反复弯棒降低了钛棒的耐久性极限，导致断棒。上述研究均是针对术中人工弯棒进行的，最近有公司推出了术前预制棒，目前尚不清楚预制棒是否和术中弯棒一样出现"缺口效应"。

除了生物力学研究，也有一些临床研究试图揭示棒的材质在 AIS 矫形中的作用。Lamerain 等在 90 例 AIS 患者中将 SS 与 CoCr 棒进行了比较，发现使用 CoCr 棒可显著改善冠状面侧凸严重程度并改善后凸畸形，在随访中可以减少矫正丢失。Angelliaume 等发现 Ti 和 CoCr 材质的内固定带来的冠状面侧弯矫正能力相似，但在 CoCr 组胸椎后凸的重建更好。Cidambi 等使用 5.5mm UHSS 进行矫形，发现凹侧的棒在术后 4~6 周变平了 21°，而 Salmingo 等的研究结果显示矫形后凹侧的 Ti 棒将发生 16° 变形。LeNavéaux 等指出，即使是 5.5mm 刚性 CoCr 结构，在随访中棒也会出现三维形变，但是相比于 Ti 或 SS，CoCr 棒的矫正丢失更少。

## 三、棒的直径和形状

在任何给定的情况下，外科医生可以通过选择不同直径的棒以实现所需的生物力学。棒的半径的增加将导致刚度四次方的增加。因此，棒的弯曲结构刚度（EI）从直径 5.5mm 时的 5.17Nm² 增加到直径 6.35mm 时的 9.18Nm²。因此，棒直径的变化必然会导致刚度增加，但是这是否可以提高 AIS

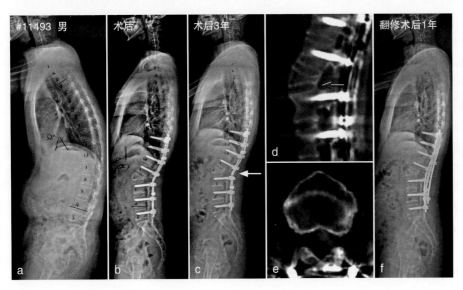

图 3-3-1    强直性脊柱炎后凸畸形（#11493，a），行 L₂ PSO 术，术后 SVA 矫形良好（b），随访 3 年时发现截骨椎水平断棒（c，箭头），而 CT 示截骨椎及周围已经坚固融合（d、e），考虑与在截骨椎水平的过度折弯或反复弯棒，使其成为腰椎前凸的顶点有关。翻修手术时证实截骨处坚固融合，更换钛棒，并使用卫星棒加固后 1 年无矫正丢失（f）

患者的矫形效果值得关注。

Huang 等在 93 例 AIS 患者中比较了 5.5mm 和 6.35mm 钛棒的矫形效果，发现畸形矫正、矫正丢失和冠状面总体平衡无差异。Liu 等在单胸弯 AIS 的冠状面畸形的矫正中也发现了相似的结论，但他们发现使用 6.35mm 棒可以显著改善胸椎正常后凸的恢复。Abul-Kasim 在一项纳入了 116 例 AIS 患者的研究中发现直径较大的棒具有更好的后凸畸形恢复和去旋转能力，但冠状面矫正没有差异。Fletcher 等报告了 214 例 AIS 患者的 2 年随访情况，发现在 6.35mm 和 5.5mm 组中，后凸正常的分别为 72% 和 47%，提示 6.35mm 的棒有助于胸椎后凸的重建和维持。但与上述研究相反，Prince 等回顾了美国全国脊柱手术注册数据库并在研究中纳入 163 例小儿脊柱侧凸患者，发现 5.5mm 组术后 2 年的侧弯矫正效果明显优于 6.35mm 棒，且棒的直径无法预测矢状面矫正，显然在生物力学上较难解释这样的结果，这可能与该研究覆盖了多中心的患者资料和并未针对棒的材料进行分析研究，且病因学中还包括很多非 AIS 患者有关。

近年来，也有一些研究探讨了使用非圆形棒的潜在可能。在生物力学模拟中，Cui 等发现，对于给定的横截面积，当方形截面与圆形截面对比时，轴向刚度增加约 2.5%，最大应力下降多达 22%。Gehrchen 等在 2016 年报道了对 129 例 AIS 患者使用传统的圆形棒或新型的"梁状"（beam-like）棒进行矫形，术后即刻时"梁状"棒组的冠状面矫正率比传统圆形棒高 9%，但是两种形状的棒均未能完美重建胸椎后凸，术后胸椎后凸的矫正无显著差异。

## 四、不同材质的棒或不同内固定结构的混合使用

近端交界性后凸（PJK）是指由于术后内固定上方的邻近节段应力增加，出现新发或持续进展的后凸畸形（图 3-2-11、图 3-2-14）。PJK 多见于成人脊柱畸形，在 AIS 和先天性脊柱畸形中也有报道。PJK 与多种因素有关，包括后方韧带破坏、术后矢状面形态重建不佳、使用全椎弓根螺钉内固定系统等。也有学者认为，内固定具有较高的结构刚度会导致内固定上方邻近节段的界面应力增加，最终导致 PJK。Han 等发现，与传统 Ti 双棒相比，使用

CoCr 多棒提高内固定的刚度会明显增加 PJK 的发生率。在随后的研究中，Han 等还发现即使均为双棒，使用 CoCr 棒进行手术的患者也比使用 Ti 棒的患者更容易发生 PJK。应当指出，这些研究均针对成人脊柱畸形进行，目前并无针对 AIS 患者使用不同刚度内固定后发生 PJK 的研究。

在内固定的近端使用混合内固定（如钉钩混合内固定、近端环扎线缆、直径不同的过渡棒等）以逐渐减小应力是否可以降低 PJK 的发生率一直是研究的重点。Lange 等研究了在短节段腰椎融合术的近端使用环扎线缆的效果，发现与全椎弓根螺钉结构相比，在近端过渡段的刚性降低了约 60%，理论上可以降低 PJK 的发生。Facchinello 等和 Thawrani 等均报道了类似的结果：在近端使用钩可以降低上固定椎处内固定的刚度，从而降低上固定椎受到的应力。Cahill 等使用计算机模拟显示，与标准全椎弓根螺钉结构相比，在近端使用直径减小的过渡棒可将植入物应力降低 60%。Ohrt-Nissen 等在临床中应用了过渡棒这一手段，并发现与标准内固定相比，在 AIS 矫正手术中使用双过渡棒能更好地重建胸椎后凸，但是这种过渡棒是否可以降低 PJK 的发生率尚不清楚。孙旭等借鉴了过渡棒的思路，提出后路手术矫正休门氏病后凸时可以通过卫星棒技术增加内固定的局部刚度，这样在内固定区域内形成卫星棒区 - 双棒区 - 非融合区的逐渐变化，在这三区内形成刚度梯度（图 3-3-2），双棒区可以起到过渡棒的作用，避免在融合区和非融合区交界处形成较大的应力差异，进而避免 PJK 的发生。

## 五、形状记忆金属棒

一些学者认为，大多数可用的金属植入物的刚度远远超过了稳定融合的需要，临床上无需担心植入物的刚度，因此部分学者主张在矫形中使用较为柔韧的棒，通过减少矫正过程中螺钉上的峰值应力来避免 PJK 和邻近椎间盘退变的发生。形状记忆金属（shape-memory metal，SMM）"镍钛诺"（一种镍 - 钛合金）的特征是，当加热到其相变温度（例如体温）以上时，能够从明显的形变中恢复，并恢复为预先设定的形状（类似于回弹）。在脊柱畸形的矫形中可以利用这种形变恢复特征，棒在体内的"回弹"会对畸形施加渐进且恒定的矫正力，

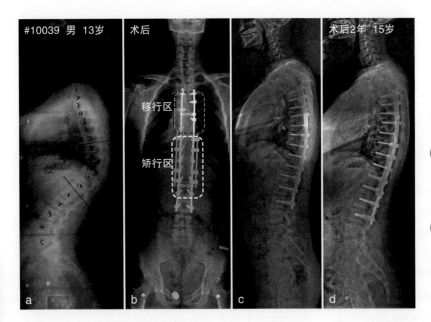

图 3-3-2　男（#10039），13 岁，休门氏病后凸畸形（a），行 Ponte 截骨（SPO 截骨）联合双头钉卫星棒矫形术（b、c），双头钉卫星棒区（b，黄框）属于矫形区，具有较大的刚度、承受较大的应力，近端的双棒区域（b，红框）承受的应力相对较小，属于移行区，移行区可以起到应力过渡作用，避免在融合区和非融合区交界处出现较大应力。术后 2 年无 PJK 和矫正丢失（d）

该矫正力会逐渐抵消引起矫正丢失和畸形进展的组织低黏弹性。Wang 等最早在手术期间使用 SMM 棒作为临时棒来纠正畸形，然后再用刚性棒进行替代和固定融合。2018 年他发表的一项随机对照临床试验将 SMM 棒作为 AIS 患者的最终植入物，发现在 5 年的随访中，冠状面或矢状面影像学参数的矫正与传统棒相比无差异，因此作者认为 SMM 棒对于 AIS 矫正手术是安全有效的。

综上所述，Ti 棒具有较高的屈服强度，置棒容易，且组织相容性好，因此应用最广泛。但是与成人畸形患者相比，尽管 AIS 矫形手术融合率高、断棒较少，但因其往往需要追求更高的 Cobb 角纠正率和理想的矢状面胸椎后凸的恢复，因此有学者认为 Ti 棒对 AIS 患者并不是最佳选择，他们推荐刚度更高的 CoCr 棒以及使用直径尽可能大的棒，这一观点目前尚未在学术界达成共识。

## 参考文献

[1] Angelliaume A, Ferrero E, Mazda K, et al. Titanium vs cobalt chromium: what is the best rod material to enhance adolescent idiopathic scoliosis correction with sublaminar bands?[J]. Eur Spine J, 2017（26）: 1732-1738.

[2] Cheung JPY, Samartzis D, Yeung K, et al. A randomized double-blinded clinical trial to evaluate the safety and efficacy of a novel superelastic nickel-titanium spinal rod in adolescent idiopathic scoliosis: 5-year follow-up[J]. Eur Spine J, 2018（27）: 327-339.

[3] Lamerain M, Bachy M, Delpont M, et al. CoCr rods provide better frontal correction of adolescent idiopathic scoliosis treated by all-pedicle screw fixation[J]. Eur Spine J, 2014（23）: 1190-1196.

[4] Ohrt-Nissen S, Dahl B, Gehrchen M. Choice of rods in surgical treatment of adolescent idiopathic scoliosis: what are the clinical implications of biomechanical properties?—a review of the literature[J]. Neurospine, 2018, 15（2）: 123-130.

[5] Etemadifar MR, Andalib A, Rahimian A, et al. Cobalt chromium-Titanium rods versus Titanium-Titanium rods for treatment of adolescent idiopathic scoliosis; which type of rod has better postoperative outcomes?[J]. Rev Assoc Med Bras (1992), 2018, 64(12): 1085-1090.

[6] Abul-Kasim K, Karlsson MK, Ohlin A. Increased rod stiffness improves the degree of deformity correction by segmental pedicle screw fixation in adolescent idiopathic scoliosis[J]. Scoliosis, 2011, 6: 13.

[7] Huang TH, Ma HL, Wang ST, et al. Does the size of the rod affect the surgical results in adolescent idiopathic scoliosis? 5. 5-mm versus 6. 35-mm rod[J]. Spine J, 2014, 14(8): 1545-1550.

[8] Huang Z, Wang C, Fan H, et al. The effect of different screw-rod design on the anti-rotational torque: a biomechanical comparison of three conventional screw-rod constructs[J]. BMC Musculoskelet Disord, 2017, 18: 322.

[9] Ohrt-Nissen S, Dragsted C, Dahl B, et al. Improved restoration of thoracic kyphosis using a rod construct with differentiated rigidity in the surgical treatment of adolescent idiopathic scoliosis[J]. Neurosurg Focus, 2017, 43(3): E6.

[10] Prince DE, Matsumoto H, Chan CM, et al. The effect of rod diameter on correction of adolescent idiopathic scoliosis at two years follow-up[J]. J Pediatr Orthop, 2014, 34(1): 22-28.

[11] Ayers R, Hayne M, Burger E. Spine rod straightening as a possible cause for revision[J]. J Mater Sci Mater Med, 2017, 28(8): 123.

[12] Charles YP, Bouchaïb J, Walter A, et al. Sagittal balance correction of idiopathic scoliosis using the in situ contouring technique[J]. Eur Spine J, 2012, 21(10): 1950-1956.

[13] Gehrchen M, Ohrt-Nissen SR, Hallager DW, et al. A uniquely shaped rod improves curve correction in surgical treatment of adolescent idiopathic scoliosis[J]. Spine (Phila Pa 1976), 2016, 41(14): 1139-1145.

[14] Lowenstein JE, Matsumoto H, Vitale MG, et al. Coronal and sagittal plane correction in adolescent idiopathic scoliosis: a comparison between all pedicle screw versus hybrid thoracic hook lumbar screw constructs[J]. Spine (Phila Pa 1976), 2007, 32(4): 448-452.

[15] Tang X, Zhao J, Zhang Y. Radiographic, clinical, and patients' assessment of segmental direct vertebral body derotation versus simple rod derotation in main thoracic adolescent idiopathic scoliosis: a prospective, comparative cohort study[J]. Eur Spine J, 2015, 24(2): 298-305.

[16] Wang X, Aubin CE, Labelle H, et al. Biomechanical analysis of corrective forces in spinal instrumentation for scoliosis treatment[J]. Spine (Phila Pa 1976), 2012, 37(24): E1479-1487.

[17] Yilmaz G, Borkhuu B, Dhawale AA, et al. Comparative analysis of hook, hybrid, and pedicle screw instrumentation in the posterior treatment of adolescent idiopathic scoliosis[J]. J Pediatr Orthop, 2012, 32(5): 490-499.

## 第四节　脊柱内固定研发中的生物力学

脊柱骨科内固定产品的研究、设计和开发必须遵循严格的质量管理流程。在目前的国际医疗器械行业内，产品开发流程的建立与维护通常基于美国 FDA 于 1990 年发布的医疗器械设计控制要求 (Design Control Requirement-21 CFR 820.30)。该文件对医疗器械的研发流程作出了明确的要求(图3-4-1)，并对流程中的主要环节如设计输入、周期性设计评审、设计验证、设计确认和设计转交等内容做出了清晰的定义和诠释。国际标准 ISO13485 及《医疗器械监督管理条例 2017 版》也同样对医疗器械的研发提出类似的指导意见和建议，以使得

产品开发质量管理体系符合中国医疗器械上市许可及欧盟医疗器械管理指令 MDD 93/42/EEC。

企业在这些标准和指令的指导下，根据研发产品的类别和所处的法律法规环境制定出适合本企业的产品研发流程。一个良好的研发流程通常有严格、合理、明确、可行等特征。

### 一、脊柱内固定产品设计中的力学问题

首先骨科产品要在产品设计上进行质量控制。控制这个环节的关键在于准确地把握临床需求，将其转换成合适的产品设计，因此医疗器械工程师与医生的合作至关重要。工程师首先把医生的要求抽象成一个力学结构的问题，继而建立适当的力学模型用来描述所要治疗部位的几何形状、空间位置、各种载荷的情况、相对关系和各种约束条件等。

通过对该模型的分析，工程师提出初始设计方案，利用计算机辅助设计系统对产品部件的几何外形进行设计（图 3-4-2、图 3-4-3）。在设计过程中，

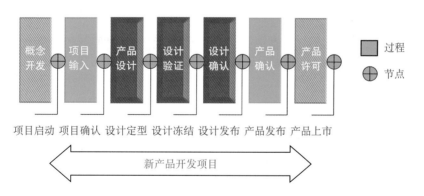

图 3-4-1　脊柱新产品研发流程示意图

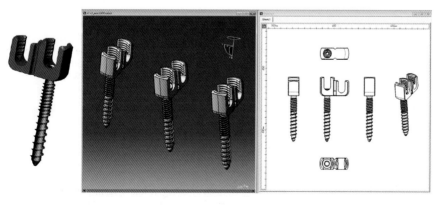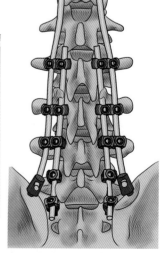

图 3-4-2　南京鼓楼医院与中国三友公司联合研发的双头钉产品设计图及装配示意图

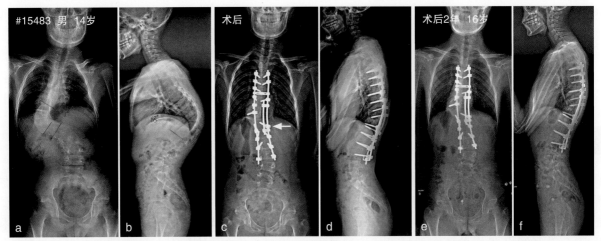

图 3-4-3　双头钉的应用。男（#15483），14岁，先天性脊柱侧凸（a、b）。行 $T_{11}$ PSO 截骨术，使用双头钉（c，箭头）固定截骨区，增加截骨区内固定密度（c、d），减少断棒发生率，术后 2 年无矫正丢失（e、f）

由于部件的形状受制于解剖学的约束，工程师还需要参照一个预先建立好的计算机人体脊柱解剖模型，通过模拟来确定设计参数。通常在这个阶段需要先做初步的力学分析和有限元数字模拟，预测产品的力学特性和整体可靠性，然后借助三维打印快速成型系统做出初始样品。在这个过程中往往需要反复与医生交流讨论，预测产品的功能，确定手术方案和步骤以及所需手术工具。通过比较设计方案，综合各类指标，最终确定目标设计方案，完成整体结构和部件的外形设计。

## 二、生物力学实验探究内固定产品的安全性

在几何外形设计完成后，需要对每个部件进行力学强度分析以保证在使用中不被破坏和失效。通常使用的工具包括有限元计算分析和力学结构试验。

工程师首先采用有限元分析法通过计算机模拟植入物结构对其力学性能进行初步分析，再根据结果对产品形状与结构进行反复迭代优化。在所有部件的优化设计完成之后，还要将单个零件组装起来进行整体结构的优化和验证。有限元计算通常选取同一产品系列中性能最坏情况（worst case），即力学性能最差的单个产品，将其用于实际力学实验，从而确定该产品系列整体的安全性。力学实验一般以静力试验和疲劳试验为主，静力试验用于表征植入物的极限强度和形变，以及各方向力的破坏模式；疲劳试验用于确定植入物在现实条件下的疲劳极限和长期性能。特殊情况下有可能需要振动试验和一些其他非常规实验。

通常这些力学实验会由国际与国内通用的实验标准所规定，以保证其结果可用于不同产品间的横向对比与评估。最常用的内固定力学实验标准如 ASTM F1717（对应国内标准为 YY/T 0857，图 3-4-4）椎体切除模型中脊柱植入物试验方法，该标准规定了椎体切除模型中脊柱植入物组件静态和疲劳试验的材料及方法。在该项实验条件下，切除椎体后整体受力完全由钉棒／钉板系统承担，侧重于测试内固定系统本身对椎体加载的力和力矩的承受能力，因此可以视为力学性能要求最高的实验。

为了保证横向对比的可靠性，该标准规定了实验结构的各种参数，包括模拟椎体的高分子材料和尺寸，指导性地规定了三种静态试验方法和一种疲劳试验方法及相应的加载模式，同时为测量位移、确定屈服载荷以及评定脊柱植入物组件的刚度及强度建立了明确的原则。其中疲劳试验通常采用 500 万次循环加载，可有效模拟内植入物植入人体后

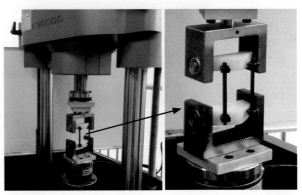

图 3-4-4　后路钉棒系统 F1717 内固定力学实验的标准实验图

6~12 个月的脊柱活动情况，而可接受的疲劳极限则定义为在 500 万次循环加载后不发生破坏的最大载荷值。在获得以上载荷、刚度、强度等数值之后，实验人员需要将结果与现有临床使用的产品进行对比，只有在新产品的性能不低于现有器械产品的前提下，才能初步认为该新产品是安全的。

## 三、生物力学实验探究内固定植入物的有效性

完成标准生物力学实验并得到符合要求的产品还不能成为最终设计，因为虽然通过力学强度分析可以检验结构的承载能力和设计的可靠性，但仍需对所设计结构的功能性进行测试，预估未来产品植入患者体内后是否能够达到预期的目的。例如设计一套胸腰段内固定系统，该系统的预期功能是在产品植入患者体内后，植入物所覆盖的脊柱节段在各方向的活动度要明显受到限制，以保证固定区的脊柱能发生坚固的骨融合。显然，评估产品设计能否达到预期功能只能借助于生物力学实验和计算。生物力学实验需要使用专用的实验设备，实验的对象为人体解剖标本或动物尸体标本，试件为加工成型的产品或试件，实验机通过一系列特定方式对试验标本加入载荷，同时获取标本的相应运动增量。

需要特别指出的是，脊柱在各个方向上的运动往往是耦合的，因此在实验过程中为了确保数据准确就需要进行运动解耦。根据要求，实验机在某一方向上（如正向弯曲方向）的加载过程必须保证是纯弯矩（转矩），因此设备需要在加载的同时将其方向上产生的耦合力和转矩自行调节为零。这种设备没有标准的商用模型，往往通过各个实验室自行设计并加工完成。实验中，试验标本通常被处置为三种状态：标本原始状态、病变状态和病变标本植入产品试件后的状态，通过比较加载后试验标本在三种不同状态下的运动差异情况来评估设计产品的预期功能。

## 四、应用生物力学计算机模型进行计算

虽然生物力学实验可以比较形象客观地表现设计产品的功能，但由于尸体标本模型的局限性和标本之间的差异性，所得到的试验结果往往比较粗糙和离散，难以对内部结构的变化进行分析，并且对

实验方法和手段要求很高，需要具备医学与力学知识的医生与工程师合作进行操作分析。因此，使用计算机模型进行有限元分析成为被广泛使用的一种替代式的力学验证方法。

表面上看，使用计算机模型可以实现较复杂而细微的分析，但对模型本身的准确性要求很高。生物力学计算机模型包含的很多参数与实体内各组织单元的物理特性、组成结构和单元之间连接界面的形式相关，准确地确定这些参数需要对比大量的、不同条件下的生物力学实验数据，并需要借助比较复杂的数学和力学分析计算来完成。由此可见，通常计算机模型与实体标本相距甚远，使用这些模型仅可对某些宏观特性进行粗略的分析模拟。需要注意的是，无论是实验还是计算，这些模型均为静态生物力学模型，因此生物力学分析的结果仅描述产品植入人体后瞬间的状态，无法模拟手术后体内生物结构对产品的作用和产品的长期效益。现有的大部分生物力学分析系统只能获取标本的运动量，因此主要用来研究评估内固定产品。少数先进的试验系统可以更精确地捕捉到运动信息用来分析标本的运动模式，这样有助于评估植入后持续运动的假体如人工椎间盘等产品。对于这类产品，有时还需选择一个合适的活体动物进行实验来评估产品的功能。

下面以中国三友公司研发的 Duet 双头钉与普通万向钉在单节段固定模型上的有限元分析为例，展示有限元分析的基本原理。我们使用有限元分析法初步进行了分析，分别使用普通万向钉和双头钉进行单节段的内固定，并模拟了前屈和扭转两种工况。

**1. 分析软件**　ANSYS 2020R2 Workbench。

**2. 材料属性**

| 部件 | 材料 | 弹性模量 | 泊松比 |
|---|---|---|---|
| 腰椎 $L_3$、$L_4$ | 松质骨 | 1GPa | 0.3 |
| 钉棒系统 | TC4 | 111.2GPa | 0.3387 |

**3. 负荷与约束**　前屈模拟：腰椎 $L_3$ 椎体部位施加 3° 的旋转位移约束。腰椎 $L_4$ 椎体部位施加固定约束。横向扭转模拟：腰椎 $L_3$ 椎体部位施加 3° 的旋转位移约束。腰椎 $L_4$ 椎体部位施加固定约束。

**4. 结果分析**（图 3-4-5～图 3-4-8）

（1）普通万向钉前屈模拟　见图 3-4-5。

（2）双头钉前屈模拟　见图 3-4-6。

（3）普通万向钉扭转模拟　见图 3-4-7。

（4）双头钉横向扭转模拟　见图 3-4-8。

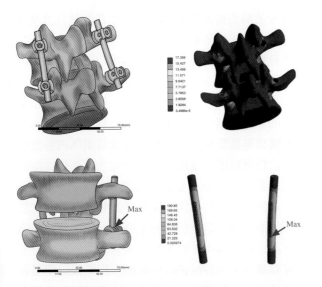

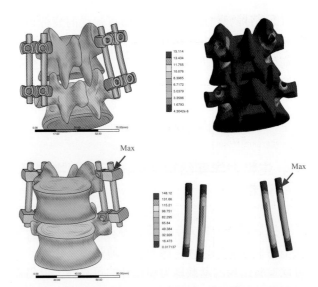

图 3-4-5　普通万向钉前屈模拟。约束条件为腰椎 L₃ 椎体部位施加前屈 3° 的旋转位移约束。腰椎 L₄ 椎体部位施加固定约束，整体网格大小为 0.8mm，连接棒表面网格细化至 0.4mm，螺钉连接处部分面细化到 0.2mm。云图分别为椎体应力分布云图和连接棒应力云图。采用普通万向钉进行前屈模拟时，连接棒最大应力为 190.85MPa，在连接棒与螺塞连接处（箭头）

图 3-4-6　双头钉前屈模拟。约束条件为腰椎 L₃ 椎体部位施加前屈 3° 的旋转位移约束。腰椎 L₄ 椎体部位施加固定约束，整体网格大小为 0.8mm，连接棒表面网格细化至 0.4mm，螺钉连接处部分面细化到 0.2mm。云图分别为椎体应力分布云图和连接棒应力云图。采用双头钉进行前屈模拟时，连接棒最大应力为 148.12MPa，在连接棒与螺塞连接处（箭头）

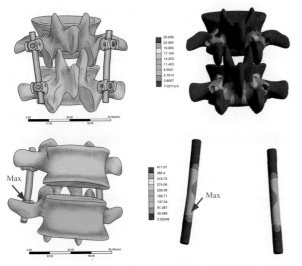

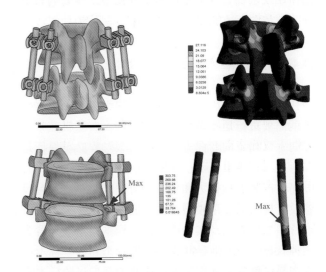

图 3-4-7　普通万向钉横向扭转模拟。约束条件为腰椎 L₃ 椎体部位施加扭转 3° 的旋转位移约束。腰椎 L₄ 椎体部位施加固定约束，整体网格大小为 0.8mm，连接棒表面网格细化至 0.4mm，螺钉连接处部分面细化到 0.2mm。云图分别为椎体应力分布云图和连接棒应力云图。采用普通万向钉进行扭转模拟时，连接棒最大应力为 411.07MPa，在连接棒与螺塞连接处（箭头）

图 3-4-8　双头钉横向扭转模拟。约束条件为腰椎 L₃ 椎体部位施加扭转 3° 的旋转位移约束。腰椎 L₄ 椎体部位施加固定约束，整体网格大小为 0.8mm，连接棒表面网格细化至 0.4mm，螺钉连接处部分面细化到 0.2mm。云图分别为椎体应力分布云图和连接棒应力云图。采用双头钉进行扭转模拟时，连接棒最大应力为 303.73MPa，在连接棒与螺塞连接处（箭头）

5. 结果统计

| 模拟类型 | 钉棒系统 | 分析对象 | 最大应力（MPa） | 最大应力位置 |
|---|---|---|---|---|
| 前屈模拟 | 普通钉系统 | 连接棒 | 190.85 | 连接棒与螺塞连接处 |
| | | | 148.12 | 连接棒与螺塞连接处 |
| 横向扭转模拟 | 双头钉系统 | 连接棒 | 411.07 | 连接棒与螺塞连接处 |
| | | | 303.73 | 连接棒与螺塞连接处 |

在 3°的前屈模拟实验中，双头钉钉棒系统的连接棒最大应力相对于普通钉钉棒系统的最大应力减小了 22.4%。

在 3°的水平横向扭转模拟实验中，双头钉钉棒系统的连接棒最大应力相对于普通钉钉棒系统的最大应力减小了 26.1%。

从有限元分析可以得出结论，相对于普通单根钉棒连接系统，双头钉钉棒系统在连接棒处具有更好的力学性能，能够更好地避免断棒现象。

## 五、内固定准入规则

根据国家《医疗器械临床试验质量管理规范》要求中规定，临床试验前，申办者应当完成试验用医疗器械的临床前研究，包括产品设计（结构组成、工作原理和作用机理、预期用途以及适用范围、适用的技术要求）和质量检验、动物试验以及风险分析等，且结果应当能够支持该项临床试验。质量检验结果包括自检报告和具有资质的检验机构出具的一年内的产品注册检验合格报告。

医疗器械临床试验应当在两个或者两个以上医疗器械临床试验机构中进行。所选择的试验机构应当是经资质认定的医疗器械临床试验机构，且设施和条件应当满足安全有效地进行临床试验的需要。研究者应当具备承担该项临床试验的专业特长、资格和能力，并经过培训。

临床试验前，申办者与临床试验机构和研究者应当就试验设计、试验质量控制、试验中的职责分工、申办者承担的临床试验相关费用以及试验中

可能发生的伤害处理原则等达成书面协议。临床试验应当获得医疗器械临床试验机构伦理委员会的同意。特别是列入需进行临床试验审批的第三类医疗器械目录的，还应当获得国家食品药品监督管理总局的批准。

在临床试验中，研究者应当确保将任何观察与发现均正确完整地予以记录，并认真填写病例报告表。记录至少应当包括：

1. 所使用的试验用医疗器械的信息，包括名称、型号、规格、接收日期、批号或者序列号等。

2. 每个受试者相关的病史以及病情进展等医疗记录、护理记录等。

3. 每个受试者使用试验用医疗器械的记录，包括每次使用的日期、时间、试验用医疗器械的状态等。

4. 记录者的签名以及日期。

## 六、不良事件的申报要求

国家食品药品监督管理总局引入器械缺陷的概念，详细规定了医疗器械临床试验中发生严重不良事件、可能导致严重不良事件的器械缺陷的处理和报告程序。根据《医疗器械不良事件监测和再评价管理办法》定义，不良事件是指已上市的医疗器械，在正常使用情况下发生的，导致或者可能导致人体伤害的各种有害事件。

产品持有人应当对其上市的医疗器械进行持续研究，评估风险情况，承担医疗器械不良事件监测的责任，根据分析评价结果采取有效控制措施，并履行下列主要义务：

1. 建立包括医疗器械不良事件监测和再评价工作制度的医疗器械质量管理体系。

2. 配备与其产品相适应的机构和人员从事医疗器械不良事件监测相关工作。

3. 主动收集并按照本办法规定的时限要求及时向监测机构如实报告医疗器械不良事件。

4. 对发生的医疗器械不良事件及时开展调查、分析、评价，采取措施控制风险，及时发布风险信息。

5. 对上市医疗器械安全性进行持续研究，按要求撰写定期风险评价报告。

6. 主动开展医疗器械再评价。

7.配合药品监督管理部门和监测机构组织开展的不良事件调查。

持有人、经营企业和二级以上医疗机构应当注册为国家医疗器械不良事件监测信息系统用户，主动维护其用户信息，报告医疗器械不良事件。持有人应当持续跟踪和处理监测信息；产品注册信息发生变化的，应当在系统中立即更新。

持有人发现或者获知可疑医疗器械不良事件的，应当立即调查原因，导致死亡的应当在7日内报告；导致严重伤害、可能导致严重伤害或者死亡的应当在20日内报告。

医疗器械经营企业、使用单位发现或者获知可疑医疗器械不良事件的，应当及时告知持有人。其中，导致死亡的还应当在7日内，导致严重伤害、可能导致严重伤害或者死亡的在20日内，通过国家医疗器械不良事件监测信息系统报告。

持有人通过医疗器械不良事件监测，发现存在可能危及人体健康和生命安全的不合理风险的医疗器械，应当根据情况采取以下风险控制措施，并报告所在地省、自治区、直辖市药品监督管理部门：

1.停止生产、销售相关产品。

2.通知医疗器械经营企业、使用单位暂停销售和使用。

3.实施产品召回。

4.发布风险信息。

5.对生产质量管理体系进行自查，并对相关问题进行整改。

6.修改说明书、标签、操作手册等。

7.改进生产工艺、设计、产品技术要求等。

8.开展医疗器械再评价。

9.按规定进行变更注册或者备案。

10.其他需要采取的风险控制措施。

与用械安全相关的风险及处置情况，持有人应当及时向社会公布。

## 参考文献

[1] Chen K, Zhao J, Zhao Y, et al. A finite element analysis of different pedicle screw placement strategies for treatment of Lenke 1 adolescent idiopathic scoliosis: which is better?[J]. Comput Methods Biomech Biomed Engin, 2021, 24(3): 270-277.

[2] Fan N, Zang L, Hai Y, et al. Progression on finite element modeling method in scoliosis[J]. Zhongguo Gu Shang, 2018, 31(4): 391-394.

[3] Guan T, Zhang Y, Anwar A, et al. Determination of three-dimensional corrective force in adolescent idiopathic scoliosis and biomechanical finite element analysis[J]. Front Bioeng Biotechnol, 2020, 8: 963.

[4] Musapoor A, Nikkhoo M, Haghpanahi M. A finite element study on intra-operative corrective forces and evaluation of screw density in scoliosis surgeries[J]. Proc Inst Mech Eng H, 2018, 232(12): 1245-1254.

[5] Ohrt-Nissen S, Dragsted C, Dahl B, et al. Improved restoration of thoracic kyphosis using a rod construct with differentiated rigidity in the surgical treatment of adolescent idiopathic scoliosis[J]. Neurosurg Focus, 2017, 43(4): E6.

[6] Prince DE, Matsumoto H, Chan CM, et al. The effect of rod diameter on correction of adolescent idiopathic scoliosis at two years follow-up[J]. J Pediatr Orthop, 2014, 34(1): 22-28.

[7] Cheng I, Hay D, Iezza A, et al. Biomechanical analysis of derotation of the thoracic spine using pedicle screws[J]. Spine (Phila Pa 1976), 2010, 35(10): 1039-1043.

[8] Ghista DN, Viviani GR, Subbaraj K, et al. Biomechanical basis of optimal scoliosis surgical correction[J]. J Biomech, 1988, 21(2): 77-88.

[9] Shimamoto N, Kotani Y, Shono Y, et al. Biomechanical evaluation of anterior spinal instrumentation systems for scoliosis: in vitro fatigue simulation[J]. Spine (Phila Pa 1976), 2001, 26(24): 2701-2708.

[10] Viviani GR, Ghista DN, Lozada PJ, et al. Biomechanical analysis and simulation of scoliosis surgical correction[J]. Clin Orthop Relat Res, 1986(208): 40-47.

[11] Wang X, Aubin CE, Crandall D, et al. Biomechanical comparison of force levels in spinal instrumentation using monoaxial versus multi degree of freedom postloading pedicle screws[J]. Spine (Phila Pa 1976), 2011, 36(2): E95-104.

[12] Wang X, Yeung K, Cheung JPY, et al. A novel scoliosis instrume-ntation using special superelastic nickel-titanium shape memory rods: a biomechanical analysis using a calibrated computer model and data from a clinical trial[J]. Spine Deform, 2020, 8(3): 369-379.

[13] Wenger DR, Carollo JJ, Wilkerson JA, et al. Biomechanics of scoliosis correction by segmental spinal instrumentation[J]. Spine (Phila Pa 1976), 1982, 7(3): 260-264.

[14] 胡勇, 谢辉, 杨述华. 三维有限元分析在脊柱生物力学中应用研究[J]. 医用生物力学, 2006(3): 246-250.

[15] 李书纲, 邱贵兴, 翁习生, 等. 通用型脊柱内固定系统椎弓根螺钉的生物力学测试[J]. 中华骨科杂志, 2002, 22(4): 40-43.

[16] 张恩泽, 廖振华, 刘伟强. 人体脊柱生物力学特性的研究方法及进展[J]. 中国组织工程研究, 2016, 20(48): 7273-7279.

# 第4章　脊柱及胸廓的正常生长发育

朱泽章　杨军林　王志华　孙　旭

## 第一节　人体测量学

### 一、定义

脊柱侧凸的进展与患者的生长发育密切相关，一般而言，生长潜能越大、生长发育越快的患者，其脊柱侧凸进展的可能性越大。在发育期内，脊柱各生长中心更为活跃、身高迅速增加，此时脊柱侧凸弧度也可能随之加重，这种加重趋势贯穿整个青春期，在青春期快速生长阶段，侧凸进展迅速。而生长减缓或停滞时，侧凸进展变慢甚至停止。因此，对脊柱及胸廓的正常生长发育的理解在儿童脊柱畸形的评估中具有重要作用。人体各部位生长的测量方式主要是体表测量，即人体测量学。人体测量学（anthropometry）属于人类学的一个分支学科，研究人体测量和观察的方法，并通过人体整体测量与局部测量来探讨人体的特征、类型、变异和发展。

由于测量误差的存在，人体测量并不是仅通过一次测量就可以获得。一个测量值可能得出一个误差值，两个测量值可以构成一个提示，而三个测量值则构成一个趋势。为了准确地评估生长，应每6个月测量一次，测量的时间上尽可能选择在同一时间，如早晨，其中一次最好是在被测量者生日前后，以便尽可能精确地评估身高的增长速度和不同身体部分的生长速度。生长速率是最能反映青春期开始的指标，青春期的第一个标志是站立身高的增长速率超过 0.5cm/月或超过 6cm/年。另外一个重要指标是快速生长高峰（peak height velocity, PHV），其定义为青少年生长速率（身高增加速率）最高的一段时间，研究发现侧凸进展在女孩 9～13岁最为显著。而这也恰恰是快速生长高峰时期，可见 PHV 对于预测侧凸进展和预后判断意义重大。关于 PHV 究竟是一个时间段还是时间点始终存在争论，可以根据医生的临床需要定义 PHV，可以理解为一个点，也可以理解为一个时间段。大多数研究发现，女孩在 PHV 身高增长平均为 8±1cm/年，男孩为 9±2cm/年。因此，当青少年身高增长速率达到甚至超过上述均值时，即可认为其处于 PHV。

### 二、脊柱外科中常用的人体测量学指标

1. 站立身高　在评估生长时，站立身高的测量是必要的。因为小孩子无法保证稳定的站姿，所以对于 5 岁以下的儿童，应先让孩子躺下，再测量身高。从出生到成熟，身高将增加 1.2～1.3m，5 岁以下儿童生长迅速，在此之后直到青春期开始，生长速度明显减缓，此时女孩大约 11 岁、男孩大约 13 岁。2 岁时，站立身高大概是成年的 50%，5 岁时约为 60%，9 岁时约为 80%，青春期约为 86%。在青春期后期阶段，站立身高增加更为迅速。站立身高是一个全身整体性的参数，除了直接测量之外，还可以由两种特殊的测量方法组成，即下肢长度（下肢的生长）及坐高（躯干的生长）。这两个区域往往在不同的时间以不同的速度生长，对于脊柱侧凸手术方式和手术时机的选择很有价值。

2. 坐高　是表达躯干高度最可靠的参数。对于 2 岁或更小的孩子，坐高也是在平卧位时测量，与该年龄段孩子平卧位测量站立身高的原因相同。对于 2 岁后的儿童，应让被测量的儿童坐在相应高度的椅子或桌子上（图 4-1-1）。根据 Dimeglio 等的系列研究，婴儿出生时平均坐高约 34cm；女孩在骨骼成熟时站立身高平均为 165cm，此时坐高大约 88cm；男孩在骨骼成熟时站立身高约为 175cm、坐高约为 92cm（图 4-1-2）。

对于脊柱侧凸的患者，关注坐高变化（即躯干的高度变化）对于治疗具有指导意义。如果一名 6 岁的女性青少年脊柱侧凸患者正在接受治疗，她的

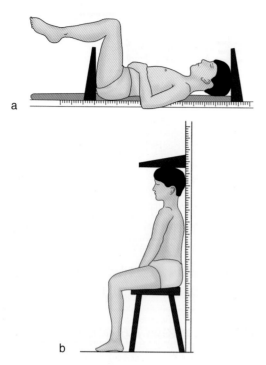

图 4-1-1　坐高的测量

坐高将约为 64cm，并可能将生长至约 88cm。因此，在她仍然存在躯干增长期间，医生必须干预并控制脊柱侧凸的发展。测量坐高对预测青春期的到来也很有帮助，对于正常人，在青春期开始时女孩的坐高约为 75cm，男孩约为 78cm，一般来说当坐高约为 84cm 时，80% 的女孩发生了月经初潮。

青少年特发性脊柱侧凸患者的躯干高度由于侧弯的关系会显著低于正常人，部分研究通过 Bjure 公式校正后的"真实"身高（即脊柱的长度）显著高于同年龄对照组。南京鼓楼医院团队采用人体测量学指标分析青少年特发性脊柱侧凸患者的躯体生长发育状态并将其与同龄对照组进行对比，发现青少年特发性脊柱侧凸患者的身高、坐高、臂长与正常对照组比较差异无统计学意义，但是采用 Bjure 公式校正后的"真实"身高、坐高明显高于正常对照组。他们的另一项人体测量学研究则证实单胸弯青少年特发性脊柱侧凸患者与正常青少年之间骨盆宽度、高度以及胸廓宽度的差异没有统计学意义，且两组间骨盆宽度、高度和胸廓宽度随年龄变化的趋势也趋向一致，这一结果表明单胸弯青少年特发性脊柱侧凸患者胸廓宽度和骨盆发育与同龄正常青少年相似。但是单胸弯青少年特发性脊柱侧凸患者的脊柱高度与胸椎高度显著小于正常对照组，而脊柱以及胸椎真实长度则显著大于正常对照组，这与既往研究一致，表明脊柱畸形的存在使得青少年特发性脊柱侧凸患者原本高于健康青少年的真实身高降低以至于有可能低于同龄正常青少年身高。基于此，鲍虹达等提出了脊柱骨盆比（spino-pelvic index，SPI）这一概念（图 4-1-3），即将骨盆的高度与宽度作为参照系，测算脊柱长度、高度与骨盆高度之比，从而更准确地描述单胸弯青少年特发性脊柱侧凸患者脊柱过度生长情况以及更直观地研究其脊柱与骨盆的发育是否匹配。脊柱骨盆比这一参数在不同年龄、不同发育阶段的正常人中基本稳定在 2.22，因此可以作为一个常数使用，在特发性

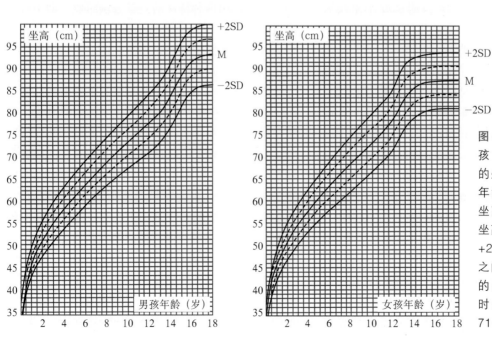

图 4-1-2　出生到 18 岁男孩（左图）和女孩（右图）的坐高变化。横坐标代表年龄（岁），纵坐标代表坐高（cm），实线 M 代表坐高的平均值，上方实线 +2SD 与下方实线 −2SD 之间的区域可理解为正常的坐高范围，例如 12 岁时坐高的正常范围应在 71~85cm 之间

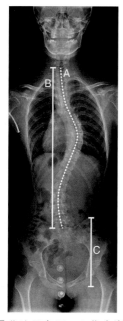

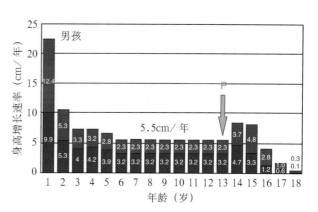

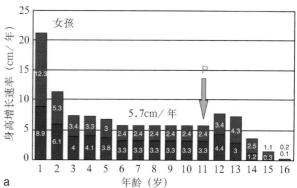

图 4-1-3　脊柱骨盆比示意图。A 代表脊柱的长度，指从 $T_1$ 到 $S_1$ 各个椎体上终板中点连线的长度；B 代表脊柱的高度，指从 $T_1$ 椎体上终板到 $S_1$ 椎体上终板的垂线的长度；C 代表骨盆的高度，指经过髂嵴的水平线与经过坐骨结节的水平线之间的垂直距离。脊柱骨盆比为 A 与 C 之比，在正常人中该比值为 2.22

脊柱侧凸选择终末期融合时，对脊柱纵向生长可能产生的影响进行评估，即采用正常的骨盆高度推测脊柱丢失的高度。脊柱骨盆比这一概念不仅可以研究青少年特发性脊柱侧凸患者的生长模式，还可以推广至先天性脊柱侧凸患者，作为评估先天性脊柱侧凸患者身高丢失的重要依据，并可以进一步预测先天性脊柱侧凸患者的肺功能丢失。先天性脊柱侧凸患者的脊柱畸形主要表现为椎体发育异常，但是骨盆的发育一般认为与正常人无异。因此，可以通过测量他们的骨盆高度，根据脊柱骨盆比计算出他们的理论脊柱长度（理论脊柱长度 =2.22× 骨盆高度），再与其实际脊柱高度比较，便可以了解这些患者身高丢失的情况。

　　3. 下肢长度　是通过从站立高度减去坐高来测量的。Dimeglio 等研究发现，出生时下肢平均长度为 18cm。青春期生长发育结束后，男孩的下肢平均长度将达到 81cm，女孩将达到 74.5cm。这些增长对身高增长的贡献远远大于躯干，这也说明了生长过程中身体比例的变化（图 4-1-4）。对于部分存在先天性脊柱畸形或神经肌源性脊柱侧凸的患者，在正位 X 线片上测量双下肢长度可能因为膝关节屈曲

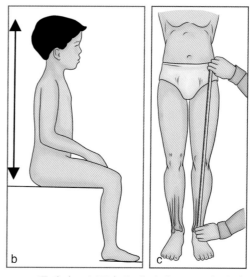

图 4-1-4　男孩（a 上图）和女孩（a 下图）坐高（红色）和下肢（蓝色）的生长速率变化，横坐标代表年龄，纵坐标代表每年的身高增长量，由坐高（b）和下肢长度（c）两部分组成，P 代表快速生长高峰的出现

等姿势性问题而出现误差，目前可以通过 EOS® 影像系统重建下肢，得到准确的解剖长度（图 4-1-5）。

　　对于 AIS 患者，鲍虹达等通过 EOS® 全身影像的对比研究，证实了 AIS 患者的下肢长度与同年龄、同发育状态的正常人相比没有显著性差异，即 AIS 的异常生长仅存在于脊柱而并不存在于下肢。

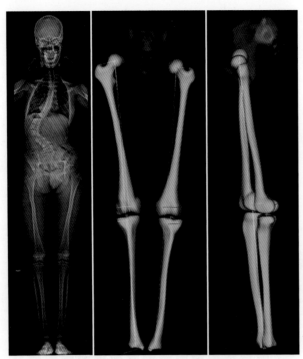

图 4-1-5　使用 EOS® 全身成像系统重建下肢，得到下肢的解剖长度。这一方法可以避免在二维影像上直接测量时由于膝关节屈曲或过伸造成的投影误差

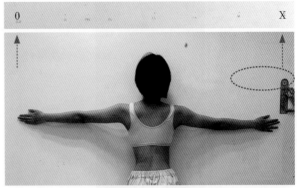

图 4-1-6　臂长的测量方法。患者面对墙壁，双臂展开，左手中指末端位于刻度 0 处，检查者根据患者右手中指末端位置，在墙壁的刻度（上图）中读取患者的臂长数值

4. 臂长　臂长的测量为站立身高的测量提供了一个间接的控制参数。将站立身高和臂长结合起来测量可以避免一定的错误。为了测量臂长，患者只需将手臂举到水平位置，然后用卷尺测量两侧中指指尖之间的距离（图 4-1-6）。站立身高与臂长有较好的相关性，站立高度约占臂长的 97%。如果躯干正常（无畸形），其长度约为臂长的 52%，下肢约为臂长的 48%。臂长与正常身高的关系可以用于确定轮椅上儿童的正常身高，也可以用于任何脊柱畸形儿童并计算肺功能正常值。因此，对于脊柱畸形，尤其是重度脊柱畸形的患者，推荐使用臂长作为肺功能计算的参考值，而不能单纯使用身高进行计算。

5. 体重　通常是个重要但易被低估的参数。在脊柱侧凸支具治疗的随访中，应测量患儿的体重并观察这一年是否有明显的形态学变化。男孩体重增长的一个简单趋势是 5 岁时 18～20kg，10 岁时 30kg，17 岁时 60kg。体重在 10～17 岁之间翻倍。5 岁时，儿童体重达到正常体重的 32%，10 岁时仅达到正常体重的 48%。如果患者的体重超过正常值 10% 以上，则可能影响支具矫正畸形的疗效。另一方面，低体重可以解释初潮的延迟，女孩通常需要达到 40kg 的体重才能发生月经初潮。严重的婴儿脊柱侧凸常发生营养不良，成为手术麻醉并发症的风险之一。体脂估计值为：体重（kg）／身高（m²），通常 20～25kg/m² 为正常，25～30kg/m² 为中度肥胖，30～40kg/m² 为重度肥胖，超过 40kg/m² 为病态肥胖。

6. 生长系数和青少年特发性脊柱侧凸患者的身高评估　Lefort 等提出了生长系数的概念，该概念可应用于任何年龄儿童。Paley 等也对此进行了广泛的描述。计算这个系数很容易，方法是通过评估已经达到的生长百分比。例如，当一个孩子达到了他（她）成人预期站立身高的 40% 时，生长系数可以计算为 100/40=2.5。生长系数可应用于所有生物测量数据，包括站立身高、坐高、下肢长度，以及股骨、胫骨、肱骨、桡骨和尺骨的长度。出生时，男孩的坐高达到其生长发育最终值的 37%，系数是 2.7。10 岁时，男孩的坐高达到最终值的 77%，系数是 1.3。

郑振耀等在对 3647 名 3～18 岁中国儿童臂长及各节段长骨（包括肱骨、尺骨、桡骨、胫骨）长度进行系统测量并分别与真实身高进行线性回归分析后发现，各指标与身高均有良好的线性关系，相关系数在 0.96～0.99 之间，尤其是臂长达到 0.99。具体校正方程如下（其中，男性的性别 =1，女性的性别 =0）：

校正身高（cm）=1.90+0.60×年龄 -0.28×性别 +0.83×臂长；$r=0.99$

校正身高（cm）=40.45+1.45×年龄 -0.28×性别 +4.15×桡骨长度；$r=0.98$

校正身高（cm）=31.15+1.48×年龄 +0.30×

性别 +3.52× 肱骨长度；$r=0.98$

校正身高（cm）= 41.05+1.64× 年龄 +0.84× 性别 +2.55× 胫骨长度；$r=0.98$

校正身高（cm）= 30.35+1.29× 年龄 +0.77× 性别 +4.32× 尺骨长度；$r=0.98$

青少年特发性脊柱侧凸患者真实的身高值因为侧凸的存在而变得难以测量，给患者的生长模式评估带来了困难，另外术前肺功能损害程度的评估也需要身高这一变量来预测患者理想的肺功能状态。因此，既往很多研究提出了不同的身高校正公式来解决这一问题，总体来说分为两大类：非 Cobb 角相关及 Cobb 角相关的校正公式。非 Cobb 角相关的身高校正公式是最初的研究方向，临床早期多应用通过臂长校正的方法。随着人们认识的深入，鉴于脊柱侧凸患者身高的降低是由于侧凸的存在而导致的，所以通常认为借助 Cobb 角校正身高比借助臂长校正更具合理性和特征性。

最早的也是目前临床上最常用的 Cobb 角相关身高校正公式于 1968 年被提出，Bjure 等在研究了 62 例 7～25 岁 Cobb 角在 30°～180°之间的脊柱侧凸患者后，统计分析发现丢失身高的对数值与 Cobb 角之间存在着近似线性的函数关系，即 $\log Y=0.011X+0.117$（X 为主弯 Cobb 角，Y 为丢失身高）；同时推导出了 Cobb 角和肺活量的降低亦存在着特定的函数关系：$\log Y=0.097X+1.626$（X 为主弯 Cobb 角，Y 为丢失的肺活量）。例如，根据以上两个公式可以推算出，110°的 Cobb 角相当于 10cm 的身高丢失（$\log Y=0.011\times110+0.117$）和 500ml 的肺活量减少（$\log Y=0.097\times110+1.626$）。然而，Bjure 公式的计算仍存在以下缺陷：未考虑矢状面形态对身高的影响；测量所用的 X 线片由于球管的位置较远，在拍摄时存在放大的问题；特别是未考虑代偿弯和多弯对身高的影响。鉴于此，毛赛虎等对于 Bjure 公式的适用性也做了相关研究，发现 Bjure 公式对主弯 Cobb 角位于 40°～70°的特发性脊柱侧凸患者身高校正的准确性尚可，而 70°以上的脊柱侧凸患者身高校正值出现偏差，需对 Bjure 公式进行修正或另立校正公式。除此之外，史本龙等也发现仅使用 Cobb 角作为唯一变量来预测校正身高是不精确的，无论是对于主弯还是次弯，它的 Cobb 角大小、长度、倾斜角和包含的椎体数量都有影响，并提出了一个全新的校正身高的计算公式：

$\triangle$ CH（mm）$=29.305+0.506\times$ Cobb$+0.083\times$ CL$-0.592\times\alpha-0.796\times$ NVC

其中，$\triangle$ CH 代表某个主弯或次弯所丢失的高度，Cobb 代表其 Cobb 角大小，CL 代表这个弯曲的长度，$\alpha$ 代表这个弯曲的倾斜角，NVC 代表这个弯曲包含的椎体数量，具体的测量方法如图 4-1-7 所示。

而无论使用哪种计算公式，目的都是为了尽可能精确地算出青少年特发性脊柱侧凸患者的真实身高，其意义在于：①精确评估患者的肺功能，因为准确的肺功能计算依赖于准确的身高测量，如果用真实身高代替校正身高，则容易引起肺功能百分比结果偏大，低估了肺功能的丢失；②预测患者的 PHV 是否到来以及脊柱侧凸的进展风险，PHV 是指身高增加最快的时间，而在这段时间内侧弯进展也较大，因此通过两次校正身高之差，可以更准确计算是否已经到达 PHV，从而更有效地指导支具治疗；③有助于对终末期融合手术时机的判断，如对于仍处于 PHV 中的患儿，尽可能避免终末期融合手术。

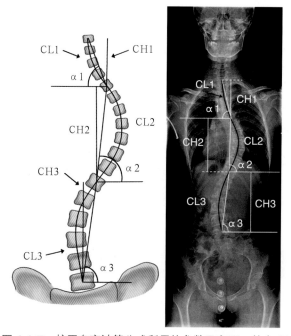

图 4-1-7 校正身高计算公式所用的参数示意图，其中 CL 的测量方法为某个弯的上端椎至下端椎各个椎体中点连线的长度，$\alpha$ 的测量方法为某个弯的上端椎中点至下端椎中点的连线与水平线的夹角。以右图的患者为例，主弯 Cobb 角 45°，主弯涵盖 7 个椎体（$T_6$～$T_{12}$），主弯的弯曲长度 CL2 为 180mm，$\alpha2$ 为 80°，则主弯所产生的 $\triangle$CH 为 14.083mm（$\triangle$CH=29.305+0.506×45+0.083× 180−0.592×80−0.796×7）

**参考文献**

[1] Bao H, Liu Z, Bao M, et al. Predicted final spinal height in patients with adolescent idiopathic scoliosis can be achieved by surgery regardless of maturity status[J]. Bone Joint J, 2018, 100-B(10): 1372-1376.

[2] Bao H, Liu Z, Yan P, et al. Disproportionate growth between the spine and pelvis in patients with thoracic adolescent scoliosis: a new look into the pattern's growth[J]. Bone Joint J, 2015, 97-B(12): 1668-1674.

[3] Tyrakowski M, Kotwicki T, Czubak J, et al. Calculation of corrected body height in idiopathic scoliosis: comparison of four methods[J]. Eur Spine J, 2014(23): 1244-1250.

[4] Shu S, Gu Q, Zhang T, et al. Skeletal growth velocity of adolescent idiopathic scoliosis: abnormal in spine but normal in lower limbs[J]. Ann Transl Med, 2020, 8(6): 359.

[5] Dimeglio A, Canavese F. The growing spine: how spinal deformities influence normal spine and thoracic cage growth[J]. Eur Spine J, 2012, 21(1): 64-70.

[6] Barrios C, Cortés S, Pérez-Encinas C, et al. Anthropometry and body composition profile of girls with nonsurgically treated adolescent idiopathic scoliosis[J]. Spine (Phila Pa 1976), 2011, 36(18): 1470-1477.

[7] Czaprowski D, Tyrakowski M, Bloda J, et al. Diurnal variation of body height in children with idiopathic scoliosis[J]. J Back Musculoskelet Rehabil, 2019, 32(10): 731-738.

[8] Garn SM. Anthropometry in clinical appraisal of nutritional status[J]. Am J Clin Nutr, 1962, 11: 418-432.

[9] Gilbert SR, Savage AJ, Whitesell R, et al. BMI and magnitude of scoliosis at presentation to a specialty clinic[J]. Pediatrics, 2015, 135: e1417-1424.

[10] Jelliffe DB, Jelliffe EF. Age-independent anthropometry[J]. Am J Clin Nutr, 1971, 24(12): 1377-1379.

[11] Kim S, Uhm JY, Chae DH, et al. Low body mass index for early screening of adolescent idiopathic scoliosis: a comparison based on standardized body mass index classifications[J]. Asian Nurs Res (Korean Soc Nurs Sci), 2020, 14(1): 24-29.

[12] Malfair D, Flemming AK, Dvorak MF, et al. Radiographic evaluation of scoliosis: review[J]. AJR Am J Roentgenol, 2010, 194(Suppl 3): S8-22.

[13] Pryor HB. Instruments for anthropometry[J]. Pediatrics, 1970, 46(6): 979.

[14] van den Broeck J, Wit JM. Anthropometry and body composition in children[J]. Horm Res, 1997, 48(Suppl 1): 33-42.

[15] Wei-Jun W, Xu S, Zhi-Wei W, et al. Abnormal anthropometric measurements and growth pattern in male adolescent idiopathic scoliosis[J]. Eur Spine J, 2012, 21(1): 77-83.

[16] 王斌, 孙强, 邱勇, 等. 青少年特发性脊柱侧凸青春期生长发育形态学特征[J]. 中华骨科杂志, 2006, 26(9): 577-581.

## 第二节　年龄分期及特点

## 一、宫内生长

脊柱最显著的生长发生在子宫内。早在出生之前，人体生长就已经开始了。在妊娠的前3个月，胎儿身体各组织都在快速生长，每天都在生长发育。当胎儿出生时，他的体重是原始卵子的600万倍。

在中期妊娠结束时，胎儿达到其预期出生长度的70%（此时约为30cm），但未达到预期出生体重的20%（约800g）。这意味着不同的生长阶段不会同时在宫内进行。在宫内前6个月，胎儿体长稳定而迅速地增长，而体重增长最快的时间却是在妊娠的最后3个月。在出生后的第2个月，坐高以每天1mm的速度增加，随后增加到每天1.5mm。

## 二、出生到5岁

大约50%的躯干生长在出生后的前5年内完成，此时期通常可称为人体生长的第一个高峰，也是早发性脊柱畸形的关键时期。出生标志着孩子成长过程中一个非常明显的转变。出生后，不仅不同年龄段生长速度不同，而且身体不同部位的生长速度也不同。例如，在出生后的前5年，坐高和下肢长度以相同的速度增长；从5岁到青春期，坐高占增加高度的三分之一，下肢长度占增加高度的三分之二；从青春期到成年，这个比例是相反的，坐高的增加占身高总体增加的三分之二，下肢长度占三分之一。不同年龄的男孩和女孩的坐高和下肢长度增加的程度见本章第一节图4-1-4所示。

出生时，站立身高50~54cm，达到发育结束最终身高的30%。5岁时，站立身高增加到108cm，达到出生身高的两倍，是最终身高的62%。婴儿出生后第一年的生长速度非常快，身高增加了22cm。这意味着一年的身高增长和整个青春期的增长一样大。1岁以后，生长速度开始放缓，但仍保持很快的速度，婴儿在1~2岁之间又长了11cm，在3~4岁之间又长了7cm。

出生时，新生儿的坐高约为34cm，约为站立身高的三分之二、最终坐高的37%。坐高从出生到1岁增长约12cm，1~2岁增长5.3cm，2~3岁增长3.3cm，3~4岁增长3.2cm，4~5岁增长2.8cm。在5年的时间里，女孩的躯干增长28cm，男孩增长29cm，远远超过了青春期的发育（女孩11.5cm、男孩13cm）。在出生后的前5年里，上下比例发生了变化。身体的头端变得相对较小，而下肢长度增加（图4-2-1）。

出生时体重在3~3.5kg之间，占生长发育结束最终体重的5%。5岁时，体重平均为18~20kg，占成年体重的32%。在5年内，体重增加了15~17kg。1岁时体重约为出生时的3倍，2岁时体重约为出生时的4倍。出生时胸围32cm，5岁时胸围增加25cm，达到57cm。

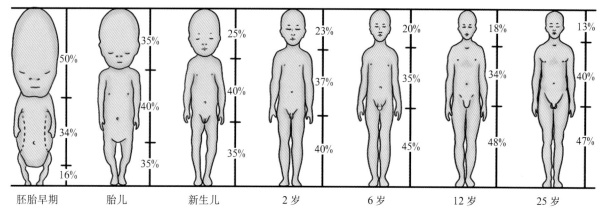

图 4-2-1 身体各部分比例的变化。从胎儿到成年期,头颅占比逐渐降低,下肢占比逐渐增加,躯干的比例相对稳定在 35%~40%

## 三、从 5 岁到青春期开始:稳定的时期

青春期开始前,躯干生长减慢。从 5 岁到青春期开始(女孩的骨龄为 11 岁、男孩的骨龄为 13 岁),生长明显减速,站立身高大约以 5.5cm/年的速度增长。大约三分之二的生长(3.2cm)来源于下肢,大约三分之一(2.3cm)来源于坐高。躯干的生长速度较慢,下肢的生长速度比躯干快,因此也改变了身体的比例。在此期间,男孩的站立身高将增加 27%(约 44cm),坐高增加 20%(约 18cm),下肢长度增加 32%(约 26cm);女孩的站立身高将增加 22%(约 34cm),坐高增加 17%(约 14cm),下肢长度约增加 28%(20cm)。5 岁时,坐高增加到 60cm,约为正常坐高的 66%,增加 26~30cm。

从 5 岁到青春期开始,平均体重增加约 2.5kg/年。在 10 岁时,体重约占生长发育结束时最终体重的 50%。相比之下,这个年龄段男孩的站立身高是生长发育结束时最终站立身高的 78%,女孩为 83%。

## 四、青春期是另一个生长高峰

青春期通常可称为人体生长的第二个高峰。在青春期,男孩大约还可以增长 22.5cm(坐高 12.5cm、下肢长度 10cm),女孩为 20.5cm(坐高 11.5cm、下肢长度 9cm)(图 4-2-2~图 4-2-5)。

使用年龄判断青春期并不准确。一般来说女孩在 10 岁、男孩在 12 岁时开始进入青春期,生长速度的加快是青春期开始的最佳特征。从临床的角

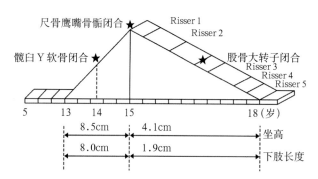

图 4-2-2 男孩的青春期生长图表。横坐标代表年龄,纵坐标代表身高增长速度,上方的文字代表对应年龄出现的重要骨骼成熟标志,下方的数字说明在 13~16 岁之间,坐高增加约 12.6cm、下肢增加约 9.9cm;身高的快速增加出现在髋臼 Y 软骨闭合到 Risser 1 之间,这段时间也就是快速生长高峰(PHV)时间

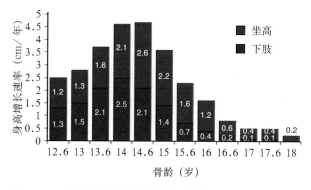

图 4-2-3 男孩的身高增长速率与骨龄对比。横坐标代表骨龄,纵坐标代表身高每年的增长量,分为两部分,红色代表坐高增长量,蓝色代表下肢增长量,可以发现在青春期生长的前部分时间下肢的生长速度比坐高的生长速度快,而后部分时间相反

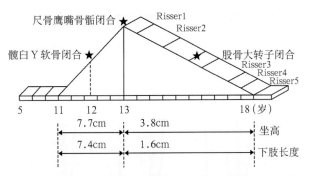

图 4-2-4    女孩的青春期生长图表。横坐标代表年龄，纵坐标代表身高增长速度，上方的文字代表对应年龄出现的重要骨骼成熟标志，下方的数字说明在 11~16 岁之间，坐高增加约 11.5cm，下肢增加约 9cm；身高的快速增长出现在髋臼 Y 软骨闭合到 Risser1 之间，这段时间也就是 PHV 时间。与图 4-2-2 相比，女孩的 PHV 时间较男孩提前

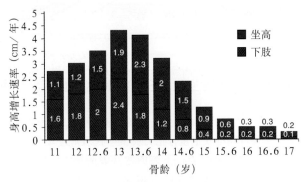

图 4-2-5    女孩的身高增长速率与骨龄对比。横坐标代表骨龄，纵坐标代表身高每年的增长量，分为两部分，红色代表坐高增长量，蓝色代表下肢增长量，可以发现在青春期生长的前部分时间下肢的生长速度比坐高的生长速度快，而后部分时间恰恰相反

度看，青春期的开始可由一系列因素来识别：第二性征、年龄和骨骼年龄。在骨龄 11 岁以后，男孩和女孩的生长模式不同，女孩在 11 岁（骨龄）时进入青春期，男孩在 13 岁（骨龄）时进入青春期。青春期及其伴随的快速生长对骨科医生来说是一个非常重要的时期，因此确认青春期的开始是至关重要的。

青春期生长发育有四个主要特征：①身高显著增加；②身体上下节段比例变化；③整体形态变化：盆腔直径、脂肪分布等；④第二性征发展。在青春期无论男女，生长速度均会加快。青春期躯干的生长比下肢更明显，约三分之二的生长来源于坐高（即躯干）的增加，而只有三分之一来源于下肢长度的增加。

青春期男孩的平均身高超过女孩。平均来说，男孩最终比女孩高 12~15cm，这是由两个因素造成的，首先男孩比女孩大约多生长 2 年，其次男孩在青春期的生长速度比女孩略快。从青春期开始到结束，男孩的站立身高大约增长（14±1）%，约为 22.5±1cm，由 12.5cm 的坐高和 10cm 的下肢长度组成。女孩站立身高大约增长（13±1）%，约为 20.5±1cm，由 11.5cm 的坐高和 9cm 的下肢长度组成。

关于青春期生长速度的峰值，男孩出现在骨龄 13~15 岁，女孩出现在骨龄 11~13 岁。在女孩骨龄为 13 岁、男孩骨龄为 15 岁之后，每年的身高增长速度有很大的下降且下肢停止快速生长。在此之后的平均剩余生长总量为 5.5cm、坐高约 4cm、下肢约 1.5cm。这种生长速度的变化是评估脊柱侧凸进展的一个非常重要的因素。要想准确评估青春期的特征，需要使用骨龄评估，同时需要评估月经的开始和每年的身高增长速度等指标，仅仅通过单一的指标评估并不准确。

综合前述的数据，Tanner 等绘制了从出生到青春期结束时的生长速率图（图 4-2-6）。从图中可以看出在骨骼成熟之前的两个快速生长高峰分别出现在刚出生以及青春期，且女性的青春期 PHV 较男性提前约 2 年。

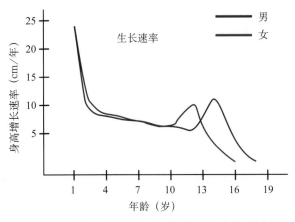

图 4-2-6    男孩和女孩从出生到骨骼发育成熟之间的身高增长速率示意图。横坐标代表年龄，纵坐标代表身高增长速率，可以发现在刚出生时身高增长速率很快，随后快速下降，在青春期时反弹，达到又一个快速生长高峰，随后下降至零，且女孩的青春期生长高峰出现的时间较男孩提前约 2 年

## 五、第二性征特征

在整个青春期第二性征都处于发育状态，体毛的增长、乳头的发育、睾丸的肿胀是青春期开始的第一个生理信号。男孩青春期的第一个生理特征是睾丸生长，在 PHV 前 1.7 年发生，在达到成年身高前 3.5 年结束。青春期开始时，骨龄大约为 13 岁；Risser 征为 0，三角软骨（髋臼 Y 软骨）开放。女孩进入青春期的第一个生理信号是乳房发育，93% 的女孩乳房发育出现在 PHV 前 1 年左右，平均骨龄为 11 岁；Risser 征仍然为 0，三角软骨在青春期开始时仍然开放。初潮发生在乳房发育后 2 年左右，通常在初潮后 2.5 ~ 3 年后停止生长。腋毛的出现发生在 PHV 之后。

第二性征的发育一般与骨龄一致，但有 10% 的病例存在差异。青春期可能会加速，生长可能会比平常更快结束，可能会使得骨科医生应对不及时。目前已经证明，青春期骨龄加速是很常见的。

## 六、快速生长高峰

根据这些人体测量学指标，尤其是坐高和身高在青春期的变化趋势，可以将快速生长高峰分为两部分：第一阶段（即生长速度曲线上升阶段）表示生长速度的增快，是青春期生长的主要阶段；第二阶段（生长速度曲线的下降阶段）表示生长速度的减慢。

青春期生长的第一阶段一般持续 2 年，女孩骨龄为 11 ~ 13 岁，男孩骨龄为 13 ~ 15 岁。女孩在这一阶段站立身高的增加约为 15.1cm，其中坐高为 7.7cm、下肢长度为 7.4cm；男孩站立身高约增加 16.5cm，其中坐高增加为 8.5cm、下肢长度为 8cm。在青春期发育的第一阶段，坐高的增加贡献 53%，下肢长度的增加贡献 47%。因此，在这个生长阶段，更多的生长来自躯干而不是下肢。

快速生长高峰对应着生长速度曲线的上升侧。三角软骨闭合发生在快速生长高峰的一半左右，闭合时女孩的骨龄约为 12 岁，男孩约为 14 岁。三角软骨闭合后，仍然处于快速生长高峰中，因此一般将 Risser 0 级和三角软骨闭合作为提示快速生长高峰的影像学指标。

青春期生长的第二阶段为生长速度曲线的下降侧，对应生长速度的降低，需要注意的是这里是生长速度的降低，并不是停止生长。这一阶段女孩发生在骨龄 13 ~ 16 岁，男孩发生在骨龄 15 ~ 18 岁。在这个阶段，男孩和女孩的站立身高都会增加约 6cm，其中坐高增加 4.5cm，下肢长度增加 1.5cm。坐高的增加对站立身高的增加贡献了 80%。这种生长速度下降的开始通常在骨龄 13 ~ 13.5 岁之间，对应 Risser 1 级。在这一阶段之后，女孩的平均坐高将增加 4cm、下肢长度将增加 0.6cm。

邱勇团队于 2008 年抽样调查了 28 251 例江苏常州城镇地区在校中小学生（不含体育运动学校及残疾人学校的学生），其中男孩 15 204 例、女孩 13 047 例，年龄 8 ~ 17 岁，均为汉族，比较有代表性地研究了当代中国正常儿童及青少年的青春期生长发育变化和峰值特征（表 4-2-1）。男孩和女孩分别在 16 岁和 14 岁后身高增长趋于缓慢，且女孩比男孩较早达到平台期。男孩在 17 岁平均身高达到 173.6cm，女孩在 17 岁平均身高达到 161.1cm。男女身高增长速率曲线见图 4-2-7 和图 4-2-8。曲线呈抛物线形，由生长加速期和生长减速期构成。曲线的最高点代表生长速率最快的时候，说明此时正处于 PHV 中。男孩在 12.6 岁、女孩在 10.6 岁时分别达到 PHV。达到 PHV 时男孩和女孩瞬时生长速率分别为 6.91cm/ 年和 6.69cm/ 年。男孩 17 岁后、女孩 15 岁后平均身高增长速率降至 1cm/ 年下，此时的平均身高分别为男孩 173.6cm、女孩 160.3cm。男女性青春期生长速率高峰特征见表 4-2-2。生长高峰起始年龄在男孩为 9.3 岁，在女孩为 8.0 岁。青春期身高增长在男孩为 35.7cm，在女孩为 29.1cm，分别占对成人身高贡献的 20.4% 和 18%。

对于正常青少年的身高增长及 PHV 的数值，不同国家和种族、不同时间段的数值均存在一定差异。Bundak 等对土耳其 1112 例健康在校男孩进行横断面和纵向随访研究，数据为 1989—1999 年的测量数据，研究发现男孩平均在 11.6±1.2 岁达到 PHV，达到 PHV 时的生长速率为 10.1±1.6cm/ 年。Pamsiotou 对 204 例 8 ~ 10 岁希腊健康男孩进行纵向随访 7.5 年，每 3 个月随访一次，发现男孩平均在 13.2 岁时达到 PHV，PHV 时的生长速率为 11cm/ 年。Hamill 等采用横断面研究发现美国男孩和女孩 PHV 年龄分别为 13.5 岁和 11.5 岁，PHV 时的身高增长速率分别为 9.5cm/ 年

| 表 4-2-1 | 中国正常青春期男孩和女孩各年龄组的身高测量数据 | | | | | |
|---|---|---|---|---|---|---|
| 年龄组（岁） | 男孩（15204 例） | | | 女孩（13047 例） | | |
| | 身高（cm） | 年平均增长量（cm） | n（例） | 身高（cm） | 年平均增长量（cm） | n（例） |
| 8 | 132.1±5.9 | – | 1265 | 131.2±5.7 | – | 1089 |
| 9 | 136.6±6.4 | 4.5 | 1627 | 136.2±6.7 | 5.0 | 1265 |
| 10 | 141.5±6.9 | 4.9 | 1696 | 142.3±7.4 | 6.1 | 1368 |
| 11 | 148.1±8.1 | 6.6 | 1667 | 149.1±7.6 | 6.8 | 1491 |
| 12 | 155.4±8.7 | 7.3 | 1646 | 154.3±6.7 | 5.2 | 1348 |
| 13 | 161.4±8.4 | 6.0 | 1617 | 157.2±6.2 | 2.9 | 1349 |
| 14 | 166.6±7.4 | 5.2 | 1703 | 159.1±5.6 | 1.9 | 1530 |
| 15 | 170.6±6.4 | 4.0 | 1843 | 160.3±5.2 | 1.2 | 1713 |
| 16 | 172.5±5.8 | 1.9 | 1515 | 160.9±5.2 | 0.6 | 1414 |
| 17 | 173.6±5.6 | 1.1 | 625 | 161.1±5.4 | 0.2 | 480 |

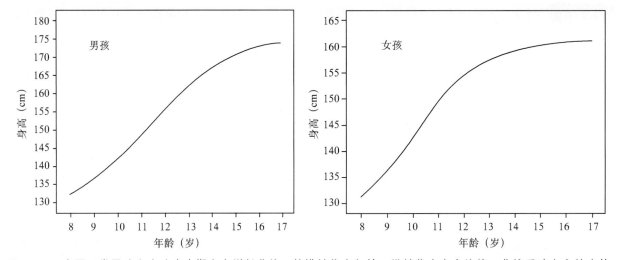

图 4-2-7　中国正常男孩和女孩青春期身高增长曲线。其横轴代表年龄，纵轴代表身高均值，曲线反映身高的走势。可见从 10 岁开始身高增长速度变快，16 岁后男孩生长趋于缓慢，14 岁后女孩生长趋于缓慢。和男孩相比，女孩生长较早进入平台期

和 7.9cm/ 年。Berkey 等对美国白人儿童采用纵向随访研究，发现男孩和女孩 PHV 年龄分别为 13.57 岁和 11.49 岁，PHV 时的身高增长速率分别为 9.49cm/ 年和 8.14cm/ 年。Tanner 等综合纵向随访和横断面研究，发现美国男孩和女孩 PHV 年龄分别为 13.5 岁和 11.5 岁，PHV 时的身高增长速率分别为 9.5cm/ 年和 8.14cm/ 年；他的另一项研究发现欧洲的男孩和女孩 PHV 年龄分别为 13.91 岁和 11.89 岁，PHV 时的身高增长速率分别为 8.8cm/ 年和 8.13cm/ 年。Hamill、Berkey 和 Tanner 三位学者的上述研究均基于二十世纪

六七十年代的测量数据。上述研究数据差别较大，可能与人种、地域、气候、经济条件和社会环境等多种因素有关。由于人种不同，与之进行比较意义不大。Lee 等在 2004 年对中国台北地区 1139 例健康在校生进行纵向随访研究 3~4 年，发现中国台北地区男孩和女孩的 PHV 年龄分别为 12.5 岁和 10.5 岁，PHV 时的身高增长速率分别为 8cm/ 年和 7cm/ 年。男孩在 17 岁、女孩在 15 岁时身高年增长量低于 1cm，与南京鼓楼医院团队的结论相似。

对于我国大陆地区的汉族人群，国家级别的生长发育普查从 1985 年起每 5 年进行一次，结

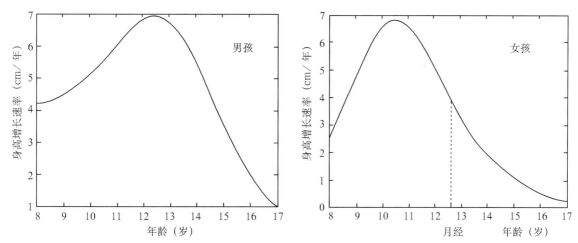

图 4-2-8　中国正常男孩和女孩青春期身高增长速率曲线。横轴代表年龄，纵轴代表瞬时增长速率。曲线呈抛物线形，由增长加速期和增长减速期构成。曲线的最高点，表示增长速率最快的一点，正处于 PHV 当中。男孩在 12.6 岁时达到 PHV，PHV 时的瞬时增长速率为 6.91cm/ 年。和男孩相比，女孩平均早两年达到 PHV，达到 PHV 时的年龄为 10.6 岁，PHV 时的瞬时增长速率为 6.69cm/ 年，平均月经初潮年龄为 12.62 岁

| 表 4-2-2 | 中国正常青春期男孩和女孩生长速率高峰特征 | |
| --- | --- | --- |
| | 男孩 | 女孩 |
| 生长高峰起始年龄（岁） | 9.3 | 8.0 |
| 生长速率高峰年龄（岁） | 12.6 | 10.6 |
| 生长速率高峰（cm/ 年） | 6.91 | 6.69 |
| 成人身高（cm） | 175.08 | 161.38 |
| 青春期获得身高（cm） | 35.7 | 29.1 |
| 青春期身高增长对成人身高的贡献（%） | 20.4 | 18.0 |

果提示生长发育的开始和幅度在渐渐提前和增加，表现为 18 岁成年男性的身高从 166.6cm 增加到 173.4cm；而 18 岁成年女性的身高从 155.8cm 增加到 161.2cm。2005 年的国家调查结果示：平均身高 18 岁男性的每 10 年增加 6.7cm，女性增加 5.4cm。徐勇勇等对我国大陆地区二十世纪八九十年代的儿童和青少年身高资料进行身高增长曲线拟合，研究发现我国男孩和女孩分别在 13.6 岁和 11.5 岁达到 PHV。叶凌等采用 1995 年 5 月四川省城乡 32 524 例汉族中小学生身高普查资料，绘制生长曲线研究发现，四川城乡男孩和女孩达到 PHV 时的年龄是一致的，分别为 13 岁和 11 岁，而城乡男孩和女孩达到 PHV 的身高增长速率有所不同，城镇男孩和女孩分别为 8.3cm/ 年和 6.6cm/ 年，农村男孩和女孩分别为 6.2cm/ 年和 6.0cm/ 年。

与之相比，南京鼓楼医院研究发现的 PHV 到达时间有所提前，同年龄儿童的身高也有增长的趋势，这可能与社会经济不断进步，物质文化水平越来越高有关。

既往研究表明身体不同部位存在不同的特征性生长模式，普遍被证实的是一种由远及近的阶梯状生长，即无论是在早熟的还是晚熟的个体，躯体的远端部分在青春期最先达到生长速率高峰。因此，一般认为下肢和足的生长速率高峰早于身高，而肩峰间距离的生长速率高峰晚于身高。即青春期的生长高峰可以看作是三个小高峰的组合（图 4-2-9）：第一个小高峰是下肢的生长，第二个小高峰是躯干的生长（这两个高峰处于生长速度曲线的上升阶段，即处于 PHV 过程中），第三个小高峰是胸廓的

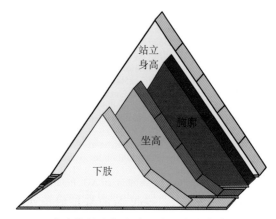

图 4-2-9　青春期的生长高峰是由三个小高峰组成，先以下肢的生长为主，随后是坐高的增长，最后是胸廓的生长

生长，发生在生长速率曲线的下降阶段。在骨骼成熟时，男孩的最终站立身高约为 $175\pm6.6cm$，女孩的最终站立身高约为 $166\pm6cm$。Busscher 等纵向研究了 142 例男孩和 242 例女孩鞋码的增长峰值，发现男孩 11.5 岁、女孩 10.4 岁时达到鞋码增长速率峰值，比该地区（荷兰）相应的男孩和女孩生长速率峰值分别早了 2.5 年和 1.3 年。鞋码的增加在达到坐高生长速率峰值时（男孩 13.7 岁、女孩 12 岁）均停止。Busscher 通过文献回顾发现鞋码增长峰值和实际的足长增长峰值具有较好的一致性，且鞋码的变化具有易记的特点，因此他们认为鞋码增长高峰可代替实际足长增长高峰来提前预测身高及坐高生长速率峰值的时间。

青春期的另一个特点是体重大幅度增加，青春期初期，男孩的平均体重为 40kg，女孩为 33kg。在骨骼发育成熟时，男孩的平均体重为 65kg（增加 25kg），女孩的平均体重为 56kg（增加 23kg）。在青春期发育高峰期，体重平均每年增加 5kg。

**参考文献**

[1] Alimujiang A, Colditz GA, Gardner JD, et al. Childhood diet and growth in boys in relation to timing of puberty and adult height: the Longitudinal Studies of Child Health and Development[J]. Cancer Causes Control, 2018, 29(10): 915-926.

[2] Bundak R, Darendeliler F, Gunoz H, , et al. Analysis of puberty and pubertal growth in healthy boys[J]. Eur J Pediatr, 2007, 166(6): 595-600.

[3] Busscher I, Kingma I, Wapstra FH, et al. The value of shoe size for prediction of the timing of the pubertal growth spurt[J]. Scoliosis, 2011, 6(1): 1.

[4] Hamill PV, Johnston FE, Lemeshow S. Height and weight of youths 12-17 years, United States[J]. Vital Health Stat 11, 1973(124): 1-81.

[5] Little DG, Song KM, Katz D, et al. Relationship of peak height velocity to other maturity indicators in idiopathic scoliosis in girls[J]. J Bone Joint Surg Am, 2000, 82(5): 685-693.

[6] Mills K, Baker D, Pacey V, et al. What is the most accurate and reliable methodological approach for predicting peak height velocity in adolescents? A systematic review[J]. J Sci Med Sport, 2017, 20(6): 572-577.

[7] Tanner JM, Buckler JM. Revision and update of Tanner-Whitehouse clinical longitudinal charts for height and weight[J]. Eur J Pediatr, 1997, 156(3): 248-249.

[8] Busscher I, Gerver WJ, Kingma I, et al. The growth of different body length dimensions is not predictive for the peak growth velocity of sitting height in the individual child[J]. Eur Spine J, 2011, 20(5): 791-797.

[9] Busscher I, Kingma I, de Bruin R, et al. Predicting the peak growth velocity in the individual child: validation of a new growth model[J]. Eur Spine J, 2012, 21(1): 71-76.

[10] Busscher I, Wapstra FH, Veldhuizen AG. Predicting growth and curve progression in the individual patient with adolescent idiopathic scoliosis: design of a prospective longitudinal cohort study[J]. BMC Musculoskelet Disord, 2010, 11: 93.

[11] Chazono M, Tanaka T, Marumo K, et al. Significance of peak height velocity as a predictive factor for curve progression in patients with idiopathic scoliosis[J]. Scoliosis, 2015, 10(Suppl 2): S5.

[12] Loncar-Dusek M, Pećina M, Prebeg Z. A longitudinal study of growth velocity and development of secondary gender characteristics versus onset of idiopathic scoliosis[J]. Clin Orthop Relat Res, 1991(270): 278-282.

[13] Mao S, Xu L, Zhu Z, et al. Association between genetic determinants of peak height velocity during puberty and predisposition to adolescent idiopathic scoliosis[J]. Spine (Phila Pa 1976), 2013, 38(12): 1034-1039.

[14] Sanders JO, Browne RH, Cooney TE, et al. Correlates of the peak height velocity in girls with idiopathic scoliosis[J]. Spine (Phila Pa 1976), 2006, 31(20): 2289-2295.

[15] Sanders JO, Karbach LE, Cai X, et al. Height and extremity-length prediction for healthy children using age-based versus peak height velocity timing-based multipliers[J]. J Bone Joint Surg Am, 2021, 103(4): 335-342.

[16] Shi B, Mao S, Liu Z, et al. Spinal growth velocity versus height velocity in predicting curve progression in peri-pubertal girls with idiopathic scoliosis[J]. BMC Musculoskelet Disord, 2016, 17(1): 368.

## 第三节　骨骼成熟度评估

骨龄（skeletal age，SA）是骨骼年龄的简称。正常人体在骨骼发育过程当中，骨骼的骨化速度及骨骺与干骺端闭合时间及其形态的变化都呈现一定的规律性，这种规律用时间来表示即为骨龄。骨龄是一种生物学年龄，是评价儿童生长发育、脊柱疾病进程的重要指标。对于儿童脊柱外科来说，需要熟悉多种骨龄的评估方法，从实足年龄到月经，以及掌指骨、肘关节评分等。骨龄对于预测患者生长、预测脊柱畸形的进展都有极大的意义。

原则上，人体骨骼的各部分均可用于估计成熟程度，但手腕部因骨骼数目较多，有腕骨、掌骨、指骨加上尺骨和桡骨共 29 块，以及内侧籽骨也是骨骼发育的重要标志，并且易于摄片和防护，所以国内外多采用拍摄手腕骨 X 线片的方法进行骨骼成熟度测量。概括起来，国内外判定骨龄的方法有十余种，但无论哪种类型，都必须制订相应的骨龄标准。由于不同地区、不同种族、不同社会经济背景下儿童的骨发育速度不一致，原则上不能用同一骨龄标准去评价不同地区、不同种族、不同年代的儿童，因此骨龄评价标准应有地域性、种族性及时间性的特点。骨龄评价标准不是一成不变的，而是需要不断修正的。

## 一、实足年龄（chronological age）

实足年龄是评估发育成熟度的一个简单指标，获取方便，实足年龄 9 岁和 11 岁分别提示着女孩和男孩生长发育高峰期即身高纵向生长高峰期的开始，而 11.5 岁和 13.5 岁则提示分别达到了女孩和男孩的快速生长高峰（PHV）。人体测量学研究表明，女性 AIS 患者 12 岁之前生长迅速，16 岁之后无明显生长。而组织学研究表明，女性患者髂嵴软骨的组织学分级与实足年龄呈显著的负性相关，即实足年龄越大，相应的组织学分级越低，残留生长潜能亦越小，到 16 岁以后无明显增殖活性。实足年龄的不足在于其对生长潜能的评估受个体性别、营养、地域、种族等因素的影响较大，因而临床应用时需综合考虑此类因素的影响。近期针对中国人群的相关研究发现，中国正常男孩和女孩分别在 12.6 岁和 10.6 岁达到生长速率高峰，临床应用时可选用该年龄值作为参考，但文献报道 95% 的男孩和女孩达到 PHV 时的年龄跨度分别在 12～16 岁和 10～14 岁之间，这一变异范围表明单纯用年龄仅能提示而不能准确评估生长潜能。

## 二、月经初潮（menarche）

月经初潮是青春期女孩一个重要的显著的成熟标志，而且月经初潮是否出现与侧凸进展密切相关，很多学者研究发现月经初潮出现之后侧凸进展的危险性比月经初潮出现之前明显减小。关于月经初潮和 PHV 之间的关系，一致的观点认为，月经初潮平均出现时间在 PHV 之后半年左右。月经初潮出现之后，表明基本已过 PHV，因而初次月经未来之前，处于 PHV 之前、之中、之后都有可能。但是月经和骨骼成熟度并不完全匹配，临床上可以出现月经已至但 Risser 征为 0 级的患者，也存在月经未至而 Risser 征已达 4 级的患者，这时需要借助其他的骨骼成熟指标来作出综合判断，一般以骨骼成熟度指标作为临床诊疗的标准，月经仅仅作为参考。同时还要排除是否存在妇科方面的异常，如卵巢肿瘤、先天性阴道闭锁等。当出现 Risser 征和月经之间的矛盾现象时，Risser 征要比月经初潮时间更能反映患者残留的生长潜能，在决定是否停止支具治疗时，应优先考虑 Risser 征而不是初潮时间。

毛赛虎等采用大样本横断面研究（图 4-3-1）绘制了国内正常女孩月经初潮年龄曲线（图 4-3-2）。这项研究共纳入 6476 例女孩，平均月经初潮年龄为 12.62±0.99 岁（7.9～16.4 岁），平均中位数年龄为 12.63 岁。与 Wu 等的研究结果 13.86 岁相

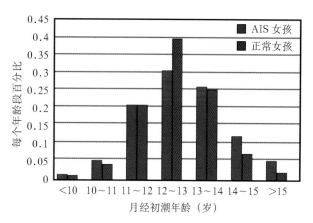

图 4-3-1　AIS 与正常女孩不同年龄段月经初潮年龄分布图比较

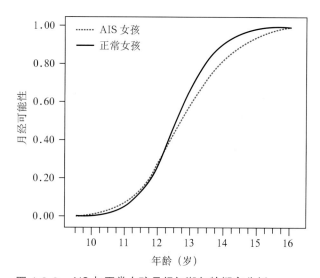

图 4-3-2　AIS 与正常女孩月经初潮年龄概率分析

比，月经初潮时间明显提前了，然而 Wu 等的研究时间点为 1980 年，这种差异可能与近二十年社会经济的飞速发展有关。毛赛虎等的研究结果与同时期美国人的研究结果 12.43 岁相比，差异并不大。40.6% 的女孩在 12～13 岁之间经历了月经初潮，12～13 岁是月经初潮到来最常见的年龄段。女孩年龄在 11.38 岁时约有 10% 的女孩已经历了月经初潮，而 13.88 岁时约有 90% 的女孩经历了月经初潮。同时对 2196 例 AIS 女孩进行对比研究发现，10% 的 AIS 女孩已经历月经初潮的年龄为 11.27 岁，而 90% 的 AIS 女孩经历了月经初潮的年龄为 14.38 岁，总体平均月经初潮年龄在 12.83±1.22 岁（图 4-3-1、图 4-3-2）。AIS 女孩 90% 月经初潮的年龄显著晚于正常女孩，AIS 女孩 14 岁后月经初潮所占的比率也显著高于正常女孩。这一研究结果证实 AIS 患者的月经初潮存在迟发的倾向，尤其

是 90% 的 AIS 女孩经历月经初潮的年龄更迟。其中，90% 的月经初潮年龄，AIS 女孩和正常女孩相差 0.5 年。延迟的月经初潮可能意味着更长的生长期，增加脊柱暴露于致病因素的时间，诱发或加重脊柱侧凸。另一种可能的解释是延迟的月经初潮提示着内分泌系统对生长发育调控的异常。

## 三、Risser 征

1936 年 Risser 首先提出以髂骨出现骨化作为评估脊柱骨生长发育的指标。此骨骺首先出现于髂前上棘处，后逐步向髂后上棘延伸，然后与髂骨翼结合，历时 12～36 个月。Risser 将其分为 5 级，Risser 分级有法国标准和美国标准，但是以美国标准为常用（图 4-3-3），髂前上棘到髂后上棘分为四等段，是为 4 个级，骨骺融合为第 5 级。Risser 征法国标准则将髂嵴三等分，尚未骨化为 0 级，骨化自髂嵴的前方（或外侧）向后方（内侧）从 1 级到 3 级逐步进展，当骨化的骨骺与髂骨翼开始融合时为 4 级，骨骺与髂骨完全融合后为 5 级。

Risser 征是脊柱外科医生在评估和处理脊柱侧凸时最常应用的一个骨性成熟标志，但目前有研究表明，当 Risser 征出现时，可能已经过了生长高峰，这时生长速率正处于一个快速的下降期。Little 的研究中，有 85% 的患者 Risser 1 级时已经过了 PHV。而且 Risser 征与骨龄之间的相关性不高，它不能用来准确评价骨龄。在 Risser 征未出现阶段，可以是处在 PHV 之前、之中或之后，因此预测 PHV 时，Risser 征只能作为参考。Risser 征 0 或 1 级者，由于有显著的脊柱生长潜能，因此弯度进展仍属高危。若此骨骺尚未融合，说明脊柱尚有生长潜力，侧凸仍可能继续发展。

## 四、指骨骨龄（digital skeletal age，DSA）

Tanner-Whitehouse Ⅲ 评分系统是由 Tanner 和 Whitehouse 于 1976 年提出，其评分标准基于尺骨、桡骨、掌骨及末端指骨骨骺的不同形态。该评分系统分为尺骨、桡骨、掌骨（radius, ulna and small bones, RUS）和腕骨（carpal bones, CARP）两种骨龄评分法，与 PHV 均有相对较好的相关性。基于 Tanner-Whitehouse Ⅲ 评分系统，女

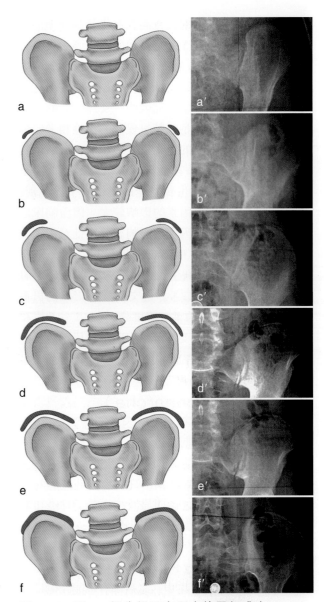

图 4-3-3　Risser 征分级示意图（美国标准）。a、a′：Risser 0 级；b、b′：Risser 1 级；c、c′：Risser 2 级；d、d′：Risser 3 级；e、e′：Risser 4 级；f、f′：Risser 5 级

性 PHV 多出现于实足年龄 11～11.5 岁，而实足年龄超过 16 岁时则生长潜能基本丧失。然而，完整的 Tanner-Whitehouse Ⅲ 评分系统较为复杂，临床应用困难，且对特发性脊柱侧凸患儿生长潜能及侧凸进展风险的评估仍不够准确，但其意义在于为随后的多种骨龄评估系统的提出打下了良好的基础。

2007 年，Sanders 等研究发现 Tanner-Whitehouse Ⅲ 评分系统中的尺骨和桡骨骨龄评分与生长潜能的相关性最低，因此将 Tanner-Whitehouse Ⅲ 评分系统中的尺骨和桡骨的骨龄评分去除，仅计算指骨的骨骺形态学评分，并将之重新

定义为 DSA 评分系统。DSA 评分系统不仅简化了 Tanner-Whitehouse Ⅲ 评分系统，而且同时保持了较高的预测能力。为了避免 DSA 评分系统中复杂的加权分值计算，目前临床常用的简化 DSA 系统分为 5 级（图 4-3-4）：

E 级：中指中节指骨骨骺比干骺端窄。

F 级：中指中节指骨骨骺和干骺端一样宽，但没有成帽。

G 级：中指中节指骨骨骺开始卷曲，形成帽子状的形态。

H 级：中指中节指骨骨骺开始融合。

I 级：中指中节指骨骨骺完全融合。

当没有形成帽状结构时（F 级），此级表示在 PHV 前 24 个月；骨骺融合（I 级）提示已过 PHV；而中节及近节指骨骨骺形成帽状结构，但远节指骨骨骺未形成帽状结构（G 级），则提示在 PHV 之前 6 个月；若远节、中节及近节指骨骨骺都形成帽状结构，则提示正处在 PHV。DSA 评分具有较高的稳定性，与 PHV 以及侧凸进展具有很高的相关性，而且简单易行，因此在预测 PHV 时具有重要的临床意义。

随后，Sanders 等在 DSA 评分的基础上进行简化，提出了简化骨龄评分（simplified skeletal maturity scoring, SSMS）系统（图 4-3-5a~h）。该方法以各手指指节、掌骨及桡骨的骨骺形态变化为基础，根据不同的骨骺形态将其分为 E~I 级：E 级（指骨骨骺比干骺端窄）、F 级（指骨骨骺和干骺端等长，但仍未成帽）、G 级（指骨骨骺开始卷曲，形成类似帽子状的形态）、H 级（指骨骨骺开始融合）和 I 级（指骨骨骺完全融合）。据此，SSMS 系统定义为：

1 级（图 4-3-5a）：指节或掌骨均处于 E 级（骨骺比干骺端窄）。

2 级（图 4-3-5b）：所有指节和掌骨均处于 F 级（指骨骨骺和干骺端一样宽，但没有成帽）。

3 级（图 4-3-5c）：所有指节和掌骨均处于 G 级（指骨骨骺卷曲，形成帽状）。

4 级（图 4-3-5d）：远端指节处于 H 级（指骨骨骺开始融合）而其他指节和掌骨仍处于 G 级（指骨骨骺卷曲，形成帽状）。

5 级（图 4-3-5e）：远端指节为 I 级（指骨骨骺完全融合）而其他指节和掌骨仍处于 G 级。

6 级（图 4-3-5f）：远端指节为 I 级（指骨骨骺完全融合）而其他指节和掌骨仍处于 H 级。

7 级（图 4-3-5g）：所有指节和掌骨均处于 I 级（指骨骨骺完全融合），但桡骨远端处于 G 级或 H 级。

8 级（图 4-3-5h）：所有指节、掌骨和桡骨远端均处于 I 级（指骨骨骺完全融合）。

南京鼓楼医院团队系统性分析了 SSMS 系统在特发性脊柱侧凸患者生长潜能中的预测价值，SSMS 系统 2~4 分提示患者具有较高的生长潜能和身高增长速率。另外，SSMS 系统使用过程简单方便，易于记忆且与 DSA 评分具有良好的相关性，是一种具有较好临床使用价值的生长潜能评估指标，值得在临床工作中广泛推广使用。

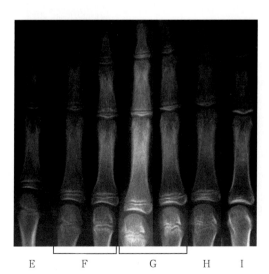

E　　F　　G　　H　　I

图 4-3-4　DSA 评分示意图。根据掌指骨骺的形态分为若干等级，其中 E：中指中节指骨骨骺比干骺端窄；F：中指中节指骨骨骺和干骺端一样宽，但没有成帽；G：中指中节指骨骨骺开始卷曲，形成帽子状的形态；H：中指中节指骨骨骺开始融合；I：中指中节指骨骨骺完全融合

1 级

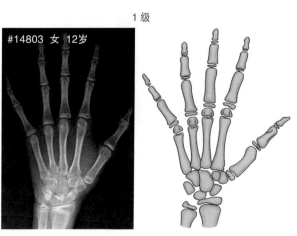

#14803　女　12 岁

图 4-3-5a　SSMS 系统 1 级

2 级

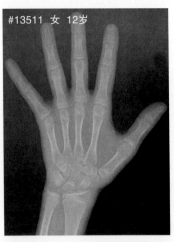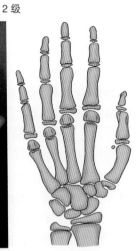

图 4-3-5b　SSMS 系统 2 级

3 级

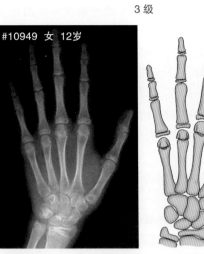

图 4-3-5c　SSMS 系统 3 级

4 级

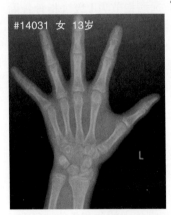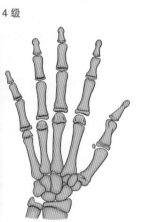

图 4-3-5d　SSMS 系统 4 级

5 级

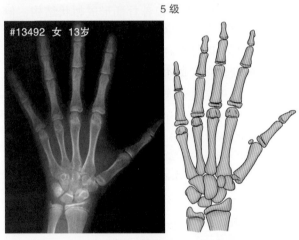

图 4-3-5e　SSMS 系统 5 级

6 级

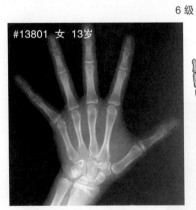

图 4-3-5f　SSMS 系统 6 级

7 级

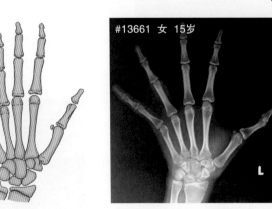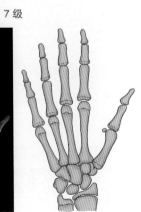

图 4-3-5g　SSMS 系统 7 级

8 级

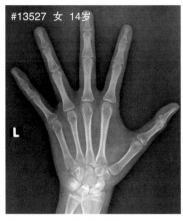
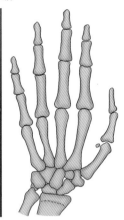

图 4-3-5h　SSMS 系统 8 级

## 五、三角软骨（triradiate cartilage）

三角软骨（髋臼 Y 软骨）是 Oxford 评分系统中的一个重要的指标。根据三角软骨闭合与否，分为没有闭合、不完全闭合和完全闭合三个阶段（图 4-3-6）。由于三角软骨通常在 Risser 征出现前闭合，所以对于早期（Risser 0 级）特发性脊柱侧凸的预后具有重要的意义。Sanders 等发现在 PHV 时，所有的 AIS 女孩的三角软骨是开放的，而三角软骨一旦闭合，所有 AIS 女孩都已过 PHV，理论上在三角软骨闭合前，应尽可能避免进行脊柱侧凸畸形的终期融合术。

## 六、肘关节的评估

Sauvegrain 方法是通过左侧肘部的正位和侧位 X 线片测定骨龄（图 4-3-7）。该方法对肘部的 4 个解剖结构进行计分，各项得分总计为 27 分。观察的具体部位为外髁（1~9 分）、肱骨滑车（1~5 分）、尺骨鹰嘴突（1~7 分）、桡骨近端骨骺（1~6 分）。如图 4-3-8 所示，每个分数对应解剖标志的

一个特定发育阶段。对这些解剖结构逐一评分，将评分累计，总分标记于图上，骨龄即可随之确定。该图为每个年龄得点的均值曲线，图上分别为男孩和女孩两条不同的曲线。然而，曲线上部很难读取数据，这些数据需通过重新校准绘制成更易读取数据的图标（图 4-3-8）。这种方法只能用于青春期开始至最初两年的很短的时间内，也就是生长发育加速以及第二性征发育的时期。

Sauvegrain 法是动态的，由肘部 X 线片更容易看清和评估形态学的改变。在青春期初始阶段（女孩 11 岁、男孩 13 岁），肘部大部分由软骨构成。两年后肘部的骨化中心完成融合。这一时期很关键，因为它标志着青春期发育的加速。Sauvegrain 法的观察间隔可达到 6 个月，并可以较好地观察在青春期内的快速生长变化。该法还是一种实用的方法，因为在实际应用中可以在很短的时间内对骨龄进行测定。同时该法也是一种具有很好重复性的方法。但 Sauvegrain 法也有其局限性，即只适用于青春期快速生长发育这一时期，也就是女孩 10~13 岁和男孩 12~15 岁。在青春期之前，儿童肘部主要是软骨，骨化中心的变化难以清晰地观察到。

Sauvegrain 法将青春期生长分为两个阶段：加速期和减速期。女孩骨龄从 11~13 岁是生长发育的加速期，这一期间其站立身高平均可增加 12cm；在男孩骨龄是 13~15 岁，站立身高平均增高 14cm。这个时期又称为青春期发育的"上升期"，肘部的生长中心开放而开始骨化。这一阶段开始的标志是 X 线片上可以看到尺骨鹰嘴突处出现第二个生长中心（图 4-3-9）。这一部分的发育在 Risser 征中仍处于 0 级。而生长发育减速期，在女孩的骨龄是 13~16 岁，在男孩的骨龄是 15~18 岁。肘部骨骺闭合表示减速期的开始，通常肘部骨骺闭合后 6 个月 Risser 征可为 1 级。

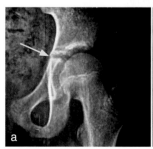
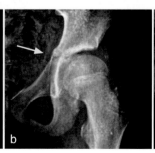
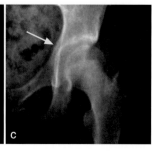

图 4-3-6　三角软骨分级示意图。图中所示为三角软骨未闭合（a）、不完全闭合（b）和完全闭合（c）三种状态

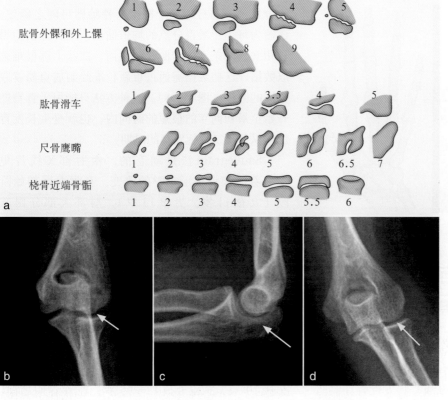

图4-3-7　肘关节Sauvegrain法评分标准示意图。肘关节Sauvegrain法评分标准的线条示意图，对应的骨骼和骨骺形态代表相应的分值（a）；肱骨滑车骨骺全部闭合，评分为5分（b）；尺骨鹰嘴突起在远端还有少许未闭合，评分为6.5分（c）；桡骨近端骨骺全部闭合，评分为6分（d）

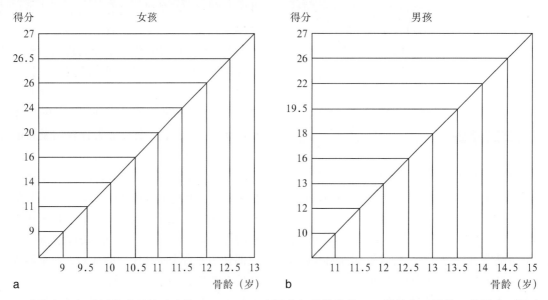

图4-3-8　欧美青少年重新校准后的肘关节Sauvegrain法评分与骨龄曲线图。横轴表示骨龄，纵轴表示评分。根据Sauvegrain法算出该患者的得分后，根据纵轴的评分和中间斜线，可以在横轴上得到相应的骨龄。女孩重新校准后的肘关节Sauvegrain法评分与骨龄曲线图（a），男孩重新校准后的肘关节Sauvegrain法评分与骨龄曲线图（b）

## 七、Tanner分级

　　Tanner分级是Tanner根据男孩的阴毛和性器官以及女孩的阴毛和乳房的发育情况人为划分的5个阶段（表4-3-1、表4-3-2），用于临床发育评估。

它是一种良好的评价发育成熟度的指标。文献研究表明，它与PHV有较好的相关性，在PHV时，女孩乳房和阴毛Tanner分级在Ⅱ～Ⅲ之间。研究发现乳房Tanner Ⅰ级高度提示在PHV之前，乳房和阴毛Tanner Ⅲ级提示在PHV之中或之后，而

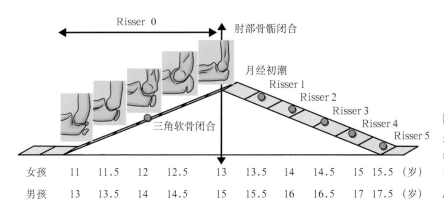

图 4-3-9　肘关节发育状态与青春期生长速率之间的关系。可以看到青春期生长的加速期是从肘部的生长中心开放并骨化开始的，减速期是从肘部骨骺闭合开始的

| 表 4-3-1 | 女孩 Tanner 分级 | |
| --- | --- | --- |
| 阶段 | 乳房发育分级 | 阴毛生长分级 |
| Ⅰ级 | 尚未开始发育，乳晕小于 2cm，摸不到乳房组织 | 尚未生长，或仅有汗毛 |
| Ⅱ级 | 乳房开始突出，乳晕渐变大，乳头位置在上半平面 | 大阴唇出现阴毛 |
| Ⅲ级 | 持续成长，乳房开始变得坚挺 | 阴阜出现阴毛 |
| Ⅳ级 | 内部乳房小叶与乳头持续成长，接近发育完全 | 继续生长蔓延，但尚未至大腿内侧 |
| Ⅴ级 | 发育完全，乳头位置在下半平面 | 已生长至大腿内侧（黄种人少见） |

| 表 4-3-2 | 男孩 Tanner 分级 | |
| --- | --- | --- |
| 阶段 | 阴毛生长分级 | 性器官发育分级 |
| Ⅰ级 | 无 | 青少年前期形态 |
| Ⅱ级 | 毛少，色淡，直式，在阴茎底部 | 睾丸和阴囊增大 |
| Ⅲ级 | 色深，开始卷曲，量稍增，向两侧延伸 | 阴茎变长，睾丸、阴囊继续增大 |
| Ⅳ级 | 接近成年男性外观，但量较少，毛粗，卷曲 | 龟头变宽成形，阴囊色深 |
| Ⅴ级 | 成年男性形态，扩及大腿内侧 | 成年男性形态 |

Tanner Ⅳ级通常发生在 PHV 之后。在其后续研究中，毛赛虎等发现乳房和阴毛的 Tanner 分级和侧凸进展之间有很好的相关性（$R=0.82$），侧凸度数快速增长开始于乳房 Tanner Ⅱ级至乳房 Tanner Ⅲ级。由于中国的特殊国情，此方法在中国的使用存在困难。

## 八、椎体环状骨骺

在侧位或正位 X 线片上，可看到椎体上、下有环状骨骺，为张力性骨骺，环状骨骺在青春期前出现。骨骺完全融合，则表明脊柱生长停止，侧凸将停止发展。椎体环状骨骺分为未融合、不完全融合和完全融合三种状态（图 4-3-10）。

对于椎体环状骨骺与全身生长速率相关性的研究目前仍然缺乏。虽然前面介绍的几种骨龄测量方法能够比较好地量化测定，但都是反映的全身生长潜能，而在支具治疗脊柱侧凸时，同样还要关注脊柱本身的生长潜能。因此，即使月经前后侧凸的生长潜能已经有限，但如椎体环状骨骺尚未闭合，对脊柱侧凸应该继续支具治疗。

王守丰等和王渭君等先后对 Risser 征与椎体生长板的组织学分级之间的关系进行研究。他们把椎体生长板的组织学分级（histological grades，HG）分为 4 级（图 4-3-11）。0 级：没有软骨增殖层和没有生长活性；Ⅰ级：软骨增殖层散在可见，但是没有生长活性；Ⅱ级：部分区域见软骨增殖层，部分区域软骨增殖层不明显，具有生长活性；Ⅲ级：全层切面可见软骨增殖层，具有明显生长活性。他们发现在女性特发性脊柱侧凸患者中 Risser 征分级与椎体生长板 HG 存在明显负相关，随着 Risser 征分级的增加，AIS 患者椎体生长板 HG 下降，椎体的生长潜能逐渐减小。所有 Risser 0 级的患者，椎体生长板组织学表现均为Ⅲ级生长活性；所有的 Risser 5 级的患者，HG 为 0 级生长活

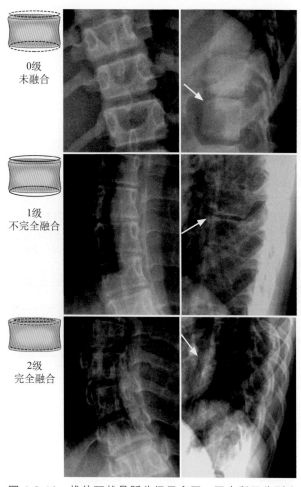

0级
未融合

1级
不完全融合

2级
完全融合

图 4-3-10 椎体环状骨骺分级示意图。图中所示分别为未融合（0级）、不完全融合（1级）和完全融合（2级）三种状态

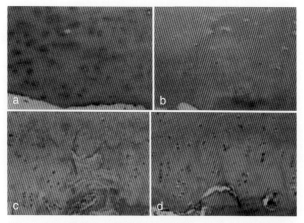

图 4-3-11 椎体生长板的组织学分级。0级：没有软骨增殖层、没有生长活性（a）；Ⅰ级：软骨增殖层散在可见，但是没有生长活性（b）；Ⅱ级：部分区域见软骨增殖层，部分区域软骨增殖层不明显，具有生长活性（c）；Ⅲ级：全层切面可见软骨增殖层，具有明显生长活性（d）

性；而在 Risser 4 级的患者中，35% 左右的患者椎体生长板组织学表现为 2 级生长活性，这表明单纯 Risser 4 级不是预测椎体生长停止的可靠指标，此时结合椎体的环状软骨闭合状态，可以更准确地判断脊柱本身剩余的生长潜能。

Risser 4 级和 HG Ⅱ 级的 AIS 患者平均年龄为 13 岁 4 个月，而对于 Risser 4 级和 HG 0 级及 Ⅰ 级的 AIS 患者，平均年龄为 16 岁 5 个月。这说明在 Risser 4 级的 AIS 患者，椎体生长板具有明显生长活性的患者比椎体生长板没有明显生长活性的患者平均社会学年龄小 2 年 11 个月。在相同 Risser 分级时，患者的社会学年龄在评估脊柱生长潜能时具有一定的预测价值。

## 九、拇指骨骺分级（thumb ossification composite index，TOCI）

近年来，有研究发现青春期儿童拇指指节的骨骺形态变化与其余四指指节骨骺形态变化高度一致。因此，为了简化 Tanner-Whitehouse Ⅲ 评分系统和 DSA 评分，方便在临床中推广使用，郑振耀团队于 2017 年在此基础上提出了拇指骨骺分级（TOCI）。TOCI 根据拇指指骨骨骺形态变化共分为 8 级（图 4-3-12、图 4-3-13）。

TOCI 1 级（少年期）：拇指指骨骨骺的长度小于等于干骺端的长度。所有骨骺均开放，内收肌籽骨未开始骨化。

TOCI 2 级（青春期前期）：拇指指骨骨骺的长度大于干骺端的长度。指骨骨骺尺侧仍为圆形而非帽状结构。此期直至内收肌籽骨钙化出现。

TOCI 3 级（青春期初期）：内收肌籽骨钙化出现，直径一般小于等于 2mm。拇指指骨骨骺仍为圆形而非帽状结构。

TOCI 4 级（青春期加速期）：拇指指骨骨骺出现帽状结构，但未超过干骺端软骨下骨面的切线。

TOCI 5 级（青春期生长高峰期）：拇指指骨骨骺的帽状结构超过干骺端软骨下骨面的切线。远节拇指指骨骨骺未融合。内收肌籽骨的形态呈圆形或泪滴形。

TOCI 6 级（早期减速期）：远节拇指指骨骨骺融合，可见白色的融合残留痕迹。近节拇指指骨骨骺仍未闭合。

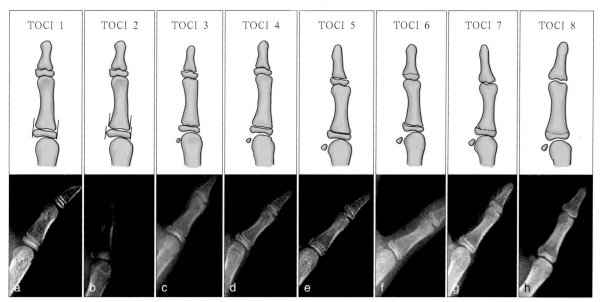

图 4-3-12　TOCI 的分级示意图及其 X 线片。TOCI 1，内收肌籽骨未骨化，拇指远节指骨骨骺未融合，近节指骨骨骺与干骺端等长（a）；TOCI 2，近节指骨骨骺长于干骺端（b）；TOCI 3，内收肌籽骨骨化，远节指骨骨骺未融合，近节指骨骨骺未成帽（c）；TOCI 4，内收肌籽骨明显，远节指骨骨骺未融合，近节指骨骨骺开始成帽但未超过通过干骺端下端的切线（d）；TOCI 5，近节指骨骨骺成帽且超过通过干骺端下端的切线（e）；TOCI 6，远节指骨骨骺融合，近节指骨骨骺未融合（f）；TOCI 7，近节指骨骨骺开始融合（g）；TOCI 8，近节指骨骨骺完全融合（h）

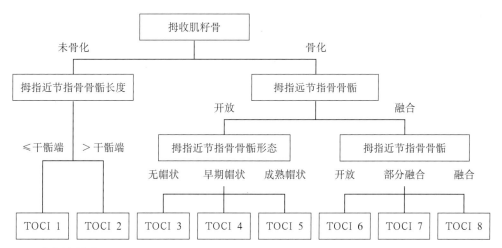

图 4-3-13　TOCI 分级流程图

　　TOCI 7 级（早期与中期减速期之间的转换期）：拇指远节指骨骨骺开始融合，融合从桡侧开始，逐步蔓延至中部及尺侧。

　　TOCI 8 级（中期减速期）：拇指远节指骨骨骺完全融合，可见白色融合痕迹。

　　一般来说，TOCI 1 级或 2 级表明处在青春期前，TOCI 3 级表明青春期的出现，而 TOCI 4 级或 5 级则意味着达到了青春期的生长高峰，TOCI 6 级开始生长速度减慢，女性的月经初潮一般也在这个时间点到来，TOCI 7 级或 8 级表示生长潜能

进一步降低直至骨骼成熟（图 4-3-14）。

　　香港中文大学和南京鼓楼医院团队为了探讨 TOCI 在预测女性青少年特发性脊柱侧凸患者生长潜能中的应用价值，对比分析了 AIS 患者的 TOCI 评分与多个生长潜能评估指标之间的相关性，结果表明 TOCI 评分变化趋势与年龄、DSA 及 RUS 评分变化趋势高度类似，且 TOCI 评分与 DSA 及 RUS 评分均显著相关，这表明 TOCI 评分对青少年特发性脊柱侧凸患者生长潜能具有较高的预测能力。另外，以 TOCI 评分、DSA 及 RUS 评分为标准对单张左手

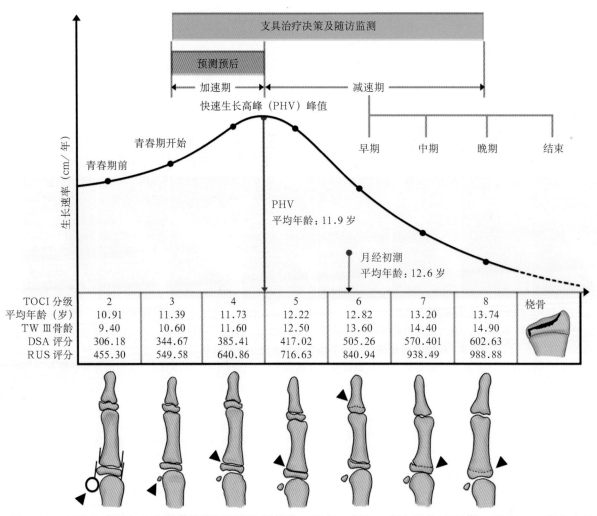

图 4-3-14　TOCI 分级与各生长潜能指标之间的相关性。TOCI 4 级和 5 级之间为 PHV 期，TOCI 3~4 级为生长和侧凸加重的加速期，TOCI 5~8 级为生长减速期

掌正位 X 线片进行评分所需时间分别为（5.6±2.8）秒、（56.8±20.1）秒和（137.4±47.9）秒，这表明与 DSA 及 RUS 评分相比，TOCI 评分应用更为简便快捷，极大地提高了临床效率，值得在临床工作中广泛推广。

## 十、尺桡骨远端骨龄（distal radius and ulna，DRU）评分系统

Luk 等于 2014 年对桡骨和尺骨远端的骨骺形态进行重新定义和分类，制定了新的 DRU 骨龄评分系统。DRU 评分系统相对简单、容易掌握，并且与患儿的生长潜能密切相关。在该研究中，作者发现特发性脊柱侧凸患儿的身高、坐高、臂长和长骨的生长高峰在桡骨评分 R7 和尺骨评分 U5 时出现，而身高和臂长的生长大多于桡骨评分 R10 和

尺骨评分 U9 时停止。

桡骨远端骨骺DRU分级的定义如下(图4-3-15)：R1，一个或多个点状骨骺；R2，明显的呈椭圆形的骨骺；R3，骨骺最大直径超过桡骨远端干骺端宽度的一半；R4，骨骺远侧缘呈双线征；R5，骨骺近侧缘呈明显的不规则增厚的白线状，但最大直径未及桡骨远端干骺端；R6，骨骺内侧或外侧明显超出桡骨远端干骺端；R7，骨骺内侧缘呈帽状，而外侧缘仍为圆形；R8，骨骺外侧缘呈帽状；R9，骨骺两侧帽状明显，与干骺端间隙减小；R10，骨骺与干骺端融合，生长板消失融合为一线状；R11，骨骺与干骺端完全融合。

尺骨远端骨骺DRU分级的定义如下(图4-3-16)：U1，一个或多个点状骨骺；U2，椭圆形骨骺；U3，骨骺最大直径超过尺骨远端干骺端宽度的一半；U4，骨骺内侧缘可见茎突；U5，茎突明显变大，

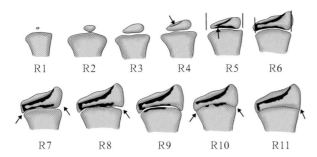

图 4-3-15　桡骨远端骨骺 DRU 分级的骨骺形态示意图

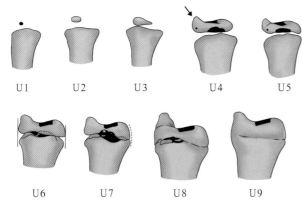

图 4-3-16　尺骨远端骨骺 DRU 分级的骨骺形态示意图

尺骨头明显可见；U6，骨骺宽度达尺骨干骺端两侧缘；U7，骨骺与干骺端内侧间隙变窄，开始融合；U8，融合范围扩大，但未完全融合；U9，骨骺与干骺端完全融合。

　　朱泽章等对该评分系统的应用也做了验证研究，结果显示在行支具治疗的特发性脊柱侧凸女性患儿中，桡骨远端评分介于 R7~R9 之间和尺骨远端评分介于 U5~U7 之间预示较高的身高增长速率和较高的侧凸进展风险。因此，DRU 骨龄评分系统也是一种良好的评估特发性脊柱侧凸患者生长潜能及侧凸进展风险的指标。

**参考文献**

[1] Cheung JP, Cheung PW, Samartzis D, et al. The use of the distal radius and ulna classification for the prediction of growth: peak growth spurt and growth cessation[J]. Bone Joint J, 2016, 98-B(12):1689-1696.

[2] Creo AL, Schwenk WF. 2nd. Bone Age: A Handy Tool for Pediatric Providers[J]. Pediatrics, 2017, 140(6):e20171486.

[3] Hung AL, Shi B, Chow SK, et al. Validation study of the thumb ossification composite index (TOCI) in idiopathic scoliosis: a stage-to-stage correlation with classic tanner-whitehouse and sanders simplified skeletal maturity systems[J]. J Bone Joint Surg Am, 2018, 100(13):88.

[4] Hung AL, Chau WW, Shi B, et al. Thumb ossification composite index (TOCI) for predicting peripubertal skeletal maturity and peak height velocity in idiopathic scoliosis: a validation study

of premenarchal girls with adolescent idiopathic scoliosis followed longitudinally until skeletal maturity[J]. J Bone Joint Surg Am, 2017, 99(17):1438-1446.

[5] Little DG, Sussman MD. The Risser sign: a critical analysis[J]. J Pediatr Orthop, 1994, 14(5):569-575.

[6] Luk KD, Saw LB, Grozman S, et al. Assessment of skeletal maturity in scoliosis patients to determine clinical management: a new classification scheme using distal radius and ulna radiographs[J]. Spine J, 2014, 14(2):315-325.

[7] Sanders JO, Browne RH, McConnell SJ, et al. Maturity assessment and curve progression in girls with idiopathic scoliosis[J]. J Bone Joint Surg Am, 2007, 89(1):64-73.

[8] Sanders JO, Khoury JG, Kishan S, et al. Predicting scoliosis progression from skeletal maturity: a simplified classification during adolescence[J]. J Bone Joint Surg Am, 2008, 90(3):540-553.

[9] Wang WW, Xia CW, Zhu F, et al. Correlation of Risser sign, radiographs of hand and wrist with the histological grade of iliac crest apophysis in girls with adolescent idiopathic scoliosis[J]. Spine(Phila Pa 1976), 2009, 34(17):1849-1854.

[10] Bian Z, Guo Y, Lyu X, et al. Relationship between hand and wrist bone age assessment methods[J]. Medicine (Baltimore), 2020, 99(39):e22392.

[11] Hammond KE, Dierckman BD, Burnworth L, et al. Inter-observer and intra-observer reliability of the Risser sign in a metropolitan scoliosis screening program[J]. J Pediatr Orthop, 2011, 31(8):e80-84.

[12] Lau LCM, Hung ALH, Chau WW, et al. Sequential spine-hand radiography for assessing skeletal maturity with low radiation EOS imaging system for bracing treatment recommendation in adolescent idiopathic scoliosis: a feasibility and validity study[J]. J Child Orthop, 2019, 13(4):385-392.

[13] Liu D, Shi BL, Shi B, et al. Contrastive study of thumb ossification composite index and Risser sign in evaluating the growth potential of adolescent idiopathic scoliosis[J]. Zhonghua Yi Xue Za Zhi, 2020, 100(1):22-25.

[14] Liu D, Xia SQ, Shi B, et al. Reliability and repeatability analysis of simplified skeletal maturity scoring and thumb ossification composite index in the assessment of skeletal maturity inadolescent idiopathic scoliosis[J]. Zhonghua Yi Xue Za Zhi, 2018, 98(43):3479-3484.

[15] 刘志霞, 程晓光, 李新民, 等. 儿童及青少年左右手X线骨龄对比研究[J]. 中华放射学杂志, 2013, 47(12):1070-1073.

[16] 邱勇, 王守丰, 朱泽章, 等. 指骨骨龄对特发性脊柱侧凸患者脊柱生长潜能评估的组织学研究[J]. 中华外科杂志, 2008, 46(22):1738-1740.

[17] 王守丰, 邱勇, 朱泽章, 等. Risser征对特发性脊柱侧凸患者生长潜能评估的组织学研究[J]. 中华医学杂志, 2008, 88(7):461-464.

[18] 王守丰, 邱勇, 夏才伟, 等. 青少年特发性脊柱侧凸患者脊柱前后柱骨骺软骨的组织形态学对比研究[J]. 中国脊柱脊髓杂志, 2007, 17(4):305-309; 323.

## 第四节　脊柱及胸廓的生长

### 一、脊柱的生长

　　坐高是脊柱生长的间接指标。脊柱占坐高的60%，头部占20%，骨盆占20%。从出生到成年，脊柱的长度增加将近两倍。出生时，脊柱约24cm。在新生儿中，只有30%的脊柱骨化。椎体之间的形态差异不大。胸椎的长度约为7.6mm，腰椎的长度约为 8mm。成年男性脊柱平均长度约 70cm：颈椎 12cm、胸椎 28cm、腰椎 18cm、骶骨 12cm。发育成熟时，女性脊柱的平均长度接近 63cm。

**1. 椎体的生长** 从胚胎发育的角度看每个椎体都至少由四个生长区域组成。生长发育中，颈椎、胸椎和腰椎的形态特征逐渐变得明显。椎体生长发育的过程中背侧首先出现骨化，然后逐步扩展到椎体的腹侧部分。椎体的前后部分生长速度也不同。在胸椎，后柱的生长速度比前柱快，构成成年胸椎的后凸形态，而腰椎恰好相反，构成成年腰椎前凸的解剖学基础。椎体骨化的过程非常缓慢，在组织学上要直到 25 岁才会结束。在出生时，腰骶椎的椎体一般比胸椎和颈椎更小。然而，在椎体生长的最初几年腰骶椎的生长速率更快，因此生长结束后腰椎椎体大于颈胸椎椎体。在 3～15 岁，腰椎椎体和椎间盘每年增加约 2mm，而胸椎椎体和椎间盘每年增加 1mm。因此，椎体的生长从一个节段到另一个节段的情况是不同的，从前到后是不同的。此外，随着椎体的发育，后份结构的解剖形态也在不断地重塑，例如关节突的形态和方向都是变化的。椎间盘约占出生时脊柱节段高度的 30%。随着时间的推移，这一比例下降到 25%。椎间盘占颈椎的 22%、胸椎的 18%、腰段脊柱的 35%。

出生时，颈椎长 3.7cm，成年时 12～13cm，增长约 9cm。到 6 岁时，颈椎的长度可以增加近一倍（约 3.5cm），而在青春期生长高峰期会增加约 3.5cm。颈椎长度占全脊柱长度（$C_1$～$S_1$）的 22%，占坐高的 15%～16%。$T_1$～$S_1$ 的长度出生时约为 19cm，男性在生长末期大约发育至 45cm，女性为 42～43cm。从出生到 5 岁增加 10cm，5～10 岁增加约 5cm，从 10 岁到骨骼成熟期间增加约 10cm。研究 $T_1$～$S_1$ 的长度在不同骨龄下的生长速率可以帮

助判断脊柱融合术对患者最终身高的影响。出生时胸椎长度（$T_1$～$T_{12}$）约为 11cm，青春期男孩胸椎长度约为 28cm、女孩约为 26cm。胸椎长度从出生到 5 岁为快速发育阶段（约 7cm/ 年），5～10 岁生长减速（4cm/ 年），而青春期则再次加速（7cm/年），这与人体骨骼的发育速度相似。$T_1$～$T_{12}$ 的长度占坐高的 30%，单个椎体及其椎间盘平均占坐高的 2.5%。腰椎（$L_1$～$L_5$）出生时长度约为 7cm，成年男性约 16cm、女性约 15.5cm。与胸椎一样，生长也不是线性的：0～5 岁增长迅速（3cm/ 年），5～10 岁增长减速（2cm/ 年），10～18 岁再次快速增长（3cm/ 年）。腰椎占坐高的 18%，单节段腰椎及其椎间盘占坐高的 3.5%。在骨骼发育到 10 岁时，腰椎达到其最终高度的 90%，但仅达到其最终体积的 60%，在 10 岁之后腰椎椎体主要进行横向生长。

**2. 椎弓根的生长** 主要依赖于神经弓中央软骨联合（neurocentral synchondrosis, NCS）。神经弓中央软骨联合是位于椎体及椎弓根交界处的一对三维结构的软骨生长板，其被认为对前侧椎体及后侧椎弓根的生长起重要作用，部分学者还强调神经弓中央软骨联合的对称生长能保证脊柱正常生长而不出现侧凸或椎体旋转畸形（图 1-4-3）。有学者研究了正常儿童脊柱神经弓中央软骨联合的变化的 MRI，发现所有患者神经中枢生长板在 3 岁以内是开放的，随着年龄的增长逐渐闭合。4 岁时腰椎区脊柱 NCS 有 50%～74% 的闭合。5 岁时上胸椎（$T_1$～$T_6$）的 NCS 开始闭合，而中胸段（$T_7$～$T_9$）和下胸段（$T_{10}$～$T_{12}$）无闭合。9 岁时 NCS 全部闭合。胸椎和腰椎椎弓根的宽度和长度随年龄的变化如表 4-4-1 所示，可以发现胸椎椎弓根的宽度，尤其是 $T_4$～$T_9$ 的椎弓根宽度，在 3 岁时已经定型，

| 表 4-4-1 | 胸椎和腰椎椎弓根的宽度和长度随年龄的变化 | | | | | |
|---|---|---|---|---|---|---|
| | 宽度 | | | 长度 | | |
| | <3 岁 | 4~7 岁 | 8~10 岁 | <3 岁 | 4~7 岁 | 8~10 岁 |
| $T_1$～$T_3$（mm） | 3.4 | 3.9 | 4.6 | 27.8 | 32.1 | 34.3 |
| $T_4$～$T_6$（mm） | 3.0 | 3.3 | 3.4 | 30.7 | 36.3 | 38.1 |
| $T_7$～$T_9$（mm） | 3.4 | 3.7 | 3.8 | 32.4 | 38.9 | 41.1 |
| $T_{10}$～$T_{12}$（mm） | 4.2 | 4.9 | 5.6 | 32.9 | 40.7 | 43.7 |
| $L_1$～$T_5$（mm） | 5.4 | 6.3 | 7.7 | 35.2 | 43.3 | 47.6 |

3~10 岁仅轻度增加 0.4mm，这为在婴幼儿进行后路椎弓根钉内固定术提供了理论依据。

Lenke 等在 2006 年提出按照椎弓根横径将椎弓根分为 A、B、C、D 四类。A 类为具有宽阔松质骨钉道的椎弓根，B 类为具有狭窄松质骨钉道的椎弓根，C 类为仅有皮质骨钉道的椎弓根，D 类为钉道缺失的椎弓根。Senaran 等通过回顾性研究证实，椎弓根螺钉置入困难或位置不良常常发生在 C 类及 D 类的椎弓根。Lenke 等提出这种分类简单直观，但却没有提出定量化的标准，南京鼓楼医院根据目前常用胸椎椎弓根螺钉的直径标准对 Lenke 等提出的分类进行细化：A 型，椎弓根横径 > 8.5mm；B 型，6.5mm< 椎弓根横径 ≤ 8.5mm；C 型，4.5mm< 椎弓根横径 ≤ 6.5mm；D 型，椎弓根横径 ≤ 4.5mm（图 4-4-1）。他们使用这一标准对特发性胸椎侧凸患者胸椎椎弓根进行了分类，结果显示顶椎区凹侧的椎弓根明显比凸侧小，C 型、D 型占的比例比较高，高度提示该区发生椎弓根螺钉置入困难或位置不良的可能性高。

3. **椎管的生长**　椎管的发育与椎体前弓和后方椎弓之间的神经弓中央软骨联合有很大关系（图 1-4-2）。神经弓中央软骨联合在神经弓侧和椎体侧均存在生长板，因此神经弓中央软骨联合的生长既有助于神经弓的生长也有助于椎体的生长。神经弓中央软骨联合的融合在 2~5 岁时发生，当软骨联

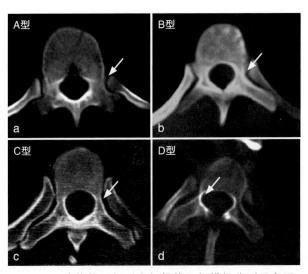

图 4-4-1　胸椎椎弓根形态根据椎弓根横径分型示意图。$T_{12}$ 椎体左侧椎弓根横径约为 9mm，为 A 型（a）；$T_9$ 椎体左侧椎弓根横径约为 7mm，为 B 型（b）；$T_6$ 椎体左侧椎弓根横径约为 5mm，为 C 型（c）；$T_4$ 椎体右侧椎弓根横径约为 2mm，为 D 型（d）

合融合时，大部分椎管扩张停止。因此，在 3~6 岁时，神经管直径倾向于接近成人的大小，这恰恰是神经弓中央软骨联合融合的时候。

颈椎椎管的直径随着位置的不同而变化，通常从 $C_1$~$C_3$ 的椎管宽度逐渐减小，然后略微变宽。这些数据在临床中很重要，因为椎管面积和脊髓的关系非常重要。无论脊柱发育的如何（如侏儒症患者），脊髓都会达到成人的正常直径。颈段脊髓的平均宽度为 13.2mm，前后直径为 7.7mm，因此颈椎椎管的横径和矢状径很重要。成人的 $C_3$ 正常横断面直径为 27mm，矢状面平均直径约为 19mm。颈椎椎管足够宽，可以容下成人的拇指，也足以容纳脊髓。胸椎椎管比腰椎椎管和颈椎椎管都窄，5 岁时达到最大宽度，可容纳成年人的小手指，$T_7$ 处的横径和前后径的平均值约为 15mm（图 4-4-2）。腰椎的椎管比胸椎椎管宽。一般来说在骨骼发育成熟时，可以容纳成年人的拇指进入颈椎椎管、食指进入胸椎椎管、拇指进入腰椎椎管，10 岁时 $L_5$ 水平椎管的横径约为 15mm，前后径约为 23mm（图 4-4-2）。

如果椎体发育异常，临床上除了可以出现先天性脊柱畸形之外还可能出现先天性椎管狭窄，表现为椎管前后径减小、椎弓根变短、椎管狭窄，部分患者可以出现椎板变宽（图 4-4-3）。先天性椎管狭窄发生率最高的部位是腰椎，其次是颈椎，最后是胸椎，其中最常见累及节段为 $L_3$~$L_5$，较少累及 $L_1$~$L_2$ 及 $S_1$。

在研究了 155 个儿童椎体和 839 个成人椎体后，Porter 指出，4 岁以下儿童腰椎的平均矢状径比成人约大 10%，这种矢状径大小随年龄增大而减小可能是椎体后部重塑的反映。据报道，儿童椎弓根间的平均直径约为成人大小的 85%，这种从早期到成年椎弓根间距离的额外增加是通过膜性成骨、内部吸收和外部沉积发生的。腰椎椎管的形状也被证明随着年龄的增长而改变。Porter 等的研究表明腰椎椎管前缘，特别是 $L_4$ 和 $L_5$，在婴儿期一般是凹的，在成年时是凸的，椎体的凸起伴随椎弓根间距的持续增加同时发生，与此同时，椎管被塑造成三叶形。然而，$L_2$ 处的椎管随着成熟而变成圆顶形。

椎弓根间的距离通常顺着腰椎往下而变宽。当椎弓根间距大于上下邻椎的椎弓根间距时，则可能存在椎管内肿瘤、硬脊膜扩张、先天性脊髓发育性畸形、脊髓空洞、脊髓裂等。

| T$_7$ | 直径（mm） | | 面积（cm$^2$） |
|---|---|---|---|
| | 前后径 | 横径 | |
| 出生时 | 7 | 7 | 0.4 |
| 2 岁 | 14 | 13 | 1.4 |
| 10 岁 | 15 | 15 | 1.8 |
| 成年 | 15 | 14 | 1.6 |

| L$_5$ | 直径（mm） | | 面积（cm$^2$） |
|---|---|---|---|
| | 前后径 | 横径 | |
| 出生时 | 9 | 9 | 0.65 |
| 2 岁 | 14 | 25 | 2.6 |
| 10 岁 | 15 | 23 | 2.7 |
| 成年 | 14 | 21 | 2.3 |

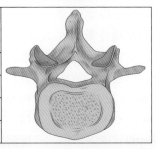

图 4-4-2　T$_7$ 和 L$_5$ 椎管发育图示，可见 T$_7$ 和 L$_5$ 的椎管面积在 10 岁左右基本达到最大；L$_5$ 椎管的前后径与 T$_7$ 类似，但横径更大

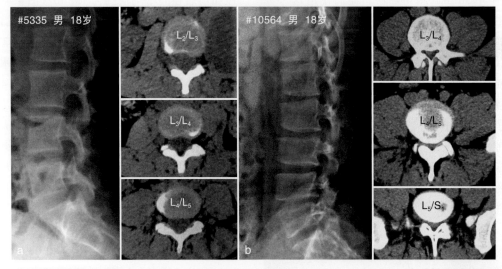

图 4-4-3　正常发育的椎管（#5335，a）和先天性椎管狭窄的椎管（#10564，b）对比。先天性椎管狭窄患者，18 岁，CT 平扫见 L$_3$~S$_1$ 椎管极其狭窄、椎板增厚

## 二、内固定对椎体、椎弓根、椎管及椎间盘生长的影响

近年来，后路椎弓根螺钉内固定系统在儿童脊柱畸形，尤其是先天性脊柱侧凸的治疗中得到越来越多的应用。与横突钩或椎板钩相比，椎弓根螺钉可提供跨越三柱的牢固固定。解剖学研究证实，在椎弓根和椎体的交界处，每个椎体内都存在成对的神经弓中央软骨联合（NCS），它被认为与椎体和后弓的生长以及椎管的扩张有关。当椎弓根螺钉置入未成熟的脊柱时，不可避免地会穿过 NCS，因此椎弓根螺钉通过 NCS 是否会影响椎体的生长发育是一个值得探讨和研究的问题。由于 NCS 对椎管容积的

增加有较大的贡献，因此椎弓根螺钉穿越 NCS 是否有可能导致医源性椎管狭窄同样值得关注。

1. 内固定结构对椎体和椎弓根发育的影响　关于椎弓根螺钉置入后破坏 NCS 是否会导致脊椎发育异常，诸多学者进行了动物实验，但是部分结论存在矛盾。Cil 等将 12 只出生仅 4~6 周的猪分为 3 组，第 1 组仅对一侧椎弓根进行了打孔操作，第 2 组在一侧椎弓根置入椎弓根螺钉，第 3 组在第 2 组的基础上进行了加压，4 个月后显示第 1 组手术侧与非手术侧的半椎管面积无显著性差异，第 2 组和第 3 组双侧均有显著性差异，在第 2 组和第 3 组中，手术侧的椎体长度比对侧短了 4%~9%，椎管面积比对侧窄了 20%~29%。朱方正等对家猪进行

了类似的实验，发现椎弓根螺钉系统对脊柱发育有一定影响，主要是造成椎体高度降低、椎间隙减小，对椎管发育无明显影响，未造成明显的椎管狭窄和脊髓、神经根的损害。而王良等通过观察椎弓根螺钉置入对幼犬脊椎形态发育的影响，发现椎弓根螺钉固定可影响幼犬脊椎椎管及椎弓的发育，可能会使它们在长大后比其他犬更易产生椎管狭窄，对于椎体发育无明确影响。他们还发现 NCS 有很强的修复作用，仅破坏 NCS 而不留置螺钉对腰椎发育无明显影响。

针对椎弓根螺钉的置入对椎体生长影响的临床研究同样存在不同的研究结论。2002 年 Ruf 等回顾性分析了 16 例经椎弓根螺钉置入治疗的 1 岁和 2 岁儿童。对其中 3 例随访 6 年以上的患者，采用 X 线片测量，评价椎弓根螺钉置入对患者进一步生长的影响，结果提示 6 年后内固定区的椎体高度、宽度等与非固定区相比无明显差异（图 4-4-4）。Sinan 等用 CT 评估了椎体和椎管的所有参数，结果显示椎弓根螺钉固定对椎体、椎管和椎弓根的生长没有任何负面影响或迟缓。

彭崎峰等在低龄先天性脊柱侧凸（手术年龄 40.5 个月）患者中置入了椎弓根螺钉，并随访 86.4 个月，发现手术节段的椎弓根长度、椎管前后径与椎管面积的生长量显著地大于邻近非手术节段，而椎体前后径的生长量显著地小于邻近非手术节段。他们的测量学研究还发现，椎弓根螺钉的置入会改变脊椎的生长发育模式，即手术节段椎体的椎管前后径的生长速度比非手术节段脊椎更快，而非手术节段脊椎的椎体前后径的增长速度比手术节段更快，表明椎弓根螺钉置入会延缓脊椎前方结

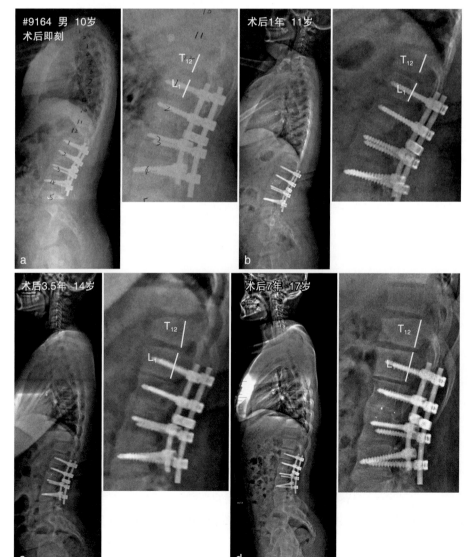

图 4-4-4　男（#9164），10 岁，半椎体切除术后，在术后即刻（a）T$_{12}$ 和 L$_1$ 椎体后缘高度相等（黄线），且 T$_{12}$/L$_1$ 椎间盘高度与 L$_1$/L$_2$ 椎间盘高度相似；术后 1 年（b）T$_{12}$ 及 L$_1$ 椎体高度仍相等，L$_1$/L$_2$ 椎间盘高度无明显降低；在术后 3.5 年（c）和 7 年（d）随访时，T$_{12}$ 及 L$_1$ 椎体高度仍相等，但 L$_1$/L$_2$ 椎间盘高度与 T$_{12}$/L$_1$ 椎间盘相比显著降低。这提示在脊柱术后固定区域内，椎体仍然可以正常生长，但是由于内固定的限制，椎体的生长侵占了椎间盘的高度

构，即椎体的发育，而促进脊椎后方结构（椎弓）的发育。仉建国等同样发现进行手术固定的椎体前后径的生长值（3.8±2.5mm）显著小于非固定椎体前后径的生长值（6.1±3.0mm），即椎弓根螺钉系统固定可能会减缓椎体前后径的生长发育。

关于椎弓根螺钉经过 NCS 置入后如何加快椎弓根生长的原理，目前并无确切的研究结论。彭崎峰等认为在置入椎弓根螺钉后，由于日常生活中脊柱的活动，椎弓根螺钉也存在微动，因此可以认为 NCS 受到了动态压力。已经有研究证明生理范围内的动态压力可以通过促进间充质干细胞向软骨方向分化并增加软骨的蛋白多糖、胶原等物质的合成，进而促进软骨的生长发育，因此猜测 NCS 受到椎弓根螺钉带来的动态压力可以促进椎体后方结构的生长。

彭丰等的研究将 23 例早发性脊柱侧凸患者按年龄分成 2 组，随访发现椎弓根螺钉钉棒系统固定对 1~5 岁和 5~10 岁两个年龄段儿童椎体的生长均有一定程度的限制作用，其中在小于 5 岁年龄段，固定椎纵向生长受限为 0.22mm/年，在大于 5 岁年龄段，纵向生长受限为 0.17mm/年。而既往研究认为 0~5 岁时胸、腰段每个椎体每个终板的纵向生长速度分别为 0.6mm/年和 0.7mm/年，因此彭丰等认为进行内固定后椎体高度的生长受到了一定限制。

2.后路内固定系统对椎管发育的影响　在婴幼儿时期置入内固定一般并不会限制椎管的生长。Ruf 等研究了 3 例 2 岁以下行椎弓根螺钉内固定的患儿，直至术后 7 年的 MRI 和 CT 扫描评估发现其椎管发育不受影响。Olgun 等研究了 15 例 5 岁以下行椎弓根螺钉内固定的患者，随访 2 年后通过 CT 轴位图像上固定节段与相邻未固定节段椎管参数（椎弓根前后径、椎间直径、面积）的比较，没有发现固定节段的椎管面积与邻椎的椎管面积存在差异。仉建国等用 X 线评估了 7 岁前儿童椎弓根螺钉对椎体和椎管生长的影响，发现无论是在胸段还是腰段，椎弓根螺钉对椎体和椎管的发育都没有造成阻碍作用，但是使用 X 线代替计算机断层扫描（CT）或肉眼检查来评估椎体和椎管的参数存在一定的瑕疵。

与仅使用椎弓根螺钉的内固定相比，横连会导致内固定椎体的活动范围显著减小（减少 21%），并限制整个结构的轴向平移。陈忠辉等进一步发现椎弓根螺钉和横连的使用对低龄患者内固定区域的椎管生长均无影响（图 4-4-5），他们研究了 34 例在 5 岁前行后路矫形的先天性脊柱侧凸患者，平均手术年龄为 3 岁，平均随访时间 37 个月，随访中发现在内固定节段椎管依然存在显著生长，生长速率与无内固定区域一致；同样，使用横连的节段的

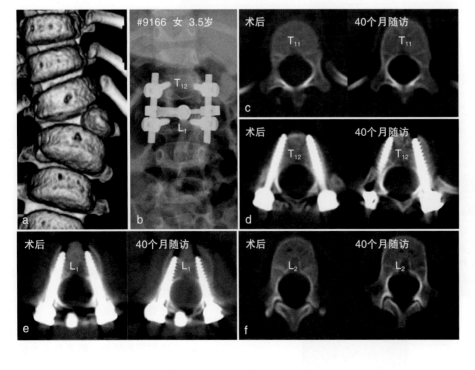

图 4-4-5　女（#9166），3.5 岁，先天性 $L_1'$ 半椎体（a）。行半椎体切除、后路椎弓根内固定术（b），40 个月随访示存在内固定的 $T_{12}$ 和 $L_1$ 的椎管相比邻近的 $T_{11}$ 和 $L_2$ 的椎管并无狭窄（c~f），且正常椎管在 3~7 岁之间变化也不大

椎管面积与无内固定节段的椎管面积也一致。因此，即使在小儿脊柱畸形患者中，推荐在短节段螺钉内固定的基础上增加横联作为增加稳定性的一种方法。而 Cil 等在幼猪模型中同样也发现螺钉 - 横连区和非内固定区的椎管生长速率没有显著差异，这表明横连并没有影响椎管发育。

椎弓根螺钉的置入还可以改变腰椎椎管的形状。Porter 等发现腰椎椎管形状会随着年龄增长从圆形变成三叶草形。仉建国等针对先天性脊柱侧凸的研究发现在腰椎非固定组中可以观察到这种椎管形状演变，但在腰椎固定组中这种现象并不明显。他们认为椎弓根螺钉的置入可能通过减缓椎体的生长来减缓椎体后壁的后移，进而延缓或者阻断了椎管从圆形至三叶草形的形变。

3. 内固定结构对椎间盘生长的影响　对未成年椎体的后路内固定手术会引起椎间隙变小。前文已经指出，固定节段内椎体高度的增加不受或仅轻度受到后路钉棒内固定系统的限制，但是由于螺钉和棒锁定后，在固定区间内的高度一定，因此椎体高度的增加将逐渐蚕食椎间盘的高度，使椎间盘生长受限，在影像学上表现为椎间隙狭窄（图 4-4-6）。

## 三、胸廓的生长

脊柱和胸围的生长是相关的。胸围是脊柱生长的一个重要反映，出生时胸围大约 32cm，5 岁时男孩胸围会生长到 56cm、女孩会生长到 53cm，大概是出生时的 3 倍。男孩的胸围 5 岁时为 63%，10 岁时为 73%，15 岁时为 91%，18 岁时为 100%。从出生到 5 岁，胸围呈指数增长，增长 24cm。5～10 岁，增长较慢，10 岁时胸围为 66cm，即 5 年内仅增长 10cm。此阶段结束是其最终胸围的 73%。另一个高峰发生在 10～18 岁之间，尤其是青春期。

在正常人中，胸围约等于坐高的 96%，但是在生长发育时，尤其在青春期胸围和坐高的生长并不同步，主要是因为青春期的生长高峰由三个小高峰组成，胸廓发育的小高峰落后于脊柱生长的小高峰。胸廓横径和前后径是另外两个评估胸廓生长的参数，胸廓前后径在生长末期为男孩 21cm、女孩 17cm 左右，即自出生以来胸廓前后径增加约 9cm。而胸廓的横径在生长末期男孩为 28cm、女孩为 24cm 左右，即自出生以来增加了约 14cm。一般来说横径占坐高的 30%，前后径占坐高的 20%。胸廓横径和前后径的测量值之和应为坐高的 50% 以上。并非所有的影像学指标的生长速度都相同。出生时胸廓容积约为最终的 6%，5 年后，这个比例增加到 30%。从出生到 5 岁，胸围呈指数增长，胸廓容积是出生时的 5 倍。在此期间，胸廓经历了最快速的生长。10 岁时胸廓容积为最终胸廓容积的 50%（图 4-4-7）。

在脊柱侧凸的治疗中，胸廓的形态十分重要。侧凸的发展不仅影响脊柱的生长，而且短缩的躯干也会影响胸腔容积的发育，进而影响肺的发育，导致严重的呼吸问题。Campbell 等描述了胸廓发育不良综合征，定义为由于生长发育异常导致胸廓不能支持正常呼吸和肺的生长。此部分内容可参见第 9 章。

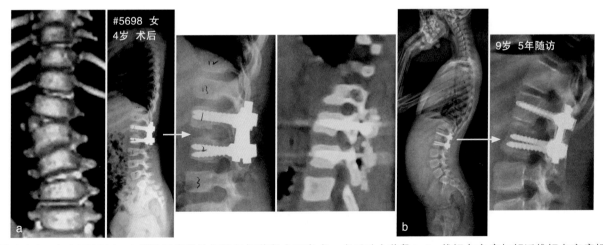

图 4-4-6　女（#5698），4 岁时行半椎体切除加短节段内固定术，术后融合节段 $L_1/L_2$ 椎间盘高度与邻近椎间盘高度相似（a），5 年随访示 $L_1/L_2$ 椎间盘高度塌陷，显著小于邻近椎间盘，但是椎体高度与邻椎（$T_{12}$、$L_3$）相比差别不大（b）

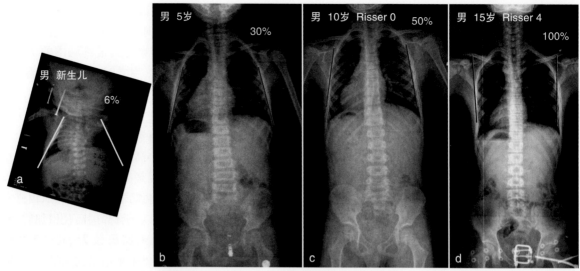

图 4-4-7　从新生儿（a）到青春期胸廓容积的变化。5 岁时胸廓容积是刚出生时的 5 倍（b），10~15 岁是第二个发育高峰（c、d）。随着年龄的增长，胸廓直径和高度均增加，但上胸廓的直径增加更加迅速，对胸廓容积的增加具有较大贡献，在 15 岁时可以在 X 线片上呈桶状

## 参考文献

[1] Huynh AM, Aubin CE, Rajwani T, et al. Pedicle growth asymmetry as a cause of adolescent idiopathic scoliosis: a biomechanical study[J]. Eur Spine J, 2007(16):523-529.

[2] Olgun ZD, Demirkiran G, Ayvaz M, et al. The effect of pedicle screw insertion at a young age on pedicle and canal development[J]. Spine(Phila Pa 1976), 2012, 37(20):1778-1784.

[3] Ruf M, Harms J. Pedicle screws in 1-and 2-year-old children:technique, complications, and effect on further growth[J]. Spine(Phila Pa 1976), 2002, 27(21):E460-466.

[4] Shi B, Mao S, Xu L, et al. Factors favoring regain of the lost vertical spinal height through posterior spinal fusion in adolescent idiopathic scoliosis[J]. Sci Rep, 2016(6):29115.

[5] Spencer HT, Gold ME, Karlin LI, et al. Gain in spinal height from surgical correction of idiopathic scoliosis[J]. J Bone Joint Surg Am, 2014, 96(1):59-65.

[6] Xue X, Shen J, Zhang J, et al. X-Ray assessment of the effect of pedicle screw on vertebra and spinal canal growth in children before the age of 7 years[J]. Eur Spine J, 2014(23):520-529.

[7] Zhang H, Sucato DJ, Nurenberg P, et al. Morphometric analysis of vertebral growth using magnetic resonance imaging in the normal skeletally immature spine[J]. Spine(Phila Pa 1976), 2018, 43(2):133-140.

[8] Zindrick MR, Knight GW, Sartori MJ, et al. Pedicle morphology of the immature thoracolumbar spine[J]. Spine(Phila Pa 1976), 2000, 25(21):2726-2735.

[9] Campbell RM Jr, Smith MD. Thoracic insufficiency syndrome and exotic scoliosis[J]. J Bone Joint Surg Am, 2007, 89(Suppl 1):108-122.

[10] Bastir M, García Martínez D, Recheis W, et al. Differential growth and development of the upper and lower human thorax[J]. PLoS One, 2013, 8(9):e75128.

[11] DeGroodt EG, van Pelt W, Borsboom GJ, et al. Growth of lung and thorax dimensions during the pubertal growth spurt[J]. Eur Respir J, 1988, 1(2):102-108.

[12] Karol LA. The natural history of early-onset scoliosis[J]. J Pediatr Orthop, 2019, 39(6, Suppl 1):S38-43.

[13] Karol LA, Johnston C, Mladenov K, et al. Pulmonary function following early thoracic fusion in non-neuromuscular scoliosis[J]. J Bone Joint Surg Am, 2008, 90(6):1272-1281.

[14] Weninger WJ, Meng S, Geyer SH, et al. Morphology and functional anatomy of the growing thorax[J]. Radiologe, 2003, 43(12):1036-1044.

[15] Yang S, Andras LM, Redding GJ, et al. Early-onset scoliosis:a review of history, current treatment, and future directions[J]. Pediatrics, 2016, 137(1):e20150709.

[16] 彭崎峰. 椎弓根螺钉内固定对5岁以下患儿椎体及椎管发育影响的研究[C]. 北京: 北京协和医学院, 2016.

# 第5章 儿童脊柱畸形的临床评估

张 冰 钱邦平 刘 臻 鲍虹达

## 第一节 脊柱畸形的体格检查

对于脊柱畸形的患者，影像学检查是重要的评估手段，但不能替代临床体格检查。不同病因学的脊柱畸形患者可能存在相似的影像学表现，缺乏经验的骨科医生如果仅仅依靠影像学进行诊断可能会造成误诊、漏诊。在体格检查前，检查者应了解患者的相关病史，如患者的出生史，有无早产、难产、宫腔内窒息，母亲孕期是否有酗酒史等；以及几个重要的发育"里程碑"时间，如开始坐、站、走的时间，智商发育进程等；还包括母亲妊娠期的健康情况、妊娠期的用药史、产期和产后期有无其他合并症。还要了解家族中成员有无脊柱畸形、神经肌肉疾病、骨软骨发育不良或其他综合征病史。

脊柱畸形患者的主要临床表现为躯干（头颈肩、脊柱、胸廓、骨盆等）的不对称，因此躯干的畸形是体格检查的重点之一；如果脊柱畸形同时合并脊髓畸形或脊柱畸形造成了脊髓压迫，则神经系统查体是必不可少的部分；对于部分少见的脊柱畸形，如神经纤维瘤病伴脊柱畸形、综合征型脊柱畸形，患者的皮肤软组织特点也可以帮助诊断。脊柱畸形患者的体格检查可以遵循基本的"望触动量"顺序，包括皮肤外观、剃刀背畸形、整体平衡、软组织松弛程度等，以及进行神经系统检查。

### 一、望诊

对于儿童脊柱畸形患者，除保留内衣外，应该对孩子进行全面脱衣检查。首先观察头颅、耳朵、眼睛和牙齿是否存在异常。观察患者的躯干总体平衡，主要体现为头与骨盆之间的相对位置。头部相对骨盆出现偏移可能有以下几个原因：脊柱畸形（图 5-1-1）、斜颈（图 5-1-2）或骨盆倾斜（图 5-1-3）。因此，出现躯干总体失平衡时需要进一步

拍摄 X 线片以明确失衡的原因，并针对病因进一步分析畸形的发病机理。对于部分外观表现类似的疾病需要进行鉴别，如肌性斜颈与颈胸段先天性畸形的鉴别（通过拍摄全脊柱 X 线片和 CT）、双下肢等长的骨盆倾斜与双下肢不等长引起的骨盆倾斜之间的鉴别（通过拍摄下肢全长 X 线片或 EOS® 全身影像）。此外还需要观察四肢生长是否协调，是否与躯干协调生长，四肢是否存在畸形。

在观察总体平衡之后，需要关注患者的局部平衡，包括肩关节是否平衡、骨盆是否水平和双下肢是否等长。肩关节的平衡可以分为内肩平衡和外肩平衡，在上胸椎脊柱畸形的患者中，内肩平衡和外肩平衡并不一定完全吻合，部分患者可以表现为双侧外肩等高、平衡而内肩不等高、不平衡，也可以出现双侧外肩不等高而内肩平衡、等高。这在 Lenke 2 型特发性脊柱侧凸的评估中尤其重要，手术矫形时需要时刻关注肩平衡状态，这些患者术前可能就是因为双肩不等高而就诊的，如果术后仍然是双肩不等高甚至加重，患者的满意度就会下降（具体内容可参考第 12 章）。骨盆倾斜可以分为原发性（由腰骶部先天性畸形或神经肌源性疾病引起的骨盆倾斜）和继发性（继发于双下肢不等长）。其评估方法将在下文"触诊"和"量诊"中讨论。

观察患者的面部是否存在特殊疾病相关的面容。如骨软骨发育不良伴脊柱侧凸患儿常伴有特殊面容（图 5-1-4），根据亚型的不同可以出现小颌畸形、扁平脸、鼻梁凹陷、小头畸形、前额突出、蓝色巩膜等。具体的骨软骨发育不良患者的面部特征参见第 17 章。

观察患者的面色、唇色、呼吸频率。重度或早发性儿童脊柱畸形可合并限制性或阻塞性通气障碍，患者表现为呼吸频率加快，也可出现多次浅快呼吸后接一次深呼吸；出现用力呼吸，严重者用力呼吸时出现肋间隙凹陷和锁骨上窝凹陷；部分严重

103

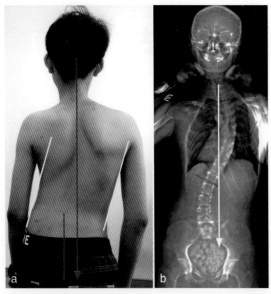

图 5-1-1  患者以躯干倾斜为首诊。体检发现患者的枕骨粗隆铅垂线相对骶骨中点右移，躯干右倾，胸廓随之整体倾斜；X 线示典型的青少年特发性脊柱侧凸

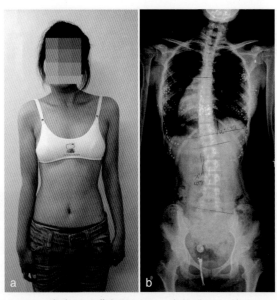

图 5-1-2  患者以"背部不对称、脊柱畸形"首诊。X 线示胸椎左侧凸，但体检发现头部倾斜，胸锁乳突肌挛缩和紧张，此患者为肌性斜颈导致的功能性脊柱侧凸

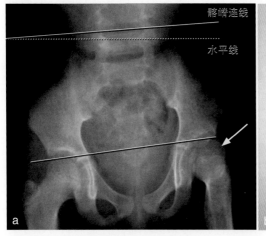

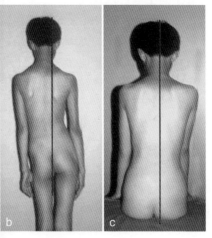

图 5-1-3  患者以"躯干左倾、脊柱畸形"首诊（b）。坐位时躯干恢复平衡，脊柱畸形消失（c），提示患者的躯干倾斜可能是骨盆倾斜所致。站立位 X 线示骨盆倾斜，系右侧髋关节发育不良和下肢不等长所致（a，箭头），其躯干倾斜并非由脊柱畸形引起

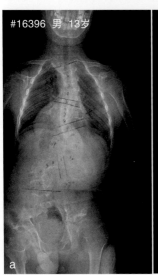

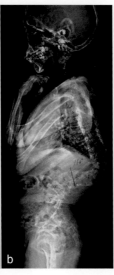

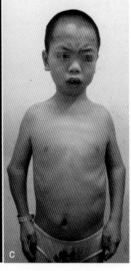

图 5-1-4  男（#16396），13 岁，骨软骨发育不良，X 线示合并后凸型脊柱侧凸，以脊柱侧凸为首诊（a、b）。患者矮小、呈现特殊面容，扁平脸、鼻梁凹陷、眼裂增宽、上下颌骨前凸、双侧肘关节屈曲畸形（c）

患者可出现口唇或面部发绀、消瘦等慢性肺功能障碍表现（图 5-1-5）。婴幼儿可能在静息状态下表现不明显，但哭闹时会出现发绀，这强烈提示患者存在心肺功能异常。

关注皮肤的色泽，检查皮肤有无任何色素变化，有无咖啡斑及皮下包块，腰骶部有无皮肤凹陷，背部有无毛发、血管瘤、窦道、肿物等。神经纤维瘤病主要表现为皮肤和中枢神经系统症状，骨骼系统表现也常见。皮肤改变有咖啡牛奶斑（褐色色素沉着）、皮下结节（疣状突起）和丛状神经纤维瘤、腹股沟和腋窝的雀斑、象皮病样神经纤维瘤等（详见第 15 章）。此外，对于严重脊柱畸形伴骨盆倾斜的神经肌源性脊柱畸形患者，可因长期丧失自理能力、难以活动，胸廓直接压迫在骨盆上而致压疮。

需要观察是否存在胸廓甚至乳房（女性）不对称（胸椎脊柱侧凸的凸侧乳房可能发育小于对侧，虽然正常少女也可能存在乳房大小不对称，但通常左右出现乳房较小的机会均等），有无漏斗胸、鸡胸等畸形，有无肋骨隆起、四肢长度不协调。需要观察胸壁手术瘢痕。部分脊柱侧凸可以源于开胸手术后的一侧软组织瘢痕挛缩，或者劈胸骨入路后引起的类特发性脊柱侧凸的表现。

马方综合征伴脊柱侧凸的骨骼系统表现多种多样，且具有典型的面征、指征和腕征。骨骼系统表现包括瘦长体型、细长脸、瘦长四肢、上下身比例失调、典型的蜘蛛指（趾）、扁平足、胸骨畸形（漏斗胸或鸡胸）、关节韧带松弛、Steinberg 征阳性、拇指体征阳性、高腭弓、脊柱畸形等。马方综合征患者有时可观察到扁平足畸形，其发病率达

25%，被认为是由潜在结缔组织病导致的韧带松弛增加所致。部分骨软骨发育不良伴脊柱侧凸患者可表现为身材矮小、四肢短、手指短粗呈分开状、肘关节不能伸直、双腿呈 O 形。

观察肢体肌肉有无萎缩。这类情况多见于神经肌源性脊柱侧凸，如肌病伴脊柱侧凸、截瘫后脊柱侧凸等。肢体肌肉萎缩的部位和程度有助于评估侧凸的来源和进展可能性。

在体格检查时还需要关注患者的发育程度。Tanner 分级是 Tanner 根据男孩的阴毛和性器官以及女孩的阴毛和乳房的发育情况人为划分的 5 个阶段，用于临床发育评估。它是一种优秀的评估发育成熟度的指标。由于中国的特殊国情，此方法在中国的使用存在困难。关于详细的 Tanner 分级及其与生长的关系，请参考本书第 4 章第三节。

还应注意儿童的精神状态，尤其是当儿童的沟通能力有限或发育迟缓时，可能提示某种潜在综合征的存在。认知延迟的存在已被证明与早发性脊柱侧凸的进展相关，应特别注意儿童是否已达到了相应的发育阶段。

## 二、触诊和动诊

部分严重先天性脊柱侧凸患者可以合并凹侧软组织发育不良（图 5-1-6），如果没有在术前进行评估和术中凹侧广泛的软组织松解，脊柱侧凸的纠正可能导致或加重骨盆倾斜，患者在术后主诉"双下肢不等长"引起跛行。检查时可以用手指牵拉背部的凹侧软组织，观察是否松弛。

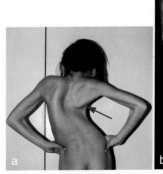
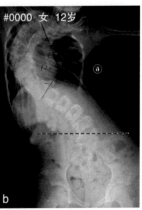

图 5-1-6　女（#0000），12 岁，先天性脊柱侧凸（b），患者主动上升躯干时，可见凹侧紧张的软组织挛缩（a，箭头），产生栓系效应，加重侧凸畸形的进展，也是术后产生骨盆倾斜的主要原因

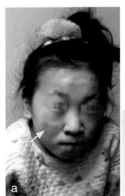
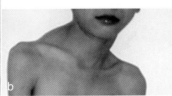

图 5-1-5　合并心肺功能衰竭的重度脊柱侧凸的一些典型表现。患者可表现为发绀（a）、消瘦，在吸气时明显出现锁骨上窝凹陷（b）

脊柱畸形的患者需要评估脊柱的活动范围及柔韧性，检查脊柱屈曲、过伸及侧方弯曲的活动范围。脊柱侧凸的轴向旋转引起的剃刀背畸形往往是最明显的异常，胸弯出现在胸背区，腰弯出现在腰背区。剃刀背的程度可以用 Adam's 体前屈试验来观察（图 5-1-7），并用 Scoliometer 工具或者使用手机上的 Scoliometer 应用软件来测量躯干旋转角度（angle of trunk rotation，ATR）。体前屈测试时，检查者站在患儿的正后方，从头部向下到臀部进行检查。检查时，需要注意以下几点：患儿站立，双脚并拢，两膝完全伸直，脊柱向前屈至 90°，双手合拢自然下垂，检查者坐于患儿身后，进行水平直视，正常的脊柱进行 Adam's 试验时背部左右对称等高，如一侧背部高于对侧，形成不对称的畸形，俗称剃刀背畸形，则说明存在脊柱侧凸（图 5-1-7）。Adam's 试验较为敏感，可以有效地检出直立时不明显的脊柱侧凸，15° 以上的脊柱侧凸即可出现 Adam's 试验阳性，因此可以作为最简单的脊柱侧凸筛查手段，且剃刀背的严重程度与

Cobb 角的大小呈正相关。相反，有些功能性脊柱侧凸（如继发于青少年腰椎间盘突出症）的患者直立时可能存在轻度背部不对称，但是 Adam's 试验为阴性，因此可以作为功能性脊柱侧凸和结构性脊柱侧凸的鉴别手段。

对于患有早发性脊柱侧凸（early onset scoliosis，EOS）患儿，有时配合比较困难，可以将患儿俯卧于检查者的膝盖上方。将患儿置于侧向位置，该位置的侧向压力允许评估脊柱的柔韧性。侧凸越僵硬，进展的可能性就越大。

部分患者就诊时除了脊柱畸形之外，还可能主诉腰背痛，如压迫脊柱就出现疼痛，提示疾病表浅，可能是软组织病变；如果叩痛明显，则提示病变较为深层，可能存在肿瘤或脊柱感染性疾病等。

胸廓功能也可以通过体格检查进行评估。检查者将双手从背后放在患儿的胸部背上，并要求患儿深呼吸（图 5-1-8），通过拇指的偏移来检查胸部偏移。拇指偏移的局限可能提示胸廓发育不良综合征。

儿童脊柱畸形患者还需要检查肢体运动范围，

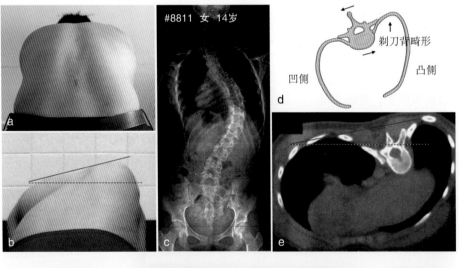

图 5-1-7　Adam's 试验。正常人 Adam's 试验可见背部双侧对称（a）；特发性脊柱侧凸患者（#8811），由于椎体旋转引起凸侧肋骨向后方隆起，Adam's 试验可见背部明显的剃刀背畸形（b~e，红线）

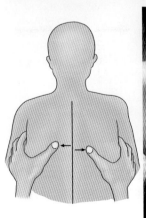
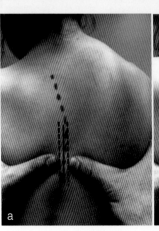
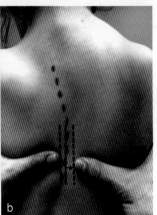

图 5-1-8　拇指偏移测试：休息时（a）和吸气时（b）。吸气时，右拇指从脊柱侧移，而由于左侧肋骨融合导致胸部运动减弱，左拇指保持在同一位置

评估关节是否存在挛缩或过度松弛。部分综合征型脊柱侧凸或结缔组织病合并脊柱侧凸（如马方综合征伴脊柱侧凸、Ehlers-Danlos 综合征合并脊柱侧凸、黏多糖贮积症合并脊柱侧凸等），患者会表现出皮肤软组织松弛和关节松弛（图 5-1-9）。因此，对于伴有软组织松弛的脊柱侧凸患者需要特别注意其病因学，需要详细询问有无其他系统的症状。

与结缔组织疾病合并脊柱侧凸相反，关节屈曲挛缩或某些综合征伴脊柱侧凸患者则表现为关节挛缩，屈曲或伸直畸形，病变关节主动和被动运动明显受限，受累关节处皮肤皱褶减少；关节屈曲挛缩可伴有跨过关节的皮肤蹼状改变；部分患者存在四肢肌肉萎缩。

对于神经肌源性脊柱侧凸，由于病因复杂，需要进行仔细的体格检查，尤其是动诊。患者通常表

现为不同肌群的肌张力增高或降低、关节僵硬等，因此需要通过动态和静态的体格检查判断各肌群是否受到病因的影响。如果患者可以站立或行走，则需要详细检查患者的行动能力，嘱患者自然走动，观察患者的步态。如出现跛行步态，则提示可能有髋关节疾病、双下肢不等长、骨盆倾斜或神经损害；如出现剪刀步态，常见于痉挛性瘫痪的患者，如脑瘫。如果患者存在步态异常，需要进一步检查下肢的肌力和肌张力。在出现行动能力异常时，还需要进一步评估患者的自理能力，如患者是否可以独立出门、是否需要轮椅辅助行动、是否只能在他人帮助下生活，这些评估对于手术指征的把握有一定指导意义，如果脊柱手术可能损害患者仅有的自理能力，那么手术可能并不值得。

骨盆倾斜是神经肌源性脊柱侧凸患者最常见的临床表现，不同受累肌群会导致骨盆倾斜、髋关节半脱位或脱位等。骨盆倾斜的发病机制可以分为骨盆上因素、骨盆因素和骨盆下因素。骨盆上因素一般是脊柱畸形及软组织因素，如分节不良的先天性脊柱侧凸伴有凹侧严重的长节段软组织挛缩、神经肌源性脊柱侧凸等。严重脊柱侧凸的凹侧软组织挛缩或神经肌源性脊柱侧凸的凹侧肌紧张，可以造成骨盆在凹侧及凸侧受力不对称，软组织紧张一侧的骨盆出现上抬，形成骨盆倾斜（图 5-1-10）。骨盆因素主要包括髋关节脱位，以及臀肌 - 髂腰肌 - 内收肌的肌力不对称，这类多见于脑瘫或脊髓灰质炎后遗症的患者。如图 5-1-10 所示，上述髋部肌肉紧张可以造成一侧髋关节出现内收、屈曲、内旋，患

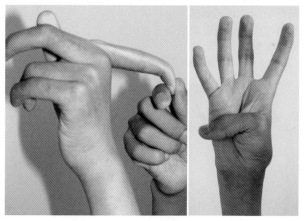

图 5-1-9 皮肤和软组织松弛的表现包括掌指关节可过伸超过 90°、拇指主动屈曲就可超过手掌的尺侧缘

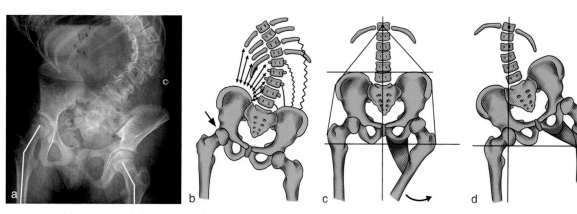

图 5-1-10 神经肌源性脊柱侧凸骨盆倾斜的骨盆上因素和骨盆因素示意图。骨盆上因素引起的骨盆倾斜，凹侧肌肉或软组织挛缩导致骨盆上抬，由于同侧髋臼对股骨头的覆盖不良，可以诱发或加重髋关节半脱位或全脱位。由于股骨头缺少正常的垂直应力刺激，股骨头的颈干角增加（a，白线），这种继发性改变又可加重髋关节脱位（b，箭头）；髋部肌肉因素引起的骨盆倾斜，一侧挛缩的髋部内收肌肉引起髋关节屈曲、内收、内旋畸形，为了缓解这一姿势，患者自发上抬一侧骨盆，保证双侧股骨之间的距离（c、d）

者双侧股骨间距减少，大腿内侧软组织挤压，为了缓解这一问题，患者自发出现一侧骨盆上抬，以避免大腿内侧互相挤压，即出现骨盆倾斜，且这种骨盆倾斜在坐位或平卧位均不缓解。骨盆下因素主要包括下肢的绝对不等长，即解剖长度不同，或下肢的相对不等长，即髋膝关节屈曲畸形。

评估骨盆上因素可以通过如下方法：体格检查时，患者取坐位，检查者可以通过触摸双侧髂嵴来检查骨盆是否等高。此外需要在侧弯的凹侧触及患者的肋骨，判断是否存在肋 - 髂撞击。还可以要求患者保持坐位，上提患者的双肩，借助外力尝试延长躯干，观察患者的肋骨和髂嵴能否脱离接触，并判断侧凸的僵硬程度（图 5-1-11）。

评估骨盆及周围软组织因素需要进行以下检查以评估髋关节活动范围（图 5-1-12）：嘱患者趴在检查台一端，躯干位于检查台上，髋关节贴在检查台边缘，检查者一只手按住患者一侧臀部，另一只手从下方托住大腿，活动这一侧的髋关节，评估是否存在髋关节挛缩、活动受限。

评估骨盆下因素，如双下肢不等长，可以采用如下方法（图 5-1-13）：患者取俯卧位，趴在检查台一端，下肢屈曲，观察去除下肢影响后骨盆倾斜和脊柱畸形是否好转，然后检查者双手向骨盆较低的一侧牵拉患者双下肢，观察是否可以通过牵拉减轻部分骨盆倾斜。

此外，因骨盆上或骨盆因素引起的骨盆倾斜在坐位并不能得到改善，而骨盆下因素引起的骨盆倾斜在坐位时不受下肢长度的影响，患者可以表现为双侧臀部对称坐位，受力相同，而倾斜坐位会引起一侧臀部受力增加。在体格检查时，可以通过感受臀部受力评估患者倾斜坐位的程度（图 5-1-14）。

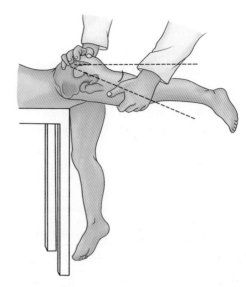

图 5-1-12 评估髋关节活动度的示意图。嘱患者趴在检查台或床边，检查者活动患者的髋关节，观察是否存在活动受限

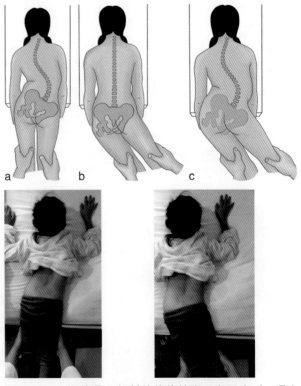

图 5-1-13 评估骨盆倾斜的体格检查示意图（a）。嘱患者趴在检查台一端，用手向骨盆较低一侧牵拉，评估骨盆倾斜是否可以被纠正：骨盆倾斜柔软（b）和骨盆倾斜僵硬（c）。下图照片中的患者在自然体位下左侧骨盆抬高（示意图 a 状态），检查者牵拉下肢后患者左侧骨盆下降（示意图 b 状态），说明该患者的骨盆倾斜较柔软

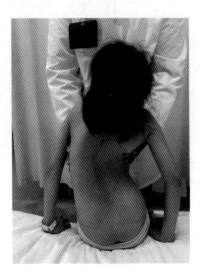

图 5-1-11 评估脊柱僵硬程度示意图。检查者双手置于患者腋下，悬吊躯干，如躯干变长，表示畸形柔软

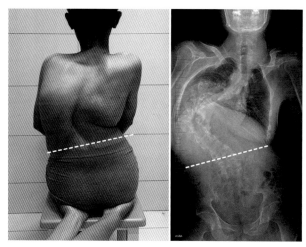

图 5-1-14　患者坐在检查者的双手上，检查者通过双手受到的压力判断骨盆倾斜的程度。如果存在骨盆倾斜，则检查者双手所受压力不对称

## 三、量诊

生长是儿童脊柱畸形的一个主要问题，和侧凸进展之间有密切关系，因此每次就诊需要记录坐高和站立身高、臂展和体重（具体方法见第 4 章），密切监测儿童的生长情况。

如果怀疑是双下肢不等长造成的骨盆倾斜，则在短肢下方垫小木块或让患者脱掉长肢的鞋子来消除双下肢不等长对骨盆倾斜的影响，再重复检查（图 5-1-15）。

## 四、神经系统检查

对于脊柱畸形患者需要特别注意进行神经系统检查，尤其是先天性脊柱侧凸患者，包括四肢肌力、皮肤感觉、腹壁反射和深反射。这种神经损害可以是原发于合并的脊髓发育性畸形病变如脊髓空洞、脊髓脊膜膨出、脊髓裂等，也可继发于畸形进展后的脊髓压迫等。腹壁反射的缺失往往提示有潜在的神经系统疾患，如 Chiari 畸形（图 5-1-16）、脊髓空洞等，应进一步行全脊柱磁共振检查。此外，还需要检查上肢和下肢的腱反射是否对称、检查踝阵挛和巴宾斯基征。小腿粗细不对称、马蹄内翻足也可能是髓内病变的表现。

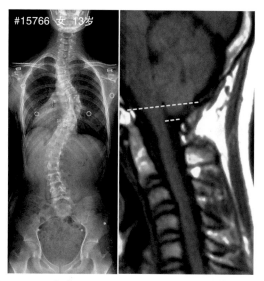

图 5-1-16　女（#15766），13 岁，以脊柱侧凸首诊，无任何临床症状，X 线示典型的青少年特发性胸腰双弯脊柱侧凸畸形。查体四肢肌力、肌张力、深浅感觉均正常，唯一"异常"发现为左右腹壁反射不对称，MRI 示小脑扁桃体下移进入枕骨大孔，即 Chiari 畸形

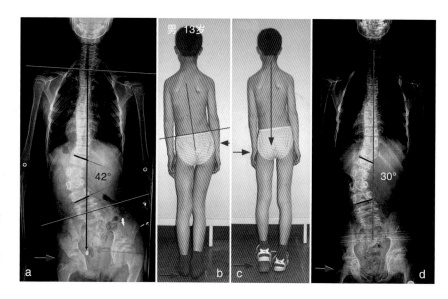

图 5-1-15　患者以脊柱侧凸首诊，裸足体检时发现躯干左倾（b）、侧凸度数增加（a），左足垫高6cm 后躯干平衡改善（c）、侧凸度数减少（d），提示脊柱侧凸的发病可能与下肢不等长有关

让患儿用脚趾尖走路，然后用脚后跟走路，以测试下肢的肌力、肌张力以及自身的平衡状态（详细内容请参见本章第四节）。

**参考文献**

[1] Marshall WA, Tanner JM.Variations in the pattern of pubertal changes in boys[J]. Arch Dis Child, 1970,45(239):13-23.

[2] Burton MS. Diagnosis and treatment of adolescent idiopathic scoliosis[J]. Pediatr Ann, 2013,42(11):224-228.

[3] Côté P, Kreitz BG, Cassidy JD, et al. A study of the diagnostic accuracy and reliability of the Scoliometer and Adam's forward bend test[J]. Spine (Phila Pa 1976), 1998, 23(7):796-802; discussion 803.

[4] Fong DY, Lee CF, Cheung KM, et al. A meta-analysis of the clinical effectiveness of school scoliosis screening[J]. Spine (Phila Pa 1976), 2010, 35(10):1061-1071.

[5] Grossman TW, Mazur JM, Cummings RJ. An evaluation of the Adams forward bend test and the scoliometer in a scoliosis school screening setting[J]. J Pediatr Orthop, 1995, 15(4):535-538.

[6] Huang SC. Cut-off point of the Scoliometer in school scoliosis screening[J]. Spine (Phila Pa 1976), 1997, 22(17):1985-1989.

[7] Kadhim M, Lucak T, Schexnayder S, et al. Current status of scoliosis school screening: targeted screening of underserved populations may be the solution[J]. Public Health, 2020, 178:72-77.

[8] Vialle R, Thévenin-Lemoine C, Mary P. Neuromuscular scoliosis[J]. Orthop Traumatol Surg Res, 2013, 99(Suppl 1): S124-139.

[9] Asher MA. Scoliosis evaluation[J]. Orthop Clin North Am, 1988, 19(4):805-814.

[10] Brand MC. Examination of the newborn with congenital scoliosis: focus on the physical[J]. Adv Neonatal Care, 2008, 8(5):265-273;quiz274-265.

[11] Bunnell WP. Selective screening for scoliosis[J]. Clin Orthop Relat Res, 2005(434):40-45.

[12] Diab M. Physical examination in adolescent idiopathic scoliosis[J]. Neurosurg Clin N Am, 2007, 18(2):229-236.

[13] El-Hawary R, Chukwunyerenwa C. Update on evaluation and treatment of scoliosis[J]. Pediatr Clin North Am, 2014, 61(6): 1223-1241.

[14] Horne JP, Flannery R, Usman S. Adolescent idiopathic scoliosis: diagnosis and management[J]. Am Fam Physician, 2014, 89(3):193-198.

[15] Kuznia AL, Hernandez AK, Lee LU. Adolescent idiopathic scoliosis: common questions and answers[J]. Am Fam Physician, 2020, 101(1):19-23.

[16] Reamy BV, Slakey JB. Adolescent idiopathic scoliosis: review and current concepts[J]. Am Fam Physician, 2001, 64(1):111-116.

[17] Shau DN, Bible JE, Gadomski SP, et al. Utility of postoperative radiographs for pediatric scoliosis: association between history and physical examination findings and radiographic findings[J]. J Bone Joint Surg Am, 2014, 96(13):1127-1134.

[18] Sheehan DD, Grayhack J. Pulmonary implications of pediatric spinal deformities[J]. Pediatr Clin North Am, 2021, 68(1):239-259.

## 第二节　脊柱畸形的影像学评估

儿童脊柱畸形的常用影像学主要为X线（包括立位全脊柱正侧位X线片、Bending片）、CT三维重建和磁共振，近年来EOS®影像评估在儿童脊柱畸形中的应用也逐渐广泛。

## 一、冠状面评估

立位全脊柱正侧位X线片涵盖了从$C_1$至骨盆的全脊柱形态以及胸廓和肋骨的形态。在立位全脊柱正侧位X线片上，脊柱外科医生主要获取的信息包括患者的弯型、畸形大概的病因学（特发性、先天性、神经肌源性等）、畸形的程度（Cobb角）、冠状面和矢状面是否平衡、是否存在骨盆倾斜、骨骼成熟度（Risser征、髋臼Y软骨闭合）等。

立位全脊柱正侧位X线片是目前儿童脊柱畸形评估中最基础也是最重要的影像，摄站立位全脊柱正侧位X线片后医生才能大概了解畸形的类型，并据此进行更进一步、更有针对性的检查。建议立位全脊柱正侧位在拍摄时采用后前位，以减少乳腺和生殖腺的射线暴露。

下面介绍一些常用的影像学参数：

1.Cobb角　Cobb角的测量（图5-2-1）包括三个步骤：①定位上终椎，定义为侧凸区上端最倾斜的脊椎，即此椎体的上终板与水平线的夹角最大；②定位下终椎，定义为侧凸区下端最倾斜的脊椎，即此椎体的下终板与水平线的夹角最大；③画出上终椎上终板与下终椎下终板所引出的垂线的交点，两条垂线的夹角即是侧凸的角度。如果终板不清楚，如在先天性脊柱侧凸中，可用椎弓根替代。脊柱侧凸中，偏离中线最远的脊椎为顶椎，顶椎在胸椎侧凸中通常为椎体，但是在腰弯中可以是椎间盘。Carman等和Morrissey等发现在Cobb角的测量中，观测者之间和观测者本身可能出现5°~7°的偏差。当确定一个侧凸是否在加重时，应考虑到这些数据。目前公认把5°以内的角度变化认为是测量误差，并不一定表示侧凸的改善或恶化。对于脊柱侧凸患者，根据冠状面侧凸顶椎的位置，可以分为上胸弯（PT，$T_1$~$T_6$）、胸弯（MT，$T_6$~$T_{11}$）、胸腰弯（TL，$T_{11}$~$L_3$）、腰弯（L，$L_3$~$S_1$）。

1989年，Suzuki等首次将超声用于脊柱畸形的测量，通过测量棘突和椎板可以有效评估椎体的旋转程度，揭开了超声在脊柱畸形评价中的应用。由于超声成像是一种成本低廉、普及程度高、无电离辐射的医学成像方法，越来越多的学者开始探索

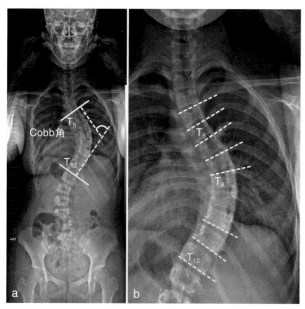

图 5-2-1　Cobb 角测量法示意图（a）。该患者主弯为胸弯，顶椎为 $T_8$。图 b 的白色虚线示在 $T_4 \sim T_8$ 中 $T_5$ 的上终板最倾斜，黄色虚线示 $T_{10} \sim T_{12}$ 中 $T_{12}$ 的下终板最倾斜，因而 Cobb 角的测量选择 $T_5$ 的上终板和 $T_{12}$ 的下终板

用三维超声成像测量脊柱畸形 Cobb 角，并取得了不错的结果，与传统 X 线测量相比无显著差异且相关性高。然而，三维超声成像技术也存在以下不可避免的缺陷：首先，超声成像容易受到体内金属内置物、体型、脊柱畸形严重程度等影响，准确性不如传统 X 线测量；其次，超声只能从人体后背按照从 $C_7 \sim S_1$ 或从 $L_5 \sim C_7$ 的顺序进行扫描，严重依赖于椎体后方结构，从而忽略了椎体的畸形特征，无法适用于先天性脊柱畸形等情况；另外，三维超声成像技术需要使用专用的三维探头进行扫描，该探头尺寸较大，不便于医务人员手持操作，对于较瘦小的患者，该探头可能难以通过患者的肩胛骨，无法实现对脊柱的连续成像；同时，由于人体背部脊柱位置存在一些凹陷和隆起，可能导致探头纵向移动时无法紧贴皮肤，一旦探头与皮肤存在缝隙，则会造成成像不清、出现伪影等情况；最后，目前开发出的三维超声成像技术都需要复杂的成像设备与软件，一定程度上限制了其在临床上的推广应用。

除了超声以外，也有学者尝试将 MRI 应用于脊柱侧凸 Cobb 角的测量（图 5-2-2）。MRI 的优势在于其具有无创、无放射性、软组织对比度高以及可良好显示脊髓等特点，可以有效评价脊髓和周围软组织的变化。但 MRI 存在操作费时、价格较高的缺点，且 MRI 时患者处于仰卧位，非站立位

负重状态下的成像测量会增加误差，不能反映患者脊柱侧凸的真实角度。虽然也有部分学者提出了站立位进行 MRI 测量脊柱侧凸 Cobb 角，但尚属于个案研究，未在临床推广。MRI 在脊柱畸形的测量学中比较有意义的应用是测量 AIS 患者的上胸段矢状面形态，汪飞等认为受到肩关节遮挡等因素影响，很难准确地在 X 线片上测量 AIS 患者上胸椎（$T_1 \sim T_5$）的矢状面形态，他们提出可以使用 MRI 进行替代测量，可以更准确地评估矢状面形态，有助于手术策略的制订。

2. 脊柱弯曲（Bending）像　是评估脊柱侧凸柔韧性的常用手段。在脊柱侧凸的术前评估中是必不可少的。通过 Bending 片和立位全脊柱 X 线片可以计算柔软指数：柔软指数 =（站立位 Cobb 角度数 − Bending 片的 Cobb 角度数）／站立位 Cobb 角度数（图 5-2-3），是预测纠正百分比的重要参数。需要注意的是，Bending 片上 Cobb 角的测量并非完全遵循站立位 Cobb 角的节段（端椎选择），而是通过椎间隙的反方向张开确定测量的端椎（图 5-2-2），如果该椎间隙的上下终板平行，则选择该椎间隙下方的上终板（或椎间隙上方的下终板）作为测量依据。

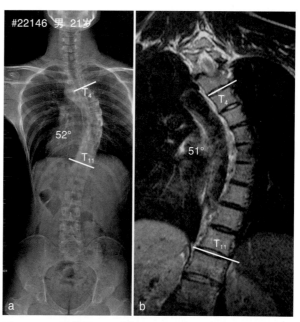

图 5-2-2　冠状面 MRI 测量 Cobb 角。注意 MRI 片上测量时不一定需要与站立位 X 线片上的 Cobb 角节段保持完全一致，需要取倾斜最大的终板作为测量标准。图中患者（#22146）的站立位 Cobb 角节段为 $T_4 \sim T_{11}$（a），MRI 上重新选择倾斜最大的终板，同样也是 $T_4 \sim T_{11}$（b），两者 Cobb 角测量结果相似

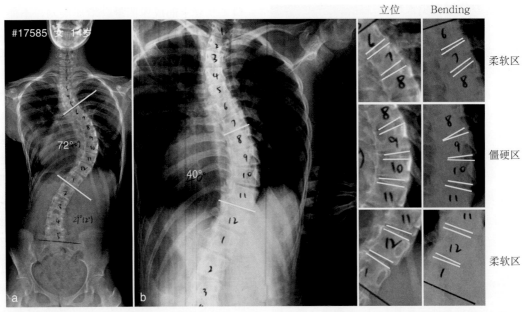

图 5-2-3　胸弯弯曲（Bending）像。女（#17585），14 岁，Lenke 1 型 AIS，站立位主胸弯（$T_6$~$L_1$）为 72°（a）；俯卧位主胸弯凸侧 Bending 片示主胸弯（$T_8$~$T_{11}$）残留为 40°（b），柔韧指数为 44%。右侧放大的图片标注了 Bending 片上椎间隙的变化，顶椎区 $T_8$~$T_{11}$ 椎间隙变化最小，提示是僵硬区，而上下两侧椎间隙出现相反方向的张开，提示相对柔软

Bending 片的拍摄方法包括站立或仰卧左右侧屈位片、支点弯曲位片（Fulcrum bending 片）、俯卧支点加压位片（push-prone 法）、重力悬吊位片、麻醉下牵引位片等，上述评估方法各有优缺点，但是不建议使用站立位左右 Bending 片，因为这种 Bending 片在拍摄时因缺少外力加压，患者无法达到最大程度的左右侧屈。

目前最常用的拍摄方法是俯卧顶椎手推加压位，其优点在于操作简单、重复性强，缺点是要一人帮助固定骨盆、另一人完成支点加压，医护人员在辅助体位时虽然有穿戴防辐射衣、罩、套等措施，但难免会接触射线的损害；且对于严重的脊柱畸形或较胖的患者，由于躯干较短，实施起来有一定困难。俯卧支点加压位 Bending 片摄片方法为：患者俯卧于放射台，一名医生将一只手放于脊柱侧凸凸侧主弯的顶椎对应的体表，另一只手置于对侧腋区，另一名医生于凹侧以腋窝和骨盆为支点，两人同时水平推压，加压的力量要求在患者能忍受范围以内，要求患者身体垂直于 X 线。

支点弯曲位片则需要患者采取侧卧位，侧卧于可透射线的圆桶之上，对于胸弯，圆桶放置于顶椎对应肋骨下方，并使肩部离开台面；对于腰弯，圆桶放置于顶椎下方，并使骨盆离开台面；患者侧卧时双肩和骨盆应垂直于 X 线。

麻醉下牵引位片拍摄时，患者处于基础麻醉下，由两名脊柱外科医生分别在踝关节和腋下进行牵引，同时另一名医生在侧凸的凸侧顶椎处进行推压。这种方法可以排除神经、肌肉、软组织的影响，同时对于检查不配合、神经肌肉源性脊柱侧凸患者具有一定优势。但是这一摄片方法受到环境的局限。Jackson 手术床，在床头处有一牵引架，在床尾处有一双牵引鞋，对于严重脊柱侧凸患者，或术中需要行麻醉下牵引位片的患者，可以将患者的头颅和双足同时固定，然后调节床的长度，达到术中牵引的目的（图 5-2-4）。

临床上 Bending 片可以用于评价青少年特发性脊柱侧凸（AIS）患者脊柱的柔韧性，用于辅助侧凸分型、选择融合范围（确定下固定椎）、判断

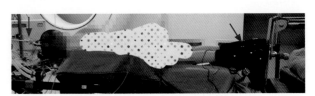

图 5-2-4　脊柱手术牵引床。患者头侧使用牵引弓、双足使用牵引鞋固定，术中可以通过调节床的长度达到牵引的效果，对于伴骨盆倾斜的严重脊柱畸形的矫形很有帮助

预期的矫形度等，为避免术后出现矫形不够、矫正过度、未融合节段失代偿、出现相关神经症状等问题提供客观依据。Luk 等发现支点弯曲位平片预测 AIS 的弯曲矫正指数可接近 100%。张宏其等利用俯卧支点加压位 Bending 位片预测 65 例 AIS 患者的侧凸矫正率，其中中度侧凸（40°＜Cobb 角＜60°）组的预期矫形率（78%±6%）与实际矫形率（79%±4%）无统计学差异，进而得出俯卧支点加压位可以较为准确地预测 AIS 术后矫正率。张文智等还认为支点弯曲位片可以更精确地选择远端融合节段，但对于进行选择性胸弯融合的患者，牵引麻醉下摄片，支点弯曲片有可能夸大远端腰弯在术后的代偿能力。周恒才等曾对俯卧支点加压位 Bending 片在退变性脊柱侧凸中的疗效预测进行研究，发现术前 Bending 位平片的预测能力在退变性脊柱侧凸中较 AIS 与成人特发性脊柱侧凸差，这可能与退变性脊柱畸形患者年龄大、肥胖、躯干短缩、畸形僵硬有关。

3. **肋椎角（RVA）** Mehta 研究出一种根据肋椎角的变化鉴别幼儿特发性脊柱侧凸中进展型与自限型侧凸的方法。RVA 的测量方法是画一条畸形顶椎终板的垂线，另一条线通过相应肋骨头中点和肋骨颈中点，两条直线形成的角就是 RVA（图 5-2-5），RVA 差（RVAD）就是凹侧 RVA 与凸侧 RVA 值的差。Mehta 发现进展型脊柱侧凸 RVAD 总是很大。RVAD 用来预测婴幼儿型特发性脊柱侧凸是否进展：若其大于 20°，侧凸易进展；若小于 20°，则侧凸有可能缓解。

4. **冠状面平衡** 是指骶骨中垂线（center sacral vertical line，CSVL）与颈 7 铅垂线（C$_7$ plumb line，C$_7$PL）之间的水平距离。CSVL 是经过 S$_1$ 上缘的中点垂直于水平地面方向向上的直线。CSVL 是有方向的，即由尾侧端指向头侧端，永远和水平地面垂直，当骶骨有倾斜时，CSVL 和骶骨上缘并不垂直。C$_7$PL 是 C$_7$ 椎体中点垂直向下的直线。C$_7$PL 是脊柱畸形冠状面测量与分析时非常重要的一条线，它与 CSVL 的位置关系用来定义冠状面是否有失平衡，当 C$_7$PL 偏移 CSVL 左侧或右侧的垂直距离超过 3cm 时，即为冠状面失平衡（图 5-2-6）。

5. **顶椎偏距（apical vertebra translation，AVT）** 当 C$_7$PL 与 CSVL 重叠时，AVT 为脊柱侧凸的顶椎（或椎间盘）的中点到 CSVL 的水平距离；当 C$_7$PL 与 CSVL 不重叠时，胸弯的 AVT 是顶椎

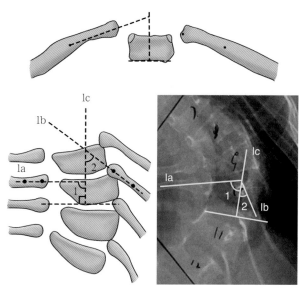

图 5-2-5　RVAD 测量示意图。la 为凹侧相应肋骨头中点和肋骨颈中点的连线，lb 为凸侧相应肋骨头中点和肋骨颈中点的连线，lc 为顶椎终板的垂线。∠1 为凹侧的肋椎角，∠2 为凸侧的肋椎角，∠1 与∠2 的差值即为肋椎角差（RVAD）。如图中患者∠1 为 73°，∠2 为 30°，肋椎角差为 43°

（或椎间盘）的中点到 C$_7$PL 的水平距离，腰弯的 AVT 是顶椎（或椎间盘）的中点到 CSVL 的水平距离。顶椎偏向 CSLV/C$_7$PL 的左侧为负值，右侧为正值（图 5-2-6）。需要注意的是，胸腰双弯 AVT 的测量，需要分别从 C$_7$PL 和 CSVL 处测量 AVT。

## 二、矢状面脊柱 - 骨盆参数

"骨盆是一块椎骨。"自 1972 年以来，Jean Dubousset 的这一阐述逐渐改变了学者对骨盆的认识。许多脊柱外科医生开始研究骨盆形态对脊柱矢状面的影响，Duval-Beaupere 提出了三个骨盆相关的参数：骨盆入射角（pelvic incidence，PI）、骨盆倾斜角（pelvic tilt，PT）和骶骨倾斜角（sacral slope，SS）。这三个参数之间的关系为：PI=PT+SS。骨盆是脊柱和下肢之间的关键环节，可以看作是矢状面的调节器，被 LeHuec 称为"脊柱的基座"。

1. **骨盆参数** 骨盆入射角（PI）是一个固定的解剖学参数，其定义为骶骨终板中点至双侧股骨头中心点连线中点的连线与骶骨终板中垂线的夹角，PI 定义了骶骨和髂骨的相对方向。由于成人骶髂关节的运动有限，所以 PI 被认为是解剖学参数，不

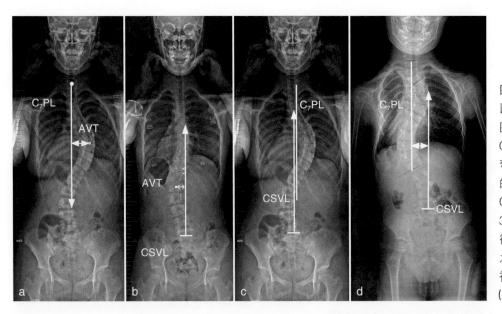

图 5-2-6　$C_7PL$、CSVL 以及 AVT 的测量示意图。胸弯 AVT 为顶椎到 $C_7PL$ 的距离（a），腰弯 AVT 为顶椎到 CSVL 的距离（b）。$C_7PL$ 与 CSVL 之间的距离小于 3cm 被定义为冠状面平衡（c），$C_7PL$ 与 CSVL 之间的距离大于 3cm 被定义为冠状面失平衡（d）

受骨盆旋转的影响。PI 在成年之后是稳定的，但从新生儿阶段到骨骼成熟，PI 会持续变大。较小 PI 反映了垂直的骶骨和较小的腰椎前凸，而较大 PI 者多具有水平的骶骨和相对较大和长的腰椎前凸。骨盆可围绕股骨头自由旋转，其矢状面的旋转程度（例如前旋和后旋）可以通过 PT 和 SS 来评估。SS 的定义为 $S_1$ 终板与水平面之间的角度。PT 的定义则为骶骨终板中点至股骨头中心点连线与铅垂线的夹角（图 5-2-7）。PT 增大表示骨盆后旋，减小则表示骨盆前旋。

2. 腰椎前凸（lumbar lordosis，LL）是矢状面形态的重要组成，定义为 $L_1$ 上终板与 $S_1$ 上终板之间的角度（图 5-2-7）。LL 目前被认为与 PI 和 SS 有显著相关性，因此在评估矢状面形态时不能孤立地评估 LL，而是需要评估 LL 与 PI 之间的匹配程度（PI–LL）。骶骨倾斜决定了腰椎的形态，由于骨盆的形态对骶骨的倾斜有直接的影响，因此骨盆的解剖学特征决定了腰椎前凸。为了简单而个性化地评估腰椎前凸，最近提出了一个新的参数："骨盆入射角 – 腰椎前凸的差值（PI–LL）"。PI–LL 定义为骨盆入射角和腰椎前凸角之差，量化了骨盆形态与腰椎前凸之间是否匹配。一般来说 PI–LL 在术后需要重建至 10° 以下，以获得满意的脊柱 – 骨盆矢状面形态。这个简单的关系对矢状面上制订畸形手术方案时很有价值，它允许外科医生预计需要重建的腰椎前凸的程度，并最终优化患者的矢状面重建方案。

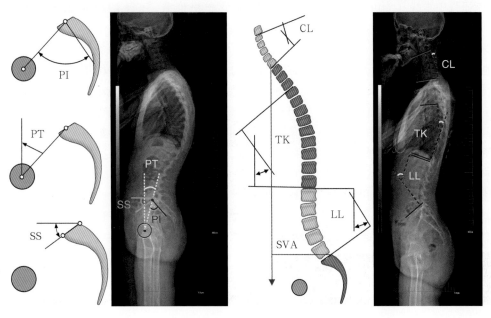

图 5-2-7　脊柱 - 骨盆矢状面部分影像学参数的示意图

3.**胸椎后凸**（thoracic kyphosis，TK） 定义为 $T_4$（或 $T_5$）上终板与 $T_{12}$ 下终板之间的角度（图 5-2-7）。TK 与 LL 有显著相关性。TK 的变化也可以作为矢状面失平衡的代偿机制之一。采用 Cobb 角法进行测量，TK（$T_5 \sim T_{12}$）后凸角度的范围为 $+10° \sim +40°$，LL（$L_1 \sim S_1$）前凸比胸椎后凸大 $20° \sim 30°$，约为 $-60°$（$-30° \sim -70°$）。矢状面 $T_5 \sim T_{12} \leqslant +10°$ 称为胸椎平背畸形（hypokyphosis），$>+40°$ 称为胸椎过度后凸畸形（hyperkyphosis）。

4.**矢状面垂直轴** 评估整体矢状面序列最常用的参数是矢状面垂直轴（sagittal vertical axis，SVA）（图 5-2-7）。其定义为 $C_7$ 铅垂线与骶骨的后上缘之间的垂直距离。根据 $C_7$ 铅垂线与骶骨后上角的位置分为中立位、正平衡和负平衡。例如，当铅垂线落在股骨头前方的距离超过正常范围时，脊柱表现为矢状面正失平衡。测量方法：站立位脊柱侧位 X 线片上，测量 $C_7$PL 与经 $S_1$ 后上角的垂直距离称为 SVA，$C_7$PL 位于 $S_1$ 后方时为负值，位于 $S_1$ 前方时为正值，$C_7$PL 也可恰好经过 $S_1$ 后上角。正常人平均 SVA 为 $-0.05 \pm 2.5$cm，矢状面平衡大于 $+5.0$cm 属于正失平衡。

5.**$T_1$ 骨盆角** 评估整体矢状面序列的重要影像学参数还有 $T_1$ 骨盆角（$T_1$-pelvic angle，TPA），即 $T_1$ 中点与股骨头中心连线和 $S_1$ 上终板中点与股骨头中心连线的夹角（图 5-2-8）。该角度测量的优点为不受患者位置（站立或平卧）或骨盆旋转的影响，在术中平卧位的情况下通过术中全长 X 线片也能评估手术对矢状面重建的整体效果。在正常人群中 TPA 的平均值约为 $12°$。

6.**颈椎前凸**（cervical lordosis，CL） 最常见的定义为 $C_2 \sim C_7$ 椎体的前凸，为 $C_2$ 的下终板与 $C_7$ 的下终板之间的角度（图 5-2-9）。值得注意的

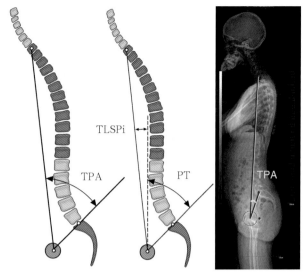

图 5-2-8 $T_1$ 骨盆角测量示意图

是，并不是所有正常人的颈椎都是前凸的，颈椎后凸在正常人中也有 $20\% \sim 30\%$ 的比例。测量方法：采用 Cobb 角法进行测量，CL（$C_2 \sim C_7$）第一条线是 $C_2$ 下终板的平行线，或 $C_1$ 前结节至后结节连线的平行线，第二条线平行于 $C_7$ 下终板，二者的夹角或垂线所成的夹角即代表颈椎曲度。由于正常成年人的颈椎前凸差异较大，可达 $-25°$（后凸）到 $44°$（前凸），因此目前使用"$T_1$ 斜率减去颈椎前凸"（$T_1$S−CL），作为量化 $T_1$ 和颈椎前凸之间匹配程度的方法。这一参数类似于 PI−LL，其临床意义在于将颈椎形态进行个体化评估。$T_1$S−CL 正常值在 $17°$ 左右。

近年来在矢状面序列研究中对颈椎的评估受到越来越多学者的关注。颈椎这一活动度较高的节段也对水平视野的保持起重要作用。除了传统的颈椎前凸这一参数，值得关注的参数包括对颈椎的形态与视野的评估。颈椎矢状面垂直轴（cervical sagittal vertical axis，cSVA）与 SVA 类似，定义

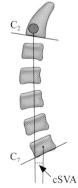
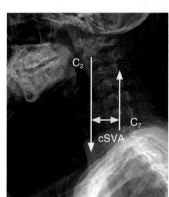
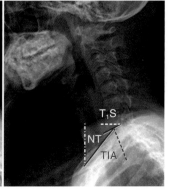

图 5-2-9 颈椎矢状面参数示意图

为经 $C_2$ 中心（或齿突）的铅垂线到 $C_7$ 中心的垂直距离（图 5-2-9），cSVA 的正常值为 $1.5\pm1$cm。虽然 cSVA 容易测量，但会受到脊柱其他部分（胸椎、腰椎和骨盆）的影响，因此其变化会很大。测量方法：通过 $C_2$ 中心（齿突）与 $C_7$ 中心垂线的距离，即 $C_{2\sim7}$ SVA，正常情况下两者间距较小（1.5cm），颈椎矢状面序列异常时该间距变大（>4cm）。

7. 胸廓入口角（thoracic inlet angle, TIA） 是评估颈椎矢状面平衡的一个重要的解剖学参数，相对固定，影响颈椎曲度及头颈部的平衡和水平视线。

8. $T_1$ 倾斜角（$T_1$ slope, $T_1$S）和颈倾角（neck tilt, NT） 是描述胸廓位置的形态学参数，$T_1$S 与颈椎前凸的关系类似于 SS 与腰椎前凸的关系，一定程度上可影响颈椎的曲度，当 $T_1$S 增大时，颈椎前凸随之增加，较小的 TIA 对应较小的 $T_1$S 和较小的颈椎前凸，以维持头部与胸廓及躯干的正常位置关系。TIA、$T_1$S 和 NT 可作为评价颈椎矢状面平衡、预测颈椎生理序列、指导矫形方案的重要指标。三者之间的关系：TIA=NT+$T_1$S，类似于 PI=PT+SS。测量方法：TIA 是经 $T_1$ 椎体上终板中点的垂线与 $T_1$ 上终板中点至胸骨上端连线的夹角，NT 是胸骨柄上端与 $T_1$ 终板中点连线与垂线的夹角，$T_1$S 是 $T_1$ 上终板与水平线之间的夹角（图 5-2-9）。

9. 水平视线相关参数 颌眉角（chin brow vertical angle, CBVA）为评估水平视线的参数，其定义为颌眉线和身体垂线的夹角（图 5-2-10），通常在临床照片上测量得到。正常颌眉角还没有具体定义，当术后颌眉角范围为 +10°～-10° 时，患者的耐受性良好。由于颌眉角最初是在临床照片中测量的，在矢状 X 线片上并不容易得到。为了解决该限制，最近的研究提出两个替代的参数：视线斜率（SLS）和 McGregor 线斜率（McGS）。这两个参数与颌眉角相关性较高（$r=0.996$ 和 $r=0.862$），因此当颌眉角不易得到时可以替代它。如图 5-2-10 所示，SLS 被定义为法兰克福线（Frankfort plane，即眼眶下切迹与外耳道上切迹之间的连线）与水平线之间的夹角。McGS 是从硬腭的后缘上表面延伸到枕骨曲线的最尾端的 McGregor 线和水平线之间的角度。

10. 枕骨入射角 近年来，Kim 等提出了一个新的枕颈部影像学参数——枕骨入射角（occipital incidence, OI），并认为该参数类似于腰椎 - 骨盆入射角 PI，属于解剖学上的恒定参数。而朱卫国等在此基础上修正了枕颈部相关参数的定义，提出了新的关于 OI 的公式：OI=OS+OT（图 5-2-11）。他们还发现 OI 与颈椎矢状面形态密切相关，在 TIS 保持不变的情况下，OI 越倾斜，会导致颈椎前凸增加，以维持视线的水平（图 5-2-12）。

## 三、全脊柱 CT 平扫及三维重建

全脊柱 CT 三维重建对于复杂的儿童脊柱畸形的评估来说是具有极高价值的。CT 不仅可以直观地反映出畸形的三维构成，这对先天性脊柱畸形尤其重要，还可以准确地评估儿童脊柱畸形患者的椎体旋转、肺容积以及是否存在胸廓和肋骨畸形。

1. CT 平扫评估椎体旋转 由于脊柱侧凸时脊椎的旋转主要发生于水平面，加之 CT 又能较好地

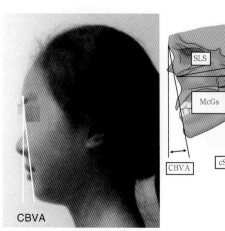
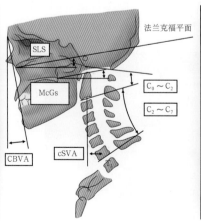
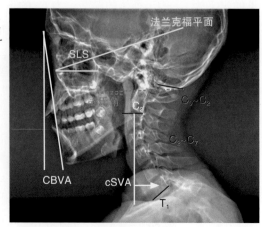

图 5-2-10　水平视线相关参数示意图

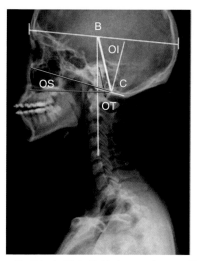

图 5-2-11　枕颈部相关参数的定义示意图。其中，B 为颅骨的中心，C 为枕骨大孔的中心，OI 定义为 BC 与枕骨大孔的垂线之间的夹角，OS 定义为枕骨大孔延长线与水平线之间的夹角，OT 定义为 BC 与中垂线之间的夹角，OI、OS 与 OT 之间满足解剖学关系：OI=OS+OT

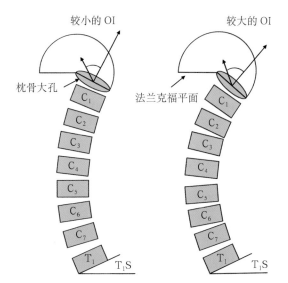

图 5-2-12　OI 与颈椎矢状面形态关系示意图。在 TIS 保持不变的情况下，OI 越大，颈椎矢状面前凸越大，以维持视线的水平

显示骨性标志，20 世纪 80 年代后脊椎的 CT 轴向扫描被用来更客观地评估脊椎旋转。

（1）RAsag 角　Aaron 提出用 CT 检查台的垂线和脊椎轴线的夹角（RAsag 角）来界定脊椎的旋转角（图 5-2-13）。但 Peter 认为脊椎的轴线往往很难精确定位，尤其在脊椎不对称时，这是该法测量误差的主要来源。同时患者在 CT 台上的位置不同也会带来测量误差，尤其是剃刀背畸形的程度可明显影响测量精确性。

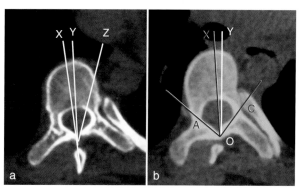

图 5-2-13　RAsag 角、RAml 角示意图（a）。X 为脊椎的轴线，Y 为 CT 检查台的垂线，Z 为棘突中心与胸骨中点的连线。RAsag 角：X 与 Y 的夹角；RAml 角：X 与 Z 的夹角。角平分线法示意图（b）：点 O 为两椎板的交汇处，点 A 及 C 为两椎板与椎弓根的交接处，∠AOC 的角平分线 OX 与 CT 检查台垂线 OY 的夹角即为脊椎的旋转角

（2）RAml 角　为了避免剃刀背畸形引起的误差，Peter 提出了用 RAml 角测量脊椎旋转（图 5-2-13）。不同于 RAsag 角，RAml 角采用椎管背侧中央点与胸骨中点的连线作参照，这样脊椎轴的界定便确定了脊椎旋转的测量值。事实上 RAml 角由两个因素来确定：脊椎的旋转及脊柱偏离中轴的移位，因此使用该方法测量脊椎旋转时脊柱偏离中轴的距离也影响 RAml 角的测量值，使得 RAml 角最终仍然不能真正反映脊椎的旋转程度。

（3）角平分线法　为减少脊椎轴线定位不精确造成旋转角的测量误差，Eric 采用了下面的方法：患者取仰卧位平躺在 CT 台上，第一次 CT 扫描线切割在顶椎中心并与下终板平行，接着的 CT 切面都与第一次平行并包括尽可能多的椎弓根及椎体，然后在所得的图像上界定两椎板的交汇点 O，两椎板与椎弓根的交接点 A 及 C，∠AOC 的角平分线 OX 与 CT 检查台垂线 OY 的夹角即为脊椎的旋转角（图 5-2-13）。Eric 发现这种方法重复性好，因而与 RAsag 角比较有更好的可信度，且测量者间和测量者内的差异可以忽略，这是由于这种方法比 RAsag 角有更精确的骨性标志。

（4）相对旋转角　以上三种 CT 测量方法所获得的脊椎旋转角，反映的均为所测脊椎相对原正常脊椎中矢状轴的旋转程度，即脊椎绝对旋转角，但没有真正反映脊椎相对躯干的旋转程度。Aaron 等认为对侧凸的脊椎，以骨盆为参考来观察脊椎与骨盆的相对旋转更有意义，于是引进了脊椎相对旋转的概念。它的测量方法是把旋转脊椎的 CT 图像

与骨盆的 CT 图像叠加（图 5-2-14），旋转脊椎的矢状轴与骨盆的矢状轴的夹角即为脊椎的相对旋转角。这种测量方法消除了患者体位、剃刀背畸形及脊椎偏离中轴的距离对测量值的影响。

**2. 复杂先天性脊柱畸形的 3D 打印**　对于复杂的先天性脊柱畸形，虽然 CT 三维重建可以准确地描述畸形的部位、分类，但是依然不够直观，尤其是对于缺乏经验的脊柱外科医生来说。对于这样的患者，推荐术前 3D 打印出患者的脊柱模型，便于对手术部位毗邻组织和细节进行全面立体了解（图 5-2-15）。术者可通过三维模型进行术前评估、诊断、选择手术路径、精准手术部位、制订手术计划并评估术中风险，选择合适的螺钉、融合器等内植物，制订合理的手术方案；还可以提高手术精准度和安全性，缩短手术时间，减少术中出血和副损伤。Guarino 等运用 3D 打印技术治疗 10 例小儿脊柱侧凸，研究表明该技术可提高椎弓根螺钉置入准确率，减少术后并发症并缩短手术时间。

**3. 使用 CT 图像评估肺容积**　对于重度儿童脊柱侧凸，除了常用的肺功能检查之外，还可以使用 CT 重建评估肺的容积。重建时可以使用 Syngo 软件进行，调节窗宽窗位使肺周围的软组织和肺内大血管不显影，然后完成肺的三维重建。软件可以根据所选择的三维模型范围内所含元素的多少计算出肺容积、肺高度或横截面积。Chun 等利用三维 CT 体积重建技术回顾性分析了 AIS 患者，发现其凹侧肺容积比凸侧肺容积减少更加严重。在脊柱矫形术后，肺容积和肺功能的改善并不同步，术后早期，肺容积改善，但是肺功能由于全身麻醉手术的反应可以出现轻度下降；在术后 2 年时肺功能可以得到显著改善。

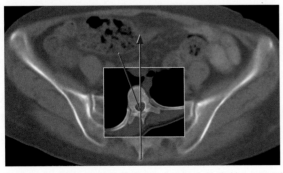

图 5-2-14　脊柱侧凸的椎体相对于骨盆的旋转，可以准确评估椎体旋转的程度

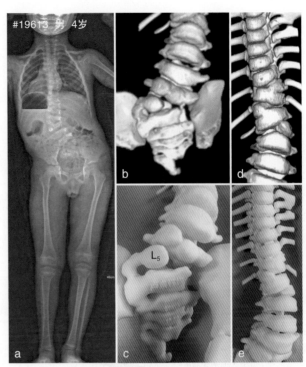

图 5-2-15　男（#19613），4 岁，先天性脊柱侧凸，同时存在腰骶部半椎体、骶髂关节发育不良、胸腰段半椎体（a、b、d）。由于患者腰骶部解剖结构不清，遂行 3D 打印，可以清楚地看到一侧 L₅ 半椎体，对侧的 L₄ 椎体紧贴髂骨（c），提示矫正躯干倾斜时需要将左侧的 L₄ 抬高。同时 3D 打印也清楚地显示了胸腰段多发半椎体（e）

## 四、全脊髓磁共振成像

MRI 在儿童脊柱畸形的术前评估中较为重要，尤其是对于先天性脊柱畸形或弯型不典型的脊柱侧凸患者。MRI 可以发现脊柱畸形所合并的椎管内异常，对于诊断和鉴别诊断具有极大的意义。随着 MRI 的普及，这一手段已经取代了脊髓造影而成为诊断椎管内异常的标准。

脊柱畸形合并椎管内异常的发生率与脊柱畸形的病因学有关，在先天性脊柱畸形中，文献报道的合并椎管内异常的发生率为 3%～52%，且在多节段混合型先天性脊柱侧凸中椎管内异常的发生率更高。常见的先天性脊柱畸形合并的椎管内异常包括脊髓纵裂、脊髓栓系（图 5-2-16）、椎管内脂肪瘤、椎管内皮样囊肿或表皮样囊肿（图 5-2-17）、蛛网膜囊肿等。

在特发性脊柱侧凸中，全脊髓 MRI 可以对弯型相似的特发性脊柱侧凸和 Chiari 畸形伴脊柱侧凸进行鉴别诊断。如果患者为男性、左胸弯、胸椎

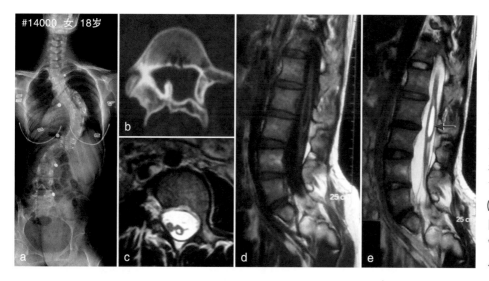

图 5-2-16 女（#14000），18 岁，先天性脊柱侧凸合并脊髓栓系综合征。X 线示胸椎右弯（a），CT 平扫示腰椎骨性脊髓纵裂（b），横断面 MRI 示脊髓纵裂为两束，同时伴有脊髓空洞（c），矢状面 MRI 示脊髓圆锥低位，脊髓空洞（e，箭头），马尾终丝贴于椎管后壁（d、e）

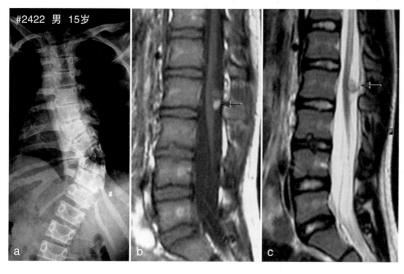

图 5-2-17 男（#2422），15 岁，腰椎管内皮样囊肿，X 线示椎体发育畸形，并肋畸形（a）；MRI 矢状面示 $L_2$ 水平椎管内囊性占位，在 T1 和 T2 加权像均显示椎管内混合信号的椭圆形肿物（b、c，箭头），同时合并有圆锥低位，终丝栓系。手术后病理证实为皮样囊肿

后凸增加、不典型弯时，推荐行全脊髓 MRI，评估是否存在脊髓空洞或 Chiari 畸形（图 5-2-18）。对于有些弯型类似特发性脊柱侧凸，但又有一些不典型影像学表现的患者（如顶椎位置过高或过低、左弯、顶椎区椎体扇贝样改变、椎体破坏等），全脊髓 MRI 可以帮助判断是否存在椎旁肿瘤（图 5-2-19）。

除了可以评估椎管内异常之外，MRI 还可以评估脊柱畸形患者的椎管内脊髓偏移，对于严重的脊柱侧凸来说可以帮助设计置钉策略。正常人脊髓位于椎管中央，与两侧椎弓根内侧壁基本等距。在特发性胸椎侧凸患者中，由于脊柱的三维畸形以及可能的椎管变形，脊髓与椎管的位置也发生改变，硬膜囊偏向凹侧椎弓根内侧壁。因此，在后路凹侧置钉矫形时，由于椎弓根螺钉位置不良（穿破内壁）造成神经损害的风险增大。为了明确脊髓在 AIS 患者胸椎管内的偏移及其影响因素，南京鼓楼医院

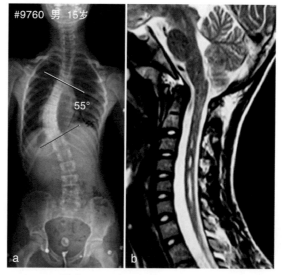

图 5-2-18 男（#9760），15 岁，Chiari 畸形和脊髓空洞伴脊柱侧凸。MRI 示颈段脊髓空洞（b），站立位全脊柱 X 线片示弯型为"典型"的 AIS 样规则侧凸，但是呈左胸弯（a）

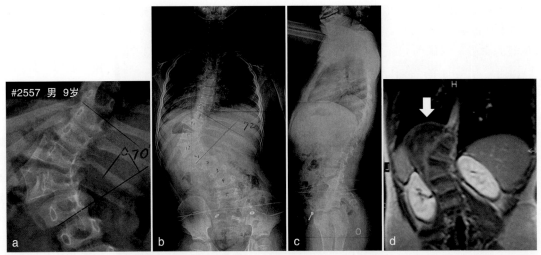

图 5-2-19　男（#2557），9 岁，X 线示不典型左胸腰弯，顶椎区椎体扇贝样改变（a~c），MRI 示顶椎区凸侧椎旁占位（d，箭头），术后病理示神经节细胞瘤

在 MRI 横断面 T2WI 上对胸椎管内脊髓与凸凹侧椎弓根之间的间距进行测量，并分析脊髓偏移的变化趋势。结果显示，在青少年特发性胸椎侧凸节段内，椎管内脊髓的位置向侧凸的凹侧发生偏移，脊髓在椎管内紧邻着凹侧椎弓根内侧壁，与凸凹侧椎弓根内侧壁之间的距离呈明显的不对称性。脊髓与双侧椎弓根内侧壁距离不等，凸侧椎弓根平均间距大于凹侧椎弓根平均间距。该现象在越靠近顶椎区节段越明显，顶椎位置的凹侧椎弓根平均间距为 0.2mm，在畸形严重的患者，脊髓甚至紧贴着凹侧的椎弓根；而凸侧椎弓根平均间距为 7.1mm。另外发现 AIS 患者主胸弯顶椎区脊髓的偏移值与主胸弯 Cobb 角和顶椎偏移（AVT）均存在非常显著的正相关，即主胸弯 Cobb 角越大顶椎区脊髓的偏移值越大，AVT 越大顶椎区脊髓的偏移值也越大。

这些研究结果具有较大的临床意义。在特发性胸椎侧凸患者顶椎区脊髓与凹侧椎弓根的间距小于 1mm，在部分严重的患者中脊髓紧贴着凹侧椎弓根内侧壁。这意味着在后路手术时，就损伤脊髓而言，凹侧椎弓根置钉的风险远高于凸侧。特发性胸椎侧凸患者脊髓偏移以顶椎区最为显著，且与侧弯 Cobb 角成强正相关。这提示，在侧凸 Cobb 角越大和（或）顶椎偏移越显著的患者，越靠近顶椎区域，凹侧椎弓根螺钉置入时损伤脊髓的风险越大，故应避免凹侧螺钉穿透椎弓根内侧皮质。临床上，其他病因性脊柱侧凸如 Chiari 畸形和（或）脊髓空洞、马方综合征等合并脊柱侧凸患者在侧凸节段也存在同样的脊髓的偏移，所以这类患者在靠近顶椎区域凹侧椎弓根螺钉置入时也应避免凹侧螺钉穿透椎弓根内侧皮质。

由于严重脊柱畸形时，脊髓会在椎管内偏移，甚至受压，使患者产生神经症状，增加手术损伤神经的风险，因此 Lenke 等根据顶椎区 MRI 横断面上脊髓、脑脊液和凹侧椎弓根三者的关系，将脊髓变形分为三种类型（图 5-2-20）：Ⅰ型：凹侧椎弓根与硬膜囊之间存在间隙，MRI 平扫可见脑脊液位于硬膜囊和凹侧椎弓根之间；Ⅱ型：硬膜囊贴近凹侧椎弓根，中间未见脑脊液，但脊髓未变形；

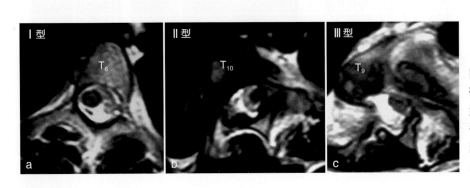

图 5-2-20　Lenke 分型。Ⅰ型：硬膜囊未紧贴椎弓根（a）；Ⅱ型：硬膜囊紧贴椎弓根，但是脊髓未变形（b）；Ⅲ型：硬膜囊紧贴椎弓根，且脊髓变形，呈椭圆形（c）

Ⅲ型：硬膜囊紧贴凹侧椎弓根，脊髓出现挤压变形。该分型较全面地反映了脊髓在椎管中的状态，对于Ⅰ型和Ⅱ型的患者，脊髓尚处在相对安全的位置，术中矫形操作对脊髓的牵拉、震荡影响小，术后神经损伤的风险可控；对于Ⅲ型的患者而言，由于脊髓明显受压变形，神经损伤的风险较高，应该谨慎制订手术策略，避免严重的术后神经并发症。

## 五、EOS® 全身成像

1992 年，Charpak 凭借发明的多线路正比探测器及推动粒子探测器获得了诺贝尔物理学奖。这种多线路正比探测器随后被用于医疗领域，利用其对粒子极为敏感的特点用于检测 X 线，从而可以降低在摄片时人体所受到的辐射，这就是 EOS® 影像系统的原理（图 5-2-21）。

### 1. 优势

（1）低辐射剂量　如上所述，EOS® 影像系统的物理学原理使其可以大大降低在摄片过程中的辐射剂量。目前的研究结果也证实了 EOS® 影像系统的低辐射特性。在颈椎摄片时 EOS® 影像系统为传统摄片辐射剂量的 1/3，胸腰椎为 1/9～1/6。这种低辐射剂量的特性对于青少年脊柱畸形需要定期随访的患者有很大益处（图 5-2-22），尤其是对进行支具治疗、需要 4～6 个月随访一次的患者。

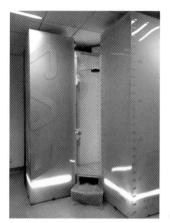
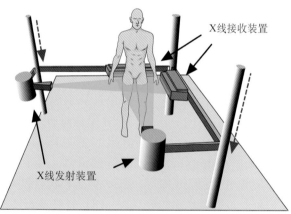

图 5-2-21　EOS® 影像系统的整机展示图及原理图。共有两个 X 线球管同时发射粒子，因此可以实现正位和侧位片的同时获取

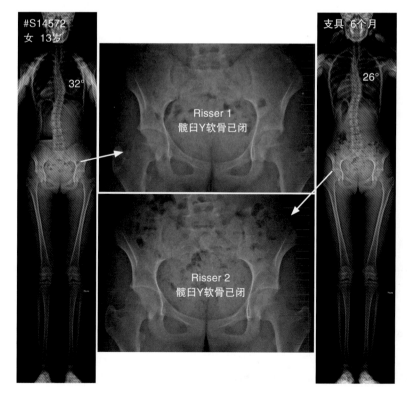

图 5-2-22　女（#S14572），13 岁，特发性脊柱侧凸。初诊时主弯 Cobb 角 32°，Boston 支具治疗后 6 个月 Cobb 角降至 26°。EOS® 全身成像可以提供患者全身骨骼的生长发育情况，且辐射剂量大大减小

（2）精准成像　传统 X 线机的工作原理是使用一个球管发射 X 线，X 线透过人体后被线性探测器所检测，从而成像。由于几何学关系，成像的大小一般比人体大一些。而 EOS® 影像系统的工作原理是使用正侧位两个球管同时发射 X 线，同时从上到下进行扫描，因此可以获得准确的成像。

（3）负重位三维重建　对于脊柱畸形的患者，目前主要采用 CT 的方法进行三维重建以将脊柱畸形的三维形态具象化，甚至在术前通过 3D 打印技术打印出脊柱畸形的模型以指导手术策略。但是 CT 三维重建存在两个劣势，一是辐射强，对人体存在潜在危害；二是 CT 扫描时处于平卧位，此时脊柱畸形的严重程度较站立位小，因此三维重建后获得的模型会低估畸形的严重程度。

由于 EOS® 影像系统使用两个球管同时拍摄，因此患者的正位和侧位片是同时获取的。之后通过机器配套的软件可以进行三维重建：将患者脊柱或下肢的主要解剖标志在正位片和侧位片上同时标记出来后，软件可以识别并对脊柱或下肢进行重建，重建结果如图 5-2-23 所示。

**2. EOS® 影像系统在临床评估中的应用**

（1）畸形最严重平面（plane of maximal curvature，PMC）　在冠状面 X 线片上测得的 Cobb 角实质是三维畸形在冠状面上的投影，并非三维的 Cobb 角。畸形最严重平面这个概念是指三维空间中的畸形所处的平面。如果患者没有侧凸，冠状面是笔直、对称的，则 PMC 位于矢状面；而在存在侧凸的条件下，PMC 由冠状面和矢状面共同决定。目前主要采用"达芬奇图"对 PMC 的旋转方向进行描述。

（2）AIS 患者的三维分型　AIS 是一种三维畸形。在临床诊断与治疗中，为了有利于评估患者病情并指导手术策略的制订，脊柱畸形学界根据 AIS 患者的弯型进行分型以区别不同类型的患者。目前最常用的 AIS 分型是 Lenke 分型，但是 Lenke 分型是基于传统的二维影像学参数，如 Cobb 角、矢状面胸椎后凸等。随着对 AIS 认识的逐步加深，传统的二维参数和由此得到的二维分型越来越难以准确地描述 AIS 这种三维畸形。在传统的 X 线片上观察到的脊柱侧凸的冠状面和矢状面形态是其三维形态在冠状面和矢状面上获得的投影，因此不同的三维畸形在经过投影可以形成相似的二维形态。国际脊柱侧凸研究学会（SRS）也启动了对 AIS 患者重新进行三维分型的研究，其依据就是使用 EOS® 影像系统重建出来的脊柱三维形态。Thong 等对 EOS® 影像进行三维重建得到 AIS 三维形态，并计算出 11 种 AIS 的三维分型，这些分型中不乏冠状面弯型相似（属于同一种 Lenke 分型的冠状面形态），但是轴状面和矢状面存在较大差别的亚型。

（3）脊柱畸形患者的全身冠矢状面评估　既往的脊柱矢状位全长片仅能覆盖至股骨头下方，因此对于矢状面失平衡的患者难以进行下肢代偿的评估。借助 EOS® 全身成像则可以观察伴骨盆倾斜的儿童脊柱畸形（图 5-2-24），从而更好地评估全身平衡情况。

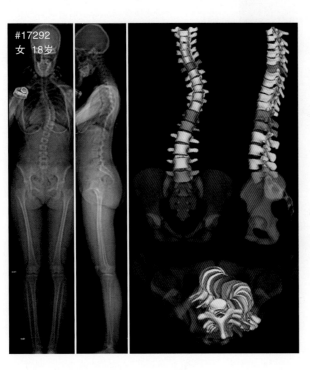

图 5-2-23　EOS® 影像的三维重建结果。女（#17292），18 岁，特发性脊柱侧凸。三维重建可以清楚地给出患者上胸弯、主胸弯和腰弯的端椎（不同的颜色），可以看到患者的矢状面胸椎后凸减小，并可以进一步进行软件分析，给出每个椎体的旋转

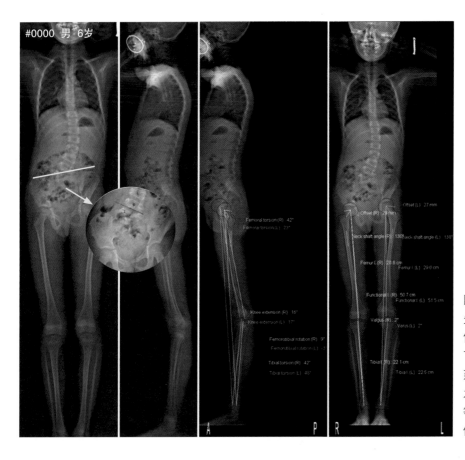

图 5-2-24　男（#0000），6 岁，先天性脊柱侧凸（ L₅ 半椎体 ）伴骨盆倾斜。冠状面片上可见双下肢不等长，对下肢进行三维重建后，结果显示双下肢解剖长度之间的差值为 0.8cm，双下肢不等长并非骨盆倾斜的原因，骨盆倾斜应该是脊柱畸形引起的

## 参考文献

[1] Ames CP, Smith JS, Eastlack R, et al. Reliability assessment of a novel cervical spine deformity classification system[J]. J Neurosurg Spine, 2015, 23(6):673-683.

[2] Bakouny Z, Khalil N, Otayek J, et al. Are the sagittal cervical radiographic modifiers of the Ames-ISSG classification specific to adult cervical deformity?[J]. J Neurosurg Spine, 2018, 29(5):483-490.

[3] Bao H, Yan P, Qiu Y, et al. Coronal imbalance in degenerative lumbar scoliosis: Prevalence and influence on surgical decision-making for spinal osteotomy[J]. Bone Joint J, 2016, 98-B(9): 1227-1233.

[4] Brink RC, Wijdicks SPJ, Tromp IN, et al. A reliability and validity study for different coronal angles using ultrasound imaging in adolescent idiopathic scoliosis[J]. Spine J, 2018, 18(6):979-985.

[5] Cheung KM, Natarajan D, Samartzis D, et al. Predictability of the fulcrum bending radiograph in scoliosis correction with alternate-level pedicle screw fixation[J]. J Bone Joint Surg Am, 2010, 92(1):169-176.

[6] Cheung WY, Lenke LG, Luk KD. Prediction of scoliosis correction with thoracic segmental pedicle screw constructs using fulcrum bending radiographs[J]. Spine (Phila Pa 1976), 2010, 35(5):557-561.

[7] Diebo BG, Oren JH, Challier V, et al. Global sagittal axis: a step toward full-body assessment of sagittal plane deformity in the human body[J]. J Neurosurg Spine, 2016, 25(4):494-499.

[8] Diebo BG, Varghese JJ, Lafage R, et al. Sagittal alignment of the spine: What do you need to know?[J]. Clin Neurol Neurosurg, 2015, 139:295-301.

[9] Diefenbach C, Lonner BS, Auerbach JD, et al. Is radiation-free diagnostic monitoring of adolescent idiopathic scoliosis feasible using upright positional magnetic resonance imaging?[J]. Spine(Phila Pa 1976), 2013, 38(7):576-580.

[10] Hamzaoglu A, Ozturk C, Enercan M, et al. Traction X-ray under general anesthesia helps to save motion segment in treatment of Lenke type 3C and 6C curves[J]. Spine J, 2013, 13(8):845-852.

[11] Kristmundsdottir F, Burwell RG, James JI. The rib-vertebra angles on the convexity and concavity of the spinal curve in infantile idiopathic scoliosis[J]. Clin Orthop Relat Res, 1985(201):205-209.

[12] Laouissat F, Sebaaly A, Gehrchen M, et al. Classification of normal sagittal spine alignment:refounding the Roussouly classification[J]. Eur Spine J, 2018, 27(8):2002-2011.

[13] Le Huec JC, Thompson W, Mohsinaly Y, et al. Sagittal balance of the spine[J]. Eur Spine J, 2019, 28(11):1889-1905.

[14] Legaye J, Duval-Beaupère G, Hecquet J, et al. Pelvic incidence: a fundamental pelvic parameter for three-dimensional regulation of spinal sagittal curves[J]. Eur Spine J, 1998, 7(2):99-103.

[15] Mehta MH. The rib-vertebra angle in the early diagnosis between resolving and progressive infantile scoliosis[J]. J Bone Joint Surg Br, 1972, 54(2):230-243.

[16] Protopsaltis T, Schwab F, Bronsard N, et al. The T1 pelvic angle, a novel radiographic measure of global sagittal deformity, accounts for both spinal inclination and pelvic tilt and correlates with health-related quality of life[J]. J Bone Joint Surg Am, 2014, 96(19):1631-1640.

[17] Scheer JK, Tang JA, Smith JS, et al. Cervical spine alignment, sagittal deformity, and clinical implications:a review[J]. J Neurosurg Spine, 2013, 19(2):141-159.

[18] Carman DL, Browne RH, Birch JG. Measurement of scoliosis and kyphosis radiographs. Intraobserver and interobserver variation[J]. J Bone Joint Surg Am, 1990, 72(3):328-333.

[19] McAlindon RJ, Kruse RW. Measurement of rib vertebral angle difference. Intraobserver error and interobserver variation[J]. Spine (Phila Pa 1976), 1997, 22(2):198-199.

[20] Suzuki S, Yamamuro T, Shikata J, et al. Ultrasound measurement of vertebral rotation in idiopathic scoliosis[J]. J Bone Joint Surg Br, 1989, 71(2):252-255.

## 第三节　脊柱畸形的心肺功能评估

### 一、肺功能评估

脊柱侧凸导致的胸廓结构改变可显著影响肺的发育，这也是早发性脊柱侧凸（early onset scoliosis，EOS）致死率高的原因之一。一些严重畸形的儿童甚至可能患有胸廓发育不良综合征（thoracic insufficiency syndrome，TIS），指的是儿童胸廓容量不足，无法维持正常呼吸和肺部生长。根据脊柱侧凸患者发病年龄的不同，肺容量的减少反映出不同的病理生理学。婴幼儿性脊柱侧凸由于发病时正处于肺生长发育高峰期，因此常伴有真性肺发育不全；而对于青少年脊柱侧凸患者而言，肺容量的减少提示胸廓机械动力学的改变，胸腔容积减小，肋间隙呈凸侧＞凹侧，长时间的肺膨胀不全可造成不可逆的肺萎缩（图5-3-1），畸形严重者甚至可发生肺内小气道扭曲变形，并有造成肺动脉高压及肺心病的危险。因此，对于儿童脊柱畸形患者，术前需要常规检查肺功能。

需要注意的是，在进行肺功能检查时，检查软件需要输入患者的身高。而在脊柱侧凸患者中，脊柱侧凸的存在会造成患者身高下降，因此使用实际身高会造成肺活量的正常值减小、百分比升高，造成肺功能良好的假象。为了避免这一错误，

可以使用脊柱侧凸的身高矫正公式，如 Bjure 公式（$y=10^{0.011 \times \text{Cobb角}} - 0.177$），但是在临床工作中，肺功能的检查人员并不熟悉这些公式，因此在临床上推荐使用臂长代替身高进行肺功能的计算，对于如何精确推测脊柱侧凸患者的理论身高，可以参见第4章第一节。

**1. 脊柱侧凸对患者肺功能的影响**　脊柱侧凸合并的肺功能异常主要表现为限制性通气功能障碍，肺活量（forced vital capacity，FVC）和第一秒用力呼气量（forced expiratory volume in 1s，$\text{FEV}_1$）的下降与畸形的严重程度有关。FVC 降低可以反映肺容量下降、胸壁顺应性降低或呼吸肌力下降，因此建议 EOS 患儿在接受任何手术治疗前都应进行肺功能评估。肺功能检查是进行术前评估的最佳方法，但其中一些儿童因年龄太小，不能配合检查。在这种情况下，应由儿童骨科医师、肺科医师和麻醉师联合进行多专业综合评估。通过观察儿童的呼吸、呼吸频率、胸围，以及进行肺功能测试来评估胸部和肋骨的畸形。随着时间的推移，胸腔扩张有助于了解儿童的生长情况并与肺功能联系起来。

容易忽略的是，除了表现为限制性通气功能障碍，脊柱侧凸还可能出现气道阻力增高和阻塞性通气功能障碍。脊柱侧凸患者能够出现气道闭合（尤其是胸部侧凸大于90°的患者），残总比（残气量与肺总量的比值）升高，气道阻力增大，但尚未达

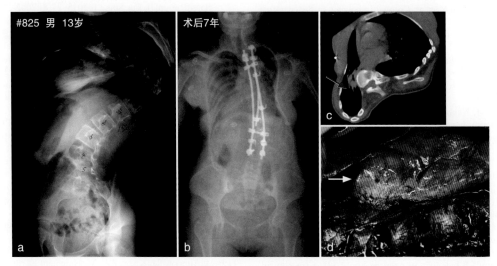

图5-3-1　男（#825），13岁，重度脊柱侧凸伴呼吸衰竭。X线示凹侧胸壁塌陷，肋间隙变窄，顶椎突入右侧胸腔（a），双侧膈肌上移，胸廓高度丢失（a），双侧肺容积减少。CT平扫示右侧胸腔容积显著减小，被顶椎侵占严重，肺组织在顶椎区受压（c，箭头）。行胸腔镜下前路松解术，术中见顶椎区被压缩的肺组织（d，箭头）。前后路联合手术后7年，X线示胸腔高度恢复，双侧肺组织复张（b）

到阻塞性通气功能障碍的诊断标准。尽管符合阻塞性通气功能障碍诊断标准的晚发性脊柱侧凸患者很少，但半数患者都存在气体困滞（air trapping）（用体描箱法测得的功能残气量除以氦稀释法测得的功能残气量，如果比值小于 1.09 则表示不存在气体困滞，比值在 1.21~1.34 之间表示轻度气体困滞，比值大于 1.35 表示中重度气体困滞）。气体困滞对吸入性支气管舒张剂反映良好。另外严重的脊柱侧凸由于气道扭曲，甚至可以出现大气道梗阻的肺功能特点，该类患者在手术后情况会得到迅速改善。

脊柱侧凸还会影响气体交换，包括局部通气、血流、通气血流比（V/Q）、弥散。脊柱侧凸把胸腔变成凸侧和凹侧两个部分，其对局部通气的影响主要体现在凸侧和凹侧的差异上。研究表明，凹侧的通气分布更加不均匀，并与侧凸的严重程度相关。侧凸小于 30°，凹侧的通气几乎不受影响；侧凸大于 30°，凹侧的通气显著性降低。局部通气和血流灌注的异常会影响 V/Q。有研究表明侧凸位于上胸段且大于 60°时更易出现异常。侧凸患者随年龄增长，通气血流比的异常更加明显，如年龄大于 40 岁时 V/Q 异常比年轻患者更加明显，这可能是年长者换气功能较差的原因。

在极少见的情况下，患者的畸形严重程度与肺功能的下降不成正比，较小的畸形合并严重的肺功能下降，此时除了需要寻找其他可能引起肺功能下降的因素外（如神经肌源性脊柱侧凸），还需要仔细鉴别脊柱外因素，而不是仅仅局限于脊柱畸形上，如膈疝（图 5-3-2）。

**2. 脊柱侧凸患者肺功能的影响因素**　儿童脊柱畸形的发病年龄与肺功能关系较大，孙旭等研究表明，年龄 <10 岁的侧凸患者其 VC%、MMEF（最大呼气中期流量）% 及 FEV$_1$% 等肺功能参数与年龄 >10 岁组相比有显著差异，前者小于后者。这主要是因为肺间质发育一般在 10 岁左右才完成，所以在此以前发生的脊柱侧凸可影响肺泡数目的增加，导致肺发育障碍，从而影响心肺功能。进展型婴儿型特发性脊柱侧凸如未经治疗大部分 Cobb 角将快速进展，会严重影响胸廓和肺组织的发育，可能导致胸廓发育不良综合征，并可能继发肺动脉高压、呼吸衰竭或心血管疾病。如不干预，此型患者的死亡率可达 14%，多是由胸廓发育不良、扭转变形对心肺功能产生不良的影响所致。发病年龄早

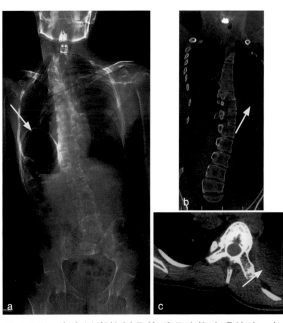

图 5-3-2　患者以脊柱侧凸伴呼吸功能障碍就诊，但 X 线示仅存在轻度脊柱侧凸，肋间隙正常，无躯干塌陷，并不符合因脊柱侧凸导致肺功能障碍的病理特征，但是仔细阅片发现左肺可见弧形影（a），怀疑膈疝，CT 检查明确为膈疝（b、c，箭头）

（8 岁以前）的幼年型特发性脊柱侧凸由于肺组织尚未发育完全，患者的肺功能异常常表现为肺通气和换气功能双重障碍。而 AIS 患者的肺功能异常通常只表现为通气功能障碍。

脊柱畸形的病因学与肺功能障碍的严重程度密切相关。国外文献报道先天性脊柱侧凸患者由于发病早、病史长，伴有脊柱结构上的缺损，与特发性脊柱侧凸相比对肺功能的影响更大，原因主要是先天性脊柱侧凸患者常合并肋骨异常，从而加剧了胸壁结构破坏，此外一侧胸廓存在并肋或肋骨缺失，也可引起胸廓运动协调性丧失及继发呼吸肌疲劳。神经肌源性脊柱侧凸的肺功能降低是多因素作用的结果，呼吸肌无力、肌纤维化和挛缩以及严重的脊柱畸形是导致限制性肺通气障碍的三大重要因素。Duchenne 型肌营养不良患者能站立时，为肺功能的高峰期，此后由于患者肌无力的不断加重，肺功能每年约退化 4%，降至正常预计值的 25% 后一般不再减少，直至患者死亡。

畸形的严重程度，即 Cobb 角，也与肺功能障碍有关。南京鼓楼医院的研究发现，Cobb 角 >90°患者的肺功能损害程度较高。侧凸畸形主要影响脊柱侧凸患者的通气功能及小气道功能，使得侧凸患者的肺功能主要表现为限制性通气功能障碍，且

Cobb角越大，对肺功能影响越大。这主要因为大角度侧凸可造成胸廓容积显著变小，凹侧肋间隙狭窄，进而造成肺容积减少；同时肋间隙变窄还可影响肋间肌的发育，从而使侧凸患者肋间肌功能减弱。以上骨性结构及肌性结构的改变将使得肺顺应性降低及呼吸与循环阻力增加，脊柱侧凸患者的通气功能也必然随之逐渐减弱。有文献报道，Cobb角 >100° 是伴发慢性呼吸衰竭及肺动脉高压（慢性肺膨胀不全、慢性低氧血症、慢性低碳酸血症）的高危因素之一。

除了Cobb角之外，不同节段的脊柱侧凸对肺功能影响的程度也不一样。胸段和胸腰段可直接造成胸廓畸形，对肺功能的影响明显；而腰段脊柱侧凸则主要因腹腔容积的下降和膈肌抬高而造成间接的影响，所以肺功能的改变较小。

与侧凸畸形Cobb角及侧凸发生位置一样，侧凸患者脊柱受累椎体数量的多少也直接影响到肺功能受损的程度。受累椎体越多，肋骨的变形也越多。肋骨的形态改变，不仅使胸廓支撑失平衡，也使胸腔前后径变短，而且使得附着于肋骨的呼吸肌，如肋间肌、膈肌等均发生功能紊乱。

## 二、心脏功能评估

在先天性畸形、既往存在心脏疾病和严重脊柱侧凸的患者中，心脏系统可能会受到影响。这些患者中可能存在原发的先天性心脏异常，也可能是严重畸形导致的继发性损害，进而可能导致肺动脉高压。心脏存在异常是增加脊柱侧凸患者围手术期风险的重要因素之一。除了先天性心脏病外，二尖瓣脱垂及肺动脉高压亦可引起心脏的血流动力学改变。而进展的肺动脉高压常是导致脊柱侧凸患者死亡的直接原因。因此，筛查出脊柱侧凸患者术前可能存在的心脏异常并正确对待和处理，对降低脊柱侧凸矫形围手术期风险是必备的。

1. 特发性脊柱侧凸　二尖瓣脱垂（mitral valve prolapse，MVP）在严重特发性脊柱侧凸患者中的发生率是正常青少年的4倍。在13.6%～24.4%的特发性脊柱侧凸患者中，超声心动图或多普勒超声检测到MVP和其他瓣膜异常，而在年龄和体重匹配的对照组为3.2%。梁锦前等对104例AIS患者的心脏结构和功能研究后发现二尖瓣脱垂发生率高达23.08%，但其未报道先天性心脏病的

发生情况。王杨等的一项纳入719例AIS患者的研究结果表明AIS患者心脏异常发生率为6.68%（48/719）。其中先天性心脏病发生率为4.59%（33/719），包括房间隔缺损2.92%（21/719）、室间隔缺损0.56%（4/719）、动脉导管未闭0.28%（2/719）、永存左上腔静脉0.28%（2/719）、法洛四联症0.14%（1/719）、二尖瓣狭窄0.14%（1/719）、单心房单心室0.14%（1/719）及房间隔膨出瘤0.14%（1/719）；其他心脏异常发生率为2.09%（15/719），只包括二尖瓣脱垂1.11%（8/719）及肺动脉高压0.97%（7/719）。48例存在心脏异常的AIS患者中，36例在入院前未获知存在心脏异常，其中3例（8.33%）入院后需先行心脏干预手术（2例行房间隔缺损修补术，1例行动脉导管未闭封堵术），二期行脊柱侧凸矫正手术；12例在入院前已获知存在心脏异常，其中10例（均为先天性心脏病）在脊柱侧凸发现前已经行心脏干预手术。但总的来说，AIS除非合并先天性心脏病，即使是严重的脊柱侧凸合并呼吸功能障碍，患者的心脏功能都不会严重地影响手术的安全性。

2. 先天性脊柱侧凸　研究发现，先天性心脏病与7%～26%的先天性脊柱畸形患者有关，其中包括室间隔缺损、房间隔缺损、动脉导管未闭、法洛四联症动脉移位、肺动脉狭窄、病态窦房结综合征和右位心（图5-3-3）。先天性脊柱侧凸中先天性心脏病主要以分流性疾病为主，是非分流性疾病的2倍，而分流性心脏病中常可闻及心脏杂音，尤其是

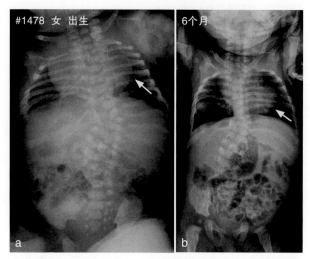

图5-3-3　女（#1478），出生后即发现先天性脊柱侧凸、多节段半椎体、肋骨缺如、并肋畸形（a），X线可见右位心（b，箭头）

继发孔型房间隔缺损和法洛四联症患者，明显瓣膜病、主动脉缩窄亦可闻及杂音，因此需注意先天性脊柱侧凸患者的心脏查体，对有杂音的患者应进行超声心动图检查。瓣膜病以二尖瓣病变最常见，按发生率高低依次为二尖瓣、主动脉瓣和三尖瓣，二尖瓣、三尖瓣以脱垂为主要病因，而主动脉瓣以二叶瓣畸形为主。

先天性脊柱侧凸患者合并先天性心脏病时，其心电图中也可出现相应表现，提示先天性心脏病的存在。郭立琳等报道先天性脊柱侧凸患者中电轴右偏出现率高达 14.6%，明显高于左偏者，电轴的偏移可能与脊柱侧凸引起心脏空间位置变化有关。先天性脊柱侧凸合并先天性心脏病的患者还可以出现 QRS 增宽和缩短、QTc 延长，提示存在心室肌除极和复极的异常，QTc 间期延长易引发恶性室性心律失常。因此，对先天性脊柱侧凸患者需注意是否存在 QTc 延长，必要时进行 Holter 检查。

这些儿童中部分患者现在或将来需要进行心脏手术，这说明了对这些患者进行系统的临床心脏评估和超声心动图检查的重要性，所以计划行先天性脊柱畸形矫正手术的患者都应在术前进行超声心动图检查，特别是混合型先天性脊柱侧凸和先天性后凸，这些患者有较高的先天性心脏病风险。对于合并心脏手术适应证的儿童脊柱畸形患者，脊柱外科医生需要与心脏外科医生共同进行评估，以决定手术顺序。一般来说优先进行心脏手术，这样有利于脊柱手术术中循环灌注的稳定，降低脊柱矫形术中的麻醉风险。但有些特殊情况，比如南京鼓楼医院成功治疗的 1 例合并严重肺动脉高压需要行肺移植术的重度脊柱侧凸患者，在经脊柱外科、麻醉科、重症医学科、心胸外科等多学科评估后，必须先行脊柱矫形术，增加胸廓容积后才有可能进行肺移植，否则狭小的胸腔难以接受供体肺器官，也难以让移植后的肺充分发挥功能。当然，这种合并严重肺动脉高压的脊柱手术风险很高，有一定的死亡概率，其麻醉风险详见第 30 章。

3. 神经肌源性脊柱侧凸　心脏受累可见于大多数原发性肌病（图 5-3-4），包括 Duchenne 型肌营养不良（Duchenne muscular dystrophy，DMD）、Becker 型肌营养不良（Becker muscular dystrophy，BMD）、强直性肌营养不良（myotonic muscular dystrophy，MMD）。肌营养不良蛋白位于心脏浦肯野纤维的膜表面，这可能导致 DMD 和 BMD 中出现心脏传导障碍。

在所有年龄的 DMD 和 BMD 患者中，心脏受累的发生率都很高（60%~80%），可以通过心电图

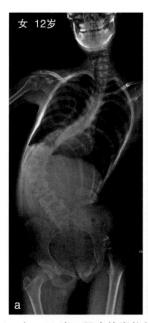
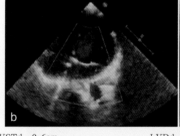
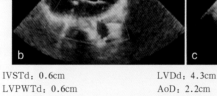

| IVSTd：0.6cm | LVDd：4.3cm | LVDs：3.0cm |
| LVPWTd：0.6cm | AoD：2.2cm | LAD：2.2cm |
| EF：57% | PA：0.9m/s | E：0.6m/s |
| A：0.5m/s | E/A：1.20 | Ao：0.9m/s |

左心房内径正常，左心室内径正常，室壁厚度正常，室壁运动尚可；二尖瓣增厚、回声不均匀，弹性欠佳，CDFI 示二尖瓣轻度反流，反流束稍偏心。

**南京鼓楼医院常规心电图报告**

| 性别：女 | QRS 时限：88ms | RV5：1.67mV | |
| 年龄：12 岁 | P-R 间期：132ms | SV1：1.20mV | 窦性心律 |
| 心率：88bpm | Q-T 间期：372ms | RV5+SV1：2.87mV | V1 导联呈 rSr′ 型 |
| P/R/T 电轴：55/74/39 | QTc 间期：450ms | | |

图 5-3-4　女，12 岁，肌病伴脊柱侧凸（a），全外显子测序及椎旁肌活检均证实为 Laing 型远端肌病。心脏彩超示心室壁厚度相对正常，但存在二尖瓣增厚（b、c）。心电图示 V1 导联呈 rSr′ 型，可能是正常变异，也可能是由于浦肯野系统和右心室壁心肌之间存在不完全右束支传导阻滞。Laing 型远端肌病是常染色体显性遗传肌病，致病基因位于 14 号染色体上的肌球蛋白重链 7（MYH7 基因），MYH7 基因可以编码心肌蛋白。该病早期表现为足下垂、翼状肩胛、脊柱侧凸，后期可合并肥厚性心肌病、近端肩胛肌无力等

和超声心动图检测到。然而，只有约30%的DMD患者有临床意义的心脏并发症。肺动脉高压也与DMD相关的心肺功能不全有关，一些研究者认为充血性心力衰竭是40%的DMD患者的死亡原因。在一些BMD患者中，心脏损害可能比呼吸损害更严重，因此所有BMD患者均需定期进行心电图和超声心动图检查，因为在骨骼肌病出现临床表现前，可能有严重的心脏受累。心肌受累的患者需要在心脏科进行随访和治疗。对于一些BMD患者，可能适合心脏移植。

在MMD中，通过心电图发现异常的发生率很高。研究表明，大约三分之一的MMD患者有一度房室传导阻滞，而大约五分之一的患者有左心室轴偏移，仅有5%的患者存在左束支传导阻滞。心脏完全阻滞，需要放置起搏器，虽然罕见，但有可能发生，因此MMD患者应接受常规的心脏评估。

表5-3-1罗列了部分可能伴发心脏结构或功能异常的肌病。

**4.马方综合征** 是结缔组织疾病，伴有典型的三联征，涉及眼睛、骨骼和心脏。心血管系统异常是马方综合征患者寿命缩短的主要原因。马方综合征最显著的心血管表现是由纤维蛋白1的缺陷引起的。二尖瓣脱垂（MVP）发生率为35%～100%，主动脉扩张75%，二尖瓣反流44%～58%，主动脉瓣反流15%～44%。许多患者表现为无症状的MVP，通过超声心动图诊断（78%～100%）的准确性超过通过听诊（45%～70%）的。因此，建议对所有疑似马方综合征的患者进行超声心动图检查，因为进展性主动脉根部扩张、主动脉瓣反流、夹层或破裂都很可能危及生命。主动脉再狭窄是发生并发症（如夹层）的高危因素。对于合并心脏严重功能结构障碍的患者，应该先进行心脏手术（图5-3-5），其次才考虑脊柱手术。通常，发病率和死亡率与主动脉异常相关，而与二尖瓣功能障碍无关。研

| 表5-3-1 | 可能累及心脏的肌病 | |
|---|---|---|
| **肌病名称** | **基因异常** | **心脏受累的类型** |
| Duchenne型肌营养不良 | DMD基因 | 心功能不全 |
| Becker型肌营养不良 | DMD基因 | 心功能不全 |
| Emery-Dreifuss肌营养不良 | EMD和LMNA基因 | 传导障碍、心律不齐 |
| 肢带型（limb-girdle）肌营养不良 | 多基因 | 心功能不全 |
| Steinert肌强直 | DMPK基因 | 心功能不全 |
| Rett综合征 | MECP2基因 | 心脏自主神经紊乱、节律异常 |

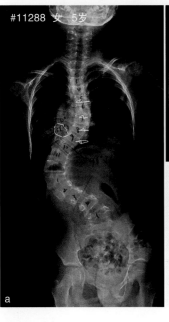
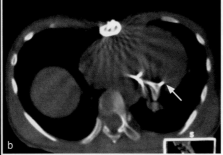

图5-3-5 女（#11288），5岁，马方综合征伴脊柱侧凸（a、c），4岁半时于外院行二尖瓣、三尖瓣成形术，CT平扫可见更换的瓣膜（b）。心脏超声显示三尖瓣轻度、二尖瓣轻度反流

**心脏超声检查所见：**
1. 左心房内径正常，左心室内径正常，室壁厚度正常，室壁运动正常；二尖瓣示成形术后回声（人工瓣环），CDFI示二尖瓣轻度反流。2. 主动脉内径正常，壁活动正常，主动脉瓣开放正常，CDFI未见反流。3. 右心房内径正常，右心室内径正常，三尖瓣示成形术后回声，CDFI示三尖瓣轻度反流，肺动脉内径正常，估测肺动脉收缩压正常。4. 心功能检测左室EF正常，二尖瓣血流频谱示E/A>1。

**诊断结果：**
【外院二尖瓣、三尖瓣成形术后】三尖瓣轻度、二尖瓣轻度反流

究表明，与家族性病例相比，散发的马方综合征患者的心血管受累更严重。

## 参考文献

[1] de Kleuver M, Lewis SJ, Germscheid NM, et al. Optimal surgical care for adolescent idiopathic scoliosis: an international consensus[J]. Eur Spine J, 2014, 23(12):2603-2618.

[2] Dreimann M, Hoffmann M, Kossow K, et al. Scoliosis and chest cage deformity measures predicting impairments in pulmonary function: a cross-sectional study of 492 patients with scoliosis to improve the early identification of patients at risk[J]. Spine (Phila Pa 1976), 2014, 39(24):2024-2033.

[3] Lao L, Weng X, Qiu G, et al. The role of preoperative pulmonary function tests in the surgical treatment of extremely severe scoliosis[J]. J Orthop Surg Res, 2013, 8:32.

[4] Zhang JG, Wang W, Qiu GX, et al. The role of preoperative pulmonary function tests in the surgical treatment of scoliosis[J]. Spine (Phila Pa 1976), 2005, 30(2):218-221.

[5] Amăricăi E, Suciu O, Onofrei RR, et al. Respiratory function, functional capacity, and physical activity behaviours in children and adolescents with scoliosis[J]. J Int Med Res, 2020, 48(4):300060519895093.

[6] Buckland AJ, Woo D, Vasquez-Montes D, et al. The relationship between 3-dimensional spinal alignment, thoracic volume, and pulmonary function in surgical correction of adolescent idiopathic scoliosis:a 5-year follow-up study[J]. Spine (Phila Pa 1976), 2020, 45(14):983-992.

[7] Burjek NE, Rao KE, Wieser JP, et al. Preoperative pulmonary function test results are not associated with postoperative intubation in children undergoing posterior spinal fusion for scoliosis:a retrospective observational study[J]. Anesth Analg, 2019, 129(1):184-191.

[8] Gitelman Y, Lenke LG, Bridwell KH, et al. Pulmonary function in adolescent idiopathic scoliosis relative to the surgical procedure:a 10-year follow-up analysis[J]. Spine (Phila Pa 1976), 2011, 36(20):1665-1672.

[9] Glotzbecker M, Johnston C, Miller P, et al. Is there a relationship between thoracic dimensions and pulmonary function in early-onset scoliosis? [J]. Spine (Phila Pa 1976), 2014, 39(19):1590-1595.

[10] Johnston CE, Richards BS, Sucato DJ, et al. Correlation of preoperative deformity magnitude and pulmonary function tests in adolescent idiopathic scoliosis[J]. Spine (Phila Pa 1976), 2011, 36(14):1096-1102.

[11] Kim YJ, Lenke LG, Bridwell KH, et al. Pulmonary function in adolescent idiopathic scoliosis relative to the surgical procedure[J]. J Bone Joint Surg Am, 2005, 87(7):1534-1541.

[12] Lin Y, Tan H, Rong T, et al. Impact of thoracic cage dimension and geometry on cardiopulmonary function in patients with congenital scoliosis:a prospective study[J]. Spine (Phila Pa 1976), 2019, 44(20):1441-1448.

[13] Wang Y, Yang F, Wang D, et al. Correlation analysis between the pulmonary function test and the radiological parameters of the main right thoracic curve in adolescent idiopathic scoliosis[J]. J Orthop Surg Res, 2019, 14(1):443.

[14] 梁锦前, 沈建雄, 邱贵兴, 等. 青少年特发性脊柱侧凸患者心脏结构和功能的研究[J]. 中国骨与关节外科, 2008, 1(3):195-201.

[15] 邵翔, 邱勇, 朱锋, 等. I 型神经纤维瘤病合并脊柱侧凸患者肺功能损害模式的研究[J]. 中华外科杂志, 2010, 48(7):518-521.

[16] 王斌, 曹兴兵, 邱勇, 等. 马方和类马方综合征合并脊柱侧凸患者肺功能障碍的模式及影响因素[J]. 中华外科杂志, 2010, 48(9):686-689.

[17] 王杨, 朱泽章, 邱勇, 等. 青少年特发性脊柱侧凸患者心脏异常的发生率[J]. 中国脊柱脊髓杂志, 2013, 23(6):520-524.

## 第四节　脊柱畸形的神经系统评估

儿童脊柱畸形中的很大一部分与无神经症状的椎管内异常有关。这些异常包括 Arnold-Chiari 畸形、脊髓空洞症、脊髓积水、低位圆锥、脊髓栓系和肿瘤。如果这些脊髓异常未被发现，则有可能因贸然矫正脊柱侧凸而导致神经并发症。脊柱侧凸的详细神经系统检查应包括对上肢和下肢的运动、感觉和反射功能的评估，以及对异常神经系统体征的评估，如持续高活性反射、单侧浅表腹部反射、肌肉萎缩、运动无力、感觉丧失，有时甚至诱发呕吐反射。异常的腹部反射可能提示存在椎管内疾病。应注意严重头痛、背痛和神经系统症状的病史。还应监测儿童治疗前和治疗后的走动状态，以确定髓内病变是否发生变化。

因此，对脊柱侧凸患者，尤其是弯型不典型的特发性脊柱侧凸、先天性脊柱侧凸、神经肌源性脊柱侧凸患者，初诊时必须进行神经系统体格检查，包括运动和感觉的体格检查、神经反射的检查，这些体格检查与教科书中的神经系统体格检查一致，本节中对这一部分内容仅做简要描述。本节的重点是针对不同病因学脊柱畸形的特征性神经系统异常及其检查方法进行概括和总结。

## 一、神经系统的一般体格检查

1. 运动系统功能的体格检查　主要包括评估肌容积、肌力、肌张力。

（1）肌容积　评估肌容积时需要触诊肌肉的硬度，判断是否存在肌肉萎缩或肥大。如果存在肌肉萎缩，需要进一步评估肌肉萎缩的分布、对称性、广泛性、局限性及神经支配区。

（2）肌力　肌力的检查依靠检查时患者用力进行肢体的屈伸运动，共分为 6 级：

0 级，完全瘫痪，测不到肌肉收缩。

1 级，仅可触及或可见肌肉收缩，但不能产生动作。

2 级，在无地心引力下进行全关节范围的主动活动。

3 级，对抗地心引力进行全关节范围的主动活动。

4 级，在中度抗阻下进行全关节范围的主动活动。

5 级，正常肌力，即可完全抗阻进行全关节范围的正常活动。

了解脊神经对应肌群的作用可以帮助判断神经损伤的节段，下面是脊神经常见的运动神经支配：$C_5$ 神经支配屈肘肌，$C_6$ 神经支配伸腕肌，$C_7$ 神经支配伸肘肌，$C_8$ 神经支配中指屈指肌，$T_1$ 神经支配小指外展肌，$L_2$ 神经支配屈髋肌，$L_3$ 神经支配伸膝肌，$L_4$ 神经支配踝背伸肌，$L_5$ 神经支配踇长伸肌，$S_1$ 神经支配踝跖屈肌。

在检查肌力时需要注意双侧对比。对于上肢肌力轻度下降的患者，可以追加轻瘫试验，即嘱患者平伸双上肢，数秒后可见一侧上肢逐渐下垂，低于健侧，即轻瘫试验阳性。

（3）肌张力　异常的肌张力包括肌张力低下和肌张力增高。

肌张力低下是指肌张力表现为降低或缺乏、被动运动时的阻力降低或消失、牵张反射减弱、肢体处于关节频繁地过度伸展而易于移位等现象，又称为肌张力弛缓。原因包括：①小脑或锥体束的上运动神经元损害，可为暂时性状态，如脊髓损伤的脊髓休克阶段或颅脑损伤、脑卒中早期，其发生由中枢神经系统损伤的部位所决定；②外周神经系统的下运动神经元损害，此时除了低张力表现外，还可伴有肌力弱、瘫痪、低反射性和肌肉萎缩等表现；③原发性肌病，如重症肌无力。

痉挛是肌张力增高的一种形式，痉挛的速度和痉挛肌的阻力（痉挛的程度）随着肌肉牵伸速度的增加而增加。痉挛一般由上运动神经元损伤所致，由于锥体束下行性控制丧失，脊髓牵张反射亢进，肌肉张力增高。常见于脊髓损伤、脱髓鞘疾病、脑卒中、脑外伤、去皮质强直和去大脑强直、脑瘫等。

僵硬是肌张力增高的另一种形式，是主动肌和拮抗肌张力同时增加，关节各个方向被动活动阻力均增加的现象。常为锥体外系的损害所致，帕金森病是僵硬最常见的病因。

2. 感觉的体格检查　主要是浅感觉、深感觉和复合感觉。在脊柱畸形患者中，最常用的感觉检查为躯干浅感觉。检查时嘱患者闭眼，用棉签或针尖轻划患者的皮肤，并进行双侧及上下对比，嘱患者口述划的力度是否一致，是否存在麻木感。

3. 神经反射的检查　主要包括浅反射、深反射及病理征。脊柱畸形患者中，最常见的神经反射检查为腹壁反射。检查时患者仰卧，下肢屈曲使腹壁完全松弛，用棉签按上、中、下三个部位自外向内轻划腹壁皮肤，如果存在腹壁反射，可见相应腹壁肌肉收缩。如果患者存在腹壁反射不对称，需进行 MRI 检查，进一步明确是否存在髓内病变，如 Chiari 畸形等。

对于脊髓损伤的患者，目前国际上广泛接受并采用 ASIA 脊髓损伤神经学分类标准来进行脊髓神经功能损伤程度评定（图 5-4-1），该标准包括详细的感觉检查、运动检查和肛门直肠检查，以及细致的评分和分级，是目前临床上进行脊髓损伤评价的金标准。由于该标准较为复杂，对于大多数没有神经损伤表现的脊柱畸形患者来说，临床上并不普遍采用 ASIA 分类标准。而对于术后出现脊髓损伤神经并发症的脊柱畸形患者，可以采用 ASIA 分类标准评估患者的神经功能改善。

ASIA 残损分级源于 Frankel 分级并进行了修改，损伤一般根据鞍区功能保留程度分为神经学"完全损伤"和"不完全损伤"。鞍区保留指查体发现最低段鞍区有感觉或运动功能（即 $S_4 \sim S_5$ 存在轻触觉或针刺觉，或存在肛门深压觉或存在肛门括约肌自主收缩）。鞍区保留不存在即定义为完全损伤，而鞍区保留存在则定义为不完全损伤。下列 ASIA 残损分级用于对残损程度进行分级 [ 引自《脊髓损伤神经学分类国际标准（2011 年修订）》]：

A= 完全损伤。鞍区 $S_4 \sim S_5$ 无任何感觉或运动功能保留。

B= 不完全感觉损伤。神经平面以下包括鞍区 $S_4 \sim S_5$ 无运动但有感觉功能保留，身体任何一侧运动平面以下无 3 个节段以上的运动功能保留。

C= 不完全运动损伤。神经平面以下有运动功能保留，且单个神经损伤平面以下超过一半的关键肌肌力小于 3 级（0～2 级）。

D= 不完全运动损伤。神经平面以下有运动功能保留，且损伤平面以下至少有一半以上（一半或更多）的关键肌肌力大于或等于 3 级。

E= 正常。检查所有节段的感觉和运动功能均正常，且患者既往有神经功能障碍，则分级为 E。既往无脊髓损伤者不能评为 E 级。

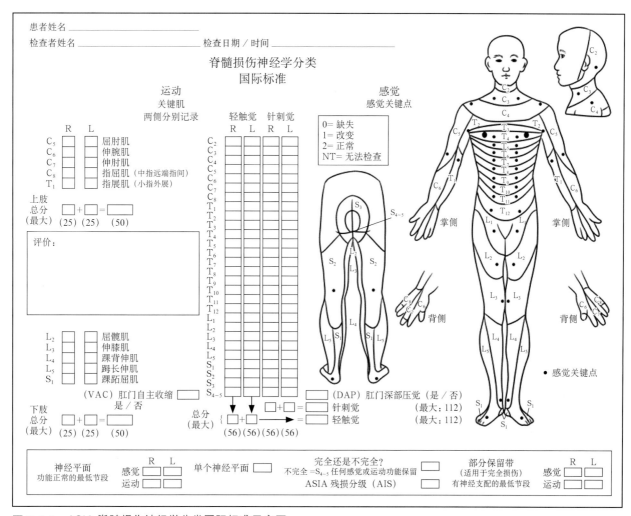

图 5-4-1　ASIA 脊髓损伤神经学分类国际标准示意图

## 二、不同病因学脊柱畸形的神经系统评估

1. 特发性脊柱侧凸和 Chiari 畸形 / 脊髓空洞伴脊柱侧凸　特发性脊柱侧凸是一种排除性诊断，理论上特发性脊柱侧凸应该是不合并脊髓异常的。但是过去 MRI 没有普及，部分弯型与特发性脊柱侧凸类似的脊柱侧凸，如 Chiari 畸形伴脊柱侧凸、脊髓空洞伴脊柱侧凸也被诊断为特发性脊柱侧凸。因此，即使神经系统查体结果正常，至少对于需要进行脊柱侧凸手术的患者建议进行全脊柱 MRI 检查，其中一些儿童因不能配合，可能需要在静脉镇静或全身麻醉的条件下进行。

任何年龄的"特发性"脊柱侧凸与颅颈异常之间的关系已经得到很好的证实。据报道，特发性脊柱侧凸患者小脑扁桃体的平均位置在枕骨大孔下方 4mm，50% 的患者位于枕骨大孔下方。而目前 Chiari 畸形的诊断标准是小脑扁桃体在枕骨大孔下方 5mm。有文献报道随着 MRI 的发展，无症状"特发性"脊柱侧凸患者的脊髓位置异常越来越多地被发现，如小脑扁桃体异位和低位圆锥等。但是，由于 Chiari 畸形小脑扁桃体在枕骨大孔下方 5mm 是一个人为制定的标准，因而不伴脊髓空洞的轻度小脑扁桃体低位，不一定是脊柱侧凸的发病原因，而是一个"正常变异"，因而此类脊柱侧凸仍有可能是"特发性"脊柱侧凸。另外，孙旭等的研究显示 AIS 患者的圆锥位置分布与正常对照组相当，圆锥位置不受年龄、性别、侧凸严重程度和侧凸模式等影响，这提示圆锥位置的改变不是 AIS 发病及进展的研究方向。

10 岁以上的特发性侧凸患者术前常规的 MRI 检查仍存有争议，经典的指南认为是有价值的；文献中建议的 MRI 适应证包括神经功能缺损、婴儿和青少年发病、男性、脊柱矢状面异常、不典型弯型（左弯，图 5-4-2）、快速进展的弯型以及疼痛的存在。更安全的常规 MRI 的倡导者指出，在合并脊髓空洞症的侧凸手术中，神经并发症的风险更高；此外，为了防止潜在的神经并发症，在治疗脊柱侧凸之前，需要解决可能存在的脊髓畸形。因此，应尽量通过临床评估或 MRI 检查发现这些患者。另一些研究者建议采用选择性的方法，认为对于神经系统检查无异常的"特发性侧凸"患者，不必要进行常规 MRI 检查，因为这些患者即使在 MRI 上有脊髓畸形，因手术而导致神经并发症的风险可能也很小。

如果在面诊患者时没有 MRI 资料，则对于临床表现不典型的脊柱侧凸需要进行仔细查体和询问病史。特发性脊柱侧凸患者在畸形不严重时一般不合并有感觉和运动功能的障碍。而在 Chiari 畸形和（或）脊髓空洞合并脊柱侧凸中，较大比例的患者存在神经系统受损的症状和体征，主要表现为浅感觉和肌力减退以及反射异常等。朱泽章等的研究结果显示在 Chiari 畸形和（或）脊髓空洞合并脊柱侧凸患者中，经临床详细体格检查发现有 56% 的患者存在神经损害症状，约 90% 的患者存在腹壁反射消失或不对称，浅感觉减退和肌力减退发生率分别为 90% 和 42%，肢体发育不对称和病理征各为 6%。Inoue 等也报道，绝大多数 Chiari 畸形和（或）脊髓空洞合并脊柱侧凸的患者在就诊时诉有感觉和运动功能障碍等症状，体检显示近半数患者存在浅感觉减退和腹壁反射不对称等，其中腹壁反射不对称的患者强烈提示存在 Chiari 畸形和（或）脊髓空洞等中枢神经系统异常，具有强有效的诊断

价值。而肢体发育不对称、肌阵挛和病理征由于本身较少见，在该病患者中发生率较低，但一旦存在，几乎可断定存在中枢神经系统异常。

2.先天性脊柱侧凸 先天性脊柱侧凸伴有脊髓异常的概率比其他类型的脊柱侧凸高。脊柱的胚胎发育与脊髓和中胚层器官发育密切相关。与先天性畸形相关的椎管内异常的发生率可达 30%～38%。椎管内脊髓异常可导致进行性神经功能丧失，且神经功能的损害可以随生长和侧弯的加重而进展。此外，合并的脊髓异常还极大地增加了手术时神经损伤的风险。

神经皮肤表现和椎管内病变的神经学表现可从病史或检查中发现，其中包括皮毛窦和色素沉着、膀胱症状、单腿感觉不良、足畸形、单腿明显消瘦、腹部反射不对称和后柱感觉异常。然而，神经皮肤表现并不是椎管内异常的可靠指标。

孙旭等的研究显示 211 例先天性脊柱侧凸中有 44 例脊髓畸形（20.85%），其中脊髓空洞、脊髓纵裂、马尾终丝栓系发生率较高，且上述畸形常并存。脊髓空洞常涉及多部位，以胸段发生频次较高；脊髓纵裂好发于胸段（图 5-4-3）、胸腰段；马尾终丝栓系、低位圆锥发生部位局限于腰段、腰骶段。先天性脊柱畸形合并的椎管内异常还包括脂肪瘤、皮样囊肿或表皮样囊肿、Chiari 畸形、蛛网膜囊肿和 Dandy-Walker 畸形。此外，Bmadford 等通过 MRI 报告了 38%（16/42）的隐性椎管内异常率，其中脊髓空洞 4 例次（9.5%），脊髓纵裂 4 例次（9.5%），马尾终丝栓系 10 例次（23.80%），畸胎瘤 1 例次（0.43%）。Pmhinski 等报告的隐性椎管

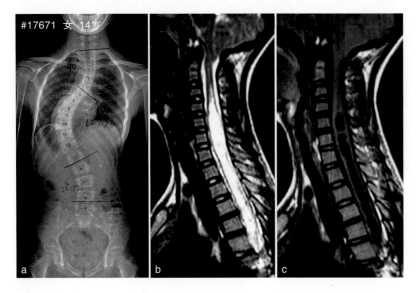

图 5-4-2 女（#17671），14 岁，以脊柱侧凸为首诊。临床无神经损害的症状与体征，X 线示左胸弯（a），提示可能存在脊髓异常，查体后发现双侧腹壁反射不对称，查 MRI 发现小脑扁桃体轻度下移，颈段和胸段脊髓空洞（b、c）

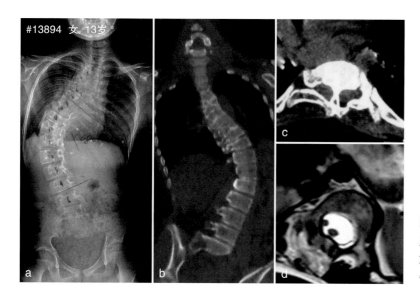

图 5-4-3　女（#13894），13 岁，先天性胸椎多节段分节不良、蝴蝶椎（a、b），就诊时已出现不全瘫，CT 平扫示胸段骨性纵隔（c），MRI 示脊髓纵裂（d）

内异常的比例为 30%（9/30），同时他认为 MRI 提高了该诊断率。兰斌尚等统计 500 例先天性脊柱畸形，脊髓纵裂发生率为 11%。

临床上发现，在一侧分节不良 + 对侧半椎体畸形的患者中，脊柱畸形更易进展、预后更差，且脊髓畸形伴发率也更高。McMaster 等在一组含 59 例该类型先天性脊柱畸形患者中，椎管内异常率为 41%，其中脊髓裂占 23 例（38.98%）。同时，这类畸形发生于中胸段、胸腰段、腰段时其畸形进展快、预后差，须尽早手术干预。

3. 马方综合征　马方综合征合并脊柱畸形的患者通常存在硬脊膜扩张的现象（图 5-4-4），硬脊膜扩张是硬膜囊膨胀或增宽，纤维蛋白缺乏导致的结缔组织异常，硬膜囊薄弱已被认为是马方综合征硬膜扩张的原因，通常发生在腰骶部的最末端，在脑

脊液压力的最大处。神经症状被认为与伸展和牵引机制有关，临床表现可能是背痛和头痛。硬脊膜扩张症的后果包括骨质侵蚀和前脊膜膨出。硬脊膜扩张症是马方综合征的诊断标准之一，表现为椎弓根间距增宽、矢状径增大。

4. 神经纤维瘤病伴脊柱侧凸　营养不良性（萎缩型）神经纤维瘤病合并脊柱侧凸的特点是发病早、进展迅速、难治疗，并有向严重畸形发展的倾向。存在脊柱后凸或者椎体旋转半脱位的患者有较高的神经损伤发生率。大多数患者存在皮肤改变以及相关的神经纤维瘤（哑铃状病变）。

椎管内肿瘤或硬脊膜扩张引起的椎管扩大在神经纤维瘤病伴脊柱侧凸中是较为常见的。它侵蚀骨质和韧带结构，导致椎体扇贝样改变和脊膜膨出。脊膜膨出、假性脊膜膨出、硬膜扩张和哑铃状病变

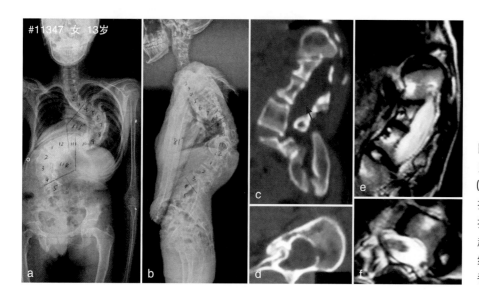

图 5-4-4　女（#11347），13 岁，马方综合征伴脊柱侧凸（a、b），CT 可见腰椎椎管扩大（c），提示硬脊膜扩张，扩张的硬脊膜侵蚀骨质，引起椎体后缘凹陷、椎弓根变细（d）；MRI 可见扩张的硬脊膜（e）且进入椎间孔（f）

与神经纤维瘤或椎管内及其周围的异常压力有关。瘫痪在椎管内有严重的椎体成角（后凸）、椎体旋转半脱位（图5-4-5）和软组织肿瘤的患者中更为常见。当尝试固定和稳定脊柱时，这些椎管内的肿瘤，由于旋转半脱位产生的脊髓压迫可能在术中直接损伤脊髓，或者可能引起骨骼的萎缩性改变，影响融合。侧凸患者发生截瘫的一个不常见但重要的原因是肋骨头插入椎管导致的脊髓压迫，CT扫描诊断肋骨脱位较敏感。

5. 神经肌源性脊柱侧凸　神经肌源性疾病是一组影响神经和肌肉的疾病。这些神经组织疾病包括运动神经元疾病，如肌萎缩性侧索硬化和脊髓性肌萎缩，这些疾病可能涉及大脑、脊髓和周围的运动神经元，并最终累及肌肉。由于脊髓的原发病，这些疾病可能会导致早发性脊柱侧凸。神经肌源性脊柱侧凸分为神经源性和肌源性，神经源性又分为上运动神经元病变和下运动神经元病变。

在神经肌源性脊柱侧凸的诊断和鉴别诊断中，询问胎儿期有无缺氧的病史、坐站走的开始时间、智力发育状态十分重要，这些信息可以提示神经肌源性脊柱侧凸的可能（图5-4-6）。不同类型的神经肌源性脊柱侧凸，由于具体病因学不同，受累肌群不同，神经系统查体结果也各不相同。在临床上一般可以通过神经系统查体评估患者的肌力、肌张力、平衡状态、步态等判断患者是否可能存在神经肌源性疾病，甚至可以通过一些特征性改变初步判断其神经肌源性疾病的类型，但是准确的诊断还是

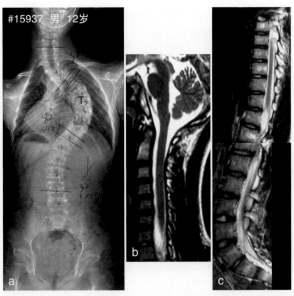

图5-4-6　男（#15937），12岁，以脊柱侧凸为首诊，X线示右胸弯，弯型类似AIS，但顶椎位于T$_7$/T$_8$处，比典型AIS的顶椎位置稍高（a）；MRI示无小脑扁桃体下疝或空洞（b、c）。查体时发现患者下肢肌张力增高，腱反射稍亢进，询问病史，出生时存在缺氧史和智力发育迟缓，经神经内科会诊，确诊为脑瘫，因此该患者为神经肌源性脊柱侧凸，而不是AIS

需要其他辅助手段如肌活检、神经肌电图、基因学检测、家族史、详细询问病史等。

（1）临床体格检查　根据病因的不同，神经肌源性脊柱侧凸的临床查体表现也不同。以上运动神经元疾病为病因的患者，如脑瘫伴脊柱侧凸，特点是肌张力增高、腱反射亢进、病理征阳性、无明显

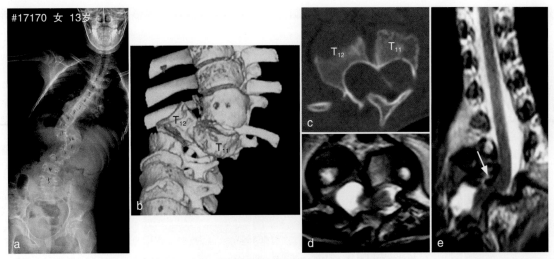

图5-4-5　女（#17170），13岁，神经纤维瘤病性脊柱侧凸伴不全瘫。X线示侧凸T$_{11}$~L$_1$部分扭转，胸椎与腰椎不在同一垂线上（a）；CT三维重建示T$_{11}$~T$_{12}$旋转半脱位（b），CT平扫示同一层面出现双椎管征，提示旋转半脱位（c）；MRI平扫示同一层面可以看到两个脊髓（d），MRI冠状面重建示脊髓在脱位的地方受到压迫（e，箭头）

肌萎缩。对于这类患者，需要评估其运动功能分级，以帮助评估手术目的及预后。Palisano 等将脑瘫患者的粗大运动功能分为 5 级（表 5-4-1），对于分级在 5 级的患者，如果在此时进行脊柱畸形手术，患者的总体预后一般，需要在术前与家属仔细沟通手术目标；对于分级为 4 级的患者，手术的主要目标是纠正患者的骨盆倾斜，保证患者可以在轮椅上保持正常坐位，而非一侧臀部受力；对于分级在 3 级以下的患者，则需要告知其内固定失败的风险。

以下运动神经元疾病为病因的患者，如脊髓灰质炎后遗症伴脊柱侧凸表现为受累神经（包括脊髓前角细胞、神经根、神经丛等）支配的肌肉瘫痪、肌肉萎缩、肌力下降、肌张力降低、腱反射减弱或消失、病理征阴性。根据病变部位不同，其临床特

点也不一样，比如前角细胞病变的瘫痪肌肉呈多个分节性分布，脊神经根病变的瘫痪肌肉呈单个分节性病变。

除了上述共有的神经系统查体表现外，由于神经肌源性疾病起病较早，其引起的肌肉萎缩或痉挛除了可以导致脊柱侧凸之外，还可以导致四肢骨骼变化如髋关节脱位、马蹄足等，同时部分神经肌源性疾病也有其特有的临床表现。

髋外翻，严重的甚至发展为髋关节半脱位或全脱位，是神经肌源性脊柱侧凸的重要合并症之一，可以作为神经肌源性脊柱侧凸和其他脊柱侧凸的鉴别特征。髋外翻主要是继发于由于肌肉不平衡或负重减少产生的颈干角度数增加，尤其多见于起病较早的婴幼儿患者。在生长过程中，外展肌无力可以降低对转子部位生长区和股骨颈峡部的生长刺激，同时处于水平方向的纵向生长板使股骨颈变长并导致髋关节逐渐外翻（图 5-4-7）。在此基础上，附着于股骨小转子的髂腰肌如果发生痉挛，就会增加髋关节半脱位的风险。

源于上运动神经元疾病的脊柱侧凸患者，如脑瘫患者，可以合并马蹄足，这主要是因为小腿屈肌相对于伸肌的过度牵拉导致的。此外，髋关节和膝关节的屈曲挛缩使股四头肌受力异常，可以出现高位髌骨、髌骨变长，甚至出现髌骨下极碎裂。进行性神经性腓骨肌萎缩（Charcot-Marie-Tooth 病，CMT）属于典型的上运动神经元病，又可以细分为肥大型和神经型。肥大型 CMT 患者主要表现为

| 表 5-4-1 | 脑瘫患者粗大运动功能分级（gross motor function classification system, GMFCS） |
| --- | --- |
| **脑瘫患者粗大运动功能分级** | **功能状态** |
| 1 级 | 无限制行走 / 爬楼梯 |
| 2 级 | 爬楼梯有限制 |
| 3 级 | 平地行走需借助步行器 |
| 4 级 | 可使用轮椅进行日常活动 |
| 5 级 | 使用辅助技术和器械仍然无法站立或坐立 |

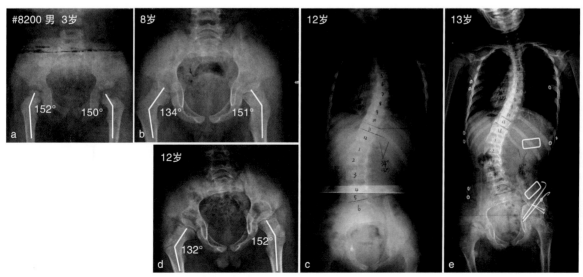

图 5-4-7　男（#8200），3 岁，脑瘫。3 岁时 X 线片示双侧股骨颈干角大致相同（a），8 岁时右侧股骨颈干角对比左侧明显增加（b），12 岁时发现脊柱侧凸畸形伴骨盆倾斜（c、d），13 岁时右髋关节半脱位加重，行骨盆内移截骨术（e）

高弓足、锤状趾以及因足背屈肌肉麻痹和踝关节不稳导致的跨阈步态，还可以出现腱反射减弱或消失、足远端肌萎缩等（图5-4-8）。此类患者可能仅以脊柱侧凸为首诊，需要仔细进行体格检查才能发现这些症状。神经型CMT患者则表现为对称性足踝部肌萎缩、无力和行走困难。与肥大型CMT相比，神经型CMT的特点为可出现上肢受累、共济失调，这可以作为CMT亚型鉴别诊断的要点。

下运动神经元病中，Riley-Day综合征的特征是自主神经功能紊乱、反射消失、痛觉消失；Werdnig-Hoffmann病的特点是严重的无力、反射消失、近端肌肉受累比远端严重、下肢比上肢更加无力。

而各种类型的肌营养不良则根据肌肉病变的部位不同出现不同临床特点，可以出现在肢体近端或远端（图5-4-9）。Duchenne型肌营养不良的特征表现为近端肌肉无力、扁平足或马蹄内翻足；面肩臂型肌营养不良主要以肩臂肌无力为主要特征，出现翼状肩胛；肢带型肌营养不良主要表现为与骨盆肌肉无力有关的行走困难；肌强直性营养不良则主要表现为肢体远端部位无力以及肌肉松弛的延迟。此类患者往往在青少年以前表现为"正常"，追问病史可能才会发现患者有易摔倒、夜间步态不稳、摔倒后自然站起困难的病史。

（2）辅助检查　神经肌源性脊柱侧凸来源于神经肌肉病变，其病因学是诊断的难点。肌活检和肌电图（EMG）在神经肌肉疾病的诊断中有一定作用，但是这两种诊断手段均存在一定的假阴性概率，因此在临床上可以将肌活检和肌电图结合起来

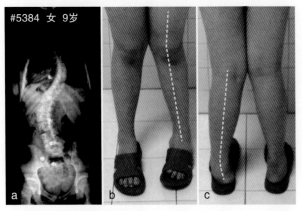

图5-4-8　女（#5384），9岁，进行性神经性腓骨肌萎缩症伴脊柱侧凸（a）。外观照可见左膝外翻（b）、左踝内翻、左足为高弓足（c），因此该患者为肥大型CMT

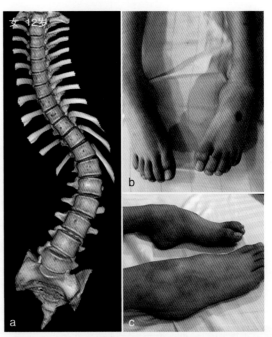

图5-4-9　女，Laing型远端肌病伴脊柱侧凸（a），全外显子测序及椎旁肌活检均证实为Laing型远端肌病。体格检查示双侧踝内翻，踝背伸肌力Ⅳ级，外观呈高弓足（b、c），肌电图仅示右腓总神经CMAP波幅下降，左下肢肌电图正常。因此，该患者的双足畸形是由于肌病而非腓总神经损伤引起

以帮助神经肌源性脊柱侧凸的诊断和鉴别诊断。

肌病引起的脊柱侧凸的特点是肌源性损害。肌源性损害的肌活检表现为肌纤维大小不一，萎缩纤维与肥大纤维镶嵌存在，常见核内移、颗粒变性、絮状变性、空泡变性和吞噬现象，慢性病变可见脂肪和结缔组织增生，炎性肌病可见炎性细胞浸润、肌纤维坏死和再生等。肌源性损害的EMG表现为运动单元电位（MUP）平均时限缩短超过同年龄正常值20%以上，波幅下降，多相电位增多，重收缩时呈病理干扰相。Buchthal等报道了一组肌源性疾病的肌活检和EMG诊断的准确率，其中肌活检具有诊断性的病例占79%，EMG呈肌源性损害的占87%。如果肌活检和EMG均提示肌源性损害，则可以为肌病的诊断提供可靠的证据。但是也有部分肌源性脊柱侧凸患者的肌活检呈肌源性损害，但EMG呈神经源性损害，这可能与肌纤维再生和纤维化导致肌纤维密度增加因而EMG表现为神经源性改变有关。一些患者的EMG呈肌源性损害但是病理正常，可能因为肌损害尚处于代谢和功能障碍阶段而没有组织的解剖结构病理性改变，也可能因为取材位置不当，所取肌肉未受累。

神经源性脊柱侧凸同样可以通过肌活检和 EMG 辅助诊断。肌活检的神经源性损害主要表现为小组或大组状的小角状肌纤维萎缩，无明显的肌纤维变性坏死，有靶状纤维，有显著的肌纤维群组化，呈双峰分布。而肌电图在神经源性脊柱侧弯的诊断中起到的作用较为重要，且需要根据上运动神经元病还是下运动神经元病进行区分。王秀艳等报道肌活检可以提示神经源性损害，但是缺乏特异性，而 EMG 的诊断准确率为 100%。因此，对于神经源性脊柱侧凸，推荐使用 EMG 进行诊断，肌活检结果可以作为鉴别诊断。

在上运动神经元病的患者中，由于下运动神经元仍保持完整，因此在肌肉松弛时通常为电静息，不出现纤颤电位或正相电位等失神经电位，也不出现束颤电位。而在让患者做随意收缩时，可表现为无随意运动、单纯相和混合相，其运动单元电位（MUP）电压偏低而波形正常，此外其感觉与运动神经传导速度正常。

对于下运动神经元的病因，EMG 对诊断也有一定价值，但是因为不同病因引起同一部位病变时，其肌电表现可能相同，因此 EMG 在下运动神经元病中只能作病变定位而不能作病因诊断。下运动神经元病变主要损害脊髓前角运动神经元，在发病初期较少影响神经传导速度，但在发病中晚期，由于脊髓前角运动神经元发生的退行性病变较重，粗纤维的轴索严重损害，此时电刺激会导致受损的运动单元中的肌纤维不能收缩，在神经肌电图上主要表现为 MUP 时限延长超过同年龄正常值 20% 以上，波幅增高，多相电位增多，重收缩时呈单纯相或混合相，还可以出现运动神经传导速度减慢、潜伏期延长及复合肌肉动作电位波幅降低等周围神经受损表现。

此外，由于神经肌源性脊柱侧凸涉及不同部位、不同类型的神经或肌肉病变，因此临床上一度对术中神经电生理监测能否准确地监测神经肌源性脊柱侧凸患者产生争议。Owen 等对比了多模式神经电生理监测 [ 体感诱发电位（SEP）＋运动诱发电位（MEP）] 和单一 SEP 在神经肌源性脊柱侧凸术中的应用，发现单一 SEP 的阳性率仅为 27%，且容易被麻醉药物干扰，而多模式的阳性率可以达到 96%。Noordeen 等的研究则认为使用躯体感觉诱发电位（somatosensory evoked potential, SEP）在波幅降低大于 50% 的情况下可以较好地保证敏感性和特异性，在神经肌源性脊柱侧凸患者中，使用 SEP 进行脊髓监护的真阳性率高于特发性脊柱侧凸，但是其假阴性率也较高，因此一个合格的神经电生理监测医生可以对神经肌源性脊柱侧凸患者进行良好的术中神经电生理监测。

## 参考文献

[1] Bradford DS, Heithoff KB, Cohen M. Intraspinal abnormalities and congenital spine deformities: a radiographic and MRI study[J]. J Pediatr Orthop, 1991, 11(1):36-41.

[2] Buchthal F. Electromyography in the evaluation of muscle diseases[J]. Neurol Clin, 1985, 3(3):573-598.

[3] Buchthal F, Kamieniecka Z. The diagnostic yield of quantified electromyography and quantified muscle biopsy in neuromuscular disorders[J]. Muscle Nerve, 1982, 5(4):265-280.

[4] McMaster MJ. Occult intraspinal anomalies and congenital scoliosis[J]. J Bone Joint Surg Am, 1984, 66(4):588-601.

[5] Owen JH. Intraoperative stimulation of the spinal cord for prevention of spinal cord injury[J]. Adv Neurol, 1993, 63:271-288.

[6] Palisano R, Rosenbaum P, Walter S, et al. Development and reliability of a system to classify gross motor function in children with cerebral palsy[J]. Dev Med Child Neurol, 1997, 39(4):214-223.

[7] Mackel CE, Jada A, Samdani AF, et al. A comprehensive review of the diagnosis and management of congenital scoliosis[J]. Childs Nerv Syst, 2018, 34(Suppl 2):2155-2171.

[8] Mummareddy N, Dewan MC, Mercier MR, et al. Scoliosis in myelomeningocele: epidemiology, management, and functional outcome[J]. J Neurosurg Pediatr, 2017, 20(1):99-108.

[9] Noureldine MHA, Shimony N, Jallo GI, et al. Scoliosis in patients with Chiari malformation type Ⅰ[J]. Childs Nerv Syst, 2019, 35(10):1853-1862.

[10] Pahys JM, Guille JT, D'Andrea LP, et al. Neurologic injury in the surgical treatment of idiopathic scoliosis: guidelines for assessment and management[J]. J Am Acad Orthop Surg, 2009, 17(7):426-434.

[11] Peng Y, Wang SR, Qiu GX, et al. Research progress on the etiology and pathogenesis of adolescent idiopathic scoliosis[J]. Chin Med J (Engl), 2020, 133(4):483-493.

[12] 兰斌尚, 王坤正, 闫传柱, 等. 脊髓纵裂分型及临床意义[J]. 中华骨科杂志, 2000, 22(2):4-6.

[13] 关骅, 王新亮. ASIA脊髓损伤分类标准在颈髓损伤患者神经功能评定中的应用[J]. 中国脊柱脊髓杂志, 2005, 15(5):264-266.

[14] 劳立峰, 沈建雄, 陈正光, 等. 青少年特发性脊柱侧凸的全脊柱三维MRI特点及与侧凸严重度相关性研究[J]. 中华骨科杂志, 2010, 30(5):468-472.

[15] 邱勇, 孙旭, 朱泽章, 等. 青少年特发性脊柱侧凸大弯度患者脊髓圆锥位置的MRI研究[J]. 中华外科杂志, 2006, 44(20):1385-1389.

[16] 朱泽章, 邱勇, 王斌, 等. 脊柱侧凸伴发Chiari畸形和脊髓空洞的影像学特征及临床意义[J]. 中华骨科杂志, 2007, 27(11):801-807.

# 第6章 神经系统发育异常

蒋 军 马信龙 邱 勇

## 第一节 脊髓脊膜膨出

脊髓脊膜膨出是一种十分严重的先天性脊髓发育异常，属于开放性神经管闭合不全类疾病，一般发生在妊娠的第 28 天左右。正常的胚胎发育过程中如果神经管不能正常闭合，最终形成神经组织（脊髓或脊膜）从破口处向后方（躯干背侧）疝出。患儿往往还同时伴有其他类型的神经发育异常，可因神经损害表现为不同程度的下肢、消化系统和泌尿系统功能障碍。通常临床上所述的脊髓脊膜膨出多指神经组织自神经管后方未闭合处（如椎板缺如、椎板闭合不全）向背侧膨出。近年来，文献中开始报道了一些自椎体前方缺损处向腹侧前方疝出的脊髓脊膜膨出病例。此类患者的发病机理目前尚未完全阐明，但一定不同于后方膨出患者。与后方膨出患者类似的是，前方膨出的患者同样可以合并多种脊髓发育畸形并导致相应的神经功能障碍。脊髓脊膜膨出的位置多见于腰骶部（44%）、胸腰交界区（32%）和腰段（22%），而颈段和胸段较为少见。位于颈胸段的脊髓脊膜膨出往往结构特征比较典型，而胸腰段脊髓脊膜膨出的结构有时表现得较为复杂。尽管脊髓脊膜膨出总体发病率不高，但由于其高危害性，目前是产前检查的重点项目。严重的脊髓脊膜膨出已经能够通过产前 B 超和磁共振筛查出，目前已不多见（图 6-1-1）。现在发达国家以及中国已通过使用叶酸预防，筛检孕妇血清与羊水中的甲胎蛋白（AFP）及影像学辅助产前诊断并终止妊娠等方法，使得该病发生率大幅降低。但是在我国神经管畸形的发生率为 2.47‰，其中开放性脊柱裂占 30.9%，仍然是世界上此类疾病发病率较高的国家之一。

## 病因学

脊髓脊膜膨出是开放性神经管闭合不全一类疾病中最为严重的类型，其发病机理目前尚未彻底阐明。目前认为脊髓脊膜膨出是由于胚胎发育过程中，神经管闭合发生障碍导致神经外胚层和表皮外胚层不能完全分离所致。人体的脊髓和椎管分别由胚胎时期的外胚层和中胚层发育而来。正常情况下，在妊娠 28 天左右外胚层会增生形成神经板。神经板的逐渐闭合是形成神经管的重要基础。在神经胚形成初期，神经皱褶逐渐隆起向中线靠近。此时神经外胚层和皮肤外胚层仍然是相连的。当两侧的神经皱褶完全相融合时，神经外胚层和皮肤外胚层就会彻底分离并各自进一步发育成脊髓和皮肤（图 6-1-2）。脊髓脊膜膨出发生的基础就是分离过程出现障碍，导致神经外胚层和皮肤外胚层无法正常分离，椎管闭合不全，最终形成神经组织自闭合不全处膨出。前方腹侧膨出的发病机理可能是由于神经管和脊索周围的中胚层组织发育异常，导致椎体发育畸形缺损，脊膜薄弱，神经组织在脑脊液的压力下自椎体缺损处向前方膨出。

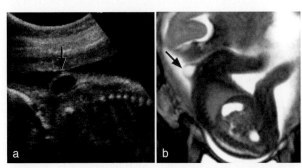

图 6-1-1 6 月龄胎儿，于当地医院常规产检时 B 超显示胎儿颈后部一囊性肿物（a，箭头）；胎儿 MRI 显示颈后部膨出的充满脑脊液的囊腔（b，箭头）

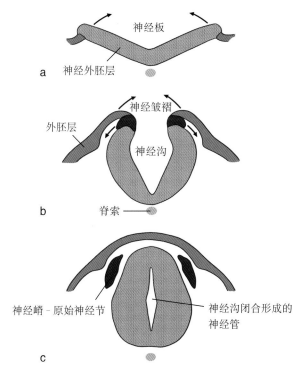

图 6-1-2 胚胎期神经管发育示意图。胎龄 28 天左右外胚层增生形成神经板（a）；神经胚形成初期，神经皱褶逐渐隆起向中线靠近（b）；两侧的神经皱褶完全融合时，神经外胚层和皮肤外胚层就会彻底分离（c）

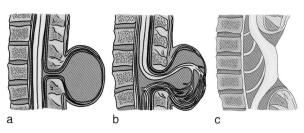

图 6-1-3 三种不同类型的脊髓脊膜膨出：膨出物内仅有硬膜囊和脑脊液，属于脊膜膨出（a）；膨出物内包含硬膜囊和脊髓组织，属于脊髓脊膜膨出（b）；膨出物为脊髓组织直接外露，属于脊髓外露，是最严重的一种类型（c）

## 临床表现

脊髓脊膜膨出形态的一般特点是神经组织从椎管内向背侧突出，在中线处形成一个隆起包块。疝出的神经组织与表皮组织通过一层异常发育的皮肤组织相连接。疝出的神经组织包含发育畸形的神经组织和扩张的蛛网膜或硬脊膜。扩张的蛛网膜下腔内充满了脑脊液。脑脊液的压力持续存在使得蛛网膜下腔越来越大。具体表现在患儿出生后可在背部中线见皮肤缺损以及囊状肿物，大小不一，圆形或椭圆形。囊肿多数基底较宽，表面皮肤可正常，也可无正常皮肤覆盖，表皮菲薄并容易破裂发生脑脊液漏。婴儿哭闹时包块可增大，隆起包块因含有脑脊液致透光试验阳性，内含脊髓和神经根者有时可见肿块内阴影（图 6-1-3b）。脊髓脊膜膨出还有两种特殊类型，一种为单纯脊膜膨出，突出物只含蛛网膜／硬脊膜和脑脊液，而无神经组织（图 6-1-3a）；另一类是脊髓外露，突出的神经组织表面无表皮覆盖，硬脊膜直接暴露在外，为开放性神经管闭合不全最为严重的类型（图 6-1-3c）。菲薄的硬膜在患儿出生后极易破溃，导致脑脊液漏和中枢神经系统感染，死亡率极高。患有前方脊髓脊膜膨出的患儿脊膜单独或连同脊髓自椎体前方缺损处向躯干腹侧疝出，患儿体表无隆起组织。前方脊髓脊膜膨出在颈段、胸段和骶段均有报道，但发生率远低于后方膨出。

患者存在不同程度的神经损害表现，轻者无明显损害，重者可表现出双下肢全瘫、膀胱功能障碍等。神经损害可以稳定，也可以逐渐进展。有30%～50% 患者可能终生需要轮椅。患者还可以伴有其他类型的脊髓发育畸形，如 Arnold-Chiari Ⅱ型畸形、脑积水、脊髓栓系或脊髓空洞并引起相应的神经损害临床表现。几乎所有患儿都合并有脊髓栓系的影像学表现，但不一定有神经损害的临床表现。常见的神经损害表现有四肢痉挛或肌无力、后背顽固性疼痛以及二便障碍等。脊髓脊膜膨出患儿疝出的硬脊膜囊如果发生破溃还容易导致椎管内甚至颅内感染，引起相应的临床表现。

既往文献中报道的脊髓脊膜膨出合并脊柱侧凸的发生率变异很大，从23%～88% 不等。一般而言，脊髓脊膜膨出导致脊髓损害的平面越高，则患儿罹患脊柱侧凸的可能性越大。脊髓脊膜膨出合并脊柱侧凸的类型主要有两种：一种是先天性的，即患儿出生时就伴有的脊柱发育不良，如半椎体畸形、椎体分节不良、脊柱后份闭合不全等，多见于腰骶部，可同时合并骶骨发育不良；另外一种为发育性的，主要是因为脊髓损害而导致的逐渐进展的脊柱侧凸，即麻痹性脊柱侧凸。有些患者脊柱侧凸的形成既有先天性脊柱发育异常的原因，也同时有神经源性的因素参与。Trivedi 的研究统计脊柱侧凸在胸椎、上腰椎、下腰椎和骶椎脊髓脊膜膨出患者的发生率分别为93%、72%、43% 和 7%。最新的大样本研究报道脊髓脊膜膨出患儿合并脊柱侧凸的总的发生率在23% 左右。麻痹性脊柱侧凸一般为长

C 型侧凸，累及节段较多，可伴有骨盆倾斜和脊柱后凸。脊柱侧凸发生的年龄越早，进展的可能性越大。Muller 的研究发现当侧凸大于 40°以后进展的可能性显著增大。由于患者下肢肌肉出现痉挛性改变，其髋关节和膝关节会出现屈曲挛缩以及畸形表现，同时还可以伴有骨盆倾斜，而髋关节的挛缩脱位和骨盆倾斜又可以进一步促进脊柱侧凸的进展（图 6-1-4）。

## 影像学表现

X 线可见病变部位的椎管闭合不全，可表现为椎板缺如或椎板未闭、椎弓根间距增宽，有时可见凸向正中或侧方的软组织阴影，还可见各种类型的脊柱畸形（如脊柱侧凸、椎体分节不良、骶骨发育不良等）。

CT 平扫可以更为清楚地显示脊柱后份椎板缺如（图 6-1-5b，图 6-1-6c、d，图 6-1-7b，图 6-1-10d），椎弓根间距宽，膨出的囊腔内呈较低密度的圆形或椭圆形软组织影，与硬膜囊相通，周围为较薄的环形略高密度的软组织影且边界清楚。前方膨出可见椎体闭合不全（图 6-1-7b、图 6-1-8d），囊性膨出物自椎体缺损处向腹侧凸出。

MRI 可以清晰地显示脊髓脊膜膨出的具体结构特点。MRI 矢状面可见脊髓和脊膜局限性地向后方凸出（图 6-1-5d，图 6-1-6e、f，图 6-1-11b～e），可呈团块状。凸出部位的脑脊液为长 T1 长 T2 信号，而神经组织为等信号。大多数患者还合并有脊髓栓系，圆锥位置一般低于 $L_3$ 水平，终丝增粗。脊髓脊膜前方膨出的患者在轴位片上可见前方椎体缺损，即左右两侧半个椎体未能融合所残留的间隙可见神经组织、脑脊液连同前方包绕的硬膜自椎体缺损处向腹侧疝出（图 6-1-7c、d，图 6-1-8e～g）。前方或后方膨出者都可合并多种脊髓

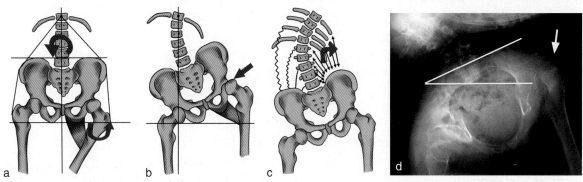

图 6-1-4　骨盆倾斜导致脊柱侧凸加重以及髋关节脱位示意图。骨盆发生倾斜时，会导致倾斜方向对侧的髋关节向后上方脱位（a、b）；随着骨盆倾斜加重，为了维持躯干重心稳定，脊柱会向骨盆倾斜方向的对侧倾斜，形成侧凸（c）。最终患者可以同时合并脊柱侧凸、骨盆倾斜和髋关节脱位三种畸形（d）

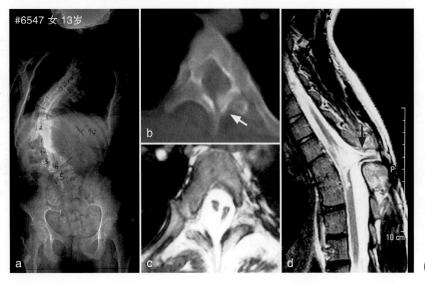

图 6-1-5　女（#6547），13 岁，胸椎脊髓脊膜膨出。1 岁时接受神经外科手术，近几年逐渐出现胸椎侧后凸畸形（a）。CT 平扫图像示 $T_5$ 水平椎板闭合不全（b，箭头）。矢状面和横断面 MRI 示胸段残留脊髓脊膜向后方膨出遗迹，以及合并的脊髓纵裂畸形（c、d）

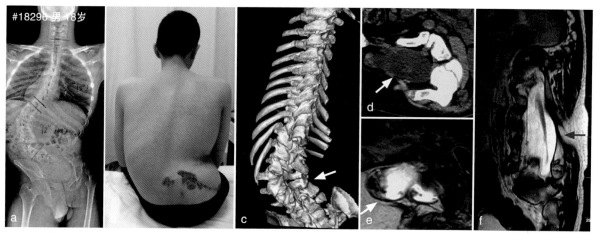

图 6-1-6 男（#18296），18 岁，脊髓脊膜膨出合并先天性腰椎侧凸畸形（a）。患者出生后曾在当地医院行腰骶部脊髓脊膜膨出修补术，但患者双下肢瘫痪，从未恢复行走能力（b）。CT 三维重建显示腰椎多节段椎板闭合不全（c，箭头），CT 平扫见腰椎后份缺如，椎管内低密度软组织影自椎管内向后方膨出（d，箭头）；腰椎 MRI 示神经组织连同硬脊膜向背侧膨出（e、f，箭头）

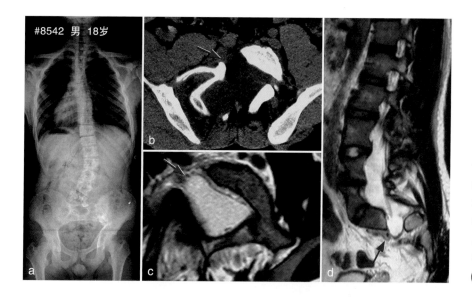

图 6-1-7 男（#8542），18 岁，骶部前方脊膜膨出。全脊柱 X 线见腰骶部侧凸畸形合并骶骨发育不良（a），CT 平扫可见低密度囊性组织自骶骨向腹侧凸出（b，箭头），MRI 示 $S_1$ 水平脊膜自椎体缺损处向前方膨出（c、d，箭头）

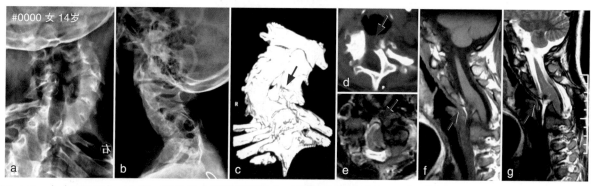

图 6-1-8 女（#0000），14 岁，颈椎前方脊髓脊膜膨出。颈椎正侧位 X 线见严重颈椎侧后凸畸形伴椎体发育异常（a、b）；颈椎 CT 三维重建可见颈椎多节段异常融合，$C_6 \sim T_1$ 椎体前方缺损（c、d，箭头）；MRI 示 $C_6 \sim T_1$ 水平脊髓脊膜自椎体缺损处向前方膨出（e~g，箭头）

发育异常，如脑积水、胼胝体发育异常、脊髓纵裂、Chiari 畸形等。

## 治疗

　　脊髓脊膜膨出的治疗可分为对脊髓发育畸形的处理和对合并的脊柱畸形的矫正两部分：

　　**1. 脊髓脊膜膨出的治疗**　对于脊髓脊膜修补手术时机的选择既往文献报道不一。对于产前就诊断出的脊髓脊膜膨出，如技术条件允许可选择在妊娠期宫内修补。越来越多的研究表明妊娠期宫内手术在保护神经功能和降低并发症方面较传统产后手术更具有优势，但技术要求较高，目前尚未能普遍开展。对于产前诊断膨出严重的胎儿，经与家属沟通后可考虑终止妊娠。出生时患儿囊壁较薄极容易破溃者或已并发脑脊液漏的患者，宜尽快进行缺损修复，以免因中枢神经系统感染而丧失手术机会。合并脑积水或严重神经功能障碍的患者应谨慎早期手术，宜先做脑积水分流术，降低颅内压，后期再行膨出切除修补术。而神经症状较轻和无脑积水者，则应早期手术治疗。有神经损害但无脑积水的患儿可等待至 1 岁后行修补手术，手术的目的是为了改善外形而无法改善神经功能。广基型膨出如表面皮肤良好，可适当延后手术，其目的是使膨出囊腔大小和身体大小的比例合适，修补时伤口较易缝合。

　　脊髓脊膜膨出手术治疗主要分为以下三个步骤（图 6-1-9）：①松解膨出的神经组织并最大程度地保证其完整性；②重建硬膜；③修复膨出部位的皮肤组织。脊髓脊膜膨出的手术推荐在显微镜下完成，以降低术中因视野不清导致医源性神经损害以及术后粘连导致脊髓栓系等的发生风险。术中神经电生理监护十分必要，有助于区分神经和非神经结构，并判定神经结构是否具有功能。手术切口与膨出组织长轴方向一致。在腰骶部，为了避免切口靠近肛门增加术后发生感染的风险，可采用横行切口。仔细分离囊壁至囊颈部，应注意有时神经可以穿过囊壁，在分离时要特别注意不要损伤神经。囊壁分离完毕后，在颜色较透明、囊壁下方无明显神经组织粘连处切开囊壁。脑脊液大量流出时应放低患儿头部以免颅压过低。囊与椎管交通处应避免术中出血回流至椎管。将囊内与囊壁分离的神经组织重新回纳入椎管内，严密缝合囊壁、硬脊膜。囊颈部缝合应十分严密以防止脑脊液漏，而椎板缺损不必修补。

　　脊柱脊髓膨出修补术后并发症大多与切口闭合有关。切口缝合处张力过高会导致皮肤坏死，最终导致感染。患儿往往存在肛门括约肌功能障碍，术后应防止伤口被排泄物污染。患儿可取俯卧位 1 周，减少污染可能性。最常见的感染源为大肠杆菌，严重者可继发椎管内感染，甚至导致患儿死亡。分离脊髓神经组织时如果未能彻底清除表皮组

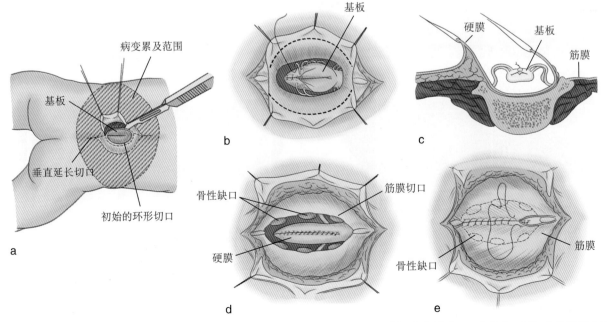

图 6-1-9　脊髓脊膜膨出手术步骤示意图。手术切除范围（a，虚线），硬膜切除范围（b，虚线），仔细分离囊壁后完整切除（c），最后严密缝合硬膜和筋膜（d、e）

织，使得这些组织一同回纳入椎管，患者远期可继发皮样囊肿。术后并发症处理详见第 7 章第四节。

2. 脊柱畸形的矫正　患儿出生后早期即应对脊髓脊膜膨出进行修补，而对所合并的先天性脊柱侧凸并不需要马上行矫正或融合手术，但需要对患儿定期随访。其处理原则与一般先天性脊柱侧凸患儿并无差别。在后期的随访过程中，如果侧凸有进展趋势，可以先行支具治疗。虽然支具治疗并不能纠正先天性的脊柱发育畸形，但可以推迟手术年龄。但如果患儿侧凸进展迅速或就诊时已经存在严重脊柱侧凸，可先行生长棒置入，定期撑开延长（图 6-1-10）。合并有腰骶部先天性脊柱畸形的患儿可能

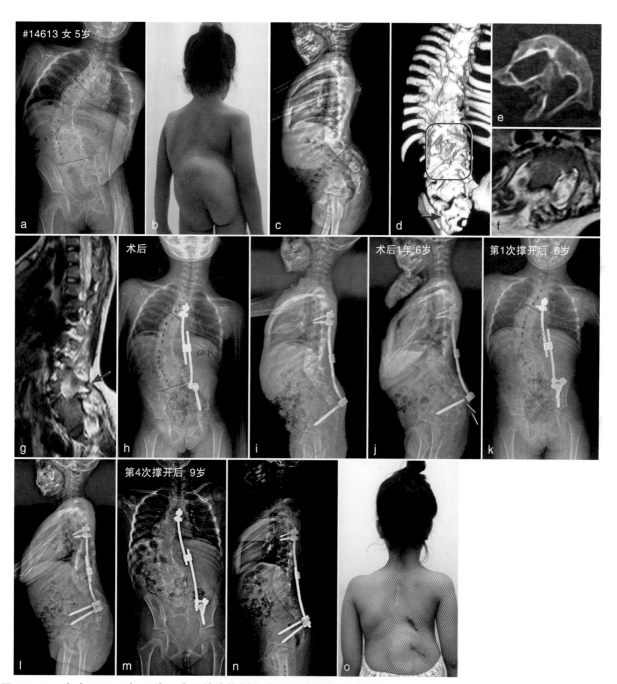

图 6-1-10　女（#14613），5 岁，先天性胸椎侧凸畸形合并腰段脊膜膨出（a~c）；CT 三维重建示多节段腰椎脊柱裂（d，红色方框）以及腰骶部后份发育不良（d，箭头），CT 平扫见椎管内骨性纵隔合并椎板闭合不全（e）；MRI 可见胸腰段脊膜自椎板开放处向后膨出（f、g）。因患者凸侧皮肤软组织发育不良，仅行后路单侧生长棒植入，远端固定到髂骨以平衡脊柱（h、i）。1 年后远端髂骨钉断裂（j，箭头），行髂骨内固定翻修手术（k、l），翻修术后最近一次生长棒撑开延长后见脊柱平衡维持良好（m~o）

合并骨盆倾斜，加之患儿可能存在下肢肌力不平衡、肌肉瘫痪或痉挛导致髋关节屈曲挛缩，加重了髋关节发生脱位的可能性。对此类患儿应该行夜间髋关节外展位支具，防止或延缓髋关节脱位的发生。

脊髓脊膜膨出合并发育性脊柱侧凸（麻痹性脊柱侧凸）的患者多存在下肢运动功能障碍和骨盆倾斜，所以当患者无法实现水平坐姿需要双上肢支撑躯干而影响生活或者出现坐位臀部压疮时也是手术的重要指征之一。对于此类患者，获得良好的术后坐姿是手术所追求的重要目标。但应尽可能等待患儿的坐高能够发育到或接近成人水平再行手术，效果更佳。手术策略的制订还应仔细分析患者在固定了腰椎，失去了腰椎活动度后是否还能保留原来的步态和行走能力。如果腰椎前凸丢失过多，会导致患者髋关节屈曲挛缩加重，导致患者行走功能障碍加重。而如果腰椎前凸重建过大，则可导致髋关节过伸，又会导致患者无法正常坐立。此类侧凸形态一般表现为长弯曲，侧凸僵硬且皮肤软组织条件差。手术并发症发生率也较高，包括感染、内固定失败、假关节和神经损害。Ollesch 的研究统计合

并脊髓脊膜膨出行脊柱手术的各种并发症发生率可高达 74%。患儿术前合并有胸腰段后凸以及术后低红细胞比容是导致术后感染的重要危险因素。以往通常建议先行前路松解，再行后路矫形内固定术。单一前路手术仅适用于前柱结构正常而后份结构异常的患者。但即使是前后路联合手术，术后同样会出现假关节、内固定断裂等并发症。随着后路脊柱截骨矫形技术的广泛应用，单一后路手术也可获得满意的手术疗效。

还有一个值得探讨的问题是脊髓脊膜膨出合并脊柱侧凸的患儿大多存在脊髓栓系。从理论上分析，脊髓栓系在脊柱矫形过程中会增加脊髓损伤的风险。但栓系松解手术本身也会导致感染、神经损害以及术后再发栓系等并发症。对于合并无症状的脊髓栓系是否在矫形前预防性行栓系松解术一直以来存在争议。早期的文献推荐先行栓系松解手术，认为除了可以预防神经损害还可以对脊柱侧凸矫正有积极作用。Sarwark 的研究发现栓系松解使得 15% 的患者侧凸在术后随访中逐渐减小，60% 的患者侧凸趋于稳定。Herman 的研究发现栓系松解 1 年后

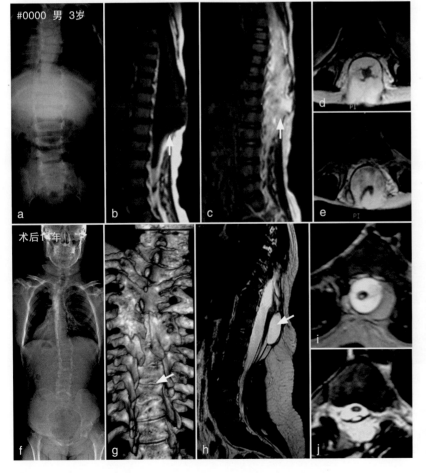

图 6-1-11　男（#0000），3 岁时诊断为先天性脊柱裂合并大段胸椎脊髓脊膜膨出，脊柱 X 线可见胸椎后份缺如（a）；MRI 可见胸段脊膜连同脊髓组织自椎板开放处向后膨出（b~e）。行脊髓脊膜修补术后 14 年，X 线显示上胸椎侧凸进展（f），CT 三维重建清晰显示 T$_8$~L$_1$ 椎板后份未闭合（g，箭头），MRI 示术后椎管后方形成假性脊膜膨出（h~j）

有 63% 的患者侧凸减小或稳定。Mclone 发现侧凸小于 50°的患儿有 96% 在栓系松解术后 1 年侧凸减小，但在末次随访时该比例降到 63%，而在大于50°的患儿中有 83% 术后侧凸继续加重而需要手术。Reigel 的研究却发现栓系松解对胸弯型侧凸患儿的脊柱侧凸进展无缓解作用。而近年来越来越多的文献支持对于无神经损害症状的脊髓栓系患儿，矫形前并不一定需要做预防性栓系松解手术。Samdani团队、国内邱勇团队和沈建雄团队的研究也都认为，对于此类患儿脊髓栓系并不会增加术中神经损害的风险。Goldstein 在 2019 年的一篇文献中也强调了对于此类患儿并不推荐预防性行栓系松解术。

**参考文献**

[1] Akalan N. Myelomeningocele (open spina bifida) - surgical management[J]. AdvTech Stand Neurosurg, 2011, 37:113-141.

[2] Bakaniene I, Prasauskiene A, Vaiciene-Magistris N. Health-related quality of life in children with myelomeningocele: a systematic review of the literature[J]. Child Care Health Dev, 2016, 42(5): 625-643.

[3] Cavalheiro S, da Costa MDS, Moron AF, et al. Comparison of prenatal and postnatal management of patients with myelomeningocele[J]. Neurosurg Clin N Am, 2017, 28(3):439-448.

[4] Copp AJ, Adzick NS, Chitty LS, et al. Spina bifida[J]. Nat Rev Dis Primers, 2015, 1: 15007.

[5] Devoto JC, Alcalde JL, Otayza F, et al. Anesthesia for myelomeningocele surgery in fetus[J]. Childs Nerv Syst, 2017, 33(7): 1169-1175.

[6] Gupta N. Surgical techniques for open fetal repair of myelomeningocele[J]. Childs Nerv Syst, 2017, 33(7): 1143-1148.

[7] Gupta N, Farrell JA, Rand L, et al. Open fetal surgery for myelomeningocele[J]. J Neurosurg Pediatr, 2012(9): 265-273.

[8] Moldenhauer JS, Adzick NS. Fetal surgery for myelomeningocele: after the management of myelomeningocele study (MOMS)[J]. Semin Fetal Neonatal Med, 2017, 22(6):360-366.

[9] Mummareddy N, Dewan MC, Mercier MR, et al. Scoliosis in myelomeningocele: epidemiology, management, and functional outcome[J]. J Neurosurg Pediatr, 2017, 20(1): 99-108.

[10] Phillips LA, Burton JM, Evans SH. Spina bifida management[J]. Curr Probl Pediatr Adolesc Health Care, 2017, 47(7): 173-177.

[11] Saadai P, Farmer DL. Fetal surgery for myelomeningocele[J]. Clin Perinatol, 2012, 39(2): 279-288.

[12] Smith GM, Krynska B. Myelomeningocele: How we can improve the assessment of the most severe form of spina bifida[J]. Brain Res, 2015(1619): 84-90.

[13] Song RB, Glass EN, Kent M. Spina bifida, meningomyelocele, and meningocele[J]. Vet Clin North Am Small Anim Pract, 2016, 46(2): 327-345.

[14] Zerah M, Kulkarni AV. Spinal cord malformations[J]. Handb Clin Neurol, 2013(112): 975-991.

[15] 何强, 汪永新. 脊髓脊膜膨出手术治疗的研究进展[J]. 中国微侵袭神经外科杂志, 2017, 22(8)：373-375.

## 第二节 脊髓纵裂

脊髓纵裂是一种较为常见的脊髓先天性发育异常，是脊髓被椎管内异常形成的骨性或纤维性结构分隔成左右两条半侧脊髓的发育畸形。该病最早由 Ollivie 在 1873 年发现，是导致脊髓栓系的重要原因之一。被分开的每半侧脊髓各自具有中央管、前角和后角等功能部分，并且有相应的功能。如椎管内间隔为骨性结构，则为 I 型脊髓纵裂；如间隔为软骨性或纤维组织性，则为 II 型脊髓纵裂（图 6-2-1）。脊髓纵裂患者的脊髓因骨性或纤维性间隔被分隔、牵拉产生脊髓栓系，可产生一系列神经损害表现。大多数患者随着病程发展，其神经损害程度也愈来愈重。脊髓纵裂畸形占先天性脊柱发育畸形的 4%～9%，女性发病率高于男性，腰段多见。纵裂病变部位有报道称在颈背、背部、腰背、腰部及腰骶部分别为 4%、13%、28%、50% 和 5%。脊髓纵裂的胚胎学形成基础涉及三个胚层的发育，所以往往合并其他各种类型的发育畸形，如皮毛窦、脂肪瘤、皮样囊肿或先天性脊柱畸形。

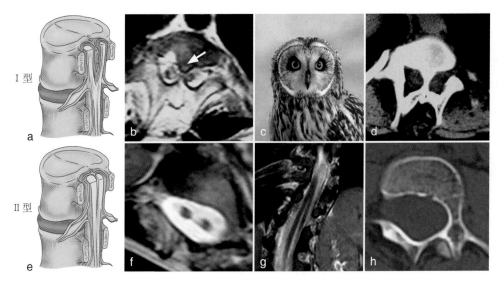

图 6-2-1 脊髓纵裂的分型。I 型为骨性纵裂（a），左右半侧脊髓被骨性纵隔分隔在两个独立的硬膜囊内（b，箭头），呈现猫头鹰眼征（c），CT 平扫影像可见椎管内骨性纵隔（d）。II 型为膜性纵裂（e），左右半侧脊髓位于同一硬膜囊内（f，g），CT 平扫在椎管内无骨性异常结构（h）

## 病因学

脊髓纵裂的确切发病机理尚未完全阐明，目前有多种学说被提出。Bermer 认为纵裂发生在神经管和原肠胚发育期间，是由于后肠腔通过原结到羊膜腔的短暂连接因发育异常形成永久残留所致。Bently 认为脊髓纵裂是由于脊索异常开裂所致，诱导神经板也在发育过程中裂开，导致每个半侧神经板最终形成半脊髓。半侧脊髓还诱导中央弓融合形成中线骨嵴。Pang 提出在妊娠的第 3~4 周，内胚层和外胚层发生异常粘连导致脊索裂开。脊索上方的神经板随之开裂，开裂处聚集大量间充质组织。这些间充质组织可以分化为纤维组织、软骨、骨组织等。这些组织可以将脊髓在中线处隔开，最终导致了脊髓纵裂。由于脊髓纵裂发病源于胚胎组织，所以患者可同时伴有脊柱发育畸形。有学者认为叶酸还原酶基因多态性和叶酸代谢异常是该病的诱因。

## 影像学表现

普通 X 线通常无法确诊脊髓纵裂，但可见合并的骨性结构异常，如分节不良、脊柱裂和脊柱侧后凸畸形（图 6-2-2a、d，图 6-2-3a、b，图 6-2-4a）。对诊断脊髓纵裂有特征性意义的是偶尔可以观察到的椎管中央处纵行的骨性条形高密度影，多为椭圆形，边界清楚。如果纵裂为骨性纵隔，脊髓造影 X 线可见椎管内有圆形或椭圆形骨性结构，造影剂从骨性结构两侧分流并在其下方合流。但该方法对软骨性或纤维性纵隔的诊断价值不高，且属于有创检查，目前已被 MRI 所取代。

CT 可以更加清楚直观地显示椎管内纵隔的形态、大小以及脊柱发育畸形。脊髓纵裂分为三型：Ⅰ型，脊髓被硬性（骨性）组织分隔，形成两个独立的硬膜囊，左右半侧脊髓分别在两个独立的硬膜囊内（图 6-2-1b）；Ⅱ型，脊髓被软性（软骨性或纤维性）组织分割，左右半侧脊髓位于同一硬膜囊

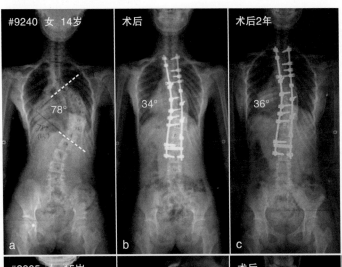
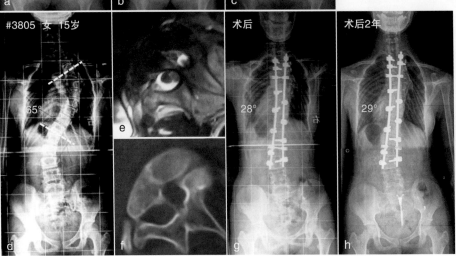

图 6-2-2　弯型相似的先天性脊柱侧凸患者矫形效果比较。女（#9240），14 岁，胸椎多节段分节不良伴胸椎侧凸畸形（a），无椎管内发育畸形，行后路矫形内固定术后（矫正率 56.4%，b）以及随访（矫正率 53.8%，c）效果满意。女（#3805），15 岁，Ⅰ型脊髓纵裂伴胸椎侧凸畸形（d~f），未行纵裂切除直接行后路矫形内固定术，术后无神经并发症发生且矫形效果与无椎管内发育畸形患者类似。术后即刻矫正率为 56.9%（g），末次随访矫正率为 55.4%（h）

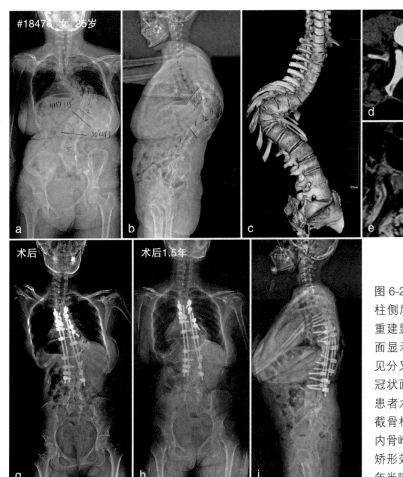

图 6-2-3　女（#18476），25 岁，先天性胸椎脊柱侧后凸合并腰段脊髓纵裂（a、b）。CT 三维重建显示下胸椎先天性分节不良（c），CT 横断面显示在 $L_3$ 椎管水平内见骨性纵隔（d）；MRI 见分叉脊髓分别位于各自硬膜囊内（e，箭头），冠状面 MRI 示腰段脊髓分叉成两束（f，箭头）。患者术前神经功能正常，且骨性纵隔并不位于截骨椎区域，所以此例患者未预防性切除椎管内骨嵴而直接行 $T_{11}$ 全脊椎截骨矫形手术，术后矫形效果良好且无神经损害发生（g）。术后一年半随访显示矫形效果维持良好（h、i）

内（图 6-2-1f）。无论是 I 型或 II 型，被分隔的半脊髓大多是对称的，也可是被不对称分隔。II 型纵裂的软性分隔可以是倾斜的甚至是处于水平位置。III 型为混合型，椎管内同时存在 2 处或 2 处以上的畸形，可均为 I 型或 II 型，也可为 I 型与 II 型的混合。II 型远端纵裂的范围较短，而 I 型纵裂的范围较长。I 型纵裂大多发生在胸腰椎，而 II 型纵裂在脊柱的任何节段都有可能发生，无论 I 型还是 II 型纵裂均好发于 $L_2$ 水平。CT 图像上 I 型椎管中央可见骨性分隔（图 6-2-1d），骨性分隔可为部分性，也可完全将椎管分隔为两处独立的管腔。配合脊髓造影还可以发现合并的脊髓栓系、脊髓空洞等发育畸形。随着螺旋 CT 技术的不断发展，CT 影像可以显示更小的脊髓病变，并通过三维重建技术直观清晰地显示骨性纵隔的大小、形态以及和周围骨性结构的关系。

MRI 是检查脊髓病变特征的最佳手段，可以清晰地显示脊髓形态、信号的异常以及伴发的各种脊髓发育畸形。MRI 图像上可见分裂的两半脊髓仅

有一侧有前后角、神经根，其直径相当于正常脊髓直径的一半（图 6-2-1f）。I 型椎管内分隔为骨性，横断面图形呈典型的猫头鹰眼征（图 6-2-1b、c）。MRI 还可见伴有的脊髓发育畸形，如脊髓空洞、脊髓栓系、脊髓脊膜膨出、皮样囊肿、蛛网膜囊肿等。

## 临床表现

脊髓纵裂患者可伴有特征性的局部皮肤病变，如纵裂水平成簇的皮肤毛发或毛细血管瘤。成簇的毛发被形象地称为鹿尾。患儿还可合并脊柱侧凸、脊柱后凸畸形，出现继发于神经损害的下肢发育畸形，如弓形足、外翻足、下肢发育不等长、营养性溃疡等。

患儿可没有任何神经损害的临床表现，脊髓纵裂甚至是因为患者需要行脊柱侧凸矫形，术前常规行脊柱磁共振检查时被意外发现。如合并有神经损害，其临床表现轻重不一。轻症患者可能仅有肢体轻度的感觉障碍，重症患者可伴有严重的四肢感觉

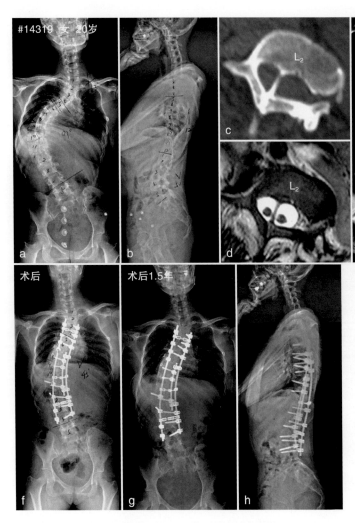

图 6-2-4　女（#14319），20 岁，Ⅰ型胸段脊髓纵裂伴胸腰椎脊柱侧凸。X 线示左侧长节段胸腰弯（a、b）；CT 横断面显示 L$_2$ 水平椎管扩大，椎弓根变细，椎管内可见骨性纵隔（c）；MRI 可见分叉脊髓分别位于各自硬膜囊内（d），冠状面 MRI 示腰段脊髓分叉成两束（e，箭头）。患者术前神经功能正常，行单纯矫形手术，未预防性切除椎管内骨嵴，术后矫形效果良好且无神经损害发生（f）。术后 1.5 年随访显示矫形效果维持良好（g、h）

运动功能障碍，甚至瘫痪。脊髓纵裂神经损害的原因有两种：原发性为脊髓发育异常所致，继发性是由于脊髓受到间隔或骨嵴的牵拉限制所致。随着病程发展，神经损害症状可能愈来愈重。大约半数的患儿神经损害会逐渐进展。

　　Ⅰ型和Ⅱ型脊髓纵裂患者在临床表现上存在一定差异。Ⅰ型患者常合并各种脊柱发育畸形，如半椎体、蝴蝶椎、脊柱裂等。皮肤异常的情况也更多见，如色素沉着、血管瘤等。患者常以脊柱畸形或因脊髓栓系导致神经损害而就诊。Ⅱ型患者一般没有十分严重的脊柱发育畸形，但可以有脊柱裂，而皮肤损害和神经功能障碍较Ⅰ型患者要少。

## 治疗

　　脊髓纵裂患者如果存在脊髓栓系，导致神经损害是手术的绝对适应证，这类病患多属于Ⅰ型脊髓纵裂。对于无神经症状的Ⅱ型患者可以随访观察，但如果同时合并有明显的脊髓栓系也应早期处理，因为栓系后期可能会导致神经损害。手术治疗的目的是解除硬膜鞘对脊髓的束缚，去除导致脊髓栓系的因素，最终达到阻止神经功能恶化的目的。

　　1. 脊髓纵裂的手术治疗　手术治疗的基本原则是切除骨性纵隔，松解栓系的脊髓，阻止脊髓损害继续加重。Ⅰ型脊髓纵裂处椎板结构大多存在肉眼可见的发育异常，有助于确认手术节段。部分患者可存在椎板闭合不全，暴露椎板时应小心避免剥离器或电刀进入椎管。应先暴露病灶处远端和近端的硬膜囊，然后切除纵裂部位椎板，显露纵裂处的骨嵴和硬膜囊。去除部分纵裂骨嵴后，用高速磨钻将骨嵴磨平至椎体后缘水平与后纵韧带平齐。分别切开左右两侧的硬膜囊，并切除病灶处近端和远端的部分硬膜以及纤维束，松解神经粘连，缝合背侧硬膜，使两个硬膜囊合为一个硬膜囊。腹侧硬膜并不需要缝合。不缝合腹侧硬膜的主要原因是腹侧硬膜和后纵韧带可以粘连，自发愈合，而且缝合腹侧硬膜会增加腹侧脊髓栓系的风险。如果患者存在脊髓栓系，则在栓系病灶处一并同期进行栓系松解术。目前国内外文献中对于小儿脊髓纵裂手术的术后总体有效率报道在72%~89%。如此高的有效率其实是包含了术后神经功能好转以及维持稳定两类患者。Borcek 在对34例儿童脊髓纵裂患者术后疗效的统计中发现，术前存在的神经损害好转率为47.1%，41.1%的患者神经功能损害未恶化，维持稳定，而有11.8%的患儿术后神经功能发生恶化。Aurelien 的研究报道了21例术前存在神经损害的患儿中有71.4%在术后神经功能得到改善，9例术前存在膀胱功能障碍的患儿有5例在术后膀胱功能得到改善。脊髓纵裂手术的常见并发症主要是术中神经损害导致的脑脊液漏、下肢瘫痪以及尿潴留等。Ersahin 统计了131例脊髓纵裂患儿术后并发症的发生率为22%，这些并发症均在术后3周内得到缓解和改善。Ersahin 认为并发症的发生率与患儿的年龄、纵裂的分型以及是否合并其他种类的椎管发育畸形无关。而国内张晓丽等研究发现I型纵裂术后神经损害并发症发生率为4%，而II型患者的发生率仅为1.7%。张晓丽等认为这是因为I型患者骨性纵隔对脊髓压迫程度重，脊髓损害更严重，对术中神经刺激的耐受性低所导致。胡伟明的研究发现在225例儿童患者中，有11例术后效果差，神经损害加重。这主要与手术时患儿年龄较大，脊髓损害时间较长有关。

此外，鉴于儿童椎板切除后发生医源性后凸畸形的可能性较大，南京鼓楼医院建议可以对患儿在椎板切除节段行短节段固定融合。低龄患儿如果同时合并有范围较大的侧凸，此时并不建议对整个侧凸范围行长节段固定矫正，可先行短节段固定，术后配合以支具矫正，以推迟脊柱矫形手术时间，尽可能多地保留脊柱生长潜能。

**2. 脊髓纵裂合并脊柱畸形的治疗** 脊髓纵裂合并脊柱畸形治疗的争议主要是对于术前并无明显神经损害者，在脊柱矫形术前是否需要预防性切除脊髓纵裂的骨性纵隔。从理论上分析，脊髓在矫形过程会受到骨性纵隔的牵拉和卡压，从而加重原有神经损害或引发新的神经损害。早期学者都建议所有骨性脊髓纵裂患者在行脊柱矫形术之前均应预防性地行骨嵴切除术。McMaster 认为小于6岁的患儿在脊柱矫形之前应先处理椎管内的发育异常，如骨性纵隔。但处理这些椎管内发育异常本身也会导

致脑脊液漏、感染以及神经损害等并发症。Miller 等报道了行骨嵴切除的33例脊髓纵裂患者，22例患者术后神经症状未见明显好转，1例患者神经损害症状加重；Miller 认为对脊髓纵裂患者进行外科干预应十分慎重。Feng 在对821例合并有骨性纵隔的先天性脊柱侧凸患者的研究中发现，如果患儿术前无神经损害或神经功能稳定，切除骨性纵隔组和不切除组的矫形效果无明显差异；Feng 认为如果患儿不切除骨性纵隔，其神经损害发生的概率更小。Yang 的研究也发现，切除骨性纵隔组和不切除组的侧凸矫正率无差异，但切除纵隔组手术时间、出血量、并发症以及住院费用更多。为了进一步证实不处理椎管内异常对于脊柱矫形手术安全性的影响，赵清华在对57例合并椎管内发育畸形的先天性脊柱侧凸患儿和184例无椎管内发育畸形的先天性脊柱侧凸患儿的疗效对比分析中发现，两组矫形效果无明显差异（53.5% vs 55.7%）（图6-2-2），两组患儿术后并发症的发生率也无差异，且57例合并椎管内发育异常的先天性脊柱侧凸患儿术后无一例患儿并发神经损害。赵清华认为对于神经功能正常或稳定的先天性脊柱侧凸患者，即使合并椎管内发育畸形（如脊髓纵裂、栓系等），直接行矫形手术并不增加神经系统并发症风险，对于此类患者而言，预防性干预椎管内发育畸形是没有必要的。张宏其等研究发现，对于侧凸严重的患儿，术前行大重量 Halo-股骨牵引后也可以不切除骨性纵隔，直接行侧凸矫形手术。沈建雄的研究也支持无神经损害或神经功能稳定者无需事先行骨性纵隔切除，而且在214例患儿中仅有5%的患儿术后出现神经并发症，在这些出现神经并发症的病例中仅有4例被认为可能和纵隔有关。但以上这些研究纳入的病例并没有在术中行具有较高神经损害风险的三柱截骨。对于那些合并严重后凸畸形需要行三柱截骨的患儿是否需要预先处理骨性纵隔呢？Huang 的研究发现12例行后路全脊椎截骨术且并未行纵隔切除的患儿，与椎管内无异常的患儿相比，术后矫正率和并发症发生率无明显差异。Huang 认为骨性纵隔的存在使得脊髓发育相对于脊柱上移这一进程受阻，其导致脊髓损害的原理类似于脊髓栓系。但他认为三柱截骨可以使得脊柱缩短，有助于缓解脊髓张力。但值得注意的是，Huang 纳入的病例在选择截骨节段时，如果骨性纵隔位于顶椎区域内，则截骨节段选择在顶椎区邻近的上一节段或下一节段，

以避免骨性纵隔的处理。Feng 的一项研究回顾性分析了 85 例先天性脊柱畸形合并骨性纵裂患者的临床资料，发现骨嵴位于顶椎区的患者脊髓形变明显，随访中随着畸形进展出现神经损害的可能性最高。陶惠人团队的数篇报道均认为Ⅰ型脊髓纵裂患者需要先行纵裂手术后再行三柱截骨手术，而Ⅱ型脊髓纵裂患者可直接一期行三柱截骨矫形手术。

综合以上结果，邱勇认为先天性脊柱畸形伴Ⅰ型脊髓纵裂患者行矫形手术是否需要预防性切除骨嵴应综合判断。对于脊柱畸形严重且术中需行三柱截骨的患者，如果骨性纵裂位于截骨区域内，则建议在矫形术中同时切除骨嵴。如果骨性纵裂不位于截骨水平内且其上下椎管存在较大的空间时，脊髓可通过邻近相对较大的活动空间进行缓冲，该类患者可不行预防性骨嵴切除，而直接行截骨手术（图6-2-3）。对于轻中度的脊柱畸形患者，如术中无需行三柱截骨，椎管内操作较少，脊髓多可以耐受，因此无需额外行骨性纵裂切除术（图6-2-4）。另外，Ⅱ型脊髓纵裂患者分裂的脊髓间常无明显栓系，多可良好耐受矫形手术过程中的牵拉，因此可直接行脊柱矫形手术。

**参考文献**

[1] Ajayi O, Sadanand V, Asgarzadie F. Type Ⅰ split spinal cord malformation: literature review, case presentation and surgical technique[J]. JSM Neurosurgery and Spine, 2014, 2(3): 1026.

[2] Beuriat PA, Di Rocco F, Szathmari A, et al. Management of split cord malformation in children: the Lyon experience[J]. Childs Nerv Syst, 2018, 34(5):883-891.

[3] Börcek A, Ocal O, Emmez H, et al. Split cord malformation: experience from a tertiary referral center[J].Pediatr Neurosurg, 2012, 48(5): 291-298.

[4] Borkar SA, Mahapatra AK. Split cord malformations: A two years experience at AIIMS[J]. Asian J Neurosurg, 2012, 7(2): 56-60.

[5] Dubey PK, Kant S. Split cord malformation and the anaes-thesiologist[J]. Indian J Anaesth, 2014, 58(3): 354-355.

[6] Elgamal EA, Hassan HH, Elwatidy SM, et al. Split cord malformation associated with spinal open neural tube defect[J]. Saudi Med J, 2014, 35 Suppl 1: S44-48.

[7] Erşahin Y. Split cord malformation types Ⅰ andⅡ: a personal series of 131 patients[J]. Childs Nerv Syst, 2013,29(9):1515-1526.

[8] Garg K, Tandon V, Mahapatra AK. A unique case of split cord malformation type 1 with three different types of bony spurs[J]. Asian J Neurosurg, 2017, 12(2): 305-308.

[9] Huang SL, He XJ, Xiang L, et al. CT and MRI features of patients with diastematomyelia[J]. Spinal Cord, 2014, 52(9): 689-692.

[10] Huang Z, Li X, Deng Y, et al. The treatment of severe congenital scoliosis associated with type Ⅰ split cord malformation: is a preliminary bony septum resection always necessary？ [J]. Neurosurgery, 2019, 85(2):211-222.

[11] Lao L, Zhong G, Li X, et al. Split spinal cord malformation: report of 5 cases in a single Chinese center and review of the literature[J]. Pediatr Neurosurg, 2013, 49(2): 69-74.

[12] Maloney PR, Murphy ME, Sullan MJ, et al. Clinical and surgical management of a congenital Type Ⅱ split cord malformation presenting with progressive cranial neuropathies: case report[J]. J Neurosurg Pediatr, 2017, 19(3): 349-353.

[13] Muñoz Montoya JE, Jara MA, Vargas Osorio MP, et al. Dermal Sinus Tract associated with Type Ⅰ and Type Ⅱ split cord malformation[J]. Asian J Neurosurg, 2020, 15(1):172-175.

[14] Pang D, Dias MS, Ahab-Barmada M. Split cord malformation: Part Ⅰ : a unified theory of embryogenesis for double spinal cord malformations[J]. Neurosurgery, 1992, 31(3): 451-480.

[15] Viswanathan VK, Minnema AJ, Farhadi HF. Surgical management of adult type 1 split cord malformation. Report of two cases with literature review[J]. J Clin Neurosci, 2018, 52: 119-121.

[16] 蔡明, 刘建民. 脊髓纵裂研究进展[J]. 中华神经外科疾病研究杂志, 2017, 16(2): 181-183.

[17] 田慧中. 脊柱侧弯合并脊髓纵裂的诊疗原则[J]. 中国矫形外科杂志, 2010, 18(20): 1753-1755.

[18] 朱泽章, 邱勇. 先天性脊柱畸形伴椎管内异常外科治疗策略的再认识[J]. 中国脊柱脊髓杂志, 2018, 28(7): 577-579.

## 第三节　脊髓栓系综合征

脊髓栓系综合征（tethered cord syndrome, TCS）并不特指一种疾病，而是指由先天（脊柱裂、脊髓纵裂、脂肪瘤、脊髓脊膜膨出等）或后天因素导致的脊髓被非弹性结构粘连，圆锥位置下移，脊髓在牵拉力作用下血供发生变化，造成脊髓氧化代谢功能受损，并由此产生一系列以畸形和神经功能障碍为表现的临床综合征。脊髓栓系可分为先天性和后天获得性两种。先天性栓系患者多由于腰骶椎存在多种先天性发育畸形，导致终丝粘连。后天获得性多为医源性，如脊髓脊膜膨出修补术后或脊髓损伤感染后瘢痕导致。

脊髓栓系综合征最初的概念是脊髓圆锥低位导致终丝张力增高而引起的临床综合征。也有部分患者在表现为脊髓栓系症状时并不伴有圆锥的远端移位，这些患者临床表现与脊髓栓系综合征相符，但脊髓圆锥处于正常位置，在松解了马尾终丝后症状确实得到了缓解。这一类型被称为隐匿型脊髓栓系综合征。由此可见，脊髓栓系患者的脊髓损害原因除了机械性牵拉损害之外，还可能存在其他发病机理。

Warder 和 Oaks 在 1993 年提出低位脊髓并不是诊断脊髓栓系综合征的必要条件，他们认为只要出现了逐渐进展的神经功能障碍和终丝增厚，就可以诊断为脊髓栓系综合征。Warder 更是明确了新的脊髓栓系综合征的定义，即各种类型的脊柱发育畸形所引起的渐进性的脊髓功能障碍。目前脊髓栓系综合征被广泛引用于所有因脊柱脊髓发育障碍而导致的神经功能损害患者。

## 病因学及病理学

脊髓栓系综合征包含一大类椎管内组织发育异常，包括先天性肿瘤等疾病，其中最为常见的是腰骶部椎管内脂肪瘤（图 6-3-1）。可能合并的其他椎管内发育异常包括脊髓脊膜膨出、肠源性囊肿、皮毛窦、脊髓纵裂等。人体胚胎的神经胚形成后，远端的神经管开始成管发育。位于后方神经孔远端的未分化细胞会形成尾部的细胞团块，并最终发育成脊髓末端结构（圆锥、马尾和终丝）。胚胎在第 11 周时骨性椎管完全闭合，在第 12 周时脊髓的尾端与椎管末端位置相平。在此以后，椎管的增长速度要大于脊髓的生长速度，便会逐渐出现脊髓相对于椎管向头侧上移的现象。而以上所述这些疾病会使得脊髓远端在椎管内形成粘连，在正常发育脊髓相对脊柱上移的过程中出现远端栓系，最终形成脊髓栓系。

上述疾病导致的栓系都属于原发性脊髓栓系综合征。在临床上还有一部分患者脊髓栓系来自椎管内手术后形成的脊髓粘连，称为继发性脊髓栓系综合征。其中最为多见的是脊髓脊膜膨出患者修补术后椎管内形成的粘连，即远端脊髓或马尾终丝会粘连在硬膜修补处。皮样囊肿或脂肪瘤切除术后同样可以导致粘连形成继发性脊髓栓系。

脊髓在发生栓系以后，其营养血管也因牵拉变细导致供血不足，会继发神经元缺氧，线粒体高度减少，三磷酸腺苷生成减少，使得脊髓由单纯的机械性损伤进一步发展为代谢性损伤，长期处于这种状态的脊髓会出现变性、坏死、萎缩甚至脊髓空洞。总之，机械性牵拉和继发性缺血两种因素相互作用使得患者低位神经元和轴突发生改变，导致和加重脊髓栓系的临床表现。

## 临床表现

脊髓栓系综合征发病年龄和临床表现的轻重程度多样。有的一出生即有临床症状，而有些患者到成年期才出现神经损害。这种多样性主要是由于致病的病因、牵拉程度不尽相同等造成的。

疼痛是脊髓栓系综合征患者最常见的临床表现。合并有脊髓纵裂的患者可以表现为背部或腰骶部疼痛，还可以表现为下肢的疼痛。与椎间盘突出导致的根性放射疼痛不同，这种下肢疼痛的分布没有明显的神经支配区域的皮节分布特点。疼痛的区域主要在腹股沟、会阴部等部位。下肢疼痛常超过一支神经支配区域，一般没有下肢放射痛。部分患者可以无任何神经损害表现，只是因为脊髓发育不全导致中线皮肤损害而就医（皮肤肿块、毛发丛、痣、血管瘤等）。在脊髓栓系患者中皮损表现可高达 90%。合并有椎板闭合不全患者皮肤损害表现往往不止一种。脊髓栓系主要是脊髓灰质受损，白质功能相对较好，所以一般很难查出明显的感觉平面。患者肢体的感觉运动障碍一般较轻，但可进行性加重。患者通常表现为鞍区皮肤麻木或感觉减退。此外，由于神经营养状况不佳，有些患者常合并难以愈合的足部或会阴部溃疡。患者运动神经损害常表现为下肢无力和步行困难，可出现频繁摔倒的现象。

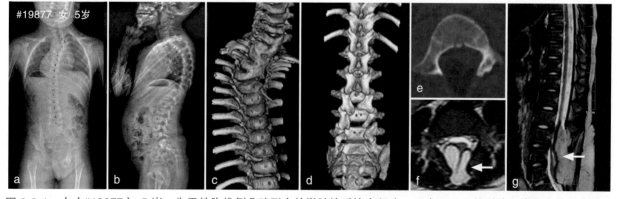

图 6-3-1　女（#19877），5 岁，先天性胸椎侧凸畸形合并脊髓栓系综合征（a、b）。CT 三维重建上胸段多节段半椎体畸形伴分节不良（c）和腰椎多节段椎板闭合不全（d），CT 平扫见腰椎后份缺如（e）；腰椎 MRI 平扫见椎管内高密度软组织影自椎管内向后方膨出（f，箭头），腰椎 MRI 示脂肪样组织向背侧膨出伴脊髓栓系固定（g，箭头）。患儿行马尾终丝栓系松解，椎管内肿瘤切除，术后病理证实为脂肪瘤

运动功能障碍根据病灶的部位不同表现为迟缓性瘫痪或痉挛性瘫痪。两者也可以合并出现，腱反射检查可不对称。合并腰骶部脊髓发育畸形的患者由于神经损害可以合并有泌尿系括约肌功能障碍，可表现为尿失禁、排尿困难以及反复的尿路感染；肠道括约肌功能障碍可表现为大便失禁、便秘、肛门反射减弱等。患者可合并有双下肢不等长、双足发育不对称或发育畸形等。患者还可同时存在脊柱侧凸、脊柱后凸以及骶骨发育不良等畸形。约有1/3先天性脊柱侧凸患者合并有脊髓栓系。

## 影像学检查

X线检查可以了解患者合并脊柱畸形的情况（图6-3-1a、b），但并不能帮助确诊脊髓栓系。脊髓造影可以辅助诊断脊髓栓系，但是因属于有创检查已很少使用。磁共振检查是诊断脊髓栓系综合征的最佳手段。对患者同时行脑部和全脊髓MRI，可清晰地显示低位圆锥位于L$_2$椎体下终板水平以下；终丝增粗，直径大于2mm并固定于后方椎管壁或硬膜囊（图6-3-1g、图6-3-2f）；同时还可以发现合并的脑脊髓发育异常，如Chiair畸形、脊髓脊膜膨出、脂肪脊髓脊膜膨出、皮毛窦、脂肪瘤、脊髓纵裂、脊髓空洞（图6-3-2d、e）等。CT可发现合并的骨性结构异常，如椎体发育异常、椎管增大、椎板闭合不全（图6-3-2c）。

有学者建议对于不能耐受MRI检查的婴幼儿患者可采用超声检查。超声检查可显示脊髓畸形、圆锥位置、终丝的厚度，还可以实时显示脊髓搏动以及脊髓末端血液供应情况。超声检查还可明确术后脊髓圆锥血供改善情况，对判断预后有一定的帮助。

## 其他辅助检查

1. **尿流动力学检查**　原理是依据流体力学和电生理学检测尿路各部分压力、流率及生物电活动，以评估目前排尿功能以及排尿功能障碍性疾病的病理生理改变。脊髓栓系患者常表现为泌尿系括约肌功能障碍。尿流动力学可以评估患者膀胱括约肌功能，了解患者排尿功能障碍的性质和严重程度。尿流动力学检查项目有膀胱内压力、尿道压力分布、膀胱顺应性等。脊髓栓系患者的尿流动力学检查多表现为膀胱顺应性下降、逼尿肌压力增加、膀胱容量减少、残余尿增加、逼尿肌与尿道外括约肌不协调等。随着病变的发展患者还会继发上尿路功能损害。通过尿流动力学检查可对患者下尿路功能进行评价和检测，积极采取相应治疗，避免后期出现上尿路功能损害。

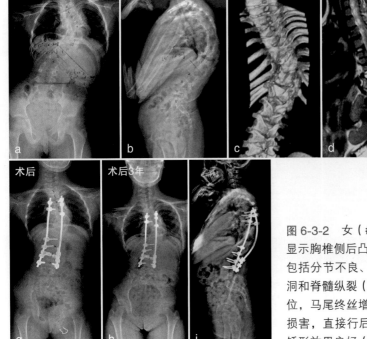

图6-3-2　女（#13047），10岁，胸椎脊柱侧凸脊髓栓系。X线显示胸椎侧后凸畸形（a、b）；CT平扫图像显示胸腰椎发育畸形，包括分节不良、脊柱裂等（c）；胸椎MRI也可清晰显示脊髓空洞和脊髓纵裂（d、e，箭头），腰椎矢状面MRI显示脊髓圆锥低位，马尾终丝增粗并贴于椎管后壁（f，箭头）。患者术前无神经损害，直接行后路矫形内固定，术后以及随访时无神经并发症，矫形效果良好（g~i）

2.神经电生理检查　对脊髓栓系有一定的辅助诊断价值，用于了解患者术前神经损害的程度和性质，并可对治疗效果进行评估。栓系患者的胫后神经体感诱发电位检测，外周神经电位可以是正常的，而马尾及皮质电位可表现为潜伏期延长或电位波幅消失，提示马尾神经根有一定程度的病变。下肢运动神经传导可出现神经电位波幅明显下降，传导速度减慢甚至传导阻滞。神经电生理检查还可用于术中监测以防止神经损害。在对患者行栓系松解和终丝切断时，可利用神经电生理监测区分神经组织和非神经组织，也可以帮助区分感觉和运动神经根，区分终丝和圆锥，有助于完整切除栓系组织。

## 治疗

1.手术适应证　对于有神经损害症状的患者手术治疗是必须的，而对于那些症状较轻甚至是无明显症状的患者是否需要预防性手术目前争议较多。早期一些研究认为儿童诊断为脊髓栓系后如果不予以干预，很多患者会出现不可逆的神经损害，所以推荐手术治疗者认为，栓系的自然进展会导致神经损害加重，早期手术可以保留正常的神经功能。Koyanagi 的研究就提倡对于有症状的患者采取预防性栓系松解手术。但是栓系松解手术本身就可能出现脑脊液漏、脊膜炎及神经损害等并发症。支持保守治疗者认为栓系的自然进展目前尚未明确，部分无症状患者术后出现或加重了神经损害。Yamada 等不提倡预防性手术，认为终丝切断的位置靠近圆锥部位，可能会产生多种并发症。目前大多建议对于有症状的患者应及早手术，对于无症状患者，即使影像学上表现为明显的栓系，也不考虑手术。而对于那些栓系并不严重的患者可根据神经损害表现进展程度来决定手术的时机。

2.手术方法　手术治疗的目的主要是松解栓系的脊髓。传统的手术方式有终丝切断术和栓系松解术。由于马尾终丝松解大部分是在腰骶部操作，对脊柱的稳定性破坏小，所以一般不需要同时行内固定融合术。单纯终丝切断术只对紧张型脊髓栓系患者有较好的疗效，而对于合并神经粘连的患者（如脂肪瘤、脂肪脊髓脊膜膨出）疗效有限。行终丝切断术时先显露硬膜与骶管前壁的附着点，并同时切除所有牵拉脊髓、脊神经的组织，对终丝进行游离，于终丝最低点将其切断。在终丝切断后应对栓系的脊髓和神经进行彻底的松解。术中神经电生理监测是必不可少的，有助于分辨神经组织和粘连的软组织，降低脊髓受损的风险。常用的方法有体感诱发电位监测、运动诱发电位监测、肌电图监测、球海绵体反射监测等。随着显微外科技术的不断发展，栓系松解术在临床上大多采用显微镜下操作。显微镜下操作可以显著降低损伤神经的风险，患者术后疼痛和神经功能的改善更佳。但是无论是传统开放操作还是镜下操作都存在神经损伤的风险，尤其是对那些粘连重的患者而言。对于不同原因导致的脊髓栓系其松解手术的具体要求也不尽相同。脊髓脊膜膨出患者需要暴露出病灶处近端和远端各一个节段硬膜，寻找正常硬膜的边界，游离出膨出的硬膜囊。在松解的同时切除多余硬膜并还纳脊髓。椎管内手术瘢痕导致的脊髓栓系在显微镜下行神经粘连松解并采用人工硬膜扩大修补硬膜。脂肪瘤导致的栓系需要根据其瘤体的不同类型采用不同手术策略。尾侧型需要仔细辨认脊髓末端与瘤体的边界，小心分离并切除肿瘤；背侧型脂肪瘤需要小心保留神经基板，避免损伤。

脊髓栓系的终池扩大成形术也是可供选择的一种术式。适用于典型的脊髓圆锥低位、终丝增粗变短或合并脊髓占位性病变以及术后二次栓系的患者。在解除了椎管内粘连，切除了栓系的终丝或椎管内肿瘤组织后，一部分与神经粘连的组织或无法切除的残留肿瘤组织还纳入椎管会使得局部膨大。此时如果原位缝合硬膜，局部张力会增高，脑脊液循环不畅，容易造成术后的再次粘连。可用肌肉筋膜或生物膜扩大修补和终池成形。采用这种方法可以扩大局部空间，使脑脊液循环通畅，降低了术后组织粘连导致的再栓系现象。

近年来有专家建议使用脊柱截骨缩短术治疗脊髓栓系。其基本原理是通过对椎体的截骨将脊柱局部缩短，从而达到降低脊髓和神经张力的目的。该术式的优势在于硬膜外操作无需直接干扰神经组织，因而对粘连重或者复发的患者是一种很好的选择。常用的椎体截骨方式有单节段截骨和多节段截骨。单节段截骨一般截骨等级较高，多属于三柱截骨，如全脊椎截骨或经椎弓根椎体截骨。这种截骨位置一般选择在 $L_1$ 或附近，只是间接减轻神经组织的牵拉，对其疗效还需要进一步的随访研究。但是三柱截骨的风险较高，脊髓在较短范围内发生皱缩，也容易导致脊髓的损伤。为了解决这一问题，史建刚团队最近提出一种新的通过均匀缩短脊柱长度来实现栓系松解的术式，称为脊柱均匀缩短脊髓轴性减压（Capsule）手术，取得了较好的临床疗效。该术式通过对多个腰椎椎间盘组织进行部分切除，从而对脊髓栓系的长度进行均匀缩短。与截骨缩短术相比，该术式技术要求降低，同时也有效规避了传统手术的缺点。这种术式可以达到与多节段截骨术式相同的均匀轴性减压的效果，而且无需截骨，所以手术安全性显著提高。此术式的有效性有待进一步的随访研究来证实。

对于合并有脊柱侧凸畸形的脊髓栓系患者目前治疗策略尚无统一的意见。栓系的脊髓在理论上会增加脊柱矫形过程中神经损伤的概率。手术策略目前主要有三种观点：第一种观点是先行栓系松解，二期再行侧凸矫形。Chen 的研究发现在 16 例同时合并侧凸和栓系患者先行栓系松解后 2 例在后期随访中侧凸得到了改善，5 例侧凸进展停止。他认为初始 Cobb 角小于 35° 的患者行栓系松解后对侧凸的发展有改善作用。Kulwin 的病例报告发现 3 例患者在行栓系松解后有 2 例侧凸程度减小。第

二种观点是可以一起同时行栓系松解和侧凸矫正。Hamzaoglu 研究中对 13 例患者同时行栓系松解和侧凸矫正，作者认为该手术方式并不增加并发症的发生率。Oda 认为对早发型脊柱侧凸可以在行栓系松解的同时行生长棒手术。Mooney 的研究中对 4 例患者同时行栓系松解和侧凸矫正，手术效果满意。第三种观点认为如无神经损害或神经损害程度较轻者，即使存在其他类型的椎管内发育异常，也可不必行栓系松解，而直接行侧凸矫正。郝定均的研究结果显示对于合并栓系的严重侧凸患者，牵引术后行脊柱后路全脊椎截骨术是安全有效的。邱勇的观点是对于没有神经损害或损害程度较轻的患者，栓系可不予处理。邱勇对伴与不伴脊髓栓系的先天性脊柱侧凸患儿进行了对照研究，发现未预先行脊髓栓系松解手术而直接行脊柱矫形手术的患儿其神经并发症发生率没有明显增加，且矫形效果与对照组类似，因此邱勇指出只需要根据脊柱侧凸的严重程度而选择治疗措施（图 6-3-3）。对于有明显神经损害表现的患者，可考虑行一期或分期栓系松解和侧凸矫形手术。

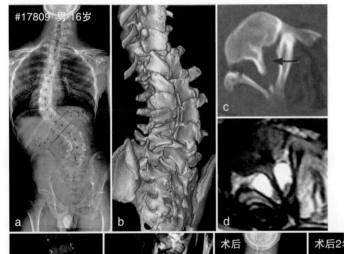

图 6-3-3　男（#17809），16 岁，胸腰椎脊柱侧凸合并脊髓栓系。X 线显示躯干左倾（a）；CT 三维重建显示腰椎脊柱裂，椎板闭合不全（b），CT 平扫显示脊髓纵裂（c，箭头）；横断面 MRI 示猫头鹰眼征（d），冠状面 MRI 见脊髓分为两束（e，箭头），矢状面 MRI 示马尾终丝增粗贴于椎管后壁（f，箭头）。患者出生时即有左下肢发育不良、肌力减退，但无进展性神经功能减退，直接行后路矫形术（g），术后 2 年随访结果良好，无神经损害发生（h）

**3. 手术疗效** 脊髓栓系患者术后疼痛缓解效果较好，儿童疼痛症状有望完全缓解，成人疼痛缓解率也可达到 75%。Anderson 的早期研究报告中 73 例患儿疼痛缓解率高达 100%，而下肢感觉运动功能和尿道括约肌功能改善率分别为 42% 和 43%。Lee 的研究中患儿疼痛缓解率为 80%，神经功能改善率和稳定率为 90%，运动功能改善要快于感觉功能，膀胱功能改善率为 50%。Guerra 的研究发现 48% 的患儿术后尿流动力学异常得到改善。Huttman 认为患儿术后疼痛的改善与病程长短无相关性，而感觉运动功能和膀胱功能在病程长的患儿中改善欠佳。患者神经功能损害的恢复情况目前各研究报道结果不一，如果能早期手术，部分患者术后神经损害有望完全恢复，但总体来说，大部分患者的神经症状可以在术后得到稳定和改善。术后常见的并发症为脑脊液漏，发生率可高达 40% 以上。脑脊液漏可以导致切口不愈合或感染，甚至导致颅内感染。初次手术松解不彻底可以导致再次发生栓系，二次手术患者粘连较初次手术患者更重，术中发生神经损害的可能性更高。

**参考文献**

[1] Agarwalla PK, Dunn IF, Scott RM, et al. Tethered cord syndrome[J]. Neurosurg Clin N Am, 2007, 18(3):531-547.

[2] Bui CJ, Tubbs RS, Oakes WJ. Tethered cord syndrome in children: a review[J]. Neurosurg Focus, 2007, 23(2):E2.

[3] Hertzler DA, DePowell JJ, Stevenson CB, et al. Tethered cord syndrome: a review of the literature from embryology to adult presentation[J]. Neurosurg Focus, 2010, 29(1):E1.

[4] Hsieh PC, Stapleton CJ, Moldavskiy P, et al. Posterior vertebral column subtraction osteotomy for the treatment of tethered cord syndrome: review of the literature and clinical outcomes of all cases reported to date[J]. Neurosurg Focus, 2010, 29(1):E6.

[5] Kearns JT, Esposito D, Dooley B, et al. Urodynamic studies in spinal cord tethering[J]. Childs Nerv Syst, 2013, 29(9):1589-1600.

[6] Lin W, Xu H, Duan G, et al. Spine-shortening osteotomy for patients with tethered cord syndrome: a systematic review and meta-analysis[J]. Neurol Res, 2018, 40(5):340-363.

[7] Murphy RF, Mooney JF. Current concepts in neuromuscular scoliosis[J]. Curr Rev Musculoskelet Med, 2019, 12(2):220-227.

[8] Selden NR. Minimal tethered cord syndrome: what's necessary to justify a new surgical indication？[J]. Neurosurg Focus, 2007, 23(2):E1.

[9] Solmaz I, Izci Y, Albayrak B, et al. Tethered cord syndrome in childhood: special emphasis on the surgical technique and review of the literature with our experience[J]. Turk Neurosurg, 2011, 21(4):516-521.

[10] Tu A, Steinbok P. Occult tethered cord syndrome: a review[J]. Childs Nerv Syst, 2013, 29(9):1635-1640.

[11] Tuite GF, Thompson DNP, Austin PF, et al. Evaluation and management of tethered cord syndrome in occult spinal dysraphism: recommendations from the international children's continence society[J]. Neurourol Urodyn, 2018, 37(3):890-903.

[12] Yaltirik K, El Tecle NE, Pierson MJ, et al. Management of concomitant scoliosis and tethered cord syndrome in non-spina bifida pediatric population[J]. Childs Nerv Syst, 2017, 33(11):1899-1903.

[13] 陈可夫, 贾连顺, 史建刚. 脊髓栓系综合征病因的研究进展[J]. 中国矫形外科杂志, 2016, 24(1):55-57.

[14] 方媛, 陈文静, 兰燕, 等. 神经电生理监测在儿童及青少年脊髓栓系综合征患者手术中的应用[J]. 中华医学杂志, 2015, 95(21):1659-1662.

[15] 李金良, 孙小兵, 陈雨历, 等. 脊髓栓系的尿动力学表现及临床意义[J]. 中华小儿外科杂志, 2002, 23(3):41-43.

[16] 杨勇, 吴士良, 那彦群, 等. 脊髓栓系患者的尿动力学评估和治疗对策[J]. 中华泌尿外科杂志, 2002, 23(5):10-12.

[17] 张丽, 陈雨历, 李金良, 等. 脊髓栓系综合征的电生理检测特点及临床评价[J]. 中华小儿外科杂志, 2007, 28(6):290-293.

## 第四节　儿童先天性椎管内肿瘤

## 一、先天性皮毛窦

先天性皮毛窦（congenital dermal sinus）为连接人体颅脊轴线背侧皮肤和体内脊髓组织的异常窦道。Walker 和 Bucy 在 1934 年第一次使用先天性皮毛窦来描述皮肤外胚层和神经外胚层分离不完全而形成的一残留窦道，窦道内衬上皮或神经细胞，属于隐性脊柱裂的一种。

皮毛窦由外口、窦管和内口组成。外口位于脊背皮肤中线，内口开口于硬膜外、硬膜下腔或蛛网膜下腔。内口大约有 60% 进入硬膜内，10%～20% 位于硬膜外间隙，其余仅止于皮下软组织。外口通常较小，不易被发现，多表现为皮肤细小斑点，少数患者可表现为皮肤菲薄斑块或烟头烫伤样瘢痕。先天性皮毛窦总的发病率约为 1/2500，男女比例基本一致。先天性皮毛窦可以发生在脊柱的任何节段，但主要位于腰骶部。皮毛窦位于腰骶部者占 32%～54%，腰椎 32%～43%，胸椎 3%～14%，颈椎 1%～18%。文献中报道的先天性皮毛窦占脊柱闭合不全性疾病的比例从 3% 到 36% 不等。60% 的先天性皮毛窦患儿合并其他类型的椎管内肿瘤。文献报道 83% 的患儿合并皮样囊肿，13% 合并表皮样囊肿，4% 合并畸胎瘤。皮毛窦还可合并其他类型的脊柱脊髓发育畸形，如脊髓纵裂、脊髓栓系以及脊柱侧凸等。皮毛窦在脊髓纵裂患者中所占比例可达 15%～40%。尽管皮毛窦在脊髓栓系总病患中仅占 1%，但有文献报道 63% 的皮毛窦患者可合并脊髓栓系。

## 病因学

胚胎发育至第 4 周神经管闭合阶段，神经皱褶向彼此弯曲并紧密结合后导致神经外胚层和表皮外胚层发生分离。胚胎左右两侧的皮肤组织在中线重合，从而将皮肤与发育中的大脑和脊髓分开。如分离过程出现异常可导致皮肤外胚层与神经管之间发生粘连，形成一个残留窦道。如果皮肤组织残留在神经组织内，就会在椎管内形成皮样囊肿，囊肿可以通过窦道开口于表皮，使得皮肤与神经组织互相连通，形成皮毛窦。典型的皮毛窦由三个特征性结构构成，即椎管内皮样囊肿、窦道以及窦道口在皮肤表面形成的皮损，以上结构可以同时存在，也可以单独存在。

## 临床表现

皮毛窦最常见的临床表现为皮肤损害，通常为后背皮肤中心部位针尖样开口（图 6-4-1a），有时可见开口处增粗的毛发，合并感染时窦道口周围皮肤会出现红肿或有脓性分泌物流出。皮肤开口周围也可合并色素沉着、皮下脂肪瘤、血管瘤等。有不少患儿是因为皮毛窦合并了脑膜炎，出现高热、寒战、头痛、呕吐等以及相应的神经症状而就诊。常见的致病菌有金黄色葡萄球菌、大肠杆菌和变形杆菌等。皮毛窦最为严重的神经并发症是脊髓脓肿并导致不同程度的神经损害表现，包括下肢肌力感觉功能减退、神经反射异常以及二便功能障碍。急性脊髓脓肿的病程类似急性脊髓炎，而慢性脊髓脓肿的表现类似于椎管内肿瘤。高位皮毛窦的患儿可形成脊髓栓系，除了出现感觉、肌力和二便障碍外，还可有背痛、神经根性疼痛等症状。Ackerman 报道了 28 例儿童皮毛窦患者中，有 50% 的患儿在 1 岁以内出现神经损害，但是随访至年龄 1 岁以上时有 92% 出现神经损害。不同的是，在 Radmanesh 的报道中，患儿出现神经功能损害的比例为 37.1%。还有一点值得注意的是，皮毛窦有时会与儿童臀沟处的凹陷相混淆。有 2%～5% 的患儿会出现臀沟凹陷（图 6-4-2），有时两者在外观上鉴别十分困难。Kriss 和 Desia 研究发现，臀沟

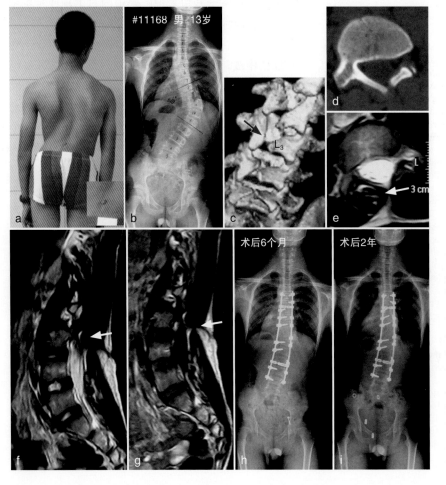

图 6-4-1　男（#11168），13 岁，先天性腰椎皮毛窦，患儿腰后背可见特征性皮损表现（a），X 线片显示胸腰椎右侧弯（b），CT 三维重建（c，箭头）和横断面平扫图像（d）显示腰椎椎板闭合不全。MRI 示腰椎硬膜外与皮肤之间有连续性软组织相连（窦道）（e~g，箭头）。患者一期行窦道切除及脊柱后路矫形内固定术（h），末次随访显示矫形效果维持良好（i）

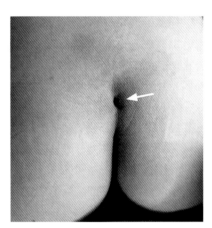

图 6-4-2　儿童体表臀沟凹陷（箭头）。与皮毛窦相区别的特征是，臀沟凹陷一般直径较小，且距离肛门的位置较皮毛窦更近

凹陷直径小于 5mm、距离肛门 2.5cm 以内的患儿最终被证实无一合并脊柱裂类疾病，而那些凹陷直径大于 5mm、距离肛门大于 2.5cm 的，有 40% 的患儿合并有脊柱裂。以上特征性差异一定程度上有助于两者的临床鉴别。

## 影像学表现

X 线检查无法直接观察到窦道，但可发现伴随的脊柱畸形，如脊柱裂和脊柱侧凸（图 6-4-1b）。CT 可见脊柱裂或轻微椎板分离（图 6-4-1c、d），但不能清晰显示窦道走行及椎管内病变。MRI 是首选的影像学检查手段，可以从不同体位显示皮肤窦道的走行方式、窦道与蛛网膜下腔的关系。窦道表现为长 T1 信号、短 T2 信号管道。窦道外口开口于表皮，内口开口于硬膜、硬膜下腔或蛛网膜下腔（图 6-4-1e～g），可连于圆锥、终丝以及神经根。内口位置可高于外口位置数个节段。硬膜囊背侧有帐篷顶样变形，提示窦管可能连于硬膜囊但不一定与蛛网膜下腔相通。有时可发现伴随的髓内感染、肿瘤或畸形，如椎管内脓肿、皮样囊肿、畸胎瘤、脊膜膨出、脊髓栓系以及脊髓纵裂等。超声检查适用于新生儿的皮毛窦诊断，可以清晰显示皮毛窦的形态、圆锥终丝的位置以及合并的其他畸形，并可以鉴别正常的臀沟凹陷。

## 治疗

皮毛窦如果与神经组织相连，则无论是否有神经症状，都应该行手术切除。对于同时合并中枢神经系统感染的患儿，需要尽快抗感染治疗，待感染控制且局部水肿消退后再行手术治疗。手术包括切除窦道、栓系松解以及相应并发症的处理。术中沿着窦道皮肤开口切开皮肤，暴露脊柱后份，可见窦道沿脊柱后份闭合不全处向内延伸。咬除相应节段的椎板以显露硬脊膜，可见窦道继续沿硬脊膜延伸。切开硬脊膜继续分离窦道，合并皮样囊肿以及脂肪瘤等椎管内发育异常性肿瘤的应一并切除，合并栓系者予以松解。硬脊膜切口予以人工硬膜扩大缝合，并重建蛛网膜下腔。对于合并有脊柱侧凸，有手术矫形指征的患者，可以在切除皮毛窦的同时行脊柱侧凸矫形术，一般不会增加手术的风险和并发症的发生率（图 6-4-1h、i）。

皮毛窦手术的总体效果较好。Radmanesh 的报道中所有 35 例患儿在术后均未出现神经功能恶化的现象。4 例术前出现急性截瘫的患儿有 3 例在随访中几乎完全恢复。4 例下肢肌力下降的患儿在切除了皮毛窦和松解了栓系后得到了完全恢复。Mete 报道的 16 例病例中，术后均未出现神经功能损害加重的现象，4 例术前表现为腰腿痛的患者术后随访都得到了很好的缓解。Ackerman 报道的 28 例患者中，11 例神经功能保持完好，12 例术前神经功能有损害表现者术后功能有所恢复，2 例无变化，有 3 例神经功能出现恶化，但仅是感觉减退和轻度运动功能障碍。王广宇报道 15 例患儿术前症状均在术后消失或明显改善，随访期间窦道未见复发。术后常见的并发症是脑脊液漏和中枢神经系统感染，相应处理同其他蛛网膜下腔内手术。

## 参考文献

[1] Ackerman LL, Menezes AH. Spinal congenital dermal sinuses: a 30-year experience[J]. Pediatrics, 2003, 112(3 Pt 1):641-647.

[2] Barkovich AJ, Edwards Ms, Cogen PH. MR evaluation of spinal dermal sinus tracts in children[J]. AJNR Am J Neuroradiol, 1991, 12(1):123-129.

[3] Foster MT, Moxon CA, Weir E, et al. Dermal sinus tracts[J]. BMJ, 2019, 366:l5202.

[4] Haworth JC, Zachary RB. Congenital dermal sinuses in children; their relation to pilonidal sinuses[J]. Lancet, 1955, 269(6879):10-14.

[5] Hosokawa T, Takahashi H, Miyasaka Y, et al. Ultrasound evaluation of dermal sinuses/fistulas in pediatric patients[J]. J Ultrasound Med, 2019, 38(12):3107-3122.

[6] Mete M, Umur AS, Duransoy YK, et al. Congenital dermal sinus tract of the spine: experience of 16 patients[J]. J Child Neurol, 2014, 29(10):1277-1282.

[7] Mrowczynski OD, Lane JR, Shoja MM, et al. Double dermal sinus tracts of the cervical and thoracic regions: a case in a 3-year-old child and review of the literature[J]. Childs Nerv

Syst, 2018, 34(5):987-990.

[8] Nicola Z, Antonio C, De Tommasi A. Cervical dermal sinus complicated with intramedullary abscess in a child: case report and review of literature[J]. Eur Spine J, 2014, 23(Suppl 2):192-196.

[9] Prasad GL, Hegde A, Divya S. Spinal intramedullary abscess secondary to dermal sinus in children[J]. Eur J Pediatr Surg, 2019, 29(3):229-238.

[10] Radmanesh F, Nejat F, El Khashab M. Dermal sinus tract of the spine[J]. Childs Nerv Syst, 2010, 26(3):349-357.

[11] Ramnarayan R, Dominic A, Alapatt J, et al. Congenital spinal dermal sinuses: poor awareness leads to delayed treatment[J]. Childs Nerv Syst, 2006, 22(10):1220-1224.

[12] Tisdall MM, Hayward RD, Thompson DN. Congenital spinal dermal tract: how accurate is clinical and radiological evaluation?[J]. J Neurosurg Pediatr, 2015, 15(6):651-656.

[13] Vinchon M, Soto-Ares G, Assaker R, et al. Occipital dermal sinuses: report of nine pediatric cases and review of the literature[J]. Pediatr Neurosurg, 2001, 34(5):255-263.

[14] 王广宇, 刘渤, 韩晓, 等. 儿童皮毛窦的诊断及治疗效果分析[J]. 临床小儿外科杂志, 2019, 18(2):99-102.

[15] 王乐凯, 尚爱加, 乔广宇, 等. 先天性皮毛窦及其伴发神经管畸形的手术治疗[J]. 临床神经外科杂志, 2018, 15(5):362-366.

## 二、皮样囊肿和表皮样囊肿

皮样囊肿（dermoid cyst）和表皮样囊肿（epidermoid cyst）是椎管内包含皮肤组织和其附属器官的肿瘤，占椎管内肿瘤的比例不到1%。15岁前的椎管内肿瘤中皮样囊肿和表皮样囊肿比例可达10%。皮样囊肿男女发病比例相当，表皮样囊肿男性多见。表皮样囊肿中仅含表皮组织以及脱屑，皮样囊肿中还含有皮肤附属结构，包括毛囊、皮脂腺和汗腺。皮样囊肿和表皮样囊肿可以发生在脊柱的任何节段，但是主要位于胸腰段以及圆锥位置，胸椎和颈椎少见。囊肿主要位于髓外硬膜下，硬膜外鲜见。皮样囊肿或表皮样囊肿可合并多种脊柱脊髓发育畸形，例如脊柱侧凸、脊髓纵裂、脊髓栓系、椎管内脂肪瘤以及皮毛窦等，其中以皮毛窦最为常见。皮样囊肿或表皮样囊肿一般生长较为缓慢，在儿童期很少引起临床症状，皮样囊肿临床发病通常在20岁前；表皮样囊肿发病较晚，通常在30~50岁。

### 病因学与病理学

皮样囊肿和表皮样囊肿根据病因学可分为原发性和后天获得性两类。原发性囊肿是因为在神经管发育闭合过程中，皮肤外胚层组织进入神经管并最终在椎管内形成含有上皮细胞的囊肿。正常胚胎发育至第3~5周神经沟闭合时神经外胚层与皮肤外胚层会发生分离，这一分离过程如果出现异常会导致胚胎性组织移位，这些移位组织在发育过程中分化为皮肤各种成分的则为皮样囊肿，如果移位发生在皮肤外胚层细胞分化后，则会形成表皮样囊肿。后天获得性囊肿多为医源性，大多是在行椎管内手术时皮肤组织发生种植性转移所致，但十分少见。

皮样囊肿为圆形或卵圆形的囊性肿块，内含较厚的黄色干酪样组织，有时可见毛发，有时也可见棕黄色黏液样或液态内容物；镜下囊壁为鳞状上皮细胞和基底部胶原纤维构成，同时可见皮肤附属结构，如皮脂腺、汗腺和毛囊，囊内成分为角蛋白、胆固醇、毛发等。表皮样囊肿通常为圆形或分叶状囊性肿块，外表为珍珠白色，内含白色软组织；镜下囊壁也由鳞状上皮细胞和基底部胶原纤维构成，但不含皮肤附属结构，囊内可见表皮脱屑。

### 临床表现

皮样囊肿和表皮样囊肿的发病时间一般都较迟，少部分患者在低龄阶段发病，通常是在出现神经损害时才被确诊。常见的临床表现有步态不稳和下肢运动功能下降、感觉异常、疼痛，表皮损害以及括约肌功能障碍。其中最为常见的是肌力下降和疼痛，前者根据囊肿发生的部位不同可以表现为不同程度的迟缓性或痉挛性瘫痪，后者可表现为后背痛或下肢根性疼痛。如果椎管内囊肿发生破裂可以导致化学性脊膜炎，合并有皮毛窦的患者并发感染后可导致化脓性脊髓炎。患者还可以合并脊柱发育畸形，如脊柱侧凸、脊柱裂、脊柱后凸等，并以此为首诊。值得一提的是儿童患者早期症状不明显，且缺乏准确的病情描述，因此早期的神经损害表现往往会被忽视，从而错过最佳治疗时机。当患儿出现不愿爬行、行走或步态改变时要引起注意。出现二便功能障碍时，提示肿瘤发展已到后期。有些患儿表现为反复发作的脑脊膜炎。出现以上表现时应及时行脊柱磁共振检查。

### 影像学表现

患者X线上可见合并的脊柱裂、脊柱畸形（图6-4-3a、图6-4-4a）。椎管内肿瘤的慢性压迫可以导致椎体后缘凹陷，椎管扩大，椎板椎弓变薄。囊肿在CT上表现为圆形、卵圆形或者分叶

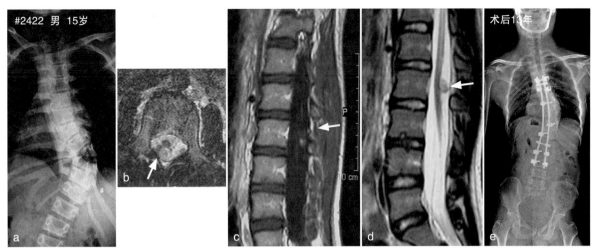

图 6-4-3 男（#2422），15 岁，以先天性脊柱侧凸为首诊的腰椎管内皮样囊肿，X 线显示 T$_9$~T$_{11}$ 椎体左侧分节不良伴并肋畸形（a）；MRI 冠状面可见 L$_2$ 水平椎管内囊性占位（b，箭头），囊肿在 T1 和 T2 加权像均显示椎管内混合信号的椭圆形肿物（d，箭头），同时合并有圆锥低位、脊髓栓系（c、d）。术中切除占位后病理证实为皮样囊肿，手术切除过程顺利，遂同期行后路矫形内固定术，术后 13 年随访矫形效果良好（e）

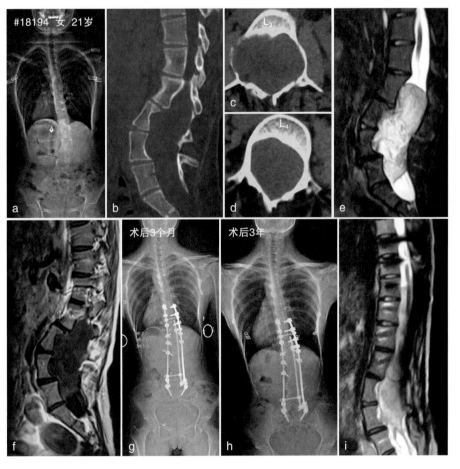

图 6-4-4 女（#18194），21 岁，腰椎管内表皮样囊肿伴胸腰椎侧凸（a）。CT 矢状面显示椎体后缘肿瘤侵蚀（b），横断面可见椎弓根变细，椎管内低密度占位影（c、d）。MRI 矢状面显示 L$_2$~L$_5$ 水平椎管内囊肿在 T2 加权像呈高信号（e），T1 加权像呈低信号（f），一期行后路皮样囊肿切除术 + 矫形内固定术（g），术后 3 年矫形效果维持良好（h），MRI 示肿瘤未复发（i）

状，密度与脑脊液相等。囊肿内容物如包含胆固醇或角蛋白为混杂低密度，如有钙化沉积则为混杂高密度。CT 能清晰显示合并的骨性结构畸形和因肿瘤压迫导致的椎板椎弓变薄、椎管扩大（图 6-4- 4c、d）。皮样囊肿因囊内有脂肪、胆固醇等成分在 T1WI 上多为高信号，在 T2WI 上为高信号（图 6-4-3c、d），表皮样囊肿囊内成分与脑脊液等信号，在 T1WI 上多为低信号，在 T2WI 上为高信号（图

6-4-4e、f）。但临床上皮样囊肿和表皮样囊肿都会因囊内成分的多样性而在 MR 上表现为不均等的混杂信号。国内张文博报道 15 例皮样囊肿患者中 T1WI 显示不均匀高信号者 12 例，T2WI 显示不均匀等或者低信号者 3 例。MR 还可发现同时合并的脊髓发育畸形，如脊髓纵裂（图 6-4-3c）、脊髓栓系（图 6-4-3d）。

## 治疗

本病属于良性疾病，缓慢进展。但如果囊肿引起明显症状需要手术切除。切口范围为以椎管内囊肿为中心上下各一个椎板长度。暴露椎板后切除后份，病变多位于硬膜下。切开硬膜可见瘤体组织。手术中切除肿瘤方式为刮除式，在打开肿瘤包膜前，瘤体周围用脑棉片保护，用刮匙将囊内容物分块剔除，避免瘤内容物污染进入脑脊液循环导致术后脊膜无菌性炎症反应。囊壁与神经粘连紧密时，不应强求过多切除以免损伤神经组织。

囊肿切除术后总体预后尚可。Aalst 对 18 例患者术后效果分析显示，有 46% 术前症状得到了改善，有 34% 维持稳定，有 10% 术后症状恶化。金惠明报道 23 例手术患儿中仅有 3 例术后神经功能恢复不理想。

对于同时合并先天性脊柱畸形的患者，在术中如果囊肿切除顺利，可以同期行畸形矫正术（图 6-4-3e，图 6-4-4g、h）。如果在切除囊肿的过程中，硬膜内外被肿瘤内容物污染严重，邱勇建议仅行置钉，关闭切口，在术后确认没有脑脊液漏和感染发生时，再二期行脊柱矫形手术。如果患者在术后发生了脑脊液漏、深部感染或切口愈合不良，则先行处理相关并发症，后期再行脊柱矫形术。在一期肿瘤切除术时，可以在完成了预定固定节段内置钉后，同时行 1 级或 2 级截骨，其目的是为了缩短二期手术的时间，同时也可以减少二期手术时椎管内操作的步骤，降低手术风险。

### 参考文献

[1] Chandra PS, Gupta A, Mishra NK, et al. Association of craniovertebral and upper cervical anomalies with dermoid and epidermoid cysts: report of four cases[J]. Neurosurgery, 2005, 56(5): E1155.

[2] Garg A, Gupta V, Gaikwad S, et al. Isolated central canal rupture of spinal dermoid: report of two cases[J]. Australas Radiol, 2003, 47(2):194-197.

[3] Garg K, Kumar R. Isolated central canal rupture of spinal dermoid. Report of 3 cases[J]. J Neurosurg Spine, 2014, 21(3): 361-366.

[4] Girishan S, Rajshekhar V. Rapid-onset paraparesis and quadriparesis in patients with intramedullary spinal dermoid cysts: report of 10 cases[J]. J Neurosurg Pediatr, 2016, 17(1):86-93.

[5] Kabbasch C, Dorn F, Mpotsaris A, et al. Rupture of a spinal dermoid cyst may lead to dissemination and progress of Fatty tissue in the central spinal canal and intracranial subarachnoid space. A case report[J]. Neuroradiol J, 2014, 27(6):759-763.

[6] Khalighinejad F, Hajizadeh M, Mokhtari A, et al. Spinal intradural extramedullary dermoid cyst[J]. World Neurosurg, 2020, 134:448-451.

[7] Koplay M, Sivri M, Nayman A, et al. An unusual cause of chronic abdominal pain in a child: thoracic spinal dermoid cyst[J]. Spine J, 2015, 15(11):e23-24.

[8] Li Q, You C, Zan X, et al. Mature cystic teratoma (dermoid cyst) in the sylvian fissure: a case report and review of the literature[J]. J Child Neurol, 2012, 27(2):211-217.

[9] Mishra SS, Panigrahi S. Thoracic congenital dermal sinus associated with intramedullary spinal dermoid cyst[J]. J Pediatr Neurosci, 2014, 9(1):30-32.

[10] Ren X, Lin S, Wang Z, et al. Clinical, radiological, and pathological features of 24 atypical intracranial epidermoid cysts[J]. J Neurosurg, 2012, 116(3):611-621.

[11] Sivrioglu AK, Kara K, Tutar S, et al. Pedicle thinning finding on X-ray imaging of the lumbar spine: a case of spinal conus dermoid cyst[J]. Spine J. 2016. 16(6):e395-396.

[12] Suocheng G, Yazhou X. A review on five cases of intramedullary dermoid cyst[J]. Childs Nerv Syst, 2014, 30(4): 659-664.

[13] Vadivelu S, Desai SK, Illner A, et al. Infected lumbar dermoid cyst mimicking intramedullary spinal cord tumor: Observations and outcomes[J]. J Pediatr Neurosci, 2014, 9(1):21-26.

[14] an Aalst J, Hoekstra F, Beuls EA, et al. Intraspinal dermoid and epidermoid tumors: report of 18 cases and reappraisal of the literature[J]. Pediatr Neurosurg, 2009, 45(4):281-290.

[15] 金惠明, 孙莲萍, 鲍南, 等. 小儿椎管内皮样和表皮样囊肿[J]. 中华小儿外科杂志, 2005, 26(8):410-412.

## 三、椎管内脂肪瘤

椎管内脂肪瘤（intraspinal lipoma）为椎管内形成的异常脂肪组织，通常位于脊髓远端，以腰骶部多见，但近年来也有部分散在颈椎和胸椎椎管内脂肪瘤的报道。孤立性椎管内脂肪瘤在脊髓椎管内发育畸形中较为罕见，仅占 1% 不到。事实上，椎管内脂肪瘤包含了一大类椎管内脂肪样异常组织形成的疾病。早期的研究文献中对于椎管内脂肪瘤的命名和分类较为混乱，对于各种命名的解释也不是十分清楚，甚至曾用脂肪脊髓脊膜膨出这一名称来代表所有类型的椎管内脂肪瘤，造成临床上对于此类疾病治疗方案的选择和对预后的判断也很不准确。近年来，研究者越来越倾向于根据椎管内脂肪瘤患儿的硬脊膜是否完整来对此类疾病进行分类，因为硬膜完整与缺损两者的病因学和临床表现，以及治疗、预后都不尽相同。每一类脂肪瘤又可以再细分为其他亚型，本章节仅对这些类型的椎管内脂肪瘤的各自特点和临床上治疗的区别进行介绍。

## 病因学

椎管内脂肪瘤的病因学十分复杂，硬膜完整的脂肪瘤和硬膜缺损的脂肪瘤其发病机理完全不同。前者的畸形发生在二次神经胚发育过程中，尾骨的多能干细胞分化形成脂肪组织，此类脂肪瘤多局限在圆锥终丝位置，神经管发育一般完整，无明显脊柱裂。后者合并有神经管发育不全，畸形发生在初级神经胚发育阶段，神经管闭合不全使得中胚层间叶组织进入神经组织，形成椎管内脂肪瘤，此类脂肪瘤多存在脊柱裂，并通过脊柱裂与皮下相通，很多患者同时还合并先天性脊柱畸形。

## 分型

椎管内脂肪瘤大体分为三种类型，即硬膜下脂肪瘤、终丝脂肪瘤以及脂肪脊膜膨出。硬膜下脂肪瘤：表现为椎管轻度扩大，硬脊膜下局限性或广泛性脂肪瘤，有时甚至可使硬膜囊消失（图 6-4-5a、b）。终丝脂肪瘤：终丝结节状、线条状脂肪信号（图 6-4-5c、d）。脂肪脊膜膨出：脊膜膨出伴腰骶背部皮下脂肪沉着增厚（图 6-4-5e、f）。

2009 年 Muthukumar 提出了一种更为详细的分型方法，这种分型方法较为复杂，目前临床并无广泛应用。根据硬膜是否完整可分为硬膜完整型脂肪瘤和硬膜缺损型脂肪瘤。硬膜完整型脂肪瘤又可分为终丝脂肪瘤、尾部脂肪瘤（硬膜完整型）和髓内脂肪瘤；硬膜缺损型脂肪瘤又可分为背侧脂肪瘤、尾部脂肪瘤（硬膜缺损型）、移形型脂肪瘤、脂肪脊髓膨出和脂肪脊髓脊膜膨出这几个亚型。终丝脂肪瘤结构较为简单，即马尾终丝的脂肪浸润；

尾部脂肪瘤（硬膜完整型）瘤体位于骶尾部，不穿透硬脊膜，而且瘤体内一般也无神经纤维存在；髓内脂肪瘤的瘤体局限于脊髓内部，患者的软脑膜是完整的。背侧脂肪瘤的瘤体自硬膜外穿透至硬膜内，并终止于背侧脊髓；尾部脂肪瘤（硬膜缺损型）的尾部皮下脂肪瘤可以穿透蛛网膜，并与远端的神经组织包绕交织在一起；移形型脂肪瘤的瘤体自硬膜外从硬膜破裂处与背侧的脊髓圆锥交织；脂肪脊髓膨出的神经组织直接疝出椎管外进入皮下的脂肪组织；脂肪脊髓脊膜膨出的神经组织则连同一起疝出的硬脊膜终止于皮下脂肪组织。

## 临床表现

硬膜完整型脂肪瘤和硬膜缺损型脂肪瘤在临床表现上存在一定的差异。完整型脂肪瘤患儿早期可无任何临床症状。硬膜完整型脂肪瘤如瘤体位于颈胸段表现为上运动神经元损害，位于腰骶部则表现为下运动神经元损害，如下肢迟缓性瘫痪、二便功能障碍。有 40% 的患儿会有皮肤损害表现。硬膜缺损型脂肪瘤合并有脊柱裂，几乎所有患儿都有皮肤损害表现，瘤体多位于圆锥和终丝部位，可形成脊髓栓系，导致下肢感觉运动功能障碍、二便功能障碍。患者还可以出现下肢不等长、足畸形、脊柱侧凸等表现。

## 影像学表现

X 线可显示伴有的骨性结构畸形，如脊柱裂和脊柱侧凸（图 6-4-6a）等。瘤体在 CT 影像上可表现为低密度肿块（图 6-4-6b），伴或不伴有

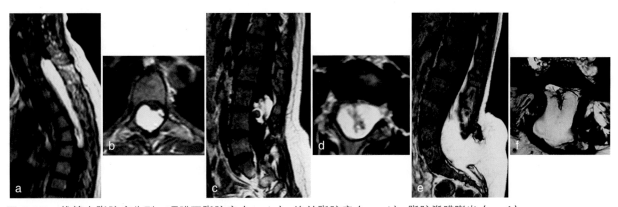

图 6-4-5　椎管内脂肪瘤分型。硬膜下脂肪瘤（a、b），终丝脂肪瘤（c、d），脂肪脊膜膨出（e、f）

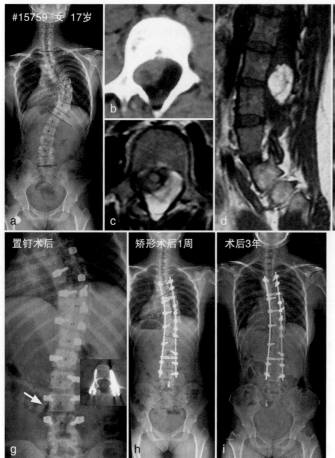

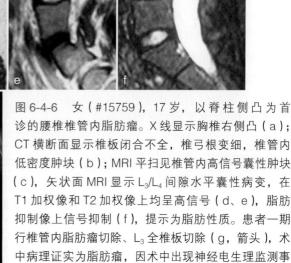

图 6-4-6　女（#15759），17 岁，以脊柱侧凸为首诊的腰椎椎管内脂肪瘤。X 线显示胸椎右侧凸（a）；CT 横断面显示椎板闭合不全，椎弓根变细，椎管内低密度肿块（b）；MRI 平扫见椎管内高信号囊性肿块（c），矢状面 MRI 显示 $L_3/L_4$ 间隙水平囊性病变，在 T1 加权像和 T2 加权像上均呈高信号（d、e），脂肪抑制像上信号抑制（f），提示为脂肪性质。患者一期行椎管内脂肪瘤切除、$L_3$ 全椎板切除（g，箭头），术中病理证实为脂肪瘤，因术中出现神经电生理监测事件，仅在预定的矫形区域内置入椎弓根螺钉（g），由于行 $L_3$ 全椎板切除，远端固定至 $L_4$；患者二期行矫形内固定术，效果良好且无神经并发症发生（h、i）

脊柱裂，病变节段的椎管和神经根管扩大。终丝处脂肪瘤表现为终丝增粗，呈长梭形或卵圆形肿块。可见椎体发育畸形，如脊柱裂。瘤体内脂肪组织在 T1WI（图 6-4-6d）和 T2WI（图 6-4-6e）上均呈高信号，脂肪抑制像上信号被抑制（图 6-4-6f），不伴有增强。瘤体可位于圆锥近端，压迫脊髓导致脊髓变细，并通过脊柱裂连于皮下组织；也可位于脊髓圆锥和终丝引起栓系，伴或不伴有脊柱裂。

## 治疗

硬膜完整型的脂肪瘤手术相对容易。终丝脂肪瘤可直接切除终丝，极少见神经根与瘤体粘连。硬膜完整的尾部脂肪瘤其硬膜一般与瘤体并不交织在一起，而且瘤体内一般也无神经纤维存在。而髓内脂肪瘤不应过度要求完整切除脂肪瘤，以免加重神经损害。硬膜完整型脂肪瘤极少需要在切除肿瘤后行硬膜成形术。

硬膜缺损型脂肪瘤切除较为困难，瘤体与椎板或马尾神经粘连严重，甚至包绕神经组织，界限不清，如果过多切除脂肪瘤组织，必定导致脊髓损害加重。有时只能做肿瘤的部分切除，减轻脊髓压迫。术中先分离皮下的脂肪瘤，向深部分离至椎板不连处，并从椎管缺损处向近端咬除椎板显露至正常硬膜。切除整个皮下脂肪瘤，显露椎管内硬膜。自近端正常硬膜处切开硬膜至完全暴露脂肪瘤椎管内部分，在显微镜下尽可能切除肿瘤组织。

对于没有症状的儿童椎管内脂肪瘤是否需要行预防性切除手术目前仍然存在一定的争议。反对者认为椎管内肿瘤切除手术本身就有神经损害的风险，而且部分患儿可以终生不出现神经损害表现。支持者认为患儿保守治疗过程中一旦出现神经损害，即使手术治疗后仍有很多患者无法完全恢复神经功能。

Kulkarni 研究随访了 53 例无症状患儿，在长达 9 年的随访过程中有近 1/3 患者最终出现了神经损害。Wykes 研究报道了 56 例无症状患儿在平均 5.9 年的随访过程中有 28% 的患儿出现神经损害，Talamonti 的报道数据为 29%。而目前关于椎管内脂肪瘤预防性手术后并发症的文献，鲍南的研究进行了统计，脂肪瘤切除术后神经损害的并发症发生率为 8.2%，作者认为由于此概率要低于保守治疗中神经损害发生概率，因此推荐预防性切除椎管内脂肪瘤。

如果椎管内脂肪瘤患儿同时合并有脊柱侧凸畸形，其治疗策略根据脂肪瘤切除手术的难易程度与手术进程顺利与否而定。如果脂肪瘤位于硬膜外，与神经结构的解剖关系简单，切除过程顺利，则在切除肿瘤的同时可以同期行脊柱矫形术。如果肿瘤切除需要切开硬脊膜，脂肪瘤与神经结构解剖关系复杂，切除过程困难的情况下可以一期先行肿瘤切除，术后观察患者是否存在如感染、脑脊液漏等并发症，再觅二期手术机会行矫形术。也可以在切除肿瘤后先行矫形节段内椎弓根螺钉置入，关闭切口，二期直接行矫形内固定术，以简化二期手术步骤和缩短手术时间（图 6-4-6）。如果脂肪瘤切除范围大，或切除过程困难，或神经监测出现持久信号异常改变，那么强行同期行后路矫形手术可能会导致神经功能损害（图 6-4-7）。

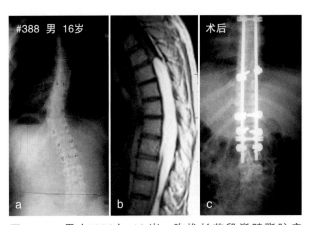

图 6-4-7　男（#388），16 岁，胸椎长节段脊髓脂肪瘤伴胸椎侧凸。X 线显示胸椎左侧侧凸（a）；矢状面 MRI 在 T1 相上显示胸椎椎管脊髓内长节段高信号长条状占位（b），术中病理证实脂肪瘤。患者肿瘤切除范围较广，在切除肿瘤的同时行脊柱后路矫形手术，术后双下肢出现严重不全瘫（c）

## 并发症和预后

硬膜完整型脂肪瘤切除术后的并发症要显著低于硬膜缺损型。Muthukumar 研究发现硬膜缺损型脂肪瘤患者术后脑脊液漏发生率为 12%，伤口感染

率为 13.8%，而硬膜完整型脂肪瘤患儿术后脑脊液漏发生率仅为 4%，无患者并发伤口感染。关于术后神经并发症文献报道发生率各不相同，Pierre 研究报道了术后神经损害加重的比例为 7.5%，van Calenbergh 报道术后神经并发症发生率为 3%。总体而言，目前此类患者其神经并发症的发生率并不高。硬膜完整型脂肪瘤术后神经功能恢复要优于缺损型，患儿疼痛缓解和肌力的远期恢复要好于二便功能恢复。有报道称硬膜缺损型脂肪瘤神经损害恢复率也可达到 67%。

### 参考文献

[1] Bajpai M. Spina bifida and intraspinal lipomas[J]. Aust NZJ Surg, 1994, 64(3):177-179.
[2] Lellouch-Tubiana A, Zerah M, Catala M, et al. Congenital intraspinal lipomas: histological analysis of 234 cases and review of the literature[J]. Pediatr Dev Pathol, 1999, 2(4):346-352.
[3] Lhowe D, Ehrlich MG, Chapman PH, et al. Congenital intraspinal lipomas: clinical presentation and response to treatment[J]. J Pediatr Orthop, 1987, 7(5):531-537.
[4] Muthukumar N. Congenital spinal lipomatous malformations: part Ⅰ-Classification[J]. Acta Neurochir (Wien), 2009, 151(3):179-188;discussion 197.
[5] Muthukumar N. Congenital spinal lipomatous malformations: part Ⅱ-Clinical presentation, operative findings, and outcome[J]. Acta Neurochir (Wien), 2009, 151(3): 189-197; discussion 197.
[6] Pierre-Kahn A. A multidisciplinary care unit for congenital intraspinal lipomas[J]. Childs Nerv Syst, 1995, 11(1):17-20.
[7] Pierre-Kahn A, Zerah M, Renier D, et al. Congenital lumbosacral lipomas[J]. Childs Nerv Syst, 1997, 13(6): 298-334; discussion 335.
[8] Pruthi N, Devi BI. Nondysraphic cervical and thoracic intraspinal lipomas: a review[J]. Br J Neurosurg, 2010, 24(3): 228-232.
[9] Rhodes RH. Congenital spinal lipomatous malformations. Part 1. Spinal lipomas, lipomyeloceles, and lipomyelomeningoceles[J]. Fetal Pediatr Pathol, 2019, 39(3): 194-245.
[10] Rhodes RH. Congenital spinal lipomatous malformations. Part 2. Differentiation from selected closed spinal malformations[J]. Fetal Pediatr Pathol, 2019, 40(1):1-37.
[11] Sato K, Shimoji T, Sumie H, et al. Surgically confirmed myelographic classification of congenital intraspinal lipoma in the lumbosacral region[J]. Childs Nerv Syst, 1985, 1(1):3-11.
[12] Sharma S, Puri S, Das L, et al. Intraspinal lumbosacral lipoma: review of literature and report of three cases[J]. Australas Radiol, 1988, 32(2):207-213.
[13] 鲍南, 杨波, 宋云海, 等. 预防性手术治疗儿童无症状脊髓脂肪瘤[J]. 中华神经外科杂志, 2019, 35(8):771-775.
[14] 韩彤. 椎管内（髓内及硬脊膜下）脂肪瘤[J]. 中国现代神经疾病杂志, 2019, 19(2):131.
[15] 林斌, 尹忠凯, 郭志民, 等. 腰椎管内巨大脂肪瘤的外科治疗[J]. 临床骨科杂志, 2010, 13(3):247-249.
[16] 刘东康, 韩波, 孔德生, 等. 颈胸段椎管内脂肪瘤分类及手术治疗[J]. 中华医学杂志, 2014, 94(19):1448-1451.

## 四、椎管内畸胎瘤

椎管内畸胎瘤（intraspinal teratoma）是一种

来源于多能分化胚胎细胞的肿瘤，瘤体内同时包含三个胚层（内胚层、中胚层和外胚层）的组织，临床上较为罕见，文献中报道仅占所有椎管内肿瘤的0.2%~0.5%。北京天坛医院的文献总结了1813例椎管内肿瘤中有17例畸胎瘤，占同期椎管内肿瘤的0.94%。在儿童中这一比例可能更高，可以达到5%~10%。大多数椎管内畸胎瘤位于硬膜下或髓内。位于硬膜外者约占11%。椎管内畸胎瘤可分布于整个脊髓，但多位于胸腰段，尤其是脊髓圆锥部。发生在胸椎和颈椎者十分罕见，文献中仅有零星报道。患者可同时合并脊柱脊髓发育畸形，如脊柱侧凸、脊柱裂、脊髓脊膜膨出、脊髓纵裂等。

## 病因学

正常胚胎发育的第4~5周，胚胎卵黄囊中出现了有发育潜能的原始生殖细胞，并沿着肠系膜迁移到生殖嵴，在那里分化为性腺。畸胎瘤发生的一种假说就是原始生殖细胞在从卵黄囊往生殖嵴的迁移过程中发生错位进入了中线结构，继而形成各种生殖细胞肿瘤。支持这一理论学说的现象有一些男性患者的瘤体组织内被发现含有女性染色质，以及畸胎瘤通常位于中线位置。还有一种理论学说被部分学者所支持，即胚胎发育不良学说。他们认为发育中的胚胎的尾侧细胞团是未分化的间充质细胞的集合，在性质上是多能性的。在神经发育的早期，这些多能干细胞的异常发育是导致畸胎瘤的重要原因。

## 临床表现

椎管内畸胎瘤的临床表现取决于肿瘤对脊髓压迫的程度。由于畸胎瘤一般进展较慢，多数患者可长时间内无明显临床症状，或者仅以合并的脊柱畸形为唯一的临床表现。瘤体压迫侵犯脊髓可导致不同程度的神经损害征象。最常见的症状为下肢无力、

感觉异常、反射异常等。运动功能障碍和膀胱功能障碍是临床最容易被发现的症状和体征。合并脊柱裂患者可见脊背中线皮肤异常。少数患者可伴有化学性脑膜炎、足底营养性溃疡、多发性肌阵挛等。

## 分类

畸胎瘤的分类主要根据组织分化程度的高低，可以分为①成熟畸胎瘤（图6-4-8a），即良性畸胎瘤，由已分化成熟的组织构成；大多为单个的大的囊性肿块，囊内充满皮脂样物，其中混有数量不等的毛发，囊壁常有一个或数个结节状突起，结节表面有毛发；切面可见皮肤、脂肪、软骨、骨等结构，可见牙齿。②未成熟畸胎瘤（图6-4-8b），组织成分也来源于三个胚层，但分化成熟度低于成熟畸胎瘤。③恶性畸胎瘤，其组织分化程度低，来源于卵黄囊和内胚层细胞。未成熟畸胎瘤以及恶性畸胎瘤体积一般较大，主要为实性，其内可见大小不等的囊性结构，常伴有出血坏死。

## 影像学表现

患儿脊柱在普通X线上可发现由于瘤体侵蚀导致的椎弓根投影变细，椎弓根间距增大。有时可见合并的先天性脊椎发育不良、脊柱侧凸（图6-4-9a）和脊椎隐裂畸形。CT平扫影像可见瘤体侵蚀导致的椎弓根变细（图6-4-10d），椎弓根间距增大和椎体后缘凹陷，肿瘤组织为椎管内低密度或混合密度的软组织影和钙化性高密度影（图6-4-9c）。肿瘤在MRI上根据其特点可以大致分为两类：一类是病变可以观察到多个胚层的组织，如皮肤、脂质、骨骼及腺体等。脂肪成分可表现为短T1长T2信号，形态多变，可为斑片状，在脂肪抑制像上呈低信号；骨骼或钙化灶表现为长T1短T2信号。总体上瘤体表现为囊状或者分叶状肿块，内含混杂

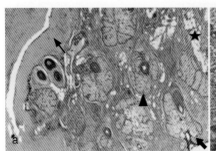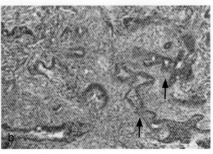

图6-4-8　成熟畸胎瘤（a）：瘤内见成熟的三胚层结构，包括鳞状上皮（粗箭头）、皮脂腺（三角）、脂肪（星号）和成熟的神经胶质组织（细箭头）。未成熟畸胎瘤（b）：可见不成熟的原始神经管上皮，呈腺管样分布（箭头）

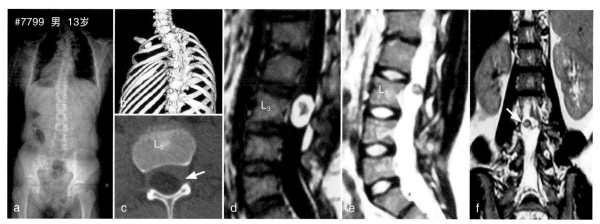

图 6-4-9　男（#7799），13 岁，腰椎椎管内成熟畸胎瘤。X 线示上胸椎右侧凸（a）；CT 三维重建显示椎体发育不良，并肋畸形（b），CT 横断面显示椎管容积扩大，椎管后缘凹陷，椎管内低密度软组织影（c，箭头）；矢状面 MRI 在 T1 加权像和 T2 加权像均显示 L3 水平混杂高低信号肿瘤组织影（d~f），术中病理证实为畸胎瘤

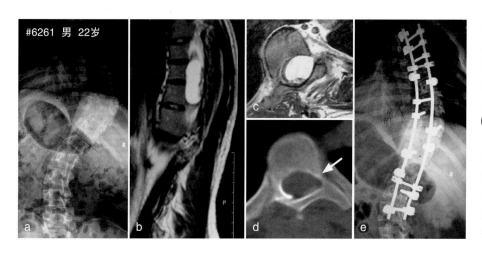

图 6-4-10　男（#6261），胸椎管内畸胎瘤伴不全瘫。X 线示胸椎右侧凸（a）。矢状面 MRI 在 T2 加权像显示胸椎管内均匀的囊性高亮占位（b），横断面见椎管容积扩大，椎管内囊性高亮影（c）。CT 横断面可见肿瘤侵袭导致左侧椎弓根变细（d，箭头），患者一期行肿瘤切除和后路矫形内固定（e），术中病理证实为畸胎瘤

高低信号（图 6-4-9d ~ f）。还有一类畸胎瘤常表现为囊实性或囊性占位，囊内信号均匀，少见明显的脂肪、骨质成分，增强扫描病变未见明显强化，其 MRI 的表现缺乏特异性，称为不典型性畸胎瘤。在临床上容易导致影像学误诊的是不典型性畸胎瘤（图 6-4-10b、c）。

## 治疗

无论是良性畸胎瘤还是恶性畸胎瘤，手术切除都是唯一有效的治疗方法。手术方式有肿瘤全切除和次全切除两种。在不损伤脊髓和神经的前提下，应尽量实现肿瘤全切，但是如果瘤体组织与脊髓或神经粘连紧密，切除困难者，往往只能行次全切除或部分切除。过多地切除肿瘤的实性部分有损伤脊髓的危险。绝大多数研究者都推荐术中使用神经电生理监护，而 Rijs 等的荟萃分析结果认为神经电生理监护有时会限制肿瘤的切除范围。术前根据影像学资料确定椎板切除范围，椎板切除至关节突内侧，沿中线纵行切开硬脊膜，悬吊显露硬膜下腔并打开蛛网膜，仔细分离和辨识肿瘤与正常神经组织的关系，用棉片或者止血材料保护好正常的神经组织。硬膜下髓外肿瘤如果边界清晰，则可以行肿瘤全切。对于髓内肿瘤或肿瘤的髓内部分，也应该严格沿肿瘤边界尽可能切除，同时伴有脊髓栓系者应一并行松解手术。

椎管内畸胎瘤切除手术总体有效率较好。此病发病率较低，既往文献较少，且多为个案报道或纳入研究人数较少。谢京城对其 10 年内 20 例椎管内畸胎瘤患者手术切除后发现，术前 12 例肢体疼痛麻木患者术后有 10 例症状缓解或消失；6 例术前运动障碍者 3 例术后功能得到改善；10 例术前有大小便功能障碍者 6 例术后改善。惠鲁生等对 13 例儿童腰骶部椎管内畸胎瘤的手术疗效分析发现，术

前9例二便功能障碍者明显改善3例，轻度改善3例，无明显变化1例，加重2例。

椎管内畸胎瘤术后复发率与手术方式（全切／次全切）关系不大，而与肿瘤分化成熟程度有关。成熟畸胎瘤术后无需行放疗或辅助化疗，而恶性畸胎瘤则需要放化疗辅助治疗。Moon的研究结果认为放化疗可以有效地降低恶性畸胎瘤术后的复发率。Han等推荐术后14G到36G的局部放疗，配合以磷酸依托泊苷和顺铂的联合化疗方案。

对于合并脊柱侧凸畸形的椎管内畸胎瘤患者，如果侧凸有手术矫正指征，其手术策略根据术中畸胎瘤切除的具体情况而定。如果畸胎瘤切除过程比较顺利，硬脊膜缺损不严重、缝合紧密，或是瘤体位置远离矫形区域，则可以在切除肿瘤后同期行后路矫形内固定术（图6-4-10）。如果畸胎瘤切除较为困难，硬膜缺损范围大，则可以先关闭切口结束手术。术后观察有无严重脑脊液漏或感染迹象，如无则可二期行侧凸矫正术。分期手术策略中在一期切除肿瘤时，如果条件允许也可同时行置钉，甚至截骨操作，这样可以缩短二次手术的时间，提高二次手术的安全性。

## 参考文献

[1] Akinkuotu AC, Coleman A, Shue E, et al. Predictors of poor prognosis in prenatally diagnosed sacrococcygeal teratoma: a multiinstitutional review[J]. J Pediatr Surg, 2015, 50(5):771-774.

[2] Babgi M, Samkari A, Al-Mehdar A, et al. Atypical teratoid/rhabdoid tumor of the spinal cord in a child: case report and comprehensive review of the literature[J]. Pediatr Neurosurg, 2018, 53(4):254-262.

[3] Barksdale EM, Obokhare I. Teratomas in infants and children[J]. Curr Opin Pediatr, 2009, 21(3):344-349.

[4] Basmaci M, Hasturk AE, Pak I. Cystic mature teratoma of the thoracic region in a child: An unusual case[J]. J Neurosci Rural Pract, 2011, 2(2):186-189.

[5] Coleman A, Shaaban A, Keswani S, et al. Sacrococcygeal teratoma growth rate predicts adverse outcomes[J]. J Pediatr Surg, 2014, 49(6):985-989.

[6] Işik N, Balak N, Silav G, et al. Pediatric intramedullary teratomas[J]. Neuropediatrics, 2008, 39(4):196-199.

[7] Kremer M, Althof J, Derikx J, et al. The incidence of associated abnormalities in patients with sacrococcygeal teratoma[J]. J Pediatr Surg, 2018, 53(10):1918-1922.

[8] Lu YH, Wang HH, Lirng JF, et al. Unusual giant intraspinal teratoma in an infant[J]. J Chin Med Assoc, 2013, 76(7):411-414.

[9] Perrelli L, D'Urzo C, Manzoni C, et al. Sacrococcygeal teratoma. outcome and management. An analysis of 17 cases[J]. J Perinat Med, 2002, 30(2):179-184.

[10] Seilern Und Aspang J, Burnand KM, Ong H, et al. Sacrococcygeal teratoma with intraspinal extension: A case series and review of literature[J]. J Pediatr Surg, 2020, 55(10): 2022-2025.

[11] Suri A, Ahmad FU, Mahapatra AK, et al. Mediastinal extension of an intradural teratoma in a patient with split cord malformation: case report and review of literature[J]. Childs Nerv Syst, 2006, 22(4):444-449.

[12] Wang L, Li T, Gong M, et al. Intramedullary cervical spinal cord teratoma[J]. Medicine (Baltimore), 2020, 99(18):e20107.

[13] Yoshioka F, Shimokawa S, Masuoka J, et al. Extensive spinal epidural immature teratoma in an infant: case report[J]. J Neurosurg Pediatr, 2018, 22(4):411-415.

[14] 郭丽萍，李文菲，牛晨，等. 脊髓内畸胎瘤的MRI特点及鉴别诊断[J]. 实用放射学杂志，2016, 32(2):307-309.

[15] 惠鲁生，席炜滨，郑大海，等. 小儿腰骶部椎管内畸胎瘤的显微外科手术治疗[J]. 中国微侵袭神经外科杂志，2010, 15(11):507-508.

[16] 谢京城，王振宇，刘彬，等. 椎管内畸胎瘤的诊断和治疗[J]. 中国脊柱脊髓杂志，2009, 19(2):90-93.

[17] 张洪业，郝大鹏，郑园园. CT与磁共振成像在椎管内畸胎瘤诊断价值[J]. 实用医学影像杂志，2018, 19(5):403-404.

[18] 赵振国，李传郡，邹亮，等. 先天性小儿腰骶管内畸胎瘤一例[J]. 中国全科医学，2012, 15(10B):3433-3435.

## 五、蛛网膜囊肿

脊柱蛛网膜囊肿（spinal arachnoid cyst，SAC）最早是由Schlesinger在1893年发现，由Spiller在1903年最先报道。SAC是一个充满脑脊液的囊腔，占椎管内肿瘤的1%。SAC可分为原发性和继发性两种。原发性硬膜内蛛网膜囊肿可能与蛛网膜隔膜粘连有关；原发性硬膜外蛛网膜囊肿可能起源于硬膜缺损；继发性蛛网膜囊肿主要和外伤、手术、感染及出血导致的蛛网膜粘连有关。SAC大部分位于硬膜外，少部分位于硬膜内或神经周围。近年来也有少量髓内SAC的病例被报道。SAC囊腔多与蛛网膜下腔相通，但也有部分病例并不与蛛网膜下腔相通。SAC多发生于胸段，但几乎所有脊柱节段都可受累。Liu的研究报道了SAC中有64%位于中胸段或下胸段，13%位于腰段或腰骶部，13%位于胸腰段，7%位于骶尾部，3%位于颈段。Oliveria在一项针对儿童的硬膜外SAC的研究发现SAC有57%位于胸椎，27%位于腰椎，14%位于腰骶段，2%位于骶椎。目前SAC分型大多采用Nabors分型。Nabors Ⅰ型（硬膜外囊肿不含有脊神经根纤维，图6-4-11a、b）、Ⅱ型（硬膜外囊肿含有脊神经根纤维，即Tarlov囊肿，图6-4-11c、d）和Ⅲ型（硬膜下囊肿）。其中，Ⅰ型还可分为两个亚型，即ⅠA型（硬膜外SAC）和ⅠB型（骶前脊膜膨出，图6-4-11e、f）。

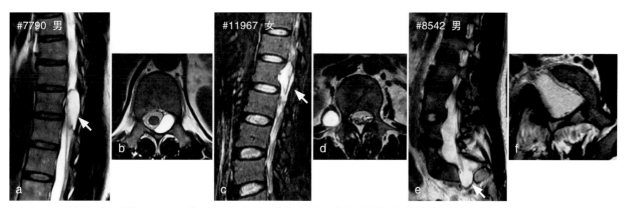

图 6-4-11　蛛网膜囊肿的 Nabors 分型。Ⅰ型：硬膜外囊肿不含有脊神经根纤维（a、b）；Ⅱ型：即 Tarlov 囊肿（c、d）；ⅠB 型：骶前脊膜膨出（e、f）

## 病因学

目前 SAC 的具体形成机制尚不明确。Elsberg 认为 SAC 的本质是蛛网膜憩室，或者是因为硬脊膜缺损导致的蛛网膜疝出。有很多患儿合并有各种神经管发育异常支持这一理论。Bond 的研究中报道了 SAC 合并神经管发育异常者高达 68%。而 Perret 则认为 SAC 来自于蛛网膜隔膜，这是一个位于背侧硬膜和脊髓之间的特殊结构。但是这一理论无法解释腹侧 SAC 的发生。SAC 在最初形成囊腔后逐渐扩大的机理目前也不甚清楚。目前最被广为接受的是 SAC 囊腔与蛛网膜下腔连接处的"单向阀门"理论。蛛网膜下腔内的脑脊液在压力下通过 SAC 囊腔与蛛网膜下腔连接处的"阀门"结构进入囊腔，而蛛网膜下腔内脑脊液压力减小后囊腔内的脑脊液却无法回到蛛网膜下腔内，最终导致囊腔逐渐增大。而对于 SAC 与蛛网膜下腔不相通的患者，其逐渐增多的囊液可能来自于囊腔上皮细胞的分泌作用。

## 临床表现

蛛网膜囊肿患者的临床表现主要与囊肿的位置、大小以及对神经组织的压迫程度有关，可表现为不同程度的肢体运动感觉功能障碍、下肢疼痛以及排便排尿功能障碍。轻者可无任何临床表现。囊肿位于颈椎者可见四肢痉挛性瘫痪，其中位于下颈椎者还可合并 Horner 综合征；囊肿位于胸椎者可见双下肢痉挛性瘫痪，可同时合并背痛；囊肿位于腰椎或腰骶椎者可表现为下腰痛、下肢根性症状以及二便功能异常。Bond 的研究报道有 68% 的患儿有临床表现，42% 的患儿有疼痛症状，39% 有下肢无力，32% 有步态不稳，19% 有痉挛性瘫痪，10% 有皮肤感觉减退，7% 有膀胱功能障碍。

## 影像学表现

X 线上 SAC 可扩张侵蚀脊柱骨性结构，可见椎体后方扇贝样改变、椎弓根变细、椎弓根间距变宽。患者可同时合并脊柱发育异常，如脊柱裂、脊柱畸形等（图 6-4-12a）。SAC 在 CT 上为低、等密度影且密度均匀，SAC 扩张侵蚀椎体可见椎体后缘扇贝样改变、椎弓根变细、椎弓根间距变宽，椎管扩大等（图 6-4-13a、b）。MRI 上囊肿呈信号均匀一致的类圆形或长椭圆形，T1WI 上呈低信号，T2WI 上呈高信号（图 6-4-12b~d、图 6-4-13c~f），信号特征与脑脊液一致。增强扫描囊壁及囊液均无明显强化，囊肿界限清楚，边缘光滑。

## 治疗

对于偶然被发现的 SAC 或无症状的 SAC，一般不建议行手术治疗。如果 SAC 压迫脊髓引起神经损害表现，应及时手术解除神经压迫。最理想的治疗效果是能够将囊肿完整地切除，不残留任何肿瘤组织。但是并不是所有的囊肿都能被完全切除，有些囊肿在术中被发现与脊髓有着广泛的粘连。在这种情况下，有时只能行囊肿的开窗减压术或者是引流手术。

手术进入椎管前椎板切除方式有全椎板切除和半椎板切除两种。半椎板切除虽然可以保留部分脊柱的韧带和对侧关节突及肌肉附着点，但手术视

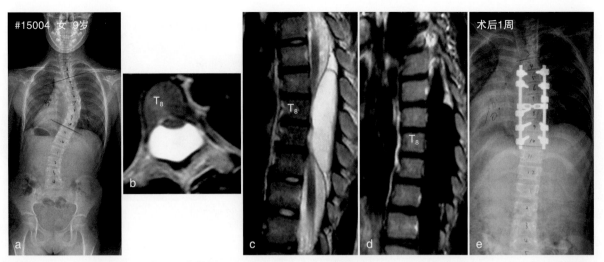

图 6-4-12 女（#15004），9岁，以胸椎侧凸（a）和下肢不全性瘫痪为首诊。T$_8$ 水平横断面 MRI 显示椎管容积变大，脊髓后方与椎板之间存在囊性占位性病变（b），矢状面 MRI 显示囊肿呈信号均匀一致的长椭圆形，T2WI 上呈高信号（c），T1WI 上呈低信号（d），信号特征与脑脊液一致，术中病理证实为蛛网膜囊肿。患儿术中切除囊肿的同时行后路矫形内固定术（e）

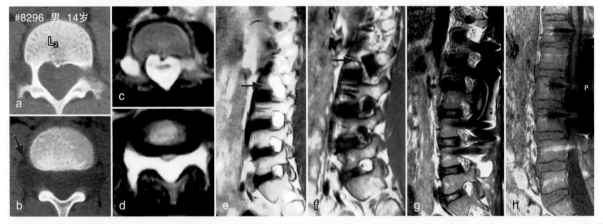

图 6-4-13 男（#8296），14岁。腰椎 L$_1$~L$_3$ 水平椎管内蛛网膜囊肿。CT 显示 L$_2$ 椎弓根因囊肿压迫变细（a），椎管内以及椎间孔处低密度影（b，箭头），横断面 MRI 显示椎管容积变大，囊肿自椎间孔处向外侧突出（c、d）；矢状面 MRI 显示囊肿在 T2WI 上呈高信号，T1WI 上呈低信号，信号与脑脊液相等，L$_1$~L$_3$ 椎间孔扩大（e、f，箭头）。患者行 L$_1$~L$_3$ 全椎板切除减压、囊肿切除以及 T$_{12}$~L$_4$ 后路内固定植骨融合术，术后 MRI 见蛛网膜囊肿完全切除（g、h）

野较小，一定程度上影响了术者的视线及操作，导致切除囊肿变得较为困难。目前常见的术式有囊肿完整切除后游离肌肉块填塞交通孔后缝合固定，以及囊肿无法完全切除时采用的囊肿开窗减压引流后重叠缝合，自体游离脂肪或肌肉组织硬膜外缝合固定。近年来随着显微外科在椎管内手术中的应用，术者能够通过较小的切口获得较好的操作空间，区分肿瘤边界，更安全完整地切除囊肿（图 6-4-14）；同时可以更为彻底地进行止血，减少术后出血和硬膜外血肿发生的可能。

对于有手术指征的蛛网膜囊肿同时合并脊柱侧凸的患儿，如果侧凸严重程度较小或是患儿年龄较小的，可以先行囊肿切除术，术后对侧凸行支具治疗，根据随访过程中侧凸进展的程度决定是否行侧凸矫正手术（图 6-4-15）。初次手术时若脊柱侧凸已达到手术指征，且囊肿累及范围较小，切除简单，则可以一期行囊肿切除术和脊柱侧凸矫正术；如果囊肿切除范围大，切除较为复杂，或者术中神经监测出现持久的信号异常或可疑神经损害表现，则可以先行囊肿切除，同时可以预先置入椎弓根螺钉，关闭切口。术后在确认无脑脊液漏或神经功能异常等并发症后，二期行矫形内固定术（图 6-4-16）。

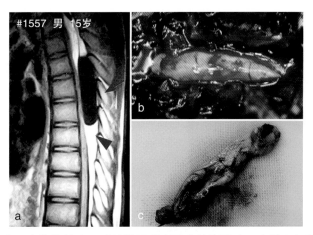

图 6-4-14 男（#1557），15 岁，胸椎椎管内硬膜外蛛网膜囊肿合并脂肪瘤，囊肿呈低信号（a，箭头），脂肪瘤呈高信号（a，三角），术中切除椎板后见蛛网膜囊肿整体完整，与神经组织粘连较轻，仔细分离囊肿组织后将其完整切除，见硬膜囊搏动良好（b），术后病理证实为蛛网膜囊肿（c）

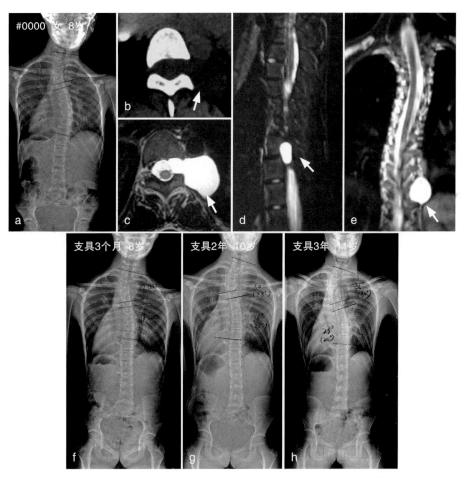

图 6-4-15 女（#0000），8 岁，以胸椎侧凸（a）为首诊。CT 平扫显示 $T_{10}/T_{11}$ 左侧椎间孔处囊性低密度影（b，箭头），横断面 MRI 可见与脑脊液信号相等的囊性肿块自左侧椎间孔处向外侧突出（c，箭头），影像学特征符合蛛网膜囊肿。矢状面和冠状面 MRI T2WI 同样清晰可见 $T_{10}/T_{11}$ 左侧椎间孔处椭圆形高信号影（d、e，箭头）。患者初诊时侧凸程度较轻，无神经损害，未行囊肿切除，故给予支具治疗控制侧凸进展 3 年，效果良好（f~h）

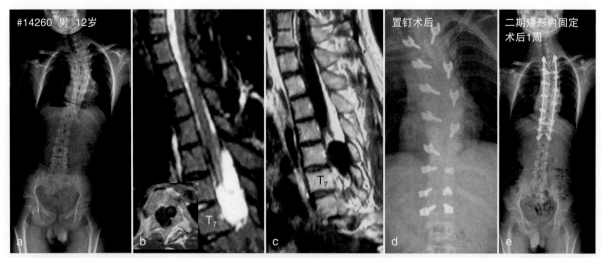

图 6-4-16　男（#14260），12 岁，以先天性胸椎侧凸（a）为首诊，矢状面 MRI T2 加权像可见 T₅~T₇ 水平囊状高信号影，增强扫描无强化（b、c）。一期手术切除占位后，病理证实为蛛网膜囊肿，囊肿切除中出现神经监测异常，故仅在预定的矫形范围内置入椎弓根螺钉（d），术后患者出现两下肢肌力减退，逐渐恢复后二期行后路矫形内固定手术，术后 1 周示矫形效果满意（e）

### 参考文献

[1] Bond AE, Zada G, Bowen I, et al. Spinal arachnoid cysts in the pediatric population: report of 31 cases and a review of the literature[J]. J Neurosurg Pediatr, 2012, 9(4):432-441.

[2] de Oliveira RS, Amato MC, Santos MV, et al. Extradural arachnoid cysts in children[J]. Childs Nerv Syst, 2007, 23(11):1233-1238.

[3] Endo T, Takahashi T, Jokura H, et al. Surgical treatment of spinal intradural arachnoid cysts using endoscopy[J]. J Neurosurg Spine, 2010, 12(6):641-646.

[4] Liu JK, Cole CD, Kan P, et al. Spinal extradural arachnoid cysts: clinical, radiological, and surgical features[J]. Neurosurg Focus, 2007, 22(2):E6.

[5] Lmejjati M, Aniba K, Haddi M, et al. Spinal intramedullary arachnoid cyst in children[J]. Pediatr Neurosurg, 2008, 44(3):243-246.

[6] Novegno F, Umana G, Di Muro L, et al. Spinal intramedullary arachnoid cyst: case report and literature review[J]. Spine J, 2014, 14(6):e9-15.

[7] Ben Ali H, Hamilton P, Zygmunt S, et al. Spinal arachnoid web-a review article[J]. J Spine Surg, 2018, 4(2):446-450.

[8] Garg K, Borkar SA, Kale SS, et al. Spinal arachnoid cysts - our experience and review of literature[J]. Br J Neurosurg, 2017, 31(2):172-178.

[9] Lee HG, Kang MS, Na YC, et al. Spinal intradural arachnoid cyst as a complication of insertion of an interspinous device[J]. Br J Neurosurg, 2019(Sep 24):1-5.

[10] Lee SW, Foo A, Tan CL, et al. Spinal extradural cyst: case report and review of literature[J]. World Neurosurg, 2018, 116:343-346.

[11] Luo R, Song Y, Liao Z, et al. Severe kyphoscoliosis associated with multiple giant intraspinal epidural cysts:a case report and literature review[J]. World Neurosurg, 2019, 125:129-135.

[12] Menezes AH, Hitchon PW, Dlouhy BJ. Symptomatic spinal extradural arachnoid cyst with cord compression in a family: case report[J]. J Neurosurg Spine, 2017, 27(3):341-345.

[13] Moses ZB, Friedman GN, Penn DL, et al. Intradural spinal arachnoid cyst resection: implications of duraplasty in a large case series[J]. J Neurosurg Spine, 2018, 28(3):548-554.

[14] Nakashima H, Imagama S, Yagi H, et al. Clinical and radiographical differences between thoracic idiopathic spinal cord herniation and spinal arachnoid cyst[J]. Spine (Phila Pa 1976), 2017, 42(16):E963-968.

[15] Nisson PL, Hussain I, Härtl R, et al. Arachnoid web of the spine: a systematic literature review[J]. J Neurosurg Spine, 2019, 31(2):1-10.

[16] Sharma M, SirDeshpande P, Ugiliweneza B, et al. A systematic comparative outcome analysis of surgical versus percutaneous techniques in the management of symptomatic sacral perineural (Tarlov) cysts: a meta-analysis[J]. J Neurosurg Spine, 2019, 30(5): 1-12.

[17] Velz J, Fierstra J, Regli L, et al. Spontaneous spinal subarachnoid hemorrhage with development of an arachnoid cyst-a aase report and review of the literature[J]. World Neurosurg, 2018, 119: 374-380.

[18] Zhang D, Papavassiliou E. Spinal intradural arachnoid webs causing spinal cord compression with inconclusive preoperative imaging: a report of 3 cases and a review of the literature[J]. World Neurosurg, 2017, 99:251-258.

## 六、神经肠源性囊肿

　　神经肠源性囊肿（neurenteric cyst）是一种较为罕见的椎管内发育畸形导致的肿瘤，占全部椎管内肿瘤的 0.7%~0.3%。男女发病比例约为 2：1。它是由于在胚胎发育过程中，神经肠管持续异常存在使得脊索与内胚层无法正常分离，最终形成与椎管相通的囊性肿物。囊壁内被覆肠黏膜样上皮细胞，可分泌黏液。文献报道椎管内肠源性囊肿约 54% 以上位于颈段，12%~21% 位于胸段，15%~20% 位于胸腰段交界区。囊肿多为单发，极少为多发性。约有 90% 的囊肿位于髓外硬膜下空间，多位于脊髓腹侧或侧前方，仅有 10% 位于髓内（图 6-4-17）。患儿可合并多种脊柱发育畸形，如脊柱裂、脊髓纵裂、脊柱侧凸、Klippel - Feil 综合征

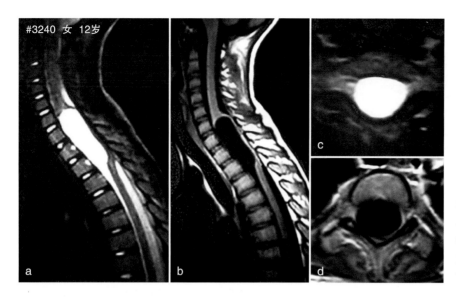

图 6-4-17　女（#3240），12 岁，颈胸椎椎管内肠源性囊肿切除术后复发。MRI 显示囊性肿物位于 $C_6$～$T_2$ 水平，为髓内占位，在 T2 加权像表现为高信号（a、c），在 T1 加权像表现为低信号（b、d）

等。患儿还可同时伴有其他先天发育畸形，如胃肠道憩室、肠管畸形、后腹膜囊肿以及 VACTER 综合征。神经肠源性囊肿是一种罕见的先天性发育性畸形，发病原因尚不清楚。目前认为在胚胎发育至第 3 周时，神经原肠管连接卵黄囊和羊膜腔，并通过脊索板。如果神经肠管持续异常存在，会阻碍脊索和内胚层组织分离。这种分离不全在脊柱形成了由类胃肠黏膜上皮样细胞构成的囊肿，称之为神经肠源性囊肿。

## 临床表现

　　患者在幼年期一般无明显症状，多在 10～20 岁或 20～30 岁年龄段发病，部分患者是以同时合并的先天性脊柱侧凸为首诊，在随后的检查中才被发现神经肠源性囊肿。常见的临床表现为囊肿压迫导致的背痛、神经根性疼痛，以及脊髓压迫导致的感觉、运动障碍和二便功能障碍。囊肿位于腰椎者可以出现神经根性症状，而位于胸椎者多出现脊髓损害表现，位于颈椎者以上两种临床表现都可见。神经根性疼痛除了和囊肿的直接压迫有关外，还可以和囊壁内皮腺细胞分泌消化液刺激有关。本病的临床症状可呈现周期反复表现，这种现象可能与囊肿的周期性破裂囊液溢出导致无菌性炎症和囊液的吸收不平衡等因素有关。王诚等报道，5 例患儿中有 4 例出现过较明显的疼痛缓解期。除了以上所述临床表现之外，患儿还可以因感染出现脊髓脓肿表现，或者因囊肿的周期性破裂囊液溢出导致无菌性炎症导致脑膜炎的临床表现。Abhishek

报道了一例 18 岁男性患者因肠源性囊肿合并金黄色葡萄球菌感染而出现了急性神经功能损害表现。Hicdonmez 报道了一例颈椎肠源性囊肿患儿因合并自发性血肿而出现了颈部疼痛、斜颈和脊髓损害的表现。

## 影像学表现

　　X 线上可见肿瘤增大压迫骨性结构的表现。可见囊肿导致椎管扩大，椎弓根间距变大。同时也可见伴有的各种脊椎先天性畸形，如脊柱侧凸等（图 6-4-18a）。CT 表现可见不同密度的囊性病变，也可见伴有的各种脊椎发育不良。MRI 是诊断本病的首选方法。囊肿在 T1WI 上表现为不等或稍高于脑脊液的低信号，T2WI 表现为不等或高信号（图 6-4-18b、c），信号强度取决于内容物蛋白或黏液成分的多少。囊肿一般为圆形、长椭圆形，与脊髓长轴一致，囊肿部分或大部分镶嵌于脊髓内，形成特征性的嵌入征。MRI 还可以发现合并的其他脊柱脊髓发育畸形，如脊髓裂、中央管扩大或脊髓空洞（图 6-4-18d）等。

## 病理学

　　本病的最终确诊需要病理诊断。大体标本可见大部分囊肿均具有完整的包膜，囊壁光滑（图 6-4-18e、f），囊内容物为清亮或奶油样、奶酪样黏性物质，无结节。少数位于髓内的肠源性囊肿与脊髓部分紧密粘连，不易分离。组织学上，肠源性囊肿具

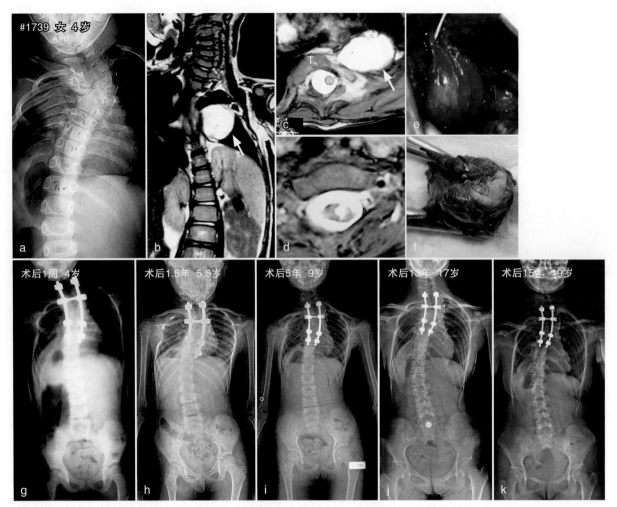

图 6-4-18 女（#1739），4 岁，发现脊柱畸形就诊（a），MRI 显示左侧胸腔内巨大囊性肿物，在 T2 加权像表现为高信号（b、c，箭头），同时合并脊髓空洞（d）。前路经胸术中见包膜完整、囊壁光滑的肿物（e、f），病理证实为神经肠源性囊肿。一期行脊柱后路矫形内固定术（g），术后 1.5 年固定节段远端侧凸加重，佩戴支具治疗（h）。患儿佩戴支具随访至术后 13 年，侧凸轻度进展（i、j），遂停止支具治疗；2 年后（患者 19 岁）复查显示远端畸形稳定，躯干平衡良好（k）

有与消化道类似的上皮，构成囊壁的上皮细胞可为单层、假复层立方或柱状上皮。根据组织成分可将神经肠源性囊肿分为三型：A 型为含有纤毛或不含有纤毛的柱状或立方状上皮细胞，细胞基底部含有 IV 型胶原；B 型为在 A 型基础上同时还含有骨、软骨、脂肪和腺样组织；C 型为 A 型特征组织同时含有室管膜组织和神经胶质组织。

## 治疗

本病一旦发现，应及早手术，以免囊肿压迫脊髓或合并感染导致神经损害，如果已经出现神经损害表现更应及时切除，必要时急诊手术。手术切除囊肿入路的选择主要根据病变的位置而定，有后路、前路以及侧方入路。对于颈椎和胸椎的椎旁巨大肠源性囊肿，可经前路行囊肿切除，其优点是囊肿暴露清晰，可以彻底地切除肿瘤，缺点是对于合并的脊柱侧凸无法同时行内固定矫正术。对于腰椎的肠源性囊肿可采用后路正中切口。切开硬膜囊后充分显露囊肿并给予棉片保护。穿刺抽吸囊液直至囊壁塌陷，再仔细分离囊壁与脊髓或神经根的粘连，力争连同囊壁一起切除干净。有时囊肿与脊髓及神经根粘连十分紧密，无法彻底分离，此时不应强求全部切除，否则会导致脊髓不可逆的损害。术中应避免囊液外溢，以免引起无菌性炎症反应。如果后份切除过多，会影响脊柱的稳定性，可以行短节段固定，以免术后脊柱不稳定远期出现脊柱畸形。

肠源性囊肿手术切除的总体效果尚属满意。由于此病发病率较低，文献中多以个案报道或短篇论著的形式报道手术效果。手术并发症包括不同程度的神经损害和远期囊肿复发。囊肿的复发与术中是否完整切除肿瘤有很大关系。Kimura 报道的 18 例远期复发病例中有 16 例在初次手术时只行了部分切除。Chavda 在一项长达 30 年的随访中发现总体复发率为 37%。Oliveria 报道的 16 例手术病例中，有 11% 术后出现神经功能恶化的现象。华山医院车晓明报道 20 例手术患者，仅有 1 例术后出现轻度肌力下降，15 例全切的患者远期随访未复发。北京天坛医院侯自明报道了 29 例患者，术后无一例神经并发症发生，症状均得到不同程度改善。

　　如果肠源性囊肿患者合并有手术指征的脊柱侧凸畸形，其治疗策略取决于囊肿发生的位置和囊肿手术的大小。如果囊肿位于颈椎或者胸椎，肿瘤往往经前路切除，单一体位无法满足同时行囊肿切除手术和脊柱矫形手术的要求。如果囊肿切除顺利，创伤较小，可以在前路手术结束后再改变患者体位行后路矫形内固定手术，或者二期再行内固定术。由于两种手术体位要求不同，也可先行后路侧凸矫形术后，二期再行前路囊肿切除手术。腰椎的肠源性囊肿一般从后路行切除术，如果囊肿切除顺利，可以同期行后路矫形内固定术；如囊肿切除较为困难，或可能出现神经并发症，则可以预先置入椎弓根螺钉，关闭切口。在神经功能恢复稳定后，二期再行矫形内固定术。对于幼年切除肿瘤后行短节段固定的患儿，如后期固定节段远端出现新的脊柱侧凸，可先行支具治疗，根据随访结果决定后期是否再行侧凸矫正术（图 6-4-18h~k）。

## 参考文献

[1] Arslan E, Cakir E, Kuzeyli K, et al. Recurrent lumbar spinal intradural enterogenous cyst: a case report[J]. Turk Neurosurg, 2010, 20(3):402-405.

[2] Can A, Dos Santos Rubio EJ, Jasperse B, et al. Spinal neurenteric cyst in association with Klippel-Feil syndrome: case report and literature review[J]. World Neurosurg, 2015, 84(2): 592. e9-14.

[3] de Oliveira RS, Cinalli G, Roujeau T, et al. Neurenteric cysts in children: 16 consecutive cases and review of the literature[J]. J Neurosurg, 2005, 103(6 Suppl):512-523.

[4] El Ahmadieh TY, Sillero R, Kafka B, et al. Isolated dorsal thoracic neuroenteric cyst with spinal cord compression: case reports in pediatrics[J]. World Neurosurg, 2018, 118:296-300.

[5] Esfahani DR, Burokas L, Brown HG, et al. Management of an unusual, recurrent neurenteric cyst in an infant: case report and review of the literature[J]. Childs Nerv Syst, 2017, 33(9):1603-1607.

[6] Felix RW, Seidel GK, Murphy EB, et al. Conus medullaris enterogenous cyst[J]. Pm R, 2012, 4(9):698-700.

[7] Kincaid PK, Stanley P, Kovanlikaya A, et al. Coexistent neurenteric cyst and enterogenous cyst. Further support for a common embryologic error[J]. Pediatr Radiol, 1999, 29(7):539-541.

[8] Kojima S, Yoshimura J, Takao T, et al. Mobile spinal enterogenous cyst resulting in intermittent paraplegia in a child: case report[J]. J Neurosurg Pediatr, 2016, 18(4):448-451.

[9] Lai PMR, Zaazoue MA, Francois R, et al. Neurenteric cyst at the dorsal craniocervical junction in a child: case report[J]. J Clin Neurosci, 2018, 48:86-89.

[10] Saitoh Y, Kawahara T, Otani M, et al. Enterogenous cyst of pediatric testis: a case report[J]. J Med Case Rep, 2017,11(1):207.

[11] Savage JJ, Casey JN, McNeill IT, et al. Neurenteric cysts of the spine[J]. J Craniovertebr Junction Spine, 2010, 1(1):58-63.

[12] 车晓明, 徐启武, 毛仁玲, 等. 椎管内肠源性囊肿的手术治疗[J]. 中华神经外科杂志, 2012, 28(6):594-597.

[13] 翟广, 刘斌, 张智峰, 等. 小儿椎管内肠源性囊肿的显微手术治疗[J]. 中华神经外科杂志, 2013, 29(6):565-567.

[14] 侯自明, 张伟, 张岩, 等. 椎管内肠源性囊肿的诊断与治疗(附29例报告)[J]. 中华神经外科杂志, 2009, 25(9):775-777.

[15] 孙鹏, 范多娇, 范涛, 等. 显微手术治疗椎管内肠源性囊肿[J]. 中华神经外科杂志, 2013, 29(10):1021-1024.

[16] 王诚, 袁波, 刘胜, 等. 小儿椎管内肠源性囊肿的诊断与治疗[J]. 中华小儿外科杂志, 2005, 26(6):311-313.

# 第7章　骨骼系统发育异常

邱　勇　郝定均　王晓东　蒋　军

## 第一节　先天性寰枢关节脱位

先天性寰枢关节脱位（congenital atlantoaxial dislocation，CAAD）是指由于枕颈交界区的骨性结构先天性发育异常导致寰枢椎的关节面失去正常的对合关系，进而导致关节脱位并引起相应的临床表现。脱位的关节可以是寰齿关节（寰椎前后脱位），也可以是侧方关节（旋转半脱位）。常见的导致先天性寰枢关节脱位的颅颈交界区发育异常有寰枕融合（寰椎枕化）、先天性齿突发育不良（此畸形还可见于 Hunter 综合征、Morquio 综合征和 Maroteaux-Lamy 综合征）、寰椎后弓部分或完全性缺如等。

### 病因学

枕骨 - 寰椎 - 枢椎复合结构是脊柱的特殊功能单元，负责头部大多数运动功能。寰枢关节的稳定性主要依赖于寰椎前后弓、枢椎齿突、横韧带以及左右两侧的侧块关节。任何因素导致上述结构完整性破坏，就有可能导致寰枢关节不稳和脱位。颅颈交界区骨性结构发育异常是导致寰枢关节脱位的重要原因。以齿突发育不良和寰枕融合为例，齿突发育不良患者失去了横韧带与齿突相互扣锁的关系，横韧带不能起到稳定的作用，从而发生寰枢关节不稳定，可在轻微外力下发生脱位且进行性加重。寰椎居于枕骨髁和枢椎之间，起类似衬垫的作用，缓冲头部各种复杂运动时各关节所承受的负荷。寰椎和枕骨融合可表现为寰椎前弓、后弓与枕骨大孔边缘相连，呈完全性融合；也可表现为寰椎前弓与枕骨大孔融合，而后弓与枕骨大孔边缘部分融合或不融合。寰枕融合时，寰椎的缓冲功能丧失，将导致颅颈交界区各关节和韧带所承受的应力增加，导致韧带拉伸形变无法维持寰枢关节对位关系而发生脱位。

### 临床表现

寰枢关节脱位的影像学表现程度与患者的临床表现严重度并不一定成正比。部分患者仅表现为枕颈部疼痛和头部强迫体位。关节异常融合者颈部僵硬，活动受限。寰枢关节脱位还可以导致椎间孔容积变小，出现 $C_2$ 神经根受压的表现（头晕、头痛和视物不清）。枕颈交界区脊髓或延髓受压时可表现为一侧或双侧上肢或下肢肌力减退、瘫痪，步态异常以及皮肤感觉异常等。脊髓损害还可表现为共济失调、眼震、闭目难立征阳性，以及饮水呛咳、吞咽困难等。外伤和退变会加重病情。进行性神经损害患者自然预后较差。各种先天性寰枢关节脱位的临床表现大致可以分为两个方面：①头颈部外貌改变：可表现为斜颈、继发的面部发育不对称、颈部活动受限或颈椎强迫体位，伴有 Klippel-Feil 综合征的患者可表现为短颈、低发际线；②延髓或颈髓受压导致的神经损害：共济失调、眼震、闭目难立征阳性，以及饮水呛咳、吞咽困难，一侧或双侧肢体感觉、肌力以及步态异常等。与旋转脱位相比，前后脱位更容易合并脊髓损害。因为前后脱位多存在横韧带损伤，导致齿突显著移位，压迫脊髓。既往文献报道，前后脱位的患儿脊髓损害的比例高达 40%~100%。

### 影像学表现

影像学上根据寰枢关节脱位的方向可以分为：①前后方脱位（齿突发育不良、寰椎前后弓缺如等）；②旋转半脱位；③中央型脱位（纵向脱位）；④混合型脱位。

根据脱位是否可以在过伸、过屈状态或牵引状态下达到良好复位，还可将寰枢关节脱位分为：①可复性脱位；②难复性脱位。先天性寰枢关节脱位大多存在椎体发育异常，所以多为难复性脱位。

不同类型脱位的影像学表现也各不相同（图7-1-1）。①前后方向脱位：前脱位患者颈椎侧位 X 线片寰齿前间隙（寰椎前弓后缘与齿突前缘之间的距离）显著增加，提示寰椎横韧带断裂或松弛；②旋转半脱位：患者在颈椎张口正位片可见齿突与寰椎左右两侧侧块之间的间隙距离不等；③中央型脱位：患者在颈椎侧位片上可见齿突突入枕骨大孔，但由于患者常合并枕颈部骨性结构发育畸形，X 线片上往往无法清晰显示齿突位置。少数患者在影像学上并无明显寰枢关节脱位表现，但可在过伸过屈位片上发现脱位，提示关节不稳。

CT 是目前诊断先天性寰枢关节脱位的主要方法。CT 可以十分清晰地显示寰枢关节脱位的骨性结构发育异常和关节异常对合情况。①旋转半脱位：可见齿突与左右两侧侧块内缘间距不等；②前脱位：患者 CT 横断面可见寰椎 – 齿突前间隙 >3mm（小于 8 岁儿童诊断标准为此距离 >5mm）；③中央型脱位：患者可见齿突向枕骨大孔方向脱位；④可复性寰枢椎脱位：CT 上关节面对称，形态正常；⑤难复性寰枢椎脱位：常合并寰枕融合、颅底凹陷、$C_2 \sim C_3$ 融合等其他颅颈交界区畸形。

MRI 可以清楚显示枕颈交界区脊髓受压的情况，表现为寰椎前后弓同步移位，动力位 MRI 可判断有无脊髓动态受压，还可发现合并的脊髓发育异常。

## 治疗

### （一）保守治疗

如无明显的颈部不稳以及神经受压导致的神经损害，可选择保守治疗。保守治疗的方法包括颈围固定，卧床牵引后观察，定期随访和对症处理。

### （二）手术治疗

手术治疗的主要指征有：①因各种因素导致脊髓受压出现神经损害表现者；②寰枢关节不稳定，有可能导致迟发性脊髓压迫者；③寰齿前间隙大于5mm，无法耐受外伤者；④齿突骨骺滑脱损伤，有可能影响骺板愈合者。这些患者均应该行融合固定手术。手术的目的是恢复寰枢关节稳定性，解除枕颈交界区脊髓的压迫。手术的方式主要有单纯前路手术、单纯后路手术或前后路联合手术。对于可复性寰枢关节脱位可单纯行后路内固定术；对于难复性脱位需要先行前路松解术，二期再行后路内固定术。

**1.术前准备** 对于难复性寰枢关节脱位患儿可行颅骨牵引治疗，牵引的重量从体重的 7%～8% 开

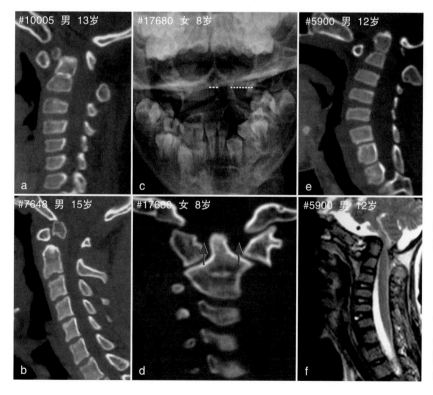

图 7-1-1 各种类型的先天性寰枢关节脱位。前脱位型（#10005）：寰椎相对枢椎向前移位（a）；后脱位型（#7648）：寰椎相对枢椎向后移位（b）；旋转半脱位（#17680）：颈椎张口位片可见齿突有两侧侧块间距不等（c，虚线），CT 冠状面可见齿突与左右两侧侧块内缘间距不等（d，箭头）；纵向脱位（#5900）：CT 矢状位图像见齿突向枕骨大孔方向脱位（e），颈椎矢状面 MRI 见纵向脱位患者枕颈交界区脊髓受压（f）

始，根据后期检查的情况可逐渐增加。术前应用颅骨牵引不仅可增加脱位复位的可能性，还可以改善大部分患儿的神经损害表现。这是由于寰椎的复位或是齿突自枕骨大孔下移后导致管径增加，以及上颈椎的曲度发生变化，使得脊髓腹侧的压迫减轻改善了大多数患儿的神经损害症状。应每天观察患儿神经功能情况，如果患儿出现颈部疼痛加剧或者因牵引重量过大导致神经功能恶化，则需要减轻牵引重量。牵引2~3周后复查复位效果。手术前麻醉的各种操作都要仔细轻柔。颈部的突然移动，尤其是过屈运动，可能会使得神经损害加重。

　　2. 后路寰枢椎复位内固定融合术　术前牵引如证实患儿寰枢关节脱位为可复性，可以行单纯后路复位内固定术。与传统的钢丝环扎（图7-1-2）、椎板钩等相比，寰枢椎椎弓根螺钉在固定可靠性上更具优势。如果$C_1$后弓发育良好，因尽可能行$C_1$~

$C_2$后路经椎弓根复位内固定融合术（图7-1-3）。Harms后路技术使用$C_1$侧块螺钉，但其进针点较椎弓根钉偏下，损伤寰枢椎之间的静脉窦和$C_2$神经后根的风险更大。如$C_1$后弓发育差，或因出现神经损害需行枕颈部后方减压导致无法在$C_1$置钉者，则可进行枕颈融合术（图7-1-4）。合并颅底凹陷、寰椎枕骨化或枕骨大孔狭窄，可采用枕骨大孔扩大减压和寰椎后弓切除减压、植骨融合内固定术。低龄儿童行后路手术不可避免的一个难题是儿童上颈椎形态较小，置入椎弓根的难度很大，尤其是对于寰椎。以往的观点认为，如果寰椎的椎弓根高度小于4mm，那么术中无法使用颈椎3.5mm螺钉。但是Huang的研究认为，即使$C_1$椎弓根高度小于4mm，仍然可以使用3.5mm螺钉。Geck的研究发现，2~6岁儿童$C_2$的椎弓根直径平均已经达到3.85~4.18mm。Lin的一项尸体研究认为，

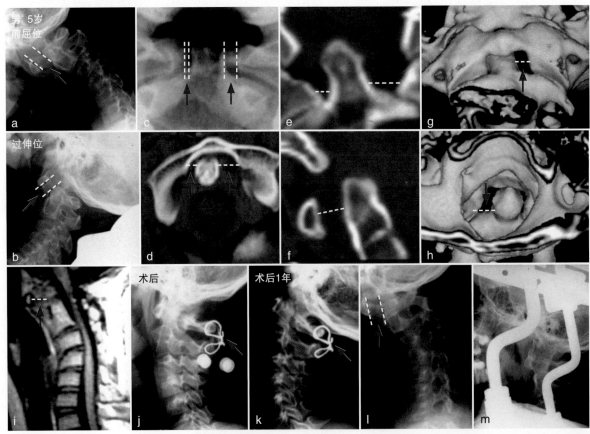

图7-1-2　男，5岁，先天性寰枢关节前脱位，寰齿前间隙增大（a、b）。颈椎张口位片见齿突与左右两侧侧块间隙不对称（c），CT平扫和冠状面重建影像也提示两侧间隙不对称（d、e），提示合并寰枢关节旋转半脱位。CT矢状面重建见寰齿前间隙增大（f）。CT三维重建可以更为直观地显示脱位程度（g、h）。颈椎MRI显示寰齿前间隙增大，$C_2$~$C_3$后凸压迫脊髓（i）。患者行后路寰枢关节复位椎板间钢丝捆扎内固定术，椎板间植骨融合，寰枢关节复位良好（j），但患儿在术后1年随访时发现椎板间植骨块吸收（k）。去除钢丝后，可见寰枢关节再次出现后脱位（l）。在内固定失败的情况下，患儿改用Halo-vest牵引，复位后再次行植骨融合术（m）

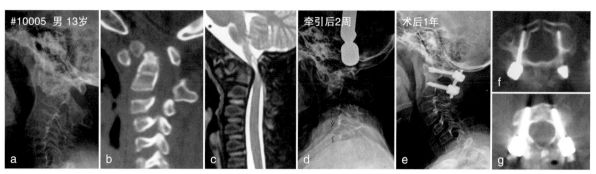

图 7-1-3　男（#10005），13 岁，先天性齿突发育不良伴寰枢关节前脱位（a）。CT 矢状面示寰椎前弓后方小齿突（b），颈椎 MRI 显示脊髓压迫明显伴高信号（c）。一期行前路经口咽寰枢关节松解术后颅骨牵引（d），2 周后行后路寰枢关节固定术，术后寰枢关节解剖关系恢复良好（e），术后 CT 显示寰枢椎椎弓根钉位置良好（f~g）

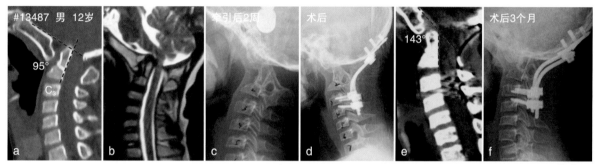

图 7-1-4　男（#13487），12 岁，先天性寰枕融合伴寰枢垂直脱位。CT 矢状面重建见齿突纵向脱位，突入枕骨大孔，斜坡枢椎角 95°（a），颈椎 MRI 显示脊髓压迫（b）。颅骨牵引 2 周后齿突脱位程度减轻（c）。行枕骨大孔减压和枕颈融合术（d）。术后 CT 显示齿突复位至枕骨大孔下缘，椎管连续性恢复，斜坡枢椎角恢复到 143°（e），随访 3 个月复位效果维持良好（f）

对于 6~8 岁儿童寰枢椎行椎弓根螺钉固定是完全可行的。事实上，近年来寰枢椎椎弓根螺钉在低龄儿童后路手术中已经得到越来越多的应用，螺钉的误置率仅为 6.8%~11%。Zhang 的一项近期回顾性研究统计，小于 12 岁的儿童寰枢椎椎弓根螺钉置钉优良率高达 96.3%，即使螺钉侵犯椎弓根壁，也不会引起明显的神经损害。Zhang 认为，只要椎弓根高度不小于 2.8mm，就可以置入 3.5mm 螺钉。当然为了提高置钉的精确性，推荐术中使用 O 臂导航，可以大大增加术中寰枢椎椎弓根螺钉置入的安全性。

患儿全身麻醉后取俯卧位，颈椎呈轻度前屈并维持颅骨牵引。自枕后隆突至 C₃/C₄ 水平做中线切口。严格骨膜下剥离寰椎后弓，枢椎剥离至侧块关节外侧。切忌损伤寰枢椎之间的静脉窦，并利用吸收性明胶海绵保护好寰椎后弓后上缘的椎动脉以及下缘附近的枕大神经。观察寰椎是否存在旋转，如有旋转应适当调整寰椎螺钉置钉角度。寰椎椎弓根螺钉的进针点以后结节为标志，约中线旁开

18mm，距后弓的上缘约 3mm，内倾 10°~15°，头倾 10°~15°。枢椎椎弓根螺钉进钉点选在棘突旁 20mm，距离枢椎下关节突下缘向上 7mm 处交点，内倾 30° 左右，头倾 30°~35°（图 7-1-5）。置钉完成后，通过体位复位以及器械提拉作用复位，术中 X 线片确认椎弓根螺钉固定在位及颈椎复位情况满意后，安装连接杆，然后行后外侧植骨。术后第 3 天可在头颈胸支具保护下逐步下地行走，并持续佩戴至术后 10~12 周。

后路内固定术中及术后并发症主要有螺钉置入过程中椎动脉及脊髓损伤、枕骨螺钉置入引起颅后窝血肿或植骨不融合等。有寰枕融合的患者，由于枕骨髁与寰椎侧块相融合，螺钉也可损伤椎动脉或造成舌下神经损伤。在后路手术并发症中需要引起重视并需及时处理的是术中椎动脉损伤。椎动脉损伤是寰枢椎后路手术中非常严重的并发症。椎动脉在解剖位置上毗邻寰枢关节，在暴露寰枢椎以及在寰枢椎处置钉时都有可能因为操作不当或解剖变异导致椎动脉损伤。术前应常规行椎动脉血管 CT 造

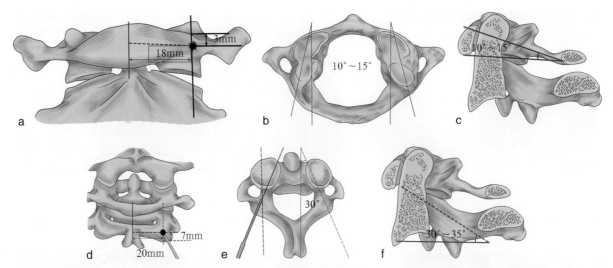

图 7-1-5　寰枢椎椎弓螺钉进钉点的选择和置钉角度。寰椎螺钉进钉点位置（a）；寰椎螺钉内倾角度范围（b）；寰椎螺钉头倾角度范围（c）；枢椎螺钉进钉点位置（d）；枢椎螺钉内倾角度（e）；枢椎螺钉头倾角度范围（f）

影评估椎动脉是否存在先天的解剖变异，最大程度避免术中损伤椎动脉。椎动脉损伤后可以导致动静脉瘘、迟发性出血、假性动脉瘤、神经损害、共济失调和眩晕等症状，严重者甚至可能导致死亡。这些并发症可发生在术后数天或者更久的时间。术后即刻发生的脑缺血症状可能是血管弯曲堵塞的结果，而晚期发生的症状可能是椎动脉栓子脱落造成的。术中发生椎动脉损伤时可见突发涌出的大量鲜红色血液，此时应及时输血补液以减少后脑部循环缺血的风险。椎动脉损伤的术中处理方法有止血材料的迅速填塞、椎动脉修补或结扎。术中止血材料填塞或许可以控制住椎动脉出血，但是有导致延迟出血和动静脉瘘形成的风险。如果有条件可行微血管修补，但技术难度大、要求高。如无法修补血管，在术前颈动脉 CT 血管造影显示对侧椎动脉良好的情况下则可以考虑结扎破裂的椎动脉，近端和远端的血管都必须结扎。如对侧椎动脉发育不全，则行血管修补。术后应密切观察患者临床表现。

儿童颈椎发育尚未成熟，尤其是那些低龄儿童。因此，行枕颈融合术或是寰枢椎融合术的儿童在后期生长过程中会不会因为融合固定的原因出现颈椎生长异常或是力线异常？Kennedy 的一项针对小于 6 岁的接受枕颈融合术或寰枢椎融合术的患儿术后至少 3 年的随访研究发现，所有接受后路寰枢融合术的患儿寰枢关节生长并无明显影响，颈椎生理曲度也无明显异常。而接受枕颈融合术的患儿超过半数上颈椎生长无异常，仅有 16% 患儿出现上颈椎高度丢失。这部分患儿出现上颈椎高度丢失的原因与术前枕颈部椎体间隙过大有关。所以，对于绝大多数患儿来说，上颈椎生长在术后并不受到明显影响。

3. 前路经口咽寰枢关节松解术　对于难复性寰枢关节脱位的患儿，在行颅骨牵引 1~2 个月后脱位无明显改善者最常用的术式是经前路口咽寰枢关节松解术。此入路较为特殊，应在术前做好充分的口腔准备。术前常规检查是否存在鼻窦炎、牙龈炎、咽喉炎等口腔及鼻腔疾病。存在口腔咽喉部炎症感染灶者为手术禁忌，治愈后方能手术。术前 1 周开始进行口腔准备，给予复方氯己定漱口液漱口并在口腔保留 3~5 分钟后吐出，每日 3 次。患者常规进行张口训练，防止术中颞下颌关节损伤。

麻醉后术中持续颅骨牵引，将手术床调至头高脚低位。聚维酮碘棉球条擦拭鼻腔和口腔，用下颌关节撑开器撑开口腔。在悬雍垂中线上切开腭部，可用含肾上腺素生理盐水浸润咽后壁以减少出血。在咽后壁中线处切开黏膜，将黏膜及咽缩肌向两侧分开，露出前纵韧带。后用单极电刀暴露斜坡前表面、$C_1$ 前弓、齿突、$C_2$ 椎体并向外侧暴露到寰枢侧块关节。可用高速磨钻松解寰椎前弓、斜坡下部、齿突和 $C_2$ 椎体，将齿突尖端从硬膜上剥离，切开根尖和翼状韧带附着物，以利于切除齿突做进一步松解。用刀片切开两侧侧块关节囊，显露关节腔，利用刮匙刮去关节腔内的粘连组织，再用骨膜剥离器伸入关节腔内进行撬拨，使寰枢关节进一步复位。术中 X 线透视下观察寰枢关节复位情况。全层缝合咽后壁切口，纱布填塞口腔与鼻腔。对于大龄儿童，前路松解术后可根据情况直接行螺钉／钛板前路寰枢椎固定，也可术后继续牵引二期行后路寰枢椎固定融合术（具体操作示意详见第 29 章第二节）。

患者术后要重点预防切口感染。及时用吸痰器清除积存于口腔及气管内的分泌物，口腔内的分泌物要尽力吐出。每日用复方氯己定漱口液及生理盐水清洁口腔 3～4 次。患者术后 1 周内为黏膜水肿期。在此期间应密切监测生命体征，了解四肢感觉、运动情况，重点预防脊髓创伤性水肿导致的各种危象。术后 1 周内以鼻饲为主，7 天后待黏膜基本愈合再拔除鼻饲管，进流食，2 周后过渡到正常饮食。患者气管插管拔除前按照气管插管常规护理。

前路经口咽寰枢关节松解术的并发症包括颈深部血肿、喉头痉挛、切口感染、脑脊液漏、脊髓损伤、椎动脉损伤等，严重者可危及生命。以上并发症中需要特别引起重视的是以下三种：①喉头痉挛。术中需要长时间牵拉咽喉以及食管、气管，容易发生喉头水肿或痉挛，可引起患者窒息甚至死亡，因此必须提高警惕。密切观察患者生命体征，必要时及时插管抢救。②感染。切口在黏膜上，容易导致切口感染。患者如出现体温升高、伤口疼痛、颈部活动受限等表现时，应高度怀疑咽部切口感染。应及时更换敷料，保持局部清洁、干燥。针对性使用敏感抗生素，必要时可拆除缝线以利引流。③脑脊液漏。寰枢关节脱位导致齿突长期压迫使得硬脊膜与压迫物粘连严重。术中操作可导致硬脊膜撕裂，术后出现脑脊液漏，容易诱发感染以及切口不愈合。严重者可出现致命的中枢神经系统感染。术中如发现硬脊膜撕裂应及时修补，肌层严密缝合。若脑脊液漏持续不见好转，可用药物减少脑脊液分泌或行腰大池引流。

## 参考文献

[1] Bagouri E, Deshmukh S, Lakshmanan P. Atlantoaxial rotatory subluxation as a cause of torticollis in a 5-year-old girl[J]. BMJ Case Rep, 2014(14): 2014.

[2] Behari S, Bhargava V, Nayak S, et al. Congenital reducible atlantoaxial dislocation: classification and surgical considerations[J]. Acta Neurochir(Wien), 2002, 144(11): 1165-1177.

[3] Blanco-Perez E, Martinez-Sanjuan V, Sanchis-Gimeno JA.Atlantoaxial subluxation and congenital atlas arch defect[J]. Spine J, 2014, 14(12): 3049.

[4] Chatley A, Jaiswal AK, Jain M, et al. Congenital irreducible atlantoaxial dislocation associated with cervical intramedullary astrocytoma causing progressive spastic quadriparesis[J].Neurol India, 2008, 56(4): 477-479.

[5] Chen ZD, Wu J, Lu CW, et al. C1-C2 pedicle screw fixation for pediatric atlantoaxial dislocation: initial results and long-term follow-up[J]. J Pediatr Orthop, 2020, 40(2): 65-70.

[6] Goel A, Dhar A, Shah A, et al. Central or axial atlantoaxial dislocation as a cause of cervical myelopathy: a report of outcome of 5 cases treated by atlantoaxial stabilization[J]. World Neurosurg, 2019, 121: e908-916.

[7] Hota D, Kumar M, Kavitha M, et al. Compressive myelopathy secondary to atlantoaxial dislocation in a child with congenital hypothyroidism: a case report[J]. J Pediatr Neurosci, 2018, 13(2): 198-200.

[8] Jain VK.Atlantoaxial dislocation[J]. Neurol India, 2012, 60(1): 9-17.

[9] Kennedy BC, D'Amico RS, Youngerman BE, et al. Long-term growth and alignment after occipitocervical and atlantoaxial fusion with rigid internal fixation in young children[J].J Neurosurg Pediatr, 2016, 17: 94-102.

[10] Kim HJ. Cervical spine anomalies in children and adolescents[J]. Curr Opin Pediatr, 2013, 25(1): 72-77.

[11] Kinon MD, Nasser R, Nakhla J, et al. Atlantoaxial rotatory subluxation: a review for the pediatric emergency physician[J]. Pediatr Emerg Care, 2016, 32(10): 710-716.

[12] Lee DY, Jeong ST, Lee TH, et al. Brown-Sequard syndrome caused by hyperextension in a patient with atlantoaxial subluxation due to an os odontoideum[J]. Acta Orthop Traumatol Turc, 2018, 52(3): 240-243.

[13] Masoudi MS, Derakhshan N, Ghaffarpasand F, et al. Management of pediatric atlantoaxial rotatory subluxation with a simple handmade cervical traction device: doing more with less[J]. World Neurosurg, 2017, 106: 355-358.

[14] Mehrotra A, Nair AP, Das K, et al. Congenital paediatric atlantoaxial dislocation: clinico-radiological profile and surgical outcome[J]. Childs Nerv Syst, 2012, 28(11): 1943-1950.

[15] Parikh RN, Muranjan M, Karande S, et al. Atlas shrugged: cervical myelopathy caused by congenital atlantoaxial dislocation aggravated by child labor[J]. Pediatr Neurol, 2014, 50(4): 380-383.

[16] Pavlova OM, Ryabykh SO, Burcev AV, et al. Anomaly-related pathologic atlantoaxial displacement in pediatric patients[J]. World Neurosurg, 2018, 114: e532-545.

[17] Powell EC, Leonard JR, Olsen CS, et al. Atlantoaxial rotatory subluxation in children[J]. Pediatr Emerg Care, 2017, 33(2): 86-91.

[18] Salunke P, Sharma M, Sodhi HB, et al. Congenital atlantoaxial dislocation: a dynamic process and role of facets in irreducibility[J]. J Neurosurg Spine, 2011, 15(6): 678-685.

[19] Tanaka Y, Watanabe K, Katsumi K, et al. Occipitocervical fusion for severe atlantoaxial dislocation in an underdeveloped child with chondrodysplasia punctata: a case report[J]. JBJS Case Connect, 2017, 7(1): e16.

[20] Wang S, Yan M, Passias PG, et al. Atlantoaxial rotatory fixed dislocation: report on a series of 32 pediatric cases[J]. Spine (Phila Pa 1976), 2016, 41(12): e725-732.

[21] Wu X, Li Y, Tan M, et al. Long-term clinical and radiologic postoperative outcomes after C1-C2 pedicle screw techniques for pediatric atlantoaxial rotatory dislocation[J]. World Neurosurg, 2018, 115: e404-421.

[22] Zhang YH, Shao J, Chou D, et al. C1-C2 Pedicle Screw Fixation for Atlantoaxial Dislocation in Pediatric Patients Younger than 5 Years: A Case Series of 15 Patients[J]. World Neurosurg, 2017, 108: 498-505.

[23] Zhang YH, Zhou FC, Zhang J, et al. Efficacy and safety of atlantoaxial fluoroscopy-guided pedicle screw fixation in patients younger than 12 years: a radiographic and clinical assessment[J]. Spine(Phila Pa 1976), 2019, 44(20): 1412-1417.

## 第二节　先天性齿突发育不良

正常的齿突结构形态是保证寰枢关节稳定的重要条件。先天性齿突发育不良是一种较为常见的上颈椎发育畸形。患者齿突可完全缺如或表现为齿突短而粗，或与基底部的枢椎椎体分离，形成游离状态的小齿突等其他发育畸形。先天性齿突发育不良患儿多伴有寰枢关节脱位和颅颈交界区其他发育畸形。该病可见于一些发育异常综合征患者，如唐氏综合征、Morquio 综合征和骨软骨发育不良综合征等。齿突发育畸形使得寰枢关节失去了正常的解剖结构，导致寰枢关节不稳定，破坏了寰椎横韧带和齿突之间正常的解剖关系，使得寰椎向前脱位引起脊髓压迫。与枢椎椎体不连的游离齿突可以随着寰椎一起运动，久而久之会使得寰椎横韧带松弛，最终导致寰枢关节脱位压迫脊髓。寰枢关节长期不稳定，导致寰枢关节外侧关节会逐渐产生退行性改变，骨质增生和寰枕膜的增厚会加重脊髓受压，引起神经损害表现。

### 病因学

枢椎齿突发育不良的确切病因尚不明确。齿突的初级骨化中心位于前方椎体上部，次级骨化中心位于齿突顶端，在 5 岁时开始骨化。3～6 岁时前方椎体和齿突初级骨化中心开始融合，到 10 岁左右完全融合。而次级骨化中心与齿突要在 10 岁以后才能完全融于一体。这是正常齿突的发育过程。在齿突发育过程中，如果受到某些先天性因素的影响其正常骨化过程，会导致齿突发育异常。患儿后天因素为外伤导致齿突骨折。儿童往往无法提供准确的外伤史，颈部外伤容易被忽略，而且骨折线有时与骨骺线难以区分，易导致骨折漏诊。齿突骨折后尖部因翼状韧带的牵拉使得骨折端与基底部分离无

法愈合，最终导致齿突发育不良。由于儿童的外伤史常被忽略，使得外伤导致的齿突发育不良与先天性齿突发育不良难以鉴别。此外，后天性感染也可影响齿突的血液供应，继而导致齿突发育不良。

齿突发育不良可导致寰枢关节不稳定。所以，该病可以是先天性寰枢椎脱位的一种特殊表型。患儿丧失了寰椎横韧带和齿突之间正常的锁扣关系，导致寰椎向前脱位或旋转脱位而引起脊髓受压。此外，齿突尖部与基底部不愈合时齿突可随寰椎移动，造成横韧带松弛，继而导致其他韧带结构（如翼状韧带和齿尖韧带等）也会发生松弛，加重了寰枢关节脱位。

### 分型

史建刚将齿突发育不良大致分为五种解剖学类型（图 7-2-1）：

1. 齿突基底部与枢椎椎体未融合。
2. 齿突尖部与体部未融合。
3. 体部未发育，尖部成为游离齿突；其中游离齿突还可以再分为两种类型：①原位型（游离齿突与 $C_1$ 前弓一起活动）；②异位型（游离齿突与颅底融合，随其一起活动，可造成 $C_1$ 前弓半脱位）。
4. 尖部未发育，齿突短小。
5. 齿突完全缺如。

### 临床表现

齿突发育不良患者早期因为活动量较小，可无寰枢关节失稳和神经损害表现。但是，随着年龄增长和发生颈椎外伤后可导致寰枢关节脱位程度加重，出现脊髓损伤的相关临床表现，甚至有些患者在儿童时期从未有过任何症状，在进入成年期后出现神经损害表现才被确诊（图 7-2-2）。有研究结果显示寰枢关节不稳定（寰椎－齿突前间隙在过屈位

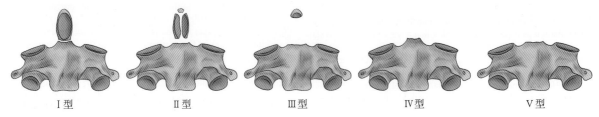

　　Ⅰ 型　　　　　Ⅱ 型　　　　　Ⅲ 型　　　　　Ⅳ 型　　　　　Ⅴ 型

图 7-2-1　齿突发育不良的五种类型。Ⅰ型：齿突基底部与枢椎不连；Ⅱ型：齿突尖游离；Ⅲ型：齿突尖游离合并体部未发育；Ⅳ型：齿突短小；Ⅴ型：无齿突

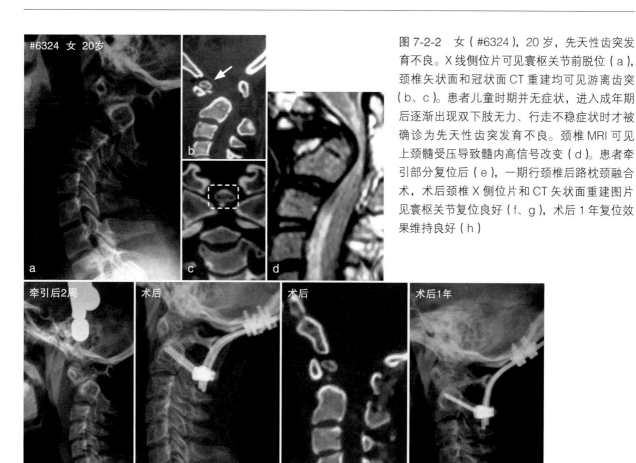

图 7-2-2　女（#6324），20 岁，先天性齿突发育不良。X 线侧位片可见寰枢关节前脱位（a），颈椎矢状面和冠状面 CT 重建均可见游离齿突（b、c）。患者儿童时期并无症状，进入成年期后逐渐出现双下肢无力、行走不稳症状时才被确诊为先天性齿突发育不良。颈椎 MRI 可见上颈髓受压导致髓内高信号改变（d）。患者牵引部分复位后（e），一期行颈椎后路枕颈融合术，术后颈椎 X 侧位片和 CT 矢状面重建图片见寰枢关节复位良好（f、g），术后 1 年复位效果维持良好（h）

颈椎侧位片上大于 5mm），椎管纵径小于 13mm 是导致神经损害的危险因素。值得注意的是，患儿如果存在寰枢关节不稳，即使平时并无症状，但是在经受较小外伤时即可出现神经损害。齿突发育不良患者临床表现不一。寰枢关节不稳导致的局部刺激可出现头颈部疼痛、颈部肌肉无力不能支撑头部。患者神经损害表现为双下肢无力、行走不稳、手指精细动作障碍，严重者可发展为四肢部分或完全性痉挛性瘫痪。神经损害严重者可出现高位脊髓损伤表现，可出现呼吸麻痹，预后不良。合并 Klippel-Feil 综合征、唐氏综合征及脊椎骨软骨发育不良的患者可表现出相应的临床表现。

## 影像学表现

　　颈椎 X 线开口正位片上可见齿突部位短小的骨性残留痕迹。未发育型患儿可见两侧块关节突之间的凹陷，未见齿突结构。游离齿突患儿可见枢椎椎体和其上方小骨块之间存在明显间隙。颈椎侧位片上可见寰枢关节前脱位（图 7-2-3a、图

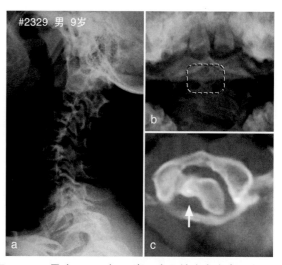

图 7-2-3　男（#2329），9 岁，先天性齿突发育不良（齿突基底部与枢椎未融合型）伴寰枕融合，寰枢关节前脱位。颈椎 X 线侧位片显示寰枢关节前脱位（a），张口位片枢椎椎体与齿突之间存在透亮间隙（b，虚线框）。CT 横断面显示双齿突影（c，箭头）

7-2-4a）。颈椎侧位动力位片上如寰枢关节活动度超过 2mm（图 7-2-5d），提示寰枢关节不稳定。

　　CT 三维重建可以更为清楚地显示齿突结构的

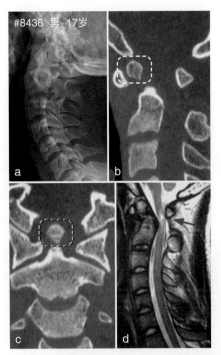

图 7-2-4　男（#8436），17 岁，先天性齿突发育不良（游离齿突型）。颈椎 X 线侧位片上可见寰枢椎区域结构紊乱不清（a），CT 显示枢椎椎体上方仅见游离齿突影或点状骨化影（b、c，虚线框）；寰枢关节脱位导致椎管连续性破坏，寰枢椎前脱位导致齿突向后方倾倒，与前移的 $C_1$ 后弓一起对脊髓造成"钳夹形"压迫，脊髓内可见高信号影（d，箭头）

发育异常、寰枢关节脱位的类型和程度（图 7-2-4b、c），以及伴有的颅颈交界区的其他畸形。齿突未发育者在矢状面重建片上见齿突缺如。发育不良者在枢椎椎体上方仅见细小齿突影或点状骨化影（图 7-2-2b），与椎体不融合。游离齿突在横断面图像上表现为双齿突影（图 7-2-3c），提示游离齿突向前方移位。值得注意的是，小于 5 岁的正常儿童枢椎椎体和齿突之间有一层骺软骨，容易与游离齿突混淆。游离齿突可与肥大的寰椎前弓形成关节，或与寰椎前弓、枕骨发生融合。

颈椎 MRI 可了解齿突畸形所引起的寰枢椎脱位及脊髓受压情况。矢状面 MRI 可见寰椎前后弓结节同步前向移位，导致颈髓压迫，游离的齿突可与寰椎前弓一同向前移位（图 7-2-4d）。

## 治疗

### （一）保守治疗

保守治疗仅适用于无明显神经损害且无明显寰枢关节脱位或不稳者的患者（寰椎 - 齿突前间隙在过屈颈椎侧位片上小于 5mm）。保守治疗的主要措施是减少颈部活动，防止外伤，局部用颈托固定以

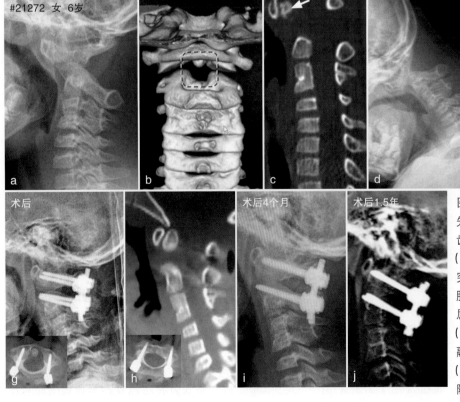

图 7-2-5　女（#21272），6 岁，先天性齿突发育不良（游离齿突型）伴寰枢关节前脱位（a）。CT 三维重建显示游离齿突（b，虚线框）和寰枢关节脱位（c，箭头）。颈椎 X 线过屈位片显示寰枢关节脱位加重（d）。行后路寰枢关节内固定融合术（e、f），术后复位满意（g、h）。术后 4 个月和 1.5 年随访显示内固定位置良好（i、j）

维持寰枢关节的稳定或延缓寰枢关节脱位的进展。随着患儿年龄的增长，颈部肌肉力量的加强可以对寰枢关节的稳定性起到一定的维持作用。关于先天性齿突发育不良的患儿保守治疗的随访目前研究较少，仅有零星病例报道。Helenius 的最新一项回顾性研究发现大部分接受保守治疗的患儿在远期随访中神经功能是稳定的，即使患儿最终仍需要手术，也起到了推迟手术的作用。保守治疗期间如果出现神经损害表现，应及时手术。

### （二）手术治疗

存在明显寰枢关节不稳以及出现脊髓压迫损害表现者均应接受手术治疗。手术治疗的目的是解除脊髓压迫，稳定寰枢关节。如寰椎后弓发育良好，可行后路寰枢椎内固定融合术（图 7-2-5）。如寰椎后弓发育欠佳，可行枕颈融合术（图 7-2-2）。与寰枢椎脱位治疗策略一样，术前一般需要行颅骨牵引最大程度减轻脊髓压迫，复位寰枢关节。游离齿突压迫脊髓明显者需要先从前路分离切除齿突，再行后路手术固定。术中暴露寰枢椎时要注意保护寰枢椎间隙的静脉窦（图 7-2-5e，箭头）、寰椎上下方的椎动脉以及 $C_2$ 神经根，置入寰枢椎螺钉后利用棒和复位钳完成寰枢关节复位（图 7-2-5f）（置钉方法详见本章第一节）。

合并有颅底凹陷、寰椎枕骨化或枕骨大孔狭窄者，可行枕骨大孔扩大减压术和寰椎后弓切除减压术。枕骨大孔扩大减压手术的操作步骤如下：①在枕骨大孔后上方 2.5cm 处作为钻孔点线钻出一个小洞；②用冲击式咬骨钳向枕骨大孔方向扩延，最后切除枕骨大孔后缘；③继续切除寰椎后弓，操作应十分仔细，因为大多数患儿寰椎处于前脱位状态，位置较深，压迫硬膜囊，应仔细分离后再行切除。枕骨大孔后缘和寰椎后弓与硬膜长期摩擦可形成纤维束带应一并切除，从而彻底解除脊髓压迫。

**参考文献**

[1] Arvin B, Fournier-Gosselin MP, Fehlings MG. Os odontoideum: etiology and surgical management[J]. Neurosurgery, 2010, 66(Suppl 3): 22-31.

[2] Choit RL, Jamieson DH, Reilly CW. Os odontoideum: a significant radiographic finding[J]. Pediatr Radiol, 2005, 35(8): 803-807.

[3] Fielding JW, Hensinger RN, Hawkins RJ. Os Odontoideum[J]. J Bone Joint Surg Am, 1980,62(3): 376-383.

[4] Goel A, Patil A, Shah A, et al. Os odontoideum: analysis of 190 surgically treated cases[J]. World Neurosurg, 2020, 134: e512-523.

[5] Hedequist DJ, Mo AZ. Os Odontoideum in Children[J]. J Am Acad Orthop Surg, 2020,28(3): e100-107.

[6] Helenius IJ, Bauer JM, Verhofste B, et al. Os odontoideum in children: treatment outcomes and neurological risk factors[J]. J Bone Joint Surg Am, 2019, 101(19): 1750-1760.

[7] Kanna PR, Shetty AP, Rajasekaran S. Anatomical feasibility of pediatric cervical pedicle screw insertion by computed tomographic morphometric evaluation of 376 pediatric cervical pedicles[J]. Spine(Phila Pa 1976), 2011, 36(16): 1297-1304.

[8] Kim TY, Ratnayake K. Os odontoideum discovered after minor cervical trauma[J]. Pediatr Emerg Care, 2017, 33(2): 104-106.

[9] Klassov Y, Benkovich V, Kramer MM. Post-traumatic os odontoideum - case presentation and literature review[J]. Trauma Case Rep, 2018, 18: 46-51.

[10] Klimo P Jr, Rao G, Brockmeyer D. Congenital anomalies of the cervical spine[J]. Neurosurg Clin N Am, 2007, 18(3): 463-478.

[11] McHugh BJ, Grant RA, Zupon AB, et al. Congenital os odontoideum arising from the secondary ossification center without prior fracture[J]. J Neurosurg Spine, 2012, 17(6): 594-597.

[12] Montalbano M, Fisahn C, Loukas M, et al. Pediatric Hangman's fracture: a comprehensive review[J]. Pediatr Neurosurg, 2017, 52(3): 145-150.

[13] Sakai T, Tezuka F, Abe M, et al. Pediatric patient with incidental os odontoideum safely treated with posterior fixation using rod-hook system and preoperative planning using 3D printer: a case report[J]. J Neurol Surg A Cent Eur Neurosurg, 2017, 78(3): 306-309.

[14] Takahashi J, Hirabayashi H, Hashidate H, et al. Challenges of transarticular screw fixation in young children: report of surgical treatment of a 5-Year-old patient's unstable os-odontoideum[J]. Asian Spine J, 2016, 10(5): 950-954.

[15] Verhofste BP, Glotzbecker MP, Birch CM, et al. Halo-gravity traction for the treatment of pediatric cervical spine disorders[J]. J Neurosurg Pediatr, 2019, 7(6): 1-10.

[16] Zhang Z, Wang H, Liu C. Acute traumatic cervical cord injury in pediatric patients with os odontoideum:a series of 6 patients[J]. World Neurosurg, 2015, 83(6): e1181-1186.

## 第三节　颅底凹陷症

颅底凹陷症（basilar impression；basilar invagination）是由于枕骨大孔周围颅底骨组织内陷或寰枢椎向上移位内陷进入颅腔，造成枕骨大孔狭窄，颅后窝容积变小并引起脑干、延－颈髓腹侧、小脑、低位脑神经及周围血管受压而产生相应临床表现的一种先天性或获得性枕颈部畸形。颅底凹陷症大体可分为两类，即先天性和继发性。先天性颅底凹陷症又称原发性颅底凹陷症，患者多伴有寰枕融合，枕骨变扁，枕骨大孔变形，进而导致齿突突入枕骨大孔。患者还可以伴有其他类型的先天性颅颈交界区骨性异常，如齿突发育不良、寰椎发育不良、Chiari 畸形等。Klekamp 的研究报道称，Chiari 畸形患者中合并颅底凹陷者占到 13%。继发性颅底凹陷症又称为获得性颅底凹陷症，较先天性少见，常见于成骨不全、佝偻病、类风湿性关节炎、Paget 病、甲状旁腺功能障碍等导致颅底骨质变软，变软的颅骨底部骨质受到颈椎压迫而内陷，进而导致上颈椎突入颅底。Kanter 的研究报道了成骨不全患者中有 25% 可合并颅底凹陷。

## 病因学

颅底凹陷症的确切病因尚未明确。有人认为颅颈交界处发育畸形，特别是与寰椎发育相关的畸形，可导致颅颈交界区结构改变，是引起颅底凹陷的重要原因。以最为常见的寰椎枕骨化为例，寰椎和枕骨完全或部分融合后，使得头颅的重量直接作用于寰枢关节，导致寰枢关节退变和不稳定加速。同时，寰椎枕化后高度变低，使得齿突更易靠近枕骨大孔甚至突入枕骨大孔。此外，寰椎后弓和枕骨后份融合处内陷翻转造成枕骨大孔狭窄，加重了脊髓受压。颅底凹陷症导致枕骨大孔狭窄，后颅凹变小，导致延髓、小脑压迫以及牵拉神经产生一系列神经损害表现。如果椎动脉受压也会出现大脑供血不足表现。除了骨性结构异常导致压迫外，局部软组织可以增生肥厚，枕骨大孔附近的筋膜、硬膜增厚可以进一步加重神经和血管的压迫，晚期可以阻碍脑脊液循环，导致脑积水和颅内压升高。

## 影像学诊断指标

目前，在颅颈侧位片上有一些测量指标用于诊断颅底凹陷症，常用的指标有 Chamberlain 线、McGregor 线、McRae 线及 Klaus 高度指数、Wackenheim 线等（图 7-3-1）。

1. **Chamberlain 线** 又称腭枕线，为硬腭后上缘至枕骨大孔后唇上缘的连线。在正常情况下，齿突顶点不应高于此线 2mm，齿突顶点超过此连线 5mm 则可以诊断为颅底凹陷症；但有时枕骨大孔后缘在 X 线片上显示不清，导致测量困难。

2. **McGregor 线** 又称基底线，为硬腭后上缘至枕骨鳞部外板最低点的连线。在正常情况下，齿突尖部位于此线之上，但与此线距离不超过 4.5mm，如果超过 7mm，可诊断为颅底凹陷症。Chamberlain 线和 McGregor 线都是以硬腭为参考点，如果存在面部畸形可能会影响测量的精确性。

3. **McRae 线** 为枕骨大孔后缘至斜坡最低点的连线。在正常情况下，齿突不超过此线。临床上多用此线评估齿突突入枕骨大孔的程度。

4. **Klaus 高度指数** 为齿突顶点到鞍结节和枕骨内粗隆连线的垂直距离，正常值为 44～45mm，若小于 30mm 可诊断为颅底凹陷症。

5. **Wackenheim 线** 颅骨斜坡的延长线。在正常情况下，此线与齿突尖部相切，颅底凹陷时，齿突尖部超过此线。

有一点需要说明的是，各种测量值在不同性别、年龄人群间存在一定的差异。所以，测量的绝对值不能作为诊断颅底凹陷症的唯一标准。外科医生应全面观察颅颈交界区是否存在骨性结构异常，并结合临床表现综合分析后做出判断。

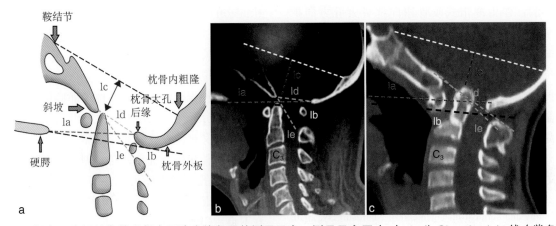

图 7-3-1 颅底凹陷相关参数在颅底凹陷症线条图的测量示意。测量示意图（a），la 为 Chamberlain 线（紫色），lb 为 McGregor 线（黑色），lc 为 Klaus 高度指数（红色），ld 为 McRae 线（蓝色），le 为 Wackenheim 线（绿色）；正常人各指标线条位置（b）及颅底凹陷症患儿各线条位置（c）

## 临床表现

**1. 体貌特征**　颅底凹陷症初期临床症状不明显，难以诊断，许多患者往往是由于身材矮小、短颈或斜颈、发际低、颅形不正、面颊耳郭不对称等外观问题就诊时被发现。这些特征性改变为早期发现颅底凹陷提供了线索。

**2. 枕骨大孔压迫症状**　患者随着年龄增长，枕骨大孔处组织结构受压的临床症状逐渐出现。有些患者可以在整个儿童至青少年期都无症状，在成年期后才逐渐出现脊髓压迫的神经损害症状（图 7-3-2），这可能与枕颈部关节及软组织发生退行性改变而引起枕颈区结构不稳定有关。这些症状可称为枕骨大孔区综合征，具体如下：

（1）后组脑神经受压表现　患者可出现吞咽困难、声音嘶哑、易呛咳、言语紊乱、咽反射减退等症状以及听力降低、角膜反射减弱等表现。

（2）延髓-上颈椎受压表现　此类症状是由于小脑扁桃体疝压迫延髓上颈椎所致。患者可表现为四肢感觉运动障碍、呼吸吞咽困难、二便潴留以及手指精细运动障碍。

（3）小脑功能障碍　患者可出现眼球震颤及共济失调表现，如行走失稳、言语不清、指鼻试验阳性、闭目难立征等。

（4）颅内压增高表现　晚期患者可出现高颅压表现，多由于梗阻继发的脑积水引起。颅内压增高可出现头痛、喷射状呕吐、视神经乳头水肿，甚至发生脑疝。

（5）上颈椎神经根受压表现　患者可因骨骼畸形或软组织增生压迫上颈椎神经根（主要是 $C_0 \sim C_2$ 神经根），可表现为枕颈部慢性疼痛、颈部活动受限，一侧或双侧上肢麻木等症状。

（6）椎动脉受压表现　患者表现为突发眩晕、视力模糊、共济失调甚至四肢瘫痪。

## 影像学表现

X 线侧位片上可见枕骨斜坡上升、后颅凹变浅、寰椎紧贴枕骨。常合并 Klippel-Feil 综合征、寰枕融合、寰椎后弓缺如、寰枢椎脱位等发育异常。颅枕颈交界区骨性结构复杂、相互重叠交错，X 线片有时并不能十分清晰地显示合并的各种发育畸形（图 7-3-2a）。

CT 诊断颅底凹陷症的价值远大于普通 X 线片，CT 可以清晰显示凹陷程度和伴有的骨性畸形（图 7-3-2b）。可见枕骨斜坡和枕骨髁向颅腔内陷入，枕骨大孔前部狭窄。伴有寰枢椎脱位者齿突后方椎管容积明显狭窄。CT 还可清晰显示合并的其他颅颈交界区的骨性结构发育异常。值得注意的是，颅底凹陷症要与先天性寰枢椎脱位伴枕骨大孔狭窄鉴别。枕骨大孔狭窄是指由于先天性齿突发育不良、游离齿突或其他的枕颈结合部的骨性结构发育异常，引起寰椎与枢椎间的关节面失去正常的对合关系。当齿突向后上移位，突入枕骨大孔，导致枕骨大孔狭窄。

矢状面 MRI 可见枕大池变窄、延髓变形以及延髓脊髓角减小。MRI 还可以显示合并的各种脊髓发育畸形和脊髓受压程度，以及伴有的脑室积水、脊髓空洞（图 7-3-2c）、Chairi 畸形等；合并 Chairi 畸形时可见小脑扁桃体压迹，延脑后缘压迹，延脑与小脑扁桃体间蛛网膜下腔消失。

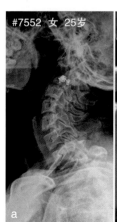
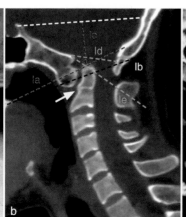
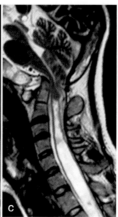

图 7-3-2　女（#7552），25 岁，先天性颅底凹陷症。X 线侧位片显示颅颈交界区结构显示不清（a）；CT 矢状面重建可见寰椎枕骨化畸形，齿突向颅内突出（b，箭头），其中 la 为 Chamberlain 线、lb 为 McGregor 线、lc 为 Klaus 高度指数、ld 为 McRae 线（蓝色）、le 为 Wackenheim 线；颈椎 MRI 见延髓受压明显，伴有颈髓空洞（c，箭头）。患者儿童时期无明显神经损害表现，进入成年期后逐渐出现四肢感觉、肌力减退

## 治疗

### （一）保守治疗

颅底凹陷症如果为偶然发现并无明显临床表现者一般不需要特别处理，但应避免头部外伤和剧烈运动。如果有轻微症状并不显著影响生活质量，可以先行随访观察，一旦症状加重可考虑手术治疗。

### （二）手术治疗

颅底凹陷症患者的手术适应证是脊髓受压出现神经损害，椎动脉受压出现相应表现或是因脑脊液循环障碍导致颅内压增高。手术的目的是解除枕颈交界区的压迫，促进神经功能恢复，重建枕颈部生物力学稳定性。值得注意的是，颅底凹陷症患者的枕颈部减压手术由于伴有畸形、手术空间小，暴露寰枢关节十分困难，操作难度大，其手术危险性高于普通枕颈区减压手术。

早期的手术治疗原则是术前牵引如果能够使寰枢关节复位，在复位的基础上可以单纯行后路内固定术。如果术前无法使寰枢关节复位，则需要先行经口咽寰枢关节松解术。如果脊髓的压迫主要来自于腹侧的枕骨大孔前缘，单纯后方减压无法得到很好的减压效果，在前路松解时必须同时切除寰椎前弓甚至行齿突切除术来达到松解的目的。Srivastava认为，导致寰枢关节在牵引下无法良好复位的主要因素是寰枢关节前方结构的粘连挛缩。这些结构包括前纵韧带、头长肌、颈长肌以及寰枢关节的关节囊。这些结构均需要彻底松解以有助于术中牵引下复位。Srivastava对存在难复性寰枢关节脱位的颅底凹陷症患者行一期前路经口咽寰枢关节松解术和后路复位内固定术，取得满意的疗效。这一术式目前已成为此类患者手术治疗的标准术式。前路手术的具体步骤和要点可参考本章第一节。

对于在牵引下无法完全复位或是只能达到部分复位的患者是否需要接受前路松解术尚有争议。毕竟前路手术难度相对较大，患者术后拔管时间延长，黏膜切口也更容易发生术后感染。Goel推荐了一种术式应用于术前牵引部分复位的患者，在术中对寰枢侧块关节进行撑开松解以复位寰枢关节。该术式通过在术中利用骨膜剥离器或骨刀伸入寰枢侧块关节间隙中进行旋转、撬拨、撑开，以复位突入枕骨大孔的齿突。Liao等认为，术前颅骨牵引可以

达到部分复位的患者可以通过此术式行单一后路内固定术即可获得满意的复位效果。Liao等将颅底凹陷症患者分为三类：A1型（术前牵引寰枢关节达到完全复位）、A2型（术前牵引寰枢关节达到部分复位）和B型（术前牵引寰枢关节无法复位）。对于A2型患者，Liao等也倾向于单一后路内固定术，术中撬拨松解寰枢侧块关节，并在间隙内植骨后固定。Meng等在后路手术中置入枕骨钉和颈椎螺钉后，先锁紧C_2螺钉，在颅颈交界区和颅骨钉之间撑开以部分复位寰枢关节。而后在颅颈交界区和C_2螺钉之间做第二次撑开以达到彻底复位（图7-3-3）。如果患者寰枢椎后方结构压迫脊髓，则需要同时行后路椎板切除术。颅底凹陷症患者如存在Chiari畸形，表现为颅后窝容积减小，小脑被迫疝出枕骨大孔，从后方压迫脑干，一般采用颅后窝减压扩大颅后窝容积的术式。行后路手术患者一般行枕颈融合术固定（图7-3-4），仅有极少数寰枢椎后方结构无发育畸形且未压迫脊髓者可考虑行寰枢关节内固定术（图7-3-5）。寰枢关节后路复位的术式也有其缺点，即是对齿突向后移位的复位效果欠佳。此外，在撑开寰枢侧块关节过程中容易损伤静脉窦导致出血或损伤C_2神经根。

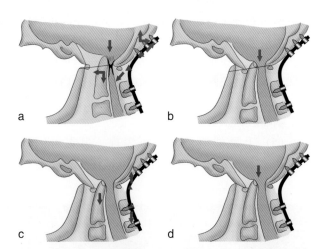

图7-3-3　颅底凹陷复位方法示意图。第一步在置入枕骨钉、C_2椎弓根钉后，将预先弯好的棒植入螺钉尾部。先锁紧C_2螺钉，松开颅骨钉，利用撑开钳在颅颈交界区和颅骨钉之间撑开，以达到齿突的水平复位和部分垂直脱位复位（a、b）。第二步在锁紧颅骨钉后，部分松开颈椎螺钉，在颅颈交界区和C_2螺钉之间做撑开以恢复垂直脱位（c、d）

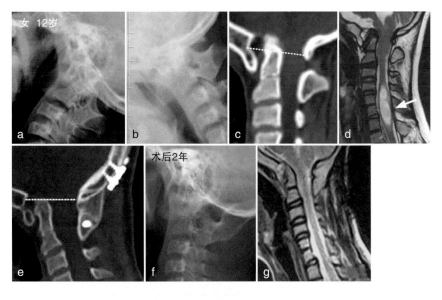

图 7-3-4　女，12 岁，先天性颅底凹陷症。诉四肢无力伴行走困难 2 个月。术前颈椎 X 线过伸、过屈位片见颅颈交界区结构紊乱不清（a、b），CT 矢状面重建可见寰椎枕骨化伴齿突向颅内突出（c，齿突显著高于 McRae 线），颈椎 MRI 发现颈髓空洞症（d）。患儿行后路寰枢关节复位、枕颈融合术，术后齿突恢复至 McRae 线下方（e）。术后 2 年见骨性融合良好，去除内固定（f）。随访 MRI 见空洞完全消失（g）（此病例由李危石提供）

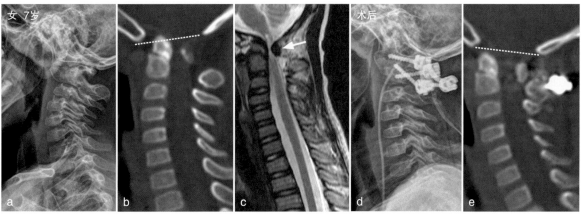

图 7-3-5　女，7 岁，先天性颅底凹陷症。术前颈椎 X 线侧位片见颅颈交界区结构紊乱不清（a），CT 矢状面重建可见齿突向颅内突出（b，齿突高于 McRae 线），颈椎 MRI 见寰枢椎水平脊髓严重受压（c）。患儿行后路寰枢关节复位内固定术（d），术后齿突恢复至 McRae 线下方（e）（此病例由马向阳提供）

## 术后并发症

　　颅骨凹陷症的减压内固定术总体上远期手术效果是满意的。但上颈椎区域手术难度大，风险极高，严重者可导致呼吸障碍甚至死亡，其各类并发症的发生率可高达 20%～80%。主要的严重并发症有以下几种：

　　1. 神经损害　术中复位过程中过度牵引，复位时颈椎过度后伸导致韧带皱褶压迫脊髓后方以及术中操作都是导致神经损害的原因。神经损害后果严重，甚至可导致死亡。故手术操作应轻柔小心，杜绝暴力牵引，寰椎脱位时严禁骨膜剥离子直接按压后弓。术前、术后改变体位时要避免颈部过度活动。

　　2. 椎动脉破裂　术中椎动脉破裂的发生率可达 0.3%。椎动脉出血处理困难，后果严重。患者可出现共济失调、眩晕甚至瘫痪。术前应完善椎动脉造影检查，了解其分布走行、有无解剖异常等。术中应保护好椎动脉，防止误伤。椎动脉破裂后的处理可参见本章第一节。

　　3. 脑脊液漏　颅底凹陷区由于长时间骨性压迫或软组织增生可导致硬膜瘢痕粘连。在分离硬膜时容易撕裂，从而导致脑脊液漏。此处脑脊液漏容易造成感染甚至蔓延至颅内引起严重后果，因此对其防治要给以充分的重视。术中分离硬膜应小心仔细，器械不随意进入椎管。如为二次手术者，分离硬膜应从解剖正常的区域开始。严重粘连的硬膜不必强行分离。术中一旦出现撕裂，应及时修补，肌肉应严密缝合，加压包扎。术后持续脑脊液漏患者可使用乙酰唑胺减少脑脊液生成，或行腰大池引流，并予抗生素预防感染。

参考文献

[1] Botelho RV, Ferreira JA, Zandonadi Ferreira ED. Basilar Invagination: A Craniocervical Kyphosis[J]. World Neurosurg, 2018, 117: e180-186.

[2] Brito J, Santos BAD, Nascimento IF, et al. Basilar invagination associated with chiari malformation type I :a literature review[J]. Clinics(Sao Paulo), 2019, 74: e653.

[3] Cacciola F, Boszczyk B, Perrini P, et al. Realignment of basilar invagination by C1-C2 joint distraction: a modified approach to a paradigm shift[J]. Acta Neurochir Suppl, 2019, 125: 273-277.

[4] Chandra PS, Prabhu M, Goyal N, et al. Distraction, compression, extension, and reduction combined with joint remodeling and extra-articular distraction: description of 2 new modifications for its application in basilar invagination and atlantoaxial dislocation: prospective study in 79 cases[J]. Neurosurgery, 2015, 77(1): 67-80.

[5] Duan W, Du Y, Qi T, et al. The value and limitation of cervical traction in the evaluation of the reducibility of atlantoaxial dislocation and basilar invagination using the intraoperative O-arm[J]. World Neurosurg, 2019, 132: e324-332.

[6] Goel A, Nadkarni T, Shah A, et al. Radiologic evaluation of basilar invagination without obvious atlantoaxial instability (group B basilar invagination): analysis based on a study of 75 patients[J]. World Neurosurg, 2016, 95: 375-382.

[7] Goel A, Sathe P, Shah A. Atlantoaxial fixation for basilar invagination without obvious atlantoaxial instability (group B basilar invagination): outcome analysis of 63 surgically treated cases[J]. World Neurosurg, 2017, 99: 164-170.

[8] Guo X, Han Z, Xiao J, et al. Cervicomedullary angle as an independent radiological predictor of postoperative neurological outcome in type A basilar invagination[J]. Sci Rep, 2019, 9(1): 19364.

[9] Ji W, Xu X, Wu Z, et al. Radiological evaluation of craniocervical region in patients with basilar invagination[J]. Spine (Phila Pa 1976), 2018, 43(22): E1305-1312.

[10] Liao Y, Pu L, Guo H, et al. Selection of surgical procedures for basilar invagination with atlantoaxial dislocation[J]. Spine J, 2016, 16(10): 1184-1193.

[11] Menezes AH, Dlouhy BJ. Atlas assimilation: spectrum of associated radiographic abnormalities, clinical presentation, and management in children below 10 years[J]. Childs Nerv Syst, 2020, 36(4): 975-985.

[12] Meng Y, Chen H, Lou J, et al. Posterior distraction reduction and occipitocervical fixation for the treatment of basilar invagination and atlantoaxial dislocation[J]. Clin Neurol Neurosurg, 2016, 140: 60-67.

[13] Nascimento JJC, Neto EJS, Mello-Junior CF, et al. Diagnostic accuracy of classical radiological measurements for basilar invagination of type B at MRI[J]. Eur Spine J, 2019, 28(2): 345-352.

[14] Park JH, Hong JT, Lee JB, et al. Clinical Analysis of Radiologic Measurements in Patients with Basilar Invagination[J]. World Neurosurg, 2019, 131: e108-115.

[15] Srivastava SK, Aggarwal RA, Nemade PS, et al. Single-stage anterior release and posterior instrumented fusion for irreducible atlantoaxial dislocation with basilar invagination[J]. Spine J, 2016, 16(1): 1-9.

[16] Wang J, Zhu C, Xia H. Management of unique basilar invagination combined with C1 prolapsing into the foramen magnum in children: report of 2 cases[J]. World Neurosurg, 2019, 127: 92-96.

[17] Xia ZY, Duan WR, Zhao XH, et al. Computed tomography imaging study of basilar invagination and atlantoaxial dislocation[J]. World Neurosurg, 2018, 114: e501-507.

# 第四节　先天性脊柱裂

脊柱裂是一种神经管在发育过程中闭合不全导致的脊柱畸形。神经管发育异常大约发生在胚胎发育的第28天，导致椎板后份和覆盖的皮肤组织无法正常闭合。根据神经组织是否从椎管内向外膨出可将脊柱裂分为隐性脊柱裂和开放性脊柱裂。隐性脊柱裂仅存在椎板闭合不全，神经组织尚在椎管内。开放性脊柱裂椎管内神经组织，包括脊膜、脊髓等向后方膨出，常见的有脊膜膨出、脊髓脊膜膨出、脂肪脊髓脊膜膨出等。脊膜膨出发生率很低，仅占出生存活患儿的1/10 000，无明显性别差异；脊髓脊膜膨出发生率约占出生存活患儿的2/1000，女性多于男性。通常意义上的脊柱裂是指发生在脊柱后份的椎板闭合不全，也有少部分脊柱裂表现为脊柱前份（椎体）闭合不全，神经组织可以向脊柱腹侧突出。目前脊柱裂的发病机制尚不十分明确，90%~95%的患者无明显家族史，可能的致病因素有母亲妊娠期叶酸补充不足、药物抗惊厥治疗、糖尿病和肥胖等。

## 流行病学

由于很多隐性脊柱裂在临床上并无明显临床特征，其真实发病率尚不十分清楚。脊柱裂往往是作为综合征的一部分而被发现。目前由于全脊柱MRI的广泛使用，使得隐性脊柱裂的检出率显著增高，但其真实的发病率统计数据仍较少。男女发病比例约为1:2，女性居多。开放性脊柱裂由于叶酸补充的广泛推广，目前其总体发病率已降至每1000个活产婴儿中小于1个。约80%患儿为单纯脊柱裂，而其余病例与其他脊柱先天性发育异常相关。

## 病因学

要理解脊柱裂的发病机制首先要了解正常的胚胎发育过程。脊髓的发育在受孕后的第18天开始。此时外胚层的一部分开始转化为神经外胚层。神经外胚层继而发育成神经管，这一过程包含了三个步骤：初级神经形成、次级神经形成和尾侧细胞团的消退。神经管的尾部约在受孕后的第26天时闭合。

脊柱裂就是由于尾侧神经管闭合失败引起的。目前认为，遗传和环境因素都是导致脊柱裂的重要原因。有家族史者患神经管缺陷的概率是普通人群的 50 倍。目前与神经管发育缺陷有关的基因尚未完全阐明，包括 SHH、PCP 和 BMP 基因等。环境因素在神经管发育障碍中也起到很重要的作用。维 A 酸会干扰神经管的正常闭合。妊娠期服用抗癫痫药物和情绪稳定剂，以及叶酸补充不足都是导致神经管闭合障碍的环境因素。

## 形态特征分类

　　绝大多数患者脊柱裂发生在脊柱后份，表现为左右两侧椎板未能闭合。隐性脊柱裂一般椎板缺损较小，而开放性脊柱裂椎板缺损形成的空隙较大。其中，单纯脊膜膨出物为包含脑脊液的硬脊膜及蛛网膜，并无神经组织，脊髓和神经的形态和位置无明显异常。而脊髓脊膜膨出患者脊髓和神经根在椎板未闭合处向背侧膨出，并与囊壁及周围组织发生程度不等的粘连。除此之外，还有一种最严重的开放性脊柱裂类型，即脊髓膨出，患儿脊膜也呈开放状态，又称脊髓外露，脊髓甚至自身可以开裂形成双重脊髓畸形。极少数患者脊柱裂发生在脊柱前份，表现为椎体内出现空隙，椎管内组织通过间隙向腹侧形成囊状突出，多发生在胸腰椎，但也有罕见报道发生在颈椎。

## 临床表现

　　脊柱裂患者的临床表现一般与脊髓损害的严重程度相关。隐性脊柱裂患者脊髓无明显膨出，大多数无明显临床症状，即使是病变区域皮肤改变也不明显。少数患者病变区可见色素沉着、皮肤凹陷、成簇毛发等。还有一部分患者的临床表现根据其伴有的其他类型先天性发育异常而定。隐性脊柱裂可表现为综合征的一部分，患儿表现出综合征导致的临床表现，如尾部发育不良综合征、肛门直肠闭锁综合征（脐膨出、外翻、肛门闭锁、脊柱缺损）以及 Currarino 三联征（骶骨发育不良、骶前肿块和肛门直肠畸形）等。这些患者可以表现出多种症状。常见的症状为下肢不同程度的感觉运动障碍或疼痛，原发性或继发性尿失禁或尿路感染（合并脊髓栓系患者最为常见）以及脊柱下肢发育畸形等。开放性脊柱裂患儿脊髓组织向后方疝出，大多伴有不同程度的神经损害。膨出位置在颈胸段者神经损害情况可能更为严重。患儿后背或腰骶部可见囊性膨出物，触之有波动感，体积可随着哭闹导致颅内压变化而改变。神经损害程度不一，严重者可有大小便失禁、病变部位以下完全弛缓性瘫痪。脊髓膨出者膨出物无组织覆盖，神经直接暴露在外，常因神经系统感染和严重脊髓损害而无法存活。部分脊柱裂患儿早期无明显临床表现，在进入成年期后才逐渐出现神经损害的临床症状（图 7-4-1）。

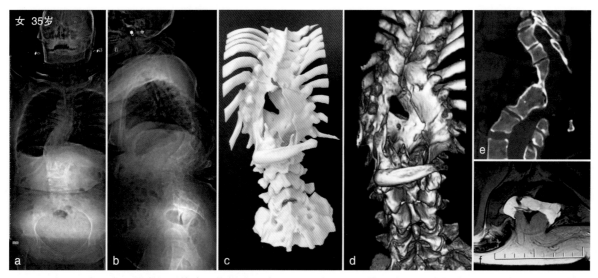

图 7-4-1　女，35 岁，先天性脊柱裂伴胸腰椎侧后凸畸形（ a、b）。CT 三维重建和 3D 模型打印可见胸腰段巨大脊柱裂、后份闭合不全（ c~e）。MRI 显示皮下软组织与椎管内神经粘连（ f）。患者自幼即发现脊柱发育畸形，但在儿童期无任何临床表现，进入成年期后才逐渐出现下肢感觉、运动功能障碍

## 影像学表现

脊柱裂患儿可合并先天性脊柱侧凸或者后凸畸形（图7-4-1a、b）。普通X线片有时可见棘突缺如，椎板在中线位置缺损。CT较X线可更清晰地显示骨性缺损。隐性脊柱裂可见中线处棘突和椎板缺如（图7-4-1c、d）。CT还能更清晰地显示椎体的发育畸形（图7-4-1e）。常见的椎体发育畸形表现为椎板缺损畸形、相邻椎板之间发生融合、蝶形椎体、半椎体、中线椎裂、椎板中央骨棘、椎弓根间距变宽、椎管增宽、椎体后缘扇贝样变、脊柱侧凸畸形或骶骨发育不良。在没有磁共振检查的情况下，CT脊髓造影可用于评估圆锥的水平位置。显性脊柱裂患儿MRI表现包括可见自骨缺损处向后凸出的囊性高信号影。脊膜膨出患儿囊内仅见脑脊液，无神经组织，其覆盖的皮肤及皮下脂肪完整。同时伴有脊髓膨出的患儿囊内可见脊髓马尾神经或部分脊膜通过骨缺损凸向背侧。脊柱裂患儿有时MRI并没有明显的囊性膨出，而表现为皮肤凹陷，连同皮下组织一同疝入椎管内（图7-4-1f）。脊柱裂患儿椎管内可见多种其他类型的脊髓发育畸形，如Chiari畸形、脊髓空洞症、脑室积水、脊髓纵裂以及脊髓栓系等。MRI是定位终丝水平和厚度的金标准。矢状面T2成像最适合于确定圆锥的水平。腹侧脊柱裂者可见脊膜或脊膜连同脊髓自椎体未闭合的缺口处向腹侧疝出（图6-1-7、图6-1-8），腹侧脊柱裂者也可以合并多种脊髓发育异常，如脑积水、胼胝体发育异常、脊髓纵裂等。

## 治疗

目前对于开放性脊柱裂患儿建议在出生后48小时内对缺损进行修补。近年来，随着胎儿外科的不断进步，在患儿出生前对子宫内胚胎进行修补已成为现实。但该手术技术难度高，风险大，尚未广泛开展。手术目的是切除膨出囊壁，松解脊髓和神经根粘连，将膨出神经组织回纳入椎管，并同时修补软组织缺损。术中神经电生理监护十分必要，有助于区分神经和非神经结构，并判定神经结构是否具有功能。

隐性脊柱裂患儿无神经损害者一般无需手术治疗，如出现排尿异常或神经损害加重时则需要手术切除压迫神经的纤维或脂肪组织。隐性脊柱裂患者

的神经损害多来自马尾终丝的栓系。出现神经损害的栓系必须尽快处理，因为持续的栓系会导致患者神经损害加重。常见的手术有终丝切断术和栓系松解术。关于终丝切断术和栓系松解术的具体介绍详见第6章第三节。

对于合并有脊柱侧凸或者后凸畸形的患者，应对其行矫形手术（图7-4-2h~f）。值得注意的是，脊柱裂的患者常伴有各种椎管内畸形，最常见的有脊髓纵裂、脊髓栓系或脊髓空洞。对于这种合并有椎管内畸形的患儿，在脊柱侧凸矫形前是否需要先由神经外科处理椎管内畸形尚存在很大争议。如果这些椎管内畸形已经导致患儿的神经损害，且有加重趋势，目前大都认为应该先行神经外科手术，包括椎管内骨性纵隔切除、脊髓栓系松解等。目前争论的重点是，如果患儿无明显神经损害或损害程度较轻且没有明显进展趋势，是否需要在矫形前对这些椎管内畸形预先处理。早期学者认为在矫形过程中，业已存在的椎管内结构畸形会增加术中矫形过程中神经损害的风险，所以多建议在矫形手术前预防性处理患儿椎管内异常。Sinha等认为，脊髓纵裂导致的神经损害症状可能会随年龄增长而进展，因此主张对无症状的脊髓纵裂患儿也应进行预防性手术。然而，对这些脊髓发育异常的处理往往会并发椎管内粘连、脑脊液漏和医源性神经损害等并发症。这些并发症对脊柱矫形中神经安全性同样造成影响。近年来很多研究表明，对于伴有椎管内异常的脊柱侧凸患儿直接进行后路融合内固定矫形手术并不明显增加患儿神经系统并发症的发生率。Huang的研究发现，伴有脊髓栓系的先天性脊柱畸形患者采用单一后路截骨矫形术在获得良好矫形效果的同时并没有增加脊髓损害的风险，他认为截骨矫形后脊柱发生缩短，对脊髓栓系还能起到一定的松解作用。沈建雄的研究发现，伴有脊髓纵裂但无明显神经损害的患者单纯行矫形手术而不处理脊髓纵裂是安全有效的。但是以上研究都是针对年龄相对较大的青少年患者所得到的结果。对于低龄儿童行截骨矫形术是否也可行呢？邱勇团队对36例平均年龄6.6岁的低龄先天性脊柱侧凸患儿的研究发现，即使这些患儿合并各种椎管内畸形，只要无明显神经损害，单纯行半椎体切除等矫形手术是安全可行的。有一种特殊类型的椎管内畸形需要注意。如果截骨区域内存在骨性纵隔，还是需要对其行预先处理。如果骨性纵隔不在截骨区域内，并不

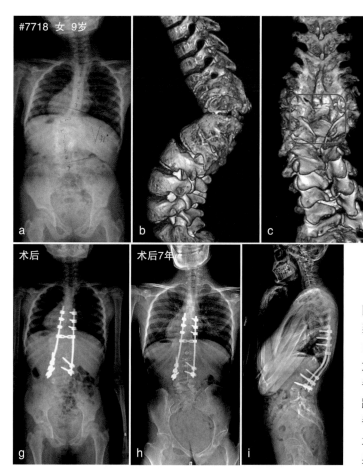

图 7-4-2　女（#7718），9 岁，先天性胸腰椎脊柱裂伴侧后凸畸形（a、b）。CT 重建可见胸腰交界区巨大椎板未闭合（c、d）。MRI 可见椎管后部是开放状态，合并的脊髓纵裂（e）和突向皮下形成的脊髓栓系（f）。患者术前存在神经损害，所以行后路脊髓栓系松解术、硬脊膜成形术，再行顶椎区全脊椎截骨矫形内固定术，术后无神经并发症发生。术后后凸矫正效果满意（g）。术后 7 年随访矫形效果维持良好（h、i）

影响截骨操作，可不予预先处理。

手术医生在术前需要仔细阅读患儿脊柱影像学资料，明确椎板未闭合的节段。有条件者可术前行脊柱 3D 模型打印，以便更好地观察脊柱骨性结构异常。术中电刀功率应调整至比平时使用功率略小一点。脊柱暴露处理脊柱裂时可采用从"两端会师"的方法，先从脊柱裂近端和远端暴露，最后在脊柱裂处小心地浅层剥离软组织，使脊柱裂处神经组织得到有效保护。部分患儿胸椎会出现肋骨缺如，在此处暴露横突时损伤胸膜的风险极高，暴露横突上下缘时电刀位置不宜过深。脊柱裂患儿椎体发育畸形严重，术中椎弓根螺钉置钉较为困难，常规置钉经验在术中的作用有限，导航系统对提高置钉精确性作用极大。

除了低龄半椎体患儿外，各种早发型脊柱侧凸患儿同样可以合并各种类型的椎管内异常，有文献报道其发生率为 15%～43%。对于合并椎管内发育异常的青少年侧凸患者行单一矫形手术的安全性已经得到了既往文献的证实。而早发型侧凸患儿往往需要行生长棒固定，并需要在患儿生长过程中多次撑开延长，这类患儿如果同时合并椎管内发育畸形是否需要神经外科预先处理的相关研究较少。Javaswal 等的研究报道了 13 例经生长棒治疗的早发性脊柱侧凸患儿中有 11 例在矫形手术前对存在的椎管内异常进行了干预，结果其中有 7 例患儿在后期矫形过程中共发生了 15 项并发症。所以，对于椎管内异常的预防性干预仍有出现神经系统并发症的风险，同时增加了患儿手术创伤、延长了住院时间。马鸿儒对 11 例合并有椎管内发育畸形的早发型脊柱侧凸患儿单纯行生长棒固定术，并在患儿后期生长过程中多次撑开，结果并无神经损害发生。由此可见，对于伴有椎管内异常的早发型侧凸患儿，若患儿无明显神经损害表现或神经损害相对稳定，行生长棒置入及随访中多次撑开是相对安全有效的。

## 术后并发症

术后并发症主要是指脊柱裂患者行脊髓栓系松解术或脊髓脊膜膨出修复术的常见并发症，包括脑脊液漏、切口感染、颅内感染、术后再栓系、膀胱功能障碍、脑积水等。应及时给予相应处理以免引起更为严重的后果。

**1. 脑脊液漏** 患儿术后发生脑脊液漏多由于硬脊膜切口缝合不严密，或者是由于勉强缝合缺损较大的硬脊膜使得缝合处张力过高所致，术后感染也是导致脑脊液漏的重要原因。术中应避免缝合张力过大。术后患儿保持俯卧位姿势，切口局部加压以减少脑脊液漏的可能性，抗生素预防感染。如果已经出现脑脊液漏，先抽吸皮下积液并加压包扎，根据脑脊液漏发生的部位调整体位。大部分患儿在1周左右好转。如无明显好转迹象，则需要再次手术修补。术中游离肌筋膜瓣并翻转缝合，或采用肌片蘸生物胶覆盖于硬脊膜缝合口以加强硬脊膜。

**2. 切口感染** 患儿切口感染多见于腰骶部手术，此处靠近会阴部使得容易发生切口感染。除了术前严格的皮肤准备和营养支持之外，还要加强术后排尿排便管理，避免切口被污染，密切注意体温变化及切口局部有无红、肿、热、痛表现，及时针对性应用敏感抗生素。

**3. 颅内感染** 患儿发生颅内感染主要是由合并脑脊液漏，切口部位的细菌随脑脊液回流引起。手术暴露时间长，手术创伤大也是可能的原因。合并颅内感染后患儿可表现出剧烈头痛、恶心、呕吐、高热等症状。应及时有效使用抗生素抗感染治疗。

**4. 术后再栓系** 脊髓栓系术后患儿再次发生栓系可表现为神经功能好转后又出现进行性损害。主要的原因有关闭硬膜前没有充分止血或没有充分清除硬膜内血块，以及未能将马尾神经排列整齐，椎管内未补充地塞米松等因素导致脊髓再次发生粘连。术中应避免这些不当操作。术后应指导患者定期下肢功能锻炼以预防术后再栓系。必要时需要再次手术松解。但是二次手术患者粘连一般较初次手术患者更重，术中发生神经损害的可能性更高。对于再次栓系患者，脊柱缩短类手术是很好的选择。

**5. 膀胱功能障碍** 术后膀胱功能障碍主要是由术中脊髓或马尾神经的损害造成的。术中脊髓过度牵拉、解剖结构不清以及缺血再灌注损伤都是可能的原因。发生膀胱功能障碍应留置导尿管，并指导患者进行膀胱功能锻炼，必要时行膀胱穿刺造瘘术，后期膀胱功能重建。

**6. 脑积水** 术后重点关注有无脑积水发生，该并发症可在任何时候出现。如果颅内压显著增高，可行脑室穿刺或引流，防止脊膜修补区形成脑脊液漏并积极处理脑积水。如出现脑积水可应用脱水剂进行治疗，严重时可做侧脑室穿刺引流，以缓解颅内压，保证伤口愈合。大多数颅内压增高多能代偿自愈。

## 参考文献

[1] Blumenfeld YJ, Belfort MA. Updates in fetal spina bifida repair[J]. Curr Opin Obstet Gynecol, 2018, 30(2): 123-129.

[2] Grivell RM, Andersen C, Dodd JM. Prenatal versus postnatal repair procedures for spina bifida for improving infant and maternal outcomes[J]. Cochrane Database Syst Rev, 2014(10): Cd008825.

[3] Huang JH, Yang WZ, Shen C, et al. Surgical treatment of congenital scoliosis associated with tethered cord by thoracic spine-shortening osteotomy without cord detethering[J]. Spine(Phila Pa 1976), 2015, 40(2): E1103-1109.

[4] Kahn L, Biro EE, Smith RD, et al. Spina bifida occulta and aperta: a review of current treatment paradigms[J]. J Neurosurg Sci, 2015, 59(1): 79-90.

[5] Micu R, Chicea AL, Bratu DG, et al. Ultrasound and magnetic resonance imaging in the prenatal diagnosis of open spina bifida[J]. Med Ultrason, 2018, 20(2): 221-227.

[6] Mühl-Benninghaus R.Spina bifida[J].Radiologe, 2018, 58(Suppl 1): 659-663.

[7] Phillips LA, Burton JM, Evans SH. Spina bifida management[J]. Curr Probl Pediatr Adolesc Health Care, 2017, 47(7): 173-177.

[8] Saavedra AA, Maclellan D, Gray GJ. Spina bifida[J]. Can Urol Assoc J, 2018, 12: (4 Suppl 1): S3-9.

[9] Shen J, Zhang J, Feng F, et al. Corrective surgery for congenital scoliosis associated with split cord malformation: it may be safe to leave diastematomyelia untreated in patients with intact or stable neurological status[J]. J Bone Joint Surg Am, 2016, 98(11):926-936.

[10] Song RB, Glass EN, Kent M. Spina bifida, meningomyelocele, and meningocele[J]. Vet Clin North Am Small Anim Pract, 2016, 46(2): 327-345.

[11] 马鸿儒, 朱泽章, 夏三强, 等. 生长棒治疗伴椎管内异常的早发性脊柱侧凸的疗效及安全性分析[J]. 中国脊柱脊髓杂志, 2019, 29(6): 524-529.

[12] 马兆龙, 邱勇, 王斌, 等. 先天性脊柱侧凸患者中的脊髓畸形和脊椎畸形[J]. 中国脊柱脊髓杂志, 2007, 17(8): 588-592.

[13] 王玉, 刘臻, 孙旭, 等. 先天性腰骶部半椎体患者中脊髓畸形和脊髓外畸形的发生率[J]. 中国脊柱脊髓杂志, 2019, 29(01): 29-33.

[14] 夏三强, 刘盾, 石博, 等. 伴无症状性椎管内异常的先天性脊柱侧凸患儿半椎体切除术疗效及安全性评估[J]. 中国脊柱脊髓杂志, 2018, 28(12): 1095-1100.

[15] 赵清华. SRS-SchwabⅣ级截骨在脊柱后凸畸形治疗中的应用及伴有脊髓异常先天性脊柱侧凸的手术治疗[D]. 南京医科大学, 2018.

## 第五节　骶骨发育不良

骶骨发育不良又称尾部退化综合征，是一种以部分或全部骶尾骨发育不良，甚至累及腰椎、下胸椎的罕见的先天性脊柱发育畸形。既往文献报道发病率为（1~5）/100 000，绝大多数为散发病例，男女发病比例无差异。骶骨发育不良常合并各种骨骼、肌肉以及神经系统畸形，如脊髓脊膜膨出、脊柱侧凸等，可导致病变节段以下不同程度的感觉运动障碍。本病还可以合并泌尿生殖道、肛门直肠的先天畸形，构成以骶骨发育不良、骶前肿块和肛门直肠畸形为三大表现的 Currarino 综合征。骶骨发育不良事实上属于尾部发育不良或尾部退化综合征（caudal regression syndrome，CRS）中的一种，CRS 是一系列存在脊柱下段发育不良的罕见疾病的统称。

## 病因学

骶骨发育不良的发病机制目前尚不十分清楚。一般认为该病是多因素引起的，与环境因素和基因均有一定关系。目前的研究提示，该病的发生可能与妊娠期糖尿病有关，约 16% 的患者母亲妊娠期合并有糖尿病。其他已知的高危因素还包括饮酒、缺氧、高温、化学物质（如脂溶剂、6-氨基烟酰酸、锂）及维生素 A 缺陷等。基因学研究发现染色体 1 短臂（1p13）上的 VANGL1 基因突变，以及染色体 7q 末端缺失可能和骶骨发育不良的发生有关。

## 分型

目前骶骨发育不良的影像学分型主要有以下几种：

1. **1978 年 Renshaw 分型**　将骶骨发育不良分为四型，这是最经典的分型。

Ⅰ型：单侧完全或部分骶骨缺如（图 7-5-1a、b）。

Ⅱ型：骶骨部分缺如，但双侧呈对称性缺陷，并在髂骨和正常或发育不良的 $S_1$ 椎体间有一稳定的关节（图 7-5-1c、d）。

Ⅲ型：不同程度的腰椎发育不良及完全性骶骨缺如，髂骨与残存的下腰椎一侧形成假关节（图 7-5-1e）。

Ⅳ型：不同程度的腰椎发育不良及完全性骶椎缺如，最远侧椎体的尾侧终板位于融合髂骨或微动的髂骨之上（图 7-5-1f、g）。

2. **1979 年 Stanley 分型**　建议将骶骨发育不良分为三型。

（1）发育缺失型　表现为骶椎椎体完全缺如，无神经损害，很少伴有内脏先天性畸形。

（2）发育不良型　表现为骶骨半椎体，骶骨发育不良，可伴有胸腰椎的半椎体及蝴蝶椎，并常伴有内脏畸形，神经损害症状轻微，通常仅有膀胱的失神经支配。

（3）闭合不全型　神经弓闭合不全导致骶骨裂伴有脊膜膨出或脊髓脊膜膨出，除了下尿道的失神经支配，通常无其他合并畸形。

3. **2002 年 Guille 分型**　提出了新的腰骶椎发育

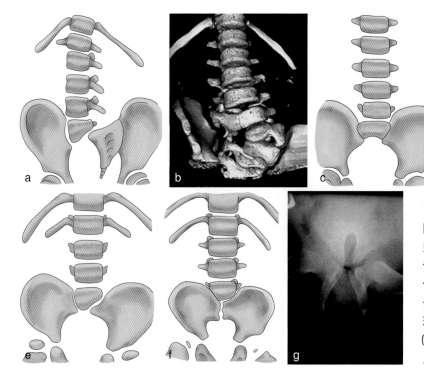

图 7-5-1　骶骨发育不良的 Renshaw 分型。Ⅰ型，表现为一侧骶骨缺如，$L_5$ 一侧横突因腰椎倾斜与同侧髂骨翼构成假关节（a、b）；Ⅱ型，表现为骶骨部分双侧对称性缺如（c、d）；Ⅲ型，表现为腰椎发育不良及完全性骶骨缺如（e）；Ⅳ型，表现为完全性骶椎缺如，且腰椎直接位于髂骨上（f、g）

不良分型。

A 型：髂骨融合或存在缝隙，伴一个或多个腰椎缺如，脊椎的尾侧在中线处同骨盆构成关节，维持脊柱的力线。

B 型：髂骨融合，腰椎部分缺如，远侧的腰椎与髂骨的一侧形成假关节，脊柱尾侧端偏离中线。

C 型：腰椎完全缺如，髂骨融合，远侧胸椎同骨盆之间可见间隙。

4. 骶髂关节发育不良　是骶骨发育不良的一种特殊类型。目前文献中尚无对于骶髂关节发育不良这一命名的专门报道或研究。事实上，骶髂关节发育不良可以被理解为是骶骨发育不良中一种特殊类型。临床上更多见的是腰骶部先天性畸形（如半椎

体等）合并一侧骶髂关节发育不良。骶髂关节发育不良多为单侧，类似于 Renshaw I 型骶骨发育不良，一侧的骶骨完全或部分缺如，直接导致该侧骶髂关节结构异常。这种不对称的骶髂关节发育不良无法为脊柱提供一个稳定、平衡的"基底"，会导致脊柱骨盆间的稳定性降低，上方的腰椎向骶髂关节发育不良侧倾斜，出现腰骶部脊柱侧凸（图 7-5-2a），侧凸严重时部分腰椎的横突还会与同侧的髂骨接触形成假关节，造成侧凸极其僵硬（图 7-5-2c）。骶髂关节发育不良还会对儿童骨盆的正常发育造成影响。儿童骶髂关节发育不良将使骨盆横径发育受限，往往导致小骨盆畸形，对膀胱功能和产道分娩造成潜在困难，这种异常发育即使是在患儿接受了

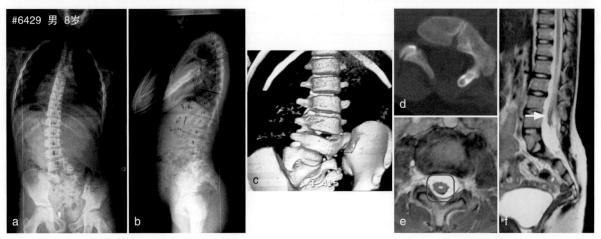

图 7-5-2　男（#6429），8 岁，先天性骶骨发育不良 I 型伴腰椎侧凸畸形（a、b）。CT 三维重建显示骶骨左侧 1/3 缺如，骶髂关节发育不良伴腰椎下沉（c）。CT 平扫显示腰椎椎板未闭合（d）。MRI 显示脊髓空洞（e，方框）和脊髓栓系（f，箭头）

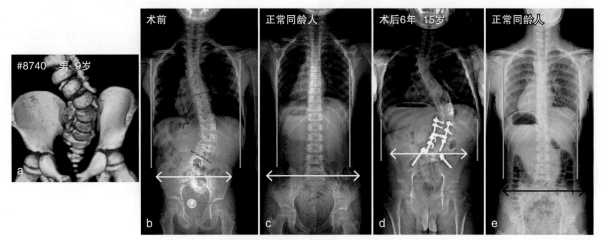

图 7-5-3　男（#8740），9 岁，先天性骶骨发育不良 I 型（a）。可见骨盆宽度小于胸廓宽度，骨盆入口狭窄呈纵向狭长形（b），而同龄正常人可见骨盆发育宽度大于胸廓，骨盆入口基本呈圆形（c），15 岁时可见骨盆宽度基本没有增加，进一步小于胸廓横径。此种小骨盆可造成膀胱功能障碍以及女性产道狭窄（d）。正常同龄青少年骨盆发育仍然要宽于胸廓（e）

矫形手术后依然存在（图 7-5-3）。此外，由于单侧骶髂关节不稳，其脊柱正常的生物力学特性也将随之改变，势必会对置入的内固定器械强度产生不良的影响，增加内固定失败的风险。既往文献中不乏此类患者矫形术后内固定失败的案例。回顾分析骶骨发育不良患者矫形术后发生远端内固定失败者，往往大多合并有一侧或双侧骶髂关节发育不良。

## 临床表现

　　严重的骶骨发育不良患者在出生时即可表现出临床症状，轻者 20～30 岁出现症状。男女发病比例无差异。由于本病常合并呼吸道、消化道、泌尿生殖系统、神经、肌肉、骨骼等系统异常，其临床表现呈现高度多样性。高位骶骨畸形常造成明显的神经功能障碍，如大小便失禁等。孤立的尾骨发育不良可无任何临床症状，患者多因泌尿生殖道、肛门直肠畸形（如膀胱外翻、直肠阴道瘘、肛门狭窄或闭锁）而就诊于相关科室。患者中轴骨可见脊柱 - 骨盆失稳，骨盆发育不良致横径变小、脊柱侧凸、脊柱后凸、髋关节脱位、双下肢不等长、扁平足、马蹄内翻足等畸形，且这些畸形都是属于神经源性改变。患者可以同时合并脊髓脊膜膨出或其他神经发育畸形，而且可出现神经损害症状并不断进展。有研究显示，骶骨发育不良的患儿神经功能损害的进展与合并的脊髓栓系密切相关。神经损害具体表现为神经源性膀胱、大小便失禁、下肢感觉或运动异常等。骶尾骨发育不良常伴有骶前肿块（如脊膜膨出、畸胎瘤）、肛门狭窄或闭锁，而被称为 Currarino 综合征。骶骨发育不良可合并多种类型的脊柱侧凸，如骶椎发育不良近端的半椎体畸形；脊柱侧凸以腰椎侧凸多见，但也存在仅合并胸椎脊柱侧凸的骶骨发育不良。Balioǧlu 的研究发现，合并有脊髓脊膜膨出的骶骨发育不良患儿，与不合并脊髓脊膜膨出的患儿相比，更容易出现括约肌功能障碍，也更容易出现脊柱侧后凸畸形以及髋关节脱位。而且，需要接受手术的患儿所占的比例也更高。总而言之，骶骨发育不良患儿往往会合并多种其他系统的发育畸形，临床表现多样化。

## 影像学表现

　　骶骨发育不良患者主要表现为骶尾骨不同程度

缺如，也可伴有髋关节发育不良、脱位等表现。严重者可以出现腰椎甚至下胸椎缺如。如有骶骨裂可伴有骶前或骶后脊膜膨出。

　　X 线片可以观察到患者骨性结构的异常，如骶尾骨缺如、骶骨裂，以及合并的脊柱侧凸畸形（图 7-5-4a、图 7-5-5a），但对全面评估疾病作用有限。骶骨发育不良患者如果合并骨盆倾斜，可出现髋关节脱位。骶骨发育不良患者的骨盆发育也会受到限制，导致骨盆狭窄，骨盆横径较正常人减小。

　　CT 平扫和三维重建可以清楚地显示整个脊柱 - 骨盆骨性结构，包括骶骨缺损的大小和范围，以及合并的腰骶关节、骶髂关节发育畸形（图 7-5-4c、图 7-5-5c）。

　　MRI 可见骶骨骨性结构不完整，可以观察到合并的各种脊髓发育畸形，如脊髓脊膜膨出、脊髓栓系和脊髓空洞等（图 7-5-2e、f）。少数患者可伴有椎管内、外脂肪瘤，且通过骶骨骨缺损间隙相连，椎管内脂肪可包裹终丝和脊髓栓系。

## 治疗

　　伴有骶骨发育不良的患者手术与否取决于脊柱 - 骨盆的稳定性和合并的脊柱畸形的进展情况。患者如无明显脊柱 - 骨盆不稳定和脊柱畸形（如 Renshaw Ⅱ 型骶骨发育不良），则并不需要特殊治疗。即使存在脊柱侧凸，对于无骨盆倾斜、无脊柱畸形进展、脊柱 - 骨盆稳定的患者也不需要手术治疗。对于有明显脊柱侧凸患者如果脊柱 - 骨盆稳定，可仅处理脊柱畸形，并不需要固定到骨盆。对于年龄较小，主要表现为躯干倾斜而侧凸较轻的患者，可采用远端至 $S_1$ 的短节段固定，在骶骨缺损处植骨融合，旨在改善冠状面失平衡及摆正躯干。但由于脊柱骨盆稳定性重建较为困难、术后骶骨下沉和固定节段较短等因素，这部分患儿术后冠状面失平衡再发的概率较高。如果患儿术前存在明显的脊柱 - 骨盆失稳，以及骨盆倾斜等情况，则在处理脊柱侧凸的同时需要固定骨盆。合并脊柱侧凸的骶骨发育不良患者手术治疗的最大挑战来自脊柱 - 骶骨 - 骨盆复合体结构不稳，融合率低，以及骶骨在生长过程中下沉而导致的远期内固定失败。早年间，南京鼓楼医院脊柱外科一般采用髂骨钉进行骨盆固定，但术后并发症的发生率较高（图 7-5-4）。腰骶部和骶髂关节部位足量的植骨融合有助于重建脊柱 -

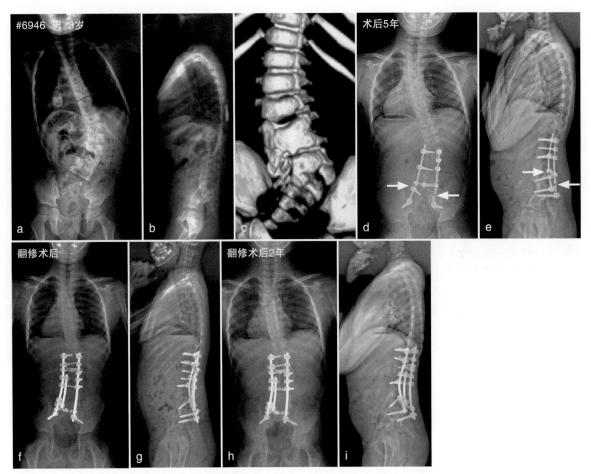

图 7-5-4 男（#6946），3 岁，骶骨发育不良伴严重脊柱侧凸（a、b）。术前 CT 三维重建显示右侧骶骨完全缺如并累及右侧骶髂关节（c），行右侧骶髂关节植骨融合，L₁ 至骨盆的长节段固定，远端固定采用髂骨钉，术后 5 年发生双侧断棒，冠状面失代偿（d、e，箭头）。行后路翻修手术，延长近端固定节段（f、g），翻修术后 2 年随访显示腰椎 – 骶骨 – 骨盆解剖关系维持良好，未发生骶骨下沉。冠状面和矢状面平衡维持良好（h、i）

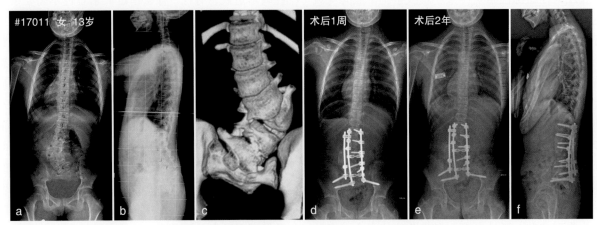

图 7-5-5 女（#17011），13 岁，骶骨发育不良 Renshaw II 型。伴先天性 L₃ 半椎体畸形（a~c），在 L₃ 节段 Schwab IV 级截骨后，行 L₁ 至骨盆的长节段固定，远端固定采用 S₂AI 螺钉，辅以一侧卫星棒，术后恢复良好（d），术后 2 年随访示冠状面及矢状面平衡良好，无并发症发生（e、f）

骨盆的稳定性，以降低内固定断裂的发生率。为了促进骨盆区域的植骨融合成功率，不少术者推荐腓骨条移植在骶髂关节部位。而 Ferland 则采用了带血管的肋骨条支撑在腰椎和髂骨上，将腰椎和髂骨通过肋骨形成一个整体结构，以增加脊柱 - 骨盆的稳定性。患者如果合并脊膜膨出可行后路经骶骨开放修补手术治疗，切断膨出与硬膜囊的联系。无论采用何种植骨方式，术后仍有一定比例患者因为骶髂关节的不稳或术后不融合导致远端内固定的失败。近年，随着 $S_2AI$ 螺钉的出现及其在成人退变性脊柱侧凸的广泛应用，南京鼓楼医院脊柱外科开始尝试将其用于复杂的先天性腰骶部畸形中，并取得了良好的效果，断棒发生率显著降低（图 7-5-5）。目前 $S_2AI$ 螺钉已经广泛地应用于骨盆固定手术中，尤其是翻修手术中。有时为了增加骨盆固定的可靠性，可以同一侧骶髂关节置入 2 根 $S_2AI$。然而，在少数情况下，如一侧骶骨完全缺如时，可能难以找到 $S_2AI$ 螺钉的进钉点，而不得不选择髂骨钉进行骨盆固定。对于部分骶骨发育不良的患者，可能还合并有脊髓空洞、脊髓栓系等椎管内异常。在患者无神经相关症状时，可以直接行矫形内固定手术，而不进行神经外科处理。

## 参考文献

[1] Balioğlu MB, Akman YE, Ucpunar H, et al. Sacral agenesis: evaluation of accompanying pathologies in 38 cases, with analysis of long-term outcomes[J]. Childs Nerv Syst, 2016(32): 1693-1702.

[2] Beaumont C, Linam LE, Dajani NK. Prenatal imaging of caudal regression syndrome with postnatal correlation: novel insights[J]. Fetal Diagn Ther, 2013, 34(2): 131-132.

[3] Bicakci I, Turgut ST, Turgut B, et al. A case of caudal regression syndrome: walking or sitting?[J]. Pan Afr Med J, 2014, 18(92): 92.

[4] Boruah DK, Dhingani DD, Achar S, et al. Magnetic resonance imaging analysis of caudal regression syndrome and concomitant anomalies in pediatric patients[J]. J Clin Imaging Sci, 2016(6): 36.

[5] Boulas MM. Recognition of caudal regression syndrome[J]. Adv Neonatal Care, 2009, 9(2): 61-69; quiz 70-71.

[6] Emami-Naeini P, Rahbar Z, Nejat F, et al. Neurological presentations, imaging, and associated anomalies in 50 patients with sacral agenesis[J]. Neurosurgery, 2010, 67(4): 894-900; discussion 900.

[7] Farajli Abbasi M, Shojaei B, Azari O.Congenital lumbar vertebrae agenesis in a lamb[J]. Vet Res Forum, 2017, 8(4): 361-363.

[8] Gillis CC, Bader AA, Boyd M. A tail of sacral agenesis: delayed presentation of meningocele in sacral agenesis[J]. Eur Spine J, 2013, 22(Suppl 3): S311-316.

[9] Gundgurthi A, Dutta MK, Pakhetra R, et al. Patient report: sacral agenesis with hypopituitarism[J]. J Pediatr Endocrinol Metab, 2011, 24(3/4): 241-242.

[10] Ijaz L, Sheikh A.Overlapping features of caudal regression syndrome and VACTERL complex in a neonate[J]. APSP J Case Rep, 2010, 1(1): 10.

[11] Kumar Y, Gupta N, Hooda K, et al. Caudal regression syndrome: a case series of a rare congenital anomaly[J]. Pol J Radiol, 2017(82): 188-192.

[12] Özmen Z, Aktaş F, Altunkaş A, et al. Multiple spinal anomalies concurrent with sacral agenesis[J]. Spine J, 2016, 16(5): e331-333.

[13] Porsch RM, Merello E, De Marco P, et al. Sacral agenesis: a pilot whole exome sequencing and copy number study[J]. BMC Med Genet, 2016, 17(1): 98.

[14] Sharma S, Sharma V, Awasthi B, et al. Sacral agenesis with neurogenic bladder dysfunction-a case report and review of the literature[J]. J Clin Diagn Res, 2015, 9(6): Rd08-09.

[15] Szumera E, Jasiewicz B, Potaczek T. Atypical caudal regression syndrome with agenesis of lumbar spine and presence of sacrum-case report and literature review[J]. J Spinal Cord Med, 2018, 41(4): 496-500.

## 第六节　Klippel-Feil 综合征

Klippel-Feil 综合征最初是由 Kilppel 和 Feil 在 1912 年对一名诊断为胸膜炎和肺炎患者的颈部表现的描述。该患者表现为颈部较短，后发际线较低，颈部的活动范围受限。Feil 后期又报道了大量病例，发现他们的共同特点是至少有两个颈椎椎体的先天性融合，并在 1919 年制订了一个分类系统。Ⅰ型：患者存在多节段的颈椎融合，并有可能累及上胸椎；Ⅱ型：患者仅有 1～2 个节段的椎体融合；Ⅲ型：患者为在Ⅰ型或Ⅱ型病变的基础上合并有远端胸腰椎异常。目前，Klippel-Feil 综合征已用于任何形式的颈椎先天性融合，是否具有典型的三联征（短颈、低发际线和颈椎活动受限）已不是诊断的必要条件。所以，Klippel-Feil 综合征代表着一大类可导致颈椎异常融合的疾病。尽管其发病机制和临床表现不尽相同，但因颈椎异常融合所导致的颈椎生物力学改变过程是类似的。颈椎的多节段融合可加速融合椎邻近节段的退变和不稳，甚至导致颈髓损伤。Klippel-Feil 综合征还可以同时合并多种骨骼系统发育畸形，如高肩胛症、脊柱侧凸，也可合并泌尿生殖系统、心血管系统畸形等。

## 流行病学

Klippel-Feil 综合征颈椎异常融合最常见的位置是 $C_2/C_3$，其次是 $C_5/C_6$，再次是颈胸交界区。很多患者长时间内并无明显临床表现，且缺乏相关的流行病学调查研究，Klippel-Feil 综合征真实的发病率尚不十分清楚。很多患者是在颈椎受到轻微外伤出现神经症状后通过检查才发现患有此病。Klippel-Feil 综合征的新生儿发病

率为 1/42 000～1/40 000，男女患病率之比约为
2：3。同时表现出以上三个特征性表现的患者仅
占 Klippel-Feil 患者总数的 50% 不到。

## 病因学

Klippel-Feil 综合征包含人群患病种类复杂，
以及病例的多散发性，使得寻找该病的遗传学病
因变得十分困难。既往的遗传学研究已发现了至
少三种显性或隐性遗传模式：Klippel-Feil 综合征
（148 900），Klippel-Feil 综合征伴发耳聋与先天阴
道缺失畸形（148 860），Klippel-Feil 综合征伴发
耳聋与面部不对称畸形（148 870）。此外，有研究
显示，Notch 信号通路调控椎体分节、肋骨及脊柱
发育，该信号通路中 DLL3、Jag1 等基因突变可能
与 Klippel-Feil 综合征发病相关。

血液供应异常假说近年来被提出用以解释
Klippel-Feil 综合征发生机制。有人认为，在胚胎
发育的第 6～7 周，椎动脉血供中断会影响椎体分
节过程，导致椎体先天性融合。融合的范围取决于
血供中断的范围。如果椎动脉在其锁骨下动脉起始
部阻塞，就会发生广泛的椎体融合。椎动脉的分支
负责前庭、耳蜗的血液供应，这就解释了 Klippel-
Feil 综合征患者常伴有感觉神经性听力缺陷。尽管
这一学说可以在一定程度上解释其发病原因，但仍
有很多方面无法得到很好地解释。

## 分型

1. Gunderson 分型　Ⅰ型为多个颈椎融合；
Ⅱ型为仅融合 1～2 个椎间隙的椎体；Ⅲ型为颈椎
融合合并下腰椎融合。

2. Guille 分型（图 7-6-1）　Ⅰ型为单节段的
颈椎融合；Ⅱ型为多节段、非连续性的颈椎融合；
Ⅲ型为多节段、连续性的颈椎融合。

3. Clarke 分型（根据遗传方式）

KF1：包括 $C_1$ 在内的上颈椎融合，合并或不
合并远端颈椎融合，为常染色体隐性遗传，此型最
常合并其他严重畸形。

KF2：$C_2/C_3$ 融合，常伴远端融合，为常染色
体显性遗传，$C_2/C_3$ 融合的外显率为 100%。

KF3：颈椎孤立性融合（$C_1$ 不融合），外显率
降低，为常染色体显性或隐性遗传。

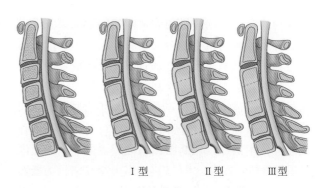

　　　　Ⅰ型　　　　Ⅱ型　　　　Ⅲ型

图 7-6-1　Klippel-Feil 综合征的 Guille 分型

KF4：又称为 Wildervanck 综合征，有先天
性颈椎融合、先天性耳聋及 Duane 综合征。此类畸
形被认为是与半合子致死相关的 X 连锁显性遗传。

## 临床表现

总体来说，Klippel-Feil 综合征典型的临床三
联征包括短颈、低发际线（图 7-6-2a、b）和颈部
活动受限。值得注意的是，患者的临床表现和发育
异常的程度并不一定相符。仅有不到半数的患者具
备典型的三联征。颈部活动范围减小是三联征中最
常见的表现。有些患者尽管颈椎畸形严重但临床表
现并不明显。婴儿和儿童早期往往是因为出现颈部
外观问题（如椎体发育异常导致的斜颈）就诊而被
发现。婴幼儿出现神经功能异常往往是因为融合区
在颅颈交界区。$C_1/C_2$ 的异常融合可以使得儿童期
就出现颈部疼痛。Klippel-Feil 综合征可以导致颈
椎管狭窄，狭窄可发生于一个或多个节段。它可能
发生在先天性融合水平以上的节段，但更常见的类
型是在先天性融合水平以下。患者多表现为显著的
椎管前后径减小（矢状面中部直径≤10mm）。这
种椎管狭窄使得患者出现颈椎神经根性症状，脊髓
型颈椎病或突然发生的四肢瘫痪表现。患者也可出
现间歇性四肢虚弱、感觉异常、上肢或下肢疼痛、
肠道或膀胱功能障碍。患者进入成年期可因融合
节段邻近的颈椎退变导致的神经痛以及颈髓损害。
Klippel-Feil 综合征患者可以伴有多种其他类型的
脊柱畸形（图 7-6-2c），包括脊柱侧凸或后凸、齿突
发育不良、颅底凹陷症（图 7-6-2d）、高肩胛症等。
脊髓畸形包括脊髓空洞（图 7-6-2e）、脊髓纵裂、
Chiari 畸形、神经肠源性囊肿等。部分患者合并神
经性耳聋，消化系统、泌尿生殖系统以及心血管系
统发育异常。

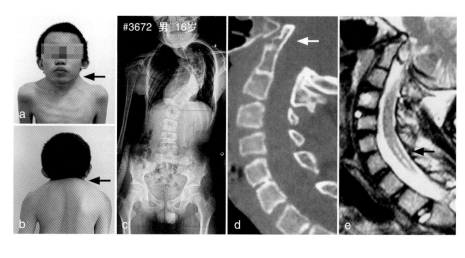

图 7-6-2　男（#3672），16 岁，短颈（a）、低发际线（b），立位全脊柱正侧位 X 线片示先天性胸椎侧凸（c），颅颈交界区可见发育畸形，颅底凹陷（d），颈椎 MRI 可见枕骨大孔处脊髓受压明显，合并脊髓空洞（e）

## 影像学表现

在 X 线上，可见两个以上颈椎融合成为"阻滞椎"（图 7-6-3b），融合椎前缘光滑，有弧形凹陷。阻滞椎椎体矢状径较正常椎体缩短，阻滞椎的高度相当于正常椎体加椎间隙的高度。椎体融合部变细，呈蜂腰状。椎间孔狭窄，呈哑铃状或双肾状。阻滞椎附件发生广泛融合，如关节突、棘突融合病变，并可发生邻近椎间隙增大甚至邻近节段退行性改变。颈椎动力位片示病变节段活动度降低，邻近节段活动度代偿性增加。部分患者可伴有高肩胛症、$C_1$ 后弓缺如等畸形，在临床上需要仔细辨别，以免漏诊。

CT 平扫及重建同样可见典型的 2 个或 2 个节段以上的颈椎融合（图 7-6-3），可累及椎体、关节突或后份结构。若病变邻近节段退变，可见邻近节段出现颈椎管狭窄，这种狭窄一般是继发性的（图 7-6-4b、c）。

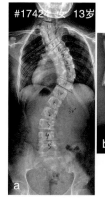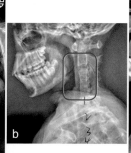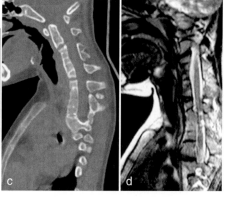

图 7-6-3　女（#17424），13 岁，Klippel-Feil 综合征表现为短颈、斜颈畸形，立位全脊柱正侧位 X 线片示先天性胸椎脊柱侧凸（a）。颈椎可见多节段（$C_3 \sim C_7$）颈椎融合、椎体后份融合（b）；CT 以及 MRI 示椎体融合，阻滞椎为蜂腰状（c、d）

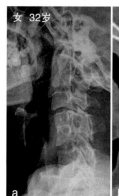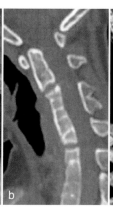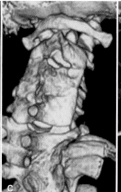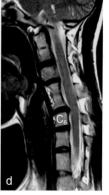

图 7-6-4　女，32 岁，Klippel-Feil 综合征（a）。$C_4/C_5$ 椎体融合（b）。CT 重建图像清晰示颈椎多节段前后方同时发生融合（c）。患者进入成年期后因 $C_4/C_5$ 融合后发生的邻近 $C_5/C_6$ 椎间盘突出（d）

MRI 平扫可见颈椎融合引起的椎间隙消失或变窄；成年患者的病变邻近节段多发生退变，尤其是下方颈椎的椎间盘突出（图 7-6-4），出现脊髓受压的情况。部分患者可同时伴有 Chiari 畸形或颈胸交界处脊髓异常。

## 合并症

Klippel-Feil 综合征患者可伴有多种脊柱脊髓畸形，最常见的是半椎体、蝴蝶椎或脊柱裂等脊椎发育异常引起的畸形，所合并的脊柱侧凸或后凸畸形多为先天性的。此外，还可以伴有齿突发育畸形、颅底凹陷症、枕颈部不稳定、高肩胛症。Klippel-Feil 综合征患者的脊髓畸形包括脊髓空洞、脊髓裂、Chiari 畸形、神经肠源性囊肿。部分患者可合并神经源性听力异常。其他合并症包括泌尿系统或消化系统异常（30% 的 Klippel-Feil 综合征患者存在）、先天性心脏病（14% 的 Klippel-Feil 综合征患者存在）、面部异常等。

## 自然史与预后

Klippel-Feil 综合征患者的预后主要取决于融合椎的邻近节段是否稳定。大部分患者颈椎长期处于稳定状态而不出现症状。融合椎的邻近节段在成年后容易出现进展性的退变，表现为颈椎间盘突出或颈椎管狭窄。有三种畸形最容易出现远期不稳定：$C_1 \sim C_3$ 融合伴枕颈部融合、长节段颈椎融合伴枕颈部畸形和上下均有颈椎融合的正常节段。这三种情况最易导致后期神经损害。

## 治疗

Klippel-Feil 综合征的手术指征为存在节段不稳以及由此导致的神经压迫损害加重的表现，或因颈椎后凸严重导致无法平视，显著影响生活质量。手术的最终目的是有效的椎管减压解除神经压迫，矫正颈椎后凸畸形。在儿童期，很少有患者因为 Klippel-Feil 综合征导致神经损害而需要手术治疗。

Klippel-Feil 综合征合并颈髓压迫的治疗主要有后路椎板切除或成形术，通过扩大椎管容积以解除脊髓的压迫。该术式应用最为广泛。但如果存在融合椎邻近节段椎间盘突出，椎体骨折等前方压迫，也可选择颈椎前路固定融合手术以更彻底地解除压迫，同时还有利于恢复颈椎的椎体高度。

Klippel-Feil 综合征合并严重颈椎后凸畸形时通常采用前后路联合手术，先行后路手术再行前路手术的方法。由于后份结构已发生融合，故先行颈椎前路手术撑开无法取得满意的效果，需先从后路将融合椎板及关节突截断并进行广泛软组织松解，才能获得满意的矫形效果。后路松解术完成后，再从前路撑开实现矫形效果。

## 参考文献

[1] Gruber J, Saleh A, Bakhsh W, et al. The Prevalence of Klippel-Feil syndrome: a computed tomography-based analysis of 2,917 patients[J]. Spine Deform, 2018, 6(4): 448-453.

[2] Hudson EW, Makis W. Klippel-Feil syndrome with spinal dysraphism: diastematomyelia on 18F-NaF bone PET, CT, and MRI imaging[J]. Clin Nucl Med, 2016, 41(5): 405-406.

[3] Karaca L, Sade R, Kantarci M, et al. Klippel-Feil syndrome with butterfly vertebrae: rare case[J]. Spine J, 2016, 16(11): e729-730.

[4] Kim JB, Park SW, Lee YS, et al. Two cases of Klippel-Feil syndrome with cervical myelopathy successfully treated by simple decompression without fixation[J]. Korean J Spine, 2015, 12(3): 225-229.

[5] Moses JT, Williams DM, Rubery PT, et al. The prevalence of Klippel-Feil syndrome in pediatric patients: analysis of 831 CT scans[J]. J Spine Surg, 2019, 5(1): 66-71.

[6] Mubarak AI, Morani AC. Anomalous vertebral arteries in Klippel-Feil syndrome with occipitalized atlas: CT angiography[J]. Radiology Case Reports, 2018, 13(2): 434-436.

[7] Nouri A, Tetreault L, Zamorano JJ, et al. Prevalence of Klippel-Feil syndrome in a surgical series of patients with cervical spondylotic myelopathy: analysis of the prospective, multicenter AOSpine North America study[J]. Global Spine J, 2015, 5(4): 294-299.

[8] Saker E, Loukas M, Oskouian RJ, et al. The intriguing history of vertebral fusion anomalies: the Klippel-Feil syndrome[J]. Childs Nerv Syst, 2016, 32(9): 1599-1602.

[9] Samartzis D, Kalluri P, Herman J, et al. "Clinical triad" findings in pediatric Klippel-Feil patients[J]. Scoliosis Spinal Disord, 2016, 11(1): 15.

[10] Satyarthee GD, Kumar A. Klippel-Feil syndrome associated with sacral agenesis, low lying cord, lipomyelomeningocele and split cord malformation presenting with tethered cord syndrome: pentads neural tube defects spread along whole spinal axis[J]. J Pediatr Neurosci, 2017, 12(1): 51-54.

[11] Stelzer JW, Flores MA, Mohammad W, et al. Klippel-Feil syndrome with sprengel deformity and extensive upper extremity deformity: a case report and literature review[J]. Case Rep Orthop, 2018(2018): 5796730.

[12] Tracy MR, Dormans JP, Kusumi K. Klippel-Feil syndrome: clinical features and current understanding of etiology[J]. Clin Orthop Relat Res, 2004(424): 183-190.

[13] Turgut M. Klippel-Feil syndrome in association with posterior fossa dermoid tumour[J]. Acta Neurochir (Wien), 2009, 151(3): 269-276.

[14] Xue X, Shen J, Zhang J, et al. Klippel-Feil syndrome in congenital scoliosis[J]. Spine (Phila Pa 1976), 2014, 39(23): E1353-1358.

[15] Yuce I, Sade R, Bayraktutan U, et al. Type II Klippel-Feil syndrome with accompanying rare costa deformity: rib fusion[J]. Spine J, 2015, 15(9): 2088-2089.

## 第七节 先天性高肩胛症

1891 年，Sprengel 描述了 4 例肩胛骨上移的病例，表现为外观畸形和肩关节功能异常，特别是肩关节外展功能受限。1972 年，Cavendish 对 100 例先天性高肩胛症（轻度畸形 59 例，中重度畸形 41 例）进行了临床总结和分类。

先天性高肩胛症（Sprengel 畸形）为临床罕见病，世界卫生组织（WHO）将罕见病定义为患病人数占总人口的 0.65‰～1‰ 的疾病或病变；中国专家对罕见病的共识：成人患病率低于五十万分之一，新生儿中发病率低于万分之一的遗传病可定义为罕见遗传病。张志强等报道了 29 例先天性高肩胛症患儿的临床资料，患儿年龄为（3.69±1.34）岁，其中男 15 例，女 14 例。

### 发病机制

Sprengel 畸形是一种发育性疾病，相关的病理生理学与上肢胚胎学尤其相关。人类胚胎正常生长和发育的基础是诱导细胞（即胚胎层）和反应组织之间的一系列复杂的相互作用。表型突变可能是由于缺乏信号分子或缺失细胞受体所致。与髋臼发育不良导致股骨近端异常的方式相似，Sprengel 畸形通常会对周围结构产生影响，因为周围结构需要正常的肩胛骨才能发育。肩胛骨隆起是最明显的表现，也可见肩胛骨及周围肌肉发育不良。

肩胛骨是在妊娠第 3～9 周的胚胎期通过胚层分化形成的，脊椎、四肢等亦在此时期分化。此时，肩胛骨位于 $C_4/C_5$ 水平。中胚层分化为中轴骨和附肢骨需要来自周围组织的持续细胞信号。肩胛骨是附肢骨的一部分，根据程序化的间充质细胞途径发育。多能间充质细胞在骨形态发生蛋白和成纤维细胞生长因子等多种细胞信号分子的影响下分化为骨组织。多方面的细胞信号通路引导肩胛骨的生长和发育，而肩胛骨又指导周围肌肉、骨骼和神经的生长和发育。一个或多个组织中的改变或生长过早停止会导致一系列异常。

在正常的发育过程中，肩胛骨在胎龄第 3～5 周发生尾侧移位，并继续发育。在胎龄为 6 周时，肩胛骨会进一步扩大，接近最终的位置（$T_7$ 处）。肩胛骨通过膜内骨化形成骨，正常的肌肉发育是通过表达细胞受体实现的，这些受体的配体主要来源于周围组织。对于 Sprengel 畸形，由于缺少正常的骨骼支撑，正常的肌肉表型不能表达。肩胛骨不能下降到正常位置，这使得发育不良的肩胛骨抬高并旋转。胚胎早期的病理损害会引起 Sprengel 畸形、Klippel-Feil 综合征、Poland 畸形和 Möbius 综合征等情况。由于骨骼系统的协同生长，这种情况会导致多种表型异常。锁骨下动脉分布异常和发育不完善，推测是发生病变的原因之一。其他作者也提出了常染色体显性遗传的可能，但大多数病例是散发性的。目前尚不清楚是血管病变还是常染色体遗传，或者两者都导致了 Sprengel 畸形，它们可能并不是相互排斥的。

### 临床表现

Sprengel 畸形患者通常表现为肩部外观畸形和肩关节功能受损。其中，外观异常是由肩胛骨隆起和旋转异常引起的（图 7-7-1）。通常，肩胛骨的下角向内侧旋转而接近中线，这会导致肩胛盂出现一个朝下的空洞。肩胛骨的内上角向上旋转，使得肩胛上区显得更加饱满。肩胛骨的近端位置决定了颈部饱满的程度；而功能受限是由于肩关节活动度降低所致。通常情况下，肩部外展主要受肩胸交界处无法活动和肩胛盂向下旋转的影响，肩部外展通常 ≤90°。肩关节活动度降低将会影响患儿日常活动。

学龄前儿童就诊的大部分症状是发现头颈活动受限和肩部的明显不对称，往往伴有脊柱侧凸和肩椎骨；少数症状是出生后发现一侧胸部肌肉缺失、前臂短小或伴有并指畸形及指骨缺失等，考虑 Poland 综合征，同时发现先天性高肩胛症。

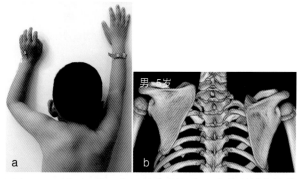

图 7-7-1 男，5 岁，先天性高肩胛症。术前左侧肩关节外展受限（a）。术前三维 CT 提示左侧肩胛骨较对侧高，内上角平 $C_6$ 水平（b）

先天性高肩胛症单侧发病多见，双侧罕见；2014 年，Akifusa Wada 等报道 22 例中，仅有 1 例为双侧发病。对称性的双侧先天性高肩胛症患儿可以表现为双肩等高，但颈部缩短，并可能伴有颈蹼畸形（图 7-7-2）。

轻度患者往往在学龄期（>6岁）后例行体检时发现，肩部活动影响不大，外观不明显，绝大多数不需要手术治疗；中重度病例，除了有明显上提和隆起的高肩胛外，患侧的肩关节外展往往在 60°～100°之间，影响穿衣及群体活动。

Cavendish 基于高肩胛的上抬程度，将 Sprengel 畸形分成四级，该分级在临床接受程度高（表 7-7-1）。

临床上诊断 Sprengel 畸形时，往往会发现其他关联畸形，最常见亦对手术安全有关联的畸形有：先天性颈椎融合症，也称为颈椎分节不良（Klippel-Feil 综合征）；脊柱侧凸（图 7-7-3），肋骨缺失；脊柱裂（Spinal Bifida 畸形）；斜颈和锁骨发育异常；CT 和 MRI 检查可以对脊髓的位置、脊柱畸形的严重程度、是否有肩椎骨（omovertebral bone，图 7-7-4）等逐一评估，以提高麻醉和手术安全性。与手术安全关联度低的伴发畸形有：肱骨或股骨短缩、马蹄足、髋关节脱位、扁平足等（表 7-7-2）。

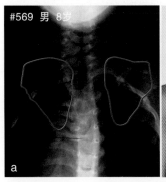
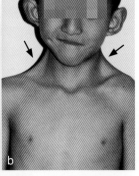

图 7-7-2　男（#569），8岁，双侧先天性高肩胛症。X 线示双侧肩胛骨抬高（a，红线）；外观表现为双肩等高，颈蹼形成（b，箭头），颈部缩短

| 表 7-7-1 | Cavendish 分级（Sprengel 畸形） |
| --- | --- |
| 程度 | 特征 |
| Ⅰ级（轻微） | 肩水平；穿衣后畸形看不见 |
| Ⅱ级（轻度） | 肩轻度倾斜，穿衣后颈蹼明显，可见肿块 |
| Ⅲ级（中度） | 患侧肩抬高 2～5cm，畸形明显 |
| Ⅳ级（重度） | 高肩，肩胛骨内上角几乎贴近枕骨 |

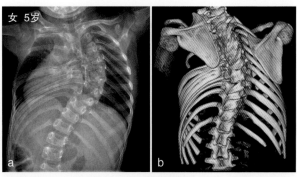

图 7-7-3　女，5岁，先天性高肩胛症。X 线及三维 CT 示同时伴发脊柱、肋骨发育畸形（a、b）

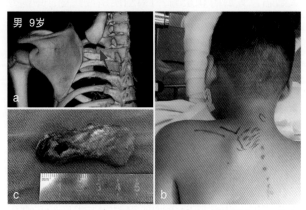

图 7-7-4　男，9岁，先天性高肩胛症。患儿枕部、颈椎与肩胛骨的内上角之间由发育有缺陷的肌肉构成束带、纤维组织、软骨或不正常的骨组织——肩椎骨相连（a，红色箭头），部分患儿肩椎骨有时可在体表触及（b，黑色记号笔标记处），术中将其完整剔除（c）（此病例由王晓东提供）

| 表 7-7-2 | 先天性高肩胛症患儿伴发畸形 |
| --- | --- |
| 伴发畸形 | 伴发率（%） |
| 脊柱侧凸 | 35～55 |
| 先天性颈椎融合症 | 16～27 |
| 肋骨异常 | 16～48 |
| 肩椎骨 | 20～50 |
| 脊柱裂 | 20～28 |
| 斜颈 | 4 |
| 锁骨畸形 | 1～16 |
| 肱骨缩短 | 6～13 |
| 股骨缩短 | 1 |
| 马蹄足 | 1～3 |
| 先天性髋关节脱位 | 1～4 |
| 扁平足 | 1～3 |
| 其他 | 1～3 |

## 影像学表现

普通 X 线片可以发现和诊断先天性高肩胛症（Sprengel 畸形）（图 7-7-5）；同时，亦可以确定是否存在脊柱侧凸、肋骨异常和肩椎骨。

三维 CT 可以重建出先天性高肩胛症颈椎、胸椎、胸廓的影像（图 7-7-5），清晰定标肩椎骨的位置，计算对比健侧肩胛骨；可以发现高肩胛往往发育小，因适应凸起的外侧胸骨，肩胛体中部薄且有凹陷，有的可有空洞，因此试图将严重的高肩胛尝试完全靠近脊椎中线是非常困难的，并有增加神经并发症的风险。Cho 等报道，关节盂是连接上肢与躯干骨的部位，受肩胛骨旋转影响较小，故其水平面可用于评估肩胛骨上升高度。而肩胛冈较少受发育不良的影响且在三维重建中容易显示，故可用于评估肩胛骨旋转的角度（图 7-7-5）。使用三维 CT 后前位测量肩胛骨的高宽比、肩胛骨升高比率及肩胛骨旋转差异（图 7-7-5），从侧位观察有无冈上窝部分弯曲来对患儿骨骼畸形进行评估。Ogden 和 Phillips 报道了 35 例 0～14 岁正常肩胛骨的高宽比，平均为 1.49（1.42～1.56）。患侧肩胛骨高宽比降低可能是因为患侧肩胛骨会出现冈上窝部分弯曲从而导致肩胛骨高度降低，而患侧肩胛骨宽度增加可能是因为肩椎骨的存在，其内侧缘的拉力可使肩胛骨宽度在发育过程中发生改变。研究者发现，肩胛骨的升高和旋转差异间呈显著负相关，提示旋转畸形越明显，高位肩胛骨的位置就越低；而旋转畸形越不明显，高位肩胛骨的位置就越高（图 7-7-6）。Cho 等认为，肩椎骨是导致上述差异的主要原因。在胚胎期，肩胛骨的下降是由于在其底部和外侧缘受到"拉力"，若肩椎骨出现后，其拉力方向与肩胛骨下降方向在一条直线上，但力的方向相反，此时肩胛骨就不会下降，同时也不会旋转；而当肩椎骨的拉力出现在内侧缘时，就会产生扭转力，从而使肩胛骨旋转，但并不影响其下降。

MRI 对脊髓圆锥的位置定位，有助于发现脊髓栓系；亦有助于发现是否有脊髓空洞，小脑扁桃体下沉的 Chiari 畸形。常规的肾脏超声，有助于发现肾脏肾盂先天性畸形。

影像学评估肋骨发育异常和缺失，对手术中分离肩胛骨十分重要，可避免突入胸腔，造成医源性血气胸。

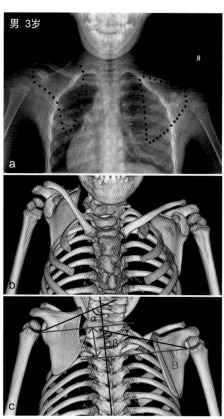

图 7-7-5　男，3 岁，左侧先天性高肩胛症。通过普通 X 线片可初步判断肩胛骨位置及形态（a，虚线为双侧肩胛骨大致轮廓）。三维 CT 检查提示左侧肩胛骨较对侧明显升高伴轻度旋转（b）。可用术前三维 CT 分别测量升高比率和旋转差异来评估患侧肩胛骨升高情况及旋转情况；分别从双侧关节盂向脊柱做垂线，两线间的距离为 A，正常侧肩胛骨高度为 B，升高比率则为 A/B；分别从双侧关节盂中心经肩胛冈向脊柱方向做直线，患侧直线与脊柱成角为 α，健侧直线与脊柱成角为 β，旋转差异则为 β-α（c）

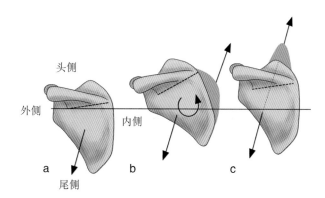

图 7-7-6　肩胛骨移行和旋转示意图。发育过程中肩胛骨的正常移行（a）。当肩椎骨拉力出现在内侧缘时，肩胛骨出现旋转（b）。当肩椎骨拉力方向与肩胛骨下降方向在一条直线上，但力的方向相反时，肩胛骨就不会下降，但伴旋转很少或没有旋转（c）

# 治疗

## （一）手术适应证

选择外科手术治疗的情况有以下四种：

1. **外观畸形的严重程度**　Cavendish 分类 III 度和 IV 度。

2. **功能障碍**　肩关节外展受限或有肩椎骨桥或因肩椎骨与胸廓之间纤维性粘连，或由于局部肌肉纤维化发育不良或未发育而力弱。

3. **并发其他畸形**　如 Klippel-Feil 综合征或严重的先天性脊柱侧凸和后凸。

4. **患儿的年龄**　中重度患儿手术适合年龄为 2～6 岁，6 岁后因手术引起的臂丛神经损伤发生率高。Akifusa Wada 等建议在 2 岁后尽快实施手术，因为软组织将更加柔软可获得更好的矫正效果，并且早期手术可以使肩胛骨持续生长和发育。但是，一些研究者认为，对于 3 岁以下的患儿，解剖结构的识别更加困难，并且操作对技术的要求也越来越高。

## （二）手术方法及疗效

治疗高肩胛症的方法较多，广泛推广使用为 1961 年 Woodward 描述的松解挛缩肌群，切除肩椎骨，尽可能使双侧肩胛冈（非肩胛下角）在同一水平；该术式手术出血少，病变小，术后对三角肌发育和功能无影响（图 7-7-7）；另一使用的手术为 Green 手术，对肩胛骨上缘部分肌肉广泛松解，有时采用截骨，分离肩胛冈上下部，重新将复位后肩胛骨置于背阔肌形成的口袋中，手术经典，但出血多，瘢痕形成明显，三角肌功能会受影响，虽有多位学者对术式进行了改良，但近年来应用得较少。

苏州儿童医院小儿骨科王晓东等采用 Woodward 手术，效果满意（图 7-7-8）。

手术指征：① 2～6 岁学龄前儿童；②中重度畸形。

需要行锁骨截骨的指征：①年龄大于 4 岁；② Klippel-Feil 综合征。

手术为 4 级高风险手术，需要有经验的团队完成，同时需要进行麻醉管理；手术体位为俯卧位，

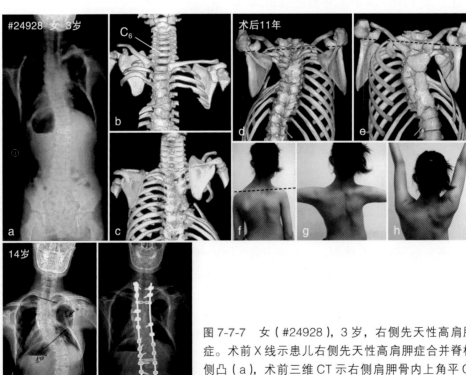

图 7-7-7　女（#24928），3 岁，右侧先天性高肩胛症。术前 X 线示患儿右侧先天性高肩胛症合并脊柱侧凸（a），术前三维 CT 示右侧肩胛骨内上角平 C<sub>6</sub>（b、c）。行 Woodward 矫正术，术后 11 年随访双侧肩胛骨基本水平（d～f），右肩关节功能完全正常（g、h）。14 岁时，残留脊柱侧凸畸形（i），遂行后路矫形（T<sub>1</sub>~L<sub>3</sub>）植骨融合术，术后矫形效果好，双肩维持平衡（j）

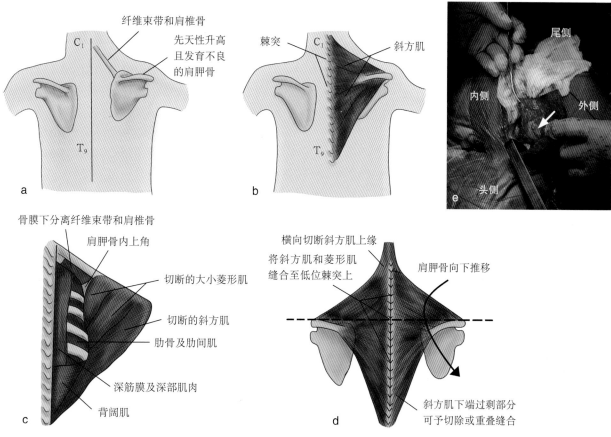

**图 7-7-8** Woodward 手术。沿 $C_1 \sim T_9$ 行正中切口（a）。在肩胛冈上显露斜方肌（b）。钝性分离位于背阔肌上层的斜方肌外侧缘，于棘突上将大小菱形肌起点行分离，切除所有的纤维束带、肩椎骨，切除突出的肩胛骨内上角（c）。横向切断斜方肌上缘附着点，将肩胛骨连同附着于其上的肌肉层一起移向远侧，直至两侧肩胛冈能基本水平，将斜方肌和菱形肌缝合至低位棘突上，切除或重叠缝合斜方肌下端过剩部分（d）。术中肩胛骨内上角位置（e，箭头）

需要头架。患侧肩部、上肢和健侧肩部和肩胛骨区域，均需消毒铺巾；整个肩前后和同侧上肢消毒，手术切口位于 $C_1 \sim T_9$，术者用食指分离斜方肌和背阔肌的间隙，并由下而上从中线分离至 $C_4$、$C_5$；中重度高肩胛症，大小菱形肌往往发育受限、挛缩，与斜方肌间隙不清，特别是下角抵向胸椎棘突的重度病例尤为明显；小心位于肩胛提肌和肩胛骨内上角前方的颈横动脉和静脉，特别是分离肩胛内上角时，尤需关注；在分离肩胛内上角时，行骨膜下分离，可避免这一损伤；肩椎骨有的很大，无假关节活动，此时更应注意在骨膜下操作，先分离与肩胛骨的连接处，在骨膜下分离体部，轻轻摇晃，可以比较容易断离与 $C_4/C_5$ 的连接处，松解痉挛束带状组织（含部分骨膜）；钝性分离肩胛骨前部和下极时，应注意勿损伤胸膜，尤其是有肋骨发育异常的患者，严重病例往往有束带与胸壁相连，此处

也需要松解，分离高肩胛时，注意肩胛骨不是被往下抽拉，而是术者轻轻托起肩部，将肩胛骨轻轻合拢并推向中线，可避免锁骨压迫臂丛。

手术目的主要是增加肩关节的活动度，尤其是外展角度，通常术后肩关节外展角度可增加 $50° \sim 60°$，同时可改善外观，但不追求肩胛骨与对侧完全在同一位置，尤其是中重度病例。一方面，重度高肩胛症中高肩胛发育小，中间薄而凹陷，有的存在空洞；另一方面，过度的牵拉会增加臂丛神经损伤的风险。手术中，只要保持与健侧的肩胛冈在同一水平即可；可以用粗的可吸收线将下角缝合于棘突上。

术后丝巾悬吊，$2 \sim 3$ 周后可以开始肩部活动。术后 6 个月后，可以对部分脊椎侧凸进行相应的矫形术（详见第 8 章第九节）。

### （三）手术并发症

手术治疗 Sprengel 畸形引起的并发症主要包括增生性瘢痕形成、肩胛骨上部分再生、臂丛损伤和翼状肩（表 7-7-3）。大多数外科技术涉及大切口和广泛的剥离，可能导致增生性瘢痕和瘢痕组织。

手术治疗最为重要的并发症为臂丛神经损伤；对年龄大于 4 岁合并先天性颈椎融合症的患儿（Klippel-Feil 综合征），应先行锁骨截骨手术，术中神经监测可以减少和避免发生臂丛神经不完全损伤。

| 表 7-7-3 | 先天性高肩胛症手术并发症及发生率 |
| --- | --- |
| 并发症 | 发生率（%） |
| 增生性瘢痕 | 26～64 |
| 肩胛骨上部分再生 | 30 |
| 臂丛神经损伤 | 6～11 |
| 翼状肩 | 4～17 |

**参考文献**

[1] Cavendish ME.Congenital elevation of the scapula: ME Cavendish J Bone Joint Surg[J]. British volume, 1972, 54(3): 395-408.

[2] 马端, 李定国, 张学, 等. 中国罕见病防治的机遇与挑战[J]. 中国循证儿科杂志, 2011, 6(02): 81-82.

[3] 张志强, 蔡奇勋, 张菁, 等. 先天性高肩胛症3D-CT形态分析及手术治疗效果评估[J]. 中华小儿外科杂志, 2019, 40(9): 830-834.

[4] Wada Akifusa, Nakamura Tomoyuki, Fujii Toshio, et al. Sprengel deformity: morphometric assessment and surgical treatment by the modified green procedure[J]. Journal of pediatric orthopedics, 2014, 34(1):55-62.

[5] Harvey Edward J, Bernstein Mitchell, Desy Nicholas M, et al. Sprengel deformity: pathogenesis and management[J].The Journal of the American Academy of Orthopaedic Surgeons, 2012, 20(3): 177-186.

[6] Cho TJ, Choi IH, Chung CY, et al. The Sprengel deformity. Morphometric analysis using 3D-CT and its clinical relevance[J]. J Bone Joint Surg Br, 2000, 82(5): 711-718.

[7] Ogden JA, Phillips SB. Radiology of postnatal skeletal development. Ⅶ.The scapula[J]. Skeletal Radiol, 1983, 9(3): 157-169.

[8] Yamada K, Suenaga N, Iwasaki N, et al. Correction in malrotation of the scapula and muscle transfer for the management of severe Sprengel deformity: static and dynamic evaluation using 3-dimensional computed tomography[J]. J Pediatr Orthop, 2013, 33(2): 205-211.

[9] Jeannopoulos CL. Congenital elevation of the scapula[J]. J Bone Joint Surg Am, 1952, 34 A(4): 883-892.

[10] Gonen E, Simsek U, Solak S, et al. Long-term results of modified green method in sprengel's deformity[J].J Child Orthop, 2010, 4(4): 309-314.

[11] Carson WG, Lovell WW, Whitesides TE Jr. Congenital elevation of the scapula. Surgical correction by the Woodward procedure[J]. J Bone Joint Surg Am, 1981, 63(8): 1199-1207.

## 第八节　斜颈

先天性斜颈（congenital torticollis）是指出生后即发现颈部向一侧倾斜的骨骼肌肉畸形，其中由于胸锁乳突肌挛缩导致的头颈偏斜，称为先天性肌性斜颈（congenital muscular torticollis, CMT）；因骨骼发育畸形引起的头颈偏斜，称为骨性斜颈。CMT 为胸锁乳突肌纤维化挛缩、缩短，导致头被牵向患侧，而下颌向对侧旋转。儿童的各种颈椎畸形均可引发骨性斜颈，本节重点讨论 CMT。

## 病因学

尽管 CMT 自首次报道以来已有 300 多年的历史，但至今病因仍不明确。目前主要有以下几种假设性学说。

1. 宫内胎位学说　早于 Hippoerates 时代就已提出 CMT 多系胎儿在子宫内姿势不正引起的压应力改变所致。近年来研究亦表明，由于压应力改变所产生的胸锁乳突肌发育受抑制是斜颈畸形的主要原因之一。

2. 血运受阻学说　当供应胸锁乳突肌动脉支或静脉支闭塞时，即可引起该组肌肉的纤维化，此观点已从实验研究中得到证实，但尚未被普遍接受。

3. 遗传学说　临床调查发现，约 1/5 患儿有家族史，且多伴有其他畸形。家族三代中出现多例 CMT 时，可认为存在常染色体显性遗传。

4. 产伤学说　由于 CMT 多发于难产分娩的病例，且以臀位产者为主。长期以来认为分娩时胸锁乳突肌受到损伤是主要原因，损伤导致肌肉内血肿、纤维化和挛缩。然而，在因羊水过少而行剖宫产出生的儿童中也发现了 CMT 的存在，这意味着此病可能是由羊水过少限制胎儿在宫内姿势等产前因素所致，因此受伤仅仅是发病的有关因素，而不是确切病因。此外，组织病理学检查时，在纤维化的胸锁乳突肌中未发现任何含铁血黄素痕迹，故推测其并非因产伤所致。

## 病理机制

出生后通常无异常，生后 2～3 周颈部出现纺锤形肿块，即婴儿期颈部假性肿瘤。肿块通常位于胸锁乳突肌中、下 1/3 交界处。有研究显示，包块多位于右侧，2～3 个月后消退，10%～20% 患者持续进展为肌性斜颈，25% 患者残留胸锁乳突肌不对称性紧张。此外，未经治疗的 CMT 会进一步引发颈椎、颅颈交界区畸形以及面部、下颌骨的不对称畸形。

CMT 基本的病理改变是肌内膜胶原沉积和成纤维细胞转移至单个肌细胞周围后导致的间质纤维化和肌肉萎缩。研究证实，胸锁乳突肌挛缩的组织主要是变性的纤维组织，表现为肌纤维完全破坏消失，细胞核大部溶解，部分残留核呈不规则浓缩状，中间可能出现再生横纹肌及新生毛细血管，亦可发现成纤维细胞。

## 发病率和临床分类

我国香港地区曾有报道称中国儿童斜颈发病率为 1.3%。国外报道 CMT 的发病率为 0.3%～1.9%。男女比例为 3：2，左右侧无差别，双侧者罕见。

CMT 主要分为以下三型：

Ⅰ型：胸锁乳突肌可触及肌肉内纤维包块，颈部被动和主动活动受限，这是最常见的类型，包块通常在 1 岁内消退，遗留纤维瘢痕。

Ⅱ型：胸锁乳突肌不能触及肿块，但触及明显紧张挛缩和条索状，颈部活动范围受限。

Ⅲ型：胸锁乳突肌不能触及挛缩和肿块，仅有头部偏斜，被动活动范围受限，常由颈部肌肉不平衡所致。

## 临床表现

1.颈部肿块　这是产妇或助产士最早发现的症状，一般于出生后即可触及，其位于胸锁乳突肌中、下 1/3 交界区，呈梭形，长 2～4cm，宽 1～2cm，质地较硬，底部固定，压痛不明显，颈部肿块于出生后第 2～3 周时最为明显，3 个月后逐渐消失，一般不超过半年。

2.斜颈　于出生后即可被发现，患儿头斜向肿块侧（患侧）。半个月后更为明显，随着患儿生长发育，胸锁乳突肌出现挛缩，头颈向患侧偏斜，下颌转向对侧，头颈向健侧倾斜及下颌向患侧旋转明显受限，斜颈畸形日益加重（图 7-8-1）。

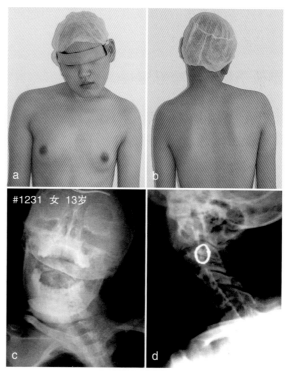

图 7-8-1　女（#1231），13 岁，出生后即发现肌性斜颈畸形，头颈向患侧偏斜，下颌转向对侧（a、b），颈椎正侧位 X 线片未见骨性结构异常（c、d）

3.面部不对称　一般于 2 岁以后即显示面部五官不对称，主要表现为：

（1）患侧眼睛下沉　由于胸锁乳突肌挛缩致使患侧眼睛位置由原来水平状，向下方位移，而健侧眼睛上升。

（2）下颌转向健侧　因胸锁乳突肌收缩，致使患侧乳突前移而出现整个下颌（颏部）向对侧旋转变位。

（3）双侧颜面变形　由于头部旋转，以致双侧面孔大小不一。健侧丰满呈圆形，患侧则狭而平板。

（4）眼外角线至口角线变异　测量双眼外角至同侧口角线距离，显示患侧变短，且随年龄增加而日益明显。

除以上表现外，患儿整个面部，包括鼻子、耳朵等均逐渐呈现不对称性改变，并于成年时基本定型，此时如行手术矫正，颌面部外形更为难看。因此，建议治疗力争在学龄前进行，不宜迟于 12 岁。

4.其他

（1）伴发畸形　包括髋关节有无脱位，颈椎椎骨有无畸形等。

（2）视力障碍　斜颈引起双眼不在同一水平位上，易产生视力疲劳而影响视力。

（3）颈椎侧凸　由于头颈旋向健侧，引起向健侧的代偿性侧凸。

## 影像学检查和畸形测量

1.影像学检查　手法检查可判断颈部肿块的部位、大小和质地，但不能明确肿块性质（肿瘤、血肿、囊肿）。超声检查无创、操作方便，可监测胸锁乳突肌肿块的纤维变性及损伤程度，常用于CMT患儿的早期诊断和随访观察。胸锁乳突肌肿块在超声上多表现为低回声或等回声信号，病变长度为14～45mm，横径为8～16mm，肿块在超声检查上消失一般比手法检查晚2周。正常人群超声检查常表现为左右两侧胸锁乳突肌形态规则，两侧各段肌肉厚度基本一致，肌肉内回声连续均匀，肌纤维排列整齐，边界清晰，肌纤维内血流信号正常，无异常光团和液性暗区。CMT患者可见左右两侧胸锁乳突肌厚度不均，患侧胸锁乳突肌较健侧减薄（图7-8-2）。

根据高分辨率超声图像上胸锁乳突肌肿块纤维变性程度，可将CMT分为以下四型。①Ⅰ型：受累肌肉的局限性肿块；②Ⅱ型：未探及明显肿块，但查及弥散性回声点，肌束膜排列不规则；③Ⅲ型：整个胸锁乳突肌弥散性超声回音增强，几乎无低回音；④Ⅳ型：受累胸锁乳突肌增强回声带。研究发现，极少数Ⅰ型和Ⅱ型可向Ⅲ型或Ⅳ型转变，Ⅰ型和Ⅱ型可经非手术治疗痊愈，而大多数Ⅲ型需要手术治疗，Ⅳ型几乎均需手术治疗。

MRI可用于评估胸锁乳突肌厚度、纤维化程度及排除大脑颅窝肿瘤。有研究发现，40例临床诊断为CMT患者中有28例MRI检查结果完全正常，仅有7例显示胸锁乳突肌存在纤维化，对治疗没有指导意义。因此，对单纯的CMT患者，没有必要行MRI检查，但在临床上需要同其他疾病鉴别时仍建议行MRI检查。

2.畸形测量　CMT患者存在不同程度的面部不对称，其中同侧耳向后移位最为常见，其次是同侧颧骨、前额向后塌陷，鼻尖向同侧偏移，同侧的眼裂变小。这些改变在X线片上表现不明显，但对于年龄较大、畸形较重者却可使用X线片评估。有学者在头颈正位X线片上采用颌颈角评估治疗前后面部对称性的恢复情况，颌颈角为$C_7$椎体上缘线与下颌骨的下缘连线的交角。优：颌颈角<5°；良：颌颈角为6°～10°；可：颌颈角为11°～15°；差：颌颈角>15°。也有学者用正位头影测量来评估面部对称情况，即测量左右侧面颅骨两线的交角（同侧下颌角至颧骨隆突的连线与同侧下颌角至眼眶、颧骨接缝的连线的交角），再计算左右两角相差的度数来计分，0～2°为3分，3°～4°为2分，5°～6°为1分，>7°为0分。

美国康复协会制订了CMT严重程度分级标准（表7-8-1），循证医学研究表明该分级标准针对12月龄前CMT患儿可靠性较好。

## 诊断及鉴别诊断

1.诊断　本病较易诊断，关键是对新生儿应争取早发现、早治疗，以期改善患者预后和降低手术率。由于CMT是多发性疾病，应对于每位新生儿、婴儿给予多方面的评价与查体。全身检查时应注意以下几点：①双侧颈部是否对称；②双侧胸锁乳突肌内有无肿块；③头颈是否经常向同一方向倾斜；④出生时有无臀位产或难产以及必要的超声、影像学检查。

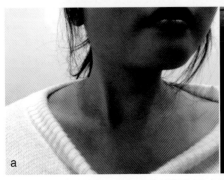
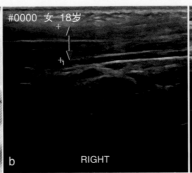
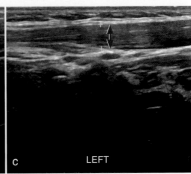

图7-8-2　女（#0000），18岁，先天性肌性斜颈。外观照示头颈部左侧偏移（a），超声检查示左侧胸锁乳突肌近颞骨乳突部较右侧减薄，右侧厚约0.9cm（b），左侧厚约0.5cm（c）

| 分级 | 严重程度 | 年龄 | 颈部被动活动范围 | 包块 |
|---|---|---|---|---|
| 表 7-8-1 | CMT 严重程度分级标准 | | | |
| 1 级 | 早期轻度 | 0~6 个月 | 仅有姿势异常或双侧颈部被动旋转活动范围差 <15° | 无 |
| 2 级 | 早期中度 | 0~6 个月 | 双侧颈部被动旋转活动差为 15°~30° | 无 |
| 3 级 | 早期重度 | 0~6 个月 | 双侧颈部被动旋转活动差 >30° 或胸锁乳突肌包块 | 有 |
| 4 级 | 晚期轻度 | 7~9 个月 | 仅有姿势异常或双侧颈部被动旋转活动范围差 <15° | 无 |
| 5 级 | 晚期中度 | 10~12 个月 | 仅有姿势异常或双侧颈部被动旋转活动范围差 <15° | 无 |
| 6 级 | 晚期重度 | 7~9 个月 | 双侧颈部被动旋转活动差为 15°~30° | 无 |
| 7 级 | 晚期极重度 | 7~12 个月 | 胸锁乳突肌包块或 10~12 个月双侧颈部被动旋转活动差 >30° | 有 |

2. 鉴别诊断　头颈部多种疾病所引起的头颈偏斜与 CMT 表现极为相似。对每一位 CMT 患儿均应注意与其他疾病相鉴别，必要时须联合五官科、眼科、神经内科等专科会诊。需要与 CMT 鉴别的常见疾病如下：

（1）颈部淋巴腺炎　婴儿患此病时头颈可向患侧倾斜。此时肿块伴有明显的压痛，且与胸锁乳突肌不在同一部位，易于区别。

（2）颈椎椎骨畸形　颈椎畸形，如 $C_1/C_2$ 半脱位，Klippel-Feil 综合征，寰椎半椎体畸形、寰枢关节畸形／脱位（图 7-8-3）等均可引发斜颈，可从 X 线平片和胸锁乳突肌检查等加以鉴别。

（3）其他　眼科疾病如上斜肌、外直肌麻痹等；神经源性疾病如脊髓空洞、肌张力障碍、颅后窝病变、中枢神经系统肿瘤和臂丛神经麻痹等；前庭神经疾病如先天性眼球震颤、婴儿阵发性斜颈、阵发性头部侧倾等。此外，癔症性斜颈、良性姿势性斜颈、习惯性斜视及颈部扭伤后斜颈等均易混淆，应加以鉴别。

## 治疗

CMT 治疗包括单纯临床观察、积极锻炼和轻柔手法牵引、药物局部注射以及各种手术治疗等。

### （一）理疗和手法牵张锻炼

1. 适应证　主要用于出生至 1 岁的婴儿，对 2 岁以内轻型亦可酌情选用。

2. 具体方法　视患者年龄不同可酌情采用以下方法。

（1）手法按摩　新生儿一旦确诊，应立即开始对肿块施以手法按摩，以增进局部血供，促使肿块软化与吸收。该方法对轻型患者有效，甚至可免除后续的手术矫正。

（2）徒手牵引　该方法可于出生后 15 天开始，由医生或监护人牵拉患儿患侧胸锁乳突肌，亦被称为被动牵张锻炼。主要由 3 个动作构成，即颈部前屈、左右侧屈和左右旋转。上述 3 种锻炼动作每组依次重复 10 次，每种姿势保持 10 秒，所有锻炼均

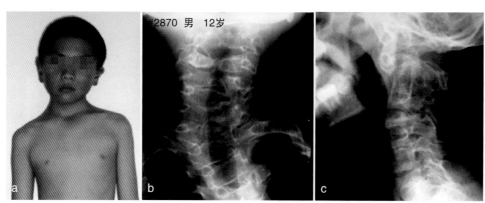

图 7-8-3　男（#2870），12 岁，先天性骨性斜颈。外观照示头颈部左侧偏移，但未见胸锁乳突肌条索（a），颈椎正侧位 X 线片示先天性寰枢椎脱位、寰枕融合伴 $C_1$ 后弓缺如（b、c）

在喂养前进行，最高每天达 8 组。轻症患儿一般可在治疗 3~4 个月内见效。

（3）其他　包括局部热敷，睡眠时使婴儿头颈尽量向患侧旋转，给予挛缩胸锁乳突肌以牵拉力等。

因婴儿刚刚出生不久，各种操作均需小心、细心和耐心，避免使用暴力，操之过急可引发误伤。

### （二）药物局部注射

对于胸锁乳突肌僵硬、超过 1 岁、康复训练超过 6 个月斜颈畸形仍无改善者，可局部注射 A 型肉毒毒素。A 型肉毒毒素为乙酰胆碱释放抑制剂，局部注射后起到松弛肌肉的作用。根据患者体重计肌肉体积，注射剂量为 2~3U/kg。将 100U A 型肉毒毒素与 0.5ml 生理盐水混匀，于 2~3 个部位等量注射。注射在麻醉下进行，注射后次日开始进行康复训练，每周两次康复训练，至少持续 6~8 周。有学者将 A 型肉毒毒素局部注射至患侧胸锁乳突肌经理疗无效的 CMT 婴幼儿患者，其中 74% 的患者注射后颈部旋转及头部偏斜明显改善，其认为 A 型肉毒毒素局部注射对理疗无效的 CMT 婴幼儿是一种安全、有效的治疗选择。

有学者应用醋酸泼尼松局部注射治疗 2~6 月龄的 CMT 婴幼儿，每 2 个月注射 1 次，一般注射 3~4 次，注射后再配合局部理疗、手法牵伸锻炼，

经过平均 13 个月的随访，取得了良好的临床疗效。该方法利用糖皮质激素的抗炎作用，局部注射时配合理疗、手法牵伸锻炼，可加快胸锁乳突肌包块消退，促进肌肉软化，减少纤维性挛缩，但要严格控制给药剂量和给药间隔时间，防止药物不良反应。

### （三）手术治疗

#### 1. 适应证和禁忌证

（1）适应证　经过保守治疗仍存在颈部被动旋转障碍或颈部侧屈与健侧相差 >15°，能触及紧张胸锁乳突肌条索或肿块，或症状持续 1 年以上的 CMT 患者。一般年龄以 1~12 岁为宜。

（2）相对手术适应证　12 岁以上患儿，因其继发性面部畸形已经形成，斜颈纠正后面部外观可能更为难看，尽管随着人体发育可有所改善，但不如年幼者疗效明显，需由家长酌情考虑（图 7-8-4）。

（3）禁忌证　因其他原因所引起的斜颈，如椎骨畸形、结核、外伤等应以治疗原发病为主。对成年人斜颈除非有特殊情况，一般不施行手术。

#### 2. 手术方法

（1）胸锁乳突肌起点切断术（图 7-8-5）　一般胸锁乳突肌的胸骨及锁骨端将该肌切断。该术式简便有效，易掌握。也有学者主张自乳突端将该肌切断，以保持颈部外表美观，适用于女孩。

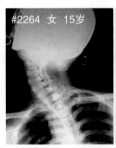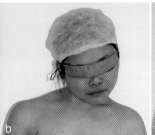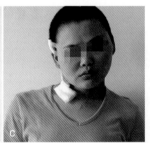

图 7-8-4　女（#2264），15 岁，先天性肌性斜颈。颈椎正位 X 线片未见骨性畸形（a）；外观照示头颈部左侧偏移（b）；行起止点部分胸锁乳突肌切除术后 1 周，虽然斜颈畸形改善，但依然可见头颈部倾斜畸形（c）

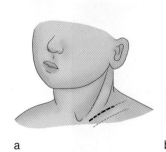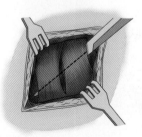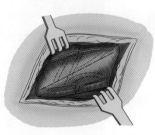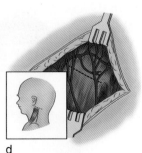

a　　　　　b　　　　　c　　　　　d

图 7-8-5　胸锁乳突肌起点切断术示意图。于患侧胸锁关节上 1.5~2cm 处做与锁骨平行的 3~4cm 横切口（a）；切开皮肤、颈阔肌和颈深筋膜后，于胸锁乳突肌下端逐步斜形切断胸锁乳突肌起点（b）；转动患儿头部，松解后鞘、深筋膜及血管鞘（c）；上述松解术不能完全矫正斜颈时，可于乳突尖端下方另做一横向弧形切口，分层切断胸锁乳突肌止点腱（d）

（2）胸锁乳突肌全切术　将整个瘢痕化的胸锁乳突肌切除，手术较大，适用于青少年患者。术中应避免误伤邻近的血管及神经。

（3）部分胸锁乳突肌切除术　指对形成肿块的胸锁乳突肌做段状切除。适用于年幼儿童且局部肿块较明显者。

（4）关节镜下手术松解　传统手术皮肤瘢痕明显，影响美观。1998 年 Burstein 与 Cohen 首次报道采用耳后发际线入路内镜辅助治疗 CMT，该手术切口隐蔽，但易损伤副神经及耳大神经。近年来，有学者采用经皮腋下入路内镜下完全松解胸锁乳突肌，该术式瘢痕更隐蔽、神经损伤风险更低。

3. **术后处理**　术后 5～7 天开始颈部牵拉活动，佩戴支具 6～8 小时 / 天，持续 8 周，保持过度矫正姿势，头偏向对侧，下颌转向患侧 10°～15°。每天锻炼 4～6 次，每次至少 10 分钟。

（1）斜颈畸形轻　术后可通过头颈主要向患

侧旋转活动达到矫正畸形的目的。对不合作幼儿不适用。

（2）斜颈畸形严重　在术后需以头 - 颈 - 胸石膏矫正，以维持患儿体位。一般使其固定在能使胸锁乳突肌拉长状态，即头颈尽力向患侧旋转，并向后仰。石膏制动 4～6 周后可拆除。

4. **手术并发症**

（1）早期伤口感染、血肿　手术过程中应充分止血，必要时术后放置引流管降低血肿发生风险。

（2）晚期切口瘢痕牵拉　主要发生于 1 岁前手术患儿。瘢痕牵拉主要与未缝合皮下结构或切口位于锁骨处有关，发生率为 2%～32%，严重影响手术效果。

5. **手术效果评价**　CMT 手术治疗效果采用 Lim 评价标准（表 7-8-2），包括颈部功能与外观两方面，总分 18 分。17～18 分为优（图 7-8-6）；15～16 分为良；13～14 分为一般；<12 分为差。

| 表 7-8-2 | 先天性肌性斜颈手术治疗 Lim 评价标准 | | | | | |
|---|---|---|---|---|---|---|
| 评分 | 功能 | | | 外观 | | |
| | 运动 | 倾斜 | 侧屈 | 瘢痕 | 胸锁乳突肌轮廓丢失 | 面部不对称 |
| 3 | 正常 | 无 | 无 | 良好 | 无 | 无 |
| 2 | <10° | 轻 | 轻 | 轻 | 轻 | 轻 |
| 1 | 10°～25° | 中 | 明显 | 中 | 明显 | 中 |
| 0 | >25° | 严重 | 严重 | 严重 | 严重 | 严重 |

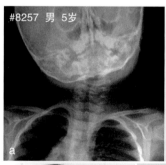
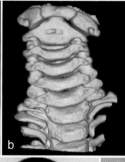
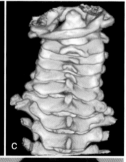
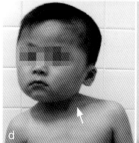
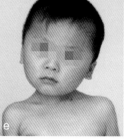
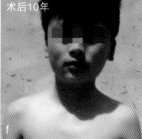

图 7-8-6　男（#8257），5 岁，先天性肌性斜颈。颈椎正位 X 线片（a）及 CT 三维重建图像（b、c）未见颈椎骨性结构异常；外观照示头颈部左侧偏移，胸锁乳突肌紧张（d，箭头）；行胸锁乳突肌起点切断术后 1 周，仍存在明显的头颈部倾斜（e）；术后 10 年随访时斜颈畸形显著改善，Lim 评分为优（f）

## 参考文献

[1] Lee GS, Lee MK, Kim WJ, et al. Adult patients with congenital muscular torticollis treated with bipolar release: report of 31 cases[J]. J Korean Neurosurg Soc, 2017, 60(1): 82-88.

[2] Lee KS, Chung EJ, Koh SE , et al. Outcomes of asymmetry in infants with congenital muscular torticollis[J]. J Phys Ther Sci, 2015, 27(2): 461-464.

[3] Thompson R, Kaplan SL. Frequency-specific microcurrent for treatment of longstanding congenital muscular torticollis[J]. Pediatr Phys Ther, 2019, 31(2): 1.

[4] 唐盛平, 刘正全, 全学模, 等. 胸锁乳突肌巨微解剖与先天性一斜颈病因的关系[J]. 中华小儿外科杂志, 2001, 22(1): 19-20.

[5] Seager A, Meldrum D, Conroy R, et al. Congenital muscular torticollis: the reliability of visual estimation in the assessment of cervical spine active rotation and head tilt by physiotherapists and the impact of clinical experience[J]. Eur J Pediatr, 2020, (2020): 1823-1832.

[6] Michinobu R, Tsukagoshi Y, Kamada H, et al. Congenital muscular torticollis treated at school age[J]. J Eastern Japan AOT, 2018, 30(4): 549-552.

[7] 吴意赟, 陈伟明, 周正国, 等. 彩色多普勒超声诊断小儿先天性肌性斜颈[J]. 中国医学影像技术, 2010, 26(2): 262-264.

[8] Velilla J, Marchetti MM, Toth-Petroczy A, et al. Homozygous TRPV4 mutation causes congenital distal spinal muscular atrophy and arthrogryposis[J]. Neurol Genet, 2019, 5(2): e312.

[9] Huegel M, Kenyon LK. Application of the clinical practice guideline for congenital muscular torticollis: a case report[J]. Pediatr Phys Ther, 2019, 31(1): E1-5.

[10] 李飞丽, 杨光静, 邓乾素, 等. 推拿为主的中医综合干预治疗小儿先天性肌性斜颈42例临床观察[J]. 中医儿科杂志, 2018, 14(1): 67-72.

[11] 金百祥. 先天性肌性斜颈的诊治观点[J]. 中华小儿外科杂志, 1997, 18(4): 243.

[12] Omidi-Kashani F, Hasankhani EG, Sharifi R, et al. Is surgery recommended in adults with neglected congenital muscular torticollis? A prospective study[J]. BMC Musculoskeletal Disorders, 2008, 9(1): 158.

[13] 李士星, 杨艳红, 杨玉萍. 小儿先天性肌性斜颈的超声诊断[J]. 中华超声影像学杂志, 2003, 12(4): 246.

[14] 袁源, 王蔚蔚. 超声在婴幼儿先天性肌性斜颈诊疗中的应用价值[J]. 临床超声医学杂志, 2015, 17(2): 95-97.

[15] Wei JL, Schwartz KM, Weaver AL, et al. Pseudotumor of infancy and congenital muscular torticollis: 170 cases[J]. Laryngoscope, 2010, 111(4 Pt 1): 688-695.

[16] Han SJ, Shin BM, Lee JM, et al. Factors affecting rehabilitation outcome of congenital muscular torticollis[J]. J Korean Acad Rehab Med, 2010, 34(6): 643-649.

# 第8章　先天性脊柱畸形

朱泽章　马向阳　王　玉　史本龙

## 第一节　先天性脊柱畸形概述

先天性脊柱畸形是胚胎发育过程中脊柱发育异常导致的出生即存在的脊柱结构性畸形。该病在新生儿人群中发病率为0.005%~0.01%，男女发病率近似。随着产前检查等预防措施的普及，先天性脊柱畸形的早期诊断水平逐渐提高，特别是三维超声（图1-2-7）及胎儿MRI检查的使用在胎儿期即可作出诊断（图8-1-1），因此先天性脊柱畸形发病率呈逐渐减少的趋势，尤其是伴有严重脊髓畸形的先天性脊柱畸形。

## 病因学

先天性脊柱畸形的确切病因仍不明确，但越来越多的证据表明，基因遗传因素和环境因素共同促进了先天性脊柱畸形的发生。

目前普遍认为中胚层脊索发育异常引起的体节发育异常是引起先天性脊柱畸形的主要原因。体节是脊椎动物在胚胎发育过程中形成的规律分节的

结构。每个体节发育成熟后形成生皮节、生肌节和生骨节三层，左、右生骨节在中线部分融合后开启软骨化进程，继而形成椎体及两侧椎弓三个骨化中心。若此过程中任何一个阶段受到干扰，即可导致椎体发育不良而形成脊柱畸形。由于脊柱发育和脊髓发育在时间上的高度相关性，使先天性脊柱畸形患儿常合并有脊髓神经发育异常。先天性脊柱畸形多呈散发性发病，同时也有报道指出个体基因突变在先天性脊柱畸形中发挥作用，亦有同卵双胞胎同患先天性脊柱畸形的报道，这些提示了基因在发病中的作用。北京协和医院的研究结果表明，虽然先天性脊柱畸形为多基因病，但其中TBX6基因的异常可解释约11%的先天性脊柱畸形发生机制。另有研究表明人类"Notch家族"中的σ-like-3σ等位基因位点发生变异后会导致椎体的发育畸形，而DLL3突变可导致小鼠脊椎结构畸形，脊椎和肋骨发育融合。其他还有研究提示MESP2、HES7、LFNG基因等与人类脊椎、肋骨畸形的发生也相关。部分疾病如Jarcho-Levin综合征和脊柱肋骨发育不全等，则表现出明显的遗传倾向。目前的基

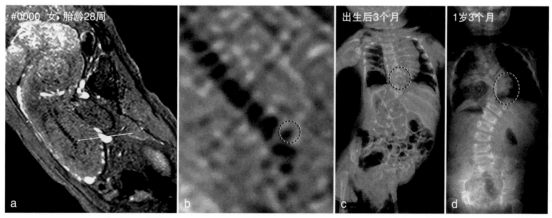

图8-1-1　女（#0000），胎龄28周时产前筛查，MRI提示胎儿脊柱排列平行线消失（a），局部放大片显示椎体形态异常（b，红圈）；出生后3个月X线提示中胸段半椎体畸形伴脊柱侧凸（c，红圈）；1年后X线更清晰地提示$T_7$~$T_{11}$多发半椎体畸形（d，红圈），与胎儿期MRI检查结果相符

因学研究认为单发的椎体畸形多为散发病例，遗传倾向很小，而多处脊柱畸形的患者，未来同胞发生同样或类似畸形的风险明显提高。

另外，环境因素对先天性脊柱畸形的发生有着一定的影响，主要是在胚胎期4~8周时发挥作用。妊娠早期所接触的外界环境如低氧、酒精、硼酸、丙戊酸等已证实对先天性脊柱畸形的发病有重要影响。妊娠期糖尿病、维生素缺乏等也是导致先天性脊柱畸形的重要影响因素。

## 分类

目前常根据2D影像学将先天性脊柱畸形分为三类：①椎体形成障碍，指胚胎发育过程中出现的部分或完全的椎体形成障碍，常表现为楔形椎、半椎体和蝴蝶椎等；②椎体分节障碍，指椎体发育过程中由于椎体分节不良导致的脊柱畸形，主要包括阻滞椎、骨桥形成和神经弓融合等；③混合型脊柱畸形，指同时存在形成障碍和分节障碍的脊柱畸形（具体内容见本章第二至四节）。

2009年，日本学者Noriaki Kawakami基于CT三维重建将先天性脊柱畸形分为四类：①单发单一畸形，包括单个半椎体、楔形椎、蝴蝶椎、椎体缺如等；②多发单一畸形，包括多个单一半椎体、楔形椎、蝴蝶椎、椎体缺如等，多发的椎体畸形可以是相邻椎体也可以是不相邻椎体；③混合型，包括半椎体部分结构与对侧的近端或远端椎体融合、畸形椎体前方结构分节不良＋后方结构融合；④单纯椎体分节不良而无椎体形成异常。作者认为这种3D分类更符合先天性脊柱畸形发育的病理学过程，有利于指导手术策略。近年来，该3D分型也受到越来越多脊柱外科医师的关注。

先天性脊柱畸形最常用的临床分类包括：①先天性脊柱侧凸（图8-1-2）；②先天性脊柱后凸（图8-1-3）；③先天性脊柱前凸（图8-1-4）；④先天性后凸型脊柱侧凸（图8-1-5）；⑤先天性前凸型脊柱侧凸（图8-1-6）。先天性脊柱侧凸患者由于椎体的发育不良或分节障碍，导致脊柱左右两侧或伴前后方向的非对称性生长，从而出现脊柱向侧方弯曲并伴有不同程度椎体旋转的三维结构畸形，X线上可发现形态异常的椎体，以半椎体最为多见，CT/MRI矢状面或冠状面可显示半椎体、蝴蝶椎或楔形椎等畸形。先天性脊柱后凸是由于脊柱前后柱生

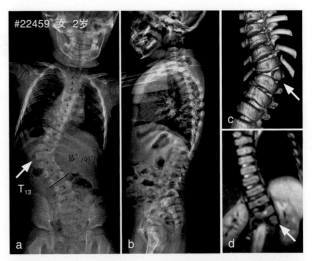

图8-1-2　女（#22459），2岁，先天性脊柱侧凸畸形（a、b），CT及MRI可见T₁₃半椎体（c、d，箭头），矢状面形态正常

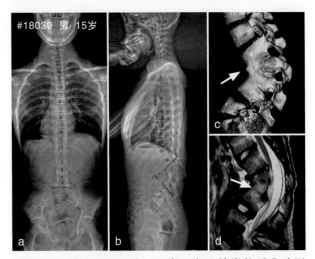

图8-1-3　男（#18039），15岁，先天性脊柱后凸畸形（a、b），CT及MRI示L₁~L₄椎体前方分节不良（c、d，箭头），冠状面上无侧凸畸形

长不平衡或脊柱前柱失去正常的支撑而导致的，全脊柱正侧位X线可见脊柱的后凸畸形和椎体发育异常，有时会看到蝴蝶椎等对称性发育畸形，CT三维重建可见后凸节段椎体前柱形成障碍或分节不良，MRI可分析椎体是否有生长板从而判断脊柱和责任椎体的生长潜能。先天性脊柱前凸常见的原因是脊柱后份的先天性融合，生长潜能低，而椎体及椎间盘相对正常，使得椎体和（或）椎间盘前柱的生长和高度大于后柱从而导致脊柱的前凸畸形，X线上不易显示脊柱后份椎板、椎弓根的发育异常，常需要借助CT三维重建进行评估。先天性脊柱侧凸常伴随有矢状面畸形，可分别表现为伴后凸型的

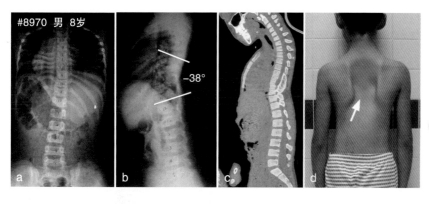

图 8-1-4　男（#8970），8 岁，先天性脊柱前凸畸形，$T_5 \sim T_{11}$ 前凸 -38°（a、b），CT 示 $T_5 \sim T_{12}$ 椎体后份椎板先天性融合（c），冠状面上无侧凸畸形，患者外观照示胸椎后凸消失，胸廓向前方凹陷（d，箭头）

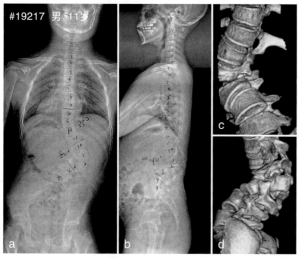

图 8-1-5　男（#19217），11 岁，先天性脊柱侧凸同时伴后凸畸形（a、b），CT 示 $L_2$ 椎体分节不良（c、d）

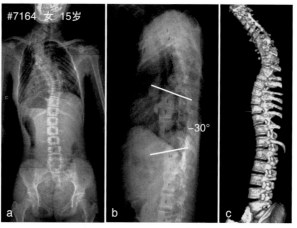

图 8-1-6　女（#7164），15 岁，先天性脊柱侧凸伴胸椎前凸畸形（a、b），CT 示上胸椎分节不良，胸椎前凸型脊柱侧凸（c）

脊柱侧凸和伴前凸型的脊柱侧凸，前者较为常见，而后者相对较为少见。

## 自然史

　　约 70% 的先天性脊柱畸形患者在不经外界干预的情况下会出现脊柱侧凸的逐渐进展，其中大部分患者进展较快。脊柱侧凸是否加重及加重的程度主要取决于先天性脊柱畸形的种类、畸形的数目、位置和患者的年龄。对于严重侧凸及后凸畸形的患者，其脊柱畸形可在骨骼发育成熟后继续进展。一般而言，存在完全分节的半椎体、单侧骨桥、同侧多个半椎体及胸腰段半椎体等是脊柱侧凸快速进展的重要因素（图 8-1-7）。对于存在严重畸形或有较大脊柱畸形进展风险的先天性脊柱畸形患儿，若不尽早进行外科干预，其胸腔、腹腔发育空间将严重受到限制，往往导致胸廓发育不良综合征和严重的营养不良。用力潮气量检查可以连续地监测患儿长期的肺功能变化。对于疑似胸廓发育不良综合征的患者，可以通过呼吸频率、X 线和 CT 检测肺容积以评估其肺功能。因此，对于先天性脊柱侧凸患者，保护其胸腔脏器的发育潜能是治疗的首要目的。

## 临床表现

　　部分患者可无特殊症状，早期可仅表现为患者外形的改变。如患者出现双肩不等高和剃刀背畸形，则提示患者可能存在上胸段半椎体畸形。中胸段半椎体畸形对患者外形的影响较小。患者出现躯干倾斜、骨盆倾斜或行走时双脚间距增大等表现时则提示半椎体可能出现在腰骶部。

　　部分患者查体时可发现背部皮肤有毛发生长、脂肪瘤、浅凹和皮肤隆起，以上症状提示患者可能存在与皮损部位对应的潜在神经发育异常，如脊髓马尾栓系、脊髓纵裂、先天性椎管内肿瘤等。仔细的神经系统检查有时可发现马蹄足、腓肠肌萎缩、感觉及运动障碍、反射减弱或消失、一侧下肢萎缩

快速进展 缓慢进展 自发改善

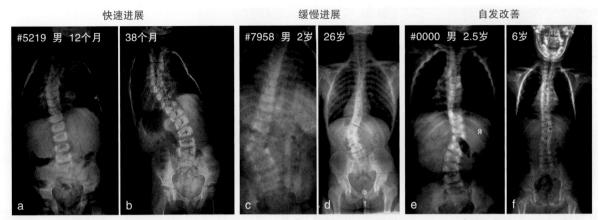

图 8-1-7  先天性脊柱畸形自然史。男（#5219），12 个月时发现先天性脊柱侧凸，多发上胸椎椎体发育不良（a），38 个月随访见侧凸明显进展，出现躯干失平衡（b）；男（#7958），2 岁时发现 $L_3$ 半椎体畸形（c），24 年中畸形缓慢进展（d）；男（#0000），2.5 岁时发现 $L_2$ 半椎体畸形（e），6 岁时随访见畸形自发改善（f）

等异常，严重者可出现瘫痪。此类症状的出现提示患者的神经系统异常可能造成进展性神经损害，此时需考虑是否需要神经外科手术处理相关异常。此外，应全面检查以明确是否合并先天性泌尿生殖系统、心血管系统和胃肠道畸形。

对于部分较严重的胸椎或者胸腰段畸形患者，如出现呼吸频率加快、活动耐量下降甚至发绀等呼吸系统症状时，则提示患者可能同时存在胸廓发育畸形。除脊柱畸形外，患者可合并有各种胸骨、肋骨发育畸形。常见的畸形包括肋骨数目增加或减少、肋骨融合、肋骨分叉等，可表现为鸡胸、漏斗胸或者胸廓外观的不对称，这些肋骨畸形还会使得胸廓活动受限，顺应性进一步降低，从而导致肺功能受损，早期的发现可能仅是呼吸频率的增加。肋骨畸形还会影响肋间肌的发育及形态，从而进一步损害患者肺功能，最后出现呼吸系统症状，可表现为活动后气喘、气促。

刘臻的研究结果显示，伴有简单肋骨畸形的先天性脊柱畸形患者与不伴肋骨畸形的先天性脊柱无畸形者相比肺功能损害无显著差异，而伴有复杂肋骨畸形的先天性脊柱畸形患者与无畸形者相比，VC 实／预、$FEV_1$ 实／预、FVC 实／预、MVV 实／预等均明显下降。无畸形者与简单脊柱畸形患者均以正常及轻度肺功能障碍为主，而复杂畸形患者则以中重度肺功能障碍为主。简单肋骨畸形与复杂肋骨畸形相比，肋骨畸形发生的范围较小，对呼吸肌及胸廓活动的影响较小，使得该影响处于患者呼吸肌代偿能力范围内，故而简单畸形患者与无畸形者相比肺功能损害无显著差异。而当肋骨畸形超过

呼吸肌代偿能力时，患者的肺功能便会受到显著的影响。此外，复杂肋骨畸形的患者可能会由于大范围的肋骨融合或连续的肋骨缺损，导致局部胸壁缺损，破坏了胸壁的连续性，造成局部的胸壁软化。这不仅会使局部呼吸肌失去附着点，严重者还可能导致反常呼吸，进一步损害肺功能。先天性脊柱畸形患者的肺功能损害模式主要为混合性通气功能障碍，这些患者除了呼吸肌及胸廓的限制性改变以外还存在肺组织的发育障碍。

## 影像学表现

1. X 线  早期进行立位全脊柱正侧位 X 线检查可以帮助确定先天性脊柱畸形患者的分型。很多患者存在多处脊柱畸形，包括合并并肋或缺肋等肋骨畸形，可同时存在冠状面侧凸和矢状面后凸畸形。先天性脊柱畸形由于其病变的复杂性，常导致椎体计数困难和 Cobb 角测量较大误差，部分患者甚至难以找到合适的解剖标志来测量。相比于单次 X 线检查的畸形评估，随访中多次 X 线检查的比较有助于评估脊柱畸形的进展性。对于此类患者畸形的评估，不能仅限于原发弯的 Cobb 角，还应包括近端和（或）远端弯的 Cobb 角以及冠状面及矢状面的平衡等。

2. CT  不仅有助于先天性脊柱畸形的病理解剖分型，对手术策略的制订也至关重要（图 8-1-8）。CT 及三维重建可以更为清晰地显示脊柱畸形的具体情况，如椎弓根、椎板及畸形椎体上下生长板的情况，是否合并椎管狭窄、椎管连续性中断、旋

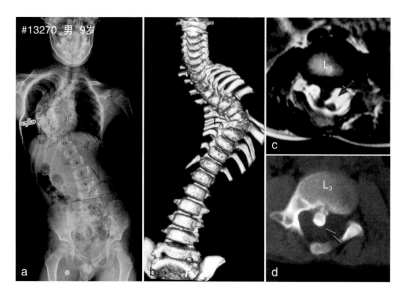

图 8-1-8　男（#13270），9 岁，立位全脊柱正位 X 线见先天性胸弯畸形（a），CT 三维重建示 $T_7$~$T_8$ 半椎体（b），横断面 MRI 可见脊髓纵裂（c，箭头），CT 可见骨性纵隔（d，箭头）

转半脱位等，亦可发现椎管骨性纵裂等椎管内畸形表现，因此常用于术前评估及手术方案的确定。同时，CT 也是评估胸廓畸形及计算肺容积的首选方法。由于行 CT 检查时仰卧位可导致畸形减少 9°~17°，并且有较高的辐射量，因此不适合随访中的观察。

3. MRI　除可发现楔形椎、半椎体或蝴蝶椎等椎体发育畸形外，通过分析异常椎体与正常椎体间的类似椎间盘信号或软骨信号的组织，评估异常发育椎是否存在软骨生长板，从而预测脊柱侧后凸畸形的发展趋势。对于部分严重畸形的患者，发育不良的椎体可对脊髓造成压迫进而引起神经症状。既往研究报道，15%~43% 的先天性脊柱侧凸患者伴有椎管内畸形，主要包括脊髓空洞、脊髓栓系和脊髓纵裂等。由于椎管内畸形与临床神经系统表现常无明确关联，故对于先天性脊柱侧凸患者，术前应常规行 MRI 检查以避免漏诊。而对于临床上存在神经系统症状等患者，则必须行 MRI 检查以明确诊断。MRI 有时还可发现同时合并的泌尿生殖系统畸形，如异位肾、肾缺如等。

4. 3D 打印技术的应用　1979 年，3D 打印术的概念由日本学者中川威雄教授首次提出，1986 年 Hull 等利用计算机制作模型首次打印出三维实体，标志着 3D 打印技术的真正诞生。2009 年，3D 打印技术被正式定义为一种与传统材料去除加工方法相反，基于三维数字模型、通常采用逐层制造方式将材料结合起来的工艺。在先天性脊柱畸形患者中，3D 打印技术制作的 1 : 1 三维仿真模型可以更加直观、全面地获取病变节段的三维数据，从而提高脊柱外科医师对复杂脊柱疾病空间解剖结构的理解，有利于制订更加精准的个体化手术方案。另一方面，术前可以在 3D 打印模型上模拟实施手术，选择手术路径、精确定位手术部位并评估手术中的风险，从而提高手术精准度和安全性、缩短手术时间、减少术中出血、减少手术并发症（图 8-1-9）。

## 合并畸形

30%~60% 的先天性脊柱畸形往往合并脊柱外骨骼系统及其他系统的先天性畸形，且 34% 合并 2 处及以上其他畸形，3.2% 甚至合并 5 处其他畸形。最常见为肋骨发育畸形，约见于 50.3% 的先天性脊柱畸形患者。脊髓畸形亦常见于先天性脊柱畸形患者，其发生率为 15%~43%，主要包括脊髓纵裂、脊髓栓系、脊髓空洞以及椎管内血管瘤、脂肪瘤等，对于此类患者要格外注意其神经系统症状。此外，临床上也常观察到合并先天性泌尿系统、胃肠道系统和心血管系统畸形的先天性脊柱畸形患儿。既往文献报道先天性脊柱畸形患者可合并多种综合征，包括 VATER 综合征、Goldenhar 综合征、Poland 综合征、Noonan 综合征、CHARGE 综合征、Melanocytic 综合征、Naevus 综合征、Klippel-Feil 综合征、Freeman-Sheldon 综合征、Jarcho-Levin 综合征、颅骨锁骨发育不全综合征、Turner 综合征、先天性无痛无汗症等。

1. 合并其他骨骼畸形　文献报道的其他骨骼畸形发生率差距较大，为 5%~35%，可发生于上肢、下肢及躯干等。史本龙认为文献报道的这一比例差

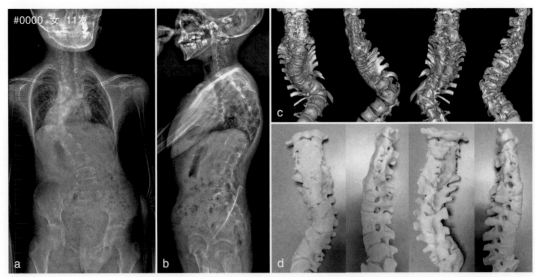

图 8-1-9　女（#0000），11 岁，立位全脊柱正侧位 X 线示先天性脊柱侧凸畸形（a、b），术前三维 CT 重建示颈胸段多发半椎体及分节不良（c），3D 打印模型可 360° 评估半椎体发育情况，模型消毒后可供术者术中使用，比三维 CT 更加直观（d）

异较大的原因可能与临床资料完善程度、人种、环境等因素有关。常见的骨骼系统合并畸形包括肋骨异常，下肢、上肢发育不良，扁平足，Sprengel 畸形（先天性翼状肩胛畸形、高肩胛症），髋关节脱位，多指（趾）等。其中肋骨形态异常多为复杂畸形，且肋骨畸形多发生于胸段或胸腰段单侧椎体分节不良患者，凹侧明显多于凸侧，与侧凸角度无关。严重的肋骨畸形会影响胸廓外形和功能。约 7% 的先天性脊柱畸形患者伴有 Sprengel 畸形（图 8-1-10），单侧椎体分节不良是导致 Sprengel 畸形的重要原因。患者常表现为一侧肩胛明显高于另一侧，同时可伴有肩胛骨发育不良，肩胛较高一侧可出现上臂外展和举高受限，部分患者可观察到局部肌肉萎缩表现。史本龙等发现先天性脊柱侧凸合并高肩胛症患者多表现为颈胸段和胸段侧凸畸形，以 $T_4$ 以上节段半椎体多见，高肩胛症及合并的肋骨畸形较多见于脊柱侧凸的凸侧，而双肩高度差与弯型特征无明显相关性。先天性脊柱畸形合并高肩胛症治疗策略的制订需要综合评估患者术前的外形、侧凸矫形的预期效果及对肩平衡的影响。

2. 合并椎管内畸形　椎管内脊髓发育畸形会造成患者生长过程中出现进行性神经损害、畸形进展，极大地增加了术中神经损伤的风险。在 MRI 技术广泛应用于临床之前，医师只能借助椎管内造影对椎管内畸形进行检查，由于椎管内造影为有创检查，故仅用于术前有明显下肢神经系统症状的患者，故

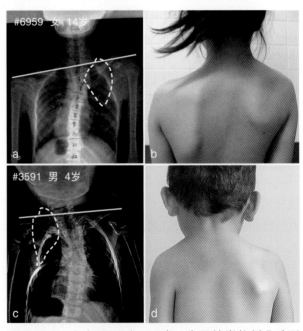

图 8-1-10　女（#6959），14 岁，先天性脊柱侧凸畸形（$T_2$ 半椎体）合并凸侧高肩胛症，加重了上胸椎侧凸导致的双肩不平衡（a、b）；男（#3591），4 岁，先天性脊柱侧凸畸形（$T_4$~$T_7$ 半椎体）合并凹侧高肩胛症，部分弥补了由中胸椎侧凸导致的双肩外形不平衡（c、d）

早期先天性脊柱畸形患者椎管内畸形的检出率较低。20 世纪 90 年代初，随着 MRI 技术的广泛推广，椎管内畸形的检出率明显提高。文献报道的椎管内异常包括 Chiari 畸形、脊髓栓系、脊髓纵裂、脊髓空洞、低位圆锥，且合并脊柱后凸畸形、颈胸段畸形、

椎体分节不良者更易发生椎管内畸形。Chiari 畸形为小脑扁桃体经枕骨大孔疝入上颈段椎管内超过 5mm，可伴脑桥和延髓延长、扭曲或下疝和后颅窝骨发育不良等，且 Chiari 畸形可伴有脊髓空洞及脑积水等。临床上因小脑扁桃体下疝压迫颅神经可引起后四组颅神经的压迫症状，表现为手部小肌肉萎缩无力或感觉迟钝、感觉障碍、运动障碍、自主神经功能障碍等。脊髓栓系、脊髓纵裂和低位圆锥临床症状表现各异，患儿常有下腰痛和腿痛、鞍区疼痛、下肢感觉障碍、神经源性膀胱及便秘等。另外，约一半患儿畸形表面皮肤可有异常，如毛斑、血管瘤、痣、脂肪瘤，也可见到皮肤小凹、背侧皮毛窦等。

3. 合并心脏畸形　早在 20 世纪 50～60 年代，人们就发现部分先天性心脏病患者合并脊柱畸形，文献报道先天性心脏病手术患者中脊柱侧凸发生率约为 40%，远高于一般人群。而先天性脊柱畸形患者中合并心脏畸形的发生率为 8%～22%，常见的心脏畸形包括室间隔缺损、房间隔缺损、右位心、法洛四联症、肺动脉狭窄和动脉导管未闭。目前的报道认为简单心脏畸形基本不会影响先天性脊柱畸形患者的治疗策略，但如合并有较为复杂的先天性心脏发育畸形必须考虑手术时，一般先行心脏手术，短期推迟脊柱畸形手术并不影响脊柱畸形的治疗效果。既往研究认为脊柱畸形一般不影响心脏功能的正常发育，这与脊柱畸形影响肺功能发育截然不同：心脏位于胸腔中央，在生长发育过程中不受胸廓压迫、限制，而且心脏的搏动是主动过程，不受呼吸运动影响。心脏畸形对先天性脊柱畸形患者手术的影响主要体现在围手术期处理上。发绀是围手术期死亡及引起术后并发症的危险因素，因此合并心脏畸形的患者行手术治疗时需警惕围手术期心脏并发症。

4. 合并消化系统畸形　1972 年 Quan 和 Smith 等报道脊柱、肛门、食管、桡骨和肾有同时发生畸形的倾向，并将之称为 VATER 联合畸形，又称为 VATER 综合征、VACTERL 联合征或 VACTERL 联合畸形。其中，V 代表脊柱（vertebral），A 代表肛门（anal），C 代表心脏（cardiac），TE 代表气管和食管（tracheoesophageal），R 代表肾脏（renal），L 代表肢体（limb）。有研究回顾性分析了 94 例先天性肛门闭锁患者，共计 36 例（38.3%）合并脊柱畸形，其中 30 例涉及骶骨畸形的患者中

26 例为骶骨发育不良、3 例为骶骨发育不对称、1 例为骶骨完全缺失。另有研究总结 117 例先天性膈疝患者的尸检结果，发现共 37 例（31.6%）合并骨骼畸形，其中 8 例为椎体畸形。消化系统畸形患者中部分合并椎体畸形，反之亦有相似的结果。研究报道 218 例先天性脊柱畸形患者中 33 例（15.1%）合并消化道畸形，包括先天性肛门闭锁 18 例、疝 14 例、食道闭锁 1 例。另外，文献中报道的先天性脊柱畸形患者合并的消化系统畸形，包括脾大、副脾、先天性肥厚性幽门梗阻等。由于消化道 B 超与脊柱矫形手术无密切联系，以往临床中完善率较低，所以先天性脊柱畸形合并消化系统畸形的报道相对较少、部分合并消化道畸形的患者可能被遗漏，提示辅助检查完善与否可能影响合并畸形的检出率。

5. 合并泌尿系统畸形　先天性脊柱畸形患者在泌尿生殖系统方面亦常见畸形，有研究认为 13% 的先天性脊柱畸形患者可同时存在不同程度的肾脏畸形，但绝大多数患者并无临床表现。近年来几项回顾性研究报道，先天性脊柱畸形患者合并泌尿生殖系统畸形发生率约为 25.7%，最常见的两类为孤立肾（单侧肾缺如）和肾异位。

**参考文献**

[1] Blanco-Perez E, Martinez-Sanjuan V, Sanchis-Gimeno JA. Atlantoaxial subluxation and congenital atlas arch defect[J]. Spine J, 2014, 14(12): 3049.

[2] Chen ZD, Wu J, Lu CW, et al. C1-C2 pedicle screw fixation for pediatric atlantoaxial dislocation: initial results and long-term follow-up[J]. J Pediatr Orthop, 2020, 40(2): 65-70.

[3] Goel A, Dhar A, Shah A, et al. Central or axial atlantoaxial dislocation as a cause of cervical myelopathy: a report of outcome of 5 cases treated by atlantoaxial stabilization[J]. World Neurosurg, 2019, 121: e908-916.

[4] Kennedy BC, D'Amico RS, Youngerman BE, et al. Long-term growth and alignment after occipitocervical and atlantoaxial fusion with rigid internal fixation in young children[J]. J Neurosurg Pediatr, 2016, 17(1): 94-102.

[5] Kinon MD, Nasser R, Nakhla J, et al. Atlantoaxial rotatory subluxation: a review for the pediatric emergency physician[J]. Pediatr Emerg Care, 2016, 32(10): 710-716.

[6] Lee DY, Jeong ST, Lee TH, et al. Brown-sequard syndrome caused by hyperextension in a patient with atlantoaxial subluxation due to an os odontoideum[J]. Acta Orthop Traumatol Turc, 2018, 52(3): 240-243.

[7] Mahr D, Freigang V, Bhayana H, et al. Comprehensive treatment algorithm for atlanto-axial rotatory fixation (AARF) in children[J]. Eur J Trauma Emerg Surg, 2019, https://doi.org/10.1007/s00068-019-01096-3.

[8] Masoudi MS, Derakhshan N, Ghaffarpasand F, et al. Management of pediatric atlantoaxial rotatory subluxation with a simple handmade cervical traction device: doing more with less[J]. World Neurosurg, 2017, 106: 355-358.

[9] Mehrotra A, Nair AP, Das K, et al. Congenital paediatric atlantoaxial dislocation: clinico-radiological profile and surgical

outcome[J]. Childs Nerv Syst, 2012, 28(11): 1943-1950.

[10] Pavlova OM, Ryabykh SO, Burcev AV, et al. Anomaly-related pathologic atlantoaxial displacement in pediatric patients[J]. World Neurosurg, 2018, 114: e532-545.

[11] Powell EC, Leonard JR, Olsen CS, et al. Atlantoaxial rotatory subluxation in children[J]. Pediatr Emerg Care, 2017, 33(2): 86-91.

[12] Salunke P, Sharma M, Sodhi HB, et al. Congenital atlantoaxial dislocation: a dynamic process and role of facets in irreducibility[J]. J Neurosurg Spine, 2011, 15(6): 678-685.

[13] Tanaka Y, Watanabe K, Katsumi K, et al. Occipitocervical fusion for severe atlantoaxial dislocation in an underdeveloped child with chondrodysplasia punctata: a case report[J]. JBJS Case Connect, 2017, 7(1): e16.

[14] Wang S, Yan M, Passias PG, et al. Atlantoaxial rotatory fixed dislocation: report on a series of 32 pediatric cases[J]. Spine (Phila Pa 1976), 2016, 41(12): E725-732.

[15] Wu X, Li Y, Tan M, et al. Long-term clinical and radiologic postoperative outcomes after C1-C2 pedicle screw techniques for pediatric atlantoaxial rotatory dislocation[J]. World Neurosurg, 2018, 115: e404-421.

[16] Zhang YH, Shao J, Chou D, et al. C1-C2 pedicle screw fixation for atlantoaxial dislocation in pediatric patients younger than 5 years: a case series of 15 patients[J]. World Neurosurg, 2017, 108: 498-505.

[17] Zhang YH, Zhou FC, Zhang J, et al. Efficacy and safety of atlantoaxial fluoroscopy-guided pedicle screw fixation in patients younger than 12 years: a radiographic and clinical assessment[J]. Spine (Phila Pa 1976), 2019, 44(20): 1412-1417.

## 第二节　先天性半椎体与脊柱侧凸

先天性脊柱侧凸（congenital scoliosis）是由于胚胎期中轴骨发育障碍引起的脊柱侧凸畸形。患者胚胎期在基因遗传、外界环境等因素的综合作用下出现椎体的发育、分节异常，导致左右两侧或伴前后方向的非对称性生长，此原发的脊柱结构畸形可在生长过程中呈进行性加重，从而出现脊柱向侧方弯曲并伴有不同程度椎体旋转的脊柱三维结构畸形。

## 一、分类

不同类型的先天性脊柱侧凸畸形的进展以及对脊柱整体的平衡影响是不一样的，因此了解先天性脊柱畸形的分型对于预测脊柱侧凸的进展和选择治疗时机尤为重要。MacEven 首先对先天性脊柱畸形进行分类，后 Winter 在其基础上进行了修改并被广泛应用。该分型根据脊柱发育形态将先天性脊柱侧凸分为先天性椎体形成障碍、先天性脊柱分节不良和先天性混合脊柱畸形三种基本类型。

### ■ 先天性椎体形成障碍

先天性椎体形成障碍又称椎体形成不良，指脊椎在胚胎发育过程中由于遗传、环境等因素的影响阻碍了椎体的正常形成发育过程，从而形成包括楔形椎、半椎体或蝴蝶椎等在内的多种椎体畸形（图8-2-1）。

### 影像学评估

全脊柱正侧位 X 线检查常常被用来初步筛查侧凸的类型并评估其严重程度及进展情况。X 线上可发现形态异常的椎体，以半椎体最为多见，也有楔形椎或蝴蝶椎等椎体发育畸形，少数患者可伴有后份椎弓根或椎板形成障碍，部分患者可同时伴有脊柱后凸畸形。由于先天性椎体形成障碍的复杂性或颈胸段的骨性阻挡，有时难以在 X 线平片上进行椎体计数和畸形的准确评估。因此，除全脊柱正

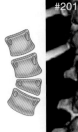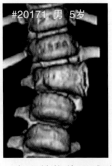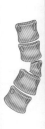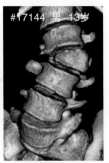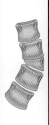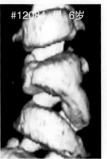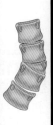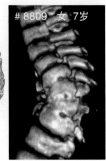

图 8-2-1　先天性椎体形成障碍导致的先天脊柱畸形示意图。男（#20171），5 岁，为单侧孤立楔形椎（a）；男（#17144），13 岁，为单侧孤立半椎体，完全分节，上下有软骨生长板（b）；男（#12084），6 岁，为伴分节不良的半椎体，上或下存在部分软骨生长板（c）；女（#8809），7 岁，为未分节的半椎体，上下与邻椎融合，无软骨生长板（d）

侧位 X 线片之外，建议术前应行全脊柱三维 CT 及 MRI 检查，以系统评估骨性结构及可能伴随的椎管内异常。CT 矢状面或冠状面可显示半椎体、蝴蝶椎或楔形椎等畸形；横断面可用于评估脊柱后份椎板、椎弓根等发育异常情况（图 8-2-2）；CT 平扫对于评估椎管内是否合并脊髓骨性纵裂有较好的价值；全脊柱三维 CT 重建有助于全面了解脊椎的发育异常，可分类为前方、后方、侧方、中央或混合形成障碍。全脊柱 MRI 检查除可发现椎体骨性发育畸形外，通过分析异常椎体与正常椎体间的类似椎间盘信号或软骨信号的组织可用来评估异常发育椎是否存在软骨生长板（图 8-2-3），从而预测脊柱侧后凸畸形的发展趋势。MRI 还可显示脊髓栓系、脊柱脊髓纵裂、脊髓空洞以及先天性椎管内肿瘤等合并疾病。

　　在先天性脊柱侧凸畸形的影像学评估中，对脊柱 - 躯干平衡状态的评估与对脊柱畸形本身的评估一样重要。椎体形成障碍导致的脊柱失衡除表现为脊柱局部侧凸畸形外，还可造成脊柱冠状面及矢状面失平衡、骨盆倾斜、头部倾斜和肩部失衡等症状，这与异常椎体的位置有显著相关性。大部分胸腰椎单一半椎体患者的躯干向半椎体同侧倾斜，合并双侧邻近对称的半椎体畸形患者则脊柱可以维持较好的冠状面平衡。另外，半椎体发生的位置不同，患者主要的临床表现亦不相同。颈胸段部位椎体形成障碍的患者可主要表现为颈部倾斜、肩部不

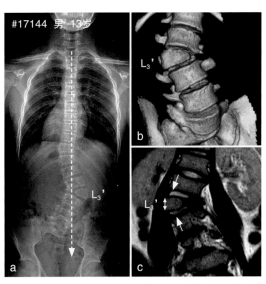

图 8-2-3　男（#17144），13 岁，先天性椎体形成障碍（半椎体畸形），躯干向半椎体同侧倾斜。X 线正位片可见 L₃' 半椎体畸形（a）；CT 三维重建示 L₃' 半椎体畸形，上下存在椎间隙（b）；MRI 冠状面示半椎体 L₃' 近端和远端均有正常椎间盘组织和软骨生长板（c，箭头），提示侧凸进行性加重风险较大

等高等症状。当形成障碍的椎体位于胸腰段时，患者可主要表现为局部的剃刀背畸形。当形成障碍的椎体位于腰骶段时，患者可主要表现为躯干倾斜而局部畸形不明显。由于畸形椎体近端为活动度很大的腰椎，而远端为不可活动的骶骨，因此近端还可出现继发性的代偿弯。代偿弯通常起始于半椎体近端 1~2 个椎体，向上累及胸腰段以及中下胸椎，极少数可达上胸椎。代偿弯通常高度旋转，在代偿弯下半段可见明显的起飞（"take-off"）现象，所以腰骶部半椎体患者躯干大多向半椎体对侧倾斜（图 8-2-4），代偿弯凸向半椎体的对侧，角度与原发弯大小无明显相关性。需要指出的是，腰骶段半椎体引起冠状面失衡较为常见，躯干通常向半椎体对侧倾斜，少数向半椎体同侧倾斜。

## 自然史

　　脊柱轴向生长源于椎体上下软骨板的纵行生长。侧凸的起始主要源于脊椎发育的结构性畸形，而侧凸的进展主要源于形成障碍所致的脊椎两侧的不对称生长以及可能伴随的神经功能障碍，所以先天性椎体形成障碍所致的脊柱侧凸的进展取决于畸形的类型、畸形部位、发病年龄以及弯型等，如楔形椎

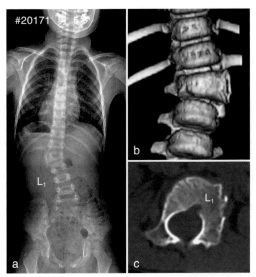

图 8-2-2　男（#20171），5 岁，L₁ 楔形椎畸形（a），CT 三维重建显示楔形椎体上下存在完整的椎间盘，但 CT 显示 L₁ 右侧椎弓根较左侧明显纤细（b、c）

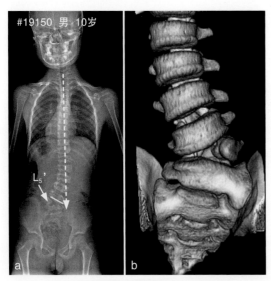

图 8-2-4 男（#19150），10岁，先天性左侧 $L_5$ 半椎体（a、b）合并躯干向半椎体对侧倾斜，由于半椎体存在完整的上下生长终板，以及作为脊柱基底结构的 $L_4$、$L_5$ 严重倾斜，提示畸形将进行性加重

| 表 8-2-1 | 不同部位及不同类型先天性椎体形成障碍进展速度（°/年） | | |
|---|---|---|---|

| 部分 | 年进展速度（°/年） | | |
|---|---|---|---|
| | 楔形椎 | 半椎体 | |
| | | 单个 | 2个 |
| 上胸椎 | <2 | 1~2 | 2~2.5 |
| 下胸椎 | 1~2 | 2~2.5 | 2~3 |
| 胸腰椎 | 1.5~2 | 2~3.5 | <5 |
| 腰椎 | <1 | 0~1 | * |
| 腰骶椎 | * | 0~1.5 | * |

注：* 表示进展太慢接近于无进展。

| 表 8-2-2 | 不同部位及不同年龄先天性椎体形成障碍进展速度 |
|---|---|

| 部位 | 进展速度（°/年） | |
|---|---|---|
| | 青春期前（≤10岁） | 青春期（>10岁） |
| 上胸椎 | 1~2 | 2~2.5 |
| 下胸椎 | 2 | 2.5~3 |
| 胸腰椎 | 2~5 | 3.5 |
| 腰椎 | 1 | 1 |

及蝴蝶椎畸形较轻，半椎体畸形往往比较严重。

Winter 等对 234 例先天性脊柱畸形患者进行随访观察，发现胸弯、胸腰弯比颈胸弯和腰弯侧凸进展更为迅速。McMaster 和 Ohtsuka 对 216 例先天性脊柱畸形患者进行平均 5.1 年随访发现，畸形水平和畸形类型是决定畸形进展最主要因素（表 8-2-1、表 8-2-2）。如果椎体分节良好，侧后凸进展可能性较大，平均每年进展达 3°~5°。若半椎体没有完全分节，进展潜能则相对较低。这类患者的神经并发症风险和畸形的角度成正比，发生在胸腰段或胸段区域预后更差。同侧多节段的椎体形成障碍导致的侧凸畸形进展极快（图 8-2-5），互补型半椎体的进展可以较为缓慢（图 8-2-6）。

椎体形成障碍位置不同则自然史也表现不同。颈胸段半椎体位于活动度较大的颈椎和相对固定的胸椎交界区，其进展有三种形式：① Cobb 角稳定，但是躯干倾斜进展较快；② Cobb 角稳定，但头部倾斜进展较快；③伴有后凸及快速进展的代偿弯。而胸腰椎畸形进展较其他部位更快且早期不易出现外观改变，因此发现时往往 Cobb 角较大；腰

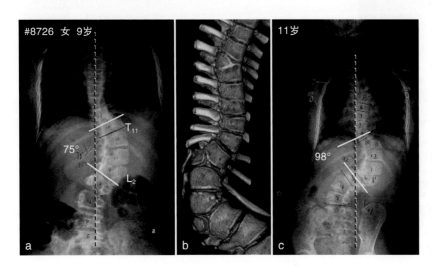

图 8-2-5 女（#8726），9岁，初诊发现 $T_4$、$T_{11}$、$L_2$ 同侧半椎体畸形，侧凸 Cobb 角 75°（a），三维 CT 示均为完全分节的同侧半椎体（b），2年的自然史显示畸形明显进展，侧凸 Cobb 角 98° 并出现严重的躯干倾斜（c）

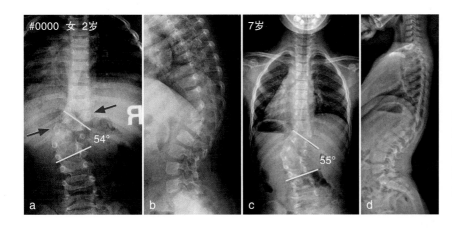

图 8-2-6　女（#0000），2 岁时发现 $T_{11}$ 和 $T_{12}$ 对侧互补型半椎体（a、b），侧凸 Cobb 角 54°。5 年后复查显示脊柱侧凸原发弯的 Cobb 角为 55°，畸形未见明显进展（c、d）

椎畸形进展最慢，且受生长发育影响较小；腰骶椎畸形较为特殊，尽管其进展速率不快，但是由于位置较低，对躯干整体平衡影响较大，较小的 Cobb 角就可以导致严重的躯干倾斜（图 8-2-4），甚至骨盆倾斜和髋关节半脱位。

　　一般而言，患者发病年龄越早，畸形越严重；青春期畸形加速进展，在快速生长期畸形进展每年可高达 10°。严重的先天性脊柱侧凸的患者，其侧凸畸形可在骨骼发育成熟后继续进展。

## ■ 先天性脊柱分节不良

　　先天性脊柱分节不良指脊椎胚胎发育异常导致脊椎分节障碍而形成的先天性脊柱畸形，包括阻滞椎、骨桥形成、神经弓融合等。在影像学上一般表现为长弧形的脊柱侧凸，单弯或局限的脊柱侧凸畸形常伴有异常脊椎融合。腰椎多见，颈椎次之，胸椎少见。先天性融合的脊椎通常大于正常脊椎。根据其分节程度可分为阻滞椎和骨桥形成，伴或不伴椎体形成障碍等。

## 影像学评估

　　站立位全脊柱正侧位 X 线可见阻滞椎、单侧椎体分节不良、伴或不伴有对侧的椎体形成障碍，相邻的两个节段以上的椎体融合常伴有肋骨融合、并肋以及胸廓发育不良综合征的表现。站立位正侧位 X 线亦可用于评估畸形进展及躯干平衡状态。单侧多节段分节不良者，由于单侧骨桥限制了分节不良侧椎体生长潜能，而对侧椎体保持持续生长，因此可出现明显的脊柱畸形，甚至出现明显的冠状面失代偿，如果分节不良的对侧脊柱生长正常，患者

躯干向分节不良同侧倾斜（图 8-2-7），这一点与胸腰椎单一半椎体畸形患者的躯干大多向半椎体同侧倾斜是不同的，但是当分节不良伴对侧半椎体时，躯干又可向分节不良的对侧倾斜（图 8-2-8c、d）。双侧多节段分节不良的患者，由于畸形部位椎体形成阻滞椎，中间无软骨生长板，因此无生长潜能，此类患者可仅表现局部的脊柱畸形，不需要近端或远端进行代偿，因此整体很少表现为冠状面失平衡（图 8-2-8B）。相比于单纯脊柱分节不良而言，更多见的类型则是混合性畸形，即单侧多节段分节不良合并对侧半椎体，此类患者常表现为恶性进展，且容易出现冠状面及矢状面失代偿现象。

　　CT 可见累及 2 个或 2 个节段以上的大块变形的融合脊椎块，也可以同时伴有椎弓根、肋骨或脊椎后份的融合。MRI 可见脊椎的畸形、融合，融合节段的椎间隙消失或变窄。如有脊柱成角畸形可发现脊髓受压的情况，部分患者可伴有椎管内异常，如脊髓空洞、脊髓纵裂等（图 8-2-9）。

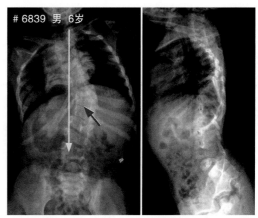

图 8-2-7　男（#6839），6 岁，先天性 $T_7$~$T_{10}$ 左侧椎体分节不良（箭头），合并躯干向凹侧倾斜

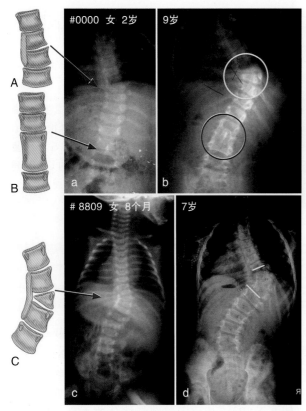

图 8-2-8　先天性脊椎分节不良导致的各种先天脊椎畸形。A 为单侧双节段分节不良（骨桥）；B 为双侧三节段完全分节不良（阻滞椎）；C 为单侧双节段分节不良（骨桥）合并对侧半椎体。女（#0000），2 岁时发现 $T_8$~$T_9$ 左侧分节不良伴 $L_2$~$L_4$ 阻滞椎（a），7 年自然史显示严重的脊柱侧凸和躯干倾斜主要由 $T_8$~$T_{11}$ 分节不良所致（b，黄圈），$L_2$~$L_4$ 阻滞椎畸形进展不大，$L_2$ 与 $L_4$ 基本平行（b，红圈）。女（#8809），出生 8 个月发现 $T_{10}$~$T_{11}$ 同侧半椎体畸形伴有凹侧分节不良（c），6 年自然史显示畸形明显进展，侧凸 Cobb 角 77°伴严重躯干倾斜（d）

## 自然史

先天性脊柱分节不良的进展取决于骨桥的范围和位置。McMaster 和 Ohtsuka 对 216 例患者平均 5.1 年的随访发现，胸腰椎分节不良进展最快，其次是胸椎分节不良。阻滞椎和双侧分节不良是先天性脊柱侧凸中进展最慢的类型，每年进展 <2°（表 8-2-3）。上胸椎分节障碍在青春期前平均年进展度数约 2°，青春期可达 4°。上胸椎分节不良常引起肩部和头部倾斜以及下胸椎和胸腰椎代偿弯，代偿弯进展速度可达到原发弯 2 倍。下胸椎分节障碍患者的侧凸年进展度数在青春期前约 5°，青春期可达 6.5°。胸腰椎分节障碍年进展度数最快，可达 6°~9°，腰椎约为 5°。腰椎及腰骶椎分节不良进展最慢，但骨盆倾斜和躯干倾斜可随原发弯的加

| 表 8-2-3 | 不同部位及不同类型的先天性脊椎分节不良的进展情况 | | |
| --- | --- | --- | --- |
| 部位 | 进展速度（°／年） | | |
| | 阻滞椎 | 单侧骨桥 | 单侧骨桥合并对侧半椎体 |
| 上胸椎 | 0~1 | 2~4 | 5~6 |
| 下胸椎 | 0~1 | 5~6.5 | 6~7 |
| 胸腰椎 | 0~1 | 6~9 | >10 |
| 腰椎 | <1 | >5 | * |

注：* 表示病例数太少或无侧凸。

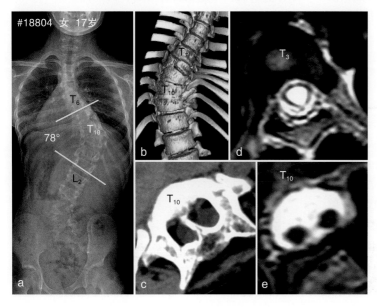

图 8-2-9　女（#18804），17 岁，先天性脊柱侧凸，$T_7$~$L_1$ 侧凸 Cobb 角 78°（a），$T_7$~$T_{11}$ 分节不良、$T_8$ 蝴蝶椎（b）；CT 横断面示脊髓纵裂为骨性纵裂（c）；MRI 示脊髓空洞（d）和脊髓纵裂畸形（e）

重而呈比例加重，结构性代偿弯也随着主弯的进展而不断加重。单侧的未分节骨桥伴对侧半椎体是最为严重最易进展的先天性侧凸类型，每年可进展 5°～10°，有研究者称之为"恶性先天性脊柱侧凸"，若不尽早手术，其胸腔、腹腔发育空间将严重受限，往往导致胸腔发育不全从而导致呼吸功能障碍，部分患者可因后凸的顶椎压迫脊髓造成神经损害。当分节不良伴同侧肋骨缺如时，进展更加恶性，并可出现严重的胸廓和胸壁塌陷（图 8-2-10），而孤立的椎体间融合很少导致脊柱侧凸畸形。

### ■ 先天性混合性脊柱畸形

先天性混合性脊柱畸形指同时合并椎体形成障碍和椎体分节不良的多发性先天性脊柱畸形，这是一种比单纯分节不良和单纯形成障碍更常见的先天性脊柱畸形，患者可同时合并肋骨缺如或者肋骨融合（图 8-2-11），且具有更高的脊髓发育畸形发生率，如脊髓纵裂等。

### 影像学评估

先天性混合性脊柱畸形 X 线可显示同时合并多个椎体的形成障碍和分节障碍。由于累及椎体较多，侧凸范围往往较大，可出现较为严重的侧后凸畸形，导致严重的冠状面、矢状面失代偿。对于单侧半椎体伴同侧分节不良患者，由于同侧分节不良的骨桥限制半椎体继续生长，因此此类患者畸形进展常较为缓慢。然而，更多情况下先天性混合性脊柱畸形表现为一侧分节不良伴对侧半椎体，这种类型由于形成不良侧骨桥限制脊柱生长，而对侧半椎体如存在软骨生长板则继续生长，进而导致急性进

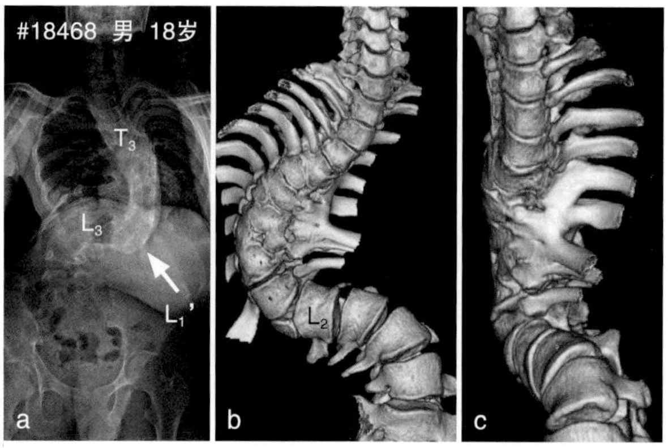

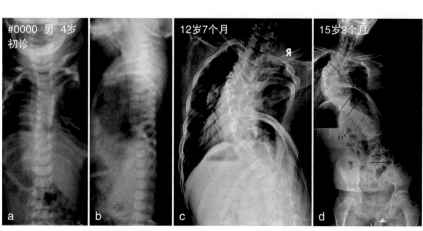

展，并且侧凸范围往往较大，可出现较严重的侧后凸畸形。此类侧凸畸形原发弯较为僵硬，常为结构性侧凸畸形，需要近端或远端代偿弯进行代偿。代偿弯具有以下特征可认为是结构性的：①代偿弯顶椎区椎体旋转明显（大于Ⅱ度）；②代偿弯有明显顶椎偏移；③代偿弯弯度大且僵硬（柔韧性<50%）；④远端代偿弯下端椎倾斜明显（>20°）；⑤代偿弯里有脊椎结构性畸形或有后凸畸形；⑥患者年龄较大。

先天性混合性脊柱畸形除了表现为侧凸畸形外还可合并后凸畸形，尤其前柱分节不良的患者后凸更为明显。如前柱连续多节段分节不良合并后方楔形椎患者常表现为圆弧状后凸畸形，此类患者椎管连续性仍完整，早期可不表现出神经症状。对于前柱分节不良或形成障碍伴后方半椎体患者则可形成明显的角状后凸，并且此类患者畸形位置常出现在较高的脊柱节段，后凸顶点处的脊髓可受到明显的机械性压迫，因此可早期出现神经损害症状。此外，部分形成障碍导致脊柱畸形的患者由于脊柱前

图 8-2-11　男（#18468），18 岁，先天性脊柱侧凸伴冠状面失平衡（a）；CT 示多节段（$T_5$～$T_{10}$）分节不良，$T_6$ 蝴蝶椎，$T_8$、$T_{10}$ 和 $L_1$ 半椎体（b），同时伴并肋畸形（c）

图 8-2-10　男（#0000），4 岁，$T_4$～$T_7$ 右侧分节不良伴同侧多发肋骨缺如（a、b）；8 年自然史显示畸形明显加重，右侧胸廓发育畸形（c）；15 岁左右时进入生长发育高峰，畸形快速进展，右侧胸廓和胸壁明显塌陷伴呼吸衰竭（d）

柱支撑缺如，畸形脊柱的近端围绕顶椎发生矢状面和冠状面上的旋转脱位，这一类型通常被称为先天性脊柱旋转半脱位，最多见于胸腰段脊柱。这类畸形的进展很明显，神经损害可短期内快速加重（图8-2-12）。

CT矢状面或冠状面上可观察半椎体畸形及椎体分节不良，判断形成障碍或分节不良的部位和累及节段。CT可见椎体前柱发育异常、椎体楔形变、椎体缺如等。部分患者同时可见椎管狭窄、脊柱裂、椎板缺如、椎体旋转半脱位等改变。三维重建可全面了解脊椎的发育异常，同时还可以显示肋骨的发育异常，清晰显示肋骨融合和缺如。

全脊柱MRI扫描有助于全面了解脊柱脊髓的发育异常，MRI除可发现楔形椎、半椎体或蝴蝶椎等椎体发育畸形外，通过分析异常椎体与正常椎体间的类似椎间盘信号或软骨信号的组织来评估异常发育椎是否存在软骨生长板。MRI还可发现伴发的脊柱裂和脊髓异常（图8-2-9）。McMaster等报道18.3%的先天性脊柱侧凸畸形患者存在椎管内异常，使用MRI检查后发现神经组织异常的病例高达30%～38%。先天性脊柱畸形患者约20%合并脊髓纵裂，是先天性脊柱畸形患者最常见的脊髓畸形。CT对于骨性纵裂有较好的诊断价值，而MRI对于膜性纵裂的诊断更为直观，表现为脊髓或马尾神经被纤维结构纵向分隔。MRI半椎体间有类似椎间盘信号的软骨生长板组织，提示畸形椎体存在生长潜能。MRI还可发现椎管内的病变，包括脊髓纵裂、脊髓栓系、脊髓空洞和先天性椎管内肿瘤。伴旋转半脱位者，可出现椎管连续性丧失。对于伴有

后凸畸形患者，可通过MRI横断面及矢状面脊髓和椎管侧壁或前壁之间的间隙推测脊髓受压情况。对于伴有角状后凸畸形患者，可发现脊髓呈弓弦状拉紧，并在后凸畸形顶椎区受压迫。脊髓压迫严重者，可在脊髓受压处的近端／远端出现继发性的脊髓空洞。

## 自然史

先天性混合性脊柱畸形脊柱侧凸常呈进行性加重，多发的半椎体畸形和椎体分节不良共同影响侧凸进展。半椎体畸形以及椎体分节不良的位置对侧凸的进展也起着重要作用，通常腰椎比胸椎对侧凸进展的影响更大。有些胸腰椎或腰椎凸侧半椎体、凹侧分节不良的患者年进展度数可以超过14°，且代偿弯可以迅速变得僵硬。单侧的未分节骨桥伴对侧半椎体是最为严重最易进展的先天性侧凸类型。侧凸常合并后凸畸形，且后凸畸形往往呈进行性加重并伴有神经损害症状的发生。对于旋转半脱位的患者，如位于颈胸段或胸段则容易出现神经损害症状，并呈进行性加重。年龄同样也是畸形进展的一个影响因素，在10岁前以每年5°的速度进展，10岁后以每年8°的速度进展。

## 二、旋转半脱位

椎体旋转半脱位最早由Trammell等对其进行了描述，定义为椎体在轴面上的旋转和在矢状面上的滑移距离≥5mm。大部分椎体旋转半脱位多发

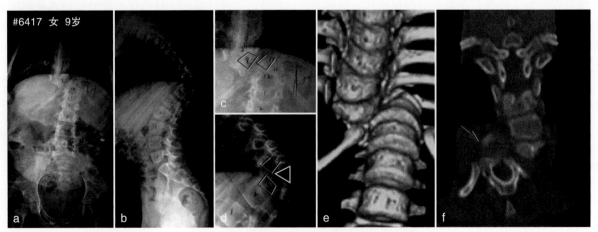

图8-2-12　女（#6417），9岁，以严重双下肢不全瘫首诊，X线发现胸椎多发半椎体及分节不良畸形（a、b），局部放大可见T$_9$/T$_{10}$存在冠状面及矢状面上的旋转半脱位（c、d），CT显示旋转半脱位（e），导致椎管的连续性中断，在CT冠状位平扫片上出现轴面椎管形态（f，箭头）

生于两个弯的交界区及胸腰椎和腰骶椎交界区，以胸腰段脊柱最为常见。对于先天性脊柱侧凸畸形患者，旋转半脱位也常见于顶椎区。先天性脊柱旋转半脱位的发病机制系脊柱前柱支撑缺如，畸形脊柱的近端围绕顶椎发生矢状面和冠状面上的旋转脱位（图 8-2-12e、图 8-2-13）。

典型的椎体旋转半脱位在 X 线上常表现为相邻两个椎体的反方向旋转、冠状面上椎体向侧凸侧滑移及矢状面上椎体向前方滑移等。在轴面 CT 上椎体旋转半脱位表现为发生半脱位的节段在同一层面同时出现两个相邻椎体形态（图 8-2-13），而在矢状面 CT 上则主要表现为椎管连续性中断。CT 三维重建则更有助于直观地评价椎体旋转半脱位椎体间的相对旋转与滑移程度。有时旋转半脱位部位脊柱会出现明显的刺刀样改变，X 线上两侧椎弓根间距缩短，CT 横断面会发现继发性的"椎管狭窄"。脊柱 MRI 扫描则表现为椎管失去连续性和可能伴发的神经卡压。Ploumis 等指出，脊柱轴位上椎体旋转半脱位与脊髓旋转程度相关而与椎管面积无关，但矢状位上的椎体脱位程度与椎管面积明显相关。

椎体旋转半脱位节段周围脊柱结构发育不良，脊柱生物力学不稳定，随年龄增长椎体旋转半脱位有进行性加重的风险，严重者可出现明显神经损害。此类患者的神经损害与其畸形严重程度及畸形进展风险有显著相关性。脊椎部分形成障碍、椎管连续性良好者往往无明显神经损害表现。畸形越严重、脊柱越不稳定，神经损害往往越严重。畸形进展风险越高，神经损害进行性加重的可能性越大。神经损害可以是缓慢出现的，也可在轻微的外伤下突然发生。神经损害的临床表现也不完全一致，根据旋转半脱位的节段不同，患者可出现诸如下肢皮肤感觉缺失和肌力下降，肛门、尿道括约肌功能异常等，严重者可发生痉挛性或迟缓性瘫痪。

## 三、先天性半椎体和先天性脊柱侧凸畸形的治疗

先天性脊柱侧凸患者很多为低龄儿童，治疗的目的是在最大可能保留脊柱生长潜能、避免神经并发症前提下进行最大程度的脊柱畸形矫正。同时，由于先天性脊柱畸形常伴有脊髓、胸廓的发育性畸形，使治疗方案的制订十分复杂，常需要个体化治疗。

### （一）保守治疗

保守治疗包括观察随访、石膏和支具治疗。对于 1.5 岁以下尚不能正常行走、畸形较轻且预计进展缓慢的非后凸型患儿（如楔形椎、蝴蝶椎等），建议每 6 个月复查一次，推迟支具或手术年龄，为患者脊柱和胸廓的生长争取时间。一方面，患儿还没有完全正常的独立行走能力，站立位难以评估脊柱

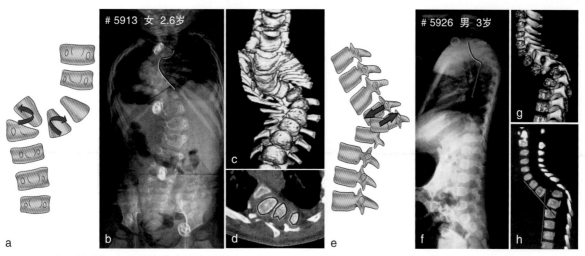

图 8-2-13　先天性脊柱畸形的椎体旋转半脱位在冠状面上主要由相邻椎体反向旋转导致（a）：女（#5913），2.6 岁，先天性脊柱侧凸畸形，多发胸椎椎体发育不良（b），三维 CT 可见 $T_7 \sim T_8$ 椎间旋转半脱位，以侧方脱位为主（c），横断面可见 3 个椎体影（d，红圈）。椎体旋转半脱位在矢状面则主要由相邻椎体反向滑移导致（e）；男（#5926），3 岁，先天性脊柱侧后凸畸形伴不全瘫（f），三维 CT 可见 $T_8 \sim T_9$ 椎体明显旋转半脱位，以前后脱位为主（g），矢状面可见椎管连续性中断（h）

的平衡状态；另一方面，难以凭一张初诊片预测畸形进展。少部分患者在进行长期观察随访过程中可长期稳定（图8-2-14），甚至出现自发纠正（图8-2-15）。此外，对于单纯蝴蝶椎以及两侧互补性的半椎体患者，由于脊柱整体平衡良好，畸形进展慢，也可进行随访观察。非对称性半椎体畸形进展相对较快，随访时如畸形加重应及时改变治疗策略。

传统认为支具与石膏对先天性脊柱侧凸的原发弯的矫正效果较差，甚至有研究者认为完全无效，但其对继发弯的发生与进展可起到预防或减轻作用，可在控制原发弯的同时部分矫正继发弯，又能引导脊柱的正常生长（图8-2-16、图8-2-17）。支具治疗的机制是利用生物力学的矫正规律，通过支具内部的衬垫在脊柱畸形凸侧施予压力，进而延缓畸形的进展，甚至将脊柱凸侧推向正常的解剖位置。Wong等的生物力学研究表明，支具的应用能减少脊柱侧凸的不平衡生长，尤其是束带及衬垫的压力和位置对畸形的控制作用尤为重要，但长时间的支具和石膏治疗也有可能引起患者肋骨及胸廓发育畸形。支具穿戴时应注意以下问题：①患者支具应穿戴在一件紧贴身体的内衣之外，支具的压力处放置衬垫，内衣尽量不发生褶皱，以免支具与内衣摩擦对皮肤产生损伤；②初戴时可根据患者的穿戴情况逐步增加穿戴时间，一般2周内完成适应阶段；③全日穿戴时间为每天22小时，在不戴支具的时间内，应自行注意皮肤的清洁卫生，且观察皮肤颜色变化及是否出现皮肤破损、压疮，甚至溃疡等；④患者每4~6个月拍摄全脊柱正侧位X线片，分别记录年龄、Risser征、治疗时间、主弯和继发弯Cobb角、后凸角、$T_1$~$T_{12}$高度等指标，并计算各项指标的变化情况。南京鼓楼医院收集分析了39例行支具治疗的先天性脊柱侧凸畸形患者，患

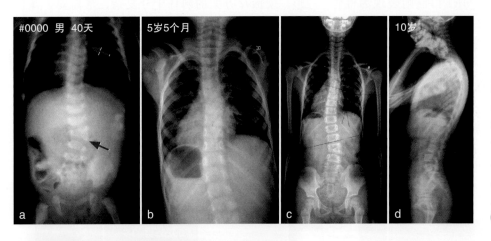

图 8-2-14　男（#0000），出生后40天发现$T_6$蝴蝶椎、$L_3$半椎体畸形（a），予以保守观察，随访至5岁5个月时，畸形未见明显加重（b）；随访至10岁时，脊柱整体保持平衡（c、d）

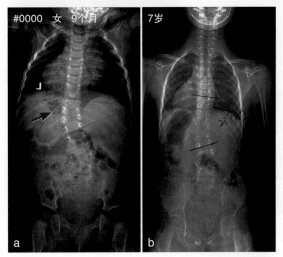

图 8-2-15　女（#0000），出生后9个月时发现脊柱侧凸，X线示右侧$T_9$~$T_{11}$蝴蝶椎畸形（a,箭头），7岁随访时见畸形自发纠正（b）

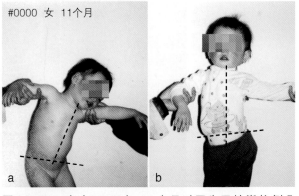

图 8-2-16　女（#0000），11个月时因先天性脊柱侧凸就诊，外观可见明显躯干倾斜，因脊柱畸形而不能稳定站立（a），佩戴支具后躯干倾斜得到显著改善，实现稳定站立（b）

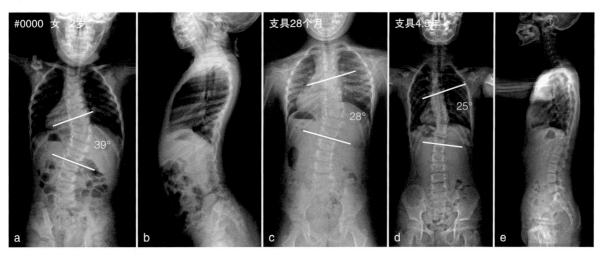

图 8-2-17　女（#0000），2 岁时发现先天性脊柱侧凸，初诊 X 线示 T₉、T₁₀ 楔形椎伴分节不良（a、b），主弯 Cobb 角 39°，予以 Boston 支具治疗；规范化支具治疗 28 个月，主弯 Cobb 角 28°（c）；支具治疗后 4.5 年复查 X 线示原发畸形控制良好，局部侧凸 Cobb 角 25°，远端继发弯也出现好转（d、e）

者初诊年龄平均为 4.1 岁，平均随访 42.1 个月，支具平均调整 7.5 次。患者支具治疗前主弯平均为 44.1°，末次随访时矫正为 41.3°，支具治疗期间 T₁～T₁₂ 的高度从 13.4cm 增至 17.1cm，平均手术时间延迟 32.1 个月。结果显示支具治疗对先天性脊柱侧凸患者通过维持和引导脊柱纵向生长可有效推迟手术年龄，部分患者甚至可避免手术。

对于尚不能独立行走但预测脊柱畸形肯定是呈进展型的婴幼儿，可以使用"睡眠型"Boston 支具，即只要当患儿睡眠时就佩戴支具，不睡眠时不佩戴，以便患儿学习坐、站及行走等（图 8-2-18）。

### （二）原位融合和凸侧骨骺阻滞

原位融合和凸侧骨骺阻滞是早年常采用的手术方法。对于年龄较小的患者（如小于 10 岁），长节段矫形内固定融合手术可能引起患者脊柱发育受

限，或发生以脊柱畸形加重为特征的"曲轴现象"。原位融合术的主要目的在于通过对存在发育性、结构性畸形的区域进行植骨融合从而防止畸形进展，手术本身不具有矫正功能。一般而言，手术时间越早，效果越好。融合的节段越少，脊柱生长发育潜能保留越多；但由于年龄小，畸形进展具有不可预测性，术后一般需支具治疗（图 8-2-19）。有些患者在进入第二个生长高峰期后，此畸形可继续进展，甚至最后需要再次手术（图 8-2-20）。

凸侧骨骺阻滞原理是通过抑制侧凸凸侧的生长，使凹侧继续生长而达到矫形的目的。主要适用于年龄较小、Cobb 角小、侧凸累及节段较短、凹侧具有生长潜能的患者（图 8-2-21），不适用于凹侧没有生长潜能（如合并凹侧分节不良）和合并后凸的患者。长期随访文献研究显示，凸侧骨骺阻滞术的疗效一般，控制畸形进展的效果有限，很多需

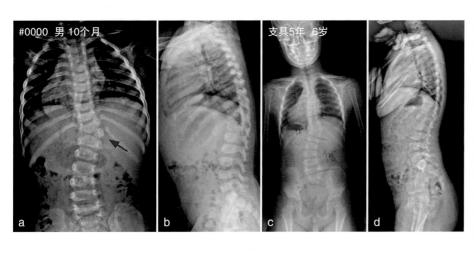

图 8-2-18　男（#0000），出生后 10 个月时发现先天性脊柱侧凸，X 线示右侧 T₁₂ 半椎体畸形（a，箭头），侧位片示胸腰段后凸畸形（b），予以"睡眠型"Boston 支具治疗，控制畸形进展；规范化支具治疗 5 年，6 岁时复查 X 线示畸形控制良好，半椎体局部侧凸 32°，远端代偿弯完全控制（c），胸腰段后凸畸形明显好转（d）

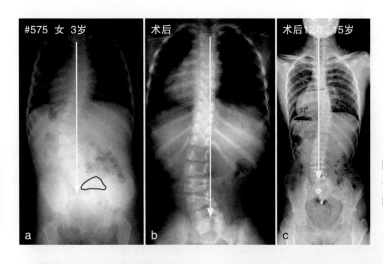

图 8-2-19　女（#575），3 岁时发现先天性脊柱侧凸畸形，S₁右侧半椎体（a），行后路 L₅~S₁原位融合术，术后予以支具治疗（b）。后 12 年（15 岁）随访示残留轻度且稳定的代偿弯，冠状面平衡维持良好（c）

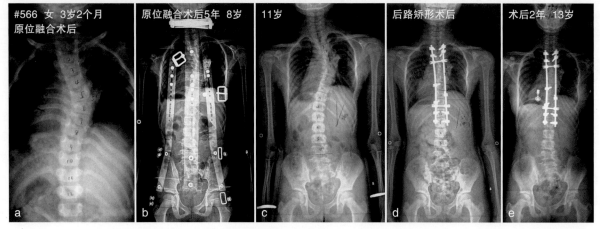

图 8-2-20　女（#566），3 岁 2 个月，T₅~T₇分节不良，局部侧凸 38°（a），行后路原位融合术，术后予支具治疗，术后 5 年随访时侧凸进展至 44°（b）；11 岁时侧凸 Cobb 角进展至 62°，双肩不平衡（c），予后路矫形融合内固定手术（d），术后 2 年无明显矫正丢失，双肩等高平衡（e）

要二期行后路矫形内固定术，所以与原位融合术一样，目前独立使用骨骺阻滞术已不是治疗先天性脊柱侧凸的首选。

### （三）非融合技术

非融合技术主要适用于发病年龄早（如年龄不大于 10 岁）、胸椎或胸腰椎发育畸形且累及节段长的患者。早年的文献报道当 Cobb 角大于 70°时应行生长棒手术治疗，但有些患者虽然 Cobb 角小于 70°，躯干却倾斜明显，甚至伴骨盆倾斜，则应早期手术（图 8-2-22）。盲目等待可能导致：①躯干倾斜，纠正困难；②脊柱侧凸向后凸型进展，增加术后并发症发生率，如近端内固定松动、拔出、近端交界性后凸（PJK）或断棒等；③脊柱侧凸的凹侧软组织发育迟缓甚至不发育，在生长过程中对脊柱产生"栓系"效应，加重骨盆倾斜；④骨盆倾斜

的持续存在和加重，不利于骨盆抬高侧的髋关节发育，可造成继发性的髋臼发育不良、股骨颈干角增大和股骨头覆盖差和半脱位，同时髋内收肌张力的增加和挛缩又可增加手术矫正骨盆倾斜的难度。非融合的生长棒技术主要优势在于可以在控制畸形进展的同时，允许脊柱和胸廓继续生长，保障心肺等重要器官的发育。目前主要包括单侧生长棒、双侧生长棒及磁控生长棒。生长棒技术常规于主弯近端的上胸椎和远端的腰椎各固定 2~3 个节段，内固定棒于肌肉内穿过，近端和远端棒之间使用多米诺或套筒连接。

生长棒手术应注意以下几点：①为防止内固定在近端拔出或交界性后凸，近端棒应在无张力状态下安装，可在钉钩周围局部植骨，以增加植入物的把持力。②上胸椎置钉困难或置钉不良时，应改为椎板钩，安置良好的钩其把持力远大于植入位置不

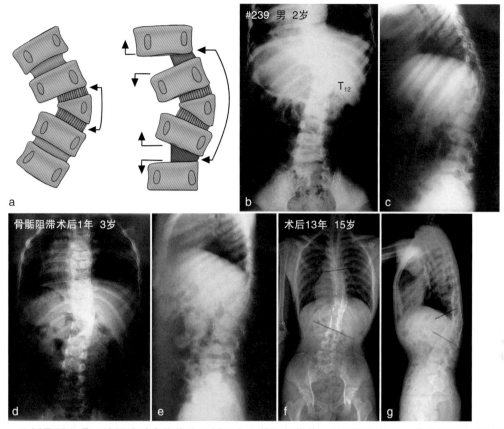

图 8-2-21　凸侧骨骺阻滞区域需跨过半椎体头尾侧至少 1 节相邻椎体，从而抑制凸侧一半的脊椎生长且维持凹侧椎体生长（a 箭头为切除椎间盘和生长板后的融合范围）。男（#239），2 岁发现右侧 T$_{12}$ 半椎体畸形，凹侧无分节不良，椎体存在生长潜能（b、c）；行 T$_{11}$～L$_1$ 凸侧骨骺阻滞术，术后 1 年（d、e）及术后 13 年随访（f、g）侧凸稳定，但后凸的纠正相对不足，效果差于对侧凸的纠正

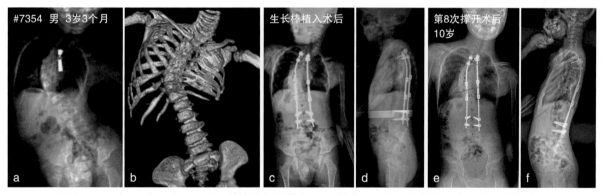

图 8-2-22　男（#7354），3 岁 3 个月，先天性脊柱侧凸伴躯干倾斜（a、b）；行脊柱后路双侧生长棒植入术，术后即刻就恢复了躯干平衡（c、d）；术后第 8 次撑开后冠状面及矢状面平衡维持良好（e、f）

良的椎弓根螺钉，另外鉴于婴幼儿的横突发育差、骨质脆弱，不建议单纯使用横突钩，应使用椎板钩。③下端固定椎应选择稳定椎，以减少术后出现冠状面失平衡风险，但选择 L$_3$ 及以下作为下端固定椎可导致术后出现 PJK 的风险增加。④内固定棒靠近皮肤会导致软组织覆盖差，而靠近骨膜可能

造成早期的自发融合。⑤一般情况下，生长棒置入手术后根据患者年龄和纵向生长速度需要每 6～10 个月撑开一次。建议 6～7 岁以下的患者约 8 个月左右撑开一次，每次撑开 1～1.5cm；7 岁以上的患者约 10 个月左右撑开一次，每次撑开小于 2cm。需要注意的是，间隔时间过短脊柱未达到足够的生

长高度，间隔时间过长则会造成软组织挛缩。撑开术中应予牵引两下肢和双侧腋下，以减少内固定的切割力，同时应注意根据躯干倾斜情况行左右不对称撑开。

由于生长棒技术的前提是畸形区还有生长潜能，故对于跨度小的角状后凸型、生长潜能有限的患者宜采取一次性矫形融合手术。由于单侧生长棒技术中上下锚定点及单棒所承受的应力较集中，内固定物相关的并发症发生率较高。与单侧生长棒技术相比，双侧生长棒技术的并发症发生率较低，由内固定相关并发症导致的计划外手术次数显著减少，并可以更好地矫正脊柱畸形。这与双侧生长棒可以更好地分散应力，且更好地控制脊柱有关。目前，绝大部分脊柱外科医师倾向于选择应用双侧生长棒技术。磁控生长棒技术将磁性物质置于连接套筒中，使用遥控装置在体外进行生长棒的撑开操作。该技术可以避免传统生长棒技术中因频繁撑开操作导致的多次麻醉和手术创伤，但也存在包括伤口感染、皮肤并发症、脱钩、断棒及矫形丢失等在内的并发症。目前，该技术的应用病例数较少，随

访时间尚短，其远期疗效仍有待观察。

截骨－生长棒技术是最近提出的结合截骨和非融合手术的一种术式。某些僵硬的侧后凸合并长代偿弯的先天性脊柱侧凸患者，单纯应用生长棒技术矫形效果不佳，且容易出现内固定失败。截骨－生长棒技术可用于畸形椎体位于顶椎区域的角状侧后凸畸形患者，顶椎区的截骨或半椎体切除可消除侧凸的致畸因素，该技术主要采用在顶椎区域进行椎体部分或完全切除并行短节段固定的基础上使用生长棒技术撑开控制代偿性胸弯畸形。截骨－生长棒技术的主要适应证为：①顶椎区椎体形成不良或半椎体畸形导致的长节段侧后凸畸形，上下端累及范围超过 8 个节段；②顶椎区高度旋转，存在较大的不对称生长潜能；③传统生长棒技术撑开过程中出现严重的肩部倾斜或躯干失衡，顶椎旋转加重并出现短弧甚至角状后凸畸形，也可在撑开手术中采用补充的截骨和短节段固定术恢复脊柱和肩部平衡。混合生长棒技术可在不明显影响脊柱生长的情况下获得更好的主弯矫正效果（图 8-2-23）。需要提出的是，顶椎区的截骨操作对手术技术要求高，截骨

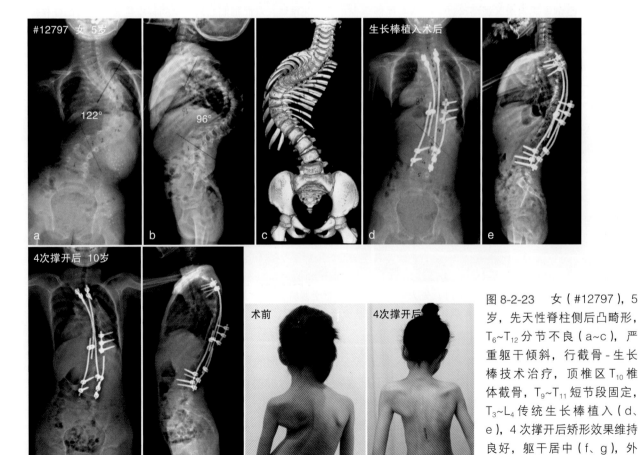

图 8-2-23　女（#12797），5岁，先天性脊柱侧后凸畸形，$T_6 \sim T_{12}$ 分节不良（a~c），严重躯干倾斜，行截骨-生长棒技术治疗，顶椎区 $T_{10}$ 椎体截骨，$T_9 \sim T_{11}$ 短节段固定，$T_3 \sim L_4$ 传统生长棒植入（d、e），4次撑开后矫形效果维持良好，躯干居中（f、g），外观畸形得到明显改善（h、i）

可能增加手术风险及手术并发症发生率，并且截骨短节段固定融合后顶椎区可能残存较大的应力，增加术后并发症风险。Farooq 等研究表明，混合生长棒技术在顶椎区的融合操作可明显增加内固定棒的局部应力，导致混合生长棒患者术后断棒的发生率显著高于顶椎未融合的患者。另外，虽然混合生长棒技术可通过局部截骨消除脊柱凹凸侧的不对称性生长潜能，但 Thompson 等认为行混合生长棒技术患者末次随访时脊柱生长速率显著低于未融合患者。然而，近年来更多研究则认为混合生长棒技术对患儿脊柱的纵向生长影响相对较小，主要的原因为截骨的顶椎区由于先天性发育异常，本身的生长潜能有限。孙旭对比分析混合生长棒与传统生长棒技术在治疗先天性脊柱侧凸中的临床疗效，研究结果显示混合生长棒可以更好地矫正脊柱侧凸畸形、维持脊柱躯干平衡，随访中混合生长棒组 $T_1 \sim S_1$ 生长速度仅略低于传统生长棒组。仉建国报道接受混合生长棒治疗的患儿脊柱平均生长速率为 1.23cm/ 年，与传统生长棒技术组无统计学差异。

过去的观点认为在生长发育结束或脊柱出现自发融合后应进行终末融合矫形手术。但近年来的观点认为，终末矫形手术并不能像初次矫形术一样获得很好的效果，且在随访过程中并发症的发生与保留生长棒的患者相似。因此，对于躯干平衡维持良好，无明显内固定相关并发症的患者，如无明显后凸且患者愿意接受残留的外观畸形，在生长发育结束后可保留生长棒而无需立刻进一步行终末融合手术，在与患者及其家属充分沟通后，可予定期随访，如出现并发症和明显的矫正丢失，再进行手术。Sponseller 和邱勇的大宗病例中，约有 1/3 的行生长棒手术患者最终未行终末融合矫形手术，这些患者在长期随访中躯干平衡维持稳定。

### （四）脊柱后柱截骨

Smith-Petersen 截骨术（SPO）是典型的脊柱后柱截骨术，于 1945 年被首次报道。术中需切除的脊柱后柱部分包括棘上韧带、棘间韧带、黄韧带和关节突关节，通过对侧后方结构的松解，可以同时矫正脊柱的冠状面和矢状面畸形。目前普遍认为在成人单节段 SPO 截骨术通过切除后方约 1cm 结构可矫正侧后凸畸形约 10°。Hamzaoglu 等报道在儿童重度（>100°）僵硬性脊柱畸形患者中，结合使用 Halo- 股骨髁上牵引的 SPO 手术可取得良好的矫正效果，其中主弯平均矫正率为 51%、代偿弯矫正率为 33%，且随访过程中矫正维持良好。刘祥胜等报道行后路 SPO 截骨联合后路全椎弓根螺钉系统治疗儿童僵硬性脊柱畸形术后冠状面 Cobb 角矫正率约为 55.9%。行 SPO 截骨的节段侧前方的椎间盘应保留有足够的延展性和高度，因此并不适合侧前方严重分节不良的患者。目前，SPO 截骨术多用于平滑的长弧形畸形，例如特发性后凸畸形和休门病中。在实际操作中，对于混合型的先天性脊柱畸形，如无角状畸形且柔韧性较好，可行 SPO 截骨矫形术，通过凸侧加压和凹侧撑开纠正畸形，可以获得满意的矫形效果（图 8-2-24）。与三柱截骨术式相比，虽然 SPO 截骨术的矫正率相对较低，但多节段 SPO 可显著提高整体矫正率，并且提供稳定的固定效果，同时减少手术时间、术中失血量和三柱截骨相关并发症。

### （五）经椎弓根椎体截骨

对于年龄较大、畸形较为严重且伴后凸的先天性脊柱侧凸患者，常需要行三柱截骨。三柱截骨主要包括经椎弓根椎体截骨（pedicle subtraction osteotomy，PSO）、SRS-Schwab Ⅳ级截骨、全脊椎截骨（vertebral column resection，VCR）。三柱截骨多用于角状或接近角状的后凸畸形，根据畸形严重程度选择不同的截骨术式。

PSO 是一种典型的三柱截骨技术，切除范围包括棘突、双侧椎板、椎弓根及部分椎体。由 Thomasen 等于 1985 年首次提出。PSO 经椎弓根行椎体的楔形截骨，通过截骨面的闭合、脊柱缩短从而获得畸形的矫正。在成人单节段 PSO 截骨一般可获得 35°~40° 的畸形矫正，而对于先天性脊柱侧凸畸形的患者，多需要通过凹凸侧的不对称性截骨来同时获得侧凸畸形的矫正（图 8-2-25）。Li 等回顾性分析了 12 例行不对称 PSO 截骨术治疗的青少年先天性脊柱侧后凸畸形患者临床资料，结果显示矫形术后侧凸矫正率为 50.1%，所有患者末次随访时均融合良好，未发现神经及内固定相关并发症。PSO 截骨的优点是操作方法相对简单、安全，截骨面可达到骨对骨的闭合，术后骨愈合率高。通常，PSO 多于侧后凸畸形的顶椎区进行操作，以获得最佳的矫形效果。PSO 主要适应证是各种类型的轻中度脊柱侧后凸畸形，尤其是局部角状后凸畸形。需要指出的是，虽然 PSO 在单一节

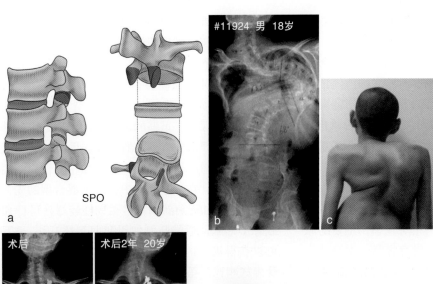

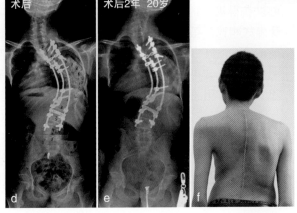

图 8-2-24 SPO 切除范围包括棘上韧带、棘间韧带、黄韧带和关节突关节（a）。男（#11924），18岁，术前 X 线示严重先天性脊柱侧凸（b），术前外观见明显剃刀背畸形（c），行 T$_7$~T$_{12}$ 多节段 SPO 截骨矫形内固定术，术中使用卫星棒技术加强内固定效果，术后畸形矫正满意，避免了高风险的三柱截骨术（d），术后 2 年随访矫形效果维持良好（e），外观畸形得到显著改善（f）

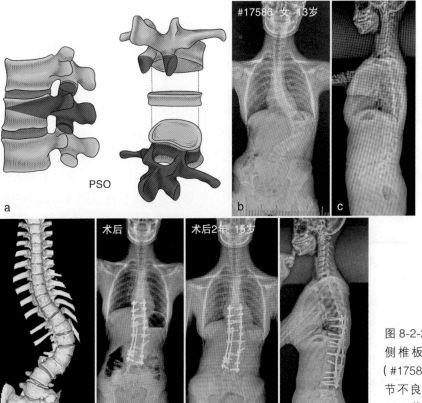

图 8-2-25 PSO 切除范围包括棘突、双侧椎板、椎弓根及部分椎体（a）。女（#17586），13岁，L$_2$ 半椎体伴 L$_2$~L$_4$ 分节不良（b~d）；行后路 L$_2$ 椎体不对称 PSO 截骨、T$_9$~L$_4$ 内固定融合术（e）；术后 2 年随访示平衡维持良好（f、g）

段上与 SPO 相比可以获得更高的畸形矫正率，但其手术风险也明显升高，常见手术并发症包括大出血、假关节形成、内固定失败、医源性神经损害等。Bridwell 等报道 33 例行 PSO 截骨术患者的总神经并发症发生率为 15.2%。Buchowski 等对 108 例 PSO 截骨患者的回顾性分析表明，11.1% 的患者术后出现新发神经损害，其中 3 例为永久性神经损害。

### （六）SRS-Schwab Ⅳ级截骨

对于以半椎体畸形为主体的先天性脊柱侧凸，如 Cobb 角不严重，特别是同时存在后凸畸形时，可采用 SRS-Schwab Ⅳ级截骨。该术式只需要切除部分椎体（常为半椎体的上部）和一侧椎间盘，较单纯后路半椎体切除手术范围和创伤更小，也不需要额外置入融合器，可以取得较好的临床疗效。SRS-Schwab Ⅳ级截骨术可有效矫正大部分先天性脊柱畸形，其主要适应证为楔形椎、椎体分节不良、伴或不伴分节不良的混合型先天性脊柱侧凸畸形。既往文献报道其对主弯的矫正度数可达 20°~60°，且更易达到骨对骨的闭合，进而降低假关节的发生率。对于远近端无明显代偿弯，非角状

后凸型的半椎体，也可行 SRS-Schwab Ⅳ级截骨术，即畸形椎体的部分切除，残留的椎体可起到"骨性融合器"的支撑效果，并且达到骨面 - 骨面的截骨面闭合效果，可避免全脊椎切除后残留巨大的空隙而必须使用融合器进行支撑（图 8-2-26）。需要注意的是，截骨椎的上半椎间盘和生长板必须切除，完全去除畸形的致病因素。

### （七）半椎体切除

对于孤立的半椎体畸形，半椎体切除可以直接去除致畸因素，可采用短节段固定。对于位于腰椎的半椎体畸形患者，单纯后路半椎体切除并行短节段固定即可获得较好的矫形效果（图 8-2-27）。俞杨等回顾性分析了 27 例采用单一后路半椎体切除术治疗的先天性脊柱侧凸畸形患者的临床资料，平均年龄 5.5 岁，结果表明矫形术后主弯 Cobb 角矫正率为 68.5%，局部后凸矫正率为 49.2%，其中围手术期并发症包括 2 例椎弓根螺钉位置不良和 1 例骨盆倾斜。王升儒等认为对半椎体畸形行 360° 环形切除后平均侧凸矫正率可达 74.5%。上述两位作者都提出 360° 环形松解可对半椎体对侧分节不良的骨桥及椎间盘进行彻底松解，提高矫正率。

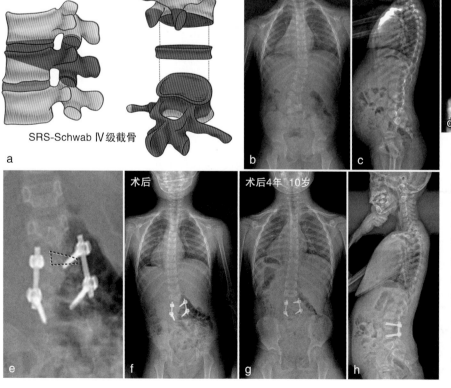

SRS-Schwab Ⅳ级截骨

图 8-2-26 SRS-Schwab Ⅳ级截骨术切除范围包括部分椎体（常为半椎体的上部）和邻近椎间盘。男（#12084），6 岁，L₄ 半椎体畸形（b~d）；行脊柱后路 L₄ 半椎体 SRS-Schwab Ⅳ级截骨术切除半椎体下部及相邻的椎间盘，L₄~L₅ 短节段固定，术后 X 线可见，与术前相比，保留了部分半椎体作为支撑（e、f）；术后 4 年随访未见明显矫正丢失，近端代偿弯也自发纠正（g、h）

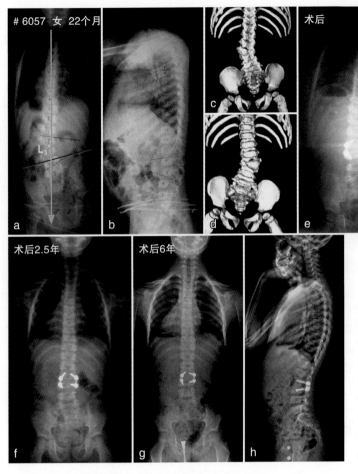

图 8-2-27 全脊椎（半椎体）切除范围为目标椎体的棘突、双侧椎板、椎弓根、全部椎体及邻近椎间盘。女（#6057），22 个月时发现脊柱侧凸畸形伴后凸型，全脊柱 X 线见 L₃′ 半椎体畸形并已出现骨盆倾斜（a、b），CT 三维重建示半椎体完全分节（c、d）。鉴于侧凸的高度进展性和后凸型，行后路半椎体切除短节段融合术（e），术后 2.5 年（f）及 6 年（g、h）随访矫正维持良好，$L_2/L_3$ 椎体呈正常的纵向生长，但 $L_2 \sim L_3$ 椎间盘高度降低

Wang 等报道 36 例先天性脊柱侧后凸畸形低龄儿童行后路半椎体切除短节段融合内固定术，术后侧凸及后凸的矫正率分别为 86.1% 和 72.6%，术后 2 例发生椎弓根骨折、1 例内固定失败以及 1 例伤口感染。对位于胸椎及胸腰段的半椎体畸形患者采用半椎体切除短节段固定后大部分患者可获得满意的矫形效果，但也有少数患者在随访过程中会出现代偿弯加重。孙旭分析了 179 例 5 岁以下行半椎体切除短节段固定的胸腰段半椎体患者，发现术后出现冠状面失代偿的发生率为 10.1%，术前下端固定椎偏移 ≥ 15.1mm 以及术后即刻下端固定椎下方椎间盘成角 >5.5° 为术后冠状面失代偿的危险因素。因此，少部分胸椎及胸腰椎半椎体畸形患者在接受半椎体切除短节段固定后，可能会需要继续进行支具治疗。最近，朱泽章提出在严重侧后凸畸形患者中，强烈建议应用基于卫星棒技术的序贯矫形进行颈胸段、胸椎、腰骶段的矫形和复合固定，可显著降低手术操作难度，方便截骨闭合，增加局部畸形的矫正率，加强内固定系统稳定性及强度。另外，3 岁以下患者由于围手术期并发症发生率较高，

因此对于初诊时不能肯定畸形的进展状态或暂时推迟手术并不影响手术等级和效果时，可暂时支具治疗，观察至 3 岁以上再决定手术。孙旭等对比 3 岁前和 3 岁后行融合手术的先天性脊柱侧凸畸形患者的疗效，结果发现两组矫形率并无明显差别，但 3 岁后患儿总体并发症发生率明显较 3 岁前患者低。他们的结论认为，3 岁以下的先天性脊柱侧后凸畸形患者予以支具治疗可推迟手术年龄，3 岁以后再行矫形手术，在不增加融合范围和手术复杂性的前提下同样可获得良好的矫形效果（表 8-2-4）。

有些患者表现为连续多节段先天性椎体发育不良畸形，对于此类患者可考虑对引起畸形作用最大的半椎体予以切除后将畸形段椎体进行固定融合，如半椎体跨越节段较长可以一期分别行半椎体切除后分段固定（图 8-2-28）。有些患者表现为间隔数个节段的半椎体畸形，可先切除致畸作用最大的半椎体，将致畸相对较轻的半椎体予以保留，尽最大可能保留脊柱生长潜能，术后必要时可予以支具治疗（图 8-2-29），根据随访中畸形进展情况决定是否需要二期切除另外一个半椎体。

| 表 8-2-4 | 先天性脊柱侧凸畸形 3~5 岁行融合手术的疗效比较 | | |
| --- | --- | --- | --- |
| 参数 | <3 岁组（n=24） | 3~5 岁组（n=33) | P |
| 主弯 Cobb 角 | | | |
| 术前（°） | 33.5±15.3 | 41.7±18.5 | 0.082 |
| 术后即刻（°） | 5.5±2.7 | 6.9±4.8 | 0.204 |
| 矫正率（%） | 83.3±21.6 | 81.2±20.1 | 0.707 |
| 末次随访（°） | 10.3±3.0 | 11.5±3.3 | 0.165 |
| 内固定相关并发症 | 15（62.5%） | 8（24.2%） | 0.004 |
| 螺钉误置 | 8 | 5 | |
| 螺钉切割 | 4 | 2 | >0.05 |
| 植入物突起 | 3 | 1 | |
| 表面感染 | 1 | 0 | >0.05 |
| 近端／远端叠加现象 | 11（45.8%） | 7（21.2%） | 0.048 |
| PJK、DJK | 10（41.7%） | 5（15.2%） | 0.025 |

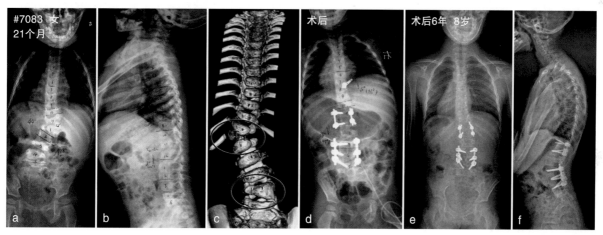

图 8-2-28 女（#7083），21 个月时发现脊柱侧凸畸形。全脊柱 X 线见 $T_{12}$、$L_4$ 半椎体畸形并已出现冠状面躯干倾斜（a、b），CT 三维重建示 $T_{12}$ 半椎体完全分节、$L_4$ 半椎体伴分节不良（c）。一期行 $T_{12}$、$L_4$ 半椎体切除后分别短节段固定（d），术后 6 年随访平衡维持良好（e、f）

20 世纪 70 年代，Heinig 等曾提出使用蛋壳技术（egg shell technique）对半椎体进行切除。该技术主要以椎弓根为导向，将半椎体松质骨完全去除后仅剩下薄层皮质骨外壳后进行融合固定以取得和半椎体切除类似的效果。但是，该技术仅去除了引起畸形的半椎体骨松质，而半椎体上下生长板的存在使得局部继续生长而使畸形继续进展甚至出现假关节。目前，因手术技术的改进和内固定的发展，完全可以完整切除半椎体，借助内固定良好的闭合截骨面，满意地矫正畸形，因此半椎体蛋壳技术已不是一个首选的手术方式（图 8-2-30）。

## （八）SRS-Schwab Ⅵ级截骨

多节段椎体融合引起严重侧后凸畸形，常需行 SRS-Schwab Ⅵ级截骨术，即多节段全脊椎切除术，切除范围包括数个连续椎体的棘突、双侧椎板、椎弓根、全部椎体及邻近椎间盘。Mirzanli 等报道了 1 例接受连续双节段（$L_2$~$L_3$）椎体全切术治疗严重先天性脊柱侧后凸畸形的患者，术后疼痛与畸形均得到显著改善，冠状面主弯及局部后凸矫正率分别为 80.9% 和 71.4%，且术后 30 个月随访时无矫正丢失、内固定失败、钛网下沉以及假关节形成等并发症。石博分析了早年最初 17 例行 SRS-

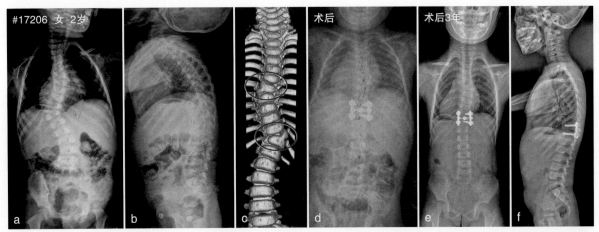

图 8-2-29　女（#17206），2 岁，先天性脊柱侧凸畸形（a、b），三维 CT 示 $T_7$、$T_{11}$ 半椎体畸形，以胸腰椎畸形显著（c）。鉴于脊柱畸形的主要贡献来自于 $T_{11}$ 半椎体，因而仅行后路 $T_{11}$ 半椎体切除短节段固定融合术（d），同时使用夜间支具引导脊柱生长，术后 3 年随访 $T_7$ 半椎体导致的脊柱侧凸未见加重（e、f）

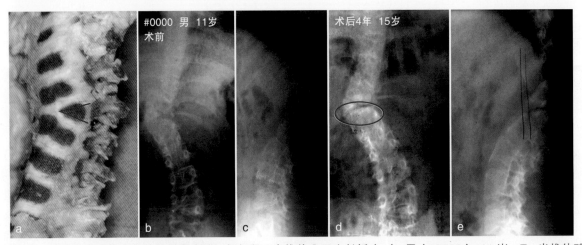

图 8-2-30　蛋壳技术即将半椎体松质骨去除，但保留了半椎体上下生长板（a）。男（#0000），11 岁，$T_{12}$ 半椎体畸形（b、c）；当地医院予以蛋壳技术对半椎体进行切除，术后石膏支具治疗，术后 4 年局部形成假关节（d，圆圈），出现后凸畸形加重（e）

Schwab Ⅵ级截骨术的严重先天性脊柱成角畸形患者，冠状面主弯 Cobb 角由术前 82.7°矫正至术后 28.5°，矫形效果满意。Chang 等认为行 SRS-Schwab Ⅵ级截骨的严重脊柱侧凸畸形儿童，术后冠状面主弯 Cobb 角矫正率约为 58%。需要指出的是，虽然 SRS-Schwab Ⅵ级截骨术可以有效重建冠状面和矢状面平衡，但是神经并发症较高，且先天性脊柱畸形患者接受 SRS-Schwab Ⅵ级截骨术的神经并发症较其他脊柱畸形更高，尤其半椎体切除后导致的椎体高度降低可能造成脊髓过度短缩引起神经并发症，对于麻醉、神经监护以及术者的手术水平均提出较高的要求。Chang 等报道行 SRS-Schwab Ⅵ级截骨患者中 31% 术中发生神经电生理监测事件、3 例患者术后发生一过性神经损伤，经

保守治疗后获得恢复。石博报道的 17 例行 SRS-Schwab Ⅵ级截骨术的严重先天性脊柱成角畸形患者中，4 例（23.5%）患者在截骨过程中出现神经电生理监测异常，3 例（17.6%）术后出现下肢不完全瘫痪，其中 2 例（11.8%）在术后 1 个月内恢复，随访过程中 3 例（17.6%）发生了内固定断裂，其中 1 例因此接受了翻修手术。另外，对于伴有旋转半脱位的严重侧后凸畸形，必要时可先行 Halo-重力牵引以减少手术神经并发症。三柱截骨术后内固定断裂发生率较高，围截骨区使用卫星棒可以加强内固定强度，减少内固定失败风险（图 8-2-31）。

对于同侧连续多个半椎体合并凹侧分节不良的复合性畸形，侧凸畸形不仅僵硬，而且跨度大，单个半椎体切除并不能很好地矫正畸形。虽然可做顶椎

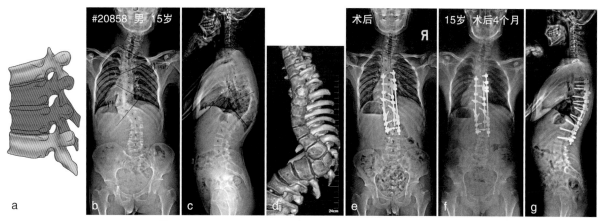

图 8-2-31　SRS-Schwab Ⅵ级截骨术切除范围包括数个连续椎体的棘突、双侧椎板、椎弓根、全部椎体及邻近椎间盘（a）。男（#20858），15 岁，严重先天性脊柱侧后凸畸形（b、c），三维 CT 示 T$_{10}$、T$_{11}$ 半椎体畸形伴分节不良（d）。行后路 T$_{10}$~T$_{11}$ 双节段全椎体截骨、T$_5$~L$_3$ 内固定融合术，术中于侧后凸顶椎区使用卫星棒技术（e），术后 4 个月随访未见内固定并发症（f、g）

区的 VCR 截骨，但出血多，且截骨面闭合困难，较难满意纠正大跨度的畸形。对于此类畸形患者，李超推荐的双极截骨技术可将多个分节不良的脊椎考虑为一个整体，在整体的近端及远端进行楔形切除后修正成一个大"脊椎"，主要目的为将近端及远端固定椎水平化（图 8-2-32）。虽然双极截骨有两个截骨节段，但每个节段的截骨有一侧是经椎间隙进行的，所以出血并不比有两个出血面的单个 VCR 多。这种单次"终期"矫形手术对这类复合畸形的患者可能比生长棒技术更合适，后者反复多次撑开的并发症高，往往最后还需一次高风险的截骨术。

### （九）翻修

随着脊柱矫形手术在先天性脊柱侧凸畸形中的广泛应用，翻修手术越来越多见。Ruf 等报道 28 例行后路半椎体切除术的先天性脊柱畸形患者，平均 3.5 年随访过程中的翻修率为 10.7%（3/28）。Zhang 等回顾了 56 例行脊柱后路半椎体切除术的先天性脊柱畸形患者，发现 4 例（7.1%）最终因内固定相关并发症接受了翻修手术。

儿童先天性脊柱侧凸畸形矫形术后常见的翻修原因包括内固定失败合并假关节形成、术后畸形进展或复发、术后冠状面失平衡和后凸畸形进展等。Wang 等报道内固定失败合并假关节是脊柱融合术后常见的并发症，在行后路半椎体切除的先天性脊柱侧凸患者中发生率约为 4.2%。史本龙分析了因初次手术失败而行翻修术的 11 例先天性脊柱侧后凸畸形患者，发现其中 5 例翻修原因为初次手术半椎体切除不彻底。Xu 等回顾性分析了 130 例先天性胸腰段畸形患者的临床资料，结果显示 26 例（20%）矫形术后出现冠状面失代偿（C$_7$PL-CSVL 距离大于 3cm），其中 3 例最终行翻修手术。

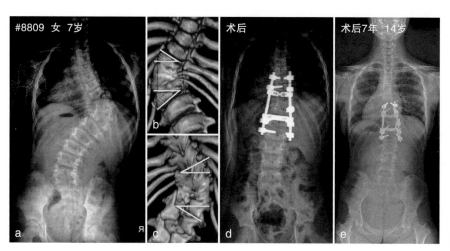

图 8-2-32　女（#8809），7 岁，T$_{10}$~T$_{12}$ 半椎体伴对侧同节段分节不良（骨桥）（a~c）；行脊柱后路 T$_9$、T$_{12}$ 椎体截骨（双极截骨）及 T$_7$~L$_2$ 固定术（d）；术后 7 年随访未见明显矫正丢失（e）

对于初次手术后出现内固定失败、假关节形成、畸形持续进展及冠状面严重失平衡的患者，应考虑手术翻修的必要性。在翻修术式的选择上，应根据患者原手术方式以及手术失败的具体原因，同时综合考虑患者冠状面和矢状面上的畸形程度，采取个体化的翻修策略。具体如下：①对于发生内固定失败和假关节形成的患者，翻修术中应彻底清除假关节并充分植骨，同时更换坚强内固定，必要时可在断棒区应用卫星棒技术。卫星棒技术的优势在于既满足了坚强内固定的需要又可以起到分散内固定棒应力的作用，术后可以获得满意的畸形矫正并降低再断棒风险。②对于畸形进展严重的患者，如代偿弯已进展为结构性弯，则应延长融合节段，将代偿弯纳入融合范围。③对于因致畸因素未彻底去除而需行翻修手术的患者，术中应彻底切除半椎体，并将半椎体切除后的空隙良好地闭合（图8-2-33）。

## （十）其他

先天性脊柱侧凸由于其病情的多样性和自然史的复杂性，临床医师在手术治疗的选择方面可能存在一些误区：第一，对仍有生长潜能的半椎体进行原位融合，由于其上下终板仍有生长潜能，致畸因素依然存在，故随访中常出现矫正丢失甚至内固定失败等情况。第二，对于伴有后凸或Cobb角较大的患者过度强调短节段融合。不恰当的短节段融合在随访中出现上下的继发弯继续进展。第三，半椎体切除不彻底或内固定的近端椎、远端椎的水平化不够。残留终板的生长潜能可引起矫正丢失和内固定失败，而水平化不足可导致随访中出现躯干倾斜和继发弯进行性加重。第四，不恰当的单侧内固定。目前的循证医学证据表明单侧内固定，尤其是采用椎板钩的内固定形式术后存在较大形成假关节和内固定失败的风险。

此外，目前对于先天性脊柱侧凸畸形的治疗方面还存在如下热点问题：

**1. 融合节段选择与冠状面失代偿**　对于单纯半椎体畸形，半椎体切除后予以短节段固定大多可获得满意效果，并不需要进行长节段融合。长节段融合限制了融合节段脊柱的生长，低龄儿童过长的融合节段甚至可限制胸廓发育。然而，对于伴有后凸或Cobb角较大的患者，过度强调短节段融合则可引起继发弯加重、内固定失败等现象的发生。因此，是否需要进行短节段融合需要针对每个个体进行制订。

根据邱勇关于成人脊柱侧凸冠状面平衡的分型系统，先天性胸腰段畸形的冠状面失平衡也可以分为三型：A型，$C_7$铅垂线偏移<3cm，冠状面无失代偿；B型，$C_7$铅垂线偏移>3cm且向胸腰弯的凹侧方向偏移；C型，$C_7$铅垂线偏移>3cm且向胸腰弯的凸侧方向偏移，其中以A型和C型常见（图8-2-34）。合并B型冠状面失平衡的患者术前躯干向主弯的凹侧倾斜，术中对主弯的矫正有利于将躯干拉回中线位置；而C型冠状面失平衡的患者术前躯干向主弯的凸侧倾斜，对主弯的过度矫正（如顶椎区凸侧半椎体切除）和在顶椎区的凸侧过度加压甚至可能导致躯干失平衡加重（图8-2-35），增加术后内固定失败风险。先天性胸腰段畸形术后冠状面失代偿的自然史相对良好，因为远端腰椎具有良好的代偿功能，随访过程中发现冠状面失代偿后应立即指

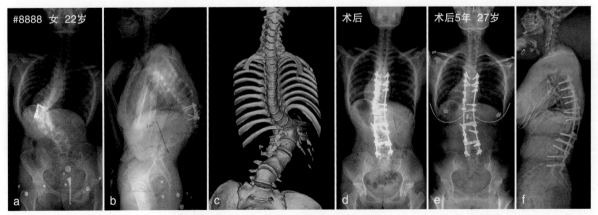

图8-2-33　女（#8888），10岁时因$T_{12}$半椎体于外院行前路原位融合内固定术，22岁时因畸形明显进展就诊（a、b）。三维CT示严重侧后凸畸形，胸腰段局部椎体融合（c）；行后路内固定去除、半椎体切除三柱截骨矫形内固定术（d）；术后5年随访矫形维持良好（e、f）

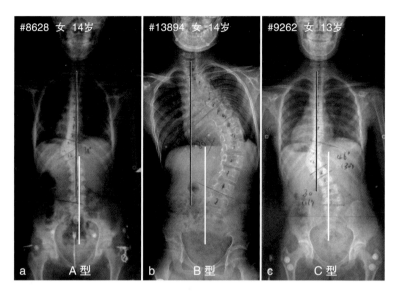

图 8-2-34 先天性脊柱侧凸冠状面失代偿分型。A 型（#8628）为 $C_7PL$-CSVL 小于 3cm（a），B 型（#13894）为 $C_7PL$-CSVL 大于 3cm 且躯干向主弯的凹侧方向倾斜（b），C 型（#9262）为 $C_7PL$-CSVL 大于 3cm 且躯干向主弯的凸侧方向倾斜（c）

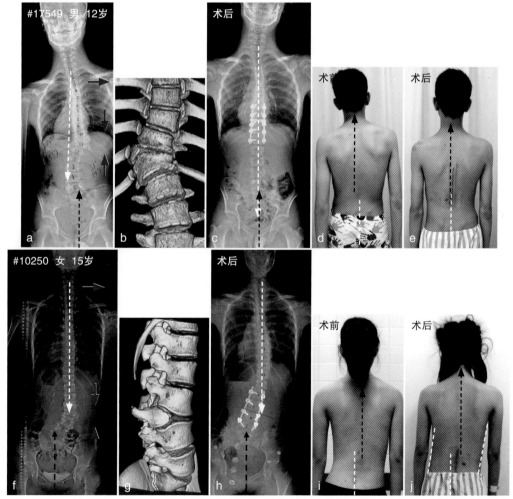

图 8-2-35 男（#17549），12 岁，术前合并 B 型冠状面失平衡，躯干倾向左侧（a、b、d），顶椎区 VCR 三柱截骨，其在凸侧的抱紧闭合，截骨面的压缩力（a，垂直红箭头）在纠正后凸畸形的同时将躯干推向右侧（a，水平红箭头），术后冠状面平衡恢复良好（c、e）；女（#10250），15 岁，术前合并 C 型冠状面失平衡（f、g、i），顶椎区行三柱截骨后在凸侧的抱紧闭合（f，垂直红箭头）将产生一个横向分力将躯干推向右侧（f，水平红箭头），故此患者术后冠状面失平衡反而加重（h、j）

导患者积极进行姿势训练,多数在术后6～12个月可恢复至冠状面平衡状态。腰骶部畸形矫形术后发生的冠状面失衡因远端难以自发代偿往往最终需要手术翻修,这种冠状面失代偿的患者术后的第一主诉常为双下肢不等长,其实这是一种假性双下肢不等长,这是因为内固定区域和骨盆已成为一个整体,内固定远端失去了代偿能力。邱勇认为,为避免术后出现冠状面失代偿,应注意以下问题:①远端应避免过长的内固定,以保留远端未融合节段的自发代偿能力,以便术后如出现失代偿,患者在未来的随访中这种失代偿仍可发生自发纠正(图8-2-36)。②内固定远端应避免止于异常椎体(包括楔形椎、半椎体等),楔形椎和半椎体作为远端固定椎时会导致术中水平化困难,术后出现"起飞"现象(图

8-2-37)。③对于术前合并C型冠状面失平衡、严重后凸的患者,顶椎区远端应保证三组螺钉内固定,内固定远端可止于稳定椎。对于术前合并A型冠状面失平衡、互补性半椎体、后凸顶椎位置较高(如胸腰段脊柱)的患者,内固定远端可止于稳定椎的上一个椎体(图8-2-38)。

2. 合并脊髓发育畸形的患者是否需要神经外科手术干预　CS常合并多器官发育畸形,神经系统中最常见的合并畸形为脊髓栓系和脊髓纵裂。Bowman和Hamzaoglu等认为,对侧凸进行矫形后会对脊髓产生牵拉,因此对于脊髓栓系和脊髓纵裂的患者,应在畸形矫形手术前对脊髓栓系进行松解或是对脊髓纵裂畸形分隔减压。然而,赵清华等回顾性比较了57例合并椎管内异常和184例不伴

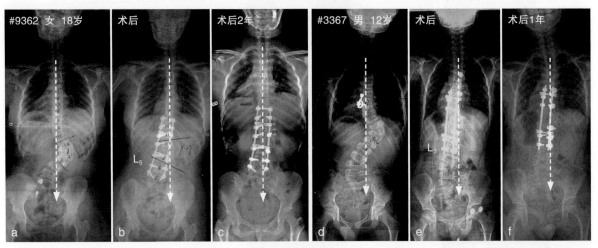

图8-2-36　女(#9362),18岁,先天性脊柱侧凸,L₁半椎体(a),术中远端固定椎选择L₅,术后出现冠状面失代偿(b),术后2年随访冠状面失代偿明显改善,自发性改善主要是通过内固定远端的节段(即L₅～S₁)实现(c)。男(#3367),12岁,先天性脊柱侧凸,T₁₂半椎体、L₄蝴蝶椎(d),术中远端固定椎选择L₃,术后即刻冠状面存在失代偿(e),但术后1年冠状面失代偿自发性改善,主要通过内固定近端的脊柱改善实现(f)

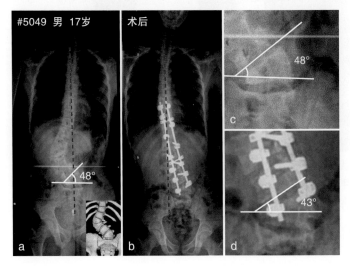

图8-2-37　男(#5049),17岁,先天性脊柱侧凸,L₃半椎体畸形、L₅楔形椎(a),内固定远端止于L₅,术后出现明显的"起飞"现象,躯干倾斜失平衡加重(b)。局部放大可见L₅上终板术前倾斜48°(c),术后倾斜43°(d)

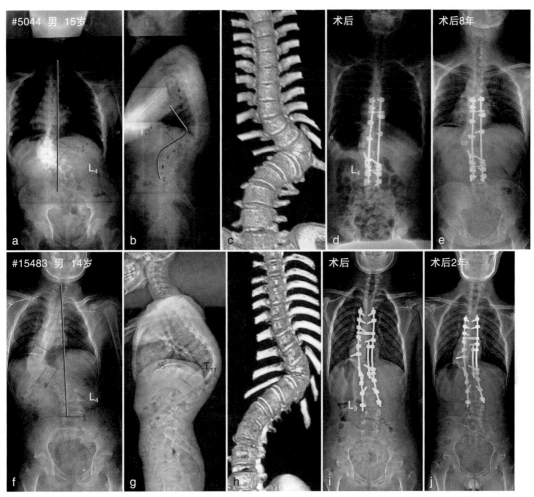

图 8-2-38　男（#5044），15 岁，先天性脊柱侧后凸，$T_{12}$ 半椎体（a~c），术前合并 C 型冠状面失平衡、后凸畸形、下腰椎前凸明显，因此远端固定椎选择稳定椎 $L_4$，术后即刻（d）及 8 年随访（e）冠状面平衡良好。男（#15483），14 岁，先天性脊柱侧凸，$T_{11}$ 半椎体（f~h），术前合并 A 型冠状面失平衡、后凸顶椎位于 $T_{11}$，术中远端固定椎选择稳定椎 $L_4$ 的上一椎体 $L_3$，术后即刻（i）及 2 年随访（j）冠状面平衡良好

椎管内异常的先天性脊柱侧凸畸形患者矫形手术的安全性，结果表明当此类患者术前至少两年内无进展性神经损害证据时，不需要进行神经外科预处理脊髓畸形，直接脊柱矫形手术并不增加神经并发症风险。Hui 等分析了 45 例合并脊髓纵裂的先天性脊柱侧凸患者一期行脊柱矫形手术的安全性，其中 I 型脊髓纵裂 15 例，II 型脊髓纵裂 30 例，虽然术后共 2 例患者出现一过性神经并发症，但他们认为此神经并发症与合并的脊髓畸形关系不大，因此他们的结果同样表明合并脊髓纵裂的先天性脊柱侧凸患者行脊柱矫形手术是安全的。需要注意的是，对术前因脊髓栓系或纵裂引起神经损害症状明显且进行性加重（如大小便失禁、下肢不全瘫、腱反射亢进等）的患者，可在神经外科医师评估后先行神经外科手术解除脊髓畸形，再进行脊柱矫形手术。

3. 是否需要术前牵引　对于重度脊柱畸形，术前牵引可提高脊柱的柔韧性并增加脊髓对截骨矫形手术的耐受性。对于先天性脊柱侧凸畸形，一般的半椎体畸形引起的侧凸畸形并不需要术前进行牵引，术中对责任半椎体进行切除后即可获得满意的矫形效果。而对于复杂的混合型脊柱畸形，肋骨和胸廓发育的畸形可导致患者肺功能严重受限，对于此类患者，术前予以牵引可提高脊柱柔韧性及脊髓对手术撑开力的耐受性（图 8-2-39）。同时需要对患者进行肺功能锻炼，以提高手术的安全性。对于术前伴有神经损害者，也可在手术前进行牵引，部分患者在牵引后神经症状可得到改善。此外，对于术前伴有神经损害的旋转半脱位，邱勇推荐进行术前牵引，牵引可对脊柱进行持续性的纵向牵拉，迫使椎管进行再塑形，通过恢复椎管连续性缓解脊髓

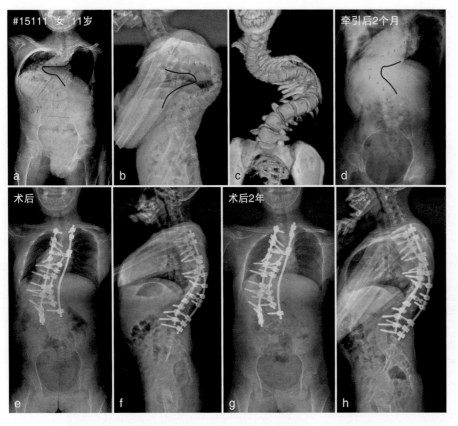

图 8-2-39　女（#15111），11 岁，严重先天性脊柱侧凸（a、b），术前三维 CT 示多发胸椎楔形变、分节不良（c）；行 Halo - 重力牵引 2 个月见畸形改善明显（d）；行脊柱后路 T$_{10}$ 全脊椎切除矫形内固定术（e、f），术后 2 年随访矫形效果维持良好（g、h）

受压（图 8-2-40）。史本龙的研究指出，术前一定时间的 Halo - 重力牵引可明显改善患者肺功能以及旋转半脱位状态，对术前伴有的神经损害也起到了一定程度的改善作用。

4. 已有神经损害者是否还可以行全椎体截骨术（VCR）　VCR 手术可以有效重建冠状面和矢状面平衡，对于角状畸形的患者可取得满意的畸形矫形效果。但是 VCR 手术神经并发症较高，尤其脊椎切除后椎体的闭合可能造成脊柱短缩引起神经并发

症。对于术前已有神经损害者，对 VCR 手术的耐受性相对较差。然而，对于角状侧后凸畸形，VCR 可有效解除畸形顶椎对脊髓的压迫，进而缓解神经损害症状。术前伴有神经损害的可以尝试牵引，神经功能和畸形如能得到明显改善，就不一定需要进行 VCR 手术，因为对于这些患者神经功能的恢复是治疗的重点。可以进行 VCR 手术者，在开始截骨前，应先完成脊髓内移术（图 8-2-41），即至少切除凹侧 3~4 个节段的椎板、关节突、椎弓根，

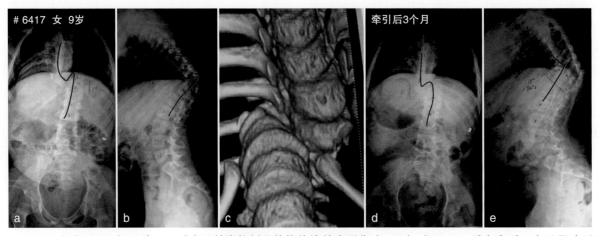

图 8-2-40　女（#6417），9 岁，严重先天性脊柱侧凸伴椎体旋转半脱位（a~c），行 Halo - 重力牵引 3 个月见畸形及椎管连续性仅部分改善（d、e），但增加了脊柱对术中矫正力的耐受性

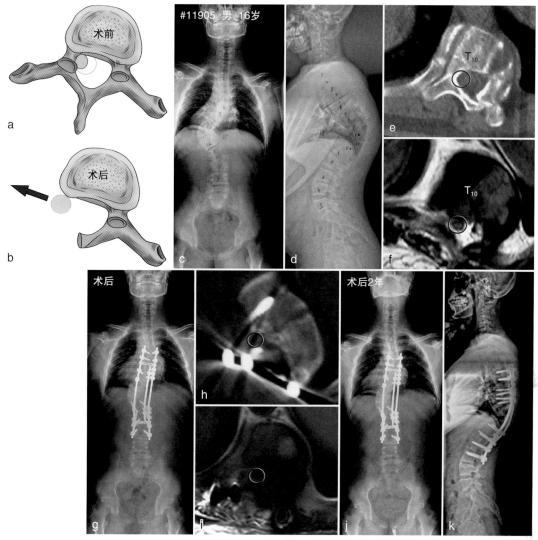

图 8-2-41　脊髓内移术示意图。使用磨钻及咬骨钳去除脊髓受压节段凹侧 $T_8$~$T_{12}$ 椎板、关节突及椎弓根，切除肋横突关节，使脊髓呈整体向凹侧移位（a、b）。男（#11905），16 岁，先天性脊柱侧后凸畸形伴不全瘫（c、d），术前顶椎区 $T_{10}$ 节段脊髓明显受压（e、f），Frankel 分级 C 级；行脊髓内移及后路 $T_{10}$~$T_{11}$ VCR 截骨矫形内固定术（g），术后顶椎区脊髓内移，硬膜囊直径增大（h、i），术后 2 年随访见矫形维持良好（j、k），Frankel 分级 D 级

使脊髓自行向中线移位，减轻脊髓张力，然后再开始 VCR 截骨。刘臻分析了 12 例接受脊髓内移术和 VCR 矫形内固定术治疗的伴神经损害的脊柱角状侧后凸畸形，术前影像学检查显示脊髓紧贴脊柱侧后凸的凹侧，凹侧增生融合的骨块突入椎管，顶椎区椎管明显狭窄，脊髓受压变形，3 例患者存在脊髓信号改变。术前所有患者均有神经损害，3 例为 Frankel 分级 C 级、9 例为 D 级。术后 CT 扫描显示顶椎区凸侧脊髓外缘至椎管内缘平均距离由术前 11.9mm 减小为术后 9.8mm。术后 1 周患者体感诱发电位波幅上升、潜伏期缩短，神经功能均有不同程度改善，末次随访时神经功能均保持良好，说明脊髓内移术是改善角状侧后凸畸形引起的神经损害的有效方法。

5. 是否需要前路手术　对于严重的先天性脊柱侧凸畸形，早期采用前路松解（包括切除半椎体）联合后路矫形手术，临床效果满意（图 8-2-42）。但是前后路联合手术需要行两次手术，创伤较大，并发症发生风险相对较高。随着内固定技术和各种更有效截骨术的发展，单纯后路矫形内固定即可取得满意的效果，因此前路手术意义有限。然而对于部分因行 VCR 截骨后前方巨大缺损或残留较大后凸及侧凸的患者，为防止矫正丢失和内固定并发症，可通过前方入路凹侧进行补充性支撑植骨融合或凸侧补充性椎间融合（图 8-2-43），甚至可同时进行内固定。

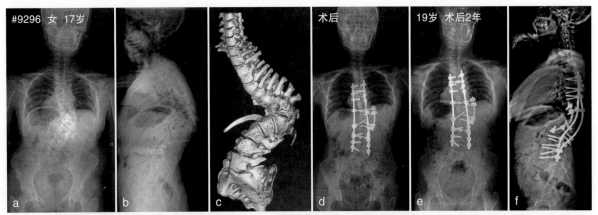

图 8-2-42　女（#9296），17 岁，严重先天性脊柱侧后凸畸形（a、b），三维 CT 示 T$_{10}$、T$_{11}$、T$_{12}$ 半椎体畸形伴分节不良（c）。行前后路联合的 T$_{11}$~T$_{12}$ 双节段全椎体切除截骨、T$_{4}$~L$_{5}$ 内固定融合术，术中于侧后凸顶椎区使用卫星棒技术（d），术后 2 年随访未见内固定并发症（e、f）

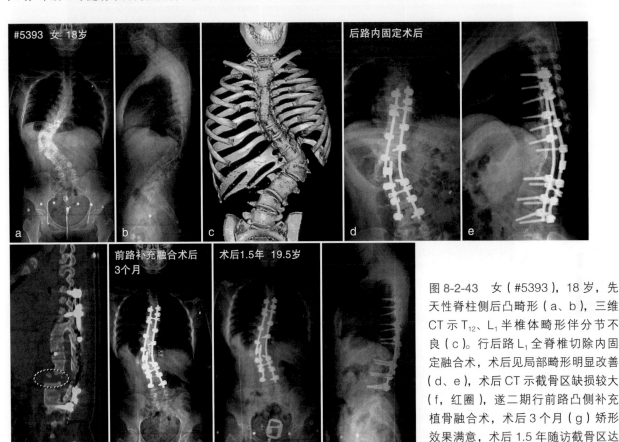

图 8-2-43　女（#5393），18 岁，先天性脊柱侧后凸畸形（a、b），三维 CT 示 T$_{12}$、L$_{1}$ 半椎体畸形伴分节不良（c）。行后路 L$_{1}$ 全脊椎切除内固定融合术，术后见局部畸形明显改善（d、e），术后 CT 示截骨区缺损较大（f，红圈），遂二期行前路凸侧补充植骨融合术，术后 3 个月（g）矫形效果满意，术后 1.5 年随访截骨区达到骨性融合（h、i）

## 参考文献

[1] Zhao Q, Shi B, Sun X, et al. Do untreated intraspinal anomalies in congenital scoliosis impact the safety and efficacy of spinal correction surgery? A retrospective case-control study[J]. J Neurosurg Spine, 2019, 31(1): 40-45.

[2] Sun X, Xu L, Chen Z, et al. Hybrid growing rod technique of osteotomy with short fusion and spinal distraction: an alternative solution for long-spanned congenital scoliosis[J]. Spine (Phila Pa 1976), 2019, 44(10): 707-714.

[3] Feng F, Shen J, Zhang J, et al. Clinical outcomes of different surgical strategy for patients with congenital scoliosis and type I split cord malformation[J]. Spine (Phila Pa 1976), 41(16): 1310-1316.

[4] Huang JH, Yang WZ, Shen C, et al. Surgical treatment of congenital scoliosis associated with tethered cord by thoracic spine-shortening osteotomy without cord detethering[J]. Spine (Phila Pa 1976), 2015, 40(20): E1103-1109.

[5] 史本龙, 李洋, 毛赛虎, 等. 先天性脊柱侧凸合并高肩胛症的影像学特征[J]. 中国脊柱脊髓杂志, 2019, 29(8): 707-711.

[6] Yaszay B, O'Brien M, Shufflebarger HL, et al. Efficacy of hemivertebra resection for congenital scoliosis: a multicenter

retrospective comparison of three surgical techniques[J]. Spine (Phila Pa 1976), 2011, 36(24): 2052-2060.

[7] Chang DG, Suk SI, Kim JH, et al. Surgical outcomes by age at the time of surgery in the treatment of congenital scoliosis in children under age 10 years[J]. Spine J, 2015, 15(8): 1783-1795.

[8] Lee CS, Hwang CJ, Kim DJ, et al. Feasibility of correction with instrumentation only in congenital scoliosis[J]. Neurosurgery, 2014, 74(1): 35-41; discussion 41.

[9] Demirkiran G, Yilmaz G, Kaymaz B, et al. Safety and efficacy of instrumented convex growth arrest in treatment of congenital scoliosis[J]. J Pediatr Orthop, 2014, 34(3): 275-281.

[10] Crostelli M, Mazza O, Mariani M. Posterior approach lumbar and thoracolumbar hemivertebra resection in congenital scoliosis in children under 10 years of age: results with 3 years mean follow up[J]. Eur Spine J, 2014, 23(1): 209-215.

[11] 王玉, 刘臻, 孙旭, 等. 后路半椎体切除短节段固定治疗儿童腰骶部半椎体畸形的中远期疗效[J]. 中国脊柱脊髓杂志, 2018, 28(12): 1067-1073.

[12] Liu D, Shi B, Shi B, et al. Partial hemivertebra resection (grade 4 osteotomy) for congenital scoliosis: a comparison with radical hemivertebra resection[J]. World Neurosurg, 2019, 130: e1028-1033.

[13] Chen X, Chen ZH, Qiu Y, et al. Proximal junctional kyphosis after posterior spinal instrumentation and fusion in young children with congenital scoliosis: a preliminary report on its incidence and risk factors[J]. Spine (Phila Pa 1976), 2017, 42(20): E1197-1203.

[14] Xu L, Chen X, Qiao J, et al. Coronal imbalance after three-column osteotomy in thoracolumbar congenital kyphoscoliosis: incidence and risk factors[J]. Spine (Phila Pa1976), 2019, 44(2): E99-106.

[15] Wang Y, Feng Z, Wu Z, et al. Brace treatment can serve as a time-buying tactic for patients with congenital scoliosis[J]. J Orthop Surg Res, 2019, 14 (1): 194.

[16] Bowman RM, Mohan A, Ito J, et al. Tethered cord release: a long-term study in 114 patients[J]. J Neurosurg Pediatr, 2009, 3(3): 181-187.

[17] Wang S, Zhang J, Qiu G, et al. Posterior hemivertebra resection with bisegmental fusion for congenital scoliosis: more than 3 year outcomes and analysis of unanticipated surgeries[J]. European Spine Journal, 2013, 22(2): 387-393.

[18] 俞杨, 陈文俊, 邱勇, 等. 后路经椎弓根儿童半椎体全切除术的近期疗效评估[J]. 中华外科杂志, 2010, 48(13): 985-988.

[19] Zhang J, Wang S, Qiu G, et al. The efficacy and complications of posterior hemivertebra resection[J]. European Spine Journal, 2011, 20(10): 1692-1702.

[20] Bollini G, Docquier P-L, Viehweger E, et al. Lumbosacral hemivertebrae resection by combined approach[J]. Spine, 2006, 31(11): 1232-1239.

## 第三节　先天性脊柱后凸

先天性脊柱后凸 (congenital kyphosis) 是指由于脊柱先天性发育异常, 脊柱前后柱生长不平衡或脊柱前柱失去正常的支撑而导致的脊柱后凸畸形。其发病率远低于先天性脊柱侧凸, 男女发病率相当。临床上常见的先天性脊柱畸形往往同时伴有侧凸和后凸畸形, 少数患者可伴旋转半脱位。先天性脊柱后凸畸形的脊椎发育异常包括主要在矢状面上形成的半椎体、椎体楔形变和椎体分节异常等, 可发生于脊柱任何部位。先天性脊柱后凸畸形的发病机制可分为三型: Ⅰ型 (约占65%), 前方椎体形成缺陷, 常发生在胸椎或胸腰段, 多累及1个节段, 常形成角状后凸 (图8-3-1); Ⅱ型 (约占20%), 胚胎期椎体分节障碍致分节不良, 常发生在中胸段和胸腰段, 可累及2~8个椎体, 常形成圆弧形后凸 (图8-3-2); Ⅲ型 (约占15%), 混合型, 同时混合存在两种异常。但很多患者就诊时因畸形严重和伴发的自发性融合, 已无法鉴别最初的发病是以"椎体形成缺陷"还是以"椎体分节不良"为主。

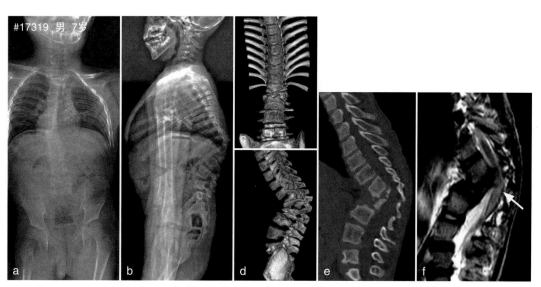

图 8-3-1　男 (#17319), 7岁, 先天性脊柱后凸畸形 (a、b)。CT及三维重建示胸腰段多发半椎体, 前柱发育不良 (Ⅰ型) (c~e), MRI示角状后凸压迫脊髓 (f, 箭头)

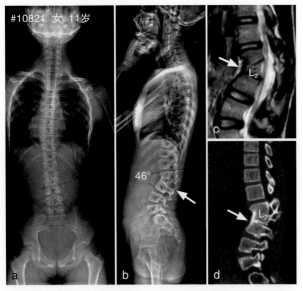

图 8-3-2 女（#10821），11 岁，Ⅱ型先天性脊柱后凸畸形（a、b）。CT 及三维重建示 $L_1 \sim L_3$ 前柱分节不良，后凸呈圆弧形（c、d，箭头）

## 临床表现

多数患儿出生时即存在椎体畸形，但往往在幼儿期甚至青春期才被发现。患儿主要表现为局部后凸畸形，特别是在坐位和前屈位更加明显，可同时合并心血管或泌尿系统等畸形。前柱分节不良患儿的后凸畸形涉及椎体较多，弯型往往更加平滑，进展相对缓慢；前柱形成不良累及的节段较少，故患儿常形成角状后凸，而此类患者预后较差。除外观畸形外，后凸畸形的进展可导致脊髓受压程度加重，进而导致神经系统症状。约 18% 的先天性脊柱后凸畸形患者可伴有神经系统损害的表现，在没有手术干预的情况下，其神经损害往往逐渐加重，严重者可导致瘫痪。有些角状后凸的儿童，在轻微外伤的情况下即可导致神经损害。

与其他先天性脊柱畸形类似，先天性脊柱后凸及侧后凸患者在影像学检查中常发现其他畸形，包括：①脊柱裂、脊髓裂、脊髓脊膜膨出等神经根闭合不全畸形；②脊髓栓系综合征、骶尾部畸胎瘤、皮肤窦道、皮样囊肿等；③骶骨或髋关节发育不良；④ Klippel-Feil 综合征、先天性高肩胛症；⑤ Chiari 畸形、脊髓空洞；⑥肋骨胸廓畸形。而除了骨骼发育畸形外，此类患者常合并其他系统发育畸形，即 VACTERL 综合征。

对于颈胸段的半椎体畸形，患者可出现头颈部歪斜、面部及四肢发育不对称等表现，部分患者可出现 Horner 综合征、肢体感觉运动减退及其他神经损害症状。此类患者易误诊为斜视及先天性肌性斜颈，甚至被进行眼肌手术或胸锁乳突肌切断术。

## 影像学表现

1. X 线　全脊柱正侧位 X 线检查可见脊柱的后凸畸形和椎体发育异常，有时会看到蝴蝶椎或双髓核型的对称性发育畸形。先天性后凸畸形最常见的发生部位为 $T_{10} \sim L_2$，而近端常处于前凸状态，作为远端后凸畸形的重要代偿机制以维持脊柱的整体矢状面平衡。发育不良的椎体常小于正常椎体，而先天性融合的椎体块通常大于正常椎体。相邻的两个节段以上的椎体融合常伴有肋骨融合、并肋以及胸廓发育不良综合征等表现，有时可见椎弓根间距增宽和脊柱裂等，出现旋转半脱位者可见脊柱和椎管的连续性中断。前柱缺损区的组织学特性单纯从 X 线上很难判断究竟是软骨、髓核还是纤维组织。随着患者年龄的增加以及脊柱骨化程度的加重，X 线对于先天性脊柱畸形的辨认及分型愈发困难，可采用 CT 及三维重建明确诊断。另外，X 线对于评估脊柱整体的冠状面和矢状面平衡状态，判断主要责任节段和决定融合范围至关重要。

2. CT　扫描范围应至少上至枕骨大孔、下至骶尾骨。脊柱 CT 三维重建有助于全面了解脊椎的发育异常，判断形成不良或分节不良的部位和累及节段。CT 扫描可精确判断椎间盘是否融合、椎弓根发育情况、椎板是否存在缺如和融合、椎管内是否存在骨嵴等而决定手术策略或预估手术难度、风险等。尤其需要注意后凸顶椎区常可见椎体发育异常、椎体楔形变、椎体缺如等，部分患者同时可见椎管狭窄、脊柱裂、椎板缺如、椎体旋转半脱位和椎弓根形态异常等改变。

3. MRI　MRI 的扫描范围与 CT 相似，用以系统评估脊柱脊髓的发育异常。通过 MRI 可分析椎体是否有生长板从而判断脊柱和责任椎体的生长潜能、评估脊髓与椎体的相对位置关系、判断截骨风险、评估脊髓及神经根卡压严重程度等，另外还可发现椎管内包括脊髓纵裂、脊髓栓系、脊髓空洞和先天性椎管内肿瘤等病变。伴旋转半脱位者可出现椎管连续性丢失，部分严重角状后凸患者可见脊髓呈弓弦状拉紧或在顶椎处受压。脊髓压迫严重者可出现继发性的脊髓空洞以及脑积水。

## 自然史及预后

先天性脊柱后凸的自然史与其分型相关。Ⅰ型先天性脊柱后凸通常为前柱的双侧对称性形成障碍，脊柱成角后凸，这类患者畸形进展较快。McMaster 和 Singh 等报道，Ⅰ型先天性脊柱后凸患者 10 岁前畸形进展速率为每年 2.5°左右，10岁以后每年约 5°。Ⅱ型先天性脊柱后凸因椎体没有分节或分节不良，后凸进展较慢。McMaster 和 Singh 等认为，由左右对称融合块形成的Ⅱ型先天性脊柱后凸，其畸形进展速率仅为平均每年 1°，而位于侧前方分节不良的Ⅱ型侧后凸患者，畸形进展速率较前者明显升高。另外，Ⅲ型先天性脊柱后凸畸形患者中，由侧前方分节不良伴对侧半椎体形成的其畸形进展速率最快，约为 10 岁前每年 5°左右，10 岁以后每年高达 8°。

先天性脊柱后凸畸形患者的神经系统并发症风险与后凸的角度成正比，发生在胸腰段或胸段这些区域则预后更差。Ⅰ型先天性脊柱后凸畸形前柱的缺损可导致椎体持续生长进入椎管压迫脊髓，因此此类患者出现神经损害可能性较大（图 8-3-3）。Ⅱ型先天性脊柱后凸因椎体没有分节或分节不完全，后凸进展较慢，其出现神经损害可能性较Ⅰ型患者低（图 8-3-4）。既往研究表明，多数椎体分节不良患者年进展可小于 2°，但不同椎体节段的进展速率差异较大。上胸椎分节不良在青春期前后平均年进展度数约为 2°和 4°；下胸椎分节不良患者的侧凸年进展度数在青春期前后平均约为 5°和 6.5°；胸腰椎分节不良患者的年进展度数最快可达 6°～9°。McMaster 曾报道 10%（11/112）的先天性脊柱侧后凸畸形患者在长期随访中可出现双下肢麻痹性神经损害，其中 4 例患者神经损害出现在 8～11 岁，6 例出现在 14～18 岁，1 例出现在 28 岁。因此，脊柱后凸角度在骨骼发育成熟后一般逐渐保持稳定，但对于严重后凸患者，成年后其后凸畸形仍可继续进展，并有很多患者出现神经损害。

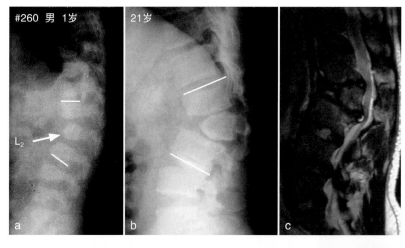

图 8-3-3　男（#260），1 岁时发现先天性脊柱后凸畸形，$L_2$ 椎体前柱发育不良（a）。至 21 岁时逐渐出现下肢感觉及运动障碍，X 线显示畸形明显加重（b），MRI 显示 $L_2$ 椎体侵入椎管压迫脊髓（c）

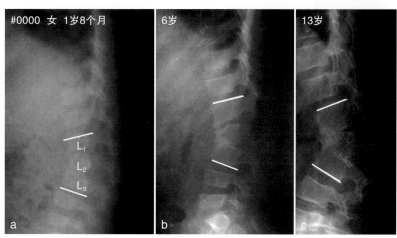

图 8-3-4　女（#0000），1 岁 8 个月时发现先天性脊柱后凸畸形，$L_1$～$L_3$ 椎体前柱分节不良（a）。至 6 岁时未见畸形明显进展，$L_2$～$L_3$ 开始自发融合（b）；至 13 岁时 $L_1$～$L_3$ 前柱全部融合，后凸轻度增加（c），患者无任何神经损害症状

神经系统损害表现常见于先天性颈椎及胸椎后凸畸形的患者，尤其对于角状后凸畸形的患者，其神经系统症状一旦出现则可快速进展。在排除其他神经系统疾病及椎管内异常的条件下，早期手术切除压迫脊髓的椎体是解决神经损害的唯一方法。对于已经出现感觉及运动障碍的患者，尽早手术可缩短患者术后神经症状恢复的时间。而对于神经系统症状较重且持续时间较长的患者，其手术风险相应增加，且预后较差。除此之外，少数先天性脊柱后凸患者可表现为椎体形成障碍伴脊椎脱位，甚至脊椎完全发育障碍。此类患者脊柱处于明显的不稳定状态，故常伴有神经系统症状，可突然发生，如轻微的外伤即导致瘫痪。还有部分后凸畸形的患者伴有脊柱后份发育不良，畸形区域的脊髓有时只有软组织覆盖，而且可能伴有脊髓纵裂、脂肪瘤等椎管内脊髓发育畸形，这类畸形往往进展更为迅速。

因此，先天性脊柱后凸虽然相对少见，但是潜在的危险较大，如果不接受治疗，后凸的进展有时会很迅速，不仅导致严重的外观畸形，而且可出现脊髓受压和神经损害。部分患者进入成年期后，虽然后凸畸形进展十分缓慢，但仍可发生进行性加重的神经损害（图 8-3-5）。

## 治疗

### （一）保守治疗

先天性脊柱后凸畸形患者的手术治疗策略较为复杂，既往认为为降低患者进展性神经损害的风险应早期手术，但过早的后路融合手术可影响脊柱纵向生长，因此对于低龄患者，特别是尚未形成稳定行走能力的婴幼儿，如果出现胸腰段后凸畸形仅起源于椎体的楔形变、先天性前柱分节不良或类似于前柱发育不良的改变，可进行定期随访，部分患者畸形的后凸可长期保持稳定，甚至在一定程度上出现自发改善（图 8-3-6）。

### （二）支具治疗

对于骨骼发育尚未成熟、临床无明显症状、畸形不严重的先天性脊柱后凸（如前柱分节不良等），可予以支具治疗，目的是降低后凸进展速度，最大限度地推迟手术年龄（图 8-3-7），并预防或控制后凸畸形跨度加大。与先天性脊柱侧凸类似，先天性脊柱后凸畸形行抗后凸支具治疗时应注意以下问题：①支具应穿戴在一件紧贴身体的内衣之外，支具的压力处放置衬垫，内衣尽量不发生褶皱，以免支具与内衣摩擦对皮肤产生损伤；②初次佩戴时可根据患者的穿戴情况逐步增加穿戴时间，一般 2 周内完成适应；③穿戴时间为每天 22 小时，在不戴支具的时间内，应自行注意皮肤的清洁卫生，且观察皮肤颜色变化及是否出现皮肤破损、压疮、溃疡等；④患者每 4~6 个月拍摄全脊柱正侧位 X 线片，记录年龄、Risser 征、治疗时间、后凸角、后凸跨越节段、脊柱高度等信息，并计算各项指标的变化情况；⑤若随访过程中发现患者出现后凸快速进展或神经损害，则应手术治疗；此类患者支具治疗的时间可以持续到手术策略可能发生改变或手术风险明显增加的年龄，避免早期手术的多种并发症风险；⑥还没有独立稳定行走能力的婴幼儿，可仅在睡眠时佩戴，在清醒状态时则培养正常的行走能力。

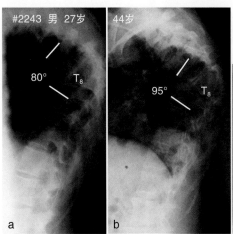
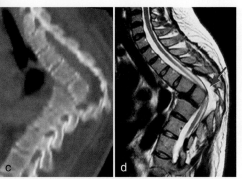

图 8-3-5　男（#2243），27 岁时被确诊为先天性脊柱后凸畸形，T$_8$ 椎体形成障碍（a）。虽然患者已为成人，脊柱已无生长潜能，但 17 年后仍逐渐出现截瘫。尽管 X 线显示只有后凸畸形的轻微加重（b），但 CT 三维重建示 T$_8$ 椎体出现矢状面半脱位突入椎管（c），MRI 显示脊髓严重受压（d）

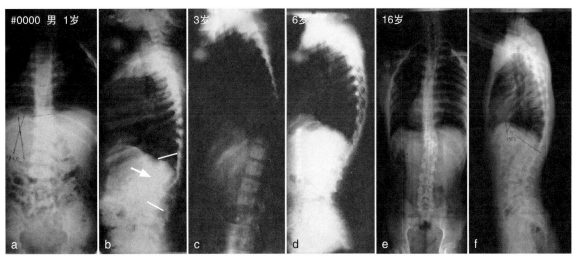

图 8-3-6　男（#0000），1 岁时发现胸腰段半椎体伴先天性脊柱后凸（a、b），3~6 岁后凸畸形进展不明显（c、d），16 岁发育成熟时仅表现为局部的轻度后凸，冠状面及矢状面形态维持良好，无神经功能损害（e、f）

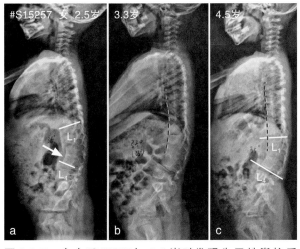

图 8-3-7　女（#S15257），2.5 岁时发现先天性脊柱后凸畸形，$L_2$~$L_3$ 前方分节不良（a，箭头），但两者间生长板仍有生长潜能，局部后凸角 36°，如此时手术，固定范围为 $L_1$~$L_3$。予以抗后凸支具治疗，3.3 岁（b）随访时后凸畸形维持稳定，4.5 岁（c）随访时发现虽然局部后凸仍不严重，但胸椎有出现前凸的趋势，此时可能是进行经 $L_2$ 椎弓根的椎体楔形截骨 $L_1$~$L_3$ 短节段融合手术的最后年龄，建议手术。如继续等待手术，则内固定的范围可能会变长

### （三）手术治疗

　　大部分先天性脊柱后凸畸形患者最终需要手术治疗。对于骨骼发育相对成熟、进展迅速者，手术不仅可以有效地防止畸形加重、恢复脊柱平衡，还可以治疗或预防脊髓神经损害。对于前柱分节不良者，由于畸形区前柱无生长潜能，原位融合并无矫形效果，甚至不能有效阻止后凸畸形的继续加重。

即使坚固的后方融合也无法避免长期的脊柱后份张力对融合块的拉长，部分患者甚至随访中会出现骨折、假关节等并发症。而对于椎体发育不良的患者，楔形椎体上下终板仍有继续生长潜能，虽然后路原位融合本意为阻滞后份的生长以弥补前柱生长的不平衡，但在大部分患者中没有观察到有意义的自发矫正。因此，后路原位融合术后往往仍需予以石膏或支具治疗，如今已很少使用。

　　既往文献报道不同类型的截骨矫形手术对于脊柱后凸畸形的矫正率为 47.6%~59.3%。对圆弧状的前柱形成障碍性后凸畸形，因椎体间没有或尚未形成骨性融合，局部 Smith-Peterson 截骨术（SPO）可获得较为满意的畸形矫正效果（图 8-3-8）。SPO 的要求是截骨节段前方的椎间盘应保留有足够的延展性和高度，因此并不适合前柱分节不良的节段，但可以将前柱分节不良的节段当作一个整体，在远近端相邻节段 SPO 截骨，进行整体矫形。SPO 截骨范围包括棘上韧带、棘间韧带、黄韧带和关节突关节，通过松解后方组织结构、脊柱前柱撑开、后柱闭合缩短而矫正畸形，单节段 SPO 截骨术可矫正后凸畸形约 10°。与三柱截骨术式相比，SPO 截骨术的优势在于可减少手术时间、术中失血量和三柱截骨术相关并发症，矫正率相对较低的不足则可通过多节段 SPO 来弥补。南京鼓楼医院团队分析了 SPO 截骨联合卫星棒序贯矫形技术在重度僵硬性胸椎侧后凸畸形中的疗效及安全性，结果显示，32 例患者局部后凸角由术前 65.5°矫正至术后 35.6°，术中及术后未见神经损伤、内固定

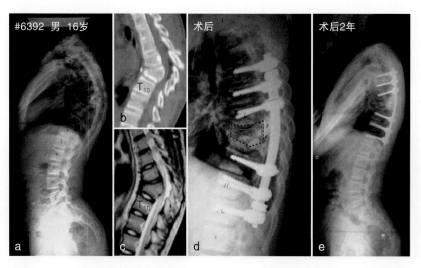

图 8-3-8　男（#6392），16 岁，T₈ 形成障碍、T₈/T₉ 分节不良伴脊柱后凸（a）；CT 示 T₈ 椎体严重楔形变，但 T₈/T₉ 整体上下存在椎间隙（b），MRI 示后凸顶椎区脊髓张力升高，脊髓受压变形（c）；行后路顶椎区多节段 SPO 截骨矫形内固定术后畸形得到明显改善（d）；术后 2 年随访畸形矫正维持满意（e）

失败等并发症。Chan 等回顾性比较了 17 例行多节段 Ponte 截骨和三柱截骨（PSO/VCR）的先天性脊柱畸形患者的畸形矫正情况，结果发现矢状面畸形矫正率 Ponte 截骨组为 33.3%、三柱截骨组为 35.8%；作者认为多节段 Ponte 截骨和三柱截骨可以获得类似的矫形效果，但 Ponte 截骨术时间更短，VCR 截骨术后出现神经损害的风险更高。

前柱分节不良的先天性脊柱后凸畸形患者的矫形手术相对比较复杂，无法通过简单的后柱截骨进行矫正，此时可行包括经椎弓根截骨（pedicle subtraction osteotomy，PSO）、SRS-Schwab Ⅳ 级截骨、全脊椎截骨（vertebral column resection，

VCR）在内的三柱截骨术（图 8-3-9）。目前公认 PSO 主要适应证是各种类型的轻中度脊柱后凸畸形，尤其是局部角状后凸畸形，单节段 PSO 截骨可获得 35°~40° 的后凸矫正效果，对伴有侧凸畸形的患者则应行不对称性截骨以同时矫正冠状面畸形。Li 等回顾性分析了 12 例行不对称 PSO 截骨术治疗的青少年先天性脊柱侧后凸畸形患者临床资料，结果显示矫形术后冠状面、矢状面畸形均获得明显改善，其中后凸矫正率为 47.5%，所有患者末次随访时均融合良好，未发现神经及内固定相关并发症。Spiro 等分析了 10 例先天性后凸畸形患者的临床资料，其中 6 例接受 PSO 截骨术、4 例

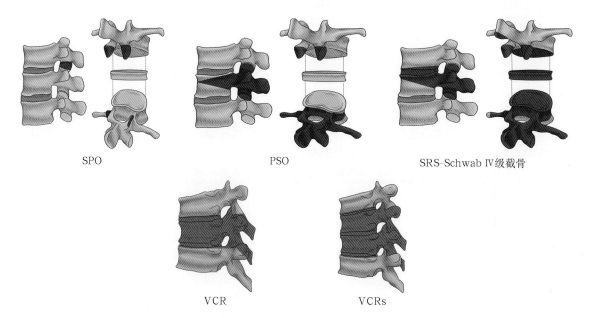

图 8-3-9　SPO、PSO、SRS-Schwab Ⅳ 级截骨、VCR 和 VCRs 截骨示意图。SPO 截骨范围包括棘上韧带、棘间韧带、黄韧带和关节突关节；PSO 为经椎弓根行椎体的楔形截骨；SRS-Schwab Ⅳ 级截骨切除范围为椎体上部和附属椎间盘；VCR 切除范围为整个椎体及相邻椎间盘；VCRs 切除范围为相邻多个椎体及椎间盘

接受 VCR 截骨术，最大后凸角由术前平均 59.9°改善为术后 17.5°，后凸矫正率为 70.8%，其中 2 例接受 PSO 截骨术患者随访过程中因内固定失败进行了翻修手术。部分前柱分节不良的先天性脊柱后凸畸形患者可经顶椎区的融合块内行 PSO 截骨术，其优点是可以获得较大的矫正率且内固定节段相对较短，矫形后截骨面可达到骨对骨的闭合，术后骨愈合率高（图 8-3-10），但因有两个截骨面故术中出血量较大。另外，PSO 截骨常见手术并发症包括大出血、假关节形成、内固定失败、医源性神经损害等，明显高于 SPO 截骨术。Bridwell 等和 Buchowski 等报道，PSO 截骨术的神经并发症发生率为 11%~15%，而经顶椎区的融合块内 PSO 截骨术神经并发症发生率更高。

对于年龄较大、局部为短弧后凸的患者，采用 SRS-Schwab Ⅳ 级截骨技术，可降低术中出血并且获得满意的畸形矫正率（图 8-3-11）。SRS-Schwab Ⅳ 级截骨术切除的范围包括椎体的上部和附属椎间盘，术中可根据畸形严重程度决定椎体的切除范围，因此其对后凸的矫正范围较大，可达 20°~60°，且闭合后可以达到骨对骨的接触，降低假关节的发生率。与全脊椎截骨术相比，SRS-Schwab Ⅳ 级截骨术手术范围和创伤更小，多不需要额外置入融合器，可以获得满意的矫形效果。史本龙等报道，38 例应用 SRS-Schwab Ⅳ 级截骨术的先天性脊柱后凸患者局部后凸矫正率可达 88.2%。其进一步提出的先天性脊柱后凸畸形行 SRS-Schwab Ⅳ 级截骨术的最佳手术适应证包括：① Ⅰ 型先天性脊柱后凸畸形后凸的顶椎应为半椎体或半椎体上方的椎间盘，半椎体前方的形成障碍应小于椎体 1/2 以提供稳定的术后骨性支撑；② Ⅱ 型先天性脊柱后凸畸形后凸的顶椎应为分节不良椎体块的上端椎体或邻近椎间盘；③ Ⅲ 型先天性脊柱后凸畸形应满足以上任意一条（图 8-3-12）。

对于前柱发育不良支撑缺陷较大引起的角状后凸畸形，多采用全脊椎切除的三柱截骨矫形术。后凸顶椎的切除优点是可以直接去除致畸因素，获得更大的局部矫正效果，更有利于采用短节段固定，其缺点在于手术创伤大、出血量大及手术时间长，神经并发症发生率高。既往文献报道顶椎为半椎体的全脊椎切除术（Ⅴ、Ⅵ 级截骨术）可获得 50%~80% 的畸形矫正。2002 年，Ruf 和 Harms 报道了 28 例 6 岁以下患儿的半椎体型先天性脊柱畸形进行后路半椎体切除短节段固定手术治疗，结

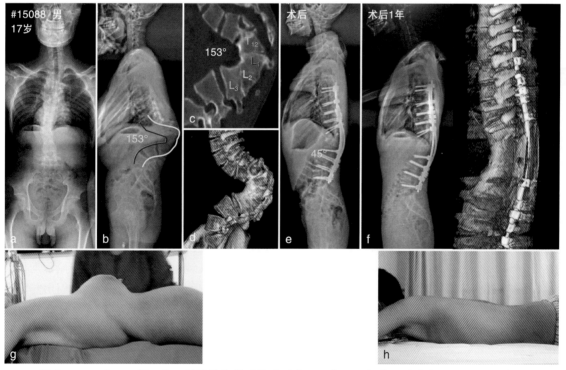

图 8-3-10　男（#15088），17 岁，先天性脊柱角状后凸畸形（a、b）。CT 矢状面重建（c）和三维重建（d）显示 T$_{11}$ 半椎体、T$_{12}$~L$_3$ 分节不良及前柱支撑缺陷；行后路 L$_1$ 椎体 PSO 截骨术（e），术后 1 年矫形维持良好，复查三维 CT 示截骨区已形成骨性愈合（f），术前（g）术后（h）相比可见外观改善显著

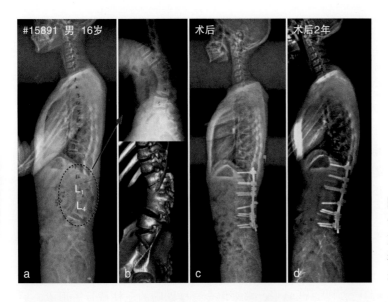

图8-3-11    男（#15891），16岁，Ⅱ型先天性脊柱后凸畸形（a）。局部放大及CT三维重建（b）显示L₂~L₄前柱分节不良；行后路L₂椎体SRS-Schwab Ⅳ级截骨术（c），术后2年随访矫形维持良好（d）

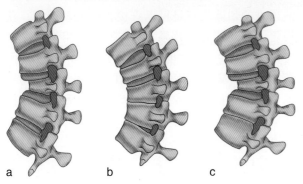

图8-3-12    先天性脊柱后凸畸形行SRS-Schwab Ⅳ级截骨术的手术适应证示意图。Ⅰ型先天性脊柱后凸畸形后凸的顶椎为半椎体或半椎体上方的椎间盘，半椎体前方的形成障碍小于椎体1/2（a）；Ⅱ型先天性脊柱后凸畸形后凸的顶椎为分节不良椎体块的上端椎体或邻近椎间盘（b）；Ⅲ型先天性脊柱后凸畸形应满足a或b中的一项（c）

果表明矫形术后局部侧凸矫正率为72.0%，局部后凸矫正率为63.0%，术后内固定相关并发症发生率为17.9%，包括2例椎弓根骨折及3例内固定断裂。2009年，Ruf团队再次报道了41例先天性脊柱侧后凸畸形低龄患儿行后路一期半椎体切除术的临床疗效，其中无分节不良组的节段性侧凸矫正率为80.6%，节段性后凸矫正率为63.6%，头侧及尾侧代偿弯的自发矫正率为80.0%和76.5%；伴对侧分节不良组的节段性侧凸矫正率为66.7%，节段性后凸矫正率为62.5%，头侧及尾侧代偿弯的自发矫正率为59.3%和58.8%。Wang等报道行VCR手术治疗的先天性成角后凸畸形患者术后局部后凸角由87.3°改善至17.6°，后凸矫正率为79.8%，其中4例患者出现并发症，包括其中1例假关节形

成合并拔钉、1例近端交界性后凸、1例脊髓不完全损伤以及1例神经根损伤。过去曾流行前后路联合切除半椎体的术式，但因其手术创伤大，且获得矫形效果与单纯后路半椎体切除相似，故近年来逐渐被单纯后路半椎体切除内固定融合手术取代。需要强调的是后凸顶椎全脊椎切除后前方可能出现一定程度的缺损，术中应尽可能丰富植骨（图8-3-13），必要时使用融合器以获得更好的前方支撑融合（图8-3-14）。

当出现严重的角状后凸畸形，连续多个发育不良椎体被挤出脊柱序列时，可采用SRS-Schwab Ⅵ级截骨术（图8-3-15）以达到最大的矫形效果。南京鼓楼医院团队报道了SRS-Schwab Ⅵ级截骨术在17例严重先天性脊柱成角畸形患者中的疗效，结果表明局部后凸由术前102.9°矫正至35.8°，其中4例（23.5%）患者在截骨过程中出现神经电生理异常，3例（17.6%）术后出现下肢不完全瘫痪，3例（17.6%）随访中出现内固定断裂，1例因内固定失败接受了翻修手术。Mirzanli等报道了接受连续双节段椎体全切术治疗的严重先天性脊柱侧后凸畸形患者局部后凸角矫正率达71.4%，患者术后疼痛与畸形均得到显著改善，且术后长期随访中无明显内固定并发症及矫正丢失。Lenke团队比较了儿童严重脊柱畸形行Ⅴ级和Ⅵ级截骨术的疗效，结果发现两组儿童畸形矫正率上无明显差异（63% vs 58%），但Ⅵ级截骨组手术时间更长、术后神经并发症风险更高。需要注意的是，行SRS-Schwab Ⅵ级截骨术会对脊柱造成明显短缩效果，截骨面闭合后需探查脊髓张力，避

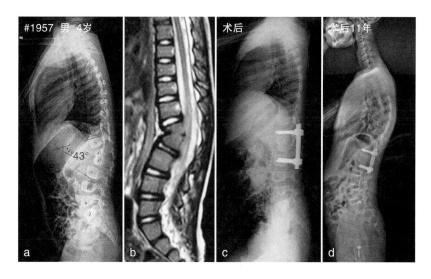

图 8-3-13 男（#1957），4 岁，T$_{12}$~L$_1$ 分节不良，脊柱后凸畸形（a、b）。行脊柱后路 T$_{12}$ 椎体部分切除（SRS-Schwab Ⅳ 级截骨术）短节段内固定术，截骨处骨面对骨面闭合（c），术后 11 年随访无矫正丢失，脊柱矢状面形态恢复正常（d）

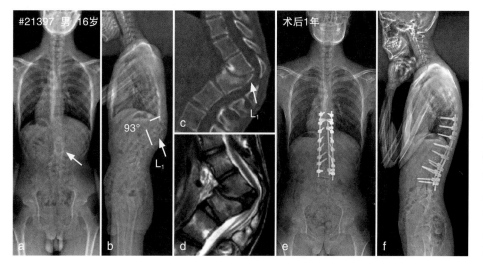

图 8-3-14 男（#21397），16 岁，T$_{12}$~L$_2$ 多发椎体伴前柱发育不良（a~c，箭头），角状后凸畸形（b~d）。MRI 示后凸半椎体压迫脊髓（d）；行脊柱后路 SRS-Schwab Ⅴ 级截骨（L$_1$ VCR），截骨处植入椎间融合器填充骨缺损，术后 1 年效果良好（e、f）

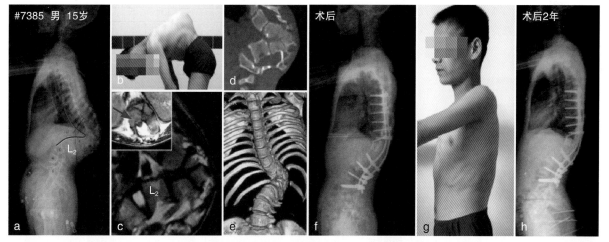

图 8-3-15 男（#7385），15 岁，T$_{11}$~L$_1$ 多发半椎体伴前柱发育不良，局部角状后凸畸形（a），外观见腰背部巨大隆起（b），MRI 显示后凸半椎体压迫脊髓（c），术前 CT 示胸腰段严重后凸畸形伴椎体前后半脱位（d、e）。行脊柱后路 SRS-Schwab Ⅵ 级截骨（T$_{11}$~L$_1$ 半椎体切除）矫形内固定术，为避免脊髓过度短缩，前方予以钛网支撑（f），术后外观改善显著（g），术后 2 年随访效果良好（h）

免产生脊髓压迫。另外，截骨面闭合后需要达到骨与骨的闭合，缺如较大时可行前柱钛网或人工椎体支撑，必要二期应进行前路补充性的支撑融合，填补前柱缺损。在前柱支撑不佳或融合不良的情况下，患者可能在随访中出现内固定断裂等并发症，特别是年龄较大或成人患者（图 8-3-16）。前柱发育不良引起的脊柱后凸畸形，在低龄患者即使脊柱有明显的支撑缺陷也应避免采用前方融合技术，因前路手术进一步消除了半椎体上下终板的生长潜能，后份结构的持续生长和生物力学负重将加快后凸畸形的进展，造成神经并发症（图 8-3-17）。

先天性脊柱后凸畸形患者术后随访中可出现远端叠加现象、近端交界性后凸、冠状面/矢状面失衡或内固定失败等情况，因此术后需密切跟踪随访

直至患者成年。南京鼓楼医院团队对先天性脊柱畸形患者的长期随访研究表明，行长节段固定的患儿术后出现近端交界性后凸的发生率约为 18.6%，术前明显后凸、术中后凸畸形的过度矫正和近端韧带复合体损伤等是重要的危险因素；行后路半椎体切除短节段固定的患者术后出现近端交界性后凸的发生率约为 11.6%，发生率低于长节段固定的可能原因是短节段固定时不易出现过度矫正，风险因素包括术前局部后凸、术前矢状面失平衡和术中近端韧带复合体损伤等。但他们的随访结果表明，儿童近端交界性后凸多出现在脊柱矫形术后 6 个月内，且在长期随访中处于稳定状态，大多数患者无需行翻修手术。

另外，先天性脊柱后凸后路矫形手术常见的操

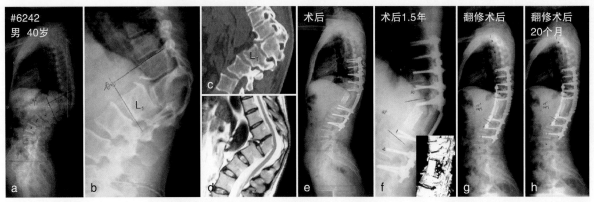

图 8-3-16　男（#6242），40 岁，T$_{11}$、T$_{12}$ 半椎体合并先天性胸腰段后凸畸形（a~c）；矢状面 MRI 可见胸腰段脊柱后凸致脊髓牵拉、张力增高（d）；行单一后路 T$_{11}$~T$_{12}$ 全脊椎切除（SRS-Schwab Ⅵ级截骨）钛网支撑融合术，矫形效果良好（e）；术后 1.5 年随访发现双侧内固定棒断裂，假关节形成，胸腰段后凸畸形复发（f）；行后路内固定棒调整及侧前方入路补充融合内固定术，术后后凸矫正良好（g）；翻修术后 20 个月见胸腰段后凸矫正维持良好，手术区域坚固融合（h）

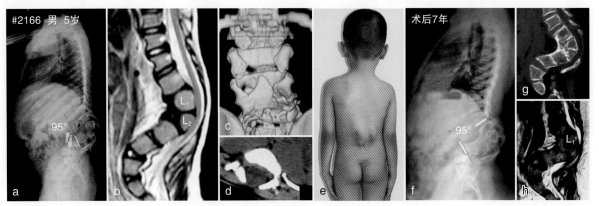

图 8-3-17　男（#2166），5 岁，L$_1$~L$_2$ 椎体前柱发育不良（a、b）。术前三维 CT 及横断面 CT 示脊柱后份骨性缺如（c、d），背部皮肤软组织条件差（e）。行前路脊柱支撑性融合术，随访 7 年局部后凸明显加重（f），CT 见脊柱仅前方出现融合（g），提示过早的前柱融合术并不能阻止后凸畸形的进展，MRI 示残留单一半椎体持续向椎管内生长致脊髓严重受压（h），出现神经并发症

作误区包括因截骨不彻底和截骨面对合不佳造成的较大残留后凸，或前柱较大的缺损成为假关节、断棒等并发症的危险因素，此时应通过放置融合器等方式提供前柱支撑，促进截骨区域的融合。术中截骨区丰富植骨及使用近几年 Lenke、邱勇、朱泽章等推荐的卫星棒技术可提高截骨区域的稳定性，降低假关节的发生率，分散应力以减少断棒等并发症的发生。

伴有矫正丢失的内固定并发症是先天性脊柱后凸矫形术后翻修的最主要原因之一。Qureshi 报道胸椎先天性后凸畸形矫形术后内固定失败发生率约为 4.2%，北京协和医院报道先天性颈胸段后凸畸形矫形术后内固定失败发生率可达 8.0%。断棒发生时间平均为术后 22 个月，截骨区、腰骶段和胸腰段是断棒的高危区域。对于术后出现内固定并发症的患者，若患者脊柱冠状面及矢状面平衡维持尚可，无明显假关节形成和神经损害风险时可予以密切观察。脊柱外科学界普遍认为符合以下几条应考虑行翻修手术：①内固定失败合并假关节形成，导致明显矫正丢失并持续进展；②伴有明显矢状面或冠状面失平衡；③出现新发神经损害或原有神经损害进行性加重；④频繁腰背部疼痛，保守治疗无效，显著影响患者生活质量等。

在翻修术式的选择上，应根据患者原手术方式以及内固定失败的具体原因，同时综合考虑患者冠状面和矢状面上的畸形程度，采取个体化的翻修策略：①对于发生内固定失败和假关节形成的患者，翻修术中应彻底清除假关节并充分植骨。若矫正丢失可能引起脊髓受压而造成神经损害，应对神经压迫处再次进行截骨减压（图 8-3-18）。②对于半椎体未切除或切除不彻底导致畸形进展者，术中应再次彻底切除半椎体，并将半椎体切除后的空隙良好地闭合。③儿童先天性脊柱后凸畸形术后内固定失败翻修手术时应将断裂的内固定棒更换，必要时可在断棒区应用卫星棒技术进行强化。④对于术后前柱缺损造成矫正丢失或内固定失败者，翻修手术中应着重强调前柱的坚强支撑。必要时前方使用融合器或钛网支撑，或二期行前路融合手术（图 8-3-19）。

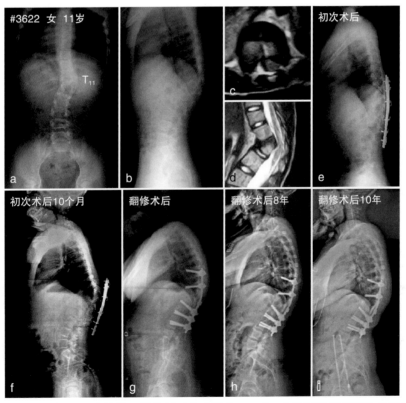

图 8-3-18　女（#3622），11 岁，T$_{11}$ 半椎体、脊柱侧后凸畸形（a、b）。术前 MRI 示局部角状后凸，顶椎区脊髓贴近椎体后壁（c、d）。患者于外院应用 Luque 棒技术行后路内固定融合术（e），术后 10 个月出现内固定脱出、深部感染、后凸畸形加重、双下肢不全瘫（f）。行脊柱后路内固定去除、彻底清创、T$_{11}$ 全脊椎切除翻修术，术后后凸畸形得到明显改善，神经功能明显恢复（g），术后 8 年及 10 年随访矫形维持良好（h、i）

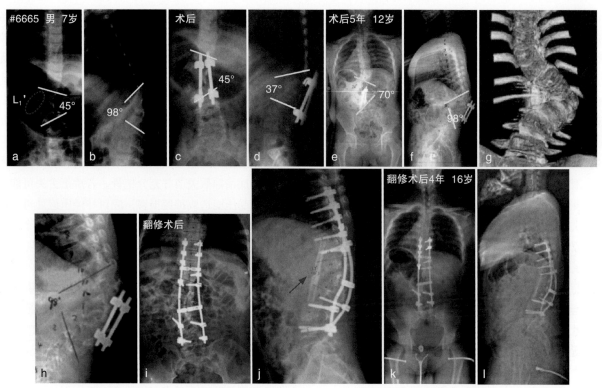

图 8-3-19　男（#6665），7 岁，L₁半椎体伴脊柱侧后凸畸形（a、b）。于外院行后路短节段融合内固定术，术中未切除半椎体（c、d）。术后 5 年患者侧后凸畸形明显进展（e~g），侧位局部放大可见椎板钩脱钩，局部后凸角加重至 98°（h）。予一期后路翻修内固定术，术中见椎管内广泛瘢痕形成，顶椎切除截骨闭合过程中出现神经电生理监测信号丢失，遂放松内固定、减少后凸矫正程度；因残留较大后凸和前柱缺损，二期行前路补充融合（i）并在凹侧行异体腓骨条支撑（j，箭头），翻修术后 4 年随访见矫正维持良好，神经功能正常（k、l）

## 参考文献

[1] McMaster MJ, Singh H. The surgical management of congenital kyphosis and kyphoscoliosis[J]. Spine (Phila Pa 1976), 2001, 26(19): 2146-2154; discussion 2155.

[2] Campos MA, Fernandes P, Dolan LA, et al. Infantile thoracolumbar kyphosis secondary to lumbar hypoplasia[J]. J Bone Joint Surg Am, 2008, 90(8): 1726-1729.

[3] Kawakami N, Tsuji T, Imagama S, et al. Classification of congenital scoliosis and kyphosis: a new approach to the three-dimensional classification for progressive vertebral anomalies requiring operative treatment[J]. Spine (Phila Pa 1976), 2009, 34(17): 1756-1765.

[4] Marks DS, Qaimkhani SA. The natural history of congenital scoliosis and kyphosis[J]. Spine (Phila Pa 1976), 2009, 34(17): 1751-1755.

[5] Hwang CJ, Lenke LG, Sides BA, et al. Comparison of single-level versus multilevel vertebral column resection surgery for pediatric patients with severe spinal deformities[J]. Spine (Phila Pa 1976), 2019, 44(11): E664-670.

[6] Chen X, Xu L, Qiu Y, et al. Incidence, risk factors, and evolution of proximal junctional kyphosis after posterior hemivertebra resection and short fusion in young children with congenital scoliosis[J].Spine (Phila Pa 1976), 2018, 43(17): 1193-1200.

[7] Shi B, Zhao Q, Xu L, et al. SRS-Schwab grade 4 osteotomy for congenital thoracolumbar kyphosis: a minimum of 2 years follow-up study[J]. Spine J, 2018, 18(11): 2059-2064.

[8] Xu L, Chen X, Qiao J, et al. Coronal imbalance after three-column osteotomy in thoracolumbar congenital kyphoscoliosis: incidence and risk factors[J]. Spine (Phila Pa 1976), 2019,

44(2): E99-106.

[9] Li Y, Sheng F, Xia C, et al. Risk factors of impaired pulmonary function in arthrogryposis multiplex congenital patients with concomitant scoliosis: a comparison with adolescent idiopathic scoliosis[J].Spine (Phila Pa 1976), 2018, 43(8): E456-460.

[10] Chen Z, Qiu Y, Zhu Z, et al. Posterior-only hemivertebra resection for congenital cervicothoracic scoliosis: correcting neck tilt and balancing the shoulders[J]. Spine (Phila Pa 1976), 2018, 43(6): 394-401.

[11] Chen Z, Qiu Y, Ma W, et al. Comparison of somatosensory evoked potentials between adolescent idiopathic scoliosis and congenital scoliosis without neural axis abnormalities[J]. Spine J, 2014, 14(7): 1095-1098.

[12] 夏三强, 刘盾, 石博, 等. SRS-SchwabⅣ级截骨术在Ⅰ型先天性脊柱后凸畸形矫形术中的应用[J]. 中华骨科杂志, 2019, 39(20): 1268-1274.

[13] McMaster M, Ohtsuka K. The natural history of congenital scoliosis: a study of 251 patients[J]. J Bone Joint Surg, 1982, 64(8): 1128-1147.

[14] McMaster MJ, Singh H. Natural history of congenital kyphosis and kyphoscoliosis: a study of one hundred and twelve patients[J].J Bone Joint Surg, 1999, 81(10): 1367-1383.

[15] 孙旭, 陈曦, 陈忠辉, 等. 低龄先天性脊柱畸形儿童半椎体切除术后近端交界性后凸的临床分析[J]. 中华外科杂志, 2017, 55(3): 192-197.

[16] Wang S, Lin G, Yang Y, et al. Outcomes of 360° osteotomy in the cervicothoracic spine (C7-T1) for congenital cervicothoracic kyphoscoliosis in children[J]. J Bone Joint Surg Am, 2019, 101(15): 1357-1365.

[17] 王升儒, 仉建国, 田野, 等. 儿童及青少年颈胸段/上胸段先天性脊柱侧后凸畸形手术治疗的疗效与并发症[J]. 中国脊柱脊

髓杂志, 2019, 9(7): 597-603.

[18] Ruf, Michael, Harms, et al. Hemivertebra Resection by a Posterior Approach[J]. Spine, 2002, 27(10): 1116-1123.

[19] Ruf M, Harms, Jürgen. Posterior hemivertebra resection with transpedicular instrumentation: early correction in children aged 1 to 6 years[J]. Spine, 2003, 28(18): 2132-2138.

[20] Ruf, Michael, Jensen, et al. Hemivertebra resection and osteotomies in congenital spine deformity[J]. Spine, 2009, 34(17): 1791-1799.

## 第四节　先天性脊柱前凸

先天性脊柱前凸（congenital lordosis）是继发于先天性脊椎发育畸形的脊柱前凸性畸形，常见的原因是脊柱后份的先天性融合，生长潜能低，而椎体及椎间盘相对正常，使得椎体和（或）椎间盘前柱的生长和高度大于后柱从而导致脊柱任何部位的前凸畸形。先天性脊柱前凸畸形是脊柱畸形中最为少见的畸形，临床上常见的先天性脊柱前凸畸形多是侧凸和前凸的结合，单纯的先天性脊柱前凸畸形十分少见。

### 影像学评估

X 线可用来分辨畸形的类型（椎体形成障碍、椎体分节不良和混合型）、畸形部位以及冠状面、矢状面平衡情况。有些脊柱前凸在 X 线侧位片上并不明显，往往需要进行 CT 及三维重建检查以分辨畸形的类型，尤其是对 X 线上不易显示的脊柱后份椎板、椎弓根发育异常。CT 横断面见脊椎向前方胸腔内凸入，导致胸前后径明显缩小，甚至可致肺不张。因此，对于脊柱前凸严重的患者，尤其是伴有呼吸功能异常者，术前应行呼吸功能评估，必要时行呼吸功能训练、呼吸机辅助呼吸等术前准备。同时，CT 也是评估胸廓畸形及计算肺容积的首选方法。全脊柱 MRI 主要用于排查是否合并其他先天性畸形。病变部位前柱发育良好有椎间盘信号的组织，后柱常有分节不良。可发现椎管内的病变，包括脊柱脊髓裂、脊髓栓系、脊髓空洞和椎管内肿瘤等。

### 临床表现

大部分患者因剃刀背或胸背凹陷畸形等症状就诊。先天性脊柱前凸畸形也可伴随脊髓的发育性畸形，发生脊柱脊髓裂、脊髓脊膜膨出、脊髓栓系、皮下脂肪瘤和血管瘤等，可出现背部异常毛发增生、瘘道、脂肪瘤、浅凹和皮肤隆起等，根据其神经损害的不同程度查体时可见感觉及运动障碍、反射减弱或消失，甚至于瘫痪等体征。先天性脊柱前凸也可合并先天性心脏病、胃肠道先天性畸形、生殖系统先天性异常等不同系统的发育异常，同时表现出其相应的临床症状。

### 自然史与预后

先天性脊柱前凸的进展与椎体的生长潜能有关，生长潜能越大的患者畸形进展的风险越高（图 8-4-1）。随着前凸畸形的进展，前凸的脊柱（主要为胸椎）会压迫前方胸腔，减小胸廓容积（图 8-4-2），压迫肺实质，减小肺容积，导致肺功能显著下降，最终可导致肺动脉高压。

先天性前凸的预后与其严重程度、发病年龄以及发病部位有关。前凸畸形越重，发病年龄越小，预后越差。先天性前凸对心肺功能的损害可表现在 3 个方面：①阻碍肺发育，真性肺发育不良；②压迫肺组织；③压迫纵隔和膈肌。5 岁以前是肺实质发育的重要时期，先天性脊柱前凸（胸椎）对肺的生长发育影响极大。由于先天性脊柱前凸发病年龄早，此时肺组织尚未完全发育，因此胸廓畸形首先压迫肺组织，导致真性肺发育不良。同时，畸形的进行性加重又会对肺造成机械性损害，进一步影响肺功能。另外，向前凸出的脊柱也会压迫纵隔及膈肌，限制通气功能。这种患者由于长时间处于慢性缺氧状态，可合并严重的营养不良。

### 治疗

1. 保守治疗　目前并无任何证据证明石膏或支具对先天性脊柱前凸患者有效。畸形不严重的患者可予以定期随访。

2. 前路骨骺阻滞术　只适用于前柱尚有生长潜能的患者，前路椎体的骨骺阻滞术可消除脊柱前、后柱生长发育不平衡，理论上可达到在生长过程中的自发矫形目的。但过早的前路骨骺阻滞亦可使胸椎高度降低，同样减小了胸廓容积，并且胸椎前凸畸形的椎体很多表现为先天性融合，即属于结构性前凸畸形，此时"骨骺阻滞"的效果不确定，文献报道也极少。

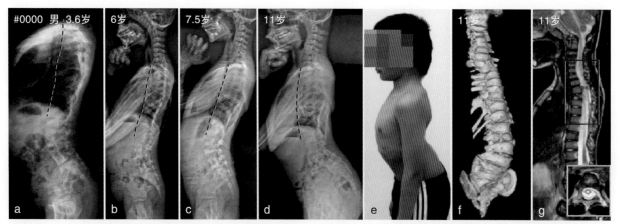

图 8-4-1　男（#0000），3.6 岁时以胸背部凹陷畸形首诊，X 线侧位片示胸椎后凸发育不良，予以随访观察（a）。6 岁、7.5 岁、11 岁随访时见胸椎明显前凸畸形（b~e），全脊柱三维 CT 示胸椎多发半椎体、蝴蝶椎（f），胸椎 MRI 示胸椎椎体分节良好（g，红框），仍具有较大生长潜能，下胸椎椎体呈前高后低的楔形变，提示脊椎后份因先天融合而生长缓慢，推测患儿胸椎前凸可能继续加重，且前凸顶椎区出现脊髓空洞（g，黄框）。肺功能检查示 FVC 实 / 预为 70.8%，$FEV_1$ 实 / 预为 65.1%，提示中度限制性通气功能障碍

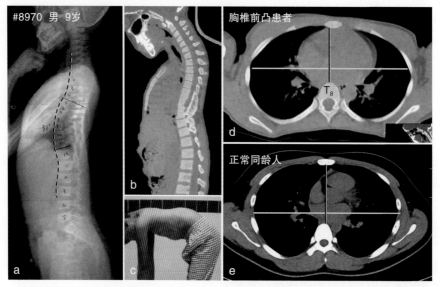

图 8-4-2　男（#8970），9 岁，先天性胸椎前凸畸形（a）。CT 矢状面重建可见 $T_4$~$T_{11}$ 后份结构广泛融合，胸椎明显前凸（b），患儿外观可见背部塌陷（c）。CT 横断面（d）与正常青少年胸部 CT 横断面（e）相比，前后径 / 左右径明显减小

　　3. 前后联合截骨矫形术　对于畸形严重的患者，可进行截骨矫形术。首先行前路手术去除椎间盘，楔形切除终板软骨，不需填入骨条以便二期行后路矫形手术。二期后路手术时有时需要截断融合的骨桥，通过节段撑开力减少脊柱的前凸以达到矫形效果。

　　4. 单纯后路截骨矫形术　前后路联合手术在理论上可改善手术效果，但对于肺功能严重不良的患者，行开胸手术相关并发症发生风险可显著升高，因此对于脊椎前柱尚未完全融合者，可采用后路多节段 SPO 截骨松解，再利用提拉技术尽量恢复正常矢状面形态。这在低龄儿童效果较好，对于大龄儿童效果则不确定，但可以预防加重或获得部分改善（图 8-4-3）。

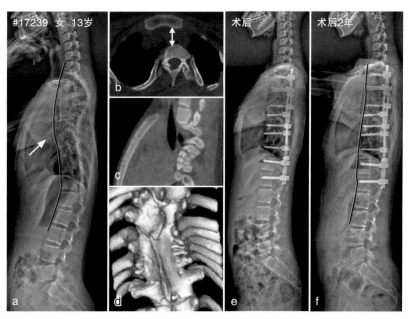

图 8-4-3 女（#17239），13 岁，先天性胸椎前凸（a）。CT 横断面示卧位胸椎椎体突入胸腔，胸廓前后径减小（b，箭头），$T_3 \sim T_9$ 椎体尚存在部分间隙和椎间盘（c），中胸段脊柱后份先天性融合（d）。行后路多节段 SPO 截骨矫形内固定术后畸形改善，但胸椎后凸依然恢复不足（e），术后 2 年随访无矫正丢失（f）

## 参考文献

[1] Lonstein JE. Congenital spine deformities: scoliosis, kyphosis, and lordosis[J]. Orthop Clin North Am, 1999, 30(3): 387-405.

[2] Graziano GP, Hensinger RN. Treatment of congenital lumbar lordosis in adults with a one-stage single-level anterior closing-wedge osteotomy. A report of two cases[J]. J Bone Joint Surg Am, 1995, 77(7): 1095-1099.

[3] Winter RB, Leonard AS. Surgical correction of congenital thoracic lordosis[J]. J Pediatr Orthop, 1990, 10(6): 805-808.

[4] Gögüs A, Talu U, Hamzaoglu A. One-stage surgical correction of congenital thoracic lordosis--report of 2 cases[J]. Acta Orthop Scand, 2001, 72(4): 413-418.

[5] Lawson LY, Harfe BD. Developmental mechanisms of intervertebral disc and vertebral column formation[J]. Wiley Interdiscip Rev Dev Biol, 2017, 6(6): e283-298.

[6] Winter RB, Lonstein JE, Boachie-Adjei O. Congenital spinal deformity[J]. Instr Course Lect, 1996, 45: 117-127.

[7] Winter RB, Moe JH, Bradford DS. Congenital thoracic lordosis[J]. J Bone Joint Surg Am, 1978, 60(6): 806-810.

[8] Winter RB. Congenital spine deformity: "What's the latest and what's the best"?[J]. Spine (Phila Pa 1976), 1989, 14(12): 1406-1409.

[9] Ha KY, Suh SW, Kim YH, et al. Long-term management of congenital lordoscoliosis of the thoracic spine[J]. Eur Spine J, 2017, 26(Suppl 1): 47-52.

[10] Sever C, Kahraman S, Karadereler S, et al. Posterior vertebral column resection (PVCR) for congenital thoracic lordoscoliosis in children under age of 10 with minimum 5 years follow-up[J]. Spine Deform, 2017, 5(6): 450.

[11] Kanagaraju V, Chhabra HS, Srivastava A, et al. A case of severe and rigid congenital thoracolumbar lordoscoliosis with diastematomyelia presenting with type 2 respiratory failure: managed by staged correction with controlled axial traction[J]. Eur Spine J, 2016, 25(10): 3034-3041.

[12] Le Huec JC, Thompson W, Mohsinaly Y, et al. Sagittal balance of the spine[J]. Eur Spine J, 2019, 28(9): 1889-1905.

## 第五节 先天性颈椎半椎体畸形

先天性颈椎半椎体畸形是先天性脊柱畸形的一种，相比于胸腰椎半椎体畸形，其在临床上更为罕见，常见于儿童。有研究报道，先天性颈椎畸形的发生率为 1/42 000～1/40 000，女性发生率略高于男性，其中包含了枕骨畸形、上颈椎畸形和下颈椎畸形。Samartzis 等报道颈椎侧凸畸形在 Klippel-Feil 综合征患者人群中的发生率高达 53.3%。目前，单纯颈椎半椎体畸形的发生率尚无确切的统计数据。在以往报道的病例中常见下颈椎半椎体畸形，而上颈椎半椎体畸形则更加罕见。1981 年，Deburge 等和 Winter 等首先报道了 2 例先天性颈椎半椎体畸形。随后，先天性颈椎半椎体畸形病例的报道逐渐增加。

先天性颈椎半椎体畸形可导致颈椎侧凸，表现为斜颈，又称骨性斜颈，其在出生时并不明显，随着小儿的生长发育，侧凸逐渐加重，斜颈愈发明显，严重影响外观。

## 病因学

先天性颈椎半椎体畸形是由于妊娠第 4～6 周脊柱发育异常而导致的脊柱不对称生长。其病因复杂，已被证实与遗传因素、环境因素、细胞因子、生物力学等多种因素有关。根据先天性脊柱畸形的形成原因，先天性颈椎畸形也可分为椎体形成障碍、椎体分节不良和混合型畸形。其中，半椎体畸形是先天性颈椎畸形最常见的一种类型。

## 临床表现及影像学检查

先天性颈椎半椎体畸形可导致颈椎侧凸，临床表现为斜颈，且随着小儿的生长发育，斜颈逐渐加重，表现为固定性斜颈，头部倾向健侧，而下颌转向患侧。斜颈导致两侧面部受到的牵张力不一致，逐渐出现两侧面部发育不对称，斜颈的一侧面部发育相对滞后，临床表现为双眼不等高、双眼连线倾斜、眼裂偏小、颧骨扁平、下颌偏斜、面颊瘦小、双耳高度不一致、颅骨不对称等畸形。神经系统症状在先天性颈椎半椎体畸形患者中少见。

先天性颈椎半椎体畸形是否会进展需视具体情况。一般来讲，其进展常随着小儿的发育逐渐加重。两个相邻的完全分节的半椎体畸形往往进展快速；单一完全分节半椎体畸形是否会进展，两种可能性都存在；单一半分节的半椎体畸形进展可能性较小；而一个未分节的半椎体畸形则基本不会进展。先天性颈椎半椎体畸形导致严重颈椎侧凸，严重时导致远端脊柱的继发性侧凸畸形，尤其是在上胸椎最为明显，导致头-颈-肩的冠状面失平衡，可出现双肩不等高、双侧肩胛冈不对称等临床表现。

先天性颈椎半椎体畸形的影像学检查包括全脊柱X线、CT三维重建、MRI、超声等。全脊柱正侧位X线可显示畸形的类型、位置、程度以及测量Cobb角，同时可明确是否存在继发性胸椎侧凸。全脊柱左右Bending片可以评估脊柱活动度、畸形柔韧度、侧弯的代偿能力等。CT三维重建可更加清晰地显示畸形情况，可评估椎体发育程度及测量椎弓根的有关数据，同时可行3D模型打印，为手术方案的制订及术中置钉提供参考。对计划行手术的患者应行颈椎椎动脉CT血管成像术（CTA）检查，以明确椎动脉走行、双侧是否对称及其与半椎体的关系。所有的先天性脊柱畸形的患者均应进行全脊柱MRI检查，尤其是对于那些存在明确神经系统体征的患者。MRI检查还可以明确椎管内畸形、有无合并脊髓神经系统畸形，如Chiari畸形、脊髓纵裂、脊髓空洞、脊髓栓系、脊膜膨出等。

## 治疗

### （一）保守治疗

主要包括定期观察、支具治疗、牵引等。先天性颈椎半椎体畸形导致的颈椎侧凸采用保守治疗的效果非常有限，只能起到延缓畸形进展的作用，不能完全矫正畸形，被认为是一种推迟手术时间的策略。

### （二）手术治疗

既往研究表明，对于先天性颈椎半椎体畸形，半椎体生长阻滞术矫形效果不明显，而手术切除半椎体可直接去除致畸因素，再联合短节段内固定，可以获得良好的矫形效果。1981年，Deburge等报道了首例采用前后路联合入路半椎体切除术联合前路钛板内固定术治疗C₆半椎体畸形。2005年，Ruf等应用半椎体切除术联合前路或者后路短节段内固定治疗先天性颈椎半椎体畸形3例，矫正效果满意。随后，多篇临床案例报道了采用半椎体切除术联合短节段内固定治疗先天性颈椎半椎体畸形。早期手术的目的是防止局部的严重畸形及继发性侧凸的发展，矫正面部及眼部的不对称，保证脊柱未受累部位的正常发育。

胸腰椎半椎体切除术常采用单纯后路手术，而颈椎半椎体切除术由于椎动脉的存在常采用前后路联合手术。对于上颈椎半椎体畸形患者，前路手术常采用经口入路，为了增加经口手术视野，可联合施行下颌骨劈开术。$C_6$及以上颈椎半椎体切除术有损伤椎动脉的风险，手术难度较大。术前颈椎CTA三维重建及3D打印模型能够帮助观察椎动脉与半椎体的关系、血管的变异等，有利于手术方案的制订。对于无椎动脉穿行的半椎体，在切除过程中无需显露椎动脉；而对于存在椎动脉穿行的半椎体，术中则需显露保护椎动脉。也有学者提出将椎动脉连同横突孔环一起旷置，减少直接损伤的风险。马向阳等认为，当椎动脉只有患侧单侧椎动脉存在或患侧椎动脉为优势椎动脉时，建议采用横突孔环旷置的方法，而其他情况仍以切除为宜。夏天等提出，利用3D打印定制钛合金融合器凹侧撑开技术治疗颈椎半椎体畸形所致的颈椎侧凸，而不进行半椎体切除，减少椎动脉损伤风险。马向阳等提出，颈椎半椎体畸形截骨矫形既可切除半椎体矫形，亦可节段内取平齐截骨矫形（图 8-5-1），尤其是对于存在一侧椎动脉穿行的颈椎半椎体畸形，而相邻的下位椎体无椎动脉穿行，或者半椎体完全未分节切除难度大，甚至需要显露对侧椎动脉以松解对侧者。此方法可使半椎体畸形局部获得平衡，虽损失了下位椎体下方椎间隙的活动度，但避免了处理椎动脉时存在的损伤风险，同时可获得满意的矫形效果；但对于完全分节的半椎体，仍建议切除半椎体为宜。对于存在的合并神经系统畸形，如 Chiari 畸形、脊膜膨出等，需一并手术处理（图 8-5-2）。

对于手术入路，应根据半椎体的位置、分节情况、与椎动脉关系、附属椎弓根和椎板的发育情况做出相应选择。对于无椎动脉穿行的半椎体，且无

椎弓根、椎板者，可以单纯采用前路切除半椎体及前路矫形内固定。对于有椎动脉穿行且合并有椎弓根及椎板的半椎体畸形，在下颈椎宜采用前路 - 后路 - 前路入路，首先前路显露并打开横突孔的前壁骨组织，再切除半椎体的椎体及部分椎弓根，再后路健侧置钉临时固定保护下切除患侧椎板、横突及残留椎弓根，而后患侧后路置钉加压完成矫形，最后再前路于椎间植骨或植入融合器，并前路钛板固定。之所以采用这一入路选择是因为：首先，前路便于处理椎动脉的横突孔前壁，而椎动脉的横突孔后壁位置深在，从后方入路处理困难；其次，后路钉棒系统的矫形能力要远远强于前路钉板系统，在完成截骨后，更便于矫形，矫形效果也更满意；再者，横突孔前壁打开及前方椎体切除后，后方的椎板、横突孔骨组织及残留椎弓根的切除难度可大大降低，几乎后方的这些半椎体附属结构可整体切除，简单、高效。对于分节不完全的下颈椎半椎体同样建议前路 - 后路 - 前路入路，但可采用节段内取平衡的方法进行矫形，不一定非要切除半椎体本身，以降低手术难度和增加手术安全性。对于上颈椎半椎体畸形，若畸形只是侧块区域不涉及中线结构，可通过后路单一入路完成截骨和矫形；若畸形涉及中线结构，则宜先前路再后路，便于维持术中颈椎稳定性和完成满意的矫形，为保安全，亦可采用椎动脉旷置的方法。

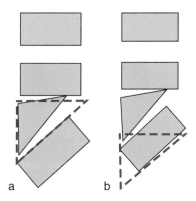

图 8-5-1　截骨方法示意图（红色虚线框内为截骨区）。半椎体截骨（a）与节段内取平衡截骨（b）

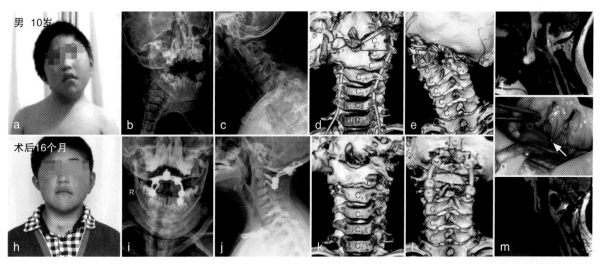

图 8-5-2　男，10 岁，先天性 $C_1$、$C_2$ 半椎体畸形合并颅底硬膜膨出。术前外观照示斜颈，头部倾向右侧（a）。正侧位 X 线示颈部向左侧凸（b、c）。CTA 示左侧 $C_1$、$C_2$ 半椎体（d、e）。MRI 示颅底硬膜向前方膨出（f）。行经口下颌骨劈开前入路联合后路半椎体切除术 + 枕颈内固定术，术中前方口咽部见硬膜膨出（g，箭头）。术后 16 个月随访时，外观照示斜颈矫正（h），X 线示颈椎序列良好（i、j），CT 三维重建示矫形满意（k、l）。MRI 示颅底硬膜向前方膨出修复满意，无复发（m）（此病例由马向阳提供）

对于颈椎半椎体畸形的患儿，采用传统的颈椎前后路联合手术的方式虽然可将导致侧凸畸形的责任半椎体进行完整的切除，但这一手术方式的缺陷在于创伤大，需两个切口，要同时预防颈椎前路和后路手术相关的并发症，且术中需变更患儿的体位，存在一定的不稳定性导致颈髓损伤和感染增加的风险，对手术的安全性有一定的挑战。最近，朱泽章团队首次发现，对于部分完全分节的颈椎半椎体畸形患儿，通过单一颈椎后路可以对颈椎半椎体进行完整切除内固定，类似于在胸／腰椎的单一后路全脊椎切除，也可实现良好的矫形效果（图8-5-3、图8-5-4）。单一后路截骨矫形手术的优点在于避免了前后路联合手术不断变换体位带来的潜在并发症。单一后路颈椎半椎体VCR截骨矫形需要通过

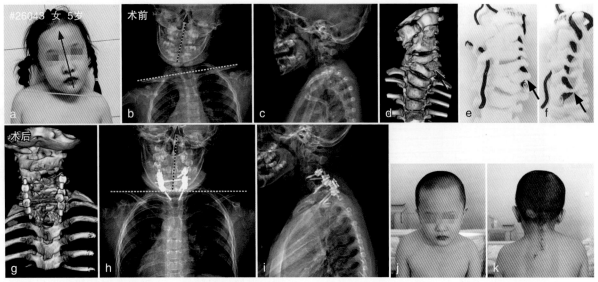

图 8-5-3　女（#26043），5岁，术前存在明显的头部倾斜、双肩不等高症状（a），X线示颈椎半椎体畸形（b、c），CT三维重建示上颈椎椎体部分分节不良并伴有C₆半椎体畸形，为完全分节型半椎体（d，箭头）。术前3D打印模型见C₆半椎体侧方有椎动脉孔，内有椎动脉走行（e、f，箭头）。行单一后路C₆半椎体切除矫形内固定术，C₅~T₁短节段固定，术后CT三维重建示C₆半椎体完全切除（g），术后颈部倾斜及双肩不等高得到明显改善（h~k）

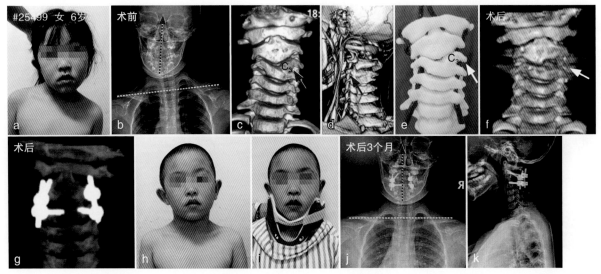

图 8-5-4　女（#25499），6岁，术前存在明显的头部倾斜、双肩不等高症状（a、b），CT三维重建示C₃半椎体畸形（c，箭头）。术前CTA及3D打印模型见C₃半椎体侧方有椎动脉孔，内有椎动脉走行（d、e，箭头）。行单一后路C₃半椎体切除矫形内固定术，C₂~C₄短节段固定，术后CT三维重建示C₃半椎体完全切除（f，箭头），颈部倾斜得到明显改善（g、h）；术后予以头－颈－胸支具固定引导生长和维持头－颈－胸平衡（i）。术后3个月内固定位置良好（j、k）

后入路对半椎体进行彻底切除并进行 360° 的环形松解，最后通过凸侧抱紧、凹侧撑开的方式实现矫形，其最佳适应证是完全分节的颈椎半椎体畸形。

颈椎椎弓根螺钉的准确置入是获得良好且持久矫形效果的前提，但由于幼儿椎体较小、柔软漂浮且存在发育畸形、解剖结构不清等，因此该操作技术难度高且一般只有一到两次置钉的机会，徒手置钉失败率高。朱泽章建议在 O 臂导航联合 Synergy 技术实现颈椎椎弓根螺钉的准确置入。另一值得注意的细节是，由于幼儿椎体较小，过早置入螺钉后其钉尾极有可能影响截骨矫形操作，因此建议在钉道制备完成后不一定马上置入颈椎椎弓根螺钉，尤其是凸侧半椎体下方第一个正常椎体的椎弓根螺钉需延后置入，即建议在半椎体切除后再进行该位置椎弓根螺钉的置入。截骨开始时首先切除半椎体对应的半椎板，之后在半椎体上下及对侧共 3 处进行经关节突截骨松解，显露并保护相应的颈神经根，仔细对潜在的静脉丛进行止血。然后使用超声骨刀对侧块进行切除直至横突孔内侧壁（椎弓根外侧）和后侧壁（侧块前缘）被完整切除。横突孔外侧壁和前壁可以保留，连同椎动脉被推向外侧即可。再从外侧向内借助超声骨刀切除半椎体和上下邻近椎间盘和软骨终板，并进一步切开对侧的椎间盘进行凹侧松解（图 8-5-5）。截骨完成后先进行预留钉道的置钉，之后先在凸侧安装矫形棒，抱紧闭合截骨面，再于凹侧安装矫形棒，撑开截骨间隙，尽可能实现内固定颈椎椎体的水平化。由于幼儿的半椎体较小，采用适当的凸侧抱紧程度即可，一般凸侧的螺钉尾部在抱紧后紧密贴合在一起较为适宜（图 8-5-6）。由于前方未进行补充融合固定，因此术后建议进行头 - 颈 - 胸支具保护。

此外，原位融合术和凸侧骨骺阻滞术也是可选择的治疗方法。原位融合术特别适用于半椎体典型畸形尚未出现的患儿。凸侧骨骺阻滞术通过手术抑制凸侧生长，使凹侧继续生长而达到矫形目的，可用于单发半椎体畸形。有研究表明凸侧骨骺阻滞术对于单发半椎体引起的脊柱侧凸具有 0°～15° 的矫正效果，矫形能力有限，且临床结果难以预测，目前在临床实践中已很少应用。

### （三）手术并发症及预后

先天性脊柱畸形患儿中有 35.0%～51.6% 合并有脊髓神经发育异常，导致畸形矫正手术易出现神经系统并发症。有研究表明，先天性脊柱畸形手术后神经系统并发症的发生率为 2%～2.89%，约是青少年特发性脊柱侧凸手术后神经系统并发症发生率的 2 倍，故术中体感诱发电位（SEP）、运动诱发电位（MEP）的监测是非常必要的。由于颈椎半椎体畸形非常罕见，目前对于此畸形手术后的神经系统并发症发生率尚无数据统计。Ruf 等研究中的 3 例颈椎半椎体畸形患者，术后 1 例出现三角肌肌力减退。孙宇等采用半椎体切除术联合短节段内固定治疗颈椎半椎体畸形患者 13 例，术后 5 例出现神经根功能障碍症状，表现为肌力减退和（或）放射性疼痛、麻木等症状。在夏天等的研究中，7 例颈椎半椎体畸形患者采用 3D 打印定制钛合金融合器凹侧撑开技术治疗，术后 3 例出现神经根功能障碍症状。$C_6$ 及以上颈椎半椎体畸形实施截骨矫形涉及椎动脉，椎动脉损伤是可能且严重的并发症。在目前的研究报道中，尚未见椎动脉损伤并发症。在处理合并的脊髓神经系统畸形，如 Chiari 畸形、硬膜膨出等，可能出现脑脊液漏。脑脊液漏需谨慎处置，以预防神经系统感染。Ma 等的案例报道中，上颈椎半椎体畸形合并颅底硬膜向前膨出的患者，

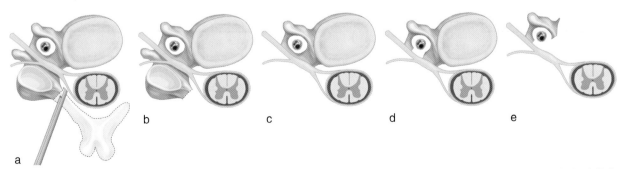

图 8-5-5　后入路颈椎半椎体切除过程示意图。暴露显示半椎体后份结构，切除半椎体后份椎板（a、b）；行经关节突截骨松解，显露并保护相应的颈神经根（c）；对侧块进行切除，直到横突孔后侧壁（侧块前缘）被完整切除（d）；继续切除横突孔内侧壁（椎弓根外侧），从外侧向内切除半椎体和上下邻近椎间盘和软骨终板（e）

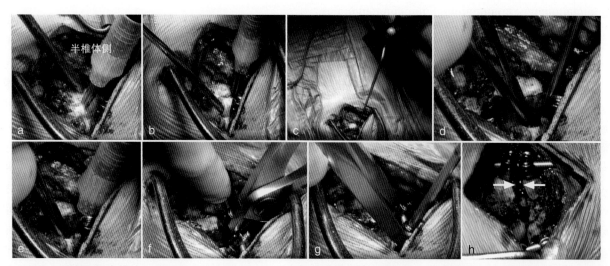

图 8-5-6　后路颈椎半椎体切除矫形内固定手术过程。暴露显示半椎体后份结构，切除半椎体后份椎板（a）；切除半椎体部位关节突及侧块（b）；导航引导半椎体位置（c）；应用刮匙、超声骨刀对侧块和半椎体进行切除，直至横突孔内侧壁和后侧壁被完整切除（d、e）；安置矫形棒（f）；通过矫形棒加压抱紧截骨面（h，箭头），凹侧安装矫形棒，撑开截骨间隙，尽可能实现内固定颈椎椎体的水平化（g、h）

在经口入路处理硬膜膨出时，出现脑脊液漏。

　　通常情况下，半椎体切除术联合短节段内固定治疗颈椎半椎体畸形可获得满意的矫形效果。Ruf等的研究中的 3 例颈椎半椎体畸形患者的术后矫正率达 79.3%。孙宇等报道的 13 例颈椎半椎体畸形患者的术后矫正率为 78%；Wang 等报道了采用半椎体切除术联合短节段内固定治疗颈椎半椎体畸形患者 2 例，获得与 Ruf 等相似的矫正效果，且对以往的文献进行回顾，认为早期行半椎体切除术治疗颈椎半椎体畸形可获得满意的临床效果。但颈椎半椎体切除重建风险极高，因此术前检查及准备必须充分，做好术中意外情况的处理预案，术中进行神经电生理监护，提高术后并发症的预防和处理能力等，这些都是开展颈椎半椎体切除重建术的必备条件。

### 参考文献

[1] Tracy MR, Dormans JP, Kusumi K. Klippel-Feil syndrome: clinical features and current understanding of etiology[J]. Clin Orthop Relat Res, 2004, 424: 183-190.

[2] Samartzis D, Kalluri P, Herman J, et al. Cervical scoliosis in the Klippel-Feil patient [J]. Spine, 2011, 36 (23): E1501-1508.

[3] Deburge A, Briard JL. Cervical hemivertebra excision[J]. J Bone Joint Surg Am, 1981, 63(8): 1335-1339.

[4] Winter RB, House JH. Congenital cervical scoliosis withunilateral congenital nerve deficit in the upper extremity. Reportof two cases[J]. Spine (Phila Pa 1976), 1981, 6(4): 341-346.

[5] Pahys JM, JT Guille. What's new in congenital scoliosis[J]? J Pediatr Orthop, 2018, 38(3): 172-179.

[6] Pateder DB, Ferguson CM, Ionescu AM, et al. PTHrP expressionin chick sternal chondrocytes is regulated by TGF-beta through Smad-mediated signaling[J]. J Cell Physiol, 2001, 188 (3): 343-351.

[7] Minina E, Oruitz DM, Vortkamp A. BMP and Ihh /PTHrP signaling interact to coordinate chondrocytes proliferation and differentiation[J]. Development, 2001, 128( 22): 4523-4534.

[8] Hou D, Kang N, Yin P, etal. Abnormalities associated with congenital scoliosis in high-altitude geographic regions[J]. Int Orthop, 2018, 42(3): 575-581.

[9] 孙宇, 张凤山, 潘胜发, 等. 一期前后联合入路截骨矫形治疗先天性颈椎侧凸[J]. 中国脊柱脊髓杂志, 2016, 26(9): 769-776.

[10] Ruf M, Jensen R, Harms J. Hemivertebra resection in thecervical spine[J]. Spine, 2005, 30(4): 380-385.

[11] Wang S, Li J, Lü G, et al. Cervical hemivertebra resection and torticollis correction: report on two cases and literature review[J]. Eur Spine J, 2018, 27(Suppl 3): 501-509.

[12] Yu M, Diao Y, Sun Y, et al. Evaluation of a combined approach to the correction of congenital cervical or cervicothoracic scoliosis[J]. Spine J, 2019, 19(5): 803-815.

[13] Ruf M, Welk T, Merk HR, et al. Resection of a hemivertebra within the craniocervical junction[J]. Spine (Phila Pa 1976), 2015, 40(22): E1191-1194.

[14] Zhuang Q, Zhang J, Wang S, et al. Multiple cervical hemivertebra resection and staged thoracic pedicle subtraction osteotomy in the treatment of complicated congenital scoliosis[J]. Eur Spine J, 2016, 25(Suppl 1): 188-193.

[15] Otero-López R, Rivero-Garvía M, Márquez-Rivas J, et al. Cervical subluxation associated with posterior cervical hemivertebra[J]. Childs Nerv Syst, 2016, 32(2): 387-390.

[16] 夏天, 孙宇, 赵衍斌, 等. 3D打印定制钛合金融合器在先天性颈椎侧凸畸形治疗中的应用[J]. 中国脊柱脊髓杂志, 2020, 30(9): 791-796.

[17] 马向阳. 下颈椎和上颈椎截骨的手术入路与截骨技巧[C]. 北京: 第十二届中国骨科医师年会, 2019.

[18] Ma X, Wang B, Yang J, et al. One-stage anteroposterior extensive atlantoaxial osteotomy correction with 16 months follow-up: technical case report[J]. Oper Neurosurg (Hagerstown), 2020, 19(2): E190-195.

[19] 马向阳. The surgical approach and technique for osteotomy correction of upper cervical scoliosis[C]. 南京: 中国脊柱侧凸年会暨中法脊柱畸形高峰论坛, 2019.

[20] Shen J, Wang Z, Liu J, et al. Abnormalities associated with congenital scoliosis: a retrospective study of 226 Chinese surgical cases[J]. Spine( Phila Pa 1976), 2013, 38(10): 814-818.

## 第六节　先天性颈胸段脊柱侧凸畸形

在解剖学上颈胸交界区特指 $C_7 \sim T_1$ 段，临床上则把 $C_6 \sim T_2$ 称为颈胸交界区，这一区域的畸形引发的临床畸形特征、并发损害以及治疗原则与常见的胸腰椎畸形不同。此处最常见的先天性畸形以半椎体结构性畸形的各种颈胸段脊柱侧凸为主，其确切的发病率没有相关统计数据。在南京鼓楼医院 22 年的半椎体畸形手术患者数据库中，颈胸段半椎体占全部半椎体病例 2682 例的 6% 左右，是一种少见的先天性脊柱畸形。

### 临床表现

先天性颈胸椎侧凸因特殊的解剖学位置，可原发性地引起肩部不平衡和颈部倾斜的外观畸形。患者常以"斜颈"的症状首诊。此类患者影像学上的侧凸 Cobb 角与外观畸形可能不成比例，即在角度较小或畸形进展缓慢时，就出现了明显的外观畸形。肩部不平衡表现为半椎体侧肩部抬高，尤其是内肩增高，而颈部倾斜则表现为半椎体近端的颈椎向对侧倾斜。如果胸腰椎不能有效代偿颈胸段半椎体造成的肩颈部失平衡畸形，将出现整体躯干倾斜。肩胛部不对称不仅表现为双侧肩部宽度不对称，而且在横断面上肩部厚度也不对称。也有少数患者外观畸形不明显。

此外，由于半椎体畸形导致颈部及头部倾斜，患儿双侧颈、面部肌肉慢性持续性受力不均，导致患者面部出现发育不对称现象，进而引起继发性外观畸形，具体可表现为两侧面部肌肉饱满度不一致、双侧眉弓不在同一水平、眼眶及眼裂大小不一致、下颌宽度不对称等（图 8-6-1）。

颈胸段半椎体畸形除可导致明显的外观畸形外，部分患者还伴有神经损害症状，特别是对于高度进展型或后凸型患者，则可能出现脊髓压迫，导致不全瘫症状。此外，少数患者颈胸段椎体发育异常，同时伴有臂丛神经或者颈胸段交感链发育障碍。解剖学上，颈交感神经通路中位于 $C_8 \sim T_3$ 脊髓灰质侧角的节前神经元以及相应节段的椎旁的星状神经节均位于颈胸段，因此颈胸段半椎体患者伴有颈胸段交感链发育障碍或持续性加重的侧凸畸形压迫颈胸段交感链时则可出现 Horner 综合征，常表现为手部发育及出汗不对称、眼睑下垂、眼裂左右不对称等。极少数颈胸段半椎体畸形患者在行后路半椎体切除术后出现 Horner 综合征也间接证明了此发病机理。此外，颈胸段的 $C_8$ 和 $T_1$ 神经根构成了下臂丛神经，当颈胸段出现发育畸形时也可造成下臂丛神经发育异常，表现为双手大小不对称（图 8-6-2），患侧手部肌肉萎缩、皮肤伤口愈合困难等。颈胸段半椎体患者表现出的 Horner 综合征和臂丛神经损害均为原发性神经损害，神经损害本身与侧凸和后凸畸形的角度无关。而对于稳定型的颈胸椎半椎体，多数无神经损害。

在颈胸段半椎体患者中，部分可合并脊柱其他部位先天性畸形，如颈椎或胸椎半椎体、Klippel-Feil 综合征等。伴发的其他骨骼畸形还包括肋骨畸形（如上胸段肋骨缺如）或高肩胛症。对于同时合并有高肩胛症的患者，如高肩胛在颈胸椎畸形的凸侧时，则可加重患者双肩不等高的症状（图 8-6-3）。但如果颈胸椎侧凸合并凹侧高肩胛时，部分患者可因高肩胛对凹侧起到支撑的作用从而弥补了侧凸导致的肩部不平衡，甚至有部分患者可出现凹侧肩部

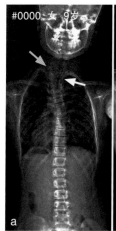
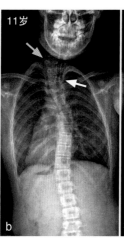
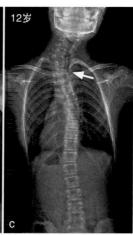
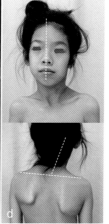

图 8-6-1　女（#0000），9 岁时发现左侧 $C_7$ 半椎体畸形（黄色箭头），3 年自然史中颈胸段侧凸角度持续进展（a~c，白色箭头），出现明显的面部不对称、头部倾斜、双肩不等高症状（d）

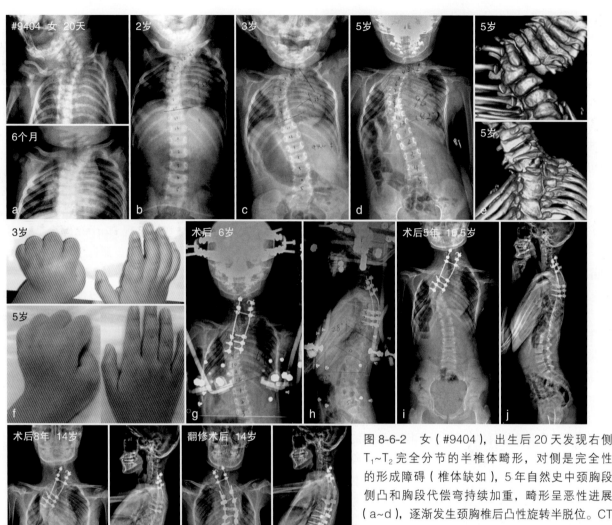

图 8-6-2　女（#9404），出生后 20 天发现右侧 $T_1 \sim T_2$ 完全分节的半椎体畸形，对侧是完全性的形成障碍（椎体缺如），5 年自然史中颈胸段侧凸和胸段代偿弯持续加重，畸形呈恶性进展（a~d），逐渐发生颈胸椎后凸性旋转半脱位。CT 示左侧 $T_1 \sim T_2$ 椎体 - 肋骨缺如（e）。双手发育明显不对称，可能与同时存在的左侧臂丛神经发育障碍有关（f）。远端代偿弯跨度较大，鉴于颈胸段脊柱的高度不稳定，手术在 Halo-vest 内完成（g、h），先进行颈胸段原发弯凹侧结构性支撑融合术，术后佩戴支具；术后 5 年时远端代偿弯控制良好（i、j）。术后 8 年远端代偿弯明显进展（k、l），此时 14 岁，予以远端延长固定（m、n）

高于凸侧的现象（图 8-6-4）。对于双侧均伴有高肩胛的患者，肩部平衡则需综合评估患者高肩胛位置与侧凸的关系（图 8-6-5）。

## 影像学表现

先天性颈胸椎畸形在影像学上多表现为以半椎体为主的脊柱结构性畸形，少数合并后份结构如椎板的形成障碍。由于先天性脊椎形成障碍的复杂性，有时难于在 X 线平片上计数椎体。颈胸段半椎体可以表现为孤立型或多节段半椎体，伴或不伴对侧分节不良或椎体 - 肋骨缺如。通常需要 CT 三维重建来清楚显示半椎体或楔形椎，全面了解脊椎的发育异常，明确半椎体位于前方、后方或侧方等位置。颈椎 CT 血管造影（CTA）可显示双侧椎动脉行径以及与半椎体的位置关系，对为位于 $C_6 \sim C_7$ 的半椎体制订手术治疗策略至关重要。MRI 可明确此类患者有无合并脊髓栓系、脊柱脊髓裂、脊髓空洞以及先天性椎管内肿瘤等。此外，部分可合并脊柱其他部位先天性畸形，如颈椎或胸腰椎半椎体、

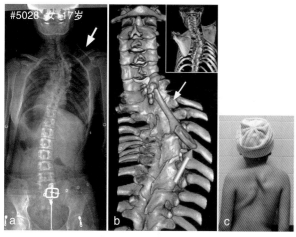

图 8-6-3　女（#5028），17 岁，T₁~T₆ 左侧分节不良，X线可见右侧（侧凸凸侧）肩胛骨明显抬高（a，箭头），CT 三维重建可见右侧肩胛骨明显高于左侧，加重了脊柱侧凸本身造成的右肩抬高（c），右侧抬高的肩胛骨内角和 C₇ 椎体横突间有一骨性连接（b，箭头）

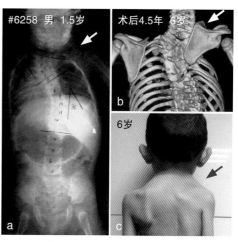

图 8-6-4　男（#6258），1.5 岁，T₂、T₃ 左侧半椎体，T₉~T₁₀ 左侧椎体分节不良，X 线示右侧（颈胸椎侧凸凹侧）高肩胛（a，箭头）；6 岁时 CT 三维重建示右侧肩胛骨明显抬高（b，箭头），代偿了脊柱侧凸本身造成的左肩抬高（c）

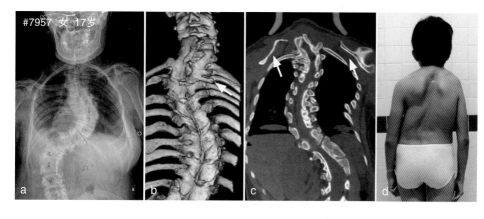

图 8-6-5　女（#7957），17岁，C₆~T₁ 椎体分节不良（a、b），CT 示伴有双侧高肩胛症（c，箭头），外观肩部饱满，但基本水平（d）

Klippel-Feil 综合征等。伴发的其他骨骼畸形包括肋骨畸形，如上胸段肋骨缺如或高肩胛症等。

　　对于先天性颈胸段半椎体畸形，畸形进展的自然史受多方面因素影响。很多颈胸段半椎体患者侧凸进展速率远远高于胸椎半椎体患者，显然半椎体分节程度及是否伴有后凸畸形等是其畸形进展速率的重要影响因素。邱勇将该类患者的自然史表现分为以下几种：①恶性进展型：主要表现为颈胸段半椎体畸形伴对侧脊椎形成障碍。由于此类畸形与胚胎时期"体节"的再分节不良有关，可以伴有与"体节"对应的脊神经发育障碍，出生后表现凹侧上肢和手部发育不良及功能障碍（图 8-6-2）。脊柱畸形表现为后凸型，常伴有较大的且进行性加重的继发弯，以及以顶椎为中心的椎体旋转半脱位。由于脊柱的绝对不稳定，此类畸形容易早期就出现神经功能损害并发症。②快速进展型：主要表

现为颈胸段半椎体合并对侧分节不良、肋骨畸形等（图 8-6-6）。③进展型：完整分节型颈胸段半椎体（图 8-6-7）。此类半椎体有完整的上下生长板，因而畸形也表现为进行性进展，但对侧不伴有巨大的缺如，因而颈-肩部塌陷症状不常见。④缓慢进展型：主要表现为半椎体同时伴有同侧邻近端的先天融合或并肋畸形（图 8-6-8）或对侧高肩胛症。这种同侧的脊椎或肋骨融合将部分缓解代偿半椎体的生长，而对侧的高肩胛则起到部分凹侧支撑作用，缓解了畸形的进展。⑤稳定型：主要表现为颈胸段未分节半椎体，无或少量椎体生长板，因此畸形进展较为缓慢，甚至可长期稳定（图 8-6-9）。此外，是否伴有胸廓及肋骨畸形对于畸形进展也有重要影响，如颈胸段半椎体畸形合并有对侧肋骨发育不良（如肋骨缺如、并肋等）时，畸形也表现为更为明显的进展型。

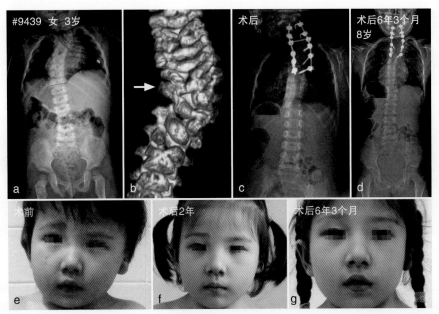

图 8-6-6　女（#9439），3 岁，$T_2$、$T_3$ 半椎体，$T_2$ 半椎体伴对侧分节不良（a、b），行后路 $T_2$ 半椎体切除矫形术（c），术后 6 年 3 个月随访时畸形矫正维持良好，远端继发弯也发生了自发性纠正（d）；术前左侧面部和眼睛明显小于右侧（e），术后 2 年时面部不对称得到改善（f），术后 6 年 3 个月随访时面部发育已正常，提示早期手术后，面部存在良好的自发性再塑形可能（g）

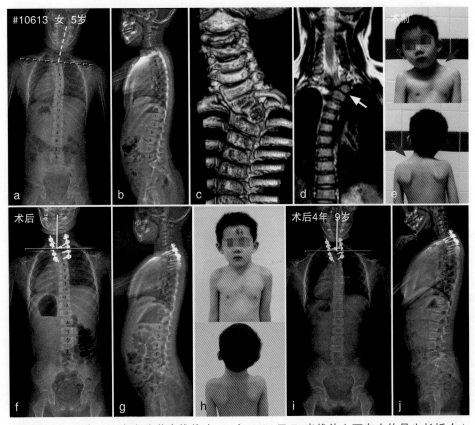

图 8-6-7　女（#10613），5 岁，$T_2$ 完全分节半椎体（a~c），MRI 示 $T_2$ 半椎体上下存在软骨生长板（d，箭头），伴头部倾斜、肩部失平衡，左侧内肩增高（e，箭头）。行后路 $T_2$ 半椎体切除矫形术，$T_1$~$T_5$ 短节段固定，术后颈部倾斜明显纠正，肩部重建平衡、双肩等高，头部居中（f~h）；术后 4 年无矫正丢失，肩部等高，头部居中（i、j）

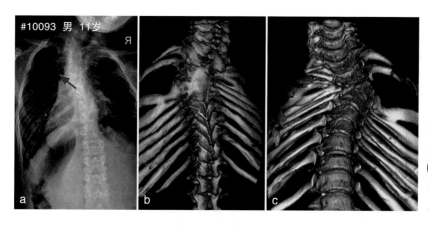

图 8-6-8　男（#10093），11 岁，T$_2$~T$_6$ 椎体左侧分节不良伴有同侧并肋畸形（a~c），由于同侧的椎体及肋骨融合缓解代偿半椎体的生长，延缓了畸形的进展，所以此类畸形进展常较为缓慢

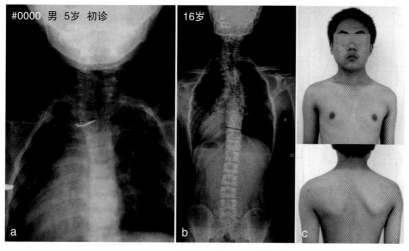

图 8-6-9　男（#0000），5 岁，T$_1$、T$_2$ 未分节半椎体畸形，侧凸畸形稳定，随访至 16 岁时颈胸段侧凸畸形轻度进展（a、b），但患者外观无明显头 - 颈 - 肩失衡表现（c）

与其他部位半椎体引起的脊柱畸形不同，颈胸段半椎体引起的畸形不能简单以侧凸 Cobb 角来评估严重程度。除了在立位全脊柱后前位 X 线片测量侧凸 Cobb 角，颈胸段半椎体畸形导致的头颈部外观畸形可通过特殊的影像学指标评估。① 颈部倾斜（neck tilt）：为冠状面上颈椎纵轴（C$_2$ 和 C$_7$ 椎体中心连线）与竖直纵轴的夹角；② 头部偏斜（head shift）：为冠状面上下颌骨中点到骶骨正中线（CSVL）的垂直距离（图 8-6-10）。部分患儿在出现颈部向半椎体对侧倾斜后，为保持视线的水平，常可出现头部向颈部倾斜反方向偏斜（头颈 "off-set" 现象）（图 8-6-11），这常给手术策略的制订带来困难。

对于该部位半椎体的自然史，文献中尚无明确的报道。传统观念认为，上胸段半椎体畸形的患者，因为有胸廓及肋骨的支撑，畸形角度的进展速度较胸腰椎半椎体畸形较慢。McMaster 等曾对上胸椎半椎体畸形的自然史进行研究，该研究结果显示单侧单一半椎体进展速度为 1°～2°／年，单侧上胸椎双节段半椎体进展速度为 2°～2.5°／年，单侧上

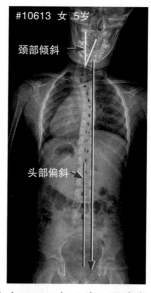

图 8-6-10　女（#10613），5 岁，颈胸段半椎体畸形。头颈部外观畸形影像学指标评估方法示意图：颈部倾斜为冠状面上颈椎纵轴（C$_2$ 和 C$_7$ 椎体中心连线）与竖直纵轴的夹角；头部偏斜为冠状面上下颌骨中点到骶骨正中线的垂直距离

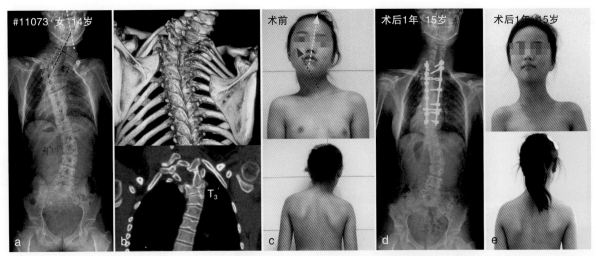

图 8-6-11　女（#11073），14 岁，T₃ 完全分节半椎体畸形（a、b），颈部向半椎体对侧倾斜（a，红色虚线），但头部向半椎体同侧偏斜（a，黄色虚线），出现头颈 "off-set" 现象（a、c）。予以后路 T₃ 半椎体切除矫形，术后 1 年示矫形维持满意，头颈偏斜得到矫正（d），头部偏斜及颈部倾斜、双肩不等高症状均消失（e）

胸椎半椎体伴分节不良以每年 5°～6° 的速度进展，而单侧上胸椎分节不良以每年 2°～4° 的速度进展。然而，这一观念仅仅停留在畸形 Cobb 角进展层面。如今对脊柱畸形的评估除了冠状面的 Cobb 角外，还包括矢状面的后凸角以及头－颈－肩的平衡评估。有些颈胸段半椎体的冠状面 Cobb 角角度虽然进展不大，但畸形仍表现为进行性进展。

　　邱勇总结该类颈胸段半椎体进展模式主要表现为：①原发弯侧凸 Cobb 角稳定，但却出现明显的进行性加重的躯干倾斜，继发弯加重，即畸形向远端发展（图 8-6-12）；②原发弯侧凸 Cobb 角稳定，但出现明显的头颈倾斜，即畸形向近端进展（图 8-6-13）；③原发弯 Cobb 角进展，同时向后凸型发展以及出现远端进行性加重的继发弯（图 8-6-14），

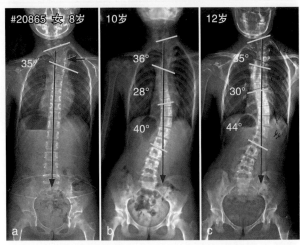

图 8-6-12　女（#20865），8 岁，T₃ 半椎体（a，短箭头），4 年自然史中颈胸段侧凸角度稳定但躯干进行性倾斜，远端代偿弯的进展明显快于颈胸段的原发弯（a~c）

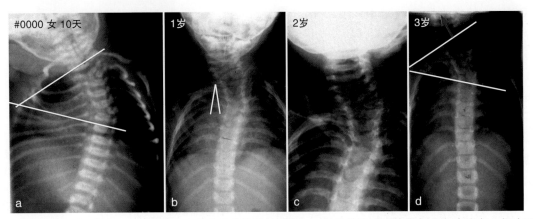

图 8-6-13　女（#0000），出生 10 天后发现 T₁ 完全分节半椎体畸形，3 年自然史中颈胸段侧凸角度稳定，但头颈部向半椎体对侧倾斜持续加重（a~d）

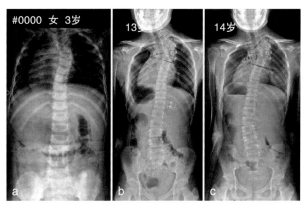

图 8-6-14　女（#0000），3 岁时发现 $T_3$ 完全分节半椎体畸形，伴有凹侧并肋畸形（a），11 年自然史中颈胸段侧凸角度逐渐进展，头颈部向半椎体对侧倾斜持续加重，出现远端进行性加重的继发弯（b、c）

此类患者容易出现神经并发症。因此，对于颈胸段半椎体畸形患者畸形自然史的评估绝不能仅仅考虑畸形角度的进展。另外，先天性颈胸椎侧凸的畸形进展与否还与半椎体类型有关。不同类型半椎体进展速度排列如下：单侧半椎体伴对侧肋 - 椎缺如（形成障碍）> 单侧半椎体伴对侧分节不良（阻滞椎）> 孤立型半椎体 > 单侧半椎体伴同侧分节不良或并肋 > 未分节半椎体。

除原发的颈胸段侧凸畸形的角度以及头 - 颈 - 肩失衡的进展外，颈胸段半椎体畸形的进展还表现在远端继发弯的进展上。颈胸段因半椎体出现侧凸畸形后，患儿站立后为保持头部平衡以及视线水平，早期可通过自发的躯干倾斜代偿保持头部恢复中立位置。但随着脊柱生长，患儿开始逐渐出现远端代偿弯，并随着年龄的增大而逐渐进展成为结构性侧凸畸形。另一方面，对于上述颈胸段半椎体畸

形伴对侧椎体形成障碍的患儿，由于畸形表现为恶性进展，继发的代偿弯角度常较大并且进展快速。

## 治疗

### （一）保守治疗

对外观畸形不明显的诸如单个半椎体、单纯分节不良、非后凸型的颈胸段畸形，畸形进展可能性较小，可采取保守观察。对于伴有 Klippel-Feill 综合征的，如患者无明显颈部偏斜症状，也建议予以保守观察。目前也没有任何证据证明传统的支具治疗等保守治疗策略在颈胸段半椎体患者中的有效性；对于部分低龄患者，虽然畸形表现为进展，但仍可通过头颈胸支具治疗引导脊柱纵向生长发育以及保持头部水平，控制侧凸进展速度，维持躯干平衡，从而达到推迟手术年龄的目的（图 8-6-15）。

### （二）手术治疗

1. 原位融合　凸侧骨骺阻滞作为原位融合的一种术式是早年治疗先天性脊柱侧凸常采用的手术方法，其原理是通过抑制侧凸凸侧的生长，使凹侧继续生长而达到矫形的目的。主要适用于年龄较小、侧凸累及节段较短、凹侧具有生长潜能的患者，不适用于凹侧没有生长潜能（如合并凹侧分节不良）和合并后凸的患者。对于低龄的颈胸段半椎体畸形，如侧凸 Cobb 角小且半椎体对侧完全分节、存在生长板的非后凸型患者，如外观畸形较轻，也可采用凸侧骨骺阻滞技术进行治疗（图 8-6-16）。但是，长期随访文献研究显示，凸侧骨骺阻滞术的疗效不确定，控制畸形进展的效果有限，很多需要二

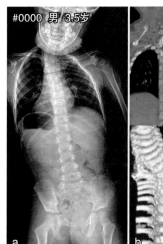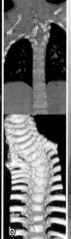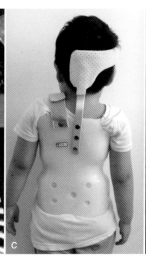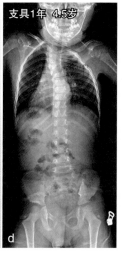

图 8-6-15　男（#0000），3.5 岁，$T_2$ 半椎体伴颈部和躯干倾斜（a、b）。初诊时年龄较小，予以头 - 颈 - 胸支具治疗（c）；随访 1 年后颈部倾斜较初诊时好转，躯干倾斜也得到显著改善（d）

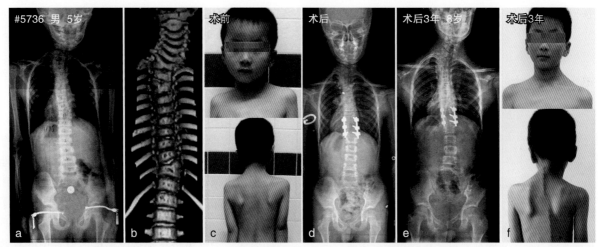

图 8-6-16    男（#5736），5岁，T₁、T₃、T₁₀半椎体畸形（a、b）。颈胸段局部侧凸角度较小，轻度肩部不对称及颈部偏斜（c）；胸腰段予以半椎体切除内固定手术，同期颈胸段予以凸侧骨骺阻滞手术治疗（d）。术后3年畸形稳定，头颈部及肩部畸形外观上无明显进展（e、f）

期行后路矫形内固定术，因此孤立使用骨骺阻滞术已不是目前治疗先天性脊柱侧凸的首选。

2. **半椎体切除**    目前对颈胸段半椎体畸形手术策略主要是半椎体切除截骨矫形内固定。因特殊的解剖学位置，生长棒并不适用于颈胸段半椎体患者。手术指征主要取决于局部半椎体畸形的特征以及对头 - 颈 - 肩外观的影响和远端继发弯的发生发展状态。Smith 建议对于就诊时就存在严重的结构性侧凸、支具治疗无效且迅速进展、侧凸畸形不严重但存在较大的后凸畸形的患者应早期手术。邱勇认为，颈胸段半椎体如引起明显的肩部失平衡、头 - 颈部倾斜或躯干倾斜或进行性加重的远端继发弯，或伴有神经损害症状时，需行手术治疗，不应该过多考虑年龄的因素，因为随着畸形的进展，患者外观畸形加重，使矫形十分困难。早期手术可以恢复患者头颈部以及躯干平衡，尽可能减少脊柱畸

形对患者面部和眼部发育的影响。对于已经出现面部、眼部不对称的患者，早期手术可促进低龄儿童在脊柱矫形术后的生长过程中进行自发再塑形纠正。

半椎体切除术是治疗先天性颈胸段侧凸畸形最主要的治疗手段，可通过单一后路完成（图 8-6-17）。手术要点主要包括：①半椎体切除需彻底，从外侧向内切除半椎体和上下邻近椎间盘和软骨终板以及对侧的椎间盘和软骨终板。完整的切除也可以起到 360° 的环形松解，可避免为了闭合截骨面而使用过大的压缩力，后者可造成椎弓根切割，特别是在置钉不可靠时。对于孤立的完全分节型半椎体畸形，往往只需切除引起畸形的主要责任椎体即可达到良好的矫形效果，但对于合并凹侧分节不良的半椎体畸形，就需要对侧也进行截骨，才能达到截骨后良好的截骨面闭合。② C₇～T₁ 水平化，这是

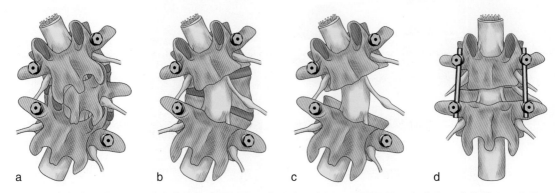

图 8-6-17    颈胸段半椎体畸形后路半椎体切除矫形内固定手术示意图。暴露出预固定节段，半椎体上下椎体置入椎弓根钉（a）；对半椎体后份椎板进行切除（b）；半椎体彻底切除，从外侧向内切除半椎体和上下邻近椎间盘和软骨终板以及对侧的椎间盘和软骨终板（c）；闭合截骨面（d）

纠正双肩不等高、头部倾斜和恢复头 – 颈 – 肩平衡最关键的步骤。有时为了达到此目的，上固定椎还需要进入到下颈椎。③固定节段选择要短，主要兼顾侧凸和后凸的范围以及内固定的把持力（术中如能顺利将 $T_1$ 或 $C_7$ 水平化，则不需长节段固定）。④切除半椎体时尽可能减少腹侧的暴露剥离，防止腹侧的交感神经链损伤而出现医源性 Horner 综合征。⑤注意纠正肩部失平衡和颈椎倾斜，术中关键是要将 $T_1$ 或者 $C_7$ 水平化，肩部失衡和颈椎倾斜获得纠正后，头部倾斜和躯干失衡大多可自发纠正。

对于内固定近端进入到下颈椎的患者，由于颈椎椎弓根偏小，关节突强度又不够，可通过移行棒进行连接固定。朱泽章创建了基于卫星棒的序贯矫形技术进行跨颈胸段固定，即在半椎体切除后在 $C_7$ 或 $T_1$ 与上胸椎之间用钉固定闭合截骨面，在内侧使用 $C_5 \sim T_3/T_4$ 椎板钩，大大增加了 $C_7 \sim T_1$ 的水平化的矫形效果，既可加强内固定系统稳定性及强度，又可使得截骨闭合和矫形分开操作，便于内固定安装（图 8-6-18）。

对于颈胸段半椎体切除的入路方式，早年的文献中报道主要包括单一后路及前后路联合入路。既往报道经过后路或前后路联合入路半椎体切除治疗颈胸段半椎体畸形冠状面主弯 Cobb 角平均矫正率为 55.1% ~ 74.5%。相比于前后路联合入路，单纯后路半椎体切除的优势在于可以避免前方入路引起血管及神经损伤的风险，并可以减少出血量。邱勇于 2018 年首次对 18 例儿童颈胸段半椎体畸形的单

一后路半椎体切除手术疗效进行了报道，该研究结果中颈胸段侧凸平均矫正率为 58%。但单一后路半椎体切除的缺点在于，对于颈胸段半椎体同时伴有对侧椎体分节不良患者，对截骨面进行加压闭合较为困难，从而限制了此类患者侧凸畸形的矫正率。仉建国报道的 25 例颈胸段半椎体畸形行 360° 环形切除术，疗效良好，证明了 360° 环形松解可对半椎体对侧分节不良的骨桥及椎间盘进行彻底松解，有助于截骨面闭合后的矫形。

先天性颈胸段侧凸畸形常伴有远端代偿弯，尤其在伴有躯干倾斜的患者中远端代偿弯则更加明显。在处理原发性的颈胸段侧凸畸形的同时，往往也需要关注远端代偿弯的处理。远端代偿弯的出现是先天性颈胸段侧凸畸形自发纠正躯干倾斜或头部偏斜的一种代偿方式。对于远端轻度的代偿弯，可仅对原发弯进行矫形短节段固定，远端代偿弯可自发性得到纠正。但对于远端结构性代偿弯，仅对原发弯进行短节段固定后代偿弯无法进行自发纠正，如患者年龄较大则需要在处理原发弯的同时对远端代偿弯一同进行矫形（图 8-6-19）。而对于一些低龄且远端弯跨度较大的患者，可先进行原发弯的矫形手术，术后佩戴支具控制继发弯进展，等待脊柱发育完善后再进行终末期矫形手术。此外，需要注意的是，对于伴有代偿的先天性颈胸段侧凸畸形，不应只矫正远端代偿弯，否则患者术后外观畸形将会加重（图 8-6-20）。

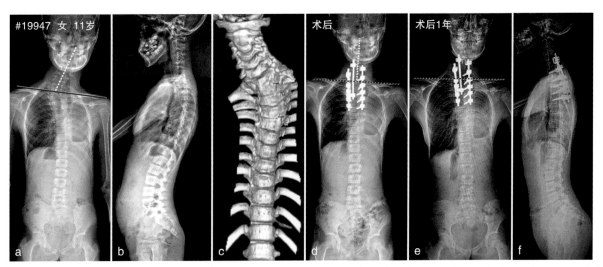

图 8-6-18　女（#19947），11 岁，先天性颈胸段侧凸畸形，$T_2$ 和 $T_5$ 半椎体，头 - 颈 - 肩失平衡（a~c）。$T_2$、$T_5$ 半椎体切除后行 $C_5 \sim T_7$ 跨颈胸段固定，采用序贯矫形技术，术后及术后 1 年随访过程中患者局部侧凸畸形矫正良好，恢复了头 - 颈 - 肩平衡（d~f）

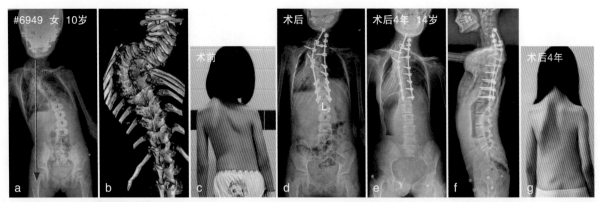

图 8-6-19　女（#6949），10岁，$T_2$~$T_6$ 分节不良伴半椎体畸形，颈胸段局部侧凸 92°，远端代偿弯 72° 且跨度较大，伴有明显的躯干倾斜（a~c）；对原发的颈胸段畸形矫形的同时将远端继发弯同时矫形固定（d）；术后 4 年矫形效果维持良好（e~g）

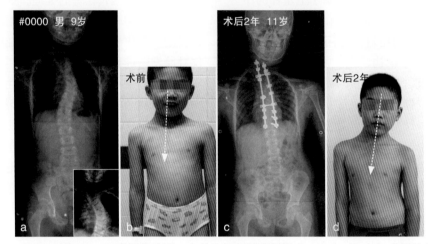

图 8-6-20　男（#0000），9岁，$T_2$、$T_8$ 半椎体畸形，术前头部仅轻度倾斜（a、b）。仅对 $T_8$ 半椎体并对胸弯进行矫形，术后 2 年患者出现明显的头部向颈胸段侧凸畸形凹侧倾斜、肩部不等高现象（c、d）

### （三）颈胸段半椎体伴旋转半脱位的治疗

颈胸段位于活动颈椎和相对固定的胸椎之间，因而此为应力集中的区域，对于恶性进展型的颈胸段半椎体畸形患者，连续多节段椎体形成障碍特别是前方椎体的发育异常可导致严重的前柱支撑缺如，畸形脊柱的近端围绕顶椎发生矢状面和冠状面上的旋转，并逐渐表现为后凸畸形，此时则会出现旋转半脱位（图 8-6-21）。椎体旋转半脱位节段脊柱生物力学不稳定，随年龄增长椎体旋转半脱位有进行性加重的风险，影像学上表现为后凸畸形，由于椎管连续性的中断可出现神经损害，且与其畸形严重程度及畸形进展风险有显著相关性。

由于颈胸椎位置较高，旋转半脱位进行性加重时外观畸形可能无显著加重，但可早期表现出神经功能损害症状，部分患者神经损害可以是缓慢出现的，但也可在轻微的外伤下突然发生，部分患儿在一次意外的外伤时发生瘫痪。当患者出现旋转半脱位时，由于生物力学的高度不稳定性和可能的神经并发症，需早期手术治疗，恢复脊柱的稳定性及椎管的连续性，解除神经压迫。对于出现旋转半脱位的颈胸段半椎体患儿，无论是否出现神经损害症状，均提倡在术前首先进行牵引治疗。常用的牵引方法为 Halo- 重力牵引。术前牵引一方面可对脊柱进行缓慢的再塑形，对紊乱的椎体进行再排序，适当恢复椎管的连续性，并增加侧凸部位脊柱的柔韧性；另一方面，持续性的牵引可提高脊髓对术中矫形牵拉的耐受性，减低神经并发症风险。史本龙的研究表明，术前一定时间的 Halo- 重力牵引可明显改善旋转半脱位状态，部分术前有神经损害的患者在牵引过程中神经功能即获得很大程度的改善。对于严重旋转半脱位的颈胸段半椎体畸形患儿，除术

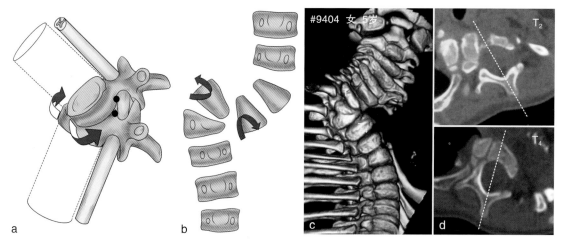

图 8-6-21　旋转半脱位示意图。颈胸段半椎体上下椎体间因力学不稳定出现相邻椎体向相反方向旋转（a、b），当存在前方因椎体发育不良导致支撑不足时出现后凸畸形（c），畸形脊柱的近端（$T_2$）和远端（$T_4$）围绕顶椎 $T_3$ 发生矢状面和冠状面上方向相反的旋转（d），出现旋转半脱位

前进行牵引外，有时为了保持脊柱的稳定性，手术中也可在 Halo-vest 下进行。

### （四）并发症

**1. 内固定失败**　朱泽章曾对先天性脊柱侧后凸畸形患者半椎体切除术后内固定失败的原因进行分析总结，发现内固定选择不当或固定范围选择不当、半椎体切除不彻底且未进行植骨以及术中操作不当等均为术后内固定失败的重要原因。而这些高危因素同样存在于颈胸段半椎体畸形患者。

颈胸段处于应力交界区，在跨颈椎和胸椎固定的患者，颈椎螺钉或椎板钩把持力较弱，因此容易出现螺钉或者椎板钩松动。因此，术中选择合适的螺钉、进行充分的植骨融合、尽可能改善局部侧后凸畸形等可降低术后内固定失败并发症发生率。另外，术中出现的不良置钉可在矫形过程中切割椎体造成术后螺钉拔出、内固定松动等并发症，因此提高置钉精确性对减少术后螺钉相关并发症的发生率也同样有积极意义。必要时部分患者术后随访中可予以佩戴头颈胸保护支具以增加局部融合率、降低内固定相关风险。此外，对于大龄儿童颈椎行移行棒固定的患者，易在连接处发生断棒。仉建国报道颈胸段半椎体切除术后行移行棒固定的患者连接处断棒的发生率高达 10%。对于严重内固定失败的患者，大多需行翻修手术进行固定。

**2. 远端继发弯进展**　Yang 等报道 128 例先天性脊柱侧凸畸形患者短节段融合术后共 9 例出现新发代偿弯，发生率高达 7.1%。陈忠辉对 18 例行一

期后路半椎体切除术治疗的颈胸段半椎体患者进行回顾性分析发现，16 例患者远端代偿弯在末次随访时出现进展，其中 4 例患者远端代偿弯加重至 > 20°并予以支具保护治疗，所有患者未行翻修手术。进一步的分析显示，随访时远端代偿弯的加重和锁骨角以及头部偏斜的自发纠正有明显的相关性。目前普遍认为，此类患者术后远端失代偿是患者自发躯干平衡重建的重要机制。因此，术中应注意尽可能重建肩部平衡以及远端融合椎水平化，对于术后轻度代偿弯加重的患者可予以密切随访观察，而对于代偿弯进行性进展者应当及时予以支具治疗。

**3. 不良置钉**　由于手术年龄较小，颈胸段椎体椎弓根较为纤细，手术置钉及截骨等操作过程风险较大，螺钉位置不良较为常见。Deburge 等指出颈部半椎体常伴有椎动脉血管畸形，切除半椎体时易对血管及神经造成损伤。并且颈胸段螺钉误置风险较胸椎其他节段高 4.9 倍，其中 $T_1$、$T_2$ 椎体置钉位置不良的发生率分别为 28.6% 和 18.2%，远高于其他节段椎体。陈忠辉报道颈胸段半椎体畸形行后路半椎体切除内固定手术中，螺钉穿破骨皮质的概率约为 20%，其中 44% 发生在椎弓根外侧，24% 发生在椎弓根内侧，32% 发生在椎体前壁，总体置钉不良发生率约为 12%。蒋军等报道对于伴有上胸弯侧凸的患者，畸形凸侧锁骨下动脉在 $T_2 \sim T_3$ 椎体平面相比正常同龄人更靠近椎体，因此存在更高的血管损伤风险（图 8-6-22）。此外，由于颈胸段半椎体畸形患者多伴有椎弓根发育畸形以及伴行的椎动脉解剖变异，因此术前 CT 平扫及三维重建以

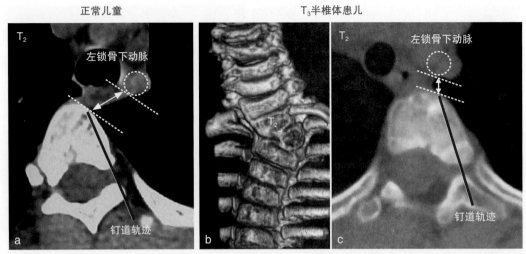

图 8-6-22　正常儿童左锁骨下动脉在 T$_2$ 水平时位于椎体左前方，距离较远，当椎弓根螺钉向前方穿破骨皮质时由于距离锁骨下动脉较远，理论上损伤血管的风险较小（a）；当患者存在先天性颈胸段侧凸时（b），凸侧锁骨下动脉更加靠近椎体，当椎弓根螺钉出现前方穿破骨皮质时，螺钉和锁骨下动脉之间间距较小，理论上出现血管损伤的风险较大（c）

及必要时行椎动脉 CT 造影，对于提高手术的安全性都有一定指导意义。

4. 胸腔积液　颈胸段半椎体因其所处节段特殊、周围毗邻众多血管和神经，且椎体及血管常有发育异常，因此手术难度及风险较大，术后并发症发生率也较高。不良置钉常导致术后胸腔积液的发生，其主要原因是胸椎置钉过程中螺钉穿破椎体直接刺激胸膜引起的。Silvestre 等回顾性分析了 115 例胸弯型脊柱侧凸患者后路矫形手术的术后并发症，结果发现胸腔积液发生率约为 1.7%。而 Hayashi 等报道脊柱侧凸后路矫形术后胸腔积液发生率可高达 71%。既往研究已证实椎弓根螺钉位置不良是造成脊柱后路矫形术后发生胸腔积液的一个重要危险因素，术中提高置钉精确性对于减少术后胸腔积液有积极意义，因而术中 O-arm 导航的应用除可提高置钉精确性外，同样也可显著降低术后胸腔积液的发生率。赵志慧等曾比较了导航置钉的胸弯患者和徒手置钉的胸弯患者术后胸腔积液量，结果示导航组患者置钉精确性更高并且胸腔积液量较徒手置钉组明显减少（53.9±13.5ml vs 221.8±81.4ml）。因此，提高置钉精确性是降低术后胸腔积液行之有效的方式。对于术后出现少至中量胸腔积液的颈胸段半椎体切除手术的患者，如患者无明显临床症状可予以保守治疗并密切随访，积液一般在术后 5～7 天可完全吸收或少量残留。而对于合并大量胸腔积液或临床症状明显的患者，应胸腔闭式引流处理。

5. Horner 综合征　颈胸段半椎体后路切除术后还可出现极为罕见的医源性 Horner 综合征。典型症状表现为患者头面部出汗不对称，一侧眼睑下垂。该症状可能与术中操作损伤颈交感神经链有关，一般患者症状在术后 6 个月至 1 年可得到明显好转（图 8-6-23）。Deburge 等曾报道了 1 例行前后路联合 C$_7$ 半椎体切除手术的颈胸段半椎体患者，术后出现一过性的 Horner 综合征。陈忠辉报道颈胸段半椎体患者半椎体切除术后 Horner 综合征发生率为 5.5%。仉建国报道先天性颈胸段及上胸段侧后凸畸形术后 Horner 综合征发生率为 2.2%。虽然术后 Horner 综合征发生率较低，但严重影响患者对手术的满意度，因此在手术前需要和患者及其家属充分沟通，告知此类并发症的风险。

（五）翻修术

儿童先天性脊柱侧凸畸形矫形术后常见的翻修原因，包括内固定失败合并假关节形成、畸形进展、术后头 - 颈 - 躯干进一步倾斜致冠状面失平衡等。仉建国报道 25 例先天性颈胸段半椎体畸形行 360° 半椎体切除术的患者中，有 4 例因远端代偿弯进展行翻修治疗，并有 2 例因断棒进行翻修。对于先天性颈胸段侧凸畸形患者，远端轻度的代偿弯可在术后得到自发性纠正。对于结构性或较大的代偿弯患者，如年龄较大则需要在处理颈胸段原发弯的同时对远端代偿一同进行矫形，避免出现代偿弯进行性进展及躯干失衡。此类患者的翻修需要延长融

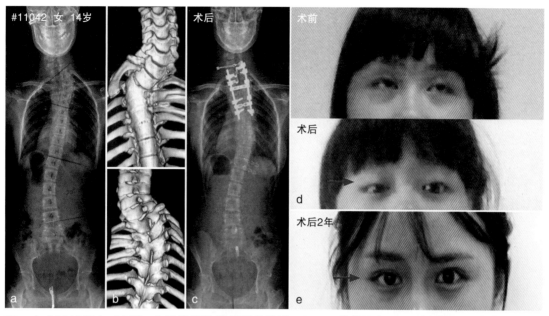

图 8-6-23 女（#11042），14 岁，先天性颈胸段侧后凸畸形，T$_2$、T$_3$ 分节不良 (a、b)，予以 T$_2$ 全脊椎切除（VCR）后路矫形内固定植骨融合手术（c），术后出现 Horner 综合征，右侧眼睑下垂，眼裂变小，双眼大小不等（d），术后 2 年随访时眼睑下垂症状改善明显，但两侧眼裂仍不对称，右眼小于左眼（e）

合节段，将代偿弯纳入融合范围。但对于年龄较小的患者，且预见到在颈胸段原发弯矫形后，远端继发弯仍会加重的病例，可仅做颈胸段畸形矫正，术后支具治疗远端继发弯（图 8-6-24），以推迟可能需要的再次矫形手术。

另外一方面，由于低龄儿童椎弓根偏小，导致内固定的选择受到限制，多数情况下只能置入偏小号的椎弓根螺钉及矫形棒，因此整体的内固定力学强度偏弱。

此外，对于合并有多发半椎体的儿童，在选择性地对责任半椎体切除固定后，如植入物密度过低则内固定系统对固定区椎体生长力的阻抗作用不够，引起畸形进一步加重，需要二次手术进行翻修（图 8-6-25）。因此，对于颈胸段半椎体畸形患儿，尤其是多发半椎体进行选择性半椎体切除的患儿，在半椎体切除后融合节段应尽量提高植入物密度，增加内固定系统的强度和稳定性。对于导致畸形的半椎体未彻底去除而需行翻修手术的患者，术中应彻底切除残留半椎体，并将半椎体切除后的空隙良好地闭合。

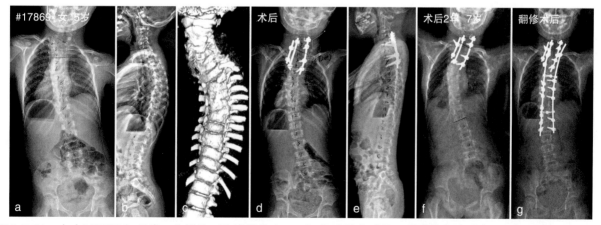

图 8-6-24 女（#17869），5 岁，左侧 T$_2$、T$_6$ 半椎体（a~c），初次手术时行 T$_2$ 半椎体切除手术，C$_6$~T$_5$ 固定（d、e），术后予以支具治疗控制远端代偿弯进展。7 岁时远端代偿弯明显进展（f），需行翻修手术，但因家庭特殊原因，无法接受生长棒手术，只能向远端延长固定节段至 L$_1$（g）

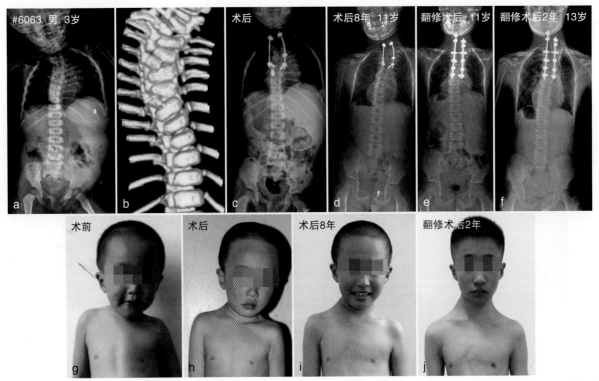

图 8-6-25　男（#6063），3 岁，$T_3$、$T_6$ 半椎体畸形（a、b），术前右肩显著高于左肩（g），初次手术时切除 $T_3$ 半椎体，$T_1 \sim T_7$ 固定，固定节段内植入物密度偏低，截骨面闭合不良（c），术后颈胸段侧凸畸形持续性进展（d），颈部明显倾斜（h、i），术后 8 年 11 岁时进行翻修手术，对残留的 $T_3$ 半椎体进行切除，延长固定节段，行 $C_6 \sim T_8$ 融合并提高植入物密度（e），翻修术后 2 年侧凸畸形矫正维持良好（f），双肩等高，头颈部居中（j）

## 参考文献

[1] Smith MD. Congenital scoliosis of the cervical or cervico-thoracic spine[J]. Orthop Clin North Am, 1994, 25(2): 301-310.

[2] McMaster MJ, Singh H. Natural history of congenital kyphosis and kyphoscoliosis. A study of one hundred and twelve patients[J]. J Bone Joint Surg Am, 1999, 81(10): 1367-1383.

[3] Wang S, Li J, Lu G, et al. Cervical hemivertebra resection and torticollis correction: report on two cases and literature review[J]. Eur Spine J, 2018, 27(Suppl 3): 501-509.

[4] Chen Z, Qiu Y, Zhu Z, et al. Posterior-only hemivertebra resection for congenital cervicothoracic scoliosis: correcting neck tilt and balancing the shoulders[J]. Spine (Phila Pa 1976), 2018, 43(6): 394-401.

[5] 李洋, 邱俊莹, 史本龙, 等. 后路半椎体切除矫形内固定术治疗颈胸段半椎体畸形的疗效分析[J]. 中国脊柱脊髓杂志, 2018, 28(7): 580-585.

[6] Deburge A, Briard JL. Cervical hemivertebra excision[J]. J Bone Joint Surg Am, 1981, 63(8): 1335-1338.

[7] Fu Q. Hemivertebra resection and osteotomies in congenital spine deformity[J]. Spine, 2009, 34(17): 1791-1799.

[8] Jain, Viral V, Berry, et al. Growing rods are an effective fusion-less method of controlling early-onset scoliosis associated with neurofibromatosis type 1 (NF1): a multicenter retrospective case series[J]. J Pediatr Orthop, 2017, 37(8): 612-618.

[9] Yang X, Song Y, Liu L, et al. Emerging S-shaped curves in congenital scoliosis after hemivertebra resection and short segmental fusion[J]. Spine J, 2016, 16(10): 1214-1220.

[10] 曲哲, 钱邦平, 邱勇, 等. O型臂3D导航与徒手置钉在上颈椎椎弓根螺钉置入中的精确性比较[J]. 中国脊柱脊髓杂志, 2015, 25(12): 1063-1068.

[11] Liang W, Yu B, Wang Y, et al. Pleural effusion in spinal deformity correction surgery-a report of 28 cases in a single center[J]. Plos One, 2016, 11(5): e0154964.

[12] 王升儒, 仉建国, 田野, 等. 儿童及青少年颈胸段/上胸段先天性脊柱侧后凸畸形手术治疗的疗效与并发症[J]. 中国脊柱脊髓杂志, 2019, 29(7): 597-603.

[13] 李洋, 史本龙, 刘臻, 等. Ponte截骨联合卫星棒序贯矫形技术治疗重度僵硬性胸椎侧后凸畸形[J]. 中华骨科杂志, 2019, 39(22): 1357-1364.

[14] 朱泽章, 邱勇. 颈胸段半椎体矫形手术的难点及应对[J]. 临床小儿外科杂志, 2018, 17(9): 645-648.

[15] 邱勇. 先天性颈胸段半椎体畸形: 需要早期手术的特例[J]. 中国脊柱脊髓杂志, 2019, 29(7): 582-583.

[16] Wang S, Lin G, Yang Y, et al. Outcomes of 360 degrees osteotomy in the cervicothoracic spine (C7-T1) for congenital cervicothoracic kyphoscoliosis in children[J]. J Bone Joint Surg Am, 2019, 101(15): 1357-1365.

[17] Smith JS, Shaffrey CI, Lafage R, et al. Three-column osteotomy for correction of cervical and cervicothoracic deformities: alignment changes and early complications in a multicenter prospective series of 23 patients[J]. Eur Spine J, 2017, 26(8): 2128-2137.

[18] 高博, 吴继功, 马华松, 等. 后路三柱截骨矫形术治疗先天性颈胸段脊柱畸形的安全性及并发症分析[J]. 中国脊柱脊髓杂志, 2019, 29(7): 604-612.

[19] Yu M, Diao Y, Sun Y, et al. Evaluation of a combined approach to the correction of congenital cervical or cervicothoracic scoliosis[J]. Spine J, 2019, 19(5): 803-815.

[20] Zhuang QY, Zhang JG, Wang SHR, et al. Multiple cervical hemivertebra resection and staged thoracic pedicle subtraction osteotomy in the treatment of complicated congenital scoliosis[J]. European Spine J, 2016, 25(Suppl 1): 188-193.

## 第七节　先天性颈胸段后凸畸形

不伴有脊柱侧凸的先天性颈胸段后凸畸形比先天性颈胸段侧凸更为少见，主要由椎体前方形成不良引起。该病发病率目前尚无明确报道，文献中对于颈胸段先天性后凸畸形的报道也仅以少量的病例报道为主。

由于有胸廓的支撑，颈胸段后凸畸形进展较为缓慢，但由于畸形位置较高，进行性的缓慢进展可在早期因后凸畸形压迫脊髓而造成神经损害。在部分患者，虽然半椎体上下邻椎在生长过程中互相接触，在力学上构成了脊柱前柱支撑，局部后凸畸形可能进展缓慢，但由于被向后"挤出"的半椎体向着椎管方向缓慢生长，最终在局部畸形加重不明显的情况下或轻微外伤时出现神经损害，并且呈进行性加重（图 8-7-1）。所以，临床上见到的先天性颈胸段后凸畸形伴瘫痪的患者很多是低龄儿童，部分患者可以步态不稳或容易跌倒等不易察觉的神经损害为首诊。

## 影像学评估及临床表现

**1. 影像学评估**　先天性颈胸段后凸畸形在影像学上主要表现为脊柱椎体前方形成障碍，部分患者可伴有楔形椎或蝴蝶椎等椎体发育畸形。当伴有侧方半椎体或多节段椎体形成障碍时还可伴有颈胸段侧凸畸形。由于先天性椎体形成障碍的复杂性，有时难以在 X 线平片上计数椎体，通常需要 CT 三维重建来清楚显示半椎体；MRI 除可明确有无脊髓发育性畸形外，还可直观了解后凸顶点压迫部位脊髓的形态学改变，在后凸顶点部位选择压迫最明显节段。Lenke 和邱勇将脊髓形态进行如下描述分型：Ⅰ型，脊髓无明显变形，硬膜囊和椎管内壁之间可见脑脊液填充；Ⅱ型，脊髓无明显变形，但硬膜囊紧贴椎管内壁，二者之间无脑脊液填充；Ⅲ型，硬膜囊前方或侧方受压，二者之间无脑脊液填充，矢状面上脊髓发生形变（图 8-7-2）。对于已出现神经损害的患者，脊髓形态学上常为Ⅱ～Ⅲ型表现。所以，对于脊髓形态Ⅲ型的患儿，即使后凸畸形角度

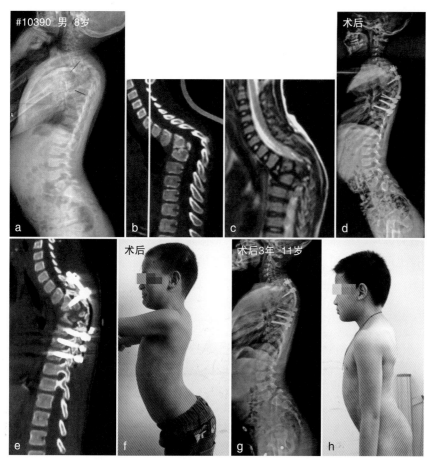

图 8-7-1　男（#10390），8 岁，先天性颈胸段后凸畸形伴不全瘫，只能辅助站立，不能独立行走（a）。CT 及 MRI 示 $T_3$ 半椎体，尽管 $T_2$、$T_4$ 已互相接触构成力学支撑，但 $T_3$ 向后突入椎管内，压迫脊髓（b、c）；予以 $T_3$ 半椎体切除全脊椎截骨矫形内固定术（合并存在 $L_5/S_1$ 的崩裂性滑脱，暂不处理），术后患者后凸畸形得到改善（d~f），术后 3 年未见明显矫正丢失，下肢神经功能恢复正常（g、h）

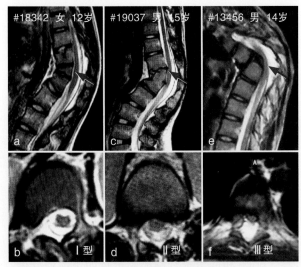

图 8-7-2　先天性后凸畸形脊髓形态 MRI 分型。Ⅰ型：脊髓无明显变形，硬膜囊和椎管内壁之间可见脑脊液填充（a、b）；Ⅱ型：脊髓无明显变形，但硬膜囊紧贴椎体后壁、内壁或椎弓根，二者之间无脑脊液填充（c、d）；Ⅲ型：硬膜囊前方或侧方受压，二者之间无脑脊液填充，矢状面上脊髓发生形变（e、f）

不严重也要预见出现脊髓神经损害的可能性。此时家长可能尚未发现明显的神经损害临床表现，但追问病史可能发现孩子有易摔倒的病史。

2. 临床表现　先天性颈胸段后凸畸形的患者在早期即可因行走步态不稳而就诊。患者可能有肌张力的改变、单腿站立不稳定的体征。部分患者在脊髓形态Ⅱ型时即可出现明显的双下肢不全瘫症状，颈胸段脊柱局部的后凸畸形顶椎在脊髓前方造成压迫是产生脊髓神经损害的主要原因，并且当存在侧凸时还可在侧方共同形成脊髓压迫。另一方面，上胸段脊髓在受到压迫后长期处于高张力状态，导致局部血液供应减少，也是脊髓损害呈进行性加重的重要原因。此外，当患者颈胸段伴有多节段形成障碍时，椎体排列紊乱，椎管连续性遭到破坏，椎体间存在旋转半脱位状态引起脊髓牵拉也可进一步加重脊髓压迫症状。

## 治疗

颈胸段后凸畸形无有效的保守治疗方法，支具治疗无法有效控制畸形进展。对于后凸畸形不严重的患者可仅予以观察随访。

由于前柱缺如明显的先天性颈胸段后凸畸形绝大多数进行性加重，最终导致神经损害。所以，对

于后凸顶椎部位脊髓已有Ⅱ型压迫应早期手术治疗。早期手术不仅可纠正后凸，还可解除后凸畸形对脊髓的压迫。对于伴有神经功能损害的患者，手术治疗的首要目的是解除脊髓压迫并恢复脊柱的稳定性，阻止畸形进一步发展。对后凸顶椎进行全脊椎切除截骨（VCR）是最佳的手术方案（图 8-7-1），截骨在畸形矫正的同时可对脊髓进行充分减压。Zhang 等报道对于伴有神经功能损害的先天性后凸畸形，VCR 术后患者神经功能 ASIA 评分可提高 0 ~ 2 个等级，术后随访过程中可进一步得到恢复。Yan 等对 13 例先天性及陈旧性结核性上胸段角状后凸畸形行后路 PSO 或 VCR 手术治疗的患者临床疗效进行报道，结果示局部后凸平均矫正率为 55.4%，并且所有患者神经损害症状在术后均得到了缓解。对于伴有术前神经功能损害的颈胸段及上胸段后凸畸形，影响 VCR 术后神经功能转归的因素主要为患者的年龄以及神经损害的病程。与成人相比，儿童术后神经功能较容易恢复。另外，术前出现神经功能损害的病程越短，术后恢复的可能性也越高。

由于颈胸段及上胸段节段较高，且多数畸形严重、脊髓血供薄弱，脊髓对三柱截骨手术中牵拉耐受能力差，术中及术后容易出现神经并发症。既往文献中报道上胸段三柱截骨术后引发的神经并发症高达 15.4% ~ 27.3%。钱邦平提倡对严重后凸型尤其是伴有神经功能损害的患者，术前予以 2 ~ 3 个月 Halo - 重力牵引，一方面可改善畸形严重程度；另一方面，术前牵引还可提高在矫形过程中脊髓的耐受性，此外术前牵引可缓解脊髓压迫情况，通过减轻后凸角度间接对受压脊髓进行减压。不少已经存在神经损害的患者经牵引后神经功能有很大的自发改善。如牵引后神经功能恢复，后凸明显纠正，椎管连续性恢复，脊髓压迫消除，可仅做 SPO 后予以常规的后路矫形固定融合，不需要进行复杂的三柱截骨。由于儿童椎弓根较为纤细，对于先天性后凸畸形患者则可伴有椎体发育异常，使得后凸部位内固定置入困难。对于内固定困难或不可靠或脊髓高度不稳定的，可在 Halo-vest 内手术，术后可继续佩戴 Halo-vest 支具进行保护（图 8-7-3）。

此外，部分严重角状后凸的患者，尤其是当顶椎区半椎体"挤入"椎管内时，牵引后虽神经功能有所恢复，但突入椎管内半椎体仍有生长潜能，因此即使在牵引后神经功能有所恢复也仍需要进行全脊椎切除截骨（VCR）对后凸畸形进行矫正，解除

脊髓压迫，否则未切除的半椎体在生长过程中将进一步进入椎管，患儿有再次发生神经功能损害的风险（图 8-7-4）。

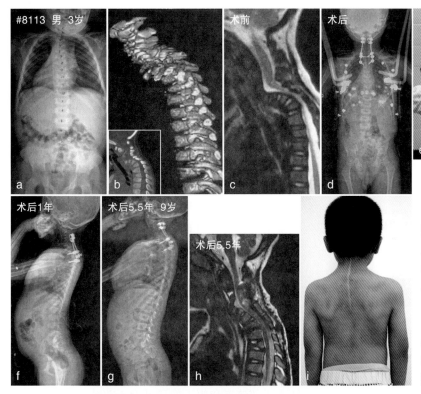

图 8-7-3　男（#8113），3 岁，先天性颈胸段后凸畸形伴下肢不全瘫（a、b），术前 MRI 示脊髓受压（c）。术前予以 Halo - 重力牵引后神经功能明显改善，术中 Halo-vest 牵引下予以 $C_4 \sim T_6$ 矫形内固定手术，术后继续予以 Halo-vest 支具保护（d、e）。术后 1 年（f）及 5.5 年（g）随访未见矫正丢失，复查 MRI 示椎管连续性恢复、脊髓压迫缓解（h），患者下肢肌力恢复正常（i）

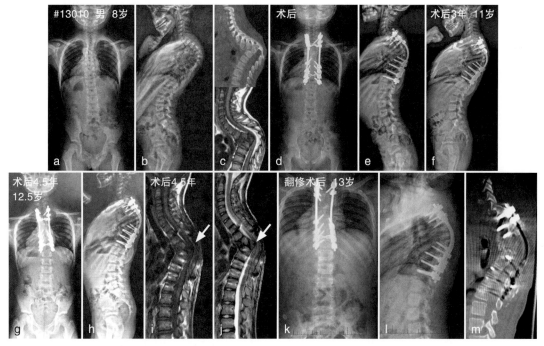

图 8-7-4　男（#13010），8 岁，先天性上胸段后凸畸形（a~c），术前 MRI 示脊髓受压（c），伴有下肢不全瘫症状。予以 Halo - 重力牵引后神经功能得到改善，予后路矫形内固定手术，未行半椎体切除的三柱截骨手术（d、e）。术后 3 年随访未见矫正丢失，患者下肢肌力恢复正常（f）。但术后 4 年半，在无明显矫正丢失情况下再次发生进行性双下肢不全瘫症状（g、h），MRI 示原未切除的半椎体向椎管方向生长，压迫脊髓（i、j），予以翻修手术，行 $T_4$ 的 VCR 截骨，切除半椎体，既获得了后凸畸形的矫正，又有效地对脊髓进行了减压（k~m）

**参考文献**

[1] Smith MD. Congenital scoliosis of the cervical or cervico-thoracic spine[J]. Orthop Clin North Am, 1994, 25(2): 301-310.

[2] McMaster MJ, Singh H. Natural history of congenital kyphosis and kyphoscoliosis. A study of one hundred and twelve patients[J]. J Bone Joint Surg Am, 1999, 81(10): 1367-1383.

[3] 王升儒, 仉建国, 田野, 等. 儿童及青少年颈胸段/上胸段先天性脊柱侧后凸畸形手术治疗的疗效与并发症[J]. 中国脊柱脊髓杂志, 2019, 29(7): 597-603.

[4] 朱泽章, 邱勇. 颈胸段半椎体矫形手术的难点及应对[J]. 临床小儿外科杂志, 2018, 17(9): 645-648.

[5] 邱勇. 先天性颈胸段半椎体畸形:需要早期手术的特例[J]. 中国脊柱脊髓杂志, 2019, 29(7): 582-583.

[6] Smith JS, Shaffrey CI, Lafage R, et al. Three-column osteotomy for correction of cervical and cervicothoracic deformities:alignment changes and early complications in a multicenter prospective series of 23 patients[J]. Eur Spine J, 2017, 26(8): 2128-2137.

[7] Li Y, Shi B, Zhu Z, et al. Preoperative Halo-gravity traction for patients with severe focal kyphosis in the upper thoracic spine:a safe and effective alternative for three-column osteotomy[J]. Spine (Phila Pa 1976), 2021, 46(5): 307-312.

## 第八节　先天性腰骶部畸形

先天性腰骶部畸形是指位于最后 1 节腰椎和第 1 节骶椎之间的先天性椎体发育异常，可表现为半椎体、蝴蝶椎、阻滞椎等，其中以先天性半椎体畸形最为常见。此外，由于 $L_4 \sim L_5$ 之间的半椎体畸形及 $L_5$ 椎体楔形变可引起相似的临床表现，在临床上也被纳入先天性腰骶部畸形的范畴。先天性腰骶部畸形在临床上较为少见，文献报道占所有先天性脊柱畸形中的比例为 4.7%~16.0%，男女发病率比例为 1 :（1.2~3.8）不等。由于先天性腰骶部畸形可导致患者早期出现严重的躯干倾斜，因此多数患者在婴幼儿或儿童期即可被发现。

先天性腰骶部畸形可单独存在，也可与其他部位如先天性胸、腰椎畸形同时存在，一般发生于胚胎期第 3~8 周。此外，先天性腰骶部畸形可同时合并神经轴发育异常，如脊柱脊髓裂、脊髓栓系、椎管内脂肪瘤等；也可合并先天性肿瘤，心血管系统、泌尿生殖系统及胃肠道系统等异常，如先天性心脏病、泌尿生殖系统畸形等。

根据半椎体与上下邻近椎体的分节情况，腰骶部半椎体畸形可分为完全分节型、部分分节型和未分节型，其中以完全分节型最为多见，部分分节型次之，未分节型较少见。朱泽章等在 75 例先天性腰骶部半椎体畸形的报道中，完全分节型占 52%，部分分节型占 38.7%，未分节型仅为 9.3%。完全分节型的半椎体具有完整的上、下生长板，具有类似于正常椎体的生长潜能，可导致脊柱双侧不对称性生长，脊柱畸形往往较严重且进展迅速。

由于腰骶部半椎体所处位置的特殊性，位于畸形远端的骶骨缺乏代偿能力，腰骶部半椎体畸形可早期出现躯干倾斜和骨盆倾斜，表现为腰椎起飞（take-off）现象。同时，躯干为重获冠状面的平衡，可在腰骶部原发弯的近端产生一个较大的代偿弯。孤立存在的腰骶部半椎体通常无神经功能损害。

详尽的临床评估一方面有助于发现可能伴发的先天性脊髓发育畸形以及内脏异常等（常见的先天性脊髓发育畸形包括脊髓纵裂、脊髓空洞、脊髓栓系、脂肪瘤等，而泌尿生殖系统畸形、心脏畸形是最常见的脊柱外畸形）。另一方面，通过影像学资料分析可对患者先天性畸形的类型、侧凸的严重程度及预后进行系统全面评估，为临床治疗提供依据。

## 临床表现

先天性腰骶部半椎体患者的外观畸形主要包括腰骶部畸形和躯干偏移。腰骶部畸形可表现为双侧髂嵴不等高、骨盆倾斜。躯干偏移多表现为双侧腰线不对称、躯干近端重心偏移。大多数先天性腰骶部半椎体患者躯干偏移方向以向半椎体对侧偏移为主，少数患者也可偏移不明显或向半椎体同侧偏移。躯干偏移不明显者，临床通常不易发现。少数患者还可伴有双侧肩部不等高。多数患者在儿童期通常无神经损害，但随着骨骼发育成熟，少数病例可较早出现椎管狭窄或根性压迫症状。此外，部分患者可伴有椎管内脊髓发育畸形，此类脊髓畸形常可合并下肢畸形，也可导致下肢出现先天性神经功能损害表现。

腰骶部半椎体可伴有不同程度的骨盆倾斜。多数学者认为此类患者骨盆倾斜与腰骶交界处双侧肌肉不对称牵拉有关。Winter 等报道，冠状面躯干偏移是引起先天性脊柱畸形患者骨盆倾斜的重要原因之一。由于先天性腰骶部畸形患者可较早出现冠状面躯干倾斜，因此此类患者往往可出现明显的骨盆倾斜。此外，文献报道先天性腰骶部半椎体畸形患者中双下肢不等长的发生率可达 4%，而双下肢不等长可进一步加重患者的骨盆倾斜。

## 影像学表现

站立位全脊柱正侧位 X 线片可评估其畸形类型、侧凸的严重程度及进展情况。X 线上可发现形态异常的椎体，以半椎体最为多见，也有楔形椎或蝴蝶椎等椎体发育畸形，少数患者可伴有椎弓根形成障碍、累及骶髂关节的骶骨发育不良（图 8-8-1）等。Bending 片常被用于评估腰骶原发弯、近端代偿弯的柔韧性。

在站立位全脊柱正侧位 X 线片上，常用的测量指标包括：腰骶原发弯 Cobb 角、代偿弯 Cobb 角、腰骶部局部前凸角、矢状面平衡（sagittal vertical axis，SVA）等。此外，还包括一些特殊的影像学测量参数用以评估先天性腰骶部半椎体，如①冠状面躯干偏移（trunk shift，TS）：$C_7$ 椎体中央铅垂线到骶骨正中线的水平距离；②腰骶部起飞角（lumbosacral take-off angle，LSTOA）：代偿弯顶椎中心和 $S_1$ 上终板中点连线与骶骨正中线的夹角；③头部偏移：下颌骨中点到骶骨正中线的水平距离。局部点片及骨盆三维 CT 重建可清晰显示半椎体位置、大小、分节情况，同时也可评估有无腰椎管狭窄、骶骨发育不良以及腰椎 - 骨盆假关节等。

腰骶部 CT 平扫 + 三维重建能够清晰显示畸形椎体的大小、形状、分节情况等，尤其是可准确评估 X 线片上不易显示的脊柱后份结构如椎板、椎弓根的发育情况。此外，对于可疑合并其他部位先天性脊柱畸形的患者，需行全脊柱 CT 平扫 + 三维重建以明确脊柱畸形的数量、位置及类型等。

由于腰骶部先天性畸形可合并椎管内脊髓发育异常（图 8-8-1），因此通常建议常规拍摄全脊柱 MRI 来筛查患者是否合并脊髓纵裂、脊髓空洞、脊髓栓系等椎管内异常。

1. 弯型评估　腰骶部半椎体所处位置极为特殊，近端为活动度较大的腰椎，而远端为不可活动且无代偿能力的骶骨，因此患者可早期出现严重的冠状面躯干倾斜，躯干为重获冠状面的平衡，可在腰骶部原发弯的近端产生一个继发性的代偿弯（图 8-8-2）。

腰骶部半椎体引起的腰骶部原发弯通常较为僵硬，累及节段较短，一般向上累及半椎体近端一到两个椎体，下至骶椎；而近端继发性的代偿弯通常跨度较长，一般以胸腰弯较多见，偶可见胸腰双弯。代偿弯通常起始于半椎体近端一到两个椎体，向上累及胸腰段或中下胸椎，少数可达上胸椎。若代偿弯累及至上胸椎时，则可引起双侧肩部失平衡。此外，在骨骼发育成熟前，近端代偿弯多数为非结构性弯，呈轻度旋转（小于 II 度），且较为柔软，在 Bending 位上可显著改善。随着骨骼发育和畸形进展，代偿弯可逐步发展成为结构性弯。

代偿弯的评估对制订手术方案具有重要指导意义。一般认为，具有以下特征可以认为代偿弯为结构性弯：①代偿弯度数大（>50°）且僵硬（柔韧性 <50%）；②代偿弯顶椎区椎体旋转明显（≥ III 度）；③代偿弯顶椎偏移较大；④代偿弯下端椎倾斜明显（$L_4$ 或 $L_5$ 倾斜 >20°）；⑤矢状面上代偿弯内有局部后凸畸形；⑥代偿弯内包含继发性的椎管狭窄；⑦患者年龄较大。

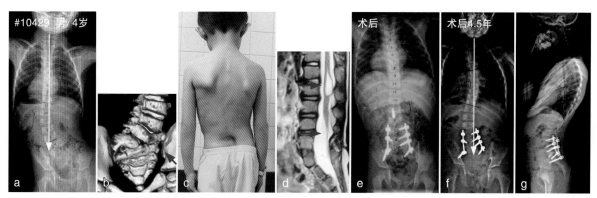

图 8-8-1　男（#10429），4 岁，$S_1$ 右侧半椎体畸形伴左侧骶髂关节发育不良（a）。CT 三维重建可见半椎体完全分节，同时合并左侧骶髂关节发育不良（b，箭头）；体表见腰骶部异常毛发丛（c）；MRI 示脊髓空洞及马尾终丝栓系（d，箭头）。行后路半椎体切除、左侧骶髂关节重建矫形内固定（$L_3$ 至髂骨）植骨融合术，同时行脊髓栓系松解术（e）。术后 4.5 年随访见腰骶部融合坚固，无畸形复发，但近端代偿弯轻度进展，给予夜间佩戴支具（f、g）

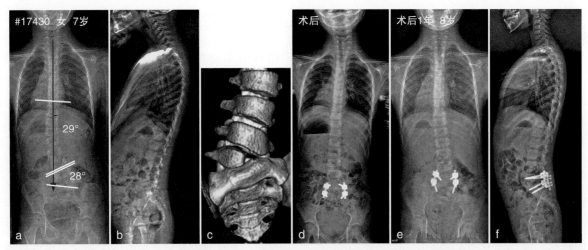

图 8-8-2 女（#17430），7 岁，L₅ 右侧半椎体伴近端代偿性胸腰弯，躯干向半椎体对侧倾斜（a~c）；正位 X 线可见腰骶部原发弯跨度短（L₄~S₁），而近端代偿弯跨度较大（T₈~L₃），代偿弯椎体轻度旋转（Ⅰ度）（a）；侧位 X 线可见腰骶部矢状面形态正常（b）；三维 CT 可见半椎体为完全分节型（c），提示为进展性畸形。行单一后路半椎体切除 L₄~S₁ 固定融合术，术后腰骶部原发弯矫正良好，近端代偿性胸腰弯获得自发性矫正，冠状面恢复平衡（d）。术后 1 年随访见冠状面平衡维持良好（e、f）

2. 冠状面失平衡　腰骶部半椎体患者可早期出现明显的冠状面躯干偏移。根据邱勇等关于成人脊柱侧凸冠状面平衡状态的分型系统，先天性腰骶部半椎体畸形冠状面平衡状态也可分为三类：A 型，C₇ 铅垂线偏移 <3cm，冠状面无失代偿；B 型，C₇ 铅垂线偏移 >3cm 且向胸腰弯的凹侧偏移；C 型，C₇ 铅垂线偏移 >3cm 且向胸腰弯的凸侧偏移（图 8-8-3）。由于近端胸腰弯通常不能完全代偿腰骶部倾斜引起的冠状面失平衡，大多数腰骶部半椎体患者通常表现为 C 型冠状面失平衡，即躯干向半椎体的对侧（即代偿弯的凸侧）偏移，随着患者年龄增长和骨骼发育成熟，此类冠状面失平衡可随着患者的生长呈进行性加重。此外，少数患者由于继发性代偿弯跨度较大，累及上胸椎，且柔韧性较好，代偿弯可为"过度代偿"，表现为 B 型冠状面失平衡，即躯干向半椎体同侧（代偿弯的凹侧）偏移，此类冠状面失平衡多见于低龄儿童。少部分患者由于同时合并对侧其他部位半椎体或邻椎的楔形变等先天性畸形，合并畸形与腰骶部半椎体畸形对脊柱冠状面平衡的影响作用可相互抵消，此类患者躯干偏移可不明显，表现为冠状面平衡状态（A 型）。

腰骶部半椎体患者在合并严重的躯干倾斜或较大代偿弯时，可形成脊柱 - 骨盆假关节。脊柱 - 骨盆假关节有两种表现形态：一种是半椎体自身的横突与同侧的髂骨形成假关节（图 8-8-4a、b），此类假关节的形成将给半椎体的切除和近端的水平

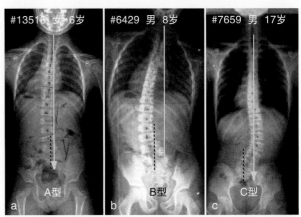

图 8-8-3　冠状面平衡分型。A 型，术前 C₇ 铅垂线偏移 <3cm（a）；B 型，术前 C₇ 铅垂线偏移 >3cm 且向代偿弯凹侧偏移（b）；C 型，术前 C₇ 铅垂线偏移 >3cm 且向代偿弯凸侧偏移（c）

化（闭合截骨）带来较大困难；另一种是代偿弯凸侧远端的椎体与半椎体对侧的髂骨形成假关节（图 8-8-4c、d），此类型通常伴有严重的躯干倾斜，手术时近端代偿弯必须矫正固定。

3. 矢状面形态　除非腰骶部半椎体同时伴有近端邻椎的蝴蝶椎等先天性改变，患者腰骶部的矢状面形态一般是正常的（图 8-8-2b），极少发生后凸畸形，可能与腰骶部半椎体的发生部位较低、此处腰椎前凸大和对整体矢状面形态影响较小有关。但随着患者年龄增长及骨骼发育，近端代偿弯可逐步进展成为结构性弯，椎体旋转加重，其腰椎前凸可逐步减小甚至成为后凸（图 8-8-5）。这种情况下，

半椎体与同侧髂骨形成假关节　　　　　　　　　　L₃与半椎体对侧的髂骨形成假关节

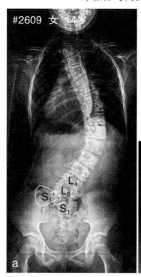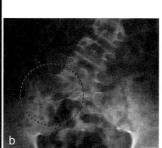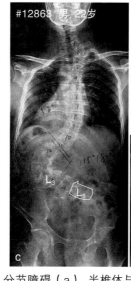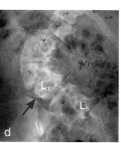

图 8-8-4　女 (#2609)，14 岁，S₁′左侧半椎体伴 T₆~T₇、T₈~T₉分节障碍 (a)，半椎体与同侧髂骨形成假关节 (b，虚线圈)。男 (#12863)，22 岁，L₅右侧半椎体伴腰椎代偿弯 (c)，L₃椎体与半椎体对侧的髂骨形成假关节 (d，箭头)

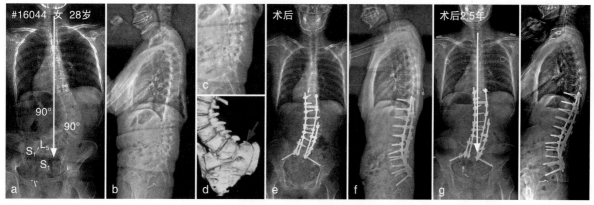

图 8-8-5　女 (#16044)，28 岁，S₁′左侧半椎体伴近端结构性腰椎代偿弯，躯干向半椎体对侧倾斜 (a)，侧位 X 线可见腰椎后凸 (b、c)，三维 CT 显示半椎体未完全分节 (d，箭头)。行后路 S₁′半椎体切除长节段 (T₁₀~S₂) 固定卫星棒序贯矫形术，术后代偿弯及冠状面失平衡明显矫正，腰椎前凸恢复 (e、f)；术后 2.5 年随访见冠状面平衡及腰椎前凸维持满意 (g、h)。该病例提示腰骶部半椎体患者进入成年期后，代偿弯僵硬、高度旋转，形成腰椎后凸，需融合近端代偿弯

胸椎后凸可发生代偿性减小，矢状面形态形成类似于"平背综合征"的表现。

　　4. 伴发畸形　复杂的先天性腰骶部畸形可同时合并其他部位脊椎畸形，如胸椎、腰椎椎体发育畸形，骶骨发育不良和脊髓的发育性畸形等。而孤立的腰骶部半椎体较少同时存在脊髓发育畸形、内脏和下肢的发育异常。神经系统检查可及时发现腓肠肌萎缩、反射减弱或消失、下肢萎缩等。需要注意的是，先天性腰骶部畸形患者神经功能的体格检查结果与全脊髓 MRI 筛查结果并无明确相关性，提示神经功能体检结果并不能准确预测是否

存在脊髓畸形。因此，术前详细的神经功能体检与全脊髓 MRI 不能相互取代。此外还应行彩色多普勒超声检查以明确是否合并先天性心脏病和泌尿生殖系统先天性畸形等。文献报道，在先天性腰骶部半椎体畸形患者中，脊髓发育畸形的发生率可达 14.7%～24%，以脊髓纵裂和脊髓栓系最为多见；泌尿生殖系统畸形的发生率为 4%～29%，先天性心脏病为 6.7%～13%，双下肢不等长为 4%。

　　腰骶部半椎体畸形可以合并有骶髂关节发育不良 (图 8-8-1b)，文献报道其发生率约为 6.7%。伴有骶髂关节发育不良可大大增加腰骶部半椎体患

者"脊柱－骨盆"生物力学的不稳定。由于腰骶部半椎体本身可导致患者脊柱"地基"平衡和稳定性丧失，在此基础上，若合并一侧骶髂关节部分或完全缺如可进一步加重"脊柱－骨盆"连接部的不稳定，甚至半侧骨盆漂浮（图 8-8-6）。这种极不稳定的腰骶部生物力学特征不仅大大增加了畸形进展的风险，也使临床治疗更为复杂和困难。然而，发育不良的骶髂关节与半椎体的位置并不固定，即骶髂关节发育不良可位于半椎体的同侧（图 8-8-7），也可位于半椎体的对侧（图 8-8-8）。这种不同的位置关系常需制订不同的治疗策略。此外，此类患者常可同时并发多种复杂的脏器畸形，如同侧下肢的发育障碍（双下肢不等长、一侧肌萎缩、肌瘫痪、马蹄高跟足，甚至髋关节半脱位等），泌尿生殖系统、

肛门直肠发育畸形等。目前多数研究认为此类复杂的腰骶椎畸形及多脏器畸形可能与基因突变使尾侧脊索鞘及腹侧脊髓形成障碍从而导致同侧的骶丛神经发育不良有关。

## 自然史

腰骶部先天性畸形的自然史与患者年龄、性别、生长潜能和畸形类型等多个因素有关。患者生长潜能越大，畸形进展的可能性也越大。完全分节型半椎体具有类似于正常椎体的上、下生长板，可导致脊柱双侧生长不平衡，往往预后最差（图 8-8-9）。McMaster 等对 12 例腰骶部半椎体患者进行了平均 6.8 年的随访，发现腰骶部原发弯以 1.5°／年的速

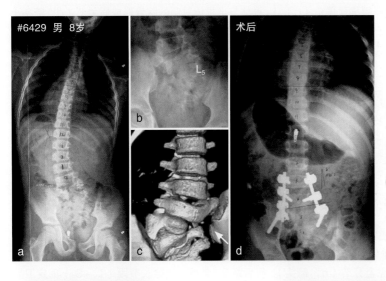

图 8-8-6　男（#6429），8 岁，$L_5$ 右侧半椎体伴左侧骶髂关节发育不良（a、b），三维 CT 示左侧骶髂关节完全发育不良，仅 $L_4$ 左侧横突与同侧的髂骨相连接，呈半骨盆漂浮（c，箭头）。行单一后路半椎体切除内固定矫形、左侧骶髂关节重建术，术中于左侧骶髂关节缺损处大量结构性植骨，同时左侧固定至髂骨。术后可见腰骶部原发弯矫正良好，近端代偿弯获得自发性矫正（d）

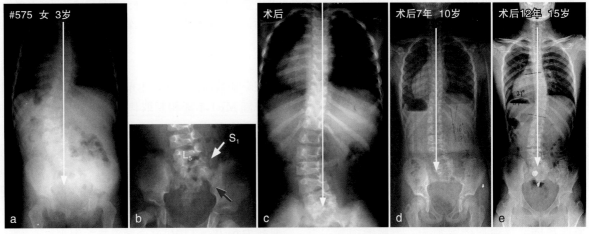

图 8-8-7　女（#575），3 岁，$S_1$ 右侧半椎体畸形伴近端继发性代偿弯，躯干向左侧偏移（a）；骨盆 X 线点片可见 $S_1$ 半椎体同侧伴发骶髂关节发育不良（b，红色箭头）。行后路 $L_5$ 至骶骨原位融合术，术后支具治疗（c）。术后 7 年见近端代偿弯较前改善，冠状面平衡维持良好（d）；术后 12 年骨骼发育成熟时随访可见残留轻度和稳定的代偿性胸弯，但冠状面平衡较前进一步改善（e）

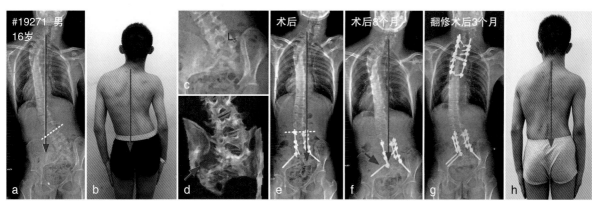

图 8-8-8　男（#19271），16 岁，S₁ 右侧半椎体伴左侧骶髂关节发育不良，同时合并 T₃~T₆ 右侧分节不良，躯干向左侧倾斜（a~d）；三维 CT 可见 S₁ 半椎体部分分节，发育不良的骶髂关节位于半椎体对侧（d，箭头）。行 S₁ 半椎体切除、左侧骶髂关节重建、S₂AI 螺钉骶骨内固定，术后上端固定椎水平化恢复良好（e，白色虚线），但由于合并上胸段的先天性结构性侧凸，导致躯干由术前向左倾斜变成向右倾斜（e）。由于患者向左侧的自我平衡代偿趋势，导致还没有坚固融合的左侧骶髂关节过载塌陷，术后 8 个月左侧髂骨钉断裂，冠状面平衡自发恢复（f，箭头）；考虑腰骶部在骨性融合前发生的"地基"稳定性丧失，遂行后路翻修手术，于左侧骶髂关节处再次大量结构性植骨重建骶髂关节，置入第 2 枚 S₂AI 螺钉、卫星棒固定；同时一并行 T₄ 全脊椎切除、T₁~T₇ 矫形内固定，以去除上胸段畸形对冠状面平衡的影响，术后患者整体平衡恢复良好，外观明显改善（b、h）

生长潜能小，畸形进展慢　　　　　　　生长潜能大，畸形进展快

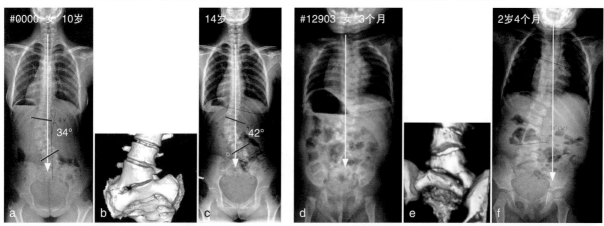

图 8-8-9　腰骶部半椎体患者的畸形进展与生长潜能有关。女（#0000），10 岁，L₅′ 右侧半椎体伴近端继发性代偿弯，躯干轻度左偏（a）；三维 CT 示 L₅′ 半椎体未分节，近端与 L₅、远端与 S₁ 融合（b）；半椎体上下均无生长潜能，14 岁随访时，腰骶部原发弯基本保持稳定（c）。女（#12903），3 个月，L₅′ 左侧半椎体伴 L₂、L₃ 互补型半椎体，同时合并躯干轻度右偏，L₅′ 半椎体为造成冠状面躯干倾斜的"始动"因素（d）；三维 CT 示 L₅′ 半椎体虽为未完全分节型，近端与 L₅ 融合，但与 S₁ 之间存在完整生长板（e）；2 年后，躯干偏移明显加重（f）

度持续进展，而近端代偿弯进展速度可达平均 3°/年，同时躯干倾斜也呈进行性加重。另一项来自 Slabaugh 等平均 6 年的随访研究，发现腰骶部原发弯平均每年加重 1°，而近端继发性的代偿弯则平均每年加重 2.5°。由于代偿机制的差异，头部倾斜的进展速度通常略低于胸廓倾斜的进展速度。此外，随着骨骼逐步发育成熟，本病可导致患者较早出现对侧椎间盘退变、神经根受压迫或腰椎管狭窄等表现。

## 治疗

先天性腰骶部半椎体畸形由于其病情的多样化和复杂性，目前仍缺少临床治疗指南，了解分析每个患者可能的自然史是决定治疗方案的基础。对完全分节的腰骶部半椎体或同时伴骶髂关节发育不良的腰骶部半椎体畸形，若不及时治疗，其畸形及冠状面失衡可迅速进展，使得后期手术极其困难。手术治疗的根本目的是矫正侧凸畸形、重建脊柱"地

基"的平衡和恢复冠状面平衡，并尽可能减少融合节段，保留脊柱的生长潜能和活动功能。

### （一）保守治疗

腰骶部半椎体畸形的保守治疗方法包括观察和支具治疗。对于无明显躯干偏移、已无生长潜能或只有部分分节和生长潜能较小的患者，可定期门诊复查，评估畸形进展情况及躯干整体平衡状态。

对于腰骶部半椎体畸形，支具治疗往往效果不佳。文献报道显示，支具治疗可能对控制代偿弯的进展有一定效果，但对矫正腰骶部原发弯无效，且躯干偏移在支具治疗期间可能会进一步加重。对于部分年龄小、原发畸形不严重、无代偿弯或代偿弯较小、冠状面尚保持平衡的患者，尤其是无法判断其畸形进展情况时，可尝试性支具治疗，推荐每4~6个月门诊复查一次站立位全脊柱正侧位X线，一方面推迟手术年龄（图8-8-10），另一方面可通过定期规律随访判断出畸形进展的趋势，为后续治疗方案提供依据。

### （二）原位融合术及骨骺阻滞术

脊柱原位融合术和骨骺阻滞术曾被用于先天性腰骶部半椎体的治疗，但仅适合于角度小、未完全分节、非后凸型的半椎体畸形，术后还需较长时间的支具治疗。研究结果表明，腰骶部脊柱原位融合术及骨骺阻滞术虽可抑制脊柱的生长潜能，但对已经存在的侧凸畸形及躯干倾斜无矫正作用，长期随访结果显示脊柱侧凸及躯干倾斜甚至有进一步加重的风险。近年来，随着对先天性腰骶部半椎体畸形认识的逐步深入，邱勇指出合并同侧骶髂关节发育不良的腰骶部半椎体畸形是原位融合术的良好适应证（图8-8-7），但需要进行骶髂关节的大量植骨，其原理在于一方面通过后路融合手术可消除半椎体的生长潜能，另一方面保留半椎体对发育不良的骶髂关节可起到"植骨块"的作用，为"生物学"重建同侧的骶髂关节提供有效支撑。

### （三）半椎体切除术

Goldstein 和 Hodgson 于 1964 年首次将半椎体切除术应用于腰骶部半椎体畸形的治疗。其原理是通过"根治性"地去除腰骶部致畸因素，达到矫正侧凸畸形的治疗目的（图8-8-11）。由于当时手术技术的限制，切除腰骶部半椎体需一期或分期前、后路联合入路施行。此外，为获得半椎体切除后的骨性融合，术后还需行较长时间的石膏或支具固定。目前，多数学者建议尽早手术切除半椎体畸形，其优点是早期手术难度低、侵袭性小、神经损伤等并发症少，且早期手术使截骨处容易闭合，多数只需短节段固定融合，而延迟治疗将需要融合包括代偿弯在内的较长节段。

以往半椎体切除需一期或分期前、后路联合入路施行，多经前路先切除半椎体，再经后路切除半

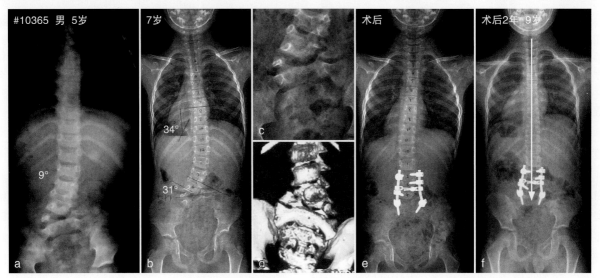

图8-8-10　男（#10365），5岁，L₅左侧半椎体畸形伴同侧L₃半椎体（a、c、d），鉴于近端代偿弯较小（9°）、冠状面尚保持平衡，予支具治疗；2年间腰椎代偿弯进展迅速（34°）（b）；遂行后路L₅半椎体和L₃半椎体切除，L₂~S₁内固定融合术（e）；术后2年随访时可见冠状面平衡维持良好，近端代偿弯完全自发矫正（f）

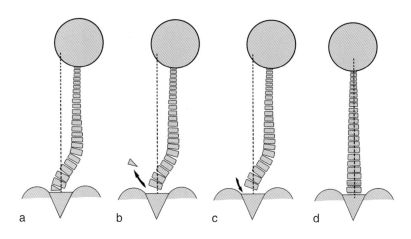

图 8-8-11　腰骶部半椎体畸形半椎体切除手术原理示意图。腰骶部半椎体畸形伴近端代偿弯形成，躯干向半椎体对侧倾斜（a）；切除半椎体及上下终板、椎间盘等，行 360° 的环形松解（b）；闭合截骨间隙（c）；腰骶部短节段固定植骨融合，冠状面失平衡明显矫正，近端代偿弯可获得自发性矫正（d）

椎体后份结构，并附加内固定矫形植骨融合术。但前后路联合半椎体切除需行两个切口，手术创伤大，术中失血多，手术时间长，且前路手术并发症多。Nakamura 于 2002 年最早报道了单一后路腰骶部半椎体切除术。近年来，随着截骨技术的进步及儿童后路内固定系统的日趋成熟，目前单一后路半椎体切除内固定矫形融合术已成为腰骶部半椎体的主流手术方式。其手术方法为经后方入路完整切除半椎体及其上下生长终板，并行椎弓根螺钉内固定，通过内固定闭合半椎体切除后的空隙以达到骨面对骨面的闭合。此术式可直接去除致畸因素，通过内固定获得良好的矫形效果，其优势包括：单一入路，手术侵袭性小，避免了前路手术可能带来的内脏、血管损伤等并发症。但单一后路手术术中视野小、部位深，易发生神经牵拉伤，手术难度相对大，因视野局限不易彻底切除半椎体的上下软骨板等。手术成功的关键在于重建腰骶部的水平化（图 8-8-12）。因此，术中需彻底切除半椎体及半椎体上下终板和椎间盘，以获得 360° 的环形松解，同时实现上固定椎的水平状态，必要时可使用 cage 作为支点以辅助实现固定椎体的水平化，并填补半椎体切除后的巨大缺损。

对于腰骶部半椎体畸形固定融合节段的选择，应根据患者的术前评估决定。短节段融合一般适用于以下患者：①低龄儿童；②无明显代偿弯或代偿弯较小；③无后凸畸形；④无合并骶髂关节发育不良。这一类患者代偿能力强，脊柱柔韧性好，近端代偿弯为非结构性弯。切除半椎体矫正腰骶部原

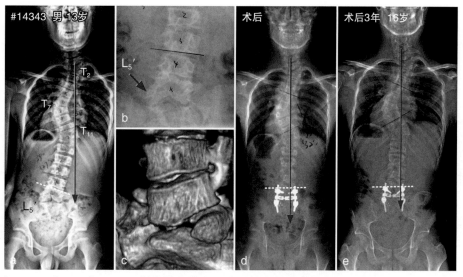

图 8-8-12　男（#14343），13 岁，$L_5'$ 左侧半椎体伴多发胸腰椎半椎体畸形（$T_2$、$T_7$、$T_{11}$），$L_5'$ 半椎体是冠状面失平衡的"始动"因素，造成躯干在冠状面上因 $L_5$ 的倾斜（a，白色虚线）向半椎体的对侧倾斜（a、b）；CT 示半椎体为完全分节型，提示畸形为进展型（c）。行单一后路半椎体切除 $L_5{\sim}S_1$ 固定矫形术，术后 $L_5$ 完全水平化（d，白色虚线），冠状面恢复平衡（d）。术后 3 年随访冠状面维持平衡，近端先天性胸弯虽有进展，但平衡良好，且近端胸弯为非后凸型，患儿已发育成熟，愿意接受残留轻度胸背畸形，暂不建议再手术矫正胸弯（e）

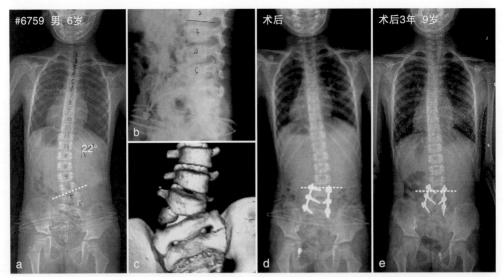

图 8-8-13　男（#6759），6 岁，L₅′ 右侧半椎体伴近端代偿弯，半椎体近端的 L₅ 椎体倾斜明显（a，白色虚线）；侧位 X 线示腰骶部原发弯为非后凸型（b）；CT 三维重建示半椎体为完全分节型（c），属进展型畸形。行单一后路半椎体切除、短节段（L₄~S₁）固定融合术，术后 L₄ 椎体恢复水平化（d，白色虚线），腰骶部原发弯及近端代偿弯明显矫正（d）。术后 3 年随访矫形效果维持满意，冠状面维持平衡（e）

发弯的同时，近端代偿弯多可获得自发性矫正（图 8-8-13）。文献报道显示，半椎体切除联合短节段固定融合术后，腰骶部原发弯和近端代偿弯的即刻矫正率分别可达 79% 和 64%。冠状面躯干偏移改善率为 54%。术后建议常规佩戴支具 3~6 个月，评估代偿弯和冠状面失平衡的改善以及生长潜能等情况，以决定是否继续支具治疗（图 8-8-14）。

长节段融合主要适用于年龄较大、近端代偿弯已发生结构性改变的患者，融合节段应跨越整个代偿弯（图 8-8-15）。此外，合并腰椎管狭窄的腰骶部半椎体患者，在狭窄节段行减压的同时，也应行长节段固定，以保持脊柱的稳定性。如果腰骶部上方的腰椎倾斜严重或 Cobb 角畸形严重，在行长节段固定时远端固定椎可能应向下延伸至髂骨（图 8-8-16），否则易引起术后躯干向代偿弯凸侧的冠状面失代偿。对于合并严重骨盆倾斜或骶髂关节发

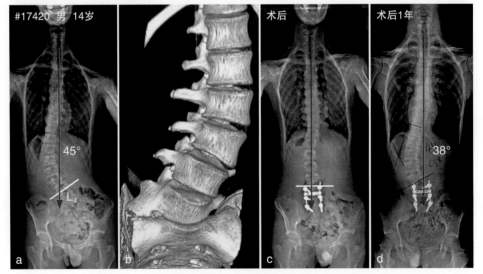

图 8-8-14　男（#17420），14 岁，L₅′ 右侧半椎体伴近端继发性代偿弯，躯干向半椎体对侧倾斜（a、b），L₄ 椎体倾斜明显（a，白线）；CT 示半椎体为部分分节型（b）。行单一后路 L₅′ 半椎体切除 L₄~S₁ 固定融合术，术后 L₄ 椎体完全水平化（c，白线），冠状面恢复平衡（c）；鉴于原近端代偿弯较大（45°），Risser 3 级，给予佩戴支具；术后 1 年随访冠状面平衡维持良好，代偿弯控制在 38°，此时 Risser 4⁺ 级，停止支具治疗（d）

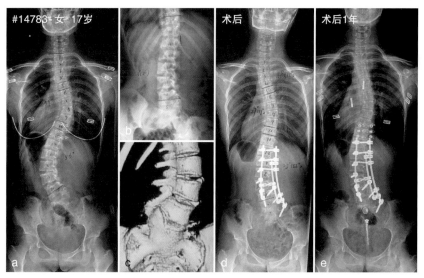

图 8-8-15　女（#14783），17 岁，L₅ 右侧半椎体伴近端代偿性胸腰双弯，腰椎代偿弯度数大（56°）、高度旋转（Ⅲ度）（a）；腰椎左侧 Bending 片上代偿弯椎体旋转无明显改善（b），提示腰椎代偿弯已进展成为结构性弯；三维 CT 示 L₅ 半椎体与 S₁ 未分节（c）。行后路 L₅ 半椎体切除术，并融合近端腰弯（d）；术后 1 年随访冠状面平衡，近端胸弯无进展（e）

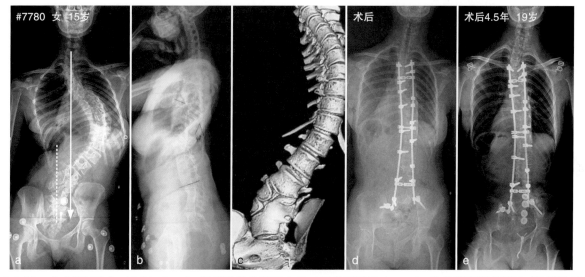

图 8-8-16　女（#7780），15 岁，L₄、L₅ 同侧半椎体畸形合并对侧分节不良（a~c），此类发育障碍属于"恶性"进展性腰骶部半椎体畸形；术前冠状面躯干右倾（a），矢状面上见胸椎前凸（b）。行一期后路 L₅ 经椎弓根椎体不对称截骨（PSO）、长节段（T₄ 至髂骨）固定术，术后腰骶部原发弯、代偿弯明显矫正，躯干倾斜改善（d）。术后 4.5 年随访示侧凸矫正、冠状面平衡维持满意（e）

育不良的患者，可使用髂骨钉或 S₂AI 螺钉固定至骨盆，以牢固支撑上方的固定结构。

　　腰骶部半椎体畸形常可合并脊柱其他部位先天性畸形，如胸椎、腰椎半椎体等，造成手术策略制订的困难。对于此类患者，首先需通过临床评估明确患者临床畸形和躯干倾斜的原始"驱动"因素，再制订详细的治疗策略。与胸、腰椎半椎体不同的是，腰骶部半椎体往往早期即可引起明显的冠状面失平衡。因此，对于多发半椎体患者，若伴有明显

冠状面失衡，应首先切除其腰骶部半椎体，重建冠状面平衡（图 8-8-12）。对于伴发的脊柱其他部位畸形，若预估进展风险小，未造成局部后凸，可暂观察或支具治疗，根据其进展情况决定后续治疗方案。若伴发的胸、腰椎半椎体为后凸型、生长潜能大、进展风险高，则应同时切除近端的半椎体。为更好地评估脊柱平衡，建议先行腰骶部的半椎体切除，可二期行胸、腰椎半椎体的切除（图 8-8-17）。

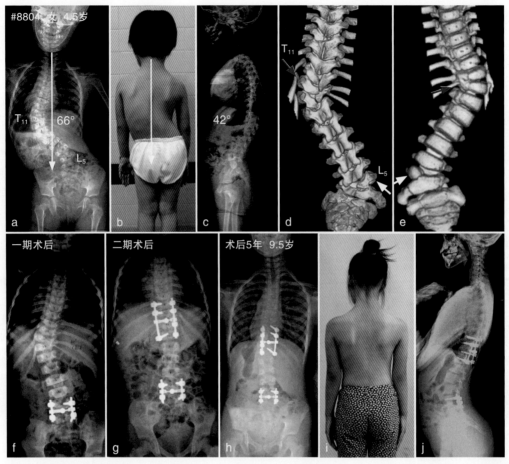

图 8-8-17　女（#8804），4.5 岁，L₅ 右侧半椎体，T₁₁ 左侧半椎体伴对侧分节不良，躯干向 L₅ 半椎体对侧倾斜（a、b）；侧位 X 线见 T₁₁ 半椎体导致胸腰段局部后凸畸形（c）；三维 CT 示 L₅ 半椎体完全分节，T₁₁ 半椎体伴对侧分节不良（d、e，红色箭头）；因 L₅ 半椎体为冠状面失衡的"始动"因素，先一期行后路 L₅ 半椎体切除短节段固定融合术，术后冠状面失平衡明显矫正（f）；3 周后二期行 T₁₁ 全椎体切除固定融合术（g）；术后 5 年随访示冠状面平衡维持良好（h、i），矢状面胸腰椎后凸明显矫正（j）。此例虽可一期同时切除两个半椎体，但先切除 L₅ 半椎体后，可以帮助评估近端脊柱的代偿状态，为切除近端半椎体时决定内固定范围作参考

伴有骶髂关节发育不良的腰骶部半椎体畸形治疗极为困难和复杂。发育不良的骶髂关节使腰骶部半椎体患者的脊柱"地基"更加不稳定。对于此类脊柱畸形的患者，应考虑尽早手术，但手术的中心内容已不再是单纯的半椎体切除，而是如何重建"腰骶 - 骨盆"的平衡和稳定性。然而，由于骶髂关节发育不良与腰骶部半椎体的位置关系并不固定，骶髂关节发育不良即可在半椎体的同侧，也可在半椎体的对侧，因此需制订个体化的手术策略。伴有同侧骶髂关节发育不良的腰骶部半椎体畸形是原位融合术的一特殊适应证。手术保留的半椎体可起到植骨块的作用，为骶髂关节缺损侧提供一定近端支撑，但术中必须打开骶髂关节，进行大量的植骨，以获得一个稳定的"脊柱 - 骨盆"基底。如仅对半椎体进行切除，不重建骶髂关节，反而导致

"脊柱 - 骨盆"局部被"去稳定"。若发育不良的骶髂关节位于半椎体畸形的对侧，则需完整切除半椎体，同时必须于对侧行骶髂关节重建。当然，此时需要固定同侧的髂骨；此类患者手术成功的关键在于首先要通过完全切除半椎体恢复上端固定椎的水平化，其次通过骶髂关节的大量植骨最终达到骨性融合，恢复脊柱"地基"的稳定性，为上方固定结构提供牢固可靠的支撑。骶髂关节重建的手术技术要点是打开骶髂关节，刮匙彻底刮除关节软骨后于关节间隙大量植骨。邱勇通过对此特殊类型患者长期的随访研究发现，未行骶髂关节重建或重建失败的骶髂关节，将无法为上方脊柱提供有效支撑，同时髂骨随着生长可出现下沉，最终可导致患者出现畸形进展、冠状面失平衡、内固定失败等并发症（图 8-8-18）。

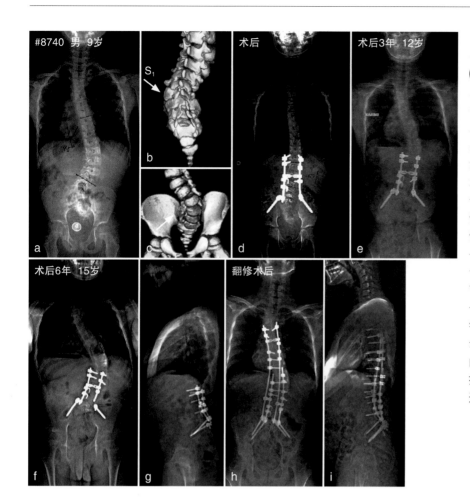

图 8-8-18　男（#8740），9 岁，$S_1$ 楔形椎伴右侧骶髂关节发育不良（a~c）；三维 CT 清晰显示骶骨发育不良累及右侧骶髂关节（c）；行后路矫形内固定（$T_{12}$ 至髂骨）术，双侧行髂骨钉固定，矫形效果良好（d）；术后 3 年逐渐出现近端代偿弯，给予支具治疗（e）；术后 6 年（支具治疗 3 年）近端代偿弯逐渐加重，出现右侧（骶髂关节发育不良）断棒、左侧髂骨钉松动（f、g）；行后路翻修手术，术中发现右侧骶髂关节融合不良，即在融合不良的骶髂关节处再次行大量植骨，将胸腰弯一并融合，同时远端置入 $S_2AI$ 螺钉以加强固定（h、i）。该病例提示未行骶髂关节重建或重建失败的骶髂关节，将无法为上方脊柱提供可靠支撑，最终可导致畸形进展、内固定失败等

对于伴骶髂关节发育不良的腰骶部半椎体畸形患者，选择正确的固定策略和融合节段也是治疗的难点之一。对于孤立型腰骶部半椎体畸形而言，早期通过半椎体切除短节段固定可获得良好的矫形效果，多数患者远端仅需固定至 $S_1$ 即可。然而，对同时伴骶髂关节发育不良的患者，一方面因骶骨部分发育不全可导致 $S_1$ 固定困难甚至失败；另一方面由于骶髂关节发育不良导致"腰骶 - 骨盆"不稳定甚至半骨盆漂浮，远端仅固定至 $S_1$ 并不能达到恢复脊柱"地基"稳定性的目的。因此，此类患者通常需固定至髂骨以增强"腰骶 - 骨盆"固定的强度和稳定性，才能为上方固定结构提供有效支撑。髂骨固定的方式主要包括髂骨钉固定和骶髂螺钉（$S_2AI$）固定。值得注意的是，此类患者进入成年期后，代偿弯可进展为结构性弯，代偿弯度数大、高度旋转、柔韧性差者通常还需同时融合代偿弯。此外，伴骶骨发育不良的腰骶部半椎体患者，常可同时合并脊膜膨出、马尾终丝栓系等脊髓发育性畸形，此类患者是否需手术处理其脊髓发育畸形需综合判断。对于无明确神经功能损害或神经症状稳定的患者，无需预防性手术处理椎管内异常；若患者有明确神经功能损害或神经损害呈进行性加重，可于切除半椎体的同时手术干预其椎管内异常。

### 参考文献

[1] McMaster MJ, David CV. Hemivertebra as a cause of scoliosis. A study of 104 patients[J]. J Bone Joint Surg Br, 1986, 68(4): 588-595.

[2] Slabaugh PB, Winter RB, Lonstein JE, et al. Lumbosacral hemivertebrae. A review of twenty-four patients, with excision in eight[J]. Spine, 1980, 5(3): 234-244.

[3] Winter RB, Pinto WC. Pelvic obliquity. Its causes and its treatment[J]. Spine, 1986, 11(3): 225-234.

[4] Leong JC, Day GA, Luk KD, et al. Nine-year mean follow-up of one-stage anteroposterior excision of hemivertebrae in the lumbosacral spine[J]. Spine, 1993, 18(14): 2069-2074.

[5] Ruf M, Harms J. Posterior hemivertebra resection with transpedicular instrumentation: early correction in children aged 1 to 6 years[J]. Spine, 2003, 28(18): 2132-2138.

[6] Wang Y, Liu Z, Du C, et al. The radiological outcomes of one-stage posterior-only hemivertebra resection and short segmental fusion for lumbosacral hemivertebra: a minimum of 5 years of follow-up[J]. J Orthop Surg Res, 2019, 14(1): 426.

[7] Zhuang Q, Zhang J, Li S, et al. One-stage posterior-only lumbosacral hemivertebra resection with short segmental fusion: a more than 2-year follow-up[J]. European Spine Journal, 2016, 25(5): 1567-1574.

[8] 王玉，刘臻，孙旭，等. 先天性腰骶部半椎体患者中的脊髓畸形和脊髓外畸形的发生率[J].中国脊柱脊髓杂志, 2019, 29(1):

45-49.

[9] Bao H, Yan P, Qiu Y, et al. Coronal imbalance in degenerative lumbar scoliosis: prevalence and influence on surgical decision-making for spinal osteotomy[J]. The Bone & Joint Journal, 2016, 98(9): 1227-1233.

[10] Bollini G, Launay F, Docquier PL, et al. Congenital abnormalities associated with hemivertebrae in relation to hemivertebrae location[J]. Journal of Pediatric Orthopaedics Part B, 2010, 19(1): 90-94.

[11] Bollini G, Docquier PL, Viehweger E, et al. Lumbosacral hemivertebrae resection by combined approach: medium- and long-term follow-up[J]. Spine, 2006, 31(11): 1232-1239.

[12] Bollini G, Docquier PL, Viehweger E, et al. Thoracolumbar hemivertebrae resection by double approach in a single procedure: long-term follow-up[J]. Spine, 2006, 31(15): 1745-1757.

[13] 邱勇, 朱泽章, 王斌, 等. 腰骶椎前路手术的大血管并发症及原因分析[J]. 中国骨与关节外科, 2008, 1(1): 7-10.

[14] Nakamura H, Matsuda H, Konishi S, et al. Single-stage excision of hemivertebrae via the posterior approach alone for congenital spine deformity: follow-up period longer than ten years[J]. Spine, 2002, 27(1): 110-115.

[15] Yaszay B, O'Brien M, Shufflebarger HL, et al. Efficacy of hemivertebra resection for congenital scoliosis: a multicenter retrospective comparison of three surgical techniques[J]. Spine, 2011, 36(24): 2052-2060.

[16] Lyu Q, Hu B, Zhou C, et al. The efficacy of posterior hemi-vertebra resection with lumbosacral fixation and fusion in the treatment of congenital scoliosis: A more than 2-year follow-up study[J]. Clin Neurol Neurosurg, 2017, 164: 154-159.

[17] 王玉, 刘臻, 孙旭, 等. 后路半椎体切除短节段固定治疗儿童腰骶部半椎体畸形的中远期疗效[J]. 中国脊柱脊髓杂志, 2018, 28(12): 1067-1073.

[18] Shen J, Wang Z, Liu J, et al. Abnormalities associated with congenital scoliosis: a retrospective study of 226 Chinese surgical cases[J]. Spine, 2013, 38(10): 814-818.

[19] 郭倞, 邱勇. 腰骶部半椎体畸形的临床评估与手术治疗进展[J]. 中国脊柱脊髓杂志, 2012, 22(7): 656-658.

[20] Wang Y, Shi B, Liu Z, et al. The Upper instrumented vertebra horizontalization: an essential factor predicting the spontaneous correction of compensatory curve after lumbosacral hemivertebra resection and short fusion[J]. Spine (Phila Pa 1976), 2020, 45(19): E1272-1278.

## 第九节　先天性脊柱侧凸伴高肩胛症

先天性高肩胛症是一种较为少见的先天性骨骼发育畸形。该病主要是由于胚胎发育过程中肩胛骨正常下降过程被异常打断，导致肩胛骨位置过高，同时伴有肩胛骨形态发育异常。该病最先由 Enlenber 在 1863 年描述。Sprengel 在 1891 年详细报告了 4 例先天性高肩胛症患者，所以先天性高肩胛症又称为 Sprengel 畸形。临床上，患者多表现为患侧肩胛骨外观较对侧高，上臂外展和高举活动受限。患者可同时合并先天性颈胸段椎体的发育畸形。Tsirikos 报道在 497 例先天性脊柱侧凸患者中有 43 例（8.7%）合并高肩胛畸形。而 Cavendish 的研究发现，100 例先天性高肩胛症患者中，有 39 例（39%）伴先天性脊柱畸形。在先天性脊柱侧凸患者中，颈胸段或者上胸段椎体分节不良合并高肩胛症的概率更大。

## 病因学

正常胚胎发育过程中，在第 5 周左右的时间出现肩胛骨原基，此时位于 $C_4 \sim C_6$ 椎体高度。这个阶段是脊柱发育的关键时期，也是肩胛骨发育的起始阶段。至第 6 周时，原始肩胛骨形成。在胚胎发育至第 9 周时肩胛骨开始逐步下移，直到第 12 周时完成下降过程。此时整个肩胛骨的位置应该位于 $T_2$ 至 $T_7/T_8$ 水平。由于某种原因而使肩胛骨不能下降至正常位置就可以导致高肩胛症，患者常伴有颈椎和周围锁骨肋骨等结构的发育畸形。

目前认为，可能与肩胛骨发育过程中下降障碍有关的因素包括羊水异常导致子宫内压力加剧，限制肩胛骨下降；肩胛骨和脊柱棘突间有异常纤维或骨性连接导致肩胛骨下降受限；肩胛骨周围肌肉发育异常无法下拉肩胛骨；肩胛骨自身发育异常导致形态变化，引起肌张力紊乱等。有学者认为胚胎发育时第四脑室液体外渗在肢芽内形成的压力和炎症反应，也可导致肩胛骨无法正常下降。胚胎发育时受到病毒感染也是导致高肩胛症的一个重要原因。

## 病理改变

高位肩胛骨一般较正常肩胛骨小，保持了发育早期的状态，即纵径小、横径大，冈上区向前倾斜，肩胛骨内上角和内缘增宽。有时可见纤维性或软骨性结构与颈椎或上胸椎相连接。患者可出现肩椎骨这一异常结构，可为骨性或纤维性。肩椎骨结构的存在使得肩胛骨被束缚，无法旋转，上举受限。此外，患者还可伴有其他类型的先天性畸形，如颈肋、Klippel-Feil 综合征、颈胸椎半椎体、脊柱裂、锁骨发育不全等。部分患者可伴有脊髓空洞、脊髓纵裂及脊髓栓系等脊髓发育畸形。其他系统的畸形包括泌尿生殖系统及心脏发育畸形等。

合并有高肩胛症的先天性脊柱侧凸患儿侧凸多发生在上胸椎区域。Tsirikos 的研究发现此类患者颈胸段侧凸或胸椎侧凸所占比例高达 96%。史本龙的一项研究发现，患儿侧凸上端椎范围为 $C_6 \sim T_8$，下端椎范围为 $T_3 \sim L_2$。先天性脊柱侧凸患儿合并高肩胛的位置可以在凹侧也可以在凸侧，其中高肩胛发生于凹侧者为 33%～60%，发生于凸侧者为 40%～67%，另有少部分患者合并双侧高肩胛。史本龙的研究统计发现，在 24 例合并高肩胛的先天性脊柱侧凸患者中，高肩胛发生于凸侧者 15 例（62.5%）、凹侧者 7 例（29.2%）、双侧者 2 例（8.3%）。其中，高肩胛位于凸侧的 15 例患者均为凸侧肩部高于凹侧；而高肩胛位于凹侧的 7 例患者中，5 例凹侧肩部高于凸侧、2 例凸侧肩部高于凹侧。由于高肩胛症本身可以导致患儿肩部不对称的外观，因而高肩胛位于脊柱侧凸的哪一侧对决定手术的治疗策略有很重要的意义。

## 临床表现

患儿高肩胛骨多为单侧，男女发病比例为 1：（3～4）。双侧者约占 10%。患侧肩胛骨较正常侧高出平均 3～5cm，肩胛骨上角可升至颈椎水平导致颈部基底部饱满。单侧高肩胛表现为患侧颈部短而丰满（图 8-9-1a），颈肩线轮廓不清（图 8-9-1b）。双侧发病者颈部短粗，肩外旋活动受限，肩胸活动障碍。在锁骨上区有时可以触及冈上部分，有时可在肩胛骨与脊柱之间触及肩椎骨的骨条或纤维束。肩胛骨短小呈扁宽状，下端旋转向胸椎棘突。患者肩 - 肱协同消失，即正常人上举上臂时肩胛骨与肱骨同步向外旋转，而高肩胛患者协同消失，导致肩胛骨侧向活动和旋转活动明显受限，继而导致肩关节上举受限（图 8-9-1c）。高肩胛症患者还可以合并其他骨骼肌肉系统畸形，包括先天性脊柱侧凸（图 8-9-1d、e，图 8-9-2a）或后凸畸形、斜颈、Klippel-Feil 综合征等，并引起相应的临床症状。

## 影像学表现

X 线可见患侧肩胛骨位置显著高于健侧，肩胛下角抬高，肩胛骨脊柱缘更靠近中线。有时可见肩胛骨内上部分与颈椎后份结构存在异常的骨性连接或形成肩椎骨。肩胛骨呈方形，高度变小，长宽比例失调。患儿可合并颈胸交界区域侧凸畸形（图 8-9-2a）、椎体发育异常（半椎体、蝴蝶椎等）。侧凸方向可以是与高肩胛骨同侧，也可以是在对侧。

CT 三维重建可以清楚地显示患者肩胛骨位置显著抬高（图 8-9-2c），内上角可以升高至颈椎。

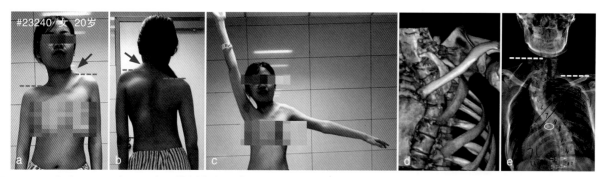

图 8-9-1　女（#23240），20 岁，单侧高肩胛畸形。患侧颈部短而丰满（a，箭头），颈肩线轮廓不清（b，箭头），患侧肩 - 肱协同消失，肩胛骨侧向活动和旋转活动受限导致患侧肩关节外展受限（c），CT 三维重建和 X 线清晰显示患者左侧高肩胛（d、e）

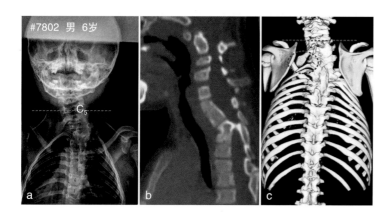

图 8-9-2　男（#7802），6 岁，先天性双侧高肩胛症合并颈胸区侧凸畸形。双侧肩胛骨内上角显著抬高，上移至 $C_5$ 水平（a）。CT 矢状面重建见颈椎先天畸形（b），三维重建示双侧肩胛骨位置上移，左侧肩胛骨和 $C_7$ 之间存在肩椎骨结构（c，虚线圈）；还可清晰显示颈椎椎体发育畸形（c）

肩胛骨纵径变小，长宽比例失调。合并肩椎骨者可见肩胛骨内上缘和颈椎后份结构之间存在一条形骨块，可形成假关节（图8-9-2c）。CT三维重建还可以显示合并的颈胸椎侧凸畸形的细节，如半椎体、分节不良、脊柱裂等。

部分患者MRI可显示肩胛带肌肉（斜方肌或菱形肌）部分缺如，还可以显示合并的脊髓发育异常，如脊髓栓系、脊髓纵裂、Chiari畸形等。

附：高肩胛症分级

（1）Rigault分级　属于影像学分型：Ⅰ度，肩胛骨内上角在$T_2$～$T_4$横突之间（图8-9-3b）；Ⅱ度，肩胛骨内上角在$C_5$～$T_2$横突之间（图8-9-3c）；Ⅲ度，肩胛骨内上角在$C_5$横突以上（图8-9-3e）。

（2）Cavendish分级　属于外观美学分型，Ⅰ级，双肩等高，着装后不易看出；Ⅱ级，双肩等高，着装后畸形可见（颈部下方凸起）；Ⅲ级，双肩高度差异2～5cm，畸形易见；Ⅳ级，肩胛骨上角靠近枕部。

## 治疗

1. 高肩胛症的治疗　高肩胛症手术时机的选择主要取决于畸形导致的功能障碍程度和患者年龄。当患侧肩关节外展达到120°且并不显著影响患者

肩背部外观时可暂时不做处理。当肩关节活动受限（小于120°），患者外观畸形显著时可考虑手术复位肩胛骨。当肩胛骨较正常儿童升高在3～5cm时，手术时间最好控制在3～8岁，如患者1岁前肩胛骨就升高大于5cm，则可考虑手术。手术方式主要有Green术式、Woodward术式、Mears术式及其改良术式等。Green术式主要是通过分离所有肩胛骨肌肉附着点，切除肩胛骨和颈椎椎体的连接体，并利用钢丝穿肩胛骨固定至髂骨来达到下移肩胛骨的目的，目前临床上已较为少用。Woodward术式是通过下移斜方肌和大小菱形肌在肩胛骨脊柱缘的起点来达到下移肩胛骨的目的。该术式与Green术式相比，创伤小，更适合低龄患儿（图7-7-8）。Mears术式在术中切除肩椎连接，截除肩胛骨内上部分的同时保留了肩峰、喙突以及关节盂不受到损伤，并通过松解肱三头肌长头腱和小圆肌起点来增大肩胛骨外展角，从而降低肩胛骨高度。该术式与其他两种术式相比，损伤更小，臂丛神经损伤概率更低（图8-9-4）。除了通过下移肩胛骨的手术之外，还有一种术式可通过单纯切除肩胛骨内上角来实现肩部外观平衡（图8-9-5）。手术行倒L形切口沿肩胛骨内侧依次分离斜方肌、提肩胛肌、菱形肌以显露手术区域。在肩胛冈水平切开骨膜后，分别向上和向下钝性分离冈上肌和冈下肌，显露肩胛骨

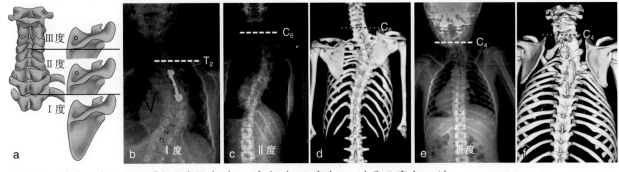

图8-9-3　高肩胛症Rigault分级示意图（a）。Ⅰ度（b）、Ⅱ度（c、d）和Ⅲ度（e、f）

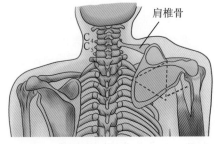

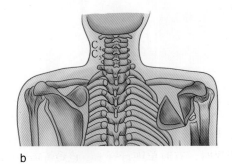

图8-9-4　Mears术式。术中切除肩椎连接体，截除近50%的肩胛骨，保留肩峰、喙突及关节盂不受损伤（a）。该术式通过锐性松解肱三头肌长头腱和部分小圆肌起点使肩关节获得较满意的外展角（b）

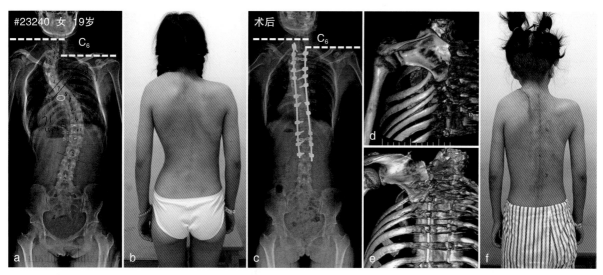

图 8-9-5　女（#23240），19 岁，先天性左侧高肩胛症合并胸椎侧凸畸形，左侧肩胛骨内上角平 C_6 水平（a、b），行脊柱后路截骨矫形术后左侧高肩胛并未得到改善，左侧肩胛骨内上角依然平 C_6 水平（c、d）。行单纯肩胛骨内上角切除术，术后 CT 重建示内上角被完整切除（e，箭头），局部外形得到改善（f）

上内侧部分。切除肩胛骨内上角后，使得患侧肩胛骨上缘与健侧水平一致。最后松解肩胛骨下角，上肢外展至 180°，下移斜方肌缝合。

**2. 高肩胛症合并脊柱侧凸的治疗**　高肩胛对先天性脊柱侧凸患者双肩平衡的影响是近年来脊柱外科医师关注的热点。对于同时合并先天性脊柱侧凸和高肩胛的患儿，在行脊柱矫形手术的同时是否需要同时处理高肩胛症取决于手术是否有助于恢复双肩水平。McMaster 等认为侧凸凸侧的高肩胛使得凸侧肩部抬高状态加重，建议行脊柱后路融合手术同时行肩胛骨矫形。Tsirikos 也认为上胸段的先天性脊柱侧凸合并凸侧高肩胛时，应同时行脊柱矫形和高肩胛矫形术；而合并凹侧高肩胛时，因为高肩胛可以弥补侧凸导致的肩部不平衡，因此不必行一期高肩胛矫形术。孙保胜认为患者合并凸侧高肩胛时应该一期同时行肩胛下移及脊柱矫形手术，但他认为合并凹侧高肩胛患者虽然外观上部分抵消侧弯造成的肩部不平衡，但单做脊柱手术可能会使高肩胛突起更加明显。南京鼓楼医院的研究发现，合并凸侧高肩胛患者矫形术前肩部均为凸侧肩高于凹侧，但是在 7 例合并凹侧高肩胛患者中有 5 例患者凹侧肩较凸侧高。所以，凹侧高肩胛症患者可能会过度代偿由侧弯导致的凸侧肩部抬高。研究者认为如果凹侧高肩胛能够代偿侧凸造成的肩部不平衡，可以暂时不处理高肩胛（图 8-9-6），在侧凸不严重的情况下甚至也可暂时不予手术矫正侧凸。在凹侧高肩胛导致凹侧肩部过高明显时，有时单纯行脊柱矫形手术反而加重了患者肩部的失平衡状态，使得凹侧肩部更高。如果这类患者年龄偏大，行肩胛骨下移术效果又不肯定时，可以先行脊柱侧凸矫形手术，术后观察患者双肩平衡情况。如果出现术后凹侧肩胛骨较术前更高时，可二期再行肩胛骨下移。除此之外，研究者发现即使高肩胛位于侧凸的凸侧，在很好的侧凸矫正的基础上，凸侧高肩胛的位置也会随着侧凸的矫正而相对下移。术后患者的肩部失平衡也可以得到一定程度的代偿而免于二次高肩胛手术（图 8-9-7）。对于进入成年期的患者，其高肩胛下移术的效果较差，在进行脊柱侧凸矫正时，如果高肩胛位于侧凸主弯的凹侧，特别是导致凹侧肩关节抬高者，不宜对侧凸过度矫正，以免导致肩关节不平衡加重（图 8-9-8）。所以，无论高肩胛和侧凸方向以及术前肩关节失平衡的关系如何，可以先行脊柱矫形手术，术后观察患者高肩胛位置的变化以及双肩失平衡改善的情况，再决定是否需要二期高肩胛矫正手术。

臂丛神经损伤是高肩胛矫正手术的严重并发症，各种术式均可发生。患者术后可表现为患侧上肢皮肤感觉迟钝或丧失，手指活动障碍。可应用神经营养药物治疗并观察神经恢复情况。即使手术可以将肩胛骨复位到正常位置，但由于肌肉发育异常、习惯性姿势等原因，患者术后患侧肩部往往仍高于健侧。术后长期功能锻炼的作用不可小视。可手法对患侧肩部进行按压，也可以在患者肩部悬吊重物。该锻炼需要长期坚持，力争将两肩高度恢复一致。

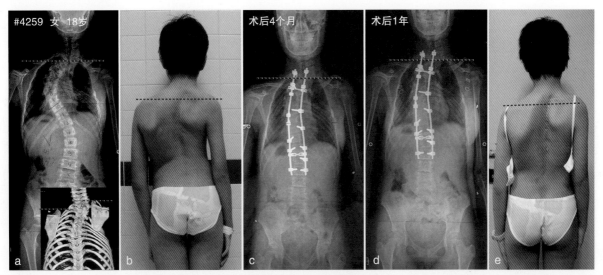

图 8-9-6　女（#4259），18 岁，先天性右侧高肩胛症合并胸椎左侧侧凸畸形，CT 三维重建示右侧肩胛骨抬高（a 中小图）。高肩胛骨位于侧凸的凹侧，弥补了侧凸带来的双肩不平衡现象（a、b）。此患者未行高肩胛矫正手术，而是直接行侧凸矫形术，术后随访示双肩平衡保持良好（c~e）

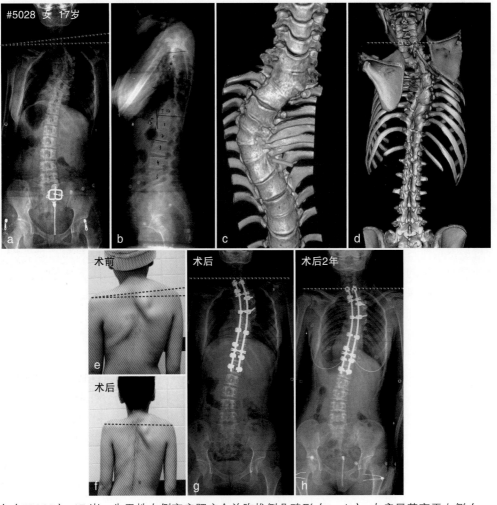

图 8-9-7　女（#5028），17 岁，先天性右侧高肩胛症合并胸椎侧凸畸形（a、b）。右肩显著高于左侧（a、e）。CT 三维重建示胸椎多节段分节不良（c），右侧肩胛骨位置上移，右侧肩胛骨内上角显著抬高，达到 $C_5$ 水平（d）。单纯行后路侧凸矫形手术，在矫正侧凸的同时双肩水平、平衡获得恢复（f、g）。但术后 2 年仍存在躯干倾斜（h）

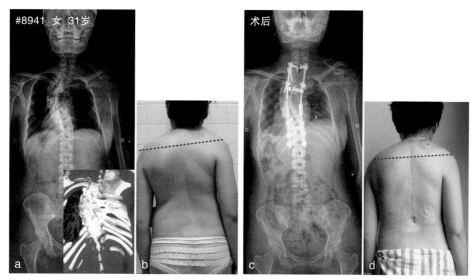

图 8-9-8 女 （#8941），31 岁，先天性右侧高肩胛症合并先天性左侧上胸椎侧凸畸形 （a）。术前外观照可见右侧肩部明显较左侧饱满，右肩高 （b）。如尽力矫正上胸椎侧凸畸形，则会导致术前已存在的右侧高肩胛在术后更高，因此不应对上胸椎侧凸进行过度矫正。患者术后右侧高肩胛和右肩抬高现象未加重 （c、d）

## 参考文献

[1] Abdelaziz TH, Samir S. Vertical scapular osteotomy in congenital high scapula[J]. J Child Orthop, 2015, 9(5): 417-421.

[2] Abuhassan FO. Subperiosteal resection of mid-clavicle in Sprengel's deformity correction[J]. Strategies Trauma Limb Reconstr, 2011, 6(2): 59-67.

[3] Andrault G, Salmeron F, Laville JM. Green's surgical procedure in Sprengel's deformity: cosmetic and functional results[J]. Orthop Traumatol Surg Res, 2009, 95(5): 330-335.

[4] Elzohairy MM, Salama AM. Sprengel's deformity of the shoulder joint treated by Woodward operation[J]. Eur J Orthop Surg Traumatol, 2019, 29(1): 37-45.

[5] Farsetti P, Weinstein SL, Caterini R, et al. Sprengel's deformity: long-term follow-up study of 22 cases[J]. J Pediatr Orthop B, 2003, 12(3): 202-210.

[6] Kadavkolan AS, Bhatia DN, Dasgupta B, et al. Sprengel's deformity of the shoulder: current perspectives in management[J]. Int J Shoulder Surg, 2011, 5(1): 1-8.

[7] Kariminasab MH, Shayeste-Azar M, Sajjadi Saravi M, et al. Sprengel's deformity associated with musculoskeletal dysfunctions and renal anomalies: a case report[J]. Case Rep Med, 2012, 2012(3): 398254.

[8] McMurtry I, Bennet GC, Bradish C. Osteotomy for congenital elevation of the scapula (Sprengel's deformity)[J]. J Bone Joint Surg Br, 2005, 87(7): 986-989.

[9] Mears DC. Partial resection of the scapula and a release of the long head of triceps for the management of Sprengel's deformity[J]. J Pediatr Orthop, 2001, 21(2): 242-245.

[10] Mittal N, Majumdar R, Chauhan S, et al. Sprengel's deformity: association with musculoskeletal dysfunctions and tethered cord syndrome[J]. BMJ Case Rep, 2013, 2013(apr18 1): bcr2013009182.

[11] Tsirikos AI, McMaster MJ. Congenital anomalies of the ribs and chest wall associated with congenital deformities of the spine[J]. J Bone Joint Surg Am, 2005, 87(11): 2523-2536.

[12] van Aalst J, Vles JS, Cuppen I, et al. Sprengel's deformity and spinal dysraphism: connecting the shoulder and the spine[J]. Childs Nerv Syst, 2013, 29(7): 1051-1058.

[13] 史本龙, 李洋, 毛赛虎, 等. 先天性脊柱侧凸合并高肩胛征的影像学特征[J]. 中国脊柱脊髓杂志, 2019, 29(8): 707-711.

[14] 汪飞, 钱邦平, 邱勇. 先天性脊柱侧凸伴高肩胛症的临床评估与手术[J]. 中国骨与关节杂志, 2012, 1(1): 78-82.

[15] 孙保胜, 孙琳, 祁新禹, 等. 先天性脊柱侧凸合并高肩胛症的手术治疗[J]. 山东医药, 2011, 51(24): 8-9.

# 第9章 胸廓发育不良综合征

孙 旭 李方财 俞 杨

## 第一节 概述

胸廓发育不良综合征（thoracic insufficiency syndrome，TIS），是指因胸廓发育畸形难以维持正常肺组织生长发育及呼吸运动的一类疾病总称，包括各类脊柱和胸廓疾病，可以表现为肺组织和胸廓的发育异常，也可表现为胸廓扩张度和顺应性降低而增加呼吸做功等。胸廓作为脊柱的"第四维结构"，其正常的胸廓容积对呼吸运动的支持和肺组织的生长发育具有至关重要的作用，严重的 TIS 可导致患者呼吸衰竭甚至死亡。因此，对于 TIS 患者，应早期识别并评估胸廓畸形及其呼吸功能，及时予以干预，改善患者的生活质量或延长其生命。

### 病因学及发病机制

TIS 的病因较为复杂，胸廓发育不良可能与骨骼发育不良有关，因此该类疾病可伴全身骨骼系统发育异常，也可仅表现为胸廓及脊柱的发育异常。其中最常见的是先天性脊柱畸形伴有并肋、肋骨缺如等胸廓发育畸形，部分早发性脊柱侧凸、严重脊柱后凸、脊柱前凸、脊柱胸廓发育异常的遗传性疾病、各类伴随胸廓狭小且可造成肺组织发育异常的疾病（如 Jeune 综合征、Jarcho-Levin 综合征等）也常合并 TIS。

肺组织的发育依赖于胸廓的生长，而胸廓的生长又需要脊柱和肋骨的生长支撑，胸廓容积狭小会限制肺组织的生长发育，在成年阶段的呼吸运动中，狭小的胸廓容积会抑制肺组织扩张，导致肺不张及肺部感染，严重的可引起肺动脉高压甚至呼吸衰竭。TIS 的病理机制主要包括：①原发性脊柱畸形导致胸廓容积相对不足，如先天性脊柱畸形合并存在并肋（图 9-1-1）或肋骨缺如；②神经肌肉性

疾病引起脊柱和胸廓的继发畸形，进而影响胸廓容积和功能，如脊肌萎缩症、肌营养不良等；③原发性胸廓发育不良导致胸廓容积减小、胸廓运动功能减弱，如 Jeune 综合征、Jarcho-Levin 综合征等。需要注意的是胸廓的容积受脊柱、胸骨、肋骨、胸壁软组织等因素的综合影响，有学者报道 TIS 患儿呼吸及肺功能与脊柱侧凸 Cobb 角严重程度无显著相关，侧凸角度较小的患者可因脊柱前凸及肋骨发育畸形出现严重的呼吸功能障碍，因此对于疑似 TIS 的患者不能局限于脊柱畸形的评估。

### 分型

根据病因学特点，TIS 可分为原发性和继发性两种：原发性 TIS 指因为胸廓或脊柱结构性畸形直接引起肺功能受损的一类疾病；继发性 TIS 则包括由神经肌肉系统性疾病引起的胸廓或脊柱结构变形的一类疾病。

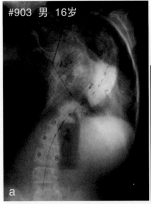
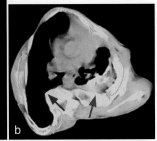

图 9-1-1　男（#903），16 岁，先天性脊柱侧凸伴胸廓发育不良综合征。正位 X 线片示严重脊柱侧凸合并左侧并肋畸形及胸廓内陷（a），T₇顶椎层面 CT 示凹侧胸腔和肺发育不良伴肺不张（b，蓝色箭头），胸椎高度旋转，胸椎突入右侧胸腔（b，红色箭头），致胸廓前后径缩小，肋骨和胸廓严重变形，形如船帆被风吹一样（b，弧形箭头）

　　根据肺容积丢失的具体机制，TIS 具体可分为 4 型（图 9-1-2）：Ⅰ型为肋骨缺如伴脊柱侧凸；Ⅱ型为肋骨融合合并脊柱侧凸；Ⅲa 型为全小胸廓；Ⅲb 型为狭窄胸廓。不同类型引起呼吸功能异常的机制也存在一定差异。Ⅰ型因胸壁缺少肋骨支撑而塌陷，在呼吸过程中胸腔难以扩张，活动容积丢失使肺组织被压迫在胸廓，引起肺不张。Ⅱ型因凹侧的并肋缩短了胸廓，对于合并脊柱侧凸的患者，不仅胸廓容积减少，胸壁的僵硬也限制了凹侧肺的呼吸运动。Ⅰ型和Ⅱ型多表现为单侧胸廓发育不全，临床上常见于 VATER 综合征、合并并肋畸形的脊柱侧凸、脊椎肋骨发育障碍畸形、既往开胸手术史的胸椎脊柱侧凸等。Ⅲa 型由于双侧胸廓的纵径缩小引起全小胸廓而限制了肺的呼吸运动，该类患者多合并脊柱尤其是胸椎椎体的先天性发育不良。Ⅲb 型由于双侧胸廓横径的缩小而导致胸廓狭窄，限制肺的呼吸运动。Ⅲa 和Ⅲb 型表现为整体胸廓发育不全，临床上多见于 Jarcho-Levin 综合征（图 9-1-3）、Jeune 综合征（图 9-1-4）及伴有吹风样胸廓畸形的脊柱侧凸（图 9-1-1）等。

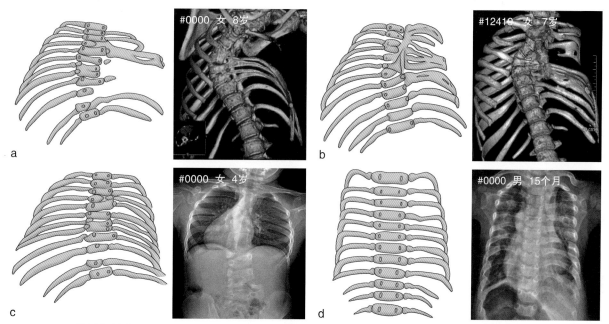

图 9-1-2　TIS 的影像学分型示意图。Ⅰ型，肋骨缺如伴脊柱侧凸（a）；Ⅱ型，肋骨融合伴脊柱侧凸（b）；Ⅲa 型，因胸椎发育性畸形导致胸椎双侧纵径缩小（c）；Ⅲb 型，狭窄胸廓，双侧胸廓横径缩小（d）

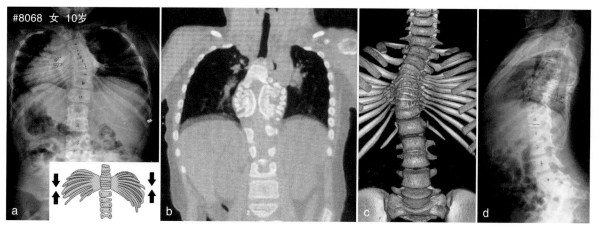

图 9-1-3　女（#8068），10 岁，Jarcho-Levin 综合征。冠状面 X 线片可见胸椎双侧纵径缩小，膈肌抬高，双侧肋骨呈扇形张开，似螃蟹状（a），CT 上可见靠近脊柱后端的肋骨融合，且肋椎关节出现对称性融合（b、c）；矢状面 X 线可见脊柱呈前凸状态（d）

Jeune综合征　　　　　　　　　　　　　同龄婴幼儿

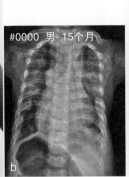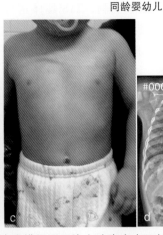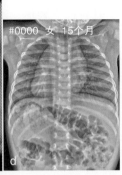

图 9-1-4　男（ #0000 ），15 个月，Jeune 综合征。外观可见胸廓横径明显缩小致胸廓中下部内陷（ a ），X 线提示其胸廓呈钟形，肋骨呈水平状且明显短缩（ b ）；而同龄正常幼儿胸廓饱满（ c、d ）

## 影像学表现

1. X 线　TIS 患者 X 线可表现严重的脊柱侧后凸畸形伴胸廓容积明显减小，严重的胸廓发育畸形可表现为胸廓短小、狭窄。胸椎椎体可出现多节段分节不良畸形，部分患者出现冠状面躯干倾斜、高肩胛及矢状面胸椎前凸现象。除脊柱侧凸 Cobb 角外，X 线上还应评估以下指标：

（1）胸椎高度（ $T_1 \sim T_{12}$ ）　即 $T_1$ 椎体至 $T_{12}$ 椎体的垂直距离。良好的胸椎高度是胸廓容积的保证，对于 TIS 患者可测量其胸椎高度并与正常年龄段儿童比较。文献报道早发性脊柱侧凸患儿选择脊柱融合会显著限制胸椎的生长发育，且当胸椎高度小于 18cm 时，术后发生呼吸功能障碍甚至呼吸衰竭的概率显著升高。因此，对于合并先天性胸椎发育畸形的 TIS 患者，应仔细动态评估其胸椎高度及生长潜能，谨慎选择早期脊柱融合手术。

（2）肺可用空间（space available for the lung，SAL）　冠状面凹侧与凸侧胸廓纵轴长度的比值，正常人近似于 1，比值越小表示凹侧胸廓受限越严重；该指标在一定程度上受体位影响（图 9-1-5）。

2. CT　CT 检查除可以评估脊椎、肋椎关节及胸骨发育状况，还有助于胸廓三维空间的变化、肺组织发育情况的评估，典型 CT 表现为吹风样胸廓外观，顶椎区胸椎高度旋转伴剃刀背畸形，压迫凸侧肺组织导致肺不张甚至长期慢性肺部感染，形如船帆被风吹样。Jarcho-Levin 综合征可出现典型的双侧胸廓纵径减小的短缩胸廓，有时呈螃蟹状（图

9-1-3）；Jeune 综合征可出现狭长呈锥形的烟管形或钟形的狭窄胸廓（图 9-1-4）。目前，薄层 CT 平扫（5mm）后可重建同时测量胸廓容积，尽管不能代替肺活量检测，但对于难以配合肺功能检查的患儿而言，CT 重建胸廓容积具有一定参考价值。CT 上对于胸廓畸形及椎体旋转的评估指标包括以下几点（图 9-1-5）：

（1）凸凹侧胸廓横径比　CT 横断面上凸侧胸廓横径与凹侧胸廓横径的比值，比值的大小反映吹风样畸形的程度。

（2）胸廓旋转角　肋骨头连线中点和棘突的连线与胸骨和胸椎前缘中点连线的夹角，胸廓旋转角在一定程度上反映胸廓畸形的不对称程度。

（3）胸椎旋转角　肋骨头连线中点和棘突的连线与 CT 台垂线的夹角。

（4）脊椎突入胸腔指数　即脊椎区面积与两侧胸廓容积（除脊椎区面积）的比值。该指标既可以评估胸廓畸形严重程度，还可以评估潜在肺功能损伤程度。

3. MRI　MRI 有助于明确神经系统合并症的诊断，包括有无脊髓栓系、脊髓空洞、脊柱脊髓裂及先天性椎管内肿瘤等。

## 诊断

TIS 的诊断重点在于影像学评估病情的严重程度。但单纯的影像学出现胸廓发育异常不足以诊断 TIS，需要结合患者呼吸功能不全及肺组织生长发育受限的病史。呼吸功能不全可表现为婴幼儿哭闹

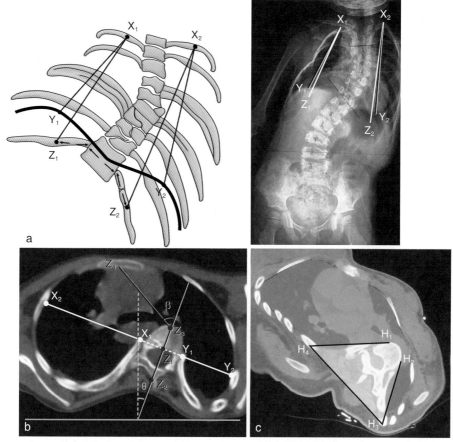

图 9-1-5　TIS 患儿胸廓受限程度评估指标。肺可用空间（SAL）（a）：凹侧最头侧肋骨的中点（$X_1$）与最尾端肋骨中点（$Z_1$）或凹侧膈肌中点（$Y_1$）的连线距离与凸侧相对应测量数据的比值。凸凹侧胸廓横径比（b）：延伸经过两侧肋骨头顶点（$X_1$，$Y_1$）的连线于胸廓内壁（$X_2$，$Y_2$），凸（凹）侧肋骨头与凸（凹）侧胸廓内壁之间的距离表示凸（凹）侧的胸廓横径（$X_1X_2/Y_1Y_2$），两者的比值即凸凹侧胸廓横径比。胸廓旋转角（b）：肋骨头连线中点（$Z_1$）和棘突（$Z_2$）的连线与胸骨（$Z_4$）和胸椎前缘中点（$Z_3$）连线的夹角（$\beta$）。胸椎旋转角（b）：肋骨头连线中点（$Z_1$）和棘突（$Z_2$）的连线与 CT 台垂线（虚线）的夹角（$\theta$）。脊椎突入胸腔指数（c）：在 CT 横断面顶椎层面，自椎体的外侧缘（$H_1$、$H_2$）向左、右两边肋骨的后缘（$H_3$、$H_4$）作切线，同时连接两侧肋骨的后缘（$H_3$、$H_4$），该连接区域即为脊椎区

时出现发绀、低龄儿童和青少年日常活动后出现明显气促及休息时出现呼吸困难甚至呼吸氧依赖等。而肺组织的生长发育受限需要对患儿定期复诊来动态评估患儿肺功能发育情况，但对于年龄较小且难以配合的患儿，肺功能监测常难以反映其真实肺功能状态，必要时可结合静息状态下血氧饱和度及动脉血气分析评估。

## 自然史及预后

　　TIS 患者的预后取决于脊柱及胸廓畸形的严重程度；对于年龄较小的儿童，侧凸和胸廓畸形常进行性加重，造成严重的呼吸功能障碍及肺动脉高压，部分患者最终死于呼吸衰竭，常见于上呼吸道感染合并肺炎后出现呼吸衰竭。其中以 Jeune 综合征和脊椎胸廓发育不良死亡率最高，文献报道其死亡率高达 33%。近年来，由于疾病的早诊早治及家庭氧疗的开展，该类疾病的预后较前明显改善。

**参考文献**

[1] Raff GW. Surgery for chest wall deformities[M]. Cham:Springer International Publishing Switzerland, 2017.

[2] Nnadi Colin. Early-onset scoliosis: A compressive guide from the Oxford meetings[M]. New York: Thieme Verlag, 2015.

[3] Murphy RF, Moisan A, Kelly DM, et al. Use of vertical expandable prosthetic titanium rib (VEPTR) in the treatment of congenital scoliosis without fused ribs[J]. J Pediatr Orthop, 2016, 36(4): 329-335.

[4] 陈文俊, 邱勇. 胸廓发育不良综合征[J]. 中国脊柱脊髓杂志, 2008, 18(8): 635-638.

[5] Campbell RM Jr, Smith MD, Mayes TC, et al. The characteristics of thoracic insufficiency syndrome associated with fused ribs and congenital scoliosis[J]. J Bone Joint Surg Am, 2003, 85(3): 399-408.

[6] Murray CS, Pipis SD, McArdle EC, et al. Lung function at one month of age as a risk factor for infant respiratory symptoms in a high risk population[J]. Thorax, 2002, 57(5): 388-392.

## 第二节　肺和胸壁的呼吸动力学及 TIS 的影响

呼吸系统疾病是 TIS 最常见的临床合并症，了解胸廓和肺组织的发育过程及呼吸力学机制有助于全面了解 TIS 患者呼吸系统的生理和病理过程。

### 一、肺和胸壁的呼吸动力学

胸廓的发育主要通过胸围和胸廓容积的测量来评估。婴儿出生时胸围约为 32cm，约为成年终末值的 36%；0～5 岁是胸廓快速发育的阶段，该阶段胸围约增加 24cm，5 岁时胸围长度约为成人的 63%，胸廓容积达到成人的 30%；5～10 岁胸廓发育速度较前稍降低，在此期间胸围约增加 10cm，10 岁时胸围的长度约为成人的 73%，胸廓容积达到成人的 50%；10～18 岁是胸廓发育的另一高峰期，在此期间胸围约增加 23cm，增长速度与 0～5 岁时相当。除胸廓容积外，胸廓的形状（图 9-2-1）和顺应性也在不断地变化。出生时婴儿胸廓的前后径与左右径比值近似相等，在 3 岁左右发育维持稳定，胸廓前后径与左右径的比值约为 0.7，与成人期近似。胸壁的顺应性随周围软组织覆盖增加而逐渐减小，新生儿胸壁的顺应性最大，约是肺组织的 8 倍，在 3 岁时为 2 倍，在 6～15 岁时胸廓顺应性进一步下降，成年期胸廓顺应性与肺顺应性相当。

肺泡和肺组织的发育也需要良好的胸廓容积和顺应性支撑，正常胎儿肺的发育大致可分为四个阶段。肺芽期：妊娠 1～7 周；假腺管型期：妊娠 5～17 周；小管期：妊娠 16～26 周；终末期：妊娠 24～40 周。据 Murray 等报道，出生至 2 岁是肺泡增殖和肺组织发育最快的时期，以后逐渐减慢，在 8 岁左右肺泡增殖速度接近平台期（图 9-2-2）；成年时肺毛细血管的面积约增加 23 倍，肺容积约是新生儿的 30 倍。因此，早发性儿童脊柱侧凸合并胸廓发育不良患者也常伴随肺泡数量发育异常。

在呼吸运动过程中，呼吸中枢支配产生呼吸肌运动，使胸廓容积发生变化，改变胸腔内压与肺内压的压力值，产生呼吸动力，完成气体从外界的吸入或从肺内排出。吸气时，胸廓容积增大使胸腔内压及肺内压下降，大气压与肺内压的压力差使空

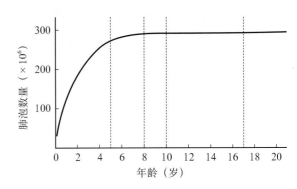

图 9-2-2　不同年龄段肺泡数量增长曲线图

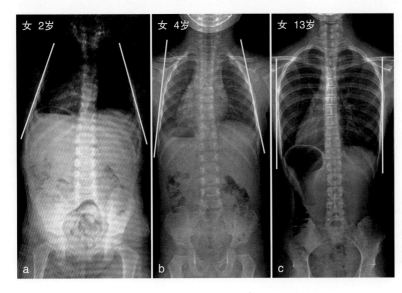

图 9-2-1　正常人胸廓生长发育外形变化过程。婴幼时期胸廓外形呈梯形，胸廓两侧自上向下倾斜（a），随胸廓发育，倾斜角逐渐减小（b），至青少年阶段，胸廓发育饱满，两侧近似平行状态（c）

气被吸入肺组织。呼气时，胸腔负压逐渐减小，当低于肺组织弹性回缩力时，肺内压逐渐上升并高于大气压，使肺内气体排出体外。由此可见，胸廓容积、胸壁及肺组织的顺应性与呼吸运动的完成密切相关。与正常对照相比，TIS 患者常出现潮气量降低、呼吸频率快及每分钟通气量低等限制性通气功能障碍特点；部分严重的患者可出现气道阻力增高和阻塞性通气功能障碍。

## 二、TIS 对呼吸动力的影响

TIS 患儿脊柱及胸廓发育畸形对呼吸动力的影响主要包括：①胸廓发育畸形导致胸廓容积减小，影响肺泡的发育和成熟。出生后的肺泡发育主要发生在肺远端和腺泡区域，肺组织长期局限于狭小的胸廓中，导致肺泡发育成熟困难，包括肺泡数目、体积及肺泡毛细血管区域。文献报道对于发病年龄早，胸廓畸形严重的患儿，在青春期即使通过手术治疗恢复一定胸廓容积，发育异常肺组织也难以维持正常的氧交换。② TIS 患儿胸壁形状不对称及肋骨畸形的限制导致胸壁的顺应性显著降低，狭小的胸廓合并胸壁的顺应性降低进一步限制肺组织扩张，使肺容积降低，同时增加机体耗能，加速病情进展。③胸壁顺应性的降低常伴随呼吸辅助肌肉的效能降低。正常的呼吸可分为胸式呼吸运动和腹式呼吸运动，由于 TIS 患者脊柱及胸廓严重的畸形，其肋间肌难以维持正常的胸式呼吸运动，因此 TIS 患者多依赖腹式呼吸。腹式呼吸需要膈肌的运动使胸廓扩张，TIS 患者早期可通过腹式呼吸代偿维持机体氧供，但随着胸廓畸形加重、胸壁顺应性降低及年龄增长后机体氧供需求的增加，膈肌过度代偿，当超过机体呼吸代偿能力后，即出现呼吸衰竭症状。④严重的脊柱侧凸伴 TIS 导致两侧肺组织通气（$V_A$）/血流灌注（Q）显著不对称：正常人 $V_A$/Q 存在轻度的不对称，左肺与右肺的比例约为 45%：55%。部分严重的 TIS 患者存在显著的不对称性，导致 $V_A$/Q 失调，进而引起气体氧合功能障碍。

**参考文献**

[1] Murray CS, Pipis SD, McArdle EC, et al. Lung function at one month of age as a risk factor for infant respiratory symptoms in a high risk population [J]. Thorax, 2002,57(5): 388-392.

[2] Goldberg CJ, Gillie I, Connaughton O, et al. Respiratory function and cosmesis at maturity in infantile-onset scoliosis[J]. Spine(Phila Pa 1976), 2003, 28(20): 2397-2406.

[3] Redding G, Song K, Inscore S, et al. Lung function asymmetry in children with congenital and infantile scoliosis[J]. Spine J, 2008, 8(4): 639-644.

[4] Ross KR, Rosen CL. Sleep and respiratory physiology in children[J]. Clin Chest Med, 2014, 35(3): 457-467.

[5] Fauroux B, Khirani S. Neuromuscular disease and respiratory physiology in children: putting lung function into perspective[J]. Respirology, 2014, 19(6): 782-791.

[6] Campbell RMJr, Smith MD, Mayes TC, et al. The characteristics of thoracic insufficiency syndrome associated with fused ribs and congenital scoliosis[J]. J Bone Joint Surg Am, 2003, 85(3): 399-408.

[7] LaMont LE, Jo C, Molinari S, et al. Radiographic, pulmonary, and clinical outcomes with halo gravity traction[J]. Spine Deform, 2019, 7(1): 40-46.

## 第三节　TIS 患者营养状态评估及肺功能评估

## 一、TIS 患者营养状态评估

重度脊柱侧凸的患者因肺功能受损、血液氧合能力下降，多伴随代谢和发育障碍，又因为躯体畸形、活动能力弱，缺少必要的功能锻炼，所以他们的营养状况通常较差。TIS 患者多呈偏瘦体型，属于营养不良状态。文献报道该类患者行手术治疗后伤口愈合不良、感染及皮肤破溃的发生率均较高。因此，需要重视对 TIS 患者的营养评估。文献报道TIS 患者营养不良可能的原因包括：①呼吸动力学异常，导致呼吸功及氧气的消耗增加；②严重的脊柱侧凸伴胸廓发育畸形的患者可出现肋骨与髂嵴相接触，限制腹部容积的增加，影响消化系统功能；③原发疾病，部分先天性脊柱畸形患者合并食管闭锁、幽门管狭窄等表现。

（一）评估指标

患儿的营养状态评估主要包括以下指标：

**1. 体重**　体重变化可直接反映患儿的营养状态，但应排除脱水或水肿等影响因素。标准体重与性别、身高及体型有关，可采用公式推算。①计算方法：女性标准体重（kg）=[身高（cm）-100)]×0.9；男性身高为 165cm 以下者，标准体重（kg）=[身高（cm）-100)]×0.9；身高在 165cm 以上者，标准体重（kg）=[身高（cm）-110)]×0.9；②意义：根据实际体重与标准体重比值评估营养状态。

**2. 上臂肌围**

（1）方法　在双手自然下垂状态下测量上臂中点处的周长，上臂肌围 = 上臂中点处周长（cm）-0.314× 肱三头肌皮褶厚度（mm）。

（2）意义 反映机体肌肉储存情况的指标。

3. 内脏白蛋白测定

（1）方法 包括血清白蛋白、转铁蛋白、前白蛋白浓度测定。

（2）意义 营养不良时白蛋白和转铁蛋白测定值均有不同程度下降，白蛋白的半衰期较长，转铁蛋白及前白蛋白的半衰期均较短，前白蛋白常能反映短期内的营养状态变化。

### （二）营养状态与治疗转归

儿童营养不良分为三个等级，Ⅰ级营养不良患儿体重较正常儿童参考值低 15%～25%，皮下脂肪厚度为 0.4～0.8cm，精神状态可，身高正常；Ⅱ级营养不良患儿体重较正常儿童参考值低 25%～40%，皮下脂肪厚度小于 0.4cm，精神障碍，皮肤松弛，肌肉含量减少，身高发育迟缓；Ⅲ级营养不良患儿体重较正常低 40% 以上，皮下脂肪消失，肌肉萎缩，智力发育障碍，身高明显低于正常值，严重者伴有低体温、低血压、低脉率。

TIS 患者的营养状态与治疗的转归密切相关，营养不良不仅使患者对手术耐受能力差、围手术期康复缓慢，还容易造成术后感染、切口愈合不良、植骨不融合等相关并发症的发生。因此，应重视该类患者的营养支持治疗，降低营养不良状态对手术的影响，改善疾病的预后。营养师建议术前患者需要保证血浆白蛋白、淋巴细胞等达到正常范围。

重度脊柱侧凸患者在术前牵引过程中，应注意患儿营养状况的改善。LaMont 等回顾性分析了 107 例重度脊柱侧凸患儿牵引前后营养指标变化情况。平均牵引 82.1 天后，患儿体重由 27.5kg 增加至 29.3kg，患者的体重 Z 评分从牵引前的 −2.8 分改善到牵引后的 −2.4 分。牵引前，56 例患者被确定为处于最大的营养风险（初始 Z 评分 <−2），该部分患者牵引后 Z 评分由 −4.3 上升至 −3.6。上述指标均提示术前牵引可显著改善患者营养状况。

## 二、TIS 患儿呼吸功能评估

TIS 患儿的呼吸功能评估应结合患儿的病史、体格检查及辅助检查展开。对于病情较轻的患儿，呼吸受限仅在剧烈活动或呼吸道感染时才被发现；对于脊柱及胸廓发育畸形严重的患儿，不仅在日常体力活动时出现呼吸受限表现，病情逐渐加重后还可表现为静息状态下呼吸受限。TIS 患者呼吸功能可通过辅助通气率（assisted ventilation rating, AVR）来评估：0，无需辅助，呼吸室内空气；+1，增加氧气需求；+2，夜间辅助通气；+3，部分时间辅助通气；+4，全部时间辅助通气。体格检查应注意患者的呼吸频率及胸式、腹式呼吸的观察；在查体过程中注重患者胸廓扩张度及呼吸动度的检查，粗略评估患儿胸廓活动情况，严重的脊柱侧凸伴胸廓发育不良的患儿双侧膈肌常不对称，故患儿常出现明显的呼吸不对称。对于呼吸音较粗的患儿，可嘱患儿行排痰动作，对于排痰动作差的患儿，应完善神经肌肉的检查。

TIS 患者呼吸功能变化特点主要表现为限制性通气功能障碍，即胸廓扩张受限引起肺活量的显著下降。肺功能检查可出现肺总量（TLC）、肺活量（VC）及最大分钟通气量（MVV）减少，但是与传统限制性肺疾病不同的是，残气量（RV）反而接近或略高于正常，可能与胸廓顺气性降低导致呼气时胸廓向内回缩受到限制有关。此外，对于合并神经肌肉疾病的患者，肺功能改变早期主要表现为最大吸气压和最大呼气压下降，深吸气量（IC）、VC、MVV 下降，RV 增高。除限制性通气功能障碍外，部分脊柱及胸廓发育严重畸形的患儿因呼吸道受机械性压迫或牵拉而出现气道梗阻，出现阻塞性通气功能障碍，肺功能检查提示 $FEV_1$ 及 $FEV_1/FVC$ 显著降低。一般青少年 $FEV_1/FVC$ 大于 85%，青年大于 80%，文献报道严重的 TIS 患者 $FEV_1/FVC$ 甚至低于 45%。当 TIS 患者同时合并限制性和通气性功能障碍时，即出现混合性通气功能障碍，主要表现为 TLC、VC 及 $FEV_1/FVC$ 的下降，而 FEV1 降低更明显。限制性、阻塞性及混合性通气功能障碍鉴别详见表 9-3-1。

但需要注意的是肺功能检查为被动检测，需要患者良好的配合，年龄较小的 TIS 患儿早期常不能良好的配合，故难以有效评估呼吸肌的运动效能，因而容易低估初期的呼吸功能受损情况。对于该类患儿可考虑胸部 CT 重建胸廓容积结合动脉血气结果综合评估患儿的呼吸功能。

| 表 9-3-1 | 各类型通气功能障碍的判断及鉴别 | | |
| --- | --- | --- | --- |
| | 限制性通气功能障碍 | 阻塞性通气功能障碍 | 混合性通气功能障碍 |
| 通气功能特征 | 肺总量、肺活量降低，呼气流量正常 | 呼气流量降低 | 肺总量、肺活量、呼气流量均降低 |
| FVC、VC 预测值 | ↓～↓↓ | （－）／↓ | ↓～↓↓ |
| MVV% 预测值 | （－）／↓ | ↓～↓↓ | ↓～↓↓ |
| $FEV_1$/FVC | （－）／↑ | ↓～↓↓ | ↓～↓↓ |
| RV/TLC | （－）／↑／↓ | ↑↑ | ↑～↑↑ |
| TLC 预测值 | ↓～↓↓ | （－）／↑ | ↓ |
| MMEF% 预测值 | （－）／↓ | ↓～↓↓ | ↓～↓↓ |

注：↓为轻度下降；↓↓为严重下降；（－）为无变化。

**参考文献**

[1] El-Hawary Ron. Early-onset scoliosis: a clinical casebook[M]. Berlin: Springer International Publishing AG, 2018.

[2] Nnadi Colin. Early-onset scoliosis: A compressive guide from the Oxford meetings [M]. New York: Stuttgart Delhi Rio, 2015.

[3] 黎海芪. 儿童营养状况评估研究进展[J]. 中国当代儿科杂志, 2014, 16(1): 5-10.

[4] Matusik E, Durmała J, Matusik P, et al. Evaluation of nutritional status of children and adolescents with idiopathic scoliosis: a pilot study[J]. Ortop Traumatol Rehabil, 2012, 14(4): 351-362.

[5] Kafer ER. Respiratory and cardiovascular functions in scoliosis[J]. Bull Eur Physiopathol Respir, 1977, 13(2): 299-321.

[6] Barberà JA, Román A, Gómez-Sánchez M, et al. Guidelines on the diagnosis and treatment of pulmonary hypertension: summary of recommendations[J]. Arch Bronconeumol (Engl Ed), 2018, 54(4): 205-215.

[7] Goldberg CJ, Gillic I, Connaughton O, et a1. Respiratory function and cosmcsis at maturity in infantile-onset scoliosis[J]. Spine (Phila Pa 1976), 2003, 28(20): 2397-2406.

[8] Redding G, Mayer OH, White K, et al. Maximal respiratory muscle strength and vital capacity in children with early onset scoliosis[J]. Spine (Phila Pa 1976), 2017, 42(23): 1799-1804.

## 第四节　TIS 对呼吸系统的影响

### 一、肺动脉高压

肺动脉高压是由已知或未知原因引起肺动脉内压力异常升高的一类疾病或综合征，包括毛细血管前性、毛细血管后性及混合性肺动脉高压，严重的可导致右心衰竭甚至死亡。肺动脉高压既可以来源于肺血管疾病，也可以继发于其他心肺疾病，其血流动力学诊断标准为海平面状态下、静息时、右心导管测量肺动脉平均压 ≥ 25mmHg（正常人肺动脉平均压为 14±3mmHg，上限为 20mmHg）。肺动脉高压可发生在新生儿至成人的任一年龄段，胎儿时期肺动脉压与主动脉压均维持在较高水平，出生后肺动脉压生理性下降，足月儿出生 3 个月后右心导管测定肺动脉平均压 ≥ 25mmHg 即可诊断为肺动脉高压。但儿童与成人肺动脉高压在血管结构与功能、病程、右心室反应性等方面存在较大差异，对于儿童患者，在临床工作中需要早期识别。

### 病理生理机制

TIS 患者发生肺动脉高压的病理过程与肺组织血管床收缩及血管重塑导致的管腔进行性狭窄、闭塞密切相关。TIS 患者在疾病的早期因严重的脊柱及胸廓畸形压迫肺组织，引起组织缺氧和肺血管收缩；随着病情的发展，胸廓顺应性降低与严重的肺组织压迫导致机体出现限制性及阻塞性通气功能障碍，组织的低氧状态刺激血管收缩，并逐渐出现肺血管重构，包括内皮细胞、平滑肌细胞、成纤维细胞等过度分化增生，并累及血管壁隔层，出现闭塞性病变，最终导致肺动脉压力增高。严重的脊柱侧凸患者双侧肺通气分布不均会导致局部的通气‐血流比失衡，造成局部低氧，刺激血管平滑肌收缩，增加肺内血管张力，加重肺动脉高压病情的进展。

### 临床表现

肺动脉高压的临床表现缺乏特异性，轻度表现包括疲劳、乏力及运动耐量降低，严重肺动脉高压患者可出现呼吸困难及右心衰竭的表现，包括下肢水肿、腹胀、厌食等。体格检查时注意关注患者的心率、呼吸频率及呼吸方式等；严重的肺动脉高压患者可出现左侧胸骨旁抬举感，肺动脉瓣第二心音亢进、分裂，剑突下心音增强，胸骨左侧第 2 肋间收缩期喷射性杂音，肺动脉明显扩张时可出现肺动脉瓣关闭不全的舒张早期反流性杂音；右心室扩张时，胸骨左缘第 4 肋间闻及三尖瓣全收缩期反流性杂音；右心衰竭的患者可见颈静脉充盈、肝大、外周水肿等表现。

## 辅助检查

1. 心电图　心电图可为肺动脉高血压提供诊断、鉴别诊断和预后判断的重要信息，但不能作为诊断或排除肺动脉高血压的依据。肺动脉高血压患者典型心电图表现为电轴右偏、右心房扩大和右心室肥厚征象。但应注意严重的 TIS 患者心脏可因侧凸压迫出现一定的偏移。

2. 超声心动图　超声心动图是临床上最常用的无创筛查及评估方法，可以较清晰地显示心脏各腔室结构变化、各瓣膜运动变化及大血管内血流频谱变化，间接推断肺循环压力的变化。首先，通过三尖瓣反流速度估测右心室收缩压；其次，通过超声心动图可以发现心内结构、功能异常或血管畸形；此外，超声心动图可有效评估右心功能。需要注意的是对于部分 TIS 患者，肺动脉压力估测值误差较大，临床评估时应结合三尖瓣结构、三尖瓣反流信号强弱及其他支持征象综合评估。

3. 呼吸功能检查及动脉血气分析　呼吸功能检查有助于发现潜在的肺实质或气道疾病；对于病情较轻的 TIS 患者，其动脉血气分析结果可完全正常，随着疾病的进展，过度通气可表现为低碳酸血症及轻度的低氧血症。

4. 心导管检查　是确诊肺动脉高压的"金标准"，也是进行鉴别诊断、评估病情和治疗效果的重要手段；除准确测定肺动脉楔嵌压外还可以测定心腔内血氧含量，有助于先天性分流性心脏疾病的诊断。

对于合并肺动脉高压的 TIS 患儿，应合理把握手术适应证及禁忌证，术前仔细评估患儿的手术耐受性。

## 二、呼吸衰竭

呼吸系统通过肺通气和肺换气功能进行气体交换，维持动脉血氧分压（$PaO_2$）、二氧化碳分压（$PaCO_2$）和血液酸碱度（pH）在正常范围内。$PaO_2$ 反映呼吸系统氧合的有效性，静息状态下呼吸空气时，$PaO_2$ 大于 100mmHg 表示呼吸系统功能可有效维持动脉氧合。$PaCO_2$ 反映肺通气的有效性，$PaCO_2$ 维持在 40mmHg 以内并且酸碱度在正常范围表明呼吸系统可有效排出二氧化碳。$PaCO_2$ 与分钟通气量之间的关系反映肺通气的效率。呼吸衰竭是各种原因引起的肺通气和（或）换气功能严重障碍，以致不能进行有效的气体交换，导致缺氧伴（或不伴）二氧化碳潴留，进而引起一系列生理功能和代谢紊乱的临床综合征。其诊断标准为在海平大气压下，排除心内解剖分流和原发于心排血量降低等情况后，静息条件下呼吸室内空气，动脉血氧分压（$PaO_2$）低于 60mmHg，或伴有二氧化碳分压（$PaCO_2$）高于 50mmHg。

## 分型

按动脉血气分析结果将呼吸衰竭分为两种类型：Ⅰ型呼吸衰竭（低氧血症型呼吸衰竭），即 $PaO_2$ 低于 60mmHg 而 $PaCO_2$ 正常或降低；Ⅱ型呼吸衰竭（高碳酸血症型呼吸衰竭），即 $PaO_2$ 低于 60mmHg 且 $PaCO_2$ 高于 50mmHg（图 9-4-1）。按呼吸衰竭的病理生理又可将呼吸衰竭分为肺衰竭（由直接影响气道、肺、间质、胸膜的病变引起）和泵衰竭（由影响呼吸中枢和呼吸肌肉及神经病变引起）两类。高碳酸血症的病因主要在于肺泡通气不足。相比之下，低氧血症的发病机制较复杂，主要包括两类：①肺泡氧分压下降；②静脉血掺杂（分流）增加，包括右向左分流，即部分未氧合的静脉血绕过肺泡并与氧合后的血液混合，导致血液中的 $PaO_2$ 降低；另一种静脉血掺杂的原因在于通气／血流比失调，即某些肺区域通气量不足，经过"低通气"肺区的毛细血管未经充分氧合而导致低氧血症；此外，弥散功能障碍也会导致静脉血掺杂。TIS 伴低氧血症的患者，肺泡氧分压降低及静脉血掺杂两种机制常同时起作用。

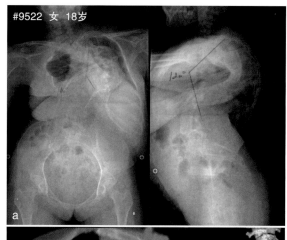

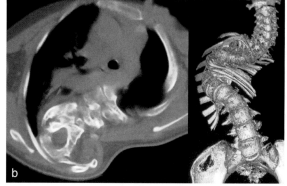

图 9-4-1　女（#9522），18 岁，先天性脊柱侧凸伴胸廓发育不良综合征。脊柱重度侧后凸畸形伴凹侧部分肋骨并肋畸形（a）；CT 示胸椎高度旋转，胸廓横径明显缩短，胸腔容积显著减小（b），严重限制肺组织发育及扩张，出现 II 型呼吸衰竭伴肺动脉高压（VC 20.6%，FVC1 19.6，$PaO_2$ 55mmHg，$PaCO_2$ 51mmHg）

## 临床表现

　　伴有 I 型呼吸衰竭的 TIS 患者临床表现主要与低氧血症和组织缺氧相关。低氧血症可以通过刺激颈动脉体化学感受器导致通气增加，引起呼吸急促、呼吸深快。通气增加的程度取决于机体感受低氧血症的能力及呼吸系统的反应能力，部分患者可出现过度通气，而严重肺部疾病或通气受限的低氧血症患者通气量几乎不变或仅轻微上升。低氧血症的其他表现归因于组织缺氧，严重的组织缺氧可导致严重的意识状态改变，包括嗜睡、昏迷、抽搐甚至永久性低氧性脑损伤。伴有 II 型呼吸衰竭的 TIS 患者（图 9-4-1）高碳酸血症可以表现为呼吸困难、呼吸急促和呼吸深快，但也可能表现为呼吸过缓和呼吸浅慢，严重的急性高碳酸血症可影响患者的中枢神经系统。

## 诊断

　　TIS 伴呼吸衰竭患者评估指标包含以下几种。①血气分析：血气分析检查可以客观反映机体呼吸氧合状态，其中动脉血氧分压及动脉血二氧化碳分压可明确患者呼吸衰竭的类型，pH 可反映整体的酸碱情况，$HCO_3^-$、碱剩余及缓冲碱有助于机体具体酸碱平衡紊乱的判断；②肺功能：TIS 患者用力肺活量（FVC）和第一秒用力呼气量（$FEV_1$）随胸廓畸形进展而显著加重，文献报道 FVC 低于 45% 易出现呼吸衰竭；③电解质检查：呼吸性酸中毒合并代谢性酸中毒时，常伴有高钾血症；呼吸性酸中毒合并代谢性碱中毒时，常有低钾血症和低氯血症。

## 三、TIS 伴呼吸衰竭围手术期管理

　　对 TIS 患者及时开展脊柱侧凸矫形手术可以有效恢复患者脊柱的支撑能力，防止肺功能继续恶化。但该类患者术前伴有呼吸功能障碍的严重脊柱侧凸畸形常难以耐受手术麻醉，而较长时间的麻醉、手术刺激、术后切口疼痛、药物和代谢变化等均有可能导致肺容积及肺血流的进一步降低，增加术后呼吸功能不全、拔管困难或呼吸机依赖，甚至有诱发和加重呼吸衰竭的可能。对于伴有呼吸功能障碍尤其是呼吸衰竭的脊柱侧凸患者而言，术前系统的呼吸训练、辅助功能锻炼等良好围手术期管理是决定手术效果及术后转归的重要决定因素之一。

　　TIS 合并呼吸功能衰竭的患者，术前应首先进行呼吸功能恢复性治疗。本中心呼吸功能康复性治疗主要包括清醒状态下呼吸机辅助呼吸、Halo-重力牵引同时配合术前康复锻炼。呼吸机辅助呼吸采用面罩无创双水平气道正压通气，坚持每天 2 次，每次 3 小时以上，治疗中进行心电监护，面罩旁孔给氧，氧流量 2~3L/min，吸气压力设置为 8~18$cmH_2O$，呼吸压力为 3~6$cmH_2O$，吸气与呼气压力可根据患者的耐受程度逐步提高。呼吸机辅助呼吸的原理在吸气和呼气两个时相均给予正压通气，有效防止气道的萎陷，避免肺泡的早期闭合，使由于肺不张等原因失去通气功能的肺泡重新扩张，这不仅增加了血液中氧气的弥散，还有助于肺泡中慢性炎症渗出物的吸收；治疗过程中根据患

者的身高、体重及胸廓畸形程度调整合适的呼吸参数，在保证舒适度的前提下给予适当的吸气压力和呼气末正压以增加胸廓的顺应性，减少死腔／潮气量比率，提高肺泡有效通气量，改善通气功能。

对于严重的脊柱侧凸畸形合并胸廓发育不良的患者，术前可行Halo-重力牵引治疗。诸多研究表明术前Halo-重力牵引较传统头颅-股骨髁上牵引有较大的优势，不仅可以有效矫正脊柱畸形，还可以增加胸廓高度，扩大胸腔容积，同时腹腔容积的增加又可改善膈肌的运动幅度，降低术中神经并发症发生的风险；对于合并呼吸功能衰竭的患者，Halo-重力牵引的同时还可配合呼吸机及呼吸训练器，呼吸机选用自主呼吸／时间控制自动切换模式（S/T模式），一般吸气相压力（IPAP）为12~16cmH$_2$O，呼气相压力（EPAP）为4~6cmH$_2$O，氧流量为5L/min，吸呼比为1：（2~2.5），呼吸频率为16~20次/min，每天2次，每次1~2小时。使用呼吸训练器时，患者含住吸嘴，缓慢深吸气（以左侧的黄色活塞漂浮在BEST状态栏为标准），这时可看见训练器内白色活塞在抬高，保持吸气状态1秒，放松吸嘴，缓慢呼气。每次10~15分钟，每天2次（图9-4-2）。

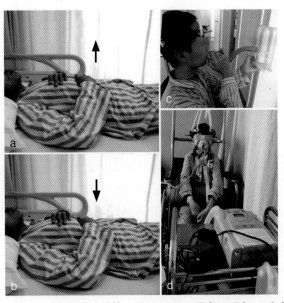

图9-4-2　术前呼吸锻炼。腹式呼吸：用鼻深吸气，手感腹部向上隆起，屏气1~2秒，慢慢呼气，将气体尽量全部呼出，开始每次训练5分钟，逐渐增加至每次10分钟，每天3次（a、b）；呼吸训练器：患者含住吸嘴，缓慢深吸气，每次10~15分钟，每天2次（c）；部分患者可行吹气球锻炼，每次10分钟，每天3~6次；Halo-重力牵引辅助呼吸机（d，红色箭头）呼吸

对于合并严重脊柱后凸或者角状侧后凸畸形的患者，Halo-牵引可缓慢矫正后凸畸形，提高手术矫形力度，同时降低手术神经并发症的风险。牵引初始重量从2kg起，后以2kg/d的标准逐渐增加，在低龄儿童最大可增加至体重的1/3~1/2，日间牵引14小时以上，夜间睡眠时重量可适当减轻。现有的文献中也有报道采用Halo-股骨髁上牵引和Halo-骨盆牵引矫正脊柱畸形，但多数患儿由于生理和心理发育不成熟，同时此类患者往往需要较长时间的呼吸机呼吸和牵引，所以不宜采用Halo-股骨髁上牵引。此外，亦有文献报道持续Halo-股骨髁上牵引会引起失用性骨质疏松的风险；Halo-骨盆牵引虽然可以保持24小时持续牵引和日常活动，但护理极度困难。目前文献中尚没有证据表明Halo-骨盆牵引的效果优于Halo-重力牵引，因而目前就畸形纠正而言，欧美更多的使用Halo-重力牵引。同时，为了避免Halo-重力牵引后患儿运动减少，可以在Halo-重力牵引下使用步行器甚至跑步机。除上述两种治疗方法外，术前还可以开展膈肌呼吸锻炼、吹气球、有效咳嗽练习等。膈肌呼吸训练可取卧、坐、立位练习，两手分别放于前胸和上腹，用鼻深吸气，手感腹部向上隆起；屏气1~2秒，然后将嘴唇收缩成O形，慢慢呼气，将气体尽量全部呼出，开始每次训练5分钟，逐渐增加至每次10分钟，每天3次。吹气球时，深吸一口气，含住气球，尽力将肺内气体吹入气球内，直至吹不出气为止。每次10分钟，每天3~6次。反复的呼吸功能锻炼可增加气道阻力，防止支气管和小支气管塌陷，有效排出肺内残留气体，改善通气／血流比例失调，增加肺泡氧分压，促进气体交换，改善患者的通气功能。

Halo-重力牵引有潜在神经损伤的可能，主要包括脑神经损伤、下肢神经损伤、臂丛神经损伤和括约肌功能障碍等风险。多数报道认为此类神经损伤为暂时性、可逆性，只要及时发现并积极治疗，预后良好。对于患者合并先天性脊髓发育畸形、脊髓栓系、椎管内肿瘤、Chiari畸形、脊柱脊髓裂、齿突发育不良、先天性寰枢椎发育不良或半脱位，在牵引过程中注意密切观察患者神经功能变化，必要时减轻牵引重量或者暂时去除牵引。

孙旭等建议矫形手术的肺功能指征为肺活量尽可能达到预期值的30%以上、PaO$_2$ > 60mmHg、PaCO$_2$ < 50mmHg，可大大降低术后气管拔管困

难等并发症。在术中同时需要关注患者的呼吸功能，需维持氧饱和度 $SaO_2$ 在 95% 以上、呼气末 $PaO_2 < 45mmHg$、气道压 $< 30cmH_2O$。术后注意观察是否合并肺不张，评估气道压力及全身电解质、酸碱平衡等状况，待患者基础状况平稳后予以拔管。

## 参考文献

[1] Koumbourlis AC.Scoliosis and the respiratory system[J]. Paediatr Respir Rev, 2006, 7(2): 152-160.

[2] Dunlap B, Weyer G.Pulmonary hypertension: diagnosis and treatment[J]. Am Fam Physician, 2016, 94(6): 463-469.

[3] Karol LA. Early definitive spinal fusion in young children: what we have learned[J]. Clin Orthop Relat Res, 2011, 469(5): 1323-1329.

[4] Motoyama EK, Deeney VF, Fine GF, et al. Effects on lung function of multiple expansion thoracoplasty in children with thoracic insufficiency syndrome: a longitudinal study[J]. Spine (Phila Pa 1976), 2006, 31(3): 284-290.

[5] Mandras SA, Mehta HS, Vaidya A. Pulmonary hypertension: abrief guide for clinicians[J]. Mayo Clinic Proceedings, 2020, 95(9): 1978-1988.

[6] 朱锋, 邱勇, 王斌, 等. 伴呼吸衰竭脊柱侧凸的围手术期处理及治疗策略[J]. 中华骨科杂志, 2010, 30(9): 860-864.

[7] Karlin JG, Roth MK, Patil V, et al. Management of thoracic insufficiency syndrome in patients with Jarcho-Levin syndrome using VEPTRs (vertical expandable prosthetic titanium ribs)[J]. J Bone Joint Surg Am, 2014, 96(21): e181.

## 第五节 TIS 的治疗

TIS 的治疗较为复杂，除原发性疾病的治疗外，应兼顾胸廓畸形和肺功能的改善。此类患者脊柱侧凸 Cobb 角的矫正不是手术的第一目的，改善患者的肺功能、防止躯干塌陷、避免出现心肺功能衰竭才是其首要治疗目标。早期由于对 TIS 认识不足，采用骨骺阻滞术或脊柱融合术矫正脊柱侧凸，但这种手术限制了脊柱和胸廓的生长，影响肺泡的增殖和肺组织的发育，对呼吸功能改善无益。

目前，对于病情较轻的生长期儿童，文献建议暂予石膏和支具保守治疗，限制脊柱侧凸畸形的进展，推迟手术治疗的时机。但石膏和支具本身又会限制胸廓的活动，故对于保守治疗的患儿，应严格随访，对于侧凸进展较快及出现呼吸功能不全的患儿，应及时予以手术治疗。

手术前需要仔细评估患儿的呼吸功能及生长发育情况，辅助呼吸功能评估较差的患者可考虑牵引辅助呼吸功能锻炼治疗的可能性。牵引治疗不仅能对重度畸形的脊柱给予部分矫正，还可以改善患儿的心肺功能，提高患儿的营养状态，降低手术神经损害并发症的发生。南京鼓楼医院脊柱外科对于 TIS 患儿术前牵引的适应证总结如下：①严重僵硬性脊柱侧凸畸形，柔韧性低于 30%；②严重脊柱侧凸畸形伴严重心功能不全，心功能评价或超声心动图提示肺动脉高压或心力衰竭，预测无法耐受手术；③严重脊柱侧凸畸形伴严重呼吸衰竭，无法耐受手术；④严重脊柱侧凸畸形伴神经损害进行性加重；⑤伴严重营养不良的患者。

对于生长期儿童，手术治疗首选非融合技术，文献中目前对于 TIS 的非融合手术治疗多以纵向可撑开型假体钛肋技术（vertical expandable prosthetic titanium rib, VEPTR）为主。具体包括肋骨 - 肋骨、肋骨 - 腰椎、肋骨 - 髂骨三种支撑装置（图 9-5-1），初次手术时置入内固定器械跨越侧凸畸形区并予矫形，术后每隔半年至 10 个月行一次延长术，以期保持脊柱和胸廓的稳定生长，同时也在一定程度上改善了肺功能。VEPTR 的手术

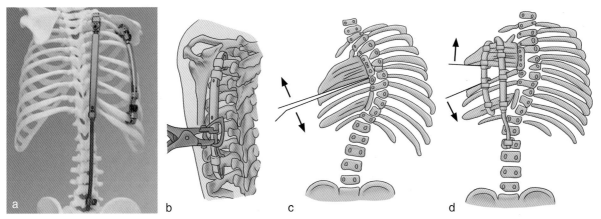

图 9-5-1　VEPTR 实物图（肋骨 - 腰椎和肋骨 - 肋骨固定物）（a）及随访中撑开示意图（b）；Ⅱ型肋骨融合的 TIS 采用胸廓楔形截骨，截骨区近端及远端予 VEPTR 撑开胸廓（c、d）

适应证主要包括：①生长发育期儿童，年龄小于10岁，髋臼Y软骨未闭合；②脊柱畸形进展迅速，顶椎区合并发育异常的椎体，凹侧胸廓有3根以上的肋骨融合；③凹侧的胸廓高度低于凸侧的10%；④进行性加重的胸廓功能不全，伴呼吸功能显著下降。对于可正常行走的患儿，不建议远端使用髂骨固定装置，以免造成步态异常。

针对不同类型的TIS，VEPTR的治疗存在一定的差异性。①Ⅰ型TIS（肋骨缺如）：可能由先天性肋骨缺失或胸壁肿瘤切除的缺损导致。对于胸壁中央处的缺损可采用多个VEPTR肋骨-肋骨连接缺损近端和远端的肋骨来稳定胸壁，维持患者的呼吸运动；而对于近端肋骨缺失的患者，可采用"锁骨增强"手术增加近端固定位点，包括对侧肋骨切除植入及同侧纵向截骨术等。②Ⅱ型TIS（肋骨融合）：可采用胸廓楔形切开术（opening wedge thoracostomy），肋骨融合区需采用横向截骨，融合区近端和远端采用VEPTR肋骨-肋骨连接装置连接（图9-5-2）。③Ⅲa型TIS（全小胸廓）：患者脊柱纵轴多存在明显的生长受限，故该类患者多需要双侧置入VEPTR予以撑开。Campbell等报道采用分期V形截骨胸廓楔形切开术（V-osteotomy opening wedge thoracostomy），即在凹侧致密融合胸廓上行V形截骨，顶点紧邻脊柱中部横突顶端，VEPTR安装于脊柱横突外侧2~3cm处，从而取得最大程度一侧胸廓扩张，间隔2~3个月后再在对侧实施类似的手术。④Ⅲb型TIS（狭窄胸廓）：狭窄的胸廓严重限制呼吸运动，故手术的目的在于胸廓扩大成形，增加胸廓活动及胸廓容积。Campbell团队报道通过对第3~8肋骨的前部和后部截骨来增加活动，产生一个大的连枷胸壁段，将该段肋骨固定至VEPTR上，该术式被称为动态后外侧扩张式胸廓成形术。

诸多学者相继报道了VEPTR治疗TIS患者的手术疗效。Campbell等对接受VEPTR的患者随访4.2年后发现，凸侧胸廓平均生长速度为8.3mm/年，凹侧的胸廓平均生长速度为7.9mm/年，显著高于行前路融合手术的患儿。Emans等回顾性分析了31例接受VEPTR治疗患儿的临床资料，其侧凸角由术前55°降低至39°，肺容量由术前369cm³增加至736 cm³。Nossov等报道了77例接受VEPTR治疗的TIS患者，89%的患者呼吸功能较前无进行性恶化，其中24%的患者呼

吸功能较前显著好转，84%的患者摆脱呼吸支持治疗。Motoyama等分析了24例TIS患者术后肺功能转归情况，发现初次手术年龄小于6岁的患儿的FVC百分比每年增加14%，而在初次手术时大于6岁的患者，FVC增长率仅6.5%。由此Motoyama建议TIS患儿早期接受VEPTR治疗效果较好，可能的原因在于肺泡发育集中在5岁之前，生长发育终末阶段，即使改善了胸廓容积，部分肺泡仍难以发育成熟，故肺功能转归较差。值得关注的是，尽管VEPTR治疗能改善胸廓的容积，但部分患者肺功能仍难以达到实际年龄预测的FVC水平即正常人群水平。

南京鼓楼医院于2006年开展第一例VEPTR（图9-5-2）。该中心回顾性分析了11例接受VEPTR技术治疗的EOS患者影像学资料（图9-5-3）。这些病例平均随访32个月，末次随访时侧凸Cobb平均矫正率为28%±14%，每次撑开术后胸椎和$T_1$~$S_1$高度分别可增加（0.8±0.3）cm和（1.8±0.4）cm。孙旭等对比分析了传统生长棒技术与VEPTR技术治疗EOS患者的临床疗效，发现尽管VEPTR对胸椎后凸矫正率低于生长棒，但在冠状面上，VEPTR可以实现与生长棒技术相当的矫正率。

需要指出的是，VEPTR手术具有较高的并发症发生率。孙旭等报道VEPTR治疗组总体并发症发生率高达72.7%，显著高于传统生长棒组（54.5%）。Cambell等报道14例接受VEPTR治疗

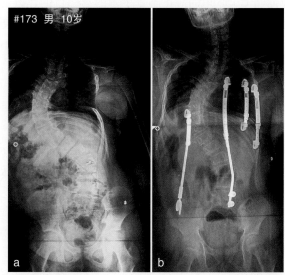

图9-5-2 男（#173），10岁，肋骨缺如伴胸廓发育不良综合征（a），既往行骨骺阻滞手术治疗失败，接受VEPTR手术，肋骨缺如处采用多个VEPTR肋骨-肋骨连接稳定胸壁（b）

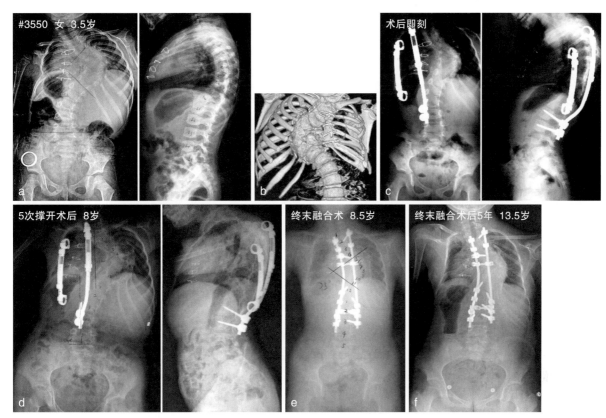

图 9-5-3　女（#3550），3.5 岁，先天性脊柱侧凸伴胸廓发育不良综合征。X 线及 CT 可见胸廓塌陷，膈肌抬高，胸廓短小（a、b），接受 VEPTR 手术，塌陷的凹侧胸廓予以撑开（c），术后随访 5 年共撑开 5 次，患者的躯干和胸廓的纵向生长得以维持（d）；随后接受终末融合手术，术后冠状面及矢状面畸形进一步改善（e），术后随访 5 年，侧凸畸形维持良好（f），但胸廓横径和纵径仍小于正常同龄人

的患儿中，共 9 例患儿术后出现并发症，主要包括内固定断裂、移位、深部感染及臂丛神经一过性麻痹等。Hasler 等报道 23 例患者中 9 例（40%）总计出现并发症 23 次，包括 16 次切口相关性并发症和 7 次植入物相关性并发症。VEPTR 的很多并发症与生长棒技术相似，例如近端交界性后凸、切口感染和内固定移位等，但鲜见有断棒发生，同时 VEPTR 也具有一些特有的并发症：① 肋骨骨折。VEPTR 器械的近端锚定点位于上胸椎肋骨近横突端，此部位承受纵向应力集中，且肋骨较为纤细，容易发生肋骨骨折，甚至合并近端抱钩移位。孙旭等报道的 11 例患儿中 2 例（4 次）发生肋骨骨折致肋骨抱钩移位，另有 1 例随访中出现肋骨骨折后抱钩脱位凸起于皮下。② 胸壁僵硬。胸壁反复多次切开可能造成胸壁顺应性降低，间接影响胸廓在吸气时的扩张能力。这也可以解释部分文献报道中的发现，即 VEPTR 术后尽管胸廓容积增加，但实际肺功能改善并不显著。③ 臂丛神经损伤。当近侧锚定点选择第 1 肋时，固定于此的抱钩可能向外侧移

位从而造成臂丛神经受压。④ VEPTR 的皮肤覆盖并发症。因为 VEPTR 器械自身设计的特点，内固定物较为粗大且呈一定后凸形状。当置入瘦小的低龄幼儿体内时，即使行肌肉层内穿棒，仍然可能出现局部皮肤和软组织受压，外观可见明显的皮肤和软组织隆起，甚至造成皮肤绽开破裂。

VEPTR 手术并发症发生率较高，加之胸背部多个切口瘢痕严重影响外观，这些很可能是该类术式未被广泛接受的原因之一。为了降低近端锚点相关并发症，并避免因植入粗大内植物带来的相关问题，南京鼓楼医院和北京儿童医院创新性地运用较为小巧的传统椎板钩固定于肋骨，按照 VEPTR 的原理，构建肋骨 - 脊柱或肋骨 - 肋骨生长棒（图 9-5-4），定期撑开延长。这种改良的 VEPTR 手术或可以达到在维持脊柱生长发育的同时改善胸廓容积的目的。

综上，应用 VEPTR 手术的原理治疗 TIS 患儿时，应严格把握手术适应证。

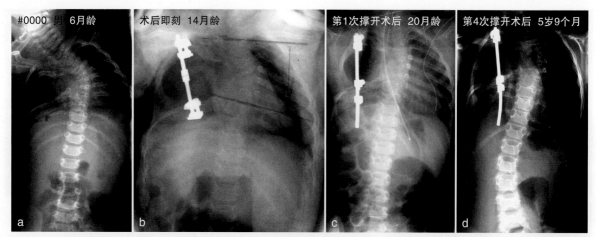

图 9-5-4　男 (#0000)，6 月龄，初诊胸廓发育不良伴肋骨缺如，考虑到年龄较小、营养状况差及软组织脆弱性，予保守治疗（a）；14 月龄时接受手术治疗，运用传统椎板钩固定于肋骨，按照 VEPTR 的原理，构建肋骨 - 肋骨生长棒（b）；术后半年（20 月龄）时予第 1 次手术撑开（c），后定期予以撑开；随访至 5 岁 9 个月时共行撑开 4 次，患者侧凸及胸廓畸形维持稳定（d），根据畸形进展情况将继续撑开或支具治疗

## 参考文献

[1] Mehta MH. Growth as a corrective force in the early treatment of progressive infantile scoliosis[J]. J Bone Joint Surg Br, 2005, 87(9): 1237-1247.

[2] LaMont LE, Jo C, Molinari S, et al. Radiographic, Pulmonary, and Clinical Outcomes With Halo Gravity Traction[J]. Spine Deform, 2019, 7(1): 40-46.

[3] 朱锋, 邱勇, 王斌, 等. Halo-轮椅悬吊重力牵引在严重脊柱侧后凸儿童术前的应用价值[J]. 中国脊柱脊髓杂志, 2010, 20(7): 549-553.

[4] Dede O, Motoyama EK, Yang CI, et al. Pulmonary and radiographic outcomes of VEPTR (vertical expandable prosthetic titanium rib) treatment in early-onset scoliosis[J]. J Bone Joint Surg Am, 2014, 96(15): 1295-1302.

[5] Murphy RF, Moisan A, Kelly DM, et al. Use of Vertical Expandable Prosthetic Titanium Rib (VEPTR) in the Treatment of Congenital Scoliosis Without Fused Ribs[J]. J Pediat Orthop, 2016, 36(4): 329-335.

[6] Campbell RM Jr. VEPTR: past experience and the future of VEPTR principles[J]. Eur Spine J, 2013, 22(Suppl 2): S106-117.

[7] White KK, Song KM, Frost N, et al. VEPTR growing rods for early-onset neuromuscular scoliosis: feasible and effective[J]. Clin Orthop Relat Res, 2011, 469(5): 1335-1341.

[8] Emans JB, Caubet JF, Ordonez CL, et al. The treatment of spine and chest wall deformities with fused ribs by expansion thoracostomy and insertion of vertical expandable prosthetic titanium rib: growth of thoracic spine and improvement of lung volumes[J]. Spine (Phila Pa 1976), 2005, 30(17 Suppl): S58-68.

[9] Nossov SB, Curatolo E, Campbell RM, et al. VEPTR: are we reducing respiratory assistance requirements?[J]. J Pediatr Orthop, 2019, 39(1): 28-32.

[10] Motoyama EK, Deeney VF, Fine GF, et al. Effects on lung function of multiple expansion thoracoplasty in children with thoracic insufficiency syndrome: a longitudinal study[J]. Spine (Phila Pa 1976), 2006, 31(3): 284-290.

[11] Campbell RM Jr, Adcox BM, Smith MD, et al. The effect of mid-thoracic VEPTR opening wedge thoracostomy on cervical tilt associated with congenital thoracic scoliosis in patients with thoracic insufficiency syndrome[J]. Spine, 2007, 32(20): 2171-2177.

[12] 邱勇, 孙旭, 王斌, 等. 纵向可撑开型人工钛肋技术治疗早发性脊柱侧凸早期疗效[J]. 中华外科杂志, 2012, 50(10): 883-888.

[13] Chen Z, Li S, Qiu Y, et al. Evolution of the postoperative sagittal spinal profile in early-onset scoliosis: is there a difference between rib-based and spine-based growth-friendly instrumentation?[J]. J Neurosurg Pediatr, 2017, 20(6): 561-566.

[14] Hasler CC, Mehrkens A, Hefti F. Efficacy and safety of VEPTR instrumentation for progressive spine deformities in young children without rib fusions[J]. Eur Spine J, 2010, 19(3): 400-408.

[15] Karlin JG, Roth MK, Patil V, et al. Management of thoracic insufficiency syndrome in patients with Jarcho-Levin syndrome using VEPTRs (vertical expandable prosthetic titanium ribs). J Bone Joint Surg Am, 2014, 96(21): e181.

# 第10章　早发性脊柱侧凸

邱　勇　仉建国　周许辉　孙　旭

## 第一节　早发性脊柱侧凸分型

### 一、分型

Harrenstein 等在 1936 年首次提出将 0~3 岁的患者定义为婴儿型特发性脊柱侧凸，同时将 4~10 岁患者定义为幼儿型特发性脊柱侧凸；但该分型中仅包含特发性脊柱侧凸，未包括其他病因的患者。

1994 年英国学者 Dickson 提出早发性脊柱侧凸（early onset scoliosis, EOS）概念，即发生于 5 岁以前且具有较大进展风险的一类脊柱侧凸，该分型中涵盖了各种病因学，包括先天性、神经肌源性、综合征性和特发性。该分型的依据主要在于 0~5 岁是婴幼儿的脊柱生长发育高峰期，而 5 岁以后生长速度逐渐降低，EOS 患者 5 岁以内也是脊柱侧凸畸形快速进展的时期。部分患者可合并胸廓发育畸形，显著影响循环和呼吸系统的发育，严重的侧凸伴胸廓发育不良甚至危及患者的生命。

2014 年脊柱侧凸研究学会（Scoliosis Research Society, SRS）和脊柱生长研究组（Growing Spine Study Group, GSSG）对 EOS 重新定义，即将 EOS 定义为 10 岁以前发病的所有脊柱侧凸的总称。因此，现在通用的 EOS 一词指的是发生于 10 岁以前且具有较大进展风险的脊柱侧凸，其病因学主要包括特发性、先天性、神经肌源性及综合征性四大类。

早期对于 EOS 研究主要集中于特发性脊柱侧凸患者。后来随着 EOS 定义的演变，Wiliams 等提出新型 EOS 分型系统（表 10-1-1），包含了病因学、冠状面主弯角度、矢状面后凸角度、主弯进展速度及患者年龄等五个维度。

| 表 10-1-1 | EOS 的分型系统 |
| --- | --- |
| 分类 | 分类标准 |
| 病因学 | 先天性（C）<br>神经肌源性（M）<br>综合征性（S）<br>特发性（I） |
| 主弯 Cobb 角 | 1. <20°<br>2. 20°~50°<br>3. 51°~90°<br>4. >90° |
| 后凸角度 | （−）：<20°<br>（N）：20°~50°<br>（+）：>50° |
| 主弯进展速度 | $P^0$：<10°／年<br>$P^1$：10°~20°／年<br>$P^2$：>20°／年 |

注：年龄直接记录，不在表内列出。

**1. 病因学**　具体可分为先天性、神经肌源性、综合征性和特发性四大类。

（1）先天性 EOS　主要指胚胎期脊柱发育异常所导致的一类脊柱畸形，是全部 EOS 中最常见的类型。根据脊柱的形态结构，可细分为椎体形成障碍、椎体分节障碍及混合型。对于部分结构性畸形位于胸椎者，常合并有胸廓发育畸形。

（2）神经肌源性 EOS　指脊柱侧凸继发于神经源性疾病，包括脊肌萎缩症、脑瘫、脊柱裂、Chiari 畸形、脊髓空洞、脑或脊髓损伤和肌源性疾病（如杜氏肌营养不良、肢带型肌营养不良、面肩肱型肌营养不良症等）。这些患者侧凸往往持续进展，部分患者需要预先处理神经系统异常或脊柱外的畸形（如髋关节脱位手术等）。

（3）综合征性EOS　指伴发于某种先天性综合征的早发性脊柱侧凸。这些综合征性疾病是一种以多系统病变为特征的遗传、代谢性疾病，累及脊柱时会引起早发性脊柱侧凸畸形。综合征性脊柱侧凸往往在生长期进展快，易导致重度脊柱侧后凸畸形，并且严重影响胸廓发育，造成心肺功能障碍甚至心肺功能衰竭的潜在风险，同时围手术期并发症率和死亡率也较高。这一大类病因繁杂，常见的除了有马方综合征、Elhers-Danlos综合征和其他结缔组织疾病，还有Jeune综合征、I型神经纤维瘤病、Prader-Willi综合征及许多骨软骨发育不良的综合征。

（4）特发性EOS　指排除上述各种病因后，没有明显的原因或相关潜在病因的一类脊柱侧凸。

2. 影像学方面　主要纳入冠状面主弯角度、矢状面后凸角度和主弯进展速度等三个方面。根据冠状面测得的侧凸角度可分为，1度：<20°；2度：20°~50°；3度：51°~90°；4度：>90°。根据后凸角度度数分为，（－）：<20°；N：21°~50°；（+）：>50°。根据主弯角度的进展速度分为，$P^0$：<10°/年；$P^1$：10°~20°/年；$P^2$：>20°/年。

## 二、分型的意义

　　良好的疾病分型系统对于疾病的诊治及临床医生的沟通交流至关重要。Williams等提出的这个分型同时包括患者年龄及病因学信息，方便了临床医生间的沟通，通过脊柱冠状面、矢状面畸形及进展情况的评估有利于临床治疗策略的制订（图10-1-1）。随后来自13个不同中心的15位EOS方面的专家对该分型进行验证，组内及组间一致性分析结果提示该分型系统具有良好的可行性。但在实际的临床应用中，该分型系统仍然存在一定的局限性：患者的进展情况评估需要一定的随访周期，不利于初诊患者的治疗方案制订；此外EOS患者手术方案的制订需要同时评估患者全身各器官、系统的发育情况，以便合理制订治疗方案。因此，相比于Lenke等提出的青少年特发性脊柱侧凸分型系统对手术的指导意义，目前EOS分型系统主要用于疾病描述和医生间交流，但其对手术指导意义有限。

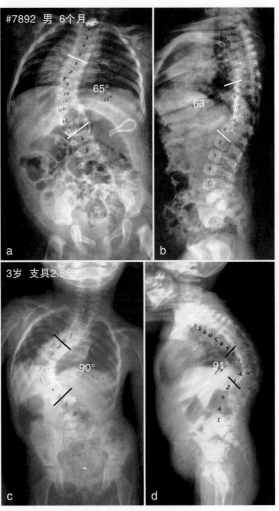

图10-1-1　男（#7892），6个月（0.5岁），先天性早发性脊柱侧凸（a、b），EOS分型属于0.5C3+（0.5代表年龄为0.5岁，C代表病因学为先天性，3代表主弯角度为51°~90°，+代表后凸角>50°）。支具治疗2.5年后（c、d），冠状面侧凸增加至90°，平均进展速度为10°/年（$P^1$代表10°~20°/年），故EOS分型属于3C3+$P^1$

**参考文献**

[1] Betz RR, D'Andrea LP, Mulcahey MJ, et al. Vertebral body stapling procedure for the treatment of scoliosis in the growing child[J]. Clin Orthop Relat Res, 2005, 434: 55-60.

[2] Betz RR, Ranade A, Samdani AF, et al. Vertebral body stapling: a fusionless treatment option for a growing child with moderate idiopathic scoliosis[J]. Spine, 2010, 35(2): 169-176.

[3] HarrensteinRJ. Sur la scoliose des nourrissons et des jeunesenfants[J]. Revue d'Orthopédie, 1936, 23: 289.

[4] Dickson R. Early-onset idiopathic scoliosis [M]. Weinstein S. The pediatric spine: principles and practice[J]. New York: Raven Press, 1994: 421-429.

[5] James JI, Lloyd-Roberts GC, Pilcher MF. Infantile structural scoliosis[J]. J Bone Joint Surg Br, 1959, 41-B: 719-735.

[6] James JI. The management of infants with scoliosis[J]. J Bone Joint Surg Br, 1975, 57(4): 422-429.

[7] Williams BA, Matsumoto H, McCalla DJ, et al. Development and initial validation of the classification of early-onset scoliosis(C-EOS)[J]. J Bone Joint Surg Am, 2014, 96(16): 1359-1367.

[8] Lloyd-Roberts GC, Pilcher MF. Structural idiopathic scoliosis in infancy: a study of the natural history of 100 patients[J]. J Bone Joint Surg Br, 1965, 47: 520-523.

[9] NnadiColin. Early-onset scoliosis:a compressive guide from the Oxford meetings[M]. New York: Stuttgart Delhi Rio, 2015.

## 第二节　早发性脊柱侧凸的临床评估及相关合并症

## 一、EOS 临床评估

EOS 临床评估主要通过患者的病史（出生史、生长发育史及家族史）、体格检查及辅助检查综合评估。临床评估应全面覆盖全身各系统，尤其是对心肺功能、骨骼和神经系统的评估。

### （一）一般状况评估

一般状况评估主要包括出生史、生长发育史、营养、皮肤外观、心肺功能评估。

1. 出生史、生长发育史及家族史　大脑瘫痪伴脊柱侧凸患者常伴随产程延长及大脑缺氧的出生史。如患儿学会坐、站及行走的时间明显晚于同龄儿童，或容易跌倒，可能考虑为肌病。脊髓栓系的患者在生长过程中常合并泌尿系统和神经系统异常，前者可表现为二便失禁及反复泌尿系统感染，而后者则包括不同程度的双下肢感觉运动异常。Prader-Willi 综合征患者在不同生长阶段会出现不同的临床表现。在新生儿期出现肌张力低下、喂养困难、发育迟缓等；婴儿期除出现肌张力低下，还表现为运动发育落后，吸吮力差、喂养困难，需要特殊喂养工具，特殊面容包括长颅、窄脸、杏仁眼、小嘴、口角向下；幼儿期出现智力发育落后、皮肤色素减退及吸吮力差的表现；3 岁以后表现为儿童智力发育落后、食欲亢进、肥胖、身材矮小、生殖器发育障碍。马方综合征累及视觉系统时可表现为晶状体脱位、近视、视网膜剥离等合并症。家族史对早期脊柱侧凸病因学判定也有一定作用，神经纤维瘤病和马方综合征皆为常染色体显性遗传病，就诊患儿常具有明确家族史。部分先天性关节屈曲挛缩伴脊柱侧凸患者也常伴有遗传倾向。

2. 外观和体格检查　包括身高、体重、臀围及皮褶厚度等。常规的测量包括上肢和下肢比例、坐高、臂长等。新生儿上肢和下肢比例约为 1.7，2~8 岁的儿童上下肢比例约为 1，而成人约为 0.95，这些常见的参数可以帮助判断患者的上肢和下肢比例。骨软骨发育不良的患者需要重点关注生长异常出现的时间、四肢与躯干的比例、生长减慢或畸形出现的部位。其中软骨发育不良患者出生时即可发现患者躯干与四肢比例不协调，部分患者可有肘关节屈曲挛缩及桡骨头脱位，下肢短而弯曲呈弓形，头颅大而四肢短小，尤以近端明显，躯干相对正常。马方综合征患者的外观特点包括脸型、四肢瘦长及上身和下半身比例失调。世界卫生组织推荐使用 Kaup 指数作为评估体重的参数。Kaup 指数 = 体重（kg）÷ 身高（cm）$^2 \times 10^4$。一般情况下，Kaup 指数 <12 为营养不良，12~13.5 为偏瘦，13.5~18 为正常，18~20 为营养优良，>20 为肥胖。神经肌源性脊柱侧凸患者也可出现营养不良；进行性肌营养不良症多表现为进行性加重的肌肉萎缩和无力，体重亦较轻。此外，患者皮肤外观的异常也有助于病因学的诊断。先天性关节屈曲挛缩的患者除有特殊面容外，受累关节处皮肤皱褶减少，屈曲挛缩部分常伴有跨过关节的皮肤蹼状改变。皮肤出现牛奶咖啡斑提示神经纤维瘤病的可能。背后正中线胸、腰或骶部异常隆起、突出物常提示脊髓脊膜膨出可能，而毛发浓聚提示合并椎管内脊髓裂或栓系可能。Ehlers-Danlos 综合征患者可表现关节松弛及过度活动、皮肤弹性增大、萎缩性瘢痕、结缔组织脆性增加及反复血肿形成等。

3. 呼吸状态　神经肌源性脊柱侧凸患者常合并肺功能降低，以限制性通气功能障碍为主，主要的原因包括呼吸肌无力、肌纤维化和挛缩及严重的脊柱畸形压迫肺组织。脊肌萎缩症患者常出现典型的腹式呼吸；严重脊柱侧凸的患者可出现"三凹征"，即胸骨上窝、锁骨上窝、肋间隙出现明显的凹陷。

4. 辅助检查　生物化学方法测定 EOS 患者的血液、尿液或头发中所含有的各种营养素及代谢物的含量，用以评定膳食中营养素的水平、吸收及利用情况。部分 EOS 患者常合并心脏及大血管畸形，因此心脏及血管彩超、心电图评估是 EOS 诊疗中不可或缺的部分。先天性 EOS 患者可合并先天性心脏病，包括室间隔缺损、卵圆孔未闭、动脉导管未闭、法洛四联症等。马方综合征除骨骼及视觉系统的病变外，约 80% 的患者常合并先天性心血管畸形，累及主动脉、主动脉瓣或二尖瓣。杜氏肌营养不良和 Friedreich 共济失调都可能直接损害心肌，心脏彩超常提示心功能异常，50%～90% 的患者有心电图异常。

### （二）呼吸功能评估

10 岁以前是脊柱、胸廓和肺部生长发育的黄金时期，肺功能和胸廓的发育与脊柱发育基本平行。幼年时，随着肺脏体积的增大，肺泡的数量也不断增加。出生后第一年肺泡数量增长最快，之后增长速度放缓，8～9 岁以后肺泡数量不再增加。EOS 患者受脊柱侧凸的影响，肺组织的发育会出现不同程度受损。Davies 等对 EOS 患者尸检后发现其肺泡数量少于正常同龄人，肺动脉的直径也远低于同龄人。同时，由于多数 EOS 呈进展性，易导致脊柱纵向生长和胸廓发育受限，除胸廓畸形外，还表现为胸廓容积缩小、胸廓运动受限。Redding GJ 等研究了 EOS 患者的自然史，发现大多数肺功能受损表现为严重的通气障碍。Glotzbecker 等通过 X 线片测量 EOS 患者的胸廓发育指标，发现 $T_1$～$T_{12}$ 高度、胸廓最大宽度与 FVC、$FEV_1$ 有良好的相关性，可以较为准确地反映肺功能的变化。Karol 等报道 $T_1$～$T_{12}$ 脊柱高度低于 18cm 的患者，成年阶段呼吸衰竭的发生率将大大增高。肺可用空间（SAL），即左右胸廓高度比值，作为胸廓生长发育指标，也被用于动态地、间接地评价 EOS 患者呼吸功能。部分 EOS 患者早期可通过自身呼吸系统代偿，并不出现明显的临床症状，但随着年龄的增长和畸形的发展，肺功能损害进一步加重，呼吸功能可能由代偿转为失代偿，严重者甚至会出现低氧血症、发绀，最终引起呼吸衰竭、肺动脉高压和肺心病。

对于年龄大于 5 岁的患儿，可采用常规的肺功能检测评估呼吸功能，正常儿童及青少年 $FEV_1$/FVC 大于 85%，脊柱侧凸压迫肺组织时可出现 $FEV_1$/FVC 降低，$FEV_1$/FVC 降低至 60%～79% 时为呼吸功能轻度下降，降低至 40%～59% 时为中度下降。有文献报道严重的脊柱侧凸患儿 $FEV_1$/FVC 甚至低于 45%。当胸廓发育不良综合征患者同时合并限制性和通气性功能障碍时，即出现混合性通气功能障碍，主要表现为 TLC、VC 及 $FEV_1$/FVC 下降，而 $FEV_1$ 降低更明显。对于 EOS 患者年龄较小的幼儿（小于 3 岁），因无法配合肺功能检查，单纯应用肺功能评估准确性较低，对于临床

已有缺氧外观的幼儿可采用血气分析评估患儿肺功能，以脊柱侧凸伴限制性通气功能障碍的患者常出现 $PaO_2$ 显著降低，$PaO_2$ 低于 60mmHg 即可诊断为 I 型呼吸衰竭；严重的脊柱侧凸患者可合并阻塞性通气功能障碍，表现为 $PaCO_2$ 增加，当 $PaO_2$ 低于 60mmHg 合并 $PaCO_2$ 高于 50mmHg 即可诊断为 II 型呼吸衰竭。

### （三）骨骼系统评估

EOS 患者骨骼系统的评估主要包括脊柱生长发育潜能及脊柱侧凸畸形进展风险的评估和判断。EOS 患者脊柱存在较大的生长潜能，这也是其与青少年脊柱侧凸及成人脊柱侧凸的重要区别点。生长发育的分析主要在于关注生长发育的时间效应，从出生至发育成熟，身高可增加 1.2m，为出生时的 3～4 倍，但不同阶段的生长速度存在一定的差异（图 10-2-1）。0～5 岁是儿童生长速度较快的时期，刚出生的新生儿身长 50～54cm，约为成年身高的 30%；0～1 岁约增加 22cm，1～2 岁约增加 11cm，3～4 岁约增加 7cm，5 岁时身高可生长至 110cm 左右，约为出生时的 2 倍、成年身高的 62%。EOS 患者生长评估中还应关注坐高的变化，出生时新生儿坐高约为 34cm，0～1 岁坐高平均增加约 12cm，后增速逐渐降低，4～5 岁坐高平均增加约 2.8cm。0～5 岁除了身高快速增加外，体重也快速增加；新生儿出生时体重为 3～3.5kg，0～5 岁体重增加 15～17kg。相比之下，5～10 岁生长速度较前显著

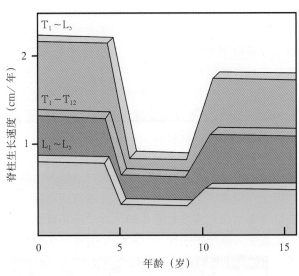

图 10-2-1　不同年龄阶段胸椎和腰椎生长发育速度变化趋势图

降低，尤其是躯干的生长显著减缓，这期间身高增加约27%，其中2/3的身高增长来自于下肢的生长。5~10岁也是体重的快速增加时期，平均增速为2.5kg/年。

除不同时间段的生长发育存在差异外，不同部位的生长也存在一定的差异（图10-2-1），刚出生时脊柱全长约24cm，新生儿的腰椎和骶椎长度明显小于颈椎和胸椎的长度，随着年龄的增加，腰椎和骶椎也迅速生长，3岁后腰椎及椎间盘的生长速度显著增加，约2mm/年，显著高于胸椎及椎间盘的生长速度（1mm/年），至成年阶段脊柱全长为63~70cm，为出生时的2~3倍。在脊柱的生长发育过程中除关注椎体的发育外，还应重视椎间盘对于脊柱高度的影响。新生儿椎间盘的高度约为脊柱长度的30%，随着椎体的生长，至成年阶段该比例降低至25%。在EOS患者的诊疗过程中应重视对 $T_1$~$S_1$ 高度及 $T_1$~$T_{12}$ 高度的评估。出生时 $T_1$~$S_1$ 为17~19cm，$T_1$~$T_{12}$ 为10~12cm；至成年阶段，$T_1$~$S_1$ 生长至43~45cm，$T_1$~$T_{12}$ 为26~28cm。良好的胸椎高度可以为肋骨及胸廓的发育提供支撑，而 $T_1$~$S_1$ 的发育可以维持良好的胸腔及腹腔的容积，保证正常的呼吸、消化功能及胸腔和腹腔脏器的正常发育。既往学者报道EOS患者早期行内固定脊柱融合手术会显著限制脊柱的生长，当 $T_1$~$T_{12}$ 高度低于18cm时将显著增加远期随访时呼吸衰竭的发生率。因此，对于EOS患者，应综合评估椎体的生长潜能及骨骼成熟度，谨慎选择脊柱融合手术。骨骼成熟度评估详见第4章，但

需要注意的是，准确测量EOS患者骨龄并不容易，且儿童不同部位的骨龄经常是不一致的，如手、肘、骨盆和膝盖测得的骨龄常存在一定的差异，需要临床医生根据患者的生长发育情况综合评估。

在对EOS患者骨骼系统评估时，还应关注患者的初诊年龄、侧凸度数及其病因学，以判断脊柱畸形进展的潜能并制订相应的治疗方案。文献中认为5岁前是生长发育的第一个高峰期，5岁时身高可达成年身高的一半以上，故对于初诊年龄小于5岁的患者，即使侧弯度数较小也应密切随访观察。此外，侧凸的进展潜能与患者病因及初诊度数亦密切相关，不同病因的EOS具有不同的自然转归。对于Cobb角小于35°的幼儿特发性脊柱侧凸，侧凸可能趋于稳定。当Cobb角大于35°时，特发性EOS进展的概率会大大增加。而先天性EOS大多呈进展状态，随着脊柱的发育，畸形亦进行性加重。神经肌源性和综合征性EOS同时合并其他系统异常，脊柱侧凸往往呈进行性加重状态。对EOS患者除关注Cobb角外，还需要关注肋椎角差（rib vertebrae angle difference，RVAD）和肋椎关系（rib vertebrae relationship，RVR）。Mehta等报道RVAD值小于20°的患者，其侧凸发生自发性缓解或维持稳定的可能性较大。同时该学者根据顶椎与肋骨头及肋骨颈的关系，将肋-椎关系具体分为：Ⅰ型，肋骨头与椎体不重叠（图10-2-2）；Ⅱ型，肋骨头与椎体重叠（图10-2-3）；并认为凸侧肋骨头与相应椎体发生重叠也是预测侧凸进展的指标之一。

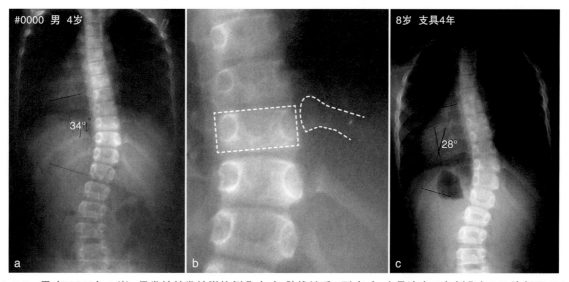

图 10-2-2　男（#0000），4岁，早发性特发性脊柱侧凸（a），肋椎关系Ⅰ型（b）；支具治疗4年侧凸由34°降低至28°

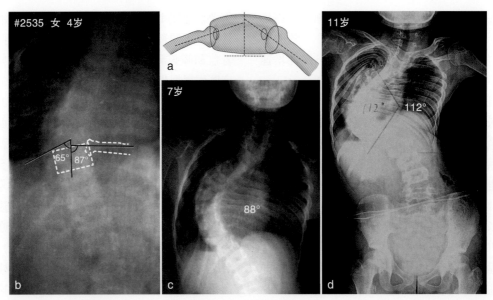

图 10-2-3　肋椎角（RVA）即 X 线正位片上过顶椎终板的垂线与通过相应肋骨颈和肋骨头中点连线的夹角（a）；女（#2535），4 岁，早发性特发性脊柱侧凸（b），肋椎关系 Ⅱ 型，顶椎凹侧肋椎角 87°，凸侧 65°，两侧差值（RVAD）为 22°；7 岁时侧凸角度显著增加至 88°（c）；11 岁时胸主弯角度进一步增加至 112°（d）

### （四）神经系统评估

详细的神经系统评估需要通过病史采集、神经系统查体及辅助检查来综合判断。患者的病史采集主要包括脊柱畸形病史、出生史和家族史，及患者开始坐、站、行走的年龄等，这对早期发现肌源性脊柱侧凸很有帮助，肌源性脊柱侧凸与正常婴幼儿相比可能出现推迟。患者在出生后常用 APGAR 评分记录，包含肌张力（activity）、脉搏（pulse）、皱眉动作即对刺激的反应（grimace）、外貌（肤色）（appearance）、呼吸（respiration）。可通过肌张力及反射评估患者出生时神经系统的发育情况。脊柱后背皮肤异常的毛发斑常提示椎管内异常。了解患者的家族史有助于脊柱侧凸病因学的诊断，如神经肌源性和综合征性常伴随一定的家族史可能。对需要行手术治疗的 EOS 患者而言，应常规行 MRI 检查，主要用于评估患者是否存在神经系统异常，对于某些同时存在神经系统畸形（如 Chiari 畸形、脊髓空洞、脊髓裂、脊髓栓系）的患者，可能需要预先处理神经系统畸形。

## 二、EOS 相关合并症

EOS 是一类发病早、进展快的儿童脊柱侧凸，其脊柱在生长发育过程中常合并其他器官系统的异常发育，即 EOS 相关合并症。目前报道的 EOS 合并症主要涉及骨骼肌肉系统、神经系统、心血管系统、泌尿生殖系统等。这些合并症的病因可能与 EOS 相互关联，也可以相互独立。了解 EOS 合并症除有利于明确 EOS 的诊断外，还有利于临床治疗方案的制订，以避免合并症的漏诊漏治对脊柱侧凸治疗的影响。

### （一）骨骼肌肉及皮肤系统

骨骼肌肉系统合并症主要包括骨盆、上下肢体发育畸形等，皮肤的合并症主要为皮肤色素异常沉着及斑片样改变。文献报道先天性 EOS 患者可合并骨盆旋转、髋关节脱位、膝关节挛缩、双下肢粗细不等、双下肢不等长等。特发性 EOS 患者可合并髋、膝关节发育不良及股骨头骨骺滑脱症。神经肌源性脊柱侧凸常伴随全身多处肌肉发育异常，二者可能同源，也可能互为因果。部分患者出现髋关节脱位（图 10-2-4）、四肢肌力的减退及马蹄足等。综合征性 EOS 常表现为多系统病变为特征的遗传、代谢性疾病，故该类患者相关合并症亦较多见。神经纤维瘤病患者可出现全身多种骨骼及皮肤的改变，较为标志性的改变包括皮肤牛奶咖啡斑、肋骨呈铅笔样改变，部分患者可出现四肢骨发育不良表现，如尺桡骨、胫骨纤细等。马方综合征属结缔组织发育异常，常出现四肢、手指、脚趾细长不匀、关节韧带松弛、关节过度伸展、关节盂唇外翻等合并症。文献中亦有报道马方综合征患者骨密度异常，潜在增加了其成年后骨质疏松及骨折的风险。先天性关节屈曲挛缩患者多以肌肉、关节囊及韧带纤维化改变，常合并多处关节僵直及张口困难等临床表现。Ehlers-Danlos 综合征患者可出现皮肤弹性增加、关节松弛，被动和主动活动度增加，易产生关节脱位或半脱位（图 10-2-5）。如发现皮下条索状硬物，尤其是沿着韧带和韧带 - 骨骼附着处，则需要考虑进行性骨化性纤维发育不良伴脊柱侧凸，该疾病可合并拇指畸形、进行性全身性软组织（横纹肌、肌腱、韧带和腱膜等）异位骨化等表现（图 10-2-6）。

### （二）神经系统

脊柱与神经系统发育密切相关，故 EOS 患者常合并有神经系统合并症，包括小脑扁桃体下疝、脊髓空洞、硬脊膜扩张及脊髓栓系等。与肌肉骨骼系统合并症不同的是，神经系统的合并症与治疗方案的制订密切相关，部分合并症甚至需要在侧凸治疗前及时干预。临床上对疑似神经系统合并症的患者应常规行全脊柱 CT 及 MRI 检查，以明确诊断。

先天性 EOS 为胚胎内脊椎发育不良所致，常同时合并神经系统的异常发育，故神经系统合并症的发生率较高（图 10-2-7），文献报道其发生率高达 30%~38%，包括脊髓栓系、脊髓空洞、脊髓纵裂等。纤维束带、神经根异位及蛛网膜粘连都是脊髓栓系形成的原因。有文献报道，椎管内合并症的发生率在脊椎形成障碍的患者中可能相对较高。特发性 EOS 神经系统合并症的发生率较罕见，但对于侧凸弯型不典型的患者仍建议完善脊柱 CT 及

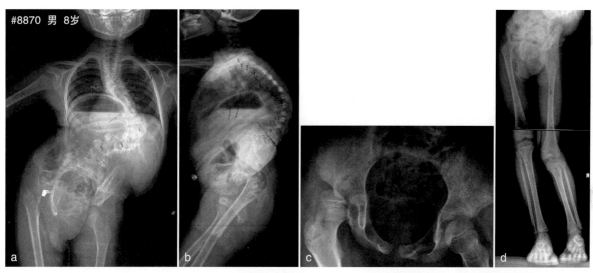

图 10-2-4 男（#8870），8 岁，神经肌源性脊柱侧后凸畸形（a、b），伴左侧髋关节脱位（c）及双下肢不等长（d）

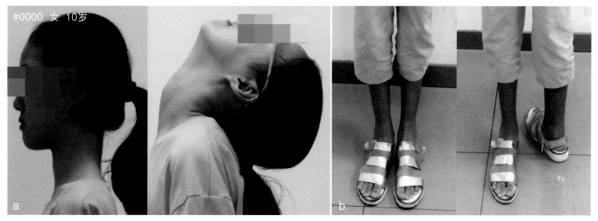

图 10-2-5 女（#0000），10 岁，Ehlers-Danlos 综合征伴脊柱畸形，关节韧带高度松弛，颈椎可出现极度过伸（a），髋关节可出现极度内旋致足部可呈 180° 反转（b）

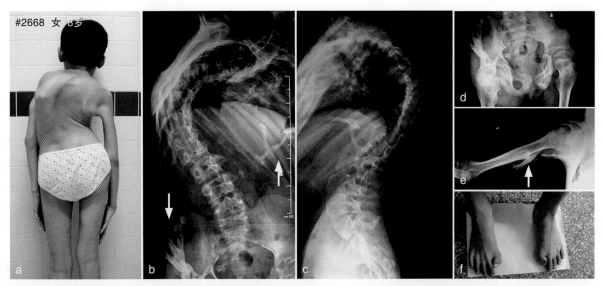

图 10-2-6　女（#2668），8 岁，进行性骨化性纤维发育不良伴早发性脊柱侧凸。全身多部位条索状痛性肿块（a），长 C 形的严重脊柱侧凸伴大跨度后凸（b、c），躯干、髋周和肩周等部位条索状软组织钙化影（b、e，箭头），因软组织骨化牵拉右侧骨盆致骨盆明显倾斜（b）；双侧股骨颈短而宽（d），双侧对称性的拇趾短小、外翻畸形（f）

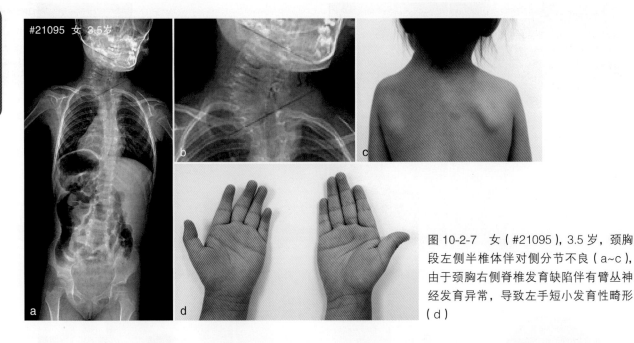

图 10-2-7　女（#21095），3.5 岁，颈胸段左侧半椎体伴对侧分节不良（a~c），由于颈胸右侧脊椎发育缺陷伴有臂丛神经发育异常，导致左手短小发育性畸形（d）

MRI 检查，亦有关于特发性 EOS 患者合并脊髓圆锥低位的病例报道。神经肌源性 EOS 常伴随广泛的神经系统发育异常，包括脑、脊髓及周围神经病变，可以表现为肌萎缩侧索硬化症、原发性侧索硬化及脊髓性肌萎缩。对于神经肌源性 EOS 患者而言，脊柱畸形可以继发于这些神经系统病变，而脊柱畸形可能加重原有的神经损害；因此应充分考虑神经合并症对脊柱侧凸的影响，以决定是否需要在治疗脊柱侧凸的过程中同时干预神经系统合并症。综合征性 EOS 患者神经系统的合并症较复杂：例

如，神经纤维瘤病患者常出现继发性神经功能损害现象，与椎体旋转半脱位、椎管外肿瘤挤压及肋骨头侵入椎管内密切相关；而马方综合征患者由于年幼，尚未出现椎体扇贝样改变和硬脊膜扩张。

（三）心血管系统

EOS 合并心血管系统异常多表现为心脏结构或功能的异常改变。特发性脊柱侧凸伴发心血管系统合并症的概率较低，文献中的报道多局限于严重的脊柱畸形患者，主要包括心脏瓣膜关闭不全、二

尖瓣脱垂等，因此对于重度脊柱畸形的特发性 EOS 患者建议行心脏彩超检查，完善心血管系统合并症的诊断。相比之下，先天性 EOS 患者合并心血管合并症的发生率显著较高，文献报道其发生率为 7%～26%，包括先天性瓣膜发育异常、动脉导管未闭、房室间隔缺损、肺动脉狭窄、法洛四联症等。因先天性 EOS 患者侧凸保守治疗效果较差，常常需要手术治疗，而部分先天性心脏结构改变会影响心脏功能，影响手术的正常开展。肌源性 EOS 出现心血管合并症的原因主要与原发病累及心肌和血管平滑肌有关。文献中报道的原发性肌肉疾病包括：Duchenne 肌营养不良、Becker 肌营养不良、强直性肌营养不良等。综合征性 EOS 中需要注意的是马方综合征常出现心血管系统异常，主要原因是在于 I 型纤维蛋白原缺陷导致，文献报道约 80% 的患者伴有先天性心血管畸形，其中二尖瓣脱垂、二尖瓣关闭不全、三尖瓣关闭不全亦属本征重要表现。此外，还包括主动脉进行性扩张、主动脉瓣关闭不全，以及由于主动脉中层囊样坏死而引起的主动脉窦瘤、夹层动脉瘤及破裂。部分患者可合并先天性房间隔缺损、室间隔缺损、法洛四联症、动脉导管未闭、主动脉缩窄等。也可合并各种心律失常如传导阻滞、预激综合征、心房纤颤、心房扑动等。

#### （四）泌尿生殖系统

　　骨骼肌肉系统与泌尿生殖系统同源于中胚层，故先天性 EOS 患者常并发泌尿生殖系统畸形，文献报道 EOS 患者合并泌尿生殖系统畸形的发生率为 20%～40%，包括肾组织形态结构数量发育异常、多囊肾、马蹄肾、肾盂 - 输尿管先天性狭窄、尿道下裂等，当患者出现泌尿系统梗阻、感染等症状时需要及时予以专科处理。综合征性 EOS 中，文献中有关于 Ehlers-Danlos 综合征合并先天性肾盂输尿管狭窄的病例报道。对于瘫痪的神经肌源性患者，易合并尿路感染。文献中尚无对于特发性 EOS 患者合并特殊泌尿系统合并症的临床报道。

　　综上，EOS 患者在生长发育过程中可出现多系统合并症，应早期识别，预估判断其与脊柱侧凸的关系，及时予以临床专科干预。

#### 参考文献

[1] Mehta MH. Growth as a corrective force in the early treatment of progressive infantile scoliosis[J]. J Bone Joint Surg Br, 2005, 87(9): 1237-1247.

[2] 黎海芪. 儿童营养状况评估研究进展[J]. 中国当代儿科杂志, 2014, 16(1): 5-10.

[3] Matusik E, Durmała J, Matusik P, et al. Evaluation of nutritional status of children and adolescents with idiopathic scoliosis: a pilot study[J]. Ortop Traumatol Rehabil, 2012, 14(4): 351-362.

[4] Kafer ER. Respiratory and cardiovascular functions in scoliosis[J]. Bull Eur Physiopathol Respir, 1977, 13(2): 299-321.

[5] Goldberg CJ, Gillic I, Connaughton O, et al. Respiratory function and cosmcsis at maturity in infantile-onset scoliosis[J]. Spine (Phila Pa 1976), 2003, 28(20): 2397-2406.

[6] Redding G, Mayer OH, White K, et al. Maximal respiratory muscle strength and vital capacity in children with early onset scoliosis[J]. Spine (Phila Pa 1976), 2017, 42(23): 1799-1804.

[7] Davies G, Reid L. Effect of scoliosis on growth of alveoli and pulmonary arteries and on right ventricle[J]. Arch Dis Child, 1971, 46(249): 623-632.

[8] Redding G, Song K, Inscore S, et al. Lung function asymmetry in children with congenital and infantile scoliosis[J]. Spine J, 2008, 8(4): 639-644.

[9] Glotzbecker M, Johnston C, Miller P, et al. Is there a relationship between thoracic dimensions and pulmonary function in early-onset scoliosis[J]. Spine (Phila Pa 1976), 2014, 39(19): 1590-1595.

[10] Karol LA. The natural history of early-onset scoliosis[J]. J Pediatr Orthop, 2019, 39(6, Suppl 1): S38-43.

### 第三节　特发性早发性脊柱侧凸

　　特发性 EOS 是 EOS 较常见的一种类型，通常 EOS 在排除先天性、神经肌源性及综合征性等其他病因后即可诊断特发性 EOS。早期特发性脊柱侧凸根据初诊时年龄主要分为三类：婴儿型脊柱侧凸（0～3 岁）、幼儿型脊柱侧凸（4～10 岁）及青少年脊柱侧凸（10～18 岁）。其中婴儿型及幼儿型脊柱侧凸的发病率远低于青少年特发性脊柱侧凸的发病率。国外学者 McMaster 报道婴幼儿特发性脊柱侧凸发生率占特发性脊柱侧凸患者总数的 12%～21%，其女男比例为（2～4）：1，远低于青少年特发性脊柱侧凸患者（男女比例约 8：1）。低龄脊柱侧凸患者的治疗需要兼顾脊柱及胸廓的生长发育情况，其治疗远复杂于青少年特发性脊柱侧凸。

　　特发性 EOS 是一项排他性诊断，因此完整病史的采集对于特发性 EOS 的诊断及与先天性、神经肌源性及综合征性 EOS 的鉴别诊断尤为重要。除患者侧凸的病史外，应系统地询问机体各系统生长发育病史。此外，还应关注患者出生史（妊娠时间、分娩类型、APGAR 评分）及患者的家族史等，以便与其他三类脊柱侧凸畸形的鉴别。

### 临床表现

　　特发性 EOS 患者轻度脊柱侧凸外观上可出现

胸腰背部不对称，两侧肩胛骨不等高，腰线不对称；严重的脊柱侧凸可导致胸廓旋转畸形，上身倾斜，胸廓下沉，躯干缩短，步态异常等。除极重度侧凸外，神经系统查体常无明显阳性体征。特发性EOS患者除脊柱异常外常无明显阳性体征，但仍应注意多系统详细体格检查，排除其他类型脊柱侧凸，包括对体重、眼睛、皮肤、头部、四肢及神经系统的检查。合并高度近视者应考虑马方综合征的可能；皮肤有无牛奶咖啡斑有助于与神经纤维瘤鉴别，脊柱区异常毛发丛有助于合并椎管内异常的先天性及神经肌源性脊柱侧凸诊断。对于腹壁反射、四肢肌力异常的患者也应考虑脊柱合并椎管内异常的可能。

## 影像学表现

轻中度患者影像学上侧凸弧度均匀且多无椎体发育畸形。对于发病早或严重的脊柱侧凸畸形，X线平片上可出现椎体楔形变、凹侧椎间隙狭窄或高度降低、关节突早期增生融合、肋横突相互靠近等影像学改变，需要与先天性脊椎分节不良、不规则半椎体畸形、楔形椎等鉴别；但特发性EOS整体侧凸弧度均匀，影像学上多无椎体发育畸形，可作为与其他三类畸形鉴别的要点。CT横断面图像有助于判断脊椎旋转及椎弓根、椎管发育情况。全脊柱三维重建有助于全面排除椎体的发育异常。MRI扫描可观察椎管内神经系统发育情况，特发性EOS患者MRI扫描多无阳性结果，借此可排除其他先天性畸形、肿瘤和Chiari畸形及其他脊髓发育异常如脊髓裂等。

## 辅助检查

除影像学检查外，可根据患者病史及体格检查完善相应辅助检查。对于四肢神经系统查体异常的患者，可完善四肢肌电图检查，明确诊断。心脏彩超检查可用于马方综合征伴脊柱侧凸患者的鉴别，对于需要行手术治疗的患者，推荐进行全身多系统检查，避免漏诊、误诊，以免影响脊柱侧凸的治疗。

## 自然史

了解特发性EOS自然史有益于判断脊柱侧凸进展及制订合理的治疗方案。文献报道特发性EOS患者年龄是影响特发性EOS预后的重要因素（图10-3-1）。脊柱的生长发育主要分为三个阶段，出生至5岁生长最快，平均约2cm/年；6～10岁期间，生长速度减慢，降至约0.5cm/年；11～18岁又会出现一个脊柱生长高峰，约1.3cm/年。而脊柱的生长与侧凸的进展密切相关，故可认为侧凸的发病越早，畸形进展越快且预后越差，严重的脊柱畸形会显著影响循环和呼吸系统发育，在成年期出现低氧血症、肺动脉高压与肺心病等心肺功能严重受损表现。因此，特发性EOS也是少数未经治疗会导致生命危险的脊柱畸形类型中的一种。但值得关注的是，部分特发性EOS存在自

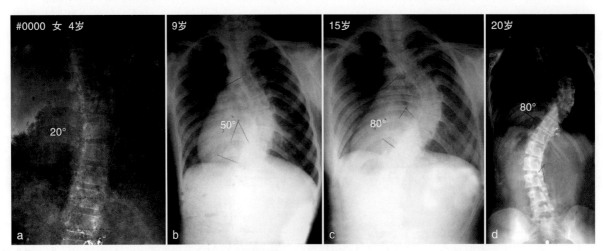

图10-3-1 女（#0000），4岁，特发性早发性脊柱侧凸（a）。Cobb角在第一个生长发育高峰（b）和第二个生长发育高峰（c）各增大了30°，15岁后生长发育趋于停止，20岁X线片示畸形无明显进展（d）

行缓解现象。James 等回顾性研究了 212 例侧凸角度为 10°~20° 的特发性 EOS 患者影像学资料，其中 33% 的患者在随访中维持稳定甚至自发性缓解。Lloyd-Roberts 等回顾性分析了 100 例特发性 EOS 患者，92 例在随访中出现自行缓解，自发矫正率高达 92%。但上述自发性缓解的病例多局限于 1 岁以前且度数低于 20° 的患者。除年龄外，是否合并代偿弯也是影响特发性 EOS 预后的重要因素；主弯的近端和（或）远端出现代偿弯时，EOS 会快速进展。Mehta 等报道通过肋椎角差差值 RVAD 和肋椎关系 RVR 来预判患者侧凸进展的可能，并认为凸侧肋骨头与相应椎体发生重叠及 RVAD 大于 20° 的患者侧凸进展风险较高（图 10-3-2、图 10-3-3）。因此，对于特发性 EOS 患者应早期通过临床评估来判断脊柱侧凸的进展风险，密切关注进展风险高的患者，努力达到疾病的早期诊断和治疗。

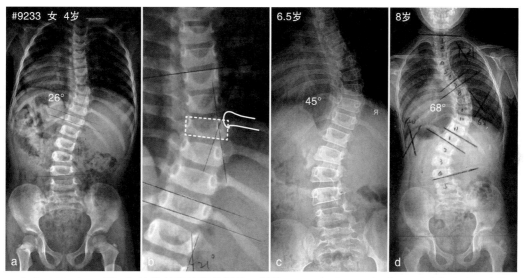

图 10-3-2　女（#9233），4 岁，初诊为特发性脊柱侧凸。侧凸 Cobb 角为 26°（a）；Ⅱ型肋椎关系，肋骨头与椎体重叠（b），提示侧凸具有高度进展潜能；6.5 岁时侧凸就进展至 45°（c）；8 岁时侧凸已进展至 68°（d）

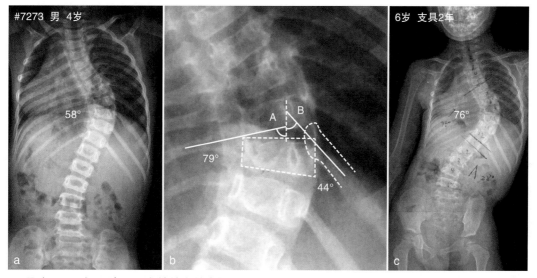

图 10-3-3　男（#7273），4 岁，早发性特发性脊柱侧凸（a）。X 线正位片上过顶椎终板的垂线与通过相应肋骨颈和肋骨头中点连线的夹角即为肋椎角；肋椎角差即两侧肋椎角的差值（35°），肋椎关系Ⅱ型（b）；支具治疗 2 年后侧凸进展至 76°（c）

**参考文献**

[1] Glotzbecker M, Johnston C, Miller P, et al. Is there a relationship between thoracic dimensions and pulmonary function in early-onset scoliosis?[J]. Spine (Phila Pa 1976), 2014, 39(19): 1590-1595.

[2] McMaster MJ, Macnicol MF. The management of progressive infantile idiopathic scoliosis[J]. J Bone Joint Surg Br, 1979, 61(1): 36-42.

[3] Akbarnia BA, Emans JB. Complications of growth-sparing surgery in early onset scoliosis[J]. Spine (Phila Pa 1976), 2010, 35: 2193-2204.

[4] Lloyd-Roberts GC, Pilcher MF. Structural idiopathic scoliosis in infancy: a study of the natural history of 100 patients[J]. J Bone Joint Surg Br, 1965, 47(3): 520-523.

[5] White KK, Song KM, Frost N, et al. VEPTR growing rods for early-onset neuromuscular scoliosis: feasible and effective[J]. ClinOrthopRelat Res, 2011, 469(5): 1335-1341.

[6] Mehta MH.Growth as a corrective force in the early treatment of progressive infantile scoliosis[J]. J Bone Joint Surg Br, 2005, 87(9): 1237-1247.

[7] Yang S, Andras LM, Redding GJ, et al. Early-onset scoliosis: a review of history, current treatment, and future directions[J]. Pediatrics, 2016, 137(1): e20150709.

[8] Danielsson AJ, Nachemson AL. Radiologic findings and curve progression 22 years after treatment for adolescent idiopathic scoliosis: comparison of brace and surgical treatment with matching control group of straight individuals[J]. Spine (Phila Pa 1976), 2001, 26(5): 516-525.

[9] Tis JE, Karlin LI, Akbarnia BA, et al. Early onset scoliosis: modern treatment and results[J]. J Pediatr Orthop, 2012, 32(7): 647-657.

[10] Beauchamp EC, Anderson RCE, Vitale MG. Modern surgical management of early onset and adolescent idiopathic scoliosis[J]. Neurosurgery, 2019, 84(2): 291-304.

## 第四节　先天性早发性脊柱侧凸

先天性 EOS 定义为脊柱和（或）胸廓结构性畸形或不对称发育引起的一类脊柱畸形。该类畸形也是 EOS 患者中发病率最高的一种，文献报道其在 EOS 全部病因学中的占比可达 60%。根据脊柱的形态结构，可细分为椎体形成障碍、椎体分节障碍及混合型三种类型。椎体形成障碍主要包括半椎体畸形；椎体分节障碍具体分为单侧分节不良、双侧分节不良。对于部分结构性畸形位于胸椎的患者，常合并肋骨发育障碍性胸廓发育畸形，严重的患者出现胸廓发育不良综合征，影响胸廓顺应性及肺组织的发育。目前先天性 EOS 具体的发病机制尚不清楚，妊娠期子宫内环境紊乱，孕妇接触化学毒物及放射线、使用某些激素类药物都可能会影响胎儿的脊柱发育，并导致椎体的先天性发育异常。

### 临床表现

早期发现的患者多以外观异常就诊，轻度的侧凸患者较少合并神经损害症状，仅部分就诊较晚且合并严重脊柱侧凸的患者出现神经损害症状。因先天性 EOS 患者常伴发其他系统的合并症，故临床病史采集除脊柱畸形病史外，还应关注患者心血管、呼吸、神经及泌尿生殖系统是否合并发育异常。部分患者可合并先天性瓣膜发育异常、房室间隔缺损、肺动脉狭窄、法洛四联症等，严重心脏疾患可能会影响脊柱畸形的治疗方案制订。出生史方面应关注产前药物使用史、放射及毒物接触史、产前产后发育史等。

体格检查应全面覆盖各系统。注意皮肤有无色素浓聚及牛奶咖啡斑与神经纤维瘤病相鉴别；脊柱周围出现毛发丛常考虑合并椎管内神经系统畸形的可能；此外，神经系统还应仔细检查运动、感觉及反射的检查，四肢周径不对称及深、浅反射异常均提示椎管内异常的可能。脊柱的专科查体主要包括剃刀背畸形、高低肩评估；对于严重侧凸的患者，注意脊柱僵硬性评估。

### 影像学表现

X 线全脊柱正侧位片常提示半椎体或局部节不良畸形合并脊柱侧凸，部分患者除脊柱侧凸外，还伴有后凸畸形、躯干倾斜和肩部失平衡。对于椎体形态结构模糊的患者，建议行全脊柱 CT 检查，有助于判断脊椎发育异常的位置所在及有无脊柱裂；此外，CT 检查可明确半椎体上下两端生长板情况，以合理评估侧凸进展的可能性。对于合并胸廓发育不良的患者建议行胸部 CT 平扫评估胸廓发育和肺部发育情况。常规行肺功能检查，必要时行动脉血气分析评估动脉氧合状态。对疑似椎管内神经发育异常的患者建议行全脊柱 MRI 检查。全脊柱 MRI 检查有助于明确脊髓栓系、脊髓纵裂、脂肪瘤、皮样囊肿、脊髓空洞症及低位脊髓圆锥的诊断。

### 合并症

除骨骼系统的发育异常外，先天性 EOS 患者常合并其他神经轴发育异常，引起循环、泌尿及消化系统异常。因此，该类患者需要完善心脏和腹部彩超及胸腹部 CT 检查。在循环系统中，心房和心室间隔缺损是最常见的心脏异常。此外，动脉导管未闭、法洛四联症和主动脉骑跨也是循环系统常见的合并症。泌尿系统的合并症包括单侧肾发育不良、重叠肾及尿道阻塞，可发生在肾、输尿管、膀胱和尿道单一或多个部位。消化道系统的异常包括先天性食管闭锁、膈疝、十二指肠梗阻、胆总管囊肿、食管裂孔疝等。需要注意的是，先天性 EOS 患者的上述合并症常需要尽早行手术干预，以挽救患者的生命。

## 自然史

患者在刚出生时，脊柱畸形往往不明显，伴随脊柱的生长发育及患者的站立行走，脊柱侧凸常呈加重趋势。在一项大综报道中，15%~25% 的患者脊柱侧凸呈缓慢进展，50%~70% 的患者脊柱侧凸快速进展，仅 10%~25% 的患者脊柱侧凸维持稳定。先天性 EOS 脊柱侧凸进展速度与患者年龄、脊柱生长潜能、脊柱畸形椎体特征及侧凸的位置密切相关（图 10-4-1）。

根据儿童的生长趋势，出生后到 5 岁前是患者脊柱侧凸快速进展的时间段（图 10-4-2），同时该阶段也是肺组织及肺泡发育的关键时刻，故该时间段的诊疗不能忽视脊柱畸形对胸廓和肺组织发育的影响。

除年龄外，脊柱畸形椎体特征是影响脊柱侧凸进展的关键因素之一；椎体形成障碍的半椎体畸形，根据半椎体近端和远端椎间盘和骺板的分节情况分为三种类型：即完全分节型、部分分节型和未分节型。完全分节型半椎体上下两端都存在生长板，生长速度较快；而未分节的半椎体与头侧和尾

侧的椎体没有分离，其生长潜能较低。脊柱分节不良畸形，根据骨桥及并肋的位置分为单侧骨桥和双侧骨桥，其中单侧骨桥对上下生长棒起连接栓系的作用，限制单侧椎体垂直高度的生长，而双侧骨桥可平衡两侧生长棒，对脊柱侧凸的进展影响较小。依据形成障碍与分节不良型椎体形态特点，具体的进展风险依次为：单侧的未分节骨桥伴对侧完全分节的半椎体 > 单侧的未分节骨桥 > 两个连续完全分节的半椎体 > 单个完全分节的半椎体 > 单个部分分节的半椎体 > 楔形椎 > 完全未分节的半椎体 > 脊椎完全分节障碍所致阻滞椎。

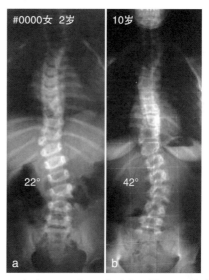

图 10-4-1　女（#0000），2 岁时先天性 EOS 伴多节段半椎体（$T_2$、$T_{11}$ 和 $L_3$）畸形（a），10 岁时 $L_3$ 半椎体引起的腰弯显著进展，而颈胸段和胸腰段侧弯维持稳定（b）

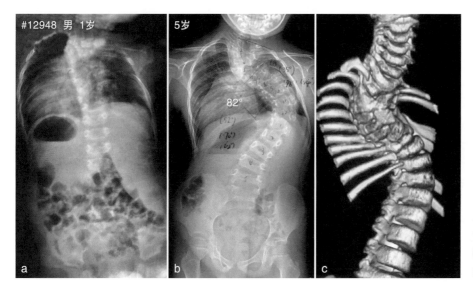

图 10-4-2　男（#12948），1 岁，初诊时胸椎多节段椎体发育异常，（$T_2$ 及 $T_7$）半椎体畸形伴凹侧椎体分节不良（a），5 岁时上胸弯及胸弯均较前显著进展（b、c）

此外，侧凸的位置也会影响脊柱侧凸的进展速度；胸腰段畸形进展速度较快，有文献报道在10岁前进展速度约6°／年，10岁后约9°／年，该部位畸形还会导致严重躯干失平衡；其次是下胸弯和腰弯，10岁前约5°／年，10岁后＞6°／年，腰段畸形可导致骨盆和躯干倾斜；上胸弯进展速度较慢，10岁前2°／年，10岁后4°／年，但会导致严重的颈部和肩部失平衡，发展为长胸弯或长胸腰弯。McMaster等分析了187例先天性脊柱侧凸患者自然史（包括10岁前及10岁后就诊患者），总结出不同类型、不同位置的先天性脊柱侧凸进展风险（表10-4-1）。需要注意的是，McMaster等开展的这个研究中虽然纳入病例数量多、随访时间长，但局限于当时没有CT和MRI等手段来精确评估脊柱结构发育性异常的程度和范围，更无法判断患者的生长潜能。所以，McMaster等对"先天性脊柱侧凸"这一类病因学的分型具有很大的局限性。因此，不少患者在首次就诊时，难以按此表推测出患者畸形进展的自然史，所以对于某个特定的患者，定期的随访十分重要。

对于低龄的先天性EOS患者，不应根据初诊时影像学资料激进地选择手术治疗；因为部分幼儿初诊时X线平片上提示半椎体畸形为完全分节型，存在较大进展风险，但CT检查可能为部分分节型（图10-4-3）。对于该类患者可以通过适当的随访观察，以判断脊柱畸形进展风险并推测其自然史。

| 表10-4-1 | 先天性脊柱侧凸进展风险评估 | | | | | |
|---|---|---|---|---|---|---|
| 侧凸的位置 | 先天性脊柱侧凸类型 | | | | | |
| | 阻滞椎 | 楔形椎 | 半椎体畸形 | | 单侧分节不良 | 单侧分节不良合并对侧半椎体畸形 |
| | | | 单节 | 双节 | | |
| 上胸椎 | <1°/1° | −/2° | 1°/2° | 2°/2.5° | 2°/4° | 5°/6° |
| 胸椎 | <1°/1° | 2°/2° | 2°/2.5° | 2°/3° | 5°/6.5° | 6°/7° |
| 腰胸椎 | <1°/1° | 1.5°/2° | 2°/3.5° | 5°/− | 6°/9° | >10°/− |
| 腰椎 | <1°/− | <1°/− | <1°/1° | − | >5°/− | − |
| 腰骶椎 | − | − | <1°/1.5° | | | |

注：表格数值代表中位数结果；每列左边的数字代表小于10岁患者，右边的数字代表大于10岁患者；−表示患者数量较少；▢代表保守观察；▨代表可能需要手术；▩代表融合手术。

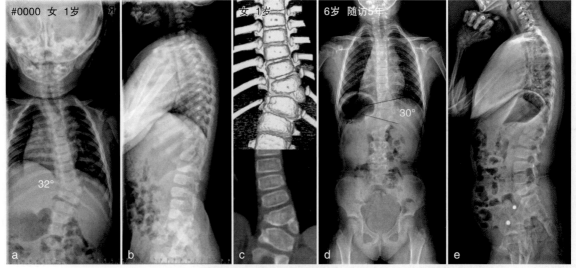

图10-4-3　女（#0000），1岁，初诊先天性早发性脊柱侧凸，X线提示半椎体可能为完全分节型（a、b），考虑为进展型，但CT平扫及三维重建提示半椎体为部分分节型，头侧软骨板生长潜能有限，而对侧椎间隙高度正常，具有良好的生长潜能（c），5年后随访X线提示侧凸维持稳定（d），且矢状面无明显后凸畸形（e）

参考文献

[1] McMaster MJ, Ohtsuka K. The natural history of congenital scoliosis. A study of two hundred and fifty-one patients[J]. J Bone Joint Surg Am, 1982, 64(8): 1128-1147.

[2] McMaster MJ, Singh H. Natural history of congenital kyphosis and kyphoscoliosis. A study of one hundred and twelve patients[J]. J Bone Joint Surg Am, 1999, 81(10): 1367-1383.

[3] Kawakami N, Tsuji T, Imagama S, et al. Classification of congenital scoliosis and kyphosis: a new approach to the three-dimensional classification for progressive vertebral anomalies requiring operative treatment[J]. Spine (Phila Pa 1976), 2009, 34(17): 1756-1765.

[4] Pahys JM, Guille JT. What's new in congenital scoliosis?[J]. J Pediatr Orthop, 2018, 38(3): e172-179.

[5] Marks DS, Qaimkhani SA. The natural history of congenital scoliosis and kyphosis[J]. Spine (Phila Pa 1976), 2009, 34(17): 1751-1755.

[6] Farley FA, Phillips WA, Herzenberg JE, et al. Natural history of scoliosis in congenital heart disease[J]. J Pediatr Orthop, 1991, 11(1): 42-47.

[7] Chen Z, Qiu Y, Zhu Z, et al. Posterior-only hemivertebra resection for congenital cervicothoracic scoliosis: correcting neck tilt and balancing the shoulders[J]. Spine (Phila Pa 1976), 2018, 43(6): 394-401.

[8] Kawakami N, Tsuji T, Imagama S, et al. Classification of congenital scoliosis and kyphosis: a new approach to the three-dimensional classification for progressive vertebral anomalies requiring operative treatment[J]. Spine (Phila Pa 1976), 2009, 34(17): 1756-1765.

## 第五节　早发性脊柱侧凸的治疗策略

　　EOS 的治疗应该是从非手术保守到手术动态、个性化的治疗过程，其治疗目的是控制脊柱侧凸畸形进展的同时尽可能保留脊柱、胸廓的生长能力。治疗时，应根据患儿就诊时的年龄、病因学、生长发育状态、骨骼生长潜能、自然史及畸形严重程度综合制订治疗策略。

## 一、随访观察

　　对于早期发现并及时就诊的部分 EOS 患儿，其脊柱侧凸常较轻，早期多可以随访观察。特发性 EOS 是少数未经治疗能够维持稳定甚至自愈的脊柱侧凸之一，在治疗中注意随访观察时间的把握：① Cobb 角在 20° 以下，随访间隔为 6 个月；② Cobb 角接近 25°，随访间隔时间需缩短至 3~4 个月；③观察随访超过 2 年，Cobb 角变化小于 5°，可延长随访间隔至 1 年，至青春期时可缩短随访时间；④观察结束时间应是脊柱生长发育至成熟期。随访观察期间应当配合适量功能锻炼。

　　对于低龄的先天性 EOS 患者，通过早期随访观察有助于判断畸形椎体进展风险并预测其自然史。有些低龄患儿 X 线上可能发现畸形椎体上下均有"正常"的椎间隙，常被认为此处存在生长潜能而认为此畸形为"进展性"，但在随后的生长发育中，此间隙逐渐发生自发性融合，出现"自稳"现象（图 10-5-1）。对于这些患儿的密切随访，不仅可判断畸形进展情况，还可以推迟部分患儿的手术治疗时间；在随访中根据脊柱侧凸进展速度及椎体发育特点予以石膏或支具治疗，并在密切随访中调整石膏或支具的大小及佩戴时间，尽量推迟手术时间。

　　对于 20° 以内的神经肌源性或综合征性 EOS，密切观察即可。如果侧凸持续进展，可考虑予以支具甚至手术治疗。需要指出的是，已有文献证实，支具治疗对神经肌源性 EOS 的治疗效果十分有限。

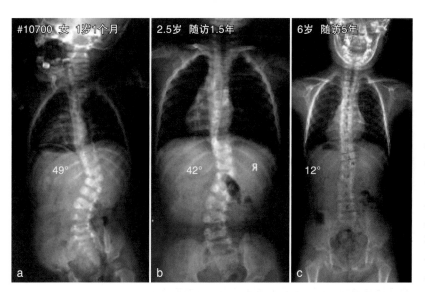

图 10-5-1　女（#10700），13 个月，初诊先天性早发性脊柱侧凸。$L_1$ 半椎体及 $L_3$ 椎体楔形变（a），随访 1.5 年时，$L_1$ 半椎体有发生自发性融合倾向，胸腰弯较前稍有好转（b）；继续随访至 6 岁，脊柱侧凸进一步好转，且冠状面平衡维持良好（c）。此例自然史与 McMaster 提出的进展风险评估结果明显不同

对某些病因引起的神经肌源性脊柱侧凸，对侧凸畸形最直接的非手术治疗措施是通过药物控制神经肌源性疾病的进展。典型代表是 Duchenne 肌营养不良，该病患儿可通过接受类固醇治疗改变疾病自然史。2013 年，Lebel 等报道了类固醇治疗 Duchenne 肌营养不良的长时随访结果，发现治疗组患者较对照组的生存率显著提高，脊柱侧凸发生率明显降低。

## 二、石膏治疗

EOS 患儿石膏治疗的目的是在不影响脊柱纵向生长的情况下最大程度地矫正侧凸或延缓侧凸的进展，尽可能避免非融合手术并推迟融合手术时间，为脊柱、胸廓和肺组织的发育赢取时间。用于治疗 EOS 的石膏有两种，一种是应用三点弯力矫正原理的 Risser 石膏，另一种是去旋转石膏。Risser 石膏注重脊柱侧凸冠状面的矫正，但缺乏对脊柱侧凸去旋转的矫正。Risser 石膏容易造成婴幼儿肋骨和胸廓的压迫和挤压，因此逐渐被去旋转石膏替代。去旋转石膏首先由法国的 Cotrel 和 Morel 医生发明使用，英国的 Mehta 医生对此进行改良。所以，人们习惯将系列去旋转石膏称为 Mehta 石膏。如今，Mehta 石膏已被广泛应用于 EOS 的治疗。

制作石膏需在全身麻醉下进行。患儿仰卧位于石膏床上（图 10-5-2），头端下颌骨吊带和尾端骨盆纵向对抗牵引是为了固定躯干、胸廓躯干变窄和矫正侧凸。在石膏塑形过程中，操作者用手在肋骨隆起处由后向前不停地做去旋转的矫正动作，同时助手在对侧肩部及骨盆部位做相反方向的对抗性

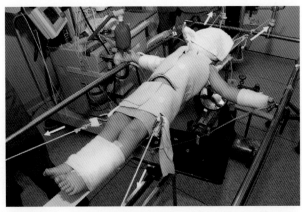

图 10-5-2　患者双上肢与躯干呈十字形仰卧于石膏床上，头端下颌骨吊带和尾端骨盆适度纵向对抗牵引（此图由张宏提供）

旋转（图 10-5-3）。去旋转的矫正动作是石膏矫形中最重要的操作，它是通过矫正旋转畸形的胸廓来达到脊柱侧凸的去旋转矫正。理想的去旋转石膏是在矫正脊柱侧凸的同时不造成肋骨向脊柱方向的挤压畸形及胸廓肺容量的减少。石膏于前侧胸腹部开大窗减轻腹部压力有助于呼吸，在后侧位于侧凸凹侧开小窗便于凹侧肋骨和脊柱向后移动从而使畸形获得进一步动态性的矫正，后侧开窗不能跨越后中线。修剪去除石膏不必要的部分，保证枕 - 颌 - 颈部位的舒适，允许双上肢自如正常的活动，保证双髋关节屈曲可达 90°。

根据脊柱生长状态更换石膏。一般情况下，2 岁患儿每 2 个月更换一次，3 岁每 3 个月、4 岁或以上儿童每 4 个月更换一次。一个疗程的石膏治疗应至少更换 5 次，平均时间至少为 12 个月。终止石膏治疗的条件：①更换超过 5 次，佩戴大于 1

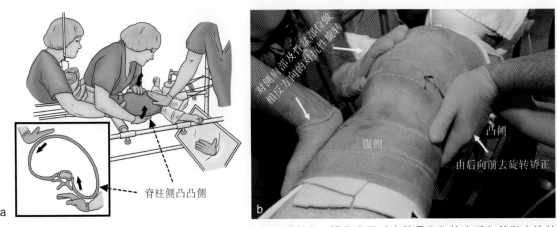

图 10-5-3　Mehta 石膏去旋转矫正示意图（a）。在石膏塑形过程中，操作者用手在肋骨隆起处由后向前做去旋转的矫正动作，同时助手在对侧肩部及骨盆部位做相反方向的对抗性旋转（b）（此图由张宏提供）

年，仰卧位拍 X 线片侧凸角度小于 15°。此后可改为支具治疗，支具应在最后一次石膏治疗时在麻醉下打模铸造。②更换 5 次后侧凸畸形没有任何改善。③患儿不能忍受、家属要求或有并发症发生。对于脊柱侧凸畸形复发者，在使用一段时间（6~12 个月）支具治疗后可重复石膏治疗。有时为了达到推迟融合性或非融合性手术实施的时间，可采用石膏 - 支具交叉反复使用的方法。

系列去旋转石膏的起始应用年龄对治疗效果至关重要。Mehta 应用系列去旋转石膏治疗特发性脊柱侧凸的起始年龄平均为 1 岁，Sanders 的起始应用年龄平均为 1.1 岁，Sucato 的起始应用年龄平均为 1.7 岁。TSRH 医院应用系列石膏治疗 EOS 的最小年龄可达 9 个月。通常，石膏起始应用最大年龄不超过 6 岁（包括 6 岁）。

EOS 病因类型、石膏起始使用年龄及侧凸角度是影响石膏治疗效果的关键。一般特发性脊柱侧凸的治疗效果优于非特发性脊柱侧凸，如综合征性 EOS，年幼的、小弯度的 EOS 优于年长的、大弯度的。去旋转石膏治疗的最佳适应证是特发性 EOS、主弯角度 >20°、肋椎角差（RVAD）>20°、有一定进展性。对于婴幼儿期（<3 岁）特发性脊柱侧凸、侧凸角度 <50°，脊柱侧凸治愈率达 39%~68%；对于年龄 >3 岁、侧凸角度 >50° 的特发性 EOS，石膏可以阻止侧凸的进展或推迟手术介入的时间。对于年龄偏大的综合征性 EOS，石膏治疗的目的是推迟非融合或融合性手术介入的时间。在先天性 EOS 中，石膏的应用虽存在争议，但需要指出的是，石膏虽然不能对其中的致畸椎体起任何作用，但它有可能减缓侧凸的进展速度，控制代偿弯的形成，推迟手术介入的时间。

需要注意的是，在石膏治疗过程中仍不能忽视其并发症，文献中报道的并发症包括压疮、医源性肋骨或下颌骨畸形、胸廓活动受限甚至肠系膜上动脉综合征等；每次调整及更换石膏时均需要对患儿实行麻醉，潜在增加其麻醉相关并发症发生率的可能，特别是近年文献报道低龄儿童反复行全麻后学习能力较正常儿童低下。此外，伴有严重胸廓畸形的患儿由于胸廓畸形的快速进展，石膏治疗后可能造成严重的胸廓畸形及呼吸功能不全。因此，对于 EOS 患儿，应综合评估其全身状况，同时与患儿家庭充分沟通，以决定是否选择石膏治疗。

## 三、支具治疗

支具目前已被广泛应用于特发性脊柱侧凸的治疗中。Nachemson 等开展的一项前瞻性研究表明，支具矫形可以有效治疗青少年特发性脊柱侧凸；尽管该前瞻性研究中尚未纳入 EOS 患儿，随后的数篇回顾性研究相继证明了支具同样适用于 EOS 的治疗。其治疗目的类似于石膏矫形，即最大程度矫正脊柱侧凸并尽可能地控制侧凸的进展；而对于严重的 EOS 患儿，旨在推迟手术时间，为脊柱、胸廓生长及肺组织的发育争取时间。

**1. 支具治疗 EOS 的适应证**　① Cobb 角超过 20°；②脊柱侧凸持续存在或进展；③主弯顶椎位于支具可接触的范围内。对于存在严重且快速进展的胸廓畸形、严重哮喘的患儿不推荐使用。

**2. 支具的选择**　主要根据患者的弯型来判断，对于胸弯顶椎偏低，胸腰弯或腰弯的患儿可佩戴 Boston 支具（图 10-5-4）；对于顶椎偏高的上胸弯畸形或躯干偏斜明显的胸弯畸形患者，可采用 Milwaukee 支具（图 10-5-5）。

**3. 支具佩戴时间**　主要分为"全时程"佩戴和"非全时程"佩戴；"全时程"佩戴要求每天支具佩戴时间在 20 小时以上，对于中度及以上的脊柱侧凸和低骨龄患儿，文献中支持按照"全时程"佩戴治疗，而对于早期轻度 EOS 患儿可适量减少佩戴时间。需要注意的是，无论接受"全时程"或"非全时程"佩戴治疗的患儿均需要每间隔 4~6 个月复查全脊柱正侧位片，直至骨骼发育成熟期畸形不再进展；且随访期间建议配合适当的康复功能锻炼，以减轻躯干肌肉挛缩，改善胸椎后凸畸形及矢状位形态异常。

**4. 支具矫形的疗效**　影响患儿支具矫形疗效的因素除患儿年龄外，还与患儿的弯型及脊柱侧凸程度密切相关。在骨骼发育成熟（Risser1~2 级）之前，胸椎 Cobb 角为 25°~35° 的患者进行 Boston 支具治疗常可得到满意效果。而对于 $T_6$ 以上的脊柱侧凸畸形，尽管 Milwaukee 支具被认为最适用于该类侧凸畸形的治疗，但其矫形结果并非十分满意。对于年龄较小且支具矫正效果不佳侧凸持续进展的患儿，可继续考虑支具保守治疗，尽可能推迟手术时间。而对于主弯位置较高且合并下胸椎非结构弯的特发性 EOS 患儿，部分学者选择早期通过

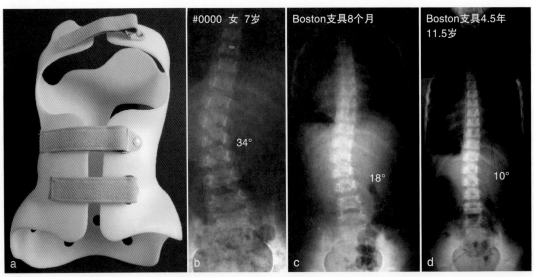

图 10-5-4  Boston 支具实物照（a）；女（#0000），7 岁时初诊特发性早发性脊柱侧凸（b），接受 Boston 支具治疗 8 个月后侧凸降低至 18°（c），持续支具治疗 4.5 年后，侧凸进一步降低至 10°（d）

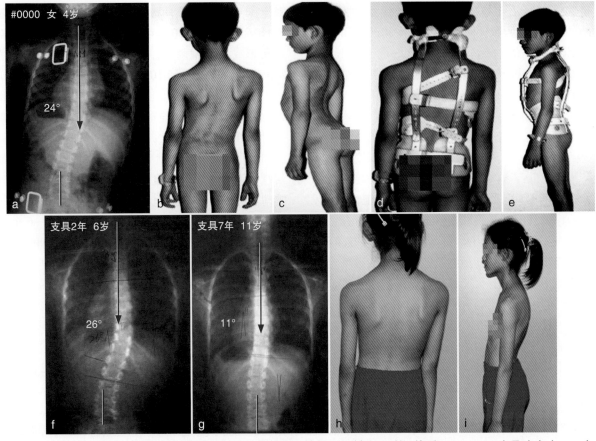

图 10-5-5  女（#0000），4 岁时初诊早发性特发性脊柱侧凸伴躯干倾斜（a~c），接受 Milwaukee 支具治疗（d、e），2 年后侧凸维持稳定，躯干倾斜较前明显改善（f），7 年后侧凸及冠状面平衡良好，较前进一步好转（g~i）

支具治疗，当上胸椎快速进展且合并矢状面后凸时，则进一步选择手术治疗。支具治疗同时也存在一定的并发症，如顶椎区皮肤磨损、皮疹等，在支具佩戴过程中应及时处理，对于难以耐受的患儿应予终止支具治疗。

对于先天性 EOS，支具治疗不适于具有高度进展可能的先天性畸形，仅能用于部分脊柱侧凸进展较为缓慢的先天性 EOS，例如单个完全或部分分节的半椎体或楔形椎或多节段分节不良引起的侧凸，可尝试通过支具治疗控制原发弯进展速度（图 10-5-6）。腋下型支具可能会显著限制胸廓发育，进而会对低龄儿童的呼吸系统发育造成严重影响。Winter 等推荐运用 Milwaukee 支具，这是因为 Milwaukee 支具可在侧凸顶椎区对应的某个局部施加矫形力，这样就可以避免对胸腔发育的限制。这类支具通常对于单个半椎体引起的长跨度柔软胸弯或胸腰弯有效，若侧凸超过 40°或柔软度小于 50%，支具治疗通常无效。需要指出的是，先天性 EOS 的主弯顶椎区难以因支具治疗而有明显改善，但在相对柔软的代偿弯区，则容易受支具控制。同时，对伴随的非角状后凸畸形，施加抗后凸垫，有助于控制后凸畸形。

先天性 EOS 患儿接受融合性手术后佩戴支具是支具治疗的另一重要用途，这样有助于控制脊柱在冠状面和矢状面的平衡，同时又可控制未纳入融合区的代偿弯。实际上，接受生长棒治疗后如出现交界区域并发症，比如锚定点内固定松动、交界性后凸和远端附加现象等，可通过支具进行保守治疗。孙旭等发现无论是融合术后还是生长棒治疗术后并发的近端交界性后凸，都可通过支具治疗获得稳定，避免翻修手术。

对于神经肌源性 EOS，有些医生认为，尽管支具治疗不能改善脊柱侧凸畸形，但也许有助于减缓脊柱畸形的进展，并期望推迟融合手术的时间（图 10-5-7）。然而，文献报道的支具治疗神经肌源性 EOS 的效果十分有限。在一宗 90 例接受支具治疗的神经肌源性脊柱侧凸的病例中，支具治疗成功率不足三成，而且这些成功的病例大多为具有行走能力、胸腰／腰弯或短跨度（平均 5.7 节椎体以内）的患儿。而长跨度的低张性侧凸难以运用支具进行控制。Miller 等回顾分析了一组接受 TLSO 支具治疗的痉挛性四肢瘫的脑瘫患儿，发现支具治疗对控制侧凸进展无效。有学者建议可考虑运用支具治疗提高躯干肌肉的平衡，还可运用胸壁支撑和组合式座椅，利用三点控制原理扶持患儿躯干并解决坐姿平衡。不过，对于脊肌萎缩症（spinal muscular atrophy，SMA）患儿而言，因其本身存在呼吸系统损害，支具治疗会进一步限制呼吸运动，同时对畸形的控制作用也十分有限，故不推荐使用支具。

## 四、手术治疗

### （一）手术指征

各种类型的 EOS，如脊柱侧凸快速进展、Cobb 角大于 50°，支具治疗不能控制或患儿不能耐受支具治疗，当患儿软组织条件及全身状态允许时可考虑手术治疗。

需要指出的是，对于单一半椎体引起的先天

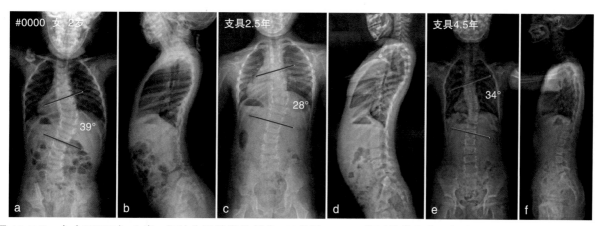

图 10-5-6　女（#0000），2 岁，初诊先天性脊柱侧凸，X 线示 T₉、T₁₀ 楔形椎伴分节不良（a、b），予以 Boston 支具规范化治疗后 2.5 年，主弯 Cobb 角为 28°（c、d）；支具治疗后 4.5 年复查 X 线示畸形控制良好，局部侧凸 Cobb 角为 34°（e），并逐渐出现正常胸椎后凸（f）

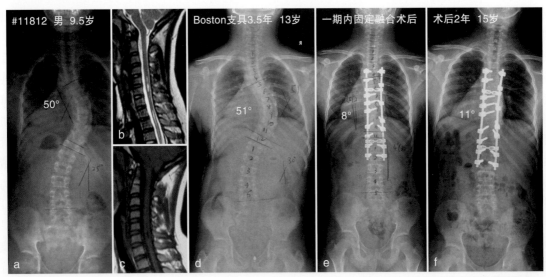

图 10-5-7　男（#11812），9.5 岁，初诊 Chiari 畸形伴脊柱侧凸（a），MRI 检查可见小脑扁桃体下疝及脊髓空洞（b、c）；支具治疗 3.5 年后侧凸较前维持稳定（d）；13 岁时行内固定融合术，畸形纠正满意（e）；术后 2 年，无矫形丢失（f）

性 EOS，除非严重的后凸型脊柱侧凸，否则不主张仅根据初诊时影像学资料而直接选择手术治疗，应使用 CT 和 MRI 检查评估侧凸区域的凸凹侧生长潜能，同时予以密切的随访观察，以量化判断侧凸的进展程度。当凸凹侧生长潜能严重不平衡、侧凸进展迅速、存在单侧未分节骨桥伴对侧完全分节的半椎体、两个连续完全分节的半椎体、伴有局部后凸、出现代偿弯进行性加重时，需要手术干预。在手术时机选择上，孙旭等对比了在 3 岁以前和 3~5 岁行半椎体切除的手术疗效，发现两组患儿术后侧后凸畸形矫正率相似，<3 岁组可能需多固定一个节段，且其围手术期和术后远期并发症显著高于 3~5 岁组；因此对于 2.5~3 岁的无明显后凸的半椎体畸形患儿，可以先行支具治疗，直至 3 岁后或再推迟手术就可能改变手术方案时（如延长固定节段，需要截骨）再行手术治疗。

对于神经肌源性 EOS，主要的手术适应证是严重进展型脊柱畸形，患者出现严重躯干失平衡及骨盆倾斜以致无法维持站立或坐位姿势。失去行走能力的患者，因皮肤溃疡、个人卫生不能自理和无法维持轮椅坐姿等为其日常照顾人员带来极大负担，常驱使患者家庭寻求手术治疗。这类患儿的手术目标往往是恢复脊柱平衡，改善骨盆倾斜，调整坐姿，预防压疮和解放上肢。

综合征性 EOS 如存在快速脊柱畸形进展的风险，可考虑手术。由于这类患者的生长发育可出现提前或迟滞的现象，且多合并系统性病变，因此术前建议行遗传、呼吸、循环、消化（营养）、内分泌和麻醉等多学科联合评估咨询，并权衡某些综合征伴有的严重系统功能障碍对预期寿命的影响。

## （二）手术原则

对低龄 EOS 患儿过早行脊柱融合术弊端较多，如造成躯干短小、躯干／身高比不平衡、曲轴效应、邻近节段退变和心肺功能受损等问题。因此，EOS 的手术治疗原则是：在控制畸形加重的同时，尽可能地保留脊柱的生长潜力，允许胸段脊柱和胸腔的进一步发育，降低手术对脊柱和胸腔生长发育的"干扰"。目前低龄患儿手术多以非融合手术为主，仅对部分特定患儿（如半椎体畸形、短节段分节不良、局部后凸畸形等）选择一期矫形内固定融合手术。

对于大角度和长跨度的 EOS 患儿，当前国际公认的有效的非融合手术是一大类生长型内固定矫形术（growth-friendly techniques）。按照矫形原理，可以分为以周期性撑开为基本特征的生长保留／刺激式（growth preservation/stimulation）、生长引导式（growth guided）和生长调节式（growth modulation）。生长保留／刺激式非融合矫形技术在临床实践中使用最为广泛，包括了生长棒、VEPTR 和磁控生长棒等以定期撑开延长为基本特征的各项技术。生长引导式技术以 Shilla 技术为代表，而椎体凸侧栓系技术则是一种基于生长调节理念的典型技术。

### （三）原位融合和骨骺阻滞术

早年由于儿童内固定器械和截骨技术的缺乏，对于一些躯干倾斜和后凸畸形不明显、Cobb 角和顶椎偏移小的先天性 EOS 进行原位融合或骨骺阻滞术。原位融合手术通过在脊柱畸形区周围植入自体骨或同种异体骨促进局部融合，限制局部畸形的进展，显然单纯的原位融合手术矫形疗效有限；此外单纯的后路长节段融合后脊柱后份生长减慢，前柱的持续生长会导致脊柱出现曲轴现象。

骨骺阻滞术的目的在于抑制凸侧生长，同时通过凹侧的继续生长来缓慢矫正畸形（图 10-5-8）。该术式需要肯定半椎体畸形凹侧脊柱具有良好的生长潜能（如完全分节型半椎体），阻滞区域需跨过半椎体头尾侧相邻椎体各至少一节。但有时根据 CT 和 MRI 结果也难以判断其生长潜能。有些术前认为凹侧有生长潜能的患者，在术后的生长过程中，半椎体的凹侧也发生了自发性融合，从而失去了通过骨骺阻滞平衡左右侧生长以纠正侧凸畸形的可能，术后畸形仍然呈进行性加重（图 10-5-9）。鉴于该两种术式矫形速度慢，效果不可预估，还常需要长时间的支具辅助治疗，故近年来应用较少。

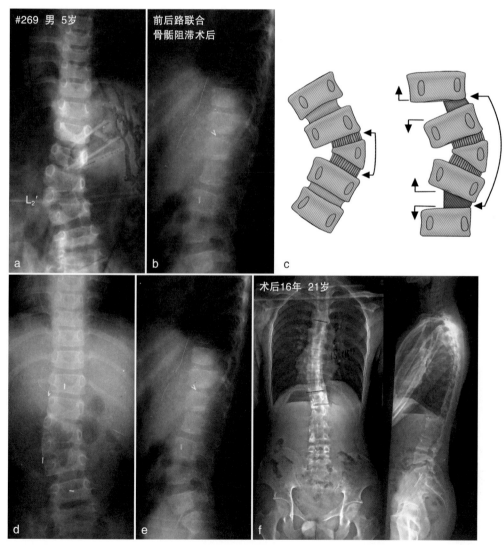

图 10-5-8　男（#269），5 岁，L₂ 半椎体畸形伴脊柱侧凸（a），接受前后路联合骨骺阻滞术，阻滞区域需跨过半椎体头尾侧相邻椎体各至少一节（b、c，c 箭头为切除椎间盘和生长板后的融合范围），从而抑制凸侧生长，同时维持凹侧椎体的生长（d、e），术后 16 年随访胸腰段无明显侧凸，冠状面脊柱平衡均维持良好，但存在上腰椎正常前凸不足（f），可能与前方椎体的骨骺阻滞有关

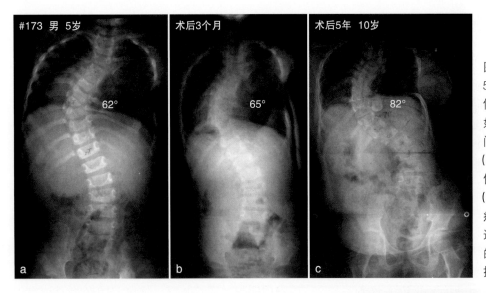

图 10-5-9　男（#173），5 岁时发现 $T_8$ 半椎体畸形伴脊柱侧凸，右侧肋骨缺如，凹侧存在明显的"椎间隙"，被判断有生长潜能（a），接受胸椎凸侧（左侧）$T_5$~$T_{10}$ 骨骺阻滞手术（b），尽管术后配合支具治疗，但术后 5 年随访侧凸进展至 82°，并出现严重的腰椎继发弯和躯干倾斜，提示手术失败（c）

### （四）半椎体切除手术

对于孤立的半椎体畸形，当近端、远端尚未出现明显代偿弯且矢状面无明显后凸畸形时，半椎体切除联合短节段固定可以直接去除致畸因素，同时最大程度保留脊柱生长潜能（图 10-5-10）。但术后注意密切随访固定区域侧凸进展情况。孙旭等回顾性分析了 179 例行胸腰段半椎体切除联合短节段固定手术的患儿，手术时平均年龄为 3.1 岁，术后平均随访 3.5 年后，18 例（10.1%）患儿出现脊柱侧凸进展，平均进展 18.1°。回顾性分析显示术后即刻远端固定椎（lowermost instrumented vertebra，LIV）与中线偏移距离大于 15.1mm 及 LIV 远端椎间隙成角大于 5.5° 是半椎体切除术后的独立危险因素。对于随访时出现侧后凸明显进展的患者，可予以支具对症治疗。

### （五）VEPTR 手术

VEPTR 手术最初用于治疗胸廓发育不全综合征（TIS），通过对胸廓定期撑开来扩大胸廓容积；在撑开的同时，脊柱的畸形也得到一定程度的矫正（详见第 9 章）。后来适应证扩展到伴发有胸廓发育性畸形的各类 EOS 患者（图 10-5-11）。VEPTR 内固定系统主要包括肋骨 - 肋骨连接、肋骨 - 腰椎连接、肋骨 - 骨盆连接三类；其中肋骨 - 肋骨连接主要用于治疗以胸廓畸形为主而脊柱畸形较轻的患者，以期扩张胸廓容积，改善患者呼吸功能。肋骨 - 腰椎及肋骨 - 骨盆连接则主要用于治疗严重脊柱畸形且合并胸廓发育异常的患者，目的在于矫正畸形的同时维持脊柱及胸廓的生长发育。VEPTR 技术撑开间隔与生长棒类似，根据患者的生长发育情况每间隔 6~10 个月可考虑行一次撑开手术。

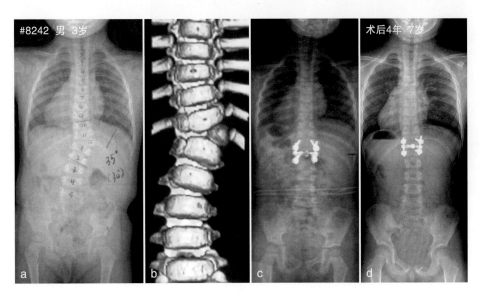

图 10-5-10　男（#8242），3 岁时发现 $T_{12}$ 半椎体畸形伴脊柱侧凸（a），CT 显示半椎体为完全分节型（b），判断为进展型脊柱侧凸，行后路半椎体切除短节段融合术（c），4 年随访矫正维持良好（d）

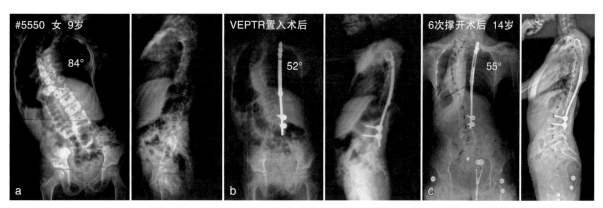

图 10-5-11　女（#5550），9 岁，先天性早发性脊柱侧凸合并凹侧胸廓塌陷（a），因背部凸侧软组织覆盖差，行单侧 VEPTR 手术撑开治疗（b），随访 5 年共撑开 6 次，患者的躯干平衡得到明显改善（c）

文献报道 VEPTR 术后矫形率为 21%～29%，可以有效增加胸廓容积，对合并 TIS 的 EOS 患者有较好的疗效。然而，VEPTR 技术的并发症发生率较高，为 40%～64%，主要包括内固定移位、断裂及皮肤坏死、感染等。有报道显示频繁的手术撑开可导致胸廓僵硬、脊柱失平衡、畸形加重，增加最终融合手术的难度和风险。孙旭等对比了传统生长棒与 VEPTR 技术治疗 EOS 患者的临床疗效，研究结果显示尽管两种技术都可显著矫正脊柱侧后凸畸形同时维持脊柱的生长发育，但 VEPTR 术后的并发症发生率高达 72.7%，显著高于传统生长棒组（54.5%）。因此，VEPTR 技术的应用宜限定于伴有胸廓发育畸形的 EOS 患者。对于合并胸背部软组织薄弱难以覆盖内固定系统及肋骨发育纤细无法承受内固定纵向负荷的患者，因术后并发症发生率较高故不推荐使用该技术。

### （六）生长棒技术

**1. 传统生长棒技术**　传统生长棒技术是目前临床中最常用的撑开式非融合矫形技术。根据内固定方式，又分为单侧生长棒和双侧生长棒。一般在主弯近端（多在上胸椎）固定 2～3 个节段，远端在腰椎固定 2～3 个节段，肌肉内穿棒，近端和远端棒间使用多米诺或套筒的方式连接。早期的生长棒治疗多以单侧生长棒为主，并取得了一定的临床疗效；但由于单棒技术中上下锚定点及单棒所承受的应力较集中，内固定物相关的并发症发生率较高，达 24%～42%。Thompson 等和 Akbarnia 等相继对比单侧和双侧生长棒治疗 EOS 的临床疗效，研究结果显示，尽管单侧生长棒和双侧生长棒都能取得较满意的矫形效果，但相比单侧生长棒，双侧生

长棒具有以下优点：①初次手术矫正率高，随访过程中矫形效果维持好，文献报道至生长棒患者"毕业"前，其矫正率高达 51.3%～71.7%；②更好地维持脊柱生长，$T_1$～$S_1$ 高度平均每年增加 1.49～2.02cm；③并发症的发生率较单侧生长棒低，由内固定相关并发症导致的计划外手术次数显著减少，可能与双侧生长棒可以更好地分散应力、更好地控制脊柱有关。故对于脊柱双侧及后背软组织条件良好的患者推荐使用双侧生长棒治疗，以期获得更好的侧凸矫形率和稳定性（图 10-5-12）。只有对严重后凸型畸形和后背畸形严重，软组织覆盖差的患者考虑仅在凹侧置棒，随着软组织条件的改善，可在随访时于凸侧置入另一根棒。

尽管该技术被广泛地应用于 EOS 患者的治疗，但对于重度 EOS 患者而言，传统生长棒技术在治疗过程中存在较大的局限性，首先，该类患儿外观上体型多呈瘦小及营养不良状态，这主要缘于严重的侧后凸畸形压迫腹腔，导致腹腔容积减少，进而影响进食量、食物的消化及营养的吸收。其次，重度 EOS 患者常合并呼吸功能异常。虽然早期呼吸功能可通过机体的代偿而并未出现明显的临床症状，但随着年龄的增加和侧后凸畸形的进展，胸廓塌陷及脊柱对胸腔的压迫导致胸廓容积逐渐减小，肺功能损害进一步加重，呼吸功能可由代偿转为失代偿，严重者甚至会出现低氧血症、发绀、肺心病甚至呼吸衰竭。再者，重度 EOS 患者软组织条件常较差，内固定置入常较困难。对于重度 EOS 患者（侧后凸＞90°），可考虑术前行辅助 Halo- 重力牵引（图 10-5-13），目的在于：①降低侧凸 Cobb 角，同时改善后凸畸形，保证生长棒内固定物在较小的 Cobb 角下成功置入；②改善患者一般

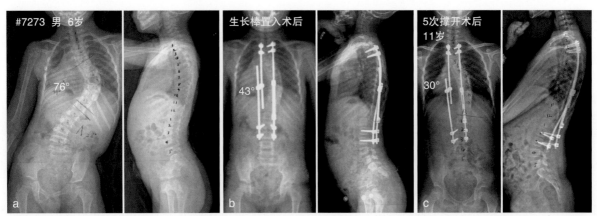

图 10-5-12　男（#7273），6 岁，特发性早发性脊柱侧凸（a）；接受传统生长棒治疗，术后脊柱侧凸较前显著改善（b）；随访 5 年共撑开 5 次，侧凸维持稳定（c）

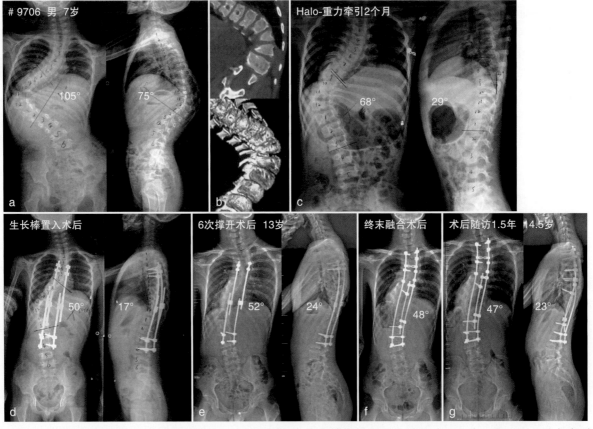

图 10-5-13　男（#9706），7 岁，先天性 $T_{10}$、$T_{11}$ 楔形椎伴早发性脊柱侧后凸畸形（a、b）；予 Halo‐重力牵引 2 个月后，脊柱侧后凸畸形较前显著改善（c），行传统双侧生长棒治疗（d）；共撑开 6 次后，脊柱高度较前显著增加（e）；此时 Risser 征已达 4 级，遂接受终末融合手术（f），术后随访 1.5 年提示侧凸维持稳定（g）

状况及营养状态，通过 Halo‐重力牵引可以在增加脊柱高度的同时增加腹腔容积，改善对营养的吸收，增加体重；③改善患者呼吸功能，牵引后可显著增加胸椎高度，增加胸廓容积，改善呼吸功能；④增加脊髓对术前、术中牵拉的耐受性，降低脊髓、神经损伤风险；⑤改善躯干平衡，松解凹侧发育不良的软组织，降低手术内固定置入难度；⑥改善术前骨盆倾斜，有利于术中冠状面脊柱‐骨盆平衡的重建。

南京鼓楼医院对于 EOS 患者术前牵引的适应证为：① Cobb 角大于 90°严重僵硬性脊柱侧凸畸形，柔韧性低于 30%；②严重脊柱侧凸畸形伴严重心功能不全，心功能评价或超声心动图提示心力衰竭或肺动脉高压，预测无法耐受手术；③严重脊柱侧凸畸形伴严重呼吸衰竭，无法耐受手术患者；④严重脊柱侧凸畸形伴神经损害进行性加重。牵引过程中定期复查全脊柱正侧位片、心肺功能指标等，综合评估确定牵引重量及牵引周期。

生长棒置入手术后需要每间隔 6~10 个月进行一次撑开手术。撑开适应证选择主要依据患者的年龄和生长速度：对于小于 6~7 岁的患者，撑开间隔约为 8 个月，每次撑开 1~1.5cm；对于 7 岁至 Risser 征 1 级的患者，撑开间隔可延长至 10 个月左右，每次撑开小于 2cm。需要注意的是在随访撑开过程中，不能参照既往文献中待侧凸进展增加 15° 撑开一次，间隔时间过长可造成软组织挛缩。撑开术中予两下肢牵引，以减少撑开力对内固定在骨组织上的切割，同时注意根据躯干倾斜情况行左右不对称撑开。

曾有不少医生尝试使用生长棒治疗神经肌源性脊柱侧凸，然而结果并不理想。文献中有关于对Ⅰ或Ⅱ型脊肌萎缩症使用生长棒（growing rod, GR）的报道，但并发症发生率相对较高。也有对于继发于脑瘫 EOS 病例的尝试，并发现 LIV 固定于骨盆者可实现较为满意的骨盆矫正。然而大部分病例都罹患 1 种及以上的并发症，特别是与内固定有关的并发症，且有三成患者出现深部感染。因此，目前认为对于大脑性瘫痪引起的 EOS，应谨慎使用生长棒技术。

**2. 磁控生长棒技术**　磁控生长棒（magnetically controlled growing rod, MCGR）技术通过将磁性物质置于连接套筒中，使用遥控装置在体外进行生长棒的撑开操作；可以避免传统生长棒技术中因频繁撑开操作导致的多次麻醉和手术创伤。研究报道该技术可以有效矫正畸形，其矫形率为 40.6%~56.7%，同时维持脊柱继续生长（1.12~1.44cm/ 年）。尽管该技术相比传统生长棒技术可减少患者手术次数，但随访治疗过程中并发症发生率并不低，包括体内金属棒撑开困难、近端交界性后凸及内固定失败等。Cheung 等分析了 MCGR 治疗 EOS 患儿术后远期疗效（随访 6 年），10 例患儿中 7 例发生近端交界性后凸及内固定失败，翻修率高达 40%。目前该技术仍在进一步完善中，接受该技术的病例数较少，其远期疗效仍需密切随访和总结（手术方法详见第 29 章第四节）。

### （七）Hybrid 生长棒技术

对于存在成角畸形伴较长代偿弯的先天性早发性脊柱侧凸患者，单纯应用生长棒技术容易出现内固定失败；此外，由于传统生长棒对顶椎区畸形的"旷置"，先天性早发性脊柱侧凸畸形患者顶椎区残存的不对称生长潜能会进一步加重脊柱侧后凸畸形，进而增加并发症的发生率。因此，国内外学者提出联合应用顶椎区短节段内固定融合手术联合非融合技术治疗先天性 EOS，即通过在侧凸顶椎区进行截骨及短节段融合矫正主弯畸形，同时降低顶椎区不对称生长潜能、消除引发脊柱侧凸的原发因素，在此基础上加用生长棒控制代偿弯畸形并维持脊柱和胸廓的生长发育。目前该技术的主要适应证包括：①顶椎区椎体形成不良或半椎体畸形所致长节段侧后凸畸形，上下端累计范围超过 8 个椎体（图 10-5-14）；②顶椎区高度旋转，存在较大的不对称生长潜能（图 10-5-15）；③在生长棒技术治疗过程中，如出现严重的肩部倾斜或躯干失平衡时，顶椎旋转加重，出现短弧甚至角状侧凸畸形，也可考虑在撑开手术中采用补充的截骨和短节段固定手术恢复脊柱和肩部平衡（图 10-5-16）。仉建国等和孙旭等相继报道了 Hybrid 生长棒能够增加侧后凸畸形矫正率，同时还可有效降低术后并发症的发生率。推荐在这种 Hybrid 生长棒手术中置入双侧生长棒；对于严重脊柱后凸型或软组织条件差者，可使用单侧生长棒。

尽管 Hybrid 生长棒技术初期的结果令人满意，但顶椎区融合对患者生长发育及对术后并发症的影响尚有争议。首先顶椎区截骨手术对术者的手术技术要求高，操作不当在增加患者创伤的同时存在截骨相关并发症可能。其次截骨短节段固定融合后顶椎区可能残存较大的应力，也会增加术后并发症的发生率。Farooq 等对比分析了生长棒伴与不伴顶椎融合患者术后矫形效果，结果显示顶椎融合组患儿术后断棒的发生率（42%）显著高于顶椎未融合组患者（35%）。可能的原因在于顶椎区融合导致脊柱的僵硬，增加了生长棒的局部应力，导致术后断棒的发生。Thompson 等对比分析顶椎区融合与顶椎区未融合的生长棒治疗患者，至末次随访时，顶椎区融合组患者脊柱生长速率显著低于未融合组患者。但仉建国报道接受 Hybrid 生长棒治疗患者的脊柱平均生长速率（1.23cm/ 年）与传统生长棒技术无显著差异。孙旭等对比分析 Hybrid 生长棒与传统生长棒技术治疗先天性 EOS 临床疗效，研究结果显示 Hybrid 生长棒可以更好地矫正脊柱侧凸畸形、维持脊柱躯干平衡；在维持脊柱纵向生长方面，Hybrid 生长棒组 $T_1 \sim S_1$ 生长速度略低于

传统生长棒组，但差异无统计学意义。可能的原因在于 Hybrid 生长棒技术中通过局部截骨得以消除脊柱凹凸侧不对称性生长潜能，辅助生长棒技术可以控制脊柱侧凸的进展，同时最大程度维持残存脊柱的纵向生长。

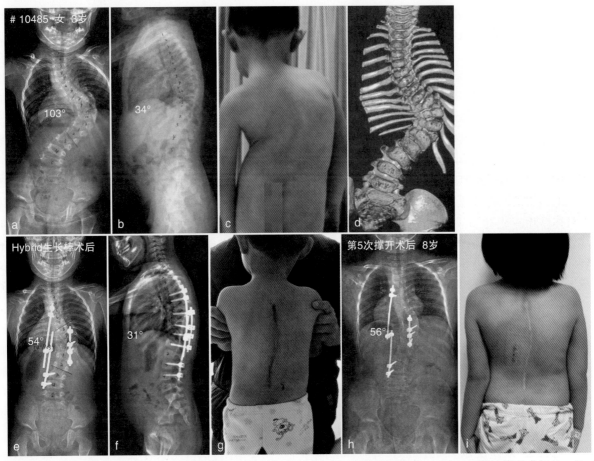

图 10-5-14　女（#10485），3 岁，早发性脊柱侧凸畸形合并 $T_9$、$T_{11}$ 半椎体畸形（a~d）；一期后路手术行 $T_9$、$T_{11}$ 半椎体切除及凸侧短节段融合，因凸侧空间有限，仅在凹侧予生长棒撑开（e~g）；随访 5 年共撑开 5 次，脊柱侧凸畸形矫正维持良好（h、i）

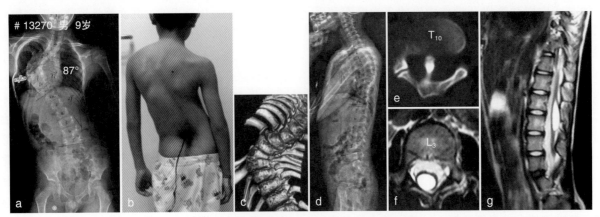

图 10-5-15　男（#13270），9 岁，先天性早发性脊柱侧凸畸形，CT 检查可见顶椎区椎体发育异常呈楔形伴凹侧分节不良，横断面平扫可见脊髓纵裂，MRI 可见脊髓栓系伴空洞，位置对应于体表异常毛发处（a~g）

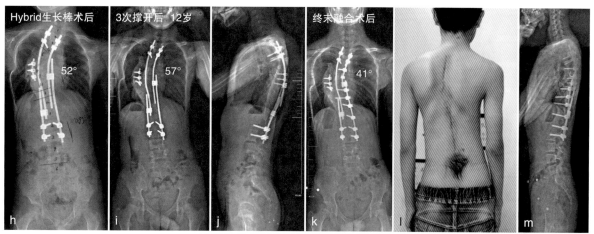

图 10-5-15（续）　予一期后路手术行顶椎区三柱截骨及凸侧短节段融合，侧凸的近端及远端予生长棒撑开，术后侧凸畸形较术前显著好转，躯干恢复平衡（h），随访 3 年共撑开 3 次（i、j），予以终末融合术，术后矫形效果满意（k~m）

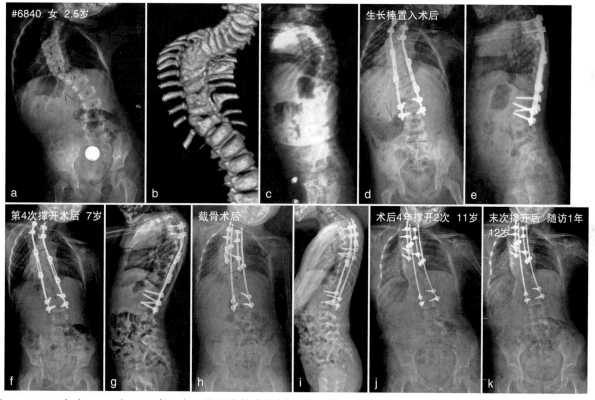

图 10-5-16　女（#6840），2.5 岁，先天性早发性脊柱侧凸伴严重躯干倾斜（a），可见整个胸椎多发半椎体伴部分椎体分节不良（a~c），予以双侧生长棒治疗（d、e），撑开 4 次后患者躯干冠状面出现肩部失平衡加重及颈部倾斜（f、g），考虑到继续撑开可能加重躯干失平衡与肩部失平衡伴颈部倾斜之间的矛盾，遂于第 5 次撑开术中同时行 T₄ 顶椎区截骨短节段固定融合术，术后冠状面平衡较前显著改善（h、i），术后随访 4 年继续行 2 次撑开手术（j），末次撑开后，随访 1 年，脊柱平衡及矫形效果较满意（k）

### （八）Shilla 矫形技术

Shilla 矫形技术是一种生长引导式矫形术，其技术原理如下：

在侧凸顶椎区予 3~4 对椎弓根螺钉固定融合，上下端椎置入带滑槽的椎弓根螺钉，并在上下两端椎处预留一定长度的钛棒，通过棒在未锁定椎弓根螺钉中的自动滑动，使内固定系统随着脊柱的生长自行延长（图 10-5-17），以避免生长棒技术的反复撑开而增加手术次数和并发症。需要注意的

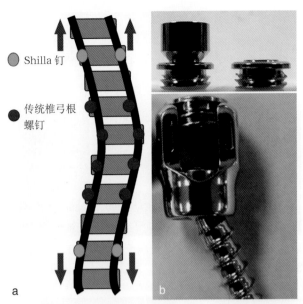

图 10-5-17　Shilla 生长棒模拟图（a），内固定近端及远端均使用 Shilla 钉，术中示意图（b），Shilla 螺钉属多轴滑槽螺钉，螺钉尾端有一锁帽，但对棒不起固定作用，允许棒在其中滑动，与棒相连形成可随着脊柱纵向生长而纵向滑动的引导脊柱生长的结构

是，顶椎区显露时采用骨膜下剥离，在直视下置入螺钉，矫形固定后予以植骨融合；而两端滑动区在肌层间隙间透视或导航下置入螺钉，以避免出现自发性融合；顶椎区要通过各种矫形操作，尽可能实现局部畸形去旋转和最大化的矫正；术后需支具保护 3 个月。在一项多中心研究中，Luhmann 等报道 Shilla 技术可实现与传统双侧生长棒相当的畸形矫正和脊柱生长效果。10 例患者术后 2 年随访时脊柱侧凸的矫形率可达 51.8%，肺有效容积值增加了 13%，$T_1 \sim T_{12}$ 高度平均增加了 12%。Wilkson 等分析了 21 例行 Shilla 生长棒治疗的患者，矫形效果与 Luhmann 等报道结果相近，证明了该技术的可行性。尽管 Shilla 技术的设计理念是试图通过减少手术次数来降低手术相关并发症，但在自行滑动过程中的金属磨损等导致的并发症发生率并不低；其并发症发生率约为 50%，包括内固定相关并发症和伤口感染。此外，使用该技术时，若生长幅度超出内固定棒可滑动范围，则需要更换所有内固定，这会带来一定的经济问题，在选择该技术时需要充分考虑这些因素。

## （九）椎体生长调控手术

生长调控式矫形技术以椎体凸侧栓系技术

（vertebral body tethering，VBT）（手术方法详见第 29 章第四节）和门型钉凸侧阻滞技术（vertebral body stapling，VBS）为代表。其原理以 Hueter-Volkmann 定律为基础，通过前路在顶椎区凸侧置入栓系绳（图 10-5-18）或门型钉后，椎体凸侧生长板因受到较大的压应力将致纵向生长减速，而凹侧生长板因压应力减小而致生长增速，以此实现调节脊柱重新趋于生长平衡。在栓系技术中，需结扎置椎体钉处的节段血管，注意保护椎间盘，置入椎体钉后，用一根聚乙烯拴绳穿过各钉尾部，再用螺栓依次拧紧，拧紧前注意适度收紧拴绳以部分矫正侧凸；在凸侧阻滞术中，注意保护节段血管，先使用试模装置加压与椎体凸侧以减小畸形，然后放置形态记忆合金门型钉，应跨越顶椎区凸侧椎间盘固定，理想固定处应邻近椎体终板，在矢状面上宜位于肋骨头前缘。Betz 等分析了 39 例患儿行 VBS 治疗的疗效，术前平均脊柱侧凸角度 52°，术后 1 年随访结果显示约 87% 的患者侧凸进展小于 10°，术后 2 年随访时约 78% 的患者侧凸进展小于 10°。Samdani 等报道 32 例患儿行 VBT 治疗后侧凸角度由 42.8° 降低至 21°，术后 2 年随访时脊柱侧凸角度进一步降低至 13.5°。值得一提的是，这种生长调控式矫形技术术后并发症发生率并不低，包括内固定脱出、断钉、气胸、胸腔积液和肠系膜上动脉综合征等。此外，文献报道对于 Risser 征小于 0 级的患儿，VBT 和 VBS 都存在过度矫正的风险，因此该类技术主要适用于生长发育尚未成熟的青少年特发性脊柱侧凸或接近青春期的特发性脊柱侧凸，而非低龄的 EOS 患儿。

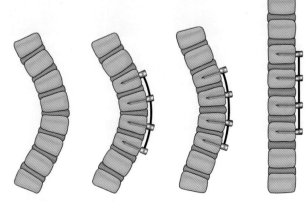

图 10-5-18　椎体凸侧栓系技术示意图，在顶椎区凸侧置入椎体后安装缆绳，适度收紧，椎体钉 - 缆绳结构形成对侧弯凸侧的栓系

### （十）生长棒手术后终末期融合手术

接受生长棒治疗的 EOS 患者，在终止撑开治疗后，部分需要在原内固定基础上行终末融合手术治疗。何时进行终末期融合手术，这依赖于对特定患者行个体化的评估，评估包括以下方面：①对脊柱生长潜能的评估。生长棒手术治疗 EOS 最基本的前提是患儿脊柱存在较大的生长潜能，在后续的撑开随访中，对于患者年龄超过 11 岁、髋臼 Y 软骨闭合或 Risser 征≥2 级，可考虑结束撑开。在遇到社会学年龄与骨龄不匹配时，建议以髋臼 Y 软骨闭合或 Risser 征≥2 级为准。有时，坐高参数在一定程度上也可反映患者胸椎高度和双下肢比例。②对脊柱固定区域内生长潜能的重点评估。对于先天性 EOS 患儿，顶椎区椎体常合并广泛融合或分节不良，影响椎体的生长发育潜能；部分严重的 EOS 患儿，椎体受局部应力的影响，生长潜能亦较差。对于上述患者，即使全身骨骼存在较大的生长潜能，但反复的撑开手术并不能增加脊柱的生长空间，因此可适当考虑提前终止撑开手术（图 10-5-19）。③对患儿手术治疗目标的评估。伴严重骨盆倾斜的神经肌源性 EOS 患儿，有迫切的端正坐姿和解放上肢的需求。此时即使患儿有较大的生长潜能，也需要考虑终止撑开手术，改用融合手术重建骨盆平衡以提高生活质量。④对疗效的评估。在随访撑开过程中，随着手术次数的增加，脊柱后份也会出现广泛的自发性融合，这是影响生长棒手术后

续撑开矫正效果的重要因素，这种影响在经过 5 次撑开后尤其明显，可撑开距离呈递减趋势。当出现脊柱广泛的自发性融合后，继续撑开矫形难以达到预期目的，可考虑结束撑开。⑤对并发症的评估。需严密关注在生长棒治疗过程中并发症对患者的影响，对于反复出现断棒、断钉、脱钩或皮肤破溃的患者，在确保患者无明显胸廓发育畸形、胸椎高度大于 18cm 时，也可考虑提前终止撑开。

生长棒手术后的终末期融合手术，由于此前反复的撑开手术造成脊柱广泛自发性融合及僵硬度的增加，致使矫正率常较低。孙旭等报道 16 例 EOS 患者行终末矫形融合手术后侧凸矫正率仅为 14.1%。此外，终末融合手术也会增加患者麻醉及手术的风险，因此并非所有 EOS 患者完成撑开之后都需要行终末融合手术（图 10-5-20）。对于该部分患者，广泛的自发性融合可以防止脊柱侧凸的快速进展，且原内固定留存体内可起内支撑作用，故而不建议去除原生长棒内置物。此类患者的自发性融合有可能随时间变得越来越"坚固"从而使脊柱获得稳定。邱勇等建议，EOS 患者"毕业"若满足以下条件时，可不行终末融合手术：①脊柱冠状面上侧凸角度小于 50°，且平衡满意；②矢状面上无明显后凸畸形；③外观畸形不严重；④无内固定并发症。但需要与部分患者家属正确沟通，并定期随访观察，待侧凸畸形明显进展及出现相关并发症时予行终末融合手术（图 10-5-21、图 10-5-22）。

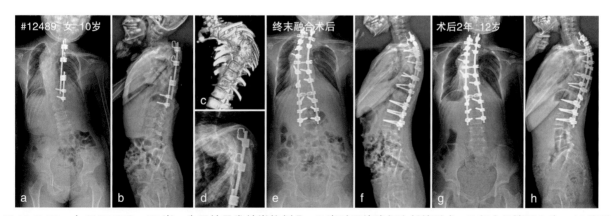

图 10-5-19　女（#12489），10 岁，先天性早发性脊柱侧凸，5 岁时于外院行生长棒手术，5 年内共撑开 3 次，10 岁时 X 线及 CT 检查可见顶椎区椎体广泛融合（a~c），脊柱侧凸区内已几乎没有生长潜能，即使重新更换生长棒，也难以获得更多生长，且矢状面近端内固定脱出（d），遂提前终止撑开，行终末矫形融合手术，术后矫形效果满意（e、f），术后 2 年随访示脊柱平衡均维持良好，无矫正丢失（g、h）

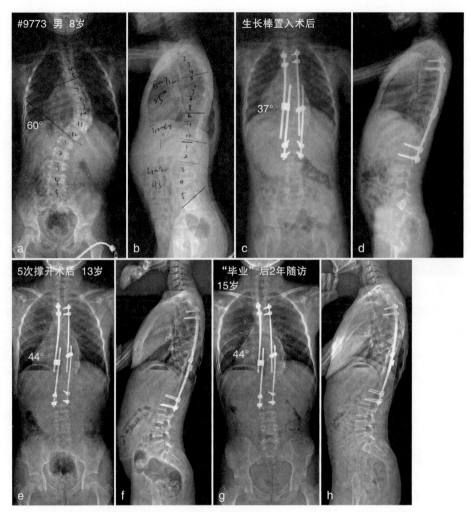

图 10-5-20　男（#9773），8 岁，神经纤维瘤病伴早发性脊柱侧凸（a、b），予以传统生长棒治疗术后侧后凸较术前显著改善（c、d）；随访 5 年共撑开 5 次，侧凸维持稳定，脊柱高度较前显著增加（e、f），13 岁"毕业"时脊柱冠状面、矢状面平衡维持良好，侧凸度数较小，无后凸、无内固定相关并发症，可接受随访观察，15 岁时随访提示内固定位置良好，侧凸较前无显著进展（g、h）

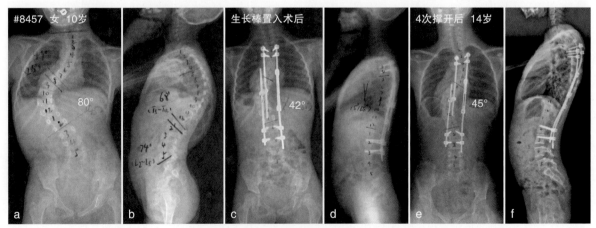

图 10-5-21　女（#8457），10 岁，神经肌源性脊柱侧凸畸形（a、b），初次传统生长棒置入术后侧后凸较术前显著改善（c、d）；随访 4 年共撑开 4 次，侧凸维持稳定，脊柱高度较前显著增加（e、f）

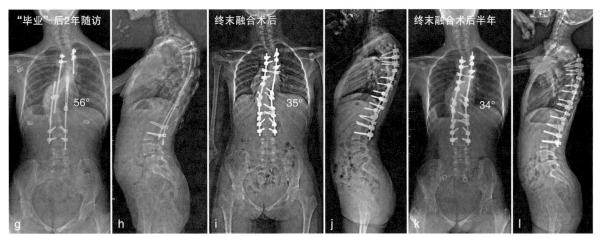

图 10-5-21（续）"毕业"时脊柱冠状面、矢状面平衡维持良好，予以随访观察，2 年后出现断棒，且侧凸畸形较前加重、出现近端交界后凸（g、h），予以终末融合矫形（i、j），术后侧凸明显改善，术后随访半年提示侧凸维持稳定（k、l）

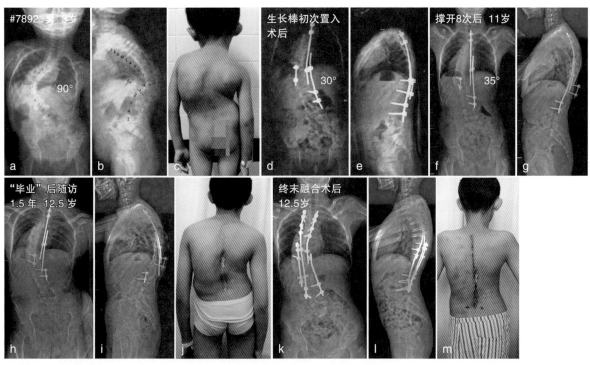

图 10-5-22　男（#7892），3 岁，先天性 T$_{11}$ 半椎体伴重度侧后凸畸形（a~c），行 Hybrid 生长棒技术（切除 T$_{11}$ 半椎体凸侧短节段固定融合加凹侧生长棒），术后侧后凸较术前显著改善（d、e）；共撑开 8 次，脊柱及胸椎高度较前显著增加，侧凸维持稳定且矢状面、冠状面平衡维持良好（f、g），遂予以随访观察；1.5 年后出现断棒（h~j），予以终末融合矫形，术中行三柱截骨手术，术后侧后凸明显改善（k~m）

### （十一）一期内固定矫形融合手术

EOS 患儿的手术治疗除非融合手术外，对部分年龄较大的儿童亦可考虑应用一期融合手术矫正脊柱侧凸。Pawelek 等开展一项多中心回顾性研究，对比分析 9~11 岁特发性 EOS 患者接受一期后路内固定矫形融合术和行生长棒治疗术之间的临床疗效。两组患者术前按照 1∶1 比例匹配年龄、侧凸角度及侧凸位置，同时接受生长棒治疗患儿均完成终末融合手术；最终两组患者各纳入 11 例患者，平均年龄分别为 10.8 岁（范围为 10.0~11.6 岁）和 10.1 岁（范围为 9.2~11.4 岁）。研究结果显示，一期内固定矫形融合术组侧凸矫正率显著高于生长棒组；而生长棒组脊柱生长高度（T$_1$~S$_1$）和胸椎生长高度（T$_1$～T$_{12}$）略高于一期内固定矫形融合术组，但结果无统计学差异。两组在脊柱生长方面无显著差异的可能原因在于：①一期内固定矫形融合组在融合手术时可以通过更高的矫正率获得更多的脊柱高度。②生长棒组最终融合节段较一期融合组长1.6个节段，影响了邻近区域椎体的自然生长（以远端固定节段为例，生长棒组在末次融合时多终止于L$_3$甚至L$_4$，而一期融合组多终止于L$_2$或L$_3$）。徐亮等对比9～11岁先天性EOS患者行一期后路固定融合术和非融合手术（包括生长棒和VEPTR技术）之间的临床疗效。研究结果与特发性EOS患者结果类似，即一期内固定融合手术患儿末次随访时脊柱高度与非融合手术组相当，但矫形疗效显著优于非融合手术组，且术后并发症发生率更低。上述研究结果提示，对于年龄较大且发育较成熟（大于9岁且胸椎高度大于18cm）的特发性及先天性EOS患儿，可适当考虑直接接受一期内固定融合手术，以减少创伤，降低生长棒相关并发症的发生率。

目前邱勇等主要将该类手术策略应用于较为复杂且年龄偏大的EOS患儿，主要包括合并多节段分节不良、脊柱"预固定区"生长潜能较低的患儿（图10-5-23）。此类患儿虽然年龄较青少年偏低，具有较大的"全身生长潜能"，但脊柱畸形区可能因椎体先天性融合、分节不良或椎间隙狭窄等因素，此区域内脊柱自身生长潜能不大，还是可以考虑行内固定矫形融合手术，只是内固定尽可能少进入正常的脊柱区。需要向家属解释的是，成年时存在身高"偏矮"或躯干下肢比例不对称等现象，其主要原因并非早期融合手术，而是因脊柱自身的生长异常。对于这类患者，如通过支具或生长棒技术强行推迟融合手术，因畸形加重和自发性融合将使终末期矫形手术十分困难，获得的身高增加量未必超过脊柱畸形进行性加重后的身高丢失。

一期内固定融合手术的另一指征是合并角状后凸型重度EOS患儿（图10-5-24），因存在严重的角状后凸，生长棒内固定物常难以置入。而且，由于后凸角度较大，术后内固定断棒的发生率极高。此外，这种脊柱本身不稳定，存在潜在的神经并发症，有些甚至术前已开始出现旋转半脱位。生长棒跨越顶椎区仅固定上下端椎，并不能固定顶椎区，随着脊柱侧后凸畸形及旋转半脱位的进展，术后神经并发症风险极高。对于该类患儿，可考虑术前行辅助牵引治疗，随后进行一期内固定融合手术。

接受生长棒手术的神经肌源性EOS患儿，可能需要面对手术后更高的畸形进展风险、内固定并发症、反复手术引起的切口感染风险及骨盆倾斜难以纠正等问题。因此，对于一些大龄或接近青春期的神经肌源性EOS患儿，特别是无独立行走能力者，一期融合手术的成本-效果比可能比生长棒手术更高。在一项前瞻性多中心研究中，Yaszay等报道了14例于平均年龄9.7岁（范围为8.3～10.8岁）时接受融合手术的脑瘫伴脊柱侧凸病例。这组病例平均术前主弯84°、骨盆倾斜25°，术前均为髋臼Y软骨未闭。术后经过至少2年以上的随访，主弯矫正至30°（矫正率65%）、骨盆倾斜为6°（矫

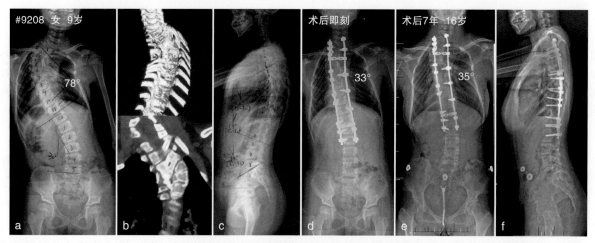

图10-5-23 女（#9208），9岁，先天性中上胸椎连续半椎体畸形合并凹侧分节不良，CT平扫及三维重建示顶椎区椎体明显融合，此区的生长潜能较低（a～c）；尽管髋臼Y软骨未闭合，可以行一期矫形融合手术，且患者脊柱柔韧性良好，未行三柱截骨，术后矫形效果良好（d）；术后7年随访示脊柱平衡维持良好，无明显矫正丢失（e、f）

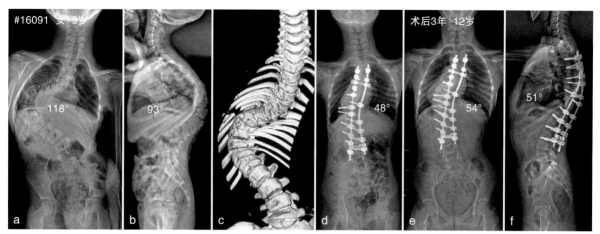

图 10-5-24　女（#16091），9 岁，先天性重度脊柱侧后凸畸形（a~c）；考虑患者角状侧后凸畸形，尽管髋臼 Y 软骨未闭合，仍予以一期矫形融合手术，术后矫形效果良好（d）；术后 3 年随访示脊柱平衡维持良好，无明显矫正丢失（e、f）

正率 76%）。术后 1 例发生深部感染，1 例断棒。生活质量评分从术前的 47 分提高到 58 分。Yaszay 等认为，对于接近 90° 的脊柱侧凸，融合手术可以实现满意的影像学矫正效果并提高生活质量。显然，对于 8~10 岁的侧凸角度较大的神经肌源性 EOS 患儿，一期融合手术也是一个重要选择。

## 五、非融合技术术后并发症

尽管各非融合技术都能取得较为满意的矫形效果，临床医生应充分认识非融合技术术后并发症发生情况，并及时识别，合理干预。目前文献中报道的并发症主要包括内固定失败、近端交界性后凸（PJK）、自发性融合、皮肤破溃及感染。为方便临床医生间的沟通，SRS 和 GSSG 组织同时提出了"EOS 手术治疗并发症分级"指南，详细描述了术后并发症情况（表 10-5-1）。

| 表 10-5-1 | EOS 手术治疗并发症分级 | |
| --- | --- | --- |
| 分级 | 植入物相关并发症 | 疾病相关并发症 |
| Ⅰ级 | 无需计划外手术 | 可内科门诊处理 |
| Ⅱ级 | 需要计划外手术 | 需住院内科处理 |
| ⅡA级 | 需要 1 次计划外手术 | 需住院内科处理 |
| ⅡB级 | 需要多次计划外手术 | 需住院内科处理 |
| Ⅲ级 | 需终止生长调控技术 | 需终止生长调控技术 |
| Ⅳ级 | 死亡 | 死亡 |

### （一）内固定失败

内固定失败主要包括断棒、脱钩（图 10-5-25）、螺钉切割、螺钉拔出和螺帽松动等情况。以往一些学者报道了导致内固定失败的危险因素，包括初始手术的年龄过低、使用单棒、不锈钢棒、多次撑开操作、皮下置棒、胸椎过度后凸、初始或残余侧凸角度过大、撑开间隔时间过长等。

断棒的发生率与金属棒疲劳和生物力学强度密切相关，使用单棒的断棒率远远高于双棒。孙旭等将接受生长棒治疗的患儿根据后凸角度大小分为后凸组（胸椎后凸 ≥ 50°）与非后凸组（胸椎后凸 <50°），发现后凸组术后并发症的发生率高达 76.5%，包括断棒、螺钉松动、螺帽松动、皮肤破溃、近端及远端交界性后凸等，其发生率显著高于非后凸组（33.3%）。对于后凸型 EOS 患儿，脊柱的双侧使用生长棒并发症的发生率显著低于单侧生长棒，同时术中置棒前应对连接棒进行适当的预弯，以分解胸椎后凸产生的局部应力。此外，Watanabe 等发现撑开次数 >6 次以后，并发症的风险明显增加。Bess 等报道患者接受第 7 次撑开手术时，发生并发症的风险为 49%，第 11 次撑开手术时风险增加到 80%。这些危险因素也与南京鼓楼医院脊柱外科的临床经验相吻合。传统的生长棒技术需要定期、多次撑开，但两次撑开之间，上下固定椎之间脊柱处于相对固定状态，脊柱的持续生长会潜在增加两侧的应力，最终导致锚定点并发症（如拔钉、断钉和脱钩等）的发生，因此治疗期间需要定期行手术撑开治疗。同时，反复的撑开操作也使固定点的螺钉面临松动的风险。

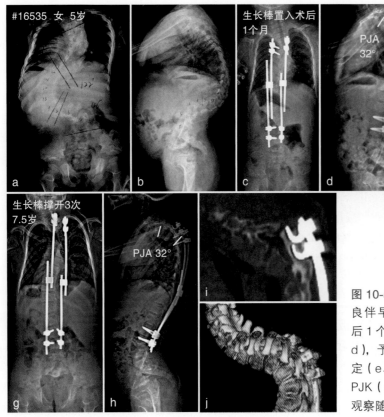

图 10-5-25　女（#16535），5岁，骨软骨发育不良伴早发性脊柱侧凸（a、b）。行生长棒撑开术后 1 个月，矢状面近端出现 PJK 和螺钉拔出（c、d），予以翻修手术向近端延长一个节段、椎板钩固定（e、f）。行生长棒撑开治疗 3 次后，矢状面出现 PJK（g、h），而 CT 重建近端骨质融合尚可，予以观察随访（i、j）

### （二）近端交界性后凸

近端交界性后凸（proximal junctional kyphosis，PJK）是生长棒术后形态学相关的最常见并发症（图 10-5-26），文献报道其发生率高低不一，可能与随访时间、研究样本和手术方案等因素相关。El-Hawary 等发现生长棒初次置入术后 PJK 的发生率为 20%，随访时间不少于 2 年时 PJK 的发生率为 28%。而邱勇等报道的双侧生长棒病例经平均随访 4 年后，PJK 发生率为 23.3%。由此可见，PJK 在早发性脊柱侧凸术后的发生率较高，因此需要得到足够的重视并及时采取干预措施，以避免 PJK 的进展或加重，造成严重的局部皮肤并发症。

当前研究认为，PJK 的发生可能与两类因素有关，一是脊柱-骨盆矢状面序列，二是手术因素。孙旭等报道后凸型（胸椎后凸 ≥ 50°）EOS 患者行生长棒治疗术后 PJK 的发生率（29.4%）约为非后凸型组（13.3%）的 2 倍。Watanabe 等报道生长棒治疗的 EOS 患者中 PJK 发生率为 26%，并认为胸椎后凸角大于 60° 是术后 PJK 的独立危险因素。可能的原因在于后凸型 EOS 患者生长棒承受较大的应力负荷，当负荷传导至近端及远端的锚定点时，会显著增加交界区的应力，最终导致近端

交界性后凸的发生。生长棒术后近端交界区失败（proximal junctional failure，PJF）主要为锚定点的螺钉松动或脱钩，同时伴有 PJK 发生（图 10-5-25）。对于大多数发生 PJK 的患者可予以随访观察，待终末手术时予以处理。但发生 PJF，则需要计划外手术翻修近端锚定点。

关于手术因素对 PJK 发生的影响，研究关注的焦点主要集中在内固定类型、UIV/LIV 的选择及手术方式。Cammarata 等建立了脊柱畸形患者的脊柱模型以研究 PJK 的生物力学因素，结果显示双侧关节突关节切除和后纵韧带切除均显著增加术后 PJA 与近端屈曲力。Akbarnia 等认为与单棒相比，双棒技术更安全有效，能提供脊柱更强的稳定性，减少 PJK 的发生。此外，UIV 和 LIV 的选择不当可能是术后 PJK 的另一重要因素。Watanabe 等研究发现，与 $L_1$、$L_2$ 相比，选择 $L_3$ 及以下作为 LIV 的 PJK 发生率更高。Pan 等建议为预防 PJK 的发生则应将 UIV 选择在 $T_2$ 及以上。此外，朱泽章等报道生长棒近端弯棒角度不足及初次手术胸椎后凸过度矫正也会导致术后 PJK 的发生。从手术的因素考虑，他们的经验是：① UIV 的选择应距离胸椎后凸的顶椎三个节段以上；②术

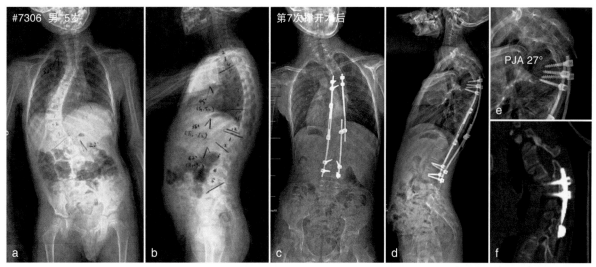

图 10-5-26　男（#7306），5 岁，早发性特发性脊柱侧凸（a、b），予以生长棒手术治疗，第 7 次撑开术后患者矢状面出现 PJK（c~f）

中合理弯棒技巧的应用，尤其是近端弯棒角度应适当后凸，与近端锚定点区域矢状面形态相匹配；③注意 UIV 处韧带及其他后份结构的保护，努力减少术后 PJA；④局部植骨，增强局部内固定融合；⑤预计置钉困难者，建议用椎板钩。但不要用横突钩。邱勇等发现在部分 PJK 患者中，侧位片显示已经脱钩或拔钉，但手术探查经常发现固定物依然在位，这与局部骨痂生成后将内固定物整体包裹有关。

虽然 EOS 术后 PJK 是一种常见的并发症，但是并不是每一例患儿都需要接受翻修手术。Kim 等的结果显示尽管 PJK 的发生率较高，但其对患儿术后生活质量的影响并不严重，这一结论也得到其他学者的支持。因此，患儿出现无症状 PJK 时一般无需特别处理，佩戴支具有助于控制 PJK 的进展，嘱其定期随访观察；而当患者存在 PJK 且出现明显症状，PJK 持续进展甚至出现 PJF 时，一般需要进行翻修手术。

### （三）皮肤破溃

文献报道 EOS 患者接受生长棒治疗术后皮肤破溃感染的发生率为 10%~26%，且多发生于第 3 次撑开治疗后。可能主要与频繁的手术撑开密切相关，此外内固定放置位置表浅，以及 EOS 患者因侧后凸畸形致皮肤软组织条件差都可能是皮肤破溃感染发生率较高的危险因素。Bess 等分析皮下和椎旁肌内置棒对皮肤破溃感染的影响，51 例行皮下置棒的患者中有 13 例发生皮肤破溃，而行肌层内置棒的 88 例患者中仅 9 例发生感染，其原因可能与

皮下置棒软组织覆盖较差有关。因此，推荐于初次置棒手术时应于椎旁肌层内穿棒，而在后续的撑开手术中，每次切开的小切口应逐层缝合，尤其注意包裹生长阀或连接头的肌层组织。同时，在治疗过程中还应注重患儿营养状态的改善。对于脊柱侧后凸畸形严重，凸侧软组织覆盖差的患者，可以考虑先行在凹侧单棒置入，在随访过程中，待侧后凸畸形及凸侧软组织条件改善后再置入另一根棒。

### （四）自发性融合

自发性融合是生长棒治疗后期广泛存在的一类并发症（图 10-5-27）。Cahill 等报道了 9 例行生长棒治疗的患者，8 例在随访中出现自发性融合，平均撑开 5 次之后，自发性融合率高达 89%，显著影响后期的撑开效果。Flyn 等回顾性分析了 58 例完成生长棒治疗的患者，47 例（81%）患者在"毕业"时出现自发性融合。此外，受自发性融合及僵硬度影响，该部分患者接受终末融合时矫正率仅为 21%。自发性融合的发生可能与反复手术暴露和脊柱长时间处于固定状态密切相关。因此，在手术中所有操作应尽量减少脊柱的暴露，同时将棒置于椎旁肌内，避免骨膜下剥离导致的自发性融合。

### （五）曲轴现象

曲轴现象原主要指低龄儿童单纯后路内固定融合术后，融合节段前柱继续生长造成的脊柱畸形复发或加重，其本质是脊柱旋转畸形的加重（图 10-5-28）。国内外学者在研究中发现生长棒治疗 EOS

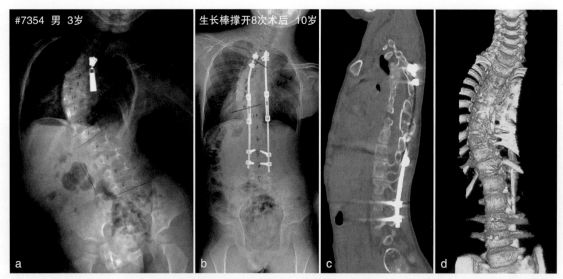

图 10-5-27　男（#7354），3 岁，初诊先天性早发性脊柱侧凸（a），生长棒治疗撑开 8 次后（10 岁）固定区域出现广泛自发性融合（b），CT 矢状面平扫显示后份结构广泛融合，前方椎间隙也狭窄，与后方自发性融合后前方纵向生长受到限制有关（c）；脊柱自发性融合起到实质上的生物力学栓系效应，导致无法继续撑开（d）

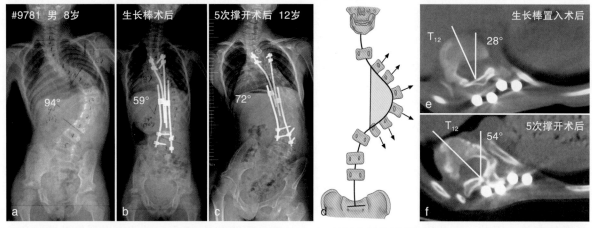

图 10-5-28　男（#9781），8 岁，神经源性早发性脊柱侧凸（a），予以生长棒手术治疗（b），5 次撑开术后冠状面 X 线可见侧凸角度和椎体旋转均明显加重（c），呈典型的曲轴现象（d），CT 检查可见椎体旋转较术后即刻显著加重（e、f）

患者虽然未完全固定脊柱，但术后曲轴现象的发生率并不低，为 14%～30%。可能的原因在于生长棒技术为了保留脊柱椎体的纵向生长能力，直接使用金属棒连接脊柱侧凸近端和远端的椎弓根螺钉，对顶椎区存在明显的旷置，保留了顶椎区脊柱旋转自然进展的潜能。孙旭等用 X 线和 CT 评估 27 例接受生长棒治疗的 EOS 患者，初次置入生长棒术后顶椎旋转由 28.1° 降低至 21.5°，但随访中显著增加至 25.8°，提示生长棒难以在随访中控制顶椎区椎体的旋转。此外，生长棒术后自发性融合限制脊柱后份的生长及 EOS 患儿本身存在较大的生长潜能也是术后曲轴现象的重要危险因素。曲轴现象虽然易于理解，但是评估较为困难。目前曲轴现象的

诊断标准为：在随访中冠状面 Cobb 角超过 10° 且顶椎旋转角度增加超过 5°。对于接受手术治疗的 EOS 患者，术者需明确曲轴现象的危险因素，定期行手术撑开，术中减少软组织剥离，降低因自发性融合导致的曲轴现象；对于先天性 EOS 患者，精准把握 Hybrid 生长棒技术适应证，必要时行顶椎区截骨联合短节段固定融合，降低顶椎区旋转增加的风险。

综上，EOS 是一类较复杂且治疗周期长的疾病，在熟知该类畸形的自然史基础上，应充分评估脊柱剩余生长空间、预计生长失平衡程度。早期以保守治疗为主以推迟手术时间，应结合患儿的具体病因学和脊椎结构性畸形类型，选择合理的手术时

机和治疗方案。目前治疗 EOS 的非融合技术众多，但各项技术尚缺乏严格统一的手术适应证。White 等和 Akbania 等认为 VEPTR 技术更适合治疗胸椎脊柱侧凸伴肋骨融合及胸廓发育不良的患者；而生长棒技术较 VEPTR 技术可以更好地矫正和维持 EOS 患儿的冠状面和矢状面畸形，且对于后凸型 EOS 的患儿，推荐使用双侧生长棒以降低术后并发症发生率。对于存在成角畸形及顶椎明显不对称生长潜能的患者，可考虑选择短节段截骨融合联合生长棒的 Hybrid 技术。

## 参考文献

[1] Matsumoto H, Auran E, Fields MW, et al. Serial casting for early onset scoliosis and its effects on health-related quality of life during and after discontinuation of treatment[J]. Spine Deform, 2020, 8(Suppl 1): 1361-1367.

[2] Danielsson AJ, Nachemson AL. Radiologic findings and curve progression 22 years after treatment for adolescent idiopathic scoliosis: comparison of brace and surgical treatment with matching control group of straight individuals[J]. Spine (Phila Pa 1976), 2001, 26(5): 516-525.

[3] Samdani AF, Ames RJ, Kimball JS, et al. Anterior vertebral body tethering for immature adolescent idiopathic scoliosis：one-year results on the first 32 patients[J]. Eur Spine J, 2015, 24(7): 1533-1539.

[4] Campbell RM Jr. VEPTR: past experience and the future of VEPTR principles[J]. Eur Spine J, 2013, 22(Suppl 2): S106-117.

[5] Akbarnia BA, Breakwell LM, Marks DS, et al. Dual growing rod technique followed for three to eleven years until final fusion: the effect of frequency of lengthening[J]. Spine (Phila Pa 1976), 2008, 33(9): 984-990.

[6] Thompson GH, Akbarnia BA, Kostial P, et al. Comparison of single and dual growing rod techniques followed through definitive surgery: a preliminary study[J]. Spine (Phila Pa 1976), 2005, 30(18): 2039-2044.

[7] LaMont LE, Jo C, Molinari S, et al. Radiographic, Pulmonary, and Clinical Outcomes With Halo Gravity Traction[J]. Spine Deform, 2019, 7(1): 40-46.

[8] Cheung J, Yiu K, Kwan K, et al. Mean 6-year follow-up of magnetically controlled growing rod patients with early onset scoliosis: a glimpse of what happens to graduates[J]. Neurosurgery, 2019, 84(5): 1112-1123.

[9] Wang S, Zhang J, Qiu G, et al. One-stage posterior osteotomy with short segmental fusion and dual growing rod technique for severe rigid congenital scoliosis: the preliminary clinical outcomes of a hybrid technique[J]. Spine (Phila Pa 1976), 2014, 39(4): E294-299.

[10] Sun X, Xu L, Chen Z, et al. Hybrid growing rod technique of osteotomy with short fusion and spinal distraction: an alternative solution for long-spanned congenital scoliosis[J]. Spine(Phila Pa 1976), 2019, 44(10): 707-714.

[11] Luhmann SJ, Smith JC, McClung A, et al. Radiographic outcomes of shilla growth guidance system and traditional growing rods through definitive treatment[J]. Spine Deform, 2017, 5(4): 277-282.

[12] Wilkinson J, Songy E, Bumpass D, et al. Curve modulation and apex migration using shilla growth guidance rods for early-onset scoliosis at 5-year follow-up[J]. J Pediatr Orthop, 2019, 39(8): 400-405.

[13] Flynn JM, Tomlinson LA, Pawelek J, et al. Growing-rod graduates: lessons learned from ninety-nine patients who completed lengthening[J]. J Bone Joint Surg Am, 2013, 95(19): 1745-1750.

[14] Jain A, Sponseller PD, Flynn JM, et al. Avoidance of "Final" Surgical Fusion After Growing-Rod Treatment for Early-Onset Scoliosis[J]. J Bone Joint Surg Am, 2016, 98(13): 1073-1078.

[15] Pawelek JB, Yaszay B, Nguyen S, et al. Case-matched comparison of spinal fusion versus growing rods for progressive idiopathic scoliosis in skeletally immature patients[J]. Spine (Phila Pa 1976), 2016, 41(3): 234-238.

[16] Xu L, Sun X, Du C, et al. CORR Insights®: Is growth-friendly surgical treatment superior to one-stage posterior spinal fusion in 9-to 11-year-old children with congenital scoliosis?[J]. Clin Orthop Relat Res, 2020, 478(10): 2375-2386.

[17] Yaszay B, Sponseller PD, Shah SA, et al. Performing a definitive fusion in juvenile CP patients is a good surgical option[J]. J Pediatr Orthop, 2017, 37(8): e488-491.

[18] Smith JT, Johnston C, Skaggs D, et al. A new classification system to report complications in growing spine surgery: a multicenter consensus study[J]. J Pediatr Orthop, 2015, 35(8): 798-803.

[19] Bess S, Akbarnia BA, Thompson GH, et al. Complications of growing-rod treatment for early-onset scoliosis: analysis of one hundred and forty patients[J]. J Bone Joint Surg Am, 2010, 92(15): 2533-2543.

[20] Farooq N, Garrido E, Altaf F, et al. Minimizing complications with single submuscular growing rods: a review of technique and results on 88 patients with minimum two-year follow-up[J]. Spine (Phila Pa 1976), 2010, 35(25): 2252-2258.

[21] Watanabe K, Uno K, Suzuki T, et al. Risk factors for complications associated with growing-rod surgery for earlyonset scoliosis[J]. Spine (Phila Pa 1976), 2013, 38(8): E464-468.

[22] Chen Z, Qiu Y, Zhu Z, et al. How does hyperkyphotic early-onset scoliosis respond to growing rod treatment?[J]. J Pediatr Orthop, 2017, 37(8): e593-598.

[23] Pan A, Hai Y, Yang J, et al. Upper instrumented vertebrae distal to T2 leads to a higher incidence of proximal junctional kyphosis during growing-rod treatment for early onset scoliosis[J]. Clin Spine Surg, 2018, 31(7): E337-341.

[24] Cahill PJ, Marvil S, Cuddihy L, et al. Autofusion in the immature spine treated with growing rods[J]. Spine (Phila Pa 1976), 2010, 35(22): E1199-1203.

[25] Xu L, Qiu Y, Chen Z, et al. A re-evaluation of the effects of dual growing rods on apical vertebral rotation in patients with early-onset scoliosis and a minimum of two lengthening procedures: a CT-based study[J]. J Neurosurg Pediatr, 2018, 22(3): 306-312.

[26] Cotrel Y, Morel G. The elongation-derotation-flexion technic in the correction of scoliosis[J]. Rev Chir Orthop Reparatrice Appar Mot, 1964, 50: 59-75.

[27] Miller A, Temple T, Miller F. Impact of orthoses on the rate of scoliosis progression in children with cerebral palsy[J]. J Pediatr Orthop, 1996, 16(3): 332-335.

# 第 11 章 支具治疗脊柱侧凸的过去、现在和未来

郑振耀　洪力恒　彭亨利　林子平

支具是治疗骨骼发育未成熟的轻中度青少年特发性脊柱侧凸（adolescent idiopathic scoliosis，AIS）的主要方法之一（Risser ≤ 2 或 Sanders ≤ 6），其治疗的目的在于维持躯干的平衡，同时避免侧凸进展至需要手术的阶段。作为一项里程碑式的研究，2013 年青少年特发性脊柱侧凸支具治疗临床试验研究报告（BrAIST）为支具治疗脊柱侧凸提供了一级证据。本章对支具和支具治疗脊柱侧凸的过去（历史和演变）和现在（现代支具和方法）进行了全面回顾，对支具治疗的未来（研究方向）进行了展望。

## 一、过去（支具的历史和演变）

### 公元前 5 世纪至 16 世纪

脊柱畸形治疗的最早历史记录可以追溯到公元前 5 世纪，由最著名的古代医生希波克拉底（Hippocrates，前 460 - 前 370）描述。纵向伸展是脊柱矫形操作的一种形式，由三个装置所实现：希波克拉底梯子（图 11-1）、希波克拉底工作台（图 11-2）和希波克拉底板（图 11-3）。通过牵引和局部加压，这些装置在矫正脊柱畸形和骨折等方面取得了一定的成效。帕加马的伽林（Galen，129—200），作为希波克拉底思想学派的一名学者，也提出了"脊柱侧凸"这个命名，提倡使用希波克拉底台治疗不同类型的脊柱畸形。然而，由于治疗的间断性和缺乏有效的支具设备，至 16 世纪，脊柱侧凸的治疗效果仍然不理想。

### 16 世纪至近现代

Ambroise Paré 在 16 世纪（1510—1590）对接受纵向牵引的患者使用穿孔铁皮束带进行固定

（图 11-4）。这种装置主要在患者牵引间歇期使用，为脊柱侧凸的治疗带来了巨大的进步，也为现代矫形支具的进展奠定了基础。同时，Ambroise Paré 也是第一个指出支具治疗对骨骼成熟后的畸形矫正无效的学者。

17 世纪后期，美国第一位矫形外科教授 Lewis Sayre（1820—1900）对患者进行局部悬吊，然后用熟石膏将患者固定。患者上肢悬吊于头之上，暴露

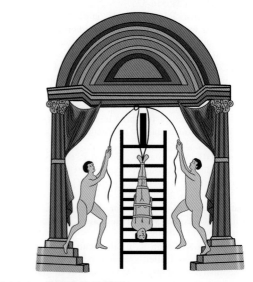

图 11-1　希波克拉底梯子

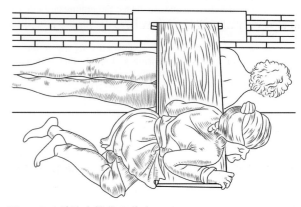

图 11-2　希波克拉底工作台

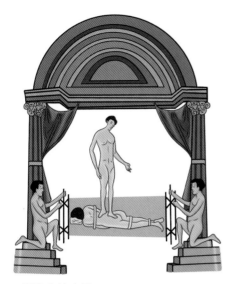

图 11-3　希波克拉底板

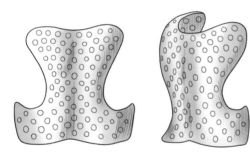

图 11-4　Ambroise Paré 铁铸的外衣

躯干，然后用石膏模具固定于躯干周围。考虑到患者的年龄及治疗前脊柱畸形的严重程度，该石膏外套的有效性充满了争议。尽管如此，这种支具个性化定制的理念为后续支具治疗的发展奠定了基础。

## 近现代

纽约骨科医院的矫形外科医师 Russell Hibbs（1869—1932）提出了脊柱畸形的外科治疗和铰链扣石膏，开创了近现代脊柱畸形手术治疗的时代。1911 年，Hibbs 进行了第一个后路脊柱融合手术，尝试阻止脊柱结构性后凸畸形的发展。1921 年，他为脊柱侧凸患者做了手术。尽管 Hibbs 手术作为一种治疗脊柱疾病的新方法，但由于感染、畸形复发和假关节形成等常见并发症，Hibbs 的治疗方式未得到广泛开展。不过，Hibbs 在脊柱融合方面的工作为 20 世纪各种类型的脊柱手术的发展奠定了基础。除了脊柱手术外，Hibbs 推出的铰链扣石膏也是当时的一项重大创新。该石膏由上、下两部分组

成，在弯曲顶点的凸侧连接一个面向侧面的铰链，在凹侧用螺钉固定。术前，通过打开铰链，石膏将施加侧曲力拉直脊柱。术后，将患者固定在石膏模具中 2～3 个月，使脊柱得以融合。基于 Hibbs 研发的石膏，Lovett 和 Brewster 在 1924 年使用螺丝扣石膏来治疗脊柱侧凸（图 11-5）。这种方法的基本原理是应用侧曲力和牵引力的合并作用来拉直侧凸的脊柱。然而，该方法没法纠正伴随的椎体旋转。由于螺丝扣石膏只能单向施力，因此也可能导致脊柱侧凸过度矫正。

Hibbs 的学生 Joseph Risser（1892—1982）在脊柱侧凸治疗方面作出了两项里程碑式的贡献。首先，他与 Albert Ferguson（1919—1987）共同提出通过 X 线观察骨盆形态来评估骨骼发育成熟度。目前 Risser 系统仍被广泛应用于评估骨骼成熟度与侧凸进展风险，以帮助临床医师为脊柱侧凸患者制订合适的治疗方案。其次，Risser 提出了一个以他名字命名的床架，即 Risser 床架（图 11-6）。这是一种稳定的框架，通过对下颌和骨盆带施加纵向牵引，再加上对冠状侧凸的顶椎区施加局部侧曲力，从而最大程度地矫正脊柱畸形。

患者在接受 Risser 支架治疗后，继续由铰链石膏改进的 Risser 石膏固定。该石膏比既往其他类型石膏更轻并更贴合患者的躯干，使得患者可以穿着 Risser 石膏长达 10 个月，从而保证更高的畸形矫正率。Risser 定制的石膏从下颌一直延伸到髂嵴。

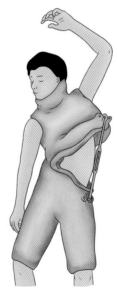

图 11-5　螺丝扣石膏。通过螺丝扣打开铰链，拉伸侧凸凹侧，同时在凸侧施加侧曲力，以矫正主弯

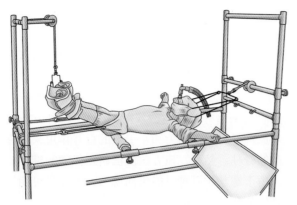

图 11-6 Risser 床架示意图。结合使用石膏，常用于婴儿或早发性脊柱侧凸的治疗

不难看出该石膏外衣与下一节提到的 Milwaukee 支架存在一定的相似性，Milwaukee 支架则是第一个现代支具系统的原型。

## 二、现在（现代支具及治疗方案）

目前用于治疗脊柱侧凸的支具根据侧凸的位置分为 CTLSO（颈胸腰椎 - 骶骨矫形器）和 TLSO（胸腰椎 - 骶骨矫形器）。CTLSO 主要用于矫正 $T_7$ 及以上的上胸椎侧凸畸形。顶椎位于 $T_8$ 或更低位置的侧凸则采用 TLSO 支具治疗。

### 侧凸矫形理论

脊柱侧凸的矫形力主要来源于凹侧的牵引撑开、凸侧的加压、横向的推挤及凸侧对抗弯曲（图 11-7）。其中，对于角度较大的侧凸，纵向的撑开力尤为重要。不过在矫正小于 50° 的脊柱畸形时，脊柱侧凸顶椎区的横向力比纵向力更有效。小于 50° 是支具治疗的常见指征。一般来说，TLSO 无法提供纵向矫形力。

1. CTLSO　Milwaukee 支架是唯一可用于临床的 CTLSO。它是一个从颅底延伸到骨盆，完整包裹躯干的支具。该支具由单独定制的骨盆、颈部和头部部件组成，并由厚柱连接（图 11-8），这种基于人体工程学的设计提高了患者的耐受性。锚定在支具上的垫片和束缚带可逐渐收紧，使其成为第一个主动利用外力进行侧凸矫正的支具。尽管 Milwaukee 支架在设计上有所改进，但在实际应用中仍然存在较高的并发症发生率，包括因下颌垫的

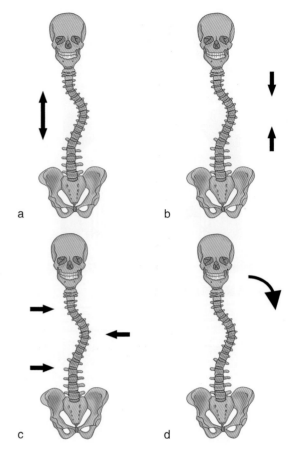

图 11-7 矫正脊柱畸形的机械力。牵引撑开力（a），压缩力（b），横向力（c），弯曲力（d）

压力过大导致的下颌骨和牙齿发育不良及颈环外露引起的潜在心理障碍，因此 Milwaukee 更适合在夜间佩戴。

2. TLSO　是近年发展迅速且常见的支具，包括 Boston、Wilmington、Charleston、Providence、SpineCor 和 Chêneau 支具。

（1）Boston 支具　是美国最流行的支具系统之一，1972 年在波士顿儿童医院由医学博士 John Hall 和 William Miller 设计。它在设计上是对称的，包括后开口、前腹部成型和扁平的后柱（图 11-9）。使用不同尺寸的预制模具制造，从而减少预制时间和成本。该支具通过被动和主动矫正力矫正脊柱侧凸，由侧垫提供被动矫形力，由矫正反射产生主动矫形力，从而矫正支具开放区域躯干凹陷处的畸形。

（2）Wilmington 支具　以其薄型和全接触设计而闻名，由威尔明顿杜邦儿童医院的 Macewen 博士于 1969 年开发。采用带有前开口的整体式制作。Wilmington 支架是患者仰卧在 Risser 手术台

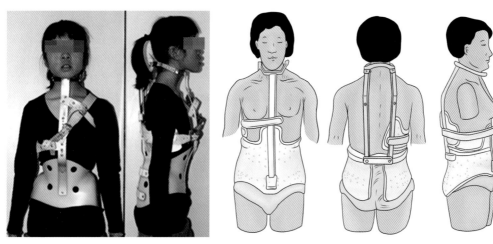

图 11-8　Milwaukee 支具的实物图与示意图

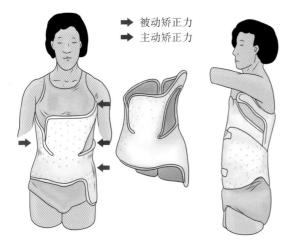

➡ 被动矫正力
➡ 主动矫正力

图 11-9　Boston 支具被动和主动矫正力的示意图

上，同时通过纵向皮带牵引和施加侧向力来矫正侧凸。它由一种称为骨灰的轻质热塑性塑胶制成，与尼龙搭扣带组合固定在一起，可在 23 小时的穿戴后完全拆卸（图 11-10）。

（3）Charleston 支具　是第一个专门用于夜晚使用的侧凸矫形支具，由 Frederick Reed 和 Ralph Hooper 在南卡罗来纳州查尔斯顿创建（图 11-11）。该支具的原理是将脊柱维持至过度矫正状态，将凸侧椎体的上下终板矫正为凹侧状态，同时借助软组织拉伸能力以最大限度地矫正侧凸。由于侧弯产生的矫正力相当大，与其他类型的 TLSO 相比，该支具穿戴的时间较短，大多数患者可以接受。但是过度弯曲造成的不适及患者依从性仍然是问题。此外，主弯的过度矫正可能会导致继发弯的出现。

（4）Providence 支具　是种新一代的夜间矫正器，由 Charles d'Amato 和 Varry McCoy 于 1992年在普罗维登斯罗得岛儿童医院研发。这种支具采用了一种稍保守的方法来纠正畸形，因此比 Charleston 支具拥有更好的耐受性。与 Charleston 支具的侧向弯曲力不同，Providence 支具利用计算机辅助设计接触点和选择施加的旋转力和侧向力。

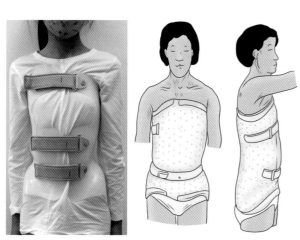

图 11-10　Wilmington 支具实物图与示意图

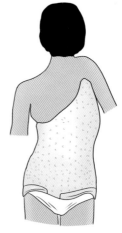

图 11-11　Charleston 支具示意图

横向力和去旋转力组合的缺点包括肩部倾斜、躯干旋转及佩戴支具时活动受限。

（5）SpineCor 支具 是一种动态的柔性支具（图 11-12）。1998 年，Charles Rivard 和 Christine Coillard 在蒙特利尔发明了这种支具。其矫形理论基于"姿态矫正原则"，旨在通过实时生物反馈机制，进行神经肌肉控制来矫正畸形。支具由硬熟料制成的骨盆底座、大腿和髋部固定带及 4 个松紧带构成。由于该支具为柔性支具，外形更加美观，患者精神压力小，且依从性更好。尽管该支具有一定的创新性，但是其疗效仍有争议。

（6）Chêneau 支具 Chêneau 支具是 Jacques Chêneau 在 20 世纪 60 年代开发的，并在欧洲各国广泛使用。Chêneau 支具是以患者矫形后的形态为模型定制而成，在凸侧顶点施加矫形力，这种质地坚硬的支具能够为患者提供基于主动和被动矫正机制的三维矫形。侧凸突出的区域会加上衬垫以提供侧凸矫正 - 去旋转力，而在凹侧区域将提供扩张的空间，有助于组织迁移、生长和呼吸运动。

基于这种结构，被动矫正是通过组织从凸侧向凹侧迁移和躯干去旋转来实现；而主动矫正是通过椎体生长、不对称引导呼吸和躯干肌肉运动来实现。据报道，使用 Chêneau 支具可以获得 14% 的长期矫正率，因此该支具不仅可以阻止侧凸进展，而且能够减轻侧凸度数。

3. BRACEMAP 分型 表 11-1 列出了上文提到的支具系统及许多其他支具系统。支具的名称通常根据地理位置或人的姓名来命名，不利于清晰

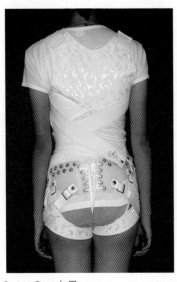

图 11-12 SpineCor 支具

地辨别支具的类型和生物力学原理。随着越来越多的支具系统的引入，CTLSO 和 TLSO 中传统的简单分类法显得不足。2008 年，Negrini 等提出了一种新的分类系统，即支具图（BRACEMAP），它是基于支具的制作模式（building）、刚性（rigidity）、解剖分类（anatomical classification）、支具外壳结构（construction of the envelope）、作用机理（mechanism of action）和作用平面（plane of action）而提出的。这种分类有助于理解不同支具的各种属性。

## BrAIST 研究

由于缺乏随机对照试验，2010 年 Cochrane Review 认为支具对治疗特发性脊柱侧凸有效性的证据等级较低。然而在 2013 年，Weinstein 等发表了一项多中心前瞻性随机研究，对青少年特发性脊柱侧凸患者保守治疗和支具治疗的结果进行比较分析，其中支具治疗组（患者骨骼成熟时度数未超过 50°）的成功率为 72%，而观察组为 48%。根据支具平均佩戴时间（小时），对支具治疗组的患者进一步分层分析，发现支具佩戴时间与治疗成功率显著正相关。作者得出结论，支具治疗显著降低了手术率，该项研究提供了 I 级证据，证明了支具治疗 AIS 有效。

## 支具治疗方案

综合保守治疗特发性脊柱侧凸的基本目标是：防止青春期骨骼发育时的侧凸进展（减轻侧凸的严重程度）。

防止呼吸功能障碍。

预防或治疗脊柱疼痛综合征。

通过姿势矫正来改善外观。

为了实现治疗方案和治疗目标的标准化，SOSORT（国际脊柱侧凸矫形与康复治疗科学学会）发表了脊柱侧凸治疗指南。2016 年 SOSORT 会议的最新版本中，对所有相关文献和现有指南进行了回顾，提出 68 项建议，其中 25 项与支具相关，总结如下：

1. 哪些患者需要开始支具治疗 AIS 患者初诊时侧凸超过 25°，处于生长期（Risser 0~3 级），存在明显的侧凸畸形进展或侧凸加重因素。

| 表 11-1 | BRACEMAP 支具图分型 | | | | | | | |
| --- | --- | --- | --- | --- | --- | --- | --- | --- |
| 支具类型 | 发源地 | B | R | A | CE | MA | P | 佩戴时间 |
| Boston | 美国 | P | R | L | S | T | 3 | 全天 / 部分时间 |
| Charleston | 美国 | C | R | L | A | T | F | 夜间 |
| Chêneau | 法 - 德 | C | R | T | A | T | 3 | 全天 |
| Dynamic derotating（动态去旋转） | 希腊 | C | R | T | A | T | Fh | 全天 |
| Lyon | 法国 | C | V | T | A | T | 3 | 全天 / 部分时间 |
| Milwaukee | 美国 | C | R | C | A | E | Fh | 全天 / 部分时间 |
| PASB | 意大利 | C | R | L | A | T | 3D | 全天 |
| Providence | 美国 | C | R | T | A | T | F | 夜间 |
| Rosemberger | 美国 | C | R | L | A | T | F | 全天 / 部分时间 |
| Sforzesco | 意大利 | C | V | T | S | P | 3 | 全天 |
| SpineCor | 加拿大 | P | E | T | A | M | 3 | 全天 |
| TLI | 荷兰 | P | R | L | S | T | S | 全天 |
| TriaC | 荷兰 | P | L | T | A | T | 3D | 全天 / 部分时间 |
| Wilmington | 美国 | C | R | T | A | T | Fh | 全天 / 部分时间 |

注：
- Building 制作模式：P = 预制塑胶外壳，C = 定制；
- Rigidity 刚性：R = 硬，V = 高硬度，L = 低硬度，E = 柔软；
- Anatomical classification 解剖分类：C = CTLSO，T = TLSO，L = LSO；
- Construction of Envelope 支具外壳结构：S = 对称，A = 非对称；
- Mechanism of Action 作用机理：T = 三点式支撑，E = 拉伸，P = 推压，M = 动态；
- Plane of action 作用平面：3 = 3D，F = 2D 平面，S = 2D 矢状面，Fh = 冠状面和横断面。

2.佩戴什么类型的支具　各治疗团队应基于既往治疗经验提供他们最了解的支具建议使用刚性支具 / 石膏来治疗侧凸角度介于 45°～60° 之间的患者，从而避免手术。

3.佩戴支具的时间　支具应全天佩戴，或在治疗开始时每天不少于 18 个小时。由于脊柱支具对支具治疗有"剂量反应"，每天实际的支具佩戴时间需要参照畸形的严重程度，患者的年龄，治疗的阶段、目标和总体结果，以及患者依从性。

4.由谁建议并监督支具治疗　建立专家小组，由建议佩戴支具的医生、门诊具有足够知识和经验的矫形师和治疗师组成。

5.监测内容　应通过佩戴支具时和脱下支具后的 X 线来评估支具治疗效果、支具质量和患者的骨骼成熟度。还应鼓励患者，并定期检查患者对支具治疗的依从性。

6.完成支具治疗的时间　佩戴支具期应延长到

脊椎骨结束生长，然后逐渐减少佩戴时间。

## 骨骼发育成熟度评估

了解支具治疗患者的骨骼成熟度有重要意义。如前所述，支具治疗的起始和结束取决于椎骨的生长情况。在生长高峰期，畸形进展的风险最大，在此之后，支具治疗的疗效逐渐减弱。评价骨骼成熟的指标很多，包括年龄、初潮时间和第二性征；这些指标包括手和手腕的骨龄、髋臼 Y 软骨闭合状态、肋骨骨骺、肱骨骨骺、椎体骨骺和 Risser 征，以及那些更优化或不断涌现的指标，如快速生长高峰、拇指骨骺分级（TOCI）和肌电图。以下将详细讨论常用的评价骨骼成熟度的指标。

1.Risser 征　如前所述，Risser 观察到髂骨骨化状态与骨骼成熟状态及脊柱侧凸的进展有关。Risser 将髂骨骨化和融合的过程分为六级（Risser

0~5级），数值越高说明骨骼发育越成熟（图4-3-3）。0级代表骨骺没有骨化，5级代表髂骨骨化完全，髂骨骨骺与髂骨融合。Risser系统有两种略有不同的版本（美国版和法国版）；美国版将骨骺的移行分为髂嵴的四分之一，从前外侧到后内侧（1、2、3和4）。Risser 5级为骨化骨骺与髂骨翼融合的时期。法国版将骨骺的移行分为三级（1~3级），4级代表完全骨化和骨骺融合的开始，5级代表骨骺与髂骨翼融合完成。

尽管Risser征在脊柱侧凸患者的成熟度评估中是一种可接受的预后指标，但仍有相当大的局限性。首先，可见的髂骨骨化（Risser 1级）通常发生在生长高峰之后，这是侧凸进展最快的风险期。也就是说，在青春期的生长加速阶段，髂嵴保持未骨化状态，对患者的成熟度评级停留在Risser 0级，从而耽误支具治疗时机。此外，髂骨骨骺可能不会以统一的方向从外侧向内侧骨化，在某些情况下，骨化甚至可能在髋臼Y软骨关闭之前开始，所有这些因素都会降低Risser分级的有效性。

**2. Tanner-Whitehouse骨龄系统** 针对Risser分级的局限性，Tanner-Whitehouse骨龄系统发展起来，最新版本（TW Ⅲ）于2001年发布。该方法利用手、腕部X线平片对第一、三、五指的桡骨、尺骨和指骨进行评估，以确定骨骼成熟度。首先，将每根骨骼的成熟度分为一个阶段（从A级到H或I级）（图11-13，表11-2）。然后，将每级替换为一个分数，并计算总分数，将其转换为骨龄。Tanner-Whitehouse方法的缺点是需要分析大量X线信息，耗时且不便于使用。

**3. Sanders简化骨龄评分系统** 为了简化骨骼成熟度的评估，Sanders等介绍了一个新的评估系统: 简化骨龄评分系统（SSMS），其来源于复杂的Tanner-Whitehouse方法，利用掌骨和指骨的骨化程度作为评估骨骼成熟度的指标（图4-3-5a~h）。该系统一共分为8个等级，其中3级和4级的意义尤其重要，此时指骨骨骺帽形成，对应正处于快速生长高峰（peak height velocity，PHV）峰值。SSMS将青少年快速发育期分为5个独立的生长时期，大致都对应于Risser征为0级的时期。所以，该系统能评估脊柱侧凸进展风险，为进一步支具治疗的决策提供指导。

**4. 其他更新的分级标准** SSMS评分较长的学习曲线限制了该评分系统在临床实践中的应用。鉴于此，郑振耀团队以内收肌籽骨和拇指指节的骨骺形态变化为评分依据提出了拇指骨骺分级（TOCI）。研究显示该评分系统操作简便，可靠性强，在预测骨骼成熟度的有效性上与简化骨龄评分系统（SSMS）相当。研究人员总结，TOCI可以有效简化骨龄评分过程，相较于SSMS中运用的19个掌指骨骺，TOCI只需3个解剖位置的骨骺即可预测特发性脊柱侧凸的进展情况并作出相应临床决策。另一个是由Liuk等提出尺桡骨远端骨龄（DRU）评分系统。通过对桡骨和尺骨远端的骨骺形态进行重新定义和分类，将桡骨生长分为11级（R1~R11），尺骨生长分为9级（U1~U9），目的在于提供一个便于使用的骨龄评分系统（详见第4章第三节）。

## 完成支具治疗

**1. 停止支具治疗** 骨龄评分符合以下标准时可考虑停止支具治疗:

（1）Risser 4级（或与之相当的骨骼成熟阶段）。

（2）月经初潮后至少2年（对于女孩）。

（3）在至少间隔6~12个月的相邻两次随访中身高增长不超过1cm。

具体时间及支具治疗完成方案在各中心略有不同。可以考虑采取以下过程逐渐停止支具治疗: 在考虑停止支具治疗的最初3个月，每天佩戴支具15个小时（例如：晚5点到翌日早8点）；接下来

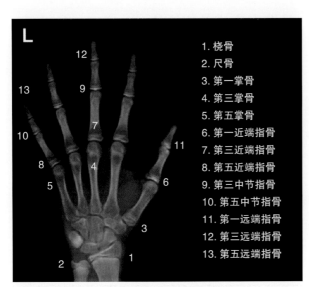

1. 桡骨
2. 尺骨
3. 第一掌骨
4. 第三掌骨
5. 第五掌骨
6. 第一近端指骨
7. 第三近端指骨
8. 第五近端指骨
9. 第三中节指骨
10. 第五中节指骨
11. 第一远端指骨
12. 第三远端指骨
13. 第五远端指骨

图11-13 Tanner-Whitehouse骨龄系统（TW Ⅲ - RUS），基于手和手腕上13个区域

| 表 11-2 | | 根据 TW Ⅲ -RUS 法的 RUS 评分 | | | | | | | | | |
|---|---|---|---|---|---|---|---|---|---|---|---|
| | | **分级** | | | | | | | | | |
| | | A | B | C | D | E | F | G | H | I |
| 桡骨 | 男 | 0 | 16 | 21 | 30 | 39 | 59 | 87 | 138 | 213 |
| | 女 | 0 | 23 | 30 | 44 | 56 | 78 | 114 | 160 | 218 |
| 尺骨 | 男 | 0 | 27 | 30 | 32 | 40 | 58 | 107 | 181 | — |
| | 女 | 0 | 30 | 33 | 37 | 45 | 74 | 118 | 173 | — |
| 第一掌骨 | 男 | 0 | 6 | 9 | 14 | 21 | 26 | 36 | 49 | 67 |
| | 女 | 0 | 8 | 12 | 18 | 24 | 31 | 43 | 53 | 67 |
| 第三掌骨 | 男 | 0 | 4 | 5 | 9 | 12 | 19 | 31 | 43 | 52 |
| | 女 | 0 | 5 | 8 | 12 | 16 | 23 | 37 | 47 | 53 |
| 第五掌骨 | 男 | 0 | 4 | 6 | 9 | 14 | 18 | 29 | 43 | 52 |
| | 女 | 0 | 6 | 9 | 12 | 17 | 23 | 35 | 48 | 52 |
| 第一近端指骨 | 男 | 0 | 7 | 8 | 11 | 17 | 26 | 38 | 52 | 67 |
| | 女 | 0 | 9 | 11 | 14 | 20 | 31 | 44 | 56 | 67 |
| 第三近端指骨 | 男 | 0 | 4 | 4 | 9 | 15 | 23 | 31 | 40 | 53 |
| | 女 | 0 | 5 | 7 | 12 | 19 | 27 | 37 | 44 | 54 |
| 第五近端指骨 | 男 | 0 | 4 | 5 | 9 | 15 | 21 | 30 | 39 | 51 |
| | 女 | 0 | 6 | 7 | 12 | 18 | 26 | 35 | 41 | 51 |
| 第三中节指骨 | 男 | 0 | 4 | 6 | 9 | 15 | 22 | 32 | 43 | 52 |
| | 女 | 0 | 6 | 8 | 12 | 18 | 27 | 36 | 45 | 52 |
| 第五中节指骨 | 男 | 0 | 6 | 7 | 9 | 15 | 23 | 32 | 42 | 49 |
| | 女 | 0 | 7 | 8 | 12 | 18 | 28 | 35 | 43 | 49 |
| 第一远端指骨 | 男 | 0 | 5 | 6 | 11 | 17 | 26 | 38 | 46 | 66 |
| | 女 | 0 | 7 | 9 | 15 | 22 | 33 | 48 | 51 | 68 |
| 第三远端指骨 | 男 | 0 | 4 | 6 | 8 | 13 | 18 | 28 | 34 | 49 |
| | 女 | 0 | 7 | 8 | 11 | 15 | 22 | 33 | 37 | 49 |
| 第五远端指骨 | 男 | 0 | 5 | 6 | 9 | 13 | 18 | 27 | 37 | 48 |
| | 女 | 0 | 7 | 8 | 11 | 15 | 22 | 32 | 36 | 47 |

3 个月，每天佩戴支具 10 个小时（例如：晚 10 点到翌日早 8 点）；在此之后，即可完成支具治疗。在支具治疗逐渐停止的过程中及停止支具治疗后，保持稳定的锻炼及健康的生活方式对此期间的姿势适应和调整十分重要。治疗团队仍需在停止支具治疗后 2 年的时间里对侧凸患者行随访观察，监测侧凸是否反弹。

2. 支具治疗的相关问题

（1）并发症　支具对躯体的压力可以引发生理并发症（表 11-3），此外支具对生活质量和患者外观的影响也会产生社会心理学方面的并发症。

脊柱侧凸及其治疗，包括支具治疗和手术治疗，可对患者心理健康产生负面影响。因支具作用于躯干的压力而产生的生理改变可以通过对支具的

| 表 11-3 | 脊柱侧凸支具治疗的生理并发症 |
|---|---|
| 压疮 | |
| 皮肤颜色改变 | |
| 短暂神经病变 | |
| 肌肉萎缩 | |
| 桶状胸畸形 | |
| 平背畸形加重 | |
| 颞颌关节紊乱病（尤其佩戴 Milwaukee 支具的患者） | |
| 过度矫正 | |
| 反流性食管炎（由于胃内压力增加） | |
| 肾小球滤过降低 | |
| 限制肺部活动，损害肺部顺应性 | |

细致调节及皮肤保健得到很好控制，但因支具治疗产生的心理问题却较难处理。

Matsunaga 等报道，出现心理问题的患者比例在支具治疗开始后 1 个月内从 8% 增长到 80%。Tones 等报道生活采取悲观态度的脊柱侧凸患者接受支具治疗更易导致抑郁情绪。上述心理改变呈现出剂量反应效应，即支具佩戴时间越长，患者出现忧虑情绪及糟糕的自我认知的情况越严重。值得一提的是，Maclean 等提到支具治疗所产生的心理影响不仅涉及患者本人，同时也会影响到其监护人。治疗侧凸患者的专业团队不应仅关注弯度本身，患者及其看护人的心理健康状况也需要作为一个治疗整体而得到重视。

（2）解难　当脊柱侧凸在支具治疗期间仍然出现恶化时，治疗团队应考虑到以下方面：

侧凸是否为特发性或有其他病因而恶化。

支具治疗方面：

1）支具的制作是否符合生物力学原则，即对于运用 3 点控制的腋下支具，压力垫大小是否足够，其位置是否处于正确的椎体及肋骨节段。最常见的情况是患者生长导致支具相关压力位点改变而不再处于合适位置。

2）支具治疗的依从性较差。

3）捆绑带的张力是否足够。

4）X 线影像是否在同一姿势及同一系统完成。

5）缺少拉伸锻炼，理论上支具治疗可能导致脊柱僵硬，导致矫正效果不理想，侧凸进展。

## 三、未来（进展及支具治疗相关研究）

目前的研究致力于改进支具治疗的形式，为不同的支具治疗方法寻找有效证据。下文将讨论有关支具治疗的研究进展及未来的研究方向。

### 相关研究

支具治疗是一个很难进行科学系统研究的领域，进行随机对照试验就更为困难。在 BrAIST 研究之前，仅有 4 项 RCT 研究曾被尝试进行，但失败率很高，这是因为患者父母更希望自己的孩子进入治疗组，而不是成为被随机选择的对象。

同时，部分既往研究在实验设计、结果、人群选择及支具使用方法上各有不同，也阻碍进行进一步的 Meta 分析。因此，国际脊柱侧凸研究学会（Scoliosis Research Society，SRS）纳入脊柱侧凸矫正及康复治疗标准（SOSORT）以用于规范相关研究的方法学及临床管理。

1. SRS 纳入评估标准　标准化的方法学，内容包括：

1）年龄、Risser 征、初始侧凸度数、既往治疗经历及所处发育期阶段。

2）支具治疗有效性及骨骼成熟度的定义。

3）包含所有患者（不考虑患者自己报告的治疗依从性）。

4）根据弯型、侧凸度数及骨骼成熟度将结果进行分级。

5）同时考虑患者功能及心理方面的治疗效果。

2. SOSORT 标准　标准化的临床管理：

1）接受完整训练及持续实践的多专家团队，包括医师、矫形师及理疗师。

2）提供治疗时间、建议及合适的临床咨询。

3）支具治疗管理相关的详细方法。

4）合适的支具结构。

5）定期检查和随访。

### 新型支具

1. 智能支具　来自加拿大 Alberta 大学的矫形工程学研究团队开发了一种智能支具，该支具可通过在受力区域打入气体来达到维持及智能调节支具与身体接触面压力的目的。一项小规模的对照研究显示智能支具组患者的有效佩戴时间，即在保持规定的支具紧密度情况下的佩戴时间比例更高。同时，他们还报道了相较标准支具，该智能支具佩戴舒适度也更高。

2. 3D 打印支具　相比于传统支具的制作模式而言，3D 打印支具运用有限元模型理论实现个体化支具制作。但是，该类支具的早期临床结果不明确，甚至有部分患者显现出较差的早期支具矫正效果。

### EOS® 3D 影像学分类

脊柱侧凸是一种三维畸形，包含侧位、正位及旋转改变。EOS® 成像系统于 2007 年基于一项获得诺贝尔奖的物理学发明开发，在此之前，脊柱侧凸仅仅只是二维影像学平面上的一个曲线。EOS®

3D 影像的获取是透过对整个躯体在站立时，于自然生理负荷位置下采用低剂量辐射扫描所得到的双平面 X 线图片，进而重建为 3D 影像。EOS® 成像能为治疗团队提供侧凸额外信息，并可提供在 2D X 线片上见不到的早期恶化的指征。更重要的是，EOS® 成像辐射剂量较低（相较传统 X 线片降低 50%~80%），并提供真实尺寸的图像。

## 影响支具治疗有效性的因素

既往很多研究聚焦于分析支具本身的设计、分类、治疗方案及完成支具治疗的方案。近年来，许多因素均被发现在影响支具治疗结果上具有关键作用。

1. 影响支具治疗疗效的因素

（1）依从性　Weinstein 等（2013）及 SOSORT 推荐均建议支具治疗手段应该得到关注，此外定期复查将有助于提高治疗成功率。以下方法已被研究证实可用于监督及改善依从性：

1）问卷或采访　是监督依从性最直接的方法，但已被证实会使得依从性的评估结果过高。

2）感应器　不同类型的感应器可以嵌入在支具之中，例如温度、压力及加速度等感应器。

3）心理辅导　研究显示个体化辅导可提高支具佩戴时间，从而减少侧凸进展。专业团队需要了解患者的心理及与支具治疗相关的情况。根据 Brigham 等的研究，患者对于避免手术及预防侧凸进展的希望是促进支具佩戴的最重要因素。其他因素诸如同伴支持、舒适度、支具僵硬度、日常锻炼的影响及支具外观也会在一定程度上对患者依从性产生影响。

4）支具治疗的潜在副作用　如上文所述，支具治疗可能产生很多影响患者依从性及最终治疗有效性的生理及心理副作用。由于既往研究质量较低，Cochrane 系统评价推荐未来研究采用 SRS 或 SOSORT 标准，以得出这些因素对支具治疗效果的确切影响。

（2）运动锻炼　运动疗法结合支具治疗已被建议用于改善 Cobb 角、脊柱柔韧性及生活质量。然而，迄今为止仍缺乏基于正规研究标准的高质量研究。

2. 患者 / 疾病因素

（1）体型　研究显示支具治疗的有效性在 BMI 两极化的患者中会降低。在高 BMI 患者中，

支具治疗失败可部分归因于即刻支具佩戴矫正不足或较差的依从性。此外，低 BMI 也有可能是支具治疗失败的独立危险因素。

（2）弯型　剃刀背严重的患者、胸弯 >35° 同时合并腰椎骶骨角（$L_5$ 下终板平行线和双侧髂前上棘连线的夹角）>12° 的双弯患者有较高的治疗失败率。

（3）即刻支具矫正率　即刻支具矫正率不足亦与较高的治疗失败率相关。

## 参考文献

[1] Cheng JC, Castelein RM, Chu WC, et al. Adolescent idiopathic scoliosis[J]. Nat Rev Dis Primers, 2015, 1(1): 1-20.

[2] Weinstein SL, Dolan LA, Cheng JCY, et al. Adolescent idiopathic scoliosis[J]. The Lancet, 2008, 371(9623): 1527-1537.

[3] Dolan LA, Wright JG, and S. L. Weinstein. Effects of bracing in adolescents with idiopathic scoliosis[J]. N Engl J Med, 2014, 370(7): 680-681.

[4] Guo J, Lam TP, Wong MS, et al. A prospective randomized controlled study on the treatment outcome of SpineCor brace versus rigid brace for adolescent idiopathic scoliosis with follow-up according to the SRS standardized criteria[J]. Eur Spine J, 2014, 23(12): 2650-2657.

[5] Negrini S, Zaina F, Atanasio S. BRACE MAP, a proposal for a new classification of braces[J]. Stud Health Technol Inform, 2008, 140: 299-302.

[6] Weinstein SL, Dolan LA, Wright JG, et al. Effects of bracing in adolescents with idiopathic scoliosis[J]. N Engl J Med, 2013, 369(16): 1512-1521.

[7] Aulisa AG, Guzzanti V, Giordano M, et al. Correlation between compliance and brace treatment in juvenile and adolescent idiopathic scoliosis: SOSORT 2014 award winner[J]. Scoliosis, 2014, 9(Suppl 1): 028.

[8] Brox JI, Lange JE, Gunderson RB, et al. Good brace compliance reduced curve progression and surgical rates in patients with idiopathic scoliosis[J]. Eur Spine J, 2012, 21(10): 1957-1963.

[9] Katz DE, Herring JA, Browne RH, et al. Brace wear control of curve progression in adolescent idiopathic scoliosis[J]. J Bone Joint Surg, 2010, 92(6): 1343-1352.

[10] Morton A, Riddle R, Buchanan R, et al. Accuracy in the prediction and estimation of adherence to bracewear before and during treatment of adolescent idiopathic scoliosis[J]. J Pediatr Orthop, 2008, 28(3): 336-341.

[11] Sanders JO, Browne RH, McConnell SJ, et al. Maturity assessment and curve progression in girls with idiopathic scoliosis[J]. J Bone Joint Surg, 2007, 89(1): 64-73.

[12] Sanders JO, Khoury JG, Kishan S, et al. Predicting scoliosis progression from skeletal maturity: a simplified classification during adolescence[J]. J Bone Joint Surg, 2008, 90(3): 540-553.

[13] Hung LH, Shi B, Chow KH, et al. Validation study of the thumb ossification composite index (TOCI) in idiopathic scoliosis: a stage-to-stage correlation with classic tanner-whitehouse and sanders simplified skeletal maturity systems[J]. J Bone Joint Surg, 2018, 100(13): 88.

[14] Luk KDK, Saw LB, Grozman S, et al. Assessment of skeletal maturity in scoliosis patients to determine clinical management: a new classification scheme using distal radius and ulna radiographs[J]. Spine, 2014, 14(2): 315-325.

[15] Lou E, Hill D, Raso J, et al. Smart brace versus standard rigid brace for the treatment of scoliosis: a pilot study[J]. Stud Health

Technol Inform, 2012, 176: 338-441.

[16] Ilharreborde B, Dubousset J, Le Huec J-C. Use of EOS imaging for the assessment of scoliosis deformities: application to postoperative 3D quantitative analysis of the trunk[J]. Euro Spine J, 2014, 23(Suppl 4): S397-405.

[17] Ilharreborde B, Ferrero E, Alison M, et al. EOS microdose protocol for the radiological follow-up of adolescent idiopathic scoliosis[J]. Euro Spine J, 2016, 25(2): 526-531.

[18] Rahman T, Borkhuu B, Littleton AG, et al. Electronic monitoring of scoliosis brace wear compliance[J]. J Child Orthop, 2010, 4(4): 343-347.

[19] Karol LA, Virostek D, Felton K, et al. Effect of compliance counseling on brace use and success in patients with adolescent idiopathic scoliosis[J]. J Bone Joint Surg, 2016, 98(1): 9-14.

[20] Mordecai SC, Dabke HV. Efficacy of exercise therapy for the treatment of adolescent idiopathic scoliosis: a review of the literature[J]. Euro Spine J, 2012, 21(3): 382-389.

# 第12章　特发性脊柱侧凸

邱　勇　仉建国　张　宏　秦晓东

## 第一节　病因学

青少年特发性脊柱侧凸（adolescent idiopathic scoliosis，AIS）是发生于青春发育期前后的最常见的脊柱畸形，表现为脊柱向侧方弯曲 >10°，发病率为 1.5%~3%。AIS 的诊断是一种排除性诊断，即排除了其他导致脊柱侧凸的原因（如神经肌源性异常、Chiari 畸形、神经纤维瘤病、先天性椎体发育异常等）之后才能诊断为 AIS。尽管 AIS 的病因学还不清楚，但近 30 年来的研究取得了较大的进展，其中遗传学因素、生长发育不平衡、激素／代谢障碍、神经系统异常在 AIS 的发病学研究中进展最多。

### 一、遗传学病因

1.传统的易感基因研究　虽然 AIS 的病因未知，但是遗传因素在疾病的发生过程中所起的作用早已引起了广泛的关注。在 20 世纪 30 年代，文献

中就有 AIS 具有家族聚集现象的临床报道，其家族聚集现象可表现为双胞胎共同发病、兄弟姐妹共同发病、多代人共同发病等（图 12-1-1~图 12-1-3）。Harrington 的研究表明在侧凸超过 15° 的发病妇女中，其女儿的发病率为 27%，而中小学生的流行病学调查结果显示 AIS 发病率约为 3%。Kesling 对文献中双胞胎 AIS 患者的个案报道进行回溯后发现 73% 的同卵双胞胎弯型一致，36% 的异卵双胞胎弯型一致。Damborg 对丹麦所有 10~50 岁双胞胎 AIS 患者的研究同样发现，同卵双胞胎比异卵双胞胎的弯型一致率高。上述研究说明遗传因素在 AIS 的发病过程中有重要作用。

目前研究倾向于 AIS 为一种复杂多基因遗传病，可能存在多个基因的相互作用。郑振耀、Castelein 和 Weinstein 等提出 AIS 的发病模型，其可分为两个过程，一个是侧凸发生阶段，此阶段相关的基因称为 AIS 易感基因或启动基因；第二个阶段是侧凸进展阶段，此阶段相关的基因称为 AIS 疾病修饰基因或进展基因。在这两个阶段中，除了遗传学作用外，环境因素也对其发病产生

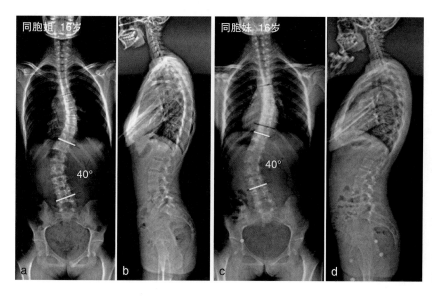

图 12-1-1　16 岁 AIS 双胞胎，不管是冠状面（a、c）还是矢状面（b、d）她们都具有相同的弯型

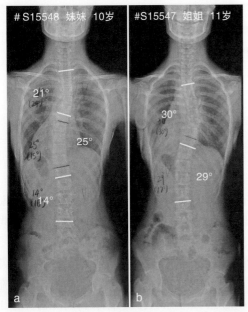

图 12-1-2　AIS 姐妹患者弯型不一样。妹妹表现为三弯，右上胸弯 21°，左胸弯 25°，右腰弯 14°；姐姐表现为双弯，右胸弯 30°，左腰弯 29°

影响。既往 AIS 遗传基因的鉴定主要通过基因连锁分析和关联分析。关联分析主要采用单核苷酸多态性（SNP）来分析 AIS 易感基因。常用 SNP 分型技术包括聚合酶链反应 - 限制性片段长度多态性（PCR-RFLP）、Taqman 探针法和变性高效液相色谱法（DHPLC）等。

目前通过候选基因法已鉴定的 AIS 易感基因包括雌激素受体 α（ESRα），褪黑素受体 1B（MTNR1B），基质金属蛋白酶的组织抑制剂 1（TIMP1）和软骨基质蛋白 1（MATN1），色氨酸羟化酶基因 1（TPH1），G 蛋白耦联雌激素受体（GPER）和雌激素受体 β（ESRβ）等。传统遗传研究缺陷主要在于，候选基因关联分析往往建立在假说基础上，缺乏坚实的理论基础。因此，对已知基因进行验证显得尤为重要。在过去的十年间，我国已对世界上报道的诸多易感基因进行了大规模验证。如朱泽章和邱旭升等验证研究发现 LBX1、GPR126 和 BNC2 与汉族 AIS 的发生存在显著关联，TGF-β 和 SOCS3 仅与 AIS 的严重程度有关，而 CHL1 和 MMP3 与 AIS 的发生和进展均无显著相关性。上述验证研究对 AIS 真正遗传基因的确定具有重要意义。

2. 全基因组关联分析研究　相比家系连锁分析与候选基因关联研究，全基因组关联研究（genome-wide association study，GWAS）具有更高的检验效能。它是一种在全基因组范围内寻找与疾病相关联的遗传突变位点的分析方法。AIS 的 GWAS 研究始于 2011 年，Sharma 等在 400 余美国白种人家系中发现 CHL1 基因与 AIS 发生相关。日本学者 Takahashi 等利用全基因组关联研究对 1376 例日本 AIS 患者进行了基因分型，结果发现位于 10q24.31 的 LBX1 与 AIS 发病有显著相关性。LBX1 基因于骨骼肌和脊髓较其他组织显著高表达，提示该基因功能与 AIS 疾病的发生密切相关。在增加了性染色体上 10 余万 SNP 位点进行基因分型后，Takahashi 等对数据重新进行了统计，发现了另一与 AIS 发生显著相关的基因 GPR126。在汉族人群及欧洲人群的验证实验确定了 GPR126 基因与 AIS 发病存在强烈关联。GPR126 基因敲除

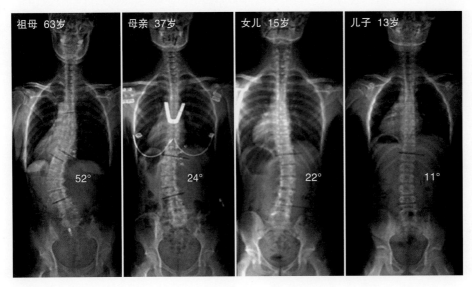

图 12-1-3　AIS 三代家系，均为腰弯

动物模型显示该基因可显著影响生长发育及身体比例，从侧面印证了 AIS 患者的异常生长发育模式具备相关的遗传背景。Ogura 等综合了日本人群和中国人群的 GWAS 数据，发现 BNC2 基因上的 3 个内含子区域的 SNP 与 AIS 发病相关，其中有一个 SNP 位于 BNC2 的增强子区域，可促进 BNC2 表达增加，而在斑马鱼模型中，过表达 BNC2 可引起脊柱侧凸的表型，从而证明 BNC2 基因与 AIS 发病密切相关。

我国分别于 2015 年和 2017 年报道了汉族 AIS 人群的 GWAS 研究。朱泽章等通过对 5000 余例患者和 6000 余例健康人群进行 GWAS 分析并首次定位了与汉族 AIS 人群发病相关的两个重要易感基因：10q24.32 的 LBX1-AS1 基因和 3q26.2 的 TNIK 基因。作为 LBX1 基因的反义 RNA，LBX1-AS1 可能通过调控 LBX1 的转录或表达，进而在 AIS 发生机制中发挥作用。此外，LBX1 基因和 TNIK 基因均位于 Wnt/β-catenin 通路。上述研究成果首次从遗传学背景解释了脊柱及周围结构发育失衡的分子机制，即 Wnt/β-catenin 信号通路的非对称表达可能对两侧椎旁肌发育存在调控作用，进而在 AIS 的发生和进展中扮演重要角色。

**3. 高通量基因测序**　除了 GWAS，外显子测序近年来也被用于 AIS 遗传学研究。Buchan 等首次利用外显子测序的方法发现 FBN1 和 FBN2 上的突变与 AIS 侧弯的严重程度相关。Patten 等发现 POC5 基因上 3 个新的功能突变位点与 AIS 发生相关。且诱导这些位点突变后，斑马鱼侧弯严重程度与之显著关联。

自 2016 年起国内亦有两个中心分别利用了 WES 技术对数个 AIS 家系进行了分析。胡正茂等报道 AKAP2 突变与 AIS 发病相关，苏培强等发现 MAPK7 基因上的 3 个突变位点可显著影响 AIS 的发病，并成功复制了相关斑马鱼侧凸模型。值得注意的是，MAPK7 基因的 3 个突变位点在南方散发 AIS 人群中也被成功验证，进一步证实了其在 AIS 发病中的潜在角色。而此前报道的 AKAP2 突变位点并未能在长江流域散发 AIS 人群中得以验证，因此该基因与 AIS 的相关性仍需进一步研究。

**4. 遗传因素的预测**　流行病学调查表明 AIS 发病存在着明显遗传因素的影响，同卵双生的双胞胎不仅侧凸发生的一致性高，而且侧凸的严重程度也相关，提示遗传因素不仅与疾病的易感性相关，且与其进展相联系。通过对候选基因多态性的研究，有可能找到对侧凸进展预测有价值的遗传学指标。2002 年 Inoue 等报道了雌激素受体 α 的 SNP 位点 rs9340799 和 AIS 严重程度之间的相关性，随即该位点被 Wu 等在汉族 AIS 人群中验证成功。Chen 等报道位于 MATN1 基因启动子的 rs1149048 不但与 AIS 起病有关，还有可能影响侧凸的严重程度。Zhou 等发现 IL-17RC 基因的 rs708567 与侧凸角度大小呈显著相关性。徐磊磊等报道 ESRα 与 TPH1 两个基因与 AIS 患者的支具疗效有关，ESRα 上的 rs9340799 位点等位基因 G 和 TPH1 上的 rs10488682 位点等位基因 A 是侧凸进展的危险因素，拥有该位点基因型的患者支具效果往往较差。此外，徐磊磊等报道在汉族人群中，TGFB1 的 rs1800469 位点基因型分布在 AIS 与对照组间无差异，但在严重侧凸组与轻度侧凸组之间有显著差异，由此推测 TGFB1 与 AIS 发病无关，但与侧凸进展相关，其 rs1800469 位点 TT 基因型为侧凸进展的危险因素。上述 AIS 易感性位点的发现为研究侧凸进展提供了一定的思路。然而，在复杂性疾病的发生中，SNP 所起的作用有限，而大量疾病易感 SNP 间的交互作用却被认为能很好地解释患病风险高低间的差别。将多个 SNP 位点结合进行回归分析已成为探索遗传性疾病进展的重要手段。如在对糖尿病肾病的研究中，Blech 等提出由 5 个 SNP 和 5 个临床指标组成的诊断模型，经 logistic 回归分析后发现该模型的诊断能力显著高于早期的单纯临床指标研究。又如 Dancik 等报道用 20 个 SNP 组成的回归模型可对膀胱癌患者的淋巴结转移进行评分并计算发生概率。由此，发现尽可能多的遗传相关位点可能为提高预测侧凸进展的准确性开辟新的方向。

随着后基因组时代的到来，以基因多态性为基础的相关性分析研究得到了飞速的发展。近年来随着生物技术的不断发展，通过基因芯片进行的全基因组相关性研究不断普及，如火如荼地在各个领域进行。Ward 等通过全基因组关联分析研究确定了 53 个与 AIS 进展相关的 SNP，并在此基础上提出全球首个 AIS 诊断试剂盒 "Scoliscore" 以预测侧凸进展。Ward 等提出根据侧凸进展危险程度，患者评分可分为三个等级：<41 分为低度危险；41~190 分为中度危险；>190 分为高度危险。但该评分系统目前仅适用于白种 AIS 人群。Ikegawa

等报道 Scoliscore 不适用于日本 AIS 人群的侧凸进展预测。徐磊磊等在 670 例汉族 AIS 人群中对 Scoliscore 进行验证，结果发现 53 个 SNP 中仅有两个 rs9945359 和 rs17044552 在进展组和非进展组之间存在差异，因此该预测试剂盒也不适用于中国汉族人群。未来需针对不同种族的人群研发相应的侧凸进展预测试剂盒。

**5. AIS 遗传病因学研究展望**　在医学大数据和细胞分子生物学技术高速普及的背景下，AIS 遗传学研究正表现如下趋势：①利用全基因组数据挖掘新的致病基因及信号通路；②强调在独立人群或其他种族间验证；③需进行更丰富的功能调控实验或建立动物模型以证明易感基因影响疾病发生的潜在机制；④探索新的遗传标记物（如 LncRNA、环状RNA、拷贝数变异等）与 AIS 的相关性。在此趋势下，建立完整的 AIS 临床样本库尤为重要。在已有 DNA 和 RNA 文库的基础上，仍需进一步完善临床表型资料如骨密度、本体感觉、弯型等。在探索新的致病基因方面，更大规模的基因芯片结合组织芯片将有助于精确筛选目标基因，增加后续功能研究的可靠性。随着更多的疾病相关遗传标记物的发现，建立高精准度和特异度的预测模型将真正有助于 AIS 防治并治病于未然。

## 二、生长发育不平衡

**1. 青春期发育异常**　由于青春期早期身高快速增长，所以这也是脊柱侧凸最容易发生和进展的时期。与正常儿童相比，患有 AIS 的儿童身高通常较高，胸椎后凸减少。在外观上，AIS 患者往往比同龄人更高更显苗条。有学者推测脊柱会随着快速生长而发生侧弯，因为脊柱后方韧带不能与前方韧带生长保持同步，从而作为系绳迫使脊柱形成前凸，同时向前弯曲令脊柱前凸节段的顶椎向侧面平移从而导致脊柱侧凸发生。Skogland 和 Miller 等报道了迄今为止最全面的脊柱生长研究，他们发现特发性脊柱侧凸患者脊柱的长度值较对照组的脊柱大得多。有研究显示女性 AIS 患者大约在青春期发育高峰来临前一年即开始脊柱的加速生长，同时女孩比男孩有更高的椎体高度，而这种差别随着年龄的增长而增加。Cheng 等将青春发育期划分为 5 个阶段，比较了 598 例 AIS 女孩与 307 例健康女孩在青春期各个阶段的身高、体重等指标。结果发现

在第 1 阶段 AIS 患者的身高、矫正身高、坐高、臂展长度均小于正常对照，而在第 2 至第 5 阶段，AIS 患者的矫正身高、臂展长度、矫正坐高均显著大于正常对照，且 BMI 显著小于正常对照。此外，AIS 患者月经初潮时间发生改变，毛赛虎等发现汉族 AIS 患者月经初潮时间明显推迟，而 Grivas 和 Goldberg 则报道在地中海和爱尔兰人群中，AIS 患者月经初潮时间不变或提前。综上，主要发生于青春期的 AIS 可能与此期间异常生长发育有密切联系。

**2. 软骨内成骨异常**　骨的生长发育受软骨内成骨和膜内成骨的双重调节。软骨内成骨是指由间充质先形成软骨雏形，然后软骨不断生长并逐渐被骨所替换的骨发生过程。软骨细胞的增殖和凋亡是软骨内成骨中的重要环节。软骨细胞的增殖和肥大，以及此过程中所伴随的细胞外基质的合成是长骨软骨内成骨纵向生长的主要力量。Wilsman 等对 Long-Evans 鼠的生长板软骨细胞的体视细胞学研究发现，生长板中增殖区的高度与骨的生长率正相关。生长板内每天新生的软骨细胞，即软骨细胞的增殖速率与骨的生长率正相关。Ballock 等认为骨的长度增加依赖于生长板内软骨细胞的增殖和肥大。所以，生长板内软骨细胞的增殖、肥大和凋亡对骨的增长率发挥重要作用。

郑欣等通过对骨龄未成熟的 AIS 患者髂嵴软骨进行组织形态学研究，发现 AIS 软骨内细胞增殖区变大、细胞增殖变多，提示在青春发育早期 AIS 软骨内成骨活跃（图 12-1-4）。随后又进一步入选 15 例 AIS 患者和 6 例非脊柱侧凸患者的软骨组织（髂软骨或棘突软骨）行软骨细胞培养，采用褪黑素刺激，结果发现褪黑素可以有效促进正常软骨细胞增殖，但是却无法促进 AIS 患者软骨细胞的增殖，说明 AIS 患者中褪黑素信号通路调节软骨内成骨的过程可能存在异常。此外，王渭君等纳入 290 例 AIS 患者与 80 例正常对照，利用 CT 测量外周骨的直径与长度，发现 AIS 患者外周骨的直径长度比值显著小于对照组，且侧弯越重，比值越小。推测这种现象可能是由于 AIS 患者软骨内成骨活跃所引起。

**3. 前后柱发育不平衡**　AIS 患者矢状面上的特点之一是胸椎后凸减小，甚至前凸畸形（图 12-1-5），早期有学者提出这种胸椎后凸的改变是引起脊柱侧凸的原因。英国利兹的研究团队发现在生长发育高峰期，胸椎后凸将会发生显著的变化：胸椎后

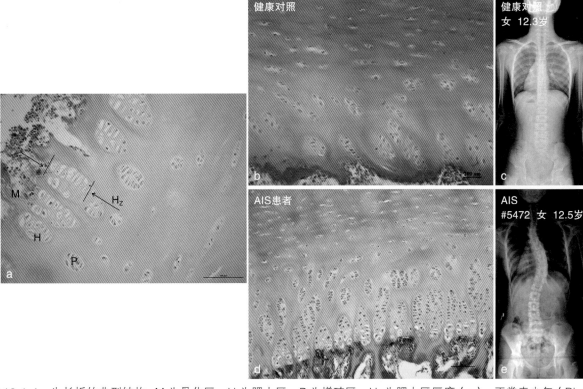

图 12-1-4　生长板的典型结构：M 为骨化区，H 为肥大区，P 为增殖区，$H_z$ 为肥大区厚度（a）；正常青少年（Risser 0 级，12.3 岁）髂嵴软骨生长板染色（b、c）；AIS 患者（Risser 0 级，12.5 岁）髂嵴软骨生长板染色，与对照组相比，AIS 患者肥大区厚度 $H_z$ 较大，内部细胞排列致密，细胞数目显著增多；增殖区细胞也排列致密，提示 AIS 患者髂嵴软骨增殖旺盛（d、e）

凸一般在 10 岁左右达到最小值，在 15 岁左右达到最大值，为 30°～40°；而女孩在 10～11 岁生长速率达到最大值，此时胸椎后凸在最小值附近，如果她们此时生长过快，就易发生脊柱畸形。而男孩生长高峰的到来相对较迟，此时他们的胸椎后凸已经达到最大值，这可能是男孩不易发生 AIS 而更容易发生胸椎后凸畸形的原因（如休门氏病）。他们的流行病学调查进一步表明胸椎前凸可能是发生胸椎侧凸畸形的初始和诱发因素。调查研究的入选标准是躯干倾斜≥5°，共有 16 000 多名利兹在校学生入选，最终 1000 名被诊断为脊柱侧凸，研究者对其进行了长达 6 年的随访，每年随访 1 次并拍摄 X 线站立位全脊柱正侧位片。由于该研究的入选标准非常严格，很多学生在入选时背部无明显剃刀背畸形，但一部分学生在随访中出现了真正意义上的脊柱侧凸畸形。研究者从中回顾性地分析脊柱尚未发生侧凸时的胸椎矢状面形态。他们发现在发生脊柱侧凸前，胸椎就已经出现了平背畸形，并伴顶椎节段的前凸畸形。

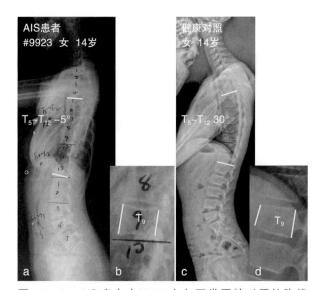

图 12-1-5　AIS 患者（#9923）与正常同龄对照的胸椎后凸角度比较。AIS 患者胸椎后凸明显减小，$T_5～T_{12}$ 后凸角度为 -5°，椎体前缘高度大于后缘高度，前后径距离缩短（a、b）；而正常人 $T_5～T_{12}$ 后凸角度为 30°，椎体前后缘高度一致或后缘略大于前缘，前后径距离较大（c、d）

继而学者研究胸椎后凸减小的原因，研究者通过测量，发现 AIS 患者存在前柱过度生长现象，推测前柱生长快于后柱从而引起胸椎后凸减小。郭霞等纳入了 83 例 12~14 岁的 AIS 患者及 22 例年龄匹配的正常对照，在 MRI 上测定 $T_1$~$T_{12}$ 每个椎体前缘、后缘、椎弓根及椎弓根间隙的高度，并计算前后柱高度的比值。将其结果与正常对照进行比较发现，AIS 患者的椎体前缘、后缘均较正常对照高，且大部分节段有明显差异，而其后柱的椎弓根高度明显低于正常对照。AIS 患者所有胸椎前后柱高度的比值明显大于正常对照，故 AIS 存在前后柱发育不平衡，且侧弯越重，前后柱差异越大。朱锋等进一步的组织学研究发现这种前后柱发育不平衡可能是由于脊柱后柱膜内成骨延迟，导致前柱软骨内成骨和后柱膜内成骨失衡，进而引起脊柱前柱生长过快而后柱生长缓慢，这种生长发育的失平衡曾被认为可能是脊柱侧凸发生的始动因素之一（图 12-1-6、

图 12-1-7）。石林等利用有限元模型模拟了脊柱前柱过度生长引发脊柱侧凸的过程，从而为该假说提供了理论依据。

然而，该假说面临最大的争议在于前柱过长与脊柱侧凸之间的因果关系，即前柱过度生长究竟是原发还是继发的？ Schlosser 等采用三维 CT 测量了 77 个 AIS 患者 $T_2$~$L_5$ 的椎体和椎间盘高度，发现椎间盘的前后缘差异显著大于椎体，即前柱过长更多的贡献可能来自于椎间盘。秦晓东等比较了 AIS 患者、Chiari 畸形伴脊柱侧凸患者和正常对照的脊柱前后柱高度，结果发现与正常对照相比，AIS 组和 Chiari 畸形组都出现了前柱过度生长的表现，而这两组之间前后柱高度比无显著差异，提示前柱过度生长可能并非是 AIS 的独有表现，而是一种脊柱侧凸的继发表现（图 12-1-6）。综上所述，椎体前柱生长过快现象究竟是原发性改变还是一种继发于侧凸后的适应性改变有待进一步研究。

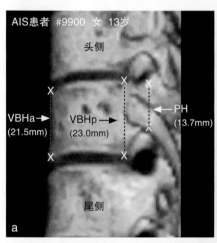
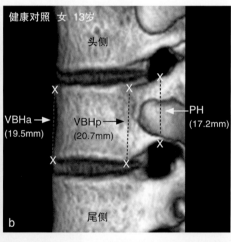

图 12-1-6　AIS 患者（#9900，a）与年龄匹配的正常对照（b）的椎体前后柱高度比较。VBHa 为椎体前缘高度，代表前柱高度，VBHp 为椎体后缘高度，代表中柱高度，PH 为椎弓根高度，代表后柱高度。AIS 患者胸椎前后柱高度的比值（VBHa/PH 及 VBHp/PH）明显大于正常对照

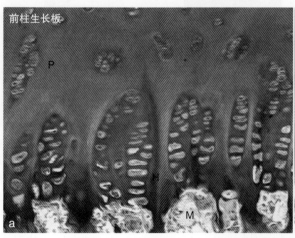
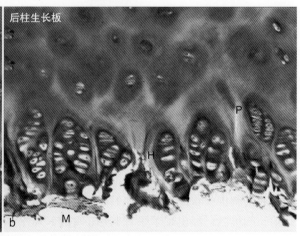

图 12-1-7　AIS 患者（女，12 岁）前柱生长板（a）与后柱生长板（b）的典型结构比较。M 为骨化区，H 为肥大区，P 为增殖区。与后柱相比，AIS 患者前柱的肥大区和增殖区较大，细胞数目较多，前柱增殖旺盛

4.凹凸侧生长发育不平衡　Brink 等纳入 77 例 AIS 患者，在 CT 正中横断面上测量椎体的对称性，包括两侧椎弓根的宽度、长度和理想的进钉深度，结果发现椎体的凹凸侧不对称，凹侧椎弓根更细、更长，理想钉道也更深，在靠近顶椎区处凹凸侧不对称更为明显。王守丰等通过 X 线平片测量 35 例 AIS 患者的椎体和椎间盘，发现椎体和椎间盘存在明显的楔形变，提示凹凸侧发育不平衡。随后，他们通过免疫组化的方法发现 AIS 患者凹凸侧椎板具有不同的生长活性和组织学分级，而对 AIS 患者凹凸侧椎板的 X 型胶原与 Runx2 的表达研究，他们发现顶椎区的两侧存在显著差异，凹侧下端椎 X 型胶原表达显著高于顶椎区，凹侧上下端椎区 Runx2 表达显著高于顶椎区，作者从分子角度揭示了凹凸侧发育不平衡的潜在机制。除了椎板凹凸侧不平衡，椎间盘凹凸侧也存在差异，朱锋等比较了 AIS 患者顶椎区椎间盘两侧的纤维环胶原，发现 AIS 患者纤维环中凹侧 I 型、II 型胶原的含量显著低于凸侧，此外两侧胶原含量的差值与侧弯严重程度相关。他认为由于 AIS 的凹凸侧椎间盘存在着基质合成代谢的异常，不能产生足够量的正常胶原来维持椎间盘的生物力学功能，脊柱在轻微的负荷下就会逐渐出现畸形。

## 三、激素 / 代谢障碍

1.褪黑素异常　1983 年，Dubousset 等发现，松果体被切除的鸡常常会发生脊柱侧弯。松果体的主要功能是分泌褪黑素。当松果体切除后，鸡体内的褪黑素水平下降，因此褪黑素减少可能与脊柱侧凸的发生相关。Machida 等构建双足直立鼠模型，进行松果体切除后大鼠发生了脊柱侧凸。褪黑素是调节生理变化的"生物钟"，研究表明，褪黑素可调节生长激素的产生。血液中褪黑素的昼夜变化同生长激素正好相反，这很可能是由于松果体通过褪黑素调节生长激素的变化而影响动物的生长。

Bagnall 等认为褪黑素的作用可能是由生长激素介导的。但是，生长激素对褪黑素的药理关系尚不清楚。吴亮等发现 AIS 患者双侧椎旁肌的褪黑素受体 2（melatonin receptor type 2，MT2）表达存在差异，凹侧显著大于凸侧，而褪黑素受体 1（MT1）无差异。Man 等体外培养成骨细胞，并用褪黑素去刺激，结果发现正常人的成骨细胞受褪黑素刺激后增殖和分化明显，而 AIS 患者的成骨细胞受褪黑素刺激后无明显变化，提示 AIS 患者褪黑素通路受损，AIS 患者骨密度下降、骨骼发育异常可能与此相关。Yim 等体外培养 AIS 患者及正常对照的成骨细胞，采用 qPCR 检测其 MT1 和 MT2 的表达水平，结果发现与对照组相比，AIS 患者 MT2 表达显著下降，MT1 水平无差异；进一步作者根据 AIS 患者 MT2 水平，将其分为低表达组和高表达组，发现低表达组患者的臂展显著增大，猜测 MT2 表达水平与 AIS 患者骨骼发育密切相关。王渭君等检测了生长板软骨细胞中 MT2 的表达，发现 AIS 组显著低于对照组。进一步使用不同浓度的褪黑素刺激，对照组出现了显著的增殖和分化，而 AIS 组无明显反应。上述研究结果表明，褪黑素通路受损可能引起异常的软骨内成骨。褪黑素通路的损伤除了引起细胞反应的异常，更直接的是引起生长发育的异常。但是褪黑素在脊柱侧凸发生发展中的作用还需要进一步的研究。

2.骨代谢异常　近年来临床上 AIS 患儿身材瘦高及四肢纤细修长的现象正引起越来越多学者对 AIS 骨量降低与生长发育异常之间存在关系的关注。郑振耀与秦岭等比较了 75 例 AIS 女性患者和 94 例年龄匹配的正常对照的骨密度，发现 AIS 患者的全身骨密度水平显著下降；此外，人体学测量发现 AIS 患者的臂展增大、下肢长度减小。朱锋等利用 micro-CT 检测了 15 例 AIS 患者和 35 例正常对照的腰骶部骨组织，也发现 AIS 患者腰椎和股骨颈的骨密度显著低于正常人。Lee 等进一步对 AIS 患者在青春期内的骨密度变化做了纵向的随访，研究发现这类患者的钙离子吸收速度跟不上其骨矿化速度（<400mg/ 天），随着青春期的发育，其骨密度呈现持续下降状态，侧凸进展越快的患者骨密度越低，因此加强骨质对于延缓侧凸进展具有重要意义。Hung 等纳入 324 例 AIS 患者，定期随访至骨龄成熟，末次随访时 Cobb 角增加大于 6° 定义为进展，研究发现股骨颈骨密度 Z 值 ≤ −1 为侧凸进展的独立危险因素，OR 值为 2.3。Yip 等随访了 513 例 AIS 患者，将末次随访时 Cobb 角 ≥ 45° 或需要手术定义为畸形进展，同样发现骨质疏松是侧凸进展的危险因素。由于骨质的形成与钙离子和维生素 D 的吸收密切相关，学者们也对此进行了研究。Gozdzialska 等发现与月经状态匹配的正常对照相比，AIS 患者体内 25 - 羟维生素 $D_3$ 的水平显

著降低。Balioglu 等纳入更多样本量，比较了 229 例 AIS 患者和 389 例年龄匹配的正常对照，发现 AIS 体内 25-羟维生素 D$_3$ 显著降低，且维生素 D 水平与 Cobb 角呈负相关关系。

进而学者对 AIS 患者骨密度下降的原因进行了深入研究。庄乾宇等利用双向荧光差异凝胶电泳（2D-DIGE）技术分析了 AIS 患者骨髓间充质干细胞（bone marrow mesenchymal stem cell, BM-MSC）的蛋白组学信息，发现与成骨相关的 5 个蛋白表达下降，提示 AIS 患者骨密度下降可能与 BM-MSC 的成骨分化能力下降有关。他们进一步利用长链非编码 RNA（lncRNA）芯片技术，发现了一个与 AIS 发病相关的 lncRNA（ENST00000453347），命名为 lncAIS，研究发现该 lncRNA 可与核因子 90（NF90）结合，维持 HOXD8 基因的稳定性，而后者可促进 RUNX2 基因的表达，调节 BM-MSC 的成骨分化能力。周松等进一步检测了成骨细胞中 RANKL 和 OPG 的表达，发现 AIS 患者成骨细胞中 RANKL/OPG 比值显著大于正常人，从而提出 AIS 低骨密度可能与成骨细胞过度表达 RANKL 相关。由此可得知 AIS 患儿 MSCs 中高表达的 RANKL 可增强其活化破骨细胞（OC）的能力，加速诱导破骨前体细胞分化为成熟的 OC，从而使得 AIS 患儿骨吸收程度较同年龄正常儿童有显著增强。这与 AIS 患儿临床中骨密度降低的现象一致。王渭君等根据腰椎和股骨颈处的骨密度高低将 AIS 患者分成 2 组，手术中取患者的髂骨培养成骨细胞，检测成骨细胞 Runx2 基因与蛋白的表达，发现低骨密度组患者 Runx2 表达显著降低，由此提出 Runx2 的异常表达可能与 AIS 患者骨密度降低相关。

综上所述，AIS 患者低骨密度可能与骨髓间充质干细胞成骨分化异常、成骨细胞中 RANKL 及 Runx2 表达异常等因素相关，但低骨密度是侧弯的原发性因素还是继发于侧弯后的生物力学改变仍存在争议，低骨密度在侧弯发生中的作用仍需要进一步的研究。

3. 瘦素异常　长期以来，学者们对于瘦素作用的主要认知是其作为下丘脑的代谢调节中枢，发挥抑制食欲，减少能量摄取，增加能量消耗，抑制脂肪合成的作用。但近些年的研究则发现瘦素可以直接作用于骨细胞和软骨细胞。瘦素还可以抑制大脑 5-羟色胺（5-HT）和神经肽 Y（NPY）的合成和分泌，并通过交感神经系统介导的成骨细胞内 β$_2$ 肾上腺素能受体通路调节骨代谢。邱勇等首次发现 AIS 患者血液中的循环瘦素显著减少。此外，瘦素表达与患者 BMI 和骨密度显著正相关。瘦素分泌减少是引起 AIS 患者低 BMI、低骨密度的原因之一。Lam 等也报道 AIS 患者体重下降的原因是骨骼肌与脂肪同时减少，该减少过程与瘦素生物利用度下降密切相关。

此外，瘦素还可以通过可溶性瘦素受体的转运作用而通过血脑屏障，进而作用于下丘脑的相关靶受体。由此可见，可溶性瘦素受体是一种瘦素重要的结合蛋白，也是调节瘦素水平，决定去结合活性的重要因素，并通过影响血液循环中瘦素的总量，调节瘦素的生物利用度。除了以上研究提及的瘦素减少，刘臻等发现 AIS 患者血清内的可溶性瘦素受体水平显著高于正常人。因此，AIS 患者的瘦素代谢异常主要表现为瘦素生物利用度下降。此外，血清瘦素受体、游离瘦素水平与侧弯严重程度相关，可作为预测侧弯进展的一个生物学标志。

4. 雌激素异常　AIS 发病的特点是女性偏多，而前文中也提到 AIS 汉族女孩月经初潮时间明显推迟，由此推测雌激素可能在 AIS 发病中发挥作用。雌激素需要与其受体结合才能发挥生物学效应，多个研究表明雌激素受体多态性与 AIS 的发生和发展相关。吴洁等报道了雌激素受体 α（ESRα）基因的 XbaⅠ 位点可能与 AIS 发病相关。张宏其等报道雌激素受体 β（ESRβ）基因的 ØK 可能是 AIS 易感位点，该位点也与患者的身高和侧凸严重程度相关。苏培强等报道 G 蛋白耦联雌激素受体（GPER）上的 3 个多态性位点与 AIS 侧凸严重程度相关。关于 ESRα、ESRβ 与 AIS 发病的关系也有不同的报道，Takahashi 等将既往报道的 ESRα 上的 rs9340799 位点和 ESRβ 上的 rs1256120 位点在日本人群身上进行验证，共纳入 798 例 AIS 患者和 637 例正常对照，发现这两个位点与 AIS 的发生和侧凸严重程度均无关。因此，关于雌激素受体与 AIS 发病的关系还有待进一步验证。

5. 生长激素异常　AIS 患者生长发育异常，身高偏高，BMI 偏低，由此推测生长激素可能在 AIS 发病中发挥作用。Ylikoski 等测量了 1329 例 AIS 女性患者的身高，发现 11～15 岁的 AIS 女孩身高显著大于正常对照，尤其是在 11～13 岁，当发育成熟后这种身高差异逐渐消失。Ahl 等比较了 AIS

患者和正常对照在不同生长发育阶段的生长激素的分泌水平，发现在青春期早期，AIS 组的生长激素水平高于对照组，且 AIS 患者对生长激素的敏感性也高于对照组，因此 AIS 患者在青春发育早期生长发育较快。目前关于生长激素受体基因多态性的研究大多为阴性结果，生长激素与 AIS 发病的遗传学机制还有待进一步研究。

## 四、神经系统发育异常

由于脊柱侧凸常伴随许多神经系统缺陷或疾病，因此神经系统异常也被认为是 AIS 的潜在病因之一。在过去的二十年里，神经电生理检测被用于 AIS 的病因学研究，这些研究包括为何有些人会发生特发性脊柱侧凸，为何有的侧凸会进展而有的侧凸则不会。然而，很多神经电生理检测的结果并不明确。此外，脑电图、平衡功能、眼震颤、本体感觉和振动觉检测等也运用于 AIS 病因学研究，研究表明 AIS 患者存在躯体感觉异常，这种感觉异常程度与侧凸的严重性存在明显相关性，提示其可能是畸形的继发因素。早年有学者提出较短的脊髓可能诱发侧凸，Porter 等通过影像学研究表明 AIS 患者的椎管长度要小于脊柱本身的长度，这一发病理论被命名为"神经 - 骨生长不平衡理论"。该理论也进一步被尸体研究所支持。牛津大学团队测量特发性脊柱侧凸尸体的椎管和脊柱长度，结果发现脊髓是按最短路径沿着椎管下行的。Deacon 等对同样的尸体标本进行了更细致的测量，发现沿椎管凹侧偏后的路径是最短的脊髓下行路线。但孙旭等对 AIS 患者和正常人的脊髓圆锥位置进行研究，纳入 202 例 Cobb 角 40°以上的 AIS 患者和 52 例对照组青少年进行腰椎 MRI 扫描，结果发现两组圆锥的平均位置均为 $L_1$ 下 1/3 水平，两组间圆锥位置分布无统计学差异。因此，圆锥位置的改变及脊髓长度的变化不能很好地解释 AIS 的发病机制。

磁共振成像的出现引发了与脊柱侧凸相关的异常神经解剖学的研究。既往有研究表明在一系列脊柱侧凸患者中，空洞发生率从 17%～47% 不等。侧凸的位置和范围在有无伴发脊髓空洞患者中无统计学差异，但是在发生脊髓空洞的患者中，左胸弯畸形的发生率更高。在一些腹部反射不对称的患者中，神经功能可能是正常的，目前还不清楚这种现象是继发于空洞形成还是脊髓空洞症的一个征兆，抑或

是这种感觉的不对称可能反映了更近端的后脑或中脑损伤。这种病变可能与呃逆、小脑扁桃体下移和脊柱侧凸有关，甚至可能是这些疾病的成因。

**1. 小脑扁桃体异常** 在 Chiari 畸形中，小脑扁桃体常常呈现低位现象，甚至经枕骨大孔疝入颈椎管，但是在 AIS 患者中，这种类似的神经系统异常经常会被忽视。郑振耀等发现正常人的小脑扁桃体下端平均位于枕骨大孔线（BO 线）上 2.8mm，而 17.9% 的 AIS 患者的小脑扁桃体下端会低于 BO 线，并且 AIS 组的小脑扁桃体位置显著低于正常对照组，下降程度与侧弯严重度相关。孙旭等发现 AIS 患者小脑扁桃体位置低于对照组，发生小脑扁桃体异位（下端低于枕骨大孔）的概率更高，且异位与弯型相关，不典型双弯患者更容易出现异位（图 12-1-8）。他们指出小脑扁桃体异位超过 2mm 应定义为异常，可能引起潜在的神经功能异常。由此推测，AIS 的发病可能与中枢神经系统的发育异常相关。

**2. 脑组织体积与功能异常** 郑振耀等利用 3D MRI 技术检测了 20 例 AIS 右胸弯患者和 26 例健康对照的 22 个脑分区，发现 AIS 患者有 10 个脑分区体积大于对照组，包括左额叶脑回，左额叶、顶叶和颞叶的白质、胼胝体和脑干等。石林等进一步比较了 AIS 患者与健康对照的小脑体积与功能，他们利用 3D MRI 将小脑分成 28 个区域，发现 AIS 患者小脑的右侧Ⅷa、右侧Ⅷb、左侧 X 和右侧 X 区的体积增加了 7.43%～8.25%，其对应的功能分

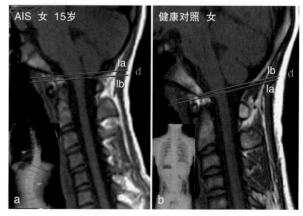

图 12-1-8 AIS 女孩（#4169，15 岁）和健康女孩的扁桃体位置。图中距离 d 是通过计算 la 线（即 BO 线）与其平行线（lb 线，通过小脑最下方的部分或小脑扁桃体的尖端）之间的距离来确定。AIS 患者距离 d=4.7mm（a），而健康对照距离 d=−3.8mm（b）

别为运动控制、躯体感觉、工作记忆、语言和视觉刺激反应。他们进一步利用胼胝体的 2D 数据进行3D 建模，发现 AIS 患者的胼胝体压部的体积和形态与正常对照存在显著差异。王德峰等发现 AIS 患者大脑皮质的厚度及其内部的拓扑网络结构与正常对照存在差异，表现为颞叶和顶叶皮质的中心区增加，而边缘皮质的中心区减少。

3. 脊髓栓系　在生长发育的过程中，脊椎管的生长速度大于脊髓，因此脊髓下端相对于脊椎管下端逐渐升高。脊髓栓系即脊髓下端因各种原因附着于椎管的末端不能正常上升，由此导致一系列的临床表现，这种表现在青少年特发性脊柱侧凸的患者中尤为明显。Porter 等测量了 36 例 AIS 患者的椎体长度和椎管长度，发现椎管长度小于椎体长度，他们由此提出假说：由于 AIS 脊髓发育受损，生长速度跟不上椎体，脊髓栓系引起后柱发育受阻，前柱生长快于后柱，从而引起脊柱前凸和旋转变形。Chu 等运用多层 MRI 重建技术精确测量了 AIS 患者矢状面上的脊髓的长度与椎体长度，发现脊髓长度小于椎体长度，脊髓存在栓系。

4. 平衡功能异常　AIS 患者常伴有姿势反射、本体反射和视觉反射障碍，这些反射障碍影响外界信息的传入，并进一步引起脑干的信息整合障碍，从而姿势控制困难，引发脊柱侧凸。此外，本体感觉异常也被认为是 AIS 发病的潜在原因。Keessen等比较了 AIS 患者、患有其他脊柱疾病患者和正常对照，发现习惯用右手的 AIS 患者有明显的本体感觉不准确，故认为本体感觉异常可导致姿势控制障碍，进而引发脊柱侧凸。Le Berre 等对所纳入研究中的患者进行了三个常规的临床平衡测试，以评估静态和动态本体感受：Fukuda-Utenberger 步态测试（收集步伐的角度和位移）以评估动态平衡；Romberg 测试和闭目单脚站立测试来评估静态平衡。但是，他们认为所获得的差异性结果应该与中枢神经系统发育不成熟有关。Lao 等通过步态分析和胫后神经躯体感觉诱发电位检测，发现 AIS 患者存在运动平衡功能受损，对应也出现躯体感觉诱发电位异常。综上所述，对于平衡功能和本体感觉是否为 AIS 病因学因素，有待进一步探究和验证。

5. 半规管异常　人体内存在 3 个相互垂直的半规管，可感受旋转加速度。研究人员最初通过眼球震颤检测 AIS 患者半规管功能，通过该种方法，Herman、Sahlstrand、Jensen 等均报道了与正常

人相比，AIS 患者存在半规管的功能异常。随着影像学的发展，Rousie 等采用 CT、MRI 检测前庭病变患者内耳迷路及淋巴管的形态，发现 55% 存在内耳迷路和淋巴管形态异常的患者同时存在脊柱侧凸，并指出 AIS 患者的中、后淋巴管的连接异常比例显著高于正常人，推测其可能影响眼球震颤、反射进而导致脊柱畸形。石林等通过测量前庭器官形态及相对位置发现，左侧迷路的外、上半规管的中心距离和二者夹角较对照组均明显减小。与之结果类似，Hitier 等使用 MRI 检测 18 例 AIS 患者及 9例正常对照发现 AIS 患者左外侧半规管更加垂直、更加偏离中线，且垂直程度与偏离距离线性相关，半规管的形态学异常与 AIS 患者中存在的较低兴奋度、较高半规管轻瘫等功能异常显著相关。前庭系统可以影响前庭脊髓通路、下丘脑、小脑，且 AIS患者中普遍存在空间定位异常、激素异常，作为前庭系统的重要组成部分，半规管可能通过影响激素分泌、神经感觉功能导致脊柱侧凸。未来研究应着眼于建立一套精准、公认的图像检测方法及前庭器官影像学算法以进一步明确 AIS 与半规管的相关性，并通过基础实验、动物模型等深入探究半规管异常导致脊柱侧凸的确切机制。

## 五、肌肉学说

尽管 AIS 的定义是脊柱侧凸畸形不伴有任何骨骼肌肉系统异常，但大多数关于 AIS 病因学的假说和猜想都会涉及神经肌源性因素。Lerique 首先证实 AIS 患者椎旁肌存在神经电生理方面的不对称性，由此延伸出诸多与椎旁肌相关的病因学研究，包括椎旁肌肌纤维类型和超微结构的研究。但Zetterberg 等研究发现这种椎旁肌改变与进行耐受力训练后的椎旁肌改变类似，提示此异常可能是一种继发于畸形的改变。Chan 等利用 MRI 评估 AIS患者顶椎区凹凸侧椎旁肌形态，发现凹侧椎旁肌形态异常，且与侧凸严重程度相关。

吴亮等也对 AIS 患者椎旁肌肌纤维类型进行了研究，入选特发性脊柱侧凸患者 20 例，平均年龄 15.3 岁，平均 Cobb 角为 56.8°；先天性脊柱侧凸患者 11 例，平均年龄 13.9 岁，平均 Cobb 角为 66.7°；此外，取 10 例非脊柱侧凸病例作为对照。特发性脊柱侧凸和先天性脊柱侧凸组取顶椎区两侧椎旁肌，对照组取非病变区两侧椎旁肌，进行

病理分析。结果发现特发性脊柱侧凸和先天性脊柱侧凸组的凸侧椎旁肌 I 型肌纤维含量和横截面积均显著大于凹侧，对照组两侧无显著差异，特发性脊柱侧凸组中 Cobb 角 >50° 的病例凸侧 I 型肌纤维含量显著高于 Cobb 角 ≤ 50° 的病例（图 12-1-9）。此外，朱泽章等开展了首个汉族人群的全基因组关联研究，发现 AIS 的多个易感基因与肌肉发育相关，如 LBX1、PAX3 等，此外该肌肉发育通路下游的基因如 MyoD 等在 AIS 患者椎旁肌中也表达异常，且其凹凸侧表达比与 I 型肌纤维凹凸侧表达比存在相关性（图 12-1-10），以上证据提示椎旁肌的发育异常在 AIS 发病中具有一定作用。

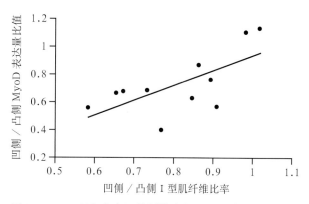

图 12-1-10　AIS 患者凹凸侧椎旁肌 MyoD 表达比例与 I 型肌纤维表达比例呈显著正相关，提示 MyoD 参与调控椎旁肌的异常发育，在 AIS 发病中具有一定作用

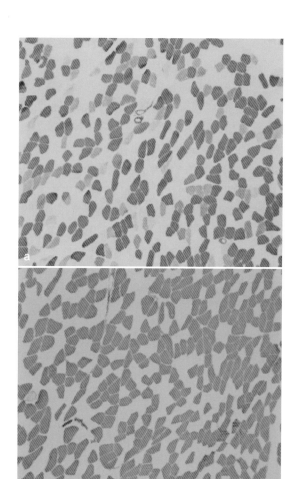

图 12-1-9　AIS 患者顶椎区椎旁肌切片行 ATP 酶染色，图中深色为 I 型肌纤维，浅色为 II 型肌纤维。顶椎凹侧椎旁肌，其中 I 型肌纤维比例约为 48%（a），顶椎凸侧椎旁肌，其中 I 型肌纤维比例约为 62%（b）。凹侧 I 型肌纤维比例明显低于凸侧

## 参考文献

[1] Lonstein JE. Adolescent idiopathic scoliosis[J]. Lancet, 1994, 344(8934): 1407-1412.

[2] Harrington PR. The etiology of idiopathic scoliosis[J]. Clin Orthop Relat Res, 1977(126): 17-25.

[3] Adobor RD, Rimeslatten S, Steen H, et al. School screening and point prevalence of adolescent idiopathic scoliosis in 4000 Norwegian children aged 12 years[J]. Scoliosis, 2011, 6: 23.

[4] Kesling KL, Reinker KA. Scoliosis in twins: a Meta-analysis of the literature and report of six cases[J]. Spine, 1997, 22(17): 2009-2014.

[5] Andersen MO, Damborg F, Engell V, et al. Heritability in adolescent idiopathic scoliosis: acohort study of twins-session: pediatric aspects of twinning[J]. Twin Res Hum Genet, 2004, 7(4): 336.

[6] Qiu Y, Mao S, Qian B, et al. A promoter polymorphism of neurotrophin 3 gene is associated with curve severity and bracing effectiveness in adolescent idiopathic scoliosis[J]. Spine, 2012, 37(2): 127-133.

[7] Jiang J, Qian B, Mao S, et al. A promoter polymorphism of tissue inhibitor of metalloproteinase-2 gene is associated with severity of thoracic adolescent idiopathic scoliosis[J]. Spine, 2012, 37(1): 41-47.

[8] Zhou S, Qiu X, Zhu Z, et al. A single-nucleotide polymorphism rs708567 in the IL-17RC gene is associated with a susceptibility to and the curve severity of adolescent idiopathic scoliosis in a Chinese Han population: a case-control study[J]. BMC musculoskeletal disorders, 2012, 13(1): 181.

[9] Mao S, Xu L, Zhu Z, et al. Association between genetic determinants of peak height velocity during puberty and predisposition to adolescent idiopathic scoliosis[J]. Spine, 2013, 38(12): 1034-1039.

[10] Cheng JC, Tang NL, Yeung HY, et al. Genetic association of complex traits: using idiopathic scoliosis as an example[J]. Clin Orthop Relat Res, 2007, 1(462): 38-44.

[11] Takahashi Y, Matsumoto M, Karasugi T, et al. Replication study of the association between adolescent idiopathic scoliosis and two estrogen receptor genes[J]. J Orthop Res, 2011, 29(6): 834-837.

[12] Takahashi Y, Matsumoto M, Karasugi T, et al. Lack of association between adolescent idiopathic scoliosis and previously reported single nucleotide polymorphisms in MATN1, MTNR1B, TPH1, and IGF1 in a Japanese population[J]. J Orthop Res, 2011, 29(7): 1055-1058.

[13] Sharma S, Gao X, Londono D, et al. Genome-wide association studies of adolescent idiopathic scoliosis suggest candidate susceptibility genes[J]. Hum Mol Genet, 2011, 20(7): 1456-1466.

[14] Qiu X, Lv F, Zhu Z, et al. Lack of association between the CHL1 gene and adolescent idiopathic scoliosis susceptibility in Han Chinese: a case-control study[J]. BMC musculoskeletal disorders, 2014, 15(1): 38.

[15] Sharma S, Londono D, Eckalbar W L, et al. A PAX1 enhancer locus is associated with susceptibility to idiopathic scoliosis in females[J]. Nat Commun, 2015, 6454: 6.

[16] Takahashi Y, Kou I, Takahashi A, et al. A genome-wide association study identifies common variants near LBX1 associated with adolescent idiopathic scoliosis[J]. Nat Genet, 2011, 43(12): 1237-1240.

[17] Jiang H, Qiu X, Dai J, et al. Association of rs11190870 near LBX1 with adolescent idiopathic scoliosis susceptibility in a Han Chinese population[J]. EurSpine, 2013, 22(2): 282-286.

[18] Chettier R, Nelson L, Ogilvie J W, et al. Haplotypes at LBX1 have distinct inheritance patterns with opposite effects in adolescent idiopathic scoliosis[J]. PloS One, 2014, 10(2): e0117708.

[19] Chao Z, Wu J, Zheng R, et al. Molecular characterization and expression patterns of Lbx1 in porcine skeletal muscle[J]. Mol Biol Rep, 2011, 38(6): 3983-3991.

[20] Kou I, Takahashi Y, Johnson T A, et al. Genetic variants in GPR126 are associated with adolescent idiopathic scoliosis[J]. Nat Genet, 2013, 45(6): 676-679.

[21] Monk KR, Oshima K, Jörs S, et al. Gpr126 is essential for peripheral nerve development and myelination in mammals[J]. Development, 2011, 138(13): 2673-2680.

[22] Soranzo N, Rivadeneira F, Chinappen-Horsley U, et al. Meta-analysis of genome-wide scans for human adult stature identifies novel Loci and associations with measures of skeletal frame size[J]. PLoS Genet, 2009, 5(4): e1000445.

[23] Zhu Z, Tang NLS, Xu L, et al. Genome-wide association study identifies new susceptibility loci for adolescent idiopathic scoliosis in Chinese girls[J]. Nat Commun, 2015, 8355: 6.

[24] Buchan JG, Alvarado DM, Haller GE, et al. Rare variants in FBN1 and FBN2 are associated with severe adolescent idiopathic scoliosis[J]. Hum Mol Genet, 2014, 23(19): 5271-5282.

[25] Cheung CSK, Lee WTK, Tse YK, et al. Abnormal peri-pubertal anthropometric measurements and growth pattern in adolescent idiopathic scoliosis: a study of 598 patients[J]. Spine, 2003, 28(18): 2152-2157.

[26] Mao S, Jiang J, Sun X, et al. Timing of menarche in Chinese girls with and without adolescent idiopathic scoliosis: current results and review of the literature[J]. EurSpine, 2011, 20(2): 260-265.

[27] Wang W, Hung VWY, Lam TP, et al. The association of disproportionate skeletal growth and abnormal radius dimension ratio with curve severity in adolescent idiopathic scoliosis[J]. EurSpine, 2010, 19(5): 726-731.

[28] Zheng X, Wang W, Qian B, et al. Accelerated endochondral growth in adolescents with idiopathic scoliosis: a preliminary histomorphometric study[J]. BMC musculoskeletal disorders, 2014, 15(1): 429.

[29] Wang S, Qiu Y, Ma W, et al. Comparison of disc and vertebral wedging between patients with adolescent idiopathic scoliosis and Chiari malformation-associated scoliosis[J]. J Spinal Disor Tech, 2012, 25(5): 277-284.

[30] Wang S, Qiu Y, Xia C. Histomorphological study of inferior facet process cartilage between convex side and concave side in adolescent idiopathic scoliosis[J]. Chin J Spine Spinal, 2007, 17(3): 011.

## 第二节　自然史

特发性脊柱侧凸（idiopathic scoliosis, IS）是所有脊柱侧凸中最多见的，占脊柱侧凸的 65%～75%。特发性脊柱侧凸可发生在生长期的任何阶段，但多在生长高峰期出现，因此特发性脊柱侧凸常按发病年龄划分为：婴儿型特发性脊柱侧凸（infantile idiopathic scoliosis, IIS），指在 3 岁以前发病的 IS 患者；幼儿型特发性脊柱侧凸（juvenile idiopathic scoliosis, JIS），指在 3～10 岁出现的特发性脊柱侧凸；青少年特发性脊柱侧凸（adolescent idiopathic scoliosis, AIS），指 10 岁到骨骼成熟期间发现的脊柱侧凸。三种类型中以 AIS 最为常见。

## 一、文献回顾

早期部分学者对未经治疗的 IS 患者开展了自然史研究，得出的结论是 AIS 是一种高致残率、高死亡率疾病，患者整体健康水平较差，伴有严重腰背部疼痛和心肺功能损害，女性患者有较高的未婚率。但早期的这些自然史研究往往样本量低、随访时间短，缺乏统一、准确的生活质量评估量表，缺乏影像学的证据，其结果存在较大的偏差。如在 Nilsonne 的研究中，研究者并未直接接触到患者，也缺乏 X 线资料；Nachemson 的研究中，入选的患者诊断不明，病因混杂；Goldberg 等开展的 Ste-Justine 系列研究中，研究者采用电话问卷的方式搜集资料，更是缺乏影像学资料和体格检查证据。

近年来，Weinstein 等学者开展了 AIS 大样本量的长期随访，研究结果打破了既往的结论。爱荷华大学的 Ponseti 和 Friedman 等曾于 1932 年至 1948 年前瞻性地纳入了 219 例 IS 患者，这些患者均未接受手术治疗，学者对这批患者进行了长达 20 年、30 年、40 年和 50 年的超长期随访，为 IS 的自然史研究提供了宝贵的资料。Collis 等于 1968 年对这批患者进行了 20 年以上的随访，共有 215 人完成随访。研究发现，脊柱畸形不影响患者的日常活动；与同龄正常对照相比，腰背痛发生率无明显差异；心肺问题发生率很低，尽管胸弯患者的肺功能会受影响，但影响程度较轻，无特殊临床意义。Weinstein 等于 1981 年对同一批患者进行 30 年以上的随访，共有 194 人完成随访，该研究结果进一步证实 IS 患者具有相对良性的自然史：无患者因脊柱侧凸而致残，89% 患者拥有婚姻生活，除了胸弯大于 100° 的患者，肺活量和第一秒用力呼气量（$FEV_1$）均无显著下降，下腰部疼痛发生率和死亡率与对照组无差异，部分患者出现脊柱骨性关节炎，尤其是腰椎区域，但与侧凸度数无相关性。Weinstein 发现腰弯未融合的患者日常生活无影响，因此质疑行腰弯矫形融合手术的必要性，但他认为 50°～60° 的胸腰弯需要进行手术融合，以避免出现躯干倾斜等问题，而躯干倾斜与腰背部疼痛有显著相关性。而后，Weinstein 等于 1983 年又在这批患者中挑选出 102 例有 40 年随访的患者，进一步研究骨龄成熟后侧凸的进展因素，主要与骨龄成熟时的 Cobb 角、顶椎旋转程度、Mehta 角（又称为肋椎角）、弯型等因素有关。2003 年，Weinstein 等继续对该批患者开展了 50 年的随访研究，共有 117 例患者完成随访，并纳入 62 例年龄和性别匹配的志愿者作为对照。与之前的研究结果类似，患者死亡率及心肺问题发生率无明显增加；但与之前的随访研究不同，此时患者的下腰部疼痛发生率高于对照组，但疼痛不影响患者日常行动，并与侧凸严重程度不相关，患者整体健康评分与对照组无差异。该研究是目前报道的随访时间最长的 IS 自然史研究之一，证实未治疗的 AIS 患者在整个成年期的日常生活与正常人无差异，但畸形往往进展较大。Weinstein 等于 2008 年对 AIS 疾病进行系统性综述，强调认识未经治疗的 AIS 自然史的重要性，提出任何治疗方法都必须有利于改变自然史，应避免不了解其自然史而盲目治疗，产生医源性并发症。除了 1932 年至 1948 年这批患者的系列研究外，还有一些零星的自然史研究。1986 年，Ascani 等纳入了 187 例 IS 患者，他发现这批患者的死亡率是该国同龄人群的两倍，该结论与早年的 Nilsonne 和 Nachemson 等的研究结果一致，但这批患者的腰痛、活动能力等与正常人无差异。1992 年，Pehrsson 和 Nachemson 等对其 1968 年报道的 130 例脊柱侧凸患者进行了再随访，共有 115 例完成了 60 年随访，研究主要关注的是患者的死亡率。末次随访时共有 55 例（48%）患者死亡，其中 21 例死于呼吸衰竭，17 例死于心血管疾病。作者根据侧凸发生时间对患者进行分组，发现婴儿期和幼儿期出现脊柱侧凸的患者死亡率显著高于青少年期出现侧凸的患者；此外，根据病因对患者进行分组，发现 AIS 组患者的死亡率和心肺疾病发生率低于其他病因组。尽管这些研究认为 AIS 进入成年期后对生活质量影响不大，但上述研究纳入的大多是相对不严重的患者，且早年对生活质量的定义评估方法不完善。近年来，随着生活质量评估量表的不断完善，学者们发现进入成年期后的 AIS 患者，其生活质量将受到较大影响。Danielsson 等于 2012 年报道了 77 例轻中度 AIS 患者，采用观察随访或支具治疗，骨龄成熟后平均随访 16 年，其 SRS-22 总评分和自我满意度评分较低，此外他采用了脊柱外观问卷（spinal appearance questionnaire，SAQ）对患者进行评估，该批患者的 SAQ 评分较低，尤其是躯干对称性方面显著降低。Diarbakerli 等于 2019 年纳入 1519 例成人特发性脊柱侧凸患者和 145 例年龄匹配的正常对照，末次随访时平均年龄为 35.3 岁，患者初诊年龄为 4～18 岁，其中 528 人接受过手术治疗，535 人接受过支具治疗，另有 456 人未治疗。研究发现与正常对照相比，未治疗组 SRS-22 功能评分（4.50 vs 4.64）、疼痛评分（4.06 vs 4.59）、自我形象评分（3.96 vs 4.52）、心理评分（3.99 vs 4.11）、总评分（4.13 vs 4.47）、欧洲五维健康量表（EuroQol five dimensions questionnaire，EQ-5D）评分（0.83 vs. 0.88）均显著小于正常对照组。未来还需要更多前瞻性的研究分析该疾病对患者最终生活质量的影响。

## 二、侧凸进展的相关因素

研究发现诸多因素与 IS 的进展相关，包括患者的年龄、骨骼、性别、侧凸的程度及类型、椎体的旋转等。

1. 年龄因素 随着生长发育，部分 IS 患者可获得自发性纠正，其中大部分为婴儿型 IS，其自发性纠正率为 80%～90%，且大多数于 3 岁前获得自发性纠正，这种类型的患者常见于胸弯和胸腰弯。另外有小部分幼儿型 IS 患者也可出现自发纠正，其发生率远低于婴儿型 IS。进展型婴儿 IS 患者，如未经治疗，大部分 Cobb 角将进展至 90° 以上，并严重影响胸廓、脊柱和肺组织的发育，可能导致胸廓发育不良综合征，并可继发肺心病、呼吸衰竭或心血管疾病。幼儿型 IS 尽管在 3～10 岁间由于脊柱生长相对缓慢而常呈低至中度的进展，但侧凸进展风险仍较高，尤其进入青春发育期后，在第二个生长高峰时期侧凸进展速度明显增快，其中约 70% 的幼儿型 IS 患者进展。对于 AIS 患者，发现侧凸时年龄越小，畸形进展的可能性越大（图 12-2-1）。

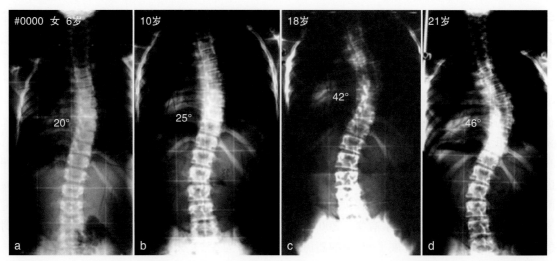

图 12-2-1　女（#0000），IS。6 岁时侧凸类型为单胸弯 Cobb 角 20°（a）；10 岁时胸弯 Cobb 角进展至 25°（b）；随后在生长高峰期快速进展，18 岁时 42°（c）；随着生长的结束，畸形逐渐稳定，21 岁时胸主弯为 46°（d）

文献报道在 10~12 岁发现侧凸，其进展的概率为 25%；在 13~15 岁，进展的概率即降至 10%；而至 16 岁时，因其骨骼的发育趋向成熟，故其侧凸的进展概率则进一步降低。Lonstein 等纳入 727 例 IS 患者，初诊时侧凸度数为 5°~29°，一直随访到骨骼停止生长。最终有 23.2% 的患者侧凸出现进展，其进展的危险因素包括初诊时的年龄、Cobb 角和 Risser 分级。

2. 骨骼因素　主要包括骨骼成熟的程度和骨质密度两个方面。骨骼成熟程度是预测 AIS 进展的一个重要因素。临床上主要通过 Risser 征评价骨骼的成熟程度。对骨骼发育尚未成熟的患者，侧凸进展与生长潜力密切相关。发现侧凸时，Risser 征越低，畸形进展的可能性越大。Risser 征 0~1 级可以作为 AIS 进展的独立危险因素。此外，Grivas 等发现初诊时月经初潮未至，患者侧凸进展的风险显著增大。Shufflebarger 等发现胸椎后凸的丢失程度与侧凸进展的风险相关。早年，Risser 等认为骨龄成熟后，侧凸进展将停止。但近年来，一些长期的随访研究发现即使 Cobb 角不大，但骨龄成熟后，部分患者的侧凸度数也会缓慢进展（图 12-2-2）。此外 AIS 患者的骨密度较低，Lee 等研究发现脊柱侧凸的进展与骨质的吸收有关，骨质被吸收可能是侧凸进展的原因之一。他纳入 596 例 11~16 岁的 AIS 女性患者，同时纳入 302 例年龄匹配的健康女性对照，结果发现 AIS 患者的骨量较正常对照平均下降 6.5%，两组有显著差异，且 AIS 患者在青春期骨密度呈持续性下降，并且骨密度下降越厉害，

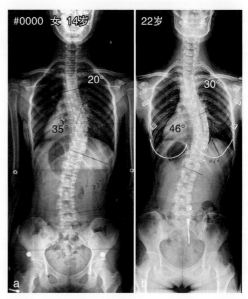

图 12-2-2　女（#0000），AIS。14 岁，月经初潮后 3 年，Risser 征 > 4 级，骨龄已成熟，发现主胸弯 35°，上胸弯 20°（a），随访过程中身高无增加，但畸形依然进展；22 岁时主胸弯侧凸角度进展至 46°，上胸弯进展至 30°，并且主弯跨度增加，远端椎从 $T_{12}$ 变化至 $L_1$（b）

侧凸进展越快。

3. 性别因素　IS 患者中，在 3 岁以内男性略多于女性（3：2），在 3~6 岁之间男女性别比为 1：1，3~10 岁时为 1：（2~4），而 10 岁时则为 1：8。男孩脊柱侧凸发病年龄则较晚，侧凸进展也较晚，所以建议男性侧凸患者，应随诊至 Risser 征 5 级为止。

孙超等纳入 AIS 患者女性 213 例和男性 61

例，Cobb 角平均为 10°～40°。研究发现 AIS 患者的不典型弯型的发生率为 8.8%，其中男性的发生率为 16.4%，明显高于女性的 6.6%。在冠状面上，男性患者的躯干失平衡率为 28.3%，明显高于女性的 20.1%。因此，男性患者不典型弯型和冠状面躯干失平衡的发生率高于女性患者。由于不典型弯和躯干失平衡是侧凸进展的危险因素，男性 AIS 患者的侧凸进展风险可能更大。此外，王渭君等在大角度患者中又进行了男女之间的比较，研究纳入 91 例男性和 260 例女性 AIS 患者，其 Cobb 角均大于 40°。结果发现对于大角度的 AIS 患者，男女之间的弯型、Cobb 角及柔韧性、胸椎后凸均存在差异。男性 AIS 患者中不典型侧凸的发病率明显高于女性患者。典型侧凸患者中，男性 AIS 单胸弯进展的概率可能较女性患者高。男性 AIS 结构性侧凸较女性患者僵硬，可能导致其支具治疗和手术矫形的效果较差。Suh 等纳入 50 例 Cobb 角大于 20° 的男性 AIS 患者，对其自然史开展研究，结果发现 70% 的患者为单胸弯，单胸弯男性患者其进展速率较女性高。Lonstein 等纳入 727 例初诊时小于 30° 的 AIS 病例，一直随访至骨龄成熟，23.2% 的患者出现进展，其中男性进展率为 18%，女性进展率为 25%，两组之间无显著差异。William 等报道在骨龄成熟前，以随访过程中 Cobb 角增加大于 10° 定义为进展，男性进展率为 53%，远高于女性的 35%。

孙旭等报道性别对 AIS 患者支具治疗效果具有影响。研究纳入完成支具治疗的男性 19 例和女性 57 例 AIS 患者，两组年龄、Cobb 角、弯型和支具类型相匹配。结果发现男性患者侧凸进展 8 例（42%），其中需手术治疗者 6 例（32%）；女性患者侧凸进展 12 例（21%），其中需手术治疗者 10 例（18%）。研究结果提示男性患者侧凸进展比例高于女性。Song 等报道对于 AIS 男性患者，身高生长速率峰值（peak height velocity，PHV）比实际年龄和 Risser 征能够更准确地预测脊柱生长潜能，他们研究发现，对于处于生长高峰期的男性患者，若进行支具治疗时 Cobb 角已经超过 30°，将有非常高的风险进展至 45° 或需要接受手术治疗。Karol 等纳入 112 例男性 AIS 患者，同样发现男性侧凸较易进展，30° 是进入手术预期的一个临界值。Yrjonen 等报道对于未经治疗的男性 AIS 患者，若每年生长速率超过 4cm，且 Cobb 角超过 25°，则侧凸进展风险大大增加。

4. 脊柱侧凸的严重程度和类型　Cobb 角被认为是评价侧凸进展的最佳指标之一。首诊时侧凸的度数越大，畸形进展的可能性越大，较大的畸形（Cobb 角 >50°）在骨骼成熟后还可以进展（图 12-2-3）。Weinstein 等纳入 102 例 IS 患者，发现骨龄成熟时 Cobb 角为 50°～75° 的胸弯，随访过程中畸形进展最明显；若骨龄成熟时，Cobb 角仍小于 30°，不论什么弯型一般在成年期都不进展，或进展较缓慢。他们又进一步纳入了 54 例 IS 患者，这些患者拥有完整的初诊、骨龄成熟时、30 年随访、40 年随访的影像学资料，研究再次确认骨龄成熟时的 Cobb 角等影像学参数是预测成年期侧凸进展的重要因素。因此，很多学者都把支具治疗在生长停止时最终的 Cobb 角小于 30° 作为努力目标。Edgar 收集了 78 例骨龄成熟后的 IS 患者，随访平均 17 年。研究发现骨龄成熟时 Cobb 角大于 55°，成年期侧凸进展较快。Lonstein 等同样发现初诊时

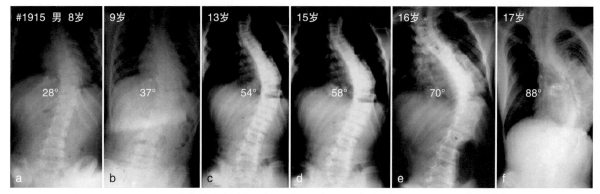

图 12-2-3　男（#1915），幼儿型特发性脊柱侧凸（JIS）。8 岁时右胸腰弯 28°，Risser 征为 0 级（a）；1 年后侧凸进展至 37°（b）；13 岁时侧凸进展至 54°（c）；15 岁时侧凸为 58°（d），此时 Risser 征为 5 级，骨骼发育已成熟；但侧凸继续加重，16 岁时为 70°（e），17 岁时为 88°（f）

Cobb 角越大，侧凸进展风险越大，初诊时 Cobb 角大于 20°的患者其进展风险显著增加，进展组患者的初诊 Cobb 角平均为 19.7°，而未进展组为 15°（图 12-2-4）。

侧凸进展速度也与弯型有关。在婴儿和幼儿的特发性脊柱侧凸中，胸腰双主弯进展较迅速，而表现为单胸弯或胸腰弯的患者往往有自发性纠正的可能（图 12-2-5）。但在 AIS 中，单胸弯的进展速度大于有两个或两个以上弯曲的患者。Lonstein 等分析了 727 例处于青春期的未经治疗的 AIS 患者的自然史，发现单弯患者中，胸弯进展率为 25.7%，胸腰弯为 12.3%，而腰弯为 8.6%；双弯患者中也是胸弯的进展率最高（29.9%）。William 等纳入 326 例未经治疗的且骨龄未成熟的 AIS 患者，以随访过程中 Cobb 角增加大于 5°定义为进展，结果发现单胸弯进展率为 77%，单胸腰弯为 67%，单腰弯为 30%，双主弯为 66%。

5. **肋椎角差（RVAD）**　肋椎角（RVA）是畸形顶椎终板的垂线与连接相应肋骨头中点和肋骨颈中点的直线的交角，RVAD 是凹侧 RVA 与凸侧 RVA 值的差值。Mehta 等发现在婴儿和幼儿 IS 患者中，初诊时 RVAD 小于 20°，83% 的患者随访过程中侧凸进展得到缓解，而对于初诊时 RVAD 大于 20°的病例，84% 出现不同程度的加重趋势。因此，RVAD 可作为预测侧凸进展的参数之一。尽管临床上 RVAD 主要用于早发性的特发性脊柱侧凸患儿的评估，但 Weinstein 等报道 IS 患者进入成年期后，RVAD 同样具有预测作用，骨龄成熟时 RVAD 大于 20°的患者，畸形进展速度最快（图 12-2-6）。

6. **椎体旋转**　无论侧凸为何种类型，AIS 侧凸在患者生长期的进展还与椎体旋转有关；胸腰弯

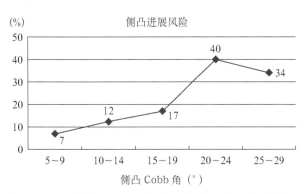

图 12-2-4　侧凸 Cobb 角与侧凸进展风险。当侧凸为 20°~29° 时，其进展风险显著增加

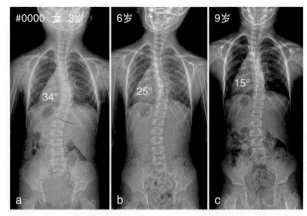

图 12-2-5　女（#0000），JIS。3 岁时出现右胸弯 34°（a）；3 年后侧凸自发矫正至 25°（b）；9 岁时侧凸自发恢复为 15°（c）

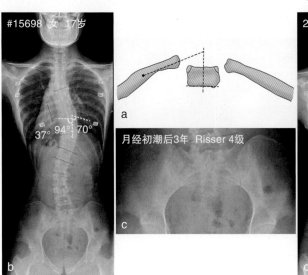

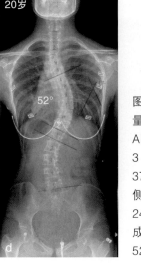

图 12-2-6　肋椎角（RVA）测量示意图（a）。女（#15698），AIS，初诊时 17 岁，月经初潮后 3 年，Risser 4 级，此时右胸弯为 37°，顶椎凹侧肋椎角为 94°，凸侧 70°，两侧差值（RVAD）为 24°（b、c），尽管骨骼发育基本成熟，但随访 3 年后主胸弯进展为 52°（d）

患者的顶椎旋转最为显著，旋转随侧凸的进展而加重，较大的顶椎旋转和下端椎的旋转脱位均可预示畸形进展。Weinstein 等报道顶椎旋转 >30% 的患者，畸形进展较快；腰弯的进展更是与顶椎旋转密切相关（图 12-2-7）。Zhang 等报道顶椎旋转 Nash-Moe 分级 ≥ Ⅲ度是女性 AIS 患者侧凸进展的高危因素。

7. AIS 进入成年后的进展　以往学者认为，患者一旦进入成年期，脊柱侧凸就不再进展。然而近年大量的长期随访研究说明，脊柱侧凸进入成年期后仍有 60% 以上的患者畸形进展。Ascani 等随机纳入 187 例未经治疗的 IS 患者，年龄为 15～47 岁，这些患者在骨龄成熟后侧凸角度都出现了不同程度的增长，平均为 0.4°/年。作者发现怀孕会增加成年期的侧凸进展速度：对于女性胸弯患者，未怀孕的平均进展 13.1°，怀孕一次的进展 15.6°，多次怀孕的进展 20.1°；对于女性胸腰弯患者，未怀孕的平均进展 12.0°，怀孕一次的进展 14.6°，多次怀孕的进展 17°；对于女性腰弯患者，未怀孕的、怀孕一次的和多次怀孕的分别进展 10.6°、16.2° 和 23.2°。邱勇发现部分在成年时大于 80° 的胸弯，在成年期的早年，进展反而较慢，可能与此类患者的脊柱在凹侧发生早期的增生和自发融合有关。Collis 报道骨龄成熟时 Cobb 角在 60°～80° 的患者，侧凸平均进展速度为 1°/年。Weinstein 等于 1981 年纳入 194 例 IS 患者，这批

患者进入成年期后侧凸仍有轻度进展，尤其是骨龄成熟时胸弯已达到 50°～80° 者。1983 年，他们又进一步纳入 102 例 IS 患者，随访平均 40.5 年，研究发现骨龄成熟后，68% 患者的侧凸仍会进展，其中 11 例患者骨龄成熟时 Cobb 角 50°～75°，随访 40 年进展 29.4°，平均 0.735°/年。

此外，进入成年期后不同弯型的进展速率也存在差异。Edgar 等研究发现患者进入成年期后，胸弯患者进展最快，平均每年进展 1.5°（图 12-2-8），最终可发展为 90°～100°；其次是胸腰弯或腰弯患者，平均每年进展 1°（图 12-2-9），最终可发展为 80°～90°；双主弯患者进展最慢。Weinstein 等纳入 102 例进入成年期后的 IS 患者，随访平均 40.5 年，骨龄成熟时平均 50.3°，末次随访时平均为 63.7°，以 Cobb 角增加大于 5° 定义为进展，单胸弯患者随访过程中 Cobb 角从 68° 进展为 85.1°，平均增加 17.1°，进展率为 71%；单腰弯患者从 35.1° 进展为 44.7°，平均增加 9.6°，进展率为 43.3%；胸腰弯患者从 49° 进展为 67.4°，平均增加 18.4°，进展率为 70%；双主弯患者中，胸弯从 52.9° 进展为 66.4°，进展率为 77%，腰弯从 46.2° 进展为 60.4°，进展率也为 77%。因此，单胸弯及双主弯中的进展速率显著大于单腰弯。Collis 等报道胸腰双弯或单纯腰弯患者侧凸进展速度小于单纯胸弯患者。

腰弯在成年期进展的另一特点是所有患者均向后凸型发展，并常伴有 $L_{3/4}$ 或 $L_{4/5}$ 的旋转半脱位。Edgar 等研究发现，IS 患者进入成年期后，随着侧凸度数的增加，椎体的旋转也逐渐加重，部分

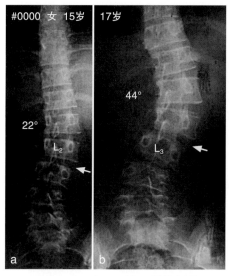

图 12-2-7　女（#0000），15 岁，脊柱侧凸。15 岁时出现 $L_2/L_3$ 旋转半脱位，此时月经来潮已 2 年，Risser 征已达 4 级（a）；但 17 岁时腰弯角度进一步加大，$L_2/L_3$ 旋转半脱位加重，$L_3/L_4$ 出现旋转半脱位（b）

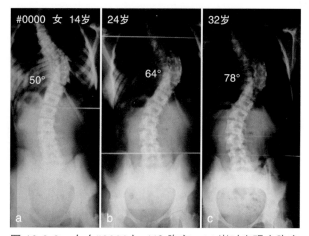

图 12-2-8　女（#0000），AIS 胸弯。14 岁时出现右胸弯 50°（a），尽管骨龄成熟，侧凸仍缓慢进展；24 岁时胸弯进展为 64°（b）；32 岁时侧凸仍在进展，胸弯 78°（c）

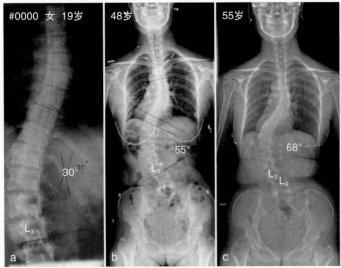
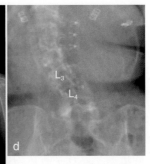

图 12-2-9　女（#0000），AIS 腰弯。进入成年期 19 岁时左腰弯 30°（a）；侧凸约按每年 1° 进展，48 岁时腰弯为 55°（b）；50 岁后侧凸进展逐渐加速，55 岁时侧凸进展为 68°，患者 $L_3/L_4$ 出现旋转半脱位，伴有腰痛症状（c、d）

患者的 $L_3/L_4$ 和 $L_4/L_5$ 处，旋转和侧凸加重不成比例时可引起旋转半脱位现象（图 12-2-10）。Collis 等报道未经治疗的 IS 患者进入成年期后，出现相邻两个椎体间明显旋转半脱位的发生率为 13%。Weinstein 等报道成年期的 IS 腰弯进展型患者中，旋转半脱位的发生率高达 76%，且主要发生在 $L_3/L_4$ 节段，其次是 $L_{4/5}$ 节段。Trammell 等纳入 636 例 IS 患者（5~86 岁），其中旋转半脱位的发生率为 19.2%，进一步分析发现脱位组年龄显著大于未脱位组（41 岁 vs 19 岁），胸弯、胸腰弯、腰弯和双弯的旋转半脱位发生率分别为 9%、14%、24% 和 43%，$L_3$ 脱位的发生率为 59%，$L_4$ 为 29%。总而言之，AIS 进入到成年期后，大部分患者仍将逐渐加重已成为国际共识。

## 三、侧凸进展对生活的影响

既往对于未经治疗的 AIS 患者长期随访过程中的生活质量评估主要涉及腰背痛、肺功能、心理健康、外观和死亡率等。Collis 等报道 IS 患者进入中年期，即使侧凸大于 50°，日常生活也无影响，其腰背痛发生率和死亡率与正常对照无差异。Weinstein 等对进入成年期的 AIS 患者的生活质量进行系统评估，分析其存活率、腰背痛、肺功能、整体功能、心理健康和外观等指标。这批患者的平均年龄为 66 岁，预计存活率约为 0.55，而一般人群的预计存活率为 0.57，两组无显著差异。患者中 22% 的人主诉日常活动中有呼吸气短，而

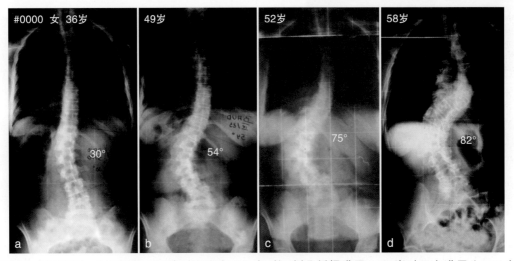

图 12-2-10　女（#0000），AIS 腰弯。36 岁时左腰弯 30°（a）；侧凸缓慢进展，49 岁时腰弯进展为 54°（b）；3 年后侧凸进展迅速，腰弯 75°，伴 $L_4/L_5$ 旋转半脱位（c）；58 岁时腰弯 82°，代偿性胸弯 65°（d）

对照组中的比例为 15%。呼吸气短的危险因素包括顶椎位于胸椎、Cobb 角大于 80°。患者中 61% 的人主诉有慢性腰背痛，而对照组中仅 35%，两组有显著差异。此外，作者分析了脊柱畸形给患者在童年期带来的社会心理影响，发现除了严重侧凸畸形和剃刀背畸形患者，大多数人没有明显的童年心理影响。Ascani 等报道 61% 的 IS 患者在成年期有疼痛表现，以怀孕后女性多见；22% 患者有心肺功能症状，尤其是胸弯或胸腰弯超过 40° 的患者；19% 患者出现心理障碍，尤其是胸弯大于 40° 的女性。Edgar 对 78 例 IS 患者进行了 17 年随访，其中 82% 的患者结婚，87% 的患者拥有一定的职业满意度，但有 10% 的患者因抑郁而需要接受治疗。

综上，研究 AIS 患者的自然史具有重要意义，有助于预判哪些类型的侧凸可保持稳定或改善，而哪些侧凸易发生进展，从而为其临床治疗策略的选择提供依据。对于青春期的患者，若初诊时年龄小、骨龄低、Cobb 角超过 30°、弯型为单胸弯、RVAD 大于 20°、顶椎旋转大于 30° 且下端椎出现旋转半脱位，则高度提示侧凸将会进展，对于此类患者，应采取积极的治疗措施，早期采用支具治疗，当支具治疗无法控制其进展，度数超过 45° 时，特别是旋转大，有早期发生 $L_{3/4}$ 半脱位趋势的患者，如此时手术，大部分的患者下端融合椎可选择在 $L_3$，如推迟手术，当出现 $L_{3/4}$ 旋转半脱位时，下端融合椎则需要选择 $L_4$，而固定至 $L_3$ 和 $L_4$ 对腰椎的功能影响是完全不一样的。

## 参考文献

[1] Nilsonne U, Lundgren KD. Long-term prognosis in idiopathic scoliosis[J]. Acta Orthop Scand, 1968, 39(4): 456-465.

[2] Nachemson A. A long term follow-up study of non-treated scoliosis[J]. Acta Orthop Scand, 1968, 39(4): 466-476.

[3] Goldberg MS, Mayo NE, Poitras B, et al. The Ste-Justine adolescent idiopathic scoliosis cohort study. Part I: description of the study[J]. Spine, 1994, 19(14): 1551-1561.

[4] Collis D. Long-term follow-up of patients with idiopathic scoliosis not treated surgically[J]. J Bone Joint Surg, 1969, 51(3): 425-445.

[5] Weinstein SL, Zavala DC, Ponseti IV. Idiopathic scoliosis: long-term follow-up and prognosis in untreated patients[J]. J Bone Joint Surg Am, 1981, 63(5): 702-712.

[6] Weinstein SL, Ponseti IV. Curve progression in idiopathic scoliosis[J]. J Bone Joint Surg Am, 1983, 65(4): 447-455.

[7] Weinstein SL. Idiopathic scoliosis: natural history[J]. Spine (Phila PA 1976), 1986, 11(8): 780-783.

[8] Weinstein SL, Dolan LA, Spratt KF, et al. Health and function of patients with untreated idiopathic scoliosis: a 50-year natural history study[J]. JAMA, 2003, 289(5): 559-567.

[9] Weinstein SL. Natural history[J]. Spine. 1999. 24(24): 2592-2600.

[10] Weinstein SL, Dolan LA, Cheng JCY, et al. Adolescent idiopathic scoliosis[J]. Lancet, 2008, 371(9623): 1527-1537.

[11] Risser JC, Ferguson AB. Scoliosis: its prognosis[J]. J Bone Joint Surg, 1936, 18(3): 667-670.

[12] Ascani E, Bartolozzi P, Logroscino CA, et al. Natural history of untreated idiopathic scoliosis after skeletal maturity[J]. Spine, 1986, 11(8): 784-789.

[13] Edgar MA. The natural history of unfused scoliosis[J]. Orthopedics, 1987, 10(6): 931-939.

[14] Sanders JO, Khoury JG, Kishan S, et al. Predicting scoliosis progression from skeletal maturity: a simplified classification during adolescence[J]. J Bone Joint Surg Am, 2008, 90(3): 540-553.

[15] Bunnell WP. The natural history of idiopathic scoliosis before skeletal maturity[J]. Spine (Phila PA 1976), 1986, 11(8): 773-776.

[16] Lonstein JE, Carlson JM. The prediction of curve progression in untreated idiopathic scoliosis during growth[J]. J Bone Joint Surg Am, 1984, 66(7): 1061-1071.

[17] Grivas TB, Vasiliadis E, Mouzakis V, et al. Association between adolescent idiopathic scoliosis prevalence and age at menarche in different geographic latitudes[J]. Scoliosis, 2006, 1: 9.

[18] Shufflebarger HL, King WF. Composite measurement of scoliosis: a new method of analysis of the deformity[J]. Spine (Phila PA 1976), 1987, 12(3): 228-232.

[19] Pehrsson K, Larsson S, Oden A, et al. Long-term follow-up of patients with untreated scoliosis a study of mortality, causes of death, and symptoms[J]. Spine, 1992, 17(9): 1091-1096.

[20] Lee WTK, Cheung CSK, Tse YK, et al. Generalized low bone mass of girls with adolescent idiopathic scoliosis is related to inadequate calcium intake and weight bearing physical activity in peripubertal period[J]. Osteoporos Int, 2005, 16(9): 1024-1035.

[21] Song KM, Little DG. Peak height velocity as a maturity indicator for males with idiopathic scoliosis[J]. J Pediatr Orthop, 2016, 20(3): 286-288.

[22] Karol, Lori A. Effectiveness of bracing in male patients with idiopathic scoliosis[J]. Spine, 2001, 26(18): 2001-2005.

[23] Yrjonen T, Ylikoski M . Effect of growth velocity on the progression of adolescent idiopathic scoliosis in boys[J]. J Pediatr Orthop B, 2006, 15(5): 311-315.

[24] James JI. Idiopathic scoliosis; the prognosis, diagnosis, and operative indications related to curve patterns and the age at onset[J]. J Bone Joint Surg(Br), 1954, 36-B(1): 36-49.

[25] Ponseti IV, Friedman B. Prognosis in idiopathic scoliosis[J], J Bone Joint Surg Am, 1950, 32A(2): 381-395.

[26] Danielsson, Aina, J. Body appearance and quality of life in adult patients with adolescent idiopathic scoliosis treated with a brace or under observation alone during adolescence[J]. Spine, 2012, 37(9): 755-762.

## 第三节　临床评估

## 一、躯干－脊柱平衡的影像学评估

人体的平衡由三个层面构成：冠状面、矢状面、横断面。正常人体的中心线即铅垂线，它落在支撑平面的中心即为平衡。而躯干－脊柱平衡的评估则可从 4 个层面理解：单脊椎平衡、局部平衡、区域平衡和整体平衡。

1. 单脊椎平衡　主要指正常单个椎体在冠状面上完全水平，无任何倾斜，水平面上无旋转，矢状面上则随生理弧度有一定的倾斜。

**2. 脊柱局部平衡**　主要指躯干左右对称和骨盆水平，临床评估包括躯干与双上肢的间距左右相等和双侧髂嵴等高。在全脊柱 X 线正位片上，双侧胸廓垂直线对髂骨翼的分割左右对称；矢状面上满足胸椎后凸 20°~40°，腰椎前凸 30°~50°，在胸腰段水平，无任何后凸存在。

**3. 脊柱区域平衡**　主要指双肩等高、躯干位于骨盆中央和骨盆位于水平位。临床评估包括：双侧颈肩部对称、无肩胛骨突出、$C_7$ 铅垂线平分骶骨和双侧髂骨等高。在全脊柱 X 线正位片上（图 12-3-1）：左右锁骨与第 2 肋交点的连线保持水平；$T_1$ 铅垂线经过骶骨中心；$T_1$ 冠状面倾斜角度 <15°。而在侧位全脊柱 X 线片上，$T_1$ 铅垂线应位于 $T_6$ 前方、$T_{12}$ 的后方。对于脊柱侧凸的患者，还需评估主弯的顶椎偏移（AVT），对于胸弯，AVT 指顶椎（或顶椎间盘）的中心到 $C_7$ 铅垂线（$C_7$PL）的距离；对于胸腰弯／腰弯，AVT 指顶椎（或顶椎间盘）的中心到骶骨中垂线（CSVL）的距离。

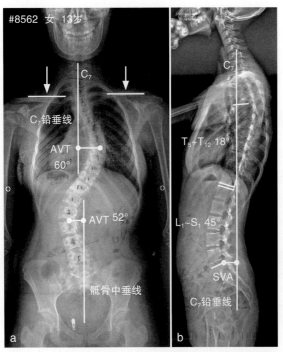

图 12-3-1　AIS 的躯干-脊柱平衡。女（#8562），13岁，AIS 胸腰双弯，Lenke 3C 型，左侧锁骨与第 2 肋的交点与右侧平，双肩平衡，主胸弯顶椎偏移（AVT）>2cm，但 $C_7$ 铅垂线偏离骶骨中央 <2cm，冠状面整体平衡（a）；矢状面上胸椎后凸 18°，多数 AIS 患者存在胸椎后凸减少甚至胸椎前凸，$C_7$ 椎体中心铅垂线偏移骶骨后上缘（SVA）<2cm，矢状面平衡（b）

**4. 整体平衡**　包括头部和骨盆及双下肢的功能与运动，具体指头部位于骨盆中央、视线水平、骨盆水平。临床评估包括：在全脊柱 X 线正位片上，枕骨粗隆铅垂线应该经过骶骨中央，双侧髂嵴等高；在 X 线侧位片上，乳突铅垂线应经过骶髂关节到达股骨头。

脊柱侧凸患者不仅仅有冠状面上的失平衡，通常还伴有横断面上椎体旋转和矢状面上的前／后凸的增加或减少。此外，对于脊柱侧凸患者而言，脊柱平衡异常同样表现为整体平衡异常、区域平衡异常及局部平衡异常。如对于 King II 型或 Lenke 1C 型患者，在选择性融合胸弯后常常会出现腰弯的失代偿。在脊柱失代偿的评估中。有些学者选择头部相对于骨盆的位置来进行评估（类似整体平衡），而有些学者选择胸廓相对于骨盆的位置来进行评估（类似区域平衡）。这两个参数，其中任何一个参数并不能够完全反映另一个参数。对于一个胸弯患者，他的头部相对于他的骨盆而言，可能有着较好的整体平衡，可能会被认为是没有失代偿（头部相对于骨盆）。然而，同样是这个患者，由于他的胸弯度数很大，其胸廓中点可能偏离骨盆中线很远，表现为很明显的区域、局部平衡异常（胸廓相对于骨盆）。因此，对脊柱侧凸患者脊柱平衡的认识要全面。判断脊柱是否平衡，既要注重区域、局部平衡又要兼顾整体平衡，应采用多个指标进行综合衡量。

此外，除了影像学的平衡，脊柱侧凸患者的平衡还包括美学平衡。临床上常会遇到部分患者术后影像学显示脊柱平衡状态良好，但患者对外形并不满意，提示影像学平衡与美学平衡之间存在着差异，即使术中矫形获得较好的影像学平衡，仍有可能美学平衡不佳。

## 二、脊柱侧凸的临床与美学评估

青少年特发性脊柱侧凸（AIS）是以脊柱在冠状面上的侧凸、矢状面上的胸椎后凸减少甚至前凸、脊柱在水平面上的旋转为特征的三维畸形，可导致患者身体外观畸形，包括双肩不等高、剃刀背畸形、腰线不对称、躯干偏移及骨盆倾斜等。在影像学应用到医学领域之前，脊柱侧凸的诊断与评估主要依靠医生对患者身体外观畸形的认识和判断。随着影像学的发展，脊柱侧凸的诊断与评估主要依靠 X 线，医生关注的重心逐渐向脊柱畸形的侧凸角度转移。冠状面上的 Cobb 角成了侧凸诊断与评估的金标准。以至于很多时候，人们对脊柱侧凸的认识又回到了二维的水平，将脊柱侧凸的严重程度等同于 Cobb 角的大小，对脊柱侧凸的矫治成了对 Cobb 角的矫治。鲍虹达等利用 EOS® 三维影像系统发现在相同冠状面畸形的条件下，胸椎后凸较小的 AIS 患者的主胸弯轴状面椎体旋转显著大于正常胸椎后凸的患者，其临床表现的剃刀背畸形显著大于后者。因此，AIS 患者中同样的二维冠状面弯型不代表同样的脊柱三维畸形和同样的临床外观畸形，脊柱外科医生在术前制订手术策略时，需要考虑患者的外观畸形。

近年来，随着后路椎弓根螺钉系统等新的脊柱矫形器械的不断涌现，Cobb 角的矫正率越来越大。有些患者在脊柱融合术后 Cobb 角矫正很大。但患者术后的外观和平衡并不好甚至差于术前，这正是由于在矫形中单纯注重 Cobb 角的矫正而忽视人体整体平衡所造成的。如对于胸弯患者，忽视了上胸弯的存在，对主胸弯的矫正率过大，超过了上胸弯的代偿能力，术后就会出现失代偿，表现为双肩不等高。这些患者本身术前可能就是因为双肩不等高而就诊的，如果术后仍然是双肩不等高甚至加重，患者的满意度就会下降。另外，临床上还存在两种情况：① Cobb 角虽然很大，但是平衡良好，外观畸形不明显；② Cobb 角较小，但平衡破坏明显，外观畸形严重（图 12-3-2）。因此，脊柱侧凸的矫

治远非 Cobb 角的矫正那么简单，更应该注重躯体及脊柱的平衡及对患者的美学评价。

### （一）肩部平衡

**1.上胸弯对肩部形态学的影响**　早在 1950 年，Ponseti 和 Friedmann 就认识到了上胸弯的存在，当时将其定义为颈胸弯。他们发现上胸弯会导致 AIS 患者双肩不等高。1970 年 Moe 和 Kettleson 在分析 Milwaukee 支具治疗的 AIS 患者后也认识到了这一侧凸类型，并确认为双胸弯型，其上端椎通常为 $T_1$ 或 $T_2$、下端椎通常为 $T_5$ 或 $T_6$。Winter 等发现双胸弯除了会导致双肩不等高外，还会导致高位左胸区剃刀背、左侧肋骨明显旋转、$T_1 \sim T_5$ 后凸等。但 Winter 当初在文献中描述的"上胸弯患者左侧斜方肌丰满"可能并非是真正"丰满"的斜方肌，而是 $T_{1/2}$ 旋转后使第 1、2 肋同时旋转，导致覆盖在这两肋骨上方的斜方肌显得"丰满"，即内肩饱满。由于上胸弯会导致双肩的不平衡，对于手术策略的制订有着重要影响，因此在侧凸分型中，上胸弯都被列入其中。如在 King 分型中，双胸弯被列为 King Ⅴ 型；而在 Lenke 分型中，Lenke 2 型（双胸弯）和 Lenke 4 型（三主弯）含有结构性上胸弯；而在 PUMC 分型中 Ⅰa、Ⅱa、Ⅲa 分型中包括上胸弯。

**2.双胸弯肩部平衡的评估**

（1）影像学评估　由于上胸弯会导致双肩不平衡，文献中出现了很多用于评估双肩不平衡的影像

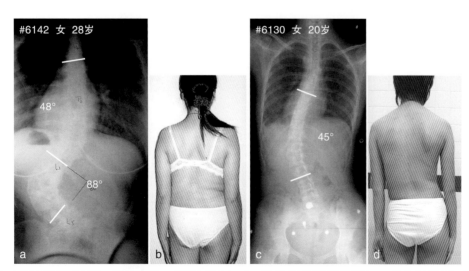

图 12-3-2　女（#6142），28 岁，腰弯 88°、胸弯 48°（a），其对应外观照为图 b；女（#6130），20 岁，胸腰弯 45°（c），其对应外观照为图 d。尽管影像学上前者侧弯度数显著大于后者，但外观上后者较前者严重，腰背部不对称更明显。其可能原因为前者存在胸弯代偿，整体躯干平衡，而后者为长胸腰弯，躯干平衡相对较差

学指标。在这些指标中，最常用的是 $T_1$ 倾斜角，由 Ginsburg 等最早提出。$T_1$ 倾斜角主要反映的是上胸弯（proximal thoracic curve，PT）的轮廓而非肩高，邱勇提出根据 $T_1$ 倾斜的方向 PT 可分为 2 种：若 $T_1$ 倾斜为正（顺时针旋转），具有真实的顶椎，即顶椎超越中线，则表明 PT 完整（图 12-3-3a），若 $T_1$ 水平或 $T_1$ 倾斜为负，通常无超越中线的真性顶椎，则表明 PT 不完整（图 12-3-3b）。1983 年 King 首先将具有完整 PT 弯的侧弯定义为 King V 型，其特征在于 $T_1$ 倾斜为正，左肩或第 1 肋抬高，PT 僵硬，该类型在 Lenke 的分类中被归类为 Lenke 2 型。既往研究发现，King V 型或 Lenke 2 型 AIS 患者左肩经常抬高。然而在临床中并非总是如此。事实上，术前肩部高度与 $T_1$ 倾斜并非绝对相关。在 AIS 患者中，无论左肩高、右肩高还是双肩等高，$T_1$ 倾斜角都可能为正（图 12-3-4）。蒋军等研究发现，仅一小部分 $T_1$ 正性倾斜的 AIS 患者术前左肩抬

高，超过一半的患者术前右肩抬高。因此，$T_1$ 倾斜角不再是用于评估肩部高度可靠的影像学参数，这一结论值得脊柱外科医生特别关注。正因为如此，Bago 等采用了 $T_1$ 倾斜、第 1 肋角、喙突高度差及锁骨肋骨交点高度差四个指标来反映双肩是否平衡。Kuklo 等则采用锁骨角、第 1 肋锁骨距离差、斜方肌不对称性、影像学双肩高度等指标来反映双肩是否平衡。以上指标的测量方法如下（图 12-3-5）：

1）$T_1$ 倾斜角（$T_1$ tilt）　通过 $T_1$ 上终板的直线与水平线之间的夹角，正性 $T_1$ 倾斜是指椎体左侧高于右侧。

2）第 1 肋角（first rib angle，FRA）　双侧第 1 肋最高点的连线与水平线之间的夹角，正性 FRA 是指这条连线的左侧高于右侧。

3）锁骨角（clavicle angle，CA）　双侧锁骨最高点的连线与水平线之间的夹角，正性 CA 是指这条连线的左侧高于右侧。

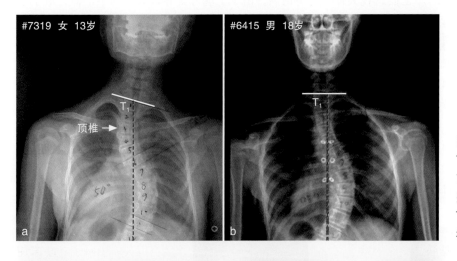

图 12-3-3　完整的上胸弯($T_1$~$T_6$)，$T_1$ 倾斜角为正，具有真实的顶椎（$T_3$）（#7319，a）；不完整的上胸弯($T_1$~$T_4$)，$T_1$ 水平或 $T_1$ 倾斜角为负，且没有真实的顶椎存在（#6415，b）

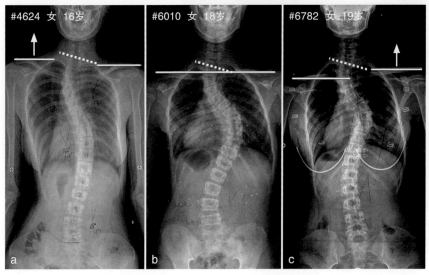

图 12-3-4　$T_1$ 正性倾斜可出现在不同肩平衡类型中。左肩抬高（#4624，a）；肩平衡（#6010，b）；右肩抬高（#6782，c）

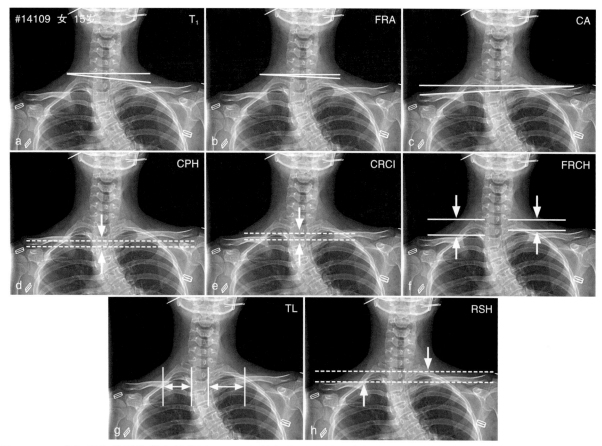

图 12-3-5　肩部平衡的影像学参数的测量。T₁ 倾斜角（a）；第 1 肋角（FRA）（b）；锁骨角（CA）（c）；喙突高度差（CPH）（d）；锁骨肋骨交点高度差（CRCI）（e）；第 1 肋锁骨距离差（FRCH）（f）；斜方肌不对称性（TL）（g）；影像学肩部高度差（RSH）（h）

4）喙突高度差（coracoid process height，CPH）　两侧喙突最高点之间的垂直高度差，正性 CPH 是指左侧喙突高于右侧。

5）锁骨肋骨交点高度差（clavicle-rib cage intersection，CRCI）　两侧锁骨肋骨交点的垂直高度差，正性 CRCI 是指左侧交点高于右侧。

6）第 1 肋锁骨距离差（first rib-clavicle height，FRCH）　两侧第 1 肋锁骨垂直距离之差，正性 FRCH 是指左侧大于右侧。

7）斜方肌不对称性（trapezius length，TL）　双侧第 2 肋与锁骨交点至 T₂ 椎弓根之间的距离差，正性 TL 是指左侧大于右侧。

8）影像学肩部高度差（radiographic shoulder height，RSH）　指在站立位前后位 X 线片上，位于肩锁关节上方软组织阴影的高度差。如果左边较高则该值是正值，反之则是负值。RSH 是评估 AIS 患者肩部高度应用最广泛的参数。术后肩平衡通常被分为重度不平衡（RSH>3cm），中度不平衡（RSH：2~3cm），轻度不平衡（RSH：1~2cm）或平衡（RSH<1cm）。

（2）美学评估　由于美学的主观性很大，对于脊柱侧凸的美学评估存在一定困难。目前文献中报道的美学评分系统差异性也很大，影响了其临床使用价值。Smith 等让患者及其家属分别对脊柱侧凸患者整体及局部进行主观美学评分，结果发现患者及其家属对于肩胛骨（kappa=0.39，95% 置信区间 0.29~0.48）、肩部（kappa=0.38，95% 置信区间 0.26~0.50）、腰部（kappa=0.45，95% 置信区间 0.25~0.55）和整体（kappa=0.22，95% 置信区间 0.04~0.40）美学评分之间的一致性都很差，并且不论患者自身还是患者家属的美学评分与影像学及临床检查的畸形程度相关性都不高。同样对于上述三个部位及整体进行主观美学评估，Donaldson 等发现，即使是骨科医生，对于脊柱侧凸患者的美学评分一致性也很低。由于脊柱侧凸的身体外形是决定是否手术的一个重要因素，因此医生之间对美学评估的不一致性将导致他们提供给脊柱侧凸患者的治疗建议不一致。鉴于主观美学评估的不可靠性，如何客观评价脊柱侧凸患者的外观美学显得尤为重要。

邱旭升等提出 5 个评估肩部平衡的美学客观指标：在自然站立位，患者穿内裤摄取后前位照片，其拍摄条件如下：在同一光线强度下，患者保持自然站立位，由同一名医生进行拍摄。将数码相机像素调整到 960×1280，置于患者肩部高度，保持相机与患者在同一距离（2m）进行拍摄。照片导入工作站后，采用 Image-Pro Plus 6.0 图像分析软件进行测量（图 12-3-6）：

1）双肩高度差（shoulder height，SH） 经过较高侧腋下的水平线交上臂于 P（左）和 Q（右）两点，通过颈部中间的铅垂线交这条水平线于 O 点，OP、OQ 的三等分线分别交肩部于 A、B（左）和 A'、B'（右）。A 与 A' 之间的高度差定义为内侧双肩高度差（inner shoulder height，SHi），B 与 B' 之间的高度差定义为外侧双肩高度差（outer shoulder height，SHo）。

2）肩部面积指数 1（shoulder area index 1，SAI1） 由 m、l1、肩部上缘及上臂外缘围成的部分被颈部正中线分成 a1、a2 两部分，a1/a2 定义为 SAI1（m 为连接双侧肩部及颈部拐点的连线；l1 为经过较高侧腋下的水平线）。

3）肩部面积指数 2（shoulder area index 2，SAI2） 由 m、l2、肩部上缘围成的部分被颈部正中线分成 b1、b2 两部分，b1/b2 定义为 SAI2（m 为连接双侧肩部及颈部拐点的连线；l2 为经过较低侧肩部与上臂拐点的水平线）。

4）肩角（shoulder angle，α1） 双侧肩部与上臂拐点的连线与水平线之间的夹角定义为 α1。正性 α1 是指左肩高，右肩低。

5）腋窝角（axilla angle，α2） 通过双侧腋窝的连线与水平线之间的夹角定义为 α2。正性 α2 是指左侧腋窝高，右侧腋窝低。

**3.影像学与美学评估的相关性** 鉴于很多 AIS 患者往往以肩部畸形为首诊，且以追求"颈-肩-躯干"绝对的对称美为治疗目的，肩部的平衡包括影像学平衡及美学平衡两个方面。临床上在评价 Lenke 2 型 AIS 患者的双肩平衡时往往只注重影像学评价，而忽视了美学评价。患者最关心的问题是矫形术后美学的改善（患者满意度），往往与手术技术上的成功（科学满意度）与否不完全成正比。因此，常会碰到部分患者术后影像学显示双肩等高，但临床上双肩并不等高，使患者对手术并不满意，这提示肩部的影像学平衡与美学平衡之间并不完全一致。

Bago 等试图研究双肩高度差与影像学指标之间的相关性，采用了四个影像学指标，$T_1$ 倾斜（$T_1$）、第 1 肋角（FRA）、喙突高度差（CPH）及锁骨肋骨交点高度差（CRCI）。双肩高度差与这四

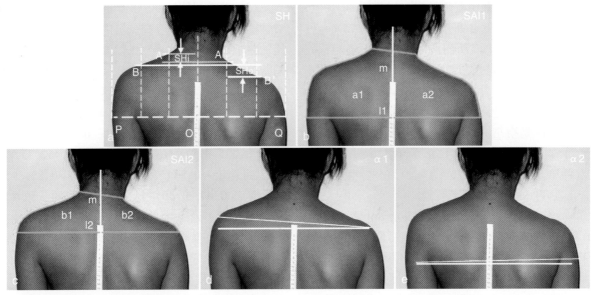

图 12-3-6 肩部美学指标的测量。双肩高度差（SH）、内侧双肩高度差（SHi）、外侧双肩高度差（SHo）（a）；肩部面积指数 1（SAI1）（b）；肩部面积指数 2（SAI2）（c）；肩角（α1）（d）；腋窝角（α2）（e）

个影像学指标之间的相关系数分别为 0.54、0.63、0.96、0.93。由于 CRCI 的测量误差比 CPH 小，因此，建议采用 CRCI 来评价双肩高度差。但是，在这项研究中，双侧肩锁关节上缘之间的垂直距离被认为是双肩高度差，即图 12-3-5 中的 RSH。很明显，由于肩锁关节上方的软组织可能存在不对称性，单纯测量肩锁关节上缘之间的垂直距离不能够认为就是双肩美学高度差。因此，在这项研究中，该作者只是将一个影像学指标与另外四个影像学指标进行了相关性分析。

邱旭升等对 34 例 Lenke 2 型 AIS 患者进行了肩部影像学平衡与临床美学平衡的研究，分别测量了 8 个反映肩部平衡的影像学指标（图 12-3-5）与 5 个美学指标（图 12-3-6），并进行影像学指标与美学指标之间的相关性分析。研究结果发现：

1）肩部的外观可分为内肩和外肩。反映内侧肩部高度差（SHi）的最优指标为第 1 肋角（FRA），其与 SHi 相关系数为 0.606。反映外侧肩部高度差（SHo）的最优指标为锁骨肋骨交点高度差（CRCI），其与 SHo 的相关系数为 0.735。Kuklo 和 Bago 等提出的影像学肩部高度差考虑到了肩部的软组织，是指在站立位前后位 X 线片上，位于肩锁关节上方软组织阴影的高度差。但在站立位脊柱全长 X 线片上，并不是每个患者肩锁关节上方软组织阴影都清晰可见。因此，这一指标存在着其应用的局限性。在外观照测量时，邱旭升建议采

用 SHi 和 SHo，可全面反映双肩的美学高度差。

2）T1 正性倾斜的 AIS 患者，可以根据影像学表现分为两类，一类患者有正性 FRA 及正性 CRCI；另一类患者有正性 FRA 及负性 CRCI。相应地根据美学分类，T1 正性倾斜的 AIS 患者也可分为两类，一类左侧内肩高于右侧内肩，同时左侧外肩高于右侧外肩（图 12-3-7）；另一类左侧内肩高于右侧内肩，而左侧外肩低于右侧外肩（图 12-3-8）。

邱旭升等进一步入选了 71 例 Lenke 2 型 AIS 患者，详细分析了 T1 倾斜与内侧肩部高度差（SHi）和外侧肩部高度差（SHo）的关系。研究发现 T1 正性倾斜患者中，正性 SHo、水平 SHo、负性 SHo 患者比例分别为 59.0%、37.7% 和 3.3%；而正性 SHi、水平 SHi、负性 SHi 患者比例分别为 83.6%、11.5% 和 4.9%。T1 倾斜和 SHi、SHo 倾斜方向完全相同（都是正性）的患者比例为 46.5%（图 12-3-9）；T1 倾斜和 SHi、SHo 倾斜方向完全相反的患者比例为 1.4%（图 12-3-10）。

3）绝大多数影像学指标与美学指标之间的相关系数都达到了统计学上的显著性相关，但是所有的相关系数都小于 0.8，这表明没有一个影像学指标可以精确地反映肩部的美学外观，医生满意的影像学结果与患者追求的美学结果不一致（图 12-3-11）。事实上，患者对美学平衡的关注度远大于影像学平衡。患者往往以外观的畸形，如双肩不等高、剃刀背畸形、双侧腰线不对称等而就

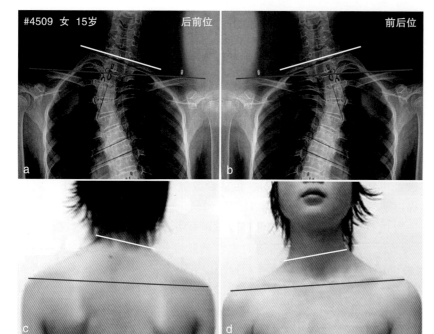

图 12-3-7 影像学平衡与美学平衡一致。女（#4509），15 岁，后前位（a）和前后位（b）X 线片显示正性 T1 倾斜、正性第 1 肋角（FRA）、正性锁骨角（CA）和正性锁骨肋骨交点高度差（CRCI）。大体照片背面像（c）和正面像（d）表现为左内肩及左外肩都高于右侧，与影像学平衡一致

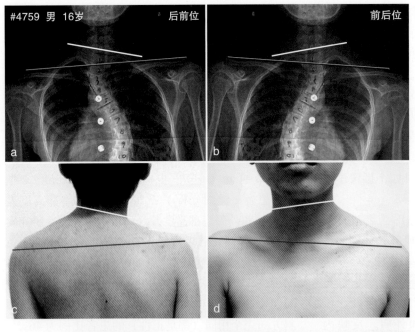

图12-3-8　影像学平衡与美学平衡不一致。男（#4759），16岁，后前位（a）和前后位（b）X线片显示正性 $T_1$ 倾斜、正性第1肋角（FRA）、负性锁骨角（CA）和负性锁骨肋骨交点高度差（CRCI）。大体照片背面像（c）和正面像（d）表现为左内肩高于右内肩，但左外肩低于右外肩，与影像学平衡不一致

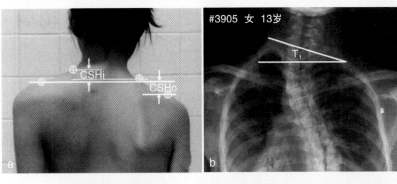

图12-3-9　女（#3905），13岁。 $T_1$ 倾斜17°，内侧美学双肩高度差（CSHi）1.5cm，外侧美学双肩高度差（CSHo）2.7cm， $T_1$ 倾斜与双肩倾斜方向相同

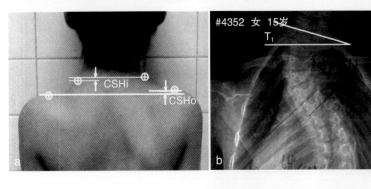

图12-3-10　女（#4352），15岁。 $T_1$ 倾斜15°，内侧美学双肩高度差（CSHi）–0.7cm，外侧美学双肩高度差（CSHo）–1.0cm， $T_1$ 倾斜与双肩倾斜方向相反

诊，而不是因为影像学上的脊柱畸形而就诊。同时，因脊柱侧凸导致的外观畸形对患者可能会产生一定程度的社会心理压力，畸形程度越重，心理应激越大。因此，在对脊柱侧凸患者进行影像学评价的同时，也应注意对他们外观的美学评价。

4. 颈肩部平衡的其他指标　近年来，又有学者提出一些新的关于颈肩部平衡的测量指标，如锁骨胸廓角差值（clavicle chestcage angle difference，CCAD）等。刘臻等对44例 Lenke 1 型的 AIS 患者进行了 CCAD 与肩平衡指标相关性的研究（图12-3-12），包括影像学双肩高度差、美学双肩高度差、CCAD、 $T_1$ 倾斜角、锁骨角等。结果发现术前 CCAD 可有效预测术后影像学肩平衡状况，并与末次随访时患者满意度相关：术前 CCAD 如超过5.5°，术后容易出现影像学双肩不等高，且患者满意度较差（图12-3-13），反之则可取得满意的矫形效果（图12-3-14），但 CCAD 与患者术后的美学肩平衡指标无显著相关性。

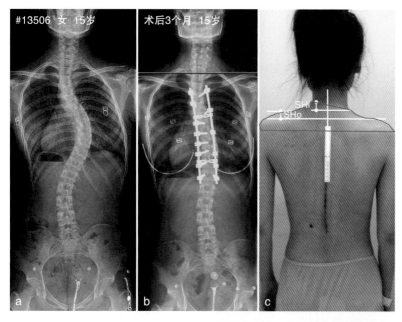

图 12-3-11 女（#13506），15 岁。Lenke 1A 型 AIS。行脊柱后路主胸弯融合矫形内固定术，术后 3 个月 X 线示双肩平衡，T₁ 倾斜角和锁骨角基本水平，影像学效果满意（a、b）；但外观照示左侧内肩及外肩均抬高，左侧肩部面积指数明显大于右侧，患者对外观并不满意（c）

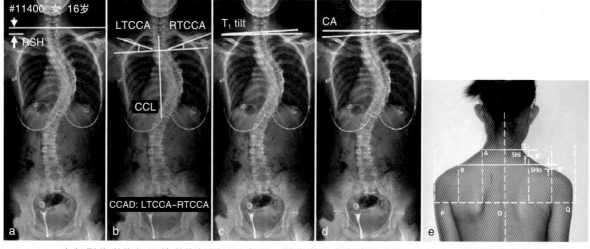

图 12-3-12 肩部影像学指标及美学指标测量示意图。影像学双肩高度差（RSH）（a）；锁骨胸廓角差值（CCAD），取 T₁ 及 T₁₂ 中点连线即为胸廓中线（CCL），作 CCL 的垂线，取锁骨两端中点连线，该线与 CCL 中垂线夹角即为锁骨胸廓角（CCA），左右两侧 CCA 差值即为 CCAD（b）；T₁ 椎体倾斜角（T₁ tilt）（c）；锁骨角 (CA)（d）；美学内肩高度差 (SHi)、美学外肩高度差（SHo）（e）

5. 术后肩平衡　恢复肩平衡是 AIS 患者手术矫正的主要目标之一，尤其是胸弯患者（Lenke 1 型或 2 型）。术后残留的肩部失衡是导致患者对手术不满意的重要因素，一般是手术策略制订不当造成的。然而到目前为止，如何在手术中控制 AIS 患者的肩平衡仍然很困难。既往关于这个问题的研究经常强调上端固定椎（upper instrumented vertebra，UIV）对术后肩部高度的影响，传统认为术前左肩抬高表明需要对上胸弯（PT）完全固定融合（近端融合至 T₂ 或以上），因为右主胸弯（mainthoracic curve，MT）的矫正将进一步抬高

左肩。相反，右肩抬高通常表示对 PT 部分固定融合（T₃ 水平）或不固定融合（T₄ 或以下）。另有研究者将重点放在评估 AIS 患者 PT 的柔韧性上，他们认为僵硬的 PT（Lenke 2 型）应术中融合，因为它很难适应主胸弯的矫正，从而常常导致术后残留左肩抬高。然而，在临床实践中，有时这些规则并不起作用，因为 AIS 患者术后肩平衡的维持是一个非常复杂的过程。蒋军等研究发现，为防止术后肩部失衡，应综合分析 3 个重要因素：术前肩部高度、PT 的柔韧性、PT 和 MT 的矫正率，并制订合理的手术方案。

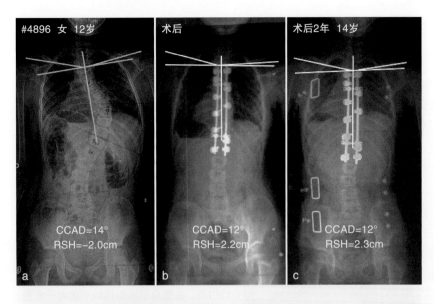

图 12-3-13　女（#4896），12 岁，Lenke 1 型 AIS。术前 CCAD 较大，影像学双肩不等高（a）；术后即刻及 2 年随访时，影像学双肩高度差无明显改善，临床表现为左肩持续抬高，影响患者满意度（b、c）

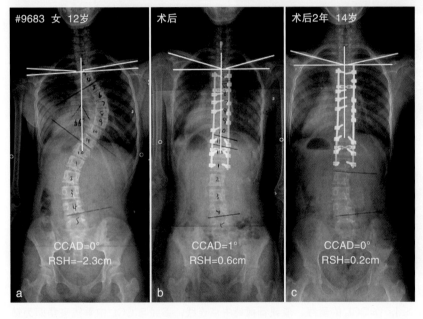

图 12-3-14　女（#9683），12 岁，Lenke 1 型 AIS。术前 CCAD 较小，影像学双肩不等高（a）；术后即刻及 2 年随访时，影像学双肩高度差显著减小，患者对外形满意（b、c）

（1）术前肩部高度　准确评估术前肩部高度是 AIS 患者选择 UIV 的重要依据。目前，已有多个影像学参数用于描述双肩高度差，如影像学肩部高度差、锁骨角、喙突高度差和 $T_1$ 倾斜等，具体测量方法见前文。

（2）PT 的柔韧性　目前，公认的 AIS 的 UIV 选择策略取决于 PT 的柔韧性和术前肩平衡情况。在仅对 MT 进行选择性矫正的情况下，若 PT 柔韧性较差，则其自发性矫正能力不足。因此，准确评估 PT 柔韧性对于手术决策至关重要。根据临床经验，完整的 PT 弯（$T_1$ 正性倾斜）通常较僵硬，而不完整的 PT 弯（$T_1$ 水平或负性倾斜）通常是柔软的。但也有反例，有时完整的 PT 弯也可以是柔软

的，因此 AIS 患者拍摄上胸弯的 Bending 片是必不可少的，尽管有时比较困难。

（3）PT 和 MT 的矫正率　为了保持术后肩部水平，应谨慎决定是否融合 PT 弯。理论上，PT 弯的矫正可以降低左肩，而 MT 弯的矫正可以提升左肩。未融合的 PT 弯的自发矫正能力与 MT 弯的矫正力度密切相关。随着椎弓根螺钉等矫形能力强大的内固定器械的引入，MT 常出现过度矫正，继而使得 PT 弯失代偿的风险显著增加。既往学者发现 PT 柔韧性差的患者，MT 的过度矫正是术后残留的左肩抬高的危险因素，因此僵硬的 PT 弯建议融合。然而，越来越多的研究发现，僵硬的 PT 弯并不总是需要融合，如果 AIS 患者术前右肩抬高，则

PT 弯可部分固定融合或不固定融合，因为 MT 弯的矫正将提升左肩，有助于恢复术前右肩抬高患者的肩平衡。当初 Lenke 在提出 AIS 的 Lenke 分型时，他对 PT 是结构性弯还是非结构性弯的定义，导致了部分医生认为对所有"结构性"的 PT 均要固定融合的误解，他随后就对 Lenke 2 型患者是否融合 PT 的原则进行了修订：如果术前左肩较右肩高，对于 PT 相对柔软的 Lenke 2 型患者，UIV 选为 $T_2$；如果肩部为水平，则为 $T_3$ 或 $T_4$；如果右肩高则为 $T_4$ 或 $T_5$。对于 PT 僵硬的 Lenke 2 型患者，如果术前左肩较高，则 UIV 选为 $T_2$；如果肩部水平，则为 $T_2$ 或 $T_3$；如果右肩抬高，则为 $T_3$。

（4）临床肩平衡对手术决策制订的影响　目前没有一个确定的手术策略能确保 AIS 患者矫形术后肩平衡。术前应充分了解肩部高度变化规律与上述 3 个重要因素之间的关系，并在制订手术方案时全面分析这些因素。一般而言，PT 弯柔软且术前右肩抬高的患者，近端可融合至 $T_4$ 或 $T_5$；PT 弯僵硬且术前左肩抬高或肩部水平的患者，近端需融合至 $T_2$ 或 $T_1$。根据南京鼓楼医院的经验，如对 MT 不过度矫正，即使 PT 僵硬但右肩抬高的患者，也可以进行 PT 弯的部分融合（融合至 $T_3$）或不融合（融合至 $T_4$ 或 $T_5$）（图 12-3-15）。有些情况下，MT 弯矫正适当，PT 僵硬且肩部水平的患者也可以在 PT 弯未固定融合的情况下获得肩平衡。对于左肩较高的患者，融合 PT 弯时，应在凸侧施加压缩力以增加 PT 矫正，从而可以降低左肩。此外，AIS 患者应避免过度矫正 MT 弯，因为 MT 弯对肩部高度的影响明显大于 PT 弯，如果在左肩较高的

AIS 患者中过度矫正 MT 弯，尽管融合了 PT 弯，患者仍可能在术后残留左肩抬高，因为 PT 弯矫正引起的左肩下降无法弥补由 MT 弯过度矫正产生的左肩抬高。

（5）随访期间肩平衡的变化　近来，AIS 患者肩平衡与远端未融合腰椎的相互代偿关系引起了学者的兴趣。在接受选择性胸椎融合的 AIS 患者中，下端固定椎（LIV）过短常常导致融合区远端的并发症，例如远端叠加现象（adding-on）。然而，在随访期间，adding-on 的进展一定程度上可以代偿 Lenke 2 型 AIS 患者的术后肩失衡（图 12-3-16）。由于 MT 大多为右弯，adding-on 现象可以使主胸弯进一步向右侧移动并抬高右肩。因此，不难理解残余的左肩抬高可以通过随访期间的 adding-on 进展来代偿。另一方面，残余的肩部失衡也可能是选择性胸弯融合 AIS 患者术后远端 adding-on 的危险因素（详见第 22 章第八节远端叠加现象）。

### （二）腰背部平衡

除了少数严重的 AIS 患者可能伴发背痛及心肺功能异常外，对于大部分的 AIS 患者而言，由脊柱侧凸导致的外观畸形是他们最关心的问题。临床上，不同类型的 AIS 产生的外观畸形也不一样。存在结构性上胸弯的 Lenke 2 型和 4 型 AIS 主要影响患者的肩部外观，而以胸腰椎／腰为主弯的 Lenke 5 型和 6 型 AIS 则主要影响患者的腰背部外观。

1. **影像学评估**　在 X 线片上，除测量胸腰弯／腰弯的 Cobb 角以评估腰背部平衡外，还可测量以下指标（图 12-3-17）：

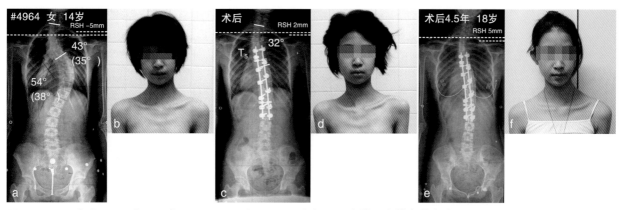

图 12-3-15　女（#4964），14 岁，Lenke 2 型 AIS。PT 弯僵硬，术前双肩基本等高（RSH=–5mm）（a、b），因而仅固定融合主胸弯（近端融合至 $T_5$），术后尽管残留一定的上胸弯，但获得满意的肩平衡（RSH=2mm）（c、d），4.5 年的随访显示肩部平衡维持良好（RSH=5mm）（e、f）

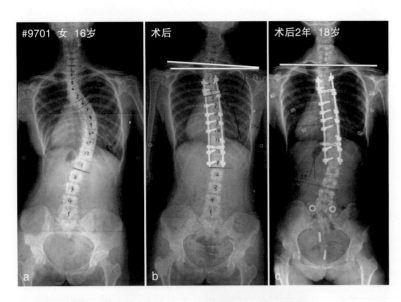

图 12-3-16　女（#9701），16 岁，Lenke 2 型 AIS。术前 RSH 为 –6mm，LSTV 为 L$_2$（a）；行选择性胸椎融合，近端固定至 T$_4$，远端固定至 L$_1$，位于 LSTV 近端，术后残留左肩抬高较多（RSH=11.7mm）（b）；2 年随访时，远端 adding-on 进展，该患者的肩平衡得到改善（RSH 降至 5mm）（c）

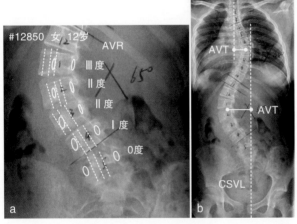

图 12-3-17　腰部影像学指标。顶椎旋转（AVR），采用 Nash-Moe 法测量（a）；顶椎偏移（AVT），腰弯 AVT 为顶椎中心到骶骨平分线（CSVL）之间的距离，胸弯 AVT 为顶椎中心到 C$_7$ 铅垂线（C$_7$PL）之间的距离（b）

1）顶椎旋转（apical vertebral rotation，AVR）　AVR 采用 Nash-Moe 法。根据椎弓根投照在脊椎上的位置和脊椎侧壁的关系来评估脊椎旋转的程度，把脊椎旋转分成五级：0 度双侧椎弓根对称；Ⅰ度，凸侧椎弓根向凹侧偏移，但未超出第一格，凹侧椎弓根变小；Ⅱ度，凸侧椎弓根继续向凹侧偏移，移至第二格，凹侧椎弓根消失；Ⅲ度，凸侧椎弓根移至椎体中央，凹侧椎弓根消失；Ⅳ度，凸侧椎弓根超越中线，向凹侧靠近。

2）顶椎偏移（apical vertebral translation，AVT）　胸腰弯 / 腰弯的 AVT 为顶椎的中心到骶骨中垂线（CSVL）的距离。而胸弯 AVT 为顶椎的中心到 C$_7$ 铅垂线（C$_7$PL）之间的距离。为了消除摄片时放大率对测量绝对值的影响，AVT 以患者自身的骨盆宽度进行标准化，即 X 线片上 AVT 的实际测量值 / 骨盆测量值作为最终的 AVT。

2. 美学评估　自然站立位，患者穿内裤摄取后前位照片。其拍摄条件如下：在同一光线强度下，患者保持自然站立位，由同一名医生进行拍摄。将数码相机像素调整到 960×1280，置于患者背后正中部高度，保持相机与患者在同一距离（2m）进行拍摄。将数码照片导入工作站，采用 Image-Pro Plus 6.0 图像分析软件，进行如下美学指标的测定（图 12-3-18）：

1）腰部面积指数（waist area index，WAI）　经较低侧腋下的水平线及双侧髂后上棘连线与躯干外侧缘所围成背部区域被 CSVL 分为 a1、a2 两部分，这两部分的比值 a1/a2 即为 WAI，正常情况下 WAI 应为 1。

2）腰线面积指数（waistline area index，WLAI）　从腋下向臀部作两条切线，它们与躯体外侧缘所形成的区域 b1 及 b2 的面积比即为 WLAI，正常情况下 WLAI 应为 1。

3）腰线高度指数（waistline height index，WLHI）　经过两侧躯体外侧缘最凹陷处作两条水平线，它们之间的距离 c 与臀宽的比值即为 WLHI，正常情况下 WLHI 应为 0。

4）腰线深度指数（waistline depth index，WLDI）　从两侧腋下向臀部作两条切线，它们与躯体外侧缘的最远距离 d 及 d' 之比即为 WLDI，正

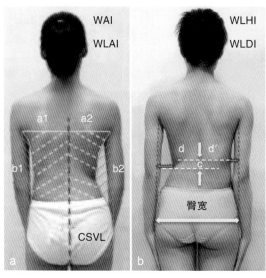

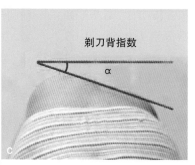

图 12-3-18　腰部美学指标。腰部面积指数（WAI）与腰线面积指数（WLAI）（a）；腰线高度指数（WLHI）与腰线深度指数（WLDI）（b）；剃刀背指数（α）（c）

常情况下 WLDI 应为 1。

5）剃刀背指数（hump index，α）　在前屈位照片上，腰部左右侧最高点的连接与水平线之间的夹角。

3. 影像学与美学评估的相关性　王斌等纳入 28 例以腰弯／胸腰弯为主弯的 AIS 患者，接受脊柱后路矫形术，测量术前和术后影像学上的腰弯／胸腰弯 Cobb 角和顶椎偏移（AVT），以及上述的前 4 个美学指标，探讨术后临床美学改善程度与影像学改善程度的相关性。研究发现：

（1）WAI、WLAI、WLHI 和 WLDI 这四个美学指标的重复测量的相关系数分别为 0.92、0.91、0.99 和 0.91，其一致性非常好，可用于客观评估腰背部美学特征。

（2）脊柱侧凸是个三维脊柱畸形。长期以来，临床上常常只用影像学指标，如冠状面 Cobb 角的大小来衡量脊柱畸形的大小，但是影像学指标能否反映 AIS 患者的外观畸形，影像学指标的纠正能否反映外观畸形的纠正在国内外均没有文献报道。王斌等的研究结果表明，AIS 患者通过后路矫形内固定术，影像学指标得到明显改善的同时，其腰部美学也得到了显著的改善（图 12-3-19）。Cobb 角的

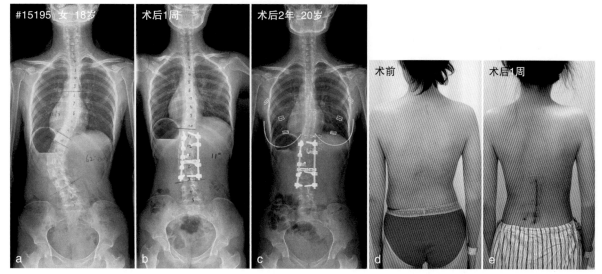

图 12-3-19　女（#15195），18 岁，Lenke 5CN 型。术前和术后 1 周时的 X 线示影像学指标显著改善（胸腰弯 Cobb 角纠正 82.2%、顶椎偏移纠正 70.5%）（a、b），术前和术后 1 周时的外观照示美学指标显著改善（腰线高度指数矫正 60.5%、腰线深度指数矫正 88.5%、腰线面积指数矫正 52.0%、腰部面积指数矫正 70.5%）（d、e），二者改善程度的相关性较好。术后 2 年 X 线示矫形效果维持良好，无明显矫正丢失（c）

改善值 △Cobb 与美学改善值 △WLHI、△WLDI、△WLAI、△WAI 的相关系数分别为 0.54、0.63、0.69、0.72，均存在显著正相关关系；顶椎旋转的改善值 △AVT 与美学改善值 △WLHI、△WLDI、△WLAI、△WAI 的相关系数为 0.51、0.82、0.43、0.62，均呈显著正相关关系。

（3）影像学指标的改善程度并不能够完全反映美学的改善情况。如图 12-3-20 所示，虽然影像学指标得到了明显的改善，但是临床美学指标改善不显著。研究表明只有顶椎偏移的改善程度（△AVT）与腰线深度指数的改善程度（△WLDI）的相关系数超过 0.8，其余影像学与美学之间的相关系数只在 0.43~0.72 之间，这也提示顶椎偏移能够比较准确地反映腰线深度指数，而其余美学指标与影像学指标之间并没有很密切的相关性。

因此，影像学与临床美学之间并不是完全等比例平行的，由于患者更关心的是外观畸形的改善情况，而并不是影像学指标的改善情况，因此临床医生在关注影像学指标改善的同时，也应该注重临床美学的改善情况。

### （三）乳房对称性

Lenke 2 型和 4 型患者关注最多的是肩平衡问题，Lenke 5 型和 6 型关注的是腰背部平衡问题，而对于以主胸弯为主的 Lenke 1~4 型患者，需要关注的美学问题还应包括胸廓的对称性，对于女性患者，前胸壁对称性最直观的表现就是乳房对称性。

有研究发现乳房作为附着于前胸壁上的软组织器官，亦常因 AIS 患者前胸壁的旋转及扭曲等发生不对称性畸形。既往文献表明，AIS 患者凹侧与凸侧的乳房体积、乳房下皱襞的位置和长度、乳晕大小等乳房形态学指标均有不同程度的差异。目前，AIS 脊柱矫形术越来越重视术后的人体美学及平衡，因而就女性患者而言其乳房形态的不对称性也越来越被临床医师和患者所重视，部分患者甚至寻求手术的方法来矫正乳房的不对称性畸形。Normelli 等研究发现，脊柱侧凸患者乳房不对称发生率明显高于正常女性人群，主要表现为凹侧乳房较凸侧大，且与弯型及 Cobb 角无明显相关性。而 Tsai 等研究了 60 例因乳房不对称而行乳房成形术的脊柱侧凸患者，则认为脊柱侧凸患者乳房体积不对称程度和 Cobb 角的大小呈线性相关。Denoel 等对 AIS 患者进行了全面的人体测量学研究，发现 75% 的患者凹侧乳房较对侧大，而凸侧乳房有较短的下皱褶、更偏向头侧的腺体、较小的乳头胸骨间距和较小的乳晕。Anna 等认为严重而僵硬的主胸弯更容易出现乳房的不对称，且在脊柱侧凸矫形术中较长的内固定节段、较高的置入物密度、较大的 Cobb 角矫正率及术中去旋转可改善乳房的不对称性并可降低术后患者对乳房不对称的感知度。

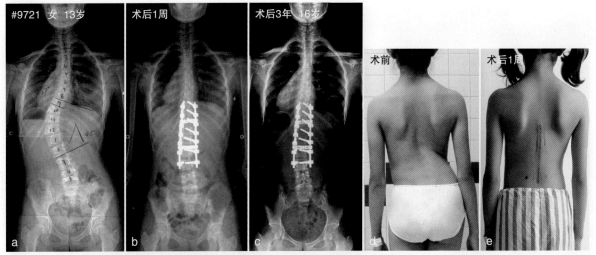

图 12-3-20 女（#9721），13 岁，胸腰弯。术前和术后 1 周时的 X 线示影像学指标改善明显（胸腰弯 Cobb 角纠正 80.0%、顶椎偏移纠正 85.9%）（a、b），术前和术后 1 周时的外观照示美学指标改善不显著（腰线高度指数矫正 10.0%、腰线深度指数矫正 12.2%、腰线面积指数矫正 22.4%、腰部面积指数矫正 15.3%）（d、e），二者改善程度的相关性较差。随访 3 年无明显矫正丢失（c）

**1.乳房不对称性及其与脊柱畸形、前胸壁畸形指标的相关性**

（1）乳房形态指标 毛赛虎等纳入 73 例右胸弯型女性 AIS 患者，术前均行全脊柱 CT 扫描，采用 Image J 软件进行三维重建，测量凹、凸侧乳房体积（BV），同时在二维 CT 图片上测量乳房的形态指标（图 12-3-21）。

1）乳房外倾角（EA） 过乳头垂直于胸壁的直线和铅垂线的夹角。

2）乳房覆盖角（CA） 乳头平面上乳头分别与乳房组织基底部最内侧及最外侧边缘连线的夹角。

3）乳房轴高（ABH） 乳头与乳房下胸壁之间的垂直距离。

4）乳头至胸骨中线距离（NSD） 乳头与过胸骨中点垂线之间的距离。

5）乳房纵高 乳房组织最头端（最早的 CT 平扫层面）与最尾端（最后的 CT 平扫层面）之间

的距离。

6）乳房不对称性指数（BAI）（凹侧－凸侧）BV/[（凹侧＋凸侧）BV]/2，正值代表凹侧乳房体积大于凸侧，负值代表凸侧乳房体积大于凹侧。当 BAI>5% 或 <－5% 时，定义为凹凸侧乳房具备不对称性。

（2）脊柱及胸廓畸形指标 在 CT 上测量脊柱及胸廓畸形的指标：脊柱侧凸畸形的测量指标包括主胸弯 Cobb 角及评估椎体旋转程度的 RAsag 角和 RAml 角（图 12-3-22）。

1）RAsag 角 顶椎平面上铅垂线与椎体轴向截面轴线的夹角。

2）RAml 角 顶椎平面上椎管背侧中央点与胸骨中点的连线与椎体轴线之间的夹角。

3）乳房下胸壁角 乳头平面上乳房组织基底部最内侧及最外侧边缘连线与铅垂线的夹角。

毛赛虎等的研究结果发现：凹侧 BV、乳房外倾角、乳房轴高及乳房纵高均显著大于凸侧；凹侧乳房覆盖角及乳房下胸壁角则均显著小于凸侧。凹、凸侧乳头至胸骨中线距离无显著性差异。BAI 平均值为 11.4%，其凹侧 BV 大于凸侧的比率为 80.8%，凹凸侧 BV 不对称的比率为 78.1%。BAI 达 10% 以上的分别为 52.1%（凹侧＞凸侧）和 4.1%（凹侧＜凸侧）。BAI 与 Cobb 角、RAsag 角和 RAml 角之间均无显著相关性，而乳房下胸壁角与乳房外倾角及乳房覆盖角之间均呈显著相关性。

研究发现 AIS 患者凹侧的乳房更外倾，轴高更高且乳房的覆盖角更小，而乳头与胸骨中点之间的距离在凹凸侧并未出现显著性差异。这一结果表明，随着椎体的旋转，胸廓亦随之发生旋转移位，包括前胸壁中间的胸骨。胸骨与凹凸侧乳房的移位存在一定的同步性，使得乳房与胸骨之间的距离虽有改变，但无显著性差异。而乳房的方向即外倾

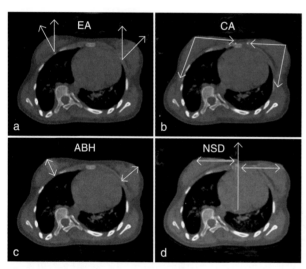

图 12-3-21 乳房的形态学指标测量。乳房外倾角（EA）（a）；乳房覆盖角（CA）（b）；乳房轴高（ABH）（c）；乳头至胸骨中线距离（NSD）（d）

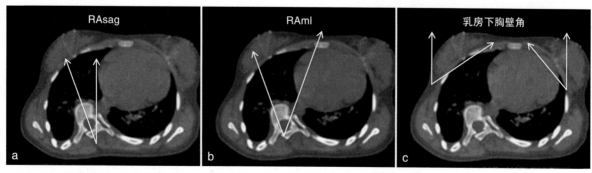

图 12-3-22 评估椎体旋转程度的 RAsag 角（a）、RAml 角（b），及评估胸廓畸形程度的乳房下胸壁角（c）

角，则在胸廓随着脊柱侧凸变形的过程中发生了显著的改变，一般来说凹侧的更外倾。这与凹侧的胸壁更陡更倾斜，即凹侧胸骨中点至胸壁边缘的距离较短有关。这一点也因在 Pearson 相关分析中发现乳房下胸壁角与乳房外倾角之间存在显著的相关性而获得进一步证实。同样，由于凹侧的前胸壁短且陡峭而凸侧的前胸壁长且平坦，凹侧的乳房覆盖角呈现出显著小于凸侧的状况，即凹侧的乳房组织更集中而凸侧的乳房组织更平铺分散。这样的形态特征可以在凹侧 BV 较大的基础上在视觉方面进一步增强凹侧乳房较大的主观视觉感受。

因此，大部分右胸弯型女性 AIS 患者存在凹侧乳房大、凸侧乳房小的不对称性特征。相对于凸侧乳房，凹侧乳房更外倾、更集中。乳房下胸壁的倾斜角度对乳房的方向和覆盖范围有显著的影响，提示 BV 不对称及胸壁畸形共同参与乳房外观畸形的构成。

**2. 脊柱矫形术对乳房对称性的影响** 史本龙等回顾性分析了 60 例乳房 Tanner 分级不小于 3 级的右胸弯型女性 AIS 患者，于其术前、术后外观照上分别测量凹凸侧的乳房美学指标（图 12-3-23）：

（1）乳头间距（nipple-nipple length，NNL）两侧乳头间的直线距离。

（2）乳头至锁骨中点距离（clavicle-nipple length，CNL）乳头与锁骨中点间的直线距离。

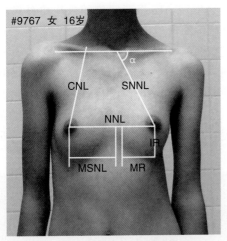

图 12-3-23 乳房的形态学测量指标。乳头间距（NNL）；乳头至锁骨中点距离（CNL）；乳头至胸骨轴线距离（MSNL）；乳头至胸骨上窝距离（SNNL）；乳房内径（MR）；乳房下径（IR）；乳房外倾角（α角）

（3）乳头至胸骨轴线距离（middle sternum-nipple length，MSNL）乳头与胸骨体轴线之间的垂直距离。

（4）乳头至胸骨上窝距离（sternal notch-nipple length，SNNL）乳头与胸骨上窝之间的直线距离。

（5）乳房内径（medial mammary radius，MR）乳头与乳房内侧缘之间的水平距离。

（6）乳房下径（inferior mammary radius，IR）乳头与乳房下皮肤皱襞之间的垂直距离。

（7）乳房外倾角（α角）乳头至胸骨上窝连线与水平线之间的夹角。

乳房各形态学指标的不对称程度定义为凹侧－凸侧的差值，其绝对值越小，不对称程度越低。

研究发现术前 CNL、MSNL、SNNL、MR、IR、α 角凹凸侧不对称程度分别为（－1.7±7.1）mm、（3.0±7.2）mm、（2.4±8.4）mm、（7.5±6.6）mm、（1.3±3.9）mm、－1.2°±5.1°，其中 MSNL、SNNL、MR 及 IR 在凹凸侧存在显著不对称差异。术后 CNL、MSNL、SNNL、MR、IR、α 角凹凸侧不对称程度分别为（3.3±6.0）mm、（2.5±6.8）mm、（3.4±8.4）mm、（7.2±6.9）mm、（0.2±4.4）mm、－2.6°±5.3°，其中 CNL、MSNL、SNNL、MR 和 α 角在凹凸侧存在显著不对称差异。术前与术后对比，CNL 和 α 角的术后不对称程度显著加重（图 12-3-24）。

因此，右胸弯型 AIS 患者术前凹侧乳房较凸侧乳房大多更偏向外侧，且更为集中。脊柱矫形术打破了 AIS 患者凹凸侧乳房美学指标在适应脊柱畸形发展过程中形成的相对平衡状态，导致术后即刻患者乳房不对称程度的加重，主要表现为患者术后乳头至锁骨中点距离及乳房外倾角凹凸侧的不对称性程度明显变大。史本龙等认为其可能的原因为 AIS 患者在其侧凸长期缓慢进展的过程中，通过自身的平衡调整机制，将机体维持在一个相对的整体平衡状态且适应了侧凸造成的不平衡状态。而手术对 Cobb 角的快速矫正及术中去旋转等矫形操作，虽然矫正了脊柱的侧凸和旋转畸形，但打破了这种长期维持的相对平衡状态，故导致术后即刻乳房不对称性的加重。手术对乳房美学改变的影响虽然并不改变手术策略的制订，但需要术前与患者及其家属进行适当沟通和告知。

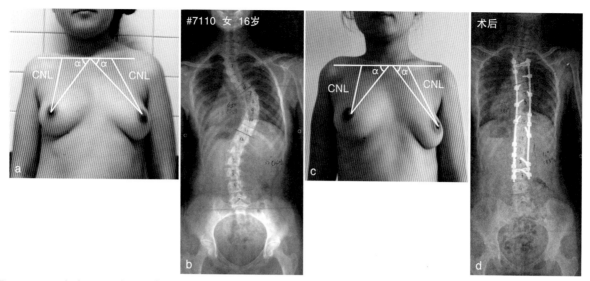

图 12-3-24 女（#7110），16岁，Lenke 2 型右胸弯。术前胸部外观照示双侧乳房不对称，凹侧乳房大，更外倾和集中（a、b）；行脊柱矫形术后，乳头至锁骨中点距离（CNL）两侧不对称性增大，乳房外倾角（α角）两侧不对称性增大，提示术后双侧乳房不对称现象无缓解（c、d）

## 三、脊柱侧凸的影像学评估

### （一）胸弯患者的主动脉偏移评估

在正常人，胸主动脉位于胸椎的左前方，但在青少年特发性胸椎侧凸患者中，胸主动脉与胸椎椎体的关系将发生改变。在胸椎右侧凸畸形前路矫形时，经右胸进行椎体置钉时有潜在损伤胸主动脉的可能，选择正确的椎体置钉位点及方向是避免胸主动脉损伤的关键。王渭君等从横断面 CT 上对胸椎侧凸患者胸主动脉相对于相邻椎体的位置关系进行研究，以量化胸主动脉与胸椎的解剖学关系。采用的测量评估指标包括（图 12-3-25）：①右侧肋骨小头至主动脉后壁的切线与双侧肋骨小头连线的夹角（α角）；②椎管前缘中点至胸主动脉中点连线与双侧肋骨小头连线的夹角即主动脉偏移角（β角）；③左侧肋骨小头前缘水平至主动脉后壁的垂直距离（b值）。结果发现：从 $T_4 \sim T_{12}$，胸椎侧凸患者和正常人的 α 角、β 角和 b 值均存在先减小后增大的趋势，但脊柱侧凸患者 α 角、β 角和 b 值比正常青少年更小（图 12-3-26）。脊柱侧凸患者的 α 角在 $T_7 \sim T_{10}$、β 角在 $T_5 \sim T_{10}$、b 值在 $T_9$、$T_{10}$ 显著低于正常青少年。这说明胸椎侧凸患者的主动脉更靠近椎体的后方，且在顶椎区附近随着椎体旋转角度增大愈加靠后。这些研究结果具有重要的临床意义：主动脉弓在 $T_4$ 水平处更偏向椎体的前方，一般前路置钉时不会伤及主动脉；而在 $T_5 \sim T_9$ 水平，主动脉到左侧肋骨头的距离最小，主动脉十分靠近椎体后方，所以在前路该节段进行椎

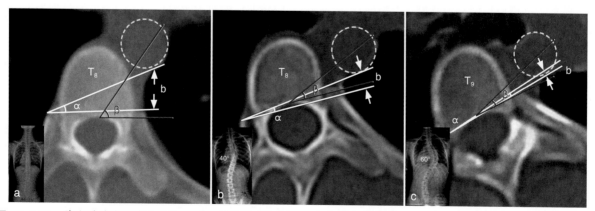

图 12-3-25 胸主动脉在正常人（$T_8$，a）、小角度 AIS（$T_8$，b）和较大角度 AIS（$T_9$，c）的位置评估。随着胸椎侧凸 Cobb 角的增大，α 角、β 角和 b 值逐渐减小甚至趋向于 0，表明胸主动脉逐渐向后向椎体方向偏移

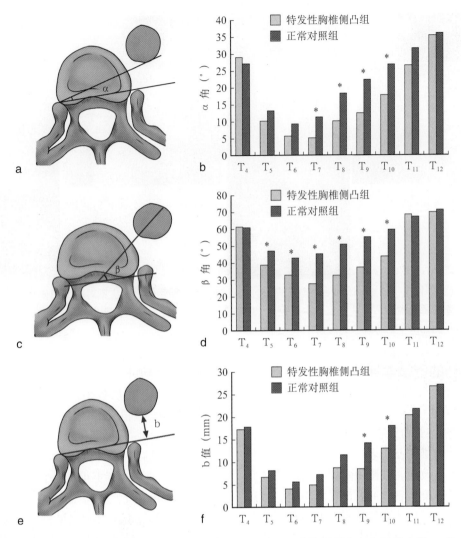

图 12-3-26　特发性胸椎侧凸患者胸主动脉的位置评估。从 T₄ 到 T₁₂，胸椎侧凸患者和正常人的 α 角（a、b）、β 角（c、d）和 b 值（e、f）均存在先减小后增大的趋势，但 AIS 患者 α 角、β 角和 b 值比正常青少年更小。＊表示两组有显著差异（P<0.05）

体双皮质置钉时应考虑到这种特殊的解剖改变。

　　邱勇等通过对小切口前路矫形的胸椎右侧凸 AIS 患者手术前后行固定节段的 CT 扫描，并与同期行后路矫形的胸椎右侧凸患者进行比较，结果发现前路手术后主动脉向前方移位并靠近椎体，尤以顶椎区明显，而后路手术前后主动脉没有明显的移位（图 12-3-27、图 12-3-28）。王渭君等分析前路手术导致主动脉发生移位有以下几个方面的原因：①主动脉松解作用，前路手术时通常会对椎体上的壁层胸膜作一定的松解，使得靠近在脊柱上的主动脉更为游离，相对椎体可以做自由移动，即主动脉在侧凸矫正中可以相对椎体发生移位。②椎体去旋转，主动脉被松解后不再附着于椎体，因此椎体去旋转后主动脉相对于椎体即向前方移位，而椎

体是一个长轴在矢状面上的类椭圆形结构，因此去旋转后导致主动脉更加靠近椎体。③顶椎偏移和后凸增加，前路手术时，胸主动脉上端附着于主动脉弓得不到松解，而下方则栓系在膈肌上，当顶椎区主动脉被松解游离后就与侧凸的脊柱形成"弓-弦模式"。矫形过程中，松解的主动脉需要重新寻求最佳行走路径，即最短的路径，因此当胸椎后凸增加而侧凸畸形减小时，主动脉向前方移位并靠近椎体，即 α 角、β 角及 b 值增加，顶椎区椎体移位最大，主动脉的相对移位也最明显。关于后路矫形术后主动脉没有发生移位的原因，作者认为可能与顶椎区的主动脉没有得到松解，主动脉仍然附着在胸膜上与椎体不容易发生相对移位有关，其临床意义为后路矫形时，凹侧椎弓根若向外误置，同样存

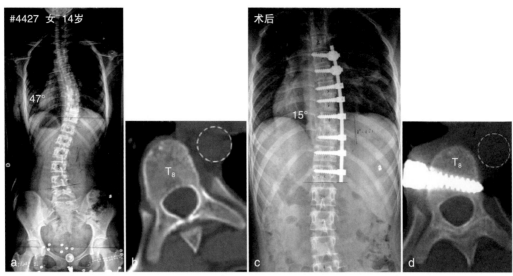

图 12-3-27　女（#4427），14 岁，特发性脊柱侧凸 Lenke 1BN 型，行前路选择性胸椎融合固定术。术前 X 线示右胸弯 47°（a），术后 Cobb 角为 15°，矫正率为 68%（c）；术前、术后 $T_8$ 椎体横断面 CT 平扫：与术前（b）相比，术后主动脉向前方移位并靠近椎体（d）

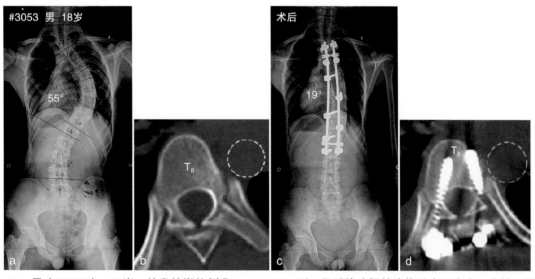

图 12-3-28　男（#3053），18 岁，特发性脊柱侧凸 Lenke 1B– 型，行后路选择性胸椎融合固定术。术前 X 线示右胸弯 55°（a），术后 Cobb 角为 19°，矫正率为 65%（c）；术前、术后 $T_8$ 椎体横断面 CT 平扫：手术前（b）后（d）主动脉无明显移位

在损伤主动脉的风险（图 12-3-29）。江华等研究发现对于右胸弯的 AIS 患者，胸椎椎弓根螺钉偏长、外侧误置角度过大及 $T_{11}$ 节段的外侧误置是导致主动脉损伤的潜在危险因素。

因此，对于前路矫形的胸椎右侧凸患者，术中松解主动脉及椎间盘切除后，术前向后外侧发生移位的胸主动脉即向椎体前方移位并靠近椎体，置钉的安全角比术前 CT 上测量的 α 角大，从而提高了置钉的安全性；其后通过内固定矫形可以使主动脉进一步向前方偏移，置钉安全角进一步增加，但此时主动脉与椎体间距离缩短。虽然在理论上特发性胸椎右侧凸患者椎体置钉的安全空间较小，尤其是在顶椎区螺钉损伤主动脉的风险较大，但实际操作中，前路手术中的主动脉和椎间盘松解及胸椎畸形的矫正增加了椎体置钉的安全空间，前路双皮质固定仍然是安全的。由于主动脉与椎体的关系个体差异较大，术前可以对固定节段进行 CT 扫描，明确两者的关系，而在确定置钉方向时，还需要考虑到三维矫形对主动脉偏移的作用。为增加椎体置钉的安全空间，建议术中充分松解主动脉，切除椎间

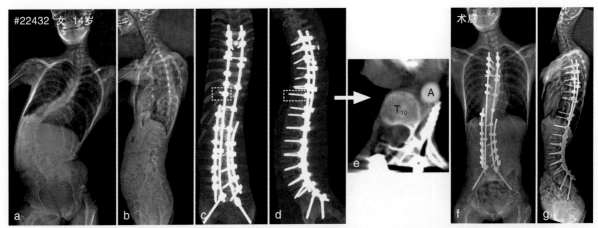

图 12-3-29　女（#22432），14 岁，肌病伴脊柱侧凸，躯干严重倾斜（a、b）。考虑到骨盆倾斜、远端软组织条件差缺乏代偿能力，行脊柱后路矫形融合内固定术，远端固定至骨盆，术后 CT 及主动脉 CTA 示 $T_{10}$ 凹侧螺钉向外误置且螺钉偏长，离主动脉（e 中 A）较近，属于高危置钉，主动脉损伤风险较大（c~e），予以去除左侧 $T_{10}$ 螺钉，术后示矫形效果良好，恢复躯干平衡（f、g）

盘以充分缩短脊柱，恢复胸椎后凸。

此外，在对 AIS 右胸弯患者行经胸前路手术时，陈文俊等又进一步分析了缝不缝合胸膜对主动脉偏移的影响，发现缝合胸膜后主动脉相对椎体向前方偏移并靠近椎体，而不缝合胸膜者主动脉相对椎体向后方偏移并远离椎体（图 12-3-30）。作者分析术中不缝合胸膜导致主动脉发生如此移位有 3 个

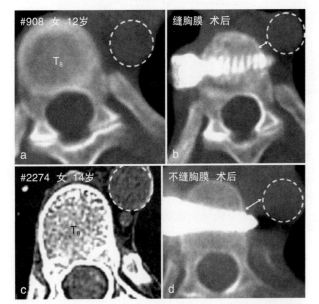

图 12-3-30　女（#908），12 岁（a），行前路胸腔镜下矫形术，术中缝合胸膜，术后 $T_8$ 顶椎的 CT 平扫示主动脉较术前向前方移位并靠近椎体（b，箭头）。女（#2274），14 岁（c），行前路胸腔镜下矫形术，术中未缝合胸膜，术后 $T_8$ 顶椎的 CT 平扫示主动脉较术前向后方移位并远离椎体（d，箭头）

原因：①游离松解作用，尽管主动脉位于纵隔胸膜中，术中打开肋胸膜并松解胸膜下结缔组织至肋骨头，由于肋胸膜和纵隔胸膜是连续的，因而这种松解也同时作用于纵隔。换言之，纵隔内的主动脉也得以松解而远离椎体，术毕不缝合胸膜，松解作用持续存在，所以术后 CT 显示主动脉在多个节段都表现为远离椎体。②张力作用，胸膜是一层具有张力的浆膜，切开后胸膜的回缩使得主动脉更远离椎体。③体位作用，Been 等观察了患者在俯卧位和仰卧位时的主动脉偏移情况，仰卧位时主动脉相对于椎体向侧后方移位。患者术后 CT 都是在仰卧位下拍摄的，由于重力作用主动脉相对于椎体向后方移位。前两种因素在胸膜切开松解时即出现，不缝合胸膜只是让这些作用持续存在，主动脉远离椎体的移位在置入螺钉矫形前已经存在。而主动脉向后移位是由于胸膜松解后摄片时的体位引起的，这种移位是在置入螺钉后出现的。

因此，尽管不缝胸膜会增加患者术后的胸腔引流量和延长拔管时间，但对于前路或二期后路安全置钉仍然有一定的临床意义。

（二）腰弯／胸腰弯患者的主动脉偏移评估

除了对 AIS 胸弯患者的主动脉与椎体关系进行的研究外，陈玲等分析了 AIS 腰弯／胸腰弯患者的主动脉位置。研究入选了 36 例胸弯／胸腰弯患者，其中左弯 20 例，右弯 16 例。CT 上测量 $T_{11}$~$L_4$ 各个椎体与主动脉的相对位置，包括动脉椎体角（α）、椎体旋转角（β）、左侧安全距离（LSD）、右侧安全距离（RSD）（图 12-3-31），这两个距离也代表了椎弓根螺钉的最大安全长度。研究结果发现无论是左弯组还是右弯组，术后各节段椎体水平，主动脉均向椎体方向移位；与左弯组相比（图12-3-32），右弯组的主动脉离进钉点更近，尤其是在 $T_{10}$~$T_{12}$ 水平（图 12-3-33）。除了腰弯 AIS，对于 Lenke 6 型的胸腰双主弯及先天性胸腰弯，该结论同样适用，$T_{10}$~$T_{12}$ 水平若置钉偏外且偏长，易损伤主动脉（图 12-3-34、图 12-3-35）。

陈玲等进一步对 16 例右弯组患者进行分析：在术前 CT 上，采用 35mm、40mm、45mm 三种长度的椎弓根螺钉模拟置钉，从 $T_{12}$~$L_4$，LSD 逐渐增加，但总是小于相应节段的 RSD。在 $T_{12}$ 水平，当使用 35mm 长度的椎弓根螺钉时主动脉损伤的理论风险为 6.25%，而使用 45mm 长度时损伤风险则增加至 68.76%。因此，随着椎弓根螺钉长度的增加，置钉风险逐渐增加，并且主要集中在 $T_{12}$ 及 $L_1$ 的左侧椎弓根。矫形术后，仍采用术前的方法评估置钉风险。比较术前、术后安全距离发现，$T_{12}$ 水平 LSD 具有统计学差异（$P=0.028$），即由术前的 42.33mm 增加到术后的 45.96mm；$L_1$ 水平 RSD 由术前的 57.81mm 减少到术后的 55.87mm（$P=0.031$）。术后的模拟置钉结果显示，这批右弯患者的主动脉损伤风险仍集中在 $T_{12}$ 及 $L_1$ 水平的左侧椎弓根，仅在 $T_{12}$ 水平置钉时，损伤概率较术前模拟置钉略有增加，表现为使用 35mm 长度的椎弓根螺钉时，误置的螺钉数由术前的 1 枚增至术后的 2 枚，相应的主动脉损伤风险百分比由术

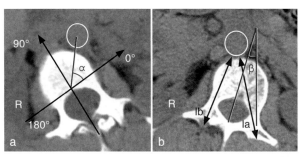

图 12-3-31　CT 横断面上测量椎体与主动脉相关位置参数。动脉椎体角（α）为主动脉中心和椎体中心连线与椎体横轴之间的夹角（a）；椎体旋转角（β）为椎体中心线与垂线之间的夹角（b）；左侧椎弓根钉道安全距离（LSD，la）和右侧椎弓根钉道安全距离（RSD，lb）分别为左侧和右侧椎弓根螺钉理想进钉点与主动脉后缘之间的距离（b）

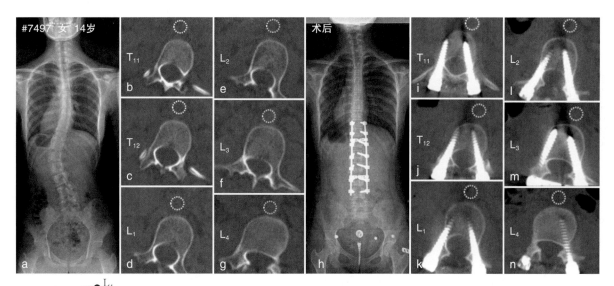

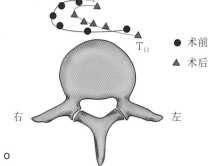

图 12-3-32　女（#7497），14 岁，左腰弯 AIS，术前腰弯 45°（a）。术前 $T_{11}$~$L_4$ 各节段主动脉与椎体位置关系（b~g）；行脊柱后路腰弯矫形融合内固定术（$T_{12}$~$L_4$），术后腰弯 4°（h），$T_{11}$~$L_4$ 各节段主动脉与椎体位置关系（i~n）。左腰弯 AIS 患者 $T_{11}$~$L_4$ 各节段主动脉与椎体位置关系，其中蓝色为术前主动脉位置，红色为术后主动脉位置（o）

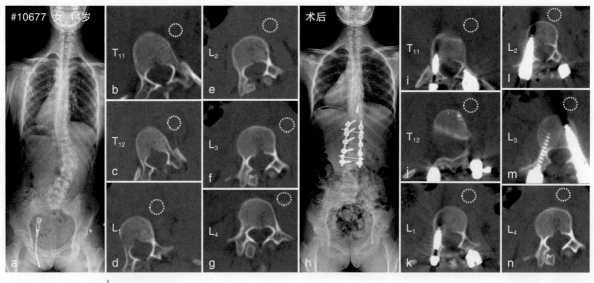

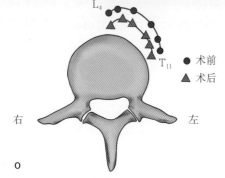

图 12-3-33 女（#10677），14 岁，右腰弯 AIS 患者，术前腰弯 48°（a）。术前 $T_{11}$~$L_4$ 各节段主动脉与椎体位置关系（b~g）；行脊柱后路腰弯矫形融合内固定术（$T_{11}$~$L_3$），术后腰弯 8°（h），$T_{11}$~$L_4$ 各节段主动脉与椎体位置关系（i~n）。右腰弯 AIS 患者 $T_{11}$~$L_4$ 各节段主动脉与椎体位置关系，其中蓝色为术前主动脉位置，红色为术后主动脉位置（o）

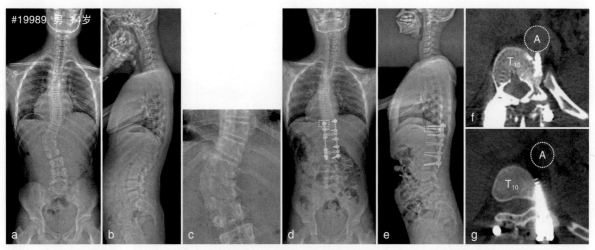

图 12-3-34 男（#19989），14 岁，先天性脊柱侧凸，$L_1$ 半椎体畸形（a~c）。行 $L_1$ 半椎体切除脊柱后路矫形融合内固定术（$T_{10}$~$L_2$）（d、e），术后 CT 示 $T_{10}$ 左侧螺钉向外误置且螺钉偏长，贴紧主动脉（A），属于高危置钉（f），予以调整左侧 $T_{10}$ 螺钉（g）

前的 6.25% 增至术后的 12.5%；使用 45mm 长度时，则由术前的 68.75% 增加到术后的 75%；而使用 40mm 长度的椎弓根螺钉置钉时，主动脉损伤的风险率术前术后一致，均为 43.75%。因此，综合考虑置钉风险及把持力，陈玲等推荐对于右腰弯／胸腰弯患者，在 $T_{12}$ 处使用 40mm 椎弓根螺钉，在 $T_{12}$、$L_1$ 左侧置钉时，应避免外壁和前壁破壁，以降低主动脉损伤风险。

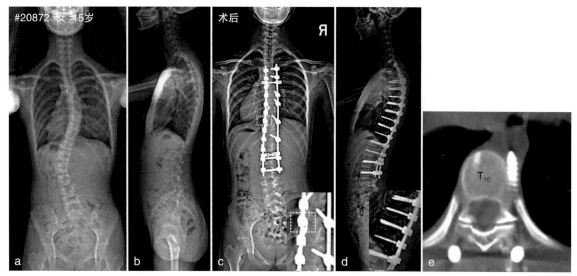

图 12-3-35　女（#20872），15 岁，AIS，Lenke 6CN 型（a、b）。行脊柱后路胸腰弯矫形融合内固定术（T₄~L₃）（d、e），术后 CT 示 T₁₀ 左侧螺钉偏外且偏长，离主动脉较近，属于高危置钉（e）

### （三）特发性胸椎侧凸脊髓偏移的评估

正常人脊髓位于椎管中央，与两侧椎弓根内侧壁基本等距。在特发性胸椎侧凸患者中，由于脊柱的三维畸形及可能的椎管变形，脊髓与椎管的位置也发生改变，硬膜囊将偏向凹侧椎弓根内侧壁。因此，在脊柱侧凸的后路凹侧置钉矫形时，由于椎弓根螺钉位置不良（穿破内壁）造成神经损害的风险增大。为了明确脊髓在 AIS 患者胸椎管内的偏移及其影响因素，孙旭等在 MRI 横断面上，对胸椎管内脊髓与凸凹侧椎弓根之间的间距进行了测量，并分析脊髓偏移的变化趋势。测量评估指标包括（图 12-3-36）：①凸侧椎弓根平均间距（Dv）；②凹侧椎弓根平均间距（Dc）；③脊髓偏移（Ds），为脊髓相对凸凹侧间距之差值（Ds=Dv−Dc）。结果显示，在青少年特发性胸椎侧凸节段内，椎管内脊髓的位置向脊柱侧凸的凹侧发生偏移，脊髓在椎管内紧邻着凹侧椎弓根内侧壁，与凸凹侧椎弓根内侧壁之间的距离呈明显的不对称性。脊髓与双侧椎弓根内侧壁距离不等，凸侧椎弓根的平均间距大于凹侧椎弓根的平均间距（图 12-3-37）。该现象在越靠近顶椎区节段越明显，在平均 Cobb 角为 69°（40°~130°）的胸椎侧凸中，顶椎位置的凹侧椎弓根与脊髓的平均间距仅为 0.2mm，在畸形严重的患者中，脊髓甚至紧贴着凹侧的椎弓根；而凸侧椎弓根与脊髓平均间距为 7.1mm。另外发现 AIS 患者主胸弯顶椎区脊髓的偏移值与主胸弯 Cobb 角和顶椎偏移（AVT）均存在非常显著的正相关，即主胸弯 Cobb 角越大，顶椎区脊髓的偏移值越大；AVT 越大，顶椎区脊髓的偏移值也越大。

这些研究结果具有重要的临床意义。特发性胸椎侧凸患者顶椎区脊髓与凹侧椎弓根的间距小于 1mm，在部分严重的患者中脊髓紧贴着凹侧椎弓根内侧壁。这就意味着在后路手术时，就损伤脊髓而言，凹侧椎弓根置钉的风险远高于凸侧。特发性胸椎侧凸患者脊髓偏移以顶椎区最为显著，且与侧弯 Cobb 角成强正相关。这提示，在侧凸 Cobb 角越大和（或）顶椎偏移越显著的患者，越靠近顶椎区域，凹侧椎弓根螺钉置入时损伤脊髓的风险越大，故应避免凹侧螺钉穿透椎弓根内侧皮质。在临床工作中，其他病因性脊柱侧凸如 Chiari 畸形和（或）脊髓空洞、马方综合征等合并脊柱侧凸患者在侧凸节段也存在类似的脊髓偏移，所以这类患者在靠近顶椎区域凹侧椎弓根螺钉置入时也应避免凹侧螺钉穿透椎弓根内侧皮质。为减少这种并发症的发生，术前 MRI 横截面扫描有助于观察置钉区椎弓根形态和脊髓的偏移，并据此术前做好风险评估。对于未行 MRI 检查的 AIS 患者，鉴于脊髓偏移与 Cobb 角和顶椎偏移的强相关性，临床上可通过 Cobb 角和顶椎偏移程度来评估脊髓偏移，以提高手术安全性。

Lenke 等根据 MRI T2 相上的侧凸顶椎横断面图像中脊髓、脑脊液和凹侧椎弓根三者之间的关系，将脊髓形态分为三型：Ⅰ型指脊髓呈光滑的圆形或椭圆形，在脊髓和凹侧椎弓根之间可见清晰的

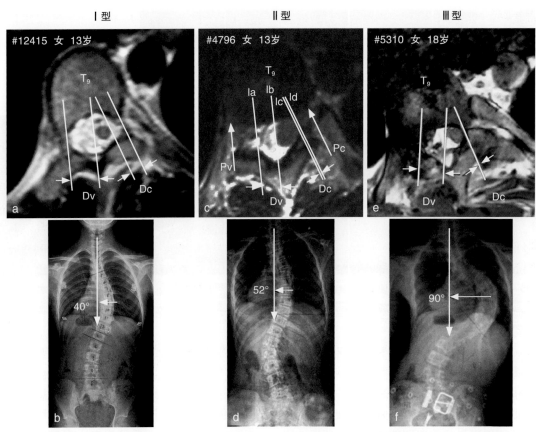

图 12-3-36　脊髓偏移的测量示意图（a、c、e）。Pv 和 Pc 分别表示凸凹侧椎弓根的方向，la、lb 和 lc、ld 为分别与 Pv 和 Pc 平行，且与对应侧椎管壁和脊髓相切的切线，la、lb 之间距（Dv）和 lc、ld 之间距（Dc）分别为脊髓和凸、凹侧椎弓根之间的距离。顶椎区域脊髓形态在小角度（#12415，a、b）、中角度（#4796，c、d）和较大角度 AIS（#5310，e、f）的位置评估：随着胸椎侧凸 Cobb 角和顶椎偏移的增大，顶椎区椎管内脊髓向凹侧椎弓根的偏移愈加明显，甚至在严重侧凸中，脊髓紧贴凹侧椎弓根。脊髓偏移分型分别为：Ⅰ型，顶椎的脊髓和凹侧椎弓根之间可见清晰的脑脊液（a）；Ⅱ型，顶椎的脊髓和凹侧椎弓根之间无脑脊液信号（c）；Ⅲ型，脊髓和凹侧椎弓根之间无脑脊液信号，伴脊髓变形及凹侧萎缩（e）

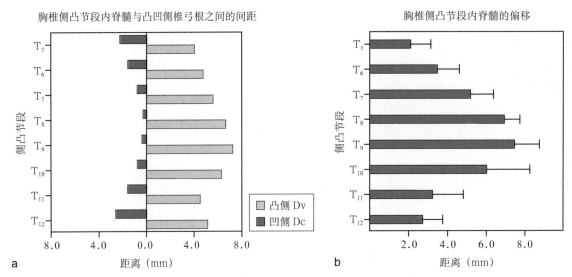

图 12-3-37　特发性胸椎侧凸胸椎管内脊髓到凸凹侧椎弓根间距（Dv、Dc）（a）及脊髓相对偏移（Ds）（b）的变化趋势

脑脊液高信号；Ⅱ型指脊髓仍呈光滑的圆形或椭圆形，但在脊髓和凹侧椎弓根之间无脑脊液信号；Ⅲ型指凹侧椎弓根或椎体出现畸形，脊髓与其之间无脑脊液信号，伴脊髓变形（图 12-3-36）。研究发现脊柱矫形手术中，Ⅰ型患者神经电生理检测阳性事件发生率最低，而Ⅱ型患者发生率显著升高（风险比 OR 值为 34），所以此分型对评估手术的神经风险有一定意义。

### （四）特发性胸椎侧凸椎弓根的形态学与解剖

椎弓根螺钉固定已广泛应用于胸椎脊柱侧凸的后路矫形，但由于特发性脊柱侧凸存在凸凹侧椎弓根发育的不对称。若置钉操作不当，尤其是凹侧，可导致严重的并发症，如椎弓根内侧皮质的破裂或穿透可导致脊髓及神经根损伤，而椎弓根外侧皮质的破裂不仅使内固定强度降低，还可造成血气胸，甚至胸主动脉损伤等。特发性胸椎侧凸胸椎弓根形态学重要的评估指标包括：椎弓根横径、椎弓根深度，其中椎弓根横径直接决定着椎弓根螺钉置入的安全性与生物力学特征。椎弓根深度决定椎弓根螺钉的长度，一般椎弓根螺钉的长度以不穿出椎体前部为合适。王斌等对特发性胸椎右侧凸患者的胸椎弓根形态进行了测量，结果显示双侧椎弓根横径从 $T_1$ 到 $T_4$ 逐渐减少：$T_1$ 凸侧椎弓根横径平均为 8.1mm，而凹侧为 8.0mm，$T_4$ 的凸凹侧分别为

3.7mm 和 4.5mm；从 $T_5$ 到 $T_{12}$ 再逐渐增加：$T_5$ 的凸凹侧分别为 4.0mm 和 4.4mm，$T_{12}$ 的凸凹侧分别为 8.7mm 和 9.1mm。顶椎区域（$T_7 \sim T_9$），凹侧的椎弓根横径显著小于凸侧（$P<0.05$），$T_8$ 的凸凹侧分别为 5.2mm 和 4.3mm，这提示在顶椎区凹侧椎弓根螺钉置钉的风险大于凸侧。胸椎椎弓根深度由上而下逐渐增加，凹凸侧胸椎椎弓根深度则没有明显的差异（图 12-3-38）。

既往学者根据椎弓根形态的特征将其进行分型。Lenke 等在 2006 年提出按照椎弓根横径将椎弓根分为 A、B、C、D 四类。A 类为具有宽阔松质骨钉道的椎弓根，B 类为具有狭窄松质骨钉道的椎弓根，C 类为仅有皮质骨钉道的椎弓根，D 类为钉道缺失的椎弓根。Senaran 等通过回顾性研究证实，椎弓根螺钉置入困难或位置不良常常发生在 C 类及 D 类的椎弓根。Lenke 提出的这种分类简单直观，但却没有提出与椎弓根横径直接相关的定量化标准，使得分型存在较大的主观性，重复性和可操作性较差，这可能限制了椎弓根形态 Lenke 分型的推广和运用。殷刚等根据目前常用胸椎椎弓根螺钉的直径标准对 Lenke 等提出的分类进行细化：A 型：椎弓根横径 >7.5mm；B 型：6.0mm< 椎弓根横径 ≤ 7.5mm；C 型：4.5mm< 椎弓根横径 ≤ 6.0mm；D 型：椎弓根横径 ≤ 4.5mm（图 12-3-39）。他使用这一标准对特发性胸椎侧凸患者胸椎弓根进行了分类，结果显示从 $T_1$ 到 $T_4$，A 型椎弓

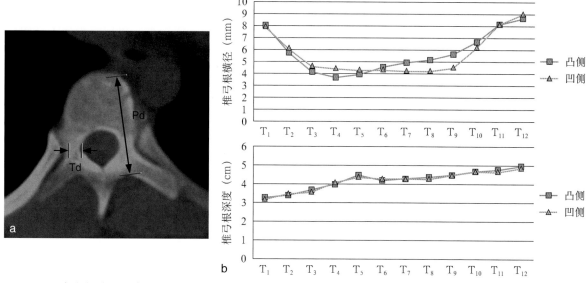

图 12-3-38　青少年特发性胸椎右侧凸患者的胸椎弓根横径和深度测量示意图。椎弓根横径为同一脊椎不同层面上椎弓根中部的最窄宽度（Td）；椎弓根深度为沿椎弓根轴线从脊椎后份至椎体前缘的深度（Pd）（a）。折线统计图示凸凹侧胸椎椎弓根横径和深度的比较（b）

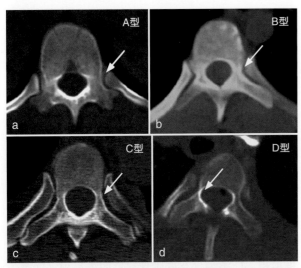

图 12-3-39　胸椎弓根形态根据椎弓根横径分型示意图。$T_{12}$ 椎体左侧椎弓根横径约为 9mm，故为 A 型（a）；$T_9$ 椎体左侧椎弓根横径约为 7mm，故为 B 型（b）；$T_6$ 椎体左侧椎弓根横径约为 5mm，故为 C 型（c）；$T_4$ 椎体右侧椎弓根横径约为 2mm，故为 D 型（d）

根比例逐渐减少，而 D 型椎弓根比例逐渐增加；而从 $T_5$ 到 $T_{12}$，D 型椎弓根比例逐渐减少，而 A 型椎弓根比例逐渐增加。另外，顶椎区凹侧的椎弓根明显比凸侧小，D 型占的比例较高：$T_7$ 凹凸侧 D 型分别为 53.4% 和 30.0%，$T_8$ 凹凸侧分别为 56.7% 和 13.3%，$T_9$ 凹凸侧分别为 60.0% 和 6.7%。此现象高度提示该区发生椎弓根螺钉置入困难或位置不良的可能性高，与文献报道类似。

椎体椎弓根直径的大小显然是影响螺钉误置率高低的重要因素。以往对特发性脊柱侧凸胸椎椎弓根螺钉误置率的统计发现上中段胸椎要高于下段，这与上中段胸椎椎体形态小于下段的解剖学研究结果是相一致的。Kuklo 和邱勇等报道尽管椎体的大小是自头侧向尾侧逐渐增大的，但椎弓根直径最小的节段并不在 $T_1$ 水平，而是在 $T_{4\sim5}$ 水平。同时特发性脊柱侧凸还存在着椎体自身左右发育的不对称，表现为凹侧的椎弓根直径要小于凸侧。这种差异在顶椎区表现得最为明显。Parent 的研究发现，部分特发性脊柱侧凸患者的 $T_{4\sim5}$ 水平凹侧椎弓根缺乏松质骨甚至是缺如，造成严重的置钉困难。陈文俊等评估了 AIS 椎弓根螺钉不良置入的模式，他们定义穿破任一壁超过 2mm 为不良置钉，不良置钉中穿破内壁超过 4mm 或钉尖使主动脉变形定义为高危置钉；研究共回顾性分析了 1030 枚椎弓根螺钉，其中胸椎 773 枚、腰椎 257 枚；不良置钉 108 枚

（10.5%），穿破外壁 35 枚、穿破内壁 56 枚、穿破椎体前缘 33 枚；高危置钉 16 枚（1.6%）；研究发现：

（1）顶椎区不良置钉率和高危置钉率均为最高，分别为 23.4% 和 4.8%。主要原因在于顶椎是整个固定节段中旋转最为严重的节段，不论凹侧或凸侧都较难把握置钉内倾角。进一步分析发现凹侧不良置钉率为 30.8%，又明显高于凸侧的 15.8%，主要原因正如前文中对椎弓根形态学的分析，顶椎区凹侧椎弓根发育较差而且相对较窄。

（2）不良置钉率排名第二的区域位于顶椎近端 5 个节段左右，主要集中在 $T_3$ 或 $T_4$ 节段，总不良置钉率也高达 19.5%，主要是因为此区域椎弓根最窄，且此区域一般是近端代偿弯的顶椎，椎体旋转较大。进一步分析又发现该区域凹侧不良置钉率为 23.8%，明显高于凸侧的 15.0%，是因为不论近端代偿弯是否为结构弯，此区域椎体都有一定的旋转，Senaran 等发现此区域凹侧的椎弓根也明显比凸侧窄，所以凹侧的不良置钉率较高。

（3）不良置钉率排名第三的区域位于顶椎远端 4 个节段左右，在 $L_1$ 附近，总不良置钉率为 18.6%。Zindrick 等测量了一组 15~17 岁尸体标本的椎弓根宽度，$L_1$ 椎弓根平均宽 6mm，明显低于 $T_{12}$ 和 $L_2$ 节段，且此区域属于交界区，是椎体旋转变化最大的区域，所以不良置钉率相对较高。

（4）Cobb 角 >90° 及椎体旋转 Ⅲ ~ Ⅳ 度也是椎弓根螺钉不良置钉的危险因素。Cobb 角 >90° 的病例不良置钉率为 19.2%，而 40°~90° 的病例为 8.2%，椎体高度旋转并且顶椎偏移较大均增加了置钉的难度。旋转 Ⅲ ~ Ⅳ 度的椎体不良置钉率为 19.4%，而旋转为 0 ~ Ⅱ 度的椎体不良置钉率为 7.2%，主要是因为旋转 Ⅲ ~ Ⅳ 度的椎体大部分出现在顶椎区，一方面置钉时内倾角度较难把握，另一方面旋转越大时凹侧椎弓根发育越差也使此区域易出现不良置钉。

（5）高危置钉率为 1.6%，主要集中在顶椎区域，凸凹侧无明显差异。进一步分析发现凸侧的高危置钉主要是因为椎体过度旋转但置钉时外倾不够而使内壁破裂；而凹侧多数是因为置钉时内倾不够而破损椎弓根外壁，这与术者过于担心螺钉内倾置入时容易进入椎管，导致神经损害有关。AIS 患者主动脉在胸弯顶椎区域更靠近椎体后方，所以使得凹侧椎弓根螺钉钉尖更易碰到主动脉而产生高危置钉（图 12-3-35）。

## 四、生长潜能评估

青少年特发性脊柱侧凸的病因学说很多，目前尚无明确定论。由于多数患者在青春发育期发病且随着生长发育而不断进展，生长发育和 AIS 的关系早已受到学者的关注。Porter 等认为 AIS 可能是由于神经 - 骨生长发育失衡引起。Guo 等研究发现 AIS 患者存在脊柱前柱相对过度生长，并认为这可能是导致侧凸的原因。朱锋等通过对 AIS 患者脊柱前后柱次发性生长骨骺的增殖和凋亡研究发现，AIS 患者青春期脊柱前柱软骨细胞生长活性明显高于后柱，提示 AIS 患者脊柱前柱生长过快。目前一致认为，侧凸的进展与身高增长速率之间密切相关，在青春期快速生长阶段，侧凸进展也较为迅速；随着生长减缓或停滞，侧凸进展也变慢甚至停止。

因此，生长潜能的评估在脊柱侧凸的诊疗中具有重要意义：生长潜能越大、生长发育越快的患者，其脊柱侧凸进展的可能性越大，但同时支具治疗的效果又越好。研究发现侧凸进展在女孩 9～13 岁最为显著，而这也恰恰是快速生长高峰（PHV）时期，可见 PHV 对于预测侧凸进展和预后判断意义重大。目前学者发现有多种生长发育成熟度指标可用于预测 PHV 的到来，如传统的月经初潮、Risser 征等，本节就此类生长潜能评估指标对于预测脊柱侧凸进展的意义进行系统回顾。

### （一）实足年龄

实足年龄是评估发育成熟度的一个简单指标，获取方便。毛赛虎等调查了 28 251 名江苏常州城镇地区在校中小学生，比较有代表性地研究了当代中国正常儿童及青少年的青春期生长发育变化和峰值特征。研究发现生长高峰起始年龄在男孩为 9.3 岁，在女孩为 8.0 岁，而男孩在 12.6 岁时、女孩在 10.6 岁时分别达到 PHV，男孩 17 岁后、女孩 15 岁后平均身高增长速率降至 1cm/ 年以下。Cheng 等通过人体测量学研究表明女性 AIS 患者 12 岁之前生长迅速，16 岁之后无明显生长。王守丰等通过组织学研究表明女性 AIS 患者髂嵴骨髓软骨的组织学分级与实足年龄呈显著的负性相关，即实足年龄越大，相应的组织学分级越低，残留生长潜能亦越小，到 16 岁以后无明显增殖活性。Loinstein 等认为年龄越低，侧凸进展的风险越大。

Sanders 等研究发现实足年龄与脊柱侧凸快速进展期（curve acceleration phase，CAP）的相关性达 0.89。因此，询问患者的实足年龄可较好的提示侧凸进展期的到来以调整治疗方案。实足年龄的不足在于其对生长潜能的评估受个体性别、营养、地域、种族等因素的影响较大，因而临床应用时需综合考虑此类因素的影响。

### （二）月经初潮

月经初潮作为提示生长潜能和评估预测侧凸进展的危险因素，具有获取方便的特点，是青春期女孩重要而显著的性成熟标志，多发生在骨龄 13～13.5 岁，Risser 1 级时。PHV 的发生与月经初潮年龄存在显著的相关性，相关系数在 0.71～0.93 之间，一般认为月经初潮处于 PHV 之后，时间从 0.5～2 年不等，平均为 7 个月，这与患者家属认为月经初潮的出现代表"开始发育"不一样。初潮后身高的纵向生长已进入减速期，因而月经初潮之后侧凸进展的速度会降低，但同时支具治疗的有效性也大大降低。而月经初潮前 2 年到初潮前半年侧凸进展的速度最快，但同时支具治疗效果又最好。王守丰等研究发现椎体生长板组织学分级（HG）和月经状态呈显著负相关，月经状态 >3 年时椎体生长板 HG 显示没有明显的生长活性，同样髂嵴的组织学分级亦与月经状态呈显著负相关性，这在组织学上证明了月经初潮后 3 年，脊柱的纵向生长已停止。

尽管如此，月经初潮受遗传和环境因素的影响，具有一定的变异性和个体差异性，表现在月经初潮可发生在 Risser 1～5 级，Tanner 2～5 级，实足年龄为 8～16 岁，降低了用月经初潮判断骨骼生长潜能的意义。临床上可以出现月经已至但是 Risser 为 0 级的患者，也存在月经未至而 Risser 征已达 4 级的患者（图 12-3-40），这时需要借助其他的骨骼成熟指标来作出综合判断，一般以骨骼成熟度指标作为优先考虑的标准，月经仅仅作为参考。同时还要排除是否存在妇科方面的异常，如卵巢肿瘤、先天性阴道闭锁等。当出现 Risser 征和月经初潮时间之间的矛盾现象时，Risser 征要比月经初潮时间更能反映患者残留的生长潜能，在决定是否停止支具治疗时，应把 Risser 征而不是月经初潮时间作为参考指标。

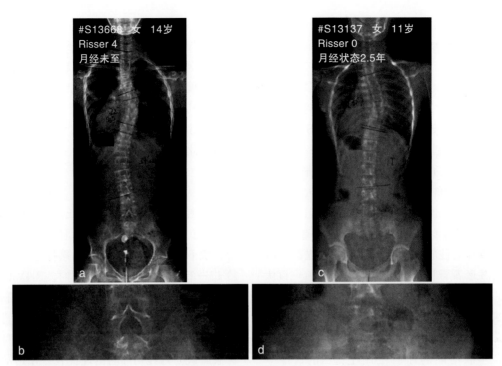

图 12-3-40　女（#S13668），14 岁，AIS，双侧 Risser 征已经达到 4 级，但是初潮未至（a、b）。女（#S13137），11 岁 AIS，月经状态 2.5 年，但是双侧 Risser 征依然为 0 级（c、d）

毛赛虎等在大样本中采用概率分析计算 10%、25%、50%、75%、90% 女孩经历月经初潮时所对应的年龄和置信区间，绘制了中国正常女孩和 AIS 女孩的月经初潮统计图（图 12-3-41、图 12-3-42）。这项研究共纳入 6476 名正常女孩，平均月经初潮年龄为 12.62±0.99 岁（7.9~16.4 岁），平均中位数年龄为 12.63 岁。40.6% 的女孩在 12~13 岁之间经历了月经初潮，是月经初潮到来最常见的年龄段。女孩年龄在 11.38 岁时约有 10% 的女孩已经历了月经初潮，而 13.88 岁时约有 90% 的女孩经历了月经初潮。同时对 2196 名 AIS 女孩进行对比研究，10% 的 AIS 女孩经历月经初潮的年龄为 11.27 岁，而 90% 的 AIS 女孩月经初潮的年龄为 14.38 岁，总体平均月经初潮年龄为 12.83±1.22 岁。AIS 女孩 75% 和 90% 月经初潮的年龄显著晚于正常女孩；AIS 女孩 14 岁后月经初潮所占的比率也显著高于正常女孩。这一研究结果证实 AIS 患者的月经初潮存在迟发的倾向，尤其是 75% 和 90% 的 AIS 女孩经历月经初潮的年龄更迟。其中 90% 的月经初潮年龄，AIS 和正常女孩相差 0.5 年。延迟的月经初潮可能意味着更长的生长期，增加了脊

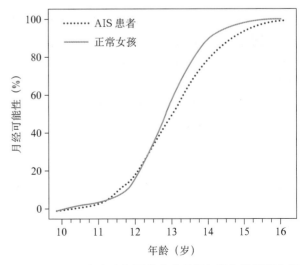

图 12-3-41　AIS 患者与正常女孩月经初潮年龄分布图比较　　　　图 12-3-42　AIS 患者与正常女孩月经初潮年龄概率分析

柱暴露于致病因素的时间，诱发或加重脊柱侧凸。另一种可能的解释是延迟的月经初潮提示着内分泌系统的异常。

### （三）身高增长速率高峰

关于身高增长速率高峰（PHV）究竟是一个时间段还是时间点始终存在争论。Tanner 和 Davies 认为 PHV 是青春期生长速率曲线上速率最快的一个点。Sanders 等则认为 PHV 是一个时间段，跨度大约 2 年，从生长速率峰值的前一年持续到峰值后一年。Dimeglio 也在其研究中阐明青春期由生长加速相位和生长减速相位两部分构成，PHV 是青春期的生长突增期，即生长加速相位，时间大约为 2 年。尽管不同学者对于 PHV 的理解和定义不尽相同，但这并不影响其应用，医生可以根据自身的临床需要将 PHV 理解为一个点或一个时间段。但要想界定 PHV，理想的方法是通过一系列较长时间的身高测量，绘制生长速率曲线图。需要注意的是，在评测 AIS 的身高时，需要采用 Bjure 公式对身高进行矫正。大多数研究一致发现，女孩在 PHV 身高增长速率平均为 $8 \pm 1 cm/$ 年，男孩平均为 $9 \pm 2 cm/$ 年；当青少年身高增长速率达到甚至超过上述均值时，即可认为其处于 PHV。

#### 1. PHV 的预测因素

（1）PHV 与月经初潮　关于月经初潮和 PHV 之间的关系，一致的观点认为，月经初潮平均出现时间在 PHV 之后。Little 等通过随访 371 例佩戴支具治疗的特发性侧凸的青春期女孩，发现虽有 41% 月经初潮出现在 PHV 前后半年，但总体来说月经初潮平均出现时间仍在 PHV 之后 7 个月。而 Ylikoski 等的研究中，月经初潮出现在 PHV 之后 1 年甚至更长，月经初潮前 2 年到初潮前半年侧凸进展的速度最快。虽然月经初潮时间变异性较高，但对于预测 PHV 仍有参考意义。可以认为，月经初潮的出现，可以作为已过 PHV 的标志；因而月经初潮未来之前，处于 PHV 之前、之中、之后都有可能。这时需要借助其他的成熟指标来作出综合判断。

（2）PHV 与 Risser 征　Risser 征是脊柱外科医生在评估和处理脊柱侧凸时最常应用的一个骨性成熟标志，但目前有研究表明，当 Risser 征出现时，已经过了生长高峰，这时身高增长速率正处于下降期。Little 等的研究中，有 85% 的患者 Risser 征 1 级时已经过了 PHV。在 Risser 征未出现阶段，可以是处在 PHV 之前、之中或之后，因此预测 PHV 时，Risser 征只能作为参考。

（3）PHV 与 Tanner 分级　Tanner 分级是 Tanner 根据男孩的阴毛和性器官及女孩的阴毛和乳房的发育情况人为划分的 5 个阶段，用于临床发育评估（详见第 4 章第三节骨骼成熟度评估）。研究表明，它与 PHV 有较好的相关性：在 PHV 时，女孩乳房和阴毛 Tanner 分级在 2～3 级之间。Sanders 等研究发现乳房 Tanner 1 级高度提示在 PHV 之前，乳房和阴毛 Tanner 3 级提示在 PHV 之中或之后，而 Tanner 4 级通常发生在 PHV 之后。其后续研究发现乳房和阴毛的 Tanner 分级和侧凸进展之间有很好的相关性（R=0.82），侧凸度数快速增长开始于乳房 Tanner 2 级至乳房 Tanner 3 级。虽然 Tanner 征分为 5 级，但乳房和阴毛的发育是连续性的，各级之间并没有明显的分界，准确评价仍然存在一定的困难，最好由两名以上经验丰富的医生同时进行评价。值得注意的是，在临床工作中经常会发现脊柱侧凸的女孩两侧乳房发育不对称，右胸弯患者通常左侧乳房较大。这时，在评价乳房的 Tanner 分级时，最好固定选择左侧乳房。

（4）PHV 与骨龄　骨龄是评价骨骼成熟度的一个重要的指标。根据参照的解剖部位不同而有多种骨龄评分系统。国际最常用的是 Greulich-Pyle 图谱法和 Tanner-Whitehouse 评分系统，这两种都参照腕部骨骼的发育情况。其他还有以骨盆为测量对象的 Oxford 评分系统及以肘关节为参照的 Sauvegrain 方法等（骨龄评分系统的具体内容详见第 4 章第三节骨骼成熟度评估）。

骨龄和 PHV 之间的关系在诸多文献中都有阐述。Dimeglio 等认为男孩在骨龄 13～15 岁出现 PHV，而女孩在骨龄 11～13 岁时出现。Tanner 和 Whitehouse 发现女孩的 PHV 在骨龄 11～11.5 岁时出现。而 Ylikoski 的研究中，特发性脊柱侧凸女孩的 PHV 出现在骨龄 9～12 岁，侧凸进展的高峰出现在骨龄 9～14 岁（Dimeglio 和 Ylikoski 的研究中，骨龄是基于 Greulich-Pyle 图谱法得出；Tanner 的研究中，骨龄是基于 Tanner-Whitehouse 评分系统得出）。最近，Sanders 等通过比较不同成熟指标与侧凸进展之间的相关性，发现用 Tanner-Whitehouse 评分系统和 Greulich-Pyle 图谱法进行的骨龄评分与侧凸进展之间的相关性最高。王渭君等采用组织计量学方法对 AIS 女孩不同的生长潜能预测因素进行评估，收集患者的髂软骨标本，并测量静止层高度以明确患者的生长潜能。将患者的年龄、月经初潮时间、腕骨骨龄、Risser 征及肋骨小头、肱骨近端、肋骨小头的次发骨骺融合情况等按照相应方法进行分级，比较各级间的组织学分级及静止层高度，并将各个参数分级与髂软骨的静止层高度作相关性分析以评价其预测价值。结果发现年龄、月经初潮时间和部分影像学参数可有效地预测生长潜能，其中腕骨骨龄的价值最高（图 12-3-43）。腕骨骨龄 >16 岁、年龄 >16 岁、月经初潮 2.5 年以上、Risser 征 5 级及肱骨近端次发骨骺融合提示生长基本停止（图 12-3-44），提示骨龄在生长潜能和侧凸进展预测中具有重要的意义。Dimeglio 等研究发现，应用 Sauvegrain 方法比 Greulich-Pyle 图谱法更为精

确，尤其是在青春期身高快速增长阶段。他们推荐应用 Sauvegrain 方法时应特别注意尺骨鹰嘴突的骨化成熟度，目前已经确定 5 种特征性的表现：女孩 11 岁和男孩 13 岁时出现两个骨化核心；女孩 11.5 岁和男孩 13.5 岁时出现半月形影像；女孩 12 岁和男孩 14 岁时出现矩形外观；女孩 12.5 岁和男孩 14.5 岁开始出现骨融合；女孩在 13 岁、男孩在 15 岁融合完成。Dimeglio 认为肘关节骨化中心融合，提示 PHV 的结束，开始进入身高增长速率的减速期。

（5）PHV 与髋臼 Y 软骨　骨盆髋臼 Y 软骨是 Oxford 评分系统中的一个重要的指标。根据髋臼 Y 软骨闭合与否，分为 3 个阶段（图 12-3-45），即没有闭合、不完全闭合和完全闭合。由于髋臼 Y 软骨在 Risser 征出现前闭合，所以对于早期（Risser 0

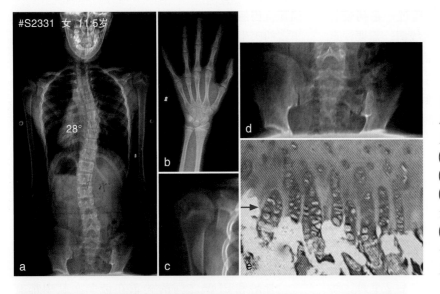

图 12-3-43　女（#S2331），11.5 岁，AIS。月经未至，Risser 0 级（a），腕骨骨龄对照 CHN 法图谱为 11 岁（b），左侧肱骨近端骨骺部分融合（c），髂软骨组织计量学分级为 Ⅲ 级（d），同级对照组的组织切片可见连续的软骨巢并具有良好的增殖活性（e，箭头），提示该患者即将迎来生长发育高峰，为支具治疗的绝对适应证

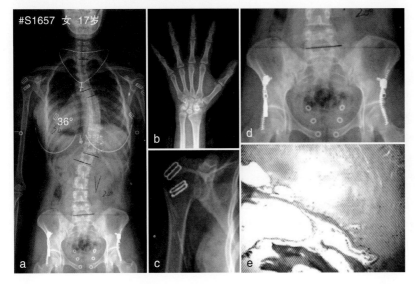

图 12-3-44　女（#S1657），17 岁，AIS。月经初潮 4 年，Risser 5 级（a），腕骨骨龄对照 CHN 法图谱为 >16 岁（b），左侧肱骨近端骨骺融合（c），髂软骨组织计量学分级为 0 级（d），同级对照组的组织切片可见无增殖软骨巢（e），提示该患者生长停止

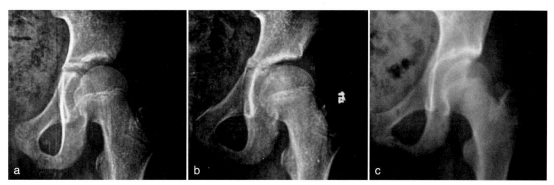

图 12-3-45　髋臼 Y 软骨分级示意图。髋臼 Y 软骨未闭合（a）、不完全闭合（b）、完全闭合（c）

级）AIS 的预后具有重要的意义。Sanders 等发现在 PHV 时，所有的 AIS 女孩的髋臼 Y 软骨都是开放的，而髋臼 Y 软骨一旦闭合，所有 AIS 女孩都已过 PHV，即髋臼 Y 软骨闭合的时间和 PHV 发生的时间比较接近（男性骨龄 13.5~14.5 岁，91% 完成融合；女性骨龄 11.5~12.5 岁，88% 完成融合）。如在髋臼 Y 软骨未闭合前行后路矫形内固定植骨融合术，术后以 Cobb 角增大、旋转加重、躯干倾斜为特征的曲轴现象发生风险明显增加。因此，为了预防术后曲轴现象的发生和减少对生长的干扰，常常应在髋臼 Y 软骨闭合后再行脊柱融合术；反之，对于髋臼 Y 软骨已闭合的患者，即使 Risser 征为 0 级，旨在保护脊柱生长潜能的非融合技术（如生长棒等）已不再是治疗的首选方法。

（6）PHV 与掌指骨骨龄（digital skeletal age，DSA）　Tanner-Whitehouse Ⅲ 评分系统中，根据掌指骨骺的形态将掌指骨骨龄分为若干等级。由于掌骨和指骨评分与侧凸进展的高度相关性，Sanders 等把掌骨和指骨评分从 Tanner-Whitehouse Ⅲ 评分系统中独立出来，将掌指骨骨龄定义为 DSA（其具体评估方法详见第 4 章第三节骨骼成熟度评估）。Sanders 等研究发现 DSA 评分位于 400~425 之间时 AIS 患者多进入脊柱侧凸快速进展期（CAP），其与 CAP 之间的相关系数为 0.93（图 12-3-46）。他们还进一步定量分析了不同 DSA 分级及 Cobb 角情况下，侧凸进展至 50°、需要采取手术治疗的可能性，为 DSA 的临床运用提供了重要依据（表 12-3-1）。

相对于复杂的 Tanner-Whitehouse Ⅲ 评分系统，DSA 与脊柱侧凸进展的关键期（CAP 开始到 CAP 后 6 个月）更贴近，且无需进行尺桡骨评分，计算更为简便，因此 DSA 在临床应用方面优

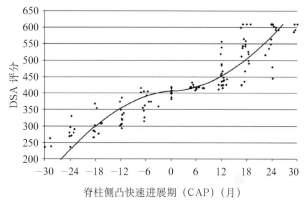

图 12-3-46　DSA 评分与 CAP 之间的关系。横坐标数值表示 CAP 时间，如：–6 为 CAP 前 6 个月，6 代表 CAP 后 6 个月

于 Tanner-Whitehouse Ⅲ 评分。Sanders 等推导出运用 DSA 评分预估 CAP 的公式：

$$CAP=a+b\left(\frac{DSA-c}{d}\right)\left(\frac{|DSA-c|}{d}\right)^{-e}$$

其中 a=0.3479，b=24.91，c=406.04，d=185.3，e=0.4473，该公式 $r^2$ 值达 0.90，该公式的具体运用见图 12-3-47。

尽管 DSA 评分与 CAP 相关性好，预测准确性高，但评分过程中需对照掌指骨骨骺骨化图谱，仍存在一定的复杂性，因此临床快速评估指骨骨龄时，可单纯参考 DSA 分级（图 12-3-48）。Sanders 等研究发现 DSA 分级也与 PHV 密切相关，当没有形成帽状结构时（F），此级表示在 PHV 前 24 个月；骨骺融合（I）提示已过 PHV；而中节及近节指骨骨骺形成帽状结构，但远节指骨骨骺未形成帽状结构（G），则提示 PHV 之前 6 个月；若远节、中节及近节指骨骨骺都形成帽状结构，则提示正处在 PHV。王守丰等研究 AIS 患者 DSA 对生长

| 表 12-3-1 | DSA 分级与 Cobb 角进展风险的相关性 | | | | | | |
|---|---|---|---|---|---|---|---|
| Cobb 角 | DSA 分级 | | | | | | |
| | 1 级 | 2 级 | 3 级 | 4 级 | 5 级 | 6 级 | 7/8 级 |
| 10° | 2%<br>(0%~40%) | 0%<br>(0%~15%) | 0%<br>(0%~0%) | 0%<br>(0%~0%) | 0%<br>(0%~0%) | 0%<br>(0%~0%) | 0%<br>(0%~1%) |
| 15° | 23%<br>(4%~69%) | 11%<br>(1%~58%) | 0%<br>(0%~2%) | 0%<br>(0%~0%) | 0%<br>(0%~0%) | 0%<br>(0%~0%) | 0%<br>(0%~7%) |
| 20° | 84%<br>(40%~98%) | 92%<br>(56%~99%) | 0%<br>(0%~14%) | 0%<br>(0%~1%) | 0%<br>(0%~1%) | 0%<br>(0%~1%) | 0%<br>(0%~26%) |
| 25° | 99%<br>(68%~100%) | 100%<br>(92%~100%) | 29%<br>(3%~84%) | 0%<br>(0%~5%) | 0%<br>(0%~5%) | 0%<br>(0%~2%) | 0%<br>(0%~64%) |
| 30° | 100%<br>(83%~100%) | 100%<br>(98%~100%) | 100%<br>(47%~100%) | 0%<br>(0%~27%) | 0%<br>(0%~22%) | 0%<br>(0%~11%) | 0%<br>(0%~91%) |
| 35° | 100%<br>(91%~100%) | 100%<br>(100%~100%) | 100%<br>(89%~100%) | 0%<br>(0%~79%) | 0%<br>(0%~65%) | 0%<br>(0%~41%) | 0%<br>(0%~98%) |
| 40° | 100%<br>(95%~100%) | 100%<br>(100%~100%) | 100%<br>(98%~100%) | 15%<br>(0%~99%) | 0%<br>(0%~94%) | 0%<br>(0%~83%) | 0%<br>(0%~100%) |
| 45° | 100%<br>(98%~100%) | 100%<br>(100%~100%) | 100%<br>(100%~100%) | 88%<br>(2%~100%) | 1%<br>(0%~99%) | 0%<br>(0%~98%) | 0%<br>(0%~100%) |

　　注：表格中的进展风险（%）是指在该 Cobb 角和 DSA 分级下，其侧凸可能进展至 50° 需要手术的可能性，其中灰色部分一般不需要手术，黄色部分手术可能性较大，括号内的数字为 95% 可信区间。

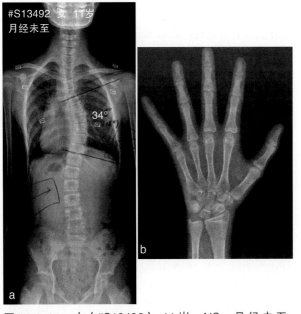

图 12-3-47　女（#S13492），11 岁，AIS，月经未至，初诊时右胸弯 34°（a）。拍摄左手正位 X 线片（b），根据掌指骨骨骺骨化图谱 DSA 评分为 405 分，按照 CAP 公式计算 CAP 为 −1.07，其意义为：预测该患者目前处于脊柱侧凸快速进展期的前 1 个月，即将迎来进展高峰，需严格支具治疗、密切随访

潜能评估的可靠性，在患者前路手术时采集其椎体上、下生长板标本，行 HE 染色，光镜下行组织学观察并进行组织学分级（HG）。患者拍摄左手中指正位 X 线片确定 DSA 分级。对患者 HG、DSA 分级、月经状态和社会学年龄进行相关性分析。结果发现 DSA 分级与脊柱生长板组织学分级之间显著负相关（$r=-0.541$），即 DSA 分级越高，组织学分级越低，椎体的生长潜能下降（图 12-3-49）。同样，DSA 分级也与髂嵴骨骺软骨的组织学分级呈显著负相关（$r=-0.570$）。王守丰等亦发现在 DSA 分级 Ⅲ 级（骨骺完全融合）的患者部分脊柱生长板的组织学分级为 HG Ⅱ 级，表明在 PHV 后期，脊柱生长板仍存在一定的生长潜能。因此，DSA 分级对于脊柱生长潜能和侧凸进展的预测具有重要的作用。DSA 分级具有较高的稳定性，和 PHV 及侧凸进展具有很高的相关性，而且简单易行，因此在预测 PHV 时具有重要的临床意义。

　　2. PHV 与 AIS 侧凸进展　PHV 因测量简单可靠，应用普遍，可以直观地反映患者脊柱纵向的生长潜能，对支具治疗和矫形计划有重要的参考价

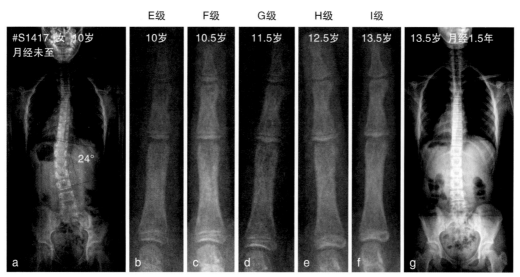

图 12-3-48 女（#S1417），10 岁，AIS，初诊时 10 岁，月经未至，左腰弯 24°（a）。手 X 线示中指中节指骨骨骺比干骺端窄，DSA 分级为 E（b），予以 Boston 支具治疗；10.5 岁时中指中节指骨骨骺和干骺端一样宽，但没有成帽，DSA 分级为 F（c）；11.5 岁时中指中节指骨骨骺开始卷曲，形成帽子状的形态，DSA 分级为 G（d），提示邻近PHV；12.5 岁时中指中节指骨骨骺开始融合，DSA 分级为 H（e）；13.5 岁时中指中节指骨骨骺完全融合，DSA 分级为 I（f），停支具，全脊柱 X 线示脊柱侧凸消失（g），支具治疗有效

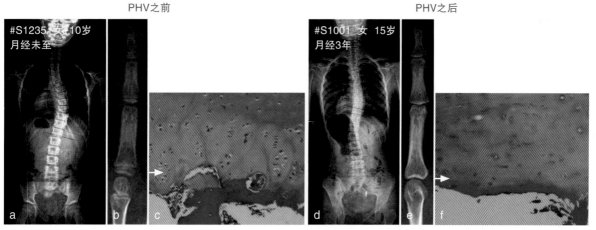

图 12-3-49 DSA 分期为 I 期（PHV 之前），同级对照组对应的椎体生长板组织学分级为 III 级，全层切面可见软骨增殖层（c，箭头），具有明显生长活性（#S1235，a~c）；DSA 分期为 III 期（PHV 之后），同级对照组对应的椎体生长板组织学分级为 0 级，没有软骨增殖层（f，箭头），没有生长活性（#S1001，d~f）

值，被认为是成熟度指标中最重要的一维。Song和 Little 等研究表明，相比于实足年龄、Risser 征和月经初潮年龄等指标，PHV 对 AIS 患者生长潜能的评估具有更可靠的预测价值。PHV 与侧凸进展风险具有较好的相关性。Sanders 等根据 PHV划分年龄段，以生长发育高峰年龄（peak growthage，PGA）进行时间段划分，如 PGA-1 年、PGA+0.5 年等，发现上述与 PGA 生长发育高峰年龄的相对时间间隔与脊柱侧凸进展的相关性达0.88。PHV 前 2 年与 PHV 后 1.5 年左右，AIS 患儿均有较高的侧凸进展风险，PHV 后 3.5 年大部分患儿停止了生长。Yrjonen 等认为侧凸大于 25°的患者，站立位身高增加超过 4cm/年与其 Cobb角增长速度的增加显著相关。Escalada 等的纵向研究证实，在进行性 AIS 支具治疗的患者中，PHV和角度突增高峰（peak angle velocity，PAV）同时发生在月经初潮前 1 年。Ylikoski 等也报道了类似的结果，侧凸进展与脊柱生长有关，而且这种相关性随着初始侧凸度数的增大而增加。

毛赛虎等通过对特发性脊柱侧凸患儿人体测

量学数据及相关发育成熟指标的长期纵向随访观察，绘制了特发性脊柱侧凸患儿的生长速率曲线图，界定其 PHV 的幅度和 PGA，比较这部分患者和正常青少年人群 PHV 特征是否存在差异，从而为生长发育高峰期特发性脊柱侧凸临床治疗策略的制订提供参考。研究结果显示女性患儿的 PHV 为 $9.54 \pm 1.26$ cm/ 年（$7.2 \sim 11.73$ cm/ 年），PGA 为 $11.24 \pm 0.77$ 岁（$9.95 \sim 12.87$ 岁）；男性患儿的 PHV 为 $11.48 \pm 1.77$ cm/ 年（$7.2 \sim 11.73$ cm/ 年），PGA 为 $13.21 \pm 0.98$ 岁（$11.89 \sim 14.78$ 岁）。因此，无论男性或女性患者，其 PGA 均晚于同时期正常青少年，且 PHV 高于同时期正常青少年，这可能为特发性脊柱侧凸异常生长模式及病因学研究提供部分参考和依据。

研究围 PHV 期身高增加和侧凸进展对于支具治疗有指导意义。毛赛虎等发现围 PHV 期脊柱侧凸患儿在经过规范化支具治疗后，其支具治疗失败率明显高于其他支具治疗的相关研究。骨骼系统的相对不成熟、生长潜能较大可能是这类患儿脊柱侧凸进展率高的原因（表 12-3-2）。该研究亦发现就生长参数而言，支具治疗失败组和成功组之间 PHV 差异无统计学意义，但失败组的 PGA 显著早于成功组，提示脊柱生长速率高峰发生时间越早的患儿，越容易发生侧凸的进展。此外，失败组 PAV 显著大于成功组，且失败组 PAV 多出现在 PHV 发生时或 PHV 之后 6 个月，而成功组多为 PHV 后 6 个月和 1 年左右，有延迟的趋势，进展幅度相对较低。Escalada 等报道支具治疗组 PAV 与 PHV 是同时发生的，其 PAV 均值约为 $7°$／年，并证实即使处于青春期后期也存在侧凸进展的可能性。

此外，毛赛虎等关注了生长高峰时期接受支具治疗的 AIS 患者的 Cobb 角进展速率（angle velocity，AV），评估正性 AV 和负性 AV 组之间支具疗效的差异及不同支具疗效组之间生长参数的差异。研究选取初诊时髋臼 Y 软骨未闭合、以 $3 \sim 6$ 个月为周期随访至停止支具治疗或因侧凸进展而行手术治疗的女性 AIS 患儿 35 例。随访时测量的指标包括实足年龄、髋臼 Y 软骨闭合状态、Risser 征、身高、脊柱长度、主弯 Cobb 角和尺桡骨远端骨龄（digital radius and ulnar，DRU）分级。支具治疗失败定义为主弯 Cobb 角进展 $\geqslant 5°$ 或进展至超过 $40°$ 需行手术治疗。结果发现支具治疗成功 15 例（42.9%），支具治疗失败 20 例（57.1%），其中转为手术 16 例（45.7%）。行支具治疗的 AIS 患儿生长高峰期时 AV 变化与支具疗效显著相关。处于生长加速期的 AIS 患儿，其支具治疗失败率较高，尤其是脊柱生长高峰发生时间较早的胸弯型患儿。生长高峰时负性 AV 预示着更好的远期支具治疗效果，反之正性 AV 则预示支具治疗失败的可能（图 12-3-50、图 12-3-51）。

生长速率信息需通过系列身高测量获得，属于回顾性信息，因而 PHV 的获取存在滞后性，且患者首诊时该身高的纵向生长记录信息多缺失，无法确认其处于 PHV 之前、之中还是之后，限制了其临床应用。既往研究表明身体不同部分存在不同的特征性生长模式，普遍被证实的是一种由远及

| 表 12-3-2 | 中国男性和女性特发性脊柱侧凸患儿支具治疗与生长速率 | | | | | |
|---|---|---|---|---|---|---|
| | 女性 IS 患儿 | | | 男性 IS 患儿 | | |
| | 成功组（n=9） | 失败组（n=12） | P | 成功组（n=3） | 失败组（n=5） | P |
| 初诊 Cobb 角（°） | $27.85 \pm 7.00$ | $25.08 \pm 7.50$ | 0.933 | $23.54 \pm 10.76$ | $24.13 \pm 8.41$ | 0.933 |
| 末次随访 Cobb 角（°） | $26.90 \pm 5.61$ | $33.72 \pm 8.11$ | 0.020* | $22.44 \pm 7.59$ | $40.76 \pm 11.31$ | 0.049* |
| Cobb 角进展度数（°） | $-0.95 \pm 4.01$ | $8.64 \pm 3.76$ | 0.000* | $-1.10 \pm 3.25$ | $16.62 \pm 8.47$ | 0.015* |
| 支具失败率 | 57.1% | | — | 62.5% | | — |
| PHV（cm/ 年） | $9.85 \pm 1.41$ | $9.30 \pm 1.13$ | 0.331 | $11.18 \pm 1.59$ | $11.67 \pm 2.03$ | 0.735 |
| DSA（PHV） | $413.44 \pm 17.23$ | $418.58 \pm 29.72$ | 0.649 | $330.33 \pm 24.34$ | $344.00 \pm 22.63$ | 0.451 |
| PAV（°／年） | $6.54 \pm 4.93$ | $11.69 \pm 4.25$ | 0.019* | $5.10 \pm 1.23$ | $13.97 \pm 3.87$ | 0.005* |
| DSA（PAV） | $475.44 \pm 52.56$ | $431.83 \pm 33.64$ | 0.032* | $415.33 \pm 27.93$ | $382.00 \pm 62.71$ | 0.428 |

注：* 指 $P < 0.05$。

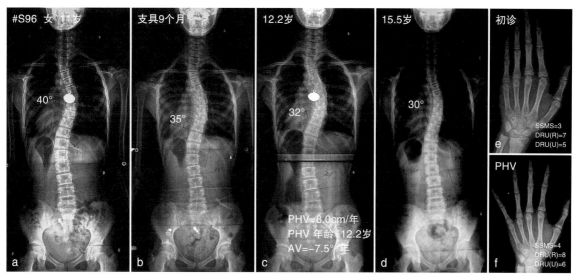

图 12-3-50　女（#S96），11 岁，AIS。初诊 Cobb 角 40°（a），骨龄评分：简化骨龄评分系统（SSMS）3 级，桡骨远端评分系统［DRU（R）］7 分和尺骨远端评分系统［DRU（U）］5 分（e）；Boston 支具治疗 9 个月，主弯 Cobb 角减小为 35°（b）；PHV 的年龄和程度分别是 12.2 岁和 8.0cm/ 年（c）；PHV 时的骨龄评分：SSMS，DRU（R）和 DRU（U）相应的分期分别为 4 级、8 分和 6 分（f）；AV 在 PHV 减少到 −7.5°/ 年。在 15.5 岁骨骼发育成熟时，主弯控制为 30°（d），支具治疗成功

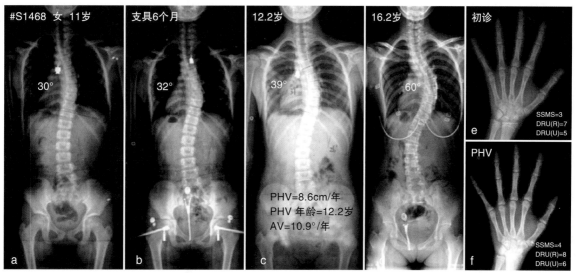

图 12-3-51　女（#S1468），11 岁，AIS。初诊 Cobb 角 30°（a），骨龄评分：SSMS 3 级，DRU（R）7 分，DRU（U）5 分（e）；Milwaukee 支具治疗 6 个月，主弯 Cobb 角缓慢进展为 32°（b）；PHV 的年龄和程度分别是 12.2 岁和 8.6cm/ 年（c）；PHV 时期的骨龄评分：SSMS，DRU（R）和 DRU（U）相应的分期分别为 4 级、8 分和 6 分（f）；AV 在 PHV 快速达到 10.9°/ 年，导致持续的侧凸恶化，16.2 岁时胸弯增加到 60°（d），支具治疗失败

近的阶梯状生长，即无论是早熟还是晚熟的个体，躯体的远端部分在青春期最先达到生长速率高峰。因此，一般认为下肢和足长的生长速率高峰早于身高，而肩峰间距离的生长速率高峰则晚于身高。Busscher 等纵向研究了 142 名男孩和 242 名女孩鞋码的增长峰值，发现男孩 11.5 岁、女孩 10.4 岁时达到鞋码增长速率峰值，比该地区（荷兰）相应的男、女孩生长速率峰值分别早了 2.5 年和 1.3 年。鞋码的增加在达到坐高生长速率峰值时（男孩 13.7 岁、女孩 12 岁）均停止。Busscher 通过文献回顾发现鞋码增长峰值和实际的足长增长峰值具有较好的一致性，且鞋码的变化具有易记的特点，因此他们认为鞋码增长高峰可代替实际足长增长高峰来提前预测身高及坐高生长速率峰值的时间，使临

床医师认知到脊柱侧凸进展高危期的到来，提前做好相应的治疗策略的调整。

### （四）Risser 征

Risser 首先提出以髂骨出现骨化为脊柱骨生长发育的指标。此骨骺首先出现于髂前上棘处，逐步向髂后上棘延伸，然后与髂骨翼结合，历时 12~36 个月。Risser 将其分为 5 级，Risser 分级有法国标准和美国标准，但是以美国标准为常用（详见第 4 章第三节骨骼成熟度评估），髂前上棘到髂后上棘分为四等段，是为 4 个级，骨骺融合为第 5 级。Risser 征法国标准则将髂嵴三等分，尚未骨化为 0 级，骨化自髂骨嵴的前方（或外侧）向后方（内侧）从 1 级到 3 级逐步进展，当骨化的骨骺与髂骨翼开始融合时为 4 级，骨骺与髂骨完全融合后为 5 级。

Risser 分级与 PHV 的相关性不高，Risser 1 级时有 85% 的患者已过 PHV，进入生长减速期，平均位于脊柱侧凸快速进展期（curve acceleration phase，CAP）之后 18 个月，此时尺骨鹰嘴次发骨骺和远节指骨骨骺闭合。Risser 2 级时男孩骨龄常为 16 岁、女孩骨龄为 14 岁，股骨大转子骨骺此时开始融合，近节指骨骨骺亦开始闭合。坐高还有约 3cm 的生长潜能而下肢生长潜能较小。Risser 3 级时男孩骨龄常为 16.5 岁、女孩骨龄为 14.5 岁，股骨大转子骨骺闭合，第 1、2 中节指骨骨骺闭合。Risser 4 级时男孩骨龄常为 17 岁、女孩骨龄为 15 岁，尺骨远端骨骺开始融合。Noordeen 等的研究表明在 Risser 4 级的部分患者中椎体生长板仍有活跃的生长潜能，Hoppenfeld 等则发现 75.2% 的 Risser 4 级患者脊柱继续生长。王守丰等进一步研究发现 Risser 4 级且月经初潮满 3 年的 AIS 女性患者，其脊柱生长板没有明显的生长活性，提示 Risser 征结合月经初潮状态可增加评估残留生长潜能的准确性。Risser 5 级时桡骨远端骨骺开始融合。Little 等报道美国标准 Risser 5 级时 93% 的女孩停止了生长，而 Song 和 Little 则发现美国标准 Risser 5 级仅有 61% 的男孩停止生长，提示美国标准 Risser 5 级不能简单作为生长停止的指标，尤其在男性。王守丰等研究表明 Risser 分级与椎体生长板的组织学分级呈负相关性，Risser 越大，脊柱生长板的生长潜能越小。

**1. Risser 征与 AIS 侧凸进展** Risser 征是 AIS 侧凸进展风险评估中最常用的骨性成熟度指标。Risser 征分级越低，则生长潜能越大，侧凸进展风险越高。Risser 0~1 级为髂嵴刚开始骨化的时间，与侧凸快速进展期密切相关。Nault 等证实 Risser 征 0~1 级是预测脊柱侧凸快速进展期的最佳指标。考虑到单纯 Risser 征和髋臼 Y 软骨分级与脊柱侧凸快速进展期之间的相关系数分别仅为 0.60 和 0.78，Nault 等改良了 Risser 分级，将 Risser 0 级分为髋臼 Y 软骨开放组和闭合组，发现 Risser 0 级伴髋臼 Y 软骨闭合和 Risser 1 级是 DSA 评分位于 400~425 之间最好的预测因素，提示髂嵴开始骨化的前后阶段（Risser 征的出现）与脊柱侧凸快速进展期的开始密切相关，提升了其临床应用价值。毛赛虎等也发现 PAV 出现时所对应的多为 Risser 征 0~1 级。Lonstein 等报道初诊时 Risser 征 0~1 级且 Cobb 角为 30°~39° 的 AIS 患者中，53% 的 Cobb 角进展 >5°，相对应的 Cobb 角为 20°~29° 的患者进展率为 51%。以上结果均提示 Risser 征 0~1 级为 AIS 快速进展的风险因素。

Katz 等报道支具治疗的疗效与支具佩戴的时间具有显著相关性，而这一相关性在 Risser 征 0~1 级的患者中最明显。Vijvermans 等发现，经 Boston 支具治疗后侧凸进展患者的初诊年龄和 Risser 征显著低于侧凸好转和稳定的患者。Lonstein 和 Winter 报告，侧凸进展在 Risser 征 0~1 级患者中的发生率显著高于在 Risser 征 2 级以上患者中的发生率，分别有 32% 和 10% 的患者最终接受手术治疗；他们还认为，患者的初诊年龄及女性患者月经初潮状态和 Risser 征一样，均显著影响支具治疗的效果。可见，在发育成熟度较低即生长潜能较大（年龄低、Risser 征 0~1 级或月经未至者）的 AIS 患者经支具治疗仍有较大风险发生侧凸进展。孙旭等通过回顾性分析 142 例支具治疗的 AIS 患者，发现初诊时，低龄（10.0~12.9 岁）、低 Risser 征 0~1 级、月经初潮未至的患者在支具治疗过程中易发生侧凸进展。

如图 12-3-52 所示，Charles 等纳入处于 PHV 前后的 200 例 AIS 患者（100 男、100 女），分析了髋臼 Y 软骨闭合、肘关节闭合、Risser 征、大转子闭合与侧凸进展的相关性：在生长速率曲线的上升阶段，5° 的侧凸代表 10% 的进展风险，10° 侧凸代表 20% 的风险，20° 侧凸代表 30% 的风险，30° 侧凸几乎将进展的风险提高到 100%。脊柱侧凸的进展风险随着青春期生长速率曲线的下降而

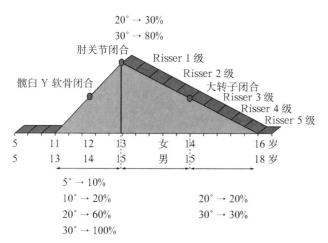

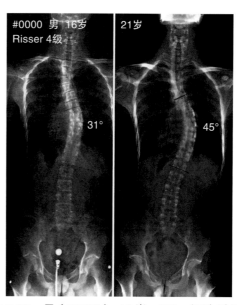

图 12-3-52　青春期脊柱侧凸进展风险评估。如图中的数字所示，在肘关节闭合之前出现侧凸，如果初诊 Cobb 角是 5° 则进展风险为 10%，10° 时风险为 20%，30° 时风险为 100%；Risser 0 级时，20° 和 30° 侧凸进展的风险分别为 30%、80%，而在 Risser 2 级以后，30° 的侧凸进展风险仅为 30%

图 12-3-53　男（#0000），16 岁，AIS。初诊时 Risser 4 级，随后失访，21 岁时复诊 Cobb 角由 31° 进展为 45°，提示在 Risser 4 级和 Risser 5 级之间的特发性脊柱侧凸男孩仍然有进展的风险

降低。在 Risser 1 级（女孩骨龄 13.6 岁、男孩骨龄 15.6 岁），20° 的侧凸进展风险为 10%，30° 的侧凸进展风险为 60%。Risser 2 级时（女孩骨龄 14 岁、男孩骨龄 16 岁），30° 的侧凸仍有 30% 的进展风险（5° 或更多），20° 的侧凸有 20% 的进展风险。在 Risser 3 级（女孩骨龄 14.6 岁、男孩骨龄 16.6 岁），20° 或更高的侧凸有 12% 的进展风险。在 Risser 4 级（女孩骨龄 15 岁、男孩骨龄 17 岁），脊柱侧凸的进展风险明显减少，但对男孩来说，仍然有轻微的风险。在 Risser 5 级（女孩骨龄 16 岁，男孩骨龄 18 岁），已经无需治疗，但是，在 Risser 4 级和 Risser 5 级之间，特发性脊柱侧凸的男孩仍然有进展的风险（图 12-3-53），这可能与男孩在 Risser 4 级时，肌肉等软组织的发育尚不完善，脊柱的动态力学稳定性尚未达到正常成人水平有关。

2. Risser 征的缺陷　虽然 Risser 征是临床上目前最常用的侧凸进展风险的骨性评估指标，但亦有其自身的不足之处。Shuren 等报道约 40% 的 AIS 患儿存在不同程度的髂嵴骨化异常，包括碎片状骨化、髂嵴骨化偏短、后位骨化及后中位至前内侧骨化等，甚至 Risser 征终生未闭。此外，目前国际上有美国和法国两种 Risser 征的评分标准，在文献中极易引起混淆。两种分级标准的差异可能导致因应用不同标准而致生长潜能评估的不一致性。另外传统认为观察 Risser 征前后位摄片优于后前

位摄片，而脊柱侧凸摄片体位多为后前位（减少卵巢和乳腺的辐射量），因此 Risser 分级存在不一致性，Izumi 报道其一致性仅为 58%。

无论 Risser 征精确与否，目前仍旧被广泛用于临床决策，如是否进行支具治疗及是否需要结束支具治疗或者生长棒的植入指征。与此同时也必须了解它的局限性。Lonstein 和 Carlson 的研究讨论了 Risser 征与侧凸大小的关系。如前所述，由于青春期生长发育高峰的三分之二发生在 Risser 1 级之前，且 Risser 分期与骨龄之间的关系往往不明确，因此其在临床决策和研究中的价值存在质疑。骨龄、PHV 和第二性征等是较为可靠的参数。Risser 征不能作为唯一指标，必须始终与骨龄进行比较，特别是在作出具有重要治疗决定如开始或停止支具治疗及或行脊柱融合手术时。

## （五）其他预测侧凸进展的指标

骨骼成熟的评估还有很多其他方法，如 Tanner-Whitehouse Ⅲ 评分系统、肘关节评分系统、尺桡骨评分系统、颈椎成熟指数、拇指骨骺评分系统等。

Tanner-Whitehouse Ⅲ 评分系统被证明是预测 IS 患儿侧凸进展的重要指标。然而，Tanner-Whitehouse Ⅲ 评分系统难以掌握且计算复杂，因

此在临床中的应用受到很大限制。Sanders 发现 Tanner-Whitehouse Ⅲ 评分系统虽然与患儿生长潜能具有良好的相关性，但其并不能非常准确预测患儿的侧凸进展，他提出了 DSA 评分，相比于 Tanner-Whitehouse Ⅲ 评分系统不但保留了与生长潜能较好的相关性，且具有操作相对简单的优点，值得临床推广使用。

Luk 等对桡骨和尺骨远端的骨骺形态进行定义和分类，制定了新的尺桡骨远端骨龄评分系统 (distal radius and ulna, DRU)，他认为 DRU 评分系统相对简单、容易掌握，并且与患儿的生长潜能密切相关。毛赛虎等探讨 DRU 系统与其他成熟度指标的相关性，并评估其在 AIS 患儿生长潜能和侧凸进展中的预测价值，结果发现：桡骨远端骨龄评分介于 R7～R9 之间和尺骨远端骨龄评分介于 U5～U7 之间均预示 IS 患者具有较高的身高生长速率、脊柱生长速率及侧凸 Cobb 角进展速率。DRU 骨龄评分系统是一种良好的评估 AIS 患儿生长潜能及侧凸进展风险的指标。

郑振耀等以内收肌籽骨和拇指指节的骨骺形态变化为评分依据提出了拇指骨骺评分 (TOCI)，研究发现 TOCI 评分操作简便，在极大地提高临床工作效率的同时还能保证较高的生长潜能预测能力（具体分级见第 4 章第三节骨骼成熟度评估）。刘盾等在 AIS 患者中，对比分析简化骨龄评分系统 (SSMS) 和 TOCI 的可信度与可重复性。结果发现，TOCI 评分的观察者间评分一致率高达 91.6%～92.4%，观察者内评分一致率为 90.4%～92.0%，SSMS 评分与 TOCI 评分均具有较高的可信度与可重复性，而后者具有更高的可靠性，因此值得临床推广应用。他进一步分析发现 AIS 患者中，TOCI 评分与 Risser 征、DSA 评分均呈显著相关，且随访处于 TOCI 5 的身高生长速率 (HV) 平均为 $7.1\pm2.1$ cm/ 年，显著高于处于其他 TOCI 评分的 HV。因此，TOCI 5 提示 AIS 患儿具有较高的身高生长速率和生长潜能。TOCI 评分可用于预测 AIS 患儿生长潜能并可作为 Risser 征的补充指标应用于临床，且其预测能力可能优于 Risser 征。

另外，用于评估 AIS 患儿生长潜能及侧凸进展的指标还有 Cobb 角、第二性征、内分泌激素水平等。在青春期的快速生长期人体内某些内分泌激素和血清骨成熟度标记物的水平也会产生波动，可提示生长潜能。在肾上腺功能初现时最早升高的是脱氢表雄酮 (DHEA) 和脱氢表雄酮硫酸酯 (DHEA-S)，之后是雌激素、胰岛素样生长因子 - Ⅰ (IGF - Ⅰ)、碱性磷酸酶和骨钙蛋白，在男孩中睾酮的水平也会明显上升。这些指标多与 CAP 有一定的相关性，其中 IGF - Ⅰ 与 CAP 的相关性最高，达 0.75。IGF - Ⅰ 水平最快速的升高出现在 Tanner 1 级与 2 级之间，之后稳定增长直至成熟，IGF - Ⅰ 水平 <300ng/ml 一般位于 PHV 之前，>300ng/ml 一般位于 PHV 之后，>500ng/ml 一般位于 PHV 之后 6 个月。尽管如此，一般来说这些激素水平均需多次重复测量、观察到变化趋势后才有意义，单独一次测量意义不大。坐高在脊柱侧凸的治疗中起着至关重要的作用，但目前临床上记录的频率不够。坐高的增加可以与侧凸变化进行比较以用于评估疗效。如果随着坐高的增加侧凸没有恶化，则说明治疗效果很好。另一方面，如果伴有侧凸加重，则需要重新考虑治疗方案。

评估骨骼成熟的方法很多，在临床实践中，我们需要结合多种方法进行综合评估、相互补充，如：真正的生长停止应该是不管用哪种评估方法，均显示生长停止。此外，上述的各种评估方法均为评估骨骼生长，欠缺对软组织生长的评估，而后者对侧凸进展具有一定的贡献，未来的研究方向应将软组织生长一起纳入评估系统。

## 参考文献

[1] Richards, Stephens B. Lumbar curve response in type II idiopathic scoliosis after posterior instrumentation of the thoracic curve[J]. Spine, 1992, 17(8): 282-286.

[2] Richards BS, Scaduto A, Vanderhave K, et al. Assessment of trunk balance in thoracic scoliosis[J]. Spine, 2005, 30(14): 1621-1626.

[3] Bagó J, Carrera L, March B, et al. Four radiological measures to estimate shoulder balance in scoliosis[J]. J Pediatr Orthop B, 1996, 5(1): 31-34.

[4] Kuklo TR, Lenke LG, Graham EJ, et al. Correlation of radiographic, clinical, and patient assessment of shoulder balance following fusion versus nonfusion of the proximal thoracic curve in adolescent idiopathic scoliosis[J]. Spine, 2002, 27(18): 2013-2020.

[5] Smith PL, Donaldson S, Hedden D, et al. Parents' and patients' perceptions of postoperative appearance in adolescent idiopathic scoliosis[J]. Spine, 2006, 31(20): 2367-2374.

[6] Donaldson S, Hedden D, Stephens D, et al. Surgeon reliability in rating physical deformity in adolescent idiopathic scoliosis[J]. Spine, 2007, 32(3): 363-367.

[7] Iwahara T, Imai M, Atsuta Y. Quantification of cosmesis for patients affected by adolescent idiopathic scoliosis[J]. Eur Spine J, 1998, 7(1): 12-15.

[8] Qiu XS, Ma WW, Li WG, et al. Discrepancy between radiographic shoulder balance and cosmetic shoulder balance

in adolescent idiopathic scoliosis patients with double thoracic curve[J]. Eur Spine J, 2009, 18(1): 45-51.

[9] Ponseti IV, Friedman B. Prognosis in Idiopathic Scoliosis[J]. J Bone Joint Surg Am, 1950, 32A(2): 381-395.

[10] Moe JH, Kettleson DN. Idiopathic scoliosis: analysis of curve patterns and preliminary results of Milwaukee brace treatment in one hundred sixty-nine patients[J]. 1970, 52(8): 1509-1533.

[11] Winter RB. The idiopathic double thoracic curve pattern. Its recognition and surgical management[J]. Spine, 1989, 14(12): 1287-1292.

[12] 江华, 钱邦平, 邱旭升, 等. Lenke 1型青少年特发性脊柱侧凸患者不同上端融合椎对术后双肩平衡的影响[J]. 中国脊柱脊髓杂志, 2013, 23(8): 706-710.

[13] 蒋军, 钱邦平, 邱勇, 等. Lenke 2型青少年特发性脊柱侧凸患者非选择性胸弯矫正术后即刻发生肩关节失平衡的影像学因素分析[J]. 中国骨与关节杂志, 2017, 6(1): 5-9.

[14] 邱旭升, 邱勇, 蒋军, 等. Lenke 2型青少年特发性脊柱侧凸患者第一胸椎倾斜与双肩美学平衡的相关性研究[J]. 中华外科杂志, 2013, 51(8): 728-731.

[15] 邱勇, 邱旭升, 马薇薇, 等. 青少年特发性双胸弯患者肩部影像学平衡与美学平衡的相关性研究[[J]. 中华骨科杂志, 2009, 29(4): 299-304.

[16] 吕峰, 邱勇, 邱旭升, 等. 女性青少年特发性脊柱侧凸患者自我形象评估的相关影响因素分析[J]. 中国脊柱脊髓杂志, 2012, 22(3): 229-234.

[17] 史本龙, 毛赛虎, 孙旭, 等. 后路脊柱矫形术对右胸弯型女性青少年特发性脊柱侧凸患者乳房对称性的美学影响[J]. 中国脊柱脊髓杂志, 2014, 24(6): 493-497.

[18] Han X, Liu Z, Qiu Y, et al. Clavicle chest cage angle difference: is it a radiographic and clinical predictor of postoperative shoulder imbalance in Lenke I adolescent idiopathic scoliosis?[J]. Spine, 2016, 41(17): 1346-1354.

[19] Liu Z, Hu Z, Qiu Y, et al. Role of clavicle chest cage angle difference in predicting postoperative shoulder balance in Lenke 5C adolescent idiopathic scoliosis patients after selective posterior fusion[J]. Orthop Surg, 2017, 9(1): 86-90.

[20] Qiu Y, Qiu X, Ma W, et al. How well does radiological measurements correlate with cosmetic indices in adolescent idiopathic scoliosis with Lenke 5, 6 curve types?[J]. Spine, 2010, 35(18): E882-888.

[21] Jiang J, Qian B, Qiu Y, et al. Full fusion of proximal thoracic curve helps to prevent postoperative cervical tilt in Lenke type 2 adolescent idiopathic scoliosis patients with right-elevated shoulder[J]. BMC musculoskeletal disorders, 2017, 18(1): 362.

[22] Jiang J, Qian B, Qiu Y, et al. The mechanisms underlying the variety of preoperative directionalities of shoulder tilting in adolescent idiopathic scoliosis patients with double thoracic curve[J]. Eur Spine J, 2018, 27(2): 305-311.

[23] Qiu Y, Qiu XS. Double thoracic adolescent idiopathic scoliosis: clinical evaluation of shoulder balance[J]. Chin J Orthop, 2009, 29(4): 299-304.

[24] Jiang J, Zhu Z, Qiu Y, et al. Postoperative lumbar curve progression deteriorates shoulder imbalance in patients with Lenke Type 2B/C adolescent idiopathic scoliosis who underwent selective thoracic fusion[J]. World Neurosurg, 2019, 125: e175-182.

[25] Chang DG, Kim JH, Kim SS, et al. How to improve shoulder balance in the surgical correction of double thoracic adolescent idiopathic scoliosis[J]. Spine, 2014, 39(23): E1359-1367.

[26] Cao K, Watanabe K, Hosogane N, et al. Association of postoperative shoulder balance with adding-on in Lenke Type II adolescent idiopathic scoliosis[J]. Spine, 2014, 39(12): E705-712.

[27] Li M, Gu S, Ni J, et al. Shoulder balance after surgery in patients with Lenke Type 2 scoliosis corrected with the segmental pedicle screw technique[J]. J Neurosurg Spine, 2009, 10(3): 214-219.

[28] 邱勇. 青少年特发性脊柱侧凸上胸椎与邻近结构解剖关系的特殊性: 重视上胸椎椎弓根螺钉置钉安全性[J]. 中华解剖与临床杂志, 2016, 21(6): 506-509.

[29] 陈文俊, 邱勇, 王斌, 等. 青少年特发性脊柱侧凸椎弓根螺钉的误置模式及危险因素[J]. 中华外科杂志, 2009, 47(22): 1725-1727.

[30] 孙旭, 邱勇, 朱泽章, 等. 青少年特发性胸椎侧凸患者的脊髓偏移及临床意义[C]// 第16届全国脊柱&四肢矫形外科(骨科)康复学术研讨会暨学习班论文汇编, 2007.

[31] 陈玲, 朱泽章, 邱勇, 等. 青少年特发性右胸腰弯/腰弯后路矫形术后主动脉位置变化及置钉风险评估[J]. 中国矫形外科杂志, 2014. 22(23): 2113-2117.

[32] 朱锋, 邱勇, 王斌, 等. 低龄儿童脊柱侧凸矫正术中椎弓根螺钉置入的精确性和安全性评估[J]. 中国脊柱脊髓杂志, 2011, 21(9): 714-718.

[33] 邱勇. 特发性胸椎脊柱侧凸矫形椎弓根螺钉误置的危险因素[J]. 脊柱外科杂志, 2010, 8(2): 65-66.

[34] 周松, 朱泽章, 邱勇, 等. 青少年特发性胸椎侧凸顶椎区椎弓根及椎管的形态学特征[J]. 中国脊柱脊髓杂志, 2013, 23(2): 113-118.

[35] 邱勇. 胸椎侧凸椎弓根螺钉矫形中的螺钉误置[J], 中国骨伤, 2011, 24(7): 535-537.

[36] 王斌, 邱勇, 王渭君, 等. 青少年特发性胸椎侧凸患者胸椎横断面上的发育特征及其意义[J]. 中国脊柱脊髓杂志. 2007. 17(4): 280-285.

[37] 邱勇, 殷刚, 王斌, 等. 青少年特发性胸椎侧凸患者胸椎椎弓根横径的分型及其临床意义[J]. 中华外科杂志, 2010, 48(5): 353-357.

[38] 毛赛虎, 孙旭, 邱勇, 等. 右胸弯型女性青少年特发性脊柱侧凸患者乳房发育的不对称性[J]. 中国脊柱脊髓杂志, 2013, 23(6): 525-530.

[39] Kuklo TR, Polly DW. Surgical anatomy of the thoracic pedicle[J]. Semin Spine Surg, 2002, 14(11): 3-7.

[40] Parent S, Labelle H, Skalli W, et al. Thoracic pedicle morphometry in vertebrae from scoliotic spines[J]. Spine, 2004, 29(3): 239-248.

[41] Catan H, Bulu L, Anik Y, et al. Pedicle morphology of the thoracic spine in preadolescent idiopathic scoliosis: magnetic resonance supported analysis[J]. Eur Spine J, 2007, 16(8): 1203-1208.

[42] Suk SI, Kim WJ, Lee SM, et al. Thoracic pedicle screw fixation in spinal deformities: are they really safe?[J]. Spine, 2001, 26(18): 2049 -2057.

[43] Sanders JO, Little DG, Riehards BS. Prediction of the crankshaft phenomenon by peak height velocity[J]. Spine, 1997, 22(12): 1352-1356.

[44] Sanders JO, Browne RH, Cooney TE, et al. Correlates of the peak height velocity in girls with idiopathic scoliosis[J]. Spine, 2006, 31(20): 2289-2295.

[45] Tanner JM, Whitehouse RH, Marubini E, et al. The adolescent growth spurt of boys and girls of the Harpenden growth study[J]. Ann Hum Biol, 1976, 3: 109-126.

[46] Sanders JO, Browne RH, MeConnell SJ, et al. Maturity assessment and curve progression in girls with idiopathic seoliosis[J]. J Bone Joint Surg Am, 2007, 89(1): 64-73.

[47] Tanner JM. Assessment of skeletal maturity and prediction of adult height (TW3 method)[M]. 3rd ed. London: WB Saunders, 2001.

[48] Wang S, Qiu Y, Ma Z, et al. Histologic, risser sign, and digital skeletal age evaluation for residual spine growth potential in chinese female idiopathic seoliosis[J]. Spine, 2007, 32(15): 1648-1654.

[49] 王渭君, 邱勇, 夏才伟, 等. 青少年特发性脊柱侧凸女性生长潜能预测因素的组织计量学评价[J]. 中华骨科杂志, 2007, 27(5): 331-336.

## 第四节　青少年特发性脊柱侧凸的支具治疗

青少年特发性脊柱侧凸（AIS）是一种发生于青春发育期前后的脊柱畸形，以女性多见，如不干预，在生长期可呈现脊柱侧凸畸形的持续加重（图 12-4-1～图 12-4-3），严重危害青少年的生长发育，对其身体素质造成严重影响。AIS 的治疗方法主要取决于患者的畸形程度，目前公认的治疗方法主要有三种：定期观察、支具及手术治疗。就保守治疗而言，支具治疗比单纯临床观察可更有效地预防侧凸进展，且佩戴时间越长，预防效

果越好，其治疗历史可追溯到公元前四百多年的古希腊名医希波克拉底（Hippocrates），他发明了牵引结合加压以矫正脊柱畸形的强制复位器械。现代矫形支具发展的基础则是由法国 16 世纪著名的外科医生 AmbroisePare 发明的铁制紧身衣（Ironcorest）奠定的。到了 1945 年，美国的 Walter Blount 和 Albert Schmidt 发明的可拆卸式颈胸腰骶支具成为了脊柱侧凸支具治疗的重要里程碑，是现代支具的起源。目前，国际脊柱侧凸研究学会（SRS）推荐支具治疗是 AIS 主要的保守治疗方法之一，治疗目标是改善或延缓生长期儿童的侧凸进展，改善脊柱的形态和功能，争取更多的脊柱和胸廓生长的时间，防止呼吸功能

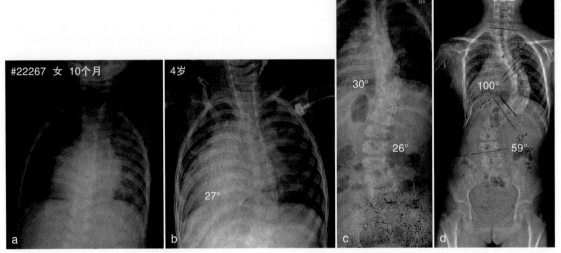

图 12-4-1　女（#22267），早发性特发性胸椎脊柱侧凸。10 个月时无脊柱畸形（a），4 岁时拍摄胸部 X 线片意外发现胸段脊柱侧凸 27°（b），5 岁时摄全脊柱 X 线片（c）示胸腰双弯（30° 和 26°），未行支具治疗，12 岁时胸弯和腰弯分别进展至 100° 和 59°（d）

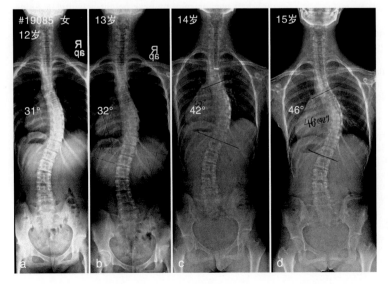

图 12-4-2　女（#19085），青少年特发性胸椎脊柱侧凸。12 岁时胸弯 31°（a），未治疗，13 岁、14 岁和 15 岁时胸弯 Cobb 角分别进展至 32°、42° 和 46°（b~d）

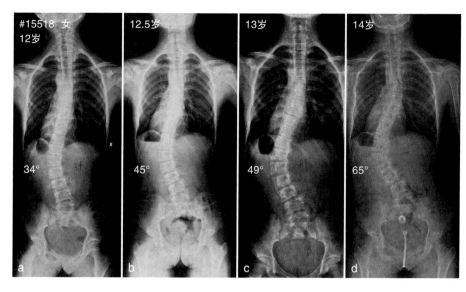

图 12-4-3　女（#15518），青少年特发性腰椎脊柱侧凸。12 岁时腰弯 34°（a），未治疗，12.5 岁、13 岁和 14 岁时 Cobb 角分别进展至 45°、49° 和 65°（b~d）

障碍，推迟手术干预的时机。根据 SRS 指南，当侧弯度数小于 25° 时，一般采取密切观察为主的保守治疗方案；当侧弯度数介于 25° 和 40° 之间且存在持续进展风险时，建议进行支具治疗；当侧弯度数大于 45° 且仍处于生长发育期，或生长发育终止且侧弯度数大于 50° 时，建议采取手术治疗。

大量研究已证实支具治疗的疗效。邱勇等将 AIS 患者的生长发育评估应用于支具治疗临床研究中，制订了适合中国国情的 AIS 支具治疗适应证和治疗方案：

1. 适应证和禁忌证　①适应证：初诊时主弯 Cobb 角 25°~40°；10~15 岁；Risser 征 <3 级；女性患者月经初潮未至或来潮 1 年以内。对于 20°~25° 的脊柱侧凸，如主弯存在明显旋转、6 个月内有 5°~10° 的进展记录（每月进展 > 1°）、冠状面有躯干倾斜和出现代偿弯，特别是对于弯型为胸腰弯和腰弯的患者，也应推荐支具治疗。②禁忌证：即骨骼发育成熟的患儿（Risser 5 级、Sanders 指骨骨骺分级 7 或 8 级、TOCI 拇指骨骺分级 5 或 6 级、1 年内几乎没有身高增加），或侧凸 > 45° 的生长期儿童，或 <25° 且无进展记录的患者。对于脊柱侧凸角度 ≤ 15° 或 ≥ 60° 时支具治疗则不合适。如患者合并胸椎前凸或心肺功能障碍，则支具治疗可能导致病情加重。

2. 治疗原理　主要是通过主动和被动矫正机制引导脊柱的纵向生长直到生长发育成熟，以期使脊柱在整个发育过程中保持或取得相对良好的冠状面和矢状面形态。当脊柱畸形相对柔韧时，支具可实现对脊柱畸形的良好控制和矫正。主动机制包括引导椎体生长、引导胸腔不对称的呼吸运动和引导躯干肌肉重塑以提供抗重力效应。根据 Heuter-Volkmann 理论，在支具治疗开始后顶椎区椎体终板上的应力重新分布会促进脊柱椎体的再塑形。原来顶椎区椎体凹侧终板由于长期受到压应力处于生长抑制状态，经支具治疗后此压应力的减低有利于终板软骨恢复正常的纵向生长，减小凹凸侧生长速率的不对称性，从而平衡凹、凸侧椎体生长。被动机制包括伸长效应、椎体去旋转和三维组织转移。被动矫正通过三点或四点力支具矫正系统在脊柱侧凸的凸侧部形成压力区，在侧凸的凹侧部位形成释放空间，使得骨组织和附属的软组织从凸侧向凹侧转移，改善脊柱肌肉及韧带力量的不均衡状态，改善脊柱的生物力学关系，从而达到中轴延伸、胸椎去旋转和侧弯矫正的目的。另外，支具治疗时患者可通过姿势反射主动反馈调整凸侧脊柱，使其远离支具内压力垫的施压部位，从而改善脊柱序列。

3. 治疗方案　根据患者侧凸类型选择相应的支具进行治疗；初始每日佩戴支具 22 小时，每 4~6 个月随访一次，随访时根据 Cobb 角的变化对每日佩戴时间做相应调整。如果佩戴支具后首次复诊 Cobb 角减少超过 1/3，则对于软组织发育相对良好的患者，可考虑将支具佩戴时间减少至 18 小时／日；若在支具治疗过程中侧凸弯型发生变化，如由主胸弯变成双胸弯或胸腰双弯，则佩戴的支具可能需进行调整压力垫位置或更换支具种类。

4. 治疗方法　根据 X 线片，标记出体表的加压点，对于胸弯型的患者，一般为凸侧顶椎区对应的肋骨区域，在加压点处放置加压垫，加压垫的大小一般不少于3根肋骨的宽度。压力的大小要根据不同患者的具体情况进行调整：患者脱掉支具后，观察压力点位置皮肤颜色的变化，以脱支具两小时内皮肤外观恢复正常为准，压力过大会造成皮肤溃烂，甚至出现肋骨畸形。压力垫从侧后方加压，支具在压力点产生的矫形力沿着凸侧的肋骨传递到脊柱，由于肋骨与脊柱之间形成锐角，使弹力被分成沿脊柱水平方向的推力及纵向的拉力，从而起到矫形的效果。

5. 停支具标准　男性患者达到 Risser 征 5 级（髂骨骨骺骨化融合），女性患者 Risser 征 4 级以上且月经来潮后 2.5 年，连续随访身高无增加。对于躯干软组织发育较差的患者，尽管身高增加已停止，脊柱侧凸仍有加重的风险（图 12-4-4），此时可适当延长佩戴支具的时间，同时加强肌肉功能锻炼和康复训练，从而强化躯干肌肉功能，可进一步降低脊柱畸形进展的风险。

## 一、支具种类

用于治疗 AIS 的支具种类繁多，其适应证、佩戴时长、方法及其应用原理等各不相同。

1. 根据解剖平面分类　根据解剖位置（如颈、胸、腰、骶段等）进行分类是最简单的分类方法，总体上可分为两大类：

（1）带有颈圈或上部为金属结构的支具，称为颈胸腰骶支具（cervico-thoraco-lumbo-sacral orthosis, CTLSO），于 1945 年由美国 Walter Blount 和 Albert Schmidt 发明，为可拆卸式的颈胸腰骶支具，主要用于控制和矫正上部胸椎侧凸畸形，其中 Milwaukee 支具为 CTLSO 支具的代表（图 12-4-5a、b）。Milwaukee 支具是第一个在世界广泛用于脊柱侧凸治疗的支具，也是迄今最著名的且唯一可供临床使用的治疗脊柱侧凸的颈胸腰骶矫形支具。Milwaukee 支具是一个完整的躯干支具，从颅底延伸到骨盆，为后开襟。它通常由定制的骨盆带、1 条前置金属棒和 2 条后置金属棒及衬垫组成，颈圈前有下颌垫，后有枕垫，与 3 条金属棒连接以支撑颈椎（图 12-4-6）。由于 Milwaukee 支具的颈圈限制了头部向四周的倾斜，使头部只能纵向向上伸展（图 12-4-5b，箭头），可通过躯干主动向上伸长脊柱而达到主动纠正侧凸畸形的效果，同时由侧方胸部和腋下的衬垫在斜方肌支持带和肩带的对抗下通过系带收紧在顶椎侧方给予矫正力提供被动矫正。Milwaukee 支具对 Cobb 角 25°～40°、青春期前骨骼未发育成熟的、中上胸椎结构性弯（顶椎位于 T$_8$ 及 T$_8$ 以上）脊柱侧凸患者的矫正效果较为理想，要求每天佩戴 22 小时，只有在游泳和运动的时候才可以脱下支具。Milwaukee 支具公认的不足之处在于外观上颈圈过于明显，可能会引起患者心理障碍，影响患者的日常生活及治疗，导致患者的依从性不高。Etemadifar 等认为骨骼肌对于 Milwaukee 支具的反应性可能会随着年龄增加而下降。此外，来自下颌垫的压力可能导致下颌骨和牙齿发育不良。因此，Milwaukee 支具已逐渐被胸腰骶支具替代。部分学者认为 Milwaukee 支具更适合夜间使用。

（2）不带颈圈，上端仅到腋下，统称为胸腰骶支具（thoraco-lumbo-sacral orthosis, TLSO），

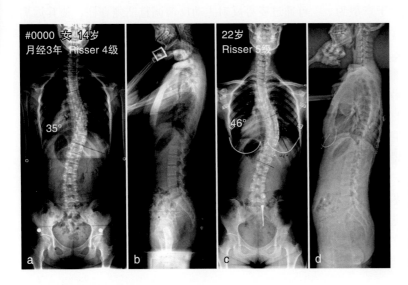

图 12-4-4　女（#0000），特发性胸椎脊柱侧凸。初诊主胸弯 Cobb 角 35°，年龄 14 岁，Risser 4 级，月经 3 年（a、b），尽管发育较成熟，8 年后（22 岁）随访发现胸椎侧凸仍进展至 46°（c、d）

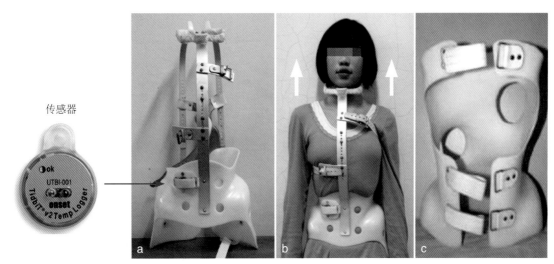

图 12-4-5　Milwaukee 支具（a），颈圈在前方刺激下颌，在后方刺激枕部，从而在枕颈部产生一个主动的综合向上的伸展力，帮助纠正脊柱侧凸（b，箭头）；Boston 支具（c），在支具的骨盆座上可添加温度传感器（a，箭头），通过阅读内置芯片可精确记录佩戴时间，从而提高支具治疗的依从性

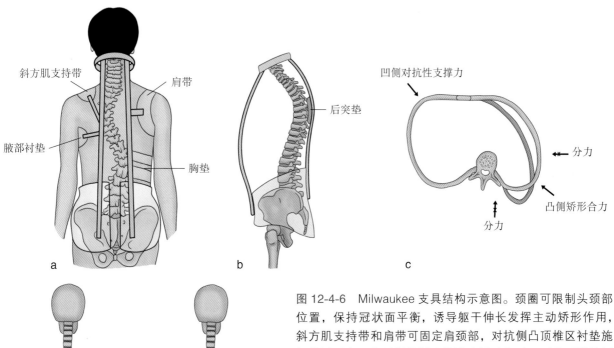

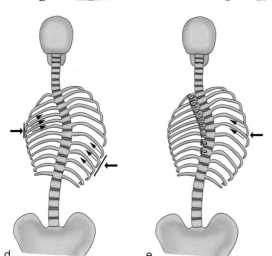

图 12-4-6　Milwaukee 支具结构示意图。颈圈可限制头颈部位置，保持冠状面平衡，诱导躯干伸长发挥主动矫形作用，斜方肌支持带和肩带可固定肩颈部，对抗侧凸顶椎区衬垫施加的矫形力以实现脊柱侧凸的被动矫形（a）；后凸型脊柱侧凸可在后凸顶椎区安装衬垫施加抗后凸的矫形力（b）；施加于侧凸顶椎区的矫形力可分为水平方向和前后方向的分力，在对侧支撑力的对抗下可实现侧凸顶椎的平移和去旋转，从而实现矫形效果（c）。关于衬垫的安装，凸侧的支撑加压垫应安置在顶椎对应的下方 3 根肋骨以实施矫正力，凹侧的衬垫应安装在顶椎上方 3 根肋骨以对抗来自凸侧的横向矫形力（d）；如果凸侧的支持垫安置在平顶椎水平对应的肋骨，矫形力将沿肋骨传导至对应的顶椎上方的脊椎，反而可加重躯干的倾斜或导致 Cobb 角加重（e）

如 Boston 支具、Wilmington 支具、色努支具、里昂支具（Lyon）等，主要用于顶椎在 $T_8$ 及以下的胸弯和胸腰弯／腰弯患者。Boston 支具是美国最流行的支具系统，1972 年由医学博士 John Hall 和 William Miller 在波士顿儿童医院共同研发，是全球应用较广的全天佩戴硬性支具（图 12-4-5c）。Boston 支具设计对称，前开口，前腹成型，后柱压扁，在侧凸水平肋骨偏后的位置放置压力垫，可向对侧、向前推挤侧凸椎体相应的肋骨；凹侧设有窗口，可透气，同时使得肌肉、脊柱存在一定的主动活动空间。Boston 支具既往由不同尺寸的预制模具制造而成，从而减少了制备时间和花费；近年来 Boston 支具多利用计算机软件辅助设计，从而实现个性化定制。Boston 支具系统包括腰部、胸腰段、胸部和后凸支具，主要用于控制和矫正中下胸椎侧凸畸形（顶椎位于 $T_6 \sim L_3$），初始佩戴要求每天 22 小时，可同时施加被动和主动矫正力用于矫正脊柱侧凸。被动力由侧方衬垫提供，主动力来自矫正反射，即在加压垫使用压力后，患者的躯干自发产生向上的"避压"反射，通过伸长躯干而纠正脊柱侧凸（图 12-4-7）。Boston 支具通常带有 15° 的腰椎前凸，以改善胸腰段／腰段过度后凸的现象。此外，胸椎后凸减少（胸椎后凸 0°～10°）是特发性脊柱侧凸常见的特征，标准 Boston 支具可用于治疗轻度胸椎后凸减少；改良 Boston 抗后凸支具可用于治疗严重或结构性的胸椎后凸（休门氏病等）。Boston 支具的禁忌证包括：严重的平背、严重的肋骨畸形、顶椎在 $T_6$ 以上或 $L_3$ 以下、过度肥胖等。

里昂（Lyon）支具是一款可调节的僵硬型、TLSO 支具（图 12-4-8a），是目前欧洲常用的针

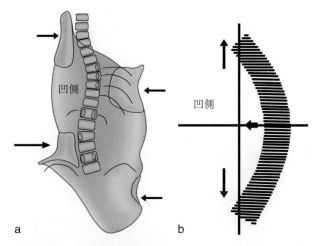

图 12-4-7　Boston 支具治疗三点力学示意图。侧凸顶椎区对应最凸起的肋骨区（胸段）和横突区（腰段）需施加矫正力（a）；矫正力施加后可分解为沿脊柱水平方向的推力及纵向的牵拉力（b）

对胸弯型脊柱侧凸的矫形支具。Lyon 支具一般由六部分组成：①前后起到中轴及延伸作用的两个支撑条；②左右两个稳定骨盆带的半外壳；③针对 $T_7 \sim T_{12}$ 椎体的加压部分；④针对 $T_{12} \sim L_4$ 椎体的加压部分；⑤针对前肋缘不对称凸起处的加压部分；⑥针对上胸段 $T_4 \sim T_7$ 的加压部分。里昂支具基于三点力原理对脊柱施加反旋转的力，支具内嵌入一个放置于凸侧肋骨隆起内侧的衬垫及一个凹侧前置的肋骨或肋软骨区的衬垫，从而获得胸椎的反旋转，并在腰椎部位凸侧施加一个推力，利用支撑棒在矢状面的屈曲来加大腰椎前凸和胸椎后凸。里昂支具可用于 11～13 岁、Cobb 角位于 20°～30° 之间、生长发育快速时期的患者，以及生长发育相对缓慢的、Cobb 角为 30°～40° 之间的患者。部分 Cobb 角 >40°、拒绝手术治疗的患者也可佩戴

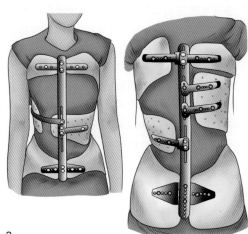

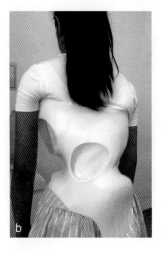

图 12-4-8　里昂（Lyon）支具（a）和邱勇使用的色努（Chêneau）支具（b）

里昂支具以延缓手术干预时机。Lyon 支具尤其适用于快速生长发育时期、胸弯的脊柱侧凸患者。里昂支具治疗需全天佩戴，可结合里昂运动疗法一起进行治疗，包括姿势矫正和核心力量训练、呼吸训练、侧移及脊柱的轴向训练等。Aulisa 等对 69 例 Risser 征 0~2 级，全天佩戴 Lyon 支具的胸椎脊柱侧凸患者进行 2 年的随访研究，结果显示：85.5% 的患者脊柱侧凸曲度减少，13% 无进展，1.5% 的患者曲度进展。

色努（Chêneau）支具由法国 Jacques Chêneau 发明（图 12-4-8b），是目前欧洲应用最为广泛的一种 TLSO 硬支具，其最主要的矫正机制是利用多点压力区域和伸展空间系统获得脊柱畸形的三维矫正，分为被动和主动矫正。被动原理指在凸侧施压，对侧提供冠状面、矢状面、水平面的伸展空间，使得脊柱弯曲由凸侧向凹侧转移，目的在于多维度的高度矫正、中轴延伸、减少轴向旋转。主动原理在于以椎体生长作为矫正条件，引导胸廓不对称的呼吸模式，重新排列脊柱相关肌肉以提供生理作用和抗重力作用。色努支具是一种不对称的支具，用于上端椎在 $T_5$ 以下、Cobb 角在 25°~45° 的脊柱侧凸，要求每天佩戴 20~23 小时。Zaborowska 等使用色努支具对 Cobb 角在 20°~45° 之间的 79 例 AIS 患者进行治疗，发现 48.1% 的患者侧凸进展被控制，显著降低了患者侧凸畸形进展至手术治疗的概率。

Wilmington 支具以其低切迹和全接触式设计而闻名，是一款热塑 TLSO 被动型支具（图 12-4-9），1969 年由 Wilmington 杜邦儿童医院的 G. Dean MacEwen 博士研发。他设计该支具主要是由于患儿对 Milwaukee 支具的依从性过低。Wilmington 支具在设计上也是对称的，个体化定制、前开襟，穿戴后位置固定，脊柱主要被推挤矫形。Wilmington 支具由患者仰卧在一个 Risser 牵引台上，同时通过纵向牵引和横向侧向力的组合来最大程度减少弯曲角度，然后制成一个石膏模型，依据此模型再复制出一件塑料外套，紧贴身体，容易脱下，矫正模块放置于外套内侧，并使用可调节的 Velcro 皮带扣。Wilmington 支具通常需要全天佩戴，用于 Cobb 角在 25°~39° 之间、顶椎在 $T_7$ 以下的腰弯、胸腰弯和低胸弯的脊柱侧凸患者。当侧凸具有一定的柔软性，且支具内的侧凸角度减少至少 50% 时，成功阻止侧凸进展的概率增

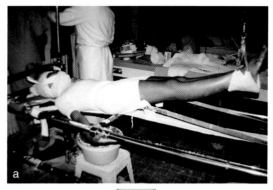

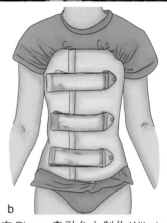

图 12-4-9 在 Risser 牵引台上制作 Wilmington 支具的模具（a），Wilmington 支具正面观（b）

加，反之，僵硬、支具内侧凸角度减少低于 50% 的脊柱侧凸患者，支具疗效较差。Gabos 等针对完成 Wilmington 支具治疗女性特发性脊柱侧凸的长期随访研究发现大部分初诊 Cobb 角介于 20°~45° 之间的患者在进入中年期时其侧凸畸形可维持稳定，也就是说大部分在佩戴支具期间获得的显著矫正在停用支具后的随访期间逐渐丢失，最终维持在等于或接近支具治疗开始时的 Cobb 角角度。此外，在进入 30~40 岁这个年龄段时，部分患者会出现脊柱侧凸的进展，可能与成年期退变有关，因此建议在成年期仍需定期随访。

2. 根据制作材料分类　根据材料的软硬程度，可分为硬支具和软支具，硬支具通常由聚乙烯等材料制成，如 Milwaukee 支具、Boston 支具、Wilmington 支具、色努支具等，是目前应用最广的支具。软支具则由具有一定弹性的材料制成，如 SpineCor 支具等。就疗效来说，一般认为硬支具优于软支具。SpineCor 支具由一个质硬的热塑骨盆腰带基座，绕过大腿及胯部，一件棉质的短上衣，4 条矫形的弹力带组成，是一种动态支具。SpineCor 支具适用于 Cobb 角较小（20°~30°）

的脊柱侧凸患者，需要每天佩戴 20 小时，至少佩戴 18 个月，才能通过主动生物反馈活动获得矫正运动的神经肌肉整合功能。相比硬支具而言，SpineCor 支具更注重患者的临床评估：姿势评估、体倾情况、躯干旋转角度等。SpineCor 不仅给予支具治疗，也有相配合的体操训练方法来提高治疗效果。另外，SpineCor 支具还可以应用于成人的脊柱侧凸，用来缓解疼痛，延缓度数进展、姿势异常等情况。由于软支具的舒适度和隐蔽性要远远好于硬支具，所以更容易被患者接受，依从性也会更好一些。但 Gabriel 等研究发现，相对于 Boston 支具，虽然 SpineCor 支具可以增加患者脊柱的活动度，但无法有效控制脊柱侧凸的进展，甚至认为患者佩戴 SpineCor 支具存在增加未来手术风险的趋势（治疗结束时主弯 Cobb 角大于 45°的概率更大）。郑振耀及郭倞等通过前瞻性随机对照研究发现 SpineCor 支具组治疗的进展率显著高于硬支具组（35.0% vs 5.6%），且部分患者在 SpineCor 支具治疗侧凸持续进展后更改为硬支具继续治疗时，其侧凸进展的控制率才可能提高至 71.4%。除了 SpineCor 支具以外，在中国市场上存在大量的使用"背背佳"软支具以治疗脊柱侧凸的情况。蒋军等研究发现该支具治疗胸弯型脊柱侧凸时可导致更严重的胸椎后凸不足，对脊柱侧凸并无独立的治疗效果，所以"背背佳"这类软支具并不适用于治疗特发性脊柱侧凸。

3. 根据支具佩戴时间分类　根据支具佩戴时间，可将支具分为夜间（night time）佩戴型支具，即只在夜间使用，每天佩戴 8~12 小时；部分时间支具（part time），在离校后及夜间佩戴，每天佩戴 12~20 小时；全天佩戴型支具（full time），每天需佩戴 20~24 小时。Charleston 是首个夜间屈曲支具，也是一款前开襟、重量轻、个性化的热塑 TLSO 支具，其制作时患儿处于过度矫正的状态，从而使支具对凹侧软组织有更强的牵拉效果，同时可减少凹侧椎体所受压应力。Charleston 支具对单腰弯、单胸弯、胸腰弯，Cobb 角 20°~35°的脊柱侧凸患者的疗效最佳，需要患者夜间穿戴 8~10 小时。有研究者报道，Boston 支具的疗效优于 Charleston 支具，但对于不愿意白天佩戴支具的患者而言，Charleston 支具也是一种可选支具。Choon 等研究发现 Charleston 支具的成功率为 77.9%，对于生长潜能较大、主弯 Cobb 角较大、

双主弯、单胸弯、高顶椎侧凸患儿的疗效稍差。Providence 支具是一个非对称、前开襟设计、可选择性接触的夜间支具，可直接施加反旋转和侧方的力来获得矫形效果。Providence 夜间支具的制作过程需结合 CAD/CAM 等技术，患者躯体处于自然状态，它优于 Charleston 支具的主要原因是它没有过度矫正，且矫正程度在患者的耐受范围内，对柔软的单腰弯、胸腰弯侧凸的疗效较好，也可用于胸弯、双弯型脊柱侧凸患者，尤其适用于 Cobb 角 25°~35°的胸腰段、腰段脊柱侧凸。Janicki 等根据新的 SRS 支具标准的对照研究表明尽管成功率较低，但 Providence 夜间支具在此 Cobb 角范围内的疗效要优于 TLSO 支具（成功率：42% vs 15%）。Simonyd 等则报道了更高的 Providence 夜间支具治疗成功率，可达 89%，但在他的研究中，该疗效与全天佩戴型的 Boston 支具相当。他们认为 Providence 夜间支具治疗成功的前提是初始佩戴支具的矫正率要达到 70% 以上。总之，目前关于 Providence 支具的研究报道存在不一致，需今后开展进一步研究。

不论是哪种类型的支具，当患者初始佩戴支具时，需将支具上的束带扎紧，每天佩戴至少 22 小时。为了增加患者对支具佩戴的依从性，南京鼓楼医院使用了一种带有温度感受器的支具，可通过阅读内置芯片所记录的数据，监测患儿支具佩戴情况，从而大大增加了支具治疗的依从性（图 12-4-5a）。佩戴支具满 4 个月后需复诊，复诊前脱掉支具至少 2 小时后拍摄站立位 X 线片，评估侧凸的进展情况。佩戴 6~12 个月后，根据患者的侧凸角度变化和生长潜能大小，酌情减少佩戴时间，继续进行支具治疗直至骨龄成熟，具体原则如下：对于支具治疗过程中，侧凸改善明显，Cobb 角小于 25°时，可改成夜间佩戴支具；如侧凸能维持稳定，Cobb 角小于 20°，可暂停佩戴支具 6 个月，然后根据随访时是否出现进展，决定是否继续支具治疗。对于支具治疗的患者，随访间隔时间不能超过 6 个月。

4. 新型支具

（1）智能型支具　加拿大阿尔伯塔大学的一个骨科工程研究小组开发了一种新型智能支具（图 12-4-10），可以通过压力传感器和微电脑控制向矫形力垫区域泵入或抽出空气来维持和自动调整支具身体界面的压力在设定的范围内。一项小规模的对比研究表明，智能支具组患者能够在更高比例的时

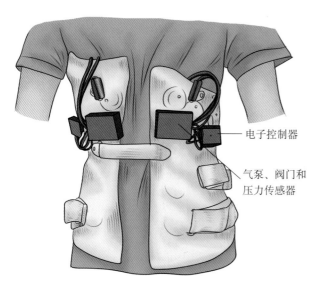

图 12-4-10　带有气压控制装置的智能型支具

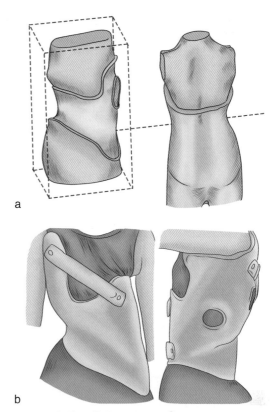

图 12-4-11　使用软件 ScoliCAD® Brace Designer 进行支具的设计（a）和 3D 打印矫形支具（b）

间内以规定的紧密度佩戴支具，并严格准确的监测支具佩戴的时间。研究者们还报告说，与标准支具相比，智能型支具的舒适度更高。

（2）3D 打印支具　随着科技的发展和时代的进步，计算机辅助设计／计算机辅助制作（computer aided design/computer aided manufacturing，CAD/CAM）及 3D 打印技术也逐步加入到支具治疗的领域中。其中 CAD/CAM 正逐步取代传统的石膏取模。通过建立患者的三维有限元模型，模拟脊柱受力情况及支具矫形效果，制造反映患者个体化生物力学特征的三维（3D）打印矫形支具，并设计个性化治疗方案，已成为目前 AIS 支具治疗的新热点之一（图 12-4-11）。而 3D 打印的支具更小巧、透气性更佳、矫正效果更好，势必会在支具治疗领域开创一条创新之路。

## 二、支具治疗有效性评估

支具治疗作为一种 AIS 非手术治疗方法已有 60 年的历史，其对 AIS 患者治疗的有效性是没有争议的。20 世纪 90 年代，大样本的临床试验表明，对轻、中度 AIS 患者，支具治疗可以有效控制脊柱侧凸的进一步加重（图 12-4-12～图 12-4-14）。Lonstein 和 Winter 分析了 1020 例 AIS 患者（其中 920 例为女性）行 Milwaukee 支具治疗后仅 22% 的患者需行手术治疗。国际脊柱侧凸研究学会支具治疗研究小组通过一项多中心、前瞻性的研究，分析比较了 3 种不同的保守治疗方法（即单

一的观察、支具治疗和电刺激治疗）对于 AIS 患者的治疗效果，结果发现单一的观察和电刺激治疗对于 AIS 患者没有效果，而支具治疗的效果明显。其中，111 例行 TLSO 支具治疗的女性 AIS 患者中仅 11 例侧凸进展达 6° 以上，其余均稳定或好转。孙旭等则纳入 142 例完成支具治疗或因侧凸进展而行手术治疗的女性 AIS 患者，初诊时平均年龄为 13.1±1.5 岁，平均主弯 Cobb 角 29.6° ±5.4°，平均 Risser 征为 2.0±1.5 级，平均支具治疗时间为 2.5±1.0 年。定义侧凸畸形进展为末次随访 Cobb 角大于初诊 6° 以上或治疗期间建议行矫形手术（Cobb 角 >45°），其余为非进展。研究发现进展组为 27 例（19%），非进展组 115 例（81%），手术组病例 18 例（13%），因支具治疗而避免手术病例 124 例（87%）。Weinstein 等针对支具治疗的疗效分析设计了随机对照试验的研究方式，共 242 例患者入选，其中 116 例随机分为支具组和观察组，而其余 126 例则自行选择进入支具组或观察组。支具组患儿每天佩戴支具至少 18 小时，支具治疗失败的标准是 Cobb 角大于 50°；当骨骼成熟时如 Cobb 角仍小于 50° 则认为支具治疗成功。研究结果

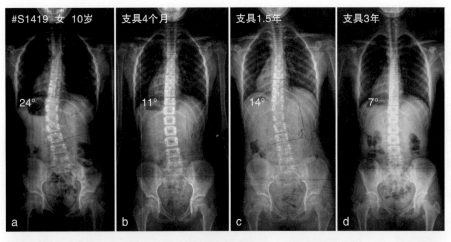

图 12-4-12 女（#S1419），AIS 胸腰弯。初诊时 10 岁，月经未至，Risser 0 级，胸腰弯 24°，予以 Boston 支具治疗（a）；4 个月后，月经仍未至，Risser 0 级，胸腰弯控制为 11°（b）；支具治疗 1.5 年后，月经未至，Risser 0 级，患者进入生长发育高峰期，胸腰弯稍进展为 14°（c）；支具治疗 3 年后，Risser 4 级，侧弯 7°（d），停支具，支具治疗有效

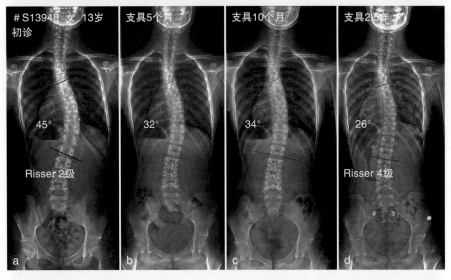

图 12-4-13 女（#S13948），AIS 胸弯。初诊时 13 岁，月经初潮后 2 个月，Risser 2 级，胸弯 45°，予以 Boston 支具治疗（a）；5 个月后，胸弯控制为 32°（b）；支具治疗 10 个月后，胸弯稍进展为 34°（c）；支具治疗 2.5 年后，Risser 4 级，月经来潮 3 年，主胸弯为 26°，支具治疗成功（d）

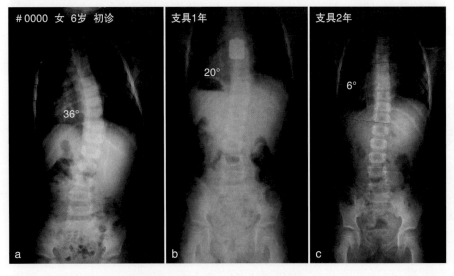

图 12-4-14 女（#S0000），特发性胸椎脊柱侧凸。初诊时 6 岁，月经未至，Risser 0 级，胸弯 36°，予以 Milwaukee 支具治疗（a）；1 年后，胸弯控制为 20°（b）；支具治疗 2 年后，侧凸 6°，已小于侧凸的诊断标准（10°），支具治疗有效（c），停支具并随访观察

显示支具组和观察组的成功率分别为 72% 和 48%，且支具治疗成功率和支具佩戴时间之间存在显著的正相关性（$P<0.001$）。佩戴支具获得的益处与随着佩戴时间的延长而增加。因此，他们认为支具治疗可显著降低青少年脊柱侧凸患者手术治疗的比例。

对于支具治疗的疗效评估，Katz 和 Durrani 认为支具治疗成功的标准是侧凸进展不超过 5°（≤5°），而失败的标准则是侧凸进展 >5°（图

12-4-15）。许多人认为超过 5°的进展表明侧凸状态发生了真正的变化，并且经常使用这个影像学基准作为他们对治疗失败的定义。这一结果已用于许多系列病例支具疗效的报告中。尽管一些研究使用了改进的设计，如病例对照比较。其中一项前瞻性研究显示，与未治疗组相比，佩戴支具组的侧凸进展率较低。然而这项研究是非随机、非双盲的，没有对各组之间的基线差异进行统计学调整，而且结果也没有被其他研究者重复。国际脊柱侧凸研究学会支具和保守治疗研究小组提出，AIS 支具治疗有效性评估应该包括三个方面：①骨骼发育成熟时侧凸分别进展＜5°和进展 6°以上的病例所占比例；②骨骼发育成熟时侧凸进展至 45°以上或建议手术治疗的病例所占比例；③骨骼发育成熟至少 2 年后最终接受手术治疗的病例所占比例。支具治疗失败的另一个定义是，尽管进行了支具治疗，但最终仍需要进行手术的百分率。追踪手术率的相关研究结果差异很大，很可能是由于样本特征不同或手术指征不同造成的，文献报道的手术率为 7%~43% 不等。Sanders 等认为部分 AIS 患者即使不进行支具治疗也不会进展至需要手术的程度，因此他们认为需要筛选出此类低危患者，降低支具的过度治疗；同时针对高危患者需要提高其支具治疗的依从性以增加其疗效。

除了临床疗效，支具治疗的效果还可以从经济学角度考虑。支具治疗可降低脊柱畸形的手术率，进而降低医疗支出。2009 年美国 10~17 岁青少年特发性脊柱侧凸手术治疗总的医疗支出为 5.14 亿美元，仅次于青少年阑尾炎，其主要构成为矫形植入物费用和医务人员的成本支出。前者主要受侧凸大小和融合节段长短的影响。支具治疗即使失败，也有可能减小手术的范围，即缩短融合节段，同时增加选择性融合成功的可能性。然而，支具治疗并非没有并发症。这可能是由于支具对身体的压力引起的身体并发症，以及支具对生活质量和外观的影响引起的心理社会并发症。这些并发症包括压疮、皮肤颜色变化、肋骨骨折（图 12-4-16）、短暂性神经病变、肌肉萎缩、颞下颌关节紊乱等。孙旭等研究发现支具治疗可降低青少年脊柱侧凸的柔韧性（支具组：52%，无支具组：60%）和可矫正程度（支具组：74%，无支具组：80%）。错误的佩戴支具也可能进一步加速脊柱侧凸的恶化（图 12-4-17）。此外，据报道，脊柱侧凸及其治疗，包括支具治疗和手术治疗，对脊柱侧凸患者的心理健康有负面影响。虽然身体上的压力变化对躯干的影响可以通过精心调整支具和皮肤卫生来控制，但支具引起的心理问题可能难以处理。Matsunaga 等报道开始进行支具治疗 1 个月后，患者出现心理问题的比例从 8% 左右增加到了 80%。Tones 等报道脊柱侧凸患者中对生活的积极观点较少，这些患者易患抑郁情绪。这些变化表现出剂量 - 反应关系，即应用支具的小时数与情绪障碍和对生活质量较差的自我感觉有关。此外，MacLean 等提出支具治疗的心理效应不仅涉及患者本身，还涉及患者家属（护理者）。脊柱侧凸患者的支具专家团队不仅要关注侧凸本身，还要从整体上关注患者和其家属的心理健康。

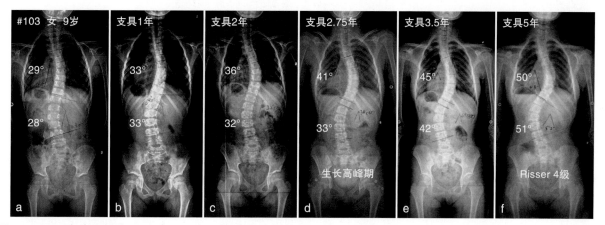

图 12-4-15　女（#103），AIS 胸腰双弯。初诊时 9 岁，月经未至，Risser 0 级，髋臼 Y 软骨开放，胸弯 29°，腰弯 28°，予以 Boston 支具治疗（a）；支具治疗 1 年后，月经仍未至，Risser 0 级，胸弯和腰弯仍持续进展（均进展至 33°）（b）；生长高峰期前后侧凸快速进展（c~e，Risser 0~1 级），支具治疗 5 年后，月经状态 2 年，Risser 4 级，患者胸弯和腰弯分别进展至 50°和 51°（f），建议手术治疗，支具治疗失败

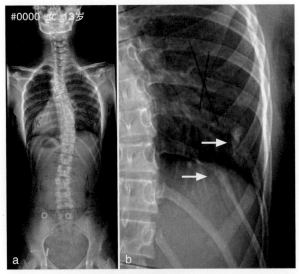

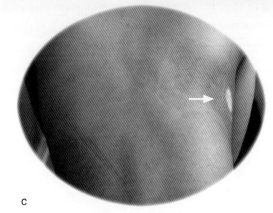

图 12-4-16 女 (#0000)，13 岁开始在外院不规范支具治疗（a），过度的支撑垫加压导致凸侧的多根肋骨骨折（b，箭头）、皮肤压疮、变红和色素沉着（c，箭头）

## 三、影响支具治疗效果的因素分析

AIS 病程的自然史研究揭示，某些患者的侧凸畸形倾向于稳定，而某些则倾向于进展。其中侧凸畸形的进展行为与患者的性别、生长发育状态和侧凸畸形特征（初诊 Cobb 角和侧凸类型等）等密切相关。AIS 患者支具疗效预测的多维性使得医师很难根据一次检查或单个指标进行有效的判断，故对 AIS 患者侧凸进展风险的评估应结合尽可能多的指标进行综合考虑方能做出尽可能准确的判断。

1. 生长发育状态（生长潜能） 临床上常用年龄、髂骨骨骺融合状态（Risser 征）和月经初潮状态来评估女性 AIS 患者的生长发育状态。Vijvermans 等研究 Boston 支具对脊柱侧凸的治疗效果发现，初诊年龄和 Risser 征在脊柱侧凸进展组显著低于脊柱侧凸改善和稳定组。Lonstein 和 Winter 报告，侧凸进展在 Risser 征 0~1 级患者中的发生率显著高于在 Risser 征 2 级以上患者中的发生率，分别有 32% 和 10% 的患者最终接受手术治疗。他们还认为，患者的初诊年龄及女性患者月经初潮状态和 Risser 征一样，均显著影响支具治疗的效果。可见，在发育成熟度较低即生长潜能较大（年龄低、髋臼 Y 软骨开放、Risser 征 0~1 级或月经未至者）的 AIS 患者经支具治疗仍有较大风险

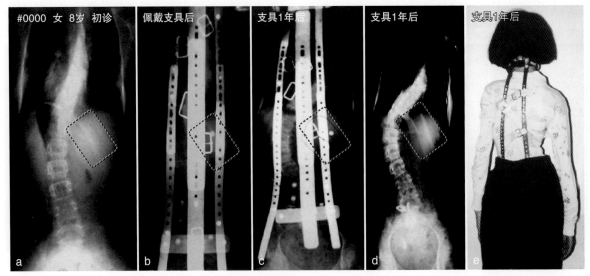

图 12-4-17 女 (#0000)，8 岁，初诊于外院（a），错误佩戴支具（b），加压垫放置在侧弯的凹侧（虚线框），导致侧弯持续进展（c、d），1 年后剃刀背畸形和双肩不等高明显加重（e）

发生侧凸进展。孙旭等通过回顾性分析 142 例支具治疗的 AIS 患者，发现初诊时，低龄（10.0~12.9 岁）、低 Risser 征（0~1 级）、月经初潮未至的患者在支具治疗过程中易发生侧凸进展。针对早期 AIS（Risser 0 级，月经未至）的支具治疗疗效，孙旭等报道支具治疗的失败率为 38%，此外他们亦发现女性患者支具治疗的疗效可能好于男性，可能与男性患者侧凸畸形本身较为僵硬和治疗依从性略差有关。史本龙等进一步将多维成熟度评估进行整合，统计鉴定后认为当患儿年龄介于 11~13 岁之间、Risser 征 0 级伴髋臼 Y 软骨闭合（改良 Risser 征）、DSA 评分介于 400~500 之间、身高生长速率大于 6cm/年、脊柱生长速率大于 20mm/年和 Cobb 角大于 30° 为女性 AIS 患儿侧凸进展的高峰期的高危因素，可用于评估侧凸进展风险。此外，史本龙等亦研究发现相对于身高生长速率，脊柱生长速率对支具治疗后 Cobb 角进展速率的影响更直接。

毛赛虎等特别关注了生长高峰时期 AIS 患者的支具治疗效果，测量该时期 Cobb 角进展速率 AV（angle velocity，即两次随访期间 Cobb 角进展的度数除以相应的时间），评估生长速率高峰（PHV，在以最短半年为间隔的生长周期内获得最多的身高增长）时正性 AV 和负性 AV 组之间支具疗效的差异及不同支具疗效组之间生长参数的差异。研究选取初诊时髋臼 Y 软骨未闭、以 3~6 个月为周期随访至停止支具治疗或因侧凸进展而行手术治疗的女性 AIS 患儿 35 例。随访时测量的指标包括实足年龄、髋臼 Y 软骨闭合状态、Risser 征、身高、脊柱长度、主弯 Cobb 角和尺桡骨远端骨

龄（DRU）分级。支具治疗失败定义为主弯 Cobb 角进展 ≥ 5° 或进展至超过 40° 需行手术治疗。结果发现支具治疗成功 15 例（42.9%），支具治疗失败 20 例（57.1%），其中转为手术 16 例（45.7%）。行支具治疗的 AIS 患儿生长高峰期时 AV 的变化与支具疗效显著相关。处于生长加速期的 AIS 患儿，其支具治疗失败率较高，尤其是脊柱生长高峰发生时间较早的胸弯型患儿。生长高峰时负性 AV 预示着更好的远期支具治疗效果（图 12-4-18）；反之，正性 AV 则预示支具治疗失败的可能（图 12-4-19）。

**2. 初诊 Cobb 角大小，初始肋椎角差和凸侧肋椎角**　Lonstein 和 Winter 提出，初诊 Cobb 角大是 AIS 侧凸进展的风险因素之一。孙旭等对 77 例行 Milwaukee 或 Boston 支具治疗的 AIS 患者进行随访，发现原发弯 Cobb 角 20°~35° 组的支具矫正率大于 Cobb 角 >35° 组，而侧凸进展率则低于后者。Nachemson 和 Peterson 报告，111 例 Cobb 角 25°~35° 的患者接受支具治疗后有 17 例发生进展，进展率为 15%。而在 Katz 和 Durrani 的研究中，Cobb 角 36°~45° 的患者经支具治疗后的侧凸进展率为 39%。显然初诊时 Cobb 角越大的 AIS 患者（侧凸角度 ≥ 30°），支具治疗效果越差。这可能与侧凸角度较大的侧凸畸形柔韧性较低、脊柱不稳定性增高、较易发生进展有关。反之，当侧凸角度 ≤ 15° 时则属于进展的低风险。徐磊磊等对初诊 Cobb 角位于 40°~45° 之间患儿的支具疗效研究发现支具治疗的改善率和稳定率分别为 37.8% 和 13.3%，而失败率达到 48.9%，尤其是对于初诊 Risser 0 级和佩戴支具后初始 Cobb 角减少少于

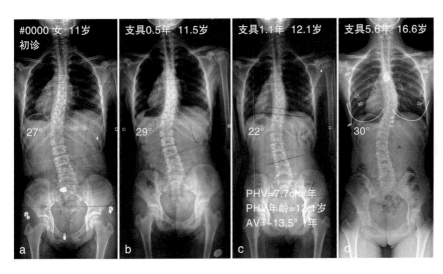

图 12-4-18　女（#0000），11 岁，AIS。初诊 Cobb 角 27°（a），Boston 支具治疗 6 个月，主弯 Cobb 角缓慢进展为 29°（b）；PHV 的年龄和大小分别是 12.1 岁 和 7.7cm/年（c）；AV 在 PHV 时减少到 −13.5°/年（c），在 16.6 岁骨骼发育成熟时，主弯上升到 30°（d），弯型发生改变，但支具治疗成功

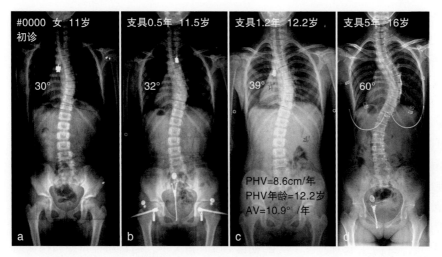

图 12-4-19　女（#0000），11 岁，AIS。初诊 Cobb 角 30°（a），Milwaukee 支具治疗 6 个月，主弯 Cobb 角缓慢进展为 32°（b）；PHV 的年龄和大小分别是 12.2 岁和 8.6cm/年（c）；AV 在 PHV 时快速增加至 10.9°/年，导致持续的侧凸恶化，16 岁时胸弯增加到 60°（d），支具治疗失败

10% 的患者。因此，徐磊磊等认为对于此类患者佩戴支具需慎重，且充分沟通告知支具治疗失败的风险。此外，孙旭等通过支具治疗失败和成功组之间的对照研究发现初诊时肋椎角差（RVAD）>20° 及凸侧肋椎角（convex rib-vertebral angle，CRVA）≤ 68° 是支具治疗后侧凸进展的高危因素（图 12-4-20、图 12-4-21）。但是 Robert 等研究发现单独运用 RVAD 作为监测支具进展的指标存在风险，因为该指标测量误差较大，建议与其他指标联合运用。

3. 初诊骨密度　大量研究发现 AIS 患者存在全身性的骨密度减低。郑振耀等报道 AIS 患者的骨密度明显低于健康青少年，且表现为全身性的骨量减低。最近，Lee 等发现重度侧凸组女孩的 BMD 明显低于同龄轻度侧凸组，他们认为，Cobb 角可能与 AIS 青春期前后骨量低下有一定的相关性。Hung 等对女性 AIS 患者的侧凸进展因素进行分析，发现初诊时 BMD 是除侧凸 Cobb 角、Risser 征、月经状态和年龄外的影响侧凸进展的独立因素，认为骨量减低的患者进展风险大。

孙旭等对纳入规范化接受支具治疗 1 年以上的 77 例 10～15 岁的 AIS 女性患者进行研究，依据初诊时 BMD 测定结果将患者分为 BMD 减低组和 BMD 正常组，其中 BMD 减低的发生率为 36%。采用二元 logistic 分析评估初诊 BMD 状态对支具治疗疗效的影响，结果发现，BMD 减低组患者有 33% 发生侧凸进展，而 BMD 正常组的侧凸进展率仅为 13%，显著低于前者。将其引入多元回归后发现，初诊 BMD 状态是预测 AIS 女性患者短期支具治疗疗效的重要因素，其中初诊呈 BMD 减低为 AIS 支具治疗期间发生侧凸进展的危险因素

（OR=5.362）。从生物力学和组织学的角度出发，侧凸畸形进展与软骨生长板的纵向生长有关，而后者与局部承受的压应力负荷有关；BMD 异常则与骨组织的塑形与重塑有关，而后者也与局部承受的压应力负荷有关。

基于这些研究结果，改善 AIS 患者的 BMD 显得非常重要。而对于表现为 BMD 减低的患者，在支具治疗期间，如果通过增进含钙饮食、增加负重活动量等措施改善其 BMD，其支具治疗效果是否有较明显的改观还有待于将来进一步的研究。中国香港的 ShuYan Ng 等认为维生素 D 缺乏和目前特发性脊柱侧凸的一些病因学相关联，临床也证实亚临床的维生素 D 缺乏较为常见，可能的机制是维生素 D 缺乏或不足会影响纤维化的调节、姿势控制和骨密度，进而与脊柱侧凸的发生发展相关联。

4. 支具初始 Cobb 角进展速率（initial angle velocity，IAV）　初始支具治疗反应被认为是一个较好的预测支具疗效的指标。Upadhyay 等发现 AIS 患者戴支具后初次随访 Cobb 角减小 5° 及以上时预示较好的支具治疗效果。Gepstein 等探讨 122 例 AIS 患者的支具疗效，认为初始 Cobb 角矫正率（initial correction rate，ICR）为 30% 以上时支具治疗约有 88% 的成功率。Landauer 等回顾性分析了 62 例支具治疗 AIS 患者，发现 40% 的初始 Cobb 角矫正率是支具治疗成功的预测因素。另外，Olafsson 等报道在 64 例 AIS 患者中，初始矫正率达 50% 以上时，其最终的 Cobb 角可以减小约 7.2°。徐磊磊等则研究认为当 ICR 值大于 10% 时即可预测较好的支具治疗疗效，其 OR 值可达 9.61，显著高于 Risser 征的 2.29 和年龄的 2.16。

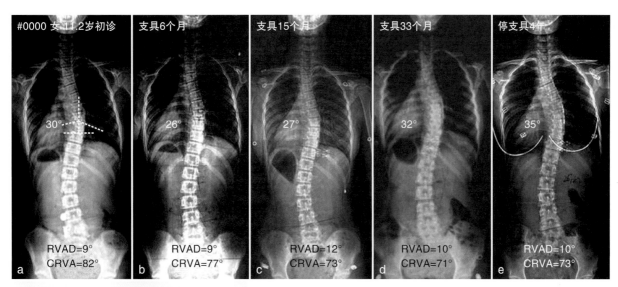

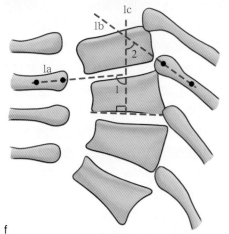

图 12-4-20　女（#0000），11.2 岁（初潮未至，Risser 0 级），行 Milwaukee 支具治疗。Cobb 角、RVAD 和 CRVA 初诊时分别为 30°、9° 和 82°（a）；6 个月随访时分别为 26°、9° 和 77°（b）；15 个月随访时分别为 27°、12° 和 73°（c）；33 个月随访时分别为 32°、10° 和 71°（d）。停支具 4 年后胸椎 Cobb 角稳定在 35°，支具治疗成功（e）。RVAD 测量示意图（f）：la 为凹侧相应肋骨头中点和肋骨颈中点的连线；lb 为凸侧相应肋骨头中点和肋骨颈中点的连线；lc 为顶椎终板的垂线。∠1 为凹侧的肋椎角，∠2 为凸侧的肋椎角（CRVA），∠1 与 ∠2 的差值即为肋椎角差（RVAD）

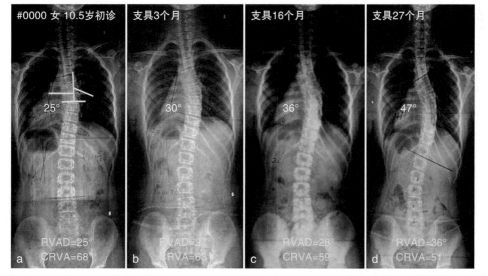

图 12-4-21　女（#0000），10.5 岁（初潮未至，Risser 0 级），行 Milwaukee 支具治疗，但脊柱侧凸在支具治疗期间仍快速进展。Cobb 角、RVAD 和 CRVA 初诊时分别为 25°、25° 和 68°（a）；3 个月随访时分别为 30°、27° 和 63°（b）；16 个月随访时分别为 36°、28° 和 59°（c）；27 个月随访时分别为 47°、36° 和 51°（d），支具治疗失败

虽然 ICR 被证明是较好的最终支具治疗效果的预测因素，但其准确性仍有待商榷。初始矫正度数受初始 Cobb 角影响，相同的矫正度数在不同的患者中可以得到不同的矫正率。另外，虽然初始矫正率不受初始 Cobb 角的影响，但却受随访时间的影响。因此，相比于矫正度数和初始矫正率，毛赛虎等认为初始 Cobb 角进展速率可能是一个较好的预测 AIS 患者支具疗效的因素。毛赛虎等比较分析了行支具治疗的 AIS 患者的初始 Cobb 角进展速率（IAV）和初始矫正率与支具疗效的相关性，探讨 IAV 对 AIS 患者支具疗效的预测价值。该研究回顾性分析了于南京鼓楼医院门诊行正规支具治疗的 AIS 患者 95 例。于患者每次随访拍摄的站立位全脊柱正位片 X 线上测量主弯的 Cobb 角和 Risser 征，并记录患者每次随访时的实足年龄、月经状态及身高等资料。根据患者末次随访时 Cobb 角进展程度分为两组：进展组 19 例 Cobb 角进展 ≥6°；非进展组 76 例 Cobb 角进展 <6°。IAV 定义为患者支具治疗后第 1 次随访时的 Cobb 角进展速率（初诊角度减随访角度，正值表明脊柱侧凸改善），初始矫正率定义为支具治疗后第 1 次随访时的 Cobb 角矫正率（初诊角度减随访角度的差除以初诊角度，正值表明脊柱侧凸改善）。采用独立样本 $t$ 检验比较两组之间的差异，多元逻辑回归分析不同支具疗效的预测因素。结果发现非进展组 IAV 显著大于进展组 [(12.8±21.4)°／年 vs (−5.4±15.2)°／年，$P=0.001$)]，且非进展组初始

Cobb 角矫正率显著大于进展组 [(12.1±20.7)% vs (−5.8±18.0)%，$P=0.001$]。逻辑回归分析示支具疗效与 IAV（$OR=1.057$，$P=0.002$）和初诊年龄（$OR=1.742$，$P=0.043$）呈显著相关。因此，初始 Cobb 角进展速率与 AIS 患者支具疗效呈显著相关，较高的初始 Cobb 角进展速率（>10°／年）预示较好的支具治疗效果（图 12-4-22）。由于 IAV 的测量仅需要初诊及戴支具后第 1 次随访时的站立位全脊柱正位 X 线片，不像骨龄等参数需要额外应用手掌正位 X 线片，无需增加患者的辐射量，因此 IAV 是一个较好的评估 AIS 患者支具疗效的指标，值得推广使用。

**5. 脊柱侧凸弯型**　Rachel 等回顾性研究初诊 Cobb 角位于 25°~45° 之间，Risser 0~2 级且完成规范化支具治疗的 160 例患者。研究结果发现胸弯组的患者支具治疗的失败率明显高于腰弯组患者，表现为前者的手术率为 34.1%，而后者仅为 15.4%，两者之间有统计学差异。此外，他们亦发现支具治疗过程中脊柱侧凸的弯型如发生改变则预示着较好的脊柱柔韧性，支具治疗的成功率较高。孙旭等亦通过 logistic 回归分析发现月经初潮未至（$P=0.000$）和胸弯型（$P=0.012$）是支具治疗后侧凸进展的独立预测因素。

**6. 依从性和支具佩戴时间**　目前支具的治疗效果已经得到广泛认可，但支具治疗的疗效与支具佩戴时间密切相关。新英格兰杂志发表的 Weinstein 的随机对照试验（RCT）研究显示支具

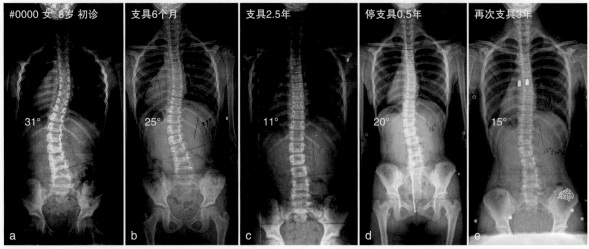

图 12-4-22　女（#0000），8 岁，初诊胸腰弯 31°（a），Boston 支具治疗 6 个月后初始 Cobb 角进展速率（IAV）为 12°／年（b），2.5 年随访时 Cobb 角降至 11°，暂停支具治疗（c）；但停支具治疗半年后侧凸进展至 20°（d），此时 Risser 1 级，加重风险依旧存在，再次佩戴夜间支具 3 年至发育停止，Cobb 角改善至 15°（e），支具治疗成功

治疗的成功率和支具佩戴时间存在显著的正相关性（$P<0.001$），佩戴支具获得的益处随着佩戴时间的延长而增加。Sanders 等也认为支具治疗的疗效存在时间剂量依赖性，即支具佩戴的时间是决定疗效的关键因素。因此，患者的依从性仍然是除了侧凸 Cobb 角和生长潜能之外影响支具治疗效果的第三个关键因素，患者依从性高可有效提高治疗效果。患者依从性下降的可能原因包括支具影响身体外观和活动、影响学校生活与学习、佩戴支具的不适感、皮肤压迫性溃疡、皮肤刺激、胸廓畸形、背部肌肉僵硬、心理障碍和社会适应不良、青少年尚未成熟、不稳定的性格特点等。此外，不同的支具可针对不同程度的特发性脊柱侧凸患者，临床医师应该根据患者的侧凸角度、诊断年龄、潜在的脊柱生长发育情况、治疗动机、治疗依从性为患者选择合适的支具，并详细地解释支具治疗方案，以提高患者的支具治疗依从性。除此以外，客观的以数据为基础来监测支具治疗依从性的需求应运而生。目前智能型支具上的传感器大体分为温度传感器和压力传感器两种：通过温度传感器获取佩戴时间；通过压力传感器，不仅可以获取佩戴时间，还可以检测支具的松紧度。所有数据均可记录并传输，家长和医师团队可以随时在线观察患者佩戴支具的情况，调取相关数据，这些都大大提高了支具治疗的有效性。

## 四、支具治疗的影响

**1. 支具治疗对骨密度的影响**　佩戴支具可以显著减少患儿的运动，理论上对发育期的骨量增加不利。孙旭等回顾性分析了 49 例骨骼发育未成熟的 AIS 女孩，年龄为 $13.2\pm1.5$ 岁，主弯 Cobb 角为 $27.8°\pm5.8°$，均接受规范化支具治疗，平均随访 1.1 年。治疗前及支具治疗 1 年时测定患者腰椎（LS）和非优势侧股骨颈（FN）的骨密度（BMD），分析其积累速率与患者初诊时骨量状态、生长发育等指标和支具佩戴时间之间的关系。结果发现在支具治疗 1 年时，有 46 例（94%）和 47 例（96%）患者分别表现为 LS BMD 和 FN BMD 的正性积累，LS BMD 和 FN BMD 均值均显著高于初诊时。LS BMD 和 FN BMD 的年积累速率与初诊时骨量状态和支具佩戴时间均无显著相关性，而 LS BMD 年积累速率与初诊时年龄、月经状态、Risser 征、身高和体重等呈负相关，并与身高和体重的变化量存在显著正相关。因此，在支具治疗期间绝大多数 AIS 女孩表现为 BMD 的正性积累。支具佩戴和初诊时的骨量状态对 AIS 女孩支具治疗后的 BMD 积累均无显著影响，而患者的生长潜能可能是影响 BMD 积累的重要因素。

（1）初诊时骨量状态　孙旭等研究了 AIS 女孩初诊时骨量状态对 BMD 积累的影响。结果发现，LS BMD 和 FN BMD 的年积累速率在初诊为骨量减低和非骨量减低的患者间均不存在显著性差异。因此，初诊时骨量状态对 AIS 女孩支具治疗后的 BMD 积累无显著影响。这是首个关于初诊时骨量状态与 AIS 女孩支具治疗后 BMD 积累之间关系的发现。基于上述结果，不论初诊时骨量状态是否为骨量减低，接受支具治疗的 AIS 女孩的 BMD 积累速率相似。据此可以推断绝大多数初诊时表现为骨量减低的患者在随访时仍然会表现为骨量减低。这在孙旭等的研究中得到证明：初诊时分别有 16 例（33%）和 14 例（29%）患者表现为 LS 和 FN 两处的骨量减低，其中 14 例初诊时 LS 处骨量减低患者和 13 例初诊时 FN 处骨量减低患者在支具治疗 1 年时仍表现为骨量减低。Cheng 等也发现，起初表现为严重 BMD 减低的 AIS 患者在整个青春期内呈持续性骨量减低。

（2）青春期骨量积累速率　大量研究表明，青春期是正常人的骨量积累最为关键的时期。而在这一时期内，可出现峰值骨量积累速率。Bailey 等进行的一项长期随访研究表明。女孩在 12.5 岁左右达到峰值骨量积累速率。另一研究证实峰值骨量积累速率出现的时间可能在峰值身高增长速率出现的时间及月经初潮时间的前后 1 年内。一些研究发现，影响健康青少年 BMD 积累的主要因素可能包括年龄、性成熟度、骨骼成熟度、身高、体重、钙摄入量和一些内分泌指标等。对于成熟度较高的或身高增长高峰已过的健康青少年，其生长潜能相对较小，生长峰值速率已过，相对应的 BMD 积累速率也减慢。对于 AIS 女孩，Cheng 等发现 BMD 值与患者的年龄和月经状态显著正相关。Snyder 等则报道，支具治疗期间 BMD 的年积累速率随着年龄的增长和月经初潮后时间的延长而逐渐减低。孙旭等研究发现初诊时 BMD 值与患者的年龄和月经状态存在正相关，这与 Cheng 等的发现一致；而 LS BMD 的年积累速率与一些生长相关参数尤其是身高和体重的变化量之间存在正相关关系，这与 Snyder 等进行的关于 AIS 患者的研究及其他一些关于健康青少年的研究结果相一致。这些结果提示：接受支具治疗的 AIS 女孩的 BMD 积累速率可能受生长速率的显著影响，而生长速率与每位女孩的生长潜能成反比。显然，在支具治疗期间，AIS 女孩的生长潜能仍可能是影响 BMD 积累的重要因素。

2. 支具治疗对弯型的影响　AIS 弯型对手术策略选择具有指导意义，然而有文献报道弯型在支具治疗过程中可能发生改变。邱勇等分析了 141 例行规范化支具（Boston 或 Milwaukee）治疗的 AIS 患者，平均年龄为 12.9 岁，平均随访时间为 2.6 年。他们将支具治疗过程中弯型的改变定义为：①主弯顶椎位置移位；②主弯跨度延长大于 2 个节段；③主弯弯型的方向发生改变（图 12-4-23）。结果发现，共有 39 例患者出现弯型改变：14 例顶椎移位，2 例主弯跨度延长，22 例主弯弯型改变，还有 1 例同时出现顶椎和主弯跨度的变化。与弯型不变组相比，弯型改变组初诊时骨龄和月经来潮时间显著降低。此外，弯型改变组使用 Boston 支具的比例显著大于弯型不变组。最终他们认为支具治疗过程中弯型的改变更易于出现在生长潜能较大的接受 Boston 支具治疗的患者身上。弯型改变常提示支具施加的矫形力发生了有效传导，同时患者脊柱的柔韧性较好，常预示着较好的支具疗效，但需注意

弯型改变后支具加压垫位置的适度调整，避免不正确的支具佩戴。

## 五、停支具治疗后的脊柱侧凸进展

既往文献报道发育成熟的 AIS 患儿在停止支具治疗后具有不同的侧凸进展趋势，尤其是未行手术治疗的 Cobb 角大于 50° 的患者。Bulthuis 等分析 TriaC 支具对 AIS 患儿侧凸进展的影响，发现在停止支具治疗后的 6 年随访中，AIS 患儿的侧凸 Cobb 角仍呈缓慢改善的趋势，因此其认为 TriaC 支具不仅可以改善佩戴支具时患儿的脊柱侧凸，并且矫正效果在停止支具后仍可以长期保持。然而，大部分的 AIS 支具疗效研究均认为 AIS 患儿在停止支具治疗后侧凸 Cobb 角会缓慢进展。Aulisa 等应用 SRS 标准分析腰弯型的 AIS 患儿的支具疗效，发现停止支具后的至少 2 年随访中，侧凸进展约 2.2°。而 Aulisa 等于 2014 年发表的研究中报道停止支具后的至少 2 年随访中，侧凸进展约 1.887°，其结论为支具治疗对 AIS 患儿具有明显的矫正作用，而此矫正效果于停支具后可以发生缓慢丢失。史本龙等的研究中 130 例患儿停止支具治疗时平均 Cobb 角为 29.9°，停止支具后 2 年平均为 34.8°，而末次随访时进展为 35.0°。该结果表明，虽然支具治疗可以显著控制 AIS 患儿佩戴支具时的侧凸进展，但停止支具治疗后患儿仍有一定程度的侧凸进展（图 12-4-24）。

史本龙等的研究还发现停支具后 2 年随访中，不同时间侧凸进展的速率明显不同。侧凸进展速率的平均值，停止支具后 6 个月为 0.33°/月，停止支具后 1 年为 0.20°/月，停止支具后 2 年为 0.14°/月，停止支具后 4 年末次随访时为 0.008°/月。另外，48.5% 最终于停止支具后侧凸进展大于 5° 的患儿中，于停止支具治疗后 6 个月内侧凸进展超过 5° 的患儿比例为 25.4%。以上结果表明，停止支具治疗后侧凸进展高风险及高速率均发生于停止支具后的 6 个月内，而停止支具治疗 2 年后，大部分患儿的侧凸 Cobb 角将保持稳定。因此，初次停支具 6 个月内的 AIS 患儿应强化肌肉功能训练和密切随访。

此外，在停止支具治疗后的 AIS 患儿中，侧凸进展组和非进展组患儿的初诊年龄、月经年龄、初始矫正率及停支具年龄等无显著统计学差异，而停支具时侧凸 Cobb 角两组有显著的统计学差异

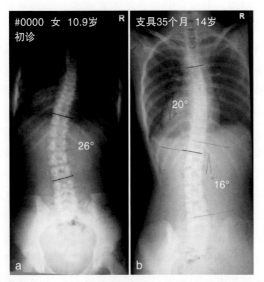

图 12-4-23　女（#0000），AIS。初诊支具治疗时年龄 10.9 岁，月经初潮后 1 个月，Risser 0 级，弯型为单胸腰弯（26°）（a）；Boston 支具治疗 35 个月后停支具，支具治疗成功，此时侧凸变为度数分别为 20° 和 16° 的胸腰双主弯（b）

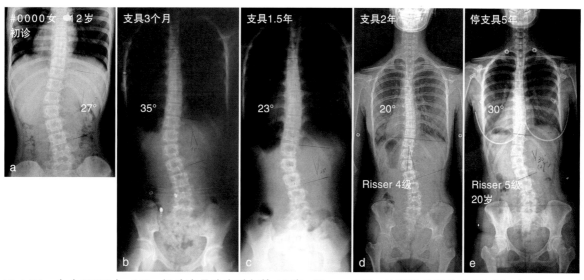

图 12-4-24　女（#0000），AIS。初诊支具治疗时年龄 12 岁，Risser 0 级，弯型为单腰弯（27°）（a）；Boston 支具治疗 3 个月时处于生长高峰期，侧凸进展至 35°（b），后持续支具治疗 2 年至骨骼成熟（Risser 4 级），侧凸改善至 20°（c、d），停支具。停支具后 5 年随访，侧凸变为 30°（e）

（P<0.05）。该结果表明，停止支具治疗时的 Cobb 角越大则其发生侧凸进展的风险越高，即 AIS 患儿停止支具时的侧凸 Cobb 角对患儿发育成熟后的侧凸进展亦有重要的预测价值。

总之，发育成熟后停止支具治疗的 AIS 患儿仍有一定的侧凸进展风险。从初次停支具至停支具后至少 2 年末次随访，48.5% 的 AIS 患儿侧凸最终进展大于 5°，而停支具后侧凸风险最高发生于停止支具后的 6 个月内。停止支具时的侧凸 Cobb 角越大则患儿发生侧凸进展的风险越高。

## 六、康复治疗联合支具治疗

AIS 患者的保守治疗方案除了支具治疗以外，还可配合康复治疗。早期由于康复治疗种类繁多，缺乏统一的方案，其疗效一直未被肯定。既往单纯康复治疗（门诊和住院康复）主要被多数欧洲医生推荐为治疗侧凸较小和低进展风险的一线策略。没有明确的证据表明独立的康复治疗可以降低侧凸进展的风险及纠正现有的畸形，或减少手术的需要。患者应了解这些治疗缺乏循证医学证据，可根据具体情况和自身的认知决定是否采取康复治疗。随着时间的推移，AIS 的康复疗法的流行程度有升有降，在法国、德国和西班牙，它仍然受到青睐。康复治疗的目的是防止轻度脊柱侧凸畸形（即侧凸小于 25°）的加重，增强支具治疗的作用，抵消其在中度脊柱侧凸（即侧凸介于 25°和 45°）中的副作用，如背部肌肉失功能、腰部活动僵硬。理论上，这些目标是通过规定和监测的体育活动和运动疗法的结合来实现的，以增强协调性、脊柱本体感觉和运动控制。近年来，已有诸多文献报道康复治疗可通过增强肌肉力量、改善躯干平衡功能以控制侧凸进展，减少疼痛症状，降低手术率，并减少术后并发症。国际脊柱侧凸与康复治疗协会（SOSORT）于 2004 年成立，脊柱外科医师、康复科医师、物理治疗师等共同致力于脊柱侧凸治疗的多学科研究。SOSORT 制订了 AIS 保守治疗指南，并每年进行更新，指南指出保守治疗分为以下几类：①定期观察配合门诊物理治疗；②住院强化康复治疗，一般为 3~6 周，每天训练 4~6 小时；③支具治疗与康复治疗相结合。

**1. 运动疗法**　可通过改善 AIS 患者凹凸侧椎旁肌肌电活动的不对称来控制侧凸发展。其可分为一般运动疗法，指低强度的身体牵拉运动（如瑜伽、普拉提等），以及特定运动疗法（physiotherapeutic scoliosis-specific exercises, PSSE），指根据患者的侧凸特点制订个体化的训练方案。PSSE 包括基于主动矫正的运动训练、神经运动控制、平衡训练、本体感觉训练等，其主要流派包括 Schroth 疗法、DoboMed 疗法、Side shift 疗法、Lyon 疗法、SEAS 疗法和 FITS 疗法等。PSSE 的适应证包括以下几种：①对于轻度 AIS

（Cobb 角＜20°），单独采用 PSSE，控制侧凸进展，避免使用支具。②在支具治疗之前进行 PSSE，提高躯干的柔韧性，加强支具的矫正效果。③结合支具治疗进行 PSSE。SOSORT 指南提出，支具治疗结合脊柱侧凸特定运动疗法的疗效优于单一治疗方案，可用于 Risser 0~2 级、Cobb 角 25°~40°的特发性脊柱侧凸患者，脊柱侧凸特定运动疗法可有效避免支具治疗带来的并发症，如平背畸形、脊柱僵硬、肌肉力量下降。最近，国内学者就脊柱侧凸特定运动疗法进行了相关研究，他们认为 Cobb 角 10°~25°的特发性脊柱侧凸患者通过特定运动疗法，可以有效延缓、改善侧凸角度，尤其是 Risser 征较低的年轻患者，但需要强调的是 PSSE 不是支具治疗的代替品。④对于侧凸严重、需要手术的患者，术前术后也可进行 PSSE，有利于增加手术矫形效果、改善术后生活质量。

2. 呼吸训练　AIS 患者在进行运动疗法的同时，可配合适当的呼吸训练，加强运动疗法的效果。如在 Schroth 疗法中，特别提到呼吸训练的重要性。Goldberg 等研究发现呼吸训练和日常有氧运动可提高呼吸肌收缩功能，提高肺功能和运动能力，缓解胸部关节的僵硬。此外，在 SOSORT 指南中也将呼吸训练列为 B 级推荐项目，必要时可采取呼吸训练，促进肺间隔的扩张，改善通气功能。

3. 平衡功能训练　是 PSSE 训练中重要的一环。SEAS 疗法中，要求患者维持矫正姿势后，进行平衡功能训练，增加脊柱和骨盆的稳定性，强化矫正姿势。FITS 疗法中也强调了平衡功能训练的重要性，分为静态和动态平衡训练，同时调整下肢力线，以解决侧弯引起的下肢异常负重。Tajari 等研究发现侧凸患者进行基于本体感觉的平衡训练，可有效改善侧凸。Shin 等发现进行腰部稳定性训练，可改善侧凸患者的平衡功能，增加躯干的稳定性。

4. 其他　其他物理治疗方法包括手法治疗、电针刺激、针灸等传统疗法，此类方法的研究证据等级较低，且不能作为独立的治疗方法，需配合支具治疗、运动训练等。在 SOSORT 指南中，也指出手法治疗可配合运动疗法，如手法增加关节柔韧性，放松椎旁紧张的肌筋膜等，可起到一定的矫正效果。此类方法的治疗作用有待进一步研究。

**参考文献**

[1] Sanders JO, Browne RH, Cooney TE, et al. Correlates of the peak height velocity in girls with idiopathic scoliosis[J]. Spine, 2006, 31(20): 2289-2295.

[2] 王斌, 孙超, 邱勇, 等. 青少年特发性脊柱侧凸支具治疗结束后近期矫正丢失及影响因素[J]. 中国脊柱脊髓杂志, 2010, 20(5): 371-375.

[3] 孙旭, 邱勇, 王斌, 等. 性别对青少年特发性脊柱侧凸患者支具治疗效果的影响[J]. 中国脊柱脊髓杂志, 2010, 20(5): 376-379.

[4] 邱勇. 应重视青少年特发性脊柱侧凸的早期支具治疗[J]. 中国脊柱脊髓杂志, 2007, 17(4): 245-247.

[5] Shi B, Guo J, Mao S, et al. Curve progression in adolescent idiopathic scoliosis with a minimum of 2 years' follow-up after completed brace weaning with reference to the SRS standardized criteria[J]. Spine Deform, 2016, 4(3): 200-205.

[6] Lee CS, Hwang CJ, Kim DJ, et al. Effectiveness of the Charleston night-time bending brace in the treatment of adolescent idiopathic scoliosis[J]. J Pediatr Orthop, 2012, 32(4): 368-372.

[7] Gutman G, Benoit M, Joncas J, et al. The effectiveness of the SpineCor brace for the conservative treatment of adolescent idiopathic scoliosis. Comparison with the Boston brace[J]. The Spine Journal, 2016, 16(5): 626-631.

[8] Bohl DD, Telles CJ, Golinvaux NS, et al. Effectiveness of Providence nighttime bracing in patients with adolescent idiopathic scoliosis[J]. Orthopedics, 2014, 37(12): e1085-1090.

[9] 于斌, 王以朋, 邱贵兴, 等. 支具治疗对女性青少年特发性脊柱侧凸患者肺功能的影响[J]. 中国脊柱脊髓杂志, 2011, 21(9): 731-735.

[10] Ylikoski M. Growth and progression of adolescent idiopathic scoliosis in girls[J]. J Pediatr Orthop, 2005, 14(5): 320-324.

[11] Liu D, Yang Y, Yu X, et al. Effects of specific exercise therapy on adolescent patients with idiopathic scoliosis: a prospective controlled cohort study[J]. Spine, 2020, 45(15): 1039-1046.

[12] Blount WP, Schmidt AC, KEEVER ED, et al. The Milwaukee brace in the operative treatment of scoliosis[J]. J Bone Joint Surg Am, 1958, 40-A(3): 511-525.

[13] 孙旭, 邱勇, 郑振耀, 等. 规范化支具治疗对青少年特发性脊柱侧凸女孩骨密度的影响[J]. 中国脊柱脊髓杂志, 2009, 19(3): 198-203.

[14] 史本龙, 毛赛虎, 孙旭, 等. 脊柱生长速率对行支具治疗的特发性脊柱侧凸患儿侧凸进展的预测价值[J]. 中国脊柱脊髓杂志. 2014. 24(4): 321-325.

[15] Shi B, Mao S, Xu L, et al. Integrated multidimensional maturity assessments predicting the high-risk occurrence of peak angle velocity during puberty in progressive female idiopathic scoliosis[J]. Clin Spine Surg, 2017, 30(4): E491-496.

[16] Mao S, Shi B, Xu L, et al. Initial Cobb angle reduction velocity following bracing as a new predictor for curve progression in adolescent idiopathic scoliosis[J]. Eur Spine J, 2016, 25(2): 500-505.

[17] Gomez JA, Hresko MT, Glotzbecker MP. Nonsurgical management of adolescent idiopathic scoliosis[J]. J Am Acad Orthop Surg, 2016, 24(8): 555-564.

[18] 史本龙, 毛赛虎, 林子平, 等. 女性青少年特发性脊柱侧凸患者停止支具治疗后的侧凸进展及其相关因素[J]. 中国脊柱脊髓杂志, 2016, 26(2): 151-155.

[19] 刘盾, 夏三强, 石博, 等. 拇指指骺评分系统在女性青少年特发性脊柱侧凸患者围青春期生长潜能评估中的价值[J]. 中华医学杂志, 2018, 98(41): 3315-3319.

[20] Sanders JO, Khoury JG, Kishan S, et al. Predicting scoliosis progression from skeletal maturity: a simplified classification during adolescence[J]. J Bone Joint Surg Am, 2008, 90(3): 540-553.

[21] 朱泽章, 邱勇, 王斌, 等. 青少年特发性脊柱侧凸的支具治疗[J]. 中华骨科杂志, 2004, 24(5): 276-280.

[22] 史本龙, 毛赛虎, 朱泽章, 等. 青少年特发性脊柱侧凸生长潜能及侧凸进展风险评估的研究进展[J]. 中国脊柱脊髓杂志,

2016, 26(5): 471-474.

[23] 屈昊, 赵宇. 青少年特发性脊柱侧凸支具治疗的研究进展[J]. 中华骨与关节外科杂志, 2018, 11(3): 222-226.

[24] 吕峰, 邱勇, 邱旭升, 等. 女性青少年特发性胸椎侧弯的胸椎矢状面形态对支具治疗效果的影响[J]. 中华小儿外科杂志, 2011, 32(12): 911-915.

[25] Wynne JH. The Boston brace and TriaC systems[J]. Disabil Rehabil Assist Technol, 2008, 3(3): 130-135.

[26] Watts H, Hall J, Stanish W. The Boston brace system for the treatment of low thoracic and lumbar scoliosis by the use of a girdle without superstructure[J]. Clin Orthop Relat Res, 1977(126): 87-92.

[27] Rigo M, Jelačić M. Brace technology thematic series: the 3D Rigo Chêneau-type brace[J]. Scoliosis Spinal Disord, 2017, 12(1): 1-46.

[28] Dimeglio A, Canavese F. Progression or not progression? How to deal with adolescent idiopathic scoliosis during puberty[J]. J Child Orthop, 2013, 7(1): 43-49.

[29] de Mauroy JC, Lecante C, Barral F. "Brace Technology" Thematic Series-The Lyon approach to the conservative treatment of scoliosis[J]. Scoliosis, 2011, 6(1): 1-14.

[30] Zheng X, Sun X, Qian B, et al. Evolution of the curve patterns during brace treatment for adolescent idiopathic scoliosis[J]. Eur Spine J, 2012, 21(6): 1157-1164.

[31] Zaina F, De Mauroy J, Grivas T, et al. Bracing for scoliosis in 2014: state of the art[J]. Eur J Phys Rehabil Med, 2014, 50(1): 93-110.

[32] Weiss H-R, Werkmann M. "Brace Technology" Thematic Series-The ScoliOlogiC® Chêneau light™ brace in the treatment of scoliosis[J]. Scoliosis, 2010, 5(1): 1-14.

[33] Negrini S, Minozzi S, Bettany-Saltikov J, et al. Braces for idiopathic scoliosis in adolescents[J]. Cochrane Database Syst Rev, 2015, 18(6): CD006850.

[34] Katz DE, Richards BS, Browne RH, et al. A comparison between the Boston brace and the Charleston bending brace in adolescent idiopathic scoliosis[J]. Spine, 1997, 22(12): 1302-1312.

[35] Kalichman L, Kendelker L, Bezalel T. Bracing and exercise-based treatment for idiopathic scoliosis[J]. J Bodyw Mov The, 2016, 20(1): 56-64.

[36] Schiller JR, Thakur NA, Eberson CP. Brace management in adolescent idiopathic scoliosis[J]. Clin Orthop Relat Res, 2010, 468(3): 670-678.

[37] Sanders, James O. Maturity indicators in spinal deformity[J]. J Bone Joint Surge Am, 2007, 89(suppl 1): 14-20.

[38] Negrini S, Donzelli S, Aulisa AG, et al. 2016 SOSORT guidelines: orthopaedic and rehabilitation treatment of idiopathic scoliosis during growth[J]. Scoliosis Spinal Disord, 2018, 13: 3.

[39] Kaelin AJ. Adolescent idiopathic scoliosis: indications for bracing and conservative treatments[J]. Ann Trans Med, 2020, 8(2): 28-28.

[40] Sun X. Rib-vertebral angle measurements predict brace treatment outcome in Risser grade 0 and premenarchal girls with adolescent idiopathic scoliosis[J]. Eur Spine J, 2016, 25(10): 3088-3094.

[41] 梁菊萍, 周璇, 陈梅佳, 等. 特发性脊柱侧凸支具治疗研究进展[J]. 中国康复医学杂志, 2018, 33(5): 604-608.

[42] Peter G Gabos, John A Bojescul, J Richard Bowen, et al. Long-term follow-up of female patients with idiopathic scoliosis treated with the Wilmington orthosis [J]. J Bone Joint Surg Am, 2004, 86(9): 1891-1899.

[43] Fayssoux RS, Cho RH, Herman MJ. A history of bracing for idiopathic scoliosis in North America[J]. Clin Orthop Relat Res, 2010, 468(3): 654-664.

[44] Guo J, Lam TP, Wong MS, et al. A prospective randomized controlled study on the treatment outcome of SpineCor brace versus rigid brace for adolescent idiopathic scoliosis with follow-up according to the SRS standardized criteria[J]. Eur Spine J, 2014, 23(12): 2650-2657.

## 第五节　特发性脊柱侧凸分型与矫形原则

青少年特发性脊柱侧凸 (adolescent idiopathic scoliosis, AIS) 是脊柱侧凸的最常见类型, 随着第三代矫形系统的应用, 许多脊柱外科医生致力于选择性融合及尽量减少远端的融合节段, 而如何确定 AIS 的融合节段及是否行选择性融合一直是国内外学者争论的焦点。脊柱侧凸分型系统的建立对 AIS 的术前评估及手术策略制订具有非常重要的临床指导意义。King 分型仅对特发性胸椎侧凸进行分型, 并不包括双主弯、三主弯、胸腰弯及腰弯等, 此分型产生于哈氏棒技术治疗侧凸的年代, 对脊柱的三维畸形特征还不认识, 如按 King 分型原则对脊柱侧凸进行冠状面的单平面撑开矫形, 常发生躯干失平衡, 已被公认是一种不适合于三维矫正应用的分型。而 Lenke 分型近年来已成为国际上通用的关于特发性脊柱侧凸的标准分型方法。Lenke 于 2001 年以脊柱冠状面、矢状面二维因素为基础提出了 AIS 新的分型系统 (Lenke 分型)。该分型是一个三步分型系统, 可重复用于 AIS 的准确分型。此分型的优点是可分析每个弯, 可有效地进行术前计划。需要强调的是此分型只适用于需手术治疗的 AIS 患者。Lenke 分型的第一步是根据冠状面结构性弯的位置进行分型, 共分为 6 型; 第二步再根据腰弯顶椎与骶骨正中线 (center sacral vertical line, CSVL) 的位置关系制订腰弯修正型; 最后再增加胸椎矢状面修正型。

## 一、Lenke 分型步骤

### (一) 确认脊柱侧凸类型

1. 首先确认脊柱侧凸有几个弯, 并找到每个弯的顶椎位置　顶椎指侧凸弧内最为水平且偏离中线最远的椎体或椎间盘。根据 SRS 命名委员会的定义, 按顶椎位置, 局部侧凸可分为胸弯 (顶椎位于 $T_2 \sim T_{11/12}$ 椎间盘), 胸腰弯 (顶椎位于 $T_{12} \sim L_1$) 和腰弯 (顶椎位于 $L_1/L_2$ 椎间盘 $\sim L_4$)。

2. 判断主弯类型　主弯指 Cobb 角最大的局部侧凸, 通常为主胸弯或胸腰弯 / 腰弯。在极少数情况下, 上胸弯可能 Cobb 角最大, 但仍默认主胸弯是主弯。主弯通常被认为是结构性弯。在 Lenke

1～3 型中，主弯为胸弯，而在 Lenke 5 型和 6 型中，主弯为胸腰弯／腰弯。在 Lenke 4 型中（三主弯），胸弯或胸腰弯／腰弯都可以是主弯，根据何者 Cobb 角最大而定，若胸弯和胸腰弯／腰弯度数相同，则认为胸弯是主弯。

**3. 判断次弯是结构性弯还是非结构性弯**　在站立位 X 线片上冠状面 Cobb 角 ≥ 25°，且在 Bending 片上未改善至 <25°，则认为此弯为结构性弯。但是，若局部矢状面上后凸 ≥ 20°，此弯也被认为是结构性弯。换言之，即使上胸弯在冠状面上不符合结构性弯的标准，但如果 $T_2$～$T_5$ 局部后凸 ≥ 20°，则此弯也被认为是结构性弯；同样，即使主胸弯和胸腰弯／腰弯在冠状面上不符合结构性弯的标准，但如果 $T_{10}$～$L_2$ 局部后凸 ≥ 20°，那么

此弯也是结构性弯。在确定每个弯是结构性弯或非结构性弯之后，Lenke 分型 1～6 型即可得到确认（表 12-5-1，图 12-5-1）。

## （二）腰弯修正型（A～C）

根据脊柱前后位片上骶骨中垂线（central sacral vertical line，CSVL）与腰弯顶椎的位置关系，将腰椎侧凸弯型进一步分为 A、B、C 三型。若 CSVL 在腰弯顶椎双侧椎弓根之间穿过，胸弯修正型为 A；若 CSVL 位于腰弯顶椎凹侧椎弓根内侧缘与椎体或椎间盘外缘之间，胸弯修正型为 B；若 CSVL 位于腰弯顶椎椎体或椎弓根外缘之外，胸弯修正型则为 C。当难以区分胸弯修正型是 A 还是 B，或是 B 还是 C 时，均认为胸弯修正型为 B（图 12-5-2）。

| 表 12-5-1 | 特发性脊柱侧凸 Lenke 分型标准 | | | |
|---|---|---|---|---|
| 类型 | 上胸弯 | 主胸弯 | 胸腰弯／腰弯 | 侧弯类型 |
| 1 | 非结构性 | 结构性（主弯*） | 非结构性 | 主胸弯（MT） |
| 2 | 结构性 | 结构性（主弯*） | 非结构性 | 双胸弯（DT） |
| 3 | 非结构性 | 结构性（主弯*） | 结构性 | 双主弯（DM） |
| 4 | 结构性 | 结构性（主弯*） | 结构性（主弯*） | 三主弯（TM）§ |
| 5 | 非结构性 | 非结构性 | 结构性（主弯*） | 胸腰弯／腰弯（TL/L） |
| 6 | 非结构性 | 结构性 | 结构性（主弯*） | 胸腰弯／腰弯 - 主胸弯（TL/L-MT） |
| 次弯结构性弯标准 | 侧方弯曲位相上 Cobb 角 ≥ 25° $T_2$～$T_5$ 后凸 ≥ +20° | 侧方弯曲位相上 Cobb 角 ≥ 25° $T_{10}$～$L_2$ 后凸 ≥ +20° | 侧方弯曲位相上 Cobb 角 ≥ 25° $T_{10}$～$L_2$ 后凸 ≥ +20° | - |

注：*主弯指 Cobb 角最大弯，通常是结构性弯；次弯指所有其他侧弯，可以是结构性弯或非结构性弯。§ 在 4 型（三主弯），主胸弯或胸腰弯／腰弯都可以是主弯，根据何者 Cobb 角最大而定。如果主胸弯和胸腰弯／腰弯在度数上相同，则认为主胸弯是主弯。- 表示无。

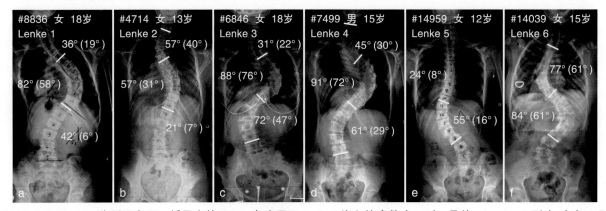

图 12-5-1　Lenke 分型示意图。括号内的 Cobb 角表示 Bending 片上的度数（a～f）。另外，Lenke 3 型（c）与 6 型（f）最大的区别是前者的胸弯为主弯，后者的腰弯为主弯

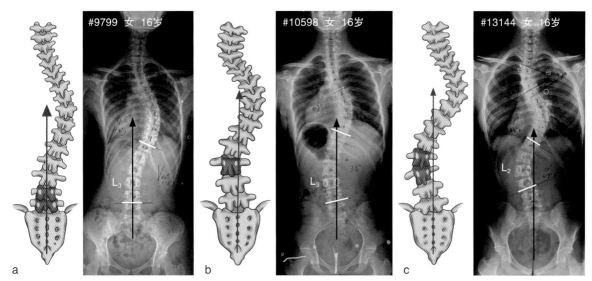

图 12-5-2 腰弯修正型（a～c）。A 型：CSVL 位于 $L_3$ 双侧椎弓根之间（#9799，a）；B 型：CSVL 位于 $L_3$ 凹侧椎弓根之内侧缘与椎体外缘之间（#10598，b）；C 型：CSVL 位于 $L_2$ 凹侧椎体外缘之外（#13144，c）

（三）胸椎矢状面修正型（－，N，＋）

胸椎矢状面修正型通过测量 $T_5$～$T_{12}$ 矢状面 Cobb 角确定。"－"型指 $T_5$～$T_{12}$ 后凸角 <10°；N 型指 $T_5$～$T_{12}$ 后凸角在 10°～40° 之间；"＋"型指 $T_5$～$T_{12}$ 后凸角 > 40°。

综合以上三个步骤，可得出 AIS 患者的 Lenke 分型结果，一共可分为 42 型（图 12-5-3），具体分型方法的实际运用见图 12-5-4、图 12-5-5。

## 二、Lenke 分型与手术策略

### （一）Lenke 1 型与 Lenke 2 型

Lenke1/2 型侧凸畸形是 AIS 中发病率最高的侧凸类型，对这两个类型的脊柱侧凸手术策略的要点主要集中在三个方面：

**1. 下端融合椎的选择** 下端融合椎（lower instrumented vertebrae，LIV）的选择争议较大，既往研究发现在主胸弯的远端有三个独特的标志性椎体可用于指导 LIV 的选择：端椎（ending vertebra，EV），中立椎（neutral vertebral，NV）和稳定椎（stable vertebral，SV）。EV 定义为结构性弯远端最倾斜的椎体。NV 是指在结构性弯的远端，保持旋转中立位的椎体。其两侧椎弓根在全脊柱正位 X 线片上保持对称。SV 则被定义为 EV 远端第一个被 CSVL 平分的椎体（图 12-5-6）。

早期 Harrington 建议远端应该融合至 SV，King 等也提出在 King 3 型、5 型（即 Lenke 2 型）中，远端融合椎应选择在第一个被骶骨中线平分的椎体，即 SV。随着三维矫形技术及全椎弓根系统的运用，融合节段较前显著减少，而主弯和次弯的矫形率较前有了进一步提高。Moe 和 Tambornino 等建议融合节段应包括所有同向旋转的椎体而止于 NV。Suk 等认为 NV 可作为指导 LIV 选择的一个标志椎体，他提出由于椎弓根螺钉所拥有的去旋转能力，可能使得术后的 SV 与术前的 SV 并不一致，因此 Harrington 时期选择 SV 作为 LIV 并不适合当前的椎弓根螺钉系统。Suk 研究发现：当术前 NV 与 EV 的距离不大于 2 个椎体时，LIV 应融合至 NV；若术前 NV 与 EV 的距离大于 2 个椎体，LIV 选择在 NV-1 效果良好；如果 LIV 选择为 NV-2 或 NV-3，则远端叠加现象的发生率显著升高。刘臻等根据 Lenke 1 型患者的腰弯修正型来选择 LIV，对于胸弯下端椎为 $T_{12}$/$L_1$ 的腰弯修正型为 A 的患者，LIV 选择为 $T_{12}$ 或 $L_1$（相当于 EV）均可以取得满意的疗效，而对于腰弯修正型为 B 和 C 的患者，如果符合进行胸弯选择性融合（即只融合主胸弯），LIV 选择为 $L_1$ 时，患者矫形效果更好。Miyanji 等按照 $L_4$ 倾斜方向将 Lenke 1A/2A 患者分为两个亚型：$L_4$ 右倾为 A-R，反之为 A-L，回顾性研究发现在 LIV 选择上，A-L 型比 A-R 型高出 1.2～1.6 个椎体，即外科医生对 A-R 型更倾向于相对长固定（图 12-5-7）。

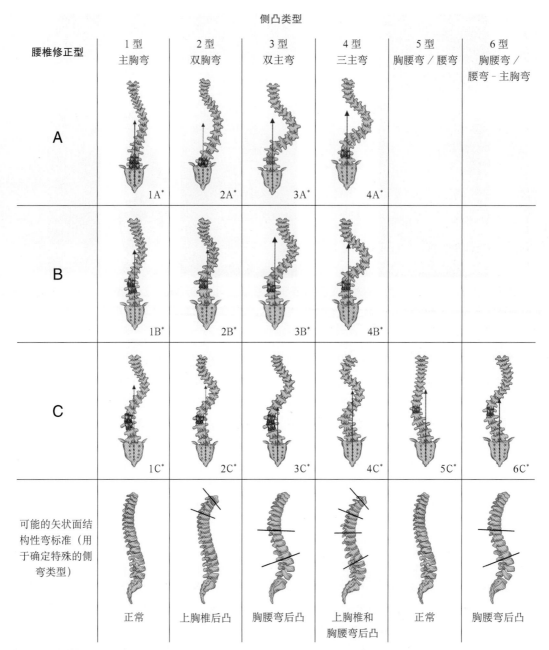

图 12-5-3　特发性脊柱侧凸 Lenke 分型示意图

Lenke 等于 2001 年提出 Lenke 分型，建议对 Lenke 1 型患者，可以远端 EV（LEV）作为 LIV 选择的参考。随后他发现在 Lenke 1A 型患者中，LIV 通常选择为胸腰椎交界区域、最靠近头端且与骶骨中线相交的椎体，它通常比主胸弯的 LEV 低一个节段，即选择 LEV+1，该 LIV 其实为后来提出的远端触及椎（lasting touching vertebra，LTV）的雏形。2012 年，Lenke 及 Newton 等提出 LTV 的概念，指在胸弯远端第一个接触骶骨中

线的椎体。Matsumoto 等纳入 112 例 Lenke 1A 型患者，研究发现当 LIV 位于 LTV 近端时，远端叠加现象发生率为 37.8%，当 LIV=LTV 时，发生率仅为 9.3%，通过多元回归分析确认 LIV 位于 LTV 近端是远端叠加现象发生的独立高危因素，因此 Matsumoto 等建议将 LIV 的选择延伸至 LTV，以避免术后远端失代偿的发生。Cao 等纳入 116 例 Lenke 2A 型患者，同样根据 LIV 相对于 LTV 的位置关系分成了三组：LIV<LTV，LIV=LTV，

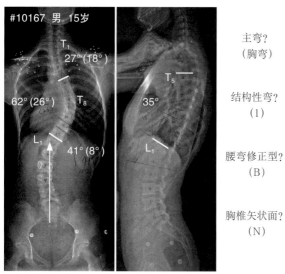

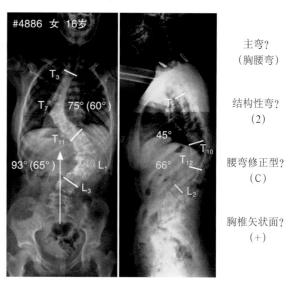

图 12-5-4　男（#10167），15 岁，AIS。根据 Lenke 分型方法：①首先确定患者有上胸弯（$T_1$~$T_5$）、中胸弯（$T_6$~$T_{12}$）和腰弯（$L_1$~$L_5$）三个弯，其中中胸弯度数最大，为结构性主弯，另两个弯 Bending 片上度数均小于 25°，且矢状面上局部后凸小于 20°，为非结构性弯，初步判断此弯型为 Lenke 1 型。②进一步判断腰弯修正型，骶骨中垂线切过腰弯顶椎 $L_3$ 的凹侧椎弓根，故腰弯修正型为 B。③最后判断胸椎矢状面，胸椎后凸角（$T_5$~$T_{12}$）为 35°，介于 10°~40° 之间，且 $T_2$~$T_5$ 和 $T_{10}$~$L_2$ 均没有大于 20° 的后凸，故胸椎矢状面为 N。综上，该 AIS 为 Lenke 1BN 型

图 12-5-5　女（#4886），16 岁，AIS。根据 Lenke 分型方法：①首先确定患者有胸弯（$T_3$~$T_{10}$）和胸腰弯（$T_{11}$~$L_3$）两个弯，其中胸腰弯度数最大，且 $T_{10}$~$L_2$ 有 66° 后凸，为结构性主弯，胸弯 Bending 片上度数为 60°（大于 25°），也为结构性弯，初步判断此弯型为 Lenke 6 型。②进一步判断腰弯修正型，骶骨中垂线位于胸腰弯顶椎 $L_1$ 的凹侧椎弓根之外，故腰弯修正型为 C。③最后判断胸椎矢状面，胸椎后凸角（$T_5$~$T_{12}$）为 45°（大于 40°），故胸椎矢状面为 +。综上，该 AIS 为 Lenke 6C+ 型

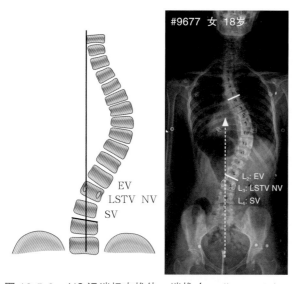

图 12-5-6　AIS 远端标志椎体。端椎（ending vertebra，EV），中立椎（neutral vertebral，NV）和稳定椎（stable vertebral，SV），远端充分触及椎（last substantially touching vertebra，LSTV）

LIV > LTV，三组患者的术后远端叠加现象发生率分别为 50.0%、7.0% 和 7.3%。因此，选择 LTV 作为 LIV 能够有效避免远端叠加现象的发生。

LTV 的判断有时存在一定的争议，其原因在于有时 CSVL 仅触及椎体的一角，此时很难判断该椎体是否为 LTV。为了解决这个问题，Cho 等提出远端充分触及椎（last substantially touching vertebra，LSTV）的概念，将 LSTV 定义为被 CSVL 平分椎弓根或者位于椎弓根内侧的最近端腰椎，选择 LSTV 作为 Lenke 1A 的 LIV，可以取得满意的矫形效果，并减少术后远端叠加现象的发生。秦晓东和 Murphy 等同样发现，选择 LSTV 作为 Lenke 1A 及 2A 的 LIV，可取得满意的矫形效果，降低远端叠加现象的发生率（图 12-5-8）。但是统一的标准并不适合所有的患者：对于 AIS 这种复杂的脊柱畸形，需要更加精细化的标准。邱勇等分析了 102 例 Lenke 1A/2A 患者的远端标志椎体（LSTV、LEV、NV 和 SV）的位置关系，结果发现 LSTV 主要分布于 $T_{12}$（25%）、$L_1$（30%）、$L_2$（29%），平均位于 $L_1$；LEV 主要位于 $T_{12}$（48%）、$L_1$（41%），平均位于 $T_{12}$；NV 位于 $T_{12}$（21%）、$L_1$（27%）、$L_2$

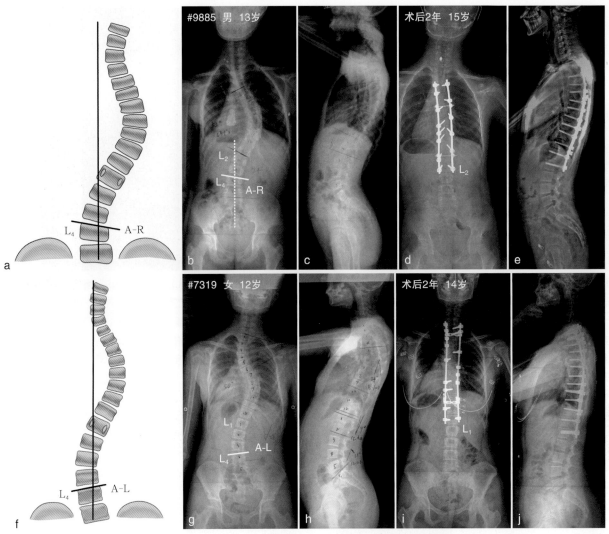

图 12-5-7　根据 L₄ 上缘倾斜方向将 Lenke 1A/2A 患者分为 A-R 型和 A-L 型。L₄ 右倾（#9885）为 A-R 型，远端固定至 L₂，术后 2 年矫形效果维持良好（a～e）；L₄ 左倾（#7319）为 A-L 型，远端固定至 L₁，术后 2 年矫形效果维持良好（f～j）。A-R 型远端更倾向于相对长固定

（21%），平均位于 L₁；SV 位于 L₁（25%）、L₂（36%）、L₃（20%），平均位于 L₂。因此，四个标志椎体的整体关系为：LEV（T₁₂）<LSTV/NV（L₁）<SV（L₂）。在此基础上，他提出了 Lenke 1A/2A 患者 LIV 选择的"南京标准"，即假定的 LIV 应该符合以下 5 个标准：① 在主弯凹侧 Bending 片上为 LSTV，且进入稳定区的程度越大越好；② Bending 片上倾斜 <15°；③ Bending 片上椎体旋转 <15°；④ 立位片上 ≥ EV；⑤ Bending 片上远端椎间盘可以向两侧张开。以上 5 个标准必须同时满足，选出的 LIV 通常可在 LSTV 近端 1 个椎体上（LSTV-1），较传统方法可节约一个融合节段（图 12-5-9、图 12-5-10）。但在以下情况时，节省一个节段存在较大的术后冠状面失代偿的风险，此时建议融合至 LSTV：

① 重度脊柱畸形，主弯 Cobb 角超过 90°；② 胸弯顶椎偏移（apical vertebra translation，AVT）较大（图 12-5-11）；③ 低位顶椎伴长胸弯（非典型 Lenke 1/2 型）（图 12-5-12）。

**2. 是否采用选择性融合**　多数学者认为，Lenke 1 型患者采用选择性胸椎融合可以获得良好的矫形效果（图 12-5-13、图 12-5-14）。然而在临床实践中发现，对于部分 Lenke 1C 型病例，当出现腰弯顶椎明显偏离中线的情况下仍然行选择性融合存在术后失平衡和失代偿的风险。目前，AIS 患者行选择性胸椎融合术的最佳适应证仍存在一定的争议。King 最早于 1983 年首次针对 AIS 患者提出了弯型分型，他认为对于 King Ⅱ 型的患者（即胸弯 Cobb 角大于腰弯，且腰弯柔韧性良好，相当于

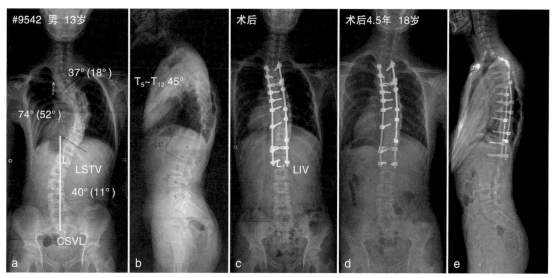

图 12-5-8　男（#9542），13 岁，AIS Lenke 1B+ 型，L₁ 为 LSTV（a、b）；使用 Lenke-Newton 标准行后路选择性
融合术（T₃~L₁），LIV=LSTV，术后冠状面矫形满意（c）；术后 4.5 年随访无明显矫正丢失和远端叠加现象发生（d、e）

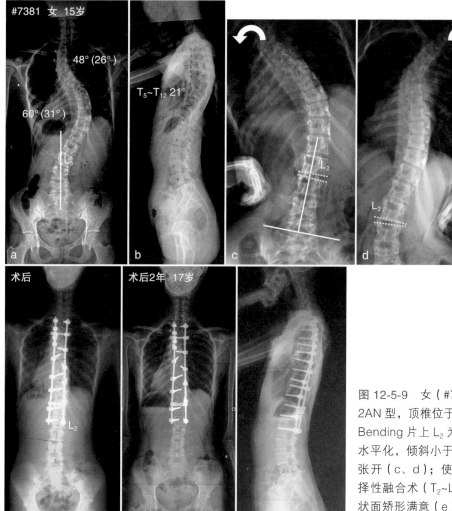

图 12-5-9　女（#7381），15 岁，AIS Lenke 2AN 型，顶椎位于 T₁₀，L₃ 为 LSTV（a、b）。Bending 片上 L₂ 为触及椎，进入稳定区，L₂ 水平化，倾斜小于 15°，L₂/L₃ 椎间盘向两侧张开（c、d）；使用"南京标准"行后路选择性融合术（T₂~L₂），LIV=LSTV-1，术后冠状面矫形满意（e）；术后 2 年随访无明显矫正丢失和远端叠加现象发生（f、g）

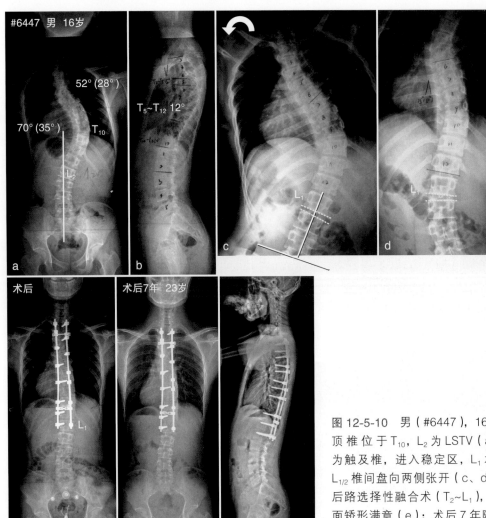

图 12-5-10　男（#6447），16 岁，AIS Lenke 2AN 型，顶椎位于 $T_{10}$，$L_2$ 为 LSTV（a、b）。Bending 片上 $L_1$ 为触及椎，进入稳定区，$L_1$ 水平化，倾斜小于 15°，$L_{1/2}$ 椎间盘向两侧张开（c、d）。使用"南京标准"行后路选择性融合术（$T_2$~$L_1$），LIV=LSTV-1，术后冠状面矫形满意（e）；术后 7 年随访无明显矫正丢失和远端叠加现象发生（f、g）

Lenke 1B~2B/C 型）可行选择性胸椎融合术，其优点在于保留更多的腰椎活动度，且未融合的腰弯往往能获得良好的自发性矫正。然而，有些学者发现不是所有 King Ⅱ 型患者行选择性胸椎融合术后都能维持良好的矫形效果，部分患者出现冠状面的失代偿。Ibrahim 等进一步将 King Ⅱ 型分为 Ⅱa 和 Ⅱb，判断标准为：①腰弯柔韧性＞胸弯；②腰弯 Cobb 角＜35°；③腰弯 Bending 片上矫正率＞70%；④腰骶部代偿弯 Cobb 角＜12°；⑤ CSVL 经过腰弯顶椎。符合 5 项中至少 3 项可归为 Ⅱa 型，此类患者行选择性胸椎融合术效果良好。然而 King 分型是建立在 Harrington 单平面矫形内固定系统上的分型，不适用于椎弓根螺钉矫形系统。

立足于三维矫形时代，Lenke 等提出 Lenke1B 和 Lenke 1C 进行选择性胸弯融合的影像学标准：①胸弯与腰弯顶椎旋转（AVR）比值＞1.2，②胸弯与腰弯顶椎偏移（AVT）比值＞1.2，③胸弯与腰弯 Cobb 角比值（MT/L）＞1.2，④胸腰弯／腰弯柔韧度＞胸弯，没有胸腰段后凸（$T_{10}$~$L_2$＜+20°）。通过上述指标，Lenke 团队初步规范了选择性胸椎融合术的适应证。Chang 等根据 Lenke 提出的选择性融合的标准，对 37 例符合适应证的患者行选择性胸椎融合术，均取得良好的矫形效果，末次随访时胸弯矫正率为 83%，尽管腰弯未融合，腰弯矫正率也高达 81%，无冠状面及矢状面失代偿的发生。Chang 等进一步纳入 78 例 Lenke 1C~4C 的 AIS 患者（1C 为 25 例、2C 为 36 例、3C 为 6 例、4C 为 11 例），该批患者行选择性胸椎融合的标准为：①胸弯与腰弯的 Cobb 角之比、AVT 之比均＞1；②胸弯与腰弯柔韧性之比＜1；③腰弯 Bending 片 Cobb 角＜35°。Chang 等强调手术中运用了悬梁臂和直接去旋转的方法，最终有

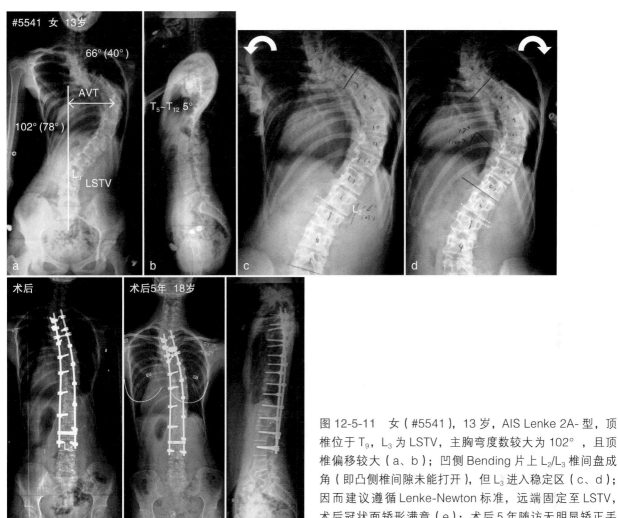

图 12-5-11　女（#5541），13 岁，AIS Lenke 2A- 型，顶椎位于 $T_9$，$L_3$ 为 LSTV，主胸弯度数较大为 102°，且顶椎偏移较大（a、b）；凹侧 Bending 片上 $L_2/L_3$ 椎间盘成角（即凸侧椎间隙未能打开），但 $L_3$ 进入稳定区（c、d）；因而建议遵循 Lenke-Newton 标准，远端固定至 LSTV，术后冠状面矫形满意（e）；术后 5 年随访无明显矫正丢失和远端叠加现象发生（f、g）

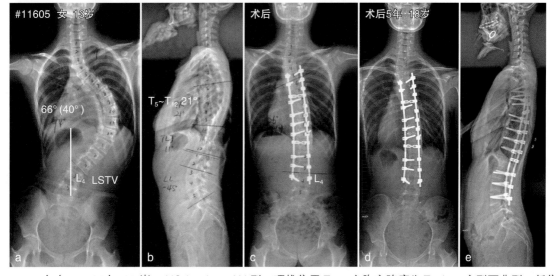

图 12-5-12　女（#11605），13 岁，AIS Lenke 1AN 型，顶椎位于 $T_{11}$，主胸弯跨度为 $T_5 \sim L_3$，弯型不典型，低位顶椎伴长胸弯，$L_4$ 为 LSTV（a、b）。对于此类患者，建议遵循 Lenke-Newton 标准，远端固定至 LSTV，术后冠状面矫形满意（c）；术后 5 年随访无明显矫正丢失和远端叠加现象发生（d、e）

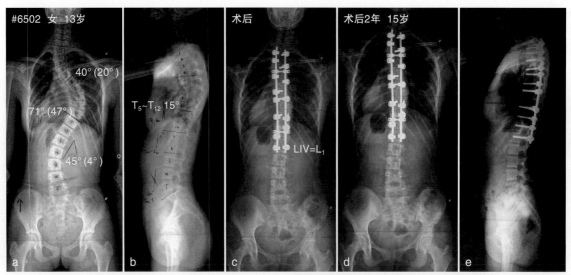

图 12-5-13　女（#6502），13 岁，AIS Lenke 1CN 型（a、b）。行后路选择性胸椎融合术后（$T_2 \sim L_1$），术后冠状面矫形满意（c）；术后 2 年随访无明显矫正丢失，腰弯自发性代偿恢复良好（d、e）

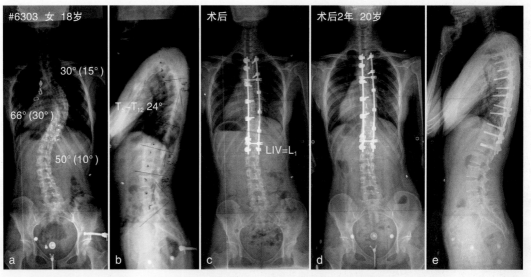

图 12-5-14　女（#6303），18 岁，AIS Lenke 1CN 型（a、b）。行后路选择性胸椎融合术后（$T_3 \sim L_1$），术后冠状面矫形满意（c）；术后 2 年随访无明显矫正丢失，腰弯自发性代偿恢复良好（d、e）

49 例患者未达到 Lenke 的标准，但符合此标准并在随访中取得满意的矫形效果。因此，Chang 等认为通过手术技术的改进，尤其是注重远端融合椎的去旋转操作，可适当拓宽选择性融合的适应证。

选择性胸椎融合的适应证不仅包含影像学的参数，还应纳入美学指标，单纯的影像学指标并不能精确地反映美学外观。Lenke 等提出选择性融合的临床标准：对于典型右胸弯患者，需要满足：①右肩高或者双肩水平；②躯干偏移胸部大于腰部；③躯干前屈体检时胸背部隆起的剃刀背度数大于腰背部剃刀背的 1.2 倍以上。但该标准中只有第三条量化了美学指标，前两条缺乏准确的美学参数，比如采用哪个肩部美学指标，具体两肩的高度差在多少范围内，因此有关选择性融合的美学指标有待进一步的探究。但对于腰部剃刀背畸形不大，强调要保留全部腰椎功能的患者，选择性胸椎融合的适应证可适当放宽（图 12-5-15）。此外，对于 Lenke 1B/2B 患者进行选择性胸弯融合时，LIV 的选择依然可参考五条"南京标准"（图 12-5-16）。患者骨骼成熟度也是决定是否采用选择性融合的重要指标之一，研究表明 Risser 征越小的患者，行选择性融合后发生远端叠加现象（distal adding-on）的概

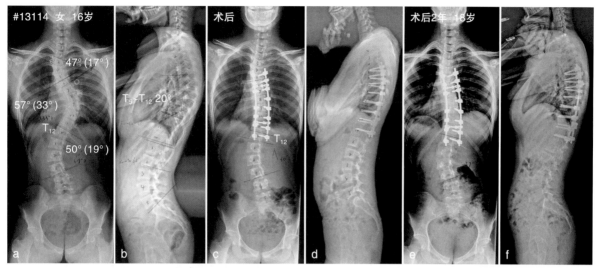

图 12-5-15　女（#13114），16 岁，AIS Lenke 1CN 型（a、b）。行后路选择性胸椎融合术后（$T_5 \sim T_{12}$），术后冠状面和矢状面矫形满意（c、d）；术后 2 年随访无明显矫正丢失，虽然残留一定的腰弯，但完整保留了腰椎的正常功能（e、f）

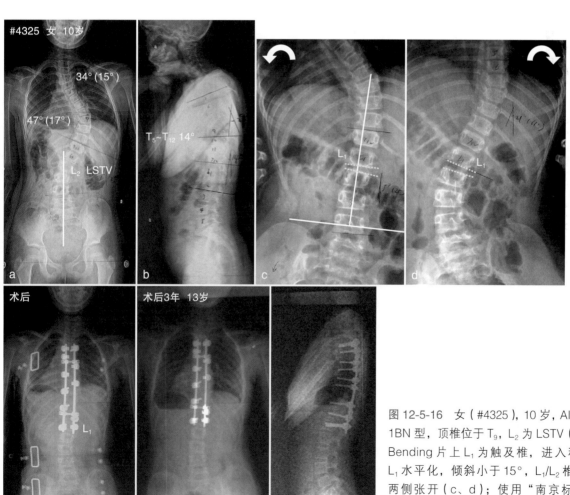

图 12-5-16　女（#4325），10 岁，AIS Lenke 1BN 型，顶椎位于 $T_9$，$L_2$ 为 LSTV（a、b）；Bending 片上 $L_1$ 为触及椎，进入稳定区，$L_1$ 水平化，倾斜小于 15°，$L_1/L_2$ 椎间盘向两侧张开（c、d）；使用"南京标准"行后路选择性融合术（$T_4 \sim L_1$），LIV=LSTV-1，术后冠状面矫形满意（e）；术后 3 年随访无明显矫正丢失和远端叠加现象发生（f、g）

率越高；髋臼 Y 软骨开放组患者的远端叠加现象发生率也显著高于髋臼 Y 软骨闭合组患者。有关远端叠加现象的具体内容请见第 22 章第八节远端叠加现象。

3. Lenke 2 型上胸弯是否需要融合　Lenke 1 型与 Lenke 2 型患者上端融合椎（upper instrumented vertebrae，UIV）的选择逐渐引起重视。UIV 的选择与学者对上胸弯的认识密切相关，Moe 等最早提出上胸弯的概念，即在双胸弯中上胸弯通常上端椎位于 $T_{1/2}$，下端椎位于 $T_{5/6}$。King 等进一步定义了结构性上胸弯的概念：$T_1$ 椎体正性倾斜（左高右低）且上胸弯柔韧性差，他指出对于结构性的上胸弯，若仅融合主胸弯，术后肩失衡的风险大大提高。随着 Lenke 分型的提出，Lenke 对结构性上胸弯的定义进行了量化：上胸弯在 Bending 片上残留 Cobb 角 ≥ 25°，或矢状面上 $T_2 \sim T_5$ 局部后凸 ≥ 20°，对于此类结构性上胸弯需要融合。根据该定义，Lenke 1 型患者没有结构性的上胸弯，无需融合上胸弯，UIV 一般选择在 $T_4$ 或者 $T_5$ 即可。然而，临床上发现相当一部分患者术后出现双肩不等高，说明单纯依据 Lenke 分型决定上端融合椎并不全面。该判断方法存在一定的缺陷：即使结构性的上胸弯，其柔韧性也不一定很差，反之有些非结构性的上胸弯柔韧性反而很差。朱泽章等研究发现 Lenke 分型在判断是否为结构性弯上的可信度一般，尤其是上胸弯的结构性判断，受到肩胛骨的阻挡，观察者之间误差较大。

因此，单纯通过 Lenke 分型无法准确判断上胸弯是否需要融合。目前，大部分学者认为应该综合 Lenke 分型及术前双肩平衡状况来决定 UIV。Suk 等认为上胸弯 >25°、左肩高 >10mm 或者双肩等高的患者认为存在上胸弯，应该融合双胸弯；当上胸弯在 25°～40°，若右肩高于左肩，尤其当高度差 >12mm 时，上胸弯则不需要融合。近期 Lenke 团队又提出了更加简便的策略，Lenke 1 型患者，当术前右肩高时，则不需要融合上胸弯，UIV 选择在 $T_4$ 或 $T_5$；当双肩等高时，UIV 选择在 $T_3$；当左肩高时，则 UIV 需要选择至 $T_1$ 或者 $T_2$。蒋军等认为 UIV 的选择除了需要根据 Lenke 提出的原则，考虑术前双肩高度差以外，还需综合上胸弯的柔韧性、上胸弯和主弯的矫正率等因素，制订合理的手术方案：对于上胸弯柔软、术前右肩抬高的患者，UIV 可选择为 $T_4$ 或 $T_5$（图 12-5-17）；对

于上胸弯僵硬、术前左肩抬高或肩部水平的患者，UIV 需选择为 $T_2$ 或 $T_1$（图 12-5-18）；对于上胸弯僵硬、术前双肩等高的患者，在不过度矫正主胸弯的前提下，也可部分融合或不融合上胸弯。Kuklo 等同样报道，如果患者术前双肩平衡，上胸弯是否融合对术后双肩平衡影响不大，上胸弯可不融合；如果术前右肩高，因主胸弯矫正后左肩可自发抬高起到代偿作用，即使上胸弯较为僵硬也无需全部融合；而对于术前左肩抬高的患者，

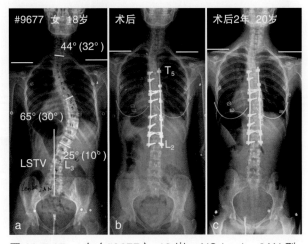

图 12-5-17　女（#9677），18 岁，AIS Lenke 2AN 型，上胸弯僵硬，术前右肩抬高（RSH=−10mm）（a）；该患者矫形手术未融合上胸弯（近端融合至 $T_5$），术后获得满意的肩部平衡（RSH=5mm）（b）；在术后 2 年的随访中，肩部平衡维持良好（RSH=4mm）（c）

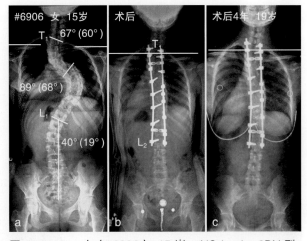

图 12-5-18　女（#6906），15 岁，AIS Lenke 2BN 型，上胸弯僵硬，术前左肩抬高（RSH=10mm）（a）。该患者矫形手术融合上胸弯（近端融合至 $T_1$），术后获得满意的肩部平衡（RSH=−2mm）（b）；在术后 4 年的随访中，肩部平衡维持良好（RSH=2mm）（c）

即使上胸弯柔软，其上胸弯仍需融合。Menon 等根据双肩平衡的决定性因素来选择 UIV，若肩部水平取决于上胸弯（双侧喙突连线朝上胸弯凹侧向下倾斜，相当于左肩抬高），则无论上胸弯的大小和柔韧性，建议 UIV 选择为 $T_2$；反之，若肩部水平取决于主胸弯（双侧喙突连线朝主胸弯凹侧向下倾斜，相当于右肩抬高），则建议 UIV 选择为 $T_4$，但需注意避免主胸弯的过度矫正。

综上所述，Lenke 2 型患者是否融合上胸弯，不应完全依赖于对上胸弯柔韧性的判断，还应根据临床双肩平衡情况、上胸弯和主胸弯的矫正率等综合因素而决定。

## （二）Lenke 3 型

Lenke 3 型指胸腰双主弯（double major curve），且胸弯 Cobb 角 ≥ 胸腰弯或腰弯 Cobb 角。按照 Lenke 建议，这两个弯为结构性弯曲，均需要融合。Puno 等尝试对一部分 Lenke 3 型患者行选择性胸弯融合，发现矫形效果较融合双弯患者差，且术后躯干失平衡概率高。因此，对于 Lenke 3 型患者，绝大部分需要同时融合双弯，更多的争议是下端融合椎选择为 $L_3$ 还是 $L_4$，尤其是腰弯较大的 AIS 患者。

腰弯修正型为"C"的大角度 AIS 下端椎选择：$L_3$ 还是 $L_4$？

腰弯修正型为"C"的大角度（如 >50°）AIS 的下端融合椎选择一直有争议。AIS 患者极少融合至 $L_5$，所以绝大部分非选择性融合下端融合椎选择 $L_3$ 或者 $L_4$。融合至 $L_3$ 较融合至 $L_4$ 可以保留更多的腰椎活动度，患者生活质量更高。理论上选择融合至 $L_3$ 术后发生叠加现象风险较融合至 $L_4$ 高，容易发生术后冠状面失代偿。但显然，融合至 $L_3$ 或者 $L_4$ 有不同的适应证，恰当的选择患者可以有效减少术后冠状面失代偿的发生率。

既往研究对于下端融合椎的选择提出了很多概念，包括 SV、NV、TV、STV 等。然而，这些定义过于笼统，缺乏精确的定量分析，实际使用时易产生混淆。选择下端融合椎需要综合考量端椎的倾斜、旋转及远端椎间盘开合等情况。为此，邱勇提出了腰弯修正型为"C"的大角度 AIS 下端融合椎选择的"南京经验"。

对于腰弯较大的 AIS 患者，当符合以下标准时可以融合至 $L_3$：① $L_3$ 在凹侧 Bending 片上进入稳定区，成为稳定椎，距离 CSVL 小于 10mm；② $L_3$ 在凸侧 Bending 片上可以获得明显去旋转；③ $L_3$ 在凹侧 Bending 片上水平化，倾斜及旋转均 <15°；④ Bending 片上 $L_3/L_4$ 椎间盘可以双向开合；⑤ 腰椎矢状面形态良好，胸腰段脊柱无后凸畸形。以上条件同时满足时，远端可固定至 $L_3$（图 12-5-19），反之则应该考虑融合至 $L_4$（图 12-5-20）。

秦晓东等纳入 84 例腰弯大于 60° 的 Lenke 3C、4C、5C、6C 的 AIS 患者，腰弯平均 Cobb 角为 67°，采用脊柱后路矫形内固定术，随访至少 2 年，末次随访时矫正平均为 13.7°。根据患者 LIV 的选择将患者分为 $L_3$ 组（24 人）和 $L_4$ 组（60 人），两组末次随访时的影像学矫形效果及 SRS-22 评分无显著差异，比较两组术前的影像学参数，结果发现：$L_3$ 组的 X 线正位片上 $L_3$ 偏移中线距离、凹侧 Bending 片上 $L_3$ 偏移中线距离、凸侧 Bending 片上 $L_3$ 旋转均显著低于 $L_4$ 组，$L_3$ 组凸侧 Bending 片上的 $L_{3/4}$ 椎间盘双向开口率、腰弯柔韧性也显著大于 $L_4$ 组。这些参数与"南京经验"相符，从实际数据上证实了"南京经验"的有效性。秦晓东等进一步通过多元回归分析，最终发现凹侧 Bending 片上 $L_3$ 偏移中线距离与选择 $L_3$ 作为 LIV 的关系最大，当凹侧 Bending 片上 $L_3$ 偏移中线小于 10mm 时，可安全地选择 $L_3$ 作为 LIV。

对于一些僵硬的侧凸畸形，可采用多节段 PCO（posterior column osteotomy）截骨技术，该技术结合后路椎弓根螺钉的使用，能充分松解脊柱后柱结构，更有利于矫形过程中的旋转、加压、撑开等操作，获得较好的冠状面矫形，同时有利于重塑矢状面形态及横断面去旋转，对于重度复杂的、僵硬的 AIS，亦能取得良好的矫形效果，可替代神经并发症风险更高的三柱截骨技术。

## （三）Lenke 4 型

Lenke 4 型指三主弯，上胸弯、胸弯、胸腰弯或腰弯均为结构性弯曲，该型弯曲在 Lenke 分型中占比最小，文献中对于该型侧凸的研究极少。理论上至少需要融合主胸弯和胸腰弯或腰弯，上胸弯的融合策略可以参考 Lenke 2 型侧凸。下端椎的选择可以参考 Lenke 3 型（图 12-5-21）。

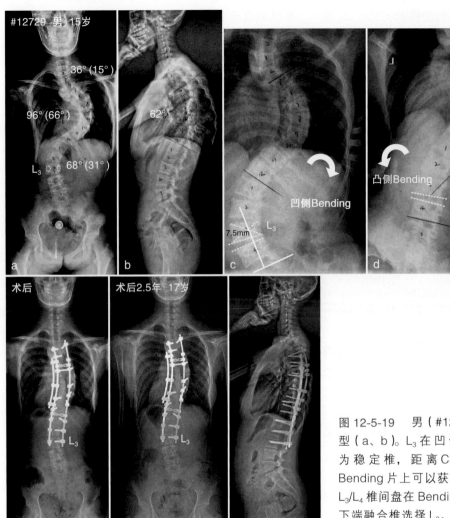

图 12-5-19　男（#12729），15 岁，AIS Lenke 3C+ 型（a、b）。$L_3$ 在凹侧 Bending 片上进入稳定区，为稳定椎，距离 CSVL 为 7.5mm（c）；$L_3$ 在凸侧 Bending 片上可以获得明显去旋转，$L_3$ 倾斜 <15°，$L_3$/$L_4$ 椎间盘在 Bending 片上可以双向开合（c、d）；下端融合椎选择 $L_3$，术后矫形效果良好（e）；术后 2.5 年随访无明显冠状面失代偿发生（f、g）

### （四）Lenke 5 型

Lenke 5 型患者腰弯修正型均为 C。Lenke 5C 型患者为单主弯，绝大部分患者只要选择性融合胸腰弯或腰弯即可，其胸弯往往能获得自发性矫正。然而，融合节段的选择除了影像学的考量，还有临床效果的考量，对于一些合并明显胸椎剃刀背畸形的患者，单纯依靠胸弯的术后自发纠正对剃刀背的改善效果不大，某些患者甚至出现术后胸弯和剃刀背畸形的加重，即近端叠加现象。对于这些患者，可以考虑同时融合胸弯。

早期 Lenke 5 型脊柱侧凸多采用前路矫形技术，由于在椎体上直接置钉操作，具有较好的去旋转效果，融合节段有可能较后路手术短，绝大部分 LIV 可以选择在 $L_3$ 及以上。为了减少对膈肌的损伤，邱勇提出可采用保护膈肌的前路小切口（图 12-5-22），手术切口分为两段：远端 $L_1$~$L_3$ 腹膜后小切口，近端 $T_{10}$~$T_{12}$ 胸膜后小切口，两切口在同一肋上，间隔 7~12cm，不切断中间的膈肌，具体手术操作方法见第 29 章第一节脊柱外科常用手术入路。

在理想的情况下，Lenke 5 型脊柱侧凸前路选择性融合术后，胸弯会逐渐发生自发性矫正并重建满意的脊柱平衡。Bitan 等报道 24 例特发性胸腰主弯的前路超短节段融合矫形效果（内固定范围大多小于主弯跨度），2 年以上随访显示主弯矫正率为 54%、内固定节段矫正率为 73%、近端胸弯自发矫正率为 21%。Sweet 等报道 47 例特发性胸腰主弯患者行前路选择性矫形手术，术后主弯矫正率为 70%。Kelly 等报道 18 例特发性胸腰主弯行前路选择性矫形术后的长期随访结果，在至少 12 年（平均 16.97 年）的随访后，主弯平均矫正率为 64%、近端胸弯自发矫正率为 35%，17 例均正常工作和生活。仉建国等报道 19 例特发性胸腰主弯行前路

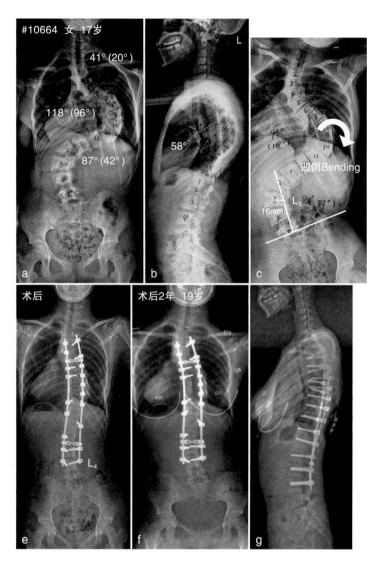

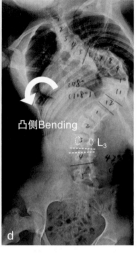

图 12-5-20　女（#10664），17 岁，Lenke 3C+ 型 AIS，胸弯 118°，腰弯 87°，柔韧性 20%，侧位片示胸椎后凸 58°（a、b）。L₃ 在凹侧 Bending 片上未良好进入稳定区，距离 CSVL 为 16mm，大于 10mm（c）；L₃ 在凸侧 Bending 片上无明显去旋转，L₃/L₄ 椎间盘不能双向开放 - 闭合（d）；LIV 选择固定至 L₄，采用后路多节段 PCO（posterior column osteotomy）截骨矫形，术后全脊柱正位 X 线片示胸弯矫正为 22°，腰弯矫正为 15°（e）；术后 2 年冠状面和矢状面矫形效果保持良好，无明显矫正丢失（f、g）

选择性矫形术的 1 年随访结果，主弯和近端胸弯均获得满意矫形。孙旭等纳入伴有胸弯的 29 例女性 Lenke 5 型脊柱侧凸患者，随访 24~58 个月，所有患者末次随访时主弯平均矫正率为 74.7%，脊柱平衡得以重建；胸弯获得了平均 40.4% 的自发性矫正率。

　　影响前路选择性融合术后胸弯自发性矫正的因素有哪些？孙旭等认为胸弯的自发性矫正可能与术前胸弯 Cobb 角、柔软度及生长潜能等密切相关，但术前胸弯柔软度不能完全反映术后自发性矫正的程度。Schulte 等报告胸弯的自发矫正率为 30.5%，低于术前 Bending 相矫正率 56.5%。Wang 等同样报道胸弯的自发矫正率为 41.5%，也低于其术前 Bending 相矫正率 75.6%。孙旭等也发现胸弯的自发矫正率（40.4%）显著低于 Bending 相矫正率（80.8%）。这些数据表明，对近端非结构性胸弯，

术前 Bending 相 Cobb 角和矫正率也不能完全预示术后自发性矫正的程度。关于胸弯的自发性矫正率低于 Bending 相矫正率的原因，Schulte 等推测可能与胸廓的限制有关。由于胸弯的旋转方向与主弯方向相反，在前路选择性融合手术时主弯的去旋转力可能加重胸廓和胸椎的旋转。Min 等发现前路选择性胸腰椎融合术后，胸弯虽然有一定程度的自发性矫正，但剃刀背畸形得不到明显改善，甚至胸弯顶椎旋转和剃刀背畸形程度有轻度的增加。这表明胸廓和胸椎的旋转得不到改善可能影响胸弯的自发性矫正，这同时也可能是胸弯的自发性矫正率较低的原因。孙旭等发现末次随访时，胸弯 Cobb 角与术前胸弯 Cobb 角、胸弯 Bending 相 Cobb 角及胸弯和主弯 Cobb 角比值均显著正相关。尽管末次随访时胸弯自发矫正率小于术前 Bending 相矫正率，但两者仍存在显著正相关关系，即术前 Bending 相

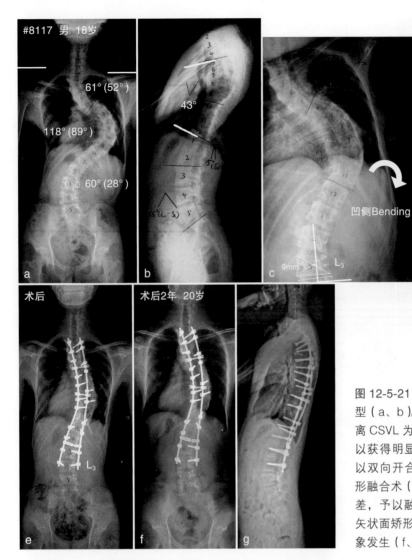

图 12-5-21 男（#8117），18 岁，AIS Lenke 4C+型（a、b）。L₃ 在凹侧 Bending 片上进入稳定区，距离 CSVL 为 9mm（c）；L₃ 在凸侧 Bending 片上可以获得明显去旋转，L₃/L₄ 椎间盘在 Bending 片上可以双向开合（d）；选择 L₃ 作为 LIV，行脊柱后路矫形融合术（T₂~L₃），术前左肩稍高，上胸弯柔韧性较差，予以融合上胸弯（e）；术后 2 年随访冠状面和矢状面矫形满意，双肩平衡维持良好，远端无叠加现象发生（f、g）

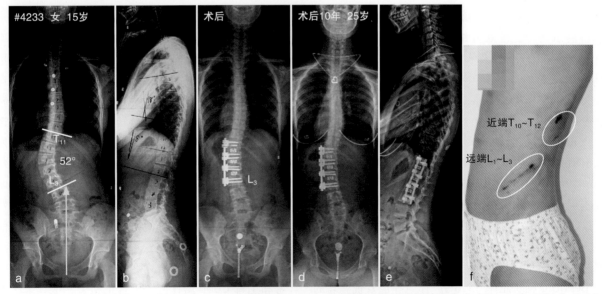

图 12-5-22 女（#4233），15 岁，AIS Lenke 5CN 型（a、b）。行前路腰弯的选择性融合术（T₁₂~L₃），UIV 为 Cobb-1，即 T₁₂（c）；术后 10 年随访冠状面和矢状面矫形满意（d、e）；外观照示前路保护膈肌的小切口（f）

胸弯矫正率越大，术后胸弯自发矫正率也越大。随访中发生 5°以上矫正丢失的 3 例患者中，或术前胸弯 Bending 相矫正率低下，或主弯和胸弯 Cobb 角比值较低，或 Risser 征较低。术前胸弯 Bending 相矫正率低表明胸弯较僵硬，若 Bending 相 Cobb 角达 25°，则可认为胸弯为结构性，应归入 Lenke 6 型。Schulte 等发现，Lenke 6 型患者术后胸椎自发性矫正率远不如 Lenke 5 型高。主弯和胸弯 Cobb 角比值若 <1.25，则这种侧凸类型接近于双主弯，其胸椎旋转和剃刀背畸形相对较大，显然影响了术后自发性矫正的效果。另外，根据 AIS 患者的生长发育规律，Risser 征 0 级时对应于月经未至、髋臼 Y 软骨尚处于未闭合至开始闭合状态，此时距离生长发育高峰的来临尚有一段时间，未被融合的胸椎仍有巨大的生长潜能，而容易发生进展。Sanders 等提出术前主弯和胸弯 Cobb 角比值 >1.25、胸弯 Bending 相 Cobb 角 >20°及髋臼 Y 软骨开放是术后胸弯转归不佳的危险因素。

关于前路手术融合节段的选择存在一定争议，Lenke 及 Sweet 等认为需要融合主弯的所有节段（即上端椎到下端椎）。Bernstein 及 Hall 等认为减少一个节段可获得同样的效果。孙旭等纳入 36 例 Lenke 5C 的患者，近端固定至上端椎 21 例、上端椎下方椎体 15 例（即 Cobb-1，图 12-5-22），研究结果显示，固定至上端椎组患者术后主弯矫正率略高于固定至上端椎下方椎体组（79% vs 70%），胸弯自发矫正率也较高（46% vs 29%）。孙旭等认为融合至上端椎有助于上端椎的水平化，从胸腰主弯和近端胸弯 Cobb 角测量的角度来看，上端椎水平化后自然会减小主弯 Cobb 角，也有利于近端胸弯的自发矫正。上端椎未融合时，上端椎可能达不到满意的水平化，术后主弯的矫正和近端胸弯的自发矫正率也因此而降低。此外，孙旭等提出上端椎对主弯矫形的贡献有限，但对近端胸弯的自发矫正有重要作用。手术中通常在置棒时使用较大的抱紧加压力，这种操作可能减小了上端椎融合对主弯矫正和近端胸弯自发矫正影响的差异。

前路选择性融合术后脊柱矢状面形态如何变化？Rhee 等报道胸腰弯或腰弯脊柱侧凸行前路矫形融合术 27 例，随访 2 年以上，胸椎后凸角（thoracic kyphosis，TK）增大 6°，矢状面平衡距离（sagittal vertical axis，SVA）由术前 −25mm 减小至 −17mm，近端交界角（proximal junctio-nal angle，PJA）由术前 6°增大至 9°，其中 5 例 PJA 增幅超过 10°，而胸腰交界性后凸（$T_{10} \sim L_2$，thoracolumbar junctional kyphosis，TJK）和腰椎前凸角（lumbar lordosis，LL）变化不明显。Sweet 等报道 20 例特发性胸腰椎侧凸患者使用前路单棒矫形手术的疗效，术后随访 2 年以上 TJK 无明显变化，LL 丢失约 4°，内固定区有 3°的前凸丢失。Lowe 等也发现在术后腰椎前凸有小幅度减小，术后随访 3 年以上，SVA 均值约为 −20mm。在 Ouellet 和 Johnston 的报道中，内固定区在术后随访中发生 8°的前凸丢失。Watkins 等报道经术后 2 年以上随访，内固定区的前凸角度也有类似的丢失改变。Kelly 等报道了胸腰主弯患者前路选择性矫形术后 12 年以上的随访结果，末次随访时 TK 较术前增大 2°，LL 有约 4°的轻度前凸丢失，内固定区由术前平均 2°前凸变化至末次随访时平均 11°后凸。尽管在上述研究中矢状面参数的变化不完全一致，但从总的趋势可以看出：在前路胸腰或腰主弯选择性融合术后，TK 轻度增加，TJK 和 PJA 呈轻度后凸增加，LL 变化不明显或有轻度前凸丢失，SVA 一般维持在较小的负平衡，而内固定区表现为后凸成角缓慢增加。

因此，尽管前路选择性融合术能取得良好的冠状面矫形和去旋转效果，但其存在以下缺陷：①腰椎前凸保持不足（图 12-5-23）；②远端椎间盘易发生楔形变；③远端椎在矢状面上可出现后滑脱（图 12-5-24）；④Horton 及 Puno 等报道前路手术易出现假关节等并发症；⑤前路手术入路复杂，相对学习曲线长。如做前路选择性融合，建议采用双棒矫形，并在椎间放置钛网，以保持腰椎前凸。孙旭等纳入 40 例 Lenke 5 型 AIS 患者，均接受选择性前路矫形术，根据术中植骨方式分为两组，椎间融合植骨时，A 组患者放置钛网，B 组则单纯以剪碎的自体肋骨和髂骨骨粒植骨。在术后和随访中，两组患者主弯的矫正率均大于 70%，继发弯也获得较满意的自发性纠正，无内固定相关和假关节形成等并发症发生。但末次随访时，A 组患者 SVA 和 $L_1$ 到 $C_7$ 中垂线的距离明显小于其术前和术后的测量值，而这些指标在 B 组均无显著变化，说明钛网植骨可较好地改善矢状面的整体平衡。Sweet 等报道使用前路坚强单棒矫形加椎间融合器植骨术，20 例特发性胸腰/腰弯患者冠状面矫形满意，矢状面上内固定区域后凸角度由术前的 −6°减小到术

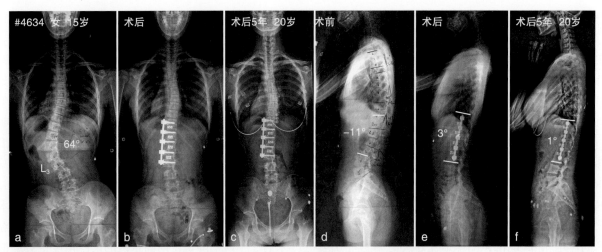

图 12-5-23　女（#4634），15 岁，AIS Lenke 5CN 型（a、d）。行前路腰弯选择性融合术（$T_{11}$~$L_3$）（b、e）；术后 5 年，冠状面矫形满意，无明显矫正丢失（c）；但内固定区域的矢状面前凸恢复不足（e、f）

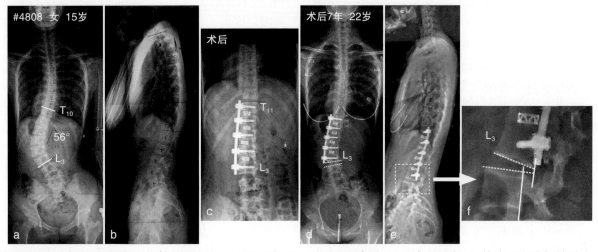

图 12-5-24　女（#4808），15 岁，AIS Lenke 5CN 型，$T_{10}$~$L_3$ Cobb 角为 56°（a、b）。行前路腰弯选择性融合术（$T_{11}$~$L_3$），UIV 为 Cobb-1（c）；术后 7 年，冠状面上远端出现叠加现象和 $L_3$/$L_4$ 椎间隙楔形变现象（d）；矢状面上远端 $L_3$ 椎体出现后滑脱，且 $L_3$/$L_4$ 椎间隙前份过度张开（e、f）

后 1 周的 -9°，随访 2 年后仅有 3° 的前凸丢失。Watkins 等报道经术后 2 年以上随访，前路单棒矫形术中使用剪碎自体肋骨植骨的患者内固定区域前凸减少 16°，而使用椎间融合器植骨的患者前凸减少 9°，证明了椎间钛网植骨对术后矢状面的改善作用。

以下两种情况不宜行前路矫形手术：①术前躯干明显向凸侧倾斜。由于前路矫形的生物力学原理是在畸形的凸侧施加压缩力，此压缩力在纠正冠状面畸形的同时，可产生一个凸侧脊柱缩短的效应，诱发躯干向凸侧倾斜，因此对于术前已有明显躯干向凸侧倾斜的患者，不宜行前路矫形，而应采用后路矫形（图 12-5-25）。②目前公认，对于术前伴有

胸腰段局部后凸畸形的 Lenke 5 型 AIS，不建议行前路矫形，后路矫形手术可获得更好的腰椎前凸的重建（图 12-5-26）。

随着各种类型三维矫形技术的发展与单平面椎弓根螺钉的广泛应用，很多研究者发现对于 Lenke 5 型 AIS 而言，后路手术能取得更好的冠状面和矢状面的矫形效果，且具有较低的手术难度与并发症，目前后路手术已成为 Lenke 5 型的主流手术方式。联合 SPO 截骨、后路去旋转、单平面钉等技术的应用，目前认为后路手术并不比前路手术增加融合节段。在某些情况下，后路手术甚至可节省一个节段，UIV 选择为上端椎下方一个椎体，即 UIV 为 Cobb-1，LIV 为测量 Cobb 角的下端椎。

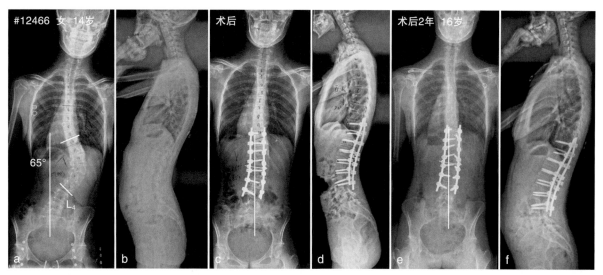

图 12-5-25 女（#12466），14 岁，AIS Lenke 5CN 型。术前躯干明显向右倾斜（a、b），此时如再在凸侧使用前路的压缩力矫正侧凸畸形，术后可出现更严重的躯干向凸侧倾斜，因而应行后路选择性腰弯融合术（T₁₀~L₄）（c、d）；术后 2 年，冠状面矫形满意，无明显矫正丢失（e、f）

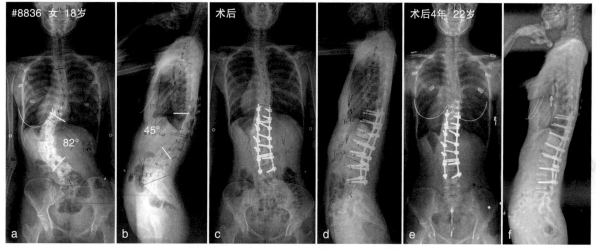

图 12-5-26 女（#8836），18 岁，AIS Lenke 5CN 型，术前胸腰段局部后凸畸形 45°（a、b）。行后路选择性融合术（T₁₀~L₄），多节段 PCO 截骨（T₁₁~L₄），胸腰段后凸畸形得到矫正（c、d）；术后 4 年，冠状面及矢状面矫形满意，无明显矫正丢失（e、f）

鲍虹达等纳入 28 例 Lenke 5C 型 AIS 患者，均行选择性腰弯后路矫形融合术，固定范围为上端椎下方一个椎体（Cobb-1）至下端椎。根据末次随访时患者是否出现近端失代偿分为失代偿组和未失代偿组，近端失代偿的定义为末次随访胸椎最大 Cobb 角比术后即刻增加 10° 以上或 UIV 倾斜大于 5° 或冠状面平衡大于 3cm。28 例患者平均随访 3.2 年，21.4% 的患者（6 人）在末次随访时出现近端失代偿。失代偿与未失代偿两组患者的 Risser 分级、术前胸弯 Cobb 角、主弯 Cobb 角和冠状面平衡均无显著差异。然而，近端失代偿患者的术前

腰弯 AVT/ 胸弯 AVT 比值显著增大。因此，他认为对于 Lenke 5C 型 AIS 行后路选择性融合的患者，如果术前腰弯 AVT/ 胸弯 AVT 比值较小，且 Risser 大于 2 级，可以将 UIV 设计为上端椎下方一个椎体（Cobb-1），这样并不增加近端失代偿的风险，可以获得满意的临床结果（图 12-5-27）。

对 LIV 的选择争议相对较少，大多数学者建议远端可终止于端椎，他们更多关注的是术后 LIV 是否能保持水平或尽量水平的状态，以及如何避免发生 LIV 下位椎间盘的楔形变。李明等发现在 Lenke 5C 患者中术前及术后即刻 LIV 倾斜度对术

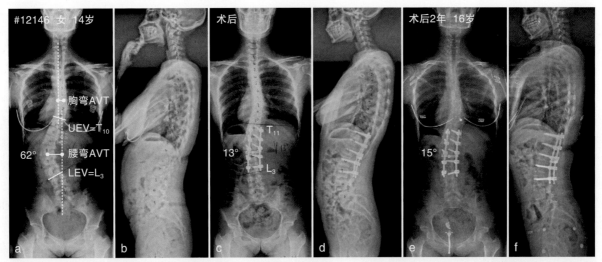

图 12-5-27　女（#12146），14 岁，AIS Lenke 5CN 型，术前 $T_{10}$~$L_3$ 胸腰弯 62°，胸弯 30°，腰弯 AVT/胸弯 AVT 比值为 3.5，Risser 4 级（a、b）。选择上端椎（UEV）$T_{10}$ 下方一个椎体 $T_{11}$ 作为 UIV（Cobb-1），下端椎（LEV）$L_3$ 作为 LIV，矫形效果满意（c、d）；术后 2 年随访无明显矫正丢失，腰椎保持正常前凸，胸弯自发性矫正良好（e、f）

后即刻的冠状面平衡有重要的预测作用。刘臻等同样发现术后即刻冠状面平衡与术前冠状面平衡及术前 LIV 倾斜之间存在相关性。这一结果提示术前 LIV 倾斜较严重的 Lenke 5C 患者行后路选择性腰弯融合术后即刻发生冠状面失平衡的可能性较高。刘臻等进一步通过统计分析发现，如果患者术前 LIV 倾斜大于 25°，并且患者术后即刻 LIV 倾斜不能矫正到 6° 以下，该患者术后即刻发生冠状面失平衡的可能性将大大增高。然而，在末次随访时，刘臻等发现无论是术前还是术后，没有任何 LIV 相关影像学指标与术后远期冠状面平衡之间存在显著相关性。这一结果提示 Lenke 5C 患者行后路选择性腰弯融合术后远期冠状面平衡并不一定依赖于患者术前或术后的 LIV 倾斜程度，更为重要的是患者在随访过程中随着胸弯的自发性矫形可获得一定程度的自发性纠正，从而获得冠状面平衡的重建。刘臻等报道 3 例发生术后即刻冠状面失平衡的 Lenke 5C 型 AIS 患者，在末次随访时（24~30 个月）均获得较好的冠状面平衡重建（冠状面平衡距离<10mm），无一例发生冠状面失代偿。这些研究表明，术前即使腰弯的下端椎有较大的倾斜，也不要轻易延长 LIV 至 Cobb+1。

目前微创矫形手术治疗已逐渐运用于 Lenke 5C 型 AIS 患者。刘臻等采用 O 臂三维 CT 导航技术后路微创矫形术治疗 Lenke 5C 型 AIS 患者：取腰椎后路正中小切口 2 个，每个 3~5cm，暴露出椎体后，棘突上置入导航架，O 臂三维 CT 扫描置钉区域，椎弓根穿刺后置入导针，在导航下根据丝锥攻入深度依次置入相应规格的椎弓根螺钉，采用延长器辅助下穿棒，凸侧抱紧、凹侧撑开，同时拧紧螺帽，完成矫形操作。术后即刻腰弯矫正率为 80.1%±8.3%，胸弯自发矫正率为 59.3%±8.7%。术后 CT 扫描显示椎弓根螺钉置入满意率 94.2%，破壁率 5.8%（9 枚）。SRS-22 评估中功能、疼痛、自我形象、精神状态和满意度平均评分分别为（4.3±0.5）分、（4.7±0.6）分、（4.2±0.7）分、（4.2±0.5）分和（4.4±0.6）分。因此，O 臂三维 CT 导航技术辅助 Wiltse 入路具有损伤小、出血少、置钉精确和患者自我满意度高的特点，是治疗 Lenke 5C 型 AIS 的可行、安全有效的手术方式。

对于 Lenke 5 型 AIS 患者，手术时除了需要考虑冠状面及矢状面的矫形，还需要考虑横断面上椎体的去旋转。Behensky 与 Tredwell 等报道椎体旋转预示着脊柱畸形进一步发展，并且脊柱融合术后残留的椎体旋转越多，发生远期矫正丢失、交界性后凸等的风险越高。为了获得更好的椎体去旋转效果，近年来，单平面螺钉作为一种新型的三维矫形椎弓根螺钉应运而生（图 12-5-28i）。单平面螺钉的钉冠固定在冠状面，使其仅能够在矢状面活动，因此可以提供更强的去旋转力。万向钉与固定钉均能提供极好的冠状面矫形效果，而固定钉在水平面的去旋转效果更好且能获得更好的胸椎对称性，但固定钉与棒装配时较为困难且矢状面矫形能力有限。针对固定钉的不足，Dalal 等对比单平面螺钉与万向钉治疗 Lenke 1～3 型 AIS 的矫形效果，提示二者在冠状面和矢状面均有令人满意的矫形效果，而单平面螺钉具有更好的胸椎去旋转效果。Schroerlucke 等发现，在动态和静态生物力学测试中，单平面螺钉均具有更高载荷的力学性能，因此与万向钉相比，不易出现钉冠在螺杆上滑动的情况。胡宗杉等纳入 49 例 Lenke 5C 型 AIS 患者，均接受后路选择性腰弯矫形内固定融合术，根据植入物类型分为普通螺钉组（26 例）和单平面螺钉组（23 例）。普通螺钉组顶椎旋转（AVR）矫正率平均为 40.6%，单平面螺钉组平均为 57.4%，

两组间的差异有统计学意义。普通螺钉组腰弯 Cobb 角矫正率平均为 75.9%，单平面螺钉组平均为 77.5%，差异无统计学意义。矢状面胸椎后凸（TK）和腰椎前凸（LL）两组间的差异亦无统计学意义。末次随访时 SRS-22 量表各维度评分结果显示，单平面螺钉组自我形象维度评分高于普通螺钉组，差异有统计学意义。因此，他认为应用单平面螺钉联合椎体去旋转技术治疗 Lenke 5 型 AIS，可以在冠状面及矢状面取得满意矫正的同时获得更好的轴状面去旋转效果，提高患者的生活质量和满意度（图 12-5-28）。

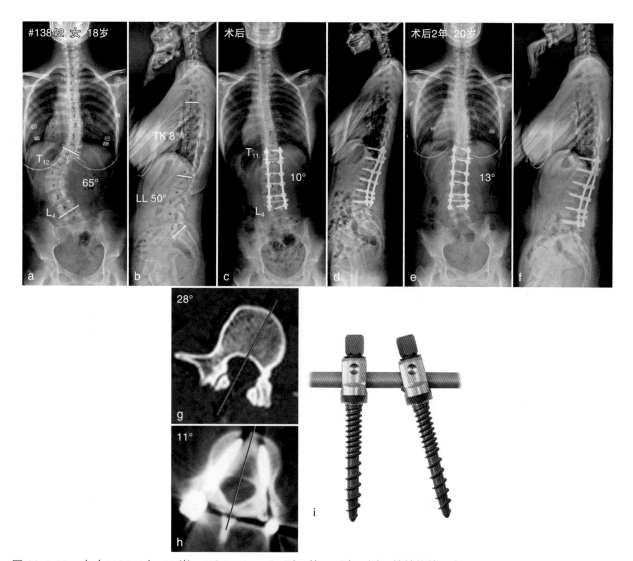

图 12-5-28　女（#13842），18 岁，AIS Lenke 5C- 型。从 $T_{11}$ 到 $L_4$ 测量的结构性腰弯为 65°，TK 为 8°，LL 为 50°（a、b）；采用单平面螺钉行后路选择性腰弯矫形内固定术，术后即刻 Cobb 角为 10°，矫形效果满意（c、d）；术后 2 年随访无明显矫正丢失（e、f）。腰椎 CT 平扫提示术前顶椎旋转为 28°，采用单平面螺钉去旋转技术，术后即刻矫正为 11°（g、h）。单平面螺钉示意图（i），该螺钉在冠状面固定，而在矢状面活动

### （五）Lenke 6 型

Lenke 6 型也为胸腰双主弯，与 Lenke 3 型不同的是胸弯 Cobb 角＜胸腰弯或腰弯 Cobb 角，这两个弯为结构性弯曲，对大部分患者都需要融合。但临床上仍有相当一部分患者可以接受腰弯选择性融合，并取得较好的效果。选择性融合需要考虑两个因素：第一是未融合胸弯的进展，术前胸弯的度数及患者骨骼成熟度是决定胸弯进展的关键因素。

对于那些术前胸弯度数较大，骨骼成熟度较低的患者，胸弯进展可能性大，需要采取非选择性融合，即两个弯均融合（图 12-5-29）。第二个因素是患者的背部外观，当患者有明显的胸椎剃刀背畸形，且胸弯较为僵硬时，也推荐行非选择性融合。对于术前胸弯相对较小且柔韧性较好，腰弯与胸弯 Cobb 角比值＞1.2，骨龄相对成熟的患者，可考虑行选择性腰弯融合（图 12-5-30）。

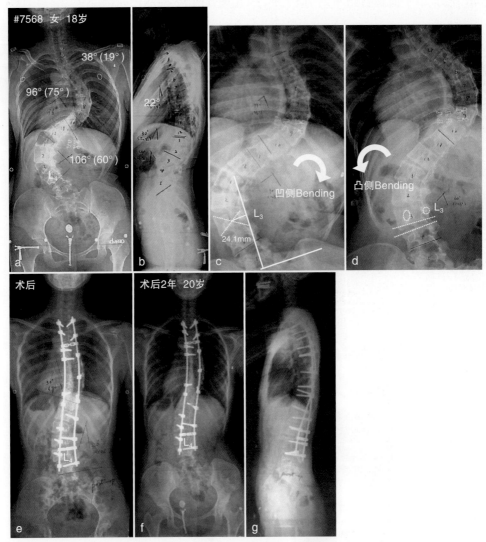

图 12-5-29　女（#7568），18岁，AIS Lenke 6CN 型（a、b）。$L_3$ 在凹侧 Bending 片上为非稳定椎，距离 CSVL 为 24.1mm（c）；$L_3$ 在凸侧 Bending 片上无明显去旋转，$L_3$ 倾斜大于 15°，$L_3/L_4$ 椎间盘闭合（d）；下端融合椎选择 $L_4$，术后矫形效果良好（e）；术后 2 年随访无明显冠状面失代偿发生（f、g）

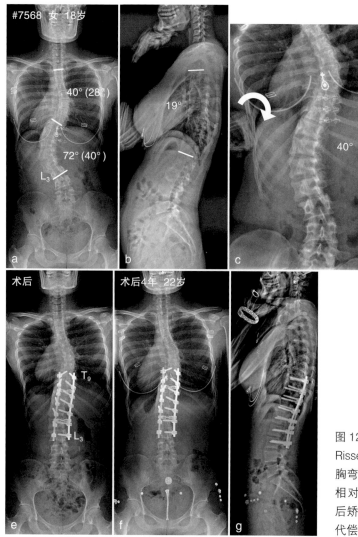

图 12-5-30 女（#7568），18 岁，AIS Lenke 6CN 型，Risser 5 级，骨龄成熟，腰弯 72°，胸弯 40°，腰弯 / 胸弯 >1.2（a、b）。Bending 片上胸弯柔韧性为 30%，相对柔软（c、d）；行选择性腰弯融合（T₉~L₃），术后矫形效果良好（e）；术后 4 年随访无明显冠状面失代偿发生，胸弯未见明显矫正丢失（f、g）

## 参考文献

[1] Lenke LG. The Lenke classification system of operative adolescent idiopathic scoliosis[J]. Neurosurg Clin N Am, 2007, 18(2): 199-206.

[2] Lenke LG, Betz RR, Harms J, et al. Adolescent idiopathic scoliosis: a new classification to determine extent of spinal arthrodesis[J]. J Bone Joint Surg Am, 2001, 83(8): 1169-1181.

[3] Lee MC, Ounpuu S, Solomito M, et al. Loss in spinal motion from inclusion of a single midlumbar level in posterior spinal fusion for adolescent idiopathic scoliosis[J]. Spine, 2013, 38, E1405-1410.

[4] Marks M, Newton PO, Petcharaporn M, et al. Postoperative segmental motion of the unfused spine distal to the fusion in 100 patients with adolescent idiopathic scoliosis[J]. Spine, 2012, 37(10): 826-832.

[5] Sanchez-Raya J, Bago J, Pellise F, et al. Does the lower instrumented vertebra have an effect on lumbar mobility, subjective perception of trunk flexibility, and quality of life in patients with idiopathic scoliosis treated by spinal fusion?[J]. J Spinal Disord Tech, 2012, 25(8): 437-442.

[6] Suk SI, Lee SM, Chung ER, et al. Selective thoracic fusion with segmental pedicle screw fixation in the treatment of thoracic idiopathic scoliosis: more than 5-year follow-up[J]. Spine, 2005, 30(14): 1602-1609.

[7] Dobbs MB, Lenke LG, Kim YJ, et al. Selective posterior thoracic fusions for adolescent idiopathic scoliosis: comparison of hooks versus pedicle screws[J]. Spine, 2006, 31(20): 2400-2404.

[8] Weinstein SL, Dolan LA, Cheng JC, et al. Adolescent idiopathic scoliosis[J]. Lancet, 008, 371(9623): 1527-1537.

[9] Suk SI, Lee SM, Chung ER, et al. Determination of distal fusion level with segmental pedicle screw fixation in single thoracic idiopathic scoliosis[J]. Spine, 2003, 28(5): 484-491.

[10] Sarlak AY, Atmaca H, Kim WJ, et al. Radiographic features of the Lenke 1A curves to help to determine the optimum distal fusion level selection[J]. Spine, 2011, 36(19): 1592-1599.

[11] Parisini P, Di Silvestre M, Lolli F, et al. Selective thoracic surgery in the Lenke type 1A: King III and King IV type curves[J]. Eur Spine J, 2009, 18(Suppl 1): 82-88.

[12] Matsumoto M, Watanabe K, Hosogane N, et al. Postoperative distal adding-on and related factors in Lenke type 1A curve[J]. Spine, 2013, 38(9): 737-744.

[13] Cho RH, Yaszay B, Bartley CE, et al. Which Lenke 1A curves are at the greatest risk for adding-on. . . and why?[J]. Spine, 2012, 37(16): 1384-1390.

[14] Lenke LG, Newton PO, Lehman RA, et al. Radiographic results of selecting the touched vertebra as the lowest instrumented vertebra in Lenke 1A AIS curves at a minimum five-year follow up[C]. ALASKA: Presented Scoliosis Research Society 49th Annual Meeting & Course, 2014.

[15] Liu Z, Guo J, Zhu Z, et al. Role of the upper and lowest

instrumented vertebrae in predicting the postoperative coronal balance in Lenke 5C patients after selective posterior fusion[J]. Eur Spine J, 2013, 22(11): 2392-2398.

[16] Smith MW, Annis P, Lawrence BD, et al. Acute proximal junctional failure in patients with preoperative sagittal imbalance[J]. Spine J, 2015, 15(10): 2142-2148.

[17] Wang Y, Bunger CE, Wu C, et al. Postoperative trunk shift in Lenke 1C scoliosis: what causes it? How can it be prevented?[J]. Spine, 2012, 37(19): 1676-1682.

[18] Sun X, Liu WJ, Xu LL, et al. Does brace treatment impact upon the flexibility and the correctability of idiopathic scoliosis in adolescents?[J]. Eur Spine J, 2013, 22(2): 268-273.

[19] Wang Y, Hansen ES, Hoy K, et al. Distal adding-on phenomenon in Lenke 1A scoliosis: risk factor identification and treatment strategy comparison[J]. Spine, 2011, 36(14): 1113-1122.

[20] Moe JH. A critical analysis of methods of fusion for scoliosis; an evaluation in two hundred and sixty-six patients[J]. J Bone Joint Surg Am, 1958, 40-A(3): 529-554 passim.

[21] Potter BK, Rosner MK, Lehman RA, Jr. , et al. Reliability of end, neutral, and stable vertebrae identification in adolescent idiopathic scoliosis[J]. Spine, 2005, 30(14): 1658-1663.

[22] Cao K, Watanabe K, Kawakami N, et al. Selection of lower instrumented vertebra in treating Lenke type 2A adolescent idiopathic scoliosis[J]. Spine, 2014, 39(4): E253-261.

[23] Chang KW, Chang KI, Wu CM. Enhanced capacity for spontaneous correction of lumbar curve in the treatment of major thoracic–compensatory C modifier lumbar curve pattern in idiopathic scoliosis[J]. Spine, 2007, 32(26): 3020-3029.

[24] Chang KW, Leng X, Zhao W, et al. Broader curve criteria for selective thoracic fusion[J]. Spine, 2011, 36(20): 1658-1664.

[25] Chang KW, Chen YY, Wu CM, et al. Could structural and noncompensatory Lenke 3 and 4C lumbar curves be nonstructural and compensatory? Lenke 1, 2, 3, and 4 curve types were similar and could be considered collectively as a single indication for selective thoracic fusion[J]. Spine, 2014, 39(22): 1850-1859.

[26] Kuklo TR, Lenke LG, Graham EJ, et al. Correlation of radiographic, clinical, and patient assessment of shoulder balance following fusion versus nonfusion of the proximal thoracic curve in adolescent idiopathic scoliosis[J]. Spine, 2002, 27(18): 2013-2020.

[27] Menon KV, Tahasildar N , Pillay HM, et al. Patterns of shoulder imbalance in adolescent idiopathic scoliosis: a retrospective observational study[J]. J Spinal Disord Tech, 2014, 27(7): 401-408.

[28] 邱勇, 孙旭, 刘臻, 等. Lenke 5型脊柱侧凸前路单棒矫形术中放置钛网对术后矢状面重建的影响[J]. 中华骨科杂志, 2008, 28(12): 1008-1014.

[29] 孙旭, 邱勇, 王斌, 等. 近端固定椎的选择对Lenke5型脊柱侧凸前路矫形疗效的影响[J]. 中华骨科杂志, 2012, 32(2): 161-166.

[30] 邱勇, 贺永雄, 王斌, 等. 钛网椎间融合器在脊柱侧凸前路矫形矢状面形态维持中作用的初步研究[J]. 中华外科杂志, 2005, 43(24): 1564-1567.

[31] Sanders AE, Baumann R, Brown H, et al. Selective anterior fusion of thoracolumbar/lumbar curves in adolescents: when can the associated thoracic curve be left unfused?[J]. Spine, 2003, 28(7): 706-713.

[32] 仉建国, 邱贵兴, 杨波, 等. 特发性脊柱侧凸的前路矫形手术[J]. 中华骨科杂志, 2004, 24(5): 281-285.

# 第13章 神经肌源性脊柱侧凸

钱邦平 周许辉 徐 林 穆晓红

## 第一节 概述

脊柱侧凸是神经肌源性疾病最常见的脊柱畸形，包括神经源性、肌源性和两者混合型。美国脊柱侧凸研究学会（SRS）将神经肌源性脊柱侧凸分为上运动神经元性、下运动神经元性和单纯肌源性（表13-1-1），各亚型的发病机制、自然史、临床表现存在较大异质性。神经肌源性侧凸的总体发生率仅次于特发性脊柱侧凸，主要取决于原发疾病的类型。Berven等报道脑瘫伴脊柱侧凸发生率为15%~85%，Friedreich 共济失调伴脊柱侧凸发生率为60%，脊肌萎缩症伴脊柱侧凸发生率为80%。脊柱侧凸在 Duchenne 肌营养不良患者中发生率为85%~90%。神经肌源性脊柱侧凸的弯型、进展风险与特发性脊柱侧凸存在显著不同，保守治疗往往无法控制脊柱侧凸的快速进展。此外，神经肌源性脊柱侧凸常合并心脏、呼吸和消化等系统并发症，因此术前评估、手术策略和围手术期并发症更为复杂。

神经肌源性脊柱侧凸的进展与诸多因素相关，如发病年龄、下肢行走能力、是否存在单侧髋关节脱位和骨盆倾斜等。大部分神经肌源性脊柱侧凸发病年龄小、进展快，即使是骨骼发育成熟的成年人仍可进展。Gu 等报道小于 12 岁的脑瘫性脊柱侧凸进展风险显著增高；脊髓脊膜膨出发病如早于 10 岁进展风险显著增高；多发性关节屈曲挛缩伴脊柱侧凸通常 2 岁即可被确诊，平均每年进展 6.5°，迅速发展为僵硬性侧凸。Friedreich 共济失调患者的侧凸进展与患者年龄显著相关，多发生在其生长发育高峰期内，15 岁之前出现的脊柱侧凸约 50% 可进展至 60° 以上，而 20 岁左右出现的脊柱侧凸则进展的可能性较小，只有少部分患者会发展为严重侧凸。运动功能降低、瘫痪卧床、无行走能力的患者脊柱侧凸进展风险显著增大，可能与此类患者

| 表 13-1-1 | 神经肌源性脊柱侧凸分类（美国脊柱侧凸研究学会） |
|---|---|

**神经源性：**

上运动神经元

1. 脑瘫
2. 脊髓小脑变性
   - 遗传性共济运动失调
   - 家族性运动失调（Roussy-Levy 病）
3. 脊髓空洞症
4. 脊髓肿瘤
5. 脊髓损伤
6. 进行性神经性腓骨肌萎缩（Charcot-Marie-Tooth disease,CMT）

下运动神经元

1. 脊髓前角灰质炎
2. 其他病毒性脊髓病
3. 创伤
4. 脊肌萎缩症
   - Werding-Hoffmann 病
   - Kugelberg-Welanoler 病
5. 家族性自主神经功能异常症(Rilag-Day 综合征)

**肌源性：**

1. 先天性关节屈曲挛缩
2. 肌营养不良症
   - Duchenne 肌营养不良症（假性肥大型肌营养不良，进行性肌营养不良）
   - 肢肩胛带肌营养不良症
   - 面、肩胛、臀部肌营养不良症
3. 先天性肌病
4. 先天性肌张力过低症
5. 萎缩性肌强直病

肌力差、肌肉控制不良导致脊柱 - 骨盆形态异常有关。当患者失去行走能力并开始使用轮椅时，脊柱侧凸通常迅速进展。Kurz 等报道进行性肌营养

不良患儿全天使用轮椅后，胸椎侧凸平均每年进展 $10°$。Bunke 等报道脑瘫粗大运动功能分级系统（gross motor function classification system，GMFCS）等级为Ⅳ级、Ⅴ级的患者中 50% 为中重度的侧凸，而Ⅰ级、Ⅱ级的患者侧凸进展可能性则相对较小。除上述进展因素之外，骨盆倾斜容易被忽略。骨盆倾斜、髋关节脱位和脊柱侧凸进展三者可相互影响。严重骨盆倾斜和髋关节半脱位、内收畸形导致躯干失衡，长期施加在脊柱上不平衡的应力使得脊柱侧凸进一步进展。

神经肌源性脊柱侧凸患者的预期寿命除与原发病有关外，还与脊柱畸形严重程度、心肺功能直接相关。其中肺功能降低是多因素作用的结果，呼吸肌无力、肌挛缩纤维化及严重的脊柱畸形是导致肺通气功能障碍的三大重要因素。Duchene 肌营养不良患者无法自主站立，开始使用轮椅后，患者用力肺活量百分比平均每年下降 4%，最低可降至 25% 直至死亡。Chua 等报道 Duchenne 肌营养不良患者术前最大通气容量（FVC）预测值平均每年下降 7.8%，脊肌萎缩症患者 FVC 预测值平均每年下降 5.3%。李叶天等回顾发现先天性关节屈曲挛缩伴脊柱侧凸患者术前肺功能指标仅为正常人群肺功能预测值的一半左右。Mackley 等报道胸椎 Cobb 角大于 $66°$ 的患者肺功能受损明显。Harding 和 Pousset 等分别报道 Friedreich 型共济失调者平均死亡年龄为 37.5 岁（21~69 岁）和 39 岁（27~61 岁），心肌病和心力衰竭会显著增加患者死亡风险。Duchenne 肌营养不良患者平均在 9 岁半时失去行走能力，若无辅助通气平均生存年龄为 19.5 岁，约 10% 的患者在就诊后 10 年内死亡。

## 病因学

目前已知的多数神经肌源性疾病被报道与基因突变相关。如先天性肌病与数十种罕见基因突变有关，NEB 基因隐性突变和 ACTA1 基因显性突变是杆状体肌病最常见的致病原因。其他导致杆状体肌病的原因包括 KBTBD13、TPM2、TPM3 基因的显性突变和 ACTA165、TPM2、TPM3、TNNT1、CFL2、KBTBD13、KLHL40、KLHL41、LMOD3、MYPN 和 MYO18B 等基因上的隐性突变等，它们可以引起肌浆网及细胞内膜兴奋收缩耦联，肌原纤维的收缩能力和线粒体

的分布与结构等导致发病。脊肌萎缩症（spinal muscular atrophy，SMA）主要是由于 SMN1 基因（运动神经元存活基因 1）的纯合子缺失而导致。当 SMN 基因缺失或突变时，SMN 蛋白数量减少可诱导运动神经元细胞凋亡变性，最终导致脊肌失神经支配萎缩。进行性神经性腓骨肌萎缩症伴脊柱侧凸半数由周围髓鞘蛋白 22（PMP22）、缝隙连接蛋白（GJB1）和髓鞘蛋白（MPZ）这 3 个基因突变所致，可引起外周神经的髓鞘形成和维护功能障碍，最终导致周围神经的脱髓鞘或轴索变性。先天性关节屈曲挛缩（arthrogryposis multiplex congenita，AMC）迄今为止已发现 400 余种基因突变与之相关，包括点突变，大段插入/缺失和染色体畸变等。已报道致病基因突变导致的编码蛋白异常，如 β-原肌球蛋白（TPM2），肌钙蛋白Ⅰ2 型（TNNI2），肌钙蛋白 T3 型（TNNT3），肌球蛋白重链 3（MYH3），肌球蛋白结合蛋白 C1（MYBPC1），内皮素转化酶样 1（ECEL1），分别涉及肌肉和结缔组织，中枢或外周神经系统，神经肌肉终板和离子通道等。Duchenne 肌营养不良（严重性假肥大性营养不良，Duchenne muscular dystropy，DMD）则由位于 X 染色体 p21.1~21.3 上的 DMD 基因突变所导致，患者中约 69% 存在 DMD 基因的大段缺失，11% 存在大段重复，17% 存在无义、错义突变或较小的插入、缺失，剩余的 3% 存在其他形式的突变（如内含子内突变）。

神经肌源性疾病均可引起肌肉功能受损，导致肌力降低或对随意肌肉的控制不协调，或丧失感觉功能如本体感觉等，导致躯干平衡的调节功能紊乱，可影响脊柱结构的稳定性。例如脊肌萎缩症几乎都会引起脊柱侧凸，其明显特征是躯干肌及肢体近端肌无力，而 Friedreich 共济失调性脊柱侧凸的发展与全身肌力降低没有明显的相关性，其脊柱侧凸的发病机制可能是平衡和姿势反射的紊乱，而不是肌力降低。脊髓空洞症造成脊柱侧凸的机制既可能包括脊髓内反射异常、本体感觉传导通路损害、姿态平衡功能障碍，也可能是对支配躯干肌特别是椎旁肌的脊髓前角及椎体束造成损害而引起椎旁肌的不平衡。患者的脊柱一旦发生轻微弯曲，就有不对称的力作用在椎骨的终板上，作用在椎骨终板上的负荷增加将抑制其生长，负荷减少则生长较快，因而侧凸凹侧终板受到的压力负荷增加而致发育减慢，

而凸侧负荷相对减少而生长加快，这种应力不均作用导致凹侧椎体发育抑制和椎体楔形变。侧凸的进行性发展随椎间盘、椎骨和关节突改变而不断加重，这些姿势性弯曲渐变成结构性畸形。

## 临床表现及影像学表现

1.脊柱畸形　神经肌肉性疾病功能障碍最后共同累及的部位是肌肉细胞，因此其继发的脊柱侧凸都具有一些共同的特点。神经肌源性脊柱侧凸比特发性脊柱侧凸发病更早，如脊肌萎缩症的脊柱侧凸发病年龄通常在 6 岁前，痉挛性脑瘫患者大多在 10 岁前发生脊柱侧凸。如神经肌肉疾病出现得越早或疾病越重，则其脊柱侧凸也越严重。Rosenthal 等发现有行走能力的脑瘫患者有 38% 发生侧凸，但仅有 2% 的患者弯曲大于 40°。而 Madigan 等发现长期卧床的脑瘫患者中侧凸的发生率高达 76%。大多数神经肌源性脊柱侧凸为进展型，支具治疗往往效果不佳，甚至可能会造成行走困难，如进行性神经性腓骨肌萎缩症伴脊柱侧凸的患者支具治疗失败率（71%）明显高于特发性脊柱侧凸患者（25%）。

与特发性脊柱侧凸相比，神经肌源性脊柱侧凸发病节段较长，侧凸节段侧移较重，以腰弯多见，其次是双主弯、胸腰弯和胸弯。X 线上典型表现为在冠状面上长 C 形弯曲（图 13-1-1），通常累及 8~10 个椎体，躯干倾斜明显，多见于脑瘫，脊髓灰质炎和肌病患者。随着脊柱侧凸的进展，更多椎体被累及，常累及骶骨，发生骨盆倾斜。骨盆倾斜

还可能诱发髋关节半脱位或脱位。髋关节脱位较少发生在倾斜骨盆的低侧，大部分发生在倾斜骨盆的高侧（图 13-1-1b）。Friedreich 共济失调性脊柱侧凸弯型以胸腰双弯最多见，其次为单胸弯和单腰弯。进行性神经性腓骨肌萎缩症（CMT）伴发的脊柱侧凸亦以胸弯或胸腰双弯多见，很少累及骶骨，骨盆倾斜及双下肢不等长少见。

脊柱在矢状面上可出现前凸或后凸畸形，如近一半 AMC 患者可表现为胸椎前凸畸形，少部分 AMC 患者则表现为过度后凸畸形。前凸畸形多由高张力型脊柱侧凸导致（如脑瘫和关节屈曲挛缩），少数患者表现为颈椎过度前凸（颈椎过度后伸）畸形。后凸畸形常发生于低张力型脊柱侧凸（如脊髓灰质炎），多发生于胸腰段，颈椎后凸畸形极为少见，可见于手足徐动型脑瘫患者伴颈椎不自主活动和关节退变。胸腰椎后凸畸形与下肢行走能力和躯干肌力有关。在脑瘫、脊髓灰质炎和脊髓脊膜膨出患者中，下肢行走能力丢失后可见后凸畸形加重。进行性肌营养不良患者由于躯干肌力差无法维持脊柱矢状面形态而出现腰椎后凸。

颈椎过伸（图 13-1-2）是指颈椎前凸进行性增大、下颌骨无法靠近胸骨，可能与肌病患者颈屈肌肌力下降、伸肌挛缩及躯干的过度代偿前倾等因素有关。合并颈椎过伸严重者可出现吞咽、说话甚至呼吸困难。患者因颈部过度后伸，视线无法平视前方又加重了代偿性前屈躯干、屈曲髋关节以获得平视能力并维持体态平衡，可导致患者躯干整体矢状面形态失平衡、肌肉疲劳，导致脊柱畸形的加重进入恶性循环。此外，颈椎过伸的先天性肌病患者往

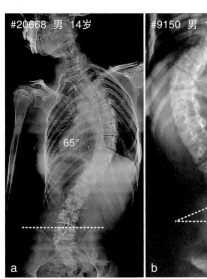
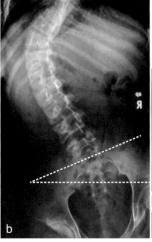
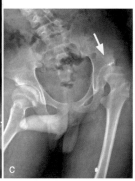

图 13-1-1　男（#20668），14 岁，脑瘫伴脊柱侧凸，能独立行走。正位 X 线片表现为典型长 C 弯，累及 12 个椎体，躯干倾斜，但骨盆维持水平（a）。男（#9150），16 岁，脊髓灰质炎伴脊柱侧凸。正位 X 线片示长 C 弯伴骨盆倾斜（b），同时伴右髋关节半脱位（c，箭头），患者已失去行走能力

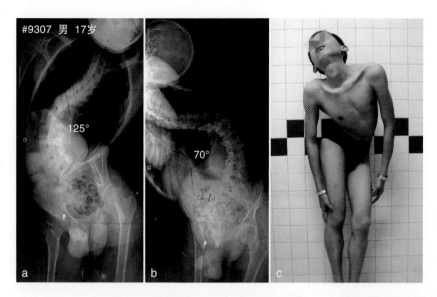

图 13-1-2　男（#9307），17 岁，先天性肌病伴严重僵硬性脊柱侧后凸畸形（a、b）；患者因颈椎的极度过伸畸形导致无法平视，并出现饮食吞咽、站立呼吸困难（c）

往往合并严重的肺功能障碍，往往需要借助辅助呼吸维持生存，而颈椎过伸所致气道形态变形可给术前气管插管造成极大困难。Poulter 等报道 1 例神经肌源性颈椎过伸患者气道解剖异常，矫形术后出现呼吸困难行气管切开抢救。

2. **肺功能障碍**　神经肌源性疾病引起的肺功能障碍是主要的致死性因素。Williams 等报道了一个多发性关节屈曲挛缩的三代家系，患者患有慢性缺氧继发的肺动脉高压。肺功能测试显示严重的限制性通气障碍（用力肺活量为预测值的 30%，总肺活量为预测值的 51%），最大吸气和呼气压力降低。Quinn 等对 21 例出生后不久死亡的先天性多关节挛缩患者进行了病理学研究，证实其中超过一半的患者出现肺发育不良，并伴有膈肌萎缩或肌萎缩。另外，多发性关节屈曲挛缩伴脊柱侧凸患者的胸部前凸也可能导致呼吸系统疾病。胸椎前凸畸形可显著减小胸腔前后径，导致胸腔扩张受限，呼吸功能紊乱。DMD 患者亦常出现限制性肺功能不全，患者呼吸功能随着年龄增加逐步下降。Kurz 等曾报道 DMD 患者出现独立行走困难并开始使用轮椅后，用力肺活量百分比以每年 4% 的速度快速下降，最终可低至 25%。晚期呼吸系统并发症包括呼吸肌疲劳、黏液堵塞、肺不张、肺炎和呼吸衰竭。若不加处理，并发症将持续进展，直至患者因呼吸停止或呼吸困难诱导的心律失常而死亡。

3. **营养不良**　神经肌源性疾病通常伴有营养失衡，大多数患者表现为营养不良，主要包括为身高、体重、骨密度（BMD）、肌肉质量和体液营养成分等指标的下降。Henderson 等报道肱三头肌皮肤厚度和血清甲状腺素水平下降在青少年中重度脑瘫患者中普遍存在，且 77% 的患者出现骨质疏松。Mehta 等通过 3 年随访发现脊肌萎缩症患儿的体重和 BMI 均下降，其中 47% 的患者 BMI 显著下降，3 年后严重营养不良的患病率由 2% 上升至 17%。神经肌源性疾病营养不良的主要原因包括肌力下降、吞咽障碍、胃排空延迟和无法独立进食等。此外，当疾病进展至晚期时因呼吸衰竭导致能量需求增加可进一步加重患者营养不良状态。营养不良可造成多种并发症：肌肉质量和力量下降使呼吸和运动功能进一步恶化，从而增加肺部感染风险；神经发育潜力下降导致智商、行为和注意力异常；免疫功能下降使感染风险上升和伤口愈合延迟。此外，少数患者还可表现为营养过剩，Willig 等报道小于 13 岁的杜氏肌营养不良患者易发生肥胖，可能与体力活动减少、激素药物使用过度和激素分泌异常有关。

4. **智力低下**　神经肌源性疾病患者亦可伴随精神发育迟缓（智力低下），主要表现为智力低于正常同龄人，且具有行为及社会适应能力缺陷。既往研究表明，脑瘫患儿中严重精神发育迟滞者平均占比为 25%。Mantovan 等报道 Friedreich 共济失调患者的智商与正常人无显著差异，但抽象思维能力和学习效率较同龄人正常水平显著下降。Voudouris 等报道 Duchenne 肌营养不良患者平均智商（80.2）显著低于正常人（100），Cyrulnik 等报道约 1/3 的 Duchenne 肌营养不良患者出现非进行性智力发育迟缓，并可出现语言表达能力、视觉空间认知、注意力和记忆力等方面障碍。

## 治疗

### （一）保守治疗

神经肌源性疾病本身尚无根治方法，现阶段采取的相关治疗手段主要是针对所伴发的并发症，特别是脊柱侧凸。保守治疗主要包括如下方面：

1. 康复训练　如步态、坐姿训练和力量锻炼等。Bayer 等报道神经肌源性侧凸患者在接受 4 周理疗联合支具治疗后平衡能力、肌肉力量和肺功能得到显著改善。轮椅和支具治疗有助于维持患者坐姿和躯干平衡，更好地控制头颈部，增强上肢功能。

2. 营养支持及肺功能训练　神经肌源性脊柱侧凸患者营养状况不佳是术后感染的危险因素，Duckworth 等认为神经肌源性侧凸患者需优化营养支持，必要时可鼻饲补充，改善白蛋白水平有助于减少术后感染的发生。Jevsevar 等认为脑瘫患者术前需纠正营养不良，血清白蛋白低于 35g/L 或淋巴细胞总数低于 1.5g/L 时具有重要参考价值。肺功能训练包括呼吸机辅助呼吸锻炼和呼吸方式训练（舌咽呼吸法），部分神经肌源性脊柱侧凸患者呼吸肌力量差易形成二氧化碳潴留，辅助呼吸和自主肺功能锻炼有助于维持正常通气，减少手术风险和术后并发症。

3. 支具治疗　神经肌源性脊柱侧凸支具治疗并不能有效纠正冠状面畸形。对于侧凸角度小、骨骼尚未发育完全且脊柱柔软度较好的患者，支具治疗一定程度上可缓解侧凸的进展速度，为后期的手术治疗赢得宝贵时间。Muller 通过对 21 例 Boston 支具治疗脊髓脊膜膨出患者随访发现，支具可以延缓患者脊柱侧凸进展。支具对躯干有一定的支撑作用，有利于患者躯干的生长，解放患者的双手功能。Blomkvist 观察发现支具治疗有利于神经肌源性侧凸患者坐姿的维持，可一定程度改善患者的生活质量。然而支具治疗效果有限，并不能完全阻止侧凸的进展（图 13-1-3），长期佩戴支具造成的压迫可引起肋骨畸形、肺容量减少及皮肤破损等并发症。Karol 等曾对 16 例进行性神经性腓骨肌萎缩症伴脊柱侧凸患者（Cobb 角为 24°～47°，平均36.2°）使用支具治疗，其中 13 例（81%）的角度都显著进展，11 例最终需要进行手术治疗。相较于特发性脊柱侧凸而言，神经肌源性脊柱侧凸支具治疗的失败率显著上升。由于多数患者缺乏主动控制

或主动配合支具矫正的能力，常需要用定制的全接触式被动型支具。轮椅坐位托架适用于侧凸严重和不能控制头颅的患者，如脑瘫患者。

### （二）手术治疗

#### 1. 麻醉风险评估

（1）肺功能评估　神经肌源性脊柱侧凸患者肺功能降低是多因素作用的结果，呼吸肌无力、肌纤维化和挛缩及受严重的脊柱畸形限制是通气障碍的三大重要因素。肺组织的受压与移位，肺内小气道及毛细血管的扭曲是引起呼吸衰竭的病理解剖学基础。术前应详细了解患者的呼吸功能，呼吸频率是否异常增快，有无面色、甲床苍白等外周循环缺氧表现，有无失眠、头痛和记忆力下降等长期缺氧症状。常规进行肺功能检查，最大通气量（maximal voluntary ventilation，MVV）实测值与预测值的比值能够反映患者的通气能力，临床上常用作是否可以进行手术的标准，当比值小于 30% 时需要考虑是否先行呼吸康复治疗，再进行手术。少数患者年龄小、缺乏自主能力及肋间肌麻痹，肺功能检查值并不准确，对这类患者较好的肺功能评估方法是获取上呼吸道感染或肺炎的病史。此外，一些肺功能简易测试方法包括火柴实验、屏气实验和登楼实验可用于初步评估患者的肺功能情况。

（2）心脏功能评估　神经肌源性脊柱侧凸严重者可伴随胸腔缩小，从而引起血管与心脏受压或心脏移位，导致心排血量及心脏泵力的下降和心功能代偿不全征象。随着畸形的加重，肺组织受压和肺血管的扭曲，使得心脏负担进一步增加，可发展为肺动脉高压、心力衰竭。此外，许多肌病如杜氏肌营养不良和 Friedreich 共济失调都可能直接损害心肌，引起心脏疾病。因此，术前应完善超声心动图、心电图等专项检查了解患者心脏、血管功能。

（3）气道评估　严重畸形患者呈典型的限制性通气障碍，气管发育异常和解剖学变异可导致气管插管的难度大大增加。因此，术前应询问患者是否存在与麻醉和手术相关的上呼吸道梗阻相关症状，合并此类症状的患者在意识模糊或麻醉诱导时可能发生机械性气道梗阻或难以处理的气道暴露困难。神经肌源性疾病除合并脊柱畸形外常合并头面部畸形，如颞颌关节僵硬、张合度小、寰枢关节脱位、斜颈等。先天性关节屈曲挛缩和先天性肌病患者常因头面颈部肌肉挛缩出现张口困难，同时可伴

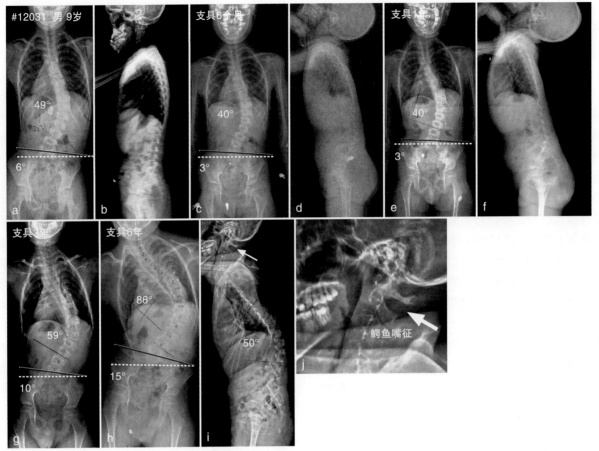

图 13-1-3　男（#12031），9 岁，进行性肌营养不良伴脊柱侧凸，初诊右胸腰弯 Cobb 角 49°，骨盆倾斜角 6°（a、b）；脊柱矢状面形态基本正常，予 Milwaukee 支具治疗；佩戴支具 6 个月后侧凸有一定程度改善（c）；但矢状面出现失衡，躯干前倾明显，颈椎前凸增加呈过伸畸形（d）；支具治疗 1 年后侧凸未见明显进展（e）；但矢状面失衡进一步加重，颈椎过伸畸形导致躯干代偿性前倾（f）；支具治疗 3 年后侧凸进展至 59°，骨盆倾斜角 10°（g）；6 年后呈现长 C 弯，骨盆倾斜角 15°，胸腰段后凸畸形 50°（h、i），颈部姿势僵硬固定，前屈及后伸活动度均明显受限，$C_1/C_2$ 椎弓根间隙增大，呈典型鳄鱼嘴征（j，箭头），患者此时 15 岁，髋臼 Y 软骨趋于闭合，进行矫形手术

有颈椎过伸，术前应仔细评估检查口咽大小、颈部活动度、下颌空间及顺应性等以判断困难气道的可能性。

（4）恶性高热风险评估　恶性高热是一种与常规麻醉用药相关的遗传性疾病，主要由挥发性吸入麻醉药和去极化肌松药琥珀胆碱诱发，少数患者处于紧张状态或暴露于高热环境亦可发作。恶性高热一旦发生，病情进展迅速，患者表现为全身肌肉痉挛、体温迅速升高，产生呼吸性和代谢性酸中毒，一般的临床降温及治疗措施难以控制病情进展，最终患者可因高钾血症、凝血功能障碍和多器官功能衰竭而死亡。神经肌源性疾病是恶性高热的易感者，术前应仔细询问恶性高热家族史和既往麻醉史。咖啡因 - 氟烷收缩试验是恶性高热实验室诊断的金标准，可用于术前筛选家族遗传性易感

者，更好地指导个性化麻醉用药（详见第 30 章第五节）。

（5）营养状况评估　神经肌源性脊柱侧凸患者的营养状况的评估也很重要，特别是存在吞咽或进食困难的患者。引起神经肌源性脊柱侧凸患者营养不良的原因较多，包括唇、舌及咽部肌肉的不协调使其咀嚼和吞咽困难，胃食管反流导致的反流性呕吐、食管炎及吸入性肺炎等，此外手术也提高了患者的代谢需求。术前适当的营养治疗，能恢复患者细胞活性和免疫能力，有助于切口的愈合和降低术后感染的可能性。

2. 围手术期处理　对于进展迅速或严重的神经肌源性脊柱侧凸患者可行手术治疗。围手术期准备通常包括重力牵引，呼吸功能和营养改善。目前僵硬性脊柱畸形最常用的牵引方式为 Halo - 重力牵

引，术前牵引可以改善脊柱畸形并松解脊柱周围软组织增加脊柱柔韧性；另一方面可以提高脊髓耐受矫形牵拉的能力，从而降低手术难度并且可降低术中神经系统并发症的发生率。此外，术前牵引也可增加胸廓容积，改善患者肺功能。对于神经肌源性脊柱侧凸患者，牵引前需排除伴发的脊髓栓系、脊髓脊膜膨出等先天发育异常。南京鼓楼医院采用改良的 Halo - 轮椅牵引，使用带有 4~6 枚固定螺钉的头颅环，局部麻醉下植入螺钉固定，当患者适应头环装置后采用轮椅选调的方式牵引。牵引初始重量为 2kg，增加速度为 2kg/d，在患者的耐受范围内增加牵引力，直到患者几乎不能接触到轮椅座位，最大重量为体重的 1/3~1/2，日间牵引 12 小时以上，夜间睡眠时床上牵引，重量减轻至 50%。对于有较高神经并发症风险的高危患者，应减缓牵引重量增加速度并评估神经功能，一旦患者出现脑神经症状、臂丛神经麻醉、感觉异常及肌力减退等，立即去除牵引或减轻牵引重量。每 2 周行 X 线复查，平均牵引时间为 2~3 个月，在牵引过程中配合四肢锻炼和吹气球锻炼肺功能，若肺功能和脊柱畸形改善且无手术禁忌则实施脊柱矫形手术。

对于肺功能 FVC 小于 30% 的患者，术前使用呼吸机等辅助呼吸装置或科学的舌咽呼吸法有助于改善患者肺功能，术前可在清醒状态下行经面罩无创正压 (non-invasive positive pressure ventilation, NIPPV) 辅助通气治疗，在吸气和通气两个时相均予正压通气联合 Halo - 重力牵引和呼吸训练改善呼吸功能。术前 NIPPV 可促进肺泡扩张、防止气道萎陷、减少肺泡死腔比例，进而提高肺泡有效通气量，改善肺功能。Bach 等认为 NIPPV 的使用可以使患者免受有创通气的损伤，避免插管或缩短插管时间。Lee 等认为术前合理利用呼吸机支持、气道分泌物管理和呼吸训练，术后肺功能可保持稳定。朱锋等报道 11 例伴有呼吸衰竭的严重脊柱畸形患者经过 14 周 NIPPV 辅助通气和 Halo - 重力牵引后平均肺活量 (vital capacity, VC) 预测值 46%，较治疗前平均预测值 30% 明显上升。张萍等报道严重脊柱侧凸患者术前经过 1 个月面罩 NIPPV 后 VC、VC%、FVC、FEV、MVV、MVV% 数值较治疗前均获得明显改善 (详见第 30 章第六节)。

**3. 手术策略**　后路内固定矫形融合术是治疗神经肌源性脊柱侧凸最常用、最有效的方法。主要目

的是矫正脊柱畸形，尽可能恢复骨盆水平状态，提高患者的步行或久坐能力，解放上肢使其术后能完成更多的活动；同时改善患者的心肺功能或防止其恶化。与特发性脊柱侧凸相比，神经肌源性脊柱侧凸患者的手术年龄更小、需要融合的节段更长。对于合并下肢、髋关节畸形需要手术的患者，如患者能独立或辅助行走，一般尽可能先做下肢或髋关节手术，如为改善下肢肌力平衡的肌腱移位术，以及髋关节脱位／半脱位的多种骨盆 - 股骨近端截骨手术。上述手术目的是在脊柱矫形术前尽可能先获得最大的骨盆平衡和稳定性。对于不能行走的患者可以考虑先做脊柱矫形术以改善坐姿和呼吸功能。但需注意的是由于骨盆倾斜的矫正，术后可能出现因为髋内收肌挛缩导致的髋外展受限，影响会阴部卫生清洁，此时可能需做股骨近端外展截骨术。

有些轻型的类特发性脊柱侧凸弯型的畸形可按特发性脊柱侧凸手术策略进行，但鉴于远端腰椎术后的代偿功能具有不可预测性，远端可选稳定椎 (图 13-1-4)。对于可以行走的患者，如侧凸角度较小，顶椎在 $L_1$ 节段以上且骨盆倾斜小于 10°，则可以融合至 $L_5$ 节段甚至 $L_4$ 节段；如出现高肌张力，顶椎在 $L_3$ 节段以下，坐位失衡或骨盆倾斜大于 15°，远端融合常需向下达到骨盆水平，对此类患者不宜远端仅固定至 $S_1$，因为常规的 $S_1$ 双侧螺钉对纠正骨盆倾斜的能力有限，容易出现内固定并发症，即便早期获得了骨盆水平的纠正，远期仍可出现骨盆倾斜的复发。可能的原因是逐渐发生或进展的双侧椎旁肌肌力或肌张力不平衡，往往需要延长至骨盆的翻修手术。对于不规则型骨盆倾斜 (Ⅱb 型)，由于髋关节、骨盆周围肌肉软组织挛缩较轻，且有一定肌力和肌张力，骨盆倾斜相对柔软，通常可以获得比较满意的骨盆平衡效果 (图 13-1-5)。而规则型骨盆倾斜 (Ⅱa 型) 往往预示着软组织挛缩，骨盆倾斜僵硬，为获得术后骨盆水平均需固定至髂骨 (图 13-1-6)。骨盆倾斜固定可避免疼痛性坐姿并有效建立矢状面平衡，但需注意术后可能出现的腰骶关节假关节形成、内固定断裂、下蹲困难及步态异常 (详见第 13 章第十三节)。

对于仍处于发育期的年幼患者，可采用生长型内固定矫形术以尽可能保留脊柱生长潜能。传统生长棒技术是神经肌源性 EOS 的经典治疗手段。一般在主弯近端 (一般在上胸椎) 固定 2~3 个节段，远端在腰椎固定 2~3 个节段，肌肉内穿棒，近端

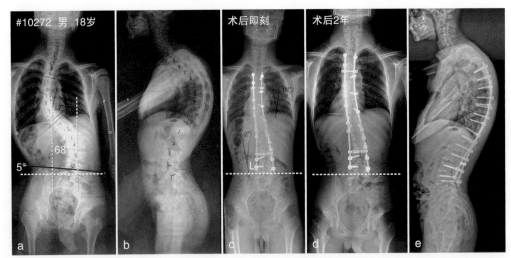

图 13-1-4　男（#10272），18 岁，脑瘫伴脊柱侧凸，右腰弯伴后凸畸形，顶椎位于 $L_2$，骨盆倾斜 5°，术前有行走能力（a、b）；远端融合至处于稳定区的 $L_4$，术后骨盆基本水平（c）；术后 2 年随访显示冠状面及矢状面形态改善维持良好（d、e）

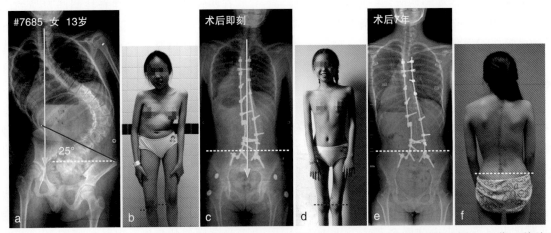

图 13-1-5　女（#7685），13 岁，出生后曾行腰骶部脊髓脊膜膨出修补术，神经肌源性脊柱侧凸。正位 X 线片示大 C 形右腰弯伴非规则型骨盆倾斜，躯干向右侧倾斜，双侧膝关节不等高（a、b）；远端固定至双侧髂骨，术后骨盆倾斜完全纠正，双侧膝关节等高（c、d）；术后 7 年随访示患者冠状面平衡及骨盆水平维持良好（e、f）

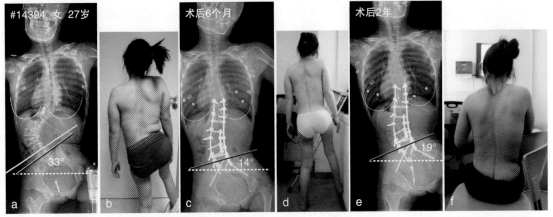

图 13-1-6　女（#14394），27 岁，脊髓灰质炎后遗症伴脊柱侧凸。X 线片示腰左弯伴规则型骨盆倾斜，骨盆右侧抬高倾斜角 33°（a、b）；坐位时不能双侧臀部均匀负重，呈疼痛性坐姿。行 $S_2AI$ 螺钉固定后骨盆倾斜角减小至 14°，但双下肢不等长仍然存在（c、d）；2 年随访示骨盆倾斜角为 19°，但患者能维持无痛性坐位平衡，无需双手支撑（e、f）

和远端棒间使用多米诺连接。一般间隔 6~10 个月撑开延长一次。先天性关节屈曲挛缩患者使用生长棒疗效不佳，容易断棒。

　　对于严重侧后凸的患者需行截骨矫形。相比单纯的后路内固定术，截骨矫形术对矫正脊柱畸形、重建脊柱整体平衡具有良好的疗效。根据截骨方式和范围分为 Smith-Peterson 截骨术（Smith-Peterson osteotomy，SPO），经椎弓根椎体截骨术（pedicle subtraction osteotomy，PSO）和全脊椎截骨术（vertebral column resection，VCR）等，其余术式则是在上述基础上进行的改良和变化。SPO 截骨主要用于治疗多节段平滑的侧后凸畸形（图 13-1-7），由于其截骨范围小，矫形能力有限，单节段的矫形仅有 10° 左右的效果。SPO 也可与 PSO 截骨联合使用，主要目的是充分松解缩短后柱。PSO 截骨是应用最广泛的三柱截骨方式，单节段的 PSO 可取得 30°~35° 的矫形效果，而不对称 PSO 截骨可以在矫正后凸的同时达到冠状面畸形矫正效果。VCR 截骨的适应证包括僵硬的躯干失衡、冠状面大于 80° 的脊柱僵硬性畸形、凹凸侧长度不对称的脊柱畸形及简单截骨手术无法恢复的脊柱平衡。与 SPO 和 PSO 相比，VCR 虽然能提供很强的矫形效果，但同时也具有较高的并发症发生率。

　　**4. 骨盆固定**　神经肌源性脊柱侧凸常伴有骨盆倾斜，内固定是否到骨盆目前仍存在争议。对于无行走能力的脑瘫患者，如无僵硬固定的骨盆倾斜，既往文献倾向于融合至 $L_4$ 或 $L_5$，维持腰骶部的活动，以保留患者独立的体位转换功能。Sengupta 等认为对于年龄小、侧凸角度小及轻度骨盆倾斜

的患者，固定到 $L_5$ 是足够的。Takaso 等报道固定到 $L_5$ 对于侧凸 Cobb 角 <85° 和骨盆倾斜 <15° 的 Duchenne 肌营养不良患者可以取得良好的矫形效果。固定到骨盆可以保留 $L_5/S_1$ 关节的活动，有助于坐姿的调整和体位的转变，同时由于暴露范围少，手术时间短、术中出血少、神经并发症发生率相对较低。然而行此方案的患者青春期或成年后远期可发生坐位失衡、骨盆倾斜及远端畸形加重的现象。此外，腰椎无法提供足量、有效的锚定位点，同时患者常伴有骨质疏松，术后内固定失败发生率较高。而固定至骨盆则可以提高患者的步行或坐立能力，解放上肢；恢复患者坐姿，减少压疮的发生率；缓解坐位时负重平面不平整及肋骨撞击骨盆产生的疼痛；提供持久稳定的矫形效果（图 13-1-8）。骨盆内固定的手术适应证一般包括：①患者失去行走能力，顶椎在 $L_1$~$L_2$ 以下；②出现高肌张力；骨盆倾斜 >15°，坐位时已无法保持平衡。Broom 等指出当骨盆倾斜 >15°、脊柱侧凸累及骶骨或存在严重的躯干失代偿时，需在脊柱矫形的同时行骨盆固定；Lonstein 等认为对于无行走能力的脑瘫性脊柱侧凸远端应融合至骶骨。

　　目前骨盆内固定技术主要包括 Galveston、髂骨螺钉和 $S_2AI$，Li 等报道上述三种技术对骨盆倾斜的矫正效果无明显差异，但 $S_2AI$ 可显著减少手术时间和术中出血量，这可能是由于 Galveston 和髂骨螺钉固定术中需要剥离更多组织和前路松解。固定至骨盆的缺点在于：手术软组织暴露更多，手术时间久，术中出血多；术后可能丢失部分生活能力，如体位的自由转换、俯视困难；部分患者可出

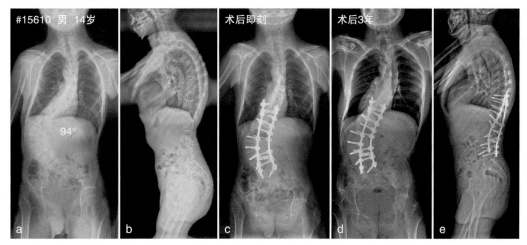

图 13-1-7　男（#15610），14 岁，先天性关节屈曲挛缩伴脊柱侧凸。术前正侧位 X 线片显示胸腰段侧后凸畸形（a、b）；行后路内固定矫形 + 多节段 SPO 截骨（c）；术后 3 年随访时矫形维持良好（d、e）

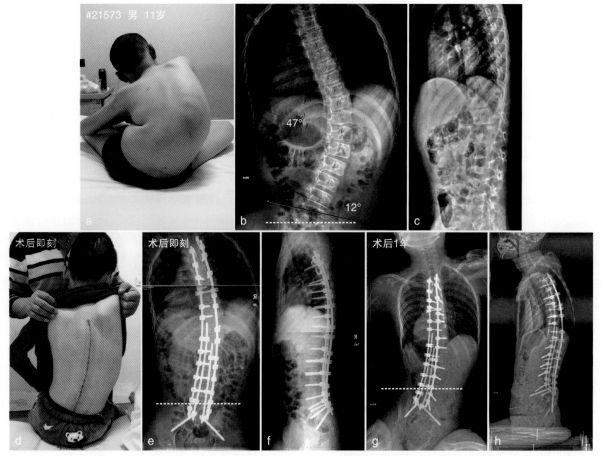

图 13-1-8　男（#21573），11 岁，进行性肌营养不良伴脊柱侧凸。无自主行走能力，伴明显骨盆倾斜、腰椎后凸和躯干塌陷（a~c）；行后路矫形术并使用 $S_2AI$ 螺钉固定至骨盆（e、f）；术后患者骨盆倾斜、坐姿明显改善（d）；1 年随访时矫形维持良好，患者可维持坐位平衡（g、h）

现新发髋关节脱位或髋关节脱位加重，Crawford 等回顾 47 例接受脊柱融合术的神经肌源性脊柱侧凸患者的临床资料，其中 8 例出现新发髋关节脱位或半脱位。

　　5. 前路手术适应证　前后路联合手术曾是治疗神经肌源性脊柱侧凸的重要手术方式，其优势在于：①针对脊柱的生长潜能行骨骺阻滞，防止早期后路手术术后曲轴现象的发生；②对僵硬性的腰弯或胸腰弯行前路松解，通过切除椎间盘组织使僵硬的脊柱变得"松动"，提高对脊柱畸形和骨盆倾斜的后路手术矫形效果；③前路多节段的椎间盘切除可以在畸形的凸侧缩短脊柱，有助于后路矫正骨盆倾斜；④脊髓脊膜膨出患者的后份缺如，前路手术内固定可降低对后路内固定的力学要求，并减少神经并发症的发生。然而神经肌源性脊柱侧凸患者常合并中重度肺功能减退，前路手术如需要打开胸腔、"切断"膈肌起止点而导致肺功能恶化，增加肺部并发症发生的风险。值得注意的是，随着后路

内固定的发展和截骨技术的出现，绝大部分神经肌源性脊柱侧凸可以通过单一后路手术完成。前路手术目前主要用于增加脊柱的融合率，而非增加矫形效果。有时也可用于后路截骨矫形术后出现前方巨大缺损或残留较大的后凸，此时补充的前路支撑性融合和植骨可增加融合率，防止矫正丢失和内固定并发症。Rumalla 等回顾了 2154 例行脊柱融合术的神经肌源性侧凸患者后发现，在 2002~2011 年间单纯后路手术逐渐成为手术的主要方案，占 10 年间总体手术量的 81.8%。显然，随着后路椎弓根螺钉和截骨矫形技术的进步，绝大多数神经肌源性脊柱侧凸通过单一后路可以取得良好的矫形效果。

　　6. 翻修手术　神经肌源性脊柱侧凸术后翻修率较高。Asher 回顾了 110 例神经肌源性脊柱畸形手术疗效发现，术后翻修率为 11%，翻修指征包括深部感染、假关节形成和内固定相关问题（如近端交界性后凸和内固定松动、拔出）。神经肌源性脊柱侧凸患者肌肉力量差、韧带松弛导致矢状面形

态难以维持，合并骨盆倾斜时腰骶部承受巨大剪切力，同时常伴有骨质疏松，以上因素均可增加内固定相关并发症的发生率。有文献报道，神经肌源性脊柱侧凸术后 PJK 的发生率高达 27%，PJK 的发生与矢状面失衡程度、腰椎前凸的丢失、胸椎后凸的改变、上固定椎选择、骨盆内固定和 BMI 有关。Sink 回顾了 41 例脑瘫伴脊柱侧凸患者后发现，术后 32% 的患者出现近端矫形丢失或内固定失败，较大的胸椎后凸角可能是此现象的危险因素。

　　神经肌源性脊柱侧凸患者术后大多数内固定相关并发症并非必须再次手术，通常只有在患者出现难以控制的腰背痛、明显的神经症状和矫形丢失时才需要行翻修手术。对于出现术后假关节的病例，应仔细分析假关节形成的原因，翻修方式包括假关节切除再植骨融合、重新放置内固定及植骨融合甚至截骨矫形内固定后再进行植骨融合。对于未合并明显内固定失败的假关节，可保留内固定，只做局部假关节切除再植骨；而合并内固定失败的病例，需在切除假关节后重新放置内固定并广泛植骨。对于术后出现内固定断裂的病例，断棒区增加钉棒、卫星棒可有效分散应力，提高内固定强度。部分使用髂骨钉固定到骨盆而出现断棒的患者可以使用 $S_2AI$ 螺钉进行翻修，在软组织暴露较少的同时增加内固定强度。下端固定至腰椎的患者若术后出现骨盆倾斜加重或骨盆倾斜无明显改善，可适当延长固定节段至骨盆。

　　**7. 术后护理**　进食困难的患者术后需要他人喂食甚至肠内、肠外营养。术后应定时给患者翻身，预防长期卧床所致的压疮。大脑性瘫痪患者由于咳嗽反射与吞咽功能较差，难以自主将口腔分泌物排出，需要定期进行口腔和肺部护理，防止误吸，减少肺部感染发生率。

　　**8. 手术并发症**　既往研究报道神经肌源性脊柱侧凸术后总体并发症的发生率为 18%～75%，显著高于先天性脊柱侧凸和特发性脊柱侧凸。常见并发症包括：

　　（1）术后感染　神经肌源性脊柱侧凸最常见的并发症为术后感染，其中深部感染的发生率高于浅表感染，甲氧西林敏感金黄色葡萄球菌（MSSA）是最常见的病原菌。一项来源于 SRS 发病和病死率数据库的数据显示，神经肌源性脊柱侧凸术后感染总体发生率逐年下降，由 2004 年的 6% 下降至 2015 年的 3.5%，其中深部感染由 4.1% 下降

至 2.7%，浅部感染由 1.9% 下降至 0.55%。有严重认知障碍的脑瘫患者、脊髓脊膜膨出患者和术前肺功能差的患者等术后感染发生风险较高。孙旭等通过对单中心 8818 例病例回顾性分析发现神经肌源性脊柱侧凸术后深部感染的总体发生率为 1.58%，显著高于其他类型脊柱畸形。不同病因的神经源肌性脊柱侧凸术后感染发生率异质性较高。Sponseller 等报道脊髓脊膜膨出患者的深部感染率为 7.6%，可能与脊髓脊膜膨出患者椎体后份缺如有关；Todd 等报道 16 例 Friedreich 共济失调患者中 1 例出现术后深部感染；Duckworth 等报道 Duchenne 肌营养不良患者术后深部感染的发生率为 8.1%；Tsirikos 等报道脑瘫性脊柱侧凸后路矫形术后 3 例发生浅部伤口感染（7.9%），1 例发生深部感染（2.6%），前路矫形术后 2 例发生浅部伤口感染（5.3%）。Gau 等研究利用 Luque-Galveston 系统治疗神经肌源性骨盆倾斜，69 例患者中 3 例出现深部感染（2%），Westerlund 等报道 Unit rod 用于骨盆内固定术后感染发生率为 1%，Awwad 等回顾了 20 例行骨盆固定的神经肌源性患者，其中 1 例发生深部感染（5%）。

　　（2）术后部分功能丢失　无行走能力的患者术前多合并髋关节脱位和关节挛缩，术中过度追求侧凸度数和骨盆倾斜的矫正可能使骨盆失去代偿能力。Crawford 等报道 47 例后路融合患者矫正骨盆倾斜后 17% 的病例新发脱位，此类患者术后行走功能反而下降。当患者合并单侧高位髋关节脱位或髋关节内收畸形时，水平化骨盆后可能出现同侧髋关节和下肢活动受限。Helenius 等报道 1 例单侧高位髋关节脱位的脑瘫患者在固定至骨盆后出现持续性疼痛，髋关节脱位加重。

　　（3）内固定相关并发症　内固定相关并发症包括假关节形成、内固定拔出和移位、近端交界性后凸等。其中假关节形成最为常见，Toll 等报道神经肌源性侧凸总体假关节发生率为 23%，Pesenti 等报道脑瘫患者术后假关节发生率为 11%，杜氏肌营养不良为 20%。Tsirikos 等对 287 例脑瘫伴脊柱侧凸手术患者长期随访发现，2 例患者椎板下钢丝突出和 3 例患者椎板下钢丝断裂，3 例患者发生假关节，6 例患者发生远端内固定突出，最后均通过二次手术行内固定更换或移除治疗。Lonstein 等报道行 Luque-Galveston 系统手术的脑瘫患者术后二次手术的主要原因为假关节。刘臻等报道骨盆内

固定的脊髓灰质炎术后内固定相关并发症发生率为16.7%，包括4例需要翻修的断棒和2例螺钉误置。Yazici等报道Isola-Galveston技术用于骨盆内固定术后假关节发生率为4%。Awwad等报道20例行骨盆固定的患者中1例出现假关节，1例因螺钉置入位置不佳导致$L_5$神经根压迫，1例因近端内固定突出疼痛，上述并发症最终通过翻修手术得以改善。

（4）神经系统并发症　矫形手术相关严重神经并发症不常见，大多表现为术中一过性的神经电生理信号丢失。孙旭等报道1例先天性关节屈曲挛缩术中截骨后出现体感诱发电位和运动诱发电位信号丢失并出现下肢肌力降低。刘臻等报道2例脊髓灰质炎术中出现下肢神经电生理信号丢失。Hamilton等分析5147例神经肌源性侧凸患者后发现神经并发症总体发生率为1.03%，脊柱后凸畸形可增加神经并发症风险。邱勇等通过单中心回顾性分析发现131例神经肌源性侧凸患者中术后有4例患者出现不同程度的神经并发症（3.05%），包括1例双下肢不全瘫、2例肛门括约肌功能障碍和1例单侧膝关节伸膝障碍伴肌肉萎缩。Godzik等报道脊髓灰质炎伴脊柱畸形术后出现3例下肢无力和1例截瘫，其发生可能与患者年龄、是否使用截骨和术中出血量有关。

### 参考文献

[1] Berven S, Bradford DS. Neuromuscular scoliosis: causes of deformity and principles for evaluation and management[J]. Semin Neurol, 2002, 22(2): 167-178.

[2] Willig TN, Carlier L, Legrand M, et al. Nutritional assessment in Duchenne muscular dystrophy[J]. Dev Med Child Neurol, 1993, 35(12): 1074-1082.

[3] Mantovan MC, Martinuzzi A, Squarzanti F, etal. Exploring mental status in Friedreich's ataxia: a combined neuropsychological, behavioral and neuroimaging study[J]. Eur J Neurol, 2006, 13(8): 827-835.

[4] Cyrulnik SE, Fee RJ, Batchelder A, et al. Cognitive and adaptive deficits in young children with Duchenne muscular dystrophy (DMD)[J]. J Int Neuropsychol Soc, 2008, 14(5): 853-861.

[5] Jevsevar DS, Karlin LI. The relationship between preoperative nutritional status and complications after an operation for scoliosis in patients who have cerebral palsy[J]. J Bone Joint Surg Am, 1993, 75(6): 880-884.

[6] Blomkvist A, Olsson K, Eek MN. The effect of spinal bracing on sitting function in children with neuromuscular scoliosis[J]. Prosthet Orthot Int, 2018, 42(6): 592-598.

[7] 朱锋, 邱勇, 王斌, 等. 伴呼吸衰竭脊柱侧凸的围手术期处理及治疗策略[J]. 中华骨科杂志, 2010, 30(9): 860-864.

[8] 邱勇. 脊柱畸形截骨矫形的问题与思考[J]. 中国骨伤, 2020, 33(2): 97-99.

[9] Takaso M, Nakazawa T, Imura T, et al. Segmental pedicle screw instrumentation and fusion only to L5 in the surgical treatment of flaccid neuromuscular scoliosis[J]. Spine (Phila Pa 1976),

2018, 43(5): 331-338.

[10] Broom MJ, Banta JV, Renshaw TS. Spinal fusion augmented by luque-rod segmental instrumentation for neuromuscular scoliosis[J]. J Bone Joint Surg Am, 1989, 71(1): 32-44.

[11] Rumalla K, Yarbrough CK, Pugely AJ, et al. Spinal fusion for pediatric neuromuscular scoliosis: national trends, complications, and in-hospital outcomes[J]. J Neurosurg Spine, 2016, 25(4): 500-508.

[12] Sponseller PD, Yang JS, Thompson GH, et al. Pelvic fixation of growing rods: comparison of constructs[J]. Spine (Phila Pa 1976), 2009, 34(16): 1706-1710.

[13] Toll BJ, Samdani AF, Janjua MB, et al. Perioperative complications and risk factors in neuromuscular scoliosis surgery[J]. J Neurosurg Pediatr, 2018, 22(2): 207-213.

[14] Cognetti D, Keeny HM, Samdani AF, et al. Neuromuscular scoliosis complication rates from 2004 to 2015: a report from the Scoliosis Research Society Morbidity and Mortality database[J]. Neurosurg Focus, 2017, 43(4): E10.

[15] 王牧一, 王斌, 邱勇, 等. 单中心8818例脊柱畸形矫形术后深部感染的处理策略[J]. 中华骨科杂志, 2020, 40(4): 226-235.

[16] Gau YL, Lonstein JE, Winter RB, et al. Luque-Galveston procedure for correction and stabilization of neuromuscular scoliosis and pelvic obliquity: a review of 68 patients[J]. J Spinal Disord, 1991, 4(4): 399-410.

[17] Westerlund LE, Gill SS, Jarosz TS, et al. Posterior-only unit rod instrumentation and fusion for neuromuscular scoliosis[J]. Spine (Phila Pa 1976), 2001, 26(18): 1984-1989.

[18] Awwad W, Al-Ahaideb A, Jiang L, et al. Correction of severe pelvic obliquity using maximum-width segmental sacropelvic screw fixation: an analysis of 20 neuromuscular scoliosis patients[J]. Eur J Orthop Surg Traumatol, 2015, 25(Suppl 1): S233-241.

[19] Helenius IJ, Viehweger E, Castelein RM. Cerebral palsy with dislocated hip and scoliosis: what to deal with first?[J]. J Child Orthop, 2020, 14(1): 24-29.

[20] 王守丰, 邱勇, 王斌, 等. 脊柱侧凸手术后的神经并发症[J]. 中华骨科杂志, 2007, 27(3): 193-196.

## 第二节　大脑性瘫痪伴脊柱侧凸

大脑性瘫痪（cerebral palsy，CP）简称脑瘫，是指发生在未成熟大脑自身缺陷和其他非进展性损伤引起的姿势和运动障碍，包括遗传性脱髓鞘、宫内脑感染（弓形虫病）、围产期缺氧、脑外伤或出血、产后创伤或感染等，是一种"静止性的脑部病变"，可发生于产前、分娩时或产后，可伴有感觉功能、认知功能、交流和行为能力的异常，继发骨骼肌肉异常，以肌张力及控制力不正常、智力迟钝及癫痫发作为特征。脑瘫发病率为成活新生儿的0.1%~0.5%。肌痉挛、肌肉无力、肌肉控制不良导致躯体失衡进而发生脊柱畸形。脊柱侧凸是脑瘫患者最常见的脊柱畸形，脑瘫性脊柱侧凸占神经肌源性脊柱侧凸的6.5%~38%。痉挛性下肢瘫患者脊柱侧凸发生率为5%，而四肢瘫患者可高达65%~70%。脑瘫的临床分型中，痉挛型伴发脊柱侧凸的概率最大，可达69%，并且常伴有胸椎后凸角或胸腰椎后凸角增大，少数可见腰椎前凸增加。冠状面侧凸向远端延伸，可造成骨盆向凹侧倾斜，倾斜的骨盆与肋骨摩擦造成疼痛，躯干塌陷可导致腹腔容积变小、膈肌抬高，可影响心肺功能与消化功能。粗大运动功能评估系统（gross motor function classification system，GMFCS）根据儿童的运动功能将其分为 1~5 级，可反映总体运动功能的损伤程度，50% 合并侧凸进展的脑瘫患者GMFCS 的评级为 4~5 级。此外，发病年龄、髋关节形态、弯型等可能是脑瘫伴发脊柱侧凸进展的危险因素。观察随访、支具及牵引等非手术治疗对侧凸进展效果有限，手术是唯一有效的治疗手段。

## 病因学

　　脑瘫病因与病理生理学表现出极大的异质性，其致病的具体机制尚未明确，90% 的脑瘫患者出现后天的脑组织损伤而非发育性的异常。病理和影像学研究表明脑瘫患者大脑皮质、半球白质、基底节及小脑存在广泛损伤。11% 左右的脑瘫可归因于新生儿产后的原因，包括感染、低血糖、缺血和外伤，无论是意外或非意外。约 80% 的脑瘫由子宫内脑损伤引起。根据宫内脑损伤发生的时间，脑瘫可以大致分为三种不同的模式。①早期损伤：胎龄 20 周以前是大脑发育的关键时期，早期由感染、缺氧或缺血易造成胎儿大脑发育不良，此时大脑血管缺乏扩张功能易因为缺血缺氧造成组织液化坏死。大脑发育不良往往导致更严重的脑瘫表型，包括全身痉挛和肌张力障碍，以及癫痫和吞咽困难等显著症状。②中期损伤（胎龄 24~32 周）：通常

导致室周白质损伤。在此阶段，脑室周围区域的血液供应较脆弱，因此在缺氧、感染或低血压后极易受损。早产儿这一区域也很容易受到影响。此区域的损伤通常导致痉挛性双下肢瘫。白质损伤面积越大，肢体受累越广泛。③出生前后损伤：受累持续时间不同产生不同严重程度的表现型，通常为双侧运动障碍（肌张力障碍或舞蹈症）。虽然脑瘫患者伴脊柱侧凸的确切发病机制尚未明确，但肯定与肌肉痉挛或松弛性肌无力引起的椎旁肌不平衡有关，影响畸形发展的因素包括肌肉痉挛、肌肉无力和肌肉控制不良等。

## 临床表现

　　脑瘫按其临床表现可分为以下类型：痉挛型、手足徐动型、共济失调型、低肌张力型、颤震型及混合型。其中痉挛型脑瘫是最常见的类型，占脑瘫患者的 65%；手足徐动型其次，占 25%。

　　脑瘫患者伴发的脊柱侧凸大多数发生于 10 岁前，其后进展迅速（图 13-2-1）。与特发性脊柱侧凸不同，因脑瘫患者的生长高峰期变化较大，侧凸进展的时间跨度也较大，在骨骼发育完成的成年人脊柱侧凸仍可进展（图 13-2-2）。Thometz 与 Simon 等观察到骨骼发育成熟时 Cobb 角小于 50° 的患者平均每年仍可进展 0.8°，Cobb 角大于 50°、骨骼发育成熟的患者平均每年进展 1.4°。脊柱侧凸的严重程度与神经损害的程度成正比。与不伴脊柱侧凸者相比，伴脊柱侧凸的脑瘫患者四肢瘫痪、智力减退、关节脱位、关节屈曲挛缩及骨盆倾

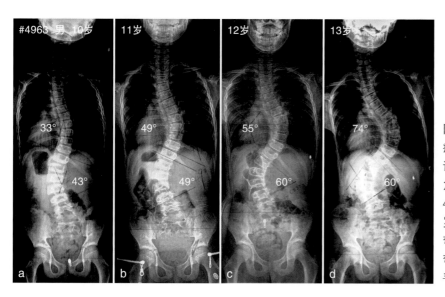

图 13-2-1　男（#4963），10 岁，脑瘫伴脊柱侧凸（胸腰双弯）。10 岁初诊时胸弯 Cobb 角 33°，腰弯 Cobb 角 43°（a）；11 岁时胸弯 Cobb 角 49°，腰弯 Cobb 角 49°（b）；12 岁时进展为胸弯 Cobb 角 55°，腰弯 Cobb 角 60°（c）；13 岁时胸弯进展，Cobb 角 74°（d），后行手术治疗

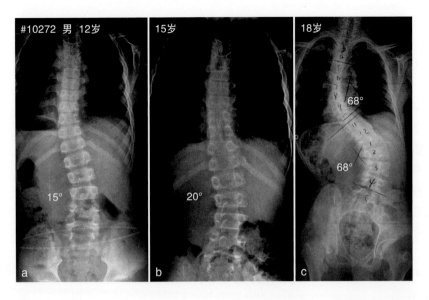

图 13-2-2　男（#10272），12 岁，脑瘫伴脊柱侧凸。12 岁时出现脊柱侧凸，Cobb 角 15°（a），15 岁时进展至 20°（b），18 岁时为 68°，侧凸累及范围更广并伴骨盆倾斜（Ⅱa 型）（c）

斜发生率更高，日常自理能力更差，更需要轮椅辅助。目前常用 GMFCS 量表评估脑瘫患者的运动能力，该系统根据患者的运动能力将患者分为五级。根据患者年龄分为 <2 岁，2~4 岁，4~6 岁和 6~12 岁四个年龄段，每个年龄段都有不同的分级标准。脑瘫患者常会出现胃食管反流，咳嗽功能差，而脊柱畸形进一步造成肺限制性通气障碍，加重心肺功能损害及增加肺炎发生的风险。由于存在胃食管反流、吞咽困难及喂养困难，脑瘫伴脊柱侧凸患者的营养状况往往较差。

　　脑瘫伴脊柱侧凸的进展因素如下：①发病年龄和角度：发病年龄小、Cobb 角大于 40°可能是侧凸进展的危险因素。Satio 等报道 15 岁之前 Cobb 角大于 40°的患者更易进展为严重的侧凸畸形（大于 60°），而 15 岁时 Cobb 角小于 40°的患者侧凸进展速度较慢。Gu 等通过分析瘫痪不能活动的患者发现，12 岁时 Cobb 角大于 40°的患者更易进展。Bunke 等报道中重度的脑瘫伴脊柱侧凸患者的发病年龄多在 8 岁之前。②患者运动能力：瘫痪卧床患者比能自由行走活动的患者侧凸更易进展，可能与此类患者肌力差、肌肉控制不良及肢体痉挛等因素相关。Bunke 等报道 GMFCS 等级为Ⅳ级和Ⅴ级的患者 50% 为中重度的侧凸，而Ⅰ级、Ⅱ级的患者侧凸进展的可能性较慢。③弯型：Satio 分析发现侧凸的弯型与进展速度存在相关性，进展速度最快的弯型是胸腰弯，其次是腰弯和胸弯。腰椎相对胸椎有更好的活动度，因此对胸弯具有一定的代偿能力。当侧凸发生在腰椎或胸腰椎时这种代偿能力减弱，侧凸更易进展。④髋关节畸形：髋关

节脱位或半脱位可造成骨盆倾斜，影响患者的躯体平衡，进一步造成侧凸进展。但髋关节畸形的定义目前尚缺乏统一标准，因此其在脑瘫患者脊柱侧凸进展中的作用尚存在争议。Yoshida 等报道单侧、双侧髋关节脱位与脊柱侧凸进展显著相关。邱勇指出，在脑瘫患者，髋关节脱位、骨盆倾斜、脊柱侧凸三者可以互为因果，相互加重（图 13-2-3）。脑瘫后因髋关节周围肌肉瘫痪，本身可致髋关节半脱位，联合伴随继发的股骨颈干角增大，又诱发或加重骨盆倾斜，而脊柱侧凸也可诱发和加重骨盆倾斜，此时的骨盆倾斜又加重了髋关节脱位，可以从半脱位至全脱位，造成严重的髋内收畸形，后者将明显增加矫正侧凸时恢复骨盆水平化的难度。

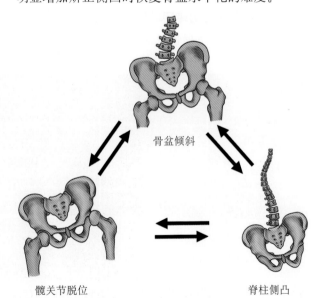

图 13-2-3　脑瘫患者髋关节脱位、骨盆倾斜、脊柱侧凸三者互为因果，相互加重示意图

## 影像学表现

MRI 可清楚显示患者脑部形态和损伤性改变。全脊柱正侧位 X 线片可显示脊柱的整体形态，同时评估骨盆髋关节形态。脑瘫伴脊柱侧凸总体可分为两种基本类型：Ⅰ 型是类似特发性脊柱侧凸的单弯或双弯，骨盆正常或接近水平（图 13-2-1），常见于行走能力尚可的患者；Ⅱ 型是延伸至骶骨的长腰弯或胸腰弯，伴有严重的骨盆倾斜，其中绝大多数骨盆向主弯凸侧倾斜，骨盆倾斜与大角度的长节段弯和下肢屈曲挛缩相关，常见于四肢瘫痪的患者。Ⅱ 型进一步分为 Ⅱa 型和 Ⅱb 型（图 13-2-4），Ⅱa 型特征是侧凸延伸至骶骨，骶骨为侧凸的一部分，腰弯下端椎下终板与骶骨翼切迹连线平行；Ⅱb 型则表现为腰骶部成角，骶骨不是胸腰弯或腰弯的一部分，腰弯下端椎下终板与骶骨翼切迹连线成角，开口朝向腰弯的凹侧，即存在一个代偿性的"不完整"的片段性腰骶弯。Ⅱ 型侧凸也可见矢状面上的畸形，其中最复杂的畸形是同时伴有脊柱旋转引起的后凸畸形。

脑瘫伴脊柱侧凸的主弯在胸段、胸腰及腰段所占的比例大体相同，Satio 等报道 75% 的胸弯和 86% 的胸腰弯凸向右侧，而 73% 的腰弯凸向左侧，最常见的上下端椎分别位于 $T_4$（$T_1 \sim T_{11}$）和 $L_1$（$T_{11} \sim L_4$），顶椎位置通常位于 $T_{10}$（$T_6 \sim L_1$）左右，伴有明显后凸畸形的患者椎体旋转明显。大多数的患者胸椎后凸角度增加，Tsirikos 等报道四

肢瘫痪需要手术的脑瘫患者矢状面畸形发生率为 62%，最常见的为胸椎后凸增加，部分严重患者可表现为后凸型脊柱侧凸。腰椎前凸增加相对少见。Karanpalis 等报道腰椎前凸仅占手术患者的 12%，主要见于高肌张力型脑瘫患者。

## 治疗

脑瘫性脊柱侧凸治疗的目标为：①改善辅助性坐立，易于安置或移动患者；②解除髋、背部疼痛和疼痛性坐姿；③减少对外界帮助的需求，增加患者的独立性；④消除依靠上肢支撑躯干的需要，改善上肢的功能；⑤减少对辅助器械的依赖性，使其能够使用其他器具；⑥通过改善姿势来提高饮食能力。治疗方法主要分为观察随访、支具治疗及脊柱融合手术治疗。

### （一）保守治疗

观察与随访在脑瘫伴脊柱侧凸的治疗中作用十分有限，绝大部分脑瘫患者若不施加干预侧凸均将进展。合适的轮椅支撑治疗有助于改善无行走能力患者的坐姿和上肢功能，但对于阻止侧凸进展的效果缺乏证据支持。而支具治疗有利于维持患者坐姿平衡，可在一定程度上延缓骨骼未发育成熟患者侧凸进展的速度，为生长发育争取时间。

支具治疗对类似特发性脊柱侧凸的中等程度侧凸成功率较高，但不能阻止脑瘫患者脊柱侧凸的最终进展。Miller 等通过随访 21 例下肢瘫痪的脑

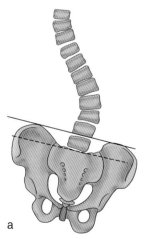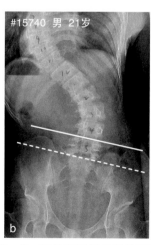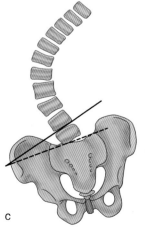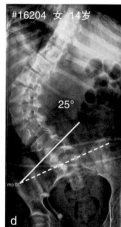

图 13-2-4  脑瘫伴脊柱侧凸分型。Ⅱa 型特征是侧凸延伸至骶骨，骶骨成为侧凸的一部分，腰弯下端椎（$L_4$）下终板与骶骨翼切迹连线平行（a、b）。Ⅱb 型表现为腰骶部成角，X 线正位片示 C 形弯伴骨盆向主弯凸侧倾斜，骶骨没有成为主弯的远端部分，腰弯下端椎（$L_4$）下终板与骶骨翼切迹连线成角，开口朝向腰弯的凹侧（c、d）

瘫患者发现支具对侧凸的弯型与进展速率无显著影响。Renshaw 等报道脑瘫患者支具成功率仅为22%，平均矫正度数仅 13°。Olafsson 等认为支具治疗仅对 Cobb 角小于 40° 的短节段胸腰弯或腰弯且有行走能力的患者有效。

术前牵引不仅有助于提高患者治疗的依从性，还可拉伸脊柱、平衡骨盆，有利于改善矫形效果和后路融合时内固定物的精准植入。目前使用较普遍的是 Halo - 重力牵引（第 13 章第一节），其优点是可以逐步提高牵引重量并改善脊柱僵硬程度，有效降低患者因大重量牵引带来的不适感，并发症较少。有些营养不良的患儿在 2~3 个月的 Halo - 重力牵引过程中体重增加，改善了其对手术的耐受性。南京鼓楼医院使用术前平卧位股骨髁上非对称牵引，仅在骨盆倾斜抬高侧的股骨髁上牵引以提高骨盆倾斜的水平化矫形效果。如伴髋关节内收畸形严重，可同时行内收肌腱切除。此外，术前牵引可提高患者脊髓的耐受性，减少术后神经功能的损害，但如骨盆抬高侧的下肢有严重发育不良、骨质疏松等情况，应慎重使用股骨髁上牵引，以免造成下肢骨折。

### （二）手术治疗

痉挛型脑瘫占脑瘫人群的 3/4，解除痉挛是脑瘫外科治疗的首要任务。肌张力异常增高可产生有害的肢体痉挛，解除痉挛后可使肌张力下降，肢体僵硬缓解，有利于康复训练和功能改善。其次，能够行走的学龄期患者一般需要手术治疗进行性加重的关节挛缩、肌力不平衡引起的畸形及肢体旋转畸形。不能行走的患儿，治疗目的是保持坐姿的舒适和稳定，预防疼痛，便于日常护理。这些患者往往需要手术治疗进行性发展的髋关节半脱位和完全脱位、下肢关节挛缩和脊柱侧凸。重症脑瘫患者术后运动功能改善可能不明显，主要着眼于改善护理条件和提高生活质量。功能改善除肢体运动能力外，还有其他全身功能改善，如斜视、流涎、语言不清等也可得到改善。

**1. 适应证和禁忌证**　手术治疗方法主要分为神经性手术和矫形手术。近年来的实践证明，许多矫形外科手术术后畸形容易复发，主要原因是肢体痉挛未能完全解除，肌张力仍较高。目前主要采取选择性脊神经后根切断术（selective posterior rhizotomy，SPR），通过降低异常增高的肌张力解除肌肉痉挛。SPR 的概念由美国医生 C.L.Dana

提出，最早于 20 世纪初由德国外科医生 Foerster 应用于治疗痉挛型脑瘫，我国学者对 SPR 的研究始于 1989 年，徐林等在对腰骶神经根的解剖、组织化学及电生理学的研究基础上，于 1990 年 5 月在国内首先开展了痉挛型脑瘫 SPR 手术治疗工作，随后 SPR 被广泛推广，成为痉挛型脑瘫治疗的主要手段之一。

（1）**适应证**　主要包括：①单纯痉挛、肌张力Ⅲ级以上者；②软组织无畸形或仅有轻度挛缩畸形、骨关节畸形较轻者；③术前躯干、四肢有一定的运动能力，肌力较好者；④智力能配合康复训练者，年龄以 4~6 岁为最佳；⑤少数以痉挛为主的混合型脑瘫及严重痉挛与僵直，影响日常生活、护理和康复训练者。

（2）**禁忌证**　主要包括：①智力低下，不能配合术后康复训练者；②肌力弱，肌张力低下，肢体松软者；③手足徐动、震颤、共济失调与扭转痉挛等椎体外系病变者；④肢体严重固定挛缩畸形。脊柱严重畸形和不稳者并非绝对禁忌证，严重癫痫者若术前药物控制理想亦可进行手术。

（3）**神经根选择原则**　①当下肢广泛挛缩，痉挛累及内收肌、股四头肌、小腿胫前肌群和胫后肌群时，早年采用 $L_2 \sim S_1$ 长节段 SPR 术，后发展为分段跳跃式椎板切除 SPR 术（图 13-2-5），即在原先术式的基础上完整保留 $L_4$ 椎板或 $L_3$、$L_4$ 部分椎板、棘突及棘间韧带，分段显露硬膜和相应神经根，术中保留 $L_4$ 神经后根不做选择性切断。近年来 SPR 进一步发展为经皮内收肌部分切断术结合 $L_4 \sim S_1$ SPR 术，较大幅度减少腰椎椎板切除范围同时能缓解下肢广泛痉挛。②若内收肌张力增高不明显，股四头肌、小腿胫前肌群和胫后肌群张力高，采用 $L_4 \sim S_1$ SPR 术。③若内收肌、股四头肌张力不高，小腿三头肌张力高（踝阵挛、跟腱紧采用 $L_5 \sim S_1$ SPR 术。然而 SPR 不能完全代替传统的矫形外科手术，特别是在肢体已经出现明显的固定挛缩畸形时，矫形外科治疗将成为 SPR 术后的必要补充。Karol 等研究发现，65% 的脊神经后根切断术患者仍需要接受矫形手术。因此，原则上是 SPR 解痉在先，矫形手术在后，在 SPR 术后 3 个月至半年施行矫形手术，术前要有强化的康复训练，待患儿肌力改善，具备一定行走能力后再进行矫形手术效果较好。若患者术前腰骶段存在明显不稳，如峡部裂、滑脱和腰椎前凸增大等，或合并严

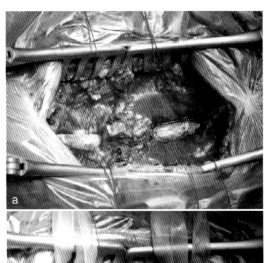

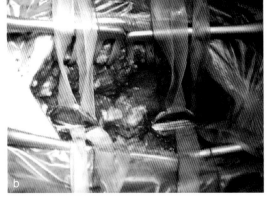

图 13-2-5　分段跳跃式椎板切除 SPR 术。保留 L₃、L₄ 部分椎板、棘突及棘间韧带，分段显露硬膜（a）；保留 L₄ 神经根，分段显露脊神经根（b）

重脊柱畸形，在进行 SPR 术的同时行脊柱内固定或矫形手术。

　　脑瘫合并脊柱侧凸手术治疗的目的是重建患者躯体平衡，阻止肺功能进一步恶化，减少骨盆与肋骨冲击造成的疼痛，提高患者使用轮椅的耐受性，

进而改善患者的生活质量。术前应仔细评估患者的呼吸、胃肠道、神经系统及运动功能等，并改善患者的营养状态，做好抗感染处理，以上因素共同决定了术后并发症的发生率。长节段固定对于脑瘫造成的痉挛型脊柱畸形患者效果较好，具体手术方式的选择应依据脊柱侧凸的类型确定。对于可以行走的、智力接近正常的患者，手术策略与特发性脊柱侧凸患者相似（图 13-2-6）。对于无行走能力的患者，如无僵硬固定的骨盆倾斜，既往文献倾向于融合至 L₄ 或 L₅，维持腰骶部的活动，以保留患者独立的体位转换功能。

　　不用固定至骨盆的适应证如下：①能行走；②坐轮椅者但骨盆倾斜柔软或骶骨为Ⅱb型。但行此方案的患者青春期或成年后远期可发生坐位失衡、骨盆倾斜及远端畸形加重现象。远期骨盆倾斜加重可表现为疼痛性坐姿，通常需翻修手术并延长至骨盆。因而目前对此类有骨盆倾斜的患者大都融合至骶/髂骨（图 13-2-7），以丢失部分腰骶部活动能力为代价，获得骨盆平衡，改善坐位稳定，消除疼痛性坐姿和降低远期翻修手术概率。

　　Ⅱa型脊柱侧凸常伴有骨盆倾斜且骶骨是侧凸的一部分，因此是固定骨盆的绝对适应证。近端融合节段宜选择至上胸椎，因为Ⅱa型脊柱侧凸患者近端累及的节段一般位于中胸段，常伴有后凸畸形。脑瘫且无行走能力的患者肌肉控制能力差，若融合至中胸椎节段易发生近端交界性后凸。以往对于骨盆倾斜或胸廓偏移的患者行前路松解后再行一期或二期后路矫形内固定手术，现在因广泛使用了

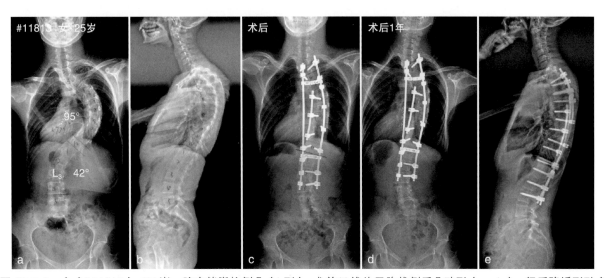

图 13-2-6　女（#11813），25 岁，脑瘫伴脊柱侧凸（Ⅰ型）。术前 X 线片示胸椎侧后凸畸形（a、b）；行后路矫形融合术，远端融合椎选择稳定椎 L₃，多节段 SPO 截骨（c）；术后 1 年随访时未见明显矫正丢失（d、e）

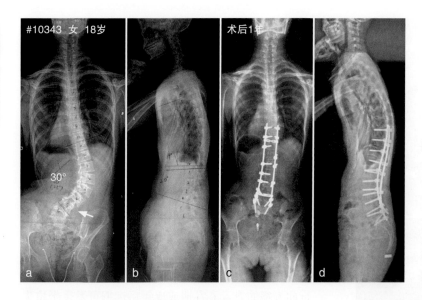

图 13-2-7　女（#10343），18 岁，脑瘫伴脊柱侧凸（Ⅱb 型）。术前正位 X 线片示骨盆倾斜，躯干右倾。腰弯延伸至 L₅ 节段后出现明显腰骶部成角（a，箭头）。侧位 X 线片示腰椎侧后凸畸形伴前倾明显（b）。后路多节段 SPO 截骨矫形融合术后（T₁₀~S₁）冠状面、矢状面平衡得以重建（c、d）

后路三柱截骨术，大部分患者一期后路手术便可达到较好矫形效果。

**2. 手术疗效及并发症**　手术对于脑瘫合并脊柱侧凸患者的总体功能改善效果目前存在争议，可能与样本数量、随访时间和评价方式相关。大多数研究表明，脊柱侧凸术后患者功能恢复、家人满意度及生活质量总体评分不佳，然而 Miyanji 等通过 5 年长期随访发现 GMFCS Ⅳ 级和 Ⅴ 级的患者术后生活质量明显提高、家人普遍较满意。手术对于脊柱畸形和骨盆倾斜的治疗效果明显（图 13-2-8），既往文献报道脑瘫合并脊柱侧凸术后短期随访侧凸总体矫正率为 59%（36%~77%），长期随访平均矫正率为 61.4%（55%~78%），术前平均 Cobb 角为 65°~82°，术后平均 Cobb 角为 19°~37°。短期随访发现骨盆倾斜角总体矫正率为 65.5%（48%~83%），长期随访平均矫正率为 55%（43%~81%），术前平均骨盆倾斜角为 9°~25°，术后平均骨盆倾斜角为 4°~10°。

文献报道脑瘫伴脊柱侧凸的术后并发症发生率为 44%~80%，主要包括内固定相关、切口感染、肺部、胃肠道系统及髋关节相关并发症等。脑瘫伴脊柱侧凸矫正手术术后浅、深部感染发生率也高于特发性脊柱侧凸。Lipton 等报道脑瘫患者肺部感染发生率为 24%，尿道感染为 18%，切口感染发生率为 5%。Sponseller 报道深、浅部感染发生率分别为 6% 和 4%。脑瘫患者由于咳嗽反射与吞咽功能较差，

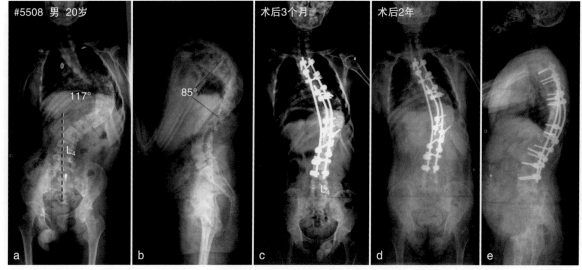

图 13-2-8　男（#5508），20 岁，脑瘫伴脊柱侧凸。术前 X 线片示胸椎严重侧后凸畸形，冠状面呈 C 形弯（a、b）；前路松解后二期行后路矫形融合术，远端融合椎选择稳定椎 L₄（c）；术后 2 年随访时未见明显矫正丢失（d、e）

难以自主将口腔分泌物排出，若不能得到及时的口腔和肺部护理将发生严重的呼吸系统并发症。Miller等报道 15 例神经肌源性脊柱侧凸患儿，1 例术后出现肺炎，2 例需要气管切开。另外，脑瘫患者胃肠道功能紊乱，术前严重胃扩张、胃动力障碍可导致胃食管反流、胰腺炎等常见并发症。Beccaro 等报道 7 例脑瘫患者，术后 2 例因便秘死亡。Juricic 等曾报道腰弯矫形术后发生胰腺破裂这一罕见并发症。

神经系统并发症方面，严重神经系统并发症在行脊柱融合术患者中不常见，但术中体感诱发电位的改变很常见，因此术中需要密切注意脊髓神经电位监护。其他术中神经并发症主要为硬脊膜撕裂及一过性的神经电生理信号消失。Auerbach 等报道单纯后路矫形神经系统并发症为 5%。Tsirikos等总结 287 例病例发现，4 例出现硬脊膜撕裂，其中后路融合术 3 例，1 例为前后路联合融合手术。

Hod-Feins 等报道 21 例患者术后出现感觉功能障碍和反复抽搐各 1 例。

无行走能力的大脑瘫痪患者多合并髋旋转、移位及挛缩，因此手术多需融合至髂骨，而施加在骨盆的巨大扭矩可造成骶骨、骨盆内固定不稳导致内固定失败。过度追求骨盆水平化可能减少骨盆代偿能力进而出现新发髋脱位。Crawford 等报道 47 例后路融合患者矫正骨盆倾斜后 17% 的病例出现新发半脱位／脱位。此外术前未仔细评估髋关节功能、术后未及时有效康复锻炼可加重术前的髋关节畸形。如患者术前合并严重的髋关节周围软组织挛缩、内收畸形，或高位髋脱位，脊柱侧凸矫形术后患者的行走能力反而可能降低，甚至双腿无法分开进而影响会阴部的卫生处理（图 13-2-9），严重者只能通过股骨外展截骨纠正髋内收导致的双腿无法分开。

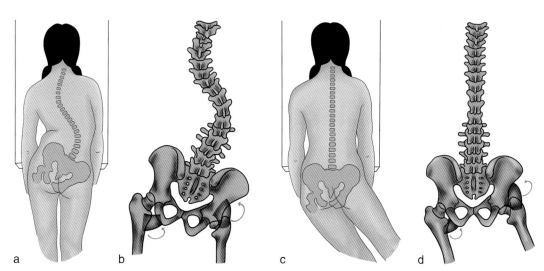

图 13-2-9　患者术前骨盆倾斜伴脊柱侧凸，骨盆抬高侧内收肌挛缩，对侧臀周肌肉挛缩（a、b）；当手术矫正骨盆倾斜后，受内收肌和臀肌挛缩影响，双腿倾向一侧，无法分开（c、d）

## 参考文献

[1] Graham HK, Rosenbaum P, Paneth N, et al. Cerebral palsy[J]. Nat Rev Dis Primers, 2016, 2: 15082.

[2] Thometz JG, Simon SR. Progression of scoliosis after skeletal maturity in institutionalized adults who have cerebral palsy[J]. J Bone Joint Surg Am, 1988, 70(9): 1290-1296.

[3] Saito N, Ebara S, Ohotsuka K, et al. Natural history of scoliosis in spastic cerebral palsy[J]. Lancet, 1998, 351(9117): 1687-1692.

[4] Persson-Bunke M, Hägglund G, Lauge-Pedersen H, et al. Scoliosis in a total population of children with cerebral palsy[J]. Spine (Phila Pa 1976), 2012, 37(12): E708-713.

[5] Gu Y, Shelton JE, Ketchum JM, et al. Natural history of scoliosis in nonambulatory spastic tetraplegic cerebral palsy[J]. PMR, 2011, 3(1): 27-32.

[6] Yoshida K, Kajiura I, Suzuki T, et al. Natural history of scoliosis in cerebral palsy and risk factors for progression of scoliosis[J]. J Orthop Sci, 2018, 23(4): 649-652.

[7] Miller A, Temple T, Miller F. Impact of orthoses on the rate of scoliosis progression in children with cerebral palsy[J]. J Pediatr Orthop, 1996, 16(3): 332-335.

[8] Renshaw TS, Green NE, Griffin PP, et al. Cerebral palsy: orthopaedic management[J]. Instr Course Lect, 1996, 45(10): 475-490.

[9] Olafsson Y, Saraste H, Al-Dabbagh Z. Brace treatment in neuromuscular spine deformity[J]. J Pediatr Orthop, 1999, 19(3): 376-379.

[10] 徐林. 关于开展脑瘫SPR手术的若干问题[J]. 中国矫形外科杂志, 1995, 2(2): 141-142.

[11] Miyanji F, Nasto LA, Sponseller PD, et al. Assessing the risk-benefit ratio of scoliosis surgery in cerebral palsy: surgery is worth It[J]. J Bone Joint Surg Am, 2018, 100(7): 556-563.

[12] Lipton GE, Miller F, Dabney KW, et al. Factors predicting

postoperative complications following spinal fusions in children with cerebral palsy[J]. J Spinal Disord, 1999, 12(3): 197-205.

[13] Sponseller PD, Jain A, Shah SA, et al. Deep wound infections after spinal fusion in children with cerebral palsy: a prospective cohort study[J]. Spine (Phila Pa 1976), 2013, 38(23): 2023-2027.

[14] Del Beccaro MA, McLaughlin JF, Polage DL. Severe gastric distension in seven patients with cerebral palsy[J]. Dev Med Child Neurol, 1991, 33(10): 912-916.

[15] Juricic M Jr, Pinnagoda K, Lakhal W, et al. Pancreatic fracture: a rare complication following scoliosis surgery[J]. Eur Spine J, 2018, 27(9): 2095-2099.

[16] Auerbach JD, Spiegel DA, Zgonis MH, et al. The correction of pelvic obliquity in patients with cerebral palsy and neuromuscular scoliosis: is there a benefit of anterior release prior to posterior spinal arthrodesis?[J]. Spine (Phila Pa 1976), 2009, 34(21): E766-774.

[17] Tsirikos AI, Chang WN, Dabney KW, et al. Life expectancy in pediatric patients with cerebral palsy and neuromuscular scoliosis who underwent spinal fusion[J]. Dev Med Child Neurol, 2003, 45(10): 677-682.

[18] Hod-Feins R, Anekstein Y, Mirovsky Y, et al. Pediatric Scoliosis Surgery - the association between preoperative risk factors and postoperative complications with emphasis on cerebral palsy children[J]. Neuropediatrics, 2007, 38(5): 239-243.

[19] Crawford L, Herrera-Soto J, Ruder JA, et al. The fate of the neuromuscular hip after spinal fusion[J]. J Pediatr Orthop, 2017, 37(6): 403-408.

[20] Toll BJ, Samdani AF, Janjua MB, et al. Perioperative complications and risk factors in neuromuscular scoliosis surgery[J]. J Neurosurg Pediatr, 2018, 22(2): 207-213.

## 第三节　脊髓灰质炎伴脊柱侧凸

脊髓灰质炎伴发的脊柱侧凸（poliomyelitis scoliosis, polioscoliosis），又称小儿麻痹症伴脊柱侧凸，为脊髓灰质炎的后遗症之一。脊髓灰质炎多散发，但易形成局部流行，以1~5岁小儿发病率最高，夏、秋季发病为多，常产生脊髓灰质炎后综合征（postpolio syndrome, PSD）。20世纪中叶脊髓灰质炎对大量人群造成生命威胁，引起社会的广泛恐慌，发病前常无明显症状却可导致年轻群体永久性瘫痪甚至死亡。推行脊髓灰质炎糖丸活疫苗接种后发病率明显下降，但近期流行病学调查显示世界范围内仍有1000万~2000万脊髓灰质炎后遗症患者，少数地区有局部流行。脊髓灰质炎主要由脊髓灰质炎病毒感染引起，当病毒与侵犯脊髓前角灰质及运动神经中枢时，患者可出现肌肉无力、萎缩、疲劳和疼痛等症状和体征。远期可造成躯干畸形，其中脊柱侧凸的发生率约为30%，大多为四肢肌瘫痪后引起姿势性脊柱侧凸，仅少数属于躯干肌瘫痪引起脊柱侧凸畸形。长期的姿势性侧凸最终将演变为结构性脊柱侧凸，脊柱畸形对患者坐姿平衡、骨盆形态及心肺功能

的维持等均可造成不良影响，严重影响患者的生活质量。PSD患者脊柱侧凸的进展可能与发病时的年龄和侧弯角度相关，药物、支具、牵引等非手术治疗均不能有效控制脊柱侧凸进展，手术是目前唯一有效的治疗途径。

## 病因学

急性脊髓灰质炎是一种由脊髓灰质炎病毒感染引起的传染病，脊髓灰质炎病毒分为3型：1型（brunhilde）、2型（lansing）和三型（leon），在脊髓灰质炎疫苗应用之前85%的瘫痪疾病由I型病毒引起。人类和猴子是脊髓灰质炎病毒的唯一宿主。该种病毒对人类神经组织，特别是对脑干和脊髓前角的大运动神经元有特殊的亲和力。虽然脊髓灰质炎病毒的感染率很高，但95%的患者无症状或仅出现轻微流感和胃肠道症状，仅不到1%的人会发展成严重的瘫痪状态。脊髓灰质炎病毒经口咽部进入人体，主要由肠道感染。病毒感染后将在咽部和肠道潜伏繁殖1~3周，一旦中枢神经系统被侵入，脊髓前角和脑干的运动神经元细胞就会被破坏或暂时丧失功能。

脊柱侧凸属于脊髓灰质炎后综合征（PSD）中的一种。PSD可能的发病机制包括：①运动单位的过度使用。运动单位是指一个脊髓α运动神经元及其支配的全部骨骼纤维。过度使用理论由Perry等于1988年提出，此观点认为过度使用剩余运动单元可启动肌纤维的代偿机制，使快肌向慢肌转化，毛细血管供血不足以满足肥大的肌纤维，因此容易造成肌肉疼痛和疲劳。Wiechers和Hubbell认为PSD的发生可能是因为患者神经轴突末梢发生退变，不能满足运动单位增长的代谢需求。②病毒持续感染。脊髓灰质炎病毒碎片持续存在。有学者在部分PSD患者的脑脊液中检测到突变的脊髓灰质炎病毒基因组序列，另有学者在PSD患者体内发现病毒碎片，以上结论提示病毒终身持续作用可能是PSD发生的病因。③免疫因素与慢性炎症。近年来免疫和炎症反应在疾病发生中的作用受到广泛重视。已有众多文献报道PSD患者的脊髓与脑脊液中存在多种炎症性的改变，并出现如TNF和IFN-γ等炎症因子的聚集。然而免疫和慢性炎症反应是否为原发因素目前尚缺乏共识，可能为PSD的致病因素，亦可能是对原发感染的迟发免疫反应

或病毒颗粒持续作用和神经退行性改变作用的结果。④遗传因素。部分研究结果表明遗传因素可能在 PSD 发生中起作用。Rekand 等报道 Fcgamma 受体ⅢA 单核苷酸多态性可能为急性灰质炎发病的易感因素。

## 临床表现

脊髓灰质炎病毒感染早期 95% 的患者无症状或仅出现轻度流感样症状，一旦病毒侵入中枢神经系统，患者将可能发生病毒性脑膜炎，其临床表现为高热、急性咽炎、肌肉酸痛、厌食、恶心呕吐、头痛及颈部强直等。

当脊髓灰质炎病毒侵犯脊髓前角运动神经细胞时，运动神经元所支配的下肢、背部、腰部相应部位的肌肉麻痹，失去肌力平衡状态，可能诱发脊柱侧凸（图 13-3-1）。脊柱侧凸弯型和严重程度取决于脊髓受累节段、躯干肌肉累及的范围和程度及骨盆倾斜角度。如同时发生腹肌麻痹，则腰椎可形成明显前凸，胸段病变则多形成胸椎后凸，严重后凸畸形可损害患者心肺功能。骨盆倾斜和下肢不等长也是脊髓灰质炎常见的后遗症，近一半的骨盆倾斜患者同时有下肢不等长，这两种病理改变又可加重既有的脊柱侧凸。骨盆倾斜患者需要上肢支撑才能保持坐立平衡，易出现背痛和肌肉乏力。随着年龄的增加，体重的增长，脊柱畸形呈进行性加重（图 13-3-2），且可在骨骼成熟后持续进展。脊髓灰质炎伴脊柱侧凸的预后与侧凸出现的年龄和肌肉不平衡程度有关，脊柱侧凸发生时年龄越小，肌肉不平衡程度

越大，预后越差。此外，由于患者运动受限，多有营养不良，全身状况较差，使得预后更差。伴有下肢肌力瘫痪患者的行走能力在成年后还可呈进行性下降。在中青年期可能是由于体重和劳动负荷的增加，中青年后则可能是肌肉本身的退变。临床表现为早期可独立性行走，以后需要一个拐杖辅助，到逐渐需要两个拐杖甚至完全失去行走能力。

## 影像学表现

脊柱侧凸的类型及严重度取决于脊髓受累的节段、骨盆倾斜程度、躯干肌群受累的范围及残存的肌力。站立位全脊柱正侧位 X 线有助于评估脊柱、骨盆的整体形态。

Roaf 等将脊髓灰质炎伴发的脊柱侧凸细分为四型：①典型神经肌源性 C 形胸腰弯（图 10-3-3），跨越节段，常发生在瘫痪程度较轻的患者，站立位明显。②"塌陷性"侧凸或胸腰双弯，椎体有中度旋转，见于躯干肌广泛无力的患者。③原发性腰弯，由骨盆倾斜和躯干肌不平衡造成，可出现代偿性小胸弯，为 PSD 常见的侧凸类型。④原发性胸弯，见于肩胛肌无力的患者，原发弯远近端均可见代偿弯，为少见类型。Cheng 等报道腰弯发生率最高（49.31%），其次为胸腰弯（23.61%），胸腰双弯（18.06%），最低的为胸弯（9.03%）。Mayer 等报道最常见的弯型为胸腰双弯，其次为胸弯和胸腰弯。典型神经肌源性侧凸表现的长 C 形胸腰弯多见于不能独立行走的患者。由于脊柱严重旋转，矢状面胸椎后凸和腰椎前凸多见。常伴有骨盆倾斜和下肢不

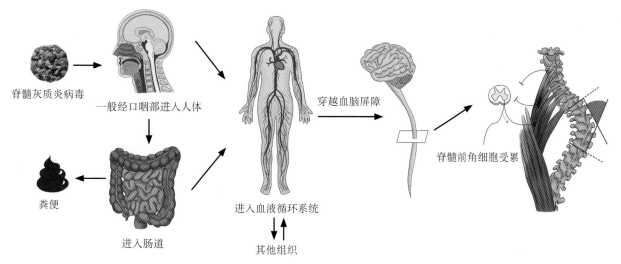

图 13-3-1　脊髓灰质炎病毒感染后继发脊柱畸形机制示意图

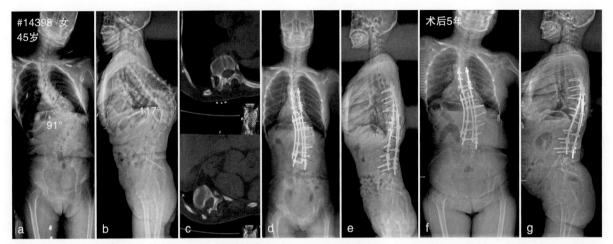

图 13-3-2　女（#14398），45 岁，儿童时期患脊髓灰质炎，但始终能独立行走，在青春发育期"出现"脊柱畸形，近几年自觉引起行走能力下降。左胸腰弯 91°，伴胸腰段严重后凸 117°（a、b）。由于椎体高度旋转可见凹侧椎体结构发育薄弱（c），行 L$_1$ 经椎弓根椎体截骨（PSO）联合"卫星棒"技术矫形术后，T$_5$~L$_4$ 侧后凸畸形明显改善（d、e）。由于肌病的自然进程，患者术后 5 年随访出现躯干失代偿，双肩不平衡（f、g）

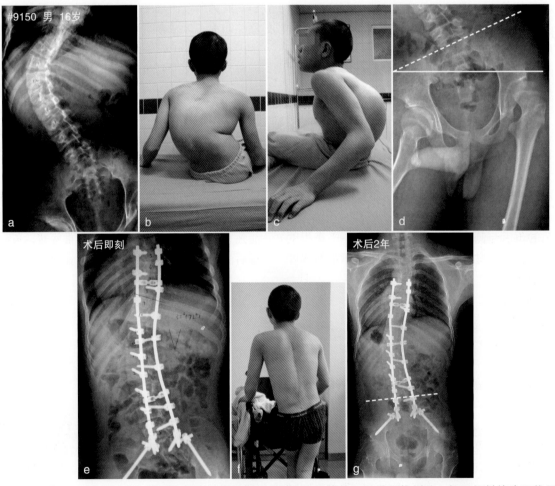

图 13-3-3　男（#9150），16 岁，脊髓灰质炎伴脊柱侧后凸畸形。X 线片示严重腰椎侧凸、躯干倾斜伴胸腰椎局部后凸畸形（a），患者因严重骨盆倾斜需双手辅助方能保持坐位（b、c），伴右侧髋关节半脱位（d）；行髂骨钉固定，骨盆完全水平（e）；半年后随访患者不仅可无上肢支撑保持坐位，还可扶轮椅站立（f）；2 年随访示冠状面矫形效果维持良好，无明显矫形丢失（g）

等长，这两种病理改变与脊柱侧凸互相影响。下肢不等长或单侧髂胫束挛缩致髋外展外旋畸形后均可导致骨盆倾斜，日久后可引起继发性脊柱侧凸或加重已经存在的脊柱侧凸。而下肢不等长进一步加重骨盆的倾斜，甚至出现髋关节半脱位。胸椎高度旋转可导致显著的胸腔畸形，凹侧椎体结构发生融合给脊柱手术的暴露和内固定植入带来极大困难，因此矫形手术较特发性脊柱侧凸困难许多。大部分患者的侧凸在进入成年期后仍继续进展并逐渐向后凸型发展，成为引起行走能力下降的主要原因。

## 治疗

脊髓灰质炎伴脊柱侧凸的治疗目的是维持躯干垂直及骨盆水平，尽可能保持行走功能。脊髓灰质炎患者的脊柱侧凸自然史较特发性脊柱侧凸更为复杂，难以评估侧凸进展的治疗预后。发病时的年龄和生长发育潜能可能是脊柱侧凸进展的危险因素，借此有助于治疗方案的决策。

### （一）保守治疗

1. 药物治疗　目前药物治疗以对症治疗为主，尚缺乏针对脊髓灰质炎后综合征患者特异性治疗药物。金刚烷胺与激素联合治疗对肌肉无力和疲劳无作用；有报道称静脉注射免疫球蛋白可降低脑脊液中炎症相关细胞因子进而缓解症状，但疗效尚不明确。

2. 物理疗法　是治疗 PSD 的基础，应进行规范的康复治疗，如步态、体态训练。适度的肌肉针对性功能锻炼对大部分 PSD 患者有效，耐力与阻力训练有助于提高脊髓灰质炎后综合征患者的肌肉力量与耐力，但肌肉锻炼无法有效减少和维持侧凸的程度，可能与锻炼引起的肌肉疲劳有关。

3. 支具治疗　与其他神经肌源性脊柱侧凸类似，支具治疗，有助于解放依赖轮椅患者的上肢、改善坐姿平衡，但这并不能有效阻止侧凸进展。对于年龄较小且角度较小的患者可以尝试支具治疗。尽管疗效差，但可以减缓畸形进展。在年龄小但角度大的患者，支具治疗则可帮助支撑躯干，甚至改善行走时躯干稳定性，推迟手术时间或避免生长棒技术。Dickson 等认为支具可用于年轻患者塌陷性脊柱的治疗，但长期效果缺乏文献报道。

### （二）手术治疗

1. 围手术期评估　脊髓灰质炎患者脊柱侧凸的术前评估原则与特发性脊柱侧凸或其他脊柱侧凸类似。然而脊髓灰质炎患者就诊时脊柱侧凸病史往往较长，因而侧凸比较严重，多发生椎间隙狭窄、关节突融合等严重畸形，为手术治疗带来极大困难。术前应仔细评估患者肌肉累及的范围、运动能力及其他部位畸形如关节屈曲挛缩、下肢不等长等。骨盆倾斜程度与行走能力对于决定脊柱和关节手术的手术时间和疗效具有重要作用。对于能行走的患者，如必要尽可能先行下肢和骨盆手术，在获得稳定的下肢功能和骨盆状态后，再进行脊柱矫形手术。

此外术前、术后肺功能评估对患者手术预后亦有重要影响。Mackley 等报道胸椎 Cobb 角大于66°的患者肺功能明显受损。Nickel 等认为脊髓灰质炎导致的呼吸麻痹与躯干和四肢肌肉严重累及有关，此类患者术中、术后往往需要机械通气辅助呼吸。术前牵引对严重侧凸患者肺功能改善有一定作用。Swank、朱锋和 Bradford 等分析严重脊柱侧凸伴肺心病患者牵引后肺活量、氧分压总体提升，限制性通气功能障碍有所改善。脊髓灰质炎等神经肌源性脊柱侧凸患者术前、术后还需仔细评估神经功能，术中需重视监测体感诱发电位和术中唤醒以减少术后神经并发症的发生率。

2. 手术策略　若脊髓灰质炎患者在接近生长发育终止时脊柱侧凸 Cobb 角 >50° 或虽低骨龄但脊柱畸形严重、脊柱塌陷，则应考虑手术治疗。无论何种侧凸类型，目前通过多种截骨手段和增加植入物密度单纯后路矫形融合术都能达到较好的疗效。对此类患者应尽可能多使用椎弓根螺钉，高密度的植入物不仅可以提高矫形效果，还可以增加内固定的稳定性。在选择近端融合节段时，应同时考虑上肢的情况。如果上肢无力则有必要融合至上胸椎，否则至少融合超过后凸和肌瘫痪平面。前路手术目前主要用于增加脊柱的融合率，而非改善矫形效果。有时也可用于后路截骨矫形术后出现前方巨大缺损或残留较大的后凸，此时补充的前路支撑性融合和植骨可增加融合率，防止矫正丢失和内固定并发症。

PSD 患者脊柱矫形的同时不可忽略对骨盆倾斜与下肢畸形的矫正。骨盆倾斜程度直接影响脊柱侧凸的治疗效果。髋关节外展挛缩是骨盆倾斜及继发脊柱侧凸发生的主要原因，严重骨盆倾斜可造成髋关节脱位。外展挛缩肌松解、骨盆截骨及肌肉转位有助于稳定髋关节。在纠正脊柱侧凸前，有时需要先解决髋关节的问题。对于只能坐轮椅的患者，髋关节屈曲挛缩严重程度可能被腰椎前凸和骨盆旋前所加重。因此，如果髋关节屈曲挛缩还不至于影响脊柱手术体位摆放，可以首先纠正脊柱畸形，否则应先行髋关节屈曲挛缩松解术。脊髓灰质炎伴脊柱侧凸往往伴有骨盆倾斜，对骨盆倾斜是否需要处理及如何处理仍然存在许多争议。有学者认为在后路矫正时只有固定到骨盆才能维持弯曲的矫正，同时纠正倾斜的骨盆保持躯干的直立及坐姿，减少假关节发生。也有学者认为手术纠正骨盆倾斜的标准为骨盆倾斜＞15°，骶骨为侧凸的部分（即 Ⅱa 型，规则形），躯干倾斜明显。当骨盆倾斜＞20°时通常必须纠正。尤其对能行走或有潜在走动能力的患者，应该尽量保留腰骶部的活动，依据是长期随访发现随着侧凸的矫正，骨盆倾斜没有发展，脊柱仍保持着较好的平衡（图 13-3-4）。Li 等分析发现 Galveston、髂骨螺钉和 $S_2AI$ 对骨盆倾斜的矫正效果无明显差异，但 $S_2AI$ 可显著减少手术时间和术中出血量，这可能是由于 Galveston 和髂骨螺钉固定术中需要剥离更多组织和前路松解。此外，$S_2AI$

可为脊柱和骨盆连接提供更稳固的固定，减少腰骶连接的失败率。

**3. 手术疗效及并发症**　不同内固定装置及手术方案对 PSD 患者侧凸的矫形效果差异较大。Godzik 等报道部分椎弓根螺钉技术对 PSD 伴侧凸患者 Cobb 角的矫正率为 33%。Li 等报道 Galveston、骶髂螺钉、$S_2AI$ 三种方案对 PSD 主弯的平均矫正率为 51.7%～57.8%。既往文献报道 PSD 伴脊柱侧凸术后并发症的发生率为 18%～75%。非融合生长棒技术在此类患者中并发症极高，这与不稳定的步态和肌肉功能较弱可能有关。Turturro 等报道 PSD 患者脊柱矫形术后并发症发生率为 50%，显著高于其他神经肌源性脊柱侧凸，Li 等报道术后总体并发症发生率为 40.5%。常见手术并发症包括出血量增加、呼吸功能衰竭、神经损害、假关节、感染及植入物相关并发症等。其神经并发症发生率显著高于特发性脊柱侧凸，甚至高于行成人特发性脊柱侧凸翻修手术的患者，其内在因素是 PSD 患者脊髓前角内存活运动神经元可能存在过度使用及炎症应激，存活运动神经元代谢需求增加，使其更易受局部血供及矫形过程中对脊髓牵拉的影响。此外术中神经监护在此类患者的监测成功率及准确性低于特发性脊柱侧凸患者。

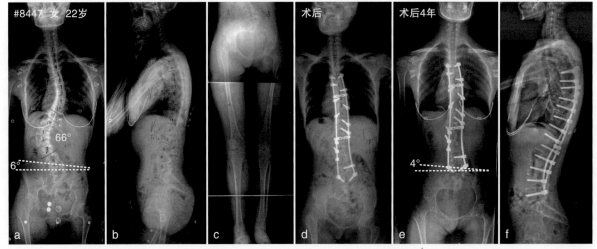

图 13-3-4　女（#8447），22 岁，儿时患脊髓灰质炎，约在青春发育期出现脊柱畸形，近年出现腰痛，能独立行走，但呈摇摆步态。X 线片示左腰弯伴轻度骨盆倾斜（a、b）；双下肢全长片示左侧下肢较对侧长约 2.5cm，右侧下肢萎缩明显（c）；后路矫形固定至稳定椎 $L_5$，肌麻痹水平约在下胸椎，因而不宜行只固定腰弯的选择性融合，近端胸弯也应固定融合，冠状面畸形矫正良好（d）；术后 4 年随访，未见明显矫形丢失，骨盆基本保持水平（e、f）

## 参考文献

[1] Howard RS. Poliomyelitis and the postpolio syndrome[J]. BMJ, 2005, 330(7503): 1314-1318.

[2] Gonzalez H, Olsson T, Borg K. Management of postpolio syndrome[J]. Lancet Neurol, 2010, 9(6): 634-642.

[3] Jubelt B, Agre JC. Characteristics and management of postpolio syndrome[J]. JAMA, 2000, 284(4): 412-414.

[4] Wiechers DO, Hubbell SL. Late changes in the motor unit after acute poliomyelitis[J]. Muscle Nerve, 1981, 4(6): 524-528.

[5] Sabin AB, Hennessen WA, Winsser J. Studies on variants of poliomyelitis virus. I. Experimental segregation and properties of avirulent variants of three immunologic types[J]. J Exp Med, 1954, 99(6): 551-576.

[6] Huang YH, Chen HC, Huang KW, et al. Intravenous immunoglobulin for postpolio syndrome: a systematic review and meta-analysis[J]. BMC Neurol, 2015, 15: 39.

[7] Roaf R. Paralytic scoliosis[J]. J Bone Joint Surg Br, 1956, 38-B(3): 640-659.

[8] Lee DY, Choi IH, Chung CY, et al. Fixed pelvic obliquity after poliomyelitis: classification and management[J]. J Bone Joint Surg Br, 1997, 79(2): 190-196.

[9] Lin MC, Liaw MY, Chen WJ, et al. Pulmonary function and spinal characteristics: their relationships in persons with idiopathic and postpoliomyelitic scoliosis[J]. Arch Phys Med Rehabil, 2001, 82(3): 335-341.

[10] Mayer PJ, Dove J, Ditmanson M, et al. Post-poliomyelitis paralytic scoliosis. A review of curve patterns and results of surgical treatments in 118 consecutive patients[J]. Spine (Phila Pa 1976), 1981, 6(6): 573-582.

[11] Leong JC, Wilding K, Mok CK, et al. Surgical treatment of scoliosis following poliomyelitis. A review of one hundred and ten cases[J]. J Bone Joint Surg Am, 1981, 63(5): 726-740.

[12] Eberle CF. Pelvic obliquity and the unstable hip after poliomyelitis[J]. J Bone Joint Surg Br, 1982, 64(3): 300-304.

[13] Bunch WH. The Milwaukee brace in paralytic scoliosis[J]. Clin Orthop Relat Res, 1975(110): 63-68.

[14] Dickson JH, Dericks GH, Rossi CD. Results in operated idiopathic scoliosis patients previously treated in the Milwaukee brace[J]. Tex Med, 1981, 77(8): 45-47.

[15] Garrett AL, Perry J, Nickel VL. Paralytic scoliosis[J]. Clin Orthop, 1961, 21: 117-124.

[16] Swank SM, Winter RB, Moe JH. Scoliosis and cor pulmonale[J]. Spine (Phila Pa 1976). 1982;7(4): 343-354.

[17] Swank S, Lonstein JE, Moe JH, et al. Surgical treatment of adult scoliosis. A review of two hundred and twenty-two cases[J]. J Bone Joint Surg Am, 1981, 63(2): 268-287.

[18] Li J, Hu Z, Tseng C, et al. Radiographic and Clinical Outcomes of Surgical Correction of Poliomyelitis-Related Spinal Deformities: A Comparison Among Three Types of Pelvic Instrumentations[J]. World Neurosurg, 2019, 122: e1111-1119.

[19] Godzik J, Lenke LG, Holekamp T, et al. Complications and outcomes of complex spine reconstructions in poliomyelitis-associated spinal deformities: a single-institution experience[J]. Spine (Phila Pa 1976), 2014, 39(15): 1211-1216.

[20] Turturro F, Rocca B, Gumina S, et al. Impaired primary hemostasis with normal platelet function in Duchenne muscular dystrophy during highly-invasive spinal surgery[J]. Neuromuscul Disord, 2005, 15(8): 532-540.

## 第四节 Friedreich 共济失调伴脊柱侧凸

Friedreich 共济失调（Friedreich ataxia，FA）是一种常染色体隐性遗传的退行性疾病，主要累及高耗能组织器官（如心脏与神经系统，中枢与外周神经系统）的病理性改变。该病总体发病率约为 1∶100 000，西欧人群中的发病率超过 1∶30 000，是白种人群体遗传性共济失调最主要的原因。男女发生率相近，多数在儿童及少年期（5～18 岁）起病，婴幼儿期起病偶见，最迟发病年龄为 30 岁。典型症状常出现于青春期，首发症状与体征为双下肢共济失调，行走不稳易跌倒，站立时左右摇晃，Babinsiki 征阳性。继而发展为双上肢共济失调，出现动作笨拙，取物不准，意向性震颤，言语不清，视听力减退，反应迟钝。双下肢肌肉无力，少数病例可有瘫痪。Friedreich 共济失调患者大多伴发脊柱侧凸，属于神经肌源性脊柱侧凸，但弯型与特发性脊柱侧凸相似。此外也可出现其他非神经系统症状，如心肌肥厚与糖尿病等。几乎所有受累患者 20 岁以前需依赖轮椅。目前学者们普遍认为 FA 主要是由线粒体蛋白 frataxin 基因 FXN 第一个内含子 GAA 短重复序列异常扩增所致，与线粒体中继发的各种异常生物合成代谢密切相关。

## 病因学

遗传因素在 Friedreich 型共济失调发生过程中起主要作用，目前已确定的该疾病是 9 号染色体长臂（9q13-12.1）Frataxin 基因（FXN）第一个内含子内 GAA 短重复序列异常扩增所致。基因 FXN 编码一种线粒体内蛋白 Frataxin，该蛋白主要在线粒体丰富的组织（如脑、心肌、骨骼肌、肝脏）中高度表达，因此 FA 患者的临床症状与以上组织能量代谢功能的异常有关。正常人群 GAA 重复扩增 8～38 次，而 FA 患者异常扩增可达 90～1000 次，最常见的为 600～900 次重复扩增，所形成异常螺旋结构可抑制基因转录，导致结构和功能正常的 Frataxin 蛋白数量显著减少至正常水平的 5%～20%（图 13-4-1）。作为一种线粒体基质蛋白，Frataxin 蛋白存在于脊髓、骨骼肌、心脏及肝脏等细胞线粒体内膜，其表达缺失可导致铁硫簇合成减少、线粒体内 ATP 生成减少、线粒体内铁离子升高及氧化应激等一系列线粒体相关生化过程。线粒体是生物合成代谢的重要组成部分，其功能紊乱即可引起高耗能组织心脏与神经系统等发生病理性改变。三核苷酸重复扩增愈多，症状出现愈早，心肌肥厚、糖尿病、脊柱侧凸等并发症亦出现得愈早。此外血色素沉着病蛋白基因 HFE、血管

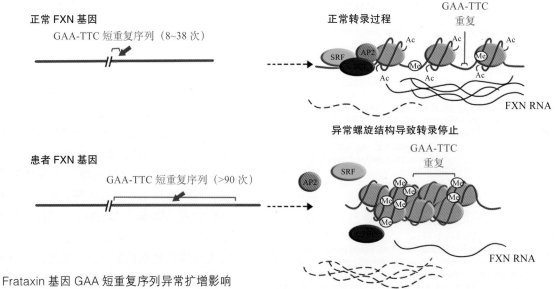

正常 FXN 基因

GAA-TTC 短重复序列（8~38 次）

患者 FXN 基因

GAA-TTC 短重复序列（>90 次）

正常转录过程

GAA-TTC 重复

异常螺旋结构导致转录停止

GAA-TTC 重复

图 13-4-1　Frataxin 基因 GAA 短重复序列异常扩增影响基因转录过程

紧张素受体 1 基因 AGTR1 等单核苷酸多态性被报道与 FA 相关。表观遗传学如甲基化、microRNA 等在 Friedreich 共济失调中的作用也被广泛关注。近年来众多学者报道，炎症反应在 FA 发生过程中起重要作用。Shen 等与 Koeppen 等分别在 FA 老鼠模型与患者体内观察到异常炎症反应。Nachun 等研究外周血转录组发现 Friedreich 共济失调患者较健康人存在丰富的炎症反应转录组特征。

## 诊断与分型

Geoffroy 等提出了 Friedreich 共济失调的诊断标准，Harding 等随后进行了修正，目前被广泛接受。主要诊断标准包括：①发病年龄常小于 25 岁。②出现进行性加重的四肢和步态共济失调，反复发作。③膝关节和踝关节无屈曲挛缩。④构音不良，语言功能障碍。

次要诊断标准包括：①巴宾斯基征阳性。②脊柱侧凸畸形。③下肢肌力减弱，上肢腱反射消失（婴幼儿表现不明显）。④心肌病，心电图异常。其他症状和体征也具有参考价值，如视神经萎缩、眼球震颤、部分听力丧失和远端肢体消瘦无力等。

## 临床表现

患者症状通常发生在青春期前后，一般不超过 20 岁。患者寿命个体差异较大，平均寿命是在诊断后 30~40 年，心脏疾病和糖尿病使死亡率大大上升。患者通常于 30~40 岁时死于进行性心肌病、肺炎及误吸。Harding 等报道 FA 患者平均死亡年龄为 37.5 岁（21~69 岁），Pousset 等报道 FA 患者平均死亡年龄为 39 岁（27~61 岁）。心肌病和糖尿病可显著提高患者的死亡风险。Pousset 等对 133 名 FA 患者长期随访发现患者 10 年生存率为 88.5%，死亡病例中 53% 死于心血管疾病（包括心肌肥厚和心房颤动）。

几乎所有的 Friedreich 共济失调患者均可出现脊柱侧凸，但与其他神经肌源性脊柱侧凸不完全相同，本型侧凸的发展与全身肌力的降低没有明显相关性，其脊柱侧凸的病因可能是 Friedreich 共济失调引起的本体感觉异常及平衡、姿势反射紊乱，而不是肌力的降低。Friedreich 共济失调伴发的脊柱侧凸大部分于患者生长发育期前发生，部分侧凸可呈进行性发展，男女进展程度无显著差异。与青少年特发性脊柱侧凸类似，Friedreich 共济失调患者脊柱侧凸进展多发生在其生长发育高峰期内。Tsirikos 等观察了 7 例青少年 FA 患者直至其骨骼发育成熟，其中 2 例脊柱侧凸未发生明显进展，另外 5 例脊柱侧凸则进展至 60° 以上。在无干预情况下，腰弯进展平均为每年 6.7°，进展速率显著高于胸弯（2.6°／年）和胸腰弯（2°／年）。发病年龄与骨骼发育程度是影响脊柱侧凸进展的重要因素。Labelle 等报道在 15 岁前出现的脊柱侧凸约 50% 可进展至 60° 以上，20 岁左右出现的脊柱侧凸则进展的可能性较小，只有少部分晚发性患者会出现严重脊柱侧凸。

## 影像学表现

1. **冠状面特征**　Friedreich 共济失调性脊柱侧凸左胸弯发生率显著高于特发性脊柱侧凸，既往报道发病率为 22%～45%。弯型以胸腰双弯最多见（图 13-4-2），其次为单胸弯和单腰弯。典型神经肌源性脊柱侧凸所表现的 C 形胸腰弯不常见于Friedreich 共济失调患者，骨盆倾斜发生率亦较低。Cady 与 Bobechko 等报道典型弯型占 18%，Daher 等报道占 25%，Labelle 等报道仅占 14%。

2. **矢状面特征**　患者长期不能自主行走导致腰椎前凸小于正常人。40%～66% 的患者出现胸椎后凸程度增加，后凸畸形多发生在疾病的后期。胸椎后凸多为假性后凸，继发于椎体旋转；真性的脊柱后凸仅位于侧凸所累及节段近端的上胸椎区和双弯的胸腰段交界区。

Cobb 角小于 20° 及椎体无旋转的非结构性弯常见于骨骼未发育成熟的儿童，可能是共济失调患者姿势反射异常所致。不同患者非结构性弯的差异很大，非结构性弯转变为结构性弯或椎体发生旋转可认为是脊柱侧凸发生进展的标志。

MRI 上可见脊髓受累，后索、侧索信号异常；还可见小脑及脑干萎缩，颈髓变细。

## 治疗

### （一）保守治疗

保守治疗主要包括观察随访、支具治疗与物理治疗。Friedreich 共济失调伴发的脊柱侧凸若不及时进行干预大部分将会进展，是否干预取决于患者的年龄及脊柱侧凸的严重程度。Daher 等观察 5 例不做任何处理的患者，其中 3 例发生不同程度的侧凸进展因而需要进行手术，未进展的 2 例中 1 例 20 岁时侧凸角为 40°，另 1 例 12 岁时侧凸角为 17°。支具治疗的原则类似青少年特发性脊柱侧凸，但疗效并不确切，一般差于青少年特发性脊柱侧凸患者。既往研究表明，支具治疗并不能阻止 Friedreich 共济失调伴发的脊柱侧凸进展，治疗失败率较高。Labelle 等报道患者支具治疗期间侧凸平均每年进展 11°。Cady 等报道 5 例支具治疗患者治疗失败最终需要手术。Sirikos 等报道 8 例支具治疗患者仅 1 例不需手术治疗。Daher 等随访发现 6 例支具治疗患者，3 例因进展需要手术，2 例初诊时超过 15 岁且侧凸角小于 25°。Todd 等观察到 10 例中仅有 2 例支具治疗成功。多数 Friedreich 共济失调患者出现脊柱侧凸时已有严重的运动功能失调和步态失稳，支具长期的约束可能进一步损害患者的行走能力，同时长期佩戴支具亦可压迫造成皮肤的破损。虽然支具并不能显著改变

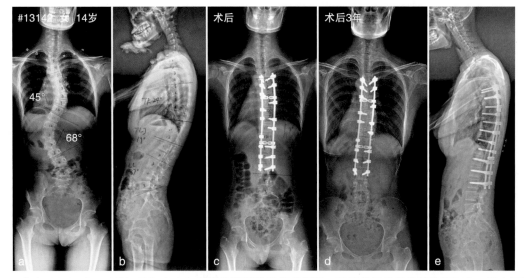

图 13-4-2　女（#13142），14 岁，Friedreich 共济失调伴胸椎脊柱侧凸。X 线片示类特发性胸腰双弯，伴左下肢肌力减退，步态不稳（a、b）；此类患者可能出现躯干平衡功能的逐渐丢失，内固定远端终止于自然站立位下的"稳定椎"L₃，后路矫形内固定植骨融合术后躯干平衡维持良好（c）。术后 3 年随访时，冠状面、矢状面矫正无明显丢失（d、e）

患者脊柱侧凸的自然史，但对于年幼骨骼尚未发育成熟的患者，支具治疗配合密切随访有利于脊柱最大程度生长与推迟手术时间。此外，一些物理治疗手段尚未见文献报道其有效性。终生使用轮椅的患者配合仪器治疗并不能阻止脊柱侧凸进展，但可在一定程度上改善患者的坐姿，增加脊柱侧凸畸形的柔韧性。

### （二）手术治疗

目前学者普遍认为手术是治疗 Friedreich 共济失调伴脊柱侧凸唯一有效的方法，可以矫正脊柱畸形，维护脊柱的稳定性。

**1. 围手术期处理**　脊柱侧凸长期压迫可导致患者心肺功能异常，同时 Friedreich 共济失调本身常累及心脏，因此术前、术后均需仔细评估患者的心肺功能。由于患者本体感觉受损，体感诱发电位显著减弱，术中需特别监测患者运动诱发电位并行唤醒实验以免造成严重的神经损害。Todd 等认为 FA 并发的脊柱侧凸弯型符合神经肌源性脊柱侧凸的特点，因此所采取的手术理念与技术应与神经肌源性脊柱侧凸一致，为非选择性融合。Labelle 等与 Tsirikos 等认为手术方式和适应证与特发性脊柱侧凸相似，建议对 Cobb 角小于 40° 的脊柱侧凸进行观察，Cobb 角大于 60° 的脊柱侧凸需手术治疗；40°~60° 的脊柱侧凸可以观察或手术治疗。具体方案主要取决于患者的发病年龄、发现脊柱侧凸时的年龄及侧凸的进展性。进展性脊柱侧凸宜早期手术治疗，因为此类患者的心肌病可能发展很快，若观察时间过久可能增加手术的危险。除 C 形弯伴骨盆倾斜外，后路手术融合远端一般不应延伸至骶骨。Friedreich 共济失调患者对肌肉的控制力差，术后容易发生交界性后凸，因此近端应融合至 $T_4$ 以上。Daher 等认为融合节段应当从 $T_2$ 至 $L_3$ 或 $T_2$ 至 $L_4$。邱勇等认为远端至少融合至稳定椎，甚至 SV+1（图 13-4-2）。Tsirikos 等分析发现 4 例融合至 $T_4$ 的患者出现近端交界性后凸，建议近端融合至 $T_2$ 或 $T_3$。

Labelle 认为术后佩戴支具数月有利于改善患者的平衡能力，减少内固定失败的发生率，但目前全钉棒系统可获得满意的矫形效果且无明显矫形丢失，并且此类畸形一般不会发展到特别严重的程度，因此术后一般不需特别佩戴保护性支具。另外值得注意的是，手术对患者的行走能力无显著改善。Simon 等报道术前无行走障碍的患者可因共济失调进展而失去行走能力。Todd 等报道患者术后开始使用轮椅的时间与未手术者无显著差异。Simon 等建议术前无行走能力且伴有骨盆倾斜的患者需固定至骨盆。

**2. 手术疗效及并发症**　长节段内固定矫形术可取得较满意的矫形效果，矫形率通常为 33%~66%，效果主要取决于弯型与手术时机。Tsirikos 等报道胸弯、胸腰弯和腰弯的矫正率分别为 48.5%、66% 和 55.8%。Todd 等利用缆线椎板进行节段性内固定，胸弯和腰弯术后即刻平均矫正率分别为 49% 和 51%，末次随访时矫正率分别为 39% 和 30%，腰弯矫正丢失率高于胸弯。

并发症主要包括感染、心肺功能异常及内固定相关并发症（侧凸进展、内固定失败、交界性后凸）等，神经功能并发症相对少见。Todd 等通过回顾 16 例手术治疗患者发现深部组织感染、侧凸进展、内固定失败、交界性后凸患者各 1 例，未发现神经功能相关并发症。Tsirikos 等通过对 31 例手术患者分析发现，1 例术后因心力衰竭死亡，4 例近端融合至 $T_4$ 的患者发生近端交界性后凸，亦未观察到神经功能并发症。Daher 等分析 12 例手术患者发现术后心力衰竭、交界性后凸各 1 例。很明显，此类患者手术并发症明显高于并严重于特发性脊柱侧凸患者。术前良好的临床评估尤为重要。

### 参考文献

[1] Dürr A, Cossee M, Agid Y, et al. Clinical and genetic abnormalities in patients with Friedreich's ataxia[J]. N Engl J Med, 1996, 335(16): 1169-1175.

[2] Harding AE. Friedreich's ataxia: a clinical and genetic study of 90 families with an analysis of early diagnostic criteria and intrafamilial clustering of clinical features[J]. Brain, 1981, 104(3): 589-620.

[3] Geoffroy G, Barbeau A, Breton G, et al. Clinical description and roentgenologic evaluation of patients with Friedreich's ataxia[J]. Can J Neurol Sci, 1976, 3(4): 279-286.

[4] Delatycki MB, Williamson R, Forrest SM. Friedreich ataxia: an overview[J]. J Med Genet, 2000, 37(1): 1-8.

[5] Collins A. Clinical neurogenetics: friedreich ataxia[J]. Neurol Clin, 2013, 31(4): 1095-1120.

[6] Patel PI, Isaya G. Friedreich ataxia: from GAA triplet-repeat expansion to frataxin deficiency[J]. Am J Hum Genet, 2001, 69(1): 15-24.

[7] Schulz JB, Boesch S, Bürk K, et al. Diagnosis and treatment of Friedreich ataxia: a European perspective[J]. Nat Rev Neurol, 2009, 5(4): 222-234.

[8] Koeppen AH, Ramirez RL, Becker AB, et al. Dorsal root ganglia in Friedreich ataxia: satellite cell proliferation and inflammation[J]. Acta Neuropathol Commun, 2016, 4(1): 46.

[9] Lai JI, Nachun D, Petrosyan L, et al. Transcriptional profiling of isogenic Friedreich ataxia neurons and effect of an HDAC

inhibitor on disease signatures[J]. J Biol Chem, 2019, 294(6): 1846-1859.

[10] Pousset F, Legrand L, Monin ML, et al. A 22-Year Follow-up Study of Long-term Cardiac Outcome and Predictors of Survival in Friedreich Ataxia[J]. JAMA Neurol, 2015, 72(11): 1334-1341.

[11] Tsirikos AI, Smith G. Scoliosis in patients with Friedreich's ataxia[J]. J Bone Joint Surg Br, 2012, 94(5): 684-689.

[12] Simon AL, Meyblum J, Roche B, et al. Scoliosis in Patients With Friedreich Ataxia: Results of a Consecutive Prospective Series[J]. Spine Deform, 2019, 7(5): 812-821.

[13] Cady RB, Bobechko WP. Incidence, natural history, and treatment of scoliosis in Friedreich's ataxia[J]. J Pediatr Orthop, 1984, 4(6): 673-676.

[14] Daher YH, Lonstein JE, Winter RB, et al. Spinal deformities in patients with Friedreich ataxia: a review of 19 patients[J]. J Pediatr Orthop, 1985, 5(5): 553-557.

[15] Labelle H, Tohmé S, Duhaime M, et al. Natural history of scoliosis in Friedreich's ataxia[J]. J Bone Joint Surg Am, 1986, 68(4): 564-572.

[16] Aronsson DD, Stokes IA, Ronchetti PJ, et al. Comparison of curve shape between children with cerebral palsy, Friedreich's ataxia, and adolescent idiopathic scoliosis[J]. Dev Med Child Neurol, 1994, 36(5): 412-418.

[17] Simon AL, Meyblum J, Roche B, et al. Scoliosis in Patients With Friedreich Ataxia: Results of a Consecutive Prospective Series[J]. Spine Deform, 2019, 7(5): 812-821.

[18] Milbrandt TA, Kunes JR, Karol LA. Friedreich's ataxia and scoliosis: the experience at two institutions[J]. J Pediatr Orthop, 2008, 28(2): 234-238.

## 第五节　脊髓脊膜膨出伴脊柱侧凸

脊髓脊膜膨出（myelomeningocele）是椎管内结构如脊髓、脊膜等经发育缺损的椎管膨出，属于开放性神经管闭合不全的一种，可在多方面影响中枢神经系统功能，常并发脑积水、Chiari 畸形 2 型、脊髓栓系及大脑皮质发育异常等神经系统障碍。椎管内容物膨出部位多位于腰骶部，发生率高达 80%~85%，其次为胸部、胸腰部，少数可出现在颈部。脊髓脊膜膨出合并的脊柱侧凸分为发育型和先天型两种，发育型是由于脊髓脊膜膨出导致的神经肌肉功能障碍而产生的合并症，先天型为患者先天存在因脊柱发育性障碍导致的脊柱侧凸，与脊髓脊膜膨出可同时存在，诊断和治疗上与先天性脊柱侧凸较为相似。临床上大部分患者为两者混合型，既有脊髓脊膜膨出造成神经功能障碍的因素，又有脊柱结构先天性发育异常的因素，在畸形的进展中相互作用加重病情。脊髓脊膜膨出所伴发的脊柱侧凸多在幼儿时期出现，发生率为 52%~89%。脊髓脊膜膨出合并先天性脊柱侧凸的患儿占 7%~20%。10 岁以上的患儿发病率为 80%。若患者 15 岁以后仍未出现脊柱侧凸，则随后脊柱侧凸的发生概率明显降低。

## 病因学

脊髓脊膜膨出是一种神经管缺陷，病因目前尚未达成共识。遗传因素在疾病发生中的作用占 60%~70%，虽然既往研究已发现众多与脊髓脊膜膨出相关的基因，但迄今为止仍未找到明确的致病基因。另外有学者认为"二次打击"学说与疾病发生密切相关，即早期胚胎自身发育异常与孕妇妊娠过程中外界非遗传因素作用导致的胚胎继发损害均在疾病发生中起作用。产前母体暴露因素，如酒精、丙戊酸、卡马西平或异维 A 酸、高热、营养不良（尤其是叶酸缺乏）、糖尿病和肥胖等，都会增加胎儿脊髓脊膜膨出的风险。脊髓脊膜膨出患者多同时伴发脊柱侧凸，其原因也是多方面的。在脊柱正常形态的维持中，椎体的正常发育、肌肉的平衡和对称及神经系统的反馈调节至关重要。脊髓脊膜膨出患者一定同时伴有脊柱的先天性结构异常，如脊椎分节不良，尤其是脊椎后份结构的形成障碍和椎板闭合不良，此为脊髓脊膜膨出伴发脊柱侧凸的病理解剖学基础，而同时伴有的神经损害，如脊髓栓系、脊髓空洞或 Chiari 畸形 II 型等可引起躯干肌力不平衡或者麻痹，此为脊髓脊膜膨出伴发脊柱侧凸的病理功能学基础。以上骨骼、肌肉、神经的异常使得维持脊柱正常形态的生理基础被破坏而导致脊柱侧凸表型（图 13-5-1）。

## 临床表现

患者外观上可有明显的躯干倾斜、脊柱侧凸、胸椎后凸及腰椎前凸畸形，长期压迫可导致患者心肺功能明显障碍。畸形足、关节挛缩、髋关节脱位亦常见。患者椎管内容物突出于皮肤，形成囊状结构，可形成圆形或卵圆形溃疡。大部分患者存在神经功能损伤，出现下肢肌力、反射活动异常，大小便功能障碍，严重患者可表现为瘫痪。发病早期侧凸程度较轻，随着疾病进展，侧凸角度迅速增大。部分患者冠状面侧凸不明显，但矢状面上可见严重胸椎后凸及腰椎前凸畸形。

脊柱侧凸通常为进展性（图 13-5-2），骨骼发育成熟后进展可能减慢或停止，但如果神经损害在脊柱侧凸的发生中起主要作用，骨骼发育成熟后也可能因躯干的塌陷而继续加重。脊柱侧凸进展的因

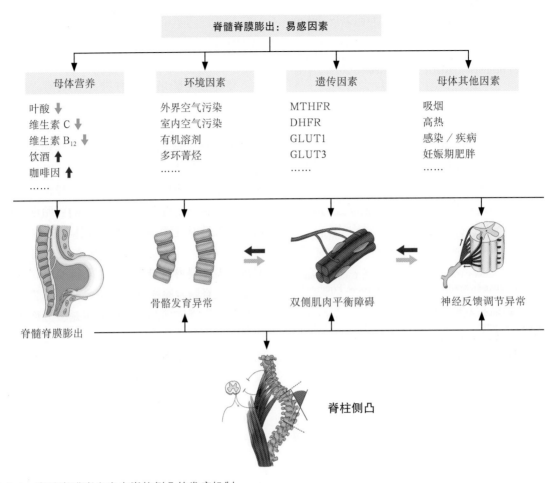

图 13-5-1 脊髓脊膜膨出患者脊柱侧凸的发病机制

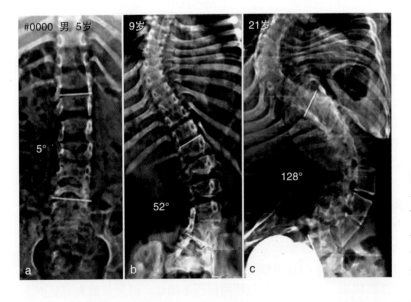

图 13-5-2 男（#0000），5 岁，行腰部脊髓脊膜膨出修补重建术，X 线中可见 $T_{11}\sim L_3$ 脊椎后份结构全部缺如（a）；术后 4 年出现"S 形"胸腰双弯（b）；未经任何治疗，脊柱侧凸持续进展，21 岁时腰弯进展至 128° 伴严重骨盆倾斜（c）

素有：①神经损害的节段；②神经损害平面运动功能状态；③脊椎先天性发育障碍的性质和程度，如连续的同侧分节不良的进展要比单节段椎体畸形严重；④侧凸的严重程度；⑤患者年龄。瘫痪平面和脊椎发育异常节段越低，运动功能越好，则侧凸进展风险越小。Cobb 角小于 20° 的患者脊柱侧凸进展的可能性很小，而 Cobb 角大于 40° 的患者则进展较快，每年平均增加 13°。Eysel 对比发现脊髓脊膜膨出患者侧凸平均每年进展 6.2°，明显快于特发性脊柱侧凸（3.3°／年）。发病早于 10 岁患者进展风险较 10 岁以后发病的患者显著增加。胸椎后凸畸形一般在出生时即可发现，特别是脊椎后份结构广泛缺如的患者，每年进展 4°～6°。当患儿开始坐立时进展加速，如行走功能丧失长期坐轮椅后，后凸进展亦可加速直至椎体压缩楔形变，肋骨触及骨盆（图 13-5-2a）。

神经功能损害表现因人而异。轻者早期无明显神经损害，重者出生时即已出现完全性瘫痪。下肢瘫痪表现为下运动神经元性或上运动神经元性损害，或两者混合性损害。由于脊髓背侧暴露范围和变性程度大于腹侧，故感觉障碍节段往往高于运动障碍节段。除了少数运动平面在骶骨以下的患者，大部分患者不能独自站立。即使使用轮椅，患者仍然需要用双手或肘支撑身体，从而导致上肢的功能性瘫痪。合并腰椎后凸的患儿坐位时用骶骨的后部支撑，腹部明显隆起，由于骨盆的旋后，表现为下肢较长。部分患者膀胱顺应性、逼尿肌及肛门括约肌功能异常，表现为大小便失禁或潴留。

## 影像学表现

脊髓脊膜膨出在胸椎（图 13-5-3）、腰椎（图 13-5-4）或腰骶部（图 13-5-5）均可发生，其中大部分腰椎或腰骶部脊膜膨出的患者在出生后或在幼儿期已做过修补或神经松解手术（图 13-5-5）。脊柱侧凸主要表现为伴或不伴有骨盆倾斜的长 C 形胸腰弯，部分合并有脊髓空洞的患者可呈现胸段或胸腰段的 S 形侧凸。可伴有严重的躯干塌陷，侧凸方向可与骨盆抬高的方向一致或相反。在矢状面常同时伴有胸腰段后凸（图 13-5-4）或腰椎前凸畸形，部分患者冠状面侧凸并不严重，但在矢状面常表现为非常严重的胸腰段后凸或腰椎前凸畸形。骨盆倾斜可随着脊柱侧凸进展而加重，部分伴严重骨盆倾斜的患者可有单侧髋关节脱位，长期脱位的股骨头与真髋臼的外上侧骨质形成关节，而此处称为假髋臼（图 13-5-4）。骨盆在矢状面上的旋后可导致尾骨在坐位时负重，从而在局部产生压疮。CT 上可见脊柱后份椎板缺如（13-5-3d、e），椎弓根间距变宽，椎弓根发育异常及椎体旋转，尤以顶椎区明显。合并先天性脊柱畸形可见畸形的椎体。MRI 可见椎管内容物经发育缺损的椎板突出（图 13-5-3f、g），充满脑脊液的囊腔与皮下组织相邻，其内可有神经根栓系，也可合并有先天性脂肪瘤等 T2WI 上可见膨出的囊性结构高信号。部分患者可见脊膜经前方椎体缺损向胸腔内膨出。合并其他畸形如 Chiari 畸形患者可见下疝的小脑扁桃体和脊髓空洞，伴有脑室积水患者可见脑室明显扩大。

## 治疗

### （一）保守治疗

对于侧凸角度小、骨骼尚未发育完全且脊柱柔软度较好的患者，支具治疗在一定程度上可减缓侧凸的进展速度，为后期的手术治疗赢得时间。Muller 通过对 21 例 Boston 支具治疗患者的随访发现，支具可以延缓 Cobb 角小于 45° 患者的侧凸进展速度。支具对躯干有一定的支撑作用，有利于患者躯干的生长，解放患者的双手。Blomkvist 观

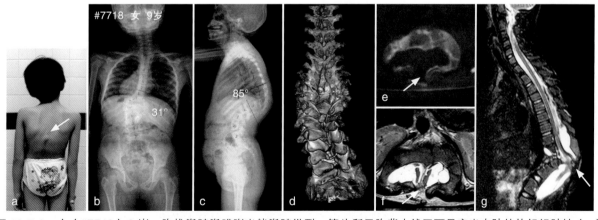

图 13-5-3　女（#7718），9 岁，胸椎脊髓脊膜膨出伴脊髓纵裂，箭头所示胸背中线区可见突出皮肤的软组织肿块（a）；X 线片示长节段严重胸椎侧后凸畸形（b、c）；三维 CT 示中胸椎连续多节段脊椎后份结构缺如、椎管后方开放（d、e）；MRI 可见胸椎脊髓脊膜膨出，同时伴有脊髓纵裂栓系（f、g）

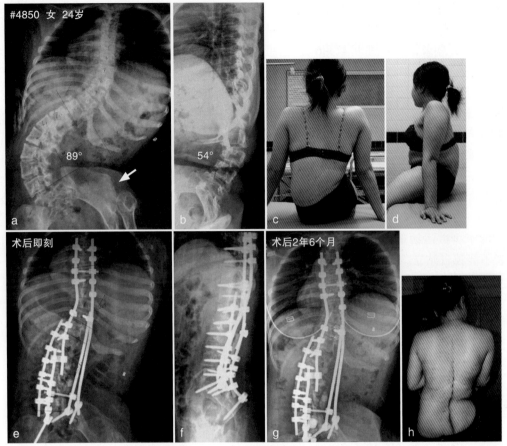

图 13-5-4　女（#4850），24 岁，腰椎脊髓脊膜膨出，出生后即进行了脊髓脊膜膨出修补术，双下肢瘫痪，从未正常行走。2 岁时开始学坐，即出现脊柱畸形，成年后脊柱畸形依然呈进行性加重，就诊时已不能独坐，需双手辅助（c、d）；X 线片示大 C 形腰椎侧凸，骨盆倾斜，右侧髋关节脱位，与上方髂骨形成假臼（a，箭头），胸腰段后凸畸形（b）。术后正侧位 X 线片示侧凸矫形良好（e、f），术后 2 年 6 个月形态维持良好（g）；坐位无需双手支撑（h）

察发现支具治疗有利于患者坐姿的维持，可在一定程度上改善患者的生活质量。然而支具治疗效果有限，并不能完全阻止侧凸的进展，长期佩戴支具造成的压迫可引起肋骨畸形、肺容量减少及皮肤破损等并发症。

### （二）手术治疗

**1. 术前评估**　患者术前均应行 X 线正侧位片评估脊柱冠状面与矢状面形态，对于可能固定到骨盆的患者应当密切关注骨盆形态。CT 平扫和三维重建能够清楚显示椎体的三维形态结构，便于观察伴有先天发育异常的椎体。MRI 可明确椎管内容物突出部位、有无合并脊髓栓系及空洞畸形等，进而避免术中过度牵拉脊髓、神经导致神经功能损害加重。此外，尿动力学检查、体感诱发电位和肌电图等检查有助于评估脊髓、膀胱、相关神经和肌肉的损伤程度，术中电生理监测有助于术者掌握患者即

时神经功能减少术后继发神经功能损害。

**2. 手术策略**　脊髓脊膜膨出手术治疗的目的是解除椎管内占位、减轻脊髓压迫从而避免神经功能损害及脊柱畸形程度进一步加重。目前学者普遍认为，脊髓脊膜膨出患者尽早手术有利于术后神经功能的恢复。胎儿神经管发育的关键时期在妊娠中期，因此国内外均有学者报道宫内胎儿镜修补脊髓脊膜膨出手术可改善患者症状获得较好预后，但该项技术因操作难度大、设备要求高且宫内并发症多等原因难以推广，目前单纯脊髓脊膜膨出不并发脊柱畸形以常规脊膜膨出切除、椎管扩大探查、脊髓栓系松解、脑室-腹腔分流术及脊膜修补术等为主要手术方案。手术原则是在保证脊髓和神经功能的前提下，最大程度松解脊髓栓系，降低脊髓和神经的张力（参考第 6 章第一节）。

当脊髓脊膜膨出合并脊柱畸形时，大多数学者认为，Cobb 角大于 50° 合并坐姿不平衡是标准

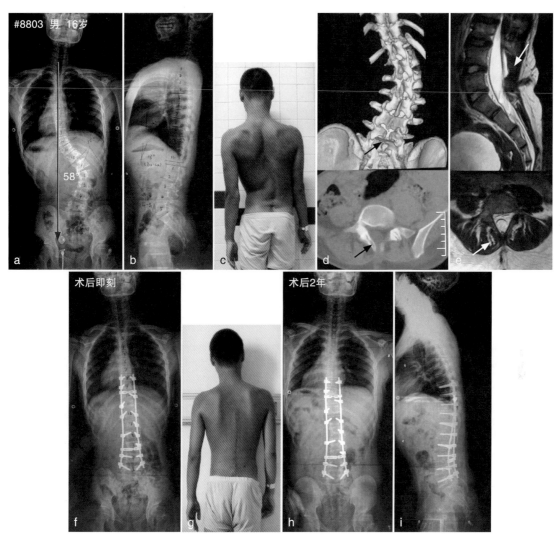

图 13-5-5　男（#8803），16 岁，腰椎脊髓脊膜膨出，1 岁行脊髓脊膜修补术，可见手术瘢痕（c），16 岁时 X 线片提示腰左弯 58° 伴冠状面失衡（a、b），CT 平扫及三维重建可见 L₅ 处椎板缺如（d，箭头）；行脊柱后路矫形内固定植骨融合术（T₈~L₅），脊柱侧凸矫正效果良好，躯干恢复平衡（f），2 年随访时矢状面及冠状面平衡维持良好，未见矫形丢失（g~i）

的手术适应证。脊髓脊膜膨出患者神经系统异常使其难以代偿任何残存的畸形，而这可能会妨碍患者坐立和行走等日常活动，因此需要更完整地矫正畸形。其他如异常的坐姿、过度后凸导致的皮肤压疮，躯干塌陷造成的胸腹腔内脏器明显受压等也是主要的手术适应证。手术理想的时机是在患者的坐高达到成人水平时。绝大多数患者因侧凸快速进展需要早期手术干预。与所有脊柱畸形的儿童一样，治疗的目标是预防进一步的畸形发展和建立稳定、平衡的脊柱。脊柱融合程度取决于患者的年龄、侧凸的位置、瘫痪程度和行走状态。

术前可以考虑行 Halo‐重力牵引，慎重进行下肢不对称股骨髁上牵引，因为骨盆倾斜的抬高侧往往伴有髋关节脱位和下肢发育不良，强力的不对称股骨髁上牵引可能造成股骨骨折。因为脊柱裂和以往神经松解术使得局部解剖不清，且很多患者表现为腰椎过度前凸，暴露时极其困难，加上之前已行脊髓脊膜膨出修补术、脊椎后份的广泛缺如，使手术暴露极其危险。采用"会师‐旷置"技术暴露脊柱，即从原脊髓脊膜膨出修补术切口的远端和近端向椎板缺如区剥离，当剥离至椎板缺如区时，改变方向沿关节突关节继续剥离，保证剥离平面始终不在椎板缺如区，避免进入椎管，即"旷置原椎板缺如区"（图 13-5-6）。对于年龄大、近端代偿弯长的患者，近端弯应被纳入融合范围，否则只需要固定主弯即可。此类患者骨盆倾斜多为僵硬性（Ⅱa，

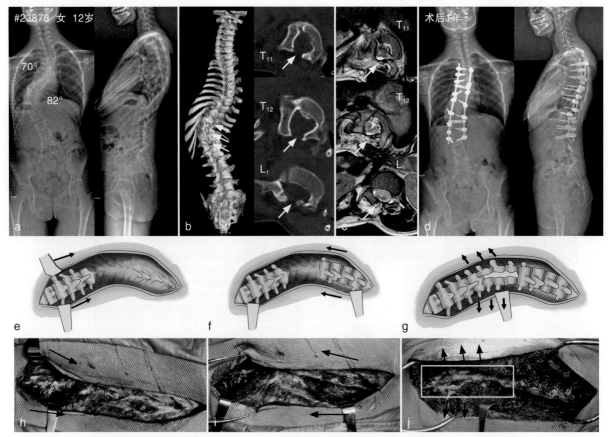

图 13-5-6　女（#23878），12 岁，脊髓脊膜膨出伴脊柱侧凸，幼年行脊髓脊膜膨出修补术后脊柱侧凸持续进展（a），CT、MRI 显示 $T_{11}$~$L_1$ 椎体后份缺如（b、c），脊柱矫形术中采取"会师 - 旷置"暴露技术，脊柱的剥离从原脊髓脊膜膨出修补术切口的远端和近端向椎板缺如区剥离（e、f、h、i），当剥离至椎板缺如区时，改变方向，暴露沿关节突关节继续剥离，保证剥离平面始终不在椎板缺如区，避免进入椎管，即旷置椎板缺如区（g、j），术后 1 年矫形效果良好，无神经功能损害（d）

规则性骶骨）伴躯干塌陷，术后残留畸形大，因此不主张仅固定至 $S_1$，通常需行骨盆固定，尤其是没有独立行走功能的患者。对于伴严重腰椎后凸患者可考虑 PSO／VCR 截骨矫形恢复矢状面形态，相对柔软呈规则型后凸者则可以行多节段 SPO 截骨。

如果在脊柱后份缺如区域难以置钉，有时可以考虑前路顶椎区融合固定，一期或二期后路对顶椎区旷置的矫形融合。后路联合手术可获得比单一前路或后路手术更好的矫形效果，但也有更高的并发症发生率。对于处在生长期的年幼患儿固定节段不宜过长以免影响患儿骨骼发育，生长棒技术对于幼年并发轻度脊柱畸形的患者治疗相对安全有效，可改善患儿的生活质量、躯干平衡，同时也有利于减少手术的侵入性操作。对于年长的患儿，固定范围较广，远端要固定至骨盆。对于伴胸腰椎后凸且脊柱僵硬的患者，顶椎区截骨可能是唯一有效的手术方法，然而操作难度大、术后并发症较多。对于伴髋关节挛缩的患者，脊柱矫形术前应先矫正髋关节挛缩。

**3. 手术疗效和手术并发症**　大部分脊髓脊膜膨出的患者在早期已进行过栓系松解术（tethered cord release，TCR），虽然部分学者报道栓系松解术后部分侧凸有一定的改善，如 Sarwark 等观察到 15% 的患者 TCR 术后脊柱侧凸得到矫正，Herman 等发现 51% 的患者 TCR 术后至少获得 7°的侧凸矫形效果。但大部分侧凸在随访中仍然进展，特别是神经损害严重，Cobb 角大和脊椎后份结构畸形严重的患者。如 McLone 等观察到 Cobb 角小于 50°的患者 TCR 术后侧凸得到改善，但 Cobb 角大于 50°的患者随访过程中出现侧凸进展并需要进行融合手术，而且患者手术并发症的发生概率也升高。Parsch 等发现单纯后路融合 Cobb 角由术前 79°矫正为 35°，前路融合内固定由术前 97°矫正为 52°，前后路联合手术由术前 92°矫正为 38°。

对于并发脊柱畸形的患者，Geiger 等将此类矫形手术相关并发症分为四大类：内固定问题、神经损害加重、术后感染及麻醉相关并发症。内固定问题主要包括术后假关节、内固定失败、螺钉松动等，可能与手术方式的选择和操作相关。Kumar 与 Townsend 等报道 26% 患者术后出现假关节或内固定失败问题，Keessen 等报道 24.6% 患者术后出现内固定失败。

脊髓脊膜膨出患者多合并脊髓栓系，术中暴力操作过度牵拉脊髓可加重神经功能损害。为避免术中牵拉栓系部位，一些学者认为术前应对影像学上存在脊髓栓系的患者做预防性松解，而 Samdani 等和 Mehta 等认为对于无明显症状的脊髓栓系患者无论是否存在影像学栓系表现，均无需做预防性松解，因为术后发生再栓系的风险较高，可能造成新发的神经损害症状。

既往文献报道脊髓脊膜膨出术后总体感染率为 8%~42%，Sharma 等报道脊髓脊膜膨出患者的感染发生率比其他神经肌源性脊柱侧凸总体发生率高 2 倍以上。Sponseller 等报道脊髓脊膜膨出患者深部感染率为 7.6%，其中最常见的病原菌为凝固酶阴性葡萄球菌、肠杆菌和肠球菌等。切口部位感染与延迟愈合可能与患者瘦弱、术中出血量多相关。此外，Hatlen 等认为术前尿培养阳性、营养状况差是术后发生感染的危险因素。

**参考文献**

[1] Copp AJ, Adzick NS, Chitty LS, et al. Spina bifida[J]. Nat Rev Dis Primers, 2015, 1: 15007.

[2] Müller EB, Nordwall A. Prevalence of scoliosis in children with myelomeningocele in western Sweden[J]. Spine (Phila Pa 1976), 1992, 17(9): 1097-1102.

[3] Trivedi J, Thomson JD, Slakey JB, et al. Clinical and radiographic predictors of scoliosis in patients with myelomeningocele[J]. J Bone Joint Surg Am, 2002, 84(8): 1389-1394.

[4] Kahanovitz N, Duncan JW. The role of scoliosis and pelvic obliquity on functional disability in myelomeningocele[J]. Spine (Phila Pa 1976), 1981, 6(5): 494-497.

[5] Eysel P, Hopf C, Schwarz M, et al. Development of scoliosis in myelomeningocele. Differences in the history caused by idiopathic pattern[J]. Neurosurg Rev, 1993, 16(4): 301-306.

[6] Müller EB, Nordwall A. Brace treatment of scoliosis in children with myelomeningocele[J]. Spine (Phila Pa 1976), 1994, 19(2): 151-155.

[7] Blomkvist A, Olsson K, Eek MN. The effect of spinal bracing on sitting function in children with neuromuscular scoliosis[J]. Prosthet Orthot Int, 2018, 42(6): 592-598.

[8] Ryabykh SO, Pavlova OM, Savin DM, et al. Surgical Management of Myelomeningocele-Related Spinal Deformities[J]. World Neurosurg, 2018, 112: e431-441.

[9] Janjua MB, Toll B, Ghandi S, et al. Risk Factors for Wound Infections after Deformity Correction Surgery in Neuromuscular Scoliosis[J]. Pediatr Neurosurg, 2019, 54(2): 108-115.

[10] Herman JM, McLone DG, Storrs BB, et al. Analysis of 153 patients with myelomeningocele or spinal lipoma reoperated upon for a tethered cord. Presentation, management and outcome[J]. Pediatr Neurosurg, 1993, 19(5): 243-249.

[11] McLone DG, Herman JM, Gabrieli AP, et al. Tethered cord as a cause of scoliosis in children with a myelomeningocele[J]. Pediatr Neurosurg, 1990, 16(1): 8-13.

[12] Parsch D, Geiger F, Brocai DR, et al. Surgical management of paralytic scoliosis in myelomeningocele[J]. J Pediatr Orthop B, 2001, 10(1): 10-17.

[13] Geiger F, Parsch D, Carstens C. Complications of scoliosis surgery in children with myelomeningocele[J]. Eur Spine J, 1999, 8(1): 22-26.

[14] Kumar SJ, Cowell HR, Townsend P. Physeal, metaphyseal, and diaphyseal injuries of the lower extremities in children with myelomeningocele[J]. J Pediatr Orthop, 1984, 4(1): 25-27.

[15] Keessen W, van Ooy A, Pavlov P, et al. Treatment of spinal deformity in myelomeningocele: a retrospective study in four hospitals[J]. Eur J Pediatr Surg, 1992, 2(Suppl 1): 18-22.

[16] Samdani AF, Fine AL, Sagoo SS, et al. A patient with myelomeningocele: is untethering necessary prior to scoliosis correction?[J]. Neurosurg Focus, 2010, 29(1): E8.

[17] Mehta VA, Gottfried ON, McGirt MJ, et al. Safety and efficacy of concurrent pediatric spinal cord untethering and deformity correction[J]. J Spinal Disord Tech, 2011, 24(6): 401-405.

[18] Sharma S, Wu C, Andersen T, et al. Prevalence of complications in neuromuscular scoliosis surgery: a literature meta-analysis from the past 15 years[J]. Eur Spine J, 2013, 22(6): 1230-1249.

[19] Sponseller PD, LaPorte DM, Hungerford MW, et al. Deep wound infections after neuromuscular scoliosis surgery: a multicenter study of risk factors and treatment outcomes[J]. Spine (Phila Pa 1976), 2000, 25(19): 2461-2466.

[20] Hatlen T, Song K, Shurtleff D, et al. Contributory factors to postoperative spinal fusion complications for children with myelomeningocele[J]. Spine (Phila Pa 1976), 2010, 35(13): 1294-1299.

## 第六节　进行性神经性腓骨肌萎缩症伴脊柱侧凸

进行性神经性腓骨肌萎缩症（Charcot-Marie-Tooth disease，CMT）由 Charcot 与 Marie 及 Tooth 于 1886 年首次报道，Charcot 与 Marie 描述了 5 例肢体远端无力的病例，其中病例 4 被认为是目前命名为 CMT1 型或 2 型的典型病例。同年，Tooth 亦独立报道了 5 例现在被认为是典型 CMT 疾病的病例，并且 Tooth 意识到此类疾病与周围神经而非脊髓异常有关。为纪念三位科学家做出的贡献，该病以三位科学家的名字命名，称为 Charcot-Marie-Tooth 病。进行性神经性腓骨肌萎缩症表现出广泛的表型和遗传异质性，CMT 患者运动和感觉神经常同时受累，故也被称为遗传性运动感觉神经病（hereditary motor and sensory neuropathy，HMSN）。少数只累及运动神经的遗传型运动神经病（hereditary motor neuropathy，HMN）及只累及感觉神经的遗传型感觉神经病（hereditary sensory neuropathy, HSN）为 CMT 相关性疾病，也可归为 CMT1 疾病群。CMT2 为最常见的遗传神经肌肉疾病群，发病率为 1/10 000～1/2500，多见于低龄儿童和青少年（常于 20 岁之前发病），分为家族性和散发性，该病通常是常染色体显性遗传，少数为 X 染色体连锁或常染色体隐性遗传。进行性神经性腓骨肌萎缩症（CMT）由包括 PMP22、GJB1、MFN2、MPZ 在内的 100 多种基因的突变所致，这些基因编码的蛋白分布不同、功能各异，但最终表现为轴索／髓鞘的病变，且主要累及最长、最大的神经纤维（长度依赖性）。依据神经传导速度、神经病理学、遗传模式、临床症状可将 CMT 分为 CMT1、CMT2、CMT3、CMT4、CMTX 等多种不同亚型，各亚型又可根据致病基因作进一步细分。CMT 常首先累及腓骨肌及其他下肢远端肌肉，临床主要表现为对称性下肢远端肌无力与肌萎缩、感觉减退及足畸形（如高弓足）。脊柱侧凸在 CMT 患者中的发病率为 10%～42%。

## 病因学

进行性神经性腓骨肌萎缩症为遗传相关疾病，呈显著的遗传异质性，随着二代测序及基因诊断的发展，目前已报道的与 CMT 致病相关的基因超过 100 个。但 90% 以上的 CMT 由周围髓鞘蛋白 22（PMP22）、缝隙连接蛋白（GJB1）、髓鞘蛋白（MPZ）、线粒体融合蛋白 2（MFN2）及神经节苷脂诱导分化相关蛋白 1（GDAP1）等五个基因突变所致。PMP22 是 CMT 最常见的致病基因，其突变导致的 CMT1A 占 CMT 总例数的 40%～50%。PMP22 蛋白是髓鞘结构的重要组分，在外周神经的髓鞘形成和髓鞘维护中起重要作用。PMP22 重复突变可导致 PMP22 蛋白过度表达进而可诱导微管依赖的泛素化 PMP22 聚集，影响了细胞内蛋白质的降解而产生了异常蛋白质的聚集。GJB1 基因的突变可导致性染色体连锁的 CMT（CMTX1），CMTX1 占 CMT 总例数的 10%～20%。GJB1 蛋白在周围神经髓鞘的膜性结构上形成缝隙连接通道，这些通道可通过一些具有信号传导功能的小分子物质参与施万细胞与轴索之间的信号传导。GJB1 基因突变可导致细胞膜缝隙连接形成障碍，并干扰施万细胞与神经元之间的信号传导。MPZ 基因编码的髓鞘蛋白是一种单通道跨膜蛋白，主要表达于周围神经的施万细胞。MPZ 基因突变会影响髓鞘的形成，从而导致严重的早发型神经病变。此外，突变的 MPZ 蛋白会影响施万细胞和神经元的相互作用，导致轴索破坏和迟发性神经病变。MPZ 突变导致的 CMT1B 占 CMT 总例数的 5% 左右。MFN2 基因编码的线粒体融合蛋白参与线粒体的融合，有助于线粒体网络的维持和运作。此外，该蛋白还参与血管平滑肌细胞增殖的调节，可能在肥胖的病理生理过程中发挥作用。神经节苷脂诱导分化相关蛋白 1（GDAP1）参与神经元发育过程中的信号转导过程。总之 CMT 的致病基因功能各不相同，最终都引起了相似的周围神经病理改变，有推测不同致病基因可能通过一条共同的通路最终引起了周围神经的脱髓鞘或轴索变性。

## 分型

进行性神经性腓骨肌萎缩症（CMT）是一类疾病群，具有显著的表型和遗传的异质性，对其进行分型有利于疾病的诊断、治疗及深入研究。Pareyson 等于 2009 年曾对 CMT 的分型做出了简要的总结（表 13-6-1）。

基于神经传导研究及神经病理学，CMT 主要分为两大类：一类为脱髓鞘型（若为常染色体显性分为 CMT1，若为常染色体隐性则分为 CMT4），脱髓鞘型的主要特征为神经传导速度减慢（上肢运动神经元传导速度 <38m/s）及神经活检显示髓鞘异常（如节段性脱髓鞘、施万细胞增生形成的洋葱头样改变）。另一类为轴索型（CMT2），轴索型主要特征为神经传导速度正常或轻度减慢（>38m/s）及神经活检显示轴索变性与再生。CMT3 有时用来表示 Déjèrine-Sottas 神经病（Déjèrine-Sottas neuropathy，DSN），DSN 通常被认为是脱髓鞘型 CMT 最严重的一种形式，患者表现为严重的早发性遗传性神经病变伴运动迟缓，神经传导速度极低，脑脊液蛋白含量增加，神经活检显示严重的脱髓鞘病变及神经肥大。CMT3 有时亦可用来表示先天性髓鞘减少性神经病（先天性、极度严重、髓鞘形成减少）。该分类有助于临床快速诊断，然而随着对该疾病逐渐深入的了解，一些表型介于 CMT1 与 CMT2 之间的 CMT 形式被认识到，如中间型 CMT（intermediate CMT）、X 染色体连

| 表 13-6-1 | | CMT 分型及相关的遗传模式、临床特征及常见突变基因 | | |
|---|---|---|---|---|
| **CMT 分型** | **遗传模式** | **表型** | | **突变基因** |
| CMT1<br>（髓鞘型） | AD | 为典型的表型<br>运动和感觉神经传导阻滞（上肢运动神经传导速度<38m/s）<br>神经活检：典型洋葱头样改变或其他髓鞘异常，继发性轴突变性 | | PMP22 重复<br>PMP22 点突变<br>MPZ<br>EGR2<br>SIMPLE/LITAF<br>NEFL<br>…… |
| CMT2<br>（轴索型） | AD/AR | 为典型的表型<br>神经传导速度一般正常或轻度降低（上肢运动神经传导速度>38m/s），振幅降低<br>神经活检：慢性轴索神经病表现，一般无特异性诊断特征 | | MFN2<br>MPZ<br>NEFL<br>HSPB1（HSP27）<br>HSPB8（HSP22）<br>RAB7<br>GARS<br>GDAP1（AD/AR）<br>LMNA（AD/AR）<br>MED25（AR）<br>…… |
| CMTX | X 连锁 | 男性更易受累，男性患者运动神经传导速度为 30~45m/s，在女性患者中降低，神经传导速度降低可为不均匀、不对称性<br>神经活检：轴索丢失、脱髓鞘、少数洋葱头样改变、少数可累及中枢神经系统 | | GJB1/Cx32<br>PRPS1<br>…… |
| 中间型<br>CMT | AD | 为轻至中度表型<br>神经传导速度介于 CMT1 与 CMT2 之间，多为 25~45m/s<br>兼有 CMT1、CMT2 的病理特征 | | MPZ<br>DNM2<br>YARS<br>（NEFL）<br>…… |
| CMT3<br>（DSN，CHN） | AD/AR | 发病年龄早；表型比 CMT1 更为严重<br>神经传导速度极慢<br>神经活检：髓鞘发育不全、洋葱头样改变<br>CHN：先天性、极度严重、髓鞘形成减少 | | PMP22<br>MPZ<br>EGR2<br>PRX<br>…… |
| CMT4 | AR | 发病年龄较早；表型比 CMT1 更为严重<br>神经传导减慢（神经传导速度<38m/s）<br>可能出现声带轻瘫、感音神经性耳聋、面部和膈肌无力等症状 | | GDAP1<br>MTMR2<br>SBF2/MTMR13<br>KIAA1985/SH3TC2<br>NDRG1<br>EGR2<br>PRX<br>FGD4<br>FIG4<br>…… |

| 表 13-6-1 | 续 | | |
|---|---|---|---|
| CMT 分型 | 遗传模式 | 表型 | 突变基因 |
| dHMN | AD/AR /X 连锁 | 临床、电生理和形态学等提示单纯运动受累<br>神经传导速度正常或轻微减慢（上肢运动神经传导速度＞38m/s）<br>感觉神经动作电位正常<br>腓肠肌神经活检正常或接近正常 | HSBP1<br>HSBP8<br>GARS<br>BSCL2<br>DCTN1<br>（IGHMBP2）<br>…… |
| CMT5<br>（累及锥体束型） | AD | 锥体束累及，病变程度从深部肌腱反射增加（巴宾斯基征阳性）到痉挛性截瘫皆有可能<br>电生理学：通常为轴索丢失，感觉神经动作电位振幅降低 | MFN2<br>BSCL2<br>GJB1<br>…… |
| CMT6<br>（视神经衰竭型） | AD | 发病较早<br>严重视力丧失伴视神经萎缩<br>神经传导速度正常或轻度降低 | MFN2<br>…… |

注：AD 为常染色体显性遗传；AR 为常染色体隐性遗传；CMTX 为 X 连锁的 CMT；DSN 为 Déjèrine-Sottas 神经病（Déjèrine-Sottas neuropathy）；CHN 为先天性髓鞘减少性神经病；dHMN 为远端遗传性运动神经元病。

锁型 CMT（CMTX）。其他小类包括只累及运动神经，而感觉神经正常的远端遗传性运动神经元病（distal hereditary motor neuropathy，dHMN）、锥体束受累的 CMT5、并发视神经萎缩的 CMT6 等。

目前，CMT 分型主要仍是基于临床表型及临床特征，具有一定局限性。Mathis 等提出的基于分子遗传学对 CMT 进行分型的方法，为 CMT 等具有显著遗传异质性疾病的重新分类提供了新的思路。CMT 的各型可根据致病基因和特定位点（loci）作进一步细分，如 PMP22 突变所致的 CMT 为 CMT1A、MPZ 突变所致为 CMT1 型为 CMT1B，GDAP1 突变所致的 CMT 为 CMT4A 等，随着二代测序的广泛应用，CMT 的个体化诊断变得愈加精准。

## 临床表现

患者常于 20 岁之前起病，并于之后缓慢进展，少数患者发病很早，肌张力低下，表现为松软婴综合征（floppy baby syndrome）。CMT 的神经病变是长度依赖性的，即最大、最长的神经首先受到严重影响，因此其突出特征是对称性下肢远端肌无力与肌萎缩、感觉减退及足畸形，如有的患者仅以高弓足为首诊，在不明确病因的情况下被行高弓足手术。

累及运动神经的主要表现：运动系统症状起始于脚部，表现为高弓足、锤状趾、内部肌肉无力萎缩。随后逐渐进展至小腿和大腿的下 1/3 部，产生典型的下肢远端肌肉萎缩表型（鹤腿样外观），此阶段手及前臂也常被累及，主要表现为大小鱼际肌和骨间肌萎缩、无力。骨骼畸形常出现，主要以脚部骨骼受累（如踝关节扭曲变形），有时可出现脊柱侧凸。累及感觉神经的主要表现：与运动系统症状出现顺序相同，感觉丢失症状出现顺序也是从远端至近端。累及感觉神经的表现主要包括对痛觉、温度觉、触觉及振动觉等感觉减退。深浅感觉减退呈手套、袜子样分布，伴自主神经功能障碍和营养障碍。体格检查可发现肌腱反射减弱或消失，有时本体感觉丢失会导致感觉性共济失调。其他常见的症状和体征包括手震颤、肌肉痉挛（特别是脚及腿）、肢端发绀、脚冷等。

CMT 可累及脊柱周围肌群和相关神经，引起肌肉力量不平衡，脊柱所受应力不对称，造成脊柱侧凸畸形。Hensinger 等报道的 69 例 CMT 患者中，7 例存在脊柱侧凸（侧凸发生率为 10.1%）。Walker 等报道了 89 例进行性神经性腓骨肌萎缩症患者，其中脊柱侧凸或后凸的发病率高达 42%，且 CMT1 型患者较 CMT2 型更易出现脊柱畸形，可能这与 CMT1 患者发病更早、症状更重相关。Karol 等曾报道 298 例 CMT 患者中，15.1% 伴脊柱侧凸，就诊时平均侧凸角度为 27.6°，与特发性脊柱侧凸不同，CMT 伴脊柱侧凸者多为男性（占比 60%）。与侧凸进展相关的因素包括不能行走、伴后凸畸形及侧凸角度大于 30°。Karol 等的研究中所有不能行走的 CMT 患者的脊柱侧凸都有显著进展，且最终都需手术治疗；相较于脊柱侧凸但矢状面形态正常或脊柱侧凸伴胸椎前凸的患者，存在脊柱侧凸伴后凸畸形的 CMT 患者更易进展；在 Karol 等报道的 12 例侧凸角度大于 30° 患者中，只有 1 例侧凸进展 <6°，其余都显著进展。相反，侧凸角度小于 30° 的几十例患者中只有 2 例进展至需要手术的程度。

## 影像学表现

CMT 伴发的脊柱侧凸以胸弯或胸腰双弯多见，矢状面常伴发躯干前倾或后凸畸形（图 13-6-1）。与典型神经肌源性脊柱侧凸长 C 形单弯不同，CMT 伴发的脊柱侧凸很少累及骶骨，骨盆倾斜及双下肢不等长少见。约 1/3 患者表现为左胸弯，这与青少年特发性脊柱侧凸典型的右胸弯不同，左胸弯常见于颅后窝和椎管畸形（如脊髓空洞症、Chiari 畸形），

因此对于此类患者，有必要行磁共振检查以排除脊髓空洞症等其他类型的神经肌源性侧凸。16% 的患者为右胸弯。CMT 伴脊柱侧凸患者中的一半左右同时伴有胸椎后凸畸形，脊柱侧凸伴胸椎后凸同样常见于脊髓空洞症等疾病，所以即使对具有非典型右胸弯的患者，主治医师也应进行相应的神经学检查。进行性神经性腓骨肌萎缩症患者一般无明显脊椎的发育性畸形或发育不良等骨性结构异常，中枢神经系统异常亦少见。

## 诊断

传统的对进行性神经性腓骨肌萎缩症及其各亚型的诊断主要依照临床表现（如下肢肌肉萎缩、无力伴感觉减退）、家族史（遗传模式）、电生理检查（肌电图检查显示反应间期的振幅增加和神经传导速度减慢为确诊的重要依据）。临床电生理研究对于该病的诊断起到重要的作用。1997 年，Birouk 等对 119 例 CMT1A 患者进行了临床和电生理研究。发现 50% 的病例在 10 岁前首次出现临床症状及功能障碍，70% 的病例在 20 岁前出现临床症状及功能障碍。在神经传导方面，各运动神经传导速度（MNCV）均降低，虽然没有出现临床感觉的丧失，但是所有患者的感觉电位均异常，患者远端肌肉的肌力均减少。即使在无临床症状的个体或儿童中，MNCV 也会减缓。发病年龄早、正中神经

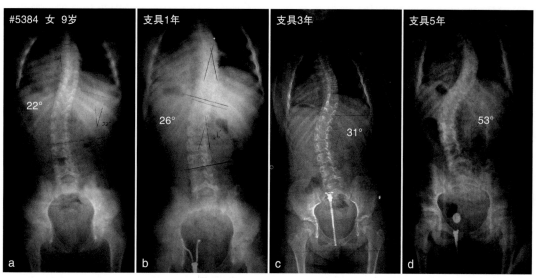

图 13-6-1 女（#5384），9 岁，进行性神经性腓骨肌萎缩症。9 岁发现脊柱侧凸，初诊胸腰弯 22°（a）；佩戴 Milwaukee 支具后 1 年复查为 26°（b），3 年后复查进展至 31°（c），5 年后进展至 53°（d），遂接受手术治疗。支具虽不能让患者免于手术，但也许减慢了畸形的进程，推迟了手术时间

MNCV 显著降低预示着更严重的病程。此外，神经传导速度有利于 CMT 的分型、实验室检查（如检测 PMP22 等相关蛋白表达）等，部分病例还需进行神经活检（脱髓鞘／轴索病变等）。但随着二代测序发展对临床分子遗传学的推动，基因诊断有望逐渐取代或补充传统诊断方式。

## 自然史

CMT 的自然史研究主要集中于 CMT1A 型。CMT1A 患者通常表现出较为良性的典型表现，青春期患者远端肌肉力量可较初诊明显降低，振动觉和触觉较前减弱，特别是下肢的触觉减退。Pareyson 等发现绝大多数患者终生都可以自由行走，部分 CMT1A 患者甚至完全无症状，仅有少部分患者可能进展至轮椅辅助。目前认为疾病进展快慢可能与年龄相关。Dyck 等发现 CMT 患者在青春期病程进展缓慢。Shy 等发现老年 CMT1A 患者的进展稍快，早发 CMT1A 患者表现出神经传导速度（NCV）缓慢及发展出更严重的功能损害。相较 CMT1A，其他类型的 CMT 则进展相对迅速。Cornett 等对 206 例 CMT 患者持续随访两年，发现 CMT2A 患者进展速度是 CMT1A 的 2 倍以上，在儿童期进展尤为显著。大部分常染色体显性遗传患者的肌萎缩稳定进展，少数情况下疾病完全静止或间歇性发病。隐性遗传的患者多早期发病，进展较迅速。CMT 常可同时累及运动神经和感觉神经。Mladenovic 等回顾了 161 例贝尔格莱德地区的 CMT 患者，并且通过 15 年生存分析发现 CMT 患者病情进展缓慢，对预期寿命无显著影响。Abboud 等认为膈肌无力的 CMT 患者较其他 CMT 患者可能具有更高的肺部发病率和早期死亡率。

## 治疗

尚无有效的治疗药物适用于 CMT 患者，曾被开发用于治疗 CMT 的数十种药物进行动物或临床试验时结果不佳，其他药物正处于开发、试验阶段。支持治疗主要为康复治疗及对骨骼畸形和软组织畸形的手术治疗。

### （一）支具治疗

对于进行性神经性腓骨肌萎缩症伴脊柱侧凸支具治疗的报道较为缺乏。Karol 等曾对 16 例 CMT 伴脊柱侧凸患者（24°~47°，平均 36.2°）使用支具治疗，其中 13 例（81%）的 Cobb 角都显著进展（总进展 ≥ 6°），11 例最终需要进行手术治疗。Dahe 等曾对 3 例 CMT 伴脊柱侧凸患者使用支具治疗且进行了 19~98 个月（平均 63 个月）的随访，只有 1 例患者治疗后的侧凸角度得到控制。相较于特发性脊柱侧凸而言，这类神经肌源性侧凸支具治疗的失败率显著上升（图 13-6-1）。因此，基于目前的证据，支具治疗不能有效控制侧凸进展或减少手术治疗率，但也许能推迟手术时间。

### （二）外科治疗

后路内固定矫形术可有效矫正侧凸。对于能行走的胸弯患者，融合节段选择可参考特发性脊柱侧凸（图 13-6-2）。如出现严重腰弯伴骨盆倾斜，则需考虑固定至骨盆，这不仅能纠正冠状面畸形，还能平衡躯干，恢复骨盆水平进而改善站姿和步态（图 13-6-3，详见本章第十三节）。Karol 等回顾了 14 例 CMT 伴脊柱侧凸内固定矫形术随访结果（平均随访时间为 3.9 年），发现术后即刻矫正率为 48%，至末次随访，矫正率为 44%，矫正丢失较少。

因 CMT 表现为多发性周围运动神经、感觉神经脱髓鞘性病变，故患者的体表诱发电位反应一般不足以支持术中的神经电生理监护，唤醒实验有时可替代神经电生理监测。然而，由于患者下肢肌力可能减弱致不能移动脚踝或脚，唤醒试验有时也不能进行。因此，术前应和神经电生理监护组、麻醉师就患者的神经监护问题加以评估、讨论，术中应十分小心以避免神经损伤。虽常不能于术中对患者进行有效的常规神经电生理监护，但 MacEwen、Daher、Karol 等的报道均未提及 CMT 伴脊柱侧凸患者术后神经并发症的存在，可能与这类患者一般不会进展至很严重才进行手术有关。Daher 等的研究纳入了 4 例进行后路融合的 CMT 伴脊柱侧凸的患者，其中 2 例术后出现了假关节，然而 Karol 等报道的 14 例术后患者均未出现假关节，这可能与现代矫形工具的使用及矫形技术的进步改善了患者手术疗效有关。

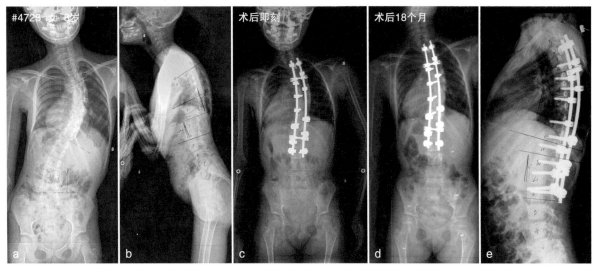

图 13-6-2　女（#4723），8 岁，进行性神经性腓骨肌萎缩症伴脊柱侧凸。躯干向右前方倾斜明显，由于下肢无力，所以躯干前倾（a、b）；行后路内固定融合术（$T_1 \sim L_2$），术后脊柱畸形矫正良好（c）；术后 18 个月随访示侧凸及腰椎前凸改善显著，冠状面及矢状面平衡得以重建（d、e）

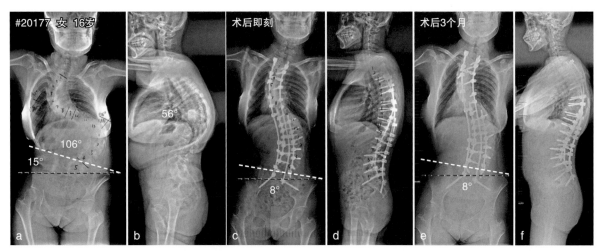

图 13-6-3　女（#20177），16 岁，进行性神经性腓骨肌萎缩症伴脊柱侧凸。X 线片示胸腰双弯，伴明显骨盆倾斜，侧位片示胸段后凸畸形（a、b）。行脊柱后路多棒序贯矫形内固定植骨融合术，$S_2AI$ 螺钉固定骨盆，侧凸矫正明显，骨盆趋于水平，矢状面序列恢复正常（c、d）；术后 3 个月随访侧凸矫正和骨盆水平化维持良好（e、f）

## 参考文献

[1] Tooth HH. The peroneal type of progressive muscular atrophy[M]. London: Thesis, HK Lewis, University of Cambridge, 1886.

[2] Mathis S, Goizet C, Tazir M, et al. Charcot-Marie-Tooth diseases: an update and some new proposals for the classification[J]. J Med Genet, 2015, 52(10): 681-690.

[3] Pareyson D, Marchesi C. Diagnosis, natural history, and management of Charcot-Marie-Tooth disease[J]. Lancet Neurol, 2009, 8(7): 654-667.

[4] Pareyson D, Saveri P, Pisciotta C. New developments in Charcot-Marie-Tooth neuropathy and related diseases[J]. Curr Opin Neurol, 2017, 30(5): 471-480.

[5] Pipis M, Rossor AM, Laura M, et al. Next-generation sequencing in Charcot-Marie-Tooth disease: opportunities and challenges[J]. Nat Rev Neurol, 2019, 15(11): 644-656.

[6] Rossor AM, Polke JM, Houlden H, et al. Clinical implications of genetic advances in Charcot-Marie-Tooth disease[J]. Nat Rev Neurol, 2013, 9(10): 562-571.

[7] Hensinger RN, MacEwen GD. Spinal deformity associated with heritable neurological conditions: spinal muscular atrophy, Friedreich's ataxia, familial dysautonomia, and Charcot-Marie-Tooth disease[J]. J Bone Joint Surg Am, 1976, 58(1): 13-24.

[8] Walker JL, Nelson KR, Stevens DB, et al. Spinal deformity in Charcot-Marie-Tooth disease[J]. Spine (Phila Pa 1976), 1994, 19(9): 1044-1047.

[9] Karol LA, Elerson E. Scoliosis in patients with Charcot-Marie-Tooth disease[J]. J Bone Joint Surg Am, 2007, 89(7): 1504-1510.

[10] Shy ME. Charcot-Marie-Tooth disease: an update[J]. Curr Opin Neurol, 2004, 17(5): 579-585.

[11] Cornett KM, Menezes MP, Bray P, et al. Phenotypic Variability of Childhood Charcot-Marie-Tooth Disease[J]. JAMA Neurol, 2016, 73(6): 645-651.

[12] Cornett KMD, Menezes MP, Shy RR, et al. Natural history of

Charcot-Marie-Tooth disease during childhood[J]. Ann Neurol, 2017, 82(3): 353-359.

[13] Mladenovic J, Milic Rasic V, Keckarevic Markovic M, et al. Epidemiology of Charcot-Marie-Tooth disease in the population of Belgrade, Serbia[J]. Neuroepidemiology, 2011, 36(3): 177-182.

[14] Abboud L, El SF, Takubo T, et al. Phrenic nerve involvement in Charcot-Marie-Tooth disease[J]. Tenn Med, 2005, 98(10): 495-497.

[15] Birouk N, Gouider R, Le Guern E, et al. Charcot-Marie-Tooth disease type 1A with 17p11. 2 duplication. Clinical and electrophysiological phenotype study and factors influencing disease severity in 119 cases[J]. Brain, 1997, 120 (Pt 5): 813-823.

[16] Daher YH, Lonstein JE, Winter RB, et al. Spinal deformities in patients with Charcot-Marie-tooth disease. A review of 12 patients[J]. Clin Orthop Relat Res, 1986, (202): 219-222.

[17] Hensinger RN, MacEwen GD. Spinal deformity associated with heritable neurological conditions: spinal muscular atrophy, Friedreich's ataxia, familial dysautonomia, and Charcot-Marie-Tooth disease[J]. J Bone Joint Surg Am, 1976, 58(1): 13-24.

## 第七节　Guillain-Barre 综合征伴脊柱侧凸

Guillain-Barre 综合征（GBS），又称吉兰 - 巴雷综合征，是由法国神经病学家 George Guillain、Jean Alexander Barre 和 Andre Strohl 于 1916 年首次提出，是一种急性起病、单时相、自限性免疫介导的周围神经病。其特征是进展快速、反射消失和对称性肢体无力。GBS 多发于儿童和年轻人，本病全球范围内患者的死亡率约为 7.5%，而发病率则为每年（1~2）/10 万，男女之间、各国各地区之间的发病率没有明显差异。在西方国家该病是常见的瘫痪原因之一。

## 病因学

GBS 通常被认为是一种自身免疫性疾病，由人体的免疫系统错误地攻击自身周围神经的髓鞘，导致患者周围神经系统出现脱髓鞘损害，有时还会出现轴索损害，但具体的发病机制尚不明确。患者的免疫系统紊乱有时是由感染诱发，由手术或疫苗诱发的少见，还有很多患者无明显诱发因素。Bianca 等总结 GBS 的诱发因素可分为感染因素和非感染因素：感染因素包括空肠弯曲菌、流感嗜血杆菌、沙门氏菌、肺炎支原体、巨细胞病毒、EB 病毒、流感病毒、水痘 - 带状疱疹病毒、HIV 等；非感染因素包括手术（如脊柱内固定术后）、接种疫苗、使用外源性神经节苷脂、使用免疫抑制剂等。

目前有多篇个案报道脊柱手术后，尤其是侧弯矫形术后 1~4 周内，患者突发 GBS，其发病原因不明，临床表现与术后神经损害类似，需要借助脑脊液、肌电图检查等确诊。Stambough 等报道 1 例成人特发性脊柱侧凸患者，采用 CD 内固定系统行脊柱后路矫形术（$T_5$~$L_2$），术后 10 天出现下肢远端肌肉麻痹，并呈进行性加重，通过脑脊液和肌电图检查确诊为 GBS，此为脊柱术后伴发的 GBS。需要指出的是本章所述的神经肌源性脊柱侧凸是指 GBS 发病后出现的脊柱侧凸，两者的发病机制是不一样的。

## 分型

依据肌无力位置、肌电图结果、抗神经节苷脂抗体检测结果等，可将 GBS 分为若干亚型：

**1. 急性炎症性脱髓鞘性多发性神经病**（acute inflammatory demyelinating polyneuropathy, AIDP）　为最常见的 GBS，又称经典型 GBS。Sejvar 等报道 AIDP 患者在发病前 1 个月内通常有上呼吸道感染和腹泻等诱发因素，包括巨细胞病毒、肺炎支原体、寨卡病毒或其他病原菌感染、疫苗接种、手术和器官移植等。此类患者起病急，单相病程，大部分患者的病情在 2 周内达到高峰，几乎所有患者的病情可在 4 周内达到高峰。AIDP 患者临床上常表现为弛缓性肢体肌无力，肌无力从下肢向上肢进行性发展，常伴感觉症状、脑神经和自主神经系统受累。

**2. 急性运动性轴索神经病**（acute motor axonal neuropathy, AMAN）　发病前多有腹泻和上呼吸道感染等诱发因素，以夏秋季节空肠弯曲菌感染多见。急性起病，病情通常在 2 周内达到高峰，表现为肌无力，一般不伴感觉症状；脑神经受累罕见。

**3. 急性运动感觉轴索神经病**（acute motor-sensory axonal neuropathy, AMSAN）　以神经根和周围神经的运动与感觉纤维轴索变性为主，临床表现与 AMAN 相似，但伴有感觉症状。

**4. Miller Fisher 综合征**（Miller Fisher syndrome, MFS）　与经典 GBS 相对对称的肢体无力不同，MFS 以眼肌麻痹、共济失调和腱反射消失为主要临床特点。

**5. 急性泛自主神经病**（acute panautonomic neuropathy, APN）　较少见，以自主神经受累为主，表现为视物模糊、畏光、瞳孔散大、对光反应减弱或消失、头晕、直立性低血压等，肌力一般正常。

6. 急性感觉神经病（acute sensory neuropathy, ASN）　较少见，以感觉神经受累为主。表现为广泛对称性的四肢疼痛和麻木，感觉性共济失调。

## 临床表现

GBS 起病较急，临床症状在 2~4 周内达到高峰。患者最多见的临床症状为上行性麻痹，常以手足等肢体远端部位感觉异常为首发症状，数日内逐渐进展至肢体近端，出现感觉运动障碍。当向上进展蔓延至脑干时，可影响脑神经。这部分患者大约有 25% 出现呼吸肌麻痹，需要呼吸机维持。其他症状还包括麻木、针刺感和轻度感觉丧失。远端的感觉异常可紧随上行性麻痹出现，通常为两侧对称性发病，患者同样可以出现自主神经紊乱。在脑神经受影响的患者中，面神经受影响者约为 50%，有 10%~20% 的病例可出现眼肌麻痹。多数 GBS 患者

的神经功能可在数周至数月内基本恢复，但有些患者则需要几年才能康复，少数患者在发病 3~6 年后仍可复发。GBS 的病死率为 5.6%，主要死于感染、呼吸衰竭、低血压、严重心律失常等并发症。

除了以上的神经症状，一些患者可在 GBS 急性发作后出现神经肌源性脊柱侧凸。继发于 GBS 的脊柱侧凸患者临床相对少见，发病率不详。此类患者由于长期卧床，肌肉迟缓性瘫痪，其弯型一般不典型，长 C 形弯多见，远端弯代偿能力较差（图 13-7-1c），侧凸可累及骨盆，出现骨盆倾斜，所伴的骨盆倾斜通常为 IIb 型（规则型骨盆倾斜）（图 13-7-1e）。因肌肉麻痹，Bending 片上可示侧凸柔韧性相对较好。

## 诊断

本病的诊断一般基于其症状和体征，主要诊断依据为近 1 个月内出现进行性四肢肌无力、腱反射

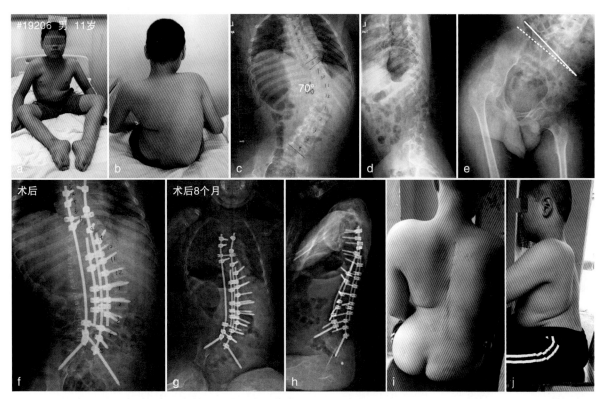

图 13-7-1　男（#19206），11 岁，吉兰 - 巴雷综合征伴脊柱侧凸。患者 7 岁时患吉兰 - 巴雷综合征，四肢迟缓性瘫痪，无行走功能，不能独立坐，需要双手支撑才能维持上身稳定（a、b）；术前平卧 X 线片示胸腰弯 70°，弯型为长 C 形弯伴胸腰椎后凸（c、d），伴严重骨盆倾斜（IIb 型），腰弯下端椎下终板与骶骨翼切迹连线成角，开口朝向腰弯的凹侧（e）；患者行脊柱后路 T$_{12}$~L$_5$ 多节段 SPO 截骨（Schwab II 级截骨）矫形内固定术，远端采用 S$_2$AI 螺钉固定至骨盆，术后 X 线片示侧凸矫正满意，骨盆倾斜得到显著纠正（f）；术后 8 个月 X 线片示矫形效果保持良好（g、h），可以不需上肢支撑就能独立坐（i、j）

减弱或消失，但要排除其他神经系统疾病的可能。常用的辅助检查包括脑脊液分析和肌电图神经传导检测等。

经典 GBS 多有脑脊液蛋白 - 细胞分离现象，因此脑脊液分析在疾病诊断中具有重要意义。Bianca 等报道在疾病初期，约半数患者出现脑脊液中蛋白浓度升高，而在疾病高峰期约 90% 的患者脑脊液蛋白浓度显著升高。肌电图检查也是 GBS 诊断的重要依据。Uncini 等报道 GBS 患者发病早期肌电图检测即出现远端复合肌肉动作电位（CAMP）振幅

降低、F 波潜伏期延长（图 13-7-2），且当 CAMP 下降至正常值的 20% 以下时往往预后较差。

## 治疗

单纯 GBS 的治疗，应在神经内科医生指导下进行。基于 GBS 免疫介导性的发病机制，GBS 患者多需应用免疫调节治疗。目前已经证实免疫球蛋白及血浆置换对于 GBS 的治疗有效，但二者联合应用的疗效并不优于单一治疗。鉴于免疫球蛋白治

| 名称 | 结果 | 参考范围 | 单位 | 名称 | 结果 | 参考范围 | 单位 |
|---|---|---|---|---|---|---|---|
| 脑脊液标本量 | 1.0 | – | ml | 淋巴细胞比率 | 63.6 | 40~80 | % |
| 脑脊液颜色 | 无色 | – |  | 中性粒细胞比率 | 36.4 | 0~6 | % |
| 脑脊液性状 | 透明 | – |  | 中性粒细胞计数 | 4 | – | $10^6$/L |
| 体液红细胞计数 | 0 | – | $10^6$/L | 淋巴细胞计数 | 6 | – | $10^6$/L |
| 体液白细胞计数 | 10.0 ↑ | ≤8 | $10^6$/L | 脑脊液球蛋白定性 | 阳性 |  |  |

| 名称 | 结果 | 参考范围 | 单位 | 名称 | 结果 | 参考范围 | 单位 |
|---|---|---|---|---|---|---|---|
| 葡萄糖 | 3.80 | 2.5~4.5 | mmol/L | 蛋白定量 | 1131.6 ↑ | 150~450 | mg/L |
| 氯 | 123.7 | 120~132 | mmol/L |  |  |  |  |

| 名称 | 结果 | 参考范围 | 单位 | 名称 | 结果 | 参考范围 | 单位 |
|---|---|---|---|---|---|---|---|
| 脑脊液白蛋白 | 564.0 ↑ | 139~246 | mg/L | 脑脊液 IgG | 180.00 ↑ | 4.8~58.6 | mg/L |

F 波检查

| 尺神经 | 左侧 | | 尺神经 | 右侧 | |
|---|---|---|---|---|---|
|  | F-Lat (ms) | F (%) |  | F-Lat (ms) | F (%) |
| 腕 - ADM | 34.7 | 94.7 | 腕 - ADM | 30.0 | 100 |

| 正中神经 | 左侧 | | 正中神经 | 右侧 | |
|---|---|---|---|---|---|
|  | F-Lat (ms) | F (%) |  | F-Lat (ms) | F (%) |
| 腕 - APB | 31.0 | 100 | 腕 - APB | 31.6 | 65.0 |

| 胫神经 | 左侧 | | 胫神经 | 右侧 | |
|---|---|---|---|---|---|
|  | F-Lat (ms) | F (%) |  | F-Lat (ms) | F (%) |
| 踝 - AH | 58.9 | 35.0 | 踝 - AH | 58.4 | 25.0 |

结论：四肢多发运动、感觉周围神经损害，F 波异常。请结合临床。

注：ADM 为小指展肌，APB 为拇短展肌，AH 为踇展肌，Lat 为潜伏期。

图 13-7-2　男，18 岁，急性吉兰 - 巴雷综合征。突发四肢迟缓性肌无力，从下肢向上肢发展，发病后 10 天行脑脊液分析（上图）显示球蛋白、白蛋白及 IgG 显著升高，四肢肌电图（下图）显示双侧踝部 F 波潜伏期延长，传导减慢

疗具有无创、便利及经济性等优点，更容易被患者所接受，目前已经成为临床治疗 GBS 的首选方法。

　　GBS 发病后出现神经肌源性脊柱侧凸的报道较少。Berman 等于 1976 年报道了 11 例 GBS 患儿，7 例随访过程中出现骨科残余后遗症，其中 1 例患儿 6 岁时 GBS 发病，6 年后脊柱侧凸持续进展，予以脊柱矫形融合手术，术后随访 11 年矫形效果维持良好。Berman 认为如果当时有 Milwaukee 支具，可在侧凸发现早期尝试支具治疗，或许能起到一定效果。Edwards 等报道 1 例患儿 8 岁时出现 GBS 的一种少见亚型（Miller Fisher 综合征），治疗效果不佳，下肢腱反射消失伴肌力减弱，治疗后无明显恢复。患者 14 岁时因双肩不等高和剃刀背就诊，全脊柱 X 线片显示长 C 形弯，Cobb 角 31°，随访 3 个月后侧凸进展为 43°。由于侧凸进展迅速，患者行脊柱后路矫形融合术，采用椎弓根螺钉和椎板钩，围手术期无并发症发生，术后 1 年随访矫形效果维持良好，患者及家属对手术效果满意。

　　沈建雄等于 2016 年报道 1 例患儿 9 岁时因感冒后出现下肢无力，1 周后症状加重，行走困难，当地医院诊断为 GBS，予以免疫球蛋白和激素治疗 2 周后下肢肌力逐渐恢复。2 年后患者出现双肩不等高，全脊柱 X 线片示左胸弯 114°，伴均匀后凸畸形，予以脊柱后路矫形内固定（$T_5 \sim L_5$），因骨盆倾斜不明显未固定至骨盆。术中 $T_9$ 置钉时出现脑脊液漏，同时出现神经电生理监护事件（MEP 下降 80%），取出 $T_9$ 螺钉后半小时 MEP 恢复，唤醒试验正常。术后无新增神经症状，术后 1 年随访矫形效果维持良好，无明显矫正丢失，无内固定相关并发症。

　　对于继发于 GBS 的神经肌源性脊柱侧凸，其治疗目前尚无统一的国际指导原则。支具治疗应用于此类患者未见报道，由于此类侧凸进展较快，支具治疗效果不会理想，但有望减轻进展速度、推迟手术时间。对于侧凸严重的患者，可先行牵引治疗 2 ~ 3 个月，此类患者脊柱柔韧性相对较好，所表现的后凸是由于躯干塌陷造成的均匀性规则性后凸，所以一般并不需要高风险的三柱截骨，但近端一般要固定到上胸椎。为了避免术后出现断钉断棒等并发症，可采用多棒技术进行矫形；对于骨盆倾斜的患者，远端采用 $S_2AI$ 固定至骨盆，可有效纠正骨盆倾斜，减少远端断棒的风险（图 13-7-1）。

## 参考文献

[1] Li Z, Shen J, Liang J, et al. Successful surgical treatment of scoliosis secondary to Guillain-Barré syndrome: case report[J]. Medicine, 2016, 95(26): e3775.

[2] Edwards MR, Panteliadis P, Lucas JD. Neuromuscular scoliosis as a sequelae of Guillain-Barré syndrome[J]. J Pediatr Orthop B, 2010, 19(1): 95-97.

[3] Berman AT, Tom L. The Guillain-Barre syndrome in children. Orthopedic management and patterns of recovery[J]. Clin Orthop Relat Res, 1976, 116(116): 61-65.

[4] Stambough JL, Quinlan JG, Swanson JD. Guillain-Barré syndrome following spinal fusion for adult scoliosis[J]. Spine, 1990, 15(1): 45-46.

[5] Riebel GD, Heller JG, Hopkins LC. Guillain-Barré syndrome after an operation on the spine. A case report[J]. J Bone Joint Surg Am, 1995, 77(10): 1565-1567.

[6] Huang SL, Qi HG, Liu JJ, et al. A Rare Complication of Spine Surgery: Guillain-Barré Syndrome[J]. World Neurosurg, 2015, 84(3): 697-701.

[7] Son DW, Song GS, Sung SK, et al. Guillain-Barré syndrome following spinal fusion for thoracic vertebral fracture[J]. J Korean Neurosurg, 2011, 50(5): 464-467.

[8] Sahai N, Hwang KS, Emami A. Guillain-Barré syndrome following elective spine surgery[J]. Eur Spine J, 2017, 26(1 Supplement): 6-8.

[9] Bianca VDB, Walgaard C, Drenthen J, et al. Guillain-Barré syndrome: pathogenesis, diagnosis, treatment and prognosis[J]. Nat Rev Neurol, 2014, 10(8): 469-482.

[10] 中华医学会神经病学分会周围神经病协作组、肌电图与临床神经电生理学组. 中国吉兰-巴雷综合征诊治指南2019[J]. 中华神经科杂志, 2019, 52(11): 877-882.

[11] 刘明生、崔丽英. 中国吉兰-巴雷综合征诊治指南2019解读[J]. 中华神经科杂志, 2019, 52(11): 873-876.

[12] Sejvar JJ, Baughman AL, Wise M, et al. Population incidence of Guillain-Barré syndrome: a systematic review and meta-analysis[J]. Neuroepidemiology, 2011, 36(2): 123-133.

[13] Uncini A, Kuwabara S. Electrodiagnostic criteria for Guillain-Barrè syndrome: A critical revision and the need for an update[J]. Clin Neurophysiol, 2012, 123(8): 1487-1495.

[14] Dua K, Banerjee A. Guillain-Barré syndrome: a review[J]. Br J Hosp Med(Lond), 2010, 71(9): 495-498.

[15] Lee JH, Sung IY, Rew IS. Clinical presentation and prognosis of childhood Guillain-Barré syndrome[J]. J Paediatr Child Health, 2010, 44(7-8): 449-454.

[16] Hiew FL, Rajabally YA. Sural sparing in Guillain-Barré syndrome subtypes: a reappraisal with historical and recent definitions[J]. Clin Neurophysiol, 2016, 127(2): 1683-1688.

[17] Wakerley BR, Uncini A, Yuki N, et al. Guillain-Barré and Miller Fisher syndromes--new diagnostic classification[J]. Nat Rev Neurol, 2014, 10(9): 537-544.

[18] Willison HJ, Jacobs BC, Doorn PPAV. Guillain-Barré syndrome[J]. Lancet, 2016, 388(10045): 717-727.

[19] Scarpino M, Lolli F, Carrai R, et al. Diagnostic accuracy of neurophysiological criteria for early diagnosis of AIDP: a prospective study[J]. Neurophysiol Clin, 2016, 46(1): 35-42.

## 第八节　进行性肌营养不良伴脊柱侧凸

　　进行性肌营养不良症（progressive muscular dystropy），主要包括 Duchenne 肌营养不良（严重性假肥大性营养不良，Duchenne muscular dystropy，DMD）和 Becker 肌营养不良（良性假

肥大性肌营养不良，Becker muscular dystropy，BMD）。DMD、BMD 都是由于肌营养不良蛋白（Dystrophin）基因（也被称为 DMD 基因）突变导致功能性肌营养不良蛋白缺失或减少所致，故现在一般认为它们是同一疾病的严重和轻微形式，进行性肌营养不良症呈 X 染色体隐性遗传，患病者多为男性，约 70% 的患者有家族遗传病史，其他 30% 的患者为自发基因突变。DMD 发病率为 0.0017%~0.016%，BMD 发病率为 0.0016%~0.13%，Chung 等报道中国男性人群的 DMD、BMD 发病率分别为 0.01% 和 0.0013%。DMD 患者主要表现为进行性肌无力、脊柱侧凸、行走年龄延迟、平足等。糖皮质激素及基因治疗药物 Eteplirsen 是主要治疗药物，服用糖皮质激素及手术是进行性肌营养不良伴脊柱侧凸的主要处理手段。因 BMD 症状较轻、发病年龄较晚，脊柱侧凸发生率较低，本节将着重对 DMD 加以介绍。

## 病因学

进行性肌营养不良症是一组原发于肌肉组织的遗传性变性疾病。在基因水平上，两种类型的肌营养不良都是由位于 X 染色体 p21.1-21.3 上的 DMD 基因突变所导致。DMD 基因是人类基因组内最大的基因之一，长度超过 2Mb。流行病学数据显示在 DMD 患者中，69% 存在 DMD 基因的大段缺失，11% 存在大段重复，17% 存在无义、错义突变或较小的插入、缺失，剩余的 3% 存在其他形式的突变（如内含子内突变）。既然 DMD 和 BMD 皆是由于 DMD 基因突变造成，为何症状一重一轻？Monaco 及 Aartsma 等提出的开放读码框机制可以解释 DMD 及 BMD 表型差异的原因，DMD 基因开放读码框的缺失、破坏可造成严重 Duchenne 肌营养不良表型，而症状较轻的 Becker 肌营养不良患者的 DMD 基因突变或缺失一般不累及开放读码框。肌营养蛋白存在多个蛋白亚型，且各自的表达受多个不同增强子控制，因此基因突变位点不同也可能造成表型差异。DMD 基因突变会导致肌营养不良蛋白表达量减少、缺乏或性质发生改变。大多数 DMD 患者组织中不能检测出肌营养不良蛋白，而 BMD 患者的肌营养不良蛋白浓度可接近正常但性质常发生改变。肌营养不良蛋白由 N 端结构域、C 端结构域及中心杆状结构域三部分组成，可组成肌营养不良蛋白 - 糖蛋白复合物（DGC）参与连接

细胞骨架和细胞外基质。目前 dystrophin 基因部分编码序列被用来生产针对肌营养不良蛋白质产物的多克隆血清抗体，可被用来评估肌营养不良患者的活检标本中肌营养不良蛋白的数量和质量。

## 临床表现

临床表现主要包括运动功能改变、脊柱畸形、呼吸改变、心脏疾病及其他表现。Duchenne 肌营养不良患者于 5 岁前即可出现肌无力、肌张力低下、行走年龄延迟、步态异常、平足、脚尖行走、进行性爬楼梯困难、小腿假性肥大、肌肉疼痛痉挛等运动问题。由于臀大肌和股四头肌肌力持续下降，Gower 征呈阳性，5 岁后患儿行走将会变得越来越吃力，8~10 岁通常出现独立行走困难，到 11~13 岁一般需要全天坐轮椅。因肌无力及运动量减少，患者还常出现髋、膝关节屈曲挛缩及马蹄内翻足。另一特征性表现为患者往往无法直接完成由坐到站的起身动作，需借助双手辅助撑起躯干，再双手撑膝后方可完成直立（图 13-8-1）。

脊柱侧凸于 Duchenne 肌营养不良患者中的发生率约 95%，但 Beck 肌营养不良患者合并脊柱侧凸较为少见。DMD 患者的脊柱侧凸进展速度较快，Hsu 等对 13~22 岁的 8 例患者进行随访，发现侧凸平均每月进展 0.3°~4.5°。Kurz 等曾报道当患儿全天使用轮椅后，胸椎侧凸平均每年进展 10°。侧凸进展速度与患者寿命成负相关。大部分患者的脊柱侧凸可持续进展直至胸廓与髂骨相接触。Cambridge 等发现其随访的 95% 的患者最后一次检查时的平均侧凸角度超过 75°。与青少年特发性脊柱侧凸不同的是，DMD 患者常伴有脊柱后凸，且脊柱后凸是侧凸进展的独立危险因素，这主要与躯干逐渐失去肌张力有关。Oda 等基于矢状位形态将 DMD 伴脊柱侧凸者分为三型：① 1 型，侧凸伴后凸持续性进展；② 2 型，15 岁前脊柱后凸转变为前凸，可能是因为患者为了代偿坐姿不稳，希望通过躯干后倾重心后移来维持躯干的直立；③ 3 型，矢状位无明显改变，畸形较轻。脊柱畸形可对患者的生活质量、呼吸功能、循环功能、运动能力、坐立舒适度、心理等产生重要影响。

DMD 患者常出现肺功能不全，具体机制不清，但可能与呼吸肌无力、肌肉挛缩及严重脊柱畸形相关。患者呼吸功能随着年龄增加逐步下降，用

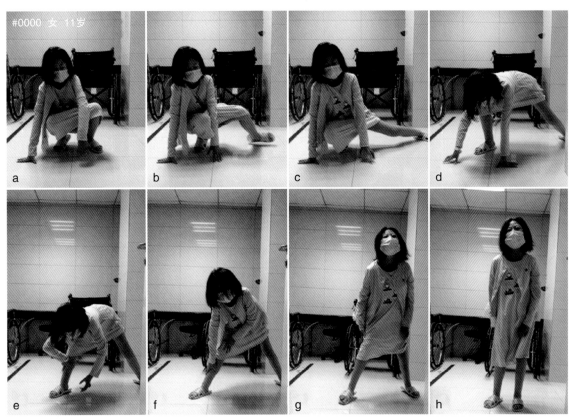

图 13-8-1 女（#0000），11 岁，DMD 伴脊柱侧凸，双下肢肌无力，能辅助行走，但无法正常半蹲，需依靠手部力量支撑维持平衡（a）。下蹲后尝试站立时，需先将一侧下肢外展（b、c），再借助双手力量将身体撑起（d、e），后以另一侧下肢为支点将身体进一步抬高后方能完成直立动作（f~h）

力肺活量百分比（FVC%）是监测 Duchenne 肌营养不良患者呼吸功能的最佳指标。Kurz 等曾报道，DMD 患者出现独立行走困难开始使用轮椅后，用力肺活量百分比以每年 4% 的速度快速下降，并稳定于 25% 直至死亡。因此，应定期监测患者FVC% 下降速率以保证其呼吸功能能够耐受时行脊柱矫形手术。呼吸系统并发症是导致患者死亡的主要原因，包括呼吸肌疲劳、黏液堵塞、肺不张、肺炎和呼吸衰竭。若不加处理，并发症将持续进展，直至患者因呼吸停止或呼吸诱导的心律失常而死亡。肌营养蛋白缺乏可损害心脏造成心肌病，随着疾病的进展，心肌收缩能力不能维持正常生理功能，患者可出现慢性心力衰竭症状。此外，心律失常也常见于 Duchenne 肌营养不良患者。慢性器官衰竭、心律失常也是造成 DMD 患者死亡的重要原因。Duchenne 肌营养不良患者还可出现认知功能减退、发音困难等临床表现。

## 影像学表现

DMD 伴发脊柱侧凸主要表现为伴有骨盆倾斜的长 C 形胸腰弯（图 13-8-2a），顶椎多位于胸腰椎，在矢状面上常同时伴有胸腰段和腰椎的后凸畸形，为代偿此后凸，胸椎可自发性代偿成前凸，而颈椎则呈僵硬性过伸畸形，颈椎前凸增加而$C_2 \sim C_7$ 后份间隙狭窄，$C_1/C_2$ 椎体后份间隙可出现代偿性增宽即鳄鱼嘴征（图 13-8-2b、c），其原因为颈椎的僵硬过伸位会影响患者的平视，为缓解下颈椎的过伸，出现 $C_1 \sim C_2$ 的前屈，有时甚至可导致 $C_1 \sim C_2$ 前脱位。患者往往伴有严重躯干和骨盆倾斜，胸廓畸形明显，侧凸凹侧肋骨甚至靠近或接触骨盆。椎体旋转导致脊柱向前形成肋骨隆起。

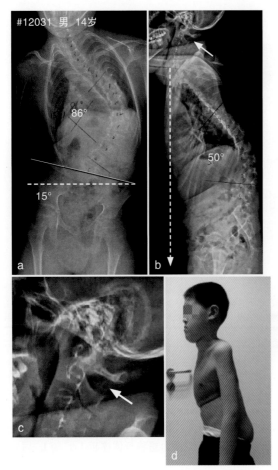

图 13-8-2　男（#12031），14 岁，进行性肌营养不良伴脊柱侧凸，冠状面示长 C 形弯（a），躯干因胸椎后凸畸形而向前倾斜严重，同时出现代偿性颈椎过伸畸形和胸椎前凸，出现僵硬性胸腰段后凸畸形（d），由于颈部后方伸肌纤维化挛缩导致脊柱后份间隙狭窄，为维持目光平视（d），$C_1/C_2$ 椎体后份间隙代偿性增宽呈鳄鱼嘴征（b、c，箭头）

## 诊断

　　DMD、BMD 的诊断主要基于家族史、临床症状、实验室检测、基因检测及肌肉活检等，大致诊断流程见图 13-8-3。

　　1.临床症状　患者常于童年早期（通常为 1~5 岁）出现行走年龄延迟、步态异常、肌无力、平足、脚尖行走、进行性爬楼梯困难、Gowers 征阳性（提示臀大肌和股四头肌无力）等症状而就诊，其他在 DMD 患者中表现的早期症状包括认知延迟、坐立时头部控制不佳、小腿假性肥大、跟腱痉挛、肌肉疼痛、注意力异常等。

　　2.实验室检查　当患者出现临床症状后，可行实验室检查。DMD 患者的血清肌酸激酶含量大幅上升，一般高于正常水平的 50 倍以上。患者丙氨酸转氨酶、天门冬氨酸转氨酶或乳酸脱氢酶等浓度也可上升，易被误诊为肝脏疾病。

　　3.基因检测　若出现特异性的血清肌酸激酶升高，可通过 MLPA、比较基因组杂交阵列、二代基因测序等方式检测肌营养不良基因（dystrophin）是否存在缺失、重复、插入、突变（无义突变、错义突变）等。

　　4.肌肉活检　可见纤维直径大小不一，肌纤维坏死再生，肌纤维核内移动及纤维组织的沉积等。免疫组织化学或 Western Blot 等结果显示肌营养不良蛋白缺失、减少，分布异常或性质改变，这也用于区分 DMD、BMD。

　　5.肌电图　提示肌源性损害。

## 产前筛查

　　如前所述，Duchenne 肌营养不良是一种 X 连锁的遗传性疾病，因此 DMD 患者的家庭成员应该接受遗传咨询，以确定谁有成为携带者的风险。对于女性携带者，有几个生殖选择需要考虑，包括植入前基因诊断或通过绒毛或羊水取样进行产前基因检测。在 20 世纪 70 年代就已发现可通过测量干血斑点中的肌酸激酶浓度对新生儿 DMD 进行筛查。近些年，双重新生儿筛查系统被报道，即同时测定肌酸激酶的浓度和对 DMD 基因进行测序分析。然而，目前大多数国家仍未将该疾病纳入常规新生儿筛查之中。

## 自然史

　　相比其他类型的神经肌源性疾病，DMD 患者肺功能和预期寿命与脊柱畸形呈直接相关。当患者无法站立时，肺功能开始显著下降，受胸廓畸形的限制与呼吸肌功能丧失的影响，患者平均每年肺功能下降约 4%，最后都发生呼吸困难、心脏疾病等。Smith 等回顾了 51 例 DMD 男孩的疾病自然史，发现寿命与侧凸进展速率呈明显负相关。据统计，患者平均寿命一般为 30~40 岁，约 10% 的患者在就诊 10 年内死亡。Ryder 等近年发表的一项纳入了 58 项研究的系统性综述显示，DMD 患者失去行走能力的年龄中值为 12 岁，开始使用支持性通气

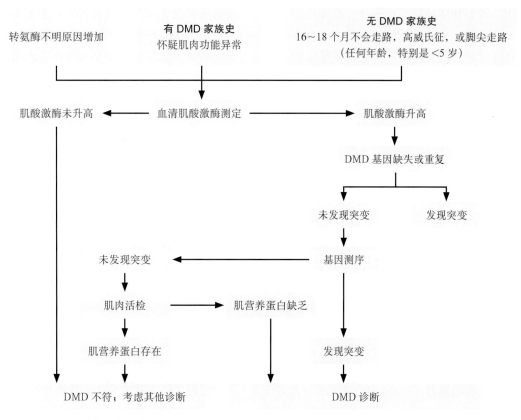

图 13-8-3　Duchenne 肌营养不良诊断流程

的年龄约为 20 岁。Kieny 等的一项长达 30 余年的随访研究发现，于 1955—1969 年出生的 DMD 患者的中位生存期为 25.77 岁，但 1970 年至 1994 年出生的患者的中位生存期为 40.95 岁，且使用呼吸机辅助通气可使患者预期寿命提高约 15 年。其他预后较差的预测指标包括低 BMI、高丙氨酸转氨酶水平和升高的心肌生物标志物等。因此，Duchenne 肌营养不良的治疗需多领域专科医生进行合作。

## 治疗

### （一）药物治疗

对进行性肌营养不良患者的治疗涉及神经肌肉、呼吸、心脏、内分泌、营养等多个方面，需要不同领域专科医生共同合作。以营养管理为例，因需服用糖皮质激素、吞咽困难、下颌骨骨折及运动较少等原因，患者常出现营养问题，但也有患儿因活动少或长期坐轮椅而出现肥胖。医生应对患者进行评估，并对能量、蛋白、钙及维生素 D 的摄入量加以控制（因缺乏相应的研究，营养摄入一般参照正常人）。营养管理的目标是防止肥胖及营养不

良。糖皮质激素是治疗进行性肌营养不良的主要药物。Griggs 等的研究结果表明，糖皮质激素类药物地夫可特（Deflazacort）短期内可提升 DMD 患者的运动能力及肌肉力量，美国食品药品监督管理局（FDA）已批准将地夫可特用于 DMD 的治疗。Alman 等报道的前瞻性研究表明，类固醇可延缓脊柱侧凸的进展，然而是否最终预防了脊柱侧凸的发生仍不可知。Lebel 等将 54 例尚能行走的 DMD 患者分为糖皮质激素使用组（30 例）和未使用糖皮质激素组（24 例），并进行长达 15 年的随访研究，结果显示激素使用组和未使用组的死亡率（3% vs 21%）及侧凸发生率（20% vs 92%）两项指标都显著下降，故类固醇有可能预防 DMD 患者脊柱侧凸的发生与进展且能降低死亡率。McDonald 等近期发表的一篇长达 10 余年的前瞻性队列研究表明，从长期角度看，服用糖皮质激素依然显著提升 DMD 患者的运动功能及生活质量，并可延缓上肢疾病进展、降低死亡率。糖皮质激素在患儿运动功能快速下降前即可服用，初始剂量一般为 0.9mg/（kg·d）（地夫可特）或 0.75mg/（kg·d）（泼尼松或泼尼松龙），口服。然而，类固醇的使用也存在

不良反应，例如骨质疏松导致长骨、椎体骨折，体重增加，白内障，胃肠道症状等。骨密度较低或骨折的患者应定期检测骨密度，并据此调整饮食，适时适量补充钙、维生素 D、双膦酸盐等，必要时可缓慢减少糖皮质激素的使用量。除糖皮质激素药物外，靶向生长抑制素、抗炎、抗氧化、改善血管扩张、调节肌营养不良相关蛋白、提升线粒体功能蛋白等类药物也正处于试验之中，但尚未上市。

### （二）基因治疗

针对进行性肌营养不良这类单基因疾病，基因治疗大有可为。2014 年，欧洲批准 Ataluren 用于治疗因 DMD 基因一终止子异常所致 Duchenne 肌营养不良的患者，然而 McDonald 等于 2017 年发表的一篇多中心双盲随机对照研究显示，服用 Ataluren 组与安慰剂组治疗前后的 6 分钟行走距离改变没有显著差异。2016 年，FDA 批准了另一基因治疗药物 Eteplirsen 用于治疗因 DMD 基因 51 号外显子跳跃致病的患者。Mendell 等对 DMD 患者 3 年随访的结果显示 Eteplirsen 治疗组运动能力下降速度低于对照组。此外，还有大量其他基因治疗药物及基因组编辑技术也正不断在开发、试验之中。

### （三）手术治疗

尚能稳定行走的患者一般不会出现严重的脊柱侧后凸畸形，对于有出现脊柱侧凸早期迹象的患者需要进行密切的随访观察，一般来说一旦出现脊柱侧凸，进展将较快。对于处于能行走阶段就已出现的脊柱侧凸，是否进行支具治疗存在一定争议，因为支具治疗可能降低患者的活动能力，甚至可能使得行走能力丧失。一旦失去行走能力只能依靠轮椅，脊柱侧凸的发生率和进展速度会大大提升。Sussman 等多个研究团队发现支具等矫形器只能延缓但不能阻止此类患者侧凸的进展，佩戴支具患者的脊柱畸形最终仍会迅速发展，加之矫形器会损害本就不佳的心肺功能，从而使得患者后期不能耐受矫形手术，故他们不推荐使用支具等矫形器。

当不能行走的 DMD 患者出现脊柱侧凸时，手术是主要治疗手段。手术治疗的主要目的是维持坐姿平衡、提升生活质量、降低椎体骨折发生率及最大限度减少脊柱侧凸对呼吸功能的影响。侧凸进展迅速者或继续拖延心脏、呼吸功能将不能耐受手术者应尽早实施手术。大多数学者认为，对于存在侧

凸迅速者恶化风险的患者，不一定要等到 Cobb 角大于 40° 才进行手术，侧凸进展至 30° 以上同时肺功能不低于预测值 40% 即可考虑手术治疗，如肺功能低于预测值的 35% 则预示术后呼吸系统相关并发症风险可能显著增加。

1. **手术策略** 脊柱后路固定融合术是手术治疗的标准术式，一般不推荐前路手术，因其更易导致呼吸系统并发症。关于最上端融合椎的选择争议较小，一般为上胸椎，最常选择 $T_2$、$T_3$，若融合节段偏下，可能由于进行性的躯干和颈部肌肉无力而产生近端交界性后凸，并最终导致患者失去对头部的控制。此外，应避免后凸畸形的过度矫正，因为部分患者颈背部肌力和肌张力已经下降，患者需过伸颈椎后移重心才能维持头部位置。过度的后凸纠正会使颈椎前屈，但由于颈部肌肉功能下降，无法稳住颈椎，患者只能进一步过伸颈椎，导致平视和进食困难。当手术使得头部重心过度后移时，患者容易失去对头部的控制，使得生活质量显著下降，以至于需要借助支具或轮椅的帮助维持头部的稳定。

下端融合椎的选择仍有争议，目前主要分为固定到骨盆以上（$L_4$、$L_5$）和固定至骨盆两种观点。Allen 等指出固定至骨盆会增加手术难度和手术并发症的风险并且会延长手术时间。Sussman 等认为固定至 $L_5$ 对于 DMD 伴脊柱侧凸患者已经足够。Mubarak 等推荐对骨盆倾斜程度很小的患者固定至 $L_5$，因为经过 34 个月随访，此类患者的疗效较好。Alman 等将 38 例固定至 $L_5$ 和 10 例固定至骨盆患者进行比较，发现骨盆倾斜的发生率为 32/38 和 2/10，此外术前顶椎低于 $L_1$ 的患者术后出现骨盆倾斜的概率大幅上升，因此他们推荐对于所有顶椎低于 $L_1$ 的 DMD 患者都固定至骨盆。此类患者由于从失去行走功能至死亡的时间并不会太长，一般骨盆倾斜不会太严重和僵硬，所以如果患者能保持无痛的稳定坐姿，南京鼓楼医院的经验是不用固定至骨盆，以保留患者自行转换体位时能有良好的自由活动度，提高自理能力降低对他人护理的需求。虽然没有固定的骨盆倾斜术后可能逐渐加重，但一般不至于在死亡前加重至特别严重（图 13-8-4）。

2. **手术疗效及并发症** Cheuk 等对既往关于 DMD 伴侧凸患者手术疗效的文献进行系统分析，发现虽然大多数研究不支持手术可以延长患者的寿命，但 Bentley、Bridwell、Miller 等的多数研究证实对 DMD 患者进行手术可使 DMD 患者术后的

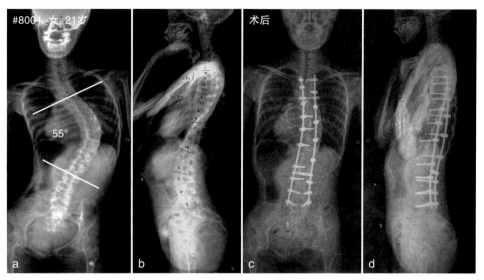

图 13-8-4　女（#8001），21 岁，15 岁时被确诊为 Duchenne 肌营养不良，并随即出现脊柱侧凸，21 岁时尚能行走，X 线片显示脊柱长 C 形弯，轻度骨盆倾斜，L<sub>5</sub> 为稳定椎（a、b）。行后路 T<sub>3</sub>~L<sub>5</sub> 矫形融合术后侧凸矫正满意，残留躯干倾斜，术后躯干平衡显著恢复，矢状面形态良好（c、d）

生活质量、外貌、坐姿平衡、疼痛等都得到较大改善。手术对肺功能的影响尚未完全明确。Alman、Shapiro 等多个团队的研究显示，患者术后肺功能并无提高且对呼吸功能的恶化没有显著影响。Kennedy 等的一项长达 7 年的随访研究发现，已行手术治疗和未手术的进行性肌营养不良患者的呼吸功能恶化速度并无差别。也有少数文献表明患者术后呼吸功能下降，但目前主流的观点认为矫形手术不能显著改善患者的呼吸功能或是延缓呼吸功能的恶化。尽管如此，使用激素、加强呼吸护理及无创通气有助于患者呼吸功能的维持。

手术改善患者生活质量的同时，可能引起相应并发症。Modi 等曾报道并发症的发病率高达 68%，常见的并发症包括呼吸衰竭、心律失常、心脏骤停、失去对头部的控制、切口感染、假关节形成、出血、脊髓损伤等。心肌病是 DMD 患者过早死亡的重要原因，同时也是术中死亡的重要诱因。Muntoni 等对 160 例接受手术的 DMD 患者进行综合分析，发现共有 3 例死亡，其中 2 例术中死亡，1 例术后第 1 天死亡，且都是由于心肌病引起。Trivedi 等综合 359 例不同单位的已发表和未发表的病例数据发现，DMD 患者围手术期因出血导致心脏骤停的风险为 3.4%。因此，在对患者进行手术前，应通过超声心动图等手段对患者的心脏功能进行详尽的评估。因为 DMD 患者心肺功能普遍较差，因此在可能的前提下应尽早对其进行手术，而不必非要等待 Cobb 角达到 40°，以防心肺功能恶化不能耐受手术。

与其他进行侧凸矫形的儿童不同，DMD 患儿肌肉营养严重不良，椎旁肌严重萎缩，血管平滑肌也会受累，这使得术中大出血的风险大大提高。此外，手术创面大，节段多，血小板黏附能力低也是 DMD 患者容易出现大出血的重要原因，在手术过程中，早期大量输血及良好的手术技巧是控制失血的关键，氨甲环酸的使用及控制性降压也可减少术中大出血的风险。Heller 等和 Ramirez 等曾报道切口感染可见于此类手术患者，Chiang 等发现在创面及植入物局部使用万古霉素粉末可显著降低感染率。术后体重下降是手术的另一常见并发症，体重下降可能是手术后进食能力下降导致，术后进食能力下降可能与术后颈部活动范围减少及头部控制不佳相关。由于患者肌肉力量下降，此类患者术后断钉、断棒、植入物松动的概率相对较小。

参考文献

[1] Birnkrant DJ, Bushby K, Bann CM, et al. Diagnosis and management of Duchenne muscular dystrophy, part 2: respiratory, cardiac, bone health, and orthopaedic management[J]. Lancet Neurol, 2018, 17(4): 347-361.

[2] Monaco AP, Bertelson CJ, Liechti-Gallati S, et al. An explanation for the phenotypic differences between patients bearing partial deletions of the DMD locus[J]. Genomics, 1988, 2(1): 90-95.

[3] Ryder S, Leadley RM, Armstrong N, et al. The burden, epidemiology, costs and treatment for Duchenne muscular

dystrophy: an evidence review[J]. Orphanet J Rare Dis, 2017, 12(1): 79.

[4] ieny P, Chollet S, Delalande P, et al. Evolution of life expectancy of patients with Duchenne muscular dystrophy at AFM Yolaine de Kepper centre between 1981 and 2011[J]. Ann Phys Rehabil Med, 2013, 56(6): 443-454.

[5] Hsu JD, Quinlivan R. Scoliosis in Duchenne muscular dystrophy (DMD)[J]. Neuromuscul Disord, 2013, 23(8): 611-617.

[6] Kurz LT, Mubarak SJ, Schultz P, et al. Correlation of scoliosis and pulmonary function in Duchenne muscular dystrophy[J]. J Pediatr Orthop, 1983, 3(3): 347-353.

[7] Cambridge W, Drennan JC. Scoliosis associated with Duchenne muscular dystrophy[J]. J Pediatr Orthop, 1987, 7(4): 436-440.

[8] Oda T, Shimizu N, Yonenobu K, et al. Longitudinal study of spinal deformity in Duchenne muscular dystrophy[J]. J Pediatr Orthop, 1993, 13(4): 478-488.

[9] Griggs RC, Miller JP, Greenberg CR, et al. Efficacy and safety of deflazacort vs prednisone and placebo for Duchenne muscular dystrophy[J]. Neurology, 2016, 87(20): 2123-2131.

[10] Alman BA, Raza SN, Biggar WD. Steroid treatment and the development of scoliosis in males with duchenne muscular dystrophy[J]. J Bone Joint Surg Am, 2004, 86(3): 519-524.

[11] Lebel DE, Corston JA, McAdam LC, et al. Glucocorticoid treatment for the prevention of scoliosis in children with Duchenne muscular dystrophy: long-term follow-up[J]. J Bone Joint Surg Am, 2013, 95(12): 1057-1061.

[12] McDonald CM, Henricson EK, Abresch RT, et al. Long-term effects of glucocorticoids on function, quality of life, and survival in patients with Duchenne muscular dystrophy: a prospective cohort study[J]. The Lancet, 2018, 391(101119): 451-461.

[13] Mendell JR, Goemans N, Lowes LP, et al. Longitudinal effect of eteplirsen versus historical control on ambulation in Duchenne muscular dystrophy[J]. Ann Neurol, 2016, 79(2): 257-271.

[14] Sussman M. Duchenne muscular dystrophy[J]. J Am Acad Orthop Surg, 2002, 10(2): 138-151.

[15] Sussman MD. Advantage of early spinal stabilization and fusion in patients with Duchenne muscular dystrophy[J]. J Pediatr Orthop, 1984, 4(5): 532-537.

[16] Cheuk DK, Wong V, Wraige E, et al. Surgery for scoliosis in Duchenne muscular dystrophy[J]. Cochrane Database Syst Rev, 2015, 2015(10): CD005375.

[17] Heller KD, Wirtz DC, Siebert CH, et al. Spinal stabilization in Duchenne muscular dystrophy: principles of treatment and record of 31 operative treated cases[J]. J Pediatr Orthop B, 2001, 10(1): 18-24.

[18] Modi HN, Suh SW, Yang JH, et al. Surgical complications in neuromuscular scoliosis operated with posterior- only approach using pedicle screw fixation[J]. Scoliosis, 2009, 4: 11.

[19] Chiang HY, Herwaldt LA, Blevins AE, et al. Effectiveness of local vancomycin powder to decrease surgical site infections: a meta-analysis[J]. Spine J, 2014, 14(3): 397-407.

[20] Kennedy JD, Staples AJ, Brook PD, et al. Effect of spinal surgery on lung function in Duchenne muscular dystrophy[J]. Thorax, 1995, 50(11): 1173-1178.

## 第九节　脊肌萎缩症伴脊柱侧凸

脊肌萎缩症（spinal muscular atrophy, SMA），也被译为脊髓性肌萎缩，是一组以脊髓前角细胞与脑干内运动神经元进行性变性及肌肉进行性萎缩、无力、瘫痪为主要特征的遗传性疾病，呈常染色体隐性遗传。该疾病最早于 18 世纪 90 年代被 Guido Werdnig 和 Johann Hoffmann 所报道，论文较为

详细地描述了婴儿型脊肌萎缩症的临床及病理表现，即出生 1 年内发病，父母无相关症状，呈进行性的肌张力和肌力下降，在幼儿期死于肺炎，这就是 1 型 SMA 也被称为 Werdnig-Hoffmann 病的原因。之后的一个多世纪里，SMA 的病因学、临床表现及治疗方案等都得到了进一步的细化和完善。新生儿中 SMA 发病率为 1/15 000，40～80 人中有 1 人为致病基因携带者。SMA 的主要致病机制是 SMN1 基因缺失导致正常 SMN 蛋白合成减少，使得运动神经元变性。根据患儿的临床表现、运动功能及发病年龄，可将 SMA 分为多种类型，各型预后都截然不同。发病年龄小、运动功能差及分子生物学指标如 SMN2 基因拷贝数少、血清肌酐低等是患儿预后较差的风险因素。

## 病因学

脊肌萎缩症病因学研究始于 20 世纪 90 年代，基因连锁分析显示致病基因定位于一段长为 11kb 的基因组片段内。Lefebvre 等于 1995 年首次报道 95% 的脊肌萎缩症患者（不论何种亚型）中存在运动神经元生存基因（SMN1）的纯合性缺失，从而确定 SMN 基因为脊肌萎缩症的致病基因。后续研究进一步证实超过 98% 的脊肌萎缩症患者的 SMN1 基因由于缺失、突变、重排等原因存在纯合性破坏。

SMN 基因位于染色体 5q 上，在灵长类动物进化过程中于基因组内形成了多份拷贝，包括端粒侧的 SMN1 和位于着丝粒侧的 SMN2 两类（图 13-9-1）。SMN1 与 SMN2 基因序列基本一致，主要差异在于第七号外显子剪切增强子上一碱基的不同（C → T）。该碱基的替换虽不改变蛋白序列，但可影响 mRNA 前体的剪切、加工过程，使得转录后的 SMN2 缺少第七号外显子，最终翻译形成的 SMN2 蛋白为易被降解没有功能的截短体。值得注意的是，依然有一少部分（约 20%）转录后的 SMN2 包含第七号外显子，所以机体内依旧存在一小部分能发挥功能的 SMN2 蛋白。所有 SMN1 基因被破坏的患者，只能依靠 SMN2 基因，然而其不能产生足量的能发挥正常功能的 SMN 蛋白，因此 SMN 蛋白数量减少是导致脊肌萎缩症的原因之一。既然几乎所有患者都是因为 SMN1 基因破坏而患病，为何临床症状的严重程度差异巨大？

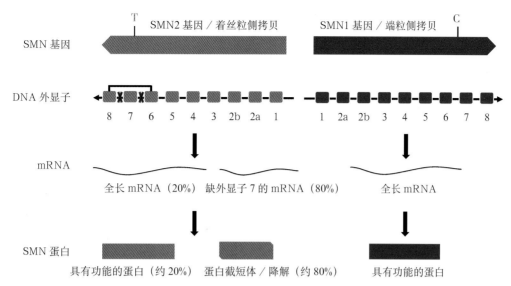

图 13-9-1　SMN 基因示意图。SMN1 基因合成的蛋白皆为功能性蛋白，SMN2 基因合成的蛋白只有少部分能发挥生理功能，大部分为截短体，不能发挥作用且很快被降解

Lefebvre、Mailman 等报道的 SMN2 基因拷贝数与患者症状的严重程度呈负相关对这一问题做出了很好的解释。另外，SMN2 基因发生突变导致具有正常功能的 SMN 蛋白合成增多或减少也是影响患者症状的原因。

SMN 蛋白具有多种功能，目前认为最重要的功能是作为蛋白复合体的一部分参与剪接体中核内小核糖核蛋白（SnRNP）和 mRNA 前体的生物合成，研究者在脊肌萎缩症模型小鼠中也观察到 SnRNP 生物合成的改变。SMN 蛋白存在于包括运动神经元在内的几乎所有体细胞的胞质和胞核中，然而 SMN 蛋白缺乏却似乎选择性地只破坏运动神经元的功能。这一现象的确切原因尚未明确，可能是由于运动神经元转录组较为独特且对 SMN 蛋白需求量更大，当 SMN 蛋白缺乏时，mRNA 的生物合成受到干扰并最终影响运动神经元的发育、存活。近期一些研究发现，中间神经元、感觉神经元、星形胶质细胞等也可能参与脊肌萎缩症的发病。

## 临床表现

脊肌萎缩症的临床表现多种多样，严重程度不一，可为成年后轻度的近端肌无力，亦可为婴儿时期就已瘫痪。最主要的临床特征是肌肉无力、萎缩，肌张力下降。肌肉无力多为对称性，下肢肌无力程度大于上肢，近端肌群较远端肌群更易受累。舌肌及手部肌肉纤颤也较为常见。患儿可因肋间肌

受累无力，膈肌相对正常而出现矛盾呼吸模式，亦可见钟形胸。骨骼相关的并发症也较为多见，其中包括脊柱侧凸、脊柱后凸、骨盆倾斜、关节屈曲挛缩、下颌骨强直等。患者感觉功能、认知功能一般不受影响。

正由于临床症状、严重程度的多样化，脊肌萎缩症被分为多种亚型，不同机构的具体分型方法不完全一致。基于发病年龄和最大运动功能，Bowen 等将脊肌萎缩症分为 1、2、3、4 四型（见表 13-9-1）。

1 型脊肌萎缩症又称为 Werdnig-Hoffmann 病，是脊肌萎缩症中最为常见且最为严重的一种类型，约占比 50%。患儿表现为肌张力低下，头部控制能力不佳，出生后 6 个月内出现腱反射减弱或消失。腿部肌张力低下，表现为平卧时双腿似蛙腿，摇晃其手足时甩动的范围较大，且不能独立坐立。由于延髓支配肌肉无力，患者可出现吮吸、吞咽困难导致营养摄入减少而影响发育。因呼吸肌（肋间肌等）无力，加之咽喉肌无力不能排出气管分泌物易继发感染，患儿常因呼吸衰竭而于 2 岁前死亡。尽管肌无力症状严重，但认知功能一般较为正常。

2 型脊肌萎缩症患者通常于出生后 6~18 个月发病，在生长发育的某一阶段能够不借助外力独坐，但任何时期都不能独站。临床体征为肌张力低下，反射消失。常见并发症多与骨科疾病相关，包括骨与关节发育不良、进行性脊柱侧凸、关节挛缩、下颌骨强直等。与 1 型患儿类似，由于延髓肌力量减弱，气管分泌物难以排出，加之脊柱侧凸导

| 表 13-9-1 | 脊肌萎缩症临床分型和表现 | | |
|---|---|---|---|
| 分型 | 发病年龄 | 最大运动功能 | 自然死亡年龄 |
| 1 型（Werdnig-Hoffmann 病） | <6 个月 | 不能独立坐立 | <2 岁 |
| 2 型 | 6~18 个月 | 能坐，不能独立站立 | >2 岁 |
| 3 型（Kugelberg-Welander 病） | >18 个月 | 能独立站立 | 成年后 |
| 4 型 | >21 岁 | 成年后仍能独立站立 | 成年后 |

致胸廓容积减少和肋间肌等呼吸肌力量减弱，呼吸衰竭较易发生。呼吸衰竭是导致 2 型患者青春期死亡的重要原因。该型患者认知功能一般正常。

　　3 型脊肌萎缩症（Kugelberg-Welander 病）患者发病年龄一般为出生后 18 个月至 5 岁，在某一时期能够独立站立。与 2 型脊肌萎缩症相比，3 型患者呼吸肌无力等并发症可能性较小，然而脊柱侧凸及后凸畸形仍较为常见。该群体预期寿命及认知功能一般不受该病影响。

　　少年期后发病的脊肌萎缩症患者被列为 4 型，既往报道显示该型患者平均发病年龄为 20~30 岁，4 型脊肌萎缩症占总病例数的比例不到 5%。患者临床症状与 3 型类似但更为轻微，成年后仍具备行走能力，该类患者一般不存在营养及呼吸相关问题。

　　据既往文献报道在脊肌萎缩症患者中，脊柱侧凸的发病率超过 50%。作为最常见的并发症，脊柱侧凸常发生于没有独立行走能力或重度肌肉软弱无力的患者。大部分脊柱侧凸往往累及骶骨和骨盆，引起骨盆倾斜，进一步影响患者坐立和行走能力（图 13-9-2a）。患者的运动功能水平降低是导致脊柱侧凸呈进行性加重的最重要因素。病情轻而且能保持行走的患者，脊柱侧凸发展缓慢；不能行走的患者，脊柱侧凸的发病率明显高于能行走的患者，且还有早期加重的趋向。进展性脊柱侧凸发展影响躯干平衡和步行能力，将使患者行走能力丧失必须依赖轮椅，甚至坐轮椅时必须用手支撑才能保持平衡，从而导致功能性四肢瘫痪。约 1/3 伴脊柱侧凸患者中亦存在脊柱后凸，由于肌肉的麻痹呈低张力型，大多表现为胸腰椎至颈椎的脊柱整体后凸，这是此类患者躯干都呈现为塌陷状的主要原因。Riddic 等曾报道了 18 例未经治疗的伴后凸 SMA 患者，其中 5 例为伴侧凸的严重后凸，4 例后凸角度超过 100°。随着脊柱畸形的不断加重，肋骨碰撞骨盆引起疼痛，胸廓畸形持续发展使患者肺功能进一步损害，最终可引起肺功能衰竭导致死亡。

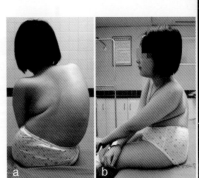
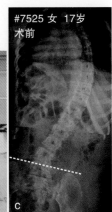
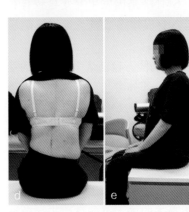
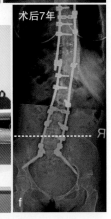

图 13-9-2　女（#7525），17 岁，脊肌萎缩症伴脊柱侧凸，完全依赖轮椅，躯干塌陷明显，坐位时右半臀负重即疼痛性坐姿（a、b），为缓解疼痛和稳定坐姿，需用双手支撑；脊柱呈长 C 形弯（c）；行 T$_2$- 骨盆后路内固定矫形融合术，术后 7 年随访双肩和骨盆水平（右侧 S$_2$AI 螺钉位置不良但无临床症状），能自行坐立无需双手支撑，生活自理，融入社会（d~f）

## 影像学表现

　　几乎所有的 2 型脊肌萎缩症患者和大多数 3 型脊肌萎缩症患者会出现脊柱侧凸。脊柱侧凸是最常见、最严重的骨科并发症，通常出现于 10 岁之前。对于所有侧凸患者，建议坐位拍摄正侧位片以消除维持站立时的代偿和平卧时弯曲角度的减少，正侧位片应覆盖包括枕骨和骨盆在内的整个脊柱，以便于评估骨盆倾斜度及头部与骨盆相对位置关系。与其他严重的神经肌源性脊柱侧凸一样，脊肌萎缩症患者的脊柱侧凸表现为单一的长 C 形弯（图 13-9-2c）。侧凸范围一般为中、下胸椎到下腰椎，至少累及 6 个椎体，通常为 8～10 个椎体。90% 伴侧凸的脊肌萎缩症患者为单弯且超过 60% 为胸腰弯，常为右弯。单胸弯、单腰弯和胸腰弯患者较少，在既往报道中只占 18%，单胸弯一般为右胸弯。在少数不能独立行走的患者中，双弯较为常见，且一般为右胸弯合并左腰弯。相比于特发性脊柱侧凸，该类患者的侧凸较为柔韧但呈进行性发展。随着脊柱侧凸的进展，累及更多椎体，骨盆发生倾斜并逐步出现髋关节脱位。20%～30% 的脊肌萎缩症患者可合并脊柱后凸畸形，多见于胸段或下腰段，一般不严重，部分患者的腰椎因胸椎后凸而出现代偿性前凸。此类患者有严重躯干倾斜，侧凸凹侧肋骨靠近甚至接触骨盆可造成胸廓 - 骨盆的撞击痛（图 13-9-2b）。胸廓畸形明显，胸腔容积左右不对称，肺膨胀不全。

## 诊断

脊肌萎缩症的诊断主要基于临床症状、基因检测、实验室检查、肌电图、神经传导试验、组织活检。

1. 临床症状　患者常因坐立、站立、行走的时间显著晚于同龄人而被家人带至就诊，所以应根据患者的年龄对坐立、站立、行走、头部控制等行为进行评估，详细检查患者的肌力、肌张力、肌腱反射等。患儿就诊时，注意观察是否存在常见于 1、2 型脊肌萎缩症患者中的舌肌、手指震颤，是否存在呼吸困难、呼吸矛盾运动，钟形胸廓等。随后，通过触摸肌肉硬度、嘱患者做对抗运动和屈臂或者抬腿的动作等方式检测肌力和肌张力。患儿一般表现为肌张力低下、进行性、对称性、近端肌无力，双腿较双臂更易受累。面部表情肌一般正常，但延髓肌常受累而出现咀嚼无力、吞咽困难、饮水呛咳，甚者气促、呼吸困难等表现。因肌张力下降，肌腱反射一般减弱。

2. 基因检测　几乎所有的患者基因组内都存在 SMN1 基因的纯合性缺失、突变等，可对脊肌萎缩症疑似患者进行 SMN1 基因检测及 SMN1、SMN2 基因拷贝数检测。因为脊肌萎缩症致病基因较为明确且随着测序技术的发展，SMN 基因在未来可能纳入基因筛查阵列中。

3. 实验室检查　肌酸磷酸酶和组织醛缩酶一般正常，在 3 型患者中可轻微升高。

4. 肌电图　显示为神经源性损害，与失神经支配相关的纤颤电位是该病的重要诊断依据。纤颤电位波形为单相或双相；波幅极低，不超过 100 微伏；时限极短，约 1 毫秒；放电频率极不规则，每秒 2～20 次。规律的自发运动单元电位也常见于脊肌萎缩症患者，对该病诊断具有特异性。

5. 神经传导试验　神经传导试验分为运动神经和感觉神经测试，通过测定刺激电极和记录电极之间的距离和波峰出现的间隔时间反映神经传导速度，主要用于反映髓鞘或轴索损害。脊肌萎缩症患者的感觉、运动神经传导速度一般正常，在症状十分严重的患者中可有轻微的减慢。

6. 组织活检　包括肌肉活检和神经活检，但一般只进行肌肉活检，其对脊肌萎缩症的诊断具有重要价值。肌肉活检应选取中度受损的肌肉组织，并尽量避开创伤、感染、瘢痕、肌腱等区域，一般股四头肌外侧为最佳活检部位。组织学检查可见肌纤维的萎缩或坏死、周围结缔组织增生、巨大纤维群（通常由 I 型纤维构成），且无原发性肌病的表现。其他镜检结果还包括肌周纤维化、肌纤维直径改变等。

在做出最终诊断前，应注意与先天性肌病、小儿重症肌无力、小儿脑性瘫痪、先天性肌营养不良等其他可致患儿肌无力的疾病进行鉴别诊断。鉴别诊断主要依靠肌活检组织形态学和基因诊断，如先天性疾病镜下表现为肌细胞大小不等，I 型肌纤维发育不良，肌纤维类型分布异常，一般无明显肌纤维变性、坏死及再生。而 SMA 患者可见肌纤维的萎缩或坏死、周围结缔组织增生、巨大纤维群（通常由 I 型纤维构成）；基因诊断可见几乎所有 SMA 患者均可测得有 SMN1 基因突变，先天性肌病主要为 NEB、ACTA1 等基因突变，而 DMD 患者主要为 DMD 基因突变。

## 治疗

国际脊肌萎缩症治疗标准委员会曾于 2007 年就该病的治疗发布了指南，并为全世界广泛采用。2018 年，该委员会 Eugenio 等成员根据最新的临床试验结果及其他证据进行了相应更新。对脊肌萎缩症的常规处理手段主要是针对患儿常见的呼吸困难、营养不良、骨科并发症、心理问题等进行相应的临床管理。

### （一）呼吸支持

呼吸系统受累程度常取决于脊肌萎缩症肌无力的严重程度。对于不能坐立的患儿，每 3 个月进行一次随访，详细的体格检查及动脉氧饱和度、$CO_2$ 浓度 [ 呼气末 $CO_2$ 浓度（$EtCO_2$）或经皮 $CO_2$ 浓度（$TcCO_2$）] 的测定是必要的，若怀疑其存在通气不良，应进行睡眠监测或记录 $CO_2$ 呼吸描记图。对于该类患者，应积极主动地对呼吸系统进行管理，主要包括气道管理和通气管理。人工胸部物理疗法及使用咳嗽辅助装置是气道清理疗法的主要形式且适用于所有不能坐立者。使用机械抽吸泵及相应导管进行口腔吸痰也是气道清理的关键方法，适用于不能有效咳嗽者。所有存在呼吸系统症状或呼吸衰竭迹象的患儿应进行无创正压通气。若无创正压通气无效，可行气管切开通气。对于能够坐立的患儿，每 6 个月进行一次随访，应评估咳嗽能力并进行肺活量测定。人工胸部物理疗法及使用咳嗽辅助装置适用于所有不能有效咳嗽的患儿。这些呼吸功能训练和呼吸道处理的措施也同样可用于术前准备。能够站立的 3 型、4 型脊肌萎缩症患儿呼吸情况较好，体格检查若无异常，一般无须特殊处理。一些药物也可应用于脊肌萎缩症伴呼吸系统疾病的治疗。如接种流感疫苗、怀疑哮喘使用雾化支气管扩张剂。

### （二）营养管理

在疾病后期，患者因咬肌痉挛、吞咽困难、食管反流、胃肠排空障碍、肥胖等诸多因素，脊肌萎缩症患者特别是症状较重者常出现营养相关问题，并因此可能出现低血糖症、高脂血症、肌肉线粒体障碍等诸多代谢性异常。因此，宜积极主动地对患者营养问题进行评估与处理。对于吞咽实验阳性或生长发育障碍的患者，应置入鼻胃管或鼻空肠管或放置胃造瘘管以进行肠内营养，肠道调节剂、胃动力药、益生菌等药物可用来缓解便秘、胃肠运动障碍等问题。部分患者可因肌萎缩运动量下降而肥胖，则应限制其能量的摄入。此外，维持患者的水电酸碱平衡必不可少。在中国，由于种种原因，当患者出现以上营养问题时，脊柱侧凸畸形往往会被家属所忽略，不再愿意接受手术治疗，尽管手术技术上并无障碍。

### （三）物理锻炼

站立、拉伸、行走、锻炼等对肌肉力量、骨骼健康、呼吸系统都有积极作用。对于症状严重不能站立、行走者，可借助外力（如搀扶、支撑物体）进行。拉伸可使用矫形器、主动辅助拉伸装置、辅助站立架等或由物理治疗师辅助。根据患者的实际情况，可进行有氧锻炼、一般功能锻炼（有阻力或无阻力）、水疗等。进行物理锻炼时注意避免受伤。这些治疗，有助于推迟手术年龄，轮椅的辅助可以改善上肢功能，提高自理能力。

### （四）药物治疗

针对脊肌萎缩症病因的治疗药物主要分为三类：反义寡核苷酸药物、小分子药物和基因治疗类药物。迄今为止，唯一已获批准上市用于治疗脊肌萎缩症的药物是诺西那生（Nusinersen），属于反义寡核苷酸类。同时有大量其他药物正在进行临床试验。

反义寡核苷酸通常指由 13~25 个核苷酸组成的单链 DNA 或 RNA 分子，可靶向结合外显子或内含子上的互补序列而影响剪切，进而提高机体内全长 mRNA 和功能性 SMN 蛋白的含量。作为唯一上市的药物，诺西那生可靶向结合 SMN2 mRNA 前体内含子 7 上的剪接沉默子，避免内含子 7 在 mRNA 前体加工过程中被剪接而形成全长 mRNA。

小分子药物主要基于细胞通过高通量检测筛选得出，这些小分子药物可提高细胞及脊肌萎缩症动物模型的 SMN 蛋白，主要包括喹唑啉酮衍生物、氨基糖苷类及组蛋白脱乙酰酶抑制剂等，然而这些小分子药物在临床试验中表现不佳。如今更具特异性的可影响 SMN2 mRNA 剪切并提升 SMN 蛋白表达的小分子药物也已被开发并进入临床试验。其他治疗药物包括神经保护性药物、骨骼肌肌钙蛋白激活药等。

### （五）基因治疗

基因治疗原理是通过病毒载体将 SMN 基因导入患者体内而增加 SMN 蛋白的表达。Foust 等利用血清型 9 自身互补腺相关病毒载体（scAAV9）将 SMN 基因导入严重脊肌萎缩症小鼠中，发现症状得到了极大的改善。目前，多个研究组就 scAAV9-SMN 基因治疗药物同时进行临床试验，且初步结果显示该药物安全、有效。

### （六）支具及手术治疗

支具可以延缓脊柱侧凸的发展，使患者坐立时间更长。对于年龄 <9 岁的患儿，Cobb 角为 20°~40°，应考虑支具治疗，通常采用的支具为全接触式 TLSO 支具，以尽量减少脊柱侧凸的发展和为极度虚弱的患儿提供一个稳定的坐位支撑。对于能够站立及行走的患儿支具治疗可获得较好延缓脊柱侧凸进展的效果。肌力较差的患者应尽量避免使用 Milwaukee 支具，因其颈环易引起患儿局部皮肤破损及牙齿发育畸形，同时可限制患者呼吸功能。尽管支具治疗未必能使患者避免手术，但可以将手术时间推迟至 10 岁以上。

手术治疗最佳时机目前仍有争议，原则上早期手术所带来的并发症显著下降。下列情况应及时行手术治疗：①支具治疗无效，脊柱侧凸显著进展至 50° 及以上；②由于严重侧凸导致患者无法坐立；③呼吸功能进行性下降。术前需综合评估患者手术耐受能力，如肺功能下降至预测值 50% 以下，则术后肺水肿和肺不张发生率显著上升。根据既往文献报道术前 Halo - 重力牵引对患者肺功能提高作用有限，脊柱侧凸相关柔软，因此并不推荐实施。如同大多数严重的神经肌源性脊柱侧凸，尤其是伴骨盆倾斜依赖轮椅的患者，脊肌萎缩症后路矫形手术通常需从上胸椎固定至骨盆（图 13-9-2d~f）；如

患者仍具有行走能力，且骨盆倾斜小于 10°，主弯柔韧度良好，则可以选择不固定至骨盆（图 13-9-3）。如果椎体骨质疏松严重，术后可以使用外制动。即使脊柱侧凸为伴有骨盆倾斜的严重僵硬腰弯时，一期后路的截骨矫形一般都能获得良好的矫形效果，一般不需要行前路脊柱松解，何况考虑到这些患者前路手术的潜在并发症，因为前路手术几乎不可避免地"切断"膈肌止点，而膈肌又是脊肌萎缩症患者的主要呼吸肌。脊柱内固定融合后可能造成一定程度的功能丧失，如术前行走困难者，可能在术后不能行走。为了获得一个稳定的脊柱和水平的骨盆，及防止畸形进展进一步导致肺功能损害，患者及家属可能需要付出这样的代价。

对脊肌萎缩症伴发的脊柱畸形进行矫正融合术或生长棒手术的远期疗效是满意的。Piasecki、Chou 等大量长期随访研究发现融合术后患者的生活质量、美观程度、营养状态、舒适性、平衡能力都得到了显著的提升。Bridwell 等对 21 例 SMA 手术患者进行了长达 8 年的随访，发现外观、疼痛、呼吸状态、患儿护理、生活质量、满意度等都得到了改善，其中又以外观、生活质量、满意度改善最为明显。然而，其他一些研究如 Brown 等的结果表明，患者术后的功能性活动特别是上肢活动如自主饮食、自主照顾个人卫生的能力反而变得更差，这可能是由于脊柱后凸畸形过度纠正，特别是固定至上胸椎和骨盆的患者，患者在坐位时躯干后倾，甚至需要单手或双手在背后支撑。当然也可能与患者原发疾病进展时肌肉功能的进行性下降有

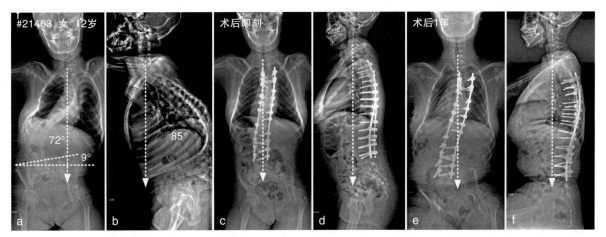

图 13-9-3　女（#21463），12 岁，脊肌萎缩症伴脊柱侧凸，具有行走能力，术前躯干有一定程度倾斜，但骨盆倾斜并不严重（a、b）；行 $T_4$~$L_4$ 后路内固定矫形融合术，术后患者矫形效果良好，冠状面及矢状面平衡得到有效恢复（c、d）。术后 1 年随访时疾病进展，自主行走能力丧失，冠状面失衡（e），但矢状面平衡维持良好（f）

关。McElroy 等回顾性地对比研究了 15 例 SMA
伴侧凸患者，发现生长棒技术可以在固定脊柱及骨
盆的前提下，增加患者的身高和胸廓容积，但不能
阻止肋骨塌陷。

患者的肺功能也因脊柱畸形的矫正得以维持
或改善。Roinson 等对 12 例进行脊柱内固定的患
儿进行随访发现脊柱侧凸矫正率为 40%，术后肺功
能得到了显著提升，他们还发现患儿肺活量及最大
呼气流量与 Cobb 角成线性负相关。Chou 等评估
了 10 例进行了脊柱固定融合的 II 型 SMA 患者术前
及短、中、长期随访时的呼吸功能，结果显示侧凸
矫形患者术后呼吸功能与术前类似，并在长期随访
过程中都能得以较好维持。此外，患者术后发生呼
吸道感染的概率也大大下降。Lenhart 等报道生长
棒治疗 SMA 伴脊柱侧凸患者术后及后期随访过程
中，胸廓前后径、胸廓容积及绝对肺活量都得到显
著提升，但肺活量占预测值的百分比随着时间逐渐
下降，这可能与患者肋骨塌陷及胸廓、肺的发育速
度与身高发育速度比值低于正常人有关。

手术使患者获益的同时也会带来一些并发症。
Phillips 曾于 1990 年报道约 30% 手术患者会出现
并发症，McElroy 等于 2011 年报道平均每例 SMA
进行生长棒手术患者会出现 0.5 项主要并发症。并
发症尤其多见于年龄较大及脊柱侧凸严重的患者，
其中以呼吸功能不全和肺不张最为常见，少数患者
甚至需要气管内插管及支持通气。呼吸循环系统其
他并发症如心脏骤停、术后肺炎、膈肌破裂、肺栓
塞等亦见报道。与脊柱固定相关的并发症包括断
棒、植入物的拔出、矫正丢失及假关节等，其他并
发症包括深处组织感染、切口感染、术后尿道感染
等。神经系统并发症报道较为少见。

**参考文献**

[1] Hoffmann J. Ueber progressive neurotische Muskelatrophie[J]. Archiv f. Psycatrie, 1970, 20(3): 660-713.

[2] Lefebvre S, Bürglen L, Reboullet S, et al. Identification and characterization of a spinal muscular atrophy-determining gene[J]. Cell, 1995, 80(1): 155-165.

[3] Mailman MD, Heinz JW, Papp AC, et al. Molecular analysis of spinal muscular atrophy and modification of the phenotype by SMN2[J]. Genet Med, 2002, 4(1): 20-26.

[4] Kolb SJ, Kissel JT. Spinal Muscular Atrophy[J]. Neurol Clin, 2015, 33(4): 831-846.

[5] Mercuri E, Finkel RS, Muntoni F, et al. Diagnosis and management of spinal muscular atrophy: Part 1: Recommendations for diagnosis, rehabilitation, orthopedic and nutritional care[J]. Neuromuscul Disord, 2018, 28(2): 103-115.

[6] Finkel RS, Mercuri E, Meyer OH, et al. Diagnosis and management of spinal muscular atrophy: Part 2: Pulmonary and acute care; medications, supplements and immunizations; other organ systems; and ethics[J]. Neuromuscul Disord, 2018, 28(3): 197-207.

[7] Finkel RS, Mercuri E, Darras BT, et al. Nusinersen versus Sham Control in Infantile-Onset Spinal Muscular Atrophy[J]. N Engl J Med, 2017, 377(18): 1723-1732.

[8] Mercuri E, Pera MC, Scoto M, et al. Spinal muscular atrophy - insights and challenges in the treatment era[J]. Nat Rev Neurol, 2020, 16(12): 706-715.

[9] Farrar MA, Park SB, Vucic S, et al. Emerging therapies and challenges in spinal muscular atrophy[J]. Ann Neurol, 2017, 81(3): 355-368.

[10] 吕亚丰, 张艳君, 程谟斌, 等. 脊肌萎缩症治疗研究进展[J]. 医学研究杂志, 2019, 048(2): 176-180.

[11] Wijngaarde CA, Brink RC, de Kort FAS, et al. Natural course of scoliosis and lifetime risk of scoliosis surgery in spinal muscular atrophy[J]. Neurology, 2019, 93(2): e149-158.

[12] Riddick MF, Winter RB, Lutter LD. Spinal deformities in patients with spinal muscle atrophy: a review of 36 patients[J]. Spine (Phila Pa 1976), 1982, 7(5): 476-483.

[13] Piasecki JO, Mahinpour S, Levine DB. Long-term follow-up of spinal fusion in spinal muscular atrophy[J]. Clin Orthop Relat Res, 1986, (207): 44-54.

[14] Chou SH, Lin GT, Shen PC, et al. The effect of scoliosis surgery on pulmonary function in spinal muscular atrophy type II patients[J]. Eur Spine J, 2017, 26(6): 1721-1731.

[15] Bridwell KH, Baldus C, Iffrig TM, et al. Process measures and patient/parent evaluation of surgical management of spinal deformities in patients with progressive flaccid neuromuscular scoliosis (Duchenne's muscular dystrophy and spinal muscular atrophy)[J]. Spine (Phila Pa 1976), 1999, 24(13): 1300-1309.

[16] Brown JC, Zeller JL, Swank SM, et al. Surgical and functional results of spine fusion in spinal muscular atrophy[J]. Spine (Phila Pa 1976), 1989, 14(7): 763-770.

[17] McElroy MJ, Shaner AC, Crawford TO, et al. Growing rods for scoliosis in spinal muscular atrophy: structural effects, complications, and hospital stays[J]. Spine (Phila Pa 1976), 2011, 36(16): 1305-1311.

[18] Robinson D, Galasko CS, Delaney C, et al. Scoliosis and lung function in spinal muscular atrophy[J]. Eur Spine J, 1995, 4(5): 268-273.

[19] Lenhart RL, Youlo S, Schroth MK, et al. Radiographic and Respiratory Effects of Growing Rods in Children With Spinal Muscular Atrophy[J]. J Pediatr Orthop, 2017, 37(8): e500-504.

[20] Phillips DP, Roye DP Jr, Farcy JP, et al. Surgical treatment of scoliosis in a spinal muscular atrophy population[J]. Spine (Phila Pa 1976), 1990, 15(9): 942-945.

## 第十节　先天性关节屈曲挛缩伴脊柱侧凸

先天性关节屈曲挛缩（arthrogryposis multiplex congenita，AMC）是一种先天的持续、非
进展的关节挛缩综合征，其涉及至少两个不同的部
位。通常涉及上肢和下肢，有时也累及脊柱。根据
2019 年国际专家共识，AMC 并非诊断性用语，而
是作为一个涵盖性术语囊括了各种关节挛缩异常状
态。AMC 在新生儿中的发病率约为 0.03%，男性
约为女性 3 倍，部分患者有家族史（图 13-10-1）。
根据病变所累及的范围，多发性关节屈曲挛缩可分

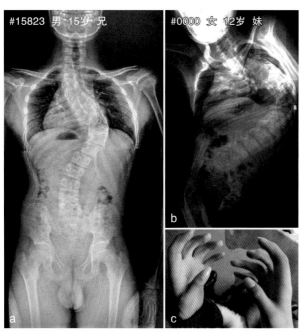

图 13-10-1　家族性先天性关节屈曲挛缩患者。兄（a，#15823，15 岁）妹（b，#0000，12 岁）二人同患此病。X 线片示二者脊柱侧凸弯型及严重程度均不一致（a、b），妹妹骨盆倾斜明显（b），四肢关节周围组织挛缩明显，手指伸直张开受限（c），全身软组织发育差，关节周围缺少皮纹

为三大类别：第一类，单纯累及四肢关节，约占综合征疾病的 50%，包括肌发育不全（amyoplasia）和远端关节挛缩（distal arthrogryposis，DA）。其中 DA 特指一系列由基因突变引起的关节挛缩症群；第二类，还存在除四肢外其他部位的关节屈曲挛缩畸形；第三类，四肢关节挛缩伴神经系统发育异常。AMC 伴发脊柱侧凸的机制可分为先天性、神经肌源性和继发于下肢骨盆三类，但在脊柱侧凸畸形的进展中，这三大因素可以互为因果，使得畸形的临床表型十分复杂，治疗困难。

## 病因学

目前 AMC 的具体发生机制尚不清楚，可能原因是发育中的胎盘脊髓前角细胞的斑片状损伤，前角细胞受累的局部病灶导致了特征性的肢体姿势。AMC 的遗传模式包括常染色体隐性遗传、常染色体显性遗传、X 连锁和一些线粒体疾病的母系遗传。AMC 的发生与染色体异常及基因突变有关联。迄今为止已发现 400 余种基因突变与之相关，包括点突变、大段插入 / 缺失和染色体畸变等。已报道致

病基因突变导致的编码蛋白异常，如原肌球蛋白 2（TPM2），肌钙蛋白 I 2 型（TNNI2），肌钙蛋白 T3 型（TNNT3），肌球蛋白重链 3（MYH3），肌球蛋白结合蛋白 C1（MYBPC1），内皮素转化酶样 1（ECEL1），分别涉及肌肉和结缔组织，中枢或外周神经系统，神经肌肉终板和离子通道等。母体方面，妊娠期间长期低血压或具有针对胎儿乙酰胆碱受体的抗体而导致的短暂性新生儿肌无力均可导致 AMC 发生。此外，细菌或病毒感染（如寨卡病毒、先天性巨细胞病毒和水痘带状疱疹病毒感染）、医源性（如流产失败）或致畸性药物（如骨骼肌松弛剂和抗癫痫药物）亦可引起 AMC。其他外部原因，如多胎妊娠对胎儿运动的机械限制、羊水过少、羊膜带或子宫解剖异常（如双角）也可能导致 AMC。

## 临床表现

AMC 患者常见的临床表现有：①出生时就存在的关节强直、僵硬，呈屈曲型或伸直型，关节囊及其周围组织挛缩，常伴有跨过关节的皮肤蹼状改变（图 13-10-1），张口困难可以导致插管困难，给手术麻醉带来一定的风险；②肢体呈柱状或梭形，皮下组织薄，关节部位皮肤皱褶消失；③被累及的肌肉或肌群萎缩；④深反射减弱或消失，感觉正常；⑤关节脱位尤其是髋、膝关节。

目前认为 AMC 有明显的家族遗传倾向，但具体的遗传模式和致病基因仍不明确（图 13-10-1）。Lakhani 报道了一个来自卡塔尔的三代家系，由健康的父母组成，他们是表亲关系，有 5 个孩子，其中 3 个患病，通过 Sanger 测序发现 CNTNAP1 突变可能与 AMC 发病相关。CNTNAP1 基因编码锚定蛋白 CASPR，它由细胞外、螺旋（跨膜）和细胞质区域组成，CNTNAP1 突变导致 CASPR 最后一个层黏连蛋白 G 样结构域的丢失，阻止了关键 CASPR/CNTN1 复合物的形成及与神经束素的相互作用，进而导致神经传导减弱、共济失调、运动功能减退等表现。Okubo 等对一个二代家系（共 9 人，4 人患病，母亲和 2 女 1 子为患者）进行全外显子测序发现 PIEZO2 突变可能与其发病相关。PIEZO2 基因编码一个机械离子通道，其功能障碍对关节、眼部肌肉、肺功能和骨骼发育产生多种影响。Alvarado 等对一个三代家系（共 14 人，5 人患病）通过全外显子测序，发现肌节中编码蛋白

的基因肌球蛋白重链 3（MYH3）与 AMC 发病相关，MYH3 错义突变可能通过影响核苷酸结合、ATP 催化和与肌动蛋白的相互作用改变骨骼肌收缩性从而影响生理功能。Shrimpton 等通过对一个三代家系（共 11 人，6 人患病）进行家族连锁分析，发现肌钙蛋白 I 2 型（TNNI2）的突变可能与 AMC 的发生相关，该突变可能会破坏肌钙蛋白 I（TnI）异构体的羧基末端结构域，该异构体是肌钙蛋白原肌球蛋白（Tc-Tm）复合物，快速收缩肌纤维可能被高度保守的氨基酸残基取代后，通过影响快速收缩肌纤维的收缩装置，对肌肉的收缩起到关键作用。

既往文献报道多发性关节屈曲挛缩临床合并脊柱侧凸的发生率为 2.5%～31%，有的甚至高达 70%。Drummond 等收集了 50 例多发性关节屈曲挛缩的患者，发现其中 14 例患者合并有脊柱侧凸，发生率为 28%。脊柱侧凸通常在 2 岁时即被发现，并迅速进展为僵硬型侧凸，平均每年进展约 6.5°（图 13-10-2），骨骼发育成熟后仍有进展的可能。患者发病年龄和肌无力严重程度是侧凸发生发展的决定性因素。先天性胸腰弯伴骨盆倾斜和髋关节畸形，也进一步进展为僵硬型侧凸。Herron 等对 88 例多发性关节屈曲挛缩患者进行研究，发现其中 18 例患者合并有脊柱侧凸，平均 Cobb 角为 53°（16°～108°），且 14 例为单一胸腰弯，另 4 例为胸腰双弯型，累及节段为 $T_8$ 到骶骨，且都伴有骨盆倾斜。并且，这项研究中的大部分多发

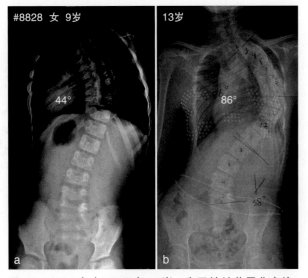

图 13-10-2 女（#8828），9 岁，先天性关节屈曲挛缩，胸弯 44°（a），4 年后胸弯继续进展至 86°（b）

性关节屈曲挛缩患者合并的脊柱侧凸都迅速进展成僵硬型侧凸，骨盆倾斜也随着侧凸进展而进展。Yingsakmongkol 等回顾分析了 46 例多发性关节屈曲挛缩患者，发现有 32 例（65.9%）多发性关节屈曲挛缩伴脊柱侧凸，平均初诊年龄为 7 岁，其中大部分为单胸腰弯，部分为胸腰双弯。进行性加重的脊柱侧凸若合并有四肢畸形时，患者的行走能力会遭到严重损害。髋关节的屈曲畸形使得胸腰椎前凸更加明显，而胸椎前凸又是侧凸进展的高危因素，可引起明显的步态功能障碍，亦可引起肺功能显著下降，而心肺功能衰竭是致死性因素之一。

多发性关节屈曲挛缩患者的肺功能一般都存在异常。Williams 等报道了一个多发性关节屈曲挛缩三代家系，所有患者均有远端关节挛缩，受累关节的活动受限。而除了综合征的常见临床表现外，由于限制性胸部疾病、肺泡通气不足及居住在海拔较高的地区，患者患有慢性缺氧继发的肺动脉高压。肺功能测试显示严重的限制性通气障碍（用力肺活量为预测值的 30%，总肺活量为预测值的 51%），最大吸气和呼气压力降低。李叶天等回顾了 48 例 AMC 患者术前肺功能指标，发现该类患者的呼吸功能仅为正常人群肺功能预测值的一半左右。胸椎后凸减少、营养状态和侧凸严重程度与 AMC 患者肺功能损害显著相关。Hall 等回顾分析了既往文献后推测，大多数患有先天性多关节挛缩的婴儿可能有肺发育不良和肌肉功能异常。Quinn 等对 21 例出生后不久死亡的先天性多关节挛缩患者进行了病理学研究，证实其中超过一半的患者出现肺发育不良，并伴有膈肌萎缩或肌萎缩。另外，多发性关节屈曲挛缩患者伴脊柱侧凸患者的胸部前凸也可能导致呼吸系统疾病。整体前凸畸形显著减小胸椎前后径，损害肋骨动力，导致胸腔扩张受限，呼吸功能紊乱。综上所述，多发性关节屈曲挛缩伴脊柱侧凸患者存在肺功能异常，脊柱侧凸畸形，胸椎前凸增加，胸廓扩张受限，腹腔容积减少导致的腹式呼吸下降及肺组织发育不良等因素可能共同参与 AMC 患者的肺功能损害发生。最近，Okubo 等在一个 AMC 家族中通过全外显子测序发现了一个新的 PIEZO2 杂合子突变。有趣的是，PIEZO2 编码一个对机械力敏感的离子通道，其故障可能影响肺组织的发育。然而，目前还没有具体研究多发性关节屈曲挛缩伴脊柱侧凸患者肺功能异常的报道。由于肺功能受损可能会增加 AMC 患者手术并发症的风

险和早期死亡率，评估伴有脊柱畸形的 AMC 患者
呼吸功能紊乱的严重性是非常有意义的。

## 影像学表现

AMC 合并脊柱侧凸典型特征类似于麻痹性神经肌源性长 C 形胸腰弯，僵硬程度高并伴有躯干的进行性塌陷（图 13-10-3）。主弯跨度较大，通常为 8~10 个节段，远端可累及骶骨。另外由于骨盆周围的软组织及肌肉的挛缩，AMC 多合并骨盆倾斜及髋关节畸形，而骨盆倾斜可能会加剧侧凸畸形的进展。Herron 等发现 89% 的多发性关节屈曲挛缩合并脊柱侧凸患者存在骨盆倾斜，并认为骨盆倾斜是由骨盆周围软组织的挛缩和骨盆上、下肌肉的

不平衡引起，可伴或不伴髋关节的脱位或半脱位。Yingsakmongko 等也发现 81% 的多发性关节屈曲挛缩合并脊柱侧凸患者伴有骨盆倾斜，并且骨盆倾斜与脊柱侧凸进展存在显著相关性。AMC 合并脊柱侧凸以前凸型或后凸减小型最多见，其次是过度后凸型（图 13-10-4）。陈忠辉等回顾分析了 41 例以脊柱侧凸为首诊的多发性关节屈曲挛缩患者，发现接近一半的患者存在胸椎前凸畸形，仅有 4 例患者伴有胸椎的过度后凸畸形。而既往研究表明，胸椎前凸是侧凸进展的高危预测因素，不仅可引起明显的步态功能障碍，还可导致胸廓前后径的减小，压迫两侧肺部和心脏，影响肺功能与心脏舒张能力，是 AMC 患者的主要致死原因。另外，前凸型患者支具矫形效果差，严重前凸的脊柱也影响手

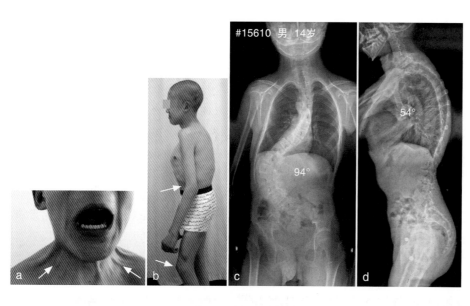

图 13-10-3 男（#15610），14 岁，先天性关节屈曲挛缩伴左腰弯，胸椎过度后凸（c、d），张口明显受限，需通过强烈的颈部肌肉收缩才能维持张口的状态（a，箭头），腋窝、肘关节处软组织挛缩（b），缺少皮纹

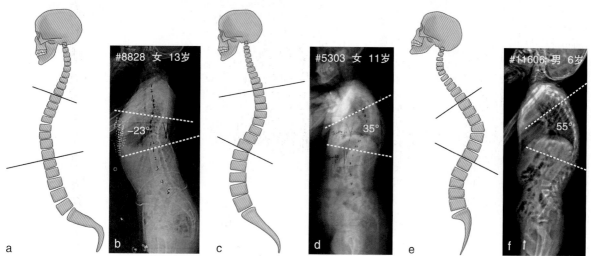

图 13-10-4 先天性关节屈曲挛缩伴脊柱侧凸矢状面分型。其中前凸型最为常见（a、b），其次为正常后凸型（c、d），过度后凸型则相对少见（e、f）。前凸型患者可伴随胸廓前后径缩短，影响肺部发育

术的暴露及置钉，并且大大增加了三柱截骨的难度。对于前凸型患者，术前应制订相应手术策略，即除了矫正冠状面畸形之外，应重视正常胸椎后凸序列的恢复以增宽胸廓前后径。AMC 部分病例可合并有先天性脊椎发育的改变（图 13-10-5），即由于脊椎胚胎发育异常导致的脊柱畸形（如分节不良），加重了脊柱侧凸的程度和进展的速度。此类患者比不合并先天性脊椎发育畸形的患者更易发生骨盆倾斜，也使手术变得更加复杂和困难。目前合并 CS 的发生率存在一定争议，Drummond 等研究共发现 7 例（50%）合并 CS，Yingsakmongkol 等报道的 16 例 AMC 伴脊柱侧凸患者均未见合并 CS，本中心观察合并 CS 发生率为 26.5%（13/49）。如果存在椎体楔形变或前柱发育不良，可导致后凸畸形的出现。

## 治疗

### （一）保守治疗

佩戴石膏或支具是推迟脊柱侧凸大于 30° AMC 患者手术干预的有效策略。与其他类型的脊柱侧凸不同，对于 AMC 患者脊柱石膏或支具治疗很少能矫正侧凸。其治疗目标是控制畸形加重，允许患者进一步生长和发育并且拥有一个更对称的胸部，直至适合脊柱矫正术的年龄（图 13-10-6）。Herron 等对 3 例出生后不久出现脊柱侧凸的 AMC 患儿进行石膏治疗，一直持续到 8~10 岁，随后 3 例患者接受了手术矫正治疗。Siebold 等首先使用

Milwaukee 支具治疗了 5 例 AMC 患者，其中 2 例中度脊柱侧凸患者得到了有效控制，另外 3 例接受了手术治疗。Daher 等对 8 例 AMC 患者进行支具治疗（3 例 TLSO 支具，4 例 Milwaukee 支具，1 例坐位辅助支具），其中 5 例完成了支具治疗，这 5 例中 1 例脊柱侧凸得到了有效控制，剩下 4 例接受了手术治疗。Yingsakmongkol 等回顾了既往文献并结合个人治疗经验后指出，对于 AMC 患者支具治疗能有效控制中度脊柱侧凸（<20°），而对于较严重的侧凸，支具治疗只能作为推迟手术时间的手段，而不能有效控制侧凸进展。

### （二）手术治疗

**1. 非融合的脊柱内固定策略**　可延长的脊柱植入物对生长期的 AMC 患儿有用，但是它们可能会导致脊柱僵硬和自发融合，植入物的平均有效寿命为 7~8 年。因此，建议将植入手术推迟到 5 岁之后，这样当无法获得进一步的延长时，患儿将超过 10 岁，达到进行脊柱融合的合适年龄。基于脊柱的生长棒技术使用钩和椎弓根螺钉是目前 AMC 伴脊柱侧凸的主要矫形方式（图 13-10-7）。磁控生长棒的出现允许使用外部磁力控制器在临床中延长植入物。同样的延长，可以更频繁地进行较小的撑开，其预期优势是自体融合发展缓慢。

**2. 脊柱融合内固定术**　对于接近或骨骼发育已成熟的患者，如侧凸角度大于 50° 则建议进行脊柱融合手术治疗。在胸弯型和类特发性侧凸弯型

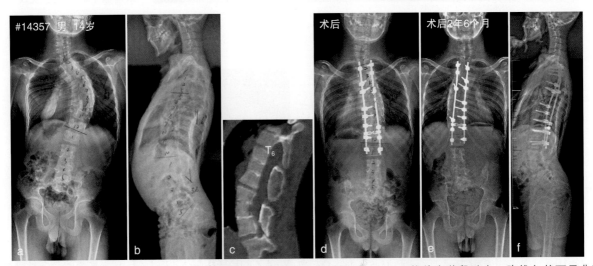

图 13-10-5　男（#14357），14 岁，关节屈曲挛缩症伴先天性脊柱侧凸，T₅~T₁₀ 椎体多节段融合，胸椎矢状面呈典型前凸型（a、b）；术前三维 CT 示 T₆~T₈ 多处椎体分节不良（c）；行后路矫形手术，T₂~L₁ 融合固定，术后矫形效果满意（d），术后 2 年 6 个月随访矫形效果维持良好，胸椎后凸明显改善（e、f）

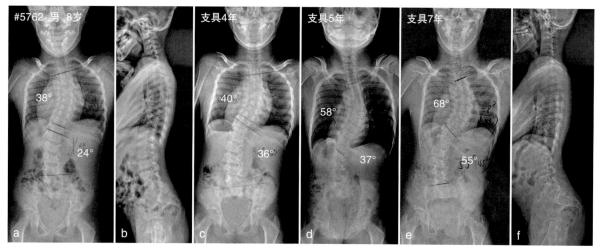

图 13-10-6　男（#5762），8 岁，诊断为先天性关节屈曲挛缩，初诊胸弯 38°，腰弯 24°，予以支具治疗，控制侧凸畸形进展（a、b）；支具治疗 4 年后，胸弯进展至 40°，腰弯进展至 36°（c）；支具治疗 5 年后，胸弯进展至 58°，腰弯进展至 37°（d）；支具治疗 7 年后胸弯进展至 68°，腰弯进展至 55°，支具治疗成功降低了畸形的进展速度，推迟了手术时间（e、f）

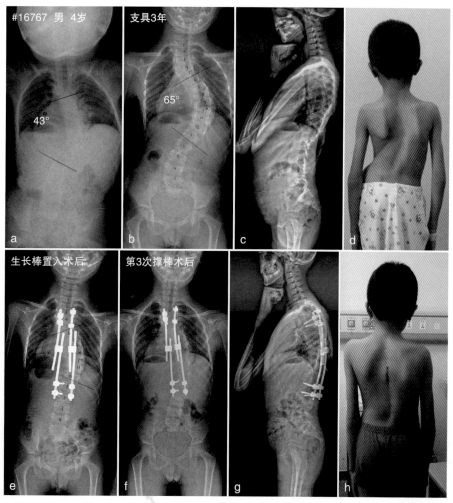

图 13-10-7　男（#16767），4 岁，关节屈曲挛缩伴脊柱侧凸，4 岁初诊脊柱侧凸 43°（a），佩戴支具治疗 3 年后脊柱侧凸持续进展至 65°（b、c），躯干偏移（d）。生长棒置入术后侧凸部分矫正（e），每 10 个月行生长棒延长，第三次生长棒撑开后冠状面、矢状面形态良好（f、g），外观改善（h）

的患者中，融合节段、内固定器械及手术方式的选择和一般原则与特发性脊柱侧凸患者相似，但远端融合椎建议至少选择在"触及椎"，甚至于稳定椎（即第一个可被骶中线平分的脊椎），因为融合的远端脊椎受挛缩软组织影响，术后的代偿功能无法预测（图13-10-8）。手术医生应该根据不同矢状面类型制订不同的手术策略，以恢复正常矢状面形态，增宽胸廓前后径。AMC脊柱侧凸的患者存在凹侧软组织的挛缩，可能影响术中撑开，影响矫形效果。因而术中应在凹侧进行广泛的松解，包括切除关节突，甚至松解肋横突关节。多节段的SPO可有效的在凸侧缩短脊柱，改善矫形效果。同时可降低术后出现医源性骨盆倾斜的可能。因为在凹侧强有力撑开平移的矫形力可以产生一个上提骨盆的力。另外，由于脊柱僵硬性难以使用传统的凹侧去旋转技术，或双侧一体化去旋转技术。比较有效的方法是使用凹侧平移技术。目前因有长尾椎弓根螺钉，使得平移技术很容易完成。对伴有骨盆倾斜的脊柱侧凸，试图通过软组织松解、髋关节截骨及髋关节手术复位来纠正骨盆倾斜均不会成功，通常需要进行骶骨／骨盆融合。AMC患者脊柱畸形较为僵硬一方面是由于脊柱存在先天性或后天性的融合，另一方面软组织挛缩和纤维化有关，而椎间盘的影响不显著。因此前路松解的效果有限。随着更坚固的椎弓根螺钉结构的出现和采用椎体截骨术（如经椎弓根椎体截骨术和椎体切除术），单一后入路往往能取得满意的矫正效果。Daher等

回顾分析了在其中心接受手术治疗的AMC伴脊柱侧凸患者，证实单纯后路矫形即能取得较好的临床效果。

**3. 手术疗效和并发症**　Astur等报道VEPTR扩张胸廓成形术对于控制AMC伴脊柱侧凸或维持胸廓发育有良好疗效。他们回顾了10例使用VEPTR治疗AMC性脊柱侧凸的病例，术后侧凸从术前平均67°减至43°，后凸从术前平均65°减至48°。末次随访时脊柱侧凸和后凸Cobb角分别为55°（矫形率17%）和62°（矫形率8%），$T_1 \sim S_1$高度平均增加4.2cm。VEPTR最常见的并发症为近端交界性后凸，平均后凸角为33°，其他并发症包括感染、肋骨塌陷和内固定失败等。值得注意的是，由于VEPTR胸廓撑开术需在胸壁进行多个切口，软组织创伤大。有研究在胸廓发育不良综合征（见第9章）患者中使用VEPTR可使胸壁的顺应性下降，间接影响胸廓扩大的胸式呼吸。而在AMC患者胸式呼吸本身已经较正常人差，VEPTR技术是否会进一步减弱呼吸是一个应该考虑的问题。目前还缺少这方面的研究，因此应谨慎使用VEPTR。

Yingsakmongkol等回顾13例AMC手术患者发现前后路联合矫形可取得较好效果，平均矫形率44.2%，高于单纯后路内固定（36.5%）和原位后路融合（33.6%），长期随访单纯后路内固定矫形丢失最多，平均为14.4°。随着椎弓根螺钉技术的使用，后路矫形效果得到较大改善。鉴于前路

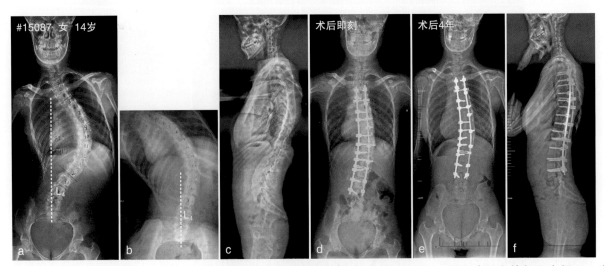

图13-10-8　女（#15087），14岁，先天性关节屈曲挛缩伴脊柱侧凸。X线片示长C形右胸腰弯伴躯干右倾，$L_4$为"触及椎"，在Bending片可被骶骨中线充分触及，可选择为远端融合椎（a~c）；行后路多节段胸椎SPO截骨矫形，Cobb角纠正和冠状面平衡改善明显（d）；术后4年随访无纠正丢失（e、f）

开胸手术可能对肺功能的影响,现在已经很少有学者建议前后路联合手术,即便存在严重脊柱侧后凸畸形,通过术前牵引亦可行一期后路矫形术并达到满意的矫形效果(图 13-10-9)。脊柱内固定矫形手术亦可显著纠正 AMC 患者合并的骨盆倾斜,Yingsakmongkol 等报道患者平均骨盆倾斜角由术前的 18.6° 减至末次随访的 8.7°。陈忠辉等报道了 22 例行后路内固定矫形术 AMC 患者的 2 年随访效果,其中 9 例合并骨盆倾斜由术前的 14.2° 减少至 3.8°,胸椎后凸角由术前的 −17.8° 改善为末次随访时的 9.7°(图 13-10-5)。与年龄及侧凸角度匹配的特发性脊柱侧凸患者相比,AMC 组手术时间和融合节段均明显延长,侧凸矫形率低,出血量多,且并发症发生率高。对于 AMC 患者需要额外关注骨盆倾斜及矢状面前凸畸形的矫正。

需注意的是,AMC 患者术后并发症的发生率显著高于特发性脊柱侧凸患者,行单纯后路内固定的 AMC 固定节段更多、置钉密度更大、术中出血量更多。陈忠辉等回顾了 22 例行单纯后路矫形术的 AMC 患者,其中共 7 例出现术中或术后并发症。除 4 例出现置钉不良外,有 1 例在行后路 Ponte 截骨后置棒时出现 SEP 和 MEP 波形消失,唤醒试验示双下肢肌力 1~2 级,可能原因为矢状面形态的改变使得脊髓对牵拉或挤压的耐受性下降,从而导致神经损伤的出现。术后 2 个月神经功能恢复正常。另外,对于 AMC 患者,除了关注手术矫形风险,也应考虑围手术期麻醉风险,主要包括:①患者颌骨小而僵硬,造成困难气道;②易发生术中恶性高热;③肌肉萎缩影响对药物的分布和代谢;④术后还可因肺不张和喘鸣引起呼吸困难。

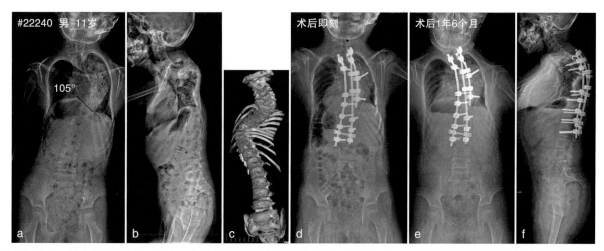

图 13-10-9 男(#22240),11 岁,先天性关节屈曲挛缩伴脊柱侧后凸畸形。X 线片示严重脊柱侧凸及胸椎后凸畸形(a~c)。Halo - 重力牵引 2 个月后行一期后路 T8 VCR 截骨矫形内固定术,畸形明显改善(d)。术后 1 年 6 个月随访矫正未见明显丢失,矢状位序列接近正常(e、f)

## 参考文献

[1] Hall JG. Arthrogryposes (multiple congenital contractures) [M]//Rimoin DL, Pyeritz RE, Korf BR. Emery and Rimoin's principle and practice of medical genetics. 6th ed. New York: Churchill Livingstone, 2013, Chapter161.

[2] Hall JG. Arthrogryposis (multiple congenital contractures): diagnostic approach to etiology, classification, genetics, and general principles[J]. Eur J Med Genet, 2014, 57(8): 464-472.

[3] Lakhani S, Doan R, Almureikhi M, et al. Identification of a novel CNTNAP1 mutation causing arthrogryposis multiplex congenita with cerebral and cerebellar atrophy[J]. Eur J Med Genet, 2017, 60(5): 245-249.

[4] Okubo M, Fujita A, Saito Y, et al. A family of distal arthrogryposis type 5 due to a novel PIEZO2 mutation[J]. Am J Med Genet A, 2015, 167A(5): 1100-1106.

[5] Ha K, Buchan JG, Alvarado DM, et al. MYBPC1 mutations impair skeletal muscle function in zebrafish models of arthrogryposis[J]. Hum Mol Genet, 2013, 22(24): 4967-4977.

[6] Shrimpton AE, Hoo JJ. A TNNI2 mutation in a family with distal arthrogryposis type 2B[J]. Eur J Med Genet, 2006, 49(2): 201-206.

[7] Nouraei H, Sawatzky B, MacGillivray M, et al. Long-term functional and mobility outcomes for individuals with arthrogryposis multiplex congenita[J]. Am J Med Genet A, 2017, 173(5): 1270-1278.

[8] Greggi T, Martikos K, Pipitone E, et al. Surgical treatment of scoliosis in a rare disease: arthrogryposis[J]. Scoliosis, 2010, 5: 24.

[9] Drummond DS, Mackenzie DA. Scoliosis in arthrogryposis multiplex congenita[J]. Spine (Phila Pa 1976), 1978, 3(2): 146-151.

[10] Herron LD, Westin GW, Dawson EG. Scoliosis in arthrogryposis multiplex congenita[J]. J Bone Joint Surg Am, 1978, 60(3): 293-299.

[11] Yingsakmongkol W, Kumar SJ. Scoliosis in arthrogryposis multiplex congenita: results after nonsurgical and surgical treatment[J]. J Pediatr Orthop, 2000, 20(5): 656-661.

[12] Li Y, Sheng F, Xia C, et al. Risk factors of impaired pulmonary function in arthrogryposis multiplex congenital patients with concomitant scoliosis: a comparison with adolescent idiopathic scoliosis[J]. Spine (Phila Pa 1976), 2018, 43(8): E456-460.

[13] Williams MS, Elliott CG, Bamshad MJ. Pulmonary disease is a component of distal arthrogryposis type 5[J]. Am J Med Genet A, 2007, 143A(7): 752-756.

[14] Quinn CM, Wigglesworth JS, Heckmatt J. Lethal arthrogryposis multiplex congenita: a pathological study of 21 cases[J]. Histopathology, 1991, 19(2): 155-162.

[15] 陈忠辉, 陈曦, 王斌, 等. 关节屈曲挛缩症与特发性脊柱侧凸患者后路矫形的疗效对比研究[J]. 中国骨与关节杂志, 2017, 6(1): 33-37.

[16] Daher YH, Lonstein JE, Winter RB, et al. Spinal deformities in patients with arthrogryposis. A review of 16 patients[J]. Spine (Phila Pa 1976), 1985, 10(7): 609-613.

[17] Verhofste BP, Emans JB, Miller PE, et al. Growth-friendly spine surgery in arthrogryposis multiplex congenita[J]. J Bone Joint Surg Am, 2021, 103(8): 715-726.

[18] Astur N, Flynn JM, Flynn JM, et al. The efficacy of rib-based distraction with VEPTR in the treatment of early-onset scoliosis in patients with arthrogryposis[J]. J Pediatr Orthop, 2014, 34(1): 8-13.

[19] Komolkin I, Ulrich EV, Agranovich OE, et al. Treatment of Scoliosis Associated With Arthrogryposis Multiplex Congenita[J]. J Pediatr Orthop, 2017, 37(Suppl 1): S24-26.

## 第十一节　脊柱脊髓损伤后麻痹性脊柱侧凸

　　很早之前人们就发现在儿童时期因为脊柱创伤导致下肢或四肢瘫痪的患儿在生长发育过程中出现脊柱侧凸的现象。儿童的脊柱创伤其实总体的发病率并不高，而合并有脊髓损伤的患儿比例就更为少见，仅占所有儿童脊柱创伤的1%~7%。常见的导致儿童脊柱脊髓损伤的原因主要是交通事故，产伤及体育运动。脊髓损伤可以是脊柱骨折脱位压迫所致，也有可能属于无骨折脱位型脊髓损伤，而这一特殊类型的脊髓损害在儿童中较成人更为常见。这是因为儿童脊柱的柔韧性较成人更高，相对于脊髓而言可以承受更大程度的形变，而脊髓在脊柱形变承受范围内即可发生损害，这一情况多发生在儿童练习舞蹈下腰动作时（图13-11-1）。这种儿童在生长发育成熟之前出现因为脊髓损伤而导致的脊柱侧凸是神经肌源性脊柱侧凸的一种特殊类型。这种类型的脊柱侧凸在合并脊髓损害的儿童后期生长发育过程中发生比例非常高，尤其是那些脊髓受到损害时年龄较小的患儿，文献报道发生率为46%~93%，大多数文献报道的比例都超过90%。脊髓损伤发生年龄越早，在后期生长发育过程中发生脊柱侧凸的可能性就越高。除了引起脊柱侧凸外，儿童脊髓损伤在生长发育过程中还会引起其他相关的并发症，

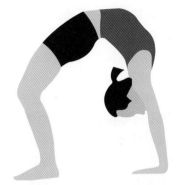

图13-11-1　患儿练习舞蹈下腰动作，脊柱极度后伸，形变程度超过脊髓的承受能力，此时如果发生突然摔倒或外伤可导致胸髓无骨折脱位型损伤，继而出现下肢不同程度的瘫痪表现

如骨盆倾斜、髋关节脱位等，严重影响患儿的生活质量和心理健康。

## 病因学

　　儿童脊柱骨折脱位经过相应的治疗后（具体内容详见第23章第二节），因其椎体生长板具有良好的生长重构潜能，骨性结构的损伤可以最终获得痊愈。但是，在脊柱损伤过程中合并的脊髓损害可能无法完全恢复，这种脊髓损害最终可以导致脊柱侧凸畸形的发生发展。目前认为儿童时期出现脊髓损害导致后期发育过程中出现脊柱侧凸可能的机制是：①脊髓损害后躯干肌肉包括椎旁肌及腹部肌肉无力，躯干的重力作用导致整个脊柱塌陷，逐渐导致脊柱侧凸，可同时伴或不伴脊柱后凸。②不全瘫的患儿躯干肌肉存在痉挛状态，这种不对称的椎旁肌肌张力也可导致脊柱侧凸。另外，患者瘫痪的类型和日常生活的体态对脊柱侧凸的发展也有一定的影响。拥有部分站立功能的患儿的脊柱侧凸比那些瘫痪程度重、长期处于轮椅坐位或是长期卧床的患儿的脊柱侧凸更容易进展。这一现象可能的原因是前者还保留了部分躯干肌肉的力量，虽然这对于脊柱的稳定性还能起到一定程度的维持作用，但持续的左右椎旁肌肌力或肌张力不平衡导致脊柱异常负重，这对脊柱畸形的进展也起到重要的作用。

## 脊髓损伤后麻痹性脊柱侧凸进展的危险因素

　　目前已有一些文献针对儿童脊柱创伤后麻痹

性脊柱侧凸进展的危险因素进行了分析。其中有的影响因素的作用已经明确，而另外一些因素的作用研究结果存在差异。发生脊柱脊髓损害的年龄是目前公认的导致脊柱侧凸进展的危险因素。损害发生年龄越早，在后期生长发育过程中脊柱侧凸进展越为严重。在生长高峰期前遭受脊髓损害的患儿几乎均不可避免地在后期发育过程中出现脊柱侧凸（图13-11-2、图13-11-3）。Dearolf 的早期研究已经发现当脊髓损害发生在患儿生长高峰期之前，则脊柱侧凸发生率高达 97%，而当脊髓损害发生在生长高峰之后，其脊柱侧凸发生率降至 52%。Mayfield 等的研究报道了脊髓损害的低龄儿童后期脊柱侧凸发生率可达 96%，而 Campbell 和 Bonnett 的研究报道其发生率也高达 91%。在 Dearolf 的研究中，生长高峰期前脊髓损害的患儿脊柱侧凸平均每年进展 10.6°；有 31% 的患儿在受伤后 2 年内侧凸进展超过 20°。而在生长高峰期后发生脊髓损害的患儿侧凸平均每年进展仅有 5.4°。Mulcahey 认为 12 岁以前发生脊髓损害的患儿后期出现脊柱侧凸的可能性是 12 岁以后脊髓损害患儿的 3.7 倍。Kulshrestha 的研究认为这个年龄节点定为 14 岁更精确。Bergstrom 的研究中低龄组患儿终末随访时脊柱侧凸平均 Cobb 角为 38°，而高龄组患儿终末随访时平均 Cobb 角为 24°，差异有统计学意义。Kulshrestha 的一项研究中脊柱创伤导致脊髓损害的患儿后期脊柱侧凸发生率仅有 25%，这是由于该研究所纳入研究对象脊髓受伤时的平均年龄已达到 17 岁，跨越了生长高峰期，该结果从另一

侧面印证了低龄是此类患者脊柱侧凸进展的高危因素。性别因素已被公认与脊柱侧凸进展的程度并无直接关联。脊髓损伤的部位及严重程度在早期文献中就被认为不是脊柱侧凸进展的预测因素。而现在研究者也大都认为脊髓损伤的位置与侧凸的严重程度无关。Mulcahey 的研究结果就发现神经损害的节段并不是预测脊柱侧凸进展的危险因素。但脊髓损害的严重程度目前被认为和侧凸进展的严重程度有关。但 Bergstrom 还发现脊柱侧凸进展还与患儿的瘫痪类型有关，单纯下肢截瘫患儿脊柱侧凸的严重程度要大于四肢瘫痪的患儿，这可能因为四肢瘫痪的患儿卧床时间要大于坐轮椅的下肢截瘫患儿，而下肢截瘫患儿的脊柱在坐轮椅时也是处于直立状态，在重力作用下侧凸发展的可能性更高。

## 骨盆 - 髋关节发育畸形的影响因素

脊柱脊髓损伤后麻痹性脊柱侧凸属于神经肌源性脊柱侧凸的范畴，这一类脊柱侧凸还有一个不可忽视的中轴骨发育畸形，即骨盆 - 髋关节的发育异常（骨盆倾斜和髋关节脱位，图 13-11-4）。然而既往文献中对于此类侧凸导致的骨盆 - 髋关节异常的研究大多集中发生于脑瘫、脊肌萎缩症及肌营养不良患儿。专门针对脊柱脊髓损后麻痹性脊柱侧凸所做的相关自然史研究较为少见。骨盆倾斜可以看作椎体侧凸进展的延续，它的发生发展与肌张力的变化或左右两侧肌力不对称有关。而髋关节脱位与骨盆倾斜的关系目前尚未十分明了。Pink 早期

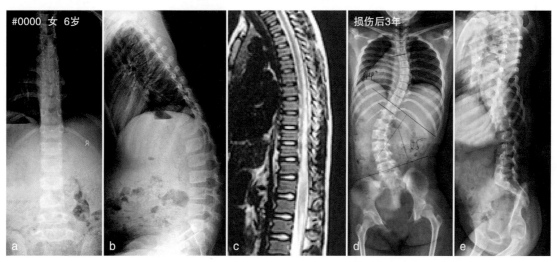

图 13-11-2　女（#0000），6 岁，因舞蹈锻炼受伤后出现重度下肢不全性截瘫，X 线片未见明显骨折脱位（a、b），矢状面 MRI 可见胸腰段脊髓髓内高信号影（c），提示胸腰髓损害。患儿在受伤后 3 年间逐渐出现腰椎侧后凸畸形（d、e）

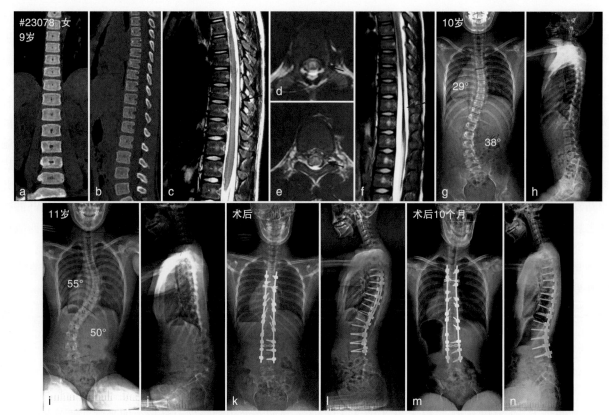

图 13-11-3　女（#23078），9 岁，因做舞蹈下腰动作时，突然出现下肢截瘫，CT 影像未见明显骨折脱位（a、b），胸椎 MRI 可见胸段脊髓髓内高信号影（c~e，箭头），提示胸髓损害；9 个月后胸椎 MRI 显示脊髓变细（f，箭头），神经损害症状无改善。受伤后 1 年出现脊柱侧凸和腰椎后凸（g、h）；受伤后 2 年脊柱侧后凸进展明显（i、j），无法支撑躯干保持稳定的坐姿；行后路矫形内固定植骨融合术，术后侧凸矫正效果良好（k、l）。术后 10 个月随访，矫正无明显丢失（m、n）

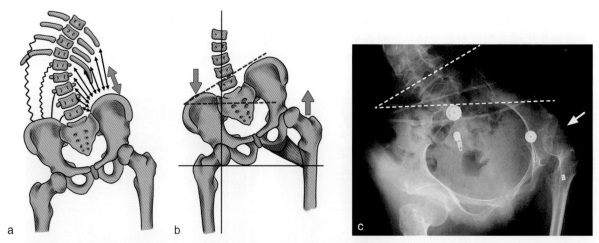

图 13-11-4　脊髓损伤后左右两侧肌张力不对称导致骨盆倾斜（a），而骨盆倾斜的加重又可导致髋关节脱位的发生和进展（b、c）

的一项长期随访研究报道了 17 例 9 岁以前发生脊髓损害的患儿，末次随访时（至少 3 年）有 14 例（82%）的患儿出现了一侧或双侧的髋关节脱位。具体来说，17 例入选病例中 9 例为痉挛性瘫痪，其中 7 例患者合并髋关节脱位，2 例出现明显的骨盆倾斜；其余 8 例为迟缓性瘫痪，同样还有 7 例出现髋关节脱位，3 例出现显著骨盆倾斜。Pink 认为痉挛性瘫痪患儿是由于髋部肌肉屈曲挛缩而导致的髋关节脱位；而迟缓性瘫痪患儿是由于髋关节周围韧带松弛，肌力不对称，骨盆倾斜及髋关节发育不良而导致的髋关节脱位。Vogel 的研究发现脊髓损害发生在 4 岁之前的患儿最终有 66% 并发髋关节脱位，而脊髓损害发生在 13~21 岁的患儿仅有 6% 合并髋关节脱位。Pierre-Jacques 报道了儿童脊髓损害后髋关节脱位的总体发生率为 43%，损害发生年龄小于 10 岁者发生率高达 93%，而大于 10 岁者发生率仅为 9%。McCarthy 的研究结果与 Pierre-Jacques 完全相同，他同时认为髋关节脱位与脊髓损害的节段高低无关。综上所述，脊髓损害年龄是髋关节脱位发生、发展的重要危险因素，患儿发生脊髓损害的年龄越小，后期发生髋关节脱位的可能性越大。

## 临床表现

患者除了脊柱畸形的临床表现外，其他临床表现多是由神经损害导致的，这与其他原因导致的合并脊髓损害的神经源性脊柱侧凸患儿并无特别差异。主要的表现有髋关节发育不良，髋脱位；很多患者无法直立行走，长期卧床或依靠轮椅行动，就会导致压疮的形成。常见的压疮部位有足踝部、骶尾部、髂骨及髋部等。合并有骨盆倾斜的患者往往是单侧臀部着力，加重了臀部压疮的风险。骨盆倾斜对患者的生活质量影响非常大，坐位时的负重面不平导致一侧臀部剧烈疼痛，限制了患者坐位的耐受力。如果下肢无明显感觉就会加速压疮的形成，继而引起坐骨或股骨大转子骨髓炎。这些患者即使双上肢神经功能良好，但是为了平衡两侧臀部受力不对称，双手经常需要支撑躯干以调整体态，形成"功能性"上肢瘫痪（图 13-11-5a）。

部分患者表现为不全性瘫痪，表现为肢体的痉挛状态。其他的症状可包括皮肤的接触性皮炎，皮肤多汗，下肢静脉血栓等。很多患者还存在大小便功能障碍。有文献统计在 5 岁以前出现神经损害的患儿后期有 82% 的患者最终残留膀胱直肠功能障碍，需要间歇导尿甚至膀胱造瘘。

## 影像学表现

X 线片检查是评估脊柱侧凸畸形最主要的方法，评估的内容除了冠状面畸形之外，还包括矢状面的胸椎和腰椎形态。对于能够站立的不全瘫患者行立位片检查，而对于无法站立只能坐轮椅的患者应尽量采用坐位拍摄，因为此时脊柱最接近负重状态下的形态，这对评估骨盆倾斜和决定治疗策略尤为重要。四肢瘫只能用平卧位来评估，往往表现为累及节段较多的长弯。而下肢截瘫的患者脊柱远端因为躯干塌陷出现弯曲，而截瘫平面以上的脊柱有自发代偿远端弯曲的能力，因而表现出 S 形弯曲，这种类型的侧凸胸椎或腰椎各自累及节段较局限，但胸弯或腰弯严重程度往往要高于累及节段较长的长弯型侧凸。患者合并骨盆倾斜（图 13-11-5b），具有典型的神经源性脊柱侧凸的特征。矢状面上可见腰段或腰椎的后凸畸形（图 13-11-5c），这一点在无法直立行走的患者中更为常见。CT 可评估患者合并的椎体损伤后或发育过程中的异常表现，如椎管狭窄、假关节形成等。MRI 可评估脊髓受压情况或脊髓信号改变程度。

儿童脊髓损伤除了会引起脊柱畸形外，远期还可以导致一种罕见的疾病，即脊柱夏科氏关节病。此病好发于下胸椎或腰椎，常见症状是脊柱畸形、坐姿不平衡和局部疼痛。发病机制可能是脊髓损伤后，患者的本体感觉及痛温觉丧失，脊柱的椎体、椎间盘及小关节在各种应力的作用下导致微小损伤不断积累，最终引起脊柱关节破坏和不稳。在影像学上，脊柱夏科氏关节病可表现为椎体或椎间盘的破坏、关节突关节间隙变窄或侵蚀、椎体旁肥厚性骨赘或者假关节形成（图 13-11-6）。

## 治疗

1. 保守治疗　脊柱创伤后脊柱侧凸支具治疗的指征较青少年特发性脊柱侧凸应该放宽。在未达到生长高峰期的患儿侧凸达到 10° 就应该及时支具治疗。有研究显示，以这一指标作为开始支具治疗的参考可以使大部分患儿免于后期手术治疗。而对于发现时侧凸为 10°~20° 的患儿，及时支具治疗或许不能最终免于手术，但可以延缓脊柱侧凸进展，推迟手术年龄。对于就诊时侧凸已大于 20° 的患儿，支具治疗的作用可能有限。关于麻痹性脊柱侧凸支具治疗的内容详见第 13 章第一节。

2. 手术治疗　对于侧凸大于 40°，进展严重影响心肺功能，或是合并显著骨盆倾斜导致患者无法平坐，形成功能性上肢瘫痪是手术的明确指征。此

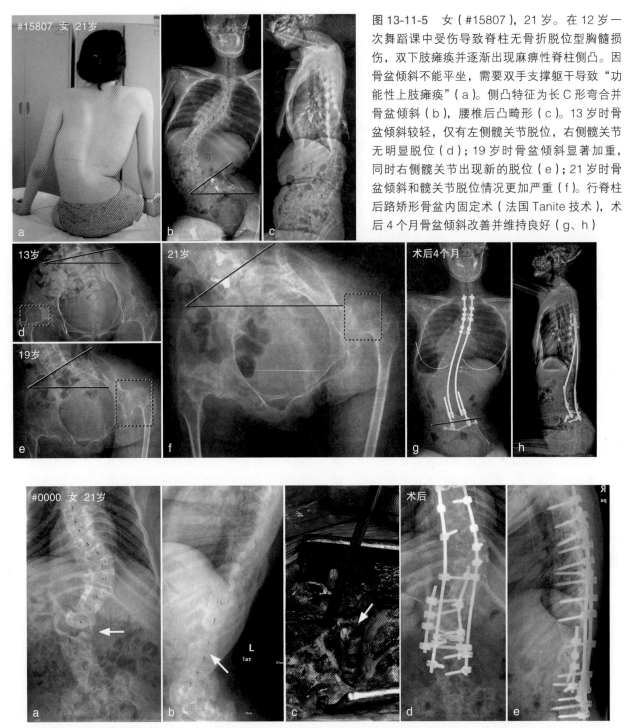

图 13-11-5　女（#15807），21 岁。在 12 岁一次舞蹈课中受伤导致脊柱无骨折脱位型胸髓损伤，双下肢瘫痪并逐渐出现麻痹性脊柱侧凸。因骨盆倾斜不能平坐，需要双手支撑躯干导致"功能性上肢瘫痪"（a）。侧凸特征为长 C 形弯合并骨盆倾斜（b），腰椎后凸畸形（c）。13 岁时骨盆倾斜较轻，仅有左侧髋关节脱位，右侧髋关节无明显脱位（d）；19 岁时骨盆倾斜显著加重，同时右侧髋关节出现新的脱位（e）；21 岁时骨盆倾斜和髋关节脱位情况更加严重（f）。行脊柱后路矫形骨盆内固定术（法国 Tanite 技术），术后 4 个月骨盆倾斜改善并维持良好（g、h）

图 13-11-6　女（#0000），21 岁，脊髓损伤后双下肢截瘫 9 年合并脊柱夏科氏关节病。X 线片可见脊柱侧凸畸形合并 $L_2/L_3$ 假关节形成（a、b，箭头），术中肉眼可见 $L_2/L_3$ 椎体之间存在假关节（c，箭头）。行一期前后路脊柱矫形内固定术，术后矫形效果良好（d、e）

类患者的手术目的是恢复脊柱在水平的骨盆上方达到冠状面和矢状面上的平衡；提高患者的步行或恢复骨盆的水平以增加就坐能力，减轻坐位时负重面不平整引起的疼痛及肋骨撞击骨盆产生的疼痛，解放上肢避免功能性上肢瘫痪（图 13-11-7）。同时，改善患者的心肺功能或防止其恶化。关于麻痹性脊柱侧凸的手术治疗内容可详见神经肌源性脊柱侧凸手术治疗相关内容。

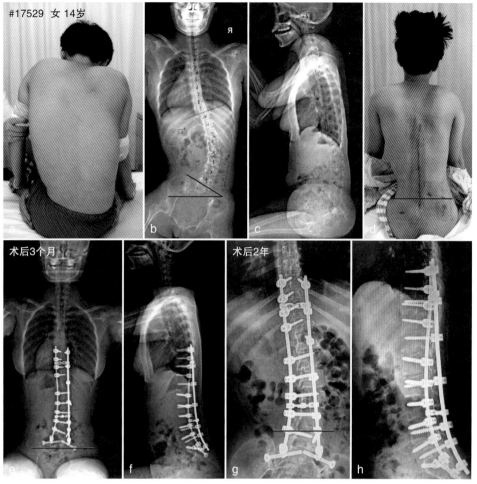

图 13-11-7　女（#17529），14 岁。10 岁时因交通事故导致胸椎脊髓损伤，完全性截瘫，青春发育期逐渐出现麻痹性脊柱侧凸，坐位下双手无法支撑躯干（a）。全脊柱正位 X 线片可见累及较多节段的长胸腰弯，合并骨盆倾斜（b），侧位片可见腰椎后凸畸形（c）。行后路脊柱 - 骨盆矫形内固定（法国 Tanite 技术），术后脊柱矫形效果良好，骨盆倾斜也同时得到很好的水平化，患者可实现水平坐位，部分解放上肢（d），术后 3 个月和 2 年随访示矫形效果维持良好（e~h）

## 参考文献

[1] Bergström EM, Short DJ, Frankel HL, et al. The effect of childhood spinal cord injury on skeletal development: a retrospective study[J]. Spinal Cord, 1999, 37(12): 838-846.

[2] Bridwell KH, O'Brien MF, Lenke LG, et al. Posterior spinal fusion supplemented with only allograft bone in paralytic scoliosis. Does it work?[J]. Spine (Phila Pa 1976), 1994, 19: 2658-2666.

[3] DeWald RL, Faut MM. Anterior and posterior spinal fusion for paralytic scoliosis[J]. Spine (Phila Pa 1976), 1979, 4: 401-409.

[4] Hasler C, Brunner R, Grundshtein A, et al. Spine deformities in patients with cerebral palsy; the role of the pelvis[J]. J Child Orthop, 2020, 14(1): 9-16.

[5] Hwang SW, Safain MG, King JJ, et al. Management of spinal cord injury-related scoliosis using pedicle screw-only constructs[J]. J Neurosurg Spine, 2015, 22(2): 185-191.

[6] Kulshrestha R, Kuiper JH, Masri WE, et al. Scoliosis in paediatric onset spinal cord injuries[J]. Spinal Cord, 2020, 58(6): 711-715.

[7] Larsson EL, Aaro S, Ahlinder P, et al. Preoperative evaluation of activity and function in patients with paralytic scoliosis[J]. Eur Spine J, 1998, 7(4): 294-301.

[8] Larsson EL, Aaro S, Oberg B. Activities and functional assessment 1 year after spinal fusion for paralytic scoliosis[J]. Eur Spine J, 1999, 8(2): 100-109.

[9] Mayfield JK, Erkkila JC, Winter RB. Spine deformity subsequent to acquired childhood spinal cord injury[J]. J Bone Joint Surg Am, 1981, 63(9): 1401-1411.

[10] McCarthy RE, Peek RD, Morrissy RT, et al. Allograft bone in spinal fusion for paralytic scoliosis[J]. J Bone Joint Surg Am, 1986, 68(3): 370-375.

[11] Modi HN, Suh SW, Song HR, et al. Evaluation of pelvic fixation in neuromuscular scoliosis: a retrospective study in 55 patients[J]. Int Orthop, 2010, 34(1): 89-96.

[12] Moon ES, Nanda A, Park JO, et al. Pelvic obliquity in neuromuscular scoliosis: radiologic comparative results of single-stage posterior versus two-stage anterior and posterior approach[J]. Spine (Phila Pa 1976), 2011, 36(2): 146-152.

[13] Murphy RF, Mooney JF, 3rd. Current concepts in neuromuscular scoliosis[J]. Curr Rev Musculoskelet Med, 2019, 12(2): 220-227.

[14] Parent S, Mac-Thiong JM, Roy-Beaudry M, et al. Spinal cord injury in the pediatric population: a systematic review of the literature[J]. J Neurotrauma, 2011, 28: 1515-1524.

[15] Patel J, Shapiro F. Simultaneous progression patterns of scoliosis, pelvic obliquity, and hip subluxation/dislocation in non-

ambulatory neuromuscular patients: an approach to deformity documentation[J]. J Child Orthop, 2015, 9(5): 345-356.

[16] Safain MG, Hwang S, King J, et al. Loss of correction in spinal cord injury-related scoliosis after pedicle screw fixation[J]. Childs Nerv Syst, 2014, 30(4): 673-680.

[17] Tøndevold N, Lastikka M, Andersen T, et al. Should instrumented spinal fusion in nonambulatory children with neuromuscular scoliosis be extended to L5 or the pelvis?[J]. Bone Joint J, 2020, 102-b: 261-267.

[18] Yagi M, Hasegawa A, Takemitsu M, et al. Incidence and the risk factors of spinal deformity in adult patient after spinal cord injury: a single center cohort study[J]. Eur Spine J, 2015, 24(1): 203-208.

[19] Yalcin N, Dede O, Alanay A, et al. Surgical management of post-SCIWORA spinal deformities in children[J]. J Child Orthop, 2011, 5(1): 27-33.

## 第十二节　先天性肌病伴脊柱侧凸

先天性肌病（congenital myopathies，CM）是一组主要由基因突变导致的以肌纤维结构或类型分布异常为特征的罕见遗传性疾病。该病一般于婴幼儿或儿童期发病，严重程度不一，进展缓慢或不进展，其总体患病率约为 1：26 000。躯干肌及四肢近端肌群无力是 CM 最常见的临床表现，其他症状如眼外肌、呼吸肌、远端肌群的无力则提示特定的遗传缺陷。迄今为止，已报道的 CM 大约有 40 余种，20 多种基因上的突变被认为可导致 CM。基于病理学形态特征，CM 主要分为 5 类：①杆状体肌病（nemaline myopathy）；②轴空性肌病，包括中央轴空病（central core disease，CCD）和多微小轴空病（multi-minicore disease，MmD）；③中心核肌病（centronuclear myopathy，CNM）；④肌球蛋白储积病（Myosin storage myopathy）；⑤先天性肌纤维类型不均（congenital fibre type disproportion，CFTD）。先天性肌病患者常伴有脊柱侧凸，Colombo 等统计了 125 例 CM 患者发现，40%CM 伴有不同程度的脊柱侧凸，因侧凸需进行手术患者的比例为 13.6%，脊柱侧凸出现的平均年龄为 7.2 岁（0～16 岁），中位数为 7 岁。通过进一步的基因学研究发现，脊柱侧凸最常见于因 SEPN1（29.4%）、NEB（25%）、MTM1（25%）基因突变所致的先天性肌病患者。CM 的诊断需考虑临床表现、实验室检查、肌肉活检、影像学检查、基因检测等，其中肌肉活检是 CM 的确诊方法。

## 病因学

CM 类型繁多，其发病被认为与多种基因突变相关。基因突变如何导致了 CM 特异性病理改变的发生机制目前尚不明确，有学者推断主要涉及以下几个方面：①肌浆网及细胞内膜兴奋收缩耦联；②肌原纤维的收缩能力；③线粒体的分布与结构；④自噬机制。作为先天性肌病中最常见的类型之一，杆状体肌病被发现与 10 多种基因的突变有关。NEB 基因隐性突变和 ACTA1 基因显性突变是杆状体肌病最常见的致病原因。NEB 基因编码伴肌动蛋白，作为一种骨架基质蛋白，可影响肌原纤维的被动张力，并维持着骨骼肌细胞正常结构的完整性和稳定性。ACTA1 基因编码骨骼肌 α 肌动蛋白，该蛋白是成年人骨骼肌肌节细丝中的主要肌动蛋白异构体，可与肌球蛋白协同作用，对肌肉收缩起到关键作用。其他导致杆状体肌病的原因包括 KBTBD13、TPM2、TPM3 基因的显性突变和 ACTA165、TPM2、TPM3、TNNT1、CFL2、KBTBD13、KLHL40、KLHL41、LMOD3、MYPN 和 MYO18B 等基因的隐性突变。轴空性肌病包括中央轴空肌病和多微小轴空病，前者绝大多数由 RYR1 基因的显性突变引起，RYR1 基因编码的兰尼碱受体 1 可作用于肌浆网的钙离子通道，调节内质网的钙离子储存及释放，进而影响肌肉正常收缩 - 耦联过程。相较于中央轴空病，多微小轴空病的遗传病因学基础更具异质性，多数病例由 RYR1、SEPN1 基因的隐性突变引起，其他致病基因包括 MYH7、MEGF10 等。中心核肌病的遗传基础包括 MTM1 基因上的 X 连锁隐性突变，RYR1、BIN1、TTN、BIN 等基因的常染色体隐性突变和 DNM2 和 BIN1 等基因的常染色体显性突变等，其中以 MTM1 基因突变引起的中心核肌病（也被称为 X 连锁肌管性肌病）较为常见，且研究得更为深入。MTM1 编码的微肌管素 1 参与第二信使（即细胞内产生的传递细胞调控信号的化学物质如：$Ca^{2+}$、DAG、IP3、Cer、cAMP、cGMP 等）的合成与激活，可影响细胞膜的重建及物质转运进而影响骨骼肌中某些蛋白构造及骨骼肌细胞的分化。肌球蛋白储积病最为常见的致病基因为 MYH7；先天性肌纤维类型不均仅有 35%～45% 能筛查到明确的致病基因，常见致病基因包括 TPM3、RYR1、SEPN1、ACTA1、MYH7 等，其中又以 TPM3 基因最为常见。TPM3 编码的 α 慢肌原肌球蛋白可与肌动蛋白结合发挥生理功能。随着二代测序技术的推广，新的 CM 致病基因突变正不断被发现，致病基因编码蛋白的结构和功能将是 CM 病因学研究的重要内容。

## 临床表现

虽然依据特征性病理改变被分为不同的类型，但不同类型的 CM 患者却具有相同或相似的临床表现。CM 患者多数在出生时或出生后早期（多数在出生后第 1 年内）出现症状。不同于肌营养不良的进行性恶化病程，大部分类型 CM 病程静止或缓慢进展，可表现为程度不等的全身性肌无力和肌张力低下。MRI 检查提示肌肉普遍存在脂肪化改变，大部分患者亦存在肌肉萎缩，可为弥漫性或局部肌群萎缩，但均不伴随骨骼肌肥大。肢体无力以躯干和近端肢体肌群为主，往往伴随面肌、眼外肌和呼吸肌受累。不同肌群受累常提示特定的基因缺陷且可在不同部位表现出相应症状。面肌受累常见于下半面部，患者可出现特殊肌病容貌，即面肌受累引起的细长脸、上睑下垂、口闭合不全、高腭弓等。呼吸肌受累患者常存在轻重不等的呼吸障碍，轻者表现为夜间低氧，导致晨起头痛、日间疲乏、食欲下降、体重下降或睡眠障碍等；重者可发生呼吸衰竭。少数重症患者出生时就伴随肌张力低下和肌肉无力，可导致呼吸困难、吸吮无力、喂养困难，有些需要短暂的呼吸和营养支持。躯干及四肢肌张力低下可引起骨关节发育异常，常伴先天性髋关节发育不良、脊柱侧凸、关节挛缩、跟腱挛缩、足内翻、足外翻畸形等。

## 影像学表现

40% 的 CM 患者同时伴有脊柱侧凸。该类患者脊柱侧凸的发生和进展与运动能力和肌肉的绝对力量没有明显相关性，这提示脊柱侧凸的发生可能是因脊柱两侧椎旁肌肌力不对称所致。与其他神经肌源性脊柱侧凸类似，先天性肌病患者脊柱侧凸可能呈持续性进展。脊柱畸形通常表现为脊柱胸腰双弯或僵硬性长胸弯。发病初期矢状面形态可维持正常，随着病程进展，可逐渐发展为颈椎僵硬性过伸畸形，表现为颈椎前凸增加（图 13-12-1），$C_2 \sim C_7$ 后份间隙狭窄。为获得平视能力，可出现肌病特有代偿性改变如 $C_1/C_2$ 后份间隙增宽即鳄鱼嘴征和躯干被动前倾（图 13-8-2），胸腰段后凸增加。

## 病理特征

CM 活检共同的病理特点有：肌细胞大小不等，Ⅰ型肌纤维发育不良，肌纤维类型分布异常，一般无明显肌纤维变性、坏死及再生。杆状体肌病特征性表现均为骨骼肌活检于肌细胞质中可见高密度的杆状体，杆状体聚集区域缺乏线粒体，因此该区域氧化酶染色示缺如呈轴空结构。轴空性肌病镜下可观察到典型轴空结构：横断面肌纤维在 NADH-TR 等氧化酶染色下出现单个或多个中央圆形 / 类圆形不着色空白区或者偏轴空结构，纵切面上也可见延长的轴空改变。中心核肌病以核内移 / 核集中肌纤维比例明显增高为特点。肌纤维横切面中央含有大而圆的细胞核，在纵切面上排成链状，NADH-TR 等氧化酶染色及 PAS 染色于中心核周围增强，提示中心核周围线粒体及糖原成分聚集，而核膜下染色减低，提示核膜下缺乏线粒体。肌球蛋白储积病的Ⅰ型肌纤维肌膜下存在无结构透明体样物质，HE 染色为粉红淡染区域，MGT 染色为淡绿淡染区域。该透明小体抗慢肌球蛋白免疫组化染色阳性，即为肌球蛋白沉积后聚集表现。先天性肌纤维类型不均的特征性表现为肌纤维直径大小及类型分布异常，Ⅰ型纤维分布上占优势（>55%），平均直径较Ⅱ型纤维低 10% 以上。

## 诊断

先天性肌病国际委员会曾发布了该病的具体诊断流程，诊断手段主要包括临床特征、神经电生理检查、实验室检查、肌肉活检、影像学检查、基因检测等。

1. 临床特征　先天性 CM 患者临床表现上文已有提及。对于新生儿或婴儿期患者，最独特且最易识别的特点是因脸部特别是下半脸和嘴巴的无力而表现为嘴不能闭、下颌下垂明显。其他表现包括眼球混浊、吮吸吞咽无力、肌张力低下等。对于较为年长的儿童常表现为脊柱侧凸、足下垂、心肌病等。值得提及的是，与肌营养不良、庞贝病不同，大部分先天性肌病患儿表现为肌肉体积的缩小而非假性肥大。临床体征表现为下运动神经元体征，如肌力下降、肌张力减低、病理征阳性等。

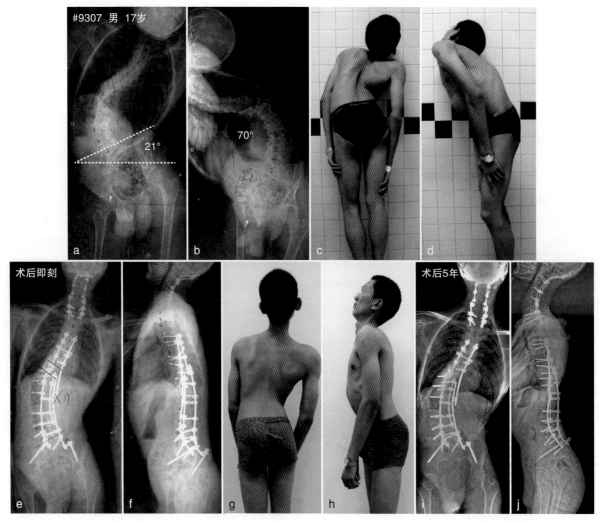

图 13-12-1　男（#9307），17 岁，先天性肌病伴严重僵硬性脊柱侧后凸畸形和骨盆倾斜。因颈椎的极度前凸畸形，饮食吞咽、站立呼吸发生困难。术前 Cobb 角 125°，躯干极度旋转性倾斜（a~d）。经关节突截骨，行脊柱后路经 L₃ 椎弓根椎体截骨（PSO）矫形骨盆内固定，二期行颈椎后路颈枕融合术（e、f），但患者能正常饮食吞咽（g、h），术后 5 年随访未见明显矫正丢失，矢状面序列维持良好（i、j）

　　**2. 神经电生理检查**　当就诊符合相应表现并怀疑为肌病时，可进行神经电生理检查，如肌电图、神经传导检查等。神经电生理检查有助于明确疾病性质是否为肌源性损害，且有助于与先天性神经病变、肌强直障碍、先天性肌无力综合征等相关疾病进行鉴别诊断。

　　**3. 实验室检查**　明确患者为肌源性损害后，进一步行实验室检查有助于排除继发其他原因的肌无力。先天性疾病患者血清肌酸激酶含量一般正常或轻度降低，可与进行性肌营养不良、肌炎鉴别；乙酰胆碱受体抗体测定可与自身免疫相关肌无力鉴别；血尿有机酸筛查（异常常见于遗传代谢性疾病）可与代谢性肌病相鉴别。

　　**4. 肌肉活检**　肌肉活检为有创性检查手段，然而对于先天性肌病具有确诊价值。采取组织标本后进行组织染色、组织化学染色和免疫组织化学染色可明确先天性肌病的亚型，并有助于排除病理特征相似但本质截然不同的疾病，如自噬空泡性肌病、肌原纤维性肌病、先天性肌营养不良等。

　　**5. 影像学检查**　肌肉超声、肌肉 MRI 可用于评估全身受累肌群的情况，指导肌肉活检、基因检查的定位。

　　**6. 基因检测**　随着二代测序的发展，基因组测序越来越便捷、方便。而且，大量先天性肌病相关基因已被报道，对患者进行基因检测可明确其基因组内相关基因的突变。然而，对基因检测结果的判读仍具有挑战性，例如 RYR1、TTN、NEB 等先天性肌病相关基因的突变／多态性同样常见于健康人群，这些突变是否为导致疾病的"元凶"仍不可知。同时某一基因突变可导致不同类型的先天性肌病，某一类型先天性肌病可由不同基因突变所致，加之肌肉活检大部分情况可明确先天性肌病的诊断和分型，故基因检测并不作为该疾病常规诊断方法。在少数情况下，如临床特征十分明显但肌肉活检结果不明确（如 SEPN1、LMNA/C 相关性肌病），基因检测有利于疾病的诊断（图 13-12-2）。

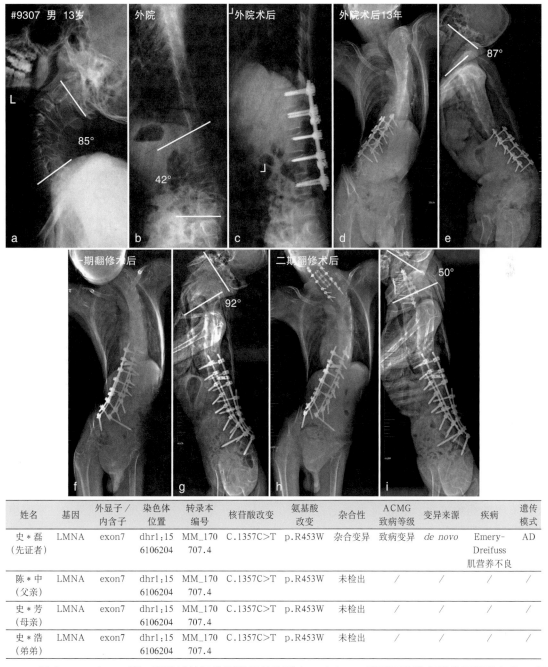

| 姓名 | 基因 | 外显子/内含子 | 染色体位置 | 转录本编号 | 核苷酸改变 | 氨基酸改变 | 杂合性 | ACMG致病等级 | 变异来源 | 疾病 | 遗传模式 |
|---|---|---|---|---|---|---|---|---|---|---|---|
| 史＊磊（先证者） | LMNA | exon7 | dhr1:15 6106204 | MM_170 707.4 | C.1357C>T | p.R453W | 杂合变异 | 致病变异 | de novo | Emery-Dreifuss 肌营养不良 | AD |
| 陈＊中（父亲） | LMNA | exon7 | dhr1:15 6106204 | MM_170 707.4 | C.1357C>T | p.R453W | 未检出 | / | / | / | / |
| 史＊芳（母亲） | LMNA | exon7 | dhr1:15 6106204 | MM_170 707.4 | C.1357C>T | p.R453W | 未检出 | / | / | / | / |
| 史＊浩（弟弟） | LMNA | exon7 | dhr1:15 6106204 | MM_170 707.4 | C.1357C>T | p.R453W | 未检出 | / | / | / | / |

图 13-12-2　男（#9307），13 岁，颈椎过伸及胸腰椎后凸畸形（a、b）。13 岁时于外院行腰椎后路融合术，畸形部分改善（c）。术后 13 年，脊柱侧凸严重进展，矢状面失衡，内固定突出于皮下，不能独立行走（d~e）。颈椎过伸加重且自述吞咽困难（e），行 Halo - 牵引后颈椎过伸未见明显改善，遂先行一期后路 L3 PSO 截骨翻修术，融合 T9~S2 椎体，术后躯干平衡有所改善（f、g）。但因腰椎前凸的增加，颈椎过伸位畸形反而更为加重，无法饮食吞咽，术后 9 个月即二期行后路 - 前路 - 后路颈椎过伸截骨矫形术后，术后吞咽功能明显改善（h、i）。全外显子测序发现 LMNA 基因发生杂合突变。结合病史、相关检查及基因检测诊断为 Emery-Dreifuss 肌营养不良 2 型

# 治疗

先天性肌病尚无根治方法，现阶段治疗手段主要是支持治疗、对症治疗。目前，基因疗法尚处于动物模型阶段。研究人员发现，使用 MTM1 腺病毒载体基因可改善 MTM 缺乏小鼠及 X 连锁肌小管性肌病（XLMTM，MTM1 基因突变引起）犬类模型的临床病理表现；靶向抑制 II、III 型磷脂酰肌醇 3 激酶、下调动力蛋白 2 的表达同样可以提高 XLMTM 小鼠的生理功能和预期寿命。Rendu 等在 RyR1 基因突变所致轴空型肌病患者的原代成肌细胞中使用 RyR1 基因外显子跳跃的策略证实这可能是轴孔型肌病的一种潜在治疗方法。针对其他突变基因如 ACTA1 的治疗方法也正处于研究和试验之中。酶替代疗法的报道仅见于 X 连锁肌小管性肌病（XLMTM），Lawlor 等对 MTM1 基因敲除小鼠短期使用肌微管素，发现小鼠肌肉收缩能力得到显著提高，病理检查也符合临床症状的改善。其他器官支持及对症治疗：不同基因突变所致的先天性肌病易受累器官常不同，对不同患者应制订个体化的支持性治疗、对症治疗和护理方案。例如杆状体肌病、MTM1 突变所致中心核肌病在出生后不久就可能出现严重的呼吸困难和吞咽、喂养困难，故应更加密切地关注呼吸、营养状况；TPM2、MYH7 突变患者心肌更易受累，需常规进行心电图、超声心动图检查以监测心脏功能。

## （一）药物治疗

根据不同的药理机制，潜在可用于治疗先天性肌病的药物大致可分为三大类。①促进纤维间相互作用以增加肌力的产生：例如减慢钙离子释放或靶向肌球蛋白可能有助于改善杆状体肌病患者的症状；②异常蛋白功能的调节：例如 RyR1 相关型肌萎缩患者可能受益于 RyR1 抑制剂——丹曲洛林；③非特异性改善基因突变所致的下游通路异常：例如，抗氧化剂 N- 乙酰半胱氨酸可改善存在于先天性肌病患者中过度氧化应激状态，该药物治疗 RYR1 和 SEPN1 相关肌病已进入临床试验阶段。

## （二）手术治疗

**1. 围手术期处理** 因先天性肌病常累及多个系

统，特别是 RYR1、SEPN1 相关性肌病患者中骨科并发症较为常见，主要包括病理性骨折、脊柱侧凸、关节挛缩等。处理骨科相关并发症及康复管理的目的是最大可能地维持患者的生理功能和运动自主性。

（1）骨骼健康管理 肌病患者运动量的减少大大提高了骨质疏松及病理性骨折的发生率，因此维持患者骨骼健康显得尤为重要。站立、行走及锻炼可促进肌肉和骨骼协同发挥功能进而有助于肌力的维持和骨骼的发育，患儿每日都应补充 400IU 的维生素 D 并定期监测血清 25- 羟基维生素 D 的水平以保证其在正常范围之内。与此同时，医生应定期通过 X 线、CT、MRI 监测患者骨骼成熟度、判断是否存在骨质疏松及压缩性骨折等，当出现骨质疏松等情况并排除其他原发性因素后应进行相应的处理，如服用双膦酸盐。对于十分虚弱，不能自主站立或行走的患者，可使用护具、站立架等进行辅助。符合条件的患者应每周规律性地进行至少 2~3 次对称耐力性运动，然而在运动过程中应注意强度，避免引起肌肉的疲劳和酸痛。先天性肌病患者常伴骨质疏松及关节挛缩，因此在进行所有物理疗法过程中，都应严格注意安全，避免创伤、病理性骨折。

（2）呼吸系统管理 由于呼吸肌无力、脊柱侧凸、肺部发育异常等原因，先天性肌病患者常出现呼吸系统问题，应定期对其进行肺功能检查、睡眠呼吸监测并采取相应的处理手段。患者可定期接种肺炎球菌、流感病毒疫苗；基于患者的呼吸情况，适时清除呼吸道分泌物；当咳嗽无力时，应机械或人工辅助咳嗽；出现呼吸不畅、呼吸衰竭等情况时，可采取无创正压通气、气管插管、机械通气等方法改善呼吸。不同类型的肌无力、不同患者的呼吸系统管理方案不完全一致，但总体原则是保持呼吸道通畅、预防感染、维持适当的通气量。

（3）营养支持 由于婴幼儿患者吮吸、吞咽力量较弱，食管反流，口腔分泌物较多等原因，喂养问题常见于先天性肌病特别是杆状体肌病患儿。专科医生应对患儿进行详细的营养和发育评估。针对喂养困难问题，可采取人工辅助婴幼儿进食，对患者进行口腔运动训练、使用鼻胃管等方式改善营养状况。针对胃食管反流，可服用质子泵抑制剂等药物，非药物治疗手段（如站立进食）和手术可改善症状。口腔分泌物过多、口腔疾病等也应进行相应的处理。

### 2. 手术策略

（1）脊柱侧凸的处理　先天性肌病患者中常伴脊柱侧凸，应对该类患者定期进行全脊柱正侧位片的检查。由于脊柱侧凸可损害心肺功能、自主运动功能及外形美观等，且不同于特发性脊柱侧凸，此类脊柱侧凸在骨骼成熟后仍可继续进展，故应早期发现、早期处理，处理手段主要包括支具治疗和手术治疗。对于尚能行走的患者，当侧凸度数为 20°～40° 时，可考虑支具治疗；对于不能行走的患者，若年龄为 18～20 个月且仍不能坐立，可佩戴软性护具，这类护具有利于患者的坐立且可避免皮肤的损伤。对于不愿进行手术或不能耐受手术的患者，即使骨骼已经完全成熟仍可对其采取支具治疗等措施。

若脊柱侧凸为进展性且大于 50°，患者年龄小于 10 岁，可先使用生长棒技术纠正侧凸，当接近或于骨骼成熟时，再移除生长棒并进行上胸部至骨盆的脊柱后路融合术。融合节段为上胸部至下腰部，应避免融合至骨盆以保留运动能力。融合时机过早会影响脊柱、胸廓的发育且增加曲轴现象等并发症的风险；融合时机过晚，畸形变得僵硬，此时即使手术仍不能很好地矫正侧凸，可基于 Tanner 分期、Risser 征和患者体征等情况而非年龄选择恰当的手术时机。

（2）颈椎畸形的处理　患者颈部后方伸肌由于纤维化而短缩，同时前方屈肌肌力下降。随着年龄增长，颈椎高度增加而后方伸肌由于挛缩无法同步生长，最终表现为颈椎过度前凸（颈椎过伸），可导致患者头部后倾无法平视。因此，患者会代偿性前屈躯干以获得平视能力并维持体态平衡。在此情况下，如脊柱侧凸和颈椎均需手术，通常先进行侧凸矫形，再根据患者颈椎后凸的严重程度行畸形矫形手术，往往需要枕颈融合。

针对颈椎过度前凸的手术策略尚无统一标准，目前仅有少数病例报道。Giannini 等于 1988 年首次报道了 1 例患有先天性肌病伴颈椎过度前凸行手术矫形的病例，并分别于 2005 年、2006 年报道了与之类似的 7 名患者。其矫形策略是对颈伸肌群进行后方松解，随后在棘突间放置移植骨进行非器械性融合，最后用石膏或支具进行外部固定。

Arkader 等报道了 1 例颈椎过度前凸的患者，该团队采取的手术策略是后方软组织松解、小关节切除、截骨并使用器械进行固定。Poulter 等于 2009 年首次报道了 1 例僵硬性颈椎过度前凸和其他 2 例肌病伴严重颈椎过度前凸患者行后路松解、Halo-牵引和后路器械固定融合的病例。在对 3 名肌萎缩伴严重颈椎过度前凸的患者治疗中，Kose 等提出了新的矫形技术，即前路对 $C_7 \sim L_1$ 的椎体－椎间盘－椎体进行闭合楔形截骨，随后进行后路松解和固定。朱泽章等通过后方关节突切除，前方 V 形截骨和后路固定的"后路－前路－后路"手术策略治疗颈椎过度前凸（图 13-12-3）。郑国权等报道了前路楔形截骨，后方椎板切除截骨、内固定复位和前路内固定的"前路－后路－前路"手术策略治疗颈椎过伸畸形。两种方式互有优缺点，其中"后路－前路－后路"的手术策略可于前路截骨后直视下进行截骨面复位，从而达到满意的矫形效果。缺点在于前路进行复位、闭合时无法直视下监控脊髓的状态，使脊髓损伤风险增加；而"前路－后路－前路"的手术策略优点在于其可充分暴露颈椎后方结构，在直视下进行屈曲复位，当硬膜有拉伸即可停止复位操作，避免神经并发症出现，但缺点是无法实时观察前方截骨面复位效果，需借助术者经验性操作方能达到满意的手术效果。

上述文献中报道的并发症包括伤口愈合的延迟、短暂性 $C_8$ 神经根病、脊髓损伤、气管切开术和术后死亡。术前对患者心肺功能进行准确评估、选取适合脊柱前凸患者气管形态的导管、术中对患者神经根周围进行充分的减压和密切的电生理检测有利于减少相应并发症发生的风险。

（3）麻醉　先天性肌病患者可因各种情况须进行麻醉，麻醉过程中应密切关注恶性高热的发生。恶性高热一般是由麻醉诱发药物引起，以骨骼肌代谢紊乱、横纹肌溶解、突发高热及高代谢状态为特征的遗传疾病，死亡率极高。恶性高热在先天性肌病特别是 RYR1 基因突变型中的发病率远高于一般麻醉人群。一旦恶性高热发生，应立即停用麻醉药物，进行器官支持等对症处理并使用恶性高热特效药物丹曲洛林（详见第 30 章第五节）。

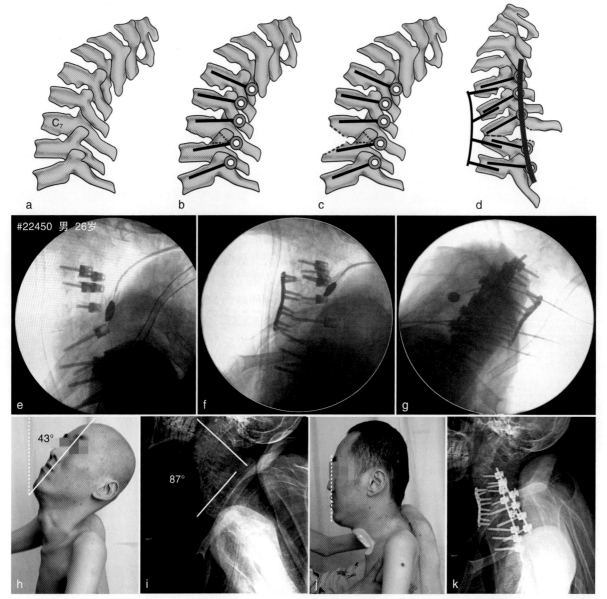

图 13-12-3　男（#22450），26 岁，先天性肌病伴颈椎过度前凸畸形，行颈椎后路 - 前路 - 后路截骨矫形。俯卧位下后路置入颈椎椎弓根螺钉，并行 SPO 截骨术（a、e）。随后将患者转成仰卧位，于前路行 V 形截骨，截去部分椎体及椎间盘，台下助手通过头颅环进行颈椎前屈复位并闭合，截骨节段钛板固定，尽量恢复颈椎前凸（b、c、f）。然后再次将患者身体翻转，于后路置棒融合固定（d、g）。患者术前头呈过伸位，视线不能平视，颌眉角 43°（h），颈椎过度前伸（i），术后颌眉角 0°，可平视（j），颈椎过度前伸明显改善（k）

## 参考文献

[1] Jungbluth H, Treves S, Zorzato F, et al. Congenital myopathies: disorders of excitation-contraction coupling and muscle contraction[J]. Nat Rev Neurol, 2018, 14(3): 151-167.

[2] Colombo I, Scoto M, Manzur AY, et al. Congenital myopathies: Natural history of a large pediatric cohort[J]. Neurology, 2015, 84(1): 28-35.

[3] 常杏芝. 先天性肌病的诊断与治疗[J]. 中华实用儿科临床杂志, 2016, 31(12): 881-883.

[4] North KN, Wang CH, Clarke N, et al. Approach to the diagnosis of congenital myopathies[J]. Neuromuscul Disord, 2014, 24(2): 97-116.

[5] 赵燕. 先天性肌病临床、病理及分子生物学研究[D]. 河北医科大学, 2016.

[6] 徐春晓, 赵亚雯, 张巍, 等. 常见类型先天性肌病骨骼肌磁共振成像改变特点研究[J]. 中国神经免疫学和神经病学杂志, 2015, 22(3): 177-181.

[7] Ravenscroft G, Laing NG, Bönnemann CG. Pathophysiological concepts in the congenital myopathies: blurring the boundaries, sharpening the focus[J]. Brain, 2015, 138(Pt 2): 246-268.

[8] Kress W, Rost S, Kolokotronis K, et al. The Genetic Approach: Next-Generation Sequencing-Based Diagnosis of Congenital and Infantile Myopathies/Muscle Dystrophies[J]. Neuropediatrics, 2017, 48(4): 242-246.

[9] Rendu J, Brocard J, Denarier E, et al. Exon skipping as a therapeutic strategy applied to an RYR1 mutation with pseudo-

exon inclusion causing a severe core myopathy[J]. Hum Gene Ther, 2013, 24(7): 702-713.

[10] Jungbluth H, Ochala J, Treves S, et al. Current and future therapeutic approaches to the congenital myopathies[J]. Semin Cell Dev Biol, 2017, 64: 191-200.

[11] Giannini S, Ceccarelli F, Faldini C, et al. Surgical treatment of neck hyperextension in myopathies[J]. Clin Orthop Relat Res, 2005, (434): 151-156.

[12] Wang CH, Dowling JJ, North K, et al. Consensus statement on standard of care for congenital myopathies[J]. J Child Neurol, 2012, 27(3): 363-382.

[13] Mertz KD, Jost B, Glatzel M, et al. Progressive scoliosis in central core disease[J]. Eur Spine J, 2005, 14(9): 900-905.

[14] Bess S, Akbarnia BA, Thompson GH, et al. Complications of growing-rod treatment for early-onset scoliosis: analysis of one hundred and forty patients[J]. J Bone Joint Surg Am, 2010, 92(15): 2533-2543.

[15] Arkader A, Hosalkar H, Dormans JP. Scoliosis correction in an adolescent with a rigid spine syndrome: case report[J]. Spine (Phila Pa 1976), 2005, 30(20): E623-628.

[16] Poulter GT, Garton HJ, Blakemore LC, et al. Mortality and morbidity associated with correction of severe cervical hyperextension[J]. Spine (Phila Pa 1976), 2009, 34(4): 378-383.

[17] Kose KC, Caliskan I, Bal E, et al. C7-T1 anterior closing wedge bone-disc-bone osteotomy for the treatment of cervical hyperlordosis in muscular dystrophy: a new technique for correction of a rare deformity[J]. Spine (Phila Pa 1976), 2014, 39(18): E1066-1072.

## 第十三节　骨盆倾斜的矫正：神经肌源性脊柱侧凸手术的关键

神经肌源性脊柱侧凸常延伸到骶骨和骨盆导致骨盆斜倾。骨盆倾斜是指在脊柱轴线和骨盆轴线之间有一个固定的结构性畸形，传统上把骨盆倾斜只看作冠状面上的畸形，认为骨盆倾斜是指骨盆在冠状面上丧失正常的水平位置，不与脊柱成直角。早在 1973 年 Dubousset 就首先提出了"骨盆椎"的概念，从三维空间上分析骨盆倾斜的发生机制，并将骨盆倾斜确切定义为脊柱和骨盆之间在冠状面、矢状面及水平面上所存在的固定性排列紊乱。骶骨和髋骨是由两个骶髂关节和耻骨联合连接在一起，这些关节几乎是不能活动的，因此 Dubousset 认为可以把骶骨和骨盆复合体看成一个椎体——骨盆椎。骨盆椎可在三维空间上发生转位。骨盆椎连接躯干和下肢，其运动支点在腰骶关节和双侧髋关节上，通过骨盆的位置调节来达到身体平衡。此外骨盆椎具有可塑性，在发育期如果肌肉不平衡或存在先天性异常时，就可能发生骨盆变形。骨盆倾斜可发生于各种类型的脊柱侧凸，以神经肌源性脊柱侧凸发生率最高。Yingsakmongkol 等报道 16 例先天性关节屈曲挛缩的患者中有 13 例合并骨盆倾斜。邱勇等报道关节屈曲挛缩伴脊柱侧凸患者骨盆倾斜发生率

为 54%。骨盆倾斜可给患者带来很大的痛苦。伴有骨盆倾斜的患者由于坐位时的负重面不平整，常诉就坐时疼痛，保护性感觉丧失者可形成压疮。感觉存在者，疼痛可能限制患者对就坐的耐受力。有压疮者可能引起坐骨或股骨大转子骨髓炎。倾斜的骨盆使得脊柱在直立位不能保持稳定，患者不得不用双手或肘支撑身体，从而变成所谓的功能性四肢瘫。患者多伴有躯干塌陷，由此引起的胸廓 - 骨盆压迫可导致局部压疮。因此，神经肌源性脊柱侧凸矫正手术中恢复骨盆水平不仅是矫正脊柱畸形的前提，而且对于提高患者生活质量具有重要意义。

### 骨盆倾斜的发生机制

神经肌源性脊柱侧凸骨盆倾斜的发病机制往往是综合性的，按病变的解剖位置不同可分为骨盆上、骨盆内和骨盆下因素。骨盆上因素往往与连接躯干和骨盆的肌肉不对称收缩有关，通常由原发神经肌源性疾病及继发性脊柱侧凸造成（图 13-13-1）。脊柱侧凸引起骨盆倾斜的原因是连接脊柱 - 骨盆的肌肉挛缩或肌力不对称、髂腰韧带紧张等。在多种病因导致的神经肌源性疾病中，如脑性瘫痪、脊髓脊膜膨出、脊肌萎缩症、肌营养不良和脊髓灰质炎等，髋关节周围各种肌肉和肌腱都容易发生挛缩。此外，先天性脊柱侧凸尤其是位于腰骶部的脊椎发育不良亦是引起骨盆倾斜的骨盆上因素。此类骨盆倾斜纠正的好坏可影响脊柱侧凸的矫正效果。骨盆内因素即骨盆自身的因素，包括臀肌、髂腰肌和内收肌功能异常。有的患者甚至还有骨盆左右发育不对称、先天性髋脱位或骨盆手术史（如为治疗髋关节半脱位进行的骨盆截骨术）。骨盆下因素包括双下肢不等长和关节屈曲挛缩等（图 13-13-2）。骨盆倾斜可由髋关节的外展挛缩或内收挛缩引起，或两者兼而有之，即一个髋关节出现外展挛缩，另一髋关节出现内收挛缩。不同肌肉的挛缩可引起骨盆的不同改变，如髂胫束挛缩特别容易引起髋关节屈曲和外展挛缩，髂腰肌挛缩很可能导致髋关节的屈曲和内收挛缩。在患者处于仰卧位及俯卧位时对其进行详细的体格检查，评估其髋内收肌、伸肌及屈肌有利于明确骨盆倾斜的病因。值得注意的是，髋关节脱位或半脱位一般不会导致骨盆倾斜，而肌腱的挛缩和失衡会导致骨盆倾斜和髋关节半脱位。由此形成的髋关节半脱位可加重骨盆倾斜。

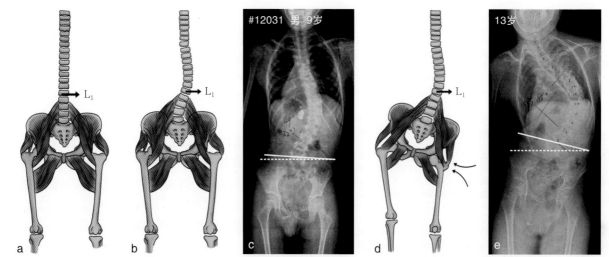

图 13-13-1　神经肌源性脊柱侧凸骨盆上因素导致骨盆倾斜的机制。脊柱 - 骨盆及周围肌肉发育正常，形态正常（a）；神经肌源性疾病导致肌肉失去张力或呈高张力性改变，继发性 C 形胸腰弯，随着肌肉功能丧失，两侧失衡变得愈加严重（b、c）；骶骨 - 骨盆复合体受侧凸远端影响逐渐倾斜，而随着疾病自然进程肌肉功能失平衡逐步发展至骨盆周围，这种失平衡既可表现为一侧腰背肌、髂腰肌、髋内收肌的麻痹，也可表现为挛缩或肌张力的异常增高，在这些混合因素作用下进一步加重了骨盆倾斜（d、e）

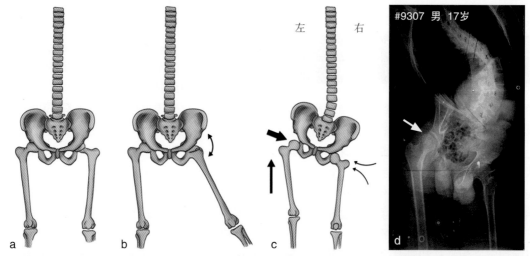

图 13-13-2　神经肌源性脊柱侧凸骨盆下因素导致骨盆倾斜的机制。生理情况下，脊柱直立，骨盆水平，髋关节外展肌长度及力量两侧正常及对称（a）。右侧髋关节外展肌出现病理性挛缩（箭头）引起右下肢外展畸形，骨盆重心左移（b）。为使下肢承重力线平衡，左侧骨盆抬高，左下肢表现为假性挛缩（c）。骨盆上方有一侧凸，完全由骨盆外展挛缩引起。随着骨盆倾斜的加重，对侧可发生髋臼对股骨头的覆盖减少（粗箭头所示），并逐渐发生髋关节脱位（d，箭头）

## 临床评估

1. 骨盆倾斜的评估　遵循"视""触""动""量"的顺序。患者先呈直立位或坐位，检查者站在患者身后并触诊髂后上棘，让患者前屈，可观察两边髂后上棘对称性及脊柱前屈程度。患者坐位时需仔细观察坐姿，依靠双侧坐骨结节平坐且不需要单手或双手辅助撑住躯干，通常表明骨盆倾斜并不严重，躯干处于可代偿状态。如依赖双手辅助（图13-13-3a），或单侧坐骨结节出现明显压疮，则说明骨盆倾斜严重。检查者亦可在患者身后同时触及双侧坐骨结节，评估压力是否对称以判断患者采用单侧或双侧坐骨结节坐姿。检查骨盆周围软组织柔韧度是骨盆倾斜术前另一项重要评估指标，尤其当患者出现躯干塌陷，肋骨 - 骨盆形成明显撞击。检查前嘱患者坐立，检查者立于患者一侧将患者躯干尽力提起，同时观察凹侧塌陷恢复程度（图13-13-3b）。

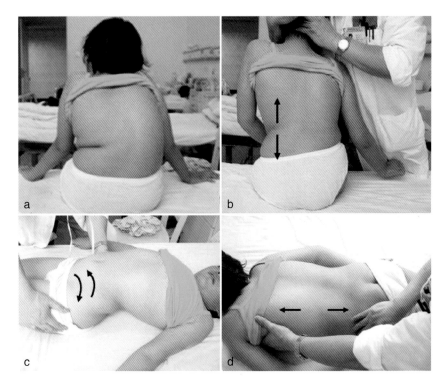

图 13-13-3　骨盆倾斜的评估。坐位时观察患者是否需依靠双手辅助，双侧坐骨结节受力是否均衡，判断躯干代偿能力（a）；检查者提起患者躯干，评估肋骨 - 骨盆塌陷处软组织柔韧程度及骨盆倾斜是否改善（b）；仰卧位下左右摇动骨盆以检查周围软组织挛缩状态（c）；俯卧位下行单侧下肢牵引，检查者用力分开躯干与骨盆，评估骨盆倾斜的柔软度（d）

伴僵硬性规则型骨盆倾斜患者由于凹侧软组织挛缩严重，塌陷恢复程度较差。长期的挛缩状态和骨盆抬高可导致髋关节半脱位。仰卧位下，测试患者髋关节主动屈曲、内收和外展主动和被动活动范围，有助于评估患者髋关节周围软组织对骨盆倾斜的贡献（图 13-13-3c）。俯卧位下亦可检查患者骨盆倾斜的柔软程度，一方面检查可用力分开躯干与骨盆，评估周围软组织的挛缩程度（图 13-13-3d）；另一方面检查者也可双手握住患者双下肢，向骨盆降低侧平移，若骨盆能够水平化说明髋关节周围软组织相对柔软，若骨盆水平化困难则说明骨盆倾斜相对僵硬。

2. 髋关节屈曲挛缩畸形的评估　Thomas 试验可用于检查髋关节屈曲挛缩畸形程度，患者仰卧位下将一侧髋膝关节最大程度屈曲，腰部紧贴床面以消除腰椎前凸的代偿作用，再将另一侧下肢伸直，此侧与床面所成夹角可反映屈曲挛缩畸形的严重程度（图 13-13-4）。

3. 测量双下肢长度是否等长　步骤如下：患者取仰卧位，医生位于检查床下端，正面和患者脚掌成同一水平线，获取最佳观察角度。接触患者前，检查患者两只脚的特定点，如两足跟或内踝，从而区分两脚在长度上的差异；将两手掌呈杯状，放于患者脚踝两边，然后并拢双足跟，使其呈现出一个正确的水平视角，方便观察和检测两脚在长度上

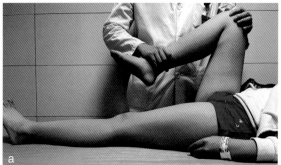

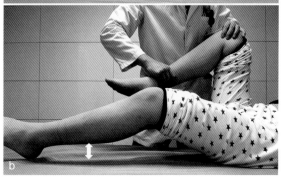

图 13-13-4　Thomas 试验。患者仰卧位下将一侧髋膝关节最大程度屈曲，再将另一侧下肢伸直，此侧与床面无夹角时为 Thomas 试验阴性（a），当伸直侧与床面呈夹角时为 Thomas 试验阳性（b），提示此侧髋关节可能存在屈曲挛缩畸形

存在的差异。一侧髂骨上移则出现同侧短足，双侧足跟、双侧内踝不在同一个水平面，则提示存在下肢不等长。此检查可确认患者两脚有无不对称的翻

转，即有无内旋或者外翻。下肢不等长的精确测量则依赖于站立位全长 X 线片上的三个指标：①股骨头上缘与踝关节中点连线；②股骨长度；③胫腓骨长度（图 13-13-5）。下肢不等长可分为结构性不等长和功能性不等长。结构性不等长是指左右股骨或胫腓骨实测不等长，功能性不等长是指左右股骨或胫腓骨分别实测是等长的，但股骨头与踝关节中点连线不等长，此系"短"的一侧可能存在髋、膝关节屈曲畸形，导致"功能性"的不等长。

骨盆倾斜的方向与下肢不等长、臀肌及髋关节周围软组织情况密切相关：在静息状态时，当以"长"的下肢为主要负重腿时：若此侧臀肌、髋周围肌力正常，则表现为对侧骨盆抬高（图 13-13-6a、b）；若此侧臀肌、髋周围肌无力或麻痹，则表现为同侧骨盆抬高（图 13-13-6c、d）。在静息状态下时，如以"短"的下肢为负重腿，则表现为长下肢侧的骨盆抬高（图 13-13-6e、f）。

## 影像学表现

X 线片是评价骨盆倾斜的主要手段，特别是站立位全脊柱正侧位片。

冠状面：正常骨盆双侧骶骨切迹、骶髂关节下缘或髂嵴连线与水平参考线之间几乎水平，双侧骨盆大小和形状基本一致。若发生骨盆倾斜，则骨盆双侧骶骨切迹、骶髂关节下缘或髂嵴连线与水平参考线之间明显成角，双侧骨盆大小和形状不对称，尤其表现在双侧闭孔外形上（图 13-13-7a、图 13-13-8a）。

矢状面：最简单的方法是在站立侧位 X 线片上通过骶骨的倾斜程度判断骨盆倾斜，如骶骨垂直化，表示骨盆后旋（图 13-13-7b）；若骶骨水平化，表示骨盆前旋（图 13-13-8b）。骨盆倾斜角 PT 与骶骨倾斜角 SS 为姿势性参数，可用于矢状面上评估骨盆倾斜程度。

水平面：倾斜的骨盆在水平面上通常表现为双侧骨盆不对称并伴有一定程度的旋转，最为精确的测量方法为通过骨盆的 CT 平扫。上髂翼角为髂前

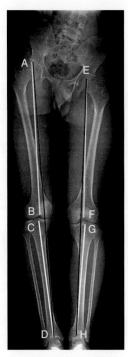

图 13-13-5　下肢不等长测量示意图。股骨头上缘至踝关节中点（AD，EH）；股骨长度：股骨头上缘至髁间窝下缘（AB，EF）；胫腓骨长度：胫骨髁间隆起至踝关节中点（CD，GH）

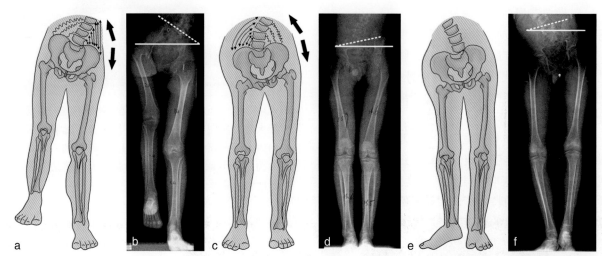

图 13-13-6　骨盆倾斜与下肢不等长示意图。曲线侧为肌肉挛缩或无力，直线箭头侧软组织正常、肌力正常

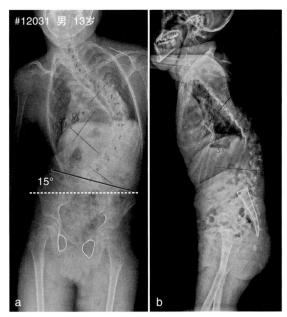

图 13-13-7　男（#12031），13 岁，进行性肌营养不良伴脊柱侧凸。正位片上双侧闭孔不对称，以双侧骶骨上缘连线测量的骨盆倾斜角为 15°（a），矢状面上胸腰段后凸伴骨盆后旋（b），表现为骶骨垂直化

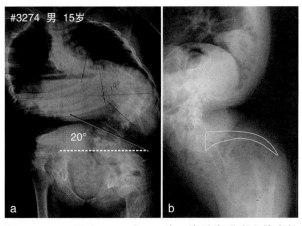

图 13-13-8　男（#3274），15 岁，脊髓脊膜膨出伴脊柱侧凸，以骶骨下缘连线测量的骨盆倾斜角为 20°（a），矢状面上腰椎过度前凸伴骨盆前旋（b），表现为骶骨水平化

上棘和髂后上棘连线与骶骨平行参考线的夹角，而双侧上髂翼角不等则提示骨盆不对称、存在水平旋转（图 13-13-9）。此外，临床上也可通过立位全脊柱正侧位片粗略评估骨盆的旋转程度。Lucas 等提出一种利用 X 线片评估骨盆水平面旋转度的方法，具体方法为在正位片上分别测量骨盆双侧骶髂关节下缘（SI）与髂前上棘外侧缘（ASIS）的垂直距离 $F_L$ 和 $F_R$（图 13-13-10a、b），在侧位片上测量 ASIS 与 SI 的连线 $l_E$，骨盆旋转角 $\beta = \sin^{-1}(F_L - F_R)/2l_E$，此方法适用于较为规则的骨盆。Ko 等将此方法运用于脑瘫伴骨盆倾斜患者测量后发现测量价值有限，可能与严重骨盆倾斜解剖标志辨认困难有关。

Dubousset 将骨盆倾斜分为规则性和不规则性两种。规则性骨盆倾斜是指脊柱和骨盆在三维空间中是连续的，即骨盆与脊柱连接正常，多见于骨盆髋部肌肉功能不正常或麻痹的患者，通常为僵硬性骨盆倾斜，患者常常不能直立行走。冠状面上表现为骨盆倾斜方向与腰椎的脊柱侧凸方向一致（图 13-13-11）。不规则性骨盆倾斜是骨盆的倾斜不与脊柱相延续，在冠状面上与腰椎弯曲方向相反（图 13-13-12）。其发生机制为骨盆髋部周围肌肉的肌力和张力仍有一定的功能，这种骨盆倾斜在早期一般较柔软，多见于可行走的患者。

绝大部分患者骨盆向侧凸的凸侧倾斜，造成凹侧胸廓 - 骨盆撞击，可对患者带来很大的压迫性疼痛，甚至局部出现压迫性皮肤溃疡。倾斜的骨盆使得脊柱在直立位不能保持稳定，患者不得不用双手或肘支撑身体，从而变成功能性四肢瘫。对于僵硬性骨盆倾斜，患者只能采取两种坐姿。一是为了双侧坐骨结节均负重，避免发生疼痛性坐姿，患者主动倾斜躯干。但为了防止躯干倾倒，只能采用倾倒侧的上肢支撑躯干，甚至可引起腕关节畸形（图

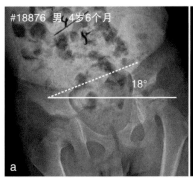

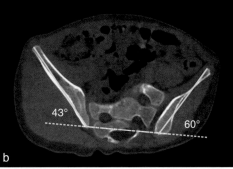

图 13-13-9　男（#18876），4 岁 6 个月，关节屈曲挛缩伴脊柱侧凸，站立位正位 X 线片显示骨盆倾斜 18°，右侧抬高（a）；骨盆 CT 平扫中虚线为骶骨平行参考线，其与髂前上棘、髂后上棘连线所形成的右侧髂上翼角为 43°，左侧髂上翼角为 60°，双侧不对称，系骨盆倾斜伴水平面旋转所致（b）

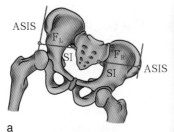
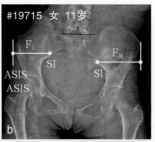
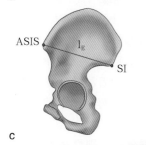
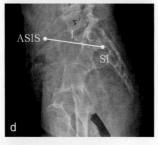

图 13-13-10　水平面骨盆倾斜旋转度测量示意图。ASIS：髂前上棘；SI：骶髂关节下缘；F$_L$：左侧 SI 与过 ASIS 直线垂直距离；F$_R$：右侧 SI 与过 ASIS 直线垂直距离（a、b）；l$_E$：侧位髂前上棘外侧缘与骶髂关节下缘连线（c、d）；水平面骨盆旋转角为 sin$^{-1}$（F$_L$−F$_R$）/2l$_E$

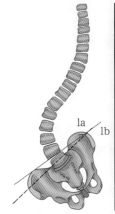
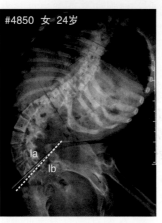
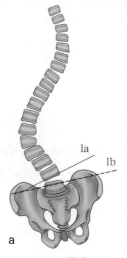
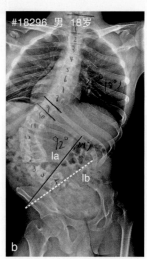

图 13-13-11　女（#4850），24 岁，规则性骨盆倾斜。脊髓脊膜膨出伴腰左弯呈 C 形，骨盆倾斜进入到主弯，在冠状面上与脊柱侧凸方向一致（即代表侧凸方向的 la 线与代表骨盆倾斜方向的双侧髂骨上缘连线 lb 线是同向倾斜，但两线不平行，左侧开口大于右侧开口，即开口朝向腰弯的凸侧），骨盆成为脊柱侧凸的远端最后一个脊椎，常伴髋关节脱位

图 13-13-12　男（#18296），18 岁，不规则性骨盆倾斜。脊髓脊膜膨出伴脊柱侧凸，腰左弯呈 C 形。线条图示骨盆倾斜双侧髂骨上缘连线（lb）小于与脊柱侧凸下端椎体的倾斜（线 la），夹角开口朝向腰弯凹侧；骨盆虽然倾斜但腰骶部 - 骨盆构成了一个不完整远端弯，而骨盆没有倾斜至进入主弯的程度，间接代表骨盆还有一定代偿功能，没有明显的髋关节脱位

13-13-13a）。另一种坐姿是为了解放上肢，患者用单侧臀部负重坐位以维持躯干的直立位，但由于坐位时双侧坐骨结节负重不均匀，患者常诉就坐时疼痛。疼痛往往导致患者久坐受限，而保护性感觉丧失者可形成压疮（图 13-13-13b），继而可能引起坐骨或股骨大转子骨髓炎。理解这两种类型骨盆倾斜的区别对于临床治疗计划的制订至关重要。此外，在摄片时使患者处于仰卧位，且髋关节处于"放松"状态，有助于判断骨盆倾斜或脊柱侧凸是否由髋关节挛缩引起。坐位 X 线片可以在消除髋关节挛缩的影响下显示脊柱的形态，也有助于明确骨盆倾斜的病因。

确认骨盆解剖标志较困难，特别是伴有骨盆发育不良或曾进行过骨盆手术（如在脑瘫患者骨盆截骨治疗合并的髋关节脱位）。目前有几种方法可帮助确定骨盆的冠状面成角。首选以经过骶骨翼切迹的直线创建骨盆冠状面参考线（pelvic coronal reference line，PCRL），用于确认骨盆的冠状面朝向。如果骶骨翼的双侧切迹均清晰可见，经过双侧骶骨翼切迹的 PCRL 线同水平线（horizontal

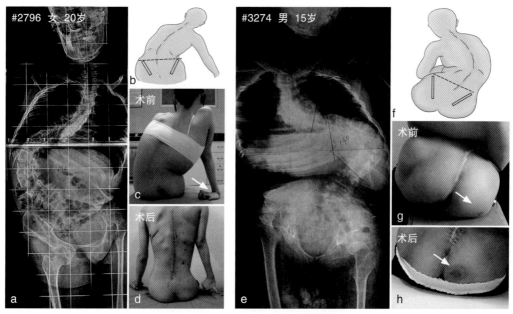

图 13-13-13　女（#2796），20 岁，脊髓灰质炎伴脊柱侧凸腰左弯呈 C 形，僵硬性规则型骨盆倾斜（a），如患者坐位时双侧坐骨结节均负重，躯干向右侧倾斜（b、c），为保持平衡长期使用右手腕支撑致使腕部畸形（c，箭头），术后骨盆倾斜改善（d），大大改善了坐姿的舒适度。男（#3274），15 岁，脊髓脊膜膨出伴脊柱侧凸，腰右弯呈 C 形，僵硬性规则型骨盆倾斜（e），患者坐位时为维持不依赖于双手支撑的躯干平衡，需采用单侧（右）坐骨结节负重（f、g），导致皮肤出现明显压疮（g，箭头），手术使骨盆倾斜状态改善，骨盆恢复正常旋前，坐位时双侧坐骨结节负重，原臀部压疮自发愈合（h，箭头）

reference line，HRL）之间的夹角即为骨盆的冠状面倾斜角（图 13-13-14a、b，α 角）。此法较为精确，因为神经肌源性脊柱侧凸一般不会引起骶骨的严重变形。另外，当骶骨翼切迹无法看清时，可选用髂嵴最高点连线用于创建 PCRL，此线与同水平线之间的夹角也可认为是骨盆冠状面倾斜角。此法没有前种方法精确，因为虽然双侧髂嵴有时比双侧骶骨翼在 X 线片上清楚，但神经肌源性脊柱侧凸常伴左右骨盆的发育性不对称，影响此方法的精确性。其他补充方法包括：①双侧骶髂关节下缘的连线（图 13-13-14EF 和 E'F'）；②双侧坐骨结节的连线（图 13-13-14GH 和 G'H'）。定义骨盆倾斜角方向的原则为：若右侧骨盆高于左侧，倾斜角为负角，反之则为正角。

## 治疗

### （一）保守治疗

对于轻度骨盆倾斜，一般不需要特殊处理，应仅治疗脊柱侧凸。对于大龄能行走的患者，可以使用矫形鞋以改善步态。对只能坐的患者，可在骨盆抬高侧的臀部使用坐垫以改善坐姿和预防久坐后

的疼痛。但对于发育未成熟患者，不宜过多依赖矫形鞋和过厚的坐垫，这无助于康复训练纠正骨盆倾斜，相反会成为骨盆倾斜加重的医源性因素。

支具治疗对于骨盆倾斜本身无效，并且对控制脊柱侧凸进展效果亦十分有限，其作用主要在于维持患者躯干平衡、改善坐姿。对伴严重骨盆倾斜患者一般不推荐支具。Olafsson 等对 90 例神经肌源性侧凸患者支具治疗 3.5 年后发现仅 25% 患者脊柱侧凸进展得到控制，58% 的患者骨盆倾斜获得改善。传统的胸 - 腰 - 骶联合支具（TLSO）将压力直接施加于患者骨盆，由于神经肌源性疾病患者常有皮肤感觉缺失，加之肋骨 - 骨盆撞击明显，佩戴支具反而更容易引起皮肤破溃、压疮等并发症。Muller 和 Nordwall 等报道脊髓脊膜膨出患者因 Boston 支具直接挤压脏器发生尿路感染。Kotwicki 等认为在 TLSO 支具底部增加一个底座将患者躯干悬空有助于减少坐骨和骶骨处的受力，在对 45 例神经肌源性脊柱侧凸患者随访后发现一半患者脊柱侧凸进展需要手术，但既往坐姿引起的疼痛显著改善。有时为控制脊柱侧凸必须使用支具时，支具骨盆部分的制作应在牵引下完成，尽可能使支具具有一个"相对水平"的"骨盆座"。

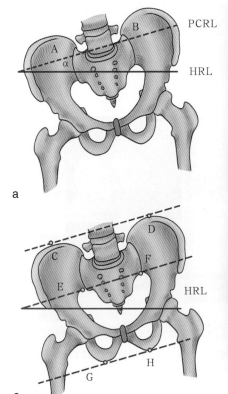

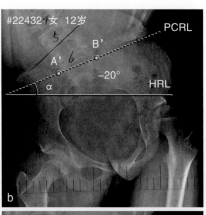

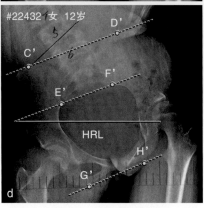

图 13-13-14　骨盆倾斜测量示意图。连接双侧骶骨翼切迹（a中AB、b中A'B'）或连接双侧髂嵴最高点（c中CD、d中C'D'）作为骨盆冠状面参考线（PCRL），PCRL与水平参考线（HRL）之间的夹角 α 即为骨盆冠状面倾斜角，α=-20°。EF（c）和E'F'（d）：双侧骶髂关节下缘的连线；GH（c）和G'H'（d）：双侧坐骨结节的连线

夜间平卧位下的不对称下肢牵引、内收肌切断和坐位时的两髋外展架对于神经肌源性脊柱侧凸的治疗和预防髋关节发生半脱位非常重要。对于发育未成熟的儿童，夜间骨盆抬高侧的下肢皮牵引也有助于预防凹侧软组织在发育过程中发生挛缩，降低后期手术矫正骨盆倾斜的困难。

### （二）手术治疗

骨盆倾斜的纠正是神经肌源性脊柱侧凸最重要的治疗目的，恢复骨盆水平并达到脊柱冠状面和矢状面上的平衡对于提高患者生活质量有决定性的意义。提高患者的步行或就坐能力，解放上肢使其术后能完成更多的活动；恢复患者坐姿、减少压疮发生率；缓解疼痛，减轻坐位时负重面不平整引起的疼痛及肋骨撞击骨盆产生的疼痛；达到坚固的融合，以确保患者获得永久性的畸形矫正和功能改善。

1. 术前牵引　O'Brien 认为 Halo - 骨盆牵引、Halo - 股骨牵引对矫正骨盆倾斜价值很大。Lonstein 认为虽然牵引对脊柱侧凸的矫正无效，但可帮助控制不合作的患者，使前后路分期手术路之间的护理较为容易。邱勇的经验是术前牵引对纠正

骨盆倾斜是有帮助的，还可以改善患者术前的肺功能，并确定患者能否耐受脊柱手术。牵引的并发症较常见，包括齿突缺血性坏死、脑神经麻痹、截瘫、针道感染及颈部强直等，因而牵引过程中应严密观察，牵引时间也不宜超过 3 个月。如脊柱侧凸不严重，可平卧不对称牵引 2~3 周。

2. 适应证　骨盆固定的手术适应证一般包括以下几个方面：①患者失去行走能力，顶椎在 $L_1$～$L_2$ 节段以下；②因高肌张力导致骨盆倾斜持续加重；③骨盆倾斜大于 15°，严重影响步态，或坐位时已无法保持躯干平衡。由于许多患者伴有坐位失衡，如果在侧屈位或牵引位 X 线片上骨盆的倾斜是固定的（$L_4$ 或 $L_5$ 相对于髂嵴间线的倾斜超过 15°），特别是规则性骨盆倾斜，则需要固定骨盆，最大程度地恢复骨盆水平（图 13-13-17）。Lonstein 认为对有行走能力的类特发性脊柱侧凸弯型的脑瘫患者的融合水平的选择同特发性脊柱侧凸，而对无行走能力的患者，以往倾向于融合至 $L_4$ 或 $L_5$，以保持体位转换时良好的骨盆自由度，但在青春期或成年期可发生远端畸形加重，坐立失衡及严重的骨盆倾斜，很多患者需要翻修延长至骨盆，因而 Lonstein 建议此类患者均融合至骶骨。Dubousset 主张对于

神经肌源性脊柱侧凸患者的腰骶部在三维空间的任一平面上存在明确的或潜在的不稳定因素时，均应融合到骨盆。当必须融合到骨盆时，手术重建的骨盆在三维空间中都应尽可能正常，以适应患者行走和就座。如果预计脊柱融合后远端的骨盆会是平衡或近似平衡的，并有足够的肌力和姿势控制潜能，使患者得到稳定的坐立和站立平衡，就没有必要融合到骨盆。

3. 常用的骨盆固定方式　主要包括两种：髂骨钉（图 13-13-15）（iliac screw，IS）和 S$_2$AI 螺钉（second sacral alariliac，S$_2$AI）（图 13-13-16）。

（1）髂骨钉　是神经肌源性脊柱侧凸骨盆固定最常用的固定方式，髂后上棘与髂前下棘的连线一般作为进钉通道。髂骨钉优点在于钉棒连接系统较为灵活、髂骨上可置钉部位及方向选择较多、可同时置入多枚螺钉以增强脊柱远端的固定作用等，从而达到有效纠正骨盆倾斜，恢复患者坐姿的目的。髂骨钉的缺点主要是容易引发内固定失败。髂骨钉与腰椎固定连接处应力较大，容易发生断钉、断棒，且神经肌源性脊柱侧凸患者骨盆常发生吹风样改变，增加了髂骨钉置入和固定的难度。此外，软组织剥离范围大，容易出现伤口死腔大量积血而感染。对于软组织覆盖差的患者，髂骨钉进钉点位于髂后上棘凸出处与皮肤较近，皮下常可触及螺钉，

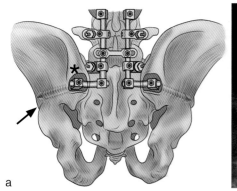
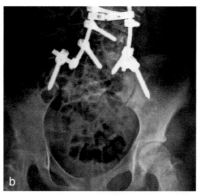

图 13-13-15　髂骨钉示意图。起始点位于髂后上棘（a，星号），沿髂前下棘（a，箭头）或髋臼上缘方向置钉，神经肌源性脊柱侧凸伴骨盆倾斜髂骨钉固定术后（b）

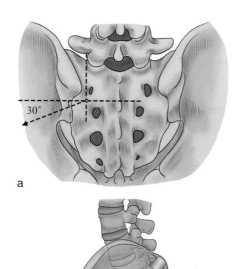
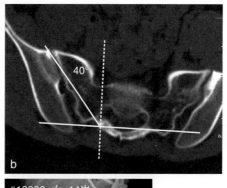
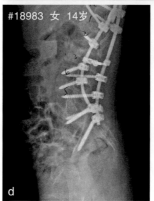

图 13-13-16　S$_2$AI 螺钉内固定示意图。进钉点位于 S$_1$ 骶孔外缘 1mm 的垂线和下缘 1mm 的水平线的交点（a），进针角度横断面与水平线夹角约为 40°（b），矢状面尾向与水平面成角 30°（c、d）

容易引起疼痛、压疮甚至皮肤破溃螺钉外露。既往文献报道在神经肌源性脊柱侧凸患者中应用髂骨钉固定术后骨盆倾斜的矫正率为 40.6%～54.6%。Hasan 等一项 Meta 分析显示髂骨钉术后因螺钉凸出引起疼痛的比例为 14.5%（33/227），螺钉松动比例为 12.9%（33/255）；植入物失败的比例为 13.7（35/255）；切口感染与裂开的比例为 26.4%（60/227）；翻修比例高达 26.2%（67/255）。

（2）$S_2AI$ 螺钉　$S_2AI$ 固定技术因能够减少软组织的剥离，不需使用单独连接杆，螺钉突出问题也更少，同时 $S_2AI$ 可穿透三层骨皮质，从而 $S_2AI$ 能够提供较强的内固定强度（图 13-13-17）。该技术的优势还在于借助定位杆置入骶髂螺钉，操作更加简便，对软组织损伤更小。随着 O 臂三维导航的广泛使用，可以准确置入 $S_2AI$ 螺钉，减少误置概率，提高固定强度。朱锋等最先开展了针对国人的 $S_2AI$ 螺钉的解剖学研究，结果显示 $S_2AI$ 螺钉进钉点的解剖标志为 $S_1$ 骶孔外缘 1mm 的垂线和下缘 1mm 的水平线的交点。$S_2AI$ 螺钉置入的尾向角度男性为 30°，女性为 35°。然而徒手置入 $S_2AI$ 的技术难度较高，螺钉误置后可能会损伤髋关节及臀上血管、神经和臀下血管、神经，甚至坐骨神经。一般在临床上推荐利用术中导航系统来辅助置钉以提高精确性。文献报道应用 $S_2AI$ 治疗神经肌源性脊柱侧凸术后骨盆倾斜的矫正率为 51.3%～55.0%。在 Hasan 等的 Meta 分析中，$S_2AI$ 技术相较于髂骨钉技术，螺钉突出引起疼痛（1.5% vs 14.5%）、螺钉松动（3.2% vs 12.9%）、植入物失败（7.2% vs 13.7%）、切口感染与裂开（10% vs 26.4%）等各项并发症及翻修率（10.3% vs 26%）均明显减少。

最近法国学者 Miladi 报道了一种新型的骶髂螺钉技术（Euros），即使用单一骶髂螺钉固定纠正骨盆倾斜。Euros 螺钉的置钉过程与 $S_2AI$ 螺钉不同。在置入螺钉之前，需要在 $S_1$ 椎弓根进钉点附近埋入一个骶髂连接头（图 13-13-18a、b）。Euros 髂骨螺钉从外向内依次穿过髂骨、进入 $S_1$ 椎弓根、穿过连接器套头的固定孔、进入 $S_1$ 椎体。连接头的头倾角、内收角及埋入深度确定了 Euros 螺钉的方向（图 13-13-18c）。因此，连接器进钉点的选择至关重要，既要方便与近端的腰椎连接棒连接，减少偏移，从而避免额外使用连接棒，又要保证在置入骶髂螺钉时避免进入椎管。孙旭等对 Euros 螺钉的解剖学基础进行了研究，发现骶髂螺钉的置入方向，其外展角和尾倾角在男性分别平均为 61° 和 16°、女性分别平均为 63° 和 16°。Euros 内固定系统解决了很多伴髂骨发育不良的骨盆倾斜患者的骨盆固定困难问题，因其植入物切迹低，置钉相对安全，取得较好的矫形效果（图 13-13-19）。

**4. 手术疗效及并发症**　骨盆固定可避免疼痛性坐姿并有效建立矢状面平衡，获得一个稳定的脊柱和水平的骨盆，以及防止畸形进展进一步导致肺功能损害。既往文献报道应用髂骨钉固定术后骨盆

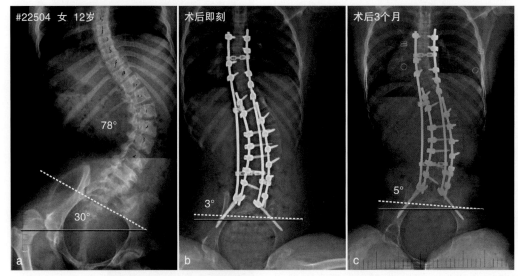

图 13-13-17　女（#22504），12 岁，脊髓灰质炎伴脊柱侧凸，术前骨盆倾斜明显，双下肢不全瘫，无行走能力，坐姿不稳定。X 线片示腰椎侧凸 78°，骨盆倾斜角 30°（a），行 $S_2AI$ 螺钉固定后骨盆倾斜角减小至 3°（b）；术后 3 个月随访示骨盆倾斜角为 5°（c）

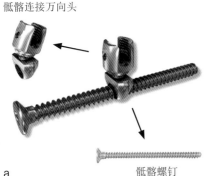

骶髂连接万向头

骶髂螺钉

a

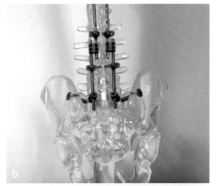

b

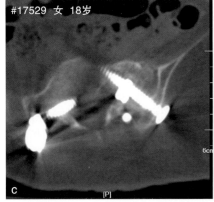

#17529 女 18岁

c

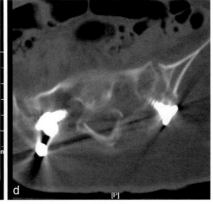

d

图 13-13-18　Euros 骶髂螺钉内固定装置示意图。Euros 螺钉内固定系统由连接器和骶髂螺钉组成（a），骶髂螺钉经髂骨翼进入 $S_1$ 的椎弓根，连接器万向头用于连接来自脊柱的内固定长棒，其内有骶髂螺钉穿过的固定孔（b）。脊髓灰质炎脊柱侧凸患者伴明显骨盆倾斜，术中使用 Euros 髂骨螺钉固定骨盆，从外向内依次穿过髂骨、连接器套头固定孔、$S_1$ 椎弓根、最后进入 $S_1$ 椎体（c、d）

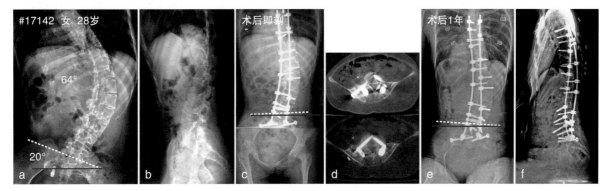

#17142 女 28岁　　　　　　术后即刻　　　　　术后1年

64°

20°

a　　　　　　　b　　　　　　c　　　　　d　　　　　e　　　　　f

图 13-13-19　女（#17142），28 岁，脊肌萎缩症伴脊柱侧凸、骨盆倾斜，无行走能力。X 线片示右胸腰弯 64°，骨盆倾斜角 20°（a、b），行 Euros 内固定系统固定，骨盆水平（c、d）；1 年后随访示脊柱矫形及骨盆水平化效果维持良好（e、f）

倾斜的矫正率为 40.6%~54.6%，但存在术中软组织损伤较大，需使用单独的连接杆，易造成皮肤破溃等不足。应用 $S_2AI$ 治疗神经肌源性脊柱侧凸术后骨盆倾斜的矫正率为 51.3%~55.0%，与髂骨钉类似，其优势在于减少术中软组织损伤、降低术后内固定相关并发症的发生率。骶髂螺钉固定技术术后骨盆倾斜矫正率达到 60%~84%，该技术具有操作简便、软组织剥离少等优势。刘臻比较了三种固定技术的矫形效果，结果显示三组患者骨盆倾斜均获得良好矫正，其中髂骨钉组（IS）矫正率为 54.2%，$S_2AI$ 组矫正率为 50%，骶髂螺钉（ISS

组矫正率为 62.5%，三组矫正率的差异无统计学意义。同时，三组患者主弯均获得满意矫正，IS 组主弯矫正率为 50.0%，$S_2AI$ 组为 66.7%，ISS 组为 60.9%。与既往文献报道结论一致。

需注意骨盆倾斜骨盆固定术后可能出现因腰骶部活动受限后的下蹲困难及步态异常。主要原因为骨盆固定后骨盆屈曲和旋转的代偿功能的丢失。对于只能坐的患者，体位转换的能力可能下降，甚至从无需人帮助转为需人辅助。对于可行走的患者，行走时骨盆不能随步态摆动，腹肌对步态能力的调节贡献丢失，导致步态不协调。

## 参考文献

[1] Vialle R, Thévenin-Lemoine C, Mary P. Neuromuscular scoliosis[J]. Orthop Traumatol Surg Res, 2013, 99(Suppl1): S124-139.

[2] Halawi MJ, Lark RK, Fitch RD. Neuromuscular Scoliosis: Current Concepts[J]. Orthopedics, 2015, 38(6): e452-456.

[3] Gupta MC, Wijesekera S, Sossan A, et al. Reliability of radiographic parameters in neuromuscular scoliosis[J]. Spine (Phila Pa 1976), 2007, 32(6): 691-695.

[4] Torretti JA, Segal LS, Brenneman RE, et al. Evaluation of a Novel Method for Determining Transverse Plane Pelvic Obliquity[J]. Spine Deform, 2014, 2(1): 48-54.

[5] Ko PS, Jameson PG 2nd, Chang TL, et al. Transverse-plane pelvic asymmetry in patients with cerebral palsy and scoliosis[J]. J Pediatr Orthop, 2011, 31(3): 277-283.

[6] Dubousset J. Pelvic obliquity: a review[J]. Orthopedics, 1991, 14(4): 479-481.

[7] Kotwicki T, Durmala J, Czubak J. Bracing for neuromuscular scoliosis: orthosis construction to improve the patient's function[J]. Disabil Rehabil Assist Technol, 2008, 3(3): 161-169.

[8] O'Brien JP, Dwyer AP, Hodgson AR. Paralytic pelvic obliquity. Its prognosis and management and the development of a technique for full correction of the deformity[J]. J Bone Joint Surg Am, 1975, 57(5): 626-631.

[9] Hasan MY, Liu G, Wong HK, et al. Postoperative complications of S2AI versus iliac screw in spinopelvic fixation: a meta-analysis and recent trends review[J]. Spine J, 2020, 20(6): 964-972.

[10] 李松, 陈忠辉, 陈曦, 等. 髂骶螺钉固定模式的解剖学研究[J]. 中华骨科杂志, 2018, 38(4): 236-242.

[11] 刘臻, 李劼, 赵志慧, 等. 重度神经肌源性脊柱侧凸伴骨盆倾斜三种内固定模式的比较研究[J]. 中华骨科杂志, 2018, 38(4): 193-203.

[12] Moshirfar A, Khaled KM, Lii LHR, et al. Lumbosacral and Spinopelvic Fixation in Spine Surgery[J]. Seminar Spine Surg, 2009, 21(1): 55-61.

[13] Park JH, Hyun SJ, Kim KJ, et al. Free Hand Insertion Technique of S2 Sacral Alar-Iliac Screws for Spino-Pelvic Fixation: Technical Note, Acadaveric Study[J]. J Korean Neurosurg Soc, 2015, 58(6): 578-581.

[14] Miladi LT, Ghanem IB, Draoui MM, et al. Iliosacral screw fixation for pelvic obliquity in neuromuscular scoliosis. A long-term follow-up study[J]. Spine (Phila Pa 1976), 1997, 22(15): 1722-1729.

[15] Dubousset J, Guillaumat M, Cotrel Y. Correction and fusion to the sacrum of the oblique pelvis using C. D. instrumentation in children and adults[J]. Orthop Trans, 1987, 11(Suppl 2): 164-167.

[16] Dayer R, Ouellet JA, Saran N. Pelvic fixation for neuromuscular scoliosis deformity correction[J]. Curr Rev Musculoskelet Med, 2012, 5(2): 91-101.

[17] Anari JB, Spiegel DA, Baldwin KD. Neuromuscular scoliosis and pelvic fixation in 2015: Where do we stand?[J]. World J Orthop, 2015, 6(8): 564-566.

[18] Modi HN, Suh SW, Song HR, et al. Evaluation of pelvic fixation in neuromuscular scoliosis: a retrospective study in 55 patients[J]. Int Orthop, 2010, 34(1): 89-96.

[19] Lonstein JE, Akbarnia BA. Operative treatment of spinal deformities in patients with cerebral palsy or mental retardation: an analysis of one hundred and seven cases[J]. J Bone Joint Surg Am, 1983, 65(1): 43-55.

[20] McCall RE, Hayes B. Long-term outcome in neuromuscular scoliosis fused only to lumbar 5[J]. Spine (Phila Pa 1976), 2005, 30(18): 2056-2060.

# 第14章 Chiari 畸形/脊髓空洞伴脊柱侧凸

朱泽章 杨 操 闫 煌

## 第一节 概述

Chiari 畸 形（Chiari malformations，CM），又称小脑扁桃体下疝畸形，是一种先天性颅颈交界区畸形疾病，以颅后窝容积缩小，小脑扁桃体向下进入椎管腔，降至枕骨大孔水平以下 5mm 为主要病理学特征（图 14-1-1）。

1891 年，维也纳病理学家 Hans Chiari 在其报道的 1 例 17 岁女性患者中首次描述并命名了 Chiari 畸形（图 14-1-2）。然而，在现有文献中可以找到更早的文献报告，包括 1641 年 Tulp（1593–1674 年）报道的后脑疝合并脊髓脊膜膨出。1881年，Langhans 首次描述了无脊髓发育不良的后脑疝。1883 年 Cleland 和 Arnold 报道在脊髓脊膜

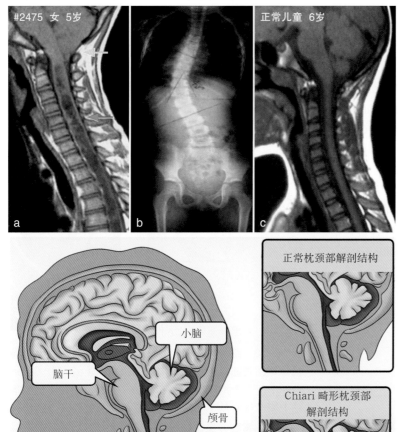

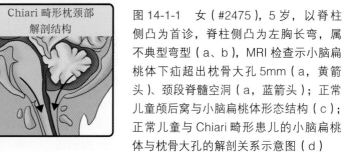

图 14-1-1 女（#2475），5 岁，以脊柱侧凸为首诊，脊柱侧凸为左胸长弯，属不典型弯型（a、b），MRI 检查示小脑扁桃体下疝超出枕骨大孔 5mm（a，黄箭头）、颈段脊髓空洞（a，蓝箭头）；正常儿童颅后窝与小脑扁桃体形态结构（c）；正常儿童与 Chiari 畸形患儿的小脑扁桃体与枕骨大孔的解剖关系示意图（d）

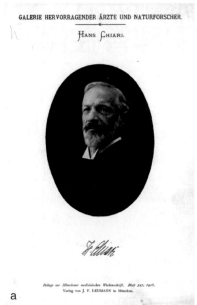
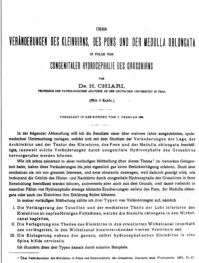

图 14-1-2　Hans Chiari 教授（a）1891 年发表的论文 *Ueber Veränderungen des Kleinhirns in Folge von Hydrocephalie des Grosshirns*（《关于脑积水引起的小脑变化》）现在被认为是第一篇关于 Chiari 畸形的重要文献（b）

膨出患者中发现的后脑疝病例。然而，直到 10 年后，才由 Chiari 对这些胚胎学异常进行详细描述并进一步了解。1896 年 Chiari 又补充报道了 14 例 Chiari 畸形病例，并在此基础上根据其解剖学特征分为 Ⅰ 型、Ⅱ 型。这也是目前临床上 Chiari 畸形最常见的两个类型。1907 年 Julius Arnold 补充报道了 Chiari 畸形的另外两个亚型：Ⅲ 型和 Ⅳ 型，故后亦有学者将 Chiari 畸形称之为 Arnold-Chiari 畸形（Arnold-Chiari malformation）。近年国外学者趋同于 Chiari 畸形这一命名，以纪念 Hans Chiari 教授对该病研究所做出的贡献。

如果以小脑扁桃体下疝定义 Chiari 畸形，Chiari 畸形还可以作为某些颈枕部先天性脊椎畸形的合并症而存在，如颅底凹陷症、先天性寰枢椎融合或颈脊髓脊膜膨出，这类患者的 Chiari 畸形发病机制相对明确。本章仅介绍不伴有明显先天性颈枕部骨性结构的发育性异常的 Chiari 畸形，此类患儿的 Chiari 畸形发病机制不明。

## Chiari 畸形的分类及分型

Chiari 畸形可基于解剖学和影像学特征分为四型，即：① Chiari 畸形 Ⅰ 型（Chiari malformation type Ⅰ，CM Ⅰ）：特征是颅后窝结构狭小，小脑扁桃体疝入枕骨大孔水平线以下 5mm，但小脑、脑干发育正常，位于颅后窝内（图 14-1-3a），可合并脊髓空洞和轻度脑积水。② Chiari 畸形 Ⅱ

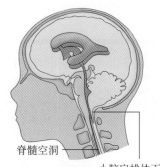

脊髓空洞

小脑扁桃体下疝

a

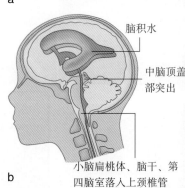

脑积水

中脑顶盖部突出

小脑扁桃体、脑干、第四脑室落入上颈椎管

b

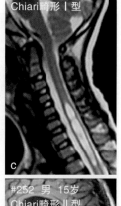

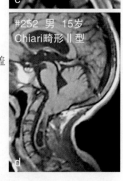

图 14-1-3　Chiari 畸形 Ⅰ 型畸形解剖学上表现为小脑扁桃体等结构疝入上颈椎管内的病理状态（a、c），Chiari 畸形 Ⅰ 型可合并脊髓空洞；Chiari 畸形 Ⅱ 型是在 Ⅰ 型的基础上同时伴有脑干、第四脑室及小脑蚓部落入上颈椎管（b、d）。常合并发生脑积水、脊髓脊膜膨出等其他中枢神经系统畸形

型：在 Ⅰ 型的基础上同时伴有脑干、第四脑室及小脑蚓部落入上颈椎管（图 14-1-3b）。常合并脑积水、脊髓脊膜膨出等其他中枢神经系统畸形。目前

研究认为，Chiari 畸形 Ⅱ 型的发生与胎儿期神经管发育异常，影响颅后窝及脑室结构的发展有直接关系（图 14-1-3b），CM Ⅰ 和 CM Ⅱ 是临床最常见的 Chiari 畸形。③ Chiari Ⅲ 型畸形：特征为小脑、延髓及第四脑室疝入枕部或膨出上部颈段脑膜之中（图 14-1-4a）。④ Chiari Ⅳ 型畸形：小脑发育不全，但不向下膨出。

然而，诸如 MRI 等新影像学技术发现一些 Chiari 畸形在解剖结构和（或）症状方面与上述任何分型不完全一致，近年来有 Tubbs、Kim 等学者据此提出一些更具临床治疗参考意义的 Chiari 分型（表 14-1-1）。1998–2010 年美国伯明翰市儿童医院陆续收治了 15 例不具备诊断 CM Ⅰ 条件，但是伴脊髓空洞的患者，经 MRI 检查后发现其脑脊液循环异常，颅后窝减压术（posterior fossa decompression，PFD）术后患者的临床症状得到改善。Tubbs 等提出将这类特发性脊髓空洞症或小脑扁桃体下疝未达 5mm 的患者命名为 Chiari 0 型（Chiari malformations type 0，CM0）畸形。Yan 等通过对比分析 CM0 和 CM Ⅰ 患者的颅后窝线性形态特征，发现单纯脊髓空洞症患者虽不合并有小脑扁桃体下疝，但同样有颅后窝骨性结构发育异常，提示 Chiari 0 与 CM Ⅰ 畸形源自同一病理机制。1999 年 Kim 等提出 Chiari 1.5 型畸形，指的是在 Chiari Ⅰ 型小脑扁桃体下疝特征的基础上，还伴有脑干拉长疝入枕骨大孔以下，又未达 CM Ⅱ 的程度。CM Ⅰ 和 CM1.5 在下疝方面有相似之处，但区分诊断这两者很重要，因为它们的术后转归不同，CM Ⅰ 患者减压术后脊髓空洞复发率为 6.9%，而 CM1.5 颅后窝减压术后脊髓空洞未消退或复发的发生率为 13.6%，有可能对脊髓空洞再手术。

| 表 14-1-1 | Chiari 畸形分型 |
| --- | --- |
| 0 型 | 无小脑扁桃体下疝的脊髓空洞症，又称特发性脊髓空洞症 |
| Ⅰ 型 | 以小脑扁桃体下疝为主要特征。小脑扁桃体向下作舌形凸出，并越过枕骨大孔嵌入椎管内超过 5mm 为异常位置最常引用的定义值，可伴随脊髓空洞。CM Ⅰ 是临床最常见的 Chiari 畸形 |
| 1.5 型 | Chiari 畸形在 Ⅰ 型小脑扁桃体下疝特征的基础上，还伴有脑干尾侧拉长疝入枕骨大孔以下。其中相当一部分患者因持续性脊髓空洞症需要二次手术 |
| Ⅱ 型 | 这是目前唯一一种被称为 "Arnold-Chiari" 畸形的 CM 类型。在 Ⅰ 型的基础上同时伴有脑干、第四脑室及小脑蚓部落入上颈椎管。常合并发生脑积水、脊髓脊膜膨出等其他中枢神经系统畸形 |
| Ⅲ 型 | 特征为含有各种异常神经外胚层组织的枕叶脑膨出及可能的小脑、延髓及第四脑室疝入枕部或膨出的上部颈段脑膜之中 |
| Ⅳ 型 | 小脑发育不全伴枕叶脑膨出（通过后囟） |

此外，对 Chiari 畸形 Ⅳ 型仍存在误解和误用，很多学者认为所谓的 Chiari 畸形 Ⅳ 型实际上代表了原发性小脑发育不全。1895 年，Hans Chiari 在之前描述的 3 型 Chiari 畸形基础上（CM Ⅰ、CM Ⅱ 和 CM Ⅲ），新命名 Chiari 畸形 Ⅳ 型，描述了 2 例小脑发育不全，但并不伴颅后窝内容物疝入椎管的病例。解剖发现的主要特征是枕叶脑膨出（通过后囟）、脑积水、小脑发育不全伴半球不

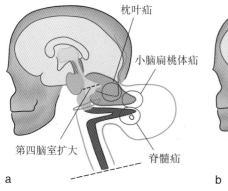
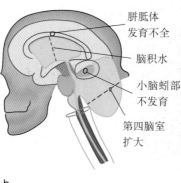
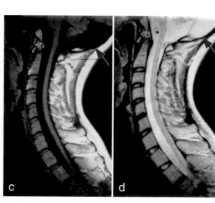

图 14-1-4　Chiari 畸形 Ⅲ 型（a）与 Dandy-Walker 畸形（b）的区别示意图。Dandy-Walker 畸形患者 MRI T1 及 T2 相可见小脑蚓部全部缺失或部分缺失，第四脑室与颅后窝扩张（c、d，箭头）

对称，但脑叶分界清楚，大脑镰缺如，小脑幕变窄，颅后窝小，枕骨大孔狭窄。可能是由于 Chiari 最初重点描述了颅后畸形窝内容物，这导致了人们普遍的误解，认为 Chiari 畸形 IV 型的主要特征是小脑发育不全伴或不伴脑桥发育不全，甚至与其他先天性畸形混淆，如 Dandy-Walker 畸形。事实上 Dandy-Walker 畸形的主要特征是小脑蚓部全部缺失或部分缺失，第四脑室与颅后窝扩张（图 14-1-5），与 Chiari 畸形 IV 型的解剖学定义不符，不应归入 Chiari 畸形的分型中。

鉴于 Chiari 畸形 I 型是临床最常见的 Chiari 畸形，本章节将以 CM I 为代表介绍该类患者的相关内容。

相比于分型而言，对 Chiari 畸形进行分度的临床价值更大。根据小脑扁桃体的下移程度可将 Chiari 畸形分为三度：I 度，为小脑扁桃体下移超过枕骨大孔但没到达 $C_1$ 后弓；II 度，为小脑扁桃体下移到达但不超过 $C_1$ 后弓下缘；III 度，为小脑扁桃体下移超过 $C_1$ 后弓下缘。借助于 MRI 影像，以上 Chiari 畸形的分度由于量化了小脑扁桃体下移的程度，便于临床评估，因而更具有临床实用价值（图 14-1-6）。

## 流行病学

1. 儿童 Chiari 畸形流行病学研究　过去估计，Chiari 畸形的发病率约为 1/1000。然而随着影像诊断技术的发展，最新流行病学研究显示小脑扁桃体下疝大于 5mm 在普通人群中的发生率为 0.5%~3.5%、MRI 检出率为 0.56%~0.77%、解剖学研究发现率为 0.62%，但只有 0.01%~0.04% 的成人表现出相应临床症状，一些出生时患有这种

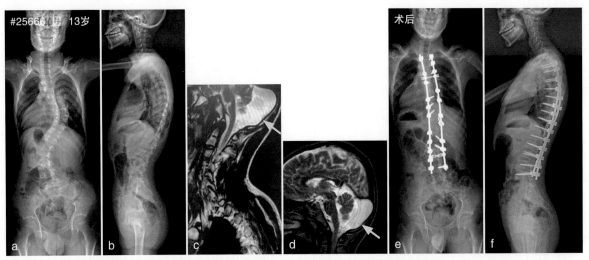

图 14-1-5　男（#25666），13 岁，因脊柱侧凸首诊（a、b），矫形手术前行 MRI 检查提示 Dandy-Walker 畸形，小脑蚓部缺失，第四脑室扩张（c、d）；行后路 $T_3$~$L_4$ 矫形内固定术，矫形效果满意（e、f）

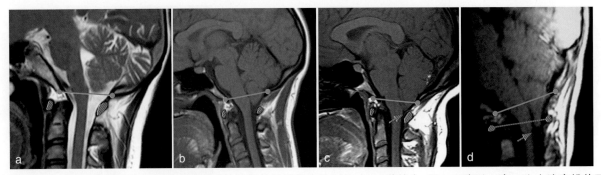

图 14-1-6　Chiari 畸形分度。正常小脑扁桃体位置位于枕骨大孔以上（a，蓝线）；Chiari 畸形 I 度：为小脑扁桃体下移超过枕骨大孔（b，蓝线）但没到达 $C_1$ 后弓（b，橙色）；Chiari 畸形 II 度：为小脑扁桃体下移到达但不超过 $C_1$ 后弓下缘（c，箭头）；Chiari 畸形 III 度：为小脑扁桃体下移超过 $C_1$ 后弓下缘（d，橙线）

疾病的儿童可能永远不会出现症状，或仅在青春期或成年期表现出症状。CM 的症状通常与扁桃体下疝超过 12mm、小脑扁桃体后部脑脊液回流间隙过窄和小脑扁桃体明显受压变形有关。

Aitken 等在美国加利福尼亚州北部进行了一项基于儿童人群的回顾性队列研究，通过检索 2 年期间（1997 年 1 月至 1998 年 12 月）影像学报告中的 Chiari 畸形诊断，结果显示该区 741 815 名 20 岁以下儿童中，有 5248 名患儿（0.71%）接受了头部和脊柱 MRI 检查。其中 51 例（0.97%）被确诊为 Chiari 畸形，2 年内期间患病率为 0.0068%（0.68/10 000）。在 51 例确诊 Chiari 畸形患儿中，32 例（63%）有临床症状，最常见的症状依次为头痛（55%）、颈痛（12%）、眩晕（8%）、感觉异常（6%）及共济失调或协调性差（6%）。因此，2 年期间，儿科人群中症状性 Chiari 畸形的期间患病率为 0.0043%（0.43/10 000）。Aitken 的研究证实了临床医生的一般印象，即通过影像学标准诊断的 Chiari 畸形患病率远高于通过临床体征和症状结合影像学标准的诊断。

值得注意的是，该研究中 Chiari 畸形的影像学诊断定义为扁桃体下疝≥ 5mm。而有关儿童小脑扁桃体位置的研究表明，小脑扁桃体位置的正常范围会随年龄增长而上升，1~10 岁扁桃体位置的正常范围为下疝小于 6mm；10~30 岁为

小于 5mm，40~80 岁大于 4mm 即为异常。使用这一标准，儿童 Chiari 畸形的期间患病率将低于 Aitken 研究中的结果，因为在出生后 10 年内患有 5~5.9mm 异位的儿童将被诊断为正常，而不是患有 Chiari 畸形。

**2. 儿童脊柱侧凸合并 Chiari 畸形流行病学研究**　临床上当患儿仅表现为脊柱侧凸而就诊时，常常因无神经损害或神经损害很轻而被误诊为特发性脊柱侧凸。但其中有相当一部分病例合并各种神经系统异常，最常见的是 Chiari 畸形和（或）脊髓空洞（图 14-1-7）。一些研究发现，4%~26% 的特发性脊柱侧凸患者存在神经系统病变。大量流行病学研究发现，Chiari 畸形伴脊柱侧凸患者在性别、起病年龄、疼痛、神经损害临床表现及脊柱侧凸方面有其特点以外，低龄患儿又与成人患者不完全相同。

大规模流行病学调查发现，Chiari 畸形伴脊柱侧凸患者中男女患者数量相近，男性稍多，这完全不同于特发性脊柱侧凸以女性患者为主的特点。在邱勇等报道的 52 例 Chiari 畸形伴脊柱侧凸患者中，男性患者 32 例，占患者总数的 61.5%。Inoue 等则在一项前瞻性研究中报道，258 例初诊特发性脊柱侧凸的患者中，有 37 例经 MRI 确诊为 Chiari 畸形和（或）脊髓空洞，男女比例接近。上述文献主要针对 Chiari 畸形 / 脊髓空洞伴脊柱畸形成年患者，而低龄幼儿中 Chiari 畸形 / 脊髓

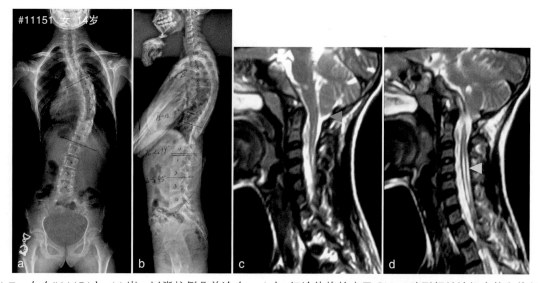

图 14-1-7　女（#11151），14 岁，以脊柱侧凸首诊（a、b），门诊体格检查无 Chiari 畸形相关神经症状和体征。根据 Lenke 侧凸弯型分类系统的定义，该侧凸可归为临床上最常见的典型 Lenke1 AN 型侧凸（单纯右胸弯）。脊柱侧凸矫形术前行 MRI 示小脑扁桃体下移达到 $C_1$ 后弓下缘（Ⅰ度 / Ⅱ度）合并细长型脊髓空洞（c、d），遂修改诊断为 Chiari 畸形 I 型 / 脊髓空洞合并脊柱侧凸

空洞伴脊柱侧凸性别比例报道不一。Loder 等报道了 30 例低龄 Chiari 畸形伴脊柱侧凸患儿（平均年龄 10 岁），其中男性 11 例，女性 19 例。Farleyt 报道了 9 例 Chiari 畸形伴脊柱侧凸低龄患儿（年龄为 4~13 岁），其中男性 2 例，占患儿总数的 22%。Attenello 等报道了 21 例该类患儿（平均年龄 9 岁），男性只有 4 例（19%）。纵观上述文献，低龄 Chiari 畸形伴脊柱侧凸患儿中女性所占比例较大，这可能与病例选择偏差、病例样本数较小有关。南京鼓楼医院吴涛等报道了 40 例年龄均 <10 岁的 Chiari 畸形 / 脊髓空洞伴脊柱侧凸患儿，其中男性 23 例，女性 17 例，男性占患者总数的 57.5%，男女比例接近。张文等通过回顾性分析近 5 年就诊于该中心的 406 例儿童"特发性"脊柱侧凸患者的全脊髓 MRI、站立位全脊柱正侧位 X 线片及相关临床资料，结果发现 18.97% 的患儿存在不同类型椎管内神经轴畸形，其中 36 例患儿合并单纯 Chiari 畸形，14 例患儿合并单纯脊髓空洞症（CM0），11 例存在 CM I 畸形合并脊髓空洞症。合并神经轴畸形患儿男性、左胸弯和右腰弯占比分别为 50.6%（39/77）、19.5%（15/77）、7.8%（6/77），明显高于特发性脊柱侧凸组。男性脊柱侧凸患儿中 Chiari 畸形 / 脊髓空洞所占比例相对较大，但这是否预示 Chiari 畸形不同性别患者所伴发脊柱侧凸的起病年龄、进展速度存在差别，需要进一步深入研究验证。

Chiari 畸形 / 脊髓空洞患者脊柱侧凸起病时往往年龄较小。Arai 等和 Tomlinson 等均报道，在小于 10 岁的脊柱侧凸患者中，如无脊椎发育异常，有较高比例的患者合并脊髓空洞。Lewonowski 等发现在小于 11 岁的脊柱侧凸患者中，19% 的患者存在神经系统病损表现，其中大部分为 Chiari 畸形和（或）脊髓空洞。而在一项前瞻性研究中，Inoue 等发现幼年起病的特发性脊柱侧凸患者中，近 20% 存在 Chiari 畸形和（或）脊髓空洞。Yeom 等报道 20 例 Chiari 畸形患儿平均首诊年龄 11.9 岁，均合并脊髓空洞与脊柱侧凸。吴涛等入选 Chiari 患儿 40 例，脊柱侧凸首诊年龄为 4~10 岁，平均 7.4 岁，年龄分布较均匀，进一步验证了此类畸形低龄起病的临床特征。从上述研究可以发现，Chiari 畸形患儿脊柱侧凸具有早发性的特点。因此当患者年龄小于 10 岁，排除脊柱先天性畸形时，临床需鉴别脊柱侧凸是否由 Chiari 畸形 / 脊髓空洞引起。

## 病因学

1. **Chiari 畸形的病因学研究**　Chiari 畸形（CM）的发病机制比较复杂，至今为止，关于 CM 的发病机制仍不甚明了。目前所能得到的有关 CM 的相关知识主要是建立在借助影像学手段进行的解剖学研究及前瞻性的术前、术后生理学研究之上，可简单总结为容器（颅穹隆、颅后窝）与内容物（前后脑）之间的不匹配，伴或不伴有枕颈交界区畸形，可归纳为四个部分：①颅底结构异常，尤其是斜坡较短（报道称 Chiari 患者斜坡短的发生率为 87.5%）；②颈椎椎体分节不良；③颅穹隆和（或）颅后窝较小所导致的颅内过度拥挤；④颅后窝或整个颅穹隆内组织过多。前两项因素导致的 CM I 的病理机制具有发育、发展的特性，涉及颅底及颈椎椎体的发育异常，后两种原因所致的畸形则主要归因于骨性结构发育异常所带来的后续改变（图 14-1-8）。

Daniel 等最早提出了发育滞后理论，他们认为胚胎时期枕骨节的发育不全导致出生后颅骨枕部扁平及颅底凹浅的形态，进而其内部容积减小，致使小脑扁桃体突出枕骨大孔之外。Lebedeff 则认为如果胚胎时期神经板的生长先于神经胚，则小脑的生长速度可快于颅骨骨性结构的生长及颅缝的过早闭合，进而出现 CM。Gardner 采用流体

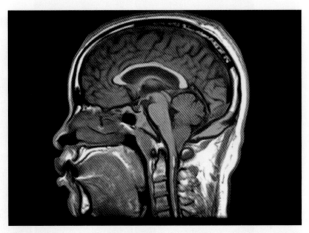

图 14-1-8　CM 的病理基础是由于胚胎发育异常导致颅底结构（蓝色区域）及枕颈部不稳或畸形（红色区域）。骨性结构发育异常导致的颅内过度拥挤，小脑扁桃体变尖向下移位（紫色区域），向下穿过枕骨大孔进入颈椎管，其长度超过 5mm 者具有诊断价值

动力学对 Chiari 畸形的形成予以解释，他提出胚胎 43 天及 44 天时生理性脑水肿的出现使得颅腔与椎管腔之间形成了一个压力梯度，较高的颅内压使得小脑下端疝入椎管。此外，Penfield 等还提出了快速生长的脊柱对脊髓的牵拉进而使得后颅窝内容物低位的牵引理论。然而，被多数学者所接受的是 Nishikawa 所提出的中胚层发育不良学说，他们认为颅后窝容积的减小是小脑扁桃体下疝的原发因素。既往研究发现，CM I 患者颅后窝线性容积各测量指标均明显小于同龄正常对照组，这表明 CM I 患者颅后窝容积明显小于同龄正常人。Karago 等测量 22 例 CM 患者颅后窝容积后发现其颅后窝矢状径及小脑幕下 / 幕上高径比率较正常对照组明显偏小。Aydin 等和 Dagtekin 等在各自的研究中发现此类患者的颅后窝斜坡长度、枕骨鳞部长度、颅后窝径均小于对照组。以上发现与其他相关研究一致，支持了 Nishikawa 有关 CM 的假说，即 CM 畸形患者枕骨大孔区骨性结构发育的迟缓导致颅后窝容积减小，进而对颅窝内发育正常的脑组织造成挤压并对该区域脑脊液的循环产生影响，从而引起脊髓空洞的形成。此外，闫煌等通过回顾性分析 25 例 CM0 患儿的颅后窝线性容积（图 14-1-9、图 14-1-10），结果发现 CM0（单纯脊髓空洞）患者的颅后窝线性容积各测量指标均与 CM I 患者类似，均显著小于正常同龄儿童，提示 CM0 存在明显的颅骨发育异常，可能与继发于 CM I 畸形的脊髓空洞源自同一病理机制。然而上述理论的形成多是基于影像学及临床功能方面的研究，无法在遗传学及细胞分子层面予以确切的解释。

　　3%～12% 的 Chiari 畸形患者有 Chiari 畸形家族史。Chiari 畸形具有家族性发病特点这一理论最早源于 Herman 等于 1990 年对同一家系中的兄弟姐妹存在 Chiari 畸形的报道；Stovner 等也发现了一对双胞胎姐妹及其一级亲属同时患有 Chiari 畸形。此后，Speer 等收集了 31 个 Chiari 畸形家系，其中包括父母和子女、兄弟姐妹及表亲之间。基于 Chiari 家系的基础，部分学者对 Chiari 畸形的遗传模式进行了进一步的研究。Milhorat 等对 364 例 Chiari 畸形患者进行家系分析，其中确认存在家族史 43 例（12%），同时 21 个家庭中呈现出常染色体显性或隐性遗传特征。Rusbridge 等报道在英国猎犬家系中 Chiari 畸形也存在明显的遗传倾向，且双亲患有 Chiari 畸形，其后代出现

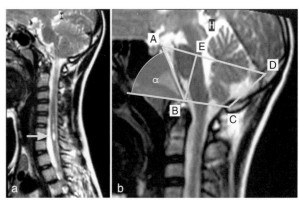

| | 颅后窝线性容积测量指标 | CM0 患儿 | 正常青少年 |
|---|---|---|---|
| AB | 斜坡长度（mm） | 39.0±5.0 | 51.6±7.8* |
| BC | 枕骨大孔径（mm） | 35.6±2.0 | 36.5±2.8 |
| CD | 枕骨鳞部长度（mm） | 34.6±4.6 | 42.4±5.7* |
| DA | 颅后窝前后径（mm） | 74.6±6.8 | 91.4±9.3* |
| BE（H） | 颅后窝高径（mm） | 32.7±4.1 | 37.0±7.6* |
| ∠α | 斜坡角（°） | 62.4±5.4 | 65.0±4.5 |

图 14-1-9　女，12 岁，CM0（单纯空洞）。正中矢状位 MRI 示颈段脊髓空洞（a）；颅后窝线性容积测量指标（b）：AB 为斜坡长度（mm）；BC 为枕骨大孔径（mm）；CD 为枕骨鳞部长度（mm）；DA 为颅后窝前后径（mm）；BE 为颅后窝高径（mm）；∠α 为斜坡角（°）；颅后窝各骨性标志间线性距离测量结果显示 CM0 患儿颅后窝线性容积均显著小于正常青少年（c）（*：$P<0.05$ 有显著性差异）

Chiari 畸形的概率也增大。基于流行病学研究结果，Boyles 等对家族性 Chiari 畸形患者的基因连锁分析发现 Chiari 畸形发病基因位于 15 号染色体 21.1-22.3 区域，而后他们根据位于该区域分布基因功能推断原纤维蛋白基因 1（Fibrillin-1）可能与 Chiari 畸形具有相关性。虽然提出了这一可疑致病基因区域，但是他们并未针对这一发现进行更深一步研究，同时连锁分析的方法并不能覆盖基因全长。2017 年朱泽章团队通过回顾性分析收集的 12 组 CM I 家系资料发现，在 CM I 家系中，CM I 患者及其父母颅后窝形态类似，均存在明显的颅后窝狭小、拥挤。其父母的颅后窝拥挤度介于正常人与 CM I 患者之间，小脑扁桃体较正常人明显低位，甚至部分父母亦是 CM I 患者，这提示 CM I 的发病有遗传因素参与。以此为研究出发点，运用全基因组外显子测序技术（the whole exome sequencing，WES）对 CM I 家系进行分子遗传学研究，通过运用核心家系的研究策略，综合考虑多

水锤理论

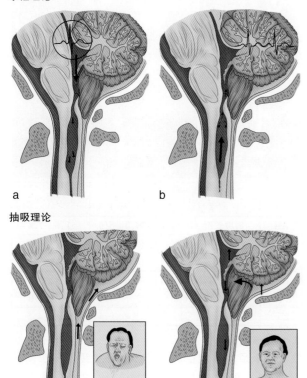

抽吸理论

图 14-1-10 CM Ⅰ 合并脊髓空洞发病机制。Gardner 提出水锤理论（a），在心脏收缩期，脑脊液自第四脑室沿中央管上口被推进入脊髓中央管，在心脏舒张期，中央管上口闭合，液体不能返回第四脑室（b）。Williams 提出抽吸理论，Valsalva 动作使腹腔压力增大，抽动脑脊液从椎管反流进入枕大池（c）。腹腔压力减小后，CM Ⅰ 患者拥挤的小脑扁桃体作为一个阀门，阻碍液体回流到脊髓蛛网膜下腔，转而自第四脑室沿中央管上口被抽进入脊髓中央管形成脊髓空洞（d）

种显性遗传及隐性遗传模型的可能，并在以往研究的基础上，发现 IRX6 和 Syne-1 可能与 Chiari 畸形 Ⅰ 型发病相关。直至目前，有关 Chiari 畸形的基因研究仍处于起步阶段。在 Chiari 畸形家系中采用准确且高效的基因测序技术有利于全面筛查突变基因及阳性的功能位点，并将为探索功能位点突变与疾病发生、发展的关系及进一步的深入研究做出重要贡献。

2. CM Ⅰ 患者合并脊髓空洞的机制研究　脊髓空洞是儿童 CM Ⅰ 最常见的并发症，发生率达 50%~75%。对于 CM Ⅰ 合并脊髓空洞的发病机制存在许多观点，但最具指导意义的理论当推 Gardner 的水锤理论和 Williams 的抽吸理论。前者强调在胚胎期第四脑室流出道延迟开放或开放不全导致

中脑导水管与第四脑室脑脊液（CSF）潴留，阻塞 CSF 从枕大池流出进入脊髓蛛网膜下腔，CSF 收缩波对脊髓中心管壁水动力冲击，使脑脊液自第四脑室沿中央管上口分流入中央管并通过水锤效应扩大，从而导致管腔扩张和脊髓空洞的形成（图 14-1-10）。后者则强调颅内及椎管内的压力差导致 CSF 自第四脑室向中央管在 Valsalva 样动作（图 14-1-11）下被"吸"入脊髓中央管，形成脊髓空洞（图 14-1-10）。二者的共同点在于：①解剖基础相同，都认为枕骨大孔处蛛网膜下腔的梗阻是 CM Ⅰ 的关键致病因素；②脑脊液分流的途径相同。不同的是脑脊液分流的动力不同，Gardner 认为脉络丛动脉搏动波的传递推动脑脊液进入中央管形成脊髓空洞，而 Willims 则认为在咳嗽、打喷嚏及用力前后，胸腹腔压力变化所导致的颅内与椎管内压力失衡是引起脑脊液异常分流的动力。现在有充分的证据表明，这两种理论并不能完美解释所有类型的脊髓空洞。近来有 Oldfield 提出活瓣理论，认为下疝的小脑扁桃体闭塞枕骨大孔区部分蛛网膜下腔，并形成活瓣，致使颈部蛛网膜下腔 CSF 压力明显增大，使 CSF 向脊髓中央管内流动，形成空洞。

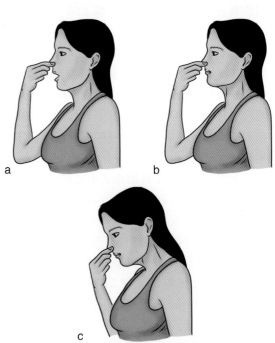

图 14-1-11　Valsalva 由意大利解剖学家 Antonio Maria Valsalva 于 1704 年提出而命名。是令患者行强力闭呼动作，即深吸气后紧闭声门，再用力做呼气动作，呼气时对抗紧闭的会厌，通过增加胸内压来影响血液循环进而达到诊疗目的的一种临床生理试验。步骤为捏住鼻子（a），深吸气后紧闭声门（b），做用力呼吸动作（c）

Grietz 提出髓内脉压理论，认为脊髓空洞内积液不是 CSF 而是细胞外液，中央管内快速流动的液体致使管内压力降低促进了细胞外液的生成进而形成了脊髓空洞。

CM I 患儿因小脑扁桃体下疝而导致枕骨大孔处蛛网膜下腔空间减小。表面上看，这只是组织结构位置的变化，但实际情况可能更加复杂。小脑扁桃体下疝可能触发一系列的病理生理学改变，作用于神经组织的异常压力可能是 CM I 患者出现脊髓空洞及相关神经症状的根本原因，此外，长时间的压力变化可能会改变神经组织的弹性、渗透性及含水率等。所有因素结合在一起使得一个单纯的颅后窝内容物过度拥挤的解剖问题变成了一个复杂的流体流动问题：枕骨大孔处解剖结构拥挤，使得蛛网膜下腔空间减小，阻塞了枕骨大孔处脑脊液的正常流动与搏动，流动受阻进一步导致脑脊液流速异常，周围环境流动阻力增加，流动阻力增加理论上可能减少单个心动周期内脑脊液在颅内与椎管内之间流动的流量，但是由于驱动压（动脉压）远大于颅内压，因此可以在存在阻塞的情况下仍驱动与正常情况基本等量的脑脊液流入椎管，在阻塞存在的情况下，为了驱动与正常情况基本等量的脑脊液流出，颅内与椎管内的压力梯度势必增大，压力梯度增大可能继而导致脑组织移位，进一步改变小脑形态，产生异常的生物作用力作用于枕骨大孔处脑内容物及下行的脊髓组织。

此前受影像学技术所限，CM I 的研究和临床治疗方案多关注颅后窝／颅内容物的发育异常，事实上单纯的颅后窝容积过小这一传统影像学研究结果并不能准确解释脊髓空洞的发生机制。闫煌等在通过对伴脊髓空洞的 Chiari 畸形 I 型（CM I - S）和不伴有脊髓空洞（CM I - only）的 CM I 患者颅后窝线性容积特征的对比研究后发现，虽然 CM I - S 和 CM I - only 患者颅后窝线性容积各测量指标均明显小于同龄正常对照组，且两者均存在斜坡发育短小的特征，但 CM I - only 患者的颅后窝斜坡倾斜角明显大于 CM I - S 患者，而与正常对照组相比无显著差异。此外，对不同严重程度脊髓空洞 CM I 患者的颅后窝线性容积比较后，闫煌等进一步发现扩张型脊髓空洞患者的斜坡倾斜角要显著小于非扩张型脊髓空洞患者。因此，他们猜测颅后窝斜坡低平可能是促使 CM I 患者脊髓空洞形成和发展的重要因素之一，CM I 患者较低平的

斜坡结构对枕骨大孔出口前方所产生的闸门效应可能对枕骨大孔区（图 14-1-12c 红色区域），尤其是延前池产生推挤，影响了脑脊液的正常循环流动。且该骨性闸门越低平，对枕骨大孔处的梗阻越严重，对脑脊液的循环流动影响越大（图 14-1-12）。

四维磁共振相位对比血流成像技术（4D magnetic resonance phase contrast flow imaging）是近年来在常规 MRI 和 MR-DWI 技术的基础上发展起来的一种评估颅内流体动力学状况指导治疗的新型手段。Bunck 等通过四维磁共振相位对比血流成像技术（4D magnetic resonance phase contrast flow imaging），发现 CM I - S 和 CM I - only 患者枕颈区脑脊液最大流速均较正常对照组降低，但 CM I - S 组患者的改变更为显著。同样，Clarke 等发现 CM I - only 患者的脑脊液尾向流速显著高于 CM I - S 患者。此外，Quigley 和闫煌等分别在各自的研究中通过对正常志愿者和 CM I - S 患者的枕骨大孔和颈椎管内脑脊液流体动

单纯 Chiari 畸形 I 型

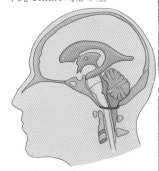

a　CM I - only

Chiari 畸形合并脊髓空洞

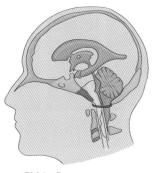

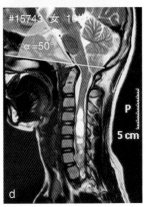

c　CM I - S

图 14-1-12　男（#12414），13 岁，CM I 畸形不合并脊髓空洞（CM I - only）（a、b）；女（#15743），10 岁，CM I 畸形合并脊髓空洞（CM I - S）（c、d）。正中矢状位 MRI 示 CM I - S 患者的斜坡倾斜角（d，红箭头）较 CM I - only 患者（b，绿箭头）明显更加低平

力学进行定性定量研究进一步发现：CMI-S患者脑脊液流动状态相对正常对照组发生了显著改变，在高位颈椎管内蛛网膜下腔流速明显减慢，且静止状态有所延长，同时枕骨大孔处脊髓腹侧中央两侧的头向及足向流速明显加快（图14-1-13）。这进一步支持了"颅后窝斜坡低平可能是促使CMI患者脊髓空洞形成和发展的重要因素之一"的假说：CMI患者较低平的斜坡结构对枕骨大孔出口前方

所产生的闸门效应可能对枕骨大孔区，尤其是延前池产生推挤，影响了脑脊液的正常循环流动。且该骨性闸门越低平，对枕骨大孔处的梗阻作用越严重，对脑脊液的循环流动影响越大。

CMI患者脑脊液动力学研究为探明Chiari畸形病理机制、脊髓空洞发生原因、优化诊疗方案、预测预后等提供了新可能。但目前脑脊液动力学检测主要仍处于研究应用阶段，尚未进入实际临床应

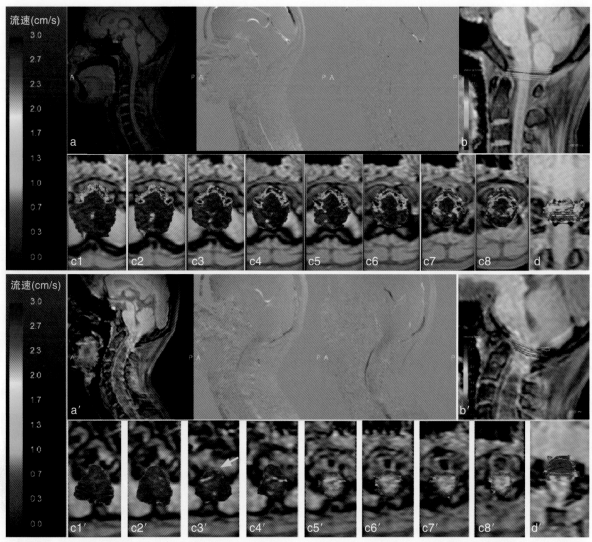

图14-1-13　一位14岁女性健康志愿者接受MRI及4D-PC Flow MRI检查获得颅后窝解剖及脑脊液流动影像。斜坡倾斜角为62°（a）；进行4D-CSF定量分析及流动动画处理，感兴趣区域（ROIs）选择在枕骨大孔水平，心脏收缩期及舒张期CSF流速峰值分别为 –2.72cm/s 及2.78cm/s（b）；心脏收缩期CSF流速达到峰值时枕骨大孔水平8个测量层面横断面上的CSF流动图像（c1~c8）；心脏收缩期CSF流速达到峰值时枕骨大孔水平冠状面上的CSF流动图像（d）。一位15岁男性Chiari畸形患儿，脊髓空洞最大S/C比值为91.3%。斜坡倾斜角为22°（a'）；心脏收缩期及舒张期CSF流速峰值分别为 –1.19cm/s 及0.87cm/s（b'）；心脏收缩期CSF流速达到峰值时枕骨大孔水平CSF流动较健康志愿者显著减慢（c1'~c8'）；冠状面CSF流动图像显示枕颈部CSF（尤其腹侧，c3'箭头）流动显著减慢，呈现出严重循环阻塞（d'）（脑脊液流动影像图中，红色和蓝色表示脑脊液流速快慢，红色代表脑脊液循环通畅，蓝色表明局部脑脊液出现阻塞、紊乱，出现湍流，表明局部有阻塞、狭窄等可能）

用。随着相关影像学成像技术的进步，将有希望于未来建立系统性的基于脑脊液动力学的评估标准，届时，Chiari 畸形合并脊髓空洞的诊疗也势必将进入一个全新的阶段。

3. 儿童 CM I 合并脊柱侧凸的机制研究　脊柱侧凸是儿童 Chiari 畸形 / 脊髓空洞患者常见合并症之一，发生率为 25%~80%。该类患者伴发的脊柱侧凸临床特征表现为以左胸弯、双胸弯和左胸右腰弯等不典型侧凸类型为主弯型、婴幼儿期发病、侧凸快速进展（＞1°／月）、支具治疗失败率高等，不同于常见的特发性脊柱侧凸，这提示 Chiari 畸形伴脊髓空洞所引起的脊柱侧凸有其独特的发病机制（图 14-1-13）。

单纯 Chiari 畸形合并脊柱侧凸在文献中仅有散发病例的报道，其发生较为少见，发生率为 0.5%~20%。2018 年朱泽章、闫煌等进行了一项基于因脊柱侧凸前来就诊 Chiari 畸形患儿的回顾性研究，通过检索南京鼓楼医院脊柱外科中心病例系统 6 年期间（2007 年 8 月至 2013 年 12 月）中的 Chiari 畸形病例，结果显示，在 176 例 Chiari 畸形患者中，有 26 例（14.8%）被确诊为 CM I -only，这是迄今为止同类研究中样本量最大的研究。Ono 等报道 70% 的 Chiari 畸形患者小脑

扁桃体主要下疝方向与其脊柱侧凸主弯方向一致，这提示小脑扁桃体不对称下疝可能影响脊柱侧凸主弯方向。朱泽章等通过探讨 26 例 CM I 患儿的颅后窝下疝与脊柱侧凸影像学特征，同样发现小脑扁桃体主要下疝方向与脊柱侧凸主弯方向之间存在显著一致性（图 14-1-14）。由于临床上相关病例少，单纯 Chiari 畸形伴脊柱侧凸的病因学目前尚未明确，推测单纯 Chiari 畸形伴脊柱侧凸的发生可能与 Chari 畸形不对称性疝出引起的两侧椎旁肌失神经支配或本体感觉失衡致姿势反射障碍有关。

Chairi 畸形患者伴发的脊柱侧凸与脊髓空洞之间的相关性早于 20 世纪 40 年代已成为众多学者的共识。William 等通过将白陶土注射入 11 只小猎犬的脑池内诱发脊髓空洞造成小猎犬发生脊柱侧凸畸形动物模型，提示脊髓空洞是导致脊柱侧凸发生的重要原因。基于两者间的相关性，诸多相关发病机制假说陆续被提出。Huebert 等提出逐渐扩大的脊髓空洞造成脊髓中相应节段下位运动神经元或脊髓前角背内侧的灰质团块损害，引起躯干椎旁肌肌群失神经支配，脊柱两侧肌力不平衡，从而发生松弛性脊柱侧凸。Eule 等认为 Chiari 畸形患者所伴发的脊柱侧凸是由于脊髓空洞造成的脊髓内异常压力引起继发性姿势反射紊乱所致。Gardner 等则

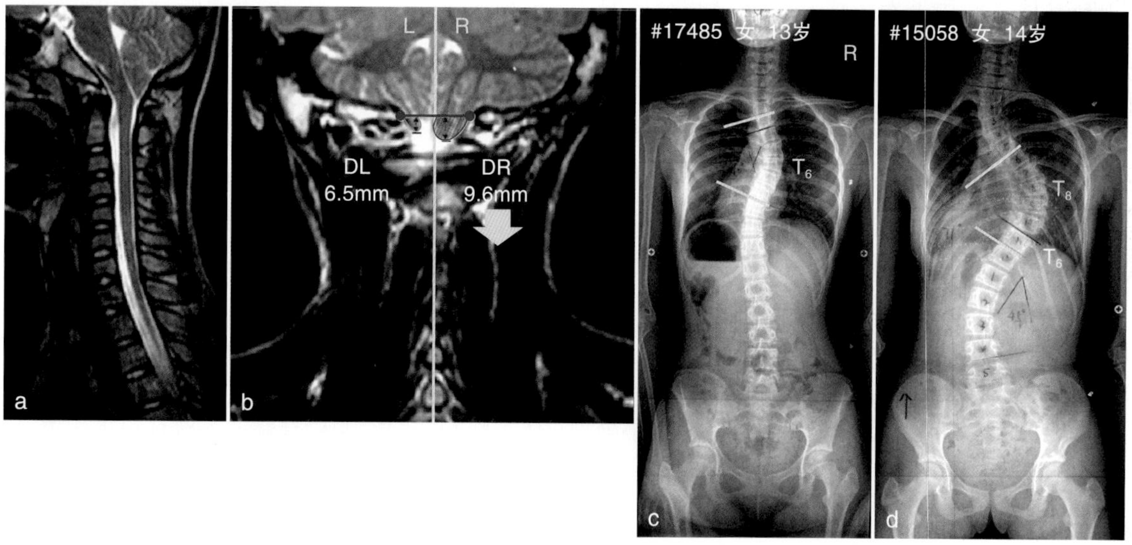

图 14-1-14　女（#17485），13 岁，CM I 畸形伴右胸弯脊柱侧凸，无 Chiari 畸形相关神经症状 / 体征。MRI 示 CM I 畸形，未合并脊髓空洞（a），小脑扁桃体下移达 $C_1$ 后弓（Ⅱ度）。测量两侧小脑扁桃体下极与枕骨大孔水平（红线）的下降距离：右侧距离（DR，紫色）与左侧距离（DL，绿色）的下降比为 1.48（9.6mm/6.5mm）（b）。根据脊柱侧凸弯型分类系统，这种胸弯顶椎及上下端椎位置较经典的特发性脊柱侧凸胸弯（d）明显上移，患者的顶椎为 $T_6$，AIS 患者的顶椎为 $T_8$，具有不典型特征（c），提示该类患者脊柱侧凸具有与特发性脊柱侧凸不同的发病机制

提出脊髓空洞的存在致使胎儿在发育过程中脊椎椎体生长发育出现障碍，导致脊柱椎体畸形继而引起脊柱侧凸。Cheng 等于相关研究中发现 Chiari 畸形伴脊柱侧凸患者的体感神经传导通路常存在病理性改变，且其中多数患者同时合并存在体感诱发电位异常，提示患者脊髓后索受到压迫，导致脊髓后索功能异常，继而导致脊柱侧凸的发生。上述研究均对 Chiari 畸形伴脊髓空洞患者引起的脊柱侧凸病理机制进行合理的假设，但是由于研究技术与伦理学限制，上述假说难以通过相关实验予以直接验证，Chiari 畸形伴脊髓空洞患者所伴发脊柱侧凸的病理机制目前仍只停留于假说层面。

此后，为了探寻 Chiari 畸形与脊柱侧凸两者间的相关性，许多学者从不同角度进行了深入研究。Ono 等报道 70% 的 Chiari 畸形患者小脑扁桃体主要下疝方向与其脊柱侧凸主弯方向一致，提示小脑扁桃体不对称下疝可能影响脊柱侧凸主弯方向。Yeom 等发现 83% 的脊髓空洞患者空洞位置的偏向方向与脊柱侧凸主弯方向一致，提示脊髓空洞可能同样在脊柱侧凸起始阶段作用明显，可以影响脊柱侧凸主弯的方向。但上述两项研究同时也发现此类脊柱侧凸顶椎位置与脊髓空洞位置间并没有明显相关性，提示该类脊柱侧凸的形成可能并非由于脊髓空洞造成的直接局部神经损伤所致，而是由于脊髓空洞引起的整个躯体平衡异常所致。Attenello 等发现枕骨大孔减压术在治疗 Chiari 畸形的同时也可以阻止伴发轻度脊柱侧凸（Cobb 角 <40°）的进展；而伴有严重脊柱侧凸（Cobb 角 > 40°）患者枕骨大孔减压术后脊柱侧凸畸形仍会继续进展，这一研究结果提示在此类脊柱侧凸发生发展的早期，Chiari 畸形造成的神经损伤是促使脊柱侧凸进展的重要因素，而随之脊柱侧凸严重程度的加剧，生物力学等因素逐渐取代 Chiari 畸形引起的损伤因素，成为此类脊柱侧凸进展的主要因素。虽然 Ono 等发现此类患者中脊髓空洞体积大小与脊柱侧凸程度相关，但是众多学者研究结果表明小脑扁桃体下疝程度、脊髓空洞大小与脊柱侧凸严重程度间并没有明显关联性，提示此类脊柱侧凸的进展

可能并非仅由 Chiari 畸形与脊髓空洞所决定。目前虽然对 Chiari 畸形／脊髓空洞如何引起脊柱侧凸的机制还不清楚，但可以确定的是，前者为因，后者为果。而不像部分学者认为的脊柱侧凸是因，认为脊柱侧凸发生后导致 CSF 循环受阻，随后诱发脊髓空洞，目前主流学术界认为这是一个错误的观点。现在美国脊柱侧凸研究学会（SRS）也把伴发于脊髓空洞的脊柱侧凸归为神经肌源性脊柱侧凸。

对 Chiari 畸形／脊髓空洞与脊柱侧凸间的相关性有了初步认识以后，许多学者对 Chiari 畸形伴脊髓空洞患者发生脊柱侧凸的具体机制进行了进一步研究。McGirt 等发现 Chiari 畸形相关神经症状的严重程度与脑脊液动力学障碍程度明显相关，且枕骨大孔减压术后脑脊液流动学障碍改善程度与术后患者临床症状改善也相关。那么作为伴随 Chiari 畸形相关症状，脊柱侧凸的发生可能也与脑脊液流动学障碍有关。南京鼓楼医院朱泽章等研究发现，CMS 患者凸侧竖脊肌 T0 型终板和病变终板数均显著多于凹侧，而 AIS 患者凹侧竖脊肌 T0 型终板和病变终板数均显著多于凸侧，提示脊髓空洞患者竖脊肌肌纤维及运动终板的病理特征与 AIS 患者明显不同，伴发脊髓空洞的脊柱侧凸患者竖脊肌可能存在原发性失神经支配，这种失神经支配可能是脊柱侧凸发生的始动因素之一。脊髓空洞侵犯脊髓前角后可破坏脊髓的运动传导功能，而肌肉发生失神经支配后周围残存神经纤维发出新的分支去支配相邻肌纤维，此时常伴有肌纤维的萎缩、同型肌纤维群聚，并可见失活的退变终板。CMS 患者凸侧 T0 型终板和病变终板数显著多于凹侧，提示脊柱侧凸凸侧的失神经支配较凹侧严重（图 14-1-15）。南京鼓楼医院与清华大学生物医学影像研究中心合作，基于多次激发的高清弥散成像方法及纤维示踪技术对 CMS 患者进行进一步研究后发现，该类患者脊柱侧凸偏向于脊髓神经纤维微细结构损害更严重的一侧（图 14-1-16），首次证实了小脑扁桃体下疝和脊髓空洞对脊髓的不对称损害作用是引起 CM I 患者脊柱侧凸的重要致病因素。

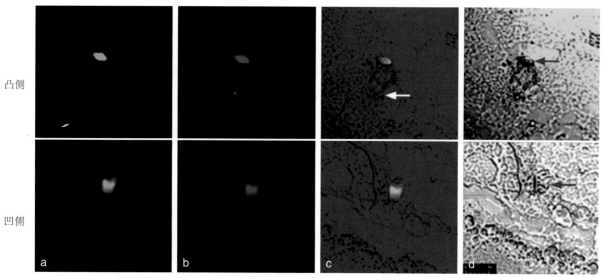

凸侧

凹侧

图 14-1-15 Chiari 畸形伴发脊柱侧凸患者椎旁肌神经肌肉接头乙酰胆碱受体的扩散。乙酰胆碱酯酶绿染（a），AChR 红染（b），示 AChR 在该患者凸侧椎旁肌超出乙酰胆碱酯酶所在范围（c，箭头），提示 AChR 向突触后膜外扩散。图 d 中红色箭头为神经肌肉接头

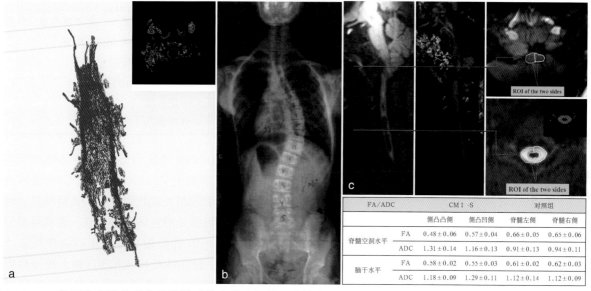

| FA/ADC | | CMⅠ-S | | 对照组 | |
| --- | --- | --- | --- | --- | --- |
| | | 侧凸凸侧 | 侧凸凹侧 | 脊髓左侧 | 脊髓右侧 |
| 脊髓空洞水平 | FA | 0.48±0.06 | 0.57±0.04 | 0.66±0.05 | 0.65±0.06 |
| | ADC | 1.31±0.14 | 1.16±0.13 | 0.91±0.13 | 0.94±0.11 |
| 脑干水平 | FA | 0.58±0.02 | 0.55±0.03 | 0.61±0.02 | 0.62±0.03 |
| | ADC | 1.18±0.09 | 1.29±0.11 | 1.12±0.14 | 1.12±0.09 |

图 14-1-16 基于多次激发的高清弥散成像方法和纤维示踪技术（a）对 CMⅠ-S 患者进行研究后发现，患者脑干和脊髓空洞两侧脊髓神经纤维弥散张量成像参数表观弥散系数（apparent diffusion coefficient, ADC）和各向异性分数（fractional anisotropy, FA）存在显著差异，通过纤维示踪技术，该类患者脊柱侧凸偏向于脊髓神经纤维微细结构损害更严重的一侧（c），从而证实了小脑扁桃体下疝和脊髓空洞对脊髓的不对称损害作用是引起 CMⅠ 患者脊柱侧凸的重要机制

## 参考文献

[1] Loukas M, Noordeh N, Shoja M, et al. Hans Chiari (1851-1916)[J]. Childs Nerv Syst, 2008, 24(3): 407-409.

[2] Haddad FA, Qaisi I, Joudeh N, et al. The newer classifications of the chiari malformations with clarifications: an anatomical review[J]. Clin Anat, 2018, 31(3): 314-322.

[3] Tubbs RS, Demerdash A, Vahedi P, et al. Chiari IV malformation: correcting an over one century long historical error[J]. Childs Nerv Syst, 2016, 32(7): 1175-1179.

[4] Bordes S, Jenkins S, Tubbs RS. Defining, diagnosing, clari-fying, and classifying the Chiari I malformations[J]. Childs Nerv Syst, 2019, 35(10): 1785-1792.

[5] Gardner E, O'Rahilly R, Prolo D. The Dandy-Walker and Arnold-Chiari malformations. Clinical, developmental, and teratological considerations[J]. Arch Neurol, 1975, 32(6): 393-407.

[6] Aitken LA, Lindan CE, Sidney S, et al. Chiari type I malfor-mation in a pediatric population[J]. Pediatr Neurol, 2009, 40(6): 449-454.

[7] Tubbs RS, Yan H, Demerdash A, et al. Sagittal MRI often overestimates the degree of cerebellar tonsillar ectopia: a potential for misdiagnosis of the Chiari I malformation[J].

Childs Nerv Syst, 2016, 32(7): 1245-1248.

[8] 王嵘, 邱勇, 蒋健, 等. 脊柱侧凸为首发症状的Chiari畸形临床研究[J]. 中华神经外科杂志, 2008, 24(8): 617-619.

[9] Arai S, Ohtsuka Y, Moriya H, et al. Scoliosis associated with syringomyelia[J]. Spine (Phila Pa 1976), 1993, 18(12): 1591-1592.

[10] 吴涛, 孙旭, 朱泽章, 等. 儿童Chiari畸形伴脊柱侧凸的影像学特点与临床意义[J]. 临床小儿外科杂志, 2010, 9(4): 243-247; 251.

[11] Mitchell MC, Boitnott JK, Kaufman S, et al. Budd-Chiari syndrome: etiology, diagnosis and management[J]. Medicine (Baltimore), 1982, 61(4): 199-218.

[12] 闫煌, 朱泽章, 邱勇, 等. 特发性青少年脊髓空洞症患儿后颅窝线性容积的改变及临床意义[J]. 中华小儿外科杂志, 2013, 34(9): 651-654.

[13] Capra V, Iacomino M, Accogli A, et al. Chiari malformation type I: what information from the genetics?[J]. Childs Nerv Syst, 2019, 35(10): 1665-1671.

[14] Gad KA, Yousem DM. Syringohydromyelia in Patients with Chiari I Malformation: a retrospective analysis[J]. AJNR Am J Neuroradiol, 2017, 38(9): 1833-1838.

[15] Buell TJ, Heiss JD, Oldfield EH. Pathogenesis and cerebrospinal fluid hydrodynamics of the Chiari I malformation[J]. Neurosurg Clin N Am, 2015, 26(4): 495-499.

[16] 闫煌, 朱泽章, 吴涛, 等. Chiari畸形Ⅰ型患者小脑扁桃体下疝程度及脊髓空洞形态与后颅窝容积的相关性[J]. 中国脊柱脊髓杂志, 2012, 22(6): 495-499.

[17] Yan H, Zhu Z, Liu Z, et al. Diffusion tensor imaging in cervical syringomyelia secondary to Chiari I malformation: preliminary results[J]. Spine (Phila Pa 1976), 2015, 40(7): E381-387.

[18] Zhu Z, Yan H, Han X, et al. Radiological features of scoliosis in Chiari I malformation without syringomyelia[J]. Spine (Phila Pa 1976), 2016, 41(5): E276-281.

[19] Yang Yu, Yong Qiu, Bin Wang, et al. Abnormal spreading and subunit expression of junctional acetylcholine receptors of paraspinal muscles in scoliosis associated with syringomyelia[J]. Spine, 2007, 32(22): 2449-2254.

## 第二节 Chiari 畸形

患有 Chiari 畸形（CM）的患儿可能会表现出一系列症状与体征（表 14-2-1），最常见的原因是脑脊液（cerebrospinal fluid，CSF）流体动力学异常、颅后窝区域的直接神经压迫和（或）脊髓空洞症。患儿发现异常的年龄中位数为 8 岁，但是相关症状可能出现在儿童时期的任何阶段。儿童 CMⅠ的临床表现与成人不同，尤其对于早发患儿，例如，可能会出现睡眠呼吸暂停及喂食困难等。通常儿童的症状持续时间短于成人。

### 临床表现

颈部疼痛及枕后头疼是儿童 CMⅠ最为常见的症状。60%~70% 患儿有疼痛表现，这种疼痛可以是钝性持续的，多位于枕部至上颈部，通常与 Valsalva 动作有关，如运动、大笑、打喷嚏、承重

| 表14-2-1 | CMⅠ患儿常见临床症状与体征 |
|---|---|
| 发生原因 | 临床症状／体征 |
| 脑脊液流动异常 | • Valsalva 动作会导致枕颈部头疼加重 |
| 小脑综合征 | • 共济失调<br>• 构音障碍<br>• 振动幻视<br>• 眼球震颤<br>• 动作笨拙 |
| 脑干综合征 | • 吞咽困难，反复性误吸<br>• 呼吸不规律<br>• 下脑神经功能障碍，包括听觉干扰、舌部萎缩、面部感觉缺失及三叉神经或舌咽神经痛<br>• 斜视<br>• 窦性心动过缓<br>• 呃逆 |
| 脊髓综合征 | • 运动及感觉消失，尤其是手部、背部、肩部及四肢的非根性疼痛<br>• 反射减退或反射亢进<br>• Babinski 征阳性<br>• 小便失禁<br>• 脊柱侧凸 |

或咳嗽。Williams 等认为 Chiari 畸形颅内结构异常可能导致咳嗽或 Valsalva 动作时 CSF 流体力学发生变化，引起相关症状和体征。该特征提示脑脊液流动异常可能是潜在的病理机制，也有可能是神经组织（$C_1$~$C_3$ 神经根）受到压迫刺激所致（其解释了 CMⅠ患儿涉及枕区和顶区的上颈椎疼痛）。对于幼儿，因尚未具备语言表达能力，疼痛可能表现为易激惹、角弓反张或持续哭闹。

与脑干或小脑压迫的相关症状包括共济失调（20%~40%），呼吸异常（10%），以及眼部或耳部症状（20%~70%），如眼球震颤等。下脑神经功能障碍的发生率为 15% ~ 26%。更有甚者，在某些罕见病例中，中枢性睡眠呼吸障碍可能导致患儿猝死。

CMⅠ患儿存在脊髓压迫或脊髓空洞亦会产生相关神经症状及体征。脊髓相关功能障碍包括运动及感觉丧失（30%~92%）、反射减退（38%）、反射亢进（40%~52%）、阵挛（18%），以及 Babinski 征阳性（28%）。轻瘫在上肢最常见，感觉受损同时包括疼痛及温度敏感性下降。Chiari 畸形患儿临

床症状与体征多难以具体化或难以量化，而临床症状与体征的转归又是治疗 Chiari 畸形疗效的重要考量。目前临床上多采用芝加哥 Chiari 畸形预后量表对 Chiari 畸形／脊髓空洞的治疗疗效进行综合评估（表 14-2-2）。

## 影像学表现

　　脊柱侧凸是儿童 CM 最常见的骨科临床表现，脊柱磁共振成像（MRI）研究显示，2%～26% 的初始诊断为特发性脊柱侧凸患儿存在神经系统异常，其中最常见的就是 Chiari 畸形和脊髓空洞症。但据此为每个不需要手术治疗的脊柱侧凸儿童均安排全面 MRI 并不符合医学经济学，因为这些病例中仅有一小部分实际上伴有神经系统异常。因此，对接诊脊柱侧凸儿童的医生来说，首先面临的挑战就是决定何时需要对脊柱侧凸患儿进行 MRI 检查来排除神经系统异常——医生必须依靠患者侧凸的影像学特征和临床经验来作出决定。

　　近年来，伴发 Chiari 畸形／脊髓空洞的脊柱侧凸的影像学特征逐渐引起了关注。既往研究发现其影像学特征与特发性脊柱侧凸不同，伴有 Chiari 畸形／脊髓空洞的脊柱侧凸，左胸弯、双胸弯、三弯、长胸弯（下端椎在 $T_{12}$ 以下）发生率较高。而一些表现为右胸弯的 Chiari 畸形脊柱侧凸，也往往表现为端椎和（或）顶椎位置上移或下移的特征。这些影像学表现在特发性脊柱侧凸中发生率较低，因此 Spiegel DA 等将这类侧凸弯型／特征命名为不典型（atypical）侧凸弯型／特征。与特发性脊柱侧凸相比，Chiari 畸形脊柱侧凸呈不典型侧凸类型的比例明显较高，几乎达到半数，其中左胸弯的发生率为 32%～40%，邱勇在一项回顾性研究

中发现 87 例 Chiari 畸形患者中具有不典型侧凸类型患者达到 43.7%，其中左胸弯发生率为 42.5%。在低龄患儿中，吴涛等对 40 例年龄 <10 岁的 Chiari 畸形合并脊柱侧凸患儿的弯型进行分析，不典型侧凸类型 19 例，占患儿总数的 47.5%，其中主弯为左胸弯 16 例（发生率为 40%）。这些研究表明，在 Chiari 畸形伴脊柱侧凸中，左胸弯、双胸弯和左胸右腰弯等不典型侧凸类型的发生率远高于在特发性脊柱侧凸中的发生率，其中尤以左胸弯为主。而在表现为典型脊柱侧凸类型的 Chiari 畸形和（或）脊髓空洞患者中，部分仍具有一些不典型的特征。朱泽章在 49 例有典型特发性脊柱侧凸类型的 Chiari 畸形患者中发现侧凸具有不典型特征者占总数的 65.3%，主要表现为顶椎与下端椎位置异常。这些研究结果的重要意义在于对于脊柱侧凸作为首诊（特别是无神经系统症状和体征）的特发性脊柱侧凸患者，如出现以上不典型影像学特征的特发性脊柱侧凸患儿，应行全面 MRI 检查以排除 Chiari 畸形和脊髓空洞的风险（图 14-2-1）。

## 治疗

　　CM 患儿的治疗包括保守治疗和手术治疗。

### （一）保守治疗

　　适用于无症状或症状较轻患者，其小脑扁桃体下疝程度多较轻（<5mm），无脊髓空洞，生活方式和生活质量未受影响。若有疼痛症状，多予以镇痛对症治疗。有极少数 Chiari 畸形患者在随访中有自发消失或改善倾向，这间接说明随着时间的推移，小脑扁桃体下降的程度并不总是稳定的（图 14-2-2）。小脑扁桃体的逐渐上升与正常的儿童发

| 表 14-2-2 | 芝加哥 Chiari 畸形预后评分（CCOS） | | | |
|---|---|---|---|---|
| 疼痛症状 | 非疼痛症状 | 功能影响 | 并发症 | 总体评分 |
| 加重：1 分 | 加重：1 分 | 无法参加日常活动：1 分 | 永久性并发症损害且难以控制：1 分 | 4 分：失能 |
| 不变且药物难治：2 分 | 改善但仍有功能损害：2 分 | 重度损害（对日常生活影响大于 50%）：2 分 | 永久性并发症损害但控制良好：2 分 | 8 分：功能受损 |
| 改善或药物可控：3 分 | 改善且未有功能损害：3 分 | 中度损害（对日常生活影响小于 50%）：3 分 | 一过性并发症损害：3 分 | 12 分：功能恢复 |
| 痊愈：4 分 | 痊愈：4 分 | 正常生活：4 分 | 无并发症：4 分 | 16 分：良好恢复 |

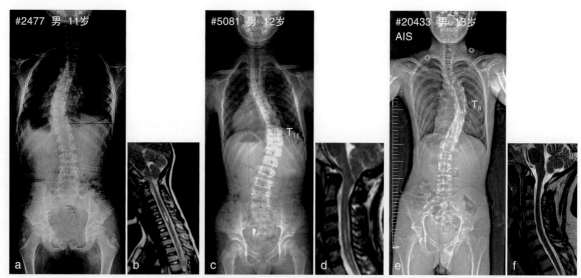

图 14-2-1　男（#2477），11岁，因"特发性"脊柱侧凸就诊（a），MRI 示 Chiari 畸形合并脊髓空洞（b）。与脊髓 MRI 正常（f）的特发性脊柱侧凸（e）相比，该患者表现为左胸弯，属不典型弯。男（#5081），12岁，因"特发性"脊柱侧凸就诊，患儿侧凸虽表现为右胸弯的典型弯，但相比于顶椎为 $T_8$ 的青少年特发性脊柱侧凸的典型右胸弯（e、f），表现低顶椎（$T_{11}$）长胸弯的不典型特征，MRI 示其为 Chiari 畸形合并脊髓空洞（d）

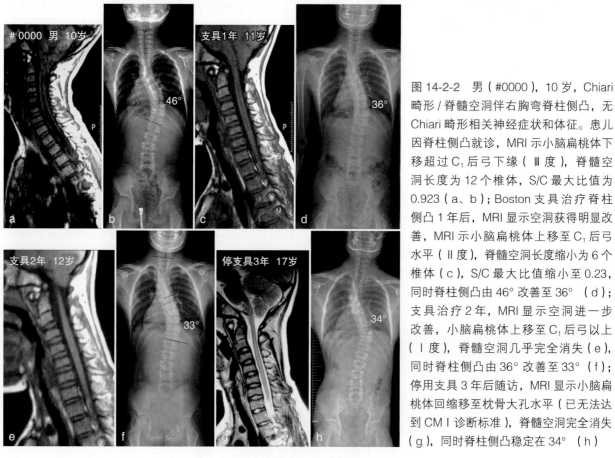

图 14-2-2　男（#0000），10岁，Chiari 畸形 / 脊髓空洞伴右胸弯脊柱侧凸，无 Chiari 畸形相关神经症状和体征。患儿因脊柱侧凸就诊，MRI 示小脑扁桃体下移超过 $C_1$ 后弓下缘（Ⅲ度），脊髓空洞长度为 12 个椎体，S/C 最大比值为 0.923（a、b）；Boston 支具治疗脊柱侧凸 1 年后，MRI 显示空洞获得明显改善，MRI 示小脑扁桃体上移至 $C_1$ 后弓水平（Ⅱ度），脊髓空洞长度缩小为 6 个椎体（c），S/C 最大比值缩小至 0.23，同时脊柱侧凸由 46° 改善至 36°（d）；支具治疗 2 年，MRI 显示空洞进一步改善，小脑扁桃体上移至 $C_1$ 后弓以上（Ⅰ度），脊髓空洞几乎完全消失（e），同时脊柱侧凸由 36° 改善至 33°（f）；停用支具 3 年后随访，MRI 显示小脑扁桃体回缩移至枕骨大孔水平（已无法达到 CMI 诊断标准），脊髓空洞完全消失（g），同时脊柱侧凸稳定在 34°（h）

育相关。对 CMI 的任何临床干预都应考虑到这种正常的上升。定期临床检查及每隔 9～12 个月复查 MRI 对于随访轻度 CMI 患者的症状或下疝程度变化尤为重要。对于偶然发现小脑扁桃体下疝但未表现出任何症状的患者，每隔一年接受一次临床检查是比较合理的方案。

### （二）手术治疗

对于伴有神经损害症状的 CM 合并脊髓空洞患儿，美国神经外科医师协会（AANS）发布的 CM 畸形治疗指南，认为早期手术是最佳的治疗方法。手术治疗的主要目的是：①通过对枕骨下方及颅颈交界区减压；②恢复枕骨大孔区脑脊液循环；③重建颅内和椎管内蛛网膜下腔的压力平衡；④减轻脑干的压迫；⑤缩小或消除脊髓空洞；⑥缓解临床症状。在手术时机选择上，多数学者认为早期治疗可

阻止神经功能进一步恶化，同时也有利于脊柱侧凸的自发矫正或增加支具治疗的有效性。

目前的减压方法有单纯的骨性减压、硬脊膜下减压（保持蛛网膜完整）和蛛网膜下彻底减压三种减压方法，无论选择何种手术方法，治疗目的均是通过扩大颅后窝容积，重建枕骨大孔区脑脊液的正常循环状态，从而终止病情进展，缓解患者的临床症状。①枕下颅后窝减压术是这三种术式的基本内容（图 14-2-3），过去常规术式是广泛颅后窝减压术，其骨窗减压范围可达 5~6cm，向上可达横

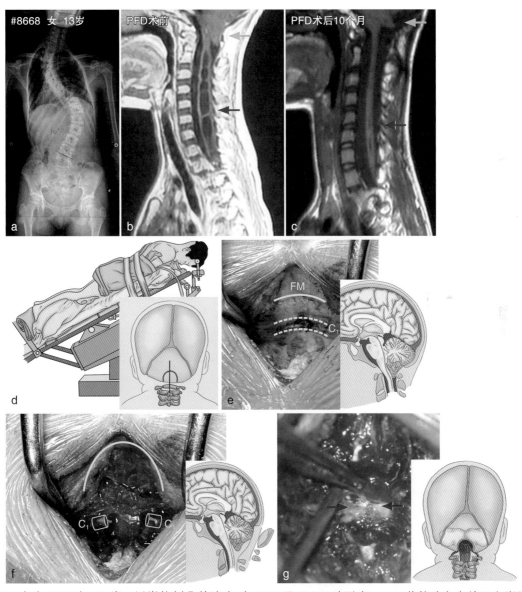

图 14-2-3　女（#8668），13 岁，以脊柱侧凸首诊（a），MRI 示 Chiari 畸形（b、c，蓝箭头）合并巨大膨胀型脊髓空洞（b、c，红箭头）。先行单纯颅后窝减压术（PFD），手术取枕颈后路正中切口（d，红线），手术暴露枕骨大孔（FM）下缘、$C_1$ 寰椎后弓（e）；枕骨开窗范围 2cm 左右（f，黄线），$C_1$ 后弓部分切除；锐性剥除寰枕筋膜，减压范围达到小脑扁桃体尾端（g，箭头），见硬膜下脑脊液充盈良好，搏动正常即可。患者术后 10 个月复查 MRI 示小脑扁桃体下疝回缩及脊髓空洞明显缩小（c）

窦，外侧近乙状窦。近年来，通过减压术式的不断改进，发现小范围骨窗减压亦可达到同样效果，同时避免因大范围骨性减压导致小脑下垂及后组脑神经障碍等严重并发症。减压骨窗范围可缩小至2cm左右，宽度以椎管宽度为准，上缘达枕骨鳞部下缘，下缘达$C_1$后弓下缘，有时可保留$C_1$后弓骨皮质完整。②硬脊膜下减压（保持蛛网膜完整）的方法，近年来受到很多学者的认可和推崇，其骨窗减压范围同上，强调在显微镜下Y形剪开硬脊膜而保证蛛网膜的完整，使用皮下深筋膜修补切开的硬膜（即硬脊膜成形术），从而起到扩大枕骨大孔后区容积的作用，以及改善颅颈交界区局部脑脊液循环的目的（图14-2-4）。在许多病例中证实是既安全有效，且并发症少的好办法。但亦有针对枕下颅后窝骨性减压后是否切开硬膜的Meta分析研究发现，硬膜扩大成形组的临床改善并不优于单纯骨性减压组，而术后出现脑脊液漏、无菌性脑膜炎的风险增高，需要慎重选择。③蛛网膜下彻底减压是最传统和经典的方法，随着对Chiari畸形的进一步认识和显微技术的提高，之前采用的蛛网膜下减压方法可以通过很小的手术切口和创伤即可做到软膜加小脑扁桃体部分切除和环脑干360°彻底减压。这也是目前公认的治疗小脑扁桃体下疝和脊髓空洞严重病例最有效的方法。但是，相对硬脊膜下减压方法，手术并发症较多，彻底减压会增加手术风险。

国际主流神经外科学界认为儿童Chiari畸形Ⅰ型患者在小脑扁桃体位置、硬脑膜弹性及组织相容性方面均与成人患者不同，且儿童术后并发症较成人多，因此建议对儿童应优先采取单纯颅后窝骨性减压术。姜恩泽回顾性分析了90例CMⅠ患儿，随机分为两组，每组45例，一组接受颅后窝减压-硬膜成形术，另一组接受单纯颅后窝减压手术。对患者的CCOS评分、并发症情况及影像学参数进行分析比较。结果显示颅后窝减压-硬膜成形术组和单纯颅后窝减压术组的脊髓空洞缩小率、CCOS评分均无显著差异，而颅后窝减压-硬膜成形术组和单纯颅后窝减压术组的手术时间分别为166分钟和119分钟，引流时间分别为2.50天和1.88天，术后引流量分别为413ml和73ml。颅后窝减压-硬膜成形术组的脑脊液相关并发症发生率（38.1%）显著高于单纯颅后窝减压组（2.5%，$P<0.05$）。因此，单纯颅后窝减压术与颅后窝减压-硬膜成形术的临床疗效及影像学疗效无显著差异，而并发症发生率较低。对于CMⅠ患儿，硬膜成形术并非是必须的。Kennedy BC通过回顾性分析该中心156例均行单纯颅后窝减压术的CMⅠ患儿，即单纯行枕下颅骨切除和$C_1$后弓部分切除，锐性剥除寰枕筋膜，减压范围达到小脑扁桃体尾端。术中常规进行超声检查，以检测减压是否充分，最终92%采用单纯减压处理的患儿，硬膜下脑脊液充盈良好，搏动正常。对未达到上述标准的12例患儿，进一步行$C_2$椎板部分切除，回顾术前MRI可见这些患者的小脑扁桃体均下疝至$C_2$椎板下缘。所有患者术后未出现严重并发症。随访结果显示，91%的患者获得良好的手术效果，仅14例患者因原有症状持续、复发或出现新的症状或脊柱侧凸进展需再次手术。单因素分析发现，$C_2$椎板切除、小脑扁桃体下疝程度、肌力减退、呼吸困难均提示为再次手术的危险

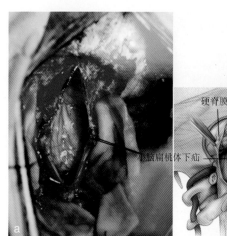
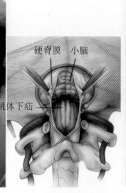
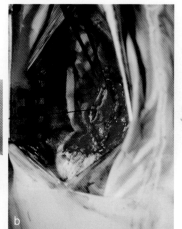
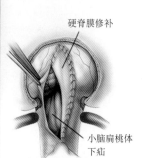

图14-2-4　硬脊膜扩大成形术。打开硬脊膜查看扁桃体和小脑延髓池（a）；使用患者深筋膜或人工合成材料补片缝合到硬脊膜上，以扩大硬脊膜开口和小脑扁桃体周围空间（b）

因素。多因素回归分析提示，$C_2$ 椎板切除为再次手术的独立预测因子；肌力减退与再次手术之间存在相关性；术前小脑扁桃体下疝不足 8mm 者均无需再次手术。

从邱勇团队的经验并结合文献来看：①对于大部分症状性 CM I 患儿可单纯行枕下减压术，尤其是小脑扁桃体下疝不足 8mm 者；②单纯枕下减压术使 90% 患儿症状明显改善，手术并发症发生率亦低；③对于小脑扁桃体下疝至 $C_2$ 椎板平面以下者，单纯去骨瓣减压的失败风险较高，需考虑进一步行硬膜切开减压；④对于神经系统症状和脊柱侧凸短期进展迅速及颅颈交界区不稳定需行融合手术者，可在 PFD 基础上选择硬脑膜开放手术；⑤对于二次手术，蛛网膜粘连的松解还是提倡的。术中直接处理小脑扁桃体的比例很小，只有小脑扁桃体增大或胶质增生明显者才考虑切除。通过处理闩部来疏通脑脊液循环的报道更是少数，其并未获得更好的临床效果。多数儿童脊髓空洞，患者在行枕下颅后窝减压术后即可获得较好的临床结果，对合并的脊髓空洞进行造瘘或分流术在第一次手术中较少采用。

尽管目前 CM I 的手术治疗方法仍存争议，但围绕手术治疗的主要目的是一致的：即通过对枕骨下方及颅颈交界区减压，恢复枕骨大孔区脑脊液循环，重建颅内和椎管内蛛网膜下腔的压力平衡。闫煌等通过对伴和不伴有脊髓空洞的 CM I 患者颅后窝线性容积特征的对比研究后猜测，颅后窝斜坡低平可能是促使 CM I 患者脊髓空洞形成和发展的重要因素之一。该骨性闸门越低平，对枕骨大孔区的梗阻作用越明显，对脑脊液的循环流动影响越大。Clarke 和 Quigley 等通过四维磁共振相位对比血流成像技术亦印证了这一猜想：CM I 患者较低平的斜坡结构对枕骨大孔出口前方所产生的闸门效应可能对枕骨大孔区，尤其是延前池产生推挤，影响了脑脊液的正常循环流动。且该骨性闸门越低平，对枕骨大孔区的梗阻作用越严重，对脑脊液的循环流动影响越大。

基于以上这些研究结论，近来有学者提出通过术前 MRI 和脑脊液检查，将 Chiari 畸形 0 型和 I 型的颅颈交界区脑脊液流体动力学分为三型，I 型：小脑扁桃体后间隙脑脊液循环障碍；II 型：小脑扁桃体后间隙 + 第四脑室间隙脑脊液循环障碍；III 型：脑干腹侧间隙 + 第四脑室间隙 + 小脑扁桃体后间隙脑脊液循环障碍。通常 I 型采用硬膜下减压术即可达到治疗目的；III 型则往往需要采用蛛网膜下减压的方式；对于 II 型，则需根据经减压骨窗的术中超声探查结果，选择不同的减压方式。如果术中超声探查显示骨性减压后，第四脑室正中孔和小脑扁桃体背侧蛛网膜间隙开放，脑脊液流动通畅，则只行硬膜下减压术即可。如果超声探查该区域的脑脊液循环仍然不通畅，则需要剪开蛛网膜彻底减压。根据以上 Chiari 畸形的颅颈交界区脑脊液动力学分型选择有效的针对性减压方法，既可减少手术并发症，又可提高手术治疗效果。

## 参考文献

[1] Bogdanov EI, Faizutdinova AT, Mendelevich EG, et al. Epidemiology of symptomatic Chiari malformation in tatarstan: regional and ethnic differences in prevalence[J]. Neurosurgery, 2019, 84(5): 1090-1097.

[2] Milhorat TH, Chou MW, Trinidad EM, et al. Chiari I malformation redefined: clinical and radiographic findings for 364 symptomatic patients[J]. Neurosurgery, 1999, 44(5): 1005-1017.

[3] Ahluwalia R, Foster J, Brooks E, et al. Chiari type I malformation: role of the Chiari severity index and Chicago Chiari outcome scale[J]. J Neurosurg Pediatr, 2020, 26(3): 1-7.

[4] Spiegel DA, Flynn JM, Stasikelis PJ, et al. Scoliotic curve patterns in patients with Chiari I malformation and/or syringomyelia[J]. Spine (Phila Pa 1976), 2003, 28(18): 2139-2146.

[5] Zhang W, Sha S, Xu L, et al. The prevalence of intraspinal anomalies in infantile and juvenile patients with "presumed idiopathic" scoliosis: a MRI-based analysis of 504 patients[J]. BMC Musculoskelet Disord, 2016, 17(1): 189.

[6] Sha S, Zhu Z, Sun X, et al. Effectiveness of brace treatment of Chiari malformation-associated scoliosis after posterior fossa decompression: a comparison with idiopathic scoliosis[J]. Spine (Phila Pa 1976), 2013, 38(5): E299-305.

[7] Sha S, Li Y, Qiu Y, et al. Posterior fossa decompression in Chiari I improves denervation of the paraspinal muscles[J]. J Neurol Neurosurg Psychiatry, 2017, 88(5): 438-444.

[8] Grahovac G, Pundy T, Tomita T. Chiari type I malformation of infants and toddlers[J]. Childs Nerv Syst, 2018, 34(6): 1169-1176.

[9] Cai S, Tian Y, Zhang J, et al. Posterior fossa decompression with or without duraplasty for patients with chiari type I malformation and basilar impression: a meta-analysis[J]. Eur Spine J, 2021, 30(2): 454-460.

[10] Cama A, Tortori-Donati P, Piatelli GL, et al. Chiari complex in children--neuroradiological diagnosis, neurosurgical treatment and proposal of a new classification (312 cases)[J]. Eur J Pediatr Surg, 1995, 5(Suppl 1): 35-38.

[11] Guan J, Yuan C, Zhang C, et al. A novel classification and its clinical significance in Chiari I malformation with syringomyelia based on high-resolution MRI[J]. Eur Spine J, 2021 Feb 5: doi: 10. 1007/s00586-021-06746-y; Online ahead of print.

## 第三节 脊髓空洞

脊髓空洞是指位于脊髓内的充满液体的管状腔，多位于 $C_2 \sim T_9$ 之间，但也可延伸到远端脊髓圆锥，或向上延伸到脑干（图 14-3-1）。流行病学调查报道的发病率在不同区域有所不同，日本地区为 1.94/100 000，西方国家为 8.4/100 000，不同地区发病率巨大差异的原因目前仍不清楚。在儿童中，脊髓空洞常伴随有其他的先天性脊柱脊髓畸形，最常见的是 Chiari 畸形 I 型（CM I）及脊髓栓系，但也可发生在患脑膜炎、脊柱肿瘤、髓内或髓外肿瘤数年之后。

### 病因学

先天性脊髓空洞被视为原发性神经管发育异常，而获得性脊髓空洞则被认为是由脑脊液循环异常导致的。在 CM I 中，由于下疝的小脑扁桃体阻塞了脑脊液由颅内流向脊柱椎管内的正常路径，产生了异常压力差，最终导致了液体在中央管及脊髓实质内的累积。同样，这一机制也认为，感染（如脑膜炎）、炎症（如脊髓蛛网膜炎）、髓内肿瘤（如脊髓神经胶质细胞瘤）和髓外肿瘤（如蛛网膜囊肿）等是导致脊髓空洞的原因。髓内肿瘤相关的脊髓空洞可能具有与上述相似的病理机制，但其也可能是肿瘤活动的结果，类似于室管膜瘤及成血管细胞瘤等。在患有脊髓栓系的患儿中，出现新发脊髓空洞或原有脊髓空洞扩大的原因可能是同时伴有 Chiari 畸形 II 型，其机制类似于 CM I 中空洞形成机制。除此之外，脊髓栓系产生的力学效应或远端脊髓的代谢和缺血性改变也被报道有可能是脊髓空洞产生的影响因素。

### 临床表现

儿童脊髓空洞可以是无症状性的，或仅以脊柱侧凸为唯一的临床症状。在有症状的脊髓空洞患者中，临床症状类似于其他脊髓占位性疾病所表现的除头面部外的双侧运动及感觉症状和体征。患者常有背部、肩部及四肢的疼痛、无力、僵硬等症状，同时可有四肢冷热觉消失，尤其以手部最为常见，伴随有披肩样分布在背部及上臂的痛觉和温度觉消失。这些症状由中枢交叉的脊髓丘脑束损伤导致。

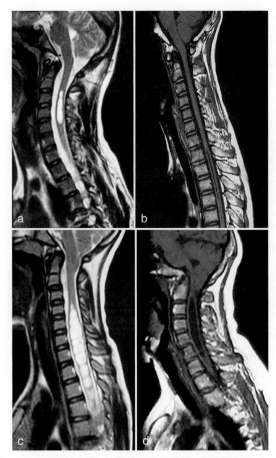

图 14-3-1 CM I 患者脊髓空洞形态。局限型（a）、细长型（b）、念珠型（c）、膨胀型（d）

自主性膀胱症状及肠道功能障碍十分罕见，仅见于终末期脊髓功能异常的患者。每位患者所表现的症状及症状的严重性及持续时间可不尽相同，主要取决于空洞在脊髓内所处位置及扩展的程度。

### 自然史

既往文献对 CM I 自然史报道不多，多项观察性研究表明，无神经系统症状或仅有轻微症状患者接受保守治疗自然史良性率为 77%～94%（图 14-3-2）。Novegno 等纳入 22 例接受保守治疗的 CM I 患者，年龄平均为 6.3 岁，随访时间平均为 5.9 年（3～19 年），末次随访时 MRI 显示 16 例患者（72.7%）的小脑扁桃体下疝保持稳定，4 例患者（18.2%）下疝自发缓解（其中 1 例患者下疝完全消退），2 例患者（9.1%）下疝加重。Strahle 等纳入 147 例年龄 ≤ 18 岁（平均 7.7 岁）且随访时间 ≥ 1 年（平均 3.8 年）的 CM I 患者，末次随访时 103 例患者（70.1%）小脑扁桃体

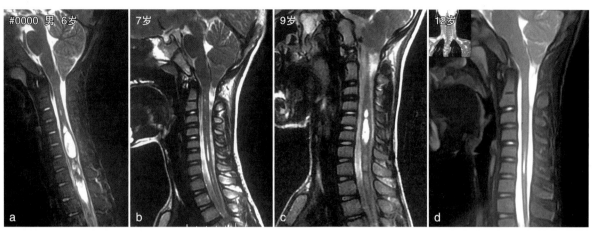

图 14-3-2　男（#0000），6 岁，Chiari 畸形 / 脊髓空洞，无 Chiari 畸形相关神经症状和体征。MRI 示小脑扁桃体下移至 $C_1$ 后弓水平（Ⅱ度），脊髓空洞长度为 11 个椎体，S/C 最大比值为 0.981（a）；Chiari 畸形 / 脊髓空洞未予治疗，1 年后，MRI 显示空洞明显改善，小脑扁桃体上移至 $C_1$ 后弓水平以上（Ⅰ度），脊髓空洞长度缩小为 6 个椎体，S/C 最大比值缩小至 0.710（b）；2 年后，MRI 显示空洞进一步改善，小脑扁桃体上移至 $C_1$ 后弓以上（Ⅰ度），S/C 最大比值缩小至 0.452（c）；患儿 12 岁随访 MRI 显示，小脑扁桃体回缩至枕骨大孔水平，已达到 CMⅠ 的诊断标准，S/C 最大比值缩小至 0.332（d）

下疝变化 ≤ 2mm，45 例（30.6%）下疝缓解，其中 7 例（4.8%）不再符合 CMⅠ 的诊断标准（下疝 <5mm），6 例患者（4.1%）下疝加重（超过 4mm），其认为下疝的改善与年龄相关，年龄越大改善越多；在随访期间 8 例患者（5.4%）发生了脊髓空洞，其中 5 例患者先前已诊断为脊髓空洞前状态或中央管扩张，3 例患者（2.0%）脊髓空洞自发消退，因此其认为选择进行非手术治疗的 CMⅠ 患者，其自然史通常呈良性，偶尔可见自发改善或进展。Whitson 等纳入 52 例不伴脊髓空洞的 CMⅠ 患者，平均年龄 8.2 岁（2～16 岁），随访时间超过 12 年，在末次随访时 50% 的患者小脑扁桃体下疝位置保持稳定，38% 的患者小脑扁桃体下疝缓解（其中 12% 的患者下疝消退），12% 的患者小脑扁桃体下疝进展，故其认为 CMⅠ 患者的小脑扁桃体下疝是动态发展的而非一成不变，并且随访期间小脑扁桃体下疝自发恢复比进展更常见。因此，目前学界认为对于无症状或症状较轻的 CMⅠ 患者，应采用保守治疗并定期随访，然而以上研究或病例数量较少，或患者年龄和末次随访时间的跨度较大，需更多研究论证。

## 治疗

对于无症状的脊髓空洞可进行定期随访观察，虽然某些无症状患者的脊髓空洞较大，可延伸至上颈髓甚至脑干，但是仍有报道该类病例出现自发性缓解（尽管比较罕见）。对于有症状的脊髓空洞患者，非手术治疗应着眼于对疼痛及感觉异常的对症处理，合理应用镇痛药、抗抑郁药、抗癫痫药或 γ - 氨基丁酸类似物等，同时兼顾功能及生活治疗的改善和维持，辅以物理治疗及康复治疗。另一方面，小脑扁桃体下疝不足 5mm，且 4D-PC MRI 脑脊液流动表现正常的患者，即使表现出轻中度神经症状，也优先推荐保守治疗，因减压手术对于脑脊液流动正常的患者意义有限。对于伴有神经管缺陷、脊髓空洞及明显症状（如进展性脊柱侧凸、泌尿系统异常、疼痛）和感觉运动异常的患者，脑脊液分流异常应首先解决，即使这可能需要二次处理。如果仍不成功，可在行特定脊髓空洞手术前考虑行解除脊髓栓系的手术。在部分病例中，解除脊髓栓系可改善神经症状。但是也需意识到，即使在成功解除栓系后，空洞仍可能在随访过程中出现进展。

脊髓空洞手术治疗的首要目的是恢复正常的脑脊液流动。手术方式可因空洞形成病因不同而有所不同。大多数儿童脊髓空洞症与 Chiari 畸形相关，下疝的小脑扁桃体导致枕骨大孔处蛛网膜下腔梗阻，由此造成脑脊液循环障碍是 Chiari 畸形导致脊髓空洞的解剖学基础，这已被众多学者认同，所以颅后窝减压术就成为治疗 Chiari 畸形伴脊髓空洞患者的标准手术方法，从而使没有进行脊髓空洞引流的部分患者术后空洞缩小甚至消失，部分患者表现为不再进展。Heiss 等对 48 例成人 Chiari 畸形患者 PFD 术后后脑的形态进行了研究，发现成人 Chiari 畸形患者 PFD 术后小脑扁桃体有不同程度的回缩，枕骨大孔水平处蛛网膜下腔脑脊液循环通路狭窄也得到明显改善。谢丁丁等对青少年 Chiari 畸形伴脊髓空洞患者 PFD 术后小脑的位置变化做了探究，结果显示颅后窝内容物结构有向上后方向移动的趋势，空洞也获得明显改善，并指出延髓脑桥沟及小脑扁桃体下端的上移对空洞的转归具有促进作用（图 14-3-3）。吴涛等的研究表明在 <18 岁的 CM I 患者中，81.8% 的脊髓空洞改善发生在 PFD 术后 6 个月内，而术后 6 个月后空洞的改善缓慢或维持稳定。朱泽章等的研究亦对 22 例具有连续随访的 CM I 低龄患儿进行了比较分析，发现小脑扁桃体位置和形态的恢复主要发生在 PFD 术后第 1 次 MRI 随访时（术后 6~10 个月），随后维持稳定。空洞的改善也具有类似的变化趋势。

主流的外科治疗 CM 伴随脊髓空洞症的策略主要以颅后窝减压术为主，而空洞分流术多以辅助手术而在临床上被纳入 CM 患者的治疗，颅后窝减压术同期是否有必要行脊髓空洞分流术在学术界尚存争议。有学者认为可先行颅后窝减压术，仅在颅后窝减压术后空洞形态改善不佳时，才有必要二次手术行空洞分流术。Iwasaki 等认为空洞分流术的手术指征应考虑到空洞的形态、大小、长度等因素，他们认为通常情况下空洞 S/C 值大于 70% 的患者

需同时行空洞分流术治疗；蒋健等在对 48 例 CM 患者的手术治疗及随访研究中提出，空洞 S/C 值大于 50% 是 CM 伴脊髓空洞症患者行空洞分流术的理想条件。

在 Chiari 畸形颅后窝减压术后空洞转归的影响因素方面，既往文献报道过性别、年龄、随访时间、小脑扁桃体下疝程度、脊髓空洞大小等对空洞转归的影响。Takayasu 等研究表明女性患者可以获得更好的改善。Navarro 等报道 PFD 手术时年龄小有助于脊髓空洞的转归。Park 等发现 PFD 术前脊髓空洞越严重，术后空洞的转归越好。吴涛等指出小脑扁桃体下疝程度与 PFD 术后空洞的改善呈正相关。除上述术前指标与脊髓空洞转归相关以外，谢丁丁纵向分析青少年 Chiari 患者 PFD 手术前后颅后窝结构位置的变化对空洞转归的影响，并指出小脑扁桃体下端的上移对空洞的改善有促进作用。朱泽章等通过探讨 32 例年龄 <10 岁的 CM I 患儿 PFD 手术前后小脑的位置变化趋势，同样发现小脑扁桃体下端的上移与空洞节段改善率之间存在显著相关性。这可能是因为 PFD 术后颅后窝骨性结构的去除及小脑扁桃体的上移增加了颅后窝的容积，枕骨大孔区蛛网膜下腔梗阻的解除及脑脊液循环通路的重建为空洞的转归提供了有利条件。

枕颈部减压适用于 CM I 患者，通常联合扩大硬脑膜成形术来恢复正常的脑脊液流动。第四脑室脑脊液正常流出在术中也必须得以恢复，如果必

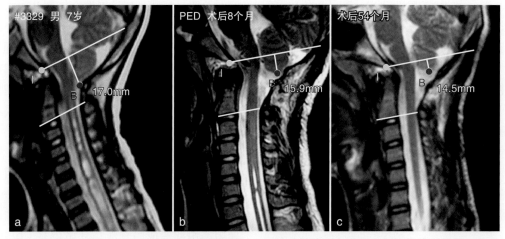

图 14-3-3　男（#3329），7 岁，Chiari 畸形合并脊髓空洞。I 为经过斜坡顶点平行于枢椎椎体下终板沿线的直线，B 点为小脑扁桃体下端，小脑扁桃体下端纵距为 B 点到 I 线的垂直距离。术前小脑扁桃体下端纵距 17.0mm（a），小脑扁桃体为舌状，S/C 最大比值为 0.74；行 PFD 术后 8 个月（b），小脑扁桃体下端纵距为 15.9mm，上移 1.1mm，下端变为钝圆状，S/C 最大比值为 0.42（b），改善值及改善率分别为 0.32、43.2%；PFD 术后 54 个月，小脑扁桃体下端纵距 14.5mm（c），比术前上移 2.5mm，下端变为钝圆状，脊髓空洞消失（c），改善值及改善率分别为 0.40、100%

要，可通过置入第四脑室 - 椎管或脑室 - 胸膜导管来达到目的。在 Chiari 畸形 II 型患者中，枕骨大孔通常是扩大的，减压一般需包括将颈椎椎板切除范围扩大到刚好到达正常脊髓所对应的节段（取决于小脑扁桃体下疝程度），切除狭窄的纤维束（通常在 $C_0 \sim C_1$ 水平），恢复第四脑室脑脊液正常流出。在椎管狭窄的患者中，行椎管切除术而不打开硬膜囊将足以恢复正常的脑脊液流动。由髓内或髓外肿瘤或蛛网膜囊肿所导致的脊髓空洞可通过切除肿瘤或行囊肿开窗减压来达到治疗的目的。与其他病因不同，无论是起因于感染、炎症还是肿瘤，蛛网膜瘢痕所导致的脊髓空洞手术治疗尤其困难。局部、狭窄的纤维束可以被完全安全地切除（如粘连松解术），同时恢复脑脊液流动。但是，当存在广泛的蛛网膜炎时，硬膜、蛛网膜及软脑膜均可以表现为完全的不透明白色组织，相互粘连，使得手术过程中无法鉴别正常解剖结构，分离成为事实上的不可能，在这种情况下，唯一选择即是对空洞行直接引流。直接引流的方式有三种：空洞蛛网膜引流、空洞腹膜引流及空洞胸膜引流。可根据患者的实际临床情况选择合适的引流方式。

**参考文献**

[1] Vandertop WP. Syringomyelia[J]. Neuropediatrics, 2014, 45(1): 3-9.

[2] Koyanagi I, Houkin K. Pathogenesis of syringomyelia associated with Chiari type 1 malformation: review of evidences and proposal of a new hypothesis[J]. Neurosurg Rev, 2010, 33(3): 271-284; discussion 284-285.

[3] Novegno F, Caldarelli M, Massa A, et al. The natural history of the Chiari Type I anomaly[J]. J Neurosurg Pediatr, 2008, 2(3): 179-187.

[4] Evans SC, Edgar MA, Hall-Craggs MA, et al. MRI of 'idiopathic' juvenile scoliosis. A prospective study[J]. J Bone Joint Surg Br, 1996, 78(2): 314-317.

[5] Whitson WJ, Lane JR, Bauer DF, et al. A prospective natural history study of nonoperatively managed Chiari I malformation: does follow-up MRI surveillance alter surgical decision making?[J]. J Neurosurg Pediatr, 2015, 16(2): 159-166.

[6] Hida K, Iwasaki Y, Koyanagi I, et al. Surgical indication and results of foramen magnum decompression versus syringosubarachnoid shunting for syringomyelia associated with Chiari I malformation[J]. Neurosurgery, 1995, 37(4): 673-678; discussion 678-679.

[7] 汪舟, 朱泽章, 邱勇, 等. 青少年Chiari畸形伴脊髓空洞患儿后颅窝减压术术中分流与术后转归的相关性研究[J]. 中华小儿外科杂志, 2014, 35(12): 940-943.

[8] Krieger MD, Falkinstein Y, Bowen IE, et al. Scoliosis and Chiari malformation Type I in children[J]. J Neurosurg Pediatr, 2011, 7(1): 25-29.

[9] Albert GW, Menezes AH, Hansen DR, et al. Chiari malformation Type I in children younger than age 6 years: presentation and surgical outcome[J]. J Neurosurg Pediatr, 2010, 5(6): 554-561.

## 第四节　颅后窝减压术术后脊髓空洞及脊柱侧凸的转归

目前关于 Chiari 畸形导致脊髓空洞的发病机制仍存在争议，但下疝的小脑扁桃体导致枕骨大孔区蛛网膜下腔梗阻及脑脊液循环障碍是 Chiari 畸形导致脊髓空洞的解剖学基础已被众多学者认同。颅后窝容积狭小及正常发育的小脑组织是导致颅后窝拥挤及小脑扁桃体下疝的主要原因。Tubbs 及闫煌等研究发现 Chiari 畸形 / 单纯脊髓空洞患者的颅后窝各项线性容积指标均小于同龄正常人，这是目前颅后窝减压术（posterior fossa decompression, PFD）成为治疗 Chiari 畸形伴脊髓空洞患者的标准手术方法之一的病理解剖学基础，其目的是解除枕骨大孔区压迫、恢复枕骨大孔区脑脊液的循环通道。

PFD 术后脊髓空洞转归最广泛使用的定义：脊髓空洞长度或 S/C 最大比值减小 20% 以上者，为空洞改善。其中，空洞长度是指矢状位 MRI 上脊髓空洞跨越的椎体数目；空洞 / 脊髓（syrinx/cord，S/C）最大比值是指横断位 MRI 上脊髓空洞最大前后径与同水平脊髓前后径的比值（图 14-4-1）。脊髓空洞的改善最常发生于 PFD 术后 6 个月内，且可在术后数年内以缓慢速率持续改善。PFD 术后 6 个月以内 90% 的 CM I 患者脊髓空洞可以出现改善，其中约 40% 的患者脊髓空洞可完全消失（图 14-4-2）；少数患者表现为空洞稳定（图 14-4-3），极少数患者仍可发生进展（图 14-4-4）。术前合并神经损害的 CM I 伴脊髓空洞患者 PFD 术后 94% 可获得神经症状的改善，但 68% 的患者可残留神经症状和（或）体征（肌力下降、感觉障碍等）。因空洞可对脊髓造成不可逆损害，PFD 术后 CM I 患者神经症状和（或）体征的改善与脊髓空洞的减小程度不一致。

Heiss 等对 48 例成人 Chiari 畸形患者 PFD 术后后脑的形态进行了研究，发现成人 Chiari 畸形患者 PFD 术后小脑扁桃体有不同程度的回缩，枕骨大孔水平处蛛网膜下腔脑脊液循环通路狭窄也得到明显改善。除此之外，朱泽章等对低龄儿童（<10 岁）Chiari 畸形 PFD 术后颅后窝结构是否表现为与成人和青少年类似的改变收集了临床病例进行验证，通过对患儿术前及随访时小脑位置进行比较分析，发现 PFD 术后低龄儿童 CM I 患儿的小

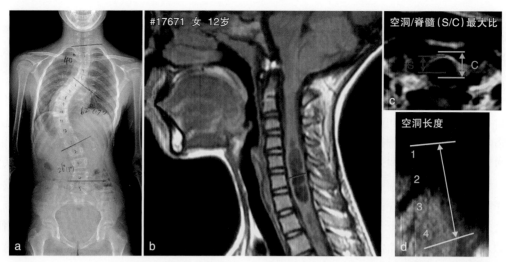

图 14-4-1　女（#17671），12 岁，Chiari 畸形合并脊髓空洞（a、b）。S/C 最大比值及脊髓空洞长度测量方法：S/C 最大比值为 MRI 横断位上空洞最大前后径（S，红色）与同水平脊髓前后径（C，蓝色）比值（此患者为 0.86）（c）；空洞长度为正中矢状位 MRI 上脊髓空洞跨越的椎体数（d，此患者为 4 个椎体）

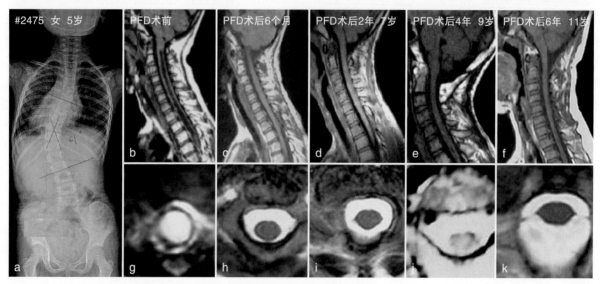

图 14-4-2　女（#2475），5 岁，Chiari 畸形/脊髓空洞伴左胸弯脊柱侧凸（a）。术前 MRI 示小脑扁桃体位于枕骨大孔水平以下 8.7mm，脊髓空洞长度为 11 个椎体，S/C 最大比值为 0.866（b、g）。PFD 术后 6 个月脊髓空洞完全消失（c、h），术后 2 年（d、i）、4 年（e、j）、6 年（f、k）随访脊髓空洞无再发

脑扁桃体亦存在向上方及后方移动的趋势。然而，PFD 术后第四脑室顶点位置并没有发生显著变化，进一步提示小脑扁桃体下端的上移是小脑扁桃体自身的回缩，这与青少年及成人一致。

　　Strahle 等指出 93% 的 Chiari 畸形患者（1～18 岁）小脑扁桃体为钉状。在 Heiss 等的研究中，81%（39/48）的成人患者存在受压变尖的小脑扁桃体且在 PFD 术后均变为钝圆状。朱泽章等的研究亦有类似的发现，96.9%（31/32）的低龄患儿存在受压变形的小脑扁桃体。此外，PFD 术后 28 例恢复

为钝圆状，表明 CM I 患者受压变形的小脑扁桃体在压力解除后能够通过下端的上移及形状的变圆恢复为正常形态（图 14-2-3）。Heiss 等对成人 CM I 患者小脑扁桃体的形态进行研究时指出，受压变尖的小脑扁桃体在 PFD 6 个月内均变为钝圆状。Wu 等的研究表明 <18 岁的 CM I 患者中，81.8% 的脊髓空洞改善发生在 PFD 术后 6 个月内，而术后 6 个月以后空洞的改善缓慢或维持稳定。朱泽章等的研究亦对 22 例具有连续随访的 CM I 低龄患儿进行了比较分析，小脑扁桃体位置和形态的恢复主要

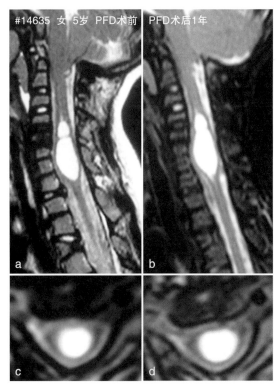

图 14-4-3　女（#14635），5 岁，Chiari 畸形 / 脊髓空洞（a、c）。PFD 术后 1 年脊髓空洞未见明显变化（b、d）

发生在 PFD 术后第 1 次 MRI 随访时（术后 6～10 个月），随后维持稳定。脊髓空洞的改善也具有类似的变化趋势。

在 Chiari 畸形颅后窝减压术后空洞转归的影响因素方面，既往文献报道过性别、年龄、随访时间、小脑扁桃体下疝程度、脊髓空洞大小等对空洞转归的影响。Takayasu 等研究表明女性患者可以

获得更好的改善。Navarro 等报道 PFD 手术时年龄小有助于脊髓空洞的转归。Park 等发现 PFD 术前脊髓空洞越严重，术后空洞的转归越好。吴涛等指出小脑扁桃体下疝程度与 PFD 术后空洞的改善呈正相关。除上述术前指标与脊髓空洞转归相关以外，小脑扁桃体下端的上移与空洞节段改善率之间存在显著相关性。这可能是因为 PFD 术后颅后窝骨性结构的去除及小脑扁桃体的上移增加了颅后窝的容积，枕骨大孔区蛛网膜下腔梗阻的解除及脑脊液循环通路的重建为空洞的转归提供了有利条件。

总之，CM I 患者 PFD 术后小脑的形态通过小脑扁桃体的上移和变圆而恢复正常，空洞亦得到显著改善，且均主要发生在术后 6～10 个月内。颅后窝骨性结构的去除和小脑形态的恢复可能促进脊髓空洞的改善。

除神经外科手术常见并发症诸如麻醉相关并发症、感染、水肿以外，在脊髓空洞手术中最为突出的问题是脊髓周围瘢痕形成及任何置入引流所导致的脑脊液漏和引流堵塞。对于空洞直接引流而言，微小的脊髓切开是必要的，在截瘫或四肢瘫痪的患者中，脊髓切开通常在功能节段以下实施以避免额外的神经损害。在神经功能完整的患者中，脊髓切开选取在脊髓后部最薄的位置以最小化后份损伤造成的感觉损害。

虽然大部分患者的神经损害在术后停止进展，部分患者得到改善，但大多数患者仍会存在残留症状。轻中度的中枢疼痛综合征尤其顽固，即使在充分手术治疗且影像学表现消失后仍会持续存在。

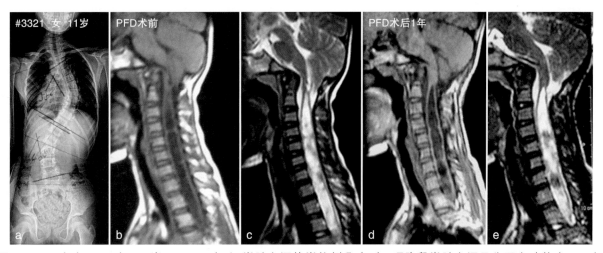

图 14-4-4　女（#3321），11 岁，Chiari 畸形 / 脊髓空洞伴脊柱侧凸（a）。颈胸段脊髓空洞呈分隔串珠状（b、c）；PFD 术后 1 年 MRI 示颅后窝减压效果满意，但空洞有轻度增大（d、e）

参考文献

[1] Tubbs RS, Elton S, Grabb P, et al. Analysis of the posterior fossa in children with the Chiari 0 malformation[J]. Neurosurgery, 2001, 48(5): 1050-1054; discussion 1054-1055.

[2] Yan H, Han X, Jin M, et al. Morphometric features of posterior cranial fossa are different between Chiari I malformation with and without syringomyelia[J]. Eur Spine J, 2016, 25(7): 2202-2209.

[3] Heiss JD, Jarvis K, Smith RK, et al. Origin of Syrinx Fluid in Syringomyelia:a physiological study[J]. Neurosurgery, 2019, 84(2): 457-468.

[4] Xie D, Qiu Y, Sha S, et al. Syrinx resolution is correlated with the upward shifting of cerebellar tonsil following posterior fossa decompression in pediatric patients with Chiari malformation type Ⅰ[J]. Eur Spine J, 2015, 24(1): 155-161.

[5] Wu T, Zhu Z, Jiang J, et al. Syrinx resolution after posterior fossa decompression in patients with scoliosis secondary to Chiari malformation type Ⅰ[J]. Eur Spine J, 2012, 21(6): 1143-1150.

## 第五节　继发于 Chiari 畸形／脊髓空洞的脊柱侧凸

Chiari 畸形／脊髓空洞患儿最常见的首诊原因是脊柱侧凸。不同的研究提示 Chiari 畸形／脊髓空洞与脊柱侧凸之间存在因果关系，这类脊柱畸形多表现为左胸弯、双胸弯、三弯、长胸弯等不典型侧凸类型。脊柱侧凸通常具有渐进性，非手术治疗方法与特发性脊柱侧凸相似，多采用支具治疗或随访观察，不同之处在于脊柱侧凸接受保守治疗之前大部分患者会被建议首先接受 Chiari 畸形颅后窝减压手术。对于 10 岁以下和 Cobb 角 30°以下的患儿，PFD 手术可显著缩小脊髓空洞并减缓甚至逆转脊柱侧凸的进展。

### 临床表现

临床上当患儿仅表现为脊柱侧凸而就诊时，常常因无脊柱先天性畸形而误诊断为特发性脊柱侧凸。但其中有相当一部分病例合并各种神经系统异常，最常见的是 Chiari 畸形和（或）脊髓空洞。关于 MRI 研究的一些报道发现，4%～26% 的特发性脊柱侧凸患者存在神经系统病变。大量流行病学研究发现，Chiari 畸形伴脊柱侧凸患者在性别比例、起病年龄、疼痛症状、神经损害症状与体征及脊柱侧凸方面有其特点。低龄患儿也不例外，但由于年龄因素的影响，其与成人患者又不完全相同。

Chiari 畸形／脊髓空洞伴脊柱侧凸的患者起病时往往年龄较小。Arai 等和 Tomlinson 等均报道，小于 10 岁的脊柱侧凸患者中，如无脊椎发育异常，则有较高比例的患者合并脊髓空洞。Lewonowski 等发现在小于 11 岁的脊柱侧凸患者中，19% 的患者存在神经系统病损表现，其中大部分为 Chiari 畸形和（或）脊髓空洞。而在一项前瞻性研究中，Inoue 等发现幼年起病的特发性脊柱侧凸患者中，近 20% 存在 Chiari 畸形和（或）脊髓空洞。Yeom 等报道 20 例 Chiari 畸形患儿平均首诊年龄 11.9 岁，均合并脊髓空洞与脊柱侧凸。吴涛等入选 Chiari 患儿 40 例，数量较充足，首诊年龄 4～10 岁，平均 7.4 岁，年龄分布较为均匀，进一步验证了此类畸形低龄起病的临床特征。从上述研究可以发现，Chiari 畸形患儿脊柱侧凸具有早发性的特点。因此，当患者年龄小于 10 岁，排除脊柱先天性畸形时，临床需鉴别脊柱侧凸是否由 Chiari 畸形／脊髓空洞引起。

在年龄稍大的 Chiari 畸形伴发脊柱侧凸患儿中，较大比例的患者存在神经系统不同程度受损的症状和体征，主要表现为浅感觉和肌力减退及反射异常等。邱勇等报道，Chiari 畸形和（或）脊髓空洞合并脊柱侧凸患者中，有 56% 的患者存在神经损害症状，体检见 90% 的患者存在腹壁反射消失或不对称，浅感觉减退和肌力减退发生率分别为 90% 和 42%，出现肢体发育不对称和病理征各为 6%。Morcuende 等也有类似的发现，并认为神经系统症状与体征提示脊柱侧凸患者存在中枢神经系统异常。Yeom 等报道了 20 例青少年 Chiari 畸形患者中，80% 具有神经损伤症状或体征，以偏身躯体感觉运动障碍为主。Attenello 等研究 21 例低龄 Chiari 畸形患儿，其中 5 例（23.8%）头痛，3 例（14.3%）感觉减退，3 例（14.3%）运动障碍。但由于低龄患儿对检查配合程度有限其主观指标的实际意义有限，而客观体征具有更高的可信度。吴涛等报道的 40 例 Chiari 患儿中伴有不同程度神经损害症状或体征，其中 35 例（87.5%）存在腹壁反射不对称减弱体征，浅感觉减退 34 例（85%），肌力减退 17 例（42.5%）、肢体发育不对称和病理反射阳性各 2 例（5%）。通过上述研究结果可以发现，在低龄脊柱侧凸患儿中神经系统损伤症状与体征的存在，尤其是腹壁反射不对称，提示 Chiari 畸形的存在，但这些轻微的神经损害往往需要极为仔细的临床体检才能发现。

## 影像学表现

大量研究发现，Chiari 畸形伴发的脊柱侧凸呈不典型侧凸类型的比例明显较高，几乎达到半数，其中左胸弯的发生率约为 36%，双胸弯约为 4.5%，左胸右腰弯约为 3.5%，三弯约为 1%，左胸右胸腰弯约为 0.5%。在 Loder 等报道的病例中，左胸弯的发生率为 40%（12/30）。Spiegel 等报道，在 41 例患者中，有 51% 表现为不典型侧凸类型，其中主要为左胸弯（发生率为 32%）。而在典型脊柱侧凸类型的 Chiari 畸形／脊髓空洞患者中，部分仍具有一些不典型的特征。邱勇等在一项回顾性研究中发现 87 例此类患者中具有不典型侧凸类型的患者达到 43.7%，其中左胸弯发生率为 42.5%。而具有典型侧凸类型的 49 例患者中脊柱侧凸具有不典型特征者占总数的 65.3%。这些研究表明，在 Chiari 畸形伴脊柱侧凸中，左胸弯、双胸弯和左胸右腰弯等不典型侧凸类型的发生率远高于特发性脊柱侧凸，其中尤以左胸弯为主。在低龄患儿中，吴涛等对 40 例年龄 <10 岁的 Chiari 畸形合并脊柱侧凸患儿的弯型进行分析，不典型侧凸类型 19 例，占患儿总数的 47.5%，其中主弯为左胸弯 16 例（发生率为 40%）；主弯为右胸弯 18 例（发生率为 45%）。而 21 例（52.5%）典型侧凸类型中 16 例（40%）患儿具有不典型特征，主要表现为顶椎与下端椎位置失常。弯型分布与成人患者侧凸相似。

Chiari 畸形伴发的脊柱侧凸在矢状面上胸椎正常后凸或过度后凸也是其主要特点之一。Loder 等比较分析了此类脊柱侧凸与特发性脊柱侧凸矢状位形态，发现前者颈椎前凸和胸椎后凸均大于特发性脊柱侧凸组。Ouellet 等发现此类脊柱侧凸患者的胸椎常为正常后凸或高度后凸，且大部分患者矢状面后凸的顶点与冠状面侧凸的顶点不一致。Inoue 等报道，在胸椎后凸 30° 以上的脊柱侧凸患者中，有 46% 患有 Chiari 畸形和（或）脊髓空洞等中枢神经系统损害，而胸椎后凸 30° 以下者则有 87% 表现为特发性脊柱侧凸的典型特征。Bradley 等报道了 12 例 Chiari 畸形合并脊柱侧凸患儿，其胸椎后凸角均大于 29°，胸椎后凸程度明显高于特发性脊柱侧凸组。吴涛等的报道显示正常胸椎后凸与过度后凸患儿占 Chiari 患儿总数的 60%。邱勇等在研究中指出，胸椎后凸角与冠状面侧凸严重程度、腰椎前凸角明显相关。上述各项研究中胸椎后凸评判指标各异（$T_1 \sim T_{12}$、$T_3 \sim T_{12}$、$T_5 \sim T_{12}$ 等），但基于各项指标所观察的结论大致相同。Chiari 畸形合并脊柱侧凸患儿矢状位上胸椎后凸与过度后凸较为常见。

综上所述，对以脊柱侧凸为首诊的儿童，如影像学上表现为左胸弯、双胸弯、三弯、长胸弯等不典型特征（图 14-2-1）、胸椎过度后凸或体检发现腹壁反射不对称或减弱，要考虑 Chiari 畸形／脊髓空洞存在的可能性，必须进一步做详细的神经系统检查，并行 MRI 检查（表 14-5-1）。

Chiari 畸形合并脊柱侧凸的治疗包括保守治疗与手术治疗。保守治疗的处理方式与特发性脊柱侧凸相同。而对于严重、早发的 Chiari 合并脊柱侧凸病例，可采用由支具治疗逐渐过渡到手术治疗的方式，手术亦可采用生长引导手术治疗的方法。对于达到手术程度的 Chiari 伴脊柱侧凸患者，脊柱侧凸矫形前是否行枕骨大孔减压目前仍存在争议。Chiari 畸形伴脊髓空洞患者由于小脑扁桃体受压及脊髓空洞的形成，常存在不同程度的神经受损症状。但由于脊柱侧凸的临床表现突出，常掩盖了神经系统症状与体征，术者若直接对脊柱侧凸进行内固定矫形治疗，至少在理论上会显著增加神经并发症发生的风险。既往亦有报道进行直接矫形手术后出现严重神经损害的病例。目前在国际脊柱矫形和神经外科学界，大多认为对继发于 Chiari 畸形／脊髓空洞的儿童脊柱侧凸在矫形前，先进行枕骨大孔减压是有益的。而短时间推迟脊柱侧凸矫正也并不影响手术疗效，且枕骨大孔减压后，脊髓空洞有减轻甚至消失的可能。近年有一些中国学者报道对

| 表 14-5-1 | 特发性脊柱侧凸患者接受 MRI 检查的指征 |
| --- | --- |

- 11 岁以下儿童的进展性脊柱侧凸
- 左胸或胸腰段弯型脊柱侧凸（还包括双胸弯／长胸弯／短弧胸弯等不典型弯及高顶椎／弧度不规则等不典型特征）
- 疼痛性脊柱侧凸
- 轻度疼痛／颈项强直
- 深腱反射异常
- 肌肉萎缩
- 轻微感觉缺失或肢体无力
- 腹壁反射减弱／消失

此类患儿可行一期矫形融合内固定，神经并发症的发生率并未因小脑扁桃体下疝及脊髓空洞的存在明显上升，因此认为脊柱矫形术前行枕骨大孔减压术没有必要。但这种手术策略的理论风险始终存在，目前尚无更多的国际报道，其安全性尚待更多的研究，且此类患者可能"满足"于已经完成的脊柱矫正，忽略了对脊髓空洞的随访，从而丧失早期枕骨大孔减压后脊髓空洞好转或消失的机会。

## 儿童 Chiari 畸形 PFD 术后脊柱侧凸的转归和支具治疗

Chiari 畸形／脊髓空洞伴脊柱侧凸的非手术治疗方法与特发性脊柱侧凸相似，支具治疗或随访观察，不同之处在于脊柱侧凸接受保守治疗之前大部分患者会被建议首先接受 Chiari 畸形颅后窝减压手术（posterior fossa decompression，PFD）。有关 PFD 术后的脊柱畸形转归，目前已经有较多报道，以下将详细介绍。

1. 儿童 Chiari 畸形 PFD 术后脊柱侧凸的自然转归　PFD 术后 CM I 患者脊柱侧凸的自然转归近年来引起了较多关注。在 Gbanem 等的研究中，7 例 CM I 脊柱侧凸患者 PFD 术后未接受任何治疗，末次随访时 5 例侧凸发生进展而 2 例获得稳定或好转。Hida 等对同时行 PFD 和空洞引流的 13 例患者进行分析发现，仅 3 例患者在 PFD 后脊柱侧凸加重，但侧凸好转的患者中多数未随访至骨骼成熟。Brockmeyer 等对 21 例患者 PFD 术后的侧凸转归进行了研究，经过平均 2.1 年随访，

8 例患者进展 5°以上，9 例好转，4 例稳定。在 Ozerdemoglu 等的研究中，18 例患者中共有 10 例在 PFD 术后畸形改善或稳定。吴涛既往对 21 例接受 PFD 的患者进行随访观察发现侧凸改善发生率达到 62%。Tubbs 等回顾分析了 23 例 Chiari 畸形伴脊柱侧凸患者，其中 13 例（57%）于 PFD 术后发生侧凸进展。

然而这些既往研究由于病例数较少、病因混杂（伴或不伴脊髓空洞）、随访时间短、年龄跨度大、减压术式不一等原因，相关结果存在很大差异。为了避免上述因素对结果的潜在影响，沙士甫等将研究对象限定为初始年龄 <16 岁、Cobb 角 ≤ 45°且 PFD 术后随访 2 年以上的患者。此外，鉴于支具治疗依从性 <20% 患者的侧凸转归与未接受支具的患者并无显著不同，此类患者亦被纳入该项研究。与 Tubbs 等报道的结果相似，沙士甫等研究的 26 例患者中 4 例于 PFD 术后（15.4%）获得侧凸改善（图 14-5-1）、7 例（26.9%）侧凸稳定（图 14-5-2）。这可能是由于 PFD 手术缓解了颅后窝的拥堵状态，重建了颅颈交界区正常的脑脊液循环，解除了脊髓空洞、脊柱侧凸形成的始动因素，从而为脊柱畸形的自发改善创造了条件。但也有部分患儿 PFD 术后虽然脊髓空洞自发缩小，但脊柱侧凸可能依然进展（图 14-5-3）。此项研究患者年龄、病因（均为 Chiari 畸形／脊髓空洞伴侧凸患者）、手术方式相对均一，随访时间较长（平均 57.5 个月；未接受矫形手术患者中 71.4% 已随访至骨骼成熟），从而为儿童 CMS 患者 PFD 术后的脊柱侧凸转归提供了可靠依据）。

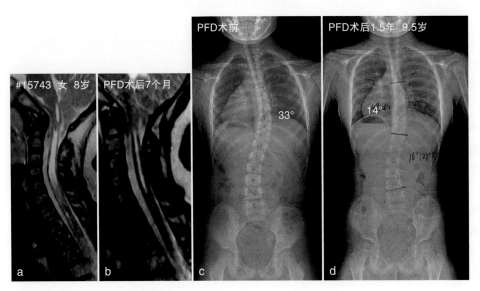

图 14-5-1　女（#15743），8 岁，Chiari 畸形／脊髓空洞伴发左胸弯型脊柱侧凸（33°）（a、c）。行 PFD 术 7 个月后脊髓空洞明显缩小（b），术后 1.5 年脊柱侧凸自发改善（d）

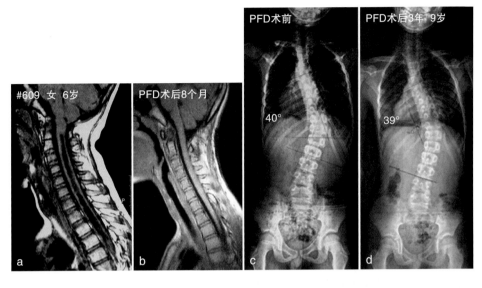

图 14-5-2　女（#609），6 岁，Chiari 畸形 / 脊髓空洞伴发脊柱侧凸（40°）（a、c）。行 PFD 术 8 个月后脊髓空洞消失（b），术后 3 年脊柱侧凸无明显变化（39°）（d）

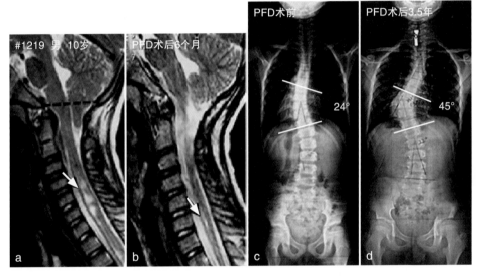

图 14-5-3　男（#1219），10 岁，Chiari 畸形 / 脊髓空洞伴发脊柱侧凸（24°）（a、c）。行 PFD 术后 6 个月脊髓空洞减小（b），但术后 3.5 年随访脊柱侧凸进展至 45°（d）

　　PFD 术后脊柱侧凸进展的危险因素亦有较多报道。Bhangoo 等对 10 例患者 PFD 术后的侧凸转归进行了研究，经过平均 2.8 年的随访，其中 6 例无需行矫形手术，且这 6 例患者平均初始年龄 10.4 岁、Cobb 角 29°，均小于接受融合手术的 4 例患者，因此他们认为对于年龄 <10 岁，Cobb 角 <30° 的患者，PFD 可降低侧凸进展和矫形手术的风险。Attenello 等对 21 例减压术后不接受任何治疗的 Chiari 畸形伴脊髓空洞患者分析发现，术后侧凸进展的风险随术前侧凸 Cobb 角的增大而增大。既往研究认为，PFD 时年龄较大的患者、Cobb 角较大的侧凸较为僵硬、脊柱不稳定性高，进展的概率随之增加。然而 Farley 等报道年龄与侧凸转归无显著相关，但其研究中部分患者为继发于单纯脊髓空洞的脊柱侧凸。沙士甫等的研究发现，进展

组平均初始年龄显著大于非进展组，提示初始年龄较大的患者 PFD 术后侧凸进展的风险增加，这与 Bhangoo、Brockmeyer 等的结论是一致的。

　　弯型是影响 PFD 术后脊柱侧凸转归的另一因素，Sengupta 等报道 PFD 术后脊柱侧凸进展多见于双主弯型患者。南京鼓楼医院脊柱外科中心同样发现进展组胸腰双弯型患者的比例显著高于非进展组，而单胸腰弯 / 腰弯患者进展可能性最小。鉴于胸腰双弯型侧凸进展迅速的特征亦见于特发性脊柱侧凸患者，这种现象可能归因于侧凸本身而并非与 Chiari 畸形或脊髓空洞相关。矢状面形态对于 CMS 患者脊柱侧凸的进展也有一定影响。Flynn 等研究发现，胸椎过度后凸（>50°）是 PFD 术后侧凸进展的危险因素。而邱勇等报道 Cobb 角 >60° 的患者胸椎过度后凸比例显著高于 Cobb<30° 的患

者，提示胸椎过度后凸可能跟进展性侧凸相关。此外，朱泽章等研究发现 PFD 术前小脑扁桃体下疝程度、脊髓空洞大小（S/C 值、长度）、是否伴神经症状／体征及是否进行空洞引流与侧凸转归无明显相关。

综上所述，颅后窝减压术后约 40% 的 Chiari 畸形／脊髓空洞患者可获得脊柱侧凸的稳定或改善，鉴于脊柱侧凸的良性自然转归，目前对继发于 Chiari/ 脊髓空洞的儿童脊柱侧凸处理的主流意见是先进行 PFD 手术，再处理脊柱侧凸。不能因为如某些研究显示的对这一类脊柱侧凸直接矫形的神经并发症并没有显著增加而不处理 Chiari 畸形。PFD 手术时年龄较大、Cobb 角较大、胸腰双弯弯型、胸椎过度后凸等可能是脊柱侧凸进展的危险因素。

2. 儿童 Chiari 畸形 PFD 术后脊柱侧凸的支具治疗　虽然既往已有大量研究证实特发性脊柱侧凸接受支具治疗的临床结果，但是对于 Chiari 畸形伴脊柱侧凸 PFD 术后接受支具治疗的有效性仍存争议。Bradley 等报道了 2 例 PFD 术后接受支具治疗的患者，患者均出现了明显的侧凸进展，显示支具治疗未能取得明显疗效，最终接受矫形手术治疗。Farley 等报道了 9 例 PFD 术后接受保守治疗的患者，其中 3 例接受支具治疗，6 例行随访观察，平均随访 4.3 年后，除观察组中的 1 例患者外，其余患者均出现了明显的侧凸进展，显示支具治疗未能取得明显疗效。与之相似，在一项包含 15 例患者的随访中，Flynn 等亦未发现支具治疗能明显控制侧凸进展。相反，Muhonen 等报道了 11 例 PFD 术后接受支具治疗的 Chiari 畸形脊柱侧凸患者，其中 9 例支具治疗有效。2013 年朱泽章教授报道了一项旨在寻找 PFD 术后脊柱侧凸进展风险的大样本回顾性研究，研究结果显示脊柱侧凸进展组的支具佩戴率远低于稳定组（21.1% vs 60%），支具治疗是脊柱侧凸进展的独立影响因素。考虑到以上各研究年龄分布、侧凸角度等影响治疗预后的因素不尽相同，且对于进展的定义互不统一，因此结论仍待进一步探讨。2014 年，沙士甫等完成了一项包含 54 例 PFD 术后患者的平均 6 年随访的对照研究，通过严格控制入选标准，使得对照组与支具组在始发年龄、Risser 征、侧凸角度、依从性等因素上获得良好匹配。结果显示，与观察组相比，支具组的侧凸进展风险显著降低（支具组 30% 进展 vs 观察组 62% 进展），最终接受矫形手术的比例也明显降低（支具组 24% vs 观察组 43%），支具治疗相较随访观察的收益具有临床价值。相较既往研究，该研究在患者的同质性保证上较好，包括标准的神经外科处理，统一的支具随访间隔，大体相同的支具治疗框架等。因此，该研究结果具有更高的参考价值。在对 CM 进行 PFD 减压手术前行支具治疗往往无效。而 PFD 术后行支具治疗可改善 CMⅠ进展的自然史（图 14-5-4～图 14-5-6），显著降低脊柱侧凸进展及需手术治疗患者的比例。

根据南京鼓楼医院脊柱外科中心的经验，PFD 术后行支具治疗指征：Risser 征≤ 3 级，月经初潮小于 2 年，主弯 Cobb 角 25°～ 50°。PFD 术后 Chiari 畸形合并侧凸患儿行支具治疗的成功率为 64%，36% 的患者发生进展，32% 的患者最终仍需手术治疗。支具在单胸弯 CM 患者中疗效较好（图 14-5-5），双主弯型患者支具疗效显著下降（图 14-5-7）。最后，在决定患者的治疗方案时应充分评估患者从中担负的风险与受益，尽管最佳的结果显示支具治疗能显著控制侧凸进展，降低矫形手术率，但仍有约 1/3 的患者最终需要接受矫形手术治疗。

## 手术治疗

1. CMI 畸形相关脊柱侧凸术前评估

（1）症状和神经功能障碍评估　CMⅠ畸形的本质是小脑扁桃体疝形成，直接压迫脊髓，或者由于形成的脊髓空洞对脊髓的机械压迫，导致了一系列的神经功能障碍。颈部疼痛及枕后头疼是儿童 CMⅠ最为常见的症状。这种疼痛可沿着脊柱放射，甚至蔓延到身体前侧，且没有固定的规律，但 Valsalva 动作会加重疼痛。对于幼儿，因尚未具备语言表达能力，疼痛可能表现为易激惹、角弓反张或持续哭闹。Tubbs 等回顾性分析了该院 20 年间 500 例 CMⅠ患者，其中 40% 的患者伴有头颈痛，是最常见的临床表现，其次为上肢疼痛、麻木、乏力等神经压迫症状，此外还包括相对较少见的吞咽困难、内斜视，甚至轻偏瘫、尿失禁等失神经支配表现。而以脊柱侧凸为第一主诉而就诊骨科的 CMⅠ患儿，亦较大比例存在神经系统受损的症状和体征，最常出现的神经症状为浅感觉障碍（85%）和肌力减退（30%）。最常见的神经损害体征为腹壁反射消失或不对称（91%）、浅感觉减退

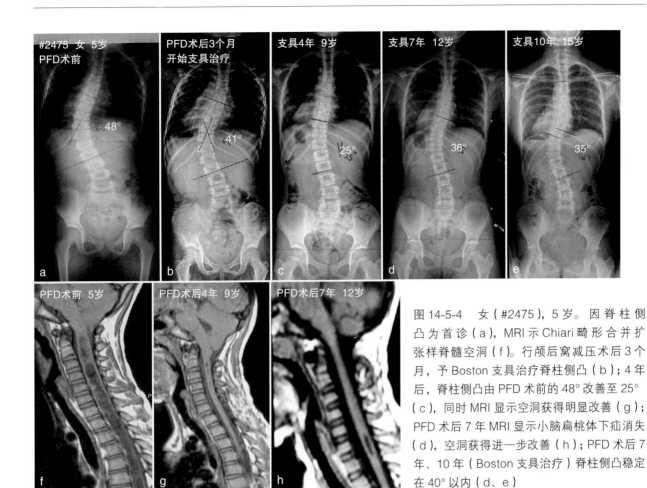

图 14-5-4　女（#2475），5 岁。因脊柱侧凸为首诊（a），MRI 示 Chiari 畸形合并扩张样脊髓空洞（f）。行颅后窝减压术后 3 个月，予 Boston 支具治疗脊柱侧凸（b）；4 年后，脊柱侧凸由 PFD 术前的 48° 改善至 25°（c），同时 MRI 显示空洞获得明显改善（g）；PFD 术后 7 年 MRI 显示小脑扁桃体下疝消失（d），空洞获得进一步改善（h）；PFD 术后 7 年、10 年（Boston 支具治疗）脊柱侧凸稳定在 40° 以内（d、e）

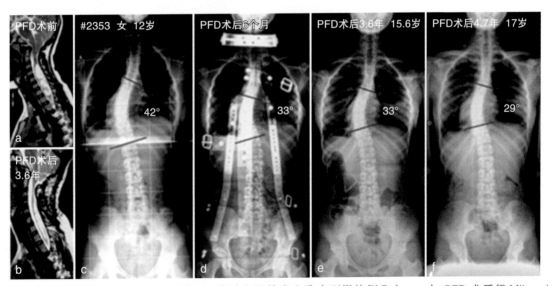

图 14-5-5　女（#2353），12 岁，Chiari 畸形 / 脊髓空洞伴发左胸弯型脊柱侧凸（a、c）。PFD 术后行 Milwaukee 支具治疗，术后 6 个月（d）、3.6 年（e）、4.7 年（f）随访示侧凸未出现明显进展，此时患者已经接近 17 岁，Risser 征 4~5 级，停支具，无需手术；PFD 术后 3.6 年 MRI 显示脊髓空洞（b）较术前（a）获得明显改善

（91%）和肌力下降（42%）。以上神经损害由于不严重易被忽略或被脊柱侧凸的外观畸形所掩盖。术前必须进行全面而标准的神经系统相关检查。

（2）脊柱侧凸的类型和角度　儿童 Chiari 畸形 / 脊髓空洞患儿最常见的骨科首诊原因是脊柱侧凸，此类脊柱侧凸虽然在 X 线片上难以与特发

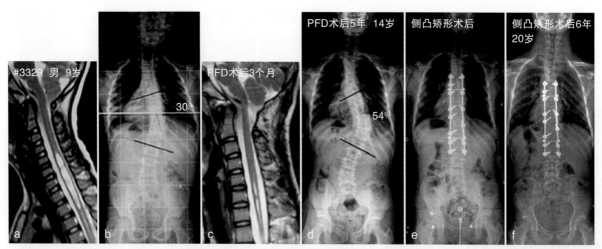

图 14-5-6　男（#3329），9 岁，因脊柱侧凸首诊，MRI 示 Chiari 畸形合并脊髓空洞（a、b）；PFD 术后 3 个月后脊髓空洞明显改善（c）；PFD 术后 5 年，侧凸出现明显进展（d），遂行脊柱矫形手术治疗（e）；侧凸矫形术后 6 年，侧凸矫形效果良好（f）

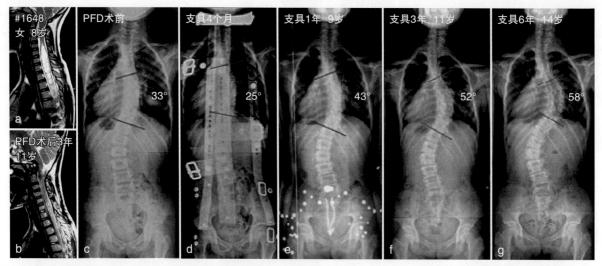

图 14-5-7　女（#1648），8 岁，CM I / 脊髓空洞伴双主弯型脊柱侧凸（a、c）。PFD 术后行 Milwaukee 支具治疗，4 个月后侧凸改善为 25°（d），PFD 术后 3 年脊髓空洞虽然明显改善（b），但在此期间侧凸发生持续进展（e、f），6 年后进展至 58°（g）而需行手术治疗

性脊柱侧凸相鉴别，但仍然有一定的临床影像学特征，如胸弯多于腰弯，左胸弯多于右胸弯，后凸型胸弯多于前凸型胸弯，脊柱侧凸的弧度变化不均匀等。手术治疗方法与特发性脊柱侧凸相似，不同之处在于接受脊柱侧凸矫形治疗之前大部分患者会被建议首先接受 Chiari 畸形颅后窝减压手术（PFD 术）。PFD 术不仅可以解除 Chiari 畸形脑干及小脑受压状态，恢复正常脑脊液流体动力学，使脊髓空洞体积明显减小，同时约 40% 的 CM I 患儿颅后窝减压术后可获得脊柱侧凸的稳定或改善（图 14-5-5）。而关于脊柱侧凸的手术标准目前多数学者以 40°~50° 为界限，因为总结 PFD 术后脊柱侧凸进

展的危险因素发现 Cobb 角 <30° 的患者，单纯行神经外科减压手术效果可降低侧凸进展和矫形手术的风险，术后侧凸不容易进展，甚至相当一部分患者通过保守治疗得到明显改善，而高于该界限的患者神经外科减压术效果往往不理想（图 14-5-6），对于同时伴有后凸畸形（TK>50°）的患者结果更是如此。双结构性弯也是侧凸进展的高危因素，Sengupta 等报道 PFD 术后侧凸进展多见于双主弯型患者。

（3）年龄　Chiari 畸形和脊髓空洞合并脊柱侧凸患者起病时年龄较小，早期单纯 PFD 治疗被证明效果良好。Eule 在其 20 年回顾研究中，长期

随访了 Chiari 畸形减压术后未行脊柱侧凸矫形术的患者侧凸的进展情况，发现以 8 岁为分界点，8 岁前行 Chiari 畸形减压术的 5 例患者中，4 例侧凸得到明显改善，1 例侧凸维持稳定；>8 岁的患者侧凸均出现了不同程度的加重。也有学者以 10 岁为分界点评估 Chiari 畸形伴脊髓空洞相关脊柱侧凸进展的高危因素。Bhangoo 等对 10 例患者 PFD 术后的侧凸转归进行了研究，经过平均 2.8 年的随访，其中 6 例无需行矫形手术，且这 6 例患者平均初始年龄为 10.4 岁、Cobb 角 29°，均小于接受融合手术的 4 例患者，因此他们认为对于年龄 <10 岁、Cobb 角 <30° 的患者，PFD 可降低侧凸进展和矫形手术的风险。综合多数学者的观点和临床观察，CM I 合并脊柱侧凸患儿 PFD 术后侧凸静止和（或）改善的比例为 13%~50%，而侧凸进展的比例为 38%~63%。若患儿在小于 8 岁时被发现，且予早期行神经外科手术，可创造脊柱侧凸停止进展甚至好转的机会，避免后期的脊柱矫形及融合手术；若年龄大于 10 岁患儿，在减压术后随访中侧凸很难获得改善。

2. 脊柱侧凸的治疗策略　CM I 脊柱侧凸 Cobb 角 <20° 时可以定期随访观察。当侧凸达到 20° 或 Cobb 角为 15°~20°，但有躯干倾斜、脊椎旋转时应该行支具治疗。对于侧凸 Cobb 角为 40°~50° 或进展迅速（每年增加 >10°）的青少年期患者均需要手术矫正。值得注意的是，虽然支具一直是非手术治疗脊柱侧凸的首选方法，仍有约 1/3 的患儿最终需要接受矫形手术治疗。绝大多数侧凸 >30°、年龄 >10 岁的 CM I 脊柱侧凸患儿，支具治疗无法控制畸形进展，最终需要手术治疗。因此，对于 CM I 脊柱侧凸，若发现支具治疗无效且有手术指征时，只要无禁忌证，应及时采取手术治疗，不适当的支具治疗只能延误手术时机，增加手术风险。

脊柱矫形手术治疗是支具治疗失败或无法接受支具治疗的 CM I 脊柱侧凸患儿的最后治疗手段。对于严重早发性 CM I 脊柱侧凸患儿，可使用生长引导手术治疗，其中生长棒技术最为常用。相较早发性特发性脊柱侧凸，早发性 CM I 脊柱侧凸患儿常因其不典型弯型而使得生长棒手术治疗充满挑战。部分 CM I 脊柱侧凸患者存在胸椎过度后凸，这可能会使得近端应力增大，更易发生近端内固定相关并发症。有学者建议在近端锚定点使用 6 枚螺钉固定而不是常规使用的 4 枚螺钉，以此增加内固定强度。但目前尚无研究报道 CMS 患者接受生长引导手术治疗的相关临床结果。

对 CM I 脊柱侧凸的手术治疗多采用后路矫形内固定，早期采用钉钩混合内固定（上胸椎及中胸椎椎板钩 + 凸侧椎板下钢丝 + 腰椎椎弓根螺钉），被报道有较高围手术期并发症发生率。随着手术技术、内固定系统、影像学及术中神经监护的发展，CM I 脊柱侧凸融合手术的风险已大幅降低。近十几年来，随着椎弓根螺钉系统三维矫治技术的应用，术后矫正率明显提升，矫正丢失等并发症发生率明显降低。采用后路全椎弓根螺钉矫形融合术，能获得更加满意的矫正效果。2002 年，Ferguson 等报道了 10 例脊髓空洞伴脊柱侧凸患者行脊柱融合手术后的临床结果，术后即刻矫正率平均为 58%，无神经并发症发生。平均 46 个月随访后，50% 的患者矫正丢失超过 10°。2007 年，Bradley 等随访研究了 13 例接受脊柱融合手术的脊髓空洞伴脊柱侧凸患者，其中 9 例伴有 Chiari 畸形。脊柱侧凸由术前平均 71° 减小至术后平均 33°，平均矫正率为 48%，1 例患者发生双侧臂丛神经牵拉损伤，出院前恢复，此外并无其他神经相关并发症发生。平均随访 33 个月，末次随访侧凸平均为 39°，4 例患者矫正丢失超过 10°，在随访过程中无假关节形成。江龙等通过回顾性分析 75 例接受后路胸椎融合术的 Chiari 畸形伴脊柱侧凸的患者，椎弓根螺钉组术后胸弯平均矫正率为 60.2%，显著高于钉钩联合组。末次随访时全椎弓根螺钉组及钉钩联合组胸弯矫正丢失率分别为 0.3% 及 1.7%。术后腰弯平均矫正率在全椎弓根螺钉组为 61.7%，明显优于钉钩联合组（51.1%）。对于 CM I 脊柱侧凸而言，全椎弓根螺钉较钉钩混合系统更具优势。但是，必须注意的是以上三项报道中术后畸形进展均是一个较为突出的问题，提示了 CM I 脊柱侧凸患者选择恰当融合节段的重要性。Ferguson 等的报道中更有 2 例患者因近端固定椎位于行椎板切除术椎体下方而导致术后发生近端交界性后凸（proximal junctional kyphosis, PJK），此种固定策略在之后被淘汰。对于术前胸椎过度后凸的患儿，胸椎椎弓根螺钉有增加术后内固定近端交界性后凸的风险，而对于术前 TK 增大的 CM I 患儿可以选用胸椎椎板钩，可能可以减少术后 PJK 的发生率。

CMⅠ脊柱侧凸属于神经肌源性脊柱侧凸，但该类型脊柱侧凸很少发生严重骨盆倾斜，手术多不需要固定到骶骨和骨盆，手术策略与特发性脊柱侧凸的手术方式类似。但由于此类侧凸的发生及发展受到下疝的小脑扁桃体与脊髓空洞的影响，其椎旁肌的失神经支配导致侧凸的代偿能力下降，容易发生侧凸矫形术后躯干失平衡。因此，对于此类严重的侧凸矫形以往多要求行后路融合固定至稳定椎以维持术后冠状面与矢状面的平衡（图 14-5-8）。2011 年，Zhang 等回顾性分析了 13 例 CMⅠ脊柱侧凸患者的手术矫形固定策略，其近端固定椎止于上端椎以上 1~2 个椎体，如果固定范围需要包括胸腰段（$T_{11}$~$L_1$），则近端应固定至 $T_{10}$ 及以上。远端固定椎通常止于稳定椎或下端椎以下 1~2 个椎体，但大部分患儿不需要固定至下腰椎。

近年来，随着脊柱侧凸三维矫形理论的出现，Lenke 等提出了较为全面的特发性脊柱侧凸分型及融合节段选择原则，很多学者报道了选择性胸椎融合（即仅融合主胸弯）用于以胸弯为主且腰弯柔韧性较好的特发性脊柱侧凸可取得较好疗效。对于继发于 CMⅠ 的脊柱侧凸具有与特发性脊柱侧凸不同的发病机制和影像学特征，选择性胸椎融合是否同样适用呢？余可谊等对合并脊髓空洞的脊柱侧凸进行选择性胸椎融合，术后 2 年的随访未见明显的矫正丢失，因此认为采用选择性胸椎融合治疗合并脊髓空洞症的脊柱侧凸可获得与特发性脊柱侧凸同样良好的效果，但该研究病例较少（11 例）。江龙等

通过回顾 27 例后路选择性胸椎融合术且随访超过 2 年的 CMⅠ 脊柱侧凸患儿，所有患者均为胸腰双弯，以胸弯为主弯，且腰弯柔韧性好。术前腰弯修正为 A 型及 B 型，符合 Lenke 等提出的 AIS 选择性胸椎融合标准。所有患儿随访时间平均 3.4 年。末次随访时的胸弯矫正率为 55.9%，矫正丢失率为 2.3%，腰弯自发矫正率为 59.2%。因此，认为术前腰弯修正为 A 型及 B 型的青少年 Chiari 畸形伴胸椎侧凸患者行选择性后路胸椎融合术后，可获得满意的胸弯矫正及腰弯的自发性矫正（图 14-5-9、图 14-5-10）。该研究还进一步比较了不同腰弯修正型（A 型及 B 型）的青少年 Chiari 畸形患者术后临床疗效，发现腰弯修正为 A 型及 B 型的病例术后均可获得 50% 以上的胸弯矫正及腰弯自发性纠正，而末次随访时 B 型组的腰弯矫正丢失率略高于 A 型组，提示术前腰弯顶椎偏移较大的患者其术后腰弯矫正丢失的可能性也较高。此外，研究还比较了相同腰弯修正型组中不同远端固定节段选择（$L_1$ 与 $L_2$）的手术疗效，结果显示在术前腰弯修正为 A 型及 B 型的病例中，LIV 止于 $L_1$ 组与 $L_2$ 组术后均可获得 50% 以上的腰弯自发性纠正。但术前腰弯修正为 A 型及 B 型患者末次随访时，LIV 为 $L_1$ 者的腰弯矫正丢失率高于 LIV 为 $L_2$ 者，提示对于青少年 Chiari 畸形伴胸椎侧凸行后路胸椎融合时，考虑到病因学上的神经源性因素，延长远端融合节段可降低术后发生腰弯自发性纠正丢失的可能性，通常选取较特发性脊柱侧凸延长一个节段（$L_1$ 或 $L_2$）。

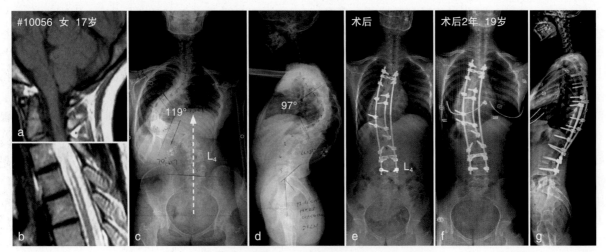

图 14-5-8　女（#10056），17 岁，Chiari 畸形Ⅰ型伴脊髓空洞（a、b）合并左胸弯（c、d）。冠状面胸椎侧凸 Cobb 角 119°（c），矢状面胸椎过度后凸，Cobb 角 97°（d）。行后路顶椎区多节段 SPO 截骨矫形内固定术后（固定范围 $T_4$~$L_4$，$L_4$ 为稳定椎）显示胸椎侧凸及后凸矫正满意（e）。术后 2 年随访显示冠状面与矢状面平衡维持良好（f、g）

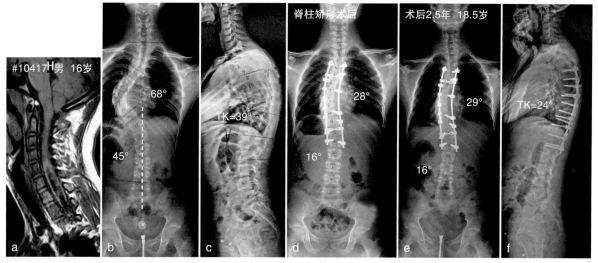

图 14-5-9　男（#10417），16 岁，Chiari 畸形 Ⅰ 型伴脊髓空洞合并左胸弯（a、b）。冠状面胸椎侧凸 Cobb 角 68°（b），矢状面胸椎过度后凸，Cobb 角 39°（c）。术前腰弯修正为 A 型（b），后路矫形内固定术后（固定范围 T₄~L₁）显示胸椎侧凸及后凸矫正满意（d）。术后 2.5 年随访显示冠状面与矢状面平衡维持良好（e、f）

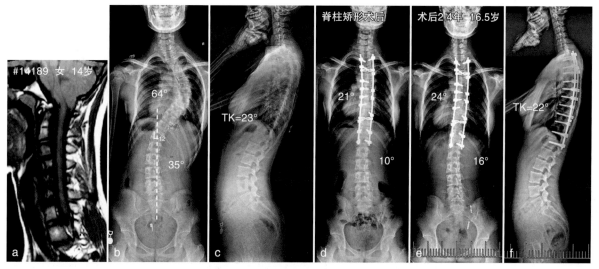

图 14-5-10　女（#14189），14 岁，Chiari 畸形 Ⅰ 型合并右胸弯（a）。冠状面胸椎侧凸 Cobb 角 64°（b），矢状面胸椎后凸正常，Cobb 角 23°（c）。后路矫形内固定术后（固定范围 T₂~T₁₂）显示胸椎侧凸矫正满意（d）。术后 2.4 年随访显示整体冠状面与矢状面平衡维持良好（e、f）

### 3. 并发症

（1）神经系统并发症　既往报道 CM Ⅰ 脊柱侧凸患儿整体并发症发生率高于特发性脊柱侧凸患者，围手术期神经相关并发症在 CM Ⅰ 脊柱侧凸患儿中也更为常见。Huebert 报道了 1 例脊柱侧凸患者行矫形手术后 T₁₂ 平面以下瘫痪，术中出现脊髓内大囊腔破裂，大量脑脊液漏，术后回忆 T₁₂ 正是脊髓空洞所位于的平面，患者在术后 4 周时因肺栓塞而死亡。Noordeen 等报道了 1 例合并有脊髓空洞的脊柱侧凸患者，直接进行脊柱矫形手术，术中

出现体感诱发电位（SEP）信号减低，术中及时行减压术后信号恢复正常，内固定器固紧后 SEP 波形再次下降，术后患者出现右侧腹壁反射消失，48 小时后恢复正常，随访未发现任何问题。Ferguson 报道了 1 例患者未接受脊髓空洞治疗而直接行脊柱矫形术，术中唤醒实验阳性，腰部以下全瘫，及时内固定物取出后，患者 1 周后恢复正常而行支具保守治疗。Godzik 等的报道中 CM Ⅰ 脊柱侧凸患者整体并发症发生率高于特发性脊柱侧凸患者（33% vs 14%）。围手术期神经相关并发症在 CMS 患者中也

更为常见（11% vs 0），包括2例暂时性下肢单神经根损伤，1例神经根永久损伤及1例脊髓损伤。脊椎截骨与后凸矫正程度较大是术后出现新发神经损害的危险因素。此外，与术中出血量较大及手术时间较长也具有一定关系。Hamilton等借助国际脊柱侧凸研究学会（Scoliosis Research Society，SRS）发病率与死亡率数据库，对108 419例脊柱侧凸患者脊柱矫形术后出现新发神经损害的比率进行分析，结果显示1.03%神经肌源性脊柱侧凸患者术后出现新发神经损害。对于神经肌源性脊柱后凸患者，成人出现新发神经损害的比率为4.76%，儿童为2.65%。在该研究中，CMⅠ脊柱侧凸患儿作为神经肌源性患者中的一类并未被单独分析，但也可为了解CMⅠ脊柱侧凸患儿脊柱矫形术后神经并发症发生率提供了一定参考。

以上研究证实了CMⅠ脊柱侧凸患儿可取得与特发性脊柱侧凸患者相当的手术矫形效果，但同时其也易发生术中神经监护异常及手术相关神经并发症，尤其对于脊髓空洞较大的CMⅠ脊柱侧凸患儿而言。虽然以上损伤机制尚不完全清楚，究其原因一方面CMⅠ和脊髓空洞的形成减小了椎管内容积，术中矫形操作会对椎管容积产生进一步影响造成脊髓损伤，另一方面下移进入枕骨大孔的延髓脊髓和脊髓空洞可能在脊柱侧凸矫形时受到牵拉而导致严重的神经并发症，故先对CMⅠ/脊髓空洞进行处理，能降低脊柱矫形手术风险，提高手术安全系数。一般是对这类患儿先行PFD术，术后二期再行脊柱侧凸矫形术。

（2）神经电生理监测异常　CMⅠ脊柱侧凸均可导致患儿出现异常的神经电生理监测结果。Cheng等提出，伴异常体感诱发电位（somatosensory evoked potentials，SEP）的特发性脊柱侧凸患儿中，小脑扁桃体下疝的发生率约为33.3%，这提示在特发性脊柱侧凸患儿中，异常SEP和小脑扁桃体下疝之间存在关联性。Chau等报道，青少年特发性脊柱侧凸患儿中，侧凸大于40°患儿的SEP潜伏期延长、不对称及小脑扁桃体下疝的发生率显著高于侧凸小于40°的患儿，进一步证明了三者之间的相关性。此外，CMⅠ脊柱侧凸患儿常伴有脊髓空洞，其发生率为33.3%～88%。Morioka等回顾了11例脊髓空洞患儿，发现异常的SEP高度提示脊髓空洞的存在。Moncho等报道脊髓空洞的存在预示CMⅠ患儿具有更高的异常胫后神经

SEP发生率。刘海雁等报道脊髓空洞对CMⅠ脊柱侧凸患儿SEP的损害主要表现在波幅的降低，而非潜伏期的延长，这在临床工作中需要引起脊柱外科医师的高度重视。此外既往文献报道，对CMⅠ脊柱侧凸患儿进行术中监测的过程中，单独应用SEP监测成功率为72%～87%，单独应用TCeMEP监测成功率为96%～98.6%，而联合应用SEP和TCeMEP监测成功率接近100%。

（3）近端交界性后凸（PJK）　CMⅠ后凸型脊柱侧凸的发生率较高，朱泽章等报道在术前平均侧凸>60°的Chiari畸形患者中，胸椎过度后凸的发生率达59.4%。全椎弓根螺钉具有坚强内固定及矫正冠状面畸形的优点，然而近端交界性后凸也逐步被国内外学者所认识，并被既往基于AIS患者的研究所证实。江龙等通过回顾性分析75例接受后路胸椎融合术的Chiari畸形伴脊柱侧凸患者的病历资料，末次随访时全椎弓根螺钉组有15.9%患者出现PJK，高于钉钩联合组的13.0%，在术前TK增大者中，全椎弓根螺钉组末次随访时PJA也达到了10°，高于采用钉钩联合固定的CMS患者（4.5°）。而在术前TK正常或减小组中两者末次随访时的PJK发生率则较为相似。因此，CMS术前应合理选择融合节段、手术中保护脊柱后方复合软组织结构、避免后凸过度矫正、保持躯干平衡，而对于术前胸椎后凸角过大的CMS患者可以在近端适当选用胸椎椎板钩固定，以减少术后PJK的发生率。

**参考文献**

[1] Wu L, Qiu Y, Wang B, et al. The left thoracic curve pattern: a strong predictor for neural axis abnormalities in patients with "idiopathic" scoliosis[J]. Spine (Phila Pa 1976), 2010, 35(2): 182-185.

[2] Bhangoo R, Sgouros S. Scoliosis in children with Chiari I-related syringomyelia[J]. Childs Nerv Syst, 2006, 22(9): 1154-1157.

[3] Attenello FJ, McGirt MJ, Atiba A, et al. Suboccipital decompression for Chiari malformation-associated scoliosis: risk factors and time course of deformity progression[J]. J Neurosurg Pediatr, 2008, 1(6): 456-460.

[4] 何中, 秦晓东, 殷睿, 等. Chiari畸形Ⅰ型伴脊柱侧凸患者影像学特征的自然史: 一项横断面研究[J]. 中华骨科杂志, 2020, 40(4): 199-207.

[5] Muhonen MG, Menezes AH, Sawin PD, et al. Scoliosis in pediatric Chiari malformations without myelodysplasia[J]. J Neurosurg, 1992, 77(1): 69-77.

[6] Jiang L, Qiu Y, Xu L, et al. Selective thoracic fusion for adolescent thoracic scoliosis secondary to Chiari I malformation: a comparison between the left and the right curves[J]. Eur Spine J, 2019, 28(3): 590-598.

[7] Sha S, Zhu Z, Qiu Y, et al. Natural history of scoliosis

after posterior fossa decompression in patients with Chiari malformation/syringomyelia[J]. Zhonghua Yi Xue Za Zhi, 2014, 94(1): 22-26.

[8] Zhu Z, Wu T, Zhou S, et al. Prediction of curve progression after posterior fossa decompression in pediatric patients with scoliosis secondary to Chiari malformation[J]. Spine Deform, 2013, 1(1): 25-32.

[9] Sha S, Zhu Z, Lam TP, et al. Brace treatment versus observation alone for scoliosis associated with Chiari I malformation following posterior fossa decompression: a cohort study of 54 patients[J]. Eur Spine J, 2014, 23(6): 1224-1231.

[10] Shi B, Qiu J, Xu L, et al. Somatosensory and motor evoked potentials during correction surgery of scoliosis in neurologically asymptomatic Chiari malformation-associated scoliosis:a comparison with idiopathic scoliosis[J]. Clin Neurol Neurosurg, 2020, 191: 105689.

[11] Feng E, Jiao Y, Liang J, et al. Surgical scoliosis correction in Chiari-I malformation with syringomyelia versus idiopathic syringomyelia[J]. J Bone Joint Surg Am, 2020, 102(16): 1405-1415.

[12] Chotai S, Basem J, Gannon S, et al. Effect of posterior fossa decompression for Chiari malformation-I on scoliosis[J]. Pediatr Neurosurg, 2018, 53(2): 108-115.

[13] 余可谊, 沈建雄, 邱贵兴, 等. 选择性胸椎融合治疗Chiari畸形、脊髓空洞并脊柱侧凸: 2年以上随访[C]. //中华医学会第十七届骨科学术会议暨第十届COA国际学术大会论文集, 2015: 1-1.

[14] Jain A, Hassanzadeh H, Puvanesarajah V, et al. Incidence of perioperative medical complications and mortality among elderly patients undergoing surgery for spinal deformity: analysis of 3519 patients[J]. J Neurosurg Spine, 2017, 27(5): 534-539.

## 第六节 儿童 Chiari 畸形／脊髓空洞伴脊柱侧凸行 PFD 治疗的意义

因脊柱侧凸为首诊症状的 CM I 患者，由于侧凸突出，常掩盖了神经系统症状与体征，也掩盖了脊柱侧凸畸形进行内固定矫形可能更高的神经并发症风险。

Nordwall 等报道 1 例 15 岁术前漏诊 Chiari 畸形伴脊髓空洞的脊柱侧凸患者，直接进行脊柱侧凸矫形内固定融合术治疗，术后第 10 天，该患者出现了进行性加重的神经并发症，主要表现为尿失禁，左侧偏身感觉、运动功能减退，术后 MRI 才发现脊髓 $C_5 \sim T_{10}$ 节段存在空洞。类似术后神经并发症在其他相应的文献中亦有报道。Noordeen 等报道了 1 例脊髓空洞伴脊柱侧凸患者，直接进行脊柱矫形手术，术中出现 SEP 改变，虽然实行即时椎管减压，SEP 恢复正常，术后仍残留神经并发症。Huebert 等报道了 2 例此类患者未接受脊髓空洞治疗而直接施行脊柱矫形术，术后 1 例出现截瘫。Huebert 认为这是由于脊柱侧凸矫形手术后引起的急性椎管内压力改变加重了患者本身伴有的脑脊液动力学异常，引起上述术后神经系统并发症。因

此，推荐在进行脊柱侧凸内固定矫正手术之前，都应首先对 Chiari 畸形／脊髓空洞进行手术治疗以增加脊柱侧凸手术安全性。

近年有部分学者提出另一选择，张宏其等主张对无明显神经损害的脊髓空洞的脊柱侧凸可先行渐进性 Halo-牵引，评估术中神经并发症的风险。2 周内如未见神经系统症状明显加重，可再行脊柱侧凸矫形术。Xie 等回顾了 13 例 Chiari 畸形伴脊髓空洞合并脊柱侧凸患者，在对脊柱侧凸进行内固定矫形之前均未接受 PFD 术或其他的神经外科手术，他发现上述患者术后神经并发症发生率并未因小脑扁桃体下疝及脊髓空洞的存在明显上升，因而他们得出脊柱矫形术前无需行 PFD 术的结论。

然而，更多的专家认为争议的焦点不应局限于对这种复合畸形直接矫形是否增加神经并发症的问题，而是应该综合考虑其在脊髓空洞／脊柱侧凸的自然转归中的意义。仅通过有限的少量病例回顾性研究的结果，得出这样的重要结论应该慎重，还需要更多不同来源的研究进行佐证。鉴于脊髓空洞的自然转归不良，即使儿童期无明显的神经并发症，但进入成年期后很多出现神经损害且手术疗效还不佳，而 PFD 术后很多脊髓空洞缩小，甚至消失，对避免脊髓空洞在后期并发神经损害有重要意义。事实上，因 PFD 手术而短期推迟的脊柱侧凸矫形，也不影响矫正效果，故而目前学术界主流观点还是认为，对于儿童青少年 Chiari 畸形伴发的脊髓空洞，应先进行 PFD 手术，择期再进行脊柱侧凸的矫正，这并非是为了降低脊柱侧凸矫形神经并发症的预防性手术，而是对脊髓空洞的治疗性手术，在某些不严重的脊柱侧凸还是矫治性手术（图 14-6-1）。

PFD 术不仅可以解除 Chiari 畸形脑干及小脑受压状态。而且可以同时恢复正常脑脊液流体动力学，使脊髓空洞体积明显减小。而除了枕骨大孔减压术外，空洞引流术是伴有严重脊髓空洞的 Chiari 畸形患者可选的手术术式。Hida 等提出脊髓空洞／脊髓比例＞0.7 是选择 PFD 术基础上加做脊髓空洞分流术的手术指征。而张在强等则选择脊髓空洞／脊髓比例＞0.35 作为枕骨大孔减压术基础上加做脊髓空洞分流术的手术指征亦得到了较好的手术疗效。上述研究显示脊髓空洞引流术的具体手术指征可能并不仅仅局限于影像学表现。需要结合患者临床症状，根据临床经验综合考虑。

儿童 Chiari 畸形伴脊髓空洞合并脊柱侧凸患

者在接受 PFD 术后，部分脊柱侧凸常随着神经系统症状与脊髓空洞的改善而好转（图 14-5-4）。因此，此类患者 PFD 术后对脊柱侧凸的观察是必要的。观察期结束时脊柱侧凸应进行再次评估，确定是否存在手术矫正的指征。因此，脊柱侧凸观察期长短及观察期结束后脊柱侧凸矫形手术指征，成为枕骨大孔减压术后脊柱侧凸的观察过程中较为重要的问题。Eule 等报道 25 例该类患者接受枕骨大孔减压术后侧凸程度的转归状况，提出该类患者应给予术后 3~6 个月的侧凸观察期，观察期结束后

再根据侧凸的进展程度决定下一步治疗方案。而王斌等结合 32 例枕骨大孔减压术后此类患者的侧凸矫形经验，提出 6 个月观察结束后 Cobb>45°需要接受脊柱侧凸矫形融合术治疗（图 14-6-2）。而 Cobb 角 <40° 或骨龄不足患者则只需要进行接受支具治疗或随访观察即可（图 14-6-1）。

综上所述，Chiari 畸形伴脊髓空洞患者的脊柱侧凸治疗应从小脑扁桃体下疝及脊髓空洞的治疗入手，首先施行 PFD 术，并权衡患者脊髓空洞体积及相应临床症状严重程度后，选择性施行脊髓空

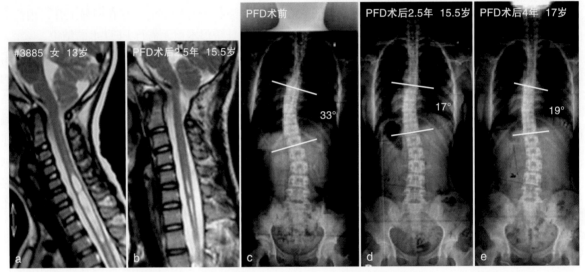

图 14-6-1　女（#3885），13 岁，因脊柱侧凸首诊，MRI 示 Chiari 畸形 / 脊髓空洞（a、c）；颅后窝减压术后对脊柱侧凸行支具治疗，2.5 年后脊髓空洞见明显改善（b），脊柱侧凸亦持续改善至 17°（d）；PFD 术后 4 年（e）随访示侧凸未出现明显进展，此时患者已经接近 17 岁，停支具，保守治疗成功

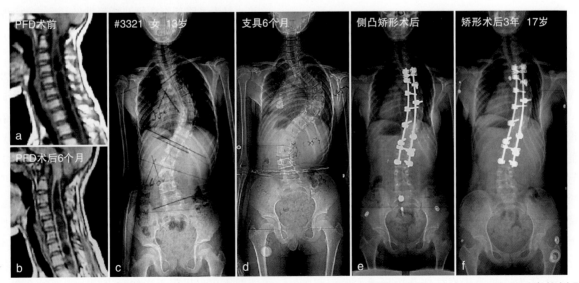

图 14-6-2　女（#3321），13 岁，因脊柱侧凸首诊，MRI 示 Chiari 畸形 / 脊髓空洞（a、c）；PFD 术后对脊柱侧凸行支具治疗，6 个月后脊髓空洞未见明显改善（b），侧凸出现明显进展（d）；PFD 术后 1 年行脊柱矫形手术治疗（e），矫形术后 3 年随访显示冠状面与矢状面平衡维持良好（f）

洞引流术。在治疗 Chiari 畸形与脊髓空洞后，对 3~6 个月后观察脊柱侧凸转归状况，根据脊柱侧凸进展状况再决定是否需要行支具治疗或脊柱侧凸内固定矫形术。

## 参考文献

[1] Strahle JM, Taiwo R, Averill C, et al. Radiological and clinical associations with scoliosis outcomes after posterior fossa decompression in patients with Chiari malformation and syrinx from the Park-Reeves Syringomyelia Research Consortium[J]. J Neurosurg Pediatr, 2020, 10: 1-7.

[2] Jiang L, Xia C, Zhu WG, et al. Correlation between syrinx resolution after posterior fossa decompression and cervical sagittal profile change in adolescents with Chiari malformation and syringomyelia[J]. Zhonghua Yi Xue Za Zhi, 2019, 99(3): 183-187.

[3] 张宏其, 陈凌强, 郭超峰, 等. 无神经症状的脊柱侧凸伴脊髓空洞症患者应否外科处理脊髓空洞的临床研究[J]. 中国矫形外科杂志, 2008, 16(13): 961-965.

[4] 邱勇, 王斌, 朱泽章, 等. 脊柱侧凸伴发Chiari畸形和(或)脊髓空洞的手术治疗[J]. 中华骨科杂志, 2003, 23(9): 564-567; 576.

[5] Cardoso M, Keating RF. Neurosurgical management of spinal dysraphism and neurogenic scoliosis[J]. Spine (Phila Pa 1976), 2009, 34(17): 1775-1782.

[6] Ozerdemoglu RA, Transfeldt EE, Denis F. Value of treating primary causes of syrinx in scoliosis associated with syringomyelia[J]. Spine (Phila Pa 1976), 2003, 28(8): 806-814.

[7] Jankowski PP, Bastrom T, Ciacci JD, et al. Intraspinal pathology associated with pediatric scoliosis: a ten-year review analyzing the effect of neurosurgery on scoliosis curve progression[J]. Spine (Phila Pa 1976), 2016, 41(20): 1600-1605.

[8] Kontio K, Davidson D, Letts M. Management of scoliosis and syringomyelia in children[J]. J Pediatr Orthop, 2002, 22(6): 771-779.

# 第15章　神经纤维瘤病

邱　勇　吕国华　史本龙　李　洋

## 第一节　概述

　　神经纤维瘤病是一种涉及人体多个系统的常染色体显性遗传病，发病率大约为1/3000。1847年，德国病理学家Virchow在几个家庭成员中报道了最常见的神经纤维型肉瘤病的临床特征，1882年von Recklinghausen通过病理学研究，首次确认了此病起源于神经鞘细胞，因此该病也被称为von Recklinghausen病。临床上神经纤维瘤病主要分为：① I 型神经纤维瘤病（neurofibromatosis type 1，NF1），也称外周型神经纤维瘤病，主要表现为皮肤和中枢神经系统症状；② II 型神经纤维瘤病（neurofibromatosis type 2，NF2），也称双侧听神经纤维瘤病、中央型神经纤维瘤病，主要累及中枢神经系统，与原发性骨病和骨骼系统并发症无关；③ Legius 综合征；④神经鞘瘤病。临床中以NF1最为常见。

　　1. NF1　致病基因定位于17q12，外显率100%，其基因产物神经纤维瘤蛋白（neurofibromin）是一种肿瘤抑制因子，目前普遍认为NF1肿瘤抑制基因关闭导致组织增生、肿瘤形成是NF1

的基本病理机制。NF1基因较大，约包涵300 000碱基对，基因表达多变，突变率高，并且基因型和表型关系不清晰，流行病学调查发现约50%的NF1患者是新发的突变。NF1的神经纤维瘤病多发于人体中胚层，但内外胚层也可发生，因此患者除皮肤常见的咖啡色素斑外（图15-1-1），其他组织也会被波及。NF1累及骨骼系统时症状常在早期即可表现，主要包括胫骨假关节、脊柱侧凸畸形、蝶骨发育不良等。脊柱侧凸或后凸畸形为NF1患者最常见的骨骼系统表现，其发生率在10%~50%，平均约为20%。该病的诊断主要根据美国国立卫生研究所于1987年制订的疾病诊断标准，具备以下两项或两项以上标准即可诊断NF1：①至少6个牛奶咖啡斑，成年患者每个斑点直径至少有15mm大小、儿童5mm大小；②两个或更多的任何类型神经纤维瘤，或至少一个丛状神经纤维瘤；③腋窝或腹股沟区的色素斑；④视神经胶质瘤；⑤裂隙灯下观察有两个以上的虹膜Lisch结节；⑥独特的骨骼病变：脊柱侧凸伴或不伴后凸、椎体扇贝样改变、肋骨"铅笔样"改变、横突纺锤形改变、胫骨假关节、胫骨弓形变或皮层骨破坏等；⑦直系亲属明确诊断神经纤维瘤病。

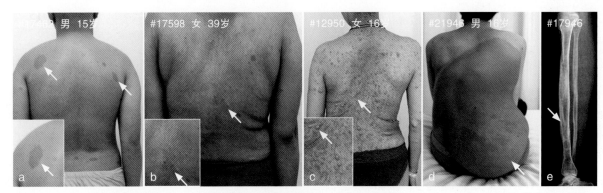

图15-1-1　NF1的典型皮肤改变。牛奶咖啡斑，形状不规则，不高出皮肤（#17462，a）、皮下结节（#17598，b）和广泛皮下丛状神经纤维瘤（#12950，c）、弥散型神经纤维瘤（#21946，d）、长骨皮质囊性病变（#17946，e）

2. NF2 发病率约为 1/50 000，男女发病率无差别，无明显种族差异。NF2 在儿童中较为少见，约占所有神经纤维瘤病的 10%。NF2 是常染色体显性遗传疾病，原因是 22q12 的缺失。22q12 包含 NF2 基因（表达蛋白 Merlin），因此其缺失导致产生缩短的、无功能的 Merlin 蛋白。Merlin 蛋白是组成细胞骨架的重要成分，因此镜下可见细胞增殖、黏附及转移受到抑制，Merlin 单抗免疫组化染色可见施万细胞着色，NF2 的组织病理学与无症状性肿瘤无差别，唯一差别是它是多种类型混合的。NF2 临床上以双侧听神经瘤为主要特征，可伴有其他颅神经瘤、脑膜瘤和脊髓神经鞘瘤、脊膜瘤、室管膜瘤等（图 15-1-2），双侧听神经瘤患者发病可表现为听力障碍。对于有以下临床特征之一的即可确诊为 NF2：①双侧听神经瘤；一级亲属中有 NF2 患者，患单侧听神经瘤或下列病变中的 2 种：神经纤维瘤、脑膜瘤、胶质瘤、施万细胞瘤、青少年晶状体后囊混浊斑。仅满足如下特征的患者为可疑 NF2。②早发的（<30 岁）单侧听神经施

万细胞瘤或者以下任何一项：脑（脊）膜瘤、胶质瘤、施万细胞瘤、发生于幼儿的晶状体后方囊膜下浊斑。③多个（>2）脑（脊）膜瘤 + 单侧听神经施万细胞瘤或者以下一项：胶质瘤、施万细胞瘤、发生于幼儿的晶状体后方囊膜下浊斑。NF2 与原发性骨病无关，仅在出现多发性的邻近神经根椎管内肿瘤压迫侵蚀椎体时，骨表面可出现切迹或缺损、椎间孔扩大、椎体后缘弧状凹陷及椎弓根间距增宽等。有时可见椎旁肿瘤，并可见脊柱侧凸。

NF2 的治疗主要取决于肿瘤对患者神经组织的破坏或压迫情况。对于硬膜内髓外快速生长及有症状的肿瘤应早期切除。椎管内肿瘤如症状不严重，常规的广泛肿瘤切除术不值得推荐，应予以影像学及临床症状定期监测。对于伴有听神经瘤患者，如肿瘤已造成听力损失但不对生命构成威胁或者仍有残余听力的大型肿瘤，手术危险性大，建议仔细随访观察治疗、放疗（γ 刀）和化疗等。其他的听神经瘤可行手术切除，一级亲属需要定期随访。

3. Legius 综合征 是由于位于常染色体 15q13.2 的 SPRED1 基因突变导致该基因编码的 Spred1 蛋白异常引起。Spred1 蛋白是 Sprouty（SPRY）蛋白家族的重要组成部分，主要作用是抑制 Ras 信号通路下游的 BRAF 和 CRAF 蛋白。Ras 信号通路在细胞增殖分化中具有重要作用，其下游信号通路众多。NF1 基因编码的神经纤维瘤蛋白在调控 Ras-MAPK 信号通路中具有重要作用，而该通路中还包括其他信号蛋白，因此在和部分其他参与编码该通路信号蛋白突变导致的综合征在表型上有重叠之处。Legius 综合征较为罕见，文献中报道发病率约为 1/50 000。在临床表型上，Legius 综合征与神经纤维瘤病相似，主要表现为全身多发的牛奶咖啡样斑块或者小的散在雀斑点及畸形巨大头颅、中度认知功能障碍等，因此又被称为"类 NF1 综合征"。但是，NF1 患者中视网膜错构瘤、神经纤维瘤、蝶骨翼发育不良或长骨假关节、视神经胶质瘤、外周神经胶质瘤等在该综合征中并不表现。由于 Legius 综合征同样也可满足 NF1 的诊断标准，因此极易被误认为是 I 型神经纤维瘤病，虽然 Brems 总结了两者的临床特征（表 15-1-1），但最终的鉴别往往需要根据基因检测结果。由于 Legius 综合征较 NF1 症状轻，并无骨骼系统病变及神经系统侵犯表现，因此该病为良性病变，仅需定期随访复查即可。

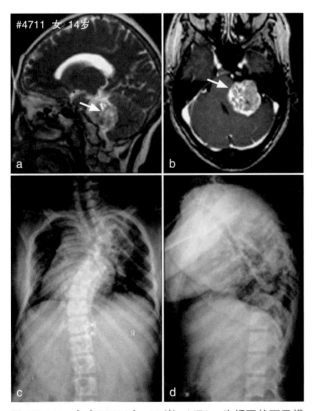

图 15-1-2 女（#4711），14 岁，NF2。头颅冠状面及横断面 MRI 示听神经瘤与软组织等信号，包膜尚清楚（a、b，箭头），X 线示右胸弯，顶椎位于 $T_5$，伴有局部的胸椎后凸，脊柱呈萎缩性改变（c、d）

| 表 15-1-1 | Ⅰ型神经纤维瘤病和 Legius 综合征临床特征比较 | |
| --- | --- | --- |
| 临床特征 | NF1 | Legius 综合征 |
| 牛奶咖啡斑 | ++ | ++ |
| 雀斑 | ++ | ++ |
| 畸形巨头 | + | + |
| 肺动脉狭窄 | +/− | +/− |
| 认知障碍 | ++ | + |
| 家族史 | 约 50% | > 60% |
| 幼年性黄色肉芽肿 | +/− | − |
| 虹膜错构瘤 | + | − |
| 神经纤维瘤 | ++ | − |
| 恶性外周神经鞘瘤 | +/− | − |
| 视神经胶质瘤 | + | − |
| 骨骼发育异常（蝶骨翼发育不良或长骨假关节） | + | − |

注：++ 表示严重，+ 表示阳性，− 表示阴性，+/− 表示有或无。

4. 神经鞘瘤病（Schwannomatosis） 是一种截然不同的神经纤维瘤病，通常累及全身多个神经鞘瘤，但没有 NF2 典型的前庭神经鞘瘤。这是一种成人期的疾病，由多发性深部痛性周围神经鞘膜瘤组成，可呈全身性或节段性分布，儿童较为少见。最初常被认为是 NF2 的一种类型，但现在已经确定家族性神经鞘瘤病是由于与 22 号染色体上的 NF2 连锁的 INI1 基因的突变所致。与 NF2 的鉴别诊断可能很困难，而 NF2 和 INI1 的基因检测现在可以帮助做出这种区分。

## 参考文献

[1] Crawford AH, Herrera-Soto J. Scoliosis associated with neurofibromatosis[J]. OrthopClinNorth Am, 2007, 38(4): 553-562.

[2] Crawford AH, Schorry EK. Neurofibromatosis update[J]. J Pediatr Orthop, 2006, 26(3): 413-423.

[3] Nachemson AL, Peterson LE. Effectiveness of treatment with a brace in girls who have adolescent idiopathic scoliosis. A prospective, controlled study based on data from the Brace Study of the Scoliosis Research Society[J]. JBoneJoint Surg Am, 1995, 77(6): 815-822.

[4] Dickson RA. Effectiveness of braces in mild idiopathic scoliosis[J]. Spine, 1985, 10(4): 401-402.

[5] Chase AP, Bader DL, Houghton GR. The biomechanical effectiveness of the Boston brace in the management of adolescent idiopathic scoliosis[J]. Spine, 1989, 14(6): 636-642.

[6] Goldberg CJ, Dowling FE, Hall JE, et al. A statistical comparison between natural history of idiopathic scoliosis and brace treatment in skeletally immature adolescent girls[J]. Spine, 1993, 18(7): 902-908.

[7] Noonan KJ, Weinstein SL, Jacobson WC, et al. Use of the Milwaukee brace for progressive idiopathic scoliosis[J]. JBoneJoint Surg Am, 1996, 78(4): 557-567.

[8] Richards BS, Bernstein RM, D'Amato CR, et al. Standardization of criteria for adolescent idiopathic scoliosis brace studies:SRS Committee on Bracing and Nonoperative Management[J]. Spine, 2005, 30(18): 2068-2075.

[9] Landauer F, Wimmer C, Behensky H. Estimating the final outcome of brace treatment for idiopathic thoracic scoliosis at 6-month follow-up[J]. Pediatr Rehabil, 2003, 6(3-4): 201-207.

[10] Yrjönen T, Ylikoski M, Schlenzka D, et al. Results of brace treatment of adolescent idiopathic scoliosis in boys compared with girls: a retrospective study of 102 patients treated with the Boston brace[J]. EurSpine J, 2007, 16(3): 393-397.

[11] Weiss HR, Goodall D. The treatment of adolescent idiopathic scoliosis (AIS) according to present evidence. A systematic review[J]. Eur J Phys Rehabil Med, 2008, 44(2): 177-193.

[12] Zhu Z, Xu L, Jiang L, et al. Is brace treatment appropriate for adolescent idiopathic scoliosis patients refusing surgery with Cobb angle between 40 and 50 degrees[J]. Clin Spine Surg, 2017, 30(2): 85-89.

[13] Crawford AH, Parikh S, Schorry EK, et al. The immature spine in type-1 neurofibromatosis[J]. JBoneJoint Surg Am, 2007, 89(Suppl 1): 123-142.

[14] Sirois 3rdJL, Drennan JC. Dystrophic spinal deformity in neurofibromatosis[J]. J Pediatr Orthop, 1990, 10(4): 522-526.

[15] Winter RB, Moe JH, Bradford DS, et al. Spine deformity in neurofibromatosis. A review of one hundred and two patients[J]. JBoneJoint Surg Am, 1979, 61(5): 677-694.

[16] Wilde PH, Upadhyay SS, Leong JC. Deterioration of operative correction in dystrophic spinal neurofibromatosis[J]. Spine, 1994, 19(11): 1264-1270.

[17] Halmai V, Domán I, De JT, et al. Surgical treatment of spinal deformities associated with neurofibromatosis type 1. Report of 12 cases[J]. JNeurosurg, 2002, 97(Suppl 3): 310-316.

[18] Durrani AA, Crawford AH, Chouhdry SN, et al. Modulation of spinal deformities in patients with neurofibromatosis type 1[J]. Spine (Phila Pa 1976), 2000, 25(1): 69-75.

[19] Crawford AH. Pitfalls of spinal deformities associated with neurofibromatosis in children[J]. Clin Orthop Relat Res, 1989(245): 29-42.

[20] Stumpf DA, Alksne JF, Annegers JF, et al. Neurofibromatosis. Conference statement[J]. Arch Neurol, 1988, 45(5): 575-578.

## 第二节　Ⅰ型神经纤维瘤病

Ⅰ型神经纤维瘤病（NF1）患者的临床表现多样，其中以皮肤和中枢神经系统异常为主，骨骼系统表现也常见。皮肤改变有牛奶咖啡斑（褐色色素沉着）、皮下结节（疣状突起）和丛状神经纤维瘤（图 15-1-1）、腹股沟和腋窝的雀斑、象皮病样神经纤维瘤等。中枢神经系统有学习障碍、脑部和（或）脊髓的施万细胞瘤和神经纤维瘤、胶质瘤、脊膜瘤等。眼部可表现为 Lisch 结节（即虹膜错构瘤，90% 的患者有该征象）和视神经胶质瘤。骨骼系统则多表现为脊柱侧凸、骨骼的过度生长、假关节、骨骼的囊性改变等，而骨干的纤维炎可导致骨皮质和骨膜增厚。自 1918 年 Could 等首次报道 NF1 伴脊柱侧凸后，该畸形才逐渐被人们所认识。文献中统计脊柱畸形在 NF1 患者中的发病率为 10%～50%，平均约为 20%。NF1 伴脊柱侧凸平均发病年龄在 7～13 岁，无性别和左右侧别差异，有时脊柱侧凸和牛奶咖啡斑是仅有的临床表现。NF1 患者最常见的肌肉骨骼畸形表现为脊柱侧凸，可能的发病机制与局限性神经纤维瘤、原发性中胚层发育不良、内分泌紊乱等引起的局部骨侵蚀和破坏等有关。其他如口、舌、胃肠道、喉、气管、生殖系统等亦可累及。

此外，NF1 患者常表现为骨量减低甚至骨质疏松。Lammert 等测量 104 例成人 NF1 患者（年龄 20～80 岁）的骨密度，结果发现 NF1 患者骨密度低于同龄正常对照组。Sukhdeep 等也发现 23 例儿童 NF1 患者（平均年龄 10.8 岁）有骨质疏松的倾向。Illes 等推测骨密度降低可能与 NF1 伴脊柱侧凸有相关性。束昊等的研究则认为 NF1 伴脊柱侧凸患者存在全身性的骨量减低，但其与侧凸的严重程度无关，而可能与 NF1 伴脊柱侧凸的发病机理有关。陈晖曾对 NF1 伴脊柱侧凸患者的成骨细胞中神经纤维瘤蛋白在患者的表达及其生物学特性进行过研究，发现 NF1 伴脊柱侧凸患者成骨细胞神经纤维瘤蛋白表达降低的同时，其功能也存在明显缺陷，提示成骨细胞功能缺陷可能是导致 NF1 患者骨骼萎缩性改变及骨密度降低等各种骨骼异常的因素之一。朱承跃的研究结果显示 NF1 伴脊柱侧凸患者骨密度（BMD）明显低于正常人，血清骨钙素（BGP）及骨代谢相关指标如血 Ca、血 P 和尿 Ca/肌酐 Cr 均高于正常人，提示测定 BGP、尿 Ca/Cr 水平可以作为监测 NF1 伴脊柱侧凸患者 BMD 变化较为敏感的方法之一。

## 一、NF1 伴椎旁神经纤维瘤

既往研究发现，约 47% 的 NF1 患者伴有椎旁神经纤维瘤。神经纤维瘤在增强 CT 扫描上表现为明显强化，在 MRI 扫描 T1WI 上表现为信号低于或者等同于正常脊髓、神经根及肌肉，T2WI 上表现为信号高于正常脊髓、神经根。神经纤维瘤可表现为椎旁肌内广泛肿瘤、顶椎凹侧或凸侧肿瘤、盆腔内巨大肿瘤及皮下丛状神经纤维瘤等。此外，椎管内神经纤维瘤可向椎间孔方向生长。有些患者出现脊柱后凸伴半脱位，往往伴有巨大椎旁肿瘤。

NF1 的神经纤维瘤有三种类型：①局灶型神经纤维瘤（占 90%）：是 NF1 及非 NF1 患者中最常见的神经纤维瘤，累及皮肤、深部神经及脊髓神经根；在 NF1 患者中表现为体积大、多发、常累及深部大神经（坐骨神经和臂丛多见）、罕见恶性转化。②弥散型神经纤维瘤：约 10% 的 NF1 患者出现此种类型的神经纤维瘤，由肿瘤越过神经束膜的限制进入周围组织所致，可发生在皮肤或深部软组织，很少累及脊髓神经。数目可从数个到难以计数，瘤体可随着患者年龄增长及妊娠而增多、增大，表现为真皮和浅筋膜之间增厚变硬，充满灰白色瘤体组织，界限不清。③丛状神经纤维瘤：大神经弥散性增大，常累及坐骨神经、臂丛神经，体积大、往往累及双侧、多节段；约 5% 可恶变成肉瘤。NF1 神经纤维瘤的显微镜下表现为胶原纤维、黏蛋白基质、肿瘤和神经束相互交织；沿神经束可见新生施万细胞及成纤维细胞。NF1 神经纤维瘤生长缓慢，绝大部分为良性肿瘤，但妊娠、青春发育期及恶性转化后可使其生长加速。

胡宗杉等观察发现，对于合并有脊柱侧凸畸形的伴有椎旁神经纤维瘤的 NF1 患者，约 70.4% 的患者的瘤体位于脊柱侧凸的顶椎区，并且 76.3% 的患者的肿瘤位于侧凸的凹侧，这种椎旁肿瘤可明显加重顶椎区椎体旋转及旋转半脱位的发生率，从而表现为更为严重的脊柱畸形，这种旋转半脱位是早期并发神经损害的重要病理解剖因素。

## 二、NF1 伴脊柱畸形

### 临床表现

神经纤维瘤病侵犯中枢神经系统可出现颅骨腔变大、骨质的局部缺损，若合并脑膜瘤或神经胶质细胞瘤可引起视神经孔扩大、蝶骨翼的破坏缺损、蝶鞍的扩大、面颅骨发育不全等表现。若侵及骨骼表现为皮质缺损边缘不整、长骨囊性变、长骨的过度生长、长骨的弓形改变、骨骼发育不全等表现。NF1 侵及脊柱通常会引起脊柱的侧凸畸形和后凸畸形。侧凸可以出现在颈椎、颈胸段、上胸椎、胸椎、胸腰段及腰椎，后凸同样可以出现在脊柱各个部位，如颈椎、颈胸段、胸椎、胸腰段及腰椎。

## 影像学表现

依据影像学上的表现，NF1 伴发的结构性脊柱侧凸分为两种类型：萎缩性脊柱侧凸和非萎缩性脊柱侧凸。

1. **NF1 伴非萎缩性脊柱侧凸**　与特发性脊柱侧凸在影像学上类似，因此有时也被称为"类青少年特发性脊柱侧凸"（AIS-like）。然而，NF1 伴脊柱侧凸患者存在特殊的表型"突变"（modulation）现象，该现象由 Durrani 于 1999 年提出并受到广泛的认可，指对于类似于特发性脊柱侧凸的 NF1 伴非萎缩性脊柱侧凸患者，在生长过程中脊柱及肋骨发生改变导致畸形快速进展从而发展为萎缩性脊柱侧凸。这种表型"突变"现象在年龄越小的患者中越容易出现。

2. **NF1 伴萎缩性脊柱侧凸**　和特发性脊柱侧凸患者相比，NF1 伴萎缩性脊柱侧凸的患者通常存在以下几种特殊的影像学表现：

（1）短节段侧凸或后凸畸形　最为常见。X 线上表现为脊柱侧凸节段短（通常累及 4~6 个椎体）、侧凸及后凸成角明显，患者椎体的楔形变、脊柱的严重旋转可致旋转半脱位。早期患者可仅表现为椎体楔形变，但随着畸形进展，畸形脊柱的近端围绕顶椎发生矢状面和冠状面上的旋转脱位。

（2）旋转半脱位　椎体旋转半脱位最早由 Trammell 等对其进行了描述，定义为椎体在轴面上的旋转和在矢状面上的滑移距离 ≥ 5mm。大部分椎体旋转半脱位多发生于两个弯的交界区及胸腰椎和腰骶椎交界区，以胸腰段脊柱及顶椎区最为常见。当椎体出现严重旋转时可在 X 线上常表现为相邻 2 个椎体的反方向旋转、冠状面上椎体向侧弯凸侧滑移及矢状面上椎体向前方滑移等，严重者则可出现"双椎体、双椎管"的假象（图 15-2-1）。此外，NF1 伴脊柱侧凸患者如脊柱前柱因萎缩性改变严重导致支撑缺如，畸形脊柱的近端也可围绕顶椎发生矢状面和冠状面上的旋转半脱位（图 15-2-2）。旋转半脱位是 NF1 伴脊柱畸形患者产生神经损害症状的重要原因，严重的旋转半脱位可导致椎管连续性破坏，压迫脊髓或对神经根造成牵拉从而引起神经损害症状。无旋转半脱位的患者，即使畸形角度很大，也可无神经损害症状出现，当出现旋转半脱位时，即使侧后凸畸形角度很小，也可造成神经损害症状。

（3）椎体扇贝样改变（图 15-2-3）　也是 NF1 伴萎缩性脊柱侧凸畸形的一个常见表现。当胸椎椎体侧方或后方向椎体内凹陷超过 3mm 及腰椎向内凹陷超过 4mm 时则可认为是扇贝样改变，该征象为 NF1 脊柱侧凸特征性改变，但也可出现在其他椎旁孤立性肿瘤的患者，如椎旁神经节细胞瘤伴脊柱侧凸（图 15-2-4）。X 线片上扇贝样改变在腰椎侧凸畸形的患者中较为明显。而对于胸椎侧凸的患者，由于肋骨及肺部的遮挡，观察扇贝样改变较为困难，需要 CT 平扫及三维重建进行观察。

（4）肋骨变细　即铅笔样变，该征象为 NF1 伴脊柱侧凸患者独有的特征性影像学表现，又名肋骨铅笔样变，一般不会出现在其他脊柱病变中。该

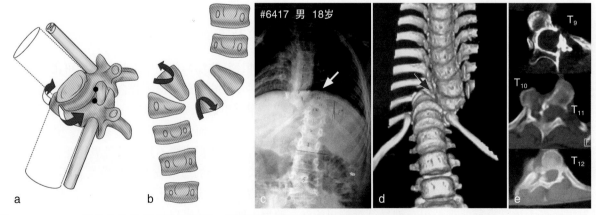

图 15-2-1　NF1 伴椎体旋转半脱位示意图。畸形脊柱的顶椎区近端及远端邻近椎体向反方向旋转，脊柱不稳定，发生矢状面和冠状面上的旋转脱位（a、b）。男（#6417），18 岁，NF1 伴脊柱旋转半脱位（c、d，箭头）。T₁₀~T₁₁ 处发生旋转半脱位，CT 示 T₁₀ 向右侧旋转、T₁₁ 向左侧旋转，在同一幅 CT 上出现"双椎体、双椎管"假象，脱位处上下位椎体旋转方向截然不同，致使胸椎管连续性遭破坏，T₁₂ 又回到中立位状态（e）

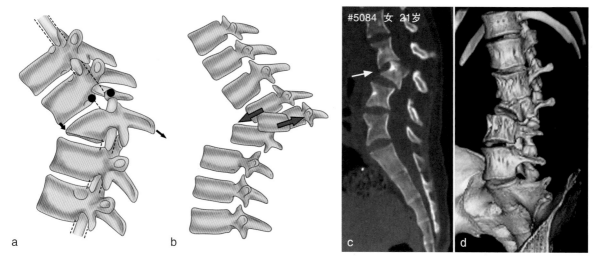

图 15-2-2　NF1 伴椎体旋转半脱位示意图。NF1 伴脊柱侧凸患者脊柱前柱因萎缩性改变严重导致支撑缺如，邻近椎体向反方向前后旋转、滑移，脊柱稳定性消失，出现旋转半脱位（a、b）。女（#5084），21 岁，NF1 伴萎缩性脊柱后凸畸形，腰椎前方扇贝样改变明显，椎体萎缩，$L_2$、$L_3$ 椎体间出现滑移，椎体间不稳定，出现旋转半脱位（c、d）

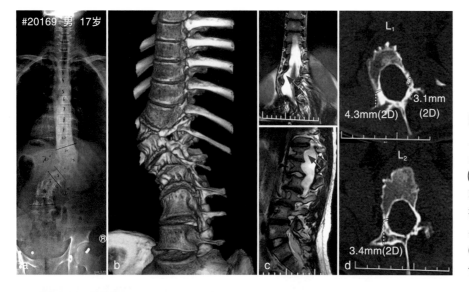

图 15-2-3　男（#20169），17 岁，NF1 伴萎缩性腰椎脊柱侧凸，$T_{12}$~$L_1$ 椎体呈扇贝样改变（a、c），CT 示椎体楔形变，萎缩性改变明显（b）；MRI 示硬脊膜呈不规则扩张（c，箭头），椎体前缘及后缘凹陷；CT 横断面示椎弓根纤细，椎体萎缩（d）

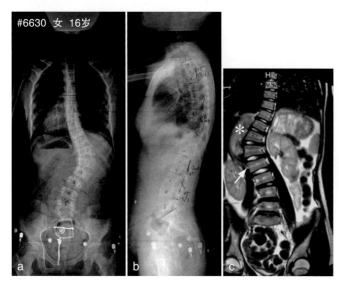

图 15-2-4　女（#6630），16 岁，神经节细胞瘤伴脊柱侧凸（a、b），胸腰段椎体呈现扇贝样改变（c，箭头），十分类似于 NF1 性的脊柱侧凸。MRI 上可见 $T_{10}$~$L_1$ 椎旁占位性病变（c，星号）

征象是指患者肋骨宽度小于第 2 肋最窄处宽度。该征象在部分 NF1 伴非萎缩性脊柱侧凸患者中也可存在。Durrani 对 457 例 NF1 伴脊柱侧凸的患者进行回顾性研究发现，伴有 3 根以上肋骨铅笔样变是唯一独立的预测畸形进展的危险因素。对于伴有椎体旋转的患者，肋骨在前后方向上旋转 90° 导致肋骨看起来更细。NF1 伴脊柱侧凸患者出现肋骨铅笔样变的具体机制目前仍不清楚。

（5）椎体楔形变和椎体旋转　常出现于侧凸畸形椎体萎缩性改变较为明显的顶椎区。椎体出现楔形改变，椎体间不稳定出现旋转。部分患者椎体近端及远端邻近椎体向反方向旋转，出现旋转脱位，CT 上出现"双椎体、双椎管"的假象。

（6）椎弓根间距增宽　椎体及椎弓根萎缩，椎弓根距离明显增宽。

（7）横突纺锤形改变　对于脊柱严重萎缩性改变的患者，椎体及椎弓发育严重不良，表现为椎弓根细小甚至缺如，部分患者出现肋骨头脱入椎管内压迫脊髓（图 15-2-5）。朱承跃的研究结果显示 NF1 伴脊柱侧凸患者肋骨头脱入椎管内现象的发生率为 12.1%，肋骨头脱入椎管均发生在脊柱侧凸的凸侧顶椎区，脱入水平多位于 $T_5 \sim T_{11}$ 椎体。肋骨进入椎管内程度为 11.2%~50%，平均为 26.5%。

（8）椎管扩大和椎旁肿瘤　约 47% 的 NF1 患者伴有椎旁神经纤维瘤。神经纤维瘤在增强 CT 扫描上表现为明显强化。椎旁肿瘤在 T1WI 上表现为神经纤维瘤，信号低于或者等同于正常脊髓、神经

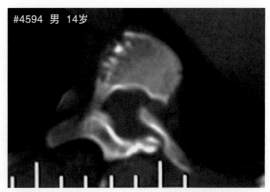

图 15-2-5　男（#4594），14 岁，NF1 伴脊柱侧凸。CT 示椎体旋转，左侧肋椎关节脱位，左侧肋骨头突入椎管内

根及肌肉，T2WI 上表现为信号高于正常脊髓、神经根（图 15-2-6）。MRI 增强扫描时少数可有典型的靶形征，可显示神经纤维瘤病患者椎旁肌内广泛神经纤维瘤、顶椎凹侧或凸侧肿瘤、盆腔内巨大肿瘤及皮下丛状神经纤维瘤。此外，椎管内神经纤维瘤可向椎间孔方向扩展。有些患者出现脊柱后凸伴脱位，往往伴有巨大椎旁肿瘤。

上述萎缩性改变征象很少单独出现，往往合并存在，其中以肋骨铅笔样改变、椎体旋转和椎体后缘扇形切迹最常见。对于存在椎弓根发育不良的患者，往往同时合并横突纺锤形改变及椎弓根间距增宽。椎管扩大在 NF1 伴脊柱侧凸患者中也较常见。目前考虑 NF1 患者椎管扩大是由于在脑脊液压力下硬脊膜不断侵蚀椎管形成，但具体机制不清。后方椎体扇贝样改变及椎弓根发育不良共同导致了椎

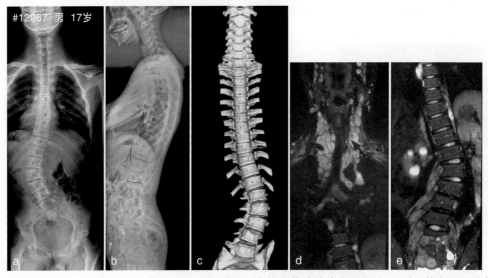

图 15-2-6　男（#12967），17 岁，NF1 伴类 AIS 腰椎侧凸，脊柱无萎缩性改变征象（a~c），其弯型呈现规则性弧度，MRI 示颈椎、胸椎、腰椎两侧椎旁丛状弥漫性肿瘤呈混杂信号（d、e，箭头）

管及神经管扩大、脊膜扩张及膨出。

## 自然史

　　尽管有些 NF1 患者终生不伴发脊柱畸形，但有些可早期就出现脊柱畸形。NF1 伴脊柱侧凸的患者脊柱畸形进展的速度和是否伴有萎缩性改变密切相关。对于 NF1 非萎缩性脊柱侧凸患者（图 15-2-7），脊柱畸形的进展和治疗策略同特发性脊柱侧凸类似。然而，NF1 伴脊柱侧凸以萎缩性多见，多伴有后凸畸形，较非萎缩性脊柱侧凸起病早且更容易进展（图 15-2-8）。Calvert 等介绍了一系列 NF1 伴脊柱侧凸的患者，分为治疗组（n=34）和未治疗组（n=32）。未治疗组 70% 的患者伴有脊柱侧后凸畸形。该研究表明，侧位片上有严重的前路椎体扇形的患者，脊柱侧凸和后凸平均每年进展 23°，而其他患者脊柱侧凸平均每年进展 7°，后凸平均每年进展 8°。

　　NF1 伴脊柱侧凸存在一种特征性的"突变"（modulation）现象，即 NF1 伴非萎缩性脊柱侧凸患者在随访过程中约 66% 的患者逐渐表现出萎缩性征象或原有萎缩性征象继续加重从而变为 NF1 伴萎缩性脊柱侧凸患者（图 15-2-9）。Durrani 等在关于 NF1 伴脊柱侧凸患者"突变"现象的研究中报道，在 7 岁之前出现脊柱侧凸的患者中有 81% 发生了"突变"，在 7 岁之后确诊的患者中有 25% 发生了"突变"。对于发生"突变"的 NF1 伴脊柱侧凸患者，侧凸和后凸的进展速度分别为 12°／年和 8°／年，而未出现"突变"的患者脊柱侧凸及后凸的进展速度分别为 5°／年和 3°／年。然而，早年关于 NF1 伴萎缩性脊柱侧凸改变的研究报告主要建立在普通脊柱 X 线片的基础上。而最近的一些使用脊柱 MRI 的研究显示，在 X 线平片上出现明显的萎缩性改变之前，脊椎就存在萎缩性改变。因此可以推测，严格意义上的由 NF1 伴非萎缩性脊柱侧凸进展到 NF1 伴萎缩性脊柱侧凸的"突变"现象可能是罕见的。辛辛那提儿童神经纤维瘤病诊疗中心对 694 例 NF1 患者进行了回顾性分析，其中 131 例（19%）脊柱侧凸 10°~120°。脊柱侧凸的平均诊断年龄为 9.0 岁，其中 18 例（15%）在 6 岁之前发病。46 例患者（35%）需要手术治疗，通常是脊柱前路和后路融合术。在需要手术的患者中，有 65% 的患者发现了脊柱附近的肿瘤。对 56 例影像完整、曲度大于 15° 的患者进行回顾性分析发现肋骨铅笔样变是唯一的侧凸进展独立影响因素，伴有 3 根或 3 根以上铅笔样肋的 NF1 患者 87% 有明显的侧凸进展。伴有 3 根以上肋骨铅笔样改变或 3 种以上萎缩性改变的 NF1 患者，其脊柱侧凸的快速进展几乎不可避免。

## 治疗

### （一）保守观察

　　NF1 患者的临床表现多样，其中骨骼系统最常见表现为脊柱侧凸和胫骨假关节，因此对于诊断为 NF1 的患者，无论是否表现出脊柱畸形，均应定期随访观察。

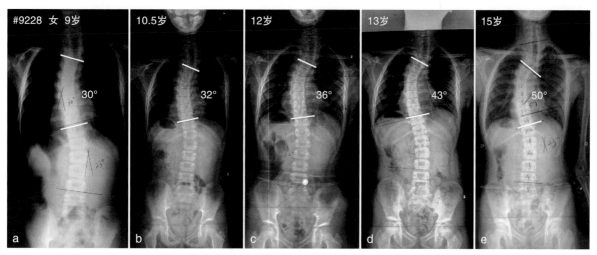

图 15-2-7　女（#9228），9 岁，NF1 伴非萎缩性胸椎侧凸。初诊时 30°，无明显萎缩性改变（a）；13 岁时侧凸进展到 43°，15 岁时胸椎侧凸进展到 50°，进展规律与 AIS 类似，随访过程中无明显萎缩性改变（b~e）

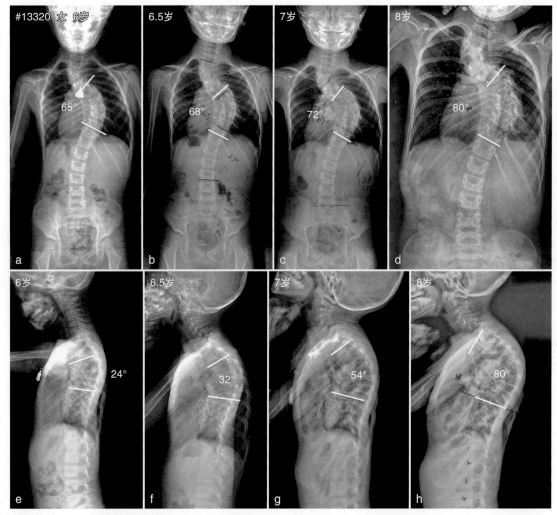

图 15-2-8　女（#13320），6 岁，NF1 伴萎缩性胸椎侧凸。初诊时胸弯 65°，伴有肋骨铅笔样变、椎体旋转、楔形变等萎缩性改变，8 岁时胸椎侧凸进展到 80°，原萎缩性改变更加明显（a~d）。6 岁初诊时胸椎后凸角度 24°，随着萎缩性改变进展，8 岁时胸椎后凸快速进展至 80°（e~h）

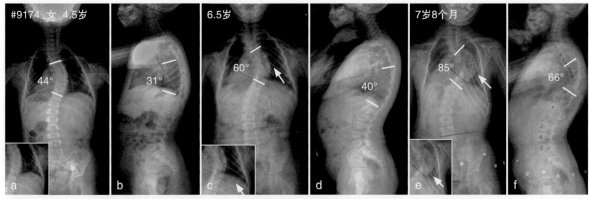

图 15-2-9　女（#9174），4.5 岁时诊断为 NF1 伴非萎缩性脊柱侧凸，胸弯 44°，胸椎后凸正常，椎体及肋骨均无明显萎缩性改变，予以支具治疗（a、b），但效果差，6.5 岁时侧凸进展到 60°，同时出现右侧肋骨铅笔样变（c、d）；患者 7 岁 8 个月时，胸椎侧凸进展到 85°，并出现后凸畸形 66°，出现典型的萎缩性改变，即顶椎区椎体旋转、楔形变，肋骨铅笔样改变加重（e、f）

## （二）支具治疗

NF1 早期即可出现脊柱侧凸畸形，低龄 NF1 伴脊柱侧凸患者可行支具治疗延缓侧凸进展及推迟手术时间。对于 NF1 伴非萎缩性脊柱侧凸患者，脊柱畸形的治疗策略与特发性脊柱侧凸患者类似：当侧凸角度小于 20° 时建议密切随访观察，当侧凸角度大于 20°~25° 时选择支具治疗控制侧凸进展（图 15-2-10）。

然而，由于 NF1 伴脊柱侧凸患者存在特殊的 modulation 现象，对于年龄较低的 NF1 伴非萎缩性脊柱侧凸患者，在支具治疗过程中可观察到部分患者逐渐出现萎缩性改变的征象，此时预示着畸形进入快速发展阶段，支具对于原发弯的控制效果欠佳。Winter 等在对 102 例 NF1 伴脊柱侧凸畸形自然史的报道中指出，其中 10 例萎缩性 NF1 伴脊柱畸形的患者行 Milwaukee 支具治疗，初始年龄为 7.8 岁，至支具治疗结束时平均年龄为 11.3 岁。初始畸形角度为 53°，但在末次随访时平均进展至 80°，Winter 据此认为对于 NF1 萎缩性脊柱侧凸患者支具治疗无效。李洋对 28 例初诊年龄平均为 6.5 岁的早发性 NF1 伴非萎缩性脊柱侧凸患者行支具治疗进行跟踪随访，结果发现 21 例（75%）患者在末次随访时出现不同程度的萎缩性改变征象，并且所有的患者侧凸进展均 > 5°，其中 20 例患者末次随访时畸形进展较初诊时 > 20°。

对于 NF1 伴萎缩性脊柱侧凸患者，由于脊柱畸形进展较为迅速，并且支具治疗控制侧凸进展的作用十分有限，因此文献中多推荐对于此类患者应早期予以手术干预。但早期脊柱融合手术对于患儿胸廓发育及脊柱生长会带来不利影响，因此对于低龄的 NF1 伴脊柱侧凸患者，应尽量采取支具或生长棒等脊柱非融合技术推迟患儿终末脊柱融合手术的年龄。当侧凸角度较大或伴有后凸畸形时，宜予以行一期脊柱后路矫形手术（图 15-2-11）。

## （三）手术治疗

**1. NF1 伴非萎缩性脊柱侧凸** NF1 伴脊柱侧凸患者存在由非萎缩性向萎缩性转变的过程，虽然多数患者在病程中表现出此种"突变"现象，但仍有约 25% 的患者在病程中并不表现萎缩性改变的征象，为"类 AIS"样弯型表现。对于此类非萎缩性脊柱侧凸患者，手术治疗的方案可参照特发性脊柱侧凸。对于 NF1 伴非萎缩性脊柱侧凸的患者，脊柱通常较为柔软，且较大的侧凸角度较为少见，因此并不需要进行复杂的截骨即可完成对畸形的矫正（图 15-2-12）。对于柔韧性稍差的患者，在矫形前行多节段 V 型截骨（SPO）即可改善脊柱的柔韧性。在融合节段的选择上，一般需要融合到上下端椎。不同的是，NF1 伴非萎缩性脊柱侧凸患者椎旁软组织菲薄，椎旁肌较正常同龄人表现为脂肪浸润明显，因此下端椎的选择需要尽量固定至稳定椎，

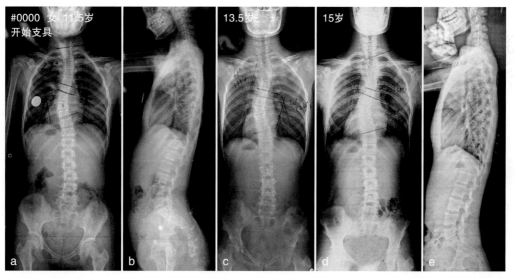

图 15-2-10 女（#0000），11.5 岁，NF1 伴胸椎侧凸。上胸弯 27°，胸弯 33°，X 线上侧凸无明显萎缩性改变，予以 Milwaukee 支具治疗（a、b）；13.5 岁时上胸弯 21°，胸弯 30°（c）；15 岁时，Risser 5 级，月经状态 > 3 年，上胸弯 26°，胸弯 28°，畸形未见明显进展，停止支具治疗（d、e）

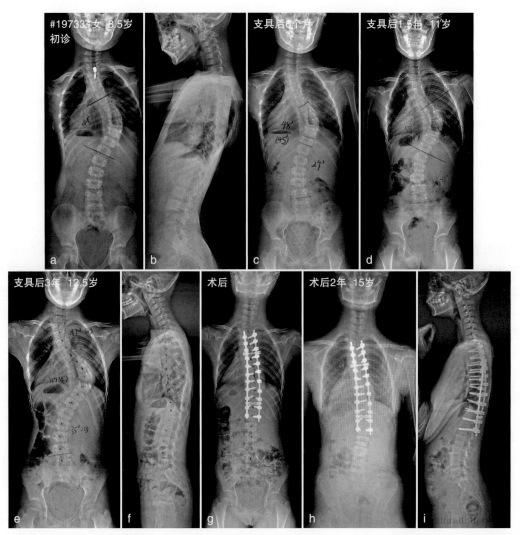

图 15-2-11　女（#19733），8.5 岁时诊断为 NF1 伴胸椎侧凸，胸弯 45°，X 线上侧凸无明显萎缩性改变，予以 Boston 支具治疗推迟手术年龄（a~d）；12.5 岁时胸弯进展至 71°（e、f），髋臼 Y 软骨闭合，Risser 1 级。予以后路矫形内固定手术（g），术后 2 年矫形维持良好（h、i）

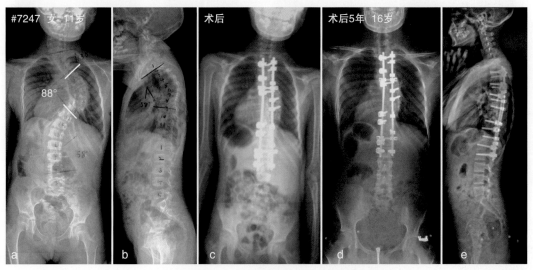

图 15-2-12　女（#7247），11 岁，NF1 伴胸椎侧凸，侧凸弧度圆润，无明显萎缩性改变特征，为非萎缩性脊柱侧凸（a、b），行后路矫形内固定手术，术后矫形效果满意（c），术后 5 年矫形维持良好（d、e）

以减少术后冠状面失平衡的风险。

2. NF1 伴萎缩性脊柱侧凸　是此类患者手术治疗的难点，手术难度取决于萎缩性改变的部位及畸形的严重程度。NF1 伴萎缩性脊柱侧凸的萎缩区域往往集中在脊柱的某一段，颈椎（详见本章第三节）、胸椎、腰椎均可出现，腰骶部较为少见。首先，对于 NF1 伴萎缩性脊柱侧凸患者，手术的融合节段应包含整个萎缩区域。对于萎缩区位于胸椎的患者，融合节段应包含胸椎及部分下端形态正常的腰椎。对于萎缩区位于腰椎的患者，畸形严重者常伴有显著的冠状面失平衡，融合节段的选择则需要根据患者整体畸形严重程度而定，当患者腰骶部出现萎缩性改变或腰椎萎缩性改变导致内固定植入困难时可考虑融合至骶骨甚至髂骨。

NF1 伴萎缩性脊柱侧凸除表现为脊柱侧凸呈非均匀性改变、累及节段少、进展急剧之外，还可同时伴有椎体楔形变、扇贝样改变、顶椎区旋转脱位、椎弓根细长或缺如等表现。由于萎缩区椎体旋转严重甚至出现旋转半脱位及椎弓根细长或缺如的特点，矫形手术中萎缩区尤其是顶椎区置钉过程中仍容易发生脊髓、神经及血管损伤，因此置钉难度和风险明显增高，从而使得顶椎区植入物密度降低，使得矫形效果不佳。术中导航辅助置钉设备可显著提高 NF1 患者的置钉精确性，其中以 O 臂导航最为经典。刘臻及金梦然等的研究均表明，O 臂导航技术可显著提高 NF1 患者萎缩区置钉精确性，提高矫形效果（图 15-2-13）。李洋的研究结果表明，对于 NF1 伴萎缩性胸椎侧凸患者，植入物密度和主弯的矫正率成正相关，和术后矫正丢失成负相关，同样也表明了 NF1 伴萎缩性脊柱侧凸患者中植入物密度的提高在此类患者手术治疗中的作用。为了提高整体植入物的密度，对于椎弓根萎缩变细的

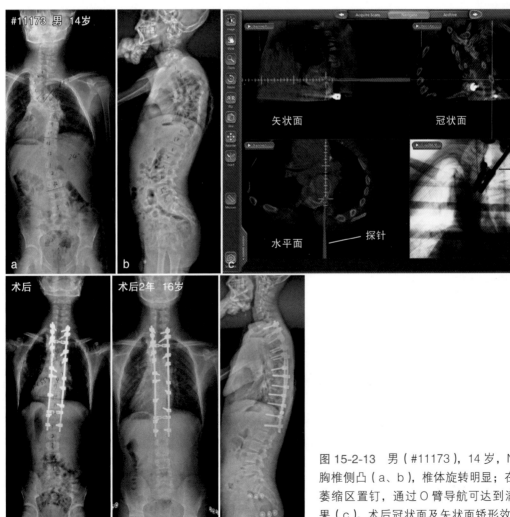

图 15-2-13　男（#11173），14 岁，NF1 伴萎缩性胸椎侧凸（a、b），椎体旋转明显；在 O 臂导航下萎缩区置钉，通过 O 臂导航可达到满意的置钉效果（c），术后冠状面及矢状面矫形效果满意（d），术后 2 年随访未见明显矫正丢失（e、f）

患者，可予以椎板钩代替以尽可能降低置钉风险，特别是上胸椎顶椎脊椎萎缩区，安置良好的椎板钩抗拔出力要优于安置不良的椎弓根螺钉。

在截骨方式的选择方面，需要根据患者畸形的类型进行选择。对于轻中度的 NF1 伴脊柱侧凸患者，单一后路 Ponte 截骨即可达到改善脊柱柔韧性的效果。而对于重度侧后凸畸形及明显角状后凸畸形的患者，如对于角状后凸型脊柱侧凸，由于后凸顶椎的近端和远端往往处于代偿性前凸状态，单一的多节段 SPO 截骨往往难以良好地纠正后凸畸形（图 15-2-14），而需要在顶椎区进行 PSO（图 15-2-15）或 VCR 截骨（图 15-2-16）。由于 NF1 伴严重萎缩性脊柱侧凸患者置钉较为困难，植入物密度较低，术后内固定断裂及矫正丢失的风险较高，尤其是行 PSO 或 VCR 截骨的患者更容易发生内固

定失败。为预防截骨处因残留后凸或假关节而致断棒，可在凹侧使用卫星棒（图 15-2-17）。邱勇等认为脊柱三柱截骨矫形联合前路支撑可显著减少残留后凸畸形，从而更好地重建矢状面平衡，降低断棒风险。刘臻等报道的关于围截骨区卫星棒技术在严重脊柱畸形三柱截骨术中应用的研究发现，严重脊柱畸形三柱截骨术中于围截骨区应用卫星棒技术，既满足了坚强内固定的需要又可以起到分散内固定棒应力的作用，术后可以获得满意的畸形矫正和平衡重建，且随访中矫正丢失及内固定失败等严重并发症发生率明显减少。

此外，由于 NF1 患者常合并有骨量减少甚至骨质疏松，术后易出现螺钉松动及矫正丢失现象。术中尽量提高植入物密度对于提高矫正率及预防术后内固定失败、矫正丢失、假关节形成等均有一定

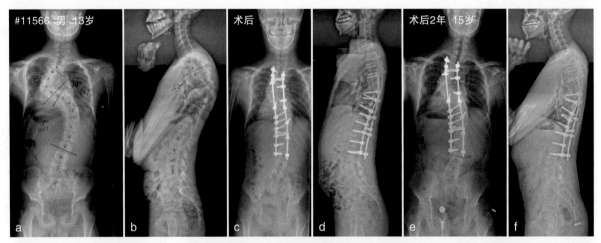

图 15-2-14　男（#11566），13 岁，NF1 伴萎缩性胸腰椎侧后凸畸形，后凸顶椎的近端和远端往往处于代偿性前凸状态（a、b）；行 $T_4$~$T_{10}$ 节段经椎板、关节突的截骨矫形内固定，术后及随访示残留侧后凸畸形（c~f）

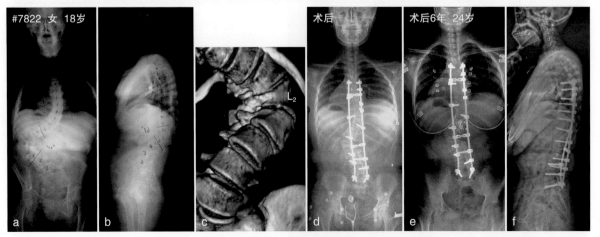

图 15-2-15　女（#7822），18 岁，NF1 伴萎缩性胸腰椎侧后凸畸形（a、b），术前 CT 示 $L_2$ 椎体楔形变（c），行 $L_2$ 经椎弓根椎体截骨（PSO）矫形内固定手术（d），术后 6 年矫正维持良好（e、f）

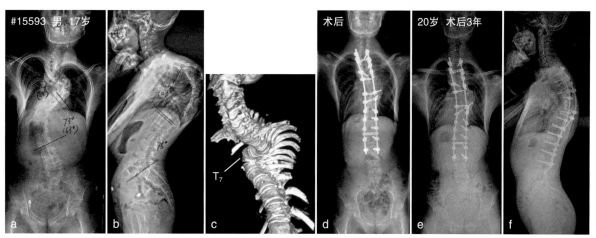

图 15-2-16　男（#15593），17 岁，NF1 伴萎缩性胸椎侧后凸畸形（a、b），术前 CT 示胸椎侧后凸畸形伴有旋转半脱位（c）。行 T₇ 全脊椎切除截骨 VCR 矫形内固定手术（d），术后 3 年矫正维持良好（e、f）

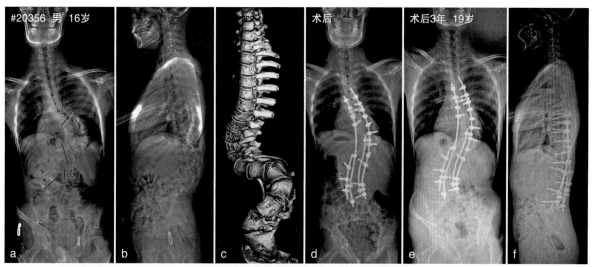

图 15-2-17　男（#20356），16 岁，NF1 伴萎缩性胸腰椎侧后凸畸形（a~c）。行 T$_{12}$~L$_4$ 节段 SPO 截骨松解后矫形内固定，为预防残留后凸畸形进展，并加强内固定强度，于腰椎侧凸凹侧行卫星棒固定（d），术后 3 年矫正维持良好（e、f）

帮助，但部分患者因严重的萎缩性病变导致椎体高度旋转甚至半脱位及椎弓根纤细无法为内固定提供有效的锚定点，术后仍可能出现较高的内固定并发症风险。需要注意的是，由于神经纤维瘤病患者椎体高度旋转、后份结构不清、椎弓根细，可致螺钉置入不良甚至进入椎管。对于位置不良的椎弓根钉，如螺钉在凸侧轻度误入椎管内，术后又无明显的神经损害症状，则可予以保留，否则需要进行翻修手术将位置不良的螺钉取出。对于椎弓根纤细的患者，在置钉过程中发生破壁，即使术中并无肉眼可见的脑脊液流出，但术后仍可发生脑脊液漏，所以术后需密切关注患者引流量，防止脑脊液漏的发生。

## （四）术前牵引

NF1 导致的严重脊柱侧后凸畸形常伴有明显的椎体旋转半脱位、扇贝样改变、楔形变等萎缩性改变，严重的 NF1 侧后凸畸形通常畸形较为僵硬，并且常合并有呼吸功能减退的症状。此外，对于伴有旋转半脱位的患者，椎管连续性遭到破坏，多数患者常合并有神经损害症状，此类患者直接进行截骨矫形术后出现神经损害的风险较大。Halo 重力牵引（Halo-gravity traction，HGT）已被证明不仅可以有效改善患者脊柱畸形的严重程度，还可以改善患者的心肺功能状态、提高手术的耐受性，从而降低脊柱矫形手术难度和风险，被广泛应用于严重脊柱畸形的治疗中。

对于 NF1 伴脊柱侧后凸畸形的患者，HGT 主要应用于严重僵硬性胸椎侧后凸畸形及伴有旋转半脱位的患者。对于严重僵硬性侧后凸畸形患者，HGT 的作用主要在于改善患者脊柱柔韧性、增加脊髓对术中矫形过程的耐受性及提高患者肺功能。邱勇提出术前应用 HGT 治疗 NF1 合并严重脊柱侧后凸畸形可一定程度上改善患者脊柱畸形和肺功能，提高患者的手术耐受力。该研究中 29 例 NF1 伴严重脊柱侧后凸畸形患者行 HGT 治疗后，FVC 由（0.83±0.16）L 上升至（0.89±0.19）L，FEV 由（0.72±0.16）L 上升至（0.78±0.20）L，FVC 预测值由 42.9%±20.1% 改善至 46.9%±20.5%，FEV$_1$ 预测值由 40.6%±19.6% 改善至 43.6%±25.8%。

严重角状后凸及旋转半脱位患者牵引后椎管连续性可得到不同程度的恢复，部分伴有术前神经损害的患者在牵引后神经损害症状也可得到一定程度的缓解（图 15-2-18、图 15-2-19）。史本龙的

研究发现对于伴有胸椎旋转半脱位的 NF1 及先天性脊柱侧凸患者术前进行 HGT 治疗后，侧凸和后凸改善率分别为 22.6% 和 25.3%，并且旋转半脱位在冠状面上可由牵引前的（9.3±5.2）mm 改善至（6.7±3.6）mm，矢状面上半脱位可由牵引前（7.5±3.5）mm 改善至（4.9±2.3）mm。并且对于 9 例（25.7%）术前伴不同程度的下肢神经功能损害的患者，5 例患者神经功能在行 Halo 重力牵引后出现改善。

对于因旋转半脱位或严重侧后凸畸形压迫脊髓造成瘫痪的患者，为节省牵引时间及增加牵引力提高牵引效果，可采取卧床股骨 - 颅骨双向牵引（图 15-2-20），畸形严重的患者根据需要术前采用不同牵引方式。

（五）翻修

1. 断棒　NF1 的翻修原因之一为内固定相关并发症。近年来临床上随着脊柱三柱截骨矫形手术

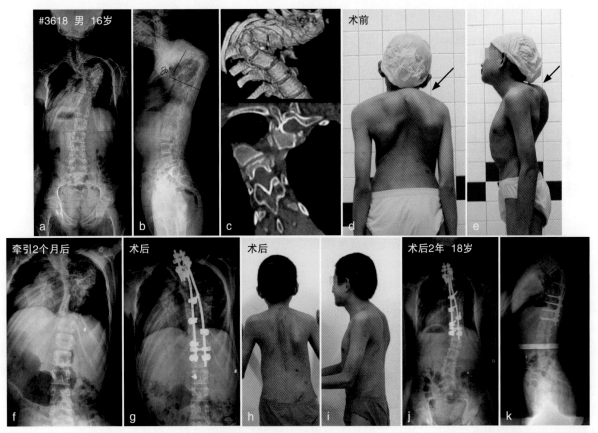

图 15-2-18　男（#3618），16 岁，NF1 伴萎缩性胸椎侧后凸畸形（a、b），术前 CT 示胸椎侧后凸畸形伴有旋转半脱位（c），外观可见后背肩部明显隆起（d、e）。已在当地医院进行过三次手术，伴有双下肢不全瘫症状。先行 HGT 牵引 2 个月（f），神经功能及胸椎侧后凸畸形较牵引前有所改善后行后路 T$_6$ 全脊椎切除 VCR 手术，矫形效果良好（g），术后外观（h、i）较术前明显改善，术后 2 年随访矫正维持良好（j、k）

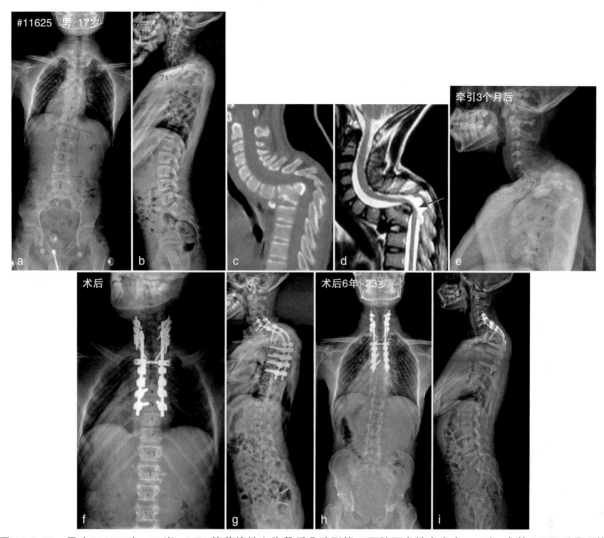

图 15-2-19 男 (#11625), 17 岁, NF1 伴萎缩性上胸段后凸畸形伴双下肢不全性瘫痪 (a、b), 术前 CT 示后凸顶椎凸入椎管 (c), MRI 示后凸顶点部位脊髓受压形变 (d, 箭头)。行 HGT 牵引 3 个月后, 患者后凸畸形及神经功能得到部分改善 (e); 行后路矫形 C₅~T₉ 融合内固定手术 (f、g), 术后 6 年随访矫形维持良好, 患者神经功能恢复正常 (h、i)

的广泛开展, 因断棒等内固定失败并发症而需要进行翻修手术的患者亦不断增多。既往文献报道严重脊柱畸形术后断棒并发症的发生率为 3.7%~15%。Suk 等报道严重脊柱畸形行后路 VCR 术后断棒的发生率为 7.1%; Smith 等报道成人脊柱畸形患者 PSO 术后断棒的发生率为 15.8%; 吕国华等探讨严重脊柱畸形后路 VCR 术后内固定棒断裂的危险因素及处理策略, 发现术后断棒的发生率为 3.7%。三柱截骨术后出现断棒的主要原因包括截骨区应力集中, 而由于 NF1 患者骨质愈合能力较正常同龄人差, 因此患者在进行 PSO 或 VCR 术后因假关节而导致的内固定失败的现象也较为常见。早年文献中报道 NF1 伴脊柱侧凸患者单纯后路融合术后假关节的发生率甚至高达 60%, 假关节的出现最典型的表

现为假关节部位出现断棒。另一方面, 由于 NF1 伴萎缩性脊柱侧凸患者椎弓发育不良, 抑或是椎体旋转半脱位、楔形变等因素导致萎缩区置钉困难, 植入物密度较低可最终导致断棒的发生。断棒多出现在 NF1 伴萎缩性胸腰弯或腰弯的患者中, 主要原因在于: ①腰椎失去胸廓支撑, 活动度较大, 内固定应力更为集中; ② NF1 伴萎缩性胸腰弯或腰弯患者术后更容易出现冠状面失代偿, 躯干倾斜导致内固定应力分布不均; ③萎缩性腰弯患者椎体萎缩性改变较为严重, 置钉较为困难, 植入物密度相对较低。

对于出现断棒的患者, 如假关节不明显、无矫正丢失、残留畸形小, 则不需要将内固定全部拆除后进行翻修, 可使用由邱勇和朱泽章设计的双头钉跨越断棒位置应用卫星棒技术进行翻修, 重新恢复

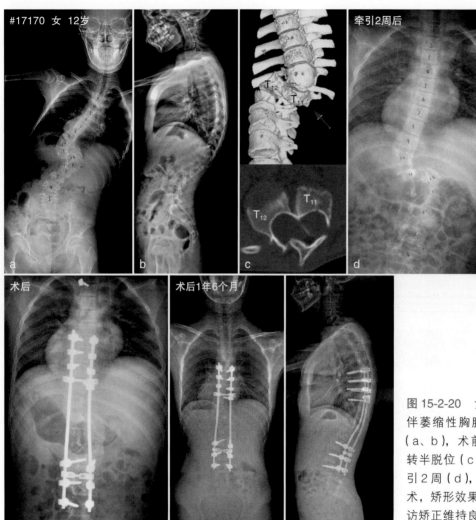

图 15-2-20　女（#17170），12 岁，NF1 伴萎缩性胸腰椎侧后凸畸形伴不全瘫（a、b），术前 CT 示 $T_{11}$、$T_{12}$ 椎体间旋转半脱位（c），先行股骨 - 颅骨双向牵引 2 周（d），再行后路矫形内固定手术，矫形效果良好（e），术后 1 年半随访矫正维持良好，双下肢神经功能基本恢复正常（f、g）

内固定稳定性（图 15-2-21、图 15-2-22）。但对于有假关节、矫正丢失的患者则应全部更换新棒，然后再加上卫星棒。对于单棒断裂进行翻修的患者，邱勇建议对对侧棒也更换以增加力学强度。另外，少数患者的对侧棒其实也已断裂，可能断裂位于螺钉水平，导致 X 线平片上不能被发现。对于进行 VCR 或 PSO 的患者，应提倡在截骨区域应用卫星棒技术加强内固定强度，避免术后内固定断裂的发生（图 15-2-23、图 15-2-24）。史本龙指出断棒区卫星棒技术应用于脊柱三柱截骨术后断棒翻修患者可以减少手术创伤，获得坚强的内固定效果，恢复脊柱冠状面和矢状面平衡，且随访中脊柱平衡得到较好的维持。

2. 交界性后凸　近端交界性后凸（proximal junction kyphosis，PJK）是发生在脊柱畸形矫形术后的一种影像学表现，通常因手术近端内固定交界区的应力改变引起。1999 年 Lee 等首次将 PJK 定义为最上端固定椎体（upper instrumented vertebra，UIV）与其近端第 1 个椎体（UIV+1）之间的后凸角度较术后增加超过 5°。此后，Glattes 等对 PJK 的定义进行了修正，定义为 UIV 的下终板与 UIV+2 椎体上终板之间的交界性后凸角度（proximal junction angle，PJA）>10° 且同术前相比增加 10° 以上。但 Bridwell 等认为，以 10° 作为判断 PJK 的标准缺乏特异性，将 PJA>20° 作为判断标准更能反映 PJK 的特征。因此，国际脊柱侧凸学会（SRS）于 2015 年将 PJK 定义为：内固定近端 UIV 下终板与 UIV+2 上终板之间的后凸角度 >20°。同时，SRS 也将存在神经损伤、疼痛、内固定物突出或其他需要行翻修手术的 PJK 定义为近端交界区失败（proximal junction failure，PJF）。为了更好地评估 PJK，

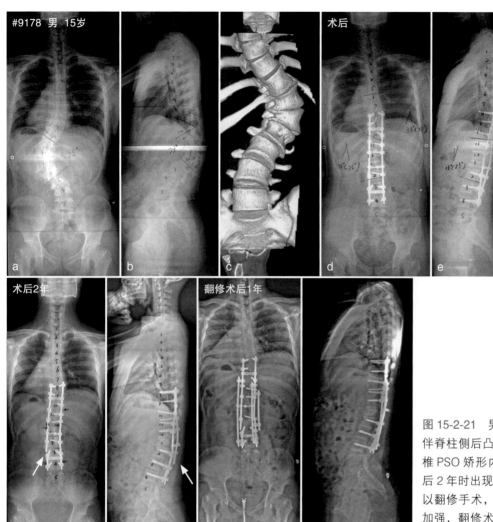

图 15-2-21 男（#9178），15 岁，NF1 伴脊柱侧后凸畸形（a~c）。予后路脊椎 PSO 矫形内固定手术（d、e），术后 2 年时出现断棒（f、g，箭头），予以翻修手术，截骨区使用卫星棒进行加强，翻修术后 1 年随访内固定稳定（h、i）

Yagi 等根据 PJK 的病因将其分为三型（图 15-2-25）：①Ⅰ型，后方韧带破坏；②Ⅱ型，近端交界区椎体楔形变或骨折；③Ⅲ型，内固定拔出或失败。Ⅰ型是排他性诊断，当 PJK 患儿未见近端椎体楔形变或骨折、内固定拔出或失败时定义为Ⅰ型。

近年关于脊柱融合术后 PJK 的报道多集中在成人脊柱畸形、青少年特发性脊柱侧凸和儿童先天性脊柱侧凸患者，其发生率为 8.1%~46%。Lonner 等对 851 例接受矫形手术的特发性脊柱侧凸患者进行平均 2 年的观察，此组患者手术时平均年龄为 14.4 岁，PJK 的发生率约为 7.05%。而 Kim 等对 193 例接受矫形手术的特发性脊柱侧凸患者随访长达 7.3 年，此组患者手术时平均年龄为 14.3 岁，PJK 的发生率为 26%。理论上共同的危险因素主要包括后方韧带软组织损伤、低骨密度、不匹配的弯棒弧度、术前严重后凸畸形和过度后凸矫正

等。陈曦的研究发现 NF1 伴脊柱侧凸患者术后发生交界性后凸 PJF 的发生率可高达 21%，主要发生于术后 6 个月内。同样，NF1 合并颈椎后凸畸形术后 PJK 的发生率也并不低，Helenius 等在一项多中心研究中对 22 例患者术后平均随访 2 年，高达 36.3% 的患者发生 PJK，其中 4 例患者因 PJK 加重接受翻修手术。因此，与青少年特发性脊柱侧凸相比，NF1 患者具有 PJK 发生的高危因素，术后早期 PJK 的发生率较高，是一个不容忽视的问题。

NF1 合并营养不良性脊柱侧凸患者有术后发生 PJK 的风险，原因如下：①常合并严重脊柱后凸畸形，临床研究发现高达 87% 的患者伴有后凸畸形，后凸 Cobb 角达 40°~100°；②骨质量降低，NF1 患者成骨细胞功能异常导致椎体的骨结构和骨代谢异常；③因患者脊柱椎弓根大多纤细或解剖结构欠清，术中需广泛充分显露松解软组织及关节突

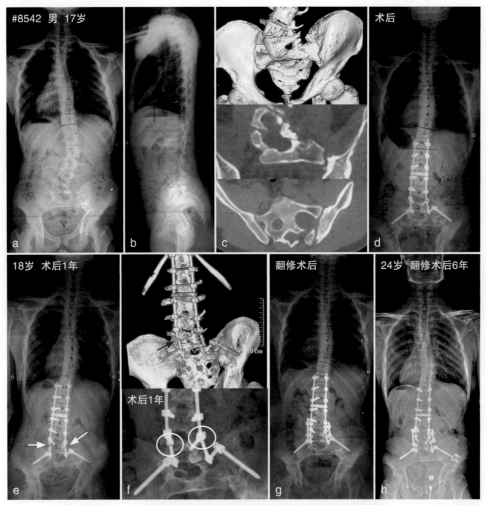

图 15-2-22　男（#8542）17 岁，NF1 伴萎缩性腰骶椎侧凸畸形（a、b），术前腰骶椎 CT 显示腰椎椎体萎缩性改变位置较低，L₄、L₅ 椎体楔形变、椎弓根纤细，骶骨形态不规则，同样存在萎缩性改变（c）。行后路矫形内固定术，由于骶骨萎缩性改变，下端固定至髂骨，术后冠状面矫正效果良好（d）。术后 1 年出现腰骶部假关节，L₅ 部位双侧断棒，并出现冠状面失平衡表现（e、f）。对断棒部位进行翻修，双侧通过短卫星棒进行加固，周围进行植骨（g），但术后 6 年再次出现断棒（h），患者无明显症状，无矫形丢失，予以保守观察

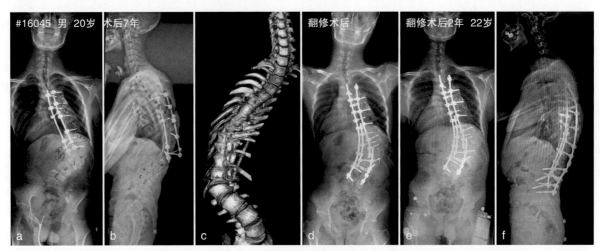

图 15-2-23　男（#16045），20 岁，13 岁时诊断为 NF1 伴脊柱侧凸畸形，于外院行后路矫形内固定手术，术后 7 年出现远端畸形加重、矫正丢失（a~c）。予翻修手术，将原有内固定拆除，行 L₁ 脊椎 PSO 截骨，更换新内固定系统，向远端延长固定节段至 L₅，并于凹侧采用卫星棒加固（d），术后 2 年随访矫形维持良好（e、f）

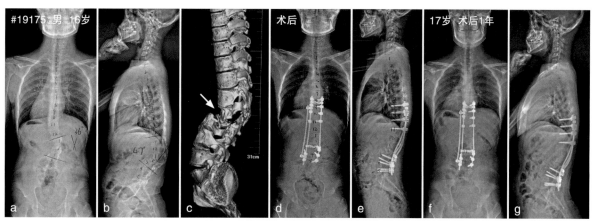

图 15-2-24　男（#19175），11 岁时诊断为 NF1 伴脊柱侧凸畸形，于外院行后路矫形内固定手术，术后 3 年出现腰骶部内固定断裂，外院将初次手术内固定拆除。16 岁时出现明显腰椎萎缩性侧后凸畸形，L₁、L₂ 椎体萎缩塌陷、半脱位（a~c，箭头），假关节形成，予以再次翻修手术，于凹侧采用卫星棒加固（d、e），术后 1 年随访矫形维持良好（f、g）

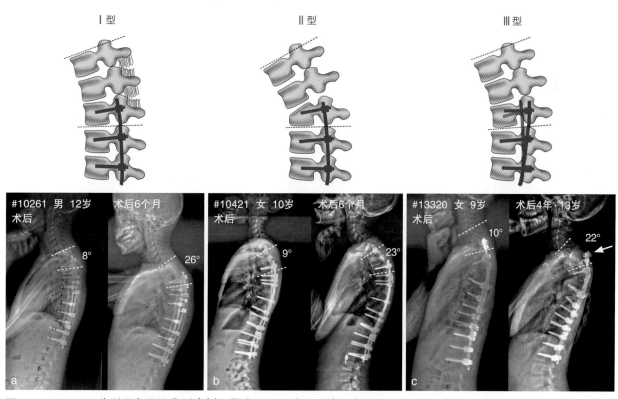

图 15-2-25　PJK 分型示意图及典型病例。男（#10261），12 岁，术后 PJA 为 8°，术后 6 个月时增加到 26°，X 线未见近端椎体楔形变或内固定失败，为 I 型 PJK（a）；女（#10421），10 岁，术后 PJA 为 9°，术后 6 个月时增加到 23°，X 线可见近端椎体楔形变，为 II 型 PJK（b）；女（#13320），9 岁，术后 PJA 为 10°，术后 4 年时增加到 22°，X 线可见上端内固定失败，椎板钩脱钩，为 III 型 PJK（c）

关节囊，导致内固定上端软组织张力带效应丢失。

与同年龄段非 NF1 患者相比，NF1 患者术后 PJK 有以下特征：①多发生在术后早期，约 72% 的患者发生在术后 6 个月内，这可能与术中软组织过度破坏有关。NF1 患者脊柱的柔韧性较差，术中需广泛充分松解挛缩的软组织及关节突关节囊，以

利于置钉和矫形。Cammatata 等的生物力学实验研究结果显示，后路完全切除双侧关节突关节、棘上韧带和棘间韧带后，近端交界区屈曲应力即刻可增加高达 83%，近端交界角可增加 53%，显著增加了术后早期 PJK 的发生率。鉴于此，对于伴有高 PJK 危险因素的 NF1 患者术后早期可使用抗后

凸支具进行保护。②Ⅱ型PJK（近端交界区椎体楔形变或骨折）发生率增高，陈曦的研究中发现此型PJK占27.3%，而在既往研究中青少年人群主要以Ⅰ型PJK（后方韧带破坏）为主。广义上认为PJK是邻椎病，而在不同的人群中具有不同的影像学特征，在儿童和青少年人群中主要以交界区椎间隙塌陷为主，而在中老年人群中由近端交界区椎体塌陷和骨折导致的PJK增加。而NF1患者术后PJK的影像学特征与中老年人群类似，分析其原因可能与NF1患者骨质量较低造成的应力性椎体压缩有关。

PJK主要为影像学上的并发症，多数患者并无临床症状，因此不需要进行特殊治疗，主要指导患者进行体态训练，避免长期低头。对于进行性加重的PJK及近端内固定失败而引起的近端交界性失败（proximal junctional failure，PJF）则需翻修手术。NF1伴脊柱侧凸患者术后出现PJF主要发生在伴有胸椎萎缩性侧凸畸形的患者。对于出现PJF的NF1患者，PJF多为近端内固定松动拔出或椎板钩松动引起，可引起明显的畸形矫正丢失，上端脱出的内固定可明显突出体表，患者可有背部疼痛不适的主诉。NF1患者PJF的翻修主要为延长内固定节段，进一步融合到下颈椎（图15-2-26）。由于颈椎和胸椎生理曲度的不同，并且椎弓根大小差异较大，往往需要不同型号的内固定系统，这导致难以用初次手术的内固定型号直接延长至颈椎。为克服此种困难，可在颈椎部位使用较小型号的内固定系统，同时通过多米诺连接至初次手术的内固定系统中。PJF的发生多为原内固定系统上端内固定松动引起，此时的上端固定钉或钩已不可靠，在翻修时需要进行更换。如翻修术中胸椎上端内固定

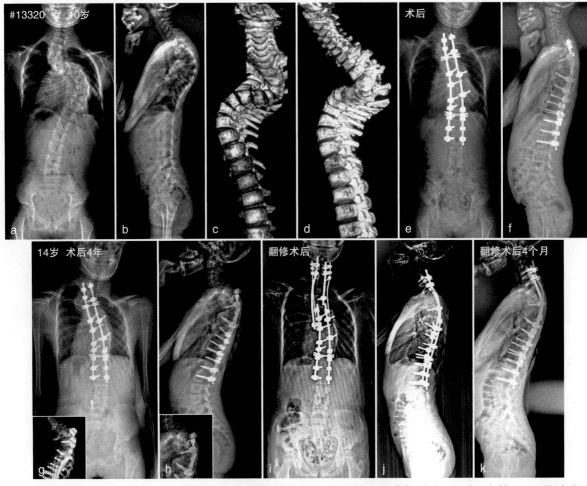

图15-2-26　女（#13320），10岁，NF1伴萎缩性胸椎侧后凸，侧凸畸形弧度短锐（a、b），术前CT三维重建可见T₃~T₄椎体间存在旋转半脱位（c），上胸椎后凸畸形（d）；行T₇~T₁₂的SPO截骨矫形手术（e、f），术后4年冠状面矫形维持良好，但发生近端PJF，近端内固定松动拔出导致近端塌陷，矫正丢失（g、h），予以翻修手术，内固定向上延长至C₅（i、j），翻修术后4个月随访显示内固定稳定（k）

系统与翻修术中安装的小号的颈椎内固定系统出现台阶导致连接困难时，可将初次手术的内固定棒在合适位置进行断开后再通过多米诺进行连接，以减少整体内固定的张力，并方便矫形棒的安装。

### （六）热点问题

目前对于 NF1 伴脊柱侧凸畸形的手术治疗仍存在以下几个热点问题：

1. 是否需要进行前路松解　鉴于 NF1 伴脊柱侧凸矫形差、假关节发生率高等，对于严重的 NF1 伴脊柱畸形的患者，既往认为需要先进行前路松解后再进行后路矫形。在 Koptan 和 Miligui 等的研究报道中，对于严重 NF1 伴脊柱侧凸畸形患者，前路松解后再行后路矫形手术患者矫形率分别为 61.8% 和 61%。而近年来大量的文献报道中对于该类患者行单一后路矫形内固定手术的矫形率为 55.4%～68%，也同样达到了前路松解联合后路矫形手术的效果，但却大大减少了前路手术带来的相关并发症。前路松解创伤较大，且需要经过前路、后路二次入路进行矫形，手术并发症较多。前后路联合手术曾被认为是治疗重度僵硬型脊柱侧凸的主要手术入路，其中前路松解可通过切除纤维环及前纵韧带改善脊柱的柔韧性，提高矫正率。但无论是开胸还是胸腔镜前路松解均会影响肺功能，增加术后呼吸系统并发症的风险，尤其是术前已存在肺功能严重减退的患者。前路手术并发症的发生率为 10.2%～27.2%，尤以肺部并发症为主。既往文献报道应用前后路联合手术治疗重度脊柱侧凸时，8.3%～9.1% 的患者在前路松解后发生极重度通气功能障碍或因心肺功能损害而被迫采取分期手术。此外，前路松解的有效性也存在争议。有研究证实在治疗重度僵硬型脊柱侧凸时一期后路截骨矫形可以获得与前后路联合矫形相似的矫正率，分析其原因可能是侧凸的僵硬性主要来自脊柱的后份（如关节突的早期退变、增生、融合等）。因此，后路松解能够针对僵硬性的主要原因，彻底松解凹侧挛缩的软组织及脊柱后柱增生融合的关节突关节，切断僵硬节段的横突间韧带，打开融合的肋横突关节及关节突关节，必要时可切断影响矫形的顶椎附近的肋骨及肋横突关节，且避免了前路松解对肺功能的影响。近年来随着多种截骨方式及矫形技术的提高，并且内固定选择的多样化使得植入物密度及内固定强度大大提高，矫形效果得到了显著提高，因此目前前路松解已不再常用。并且多数严重的 NF1 伴脊柱侧凸的患儿营养状况较差，对于前路松解的耐受性较差。

2. 后路术后是否需要前路补充融合　由于既往文献中报道 NF1 伴脊柱侧凸患者单纯后路融合术后假关节发生率甚至高达 60%，因而提倡对 NF1 伴脊柱侧凸患者行前后路联合手术以提高脊柱融合率。但随着多种截骨方式或矫形技术及高密度多节段椎弓根螺钉的使用，后路内固定系统可提供足够的矫形力和稳定性，该并发症的发生率目前已大大降低，因此目前对于此类患者已很少需要同时使用前路融合手术方式。但对于因连续多节段椎体破坏或截骨等原因出现前方巨大缺损时则需要通过凹侧入路进行前路补充融合（图 15-2-27）。

对于不严重的萎缩性 NF1 胸椎侧凸的患者，由于有胸廓的支撑，在后路进行固定后畸形较为稳定，一般不需要进行前方补充融合。但对于萎缩性 NF1 胸腰椎／腰椎侧凸的患者，常会伴有明显的冠状面失平衡表现，如合并有腰椎旋转半脱位及严重的椎体、椎弓根萎缩性改变，严重影响内固定的植入导致萎缩区植入物密度过低影响最终矫形效果。对于此类患者，也可考虑经前路进行补充融合，常见的融合方式包括腓骨条支撑、椎间补充植骨、前路椎间融合等（图 15-2-28）。

通常 NF1 患者以侧凸或侧后凸畸形最为多见，仅有很少部分 NF1 患者表现为单纯后凸畸形，此类患者前方椎体严重萎缩，表现出类似于"先天性椎体半椎体"样表现，并且椎体间常有旋转半脱位发生。对于此类患者，如前方椎体萎缩性严重在后路矫形后前柱缺失较大则同样需要考虑进行前路补充融合。

3. 是否需要切除原位的肋骨头　NF1 伴脊柱侧凸伴肋骨头脱位是否需行肋骨头切除术目前仍存在争议。既往文献认为 NF1 患者的神经功能状态，肋骨头侵占椎管的严重程度是决定治疗策略的关键因素。Major 和 Mukhtar 认为，对于无神经损害的患者，脱位肋骨头的切除是预防潜在神经损害的最重要手段。目前的共识是对于合并神经功能损害，相应的 MRI 检查明确证实脱位的肋骨头压迫脊髓或神经的患者，应该对脱位的肋骨头进行切除以期改善神经症状。对于此类患者，术前应仔细甄别潜在的可能导致神经损害的其他责任因素，包括顶椎区萎缩椎体的旋转半脱位、顶椎区角状后凸畸形、椎

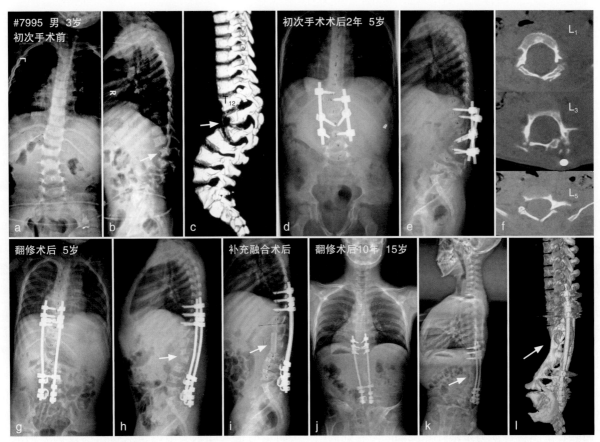

图 15-2-27　男（#7995），3 岁时诊断为 NF1 伴脊柱后凸畸形（a、b），CT 示 $L_1$、$L_2$ 椎体楔形变，椎体间半脱位（c，箭头），于外院行后路矫形内固定手术，术后 2 年出现矫正丢失，内固定松动（d、e）。予翻修手术，将初次手术内固定取出，后路 $T_8$~$L_5$ 长节段矫形固定融合，顶椎区后份骨结构严重的萎缩性改变，使得既不能置钉也无法置钩（f~h），由于术后前方出现支撑缺陷，且后方植入物密度较低，于 2 周后再行腰椎前路异体骨支撑补充融合（i，箭头），翻修术后 10 年随访矫形效果满意，未见矫正丢失（j、k），CT 示前方补充融合部位骨质融合良好（l）

管内外哑铃状神经纤维瘤和硬脊膜扩张等。无明确神经损害的 NF1 伴脊柱侧凸患者如出现痛性肋骨包块，且按压包块出现神经放射痛或肢体无力的症状时，也应积极考虑行肋骨头切除。肋骨头的手术切除可通过前路或后路操作完成。后路手术的优势是可同时行椎板切除减压，且可在直视下观察肋骨头切除时肋骨头和脊髓的相互影响。由于肋骨头切除属于椎管内操作，且增加了手术时间，肋骨头切除术可能会带来新的神经并发症的风险。Mukhtar 等在对 1 例压迫肋骨包块时出现暂时性可逆性神经损害的患者行肋骨头切除时发现脱位肋骨头与脊髓之间存在粘连，术中牵拉导致神经监测信号丢失，因而改良行旷置手术，将椎间孔外约 5cm 长肋骨及骨膜完整切除，原位保留肋骨头，可同时达到规避牵拉脊髓，消除肋骨"杠杆"作用对脊髓的损害，以及防止肋骨再生重建连续性等作用，是肋骨头无法完整切除时的一种有效备选术式。遗憾的是关于旷

置肋骨头是否能像脊柱爆裂骨折中侵占椎管的骨块一样被逐渐吸收目前尚无相关随访结果。

针对无神经损害的 NF1 脊柱侧凸伴肋骨头脱位患者是否需行肋骨头切除术是争议的主要集中点。赞成者主要基于以下两方面考虑：①脱位的肋骨头可能在外伤事件中导致突发急性神经损害，或者在无外伤的情况下随着脊柱畸形的进展肋骨头的脱位及突入椎管内的程度加重，诱发慢性神经损害。Major 等报道了 1 例剃刀背突出的肋骨包块直接撞击地面导致突发腰部以下感觉丧失、下肢瘫痪的病例。尽管症状在数分钟后自发缓解，但考虑到脱位肋骨头的潜在神经损害风险，患者还是接受了前路肋骨头切除术，术后神经功能维持正常。②在脊柱畸形的三维矫正过程中脱位肋骨头和脊髓的相对空间关系发生变化，可能导致神经损害。尽早切除肋骨头可以为脊柱侧凸矫形术的安全操作创造条件。Khoshhal 等甚至报道了 1 例行原位脊柱融合

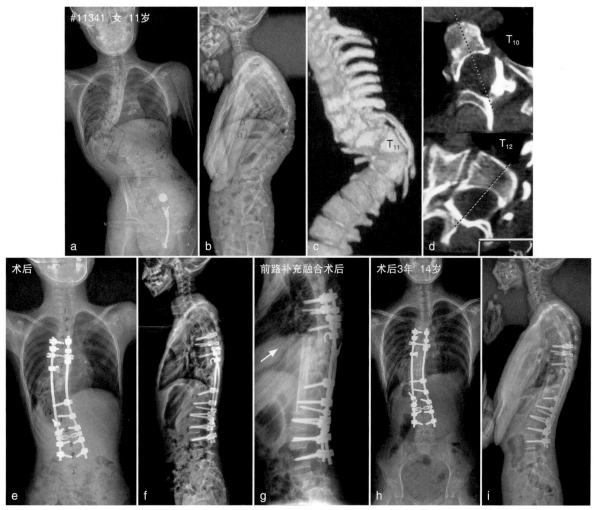

图 15-2-28　女（#11341），11 岁，NF1 伴脊柱侧后凸畸形，胸椎旋转半脱位，冠状面失平衡，躯干倾斜（a、b），CT 示椎体萎缩，椎弓根纤细，T₁₀、T₁₂ 之间因旋转方向相反而导致旋转半脱位（c、d）。T₁₁ 脊椎 VCR 后路矫形内固定植骨融合术（e、f），2 周后行二期前路同种异体腓骨凹侧支撑补充融合（g，箭头），术后 3 年随访矫形维持良好，补充融合部位骨质融合（h、i）

术且无任何矫形操作的 NF1 患者在术后 6 周开始出现下肢无力、肌张力增高等神经症状，在接受前路肋骨头切除术后其神经症状获得了显著改善。尽管如此，目前文献中关于真正继发于脊柱矫形导致肋骨头迁移压迫脊髓产生的继发性神经损害尚未有报道。Yalcin 等报道在行半椎板切除后直视状态下观察发现在矫形使得顶椎向凹侧平移的过程中肋骨头自发迁移远离椎管。Sun 等则观察 6 例无神经损害的 NF1 脊柱畸形行单纯后路矫形术后发现其脱入椎管的肋骨头在矫形后显著退出椎管。毛赛虎等则发现脱位的肋骨头中只有 14.8% 脱入了凹侧的椎管区域，在脊柱矫形术后，这个比率降低至 3.7%。肋骨头退出椎管的平均长度达 4mm，其与椎管中心的距离也在增加（图 15-2-29）。这一

矫正与相应水平椎体冠状面平移的矫正密切相关。Cai 等也测量发现脱位肋骨头在矫形术后其椎管侵占率由 28.6% 降低至 23.1%，术中术后并未出现新发神经损害。其中 1 例患者在术前存在神经症状的情况下直接矫形后术后病理征转为阴性，神经症状缓解。对于无神经损害的患者，如果术前影像学检查发现肋骨头压迫脊髓形成切迹或脱位肋骨头侵占椎管超过中线，则有必要在矫形前行预防性椎管减压，矫形过程中直视下观察脱位肋骨头迁移并密切关注神经电生理监测情况，必要时行肋骨头切除术。否则术者可以直接行脊柱侧凸矫形手术而不必行预防性椎管减压或肋骨头切除术，但术中术者仍需密切关注神经电生理监测情况，一旦发生监护事件应及时处理。对于有较大生长潜能需行生长棒植

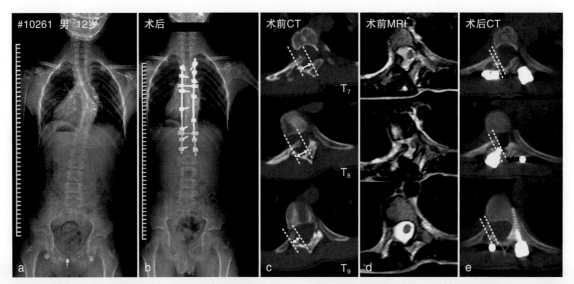

图 15-2-29　男（#10261），12 岁，NF1 伴萎缩性胸椎侧凸。左侧 T₇、T₈ 肋骨头脱入椎管内，无明显神经损害症状，脱入椎管的肋骨头并未压迫脊髓形成切迹且脱位肋骨头侵占椎管未超过中线，在未进行预防性椎管减压或肋骨头切除术下直接行脊柱侧凸矫形手术（a～d），术中及术后未出现神经损害症状，术后 CT 可见在完成矫形后脱入椎管内的肋骨头出现不同程度的向椎管外迁移（e）

入的患者，在无需暴露顶椎区域的情况下，部分切除椎间孔外侧肋骨旷置肋骨头可能是预防生长棒植入和撑开过程中神经损害的最佳选择。

4. 有神经损害的患者是否可做 VCR　1922 年 MacLennan 首次报道了后路全脊椎切除术（VCR）用于治疗严重脊柱侧凸畸形。随后 Suk 报道了通过单纯后路完成 VCR，同前后路联合手术方式相比，单纯后路全脊椎切除术大大缩短了手术时间，降低了失血量，同时减少了手术并发症的发生，这极大地促进了单纯后路全脊椎切除术的广泛应用。但由于其手术过程复杂、手术时间长、术中出血量大、并发症发生率高，对于脊柱外科医生的手术技术要求极高。随着全脊椎切除术的广泛应用，脊柱外科医生在得益于其强大矫形能力的同时，也为其极高的并发症发生率所困扰。文献报道其总体并发症发生率为 25%～48.8%，而术前存有神经损害是发生术后并发症的重要危险因素之一。

对于术前伴有神经损害的 NF1 伴脊柱侧凸患者，畸形多存在旋转半脱位或严重角状侧后凸畸形，并且病程较长，畸形顶椎部位和硬膜多存在粘连，因此在行 VCR 手术的过程中极易造成神经损害症状加重。对于此类伴有神经损害的严重侧后凸畸形患者，激进的全椎体截骨（VCR）需要慎重。当然，虽然术前伴有神经损害的患者 VCR 手术术后神经并发症风险大大增加，但这并不代表术前神经损害是此类患者行 VCR 手术的绝对禁忌证。对于伴有神经损害的严重侧后凸畸形患者，邱勇建议可在行 VCR 手术前先进行脊髓内移术。

脊髓内移术（transvertebral transposition of the spinal cord）由 Hyndman 于 1947 年首次提出，当初用于先天性脊柱侧凸合并进行性加重的神经损害患者，随后这一术式被部分学者采用，主要用于伴有脊髓神经受压的脊柱角状后凸畸形患者。该手术操作点主要为：首先于凹侧和凸侧分别置入椎弓根螺钉，根据 MRI 顶椎区脊髓受压情况决定脊髓内移范围，一般为后凸顶椎上、下各 2～3 个节段；使用磨钻及咬骨钳去除脊髓受压节段凹侧椎板关节突及椎弓根，尽可能保护减压区内的脊神经根，切除肋横突关节，术中可见脊髓呈整体向凹侧移位，脊髓压迫解除，凸侧后份结构在非截骨平面可以不予切除（图 15-2-30）。严重脊柱侧凸畸形时，脊髓向椎管的凹侧发生横向迁移，紧贴凹侧椎弓根，硬膜囊和脊髓发生变形受压。脊髓内移术通过将顶椎区凹侧椎弓根、椎板、关节突、棘突及肋横突关节切除，脊髓呈整体向凹侧中线移位，减少脊髓的压迫。通过消除脊髓的"弦弓效应"减轻脊髓的纵向张力。由于脊髓偏移了椎管，截骨变得相对容易和安全（图 15-2-31）。Love 和 Erb 报道了 5 例脊柱角状侧后凸畸形伴脊髓损伤患者接受脊髓内移术，术后 3 例患者得到较好的神经功能恢复。Love 进一步将

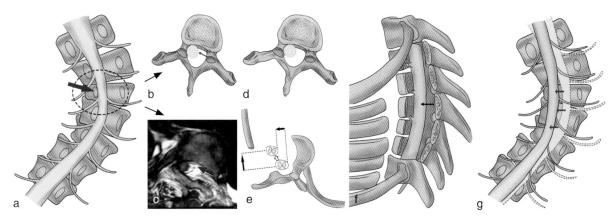

图 15-2-30　脊髓内移示意图。脊髓内移术前，顶椎区硬膜囊紧贴凹侧椎弓根，脊髓受压变形（a~c）；脊髓内移手术切除顶椎区凹侧椎弓根、椎板、关节突、棘突及肋横突关节（d、e）；脊髓内移术后，脊髓呈整体向凹侧移位，脊髓纵向张力减轻（f、g）

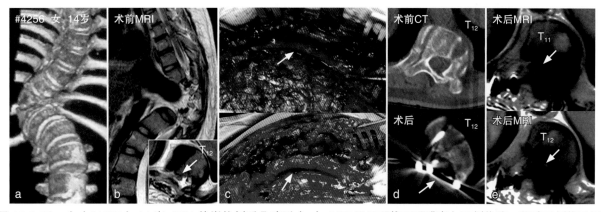

图 15-2-31　女（#4256），14 岁，NF1 伴脊柱侧后凸畸形（a）。MRI 显示顶椎区硬膜囊向凹侧偏移，紧贴凹侧椎弓根，脊髓变形（b），术中截骨前行脊髓内移手术（c），切除 $T_{10}$~$L_1$ 节段凹侧椎弓根、椎板、关节突、棘突及肋横突关节，充分减压（d），术后 MRI 示脊髓向凹侧偏移（e）

该术式应用于 11 例脊柱角状侧后凸畸形伴不全瘫患者，术后 6 例神经症状得到改善。邱勇评估 12 例伴有神经损害的角状侧后凸畸形行脊髓内移术＋后路矫形内固定术后患者疗效，所有患者术后神经功能均有不同程度改善。3 例术前 Frankel 分级 C 级患者中，1 例出院时恢复至 D 级，3 个月时恢复为 E 级；1 例出院时恢复至 E 级；另 1 例出院时神经功能无明显改善，9 个月时恢复至 D 级。9 例术前 Frankel 分级 D 级患者中，6 例出院时恢复至 E 级；3 例出院时未见明显改善，但均在术后 9 个月恢复至 E 级。这提示在脊柱后路矫形内固定手术前应进行脊髓内移手术，可显著改善患者神经功能损害且不影响侧后凸矫形疗效（图 15-2-32）。

　　5. 椎旁肿瘤是否需要切除　Egelhoff 报道，对于不伴有脊柱畸形的 NF1 患者，椎旁肿瘤的发生率为 35.7%。而胡宗杉报道对于伴有脊柱畸形的

NF1 患者，椎旁肿瘤的发生率可高达 47.4%，并且其中 70.4% 的患者中椎旁肿瘤发生于侧凸畸形的顶椎区。NF1 患者椎旁肿瘤的性质多为良性神经纤维瘤，主要由施万细胞、肥大细胞和成纤维细胞组成。儿童 NF1 患者中椎旁肿瘤最常见的是丛状神经纤维瘤，常在婴幼儿期发生，瘤体组织侵犯大的神经干分支使之变形、扭曲和结节并伴有神经或组织的增生，可以完全包裹环绕整个前方椎体。神经纤维瘤体中血供丰富，对瘤体进行切除过程中容易造成广泛创面出血。对于椎旁丛状神经纤维瘤，瘤体如位于脊柱前方或侧方，经后入路进行脊柱畸形矫形过程中一般不会对矫形操作及脊柱暴露、置钉造成影响。对于此类神经纤维瘤，在不影响手术矫形效果的前提下，椎旁肿瘤可不予以切除。如瘤体位于脊柱后方，如后方脱出的蠕虫袋样瘤体组织则会在脊柱暴露过程中对显露脊柱造成影响，如瘤体

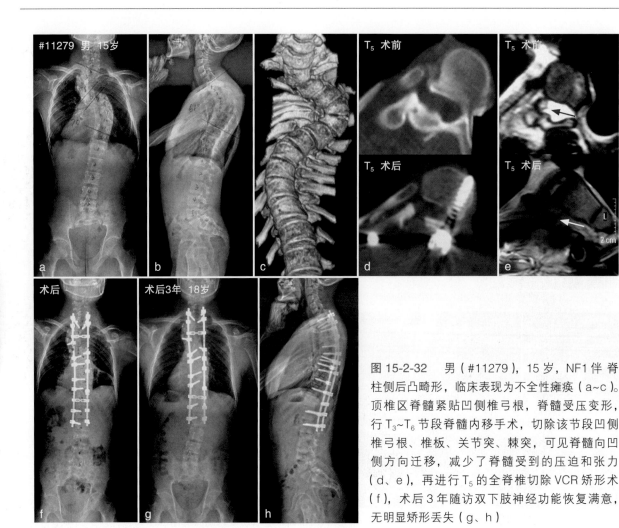

图 15-2-32　男（#11279），15 岁，NF1 伴脊柱侧后凸畸形，临床表现为不全性瘫痪（a~c）。顶椎区脊髓紧贴凹侧椎弓根，脊髓受压变形，行 $T_3$~$T_6$ 节段脊髓内移手术，切除该节段凹侧椎弓根、椎板、关节突、棘突，可见脊髓向凹侧方向迁移，减少了脊髓受到的压迫和张力（d、e），再进行 $T_5$ 的全脊椎切除 VCR 矫形术（f），术后 3 年随访双下肢神经功能恢复满意，无明显矫形丢失（g、h）

位于脊柱后正中线附近，早暴露过程中则需要对瘤体进行剖开以显露下方需要行手术融合的脊柱，但同样也不需要对瘤体组织进行广泛切除。另外一方面，对于广泛存在的椎旁神经纤维瘤，肿瘤和周围组织常分界不清，难以将肿瘤彻底切除。而在脊柱矫形手术过程中如对肿瘤进行大范围切除，一方面可导致出血量增加及手术时间延长，另一方面肿瘤在术后仍会存在复发的可能性。因此，从手术安全性角度来说，对于伴有椎旁神经纤维瘤的患者，如不影响侧凸畸形的矫正，椎旁肿瘤可不予以切除。

胡宗杉报道 NF1 患者椎旁肿瘤可促进邻近椎体萎缩性改变，但并不影响 NF1 患者脊柱矫形手术后骨质融合率。研究中对比了伴或不伴有椎旁肿瘤的 NF1 伴脊柱侧凸患者行脊柱后路矫形内固定融合手术的疗效，发现两组患者最终融合率分别为 81.5% 和 86.7%，提示椎旁肿瘤并不影响侧凸矫形率及手术区域骨质的融合率。因此，从融合角度而言，对于 NF1 伴有椎旁肿瘤的患者肿瘤的切除也

并非必须（图 15-2-33）。

然而，少数 NF1 患者椎旁肿瘤可侵入椎管内压迫脊髓造成神经损害，其中以 NF1 伴颈椎后凸的患者较为多见。对于此类椎管内外肿瘤，在脊柱矫形手术前应将进入椎管内肿瘤进行切除，以缓解脊髓压迫的症状。此外，NF1 患者有 8%~13% 的风险患恶性周围神经鞘瘤，但发病年龄多在 25~30 岁之间。因此，对于伴有椎旁肿瘤的患儿，建议定期随访复查 MRI，判断肿瘤生长变化情况（图 15-2-34、图 15-2-35）。对于短期瘤体快速增长的椎旁肿瘤应考虑存在恶变的可能，需要进行切除。

6. Risser 0 级的患者是否需要做生长棒　由于 NF1 伴脊柱侧凸患者发病年龄较低，骨骼尚未完全发育，很多患者就诊时 Risser 0 级时即伴有明显的脊柱侧凸。对于此类年龄较小的早发性 NF1 伴脊柱侧凸患者的治疗方案目前仍有争议。Betz 等认为几乎所有的此类患者均应早期手术融合以防止其畸形的加重。Kim 等则认为萎缩性脊柱侧凸进展快，

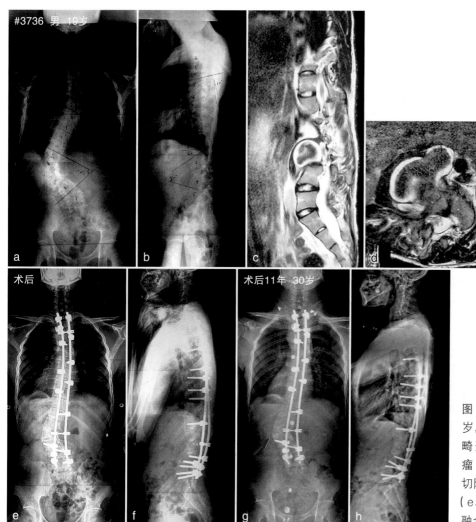

图 15-2-33　男（#3736），19 岁，NF1 伴萎缩性腰椎侧后凸畸形（a、b）。MRI 示椎旁肿瘤（c、d）。椎旁肿瘤未予以切除，行后路矫形内固定手术（e、f），术后 11 年随访骨质融合良好（g、h）

疾病早期由于病变节段较短且生长能力较差，早期的固定手术不会导致躯干高度丢失。

Crawford 等甚至认为对侧凸角度较大的年幼患儿应考虑行前后路融合。但过早的脊柱融合手术会不可避免的影响脊柱，特别是胸段脊柱的生长发育，进而影响肺脏的发育及长期的肺功能。这些因素都使得脊柱外科医生在对 Risser 0 级的低龄NF1 患儿进行脊柱融合手术时慎之又慎。

近年来，应用生长棒技术治疗早发性脊柱侧凸取得了良好的临床疗效。既往认为 NF1 患者骨质较差，椎弓根发育不良或缺如，椎板强度差，不能为内固定提供坚强的锚定点，普遍认为不适合采用非融合技术。Heflin 等报道了应用 VEPTR 技术治疗 12 例早发性 NF1 伴脊柱侧凸患者的临床疗效，平均年龄 6.3 岁，侧凸术前平均为 66.3°，末次随访时为 60.8°；$T_1 \sim S_1$ 长度年生长率为 1.35cm/年。目前有学者提出对于骨龄较低的 NF1 患者采用生长棒治疗控制脊柱畸形进展。仉建国报道了 8 例双生长棒治疗早发性 NF1 伴脊柱侧凸的疗效，结果指出生长棒可有效控制此类患者脊柱畸形进展，保留生长潜能，但 2 例患者出现内固定松动、切口愈合不良、内固定凸起等并发症。2017 年Viral V. Jain 等对 14 例早发性 NF1 伴脊柱侧凸患者行生长棒治疗临床疗效的国外多中心研究结果进行了报道，在平均 54 个月的随访过程中内固定并发症发生率高达 57%，其中以近端内固定松动最为常见。生长棒治疗早发性脊柱侧凸的优势在于采用非融合技术，保留了脊柱生长潜能及胸廓发育空间，可有效推迟患者终末期手术年龄，但相应的螺钉松动、脱钩、内固定突出表皮引起皮肤破溃等并发症也较为常见。对于骨龄较低的 NF1 患者，生长棒可作为一种控制畸形进展的治疗方式（图 15-2-36），但由于此类患者营养状态较差，生长棒治疗相关并发症更加明显，并且多次手术治疗增加患者经济负

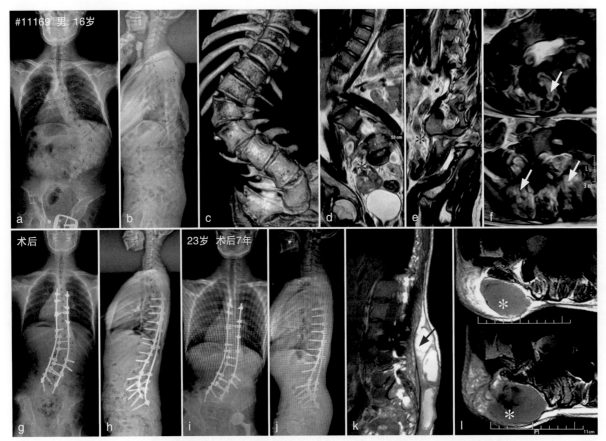

图 15-2-34　男（#11169），16 岁，NF1 伴萎缩性腰椎侧后凸畸形（a~c），MRI 提示伴有椎旁肿瘤（d 星号、e 星号、f 箭头）。椎旁肿瘤未予以切除，行后路矫形内固定手术（g、h），术后 7 年随访矫形维持良好（i、j），右侧腰背部短期内出现巨大皮下局部隆起，质软，有波动感，MRI 提示椎旁肿瘤增生，局部出血坏死（k 箭头，l 星号），组织病理排除神经纤维瘤恶变

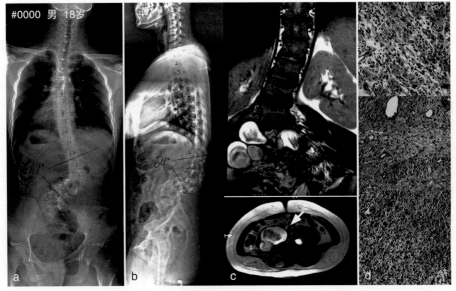

图 15-2-35　男（#0000），18 岁，NF1 伴萎缩性腰椎侧后凸畸形（a、b），MRI 示伴有椎旁肿瘤（c，箭头）。患者诉短期内出现肿瘤体积增大，体表可触及柔软异物，随后行肿瘤组织穿刺，病理结果为神经纤维瘤恶变为恶性周围神经鞘膜瘤（d）

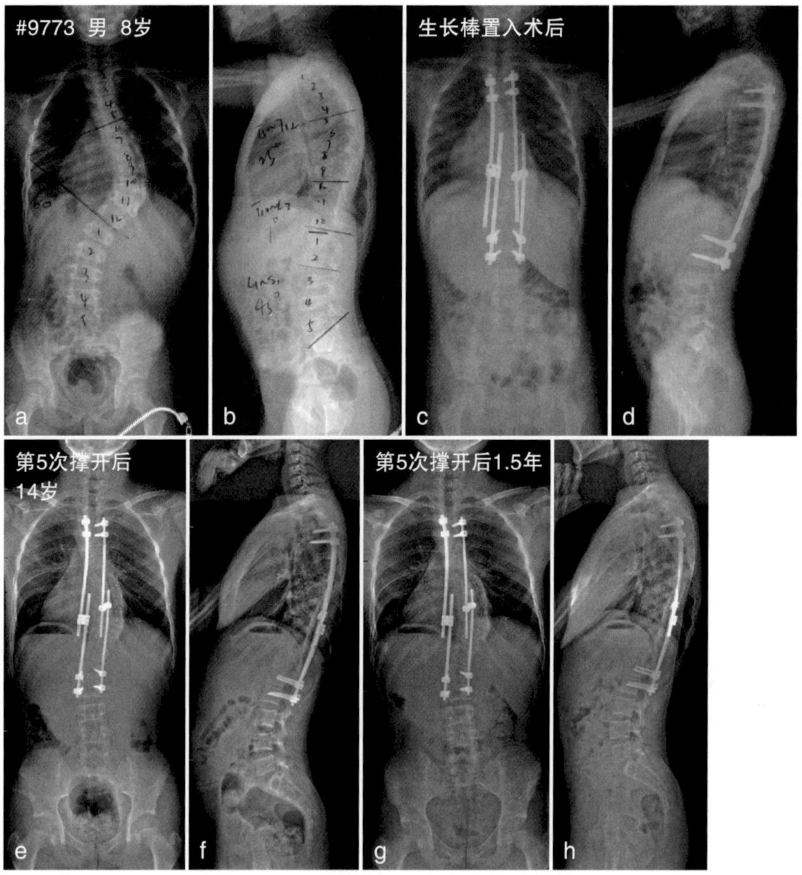

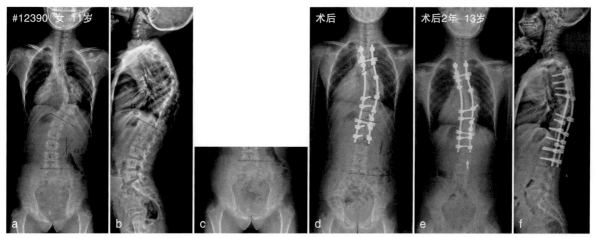

图 15-2-36　男（#9773），8 岁，NF1 伴脊柱侧凸，双侧髋臼 Y 软骨开放，Risser 0 级（a、b）；行生长棒置入手术（c、d）；14 岁时进行了第 5 次撑开手术（e、f），术后 1.5 年随访畸形矫正维持良好（g、h）

担。对于低龄患者，可进行支具治疗推迟患者手术年龄。虽然目前主流观点认为 NF1 伴萎缩性脊柱侧凸患者支具治疗无效，但此类患者进行支具治疗虽不能有效控制主弯的进展，但可以控制继发弯进展，

当患儿髋臼 Y 软骨闭合，即使 Risser 为 0 级，也可考虑行终末期矫形手术（图 15-2-37）。事实上，此时在顶椎区的脊柱生长潜能因椎体的萎缩性改变已经很小。

图 15-2-37　女（#12390），11 岁，NF1 伴胸椎侧凸，双侧髋臼 Y 软骨闭合，Risser 0 级（a~c）；行后路矫形融合手术（d），术后 2 年随访畸形矫正维持良好（e、f）

**参考文献**

[1] Lykissas MG, Schorry EK, Crawford AH, et al. Does the presence of dystrophic features in patients with type 1 neurofibromatosis and spinal deformities increase the risk of surgery?[J]. Spine, 2013, 38(18): 1595-1601.

[2] Mehta HP, Snyder BD, Callender NN, et al. The reciprocal relationship between thoracic and spinal deformity and its effect on pulmonary function in a rabbit model: a pilot study[J]. Spine, 2006, 31(23): 2654-2664.

[3] Dubousset J, Herring JA, Shufflebarger H. The crankshaft phenomenon[J]. JPediatrOrthop, 1989, 9(5): 541-550.

[4] Sanders JO, Herring JA, Browne RH. Posterior arthrodesis and instrumentation in the immature (Risser-grade-0) spine in idiopathic scoliosis[J]. JBoneJoint SurgAm, 1995, 77(1): 39-45.

[5] Alsiddiky AM. An insight into early onset of scoliosis: new update information - a review[J]. EurRevMedPharmacolSci, 2015, 19(15): 2750-2765.

[6] Jain VV, Berry CA, Crawford AH, et al. Growing rods are an effective fusionless method of controlling early-onset scoliosis associated with neurofibromatosis type 1 (NF1): amulticenter retrospective case series[J]. JPediatrOrthop, 2017, 37(8): e612-618.

[7] Branthwaite MA. Cardiorespiratory consequences of unfused idiopathic scoliosis[J]. Br J Dis Chest, 1986, 80(4): 360-369.

[8] Calvert PT, Edgar MA, Webb PJ. Scoliosis in neurofibromatosis. The natural history with and without operation[J]. J Bone Joint Surg Br, 1989, 71(2): 246-251.

[9] Durrani AA, Crawford AH, Chouhdry SN, et al. Modulation of spinal deformities in patients with neurofibromatosis type 1[J]. Spine, 2000, 25(1): 69-75.

[10] Calvert PT, Edgar MA, Webb PJ. Scoliosis in neurofibromatosis. The natural history with and without operation[J]. JBoneJoint SurgBr, 1989, 71(2): 246-251.

[11] 杨宗, 朱泽章, 邱勇, 等. NF-1伴非萎缩型胸椎侧凸与胸弯型AIS及正常青少年矢状面形态的比较研究[J]. 中国矫形外科杂志, 2013(15): 55-59.

[12] 邱勇. NF-1脊柱侧凸伴肋骨头脱位: 行肋骨头切除术有必要吗?[J]. 中国脊柱脊髓杂志, 2017, 27(6): 484-485.

[13] 朱承跃, 朱泽章, 王守丰, 等. Ⅰ型神经纤维瘤病伴脊柱侧凸患者胸椎椎弓根形态学分型研究[J]. 中国骨与关节杂志, 2014(2): 115-119.

[14] 朱承跃, 朱泽章, 刘臻, 等. Ⅰ型神经纤维瘤病伴脊柱侧凸患者骨密度与血清骨钙素和骨代谢生化指标的相关性[J]. 中国脊柱脊髓杂志, 2014, 50(4): 308-312.

[15] 刘盾, 李洋, 史本龙, 等. Halo重力牵引在Ⅰ型神经纤维瘤病伴严重脊柱侧后凸畸形患者中的应用研究[J]. 中华外科杂志, 2019, 57(2): 119-123.

[16] 刘臻, 邱勇, 李洋, 等. O-arm联合三维导航系统在Ⅰ型神经纤维瘤病合并营养不良性脊柱侧凸患者后路矫形手术中的临床应用[J]. 中华外科杂志, 2017, 55(3): 186-191.

[17] 毛赛虎, 钱邦平, 邱勇, 等. 顶椎区置钉/钩对Ⅰ型神经纤维瘤病萎缩性脊柱侧凸患者脱位肋骨头椎管内迁移的影响[J]. 中国脊柱脊髓杂志, 2017, 27(7): 577-584.

[18] 朱承跃, 王守丰, 邱勇. Ⅰ型神经纤维瘤病伴脊柱侧凸患者肋骨头椎管内脱位及其临床意义[J]. 中国矫形外科杂志, 2014, 22(1): 50-54.

[19] 邱勇. 提高对Ⅰ型神经纤维瘤病性脊柱侧凸后路矫形椎弓根螺钉误置的认识[J]. 中国脊柱脊髓杂志, 2010, 20(5): 353-355.

[20] 陈曦, 邱勇, 孙旭, 等. Ⅰ型神经纤维瘤病合并脊柱侧凸术后近端交界性后凸的临床分析[J]. 中国矫形外科杂志, 2018, 26(19): 1734-1740.

# 第三节　NF1 合并颈椎后凸畸形

NF1 伴发的脊柱畸形主要表现为胸椎和腰椎的侧凸及后凸畸形，而合并颈椎畸形的较少，因而容易被忽略。NF1 累及颈椎时多表现为颈椎后凸畸形伴神经根管扩大，椎体可见破坏、楔形变、高度丢失，动力位上可见颈椎不稳，严重者可伴颈椎旋转半脱位甚至完全脱位。患者往往发病年龄小、畸形僵硬且多呈进行性加重，最终可导致颈髓受压，严重者导致瘫痪（图 15-3-1）。NF1 导致颈椎后凸的机制尚不完全清楚，有文献认为可能与椎体及周围肌肉出现萎缩性改变，尤其是肌肉组织严重变性有关。此类患者颈椎椎体内神经纤维瘤生长、椎体周围神经纤维瘤侵蚀破坏、椎管内硬膜扩张导致脊椎压迫、椎体骨质疏松、内分泌异常、血管病变、成骨细胞功能异常等均可能导致患者颈椎稳定性下降，最终引起后凸畸形。NF1 伴颈椎后凸的发病率目前无明确数据报道，但 Yong-Hing 等对 56 例 NF1 患者的研究发现 30% 伴有颈椎畸形，男女发病无差别。

## 临床表现

NF1 合并颈椎畸形常无明显症状，患者常因颈痛为首发症状就诊。在上述的 Yong-Hing 等的研究中，17 例伴有颈椎畸形的 NF1 患者中，7 例无明显症状，10 例出现颈部活动受限或颈部疼痛症状，这 10 例有症状的患者中，有 4 例患者伴有神经损害症状。儿童 NF1 伴颈椎后凸常呈快速进行性加重，特别是萎缩型患者，颈椎失去稳定性后可发生旋转半脱位、脱位等，若患者发生外伤等可致瘫痪。后期可出现严重神经损害，严重者发生截瘫甚至死亡。

## 影像学表现

颈椎侧位 X 线片可直观地观察到颈椎后凸畸形，绝大部分表现为萎缩性颈椎后凸畸形，X 线平片上可见颈椎呈节段性后凸，伴有颈椎序列的紊乱及椎体发育不良的萎缩性改变，应进行颈椎 CT 和 MRI 检查。CT 上颈椎椎体侵蚀性改变，椎弓根及椎板明显变细，畸形严重者甚至可见椎弓根和椎板缺如（图 15-3-1）。局部伴瘤体者可见异常软组织信号影，可位于皮下、肌间、椎体旁等，部分患者

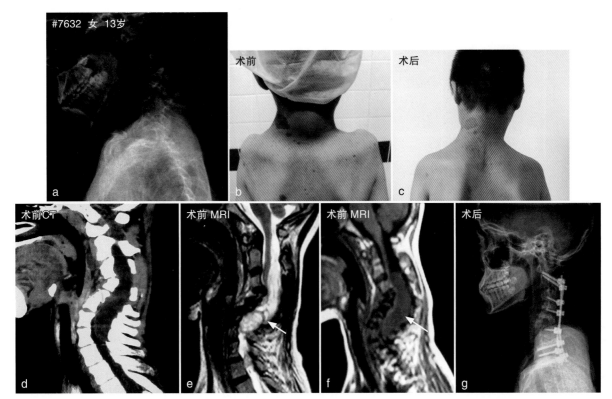

图 15-3-1　女（#7632），13 岁，NF1 伴颈椎后凸畸形。颈椎侧位 X 线示颈椎后凸畸形（a），外观可见颈部后方凸起（b）；CT 平扫示椎板纤细，左侧椎弓根明显变窄，椎管明显扩大（d）；MRI 示颈椎管扩大伴神经纤维瘤体突入椎管压迫脊髓（e、f）。颈椎管内神经纤维瘤切除术后予后路矫形融合手术（c、g）

可见软组织影突入椎管造成颈髓压迫。MRI 可见椎管扩大，内充满脑脊液。椎体周围可见瘤体，瘤体突入椎管可见脑脊液受阻、脊髓受压，压迫严重者瘤体与脊髓间隙不清。

## 治疗

　　NF1 伴颈椎后凸的保守治疗无效，且畸形可进行性加重，后凸轻者可密切随访，可使用支具保护，推迟手术年龄；后凸严重者应手术治疗。对于畸形严重患者，或伴有神经损害症状，术前可行 Halo 重力牵引，改善畸形，同时可提高脊髓对手术操作的耐受性，降低手术的神经并发症风险。

　　手术入路有前路、后路、前后路联合等，对有肿瘤压迫或神经损害患者应先行后路椎管减压。手术目的为解除脊髓压迫、矫正后凸畸形，重建颈椎稳定性。对于骨骼发育相对成熟、颈椎畸形柔韧性尚好及后凸角度较小无神经损害的患者，可予以单纯前路手术。对于后凸弧度跨度较大的患者可一期后路手术，由于患者年龄小，后凸相对柔软，一

般并不需要进行关节突截骨。对于严重的 NF1 伴颈椎后凸畸形患者，一般推荐前后路联合手术（图 15-3-2、图 15-3-3）。对严重的患者可先予后路经关节突截骨，一期前路松解植骨，术后予以 Halo-重力牵引，二期后路矫形内固定手术。

　　当 NF1 颈椎后凸患者合并有胸椎或腰椎侧凸，如侧凸畸形和颈椎后凸畸形均需要进行手术时，由于颈椎后凸畸形可引起高位脊髓压迫且一旦出现神经损害后恢复较为困难，因此当出现此种情况时需要先对颈椎后凸进行矫形。等患者颈椎术后半年以上后再对侧凸畸形进行手术矫形（图 15-3-2）。

　　NF1 颈椎后凸患者多存在椎体萎缩性改变，术后融合率低，内固定相关并发症发生率极高。术后常见并发症为 $C_5$ 神经根麻痹及交界性后凸。Helenius 等曾对 22 例 NF1 伴脊柱后凸患者行矫形手术的疗效进行报道，其中 9 例为前路手术、13 例为前后路联合手术。术后共有 13 例患者出现并发症，其中 5 例患者出现 $C_5$ 神经根麻痹、8 例出现交界性后凸畸形，9 例患者需要二次翻修手术。术后神经根麻痹症状多在术后 2 年内保守治疗后可缓解。

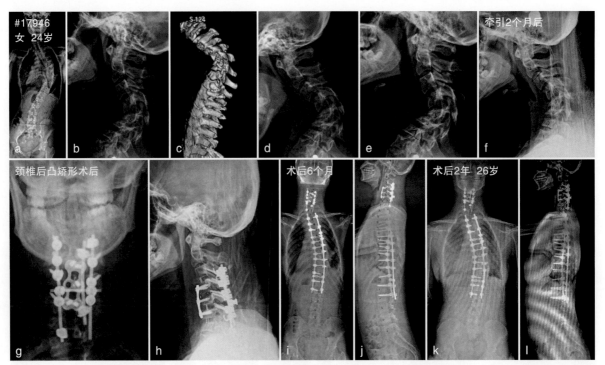

图 15-3-2　女（#17946），24 岁，NF1 伴脊柱侧凸合并颈椎后凸畸形（a~c）。颈椎侧位 X 线示颈椎严重后凸畸形（b），动力位上见 C~4~C~5 脱位（d、e）；入院后先牵引 2 个月，颈椎后凸改善不明显（f），后行颈椎前路椎间盘切除松解，临时大号融合器植入撑开，然后行颈后路多节段 SPO 截骨矫形内固定植骨融合术，立刻再次翻身行颈前路内固定椎间融合术（g、h）；颈椎矫形术后 6 个月后再次行侧凸矫形内固定手术（i、j），术后 2 年随访矫形维持良好（k、l）

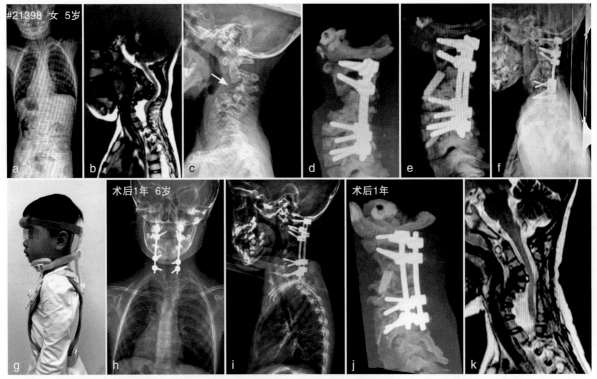

图 15-3-3　女（#21398），5 岁，NF1 伴颈椎后凸畸形（a~c），术前严重不全瘫，无法站立行走，术前 MRI 示后凸颈椎后方脊髓受压迫，脊髓变形（b），C~2/C~3/C~4 椎体不稳，处于半脱位状态（c）；行 Halo-重力牵引 1 个月，后予以一期后路矫形 C~2~C~7 内固定手术（d），1 个月后再次行二期前路补充融合，脱位的 C~4~C~6 椎体前方植入异体骨条支撑（e），术后 Halo-vest 支具保护（f、g），术后 1 年随访畸形维持良好（h、i），CT 示前方植入支撑骨条在位（j），MRI 示颈椎后凸顶椎部位脊髓受压较术前明显改善（k），神经功能完全恢复

## 参考文献

[1] Kawabata S, Watanabe K, Hosogane N, et al. Surgical correction of severe cervical kyphosis in patients with neurofibromatosis type 1[J]. J Neurosurg Spine, 2013, 18(3): 274-279.

[2] Ma J, Wu Z, Yang X, et al. Surgical treatment of severe cervical dystrophic kyphosis due to neurofibromatosis type 1:a review of 8 cases[J]. JNeurosurgSpine, 2011, 14(1): 93.

[3] Helenius IJ, Sponseller PD, Mackenzie W, et al. Outcomes of Spinal Fusion for Cervical Kyphosis in Children with Neurofibromatosis[J]. JBoneJoint Surg Am, 2016, 98(21): e95.

[4] Shi B, Xu L, Li Y, et al. Pre-operative halo-gravity traction in severe neurofibromatosis type 1 and congenital scoliosis with thoracic rotatory subluxation[J]. Clin Neurol Neurosurg, 2019, 187: 105548.

[5] Hu Z, Liu Z, Qiu Y, et al. Morphological differences in the vertebrae of scoliosis secondary to neurofibromatosis type 1 with and without paraspinal neurofibromas[J]. Spine (Phila Pa 1976), 2016, 41(7): 598-602.

[6] Li Y, Yuan X, Sha S, et al. Effect of higher implant density on curve correction in dystrophic thoracic scoliosis secondary to neurofibromatosis type 1[J]. J Neurosurg Pediatr, 2017, 20(4): 371-377.

[7] Jin M, Liu Z, Liu X, et al. Does intraoperative navigation improve the accuracy of pedicle screw placement in the apical region of dystrophic scoliosis secondary to neurofibromatosis type I: comparison between O-arm navigation and free-hand technique[J]. Eur Spine J, 2016, 25(6): 1729-1737.

[8] Jin M, Liu Z, Qiu Y, et al. Incidence and risk factors for the misplacement of pedicle screws in scoliosis surgery assisted by O-arm navigation-analysis of a large series of one thousand, one hundred and forty five screws[J]. Int Orthop, 2017; 41(4): 773-780.

# 第16章 马方综合征合并脊柱侧凸

朱泽章 李危石 乔 军

马方综合征（Marfan syndrome，MFS）由 Antoine Marfan 于 1896 年首先描述，是一组因先天性间质组织缺陷引起的临床综合征，主要累及中胚叶起源的各组织器官，临床表现复杂多样，可累及骨骼、心血管、视觉系统、肺、皮肤及中枢神经系统等，其中有很多患者可能以脊柱畸形为首诊。

## 病因学及遗传学

MFS 是一种常染色体显性遗传性结缔组织病，发病率为 0.02%~0.03%，其中 25%~30% 为散发病例，是由于亲代的生殖细胞突变所致。MFS 具有高度外显率但表现度不同，90% 的突变是某一患者或家族所特有。

MFS 患者系 FBN1（fibrillin-1）基因（定位于 15q21.1）突变导致原纤维蛋白 -1 编码错误，使结缔组织的重要成分纤维蛋白原结构异常。FBN1 是弹性蛋白的前基质，为弹性蛋白的附着和分化提供支架和模板。FBN1 蛋白广泛分布于主动脉、软骨、晶状体及皮肤等处的弹力纤维，因此临床也以这几个器官受累最明显。FBN1 基因突变导致 MFS 的病理机理尚不清楚，目前有 3 种假说：① FBN1 基因突变对微纤维发挥负显性效应（dominant negative effect），突变 FBN1 单体干扰原纤维蛋白的聚合及微纤维的聚集。② FBN1 对维持弹性纤维稳定性有重要作用，基因突变破坏了弹性纤维的稳定性。③ FBN1 基因突变增加了 FBN1 对蛋白水解酶的敏感性，使 FBN1 蛋白易于被降解。由于 MFS 表型的显著差异尚不能完全由 FBN1 突变解释，因此有可能存在另一种或几种基因与该病有关，有文献报道 FBN2、FBN3、TGFBR2（转化生长因子 -β 体 2）或 TGFBR2 基因与 MFS 或其他结缔组织疾病有一定相关性。

2004 年和 2005 年，相继有学者发现位于 3 号和 9 号染色体的转化生长因子 -β 受体 2（transforming growth factor-β receptor type Ⅱ，TGF-β R2）和转化生长因子 -β 受体 1（transforming growth factor-β receptor type Ⅰ，TGF-β R1）基因异常与 MFS 相关。FBN1 突变多为单个氨基酸的错义突变，常发生于该蛋白的表皮生长因子样区域，导致半胱氨酸残基合成异常和 FBN1 蛋白二级结构的改变。最初有学者认为 FBN1 的突变引起纤维蛋白原的结构异常是 MFS 发病的主要原因。近年来研究发现纤维蛋白原异常导致转化生长因子 β（transforming growth factor-β，TGF-β）信号转导通路活性增高，而 TGF-β 在调节细胞增殖、分化、凋亡及细胞外基质形成中有重要作用。细胞外基质稳态失衡及细胞 - 基质交互作用的缺失可导致血管重构、基质金属蛋白酶及透明质酸表达上调，从而引起 MFS 一系列临床表现的发生。MFS 患者中约 75% 有阳性家族史，25% 由新发突变所致。由于 MFS 呈常染色体显性遗传方式，连续几代发病可具有高度外显率，且表现为基因多效应性特征（表 16-1）。

| 表 16-1 | MFS 基因突变类型 | |
| --- | --- | --- |
| **基因型** | **蛋白** | **位置** |
| FBN1 | 原纤维蛋白 -1 | 15q15-q21.1 |
| FBN2 | 原纤维蛋白 -2 | 5q23-q31 |
| FBN3 | 原纤维蛋白 -3 | 19p13 |
| TGFBR1 | 转化生长因子 -β 受体 1 | 9q22 |
| TGFBR2 | 转化生长因子 -β 受体 2 | 3p22 |
| ACTA2 | SMA α 肌动蛋白 | 10q23.3 |
| MYH11 | β - 肌球蛋白重链 | 16p13.11 |
| MYLK | 肌球蛋白轻链激酶 | 3q21 |
| SMAD3 | 细胞信号转导蛋白 3 | 16q22.33 |

MFS 合并脊柱侧凸偶可累及同一家族多名成员。Ambani 等在 1975 年报道了一对 14 岁男性双胞胎 MFS 患者，但这对双胞胎具有不同的弯型特征，分别为右腰弯和左腰弯。Ogden 等同样报道了一对 15 岁同卵双生双胞胎 MFS 患者，其中一例伴有轻度腰椎侧凸，而另一例并未见明显脊柱畸形。朱泽章曾报道 MFS 伴脊柱侧凸的一个家系，包含 3 名患者：2 名先证者为 11 岁的同卵双胞胎女孩，弯型和严重程度高度相似；先证者母亲的脊柱畸形严重程度则小于女儿（图 16-1）。这些患者存在的表型差异可能跟其他基因对突变基因的修饰或调控作用有关，也可能源于后天环境因素的影响。

## 临床表现及影像学表现

MFS 主要累及胚胎中胚叶，所以临床表现复杂多样，除累及骨骼、心血管和视觉系统外，也可累及肺、皮肤及中枢神经系统等。心血管系统主要表现为升主动脉根部扩张或升主动脉夹层动脉瘤，还

可有二尖瓣反流或脱垂、主动脉瓣关闭不全等。二尖瓣脱垂是最常见的疾病，初诊的儿童患者中，88% 合并二尖瓣脱垂，其中 67% 的患者有 MFS 家族史；40% 的儿童随着年龄增加，出现二尖瓣功能的恶化，最终有 34.6% 的患者出现二尖瓣反流。48% 的患者初诊时出现二尖瓣反流，几乎全部为中度二尖瓣反流；20% 的二尖瓣反流患者成年后进展到重度。83% 的患者初诊时即有主动脉扩张，28% 的主动脉扩张患者出现疾病进展。19% 的 MFS 患者最终需要行心血管手术。左心功能障碍通常被认为是继发于主动脉疾病，儿童患者较为少见，主要是主动脉疾病发展到成人阶段出现。但是仍有研究发现，相当一部分 MFS 患者即使没有主动脉异常，仍然会出现左心功能异常；Alpendurada 发现，41% 的无瓣膜和主动脉疾病的患者合并扩张性心肌病。

视觉系统最常见的表现为晶状体脱位，还包括近视、视网膜剥离等。Salchow 回顾了 52 例儿童和青少年 MFS 患者的视觉系统异常，发现 49% 的患者合并晶状体脱位，其中 68% 的患者为双侧脱位；

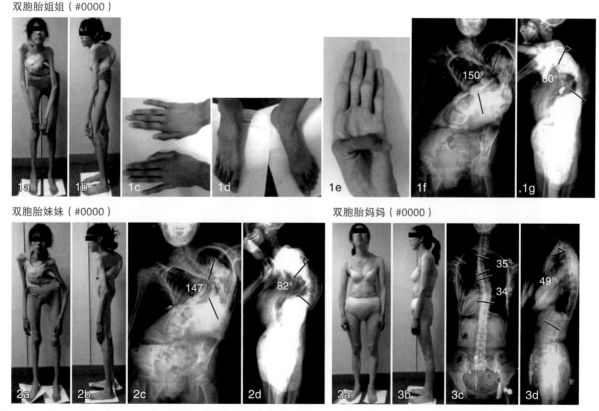

双胞胎姐姐（#0000）

双胞胎妹妹（#0000）

双胞胎妈妈（#0000）

图 16-1　女，11 岁（1a~1g），双胞胎姐姐，瘦长体型（1a、1b），手指、足趾细长（1c、1d），拇指征阳性（1e），X 线示脊柱侧后凸畸形（1f、1g）。女，11 岁（2a~2d），双胞胎妹妹，瘦长体型（2a、2b），拇指征阳性，足趾细长，X 线示脊柱侧后凸畸形（2c、2d）。女，37 岁，双胞胎妈妈（3a~3d），瘦长体型，手指、足趾细长，拇指征阳性，X 线示脊柱侧凸畸形（3c、3d），尽管角度不大，甚至表现为类 AIS，但达到 MFS 的诊断标准

19.6%的患者合并视网膜剥脱。另外，MFS患者角膜更平，角膜中心厚度较正常人更薄，近视发生率更高。其骨骼系统表现多种多样，包括瘦长体型、细长脸、瘦长四肢、髋臼穿透征（也称为髋臼性脱位）（图16-2d）、上下身比例失调（图16-1）、典型的蜘蛛指（趾）、扁平足、胸骨畸形（漏斗胸或鸡胸）、关节韧带松弛、Steinberg征阳性（掌4指压在拇指上握拳时，拇指指端自掌尺侧突出）、拇指征阳性（图16-1）、高腭弓、脊柱畸形等。某些MFS患者合并气胸、肺大疱、膈疝。膈疝疝入胸腔后，压迫肺，造成肺功能丢失，常需要外科处理。

三分之二的MFS患者合并漏斗胸，而在所有的引起漏斗胸的先天性疾病中，MFS也是占比最高的；Behr回顾415例接受漏斗胸手术的儿童患者的临床资料，发现5%的患者为MFS，这些患者合并有胸廓扩张受限、呼吸节律增快及胸痛等临床症状。

MFS患者常合并肺功能障碍，除了上述提到的胸廓畸形导致肺功能丢失甚至呼吸衰竭外，全身结缔组织异常可导致肺实质的改变，肺功能的损害则进一步加重。Giske等报道30%的MFS患者表现为轻度的阻塞性通气功能障碍，而所有患者的用力肺活量和残气量增大，并认为这与患者胸壁弹性下降有关。Turner和Stanley认为MFS患者由于肺部结缔组织的弱化，肺弹性回缩力下降，容易发生自发性气胸和大疱性肺气肿而影响肺功能。MFS患者全身原纤维蛋白结构和功能存在异常，而肺组织内含有大量的胶原纤维，因此其组织结构和功能也受到很大影响。正常情况下肺泡簇与小气道相连，形成固定的结构并保持气道开放。但是，肺气肿时肺泡壁被毁损，导致细支气管的支撑结构丧失，呼气时支气管出现塌陷。这可能就是MFS患者小气道阻力增大而出现阻塞性通气功能障碍的原因。合并脊柱侧凸MFS患者胸廓变形、呼吸运动受限，进一步加重了肺功能障碍。王斌等研究了MFS合并脊柱侧凸患者肺功能损害的模式及其影响因素，通过和AIS患者的比较发现，合并脊柱侧凸的MFS患者肺功能损害较AIS患者严重；肺活量（VC）、用力肺活量（FVC）、第一秒最大呼气容积（$FEV_1$），均小于AIS患者，表现为混合性通气障碍；其肺功能主要受胸弯受累节段数和胸弯冠状面Cobb角共同影响。

75%的MFS患者有脊柱畸形，包括颈椎前凸或者后凸、胸椎后凸的减少、脊柱侧凸及旋转、腰椎滑脱（图16-3）、椎体发育不良、椎体压缩性骨折及骨软骨营养不良等。1997年，Hobbs回顾了104例MFS患者的颈椎影像学检查，发现16%出现颈椎局部后凸，54%出现寰枢关节不对称，36%出现颅底凹陷，患者齿突平均高度显著高于正常对照组 [(3.69±0.53) cm vs (2.34±0.22) cm]。2002年Nallamshetty回顾了33例MFS患者的腰骶部X线片，发现$L_1 \sim L_5$椎弓根间距较正常

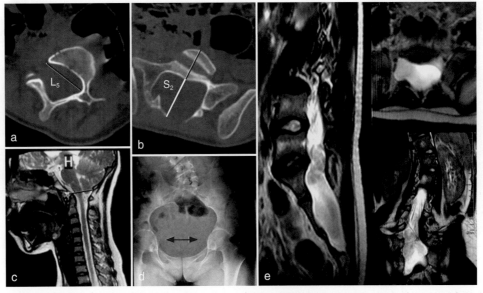

图16-2　MFS患者腰椎管扩大（a），椎管矢状径较椎体矢状径比例明显增大（b），可合并Chiari畸形（c），可有髋臼穿透征（d），硬脊膜扩张，可疝出椎间孔（e）

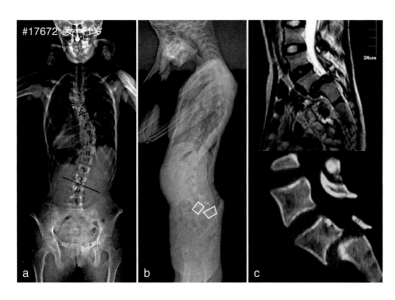

图 16-3　女（#17672），11 岁，MFS 合并脊柱侧凸（a）、$L_5/S_1$ Ⅲ度滑脱（b、c）

对照组显著增加，$L_4 \sim S_2$ 的椎管矢状径显著增大，$L_1 \sim L_5$ 的横突宽度 / 椎体宽度比显著增加。他们甚至认为，当腰骶椎符合以下影像学特征，高度怀疑 MFS：$L_5$ 椎弓根间距 ≥ 36mm，$L_5$ 椎管矢状径 ≥ 13.5mm，$L_3$ 横突宽度 / 椎体宽度比 ≥ 2.25。由于椎管面积大，MFS 患者行三柱截骨时安全性较高。三柱截骨神经并发症的一个重要危险因素是截骨点脱位，宽大的椎管使得 MFS 患者对于脱位有更好的耐受能力。MFS 可以同时并发其他先天性脊柱畸形，包括先天性脊柱侧凸、Chiari 畸形、脊髓空洞等（图 16-2c）。由于这些合并的畸形本身也可导致脊柱侧凸，从而进一步加重了 MFS 所致的脊柱侧凸，使得 MFS 合并的脊柱侧凸变得十分复杂。CT 可见椎弓根间距增宽、椎间孔扩大、椎管扩大（图 16-2a）、脊膜扩大膨出、椎体扇贝形改变，椎板变薄破坏。Daeubler 回顾了 30 例 MFS 患者的胸椎 CT，发现 MFS 患者 $T_9 \sim T_{12}$ 节段的硬脊膜 / 椎体矢状径比和椎间孔径明显高于正常对照组。MRI 可见椎管及神经孔扩大，椎弓根间隙变宽，椎体后份呈扇贝样变形。轻者只限于骶骨及 $L_5$，表现为椎弓根及椎板变细变窄，神经孔变大，甚至硬膜囊扩大，脊髓移位至椎间孔或骶孔（图 16-2e）。重者椎弓根可缺如，伴有骶骨前方或后方的脊膜膨出，骶管内硬膜囊扩大或形成囊肿，还可出现神经根周围囊肿。脊膜扩大可能是由于脊膜自身强度降低，并在脑脊液的冲击下不断扩张所致。相对而言，儿童患者的硬脊膜扩张表现没有成人那么显著，因硬脊膜扩张而导致的椎管骨性异常也不如成人那么明显。但是，影像学测量显示 40% 的儿童患者早期已经开始出现硬脊膜扩张的征象，主要集中在 $L_5$ 和 $S_1$ 节段。由于 MFS 患者的硬脊膜扩张，且较正常硬脊膜薄弱，行脊柱矫形手术时易发生硬脊膜损伤导致脑脊液漏。早期内固定系统使用椎板钩，容易钩破硬脊膜，脑脊液漏发生率较高。椎弓根螺钉的使用使得硬脊膜破裂风险有所降低，但是 MFS 患者椎弓根发育不良，尤其在腰椎的凹侧，椎弓根纤细、皮质化，置钉不良发生率高；误置的螺钉刺破硬脊膜，导致脑脊液漏。在进行脊柱暴露时，由于椎板薄、椎板间隙大，也容易误入椎管，导致硬脊膜撕裂，甚至神经损伤。Habermann 提出了基于腰骶椎 MRI 的诊断标准，他认为由于不同患者脊柱发育有所差异，根据绝对值做出诊断并不可靠，故提出以下相对参数帮助 MFS 的诊断：$L_5$ 和 $S_1$ 节段的椎体 / 硬膜囊矢状径比显著大于 $L_4$ 节段，$S_1$ 的硬脊膜矢状径大于 $L_4$。Knirsch 前瞻性分析了 20 例 MFS 患者的影像学资料，发现绝大多数 MFS 患者的硬膜囊扩大不会造成神经症状，无需特殊处理。但是文献中仍有零星病例报告患者会出现下腰痛、勃起功能障碍、腹股沟痛等症状。Arnold 报道了 2 例 MFS 患者出现症状性骶管囊肿，行全椎板减压术后患者症状缓解。

作为结缔组织异常性综合征，MFS 患者常表现出机体组成异常。Haine 采用双能射线（dual-energy X-ray absorptiometry，DXA）测量了 48 例儿童 MFS 患者的机体组成。发现 MFS 儿童的平均身高高于正常儿童，75% 的患者身高 Z 值 >2；患者平均 BMI 低于正常儿童，35% 的患者 BMI Z 值 <-2。27% 的患者血浆维生素 D 缺

乏（<50nmol/L），随着年龄增大，维生素 D 缺乏发生率直线升高（青春期前：18%，青春期：29%，青年期：50%）。患者骨质和瘦肉质含量较正常儿童显著降低，而且随着年龄增大，这种降低趋势越发明显。FBN1 基因提前终止密码子（premature termination codons，PTC）突变患者较框内突变（inframe mutations）患者骨质含量和骨密度显著降低。既往文献已经表明提前终止密码子突变的 MFS 患者临床症状更重，他们认为 FBN1 基因突变导致转导 TGF-β 通路活性增高是机体异常形成的机制，突变程度越高，异常越明显。

MFS 患者整体健康状况较正常儿童差，一项涉及 230 例 MFS 患者的健康调查发现，70% 的患者因为心脏问题而受到困扰，53% 的患者因为脊柱问题而受到困扰，46% 的患者出现中重度腰痛（VAS 评分 6~10 分）。SF-36 等生活质量评分也显著低于正常对照组。

## 诊断

### （一）诊断标准

2010 版的 Ghent 标准（Loeys B 2010）是现行公认的诊断标准，其去除了类 MFS 的概念，该标准认为很多类 MFS 只是某些临床表型与 MFS 相似，但具有不同遗传背景的其他综合征。与旧版 Ghent 标准（DePaepe A 1996）相比，新版 Ghent 标准更加强调心血管系统和晶状体异位对于诊断的价值。Loeys B 2010 分为主要和次要诊断指标，主要诊断指标是在 MFS 中相对特异而在其他疾病或正常人群较为少见的症状体征。具体内容如下：

**1. 无家族史的患者，满足以下任一情况，可诊断 MFS**

（1）主动脉根部 Z 评分 ≥ 2，晶状体异位，并排除 Shprintzen-Goldberg 综合征、Loeys-Dietz 综合征和血管型 Ehlers-Danlos 综合征等类似疾病。

（2）主动脉根部 Z 评分 ≥ 2，并且检测到致病性 FBN1 基因突变。

（3）主动脉根部 Z 评分 ≥ 2，系统评分 ≥ 7，并排除 Shprintzen-Goldberg 综合征、Loeys-Dietz 综合征和血管型 Ehlers-Danlos 综合征等类似疾病。

（4）晶状体异位，并且检测到与主动脉病变相关的 FBN1 基因突变。

**2. 有家族史的患者，满足以下任一情况，可诊断 MFS**

（1）晶状体异位，并且有 MFS 家族史。

（2）系统评分 ≥ 7，有 MFS 家族史，并排除 Shprintzen-Goldberg 综合征、Loeys-Dietz 综合征和血管型 Ehlers-Danlos 综合征等类似疾病。

（3）主动脉根部 Z 评分 ≥ 2（20 岁以上）或 ≥ 3（20 岁以下），有 MFS 家族史，并排除 Shprintzen-Goldberg 综合征、Loeys-Dietz 综合征和血管型 Ehlers-Danlos 综合征等类似疾病。

注：①"主动脉根部 Z 评分"是一种评价主动脉根部扩张程度的方式，评分值越高，主动脉根部扩张越严重。②"系统评分"是全面评价全身各器官、系统所表现出的 MFS 特征性症状的方式，总分 20 分，达到 7 分认为有诊断参考价值。评分点包括：同时出现指征和腕征，3 分（只占其一，1 分）；出现鸡胸，2 分；漏斗胸，1 分；足跟畸形，2 分（平足，1 分）；气胸史，2 分；硬脊膜膨出，2 分；髋臼突出，2 分；上部量 / 下部量减小、臂长 / 身高增加且无脊柱侧凸，1 分；脊柱侧凸或后凸，1 分；面征，1 分；异常皮纹，1 分；近视大于 300 度，1 分；二尖瓣脱垂，1 分。

### （二）鉴别诊断

**1. 高胱氨酸尿症**　是甲硫丁氨酸代谢异常导致的一种先天性疾病。此病临床上表现为蜘蛛足样指 / 趾、脊柱侧凸、胸骨畸形及韧带松弛，有智能发育迟缓，并有骨质疏松。而 MFS 患者智力正常，骨质疏松也少见。血管病变包括其中层和内层的纤维变性，以及动静脉血栓栓子形成。

**2. 先天性挛缩性细长指（趾）**　也是一种胶原组织的遗传病。表现为四肢细长，蜘蛛足样指 / 趾、脊柱侧凸。但患者无眼部及心脏改变，有关节挛缩及畸形耳。

**3. 埃 - 当综合征（Ehlers-Danlos syndrome，EDS）**是一组以胶原代谢异常为特征的遗传性疾病，主要导致结缔组织松弛，常累及骨骼、心血管、眼等多个系统，临床主要表现为关节松弛及过度活动、皮肤弹性增大、萎缩性瘢痕、结缔组织脆性增加及反复血肿形成等。MFS 主要表现为心血管系统异常［主动根部扩张和（或）二尖瓣脱垂］、晶状体脱位、骨骼异常（四肢过长、上下身比例失调、脊柱侧凸）等，一般累及大关节，常无症状。而 EDS 并无四肢过长及上下身比例失调，可累及全身大小关节，一般有临床症状（图 17-6-2）。

4.施提克尔（氏）综合征（Stickler's syndrome）　为胶原组织的遗传病，为 COL2A1、COL11A1 或者 COL11A2 基因突变引起。常累及眼部、骨骼及颅面部，有 MFS 的临床特征。其特征性的颅面部特征可帮助鉴别诊断，该综合征患者常合并腭裂。

5.Shprintzen-Goldberg 综合征　表现为颅缝早闭、特殊面容及和 MFS 相似的临床表型，部分患者可以检测到致病性 FBN1 基因突变，大部分患者无家族遗传史。

6.Loeys-Dietz 综合征（Loeys-Dietz syndrome，LDS）　为一种新近刚被定义的遗传性结缔组织病，部分之前被诊断为马方综合征或不典型马方综合征者可能是 LDS 患者。是由于转化生长因子 - β（TGF-β）信号通路异常所致。LDS 的表现主要以血管、骨骼、颅面及皮肤的症状为主，如血管方面（脑、胸、腹主动脉瘤 / 夹层）和骨骼方面（漏斗胸或鸡胸、脊柱侧凸、关节松弛、蜘蛛足样指、内翻足）等。约 75% 的 LDS I 型患者会有典型的颅面部特征（眼距宽、悬雍垂裂 / 腭裂、颅缝早闭）。约有 25% 的 LDS II 型患者有系统性特征但很少或无颅面部特征。骨骼方面表现出类 MFS 的骨骼特征，关节松弛或挛缩（尤其是手指）、蜘蛛足样指、脊柱侧凸，此外可伴有漏斗胸或鸡胸、马蹄内翻足、颈椎畸形和（或）不稳。LDS 的骨骼过度生长不如 MFS 明显，通常手指受到的影响比长骨更明显。有些患者会表现出蜘蛛足样指，但是真正的细长指（臂展 / 身高比增加，上下节段比减少）不如 MFS 常见。

## 自然史

1.婴幼儿期　在 3 岁之前出现的脊柱侧凸称为婴儿型脊柱侧凸，在 Sponseller 收集并统计的 600 例 MFS 患者中，15 例患者在 3 岁前发病，约占总数的 2%，绝大多数患儿的侧凸表现为胸腰双主弯，其次为胸腰弯和双胸弯。与婴儿型特发性脊柱侧凸不同的是 MFS 所伴侧凸几乎没有左胸弯，文献中也没有侧凸自发性纠正的报道。MFS 患者所伴脊柱侧凸在婴儿期进展迅速，其 Cobb 角平均每年可增加 19°，与特发性脊柱侧凸相比其侧凸明显僵硬。Sponseller 报道的 15 例婴儿型 MFS 患者平均 Cobb

角达到 38°，即便行支具治疗，侧凸仍然不断进展，到随访结束时侧凸平均达到 58°，其中 5 例患儿合并胸腰段后凸畸形，并且都出现了学会走路时间的延迟。Sponseller 认为胸腰段的后凸畸形可能与走路延迟存在一定的联系。由于结缔组织异常，MFS 患者背部的韧带、肌腱和筋膜等相对于正常人过于薄弱，尤其是在婴幼儿患者体现得更为明显，这也许是婴幼儿期 MFS 患者侧凸进展迅速的原因。

2.儿童期　儿童期 MFS 最普遍的特征就是骨骼系统的变化。随着儿童期二次生长高峰的出现，MFS 患儿骨骼系统的畸形开始变得明显，表现为躯干四肢的过度生长，椎体纵向高度增加，四肢纤细如蜘蛛足，临床上可通过拇指征（握拳后拇指超过手掌的尺侧缘）和腕骨征（拇指食指环绕对侧手腕时可互相交叉）来初步判断有无结缔组织异常。Lipscomb 收集了 40 例低龄 MFS 患者的资料，发现 MFS 患者从 2 岁开始其平均身高即超过正常同龄儿童的 97 百分位数，以后生长速度与正常儿童平行至青春发育期。大多数患儿臂长的增加更为迅速，平均超过身高 5cm 以上，而平均体重与正常同龄儿童相似，这与躯干四肢的生长并不一致。在此年龄段 MFS 患儿的生长相对较慢，而脊柱侧凸也相对稳定，大多数患儿 Cobb 角仍较小，且每年进展 3° 左右。所以，大多数患儿暂时可能不需特殊处理，但是需密切观察。需要注意的是，在此年龄段的 MFS 患者除脊柱畸形外，往往合并胸廓的发育畸形，包括鸡胸和漏斗胸，且部分患儿胸廓两侧畸形并不对称。因此，合并脊柱侧凸的 MFS 患者其肺功能往往比特发性脊柱侧凸患者差。

除了脊柱侧凸畸形，还有一些患者伴随脊柱内外发育畸形，并且在儿童期已经有所表现，如硬脊膜的扩张在儿童期就已出现，Knirsch 采用 MRI 对 20 例确诊或可疑 MFS 患儿和 38 例正常儿童的椎体及硬脊膜直径进行测量，通过与自身身高校正而除去身高因素影响后发现，确诊或可疑 MFS 组硬膜囊的直径大于正常组，以 $L_1$、$L_5$ 和 $S_1$ 节段差异最为明显，而两组椎体直径无明显差异。Knirsch 估计在儿童期 MFS 患者 $L_5$ 和 $S_1$ 节段硬膜囊扩张的发生率已达 40%。硬膜囊扩张可造成骨骼的侵蚀而引起前后方的脊膜膨出，大多数患者可能无症状，少数患者会出现头痛、下肢近端疼痛、下肢麻木无力、腹痛及肛门直肠区的疼痛。尽管椎弓根皮质变薄和椎体的扇贝样改变及前方的硬脊膜的膨出发生率远较成人 MFS 患者低，但在儿童期已经有所表现。

3.**青春期**　到青春发育期 MFS 患者迎来又一个生长高峰，而脊柱侧凸的进展被认为与脊柱的快速生长有关（图 16-4）。Escalada 研究发现特发性脊柱侧凸患者青春期快速生长阶段其身高与 Cobb 角同时增加，且两者增长率十分吻合。与特发性脊柱侧凸相似，MFS 患者其身高的增长速度及生长周期的长短也可以用来预测侧凸进展的趋势。大规模的研究发现，至骨骼发育成熟，63% 的 MFS 患者都合并有脊柱侧凸，且男女发病率基本一致，其常见弯型与特发性脊柱侧凸类似，以胸弯和胸腰弯为主，但是三弯和长胸弯的比例明显比特发性脊柱侧凸高，分别占 11% 和 1%。MFS 患者在青春期脊柱侧凸进展迎来第二个高峰，平均每年增长 6°，在青春期骨骼发育成熟前侧凸已经超过 30° 的患者至骨骼发育成熟后均进展到 40° 以上。理论上讲，对于胶原代谢异常的疾病由于纤维结构的异常而导致韧带等组织的松弛，其侧凸柔韧性应当增加，但 MFS 患者侧凸却异常僵硬，与神经肌源性脊柱侧凸类似，且随着病程进展 MFS 患者的侧凸越发僵硬。MFS 伴发脊柱侧凸常伴有矢状面形态改变，常见的改变包括：胸椎后凸减少、胸椎后凸增加及胸腰段的后凸畸形。40% 的 MFS 患者胸椎后凸超过 50°，并且胸椎过度的后凸常常延伸到胸腰椎的移行区。MFS 患者椎体的典型表现包括纵

向高度增加，后侧面过度凹陷，呈扇贝样改变（骶尾部多见），椎体横突变长，椎弓根变窄、变薄，因此术前需行 MRI、CT 检查以指导手术方案的制订以避免术中并发症的发生。

4.**成年期**　进入成年期以后，侧凸超过 40° 的特发性脊柱侧凸患者每年进展约 1°，与之相比 MFS 患者侧凸进展速度略快。侧凸大于 50° 的成年 MFS 患者平均每年可进展 3° 左右。Sponseller 对合并脊柱侧凸的成年期 MFS 患者按年龄段进行划分，结果发现在 17～50 岁年龄段每年进展略大于 1°，进入 50 岁以后，侧凸平均加重约 3.2°，并且 Sponseller 发现合并侧凸的 MFS 患者很容易出现背痛，且疼痛部位多位于侧凸区域，这与特发性脊柱侧凸患者疼痛多位于腰骶部有很大差异。在 Sponseller 的报道中约 6% 的 MFS 患者合并有 $L_5$ 或 $S_1$ 滑脱，平均滑移率约为 30%；Sponseller 进一步对 56 例合并脊柱侧凸的成年 MFS 患者进行至少 2 年的随访研究，发现虽然椎体滑脱的发生率仅有 5%，但他认为由于韧带、椎间盘组织结构的改变，滑脱一旦发生很容易加重，末次随访时平均滑移率可达 60%。硬膜囊扩张随着年龄的增长持续加重，且在成年后会继续加重。Boker 对 55 例 MFS 患者的硬膜囊扩张情况进行了平均 10 年的随访，发现 24 例出现骶骨前硬脊膜膜疝、31 例出现神经根鞘膜疝。

## MFS 伴脊柱侧凸的弯型特征

脊柱侧凸是 MFS 患者最常见的脊柱畸形，同时还伴有脊柱矢状面形态改变。幼儿和儿童患者均有脊柱侧凸发生，大约 50% 的患者 6 岁发病，另外一些到 9 岁才初次就诊。MFS 伴发的脊柱侧凸有多种类型：单弯、双弯、三弯、长 C 形弯等。MFS 三弯发生率较高，可达 57%。与青少年特发性脊柱侧凸相比，MFS 伴发的脊柱侧凸进展较快，进展速度可以达到青少年特发性脊柱侧凸的 3 倍，即使发育成熟也会继续进展。一项研究发现侧凸在青春期每年至少进展 10°，而成年后当度数较大时每年平均进展 3°。MFS 患者经常出现脊柱矢状面生理弧度异常，即可表现为胸椎后凸，还可出现胸椎前凸和胸腰段／腰椎后凸（图 16-5）。Sponseller 将 MFS 患者矢状面形态分为 2 型，其中又分为 5 个亚型（ⅠA、ⅠB、ⅠC、ⅡA、ⅡB）。Ⅰ型指正常的胸腰交界区，脊柱后凸和前凸交界区位于 $L_2$ 或者

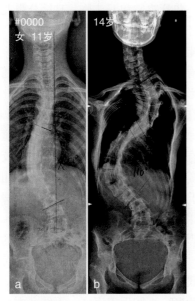

图 16-4　MFS 自然史。女（#0000），11 岁时发现胸左弯 51°（a），不规范支具治疗；14 岁时，胸左弯进展到 110°（b）

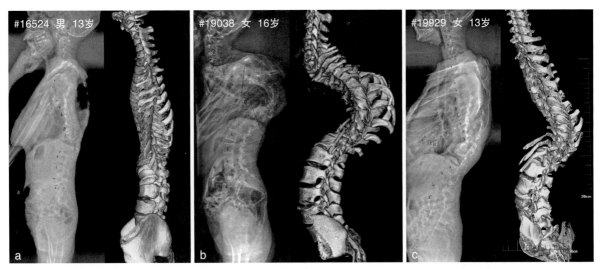

图 16-5　MFS 伴脊柱侧凸不同的矢状面形态：胸椎前凸（#16524，a），胸椎后凸（#19038，b），胸腰椎后凸（#19929，c）

$L_2$ 以上。其中，ⅠA 指正常的胸后凸和腰前凸（占 50%）；ⅠB 指胸后凸减小，一般小于 20°（占 6%）；ⅠC 指胸椎后凸大于 50°（占 18%）。Ⅱ型指不正常的胸腰交界区，脊柱后凸和前凸交界区位于 $L_2$ 以下。其中，ⅡA 指长节段的胸腰椎后凸，后凸下端延伸到 $L_2$（占 17%）；ⅡB 指与正常矢状面形态相反，比如胸前凸、胸腰段后凸或者腰椎前凸减小（占 5%）。邱旭升的一项研究发现 MFS 伴脊柱侧凸患者冠状面上以胸腰双弯（40.0%）、单胸弯（22.8%）及三弯（20.0%）最常见。在脊柱矢状面上，胸椎后凸正常者（20°≤ TK ≤50°）为 28.6%，胸椎后凸增大患者（TK>50°）为 14.3%，胸椎后凸减小者（0°≤ TK<20°）为 37.1%，另有 20.0% 的患者

表现为胸椎前凸。42.9% 的患者表现为胸腰段后凸或腰椎后凸，14% 表现为后凸区明显的椎体楔形变。Sponseller 分型Ⅰ型患者 TK、LL、PI、SS 明显大于Ⅱ型患者，而Ⅱ型患者 TL 明显大于Ⅰ型患者。

胸椎前凸在伴有漏斗胸畸形时可使胸廓前后径变窄甚至出现肺不张，从而导致呼吸困难（图 16-6、图 16-7）。Mario 等报道一组 23 例伴发脊柱侧凸的 MFS 患者，其平均肺活量为 2144ml。Yetman 等发现 45%～70% 的患者可出现呼吸功能不全。王斌的一项研究表明，MFS 患者肺功能较青少年特发性脊柱侧凸患者差，且肺功能主要受胸弯受累节段数和胸弯冠状面 Cobb 角共同影响，即胸弯越长、Cobb 角越大，肺功能越差。

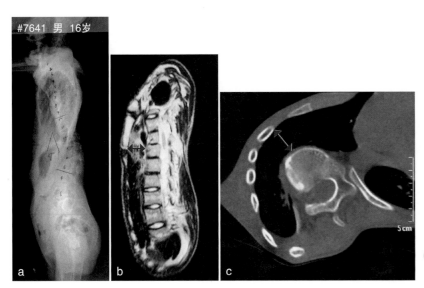

图 16-6　男（#7641），16 岁，MFS 伴脊柱侧凸，胸椎前凸（a），纵隔前后径减小（b，双箭头），椎体突出胸腔，Dubousset 称为胸内剃刀背畸形（c，双箭头）。肺功能差，FVC 只有正常预测值的 30%

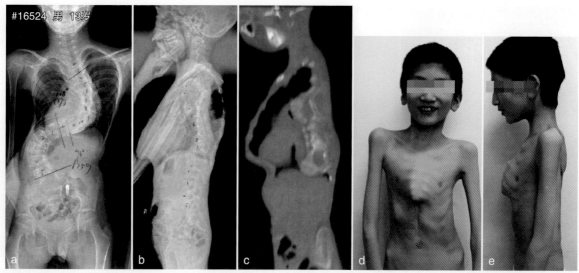

图 16-7　男（#16524），13 岁，MFS 伴脊柱侧凸（a），胸椎前凸（b），肺体积减小（c），严重鸡胸畸形（d、e）。肺功能差，FVC 只有正常预测值的 29%

## 治疗

### （一）MFS 伴脊柱侧凸的治疗

**1. 婴儿期和儿童期**　支具治疗一直是非手术治疗脊柱侧凸的首选方法。Weiss 报道了数例支具治疗成功的 MFS 患者，但是对于患者的入选标准过于宽泛，其结果未能得到广泛认可。Sponseller 使用支具治疗 24 例平均年龄 8.7 岁的 MFS 伴脊柱侧凸患者，治疗开始时 Risser 征均为 0 级。20 例患者支具治疗失败，其中 15 例患者接受手术治疗，只有 4 例（17%）支具治疗成功，明显低于 AIS 的 70% 以上的成功率；他认为，即便在婴幼儿期，支具治疗也不能很好控制侧凸进展，而且 MFS 患儿由于皮肤松弛、菲薄，对支具的耐受性相对较差，大大降低了支具治疗的依从性；另外，由于软组织发育不良，骨突起处覆盖差，如鸡胸的突出肋骨、髂骨，支具可致疼痛（24 例患者中，有 6 例出现了疼痛）。支具治疗一般推荐给尚未发育成熟而 Cobb 角在 15°~25° 之间的患者，对于 Cobb 角为 25°~45° 的患者选择支具治疗的目的仅仅是在一定程度上控制畸形进展或推迟脊柱融合的年龄（图 16-8）。由于小于 4 岁的 MFS 患儿常伴有严重的心血管系统疾患，因此在 4 岁之前尽量避免对脊柱侧凸进行手术矫形，有研究显示 5 岁以后手术的患者并发症发生率明显降低。MFS 患儿往往合并胸廓畸形，导致胸腔狭小，肺脏发育异常，加之心脏大血管的发育畸形，因此患儿行脊柱侧凸矫形前必须对

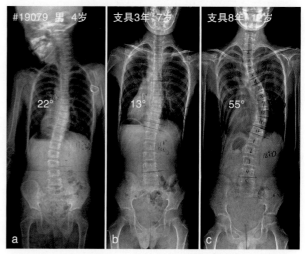

图 16-8　男（#19079），4 岁，MFS 伴胸椎脊柱侧凸。初诊胸弯 Cobb 角 22°、予以支具治疗（a）；3 年后，胸弯稳定在 13°（b）；支具治疗 8 年后进展到 55°（c），此时髋臼 Y 软骨已经闭合，Risser 0 级，胸廓发育好，虽然支具治疗未能避免手术，但是有效控制畸形进展，推迟了手术

心血管系统及肺功能进行全面的评估，同时必须进行有效的心肺功能锻炼。而患者心血管系统的疾病如主动脉根部扩张、二尖瓣脱垂和反流等应在脊柱矫形术前诊断明确并给予相应的治疗。主动脉根部扩张患者如直径大于主动脉直径 2 倍则需要进行保留主动脉瓣膜根部的成形术；中到重度二尖瓣反流的患者如已先行心血管手术并且症状较轻，可在严密监测下进行脊柱矫形术。Sponseller 回顾了 14 例儿童 MFS 患者治疗过程，对其中 9 例患者先行支

具治疗全部失败。9 例患者接受脊柱融合术，接受手术时平均年龄为 6.6 岁（范围：3～13 岁），主弯 Cobb 角矫正率为 51%（Cobb 角从术前 72° 矫正至 34°），而术后 5 年随访时矫正率仅为 20%（54°）。作者认为这么大的矫正丢失主要是由于患者继续生长和内固定维持矫形的能力不足。脊柱非融合矫形技术对于合并侧凸的低骨龄 MFS 患儿来说是很好的选择，如采用生长棒技术可以在保留脊柱生长能力的同时积极控制脊柱侧凸进展（图 16-9）。Sponseller 对 10 例 MFS 伴脊柱侧凸患者行生长棒治疗，平均治疗周期为 81 个月，单棒矫形率为 31%、双棒矫形率为 60%，双棒矫形率明显好于单棒，并发症包括 2 例断棒、3 例术中脊液漏、1 例脱钩。但是必须注意的一点是对于合并严重后凸畸形的患儿，非融合手术往往会导致后凸畸形的加重。

2. **青少年期和成年期**　MFS 患者通常生长发育高峰提前，一般需通过 X 线对患者骨龄进行评估，从而预测患者处于生长发育的哪个阶段并为下一步的治疗提供依据。早期不少学者报道在生长发育高峰之前可采用骨骺阻滞或激素疗法来控制患者最终的身高及侧凸的进展，但因其副作用令人担忧而未能获得推广。尽管支具治疗的有效性一直受到众多学者的质疑，文献报道其有效性仅为 17%，但是对于骨骼尚未发育成熟，且侧凸大于 15° 的患者仍需积极行支具治疗。邱勇认为对某些度数不大、类特发性脊柱侧凸弯型、没有明显矢状面畸形的脊柱侧凸患者完全适合使用支具治疗；有些发病较晚、度数不大的患者可以获得较好的效果，甚至可以避免手术治疗（图 16-10）。而对于低龄患者，通过支具治疗可以控制畸形进展或明显推迟手术年龄。

大部分 MFS 伴脊柱侧凸需要行手术治疗。尽管某些 MFS 伴脊柱侧凸弯型与青少年特发性脊柱侧凸很类似，但是由于 MFS 患者软组织条件差、肌张力低、韧带松弛、未固定区脊柱代偿功能的不可预测性，手术策略有很大不同。绝大部分胸腰双弯的患者需要同时融合胸弯和腰弯，远端融合椎应选择在"稳定椎"，所以平均融合范围较青少年特发性脊柱侧凸长（图 16-11）。即便这样，术后发生

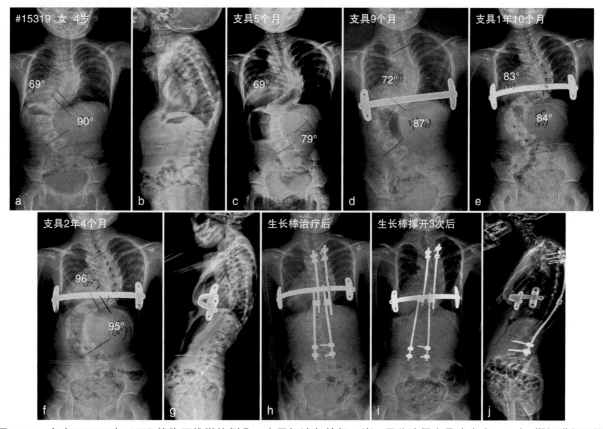

图 16-9　女（#15319），MFS 伴胸腰椎脊柱侧凸。由于初诊年龄仅 4 岁，因此选择支具治疗（a、b），期间进行了漏斗胸手术（d），支具治疗 2 年 4 个月后患者的生长加快，胸弯进展至 96°（f、g），因此行生长棒治疗（h）；生长棒撑开 3 次，侧凸矫正较好，鉴于尚未进入生长高峰期，继续生长棒治疗（i、j）

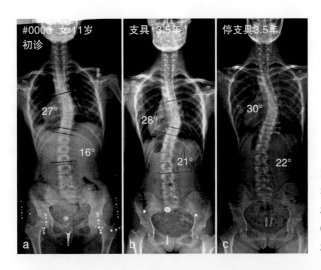

图 16-10　女（#0000），11 岁，MFS 伴胸椎脊柱侧凸。初诊胸弯 Cobb 角 27°（a）；支具治疗 3.5 年后停支具（Risser 4⁺级，月经来潮 3 年），Cobb 角控制在 28°（b）；18 岁时随访（停支具 3.5 年）示脊柱侧凸稳定，胸弯 Cobb 角 30°（c）

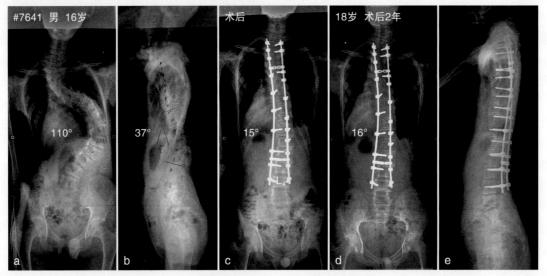

图 16-11　男（#7641），16 岁，MFS 伴胸腰椎脊柱侧凸。X 线示术前胸弯 Cobb 角 110°（a、b）；行后路多节段 SPO 截骨 T₂~L₄ 矫形内固定术，术后胸弯 Cobb 角 15°（c），术后 2 年冠状面和矢状面无明显矫正丢失（d、e）

冠状面失衡概率仍然较高。Lipton 等发现 MFS 伴脊柱侧凸患者接受选择性融合后，70% 的患者都出现了继发弯进展，他们也建议必须同时融合原发弯和继发弯。早期倡导前后路联合手术治疗 MFS 伴脊柱侧凸：一期前路手术通过松解前路结构，增加柔韧性，增加矫形效果，增加融合率，二期再行后路矫形内固定术。对于早期使用钩或者钩钉混合内固定，前路手术对于减少内固定失败发生率有一定的意义。MFS 患者往往合并椎板发育不良或者畸形，容易造成置钩困难或者发生脱钩等内固定失败发生率的增加。前路手术可以减少钩与椎板间的切割力，增加矫形效果的同时减少内固定失败的发生率。随着内固定系统的发展，尤其是全椎弓根螺钉系统及截骨技术的应用，绝大部分患者可以通过一期后路手术获得满意的矫形效果，且并不增加内固定失败的发生率。Mario 采用单一后路手术获得了 45% 的矫形率，与文献中报道的前后路联合手术矫形率相仿。Kurucan 回顾了 2003 年至 2014 年接受脊柱融合手术的 MFS 患者临床资料，发现后路手术的比例从 2003 年的 66.7% 增加到 2014 年的 92.0%。对于某些度数较大、较为僵硬的患者，可以行术前 Halo-重力牵引或者 Halo-股骨髁上牵引松解脊柱、提高矫形力；另外，牵引可以提高脊髓的耐受性，减少神经并发症的发生。乔军的一项研究比较前后路联合和单一后路手术治疗 MFS 伴脊柱侧凸的疗效，部分行单一后路手术的患者接受了术前牵引术；前后路联合手术侧凸矫形率虽然稍高于单一后路手术，但是没有统计学差异（胸椎：

62.5% vs 56.2%，腰椎：68.3% vs 62.7%）；矫形丢失率没有明显差异（胸椎：4.1° vs 3.6°，腰椎：4.2° vs 4.6°）；术后生活质量评分没有差异（SRS-22：3.7 vs 3.8）。手术时间、出血量和住院天数，单一后路手术较前后路联合手术显著降低。对于部分僵硬且呈角状后凸的患者，可以采用三柱截骨恢复冠状面和矢状面形态，但是术中大出血和硬脊膜破裂风险较大；对于绝大部分 MFS 合并脊柱侧凸的患者来说，SPO 或者 Ponte 截骨即可取得相对满意的疗效。对于合并呼吸衰竭的患者，可予以 Halo- 重力牵引术加氧疗，牵引可以增加胸廓容积，增强胸廓顺应性；待患者呼吸功能好转后可予后路矫形内固定术（图 16-12）。所以，对于绝大部分的 MFS 患者，目前单一后路手术就可以达到满意的手术效果，但要尽可能增加植入物的密度，有助于提高矫形效果、减少矫形丢失。朱泽章等比较了不同植入物密度治疗大角度 MFS 伴脊柱侧凸的疗效，发现高密度组胸椎侧凸矫形率显著高于低密度组（56.59% vs 44.54%），末次随访显示高密度组矫形丢失率（矫形丢失大于 5°）仅为 17.6%，而低密度组高达 47.1%。

3. 矫形手术并发症　MFS 患者常合并硬脊膜扩张，且椎板菲薄，硬脊膜损伤发生率较高。硬脊膜损伤主要发生在两个阶段：一是暴露时，椎板间隙增大，硬脊膜从椎板间隙膨出，容易被电刀烧灼；二是内固定置入时，硬脊膜常被椎板钩钩破。使用

椎弓根螺钉时，椎弓根发育不良，尤其在腰椎的凹侧，椎弓根纤细、皮质化，置钉不良发生率高；误置的螺钉刺破硬脊膜，导致脑脊液漏。术中硬脊膜损伤发生率为 8%~15%，即使术中缝合损伤的硬脊膜，仍然有 80% 的患者术后出现脑脊液漏。脑脊液漏的发生也导致深部感染的发生率增加。De Giorgi 报道 10% 的 MFS 患者脊柱矫形术后发生深部感染，而 AIS 患者感染发生率只有 2.8%。乔军报道了 66 例单一后路手术治疗 MFS 伴脊柱侧凸，有 6 例出现脑脊液漏，其中 1 例脑脊液漏患者并发深部感染，多次清创后行皮瓣移植，最终获得愈合。

早期使用钩治疗 MFS 伴脊柱侧凸易发生内固定失败，MFS 患者椎板菲薄，挂钩后易发生椎板骨折而导致脱钩。Jones 使用钩治疗 26 例患者，5 例患者（19%）发生脱钩；他还回顾了 3 个相关研究，共 40 例患者接受钩系统矫形治疗，21% 的患者出现内固定失败，包括脱钩、断棒、肋骨内固定物骨折。内固定不够牢固也导致了较高的假关节发生率。早期使用钩系统矫形，假关节发生率高达 25%。随着多节段椎弓根螺钉内固定的广泛使用，假关节发生率有所降低，但是仍然高达 10%。相比之下，AIS 患者假关节发生率只有 3.4%。Gjolaj 比较了 34 例 MFS 和 68 例 AIS 脊柱矫形手术疗效，发现 MFS 组有 3 例因为内固定并发症和假关节接受翻修手术，而 AIS 组没有患者需要翻修手术。与 AIS 相比，MFS 伴脊柱侧凸矫形丢失发生

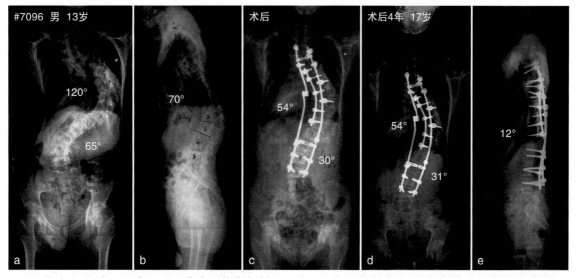

图 16-12　男（#7096），13 岁，MFS 伴胸腰椎脊柱侧后凸（a、b）；术前 Halo- 重力牵引 3 个月后行后路 $T_4$~$L_4$ 矫形内固定术 +$T_{12}$~$L_2$ SPO，远端固定至稳定椎 $L_4$，术后侧后凸畸形纠正良好。良好的术前牵引，使本应进行的高风险三柱截骨手术变成低风险的 SPO 后份截骨（c），术后 4 年随访冠状面和矢状面无明显矫正丢失（d、e）

率也更高。Jones 的研究中，8% 的患者发生冠状面失平衡，而 21% 的患者发生矢状面失平衡。随着全椎弓根螺钉系统的应用，内固定失败的发生率有所降低，但是 MFS 患者存在椎体发育异常，椎弓根细小，特别是横径变小，椎弓根螺钉易误置入椎管。乔军回顾了一组 MFS 合并脊柱侧凸行后路手术的患者，发现 MFS 伴脊柱侧凸患者椎弓根螺钉误置率达 26.9%，而采用 O 臂三维导航辅助置钉，提高置钉的精确性和安全性，椎弓根螺钉误置率由徒手的 30.8% 下降至 11.4%。

MFS 患者由于背部肌肉发育差，肌纤维缺乏张力，术中暴露时出血较多。另外，由于纵隔狭窄，手术操作时如暴露脊柱、置钉等对脊柱的压力可使心脏在前方为胸骨、后方为脊柱的狭小空间内反复接受挤压，影响血流动力学稳定，甚至可以引发心律失常。

### （二）其他系统疾病的治疗

主动脉扩张是最常见的临床表现之一，常给麻醉和手术带来一定的风险。对伴随并发症的预先处理，不仅改善患者自然预后，也为手术的安全开展创造了条件。β 受体阻滞剂可以减缓升主动脉的扩张，是为数不多的特效药。有 10%~20% 的患者对于 β 受体阻滞剂不耐受，可以使用钙离子阻滞剂作为二线用药，降低中心动脉压。最近，根据 TGF-β 在 MFS 发病中的作用，也有学者提出使用 TGF-β 拮抗剂比如血管紧张素 Ⅱ 受体阻滞剂治疗 MFS 患者，可以减缓主动脉根部扩张，降低主动脉瘤发生的概率。如果心脏大血管也需要手术，一般先建议行心血管手术，以纠正异常的血流动力学和改善心脏功能，这对安全进行脊柱矫形手术有很大帮助。对于主动脉扩张且主动脉瘤或者夹层风险较大的患者可以行预防性主动脉置换，具体指征如下：①主动脉根部直径 ≥ 55mm；②主动脉夹层家族史同时合并主动脉根部直径 ≥ 50mm；③主动脉根部扩张 ≥ 2mm/ 年。

漏斗胸可以行保守治疗或者手术治疗。外观畸形是患者寻求手术治疗的最大理由，但是做该类手术的绝大多数是儿童或者青少年患者，要评估改善外观到底是父母的诉求还是患者本身的诉求。对于不耐受中重度漏斗胸和鸡胸的患者接受手术前应该仔细评估，对于 Haller 指数大于 3.25 的患者可以考虑行手术治疗。对于将要行心血管手术，而漏斗胸对手术造成影响的患者也可行手术治疗。另外，对于既往漏斗胸手术失败的患者也可考虑行手术治疗。漏斗胸的手术方式主要包括 Ravitch 手术、Nuss 手术及胸骨翻转术。Ravitch 手术曾经是治疗漏斗胸的首选方法，但是该手术损伤大，效果往往并不确切。Nuss 手术经前胸壁在胸骨后直接放置特制钢板，支撑胸骨，予以抬高，从而开创了不用切除肋软骨、不用胸骨截骨的微创手术治疗方法（图 16-9）。Nuss 手术与传统的 Ravitch 手术相比具有明显的优点：①胸前壁无手术瘢痕，较为美观；②不需游离皮肌瓣，出血少；③手术创伤小，无需切除肋软骨；④胸廓完整性存在，术后不需要长时间呼吸机辅助呼吸；⑤手术时间短，且手术较为简单；⑥术后恢复快，自由活动早，术后 3 天可下地活动，术后 6~8 天出院，住院时间短；⑦复发率低。漏斗胸手术和脊柱侧凸进展之间的关系存在争议。Chung 回顾了 779 例接受漏斗胸患者的临床资料，发现 8% 的患者合并脊柱侧凸，侧凸的进展只与术前侧凸的度数有关，Cobb 角超过 15°的患者侧凸容易进展，而与漏斗胸的严重程度和手术方式无关。而 Park 回顾了 468 例接受漏斗胸手术患者的临床资料，发现早期行 Nuss 手术可以降低胸椎脊柱侧凸的 Cobb 角，但是这组患者大多数为轻度脊柱侧凸患者。

另外一个容易被忽视的并发症是下腔静脉挤压综合征。MFS 伴漏斗胸的患者接受脊柱矫形术后，下腔静脉被拉长，凹陷的胸骨有可能进一步挤压下腔静脉，导致血流受阻，引起严重的胸腔积液、腹水及下肢水肿。对这类患者应该术前仔细评估下腔静脉的狭窄状况，对于已经存在严重狭窄的患者，在行脊柱侧凸矫形术前，应该预防性行 Nuss 手术，否则可以考虑先行脊柱侧凸矫形术。一方面，脊柱矫形术可以立即扩大胸腔，并使胸廓纵向形态获得恢复；另一方面，脊柱矫形所需的俯卧位不会对以后的漏斗胸矫正产生过度挤压。

### 参考文献

[1] Fernández-Álvarez P, Codina-Sola M, Valenzuela I, et al. A systematic study and literature review of parental somatic mosaicism of FBN1 pathogenic variants in Marfan syndrome[J]. J Med Genet, 2021(Apr 28): jmedgenet-2020-107604;Epub ahead of print.

[2] Tekin M, Cengiz FB, Ayberkin E, et al. Familial neonatal Marfan syndrome due to parental mosaicism of a missense mutation in the FBN1 gene[J]. Am J Med Genet A, 2007, 143A(8): 875-880.

第 16 章　马方综合征合并脊柱侧凸　641

[3] De Backer J. Cardiovascular characteristics in Marfan syndrome and their relation to the genotype[J]. Verh K Acad Geneeskd Belg, 2009, 71(6): 335-371.

[4] Arnaud P, Milleron O, Hanna N, et al. Clinical relevance of genotype-phenotype correlations beyond vascular events in a cohort study of 1500 Marfan syndrome patients with FBN1 pathogenic variants[J]. Genet Med, 2021(Mar 17): doi: 10.1038/s41436-021-01132-x;Epub ahead of print.

[5] Faivre L, Collod-Beroud G, Loeys BL, et al. Effect of mutation type and location on clinical outcome in 1,013 probands with Marfan syndrome or related phenotypes and FBN1 mutations: an international study[J]. Am J Hum Genet, 2007, 81(3): 454-466.

[6] Chen T, Deng M, Zhang M, et al. Visual outcomes of lens subluxation surgery with Cionni modified capsular tension rings in Marfan syndrome[J]. Sci Rep, 2021, 11(1): 2994.

[7] Chen Z, Zhang M, Deng M, et al. Surgical outcomes of modified capsular tension ring and intraocular lens implantation in Marfan syndrome with ectopia lentis[J]. Eur J Ophthalmol, 2021(Apr 22): 11206721211012868;Epub ahead of print.

[8] Tanaka Y, Matsumoto I, Saito D, et al. Surgical treatment of pectus excavatum in patients with Marfan syndrome associated with vertebral or cardiovascular disease[J]. Kyobu Geka, 2020, 73(3): 163-168.

[9] Raffa GM, Kowalewski M, Malvindi PG, et al. Aortic surgery in Marfan patients with severe pectus excavatum[J]. J Cardiovasc Med (Hagerstown), 2017 , 18(5): 305-310.

[10] Mao YZ, Tang S, Li S. Comparison of the Nuss versus Ravitch procedure for pectus excavatum repair: an updated meta-analysis[J]. J Pediatr Surg, 2017, 52(10): 1545-1552

[11] Bellaire LL, Zhang C, Smith JT, et al. Growth-friendly spinal instrumentation in Marfan syndrome achieves sustained gains in thoracic height amidst high rates of implant failure[J]. J Pediatr Orthop, 2021, 41(3): e204-210.

[12] Otremski H, Widmann RF, Di Maio MF, et al. The correlation between spinal and chest wall deformities and pulmonary function in Marfan syndrome[J]. J Child Orthop, 2020, 14(4): 343-348.

[13] Rava A, Dema E, Palmisani M, et al. Sublaminar fixation versus hooks and pedicle screws in scoliosis surgery for Marfan syndrome[J]. J Craniovertebr Junction Spine, 2020, 11(1): 26-30.

[14] Rouch A, Rabinel P, Accadbled F, et al. Emergency Ravitch procedure for inferior vena cava compression after surgical scoliosis correction[J]. Ann Thorac Surg, 2020, 110(4): e299-301.

[15] Shimizu T, Lenke LG, Cerpa M, et al. Preoperative halo-gravity traction for treatment of severe adult kyphosis and scoliosis[J]. Spine Deform, 2020, 8(1): 85-95.

[16] Jiang D, Liu Z, Yan H, et al. Correction of scoliosis with large thoracic curves in Marfan syndrome: does the high-density pedicle screw construct contribute to better surgical outcomes[J]. Med Sci Monit, 2019, 25: 9658-9665.

[17] Palmisani M, Dema E, Rava A, et al. Surgical treatment of spinal deformities in Marfan syndrome: long-term follow-up results using different instrumentations[J]. J Craniovertebr Junction Spine, 2019, 10(3): 172-178.

[18] Kurucan E, Bernstein DN, Ying M, et al. Trends in spinal deformity surgery in Marfan syndrome[J]. Spine J, 2019, 19(12): 1934-1940.

[19] Kolonics-Farkas AM, Agg B, Benke K, et al. Lung function changes are more common in Marfan patients who need major thoracic surgery[J]. Lung, 2019, 197(4): 465-472.

[20] Löhnhardt M, Hättich A, Andresen A, et al. Rescue Nuss procedure for inferior vena cava compression syndrome following posterior scoliosis surgery in Marfan syndrome[J]. Eur Spine J, 2019, 28(Suppl 2): 31-36.

[21] Qiao J, Xiao L, Xu L, et al. Skull-femoral traction after posterior release for correction of adult severe scoliosis: efficacy and complications[J]. BMC Musculoskelet Disord, 2018, 19(1): 277.

[22] Qiao J, Zhu F, Xu L, et al. Accuracy of pedicle screw placement in patients with Marfan syndrome[J]. BMC Musculoskelet Disord, 2017, 18(1): 123.

[23] Qiao J, Xu L, Liu Z, et al. Surgical treatment of scoliosis in Marfan syndrome: outcomes and complications[J]. Eur Spine J, 2016, 25(10): 3288-3293.

[24] Jones KB, Erkula G, Sponseller PD, et al. Spine deformity correction in Marfan syndrome[J]. Spine (Phila Pa 1976), 2002, 27(18): 2003-2012.

[25] Demetracopoulos CA, Sponseller PD. Spinal deformities in Marfan syndrome[J]. Orthop Clin North Am, 2007, 38(4): 563-572.

# 第 17 章　常见骨软骨发育不良合并脊柱侧凸

邱　勇　罗卓荆　乔　军　徐磊磊

## 第一节　概述

骨软骨发育不良 (osteochondrodysplasia) 是一类影响骨和软骨组织组成与结构的遗传性疾病的总称，也被称为遗传性骨疾病 (genetic skeletal disorders) 或骨骼发育不良 (skeletal dysplasia)，具有显著的病因异质性和临床异质性，可据此划分为 400 种亚型，每种亚型发病率都很低，但骨骼发育不良总的发病率达到 $(2.3\sim7.6)/10\,000$，与唐氏综合征、囊性纤维化或神经管缺陷等相当，因而又是一种常见病，特别是在脊柱畸形领域。骨软骨发育不良常累及脊柱引起颈椎不稳、椎管狭窄、脊柱侧凸、脊柱后凸等。

医学史上，对骨软骨发育不良疾病的认识和命名经历了一个漫长的阶段。最初，根据患者表现为四肢短小或躯干短小，骨软骨发育不良被简单地划分为软骨发育不全或 Morquio 综合征。1969 年，一个由影像科、骨科、儿科和遗传学专家组成的国际小组首次会晤并发布骨遗传相关疾病国际命名法。此后，愈来愈多证据表明遗传性骨病比既往认知要复杂得多。基于疾病的临床表现，国际骨软骨发育不良学会命名学组于 1992 年将其分为 A、B、C 三大类，其中 A 类含有 24 小类，B 类含有 11 小类，C 类含有 4 小类，共 100 余种疾病。1999 年，

国际骨骼发育不良学会成立后，依据分子遗传学基础、病因学和表型对这些疾病重新分类并分别于 2006 年、2010 年、2015 年和 2019 年进行了定期修订。2019 年版分类标准相较于上期版本，疾病组数不变，但组内或组间进行了部分调整并更新了部分疾病的致病基因。得益于 Ng 等于 2010 年首次应用二代测序技术完成了人类全外显子测序 (WES) 及后续该技术在孟德尔遗传疾病中的广泛应用，92% (425/461) 骨软骨发育不良疾病的致病基因或基因组的改变目前已被明确。而在既往版本中，遗传病因学明确的疾病比例分别为 58% (2006 年，215/372)、69% (2010 年，316/456) 和 88% (2015 年，385/436)。

## 命名与分类

根据最新版 (2019 年) 分类标准，骨软骨发育不良被分为 42 组共 461 种疾病 (表 17-1-1)，疾病的纳入标准包括：①骨骼必须出现显著异常，如出现骨发育障碍、骨骼畸形、代谢性骨病等；②必须经过同行评审并在 PubMed、OMIM (在线人类孟德尔遗传数据库) 或其他生物医学数据库发表；③必须通过家系或基因分析等证明有遗传病因学基础；④疾病分类学上与其他疾病不同，具有独立性等。

**表 17-1-1　2019 版骨软骨发育不良分类表**

| 疾病分组与名称 | 遗传方式 | 基因 | OMIM 号 | Orphanet 号 |
|---|---|---|---|---|
| **1. 成纤维细胞生长因子受体 3 组** | | | | |
| Ⅰ 型致死性骨发育不全 | AD | FGFR3 | 187600 | 18060 |
| Ⅱ 型致死性骨发育不全 | AD | FGFR3 | 187601 | 93274 |
| 重型软骨发育不全伴发育迟缓和黑棘皮症 | AD | FGFR3 | 616482 | 85165 |
| 软骨发育不全 | AD | FGFR3 | 100800 | 15 |

| 表 17-1-1 | 续 | | | | |

| 疾病分组与名称 | 遗传方式 | 基因 | OMIM 号 | Orphanet 号 |
| --- | --- | --- | --- | --- |
| 季肋发育不全 / 软骨发育不良 | AD | FGFR3 | 146000 | 427 |
| 先天性指屈曲 - 高身材 - 听力受损综合征 | AD，AR | FGFR3 | 610474 | 85164 |
| **2. Ⅱ型胶原蛋白组** | | | | |
| Ⅱ型软骨成长不全 | AD | COL2A1 | 200610 | 93296 |
| 软骨发育不良 | AD | COL2A1 | 200610 | 93297 |
| Torrance 型扁平椎体发育不良 | AD | COL2A1 | 151210 | 85166 |
| 先天性脊柱骨骺发育不良 | AD | COL2A1 | 183900 | 94068 |
| | AD | COL2A1 | 616583 | 94068 |
| | AD | COL2A1 | 604864 | 94068 |
| 脊柱骨骺干骺端发育不良（脊柱骨骺发育不良伴明显干骺端改变） | AD | COL2A1 | 184250 | 93346 |
| | AD | COL2A1 | 184253 | 93316 |
| | AD | COL2A1 | 184255 | 93315 |
| | AD | COL2A1** | — | 85198 |
| Kniest 发育不良 | AD | COL2A1 | 156550 | 485 |
| 脊柱外周发育不良 | AD | COL2A1 | 271700 | 1856 |
| 脊柱骨骺发育不良伴跖骨短缩（原 Czech 发育不良） | AD | COL2A1 | 609162 | 137678 |
| Ⅰ型遗传性进行性关节 - 眼病（Ⅰ型 Stickler 综合征） | AD | COL2A1 | 108300 | 828 |
| | AD | COL2A1 | 108300 | 90653 |
| 股骨近端骨骺发育不良 | AD | COL2A1 | 608805 | 2380 |
| | AD | COL2A1 | 150600 | 2380 |
| **3. Ⅺ型胶原蛋白组** | | | | |
| Ⅱ型遗传性进行性关节 - 眼病（Ⅱ型 Stickler 综合征） | AD | COL11A1 | 604841 | 90654 |
| 非典型外胚层发育不全（Marshall 综合征） | AD | COL11A1 | 154780 | 560 |
| Ⅲ型 Stickler 综合征（非眼型） | AD | COL11A2 | 184840 | 166100 |
| 纤维软骨增生症 | AR，AD | COL11A1 | 228520 | 2021 |
| | AR，AD | COL11A2 | 614524 | 2021 |
| 隐性耳 - 脊柱 - 巨骨骺发育不良 | AR | COL11A2 | 215150 | 1427 |
| 显性耳 - 脊柱 - 巨骨骺发育不良（Weissenbacher-Zweymüller 综合征，Ⅲ型 Stickler 综合征） | AD | COL11A2 | 184840 | 3450 |
| **4. 硫酸盐化疾病组** | | | | |
| ⅠB 型软骨成长不全 | AR | SLC26A2 | 600972 | 93298 |
| Ⅱ型骨发育不全 | AR | SLC26A2 | 256050 | 56304 |
| 畸形性骨发育不良 | AR | SLC26A2 | 222600 | 628 |
| 常染色体隐性多发性骨骺发育不良 | AR | SLC26A2 | 226900 | 93307 |
| PAPSS2 型脊柱骨骺发育不良 | AR | PAPSS2 | 612847 | 93282 |
| 隐性短躯干症 | AR | PAPSS2 | 612847 | 448242 |
| gPAPP 型软骨发育不良（包含 Catel-Manzke 样综合征） | AR | IMPAD1 | 614078 | 280586 |

| 表 17-1-1 | 续 | | | |

| 疾病分组与名称 | 遗传方式 | 基因 | OMIM 号 | Orphanet 号 |
|---|---|---|---|---|
| 软骨发育不良伴先天性关节脱位，CHST3 型（隐性 Larsen 综合征） | AR | CHST3 | 143095 | 263463 |
| 肌肉挛缩型 Ehlers-Danlos 综合征 | AR<br>AR | CHST14<br>DSE | 601776<br>615539 | 2953<br>2953 |
| **5. 基底膜蛋白聚糖组** | | | | |
| 分节障碍型发育不良，Silverman-Handmaker 型和 Rolland-Desbuquois 型 | AR<br>— | HSPG2<br>— | 224410<br>224400* | 1865<br>156731* |
| Schwartz-Jampel 综合征（强直性软骨营养不良） | AR | HSPG2 | 255800 | 800 |
| **6. 软骨聚蛋白聚糖组** | | | | |
| Kimberley 型脊柱骨骺发育不良 | AD | ACAN | 608361 | 253 |
| 聚蛋白聚糖型脊柱骨骺干骺端发育不良 | AR | ACAN | 612813 | 171866 |
| 矮小和骨龄超前症 | AD | ACAN | 165800 | 364817 |
| **7. 细丝蛋白类及相关疾病组** | | | | |
| 额骨干骺端发育不良 | XL<br>AD<br>AD | FLNA<br>MAP3K7<br>TAB2** | 305620<br>617137<br>— | 1826<br>1826<br>1826 |
| 心-脊-腕-面综合征 | AD | MAP3K7 | 157800 | 3238 |
| Melnick-Needles 综合征 | XL | FLNA | 309350 | 2484 |
| Ⅰ型耳-腭-指综合征 | XL | FLNA | 311300 | 90650 |
| Ⅱ型耳-腭-指综合征 | XL | FLNA | 304120 | 90650 |
| 端骨发育不良 | XL | FLNA | 300244 | 88630 |
| Ⅰ型骨发育不全 | AD<br>— | FLNB | 108720<br>112310 | 1190<br>1263 |
| Ⅲ型骨发育不全 | AD | FLNB | 108721 | 56305 |
| 显性 Larsen 综合征 | AD | FLNB | 150250 | 503 |
| 脊-腕-跗骨性连接综合征 | AR<br>AD，AR | FLNB<br>MYH3** | 272460<br>— | 3275<br>3275 |
| Frank-ter-Haar 综合征 | AR | SH3PXD2B | 249420 | 137834 |
| **8. 瞬时受体电位阳离子通道亚家族 V 成员 4 组** | | | | |
| 间向性骨发育不良 | AD | TRPV4 | 156530 | 2635 |
| Maroteaux 型脊柱骨骺干骺端发育不良（Ⅱ型假性 Morquio 综合征） | AD | TRPV4 | 184095 | 263482 |
| Kozlowski 型脊柱干骺端发育不良 | AD | TRPV4 | 184252 | 93314 |
| 常染色体显性短躯干症 | AD | TRPV4 | 113500 | 93304 |
| 家族性短指关节病 | AD | TRPV4 | 606835 | 85169 |

| 表 17-1-1 | 续 | | | | |
|---|---|---|---|---|---|
| 疾病分组与名称 | | 遗传方式 | 基因 | OMIM 号 | Orphanet 号 |
| **9. 主要累及骨骼的纤毛疾病组** | | | | | |
| 软骨外胚层发育不良（Ellis-van Creveld 综合征） | | AR | EVC1 | 225500 | 289 |
| | | AR | EVC2 | 225500 | 289 |
| | | AR | WDR35** | — | — |
| | | AR | DYNC2LI1** | — | — |
| Ⅰ型／Ⅲ型短肋-多指（趾）综合征[Saldino-Noonan 型／Verma-Naumoff 型短肋-多指（趾）综合征] | | AR | DYNC2H1 | 613091 | 93270 |
| | | AR | IFT80** | — | — |
| | | AR | WDR34 | 615633 | 93271 |
| | | AR | WDR60 | 615503 | 93271 |
| | | AR | DYNC2LI1** | — | — |
| 窒息性胸廓发育不良（Jeune 综合征） | | AR | DYNC2H1 | 613091 | 474 |
| | | AR | DYNC2LI1 | 617088 | 474 |
| | | AR | WDR34 | 615633 | 474 |
| | | AR | TCTEX1D2** | — | — |
| | | AR | WDR60** | — | — |
| | | AR | WDR19 | 614376 | 474 |
| | | AR | IFT140** | — | — |
| | | AR | TTC21B | 613819 | 474 |
| | | AR | IFT80 | 611263 | 474 |
| | | AR | IFT172 | 615630 | 474 |
| | | AR | IFT81** | — | — |
| | | AR | IFT52** | — | — |
| | | AR | TRAF3IP1** | — | — |
| | | AR | CFAP410** | — | — |
| | | AR | CEP120 | 616300 | 474 |
| | | AR | KIAA0586** | — | — |
| | | AR | KIAA0753** | — | — |
| Ⅱ型短肋-多指（趾）综合征（Majewski 综合征） | | AR | DYNC2H1 | 631091 | 93269 |
| | | AR | NEK1 | 263520 | 93269 |
| | | AR | IFT81** | — | — |
| | | AR | TRAF3IP1** | — | — |
| Ⅳ型短肋-多指（趾）综合征（Beemer 综合征） | | AR | IFT122 | 269860 | 93268 |
| | | AR | IFT80** | — | — |
| Ⅴ型短肋-多指（趾）综合征 | | AR | WDR35 | 614091 | 1505 |
| 未分型短肋-多指（趾）综合征 | | AR | ICK** | — | — |
| | | AR | INTU** | — | — |
| | | AR | FUZ** | — | — |
| | | AR | IFT43** | — | — |
| | | AR | WDR35** | — | — |
| Ⅳ型口-面-指（趾）综合征（Mohr-Majewski 综合征） | | AR | TCTN3 | 258860 | 2753 |
| Ⅱ型口-面-指综合征（Mohr 综合征） | | AR | NEK1 | 252100 | 2751 |

| 表 17-1-1 续 | | | | |
|---|---|---|---|---|
| 疾病分组与名称 | 遗传方式 | 基因 | OMIM 号 | Orphanet 号 |
| Ⅰ型、Ⅱ型颅骨外胚层发育不良（Levin-Sensenbrenner 综合征） | AR | IFT122 | 218330 | 1515 |
| | AR | WDR35 | 613610 | 1515 |
| | AR | WDR19 | 614378 | 1515 |
| | AR | IFT43 | 614099 | 1515 |
| | AR | IFT52 | 617102 | 1515 |
| Mainzer-Saldino 综合征 | AR | IFT140 | 266920 | 140969 |
| | AR | IFT172 | 615630 | 140969 |
| 轴性脊柱干骺端发育不良 | AR | CFAP410 | 602271 | 168549 |
| | AR | NEK1** | — | — |
| 胸廓 - 喉 - 骨盆发育不良（Barnes 综合征） | AD | — | 187760* | 3317 |
| **10. 多发性骨骺发育不良和假性软骨发育不全组** | | | | |
| 假性软骨发育不全 | AD | COMP | 177170 | 750 |
| 多发性骨骺发育不良 | AD | COMP | 132400 | 93308 |
| | AD | COL9A2 | 600204 | 166002 |
| | AD | COL9A3 | 600969 | 166002 |
| | AD | MATN3 | 607078 | 93311 |
| | AD | COL9A1 | 614135 | 166002 |
| 隐性 Stickler 综合征 | AR | COL9A1 | 614134 | 250984 |
| | AR | COL9A2 | 614284 | 250984 |
| | AR | COL9A3** | 120270 | — |
| **11. 干骺端发育不良组** | | | | |
| Schmid 型干骺端发育不良 | AD | COL10A1 | 156500 | 174 |
| 软骨 - 毛发发育不良（McKusick 型干骺端发育不良） | AR | RMRP | 250250 | 175 |
| POP1 型干骺端发育不良 | AR | POP1 | 617396 | 93347 |
| Jansen 型干骺端发育不良 | AD | PTHR1 | 156400 | 33067 |
| Eiken 发育不良 | AR | PTHR1 | 600002 | 79106 |
| 干骺端发育不良伴胰腺功能不全和周期性中性粒细胞减少（Shwachman-Bodian-Diamond 综合征） | AR | SBDS | 260400 | 811 |
| | AR | EFL1 | 617941 | 811 |
| | AR | DNAJC21** | — | — |
| | AD | SRP54** | — | — |
| Ⅰ型干骺端发育不良 | AD, AR | MMP13 | 602111 | 1040 |
| Ⅱ型干骺端发育不良 | AR | MMP9 | 613073 | 1040 |
| Spahr 型干骺端发育不良 | AR | MMP13 | 250400 | 2501 |
| 干骺端发育不良伴上颌发育不全 | AD | RUNX2 | 156510 | 2504 |
| **12. 脊柱干骺端发育不良组** | | | | |
| 脊柱软骨发育不全 | AR | ACP5 | 271550 | 1855 |
| 牙齿软骨发育不全 | AR | TRIP11 | 184260 | 166272 |
| Sutcliffe 型脊柱干骺端发育不良 | AD | FN1 | 184255 | 93315 |
| 脊柱干骺端发育不良伴视锥视杆细胞营养不良 | AR | PCYT1A | 608940 | 85167 |
| | AR | PLCB3** | — | — |

| 表 17-1-1 | 续 | | | | |
|---|---|---|---|---|---|
| 疾病分组与名称 | | 遗传方式 | 基因 | OMIM 号 | Orphanet 号 |
| **13. 脊柱骨骺（干骺端）发育不良组** | | | | | |
| Dyggve-Melchior-Clausen 综合征（发育不良） | | AR | DYM | 223800 | 239 |
| | | AR | RAB33B | 615222 | 239 |
| Schimke 型免疫 - 骨发育不良 | | AR | SMARCAL1 | 242900 | 1830 |
| 脊柱干骺端发育不良伴糖尿病（Wolcott-Rallison 型） | | AR | EIF2AK3 | 226980 | 1667 |
| Matrilin 型脊柱骨骺干骺端发育不良 | | AR | MATN3 | 608728 | 156728 |
| Shohat 型脊柱骨骺干骺端发育不良 | | AR | DDRGK1 | 602557 | 93352 |
| 脊柱骨骺干骺端发育不良伴脑白质营养不良（AIFM1 型） | | XL | AIFM1 | 300232 | 168484 |
| 二聚糖（biglycan）型脊柱干骺端发育不良 | | XL | BGN | 300106 | 93349 |
| 脊柱骨骺干骺端发育不良伴免疫缺陷（EXTL3 型） | | AR | EXTL3 | 617425 | 508533 |
| 脊柱骨骺干骺端发育不良伴智力残疾（NANS 型） | | AR | NANS | 610442 | 168454 |
| 脊柱骨骺干骺端发育不良伴智力残疾（RSPRY1 型） | | AR | RSPRY1 | 616723 | 457395 |
| TMEM165 型脊柱骨骺干骺端发育不良 | | AR | TMEM165 | 614727 | 314667 |
| PISD 型脊柱骨骺干骺端发育不良 | | AR | PISD** | — | — |
| UFSP2 型脊柱骨骺干骺端发育不良 | | AD | UFSP2 | 617974 | 2114 |
| | | AD | UFSP2 | 142669 | 2114 |
| 短肢 - 异常钙化型脊柱骨骺干骺端发育不良 | | AR | DDR2 | 271665 | 93358 |
| 迟发性脊柱骨骺发育不良（X 连锁型） | | XL | TRAPPC2 | 313400 | 93284 |
| Ehlers-Danlos 综合征（脊柱发育不良型） | | AR | SLC39A13 | 612350 | 157965 |
| Sponastrime 型脊柱骨骺干骺端发育不全 | | AR | TONSL | 271510 | 93357 |
| 扁平椎（短躯干症）伴釉质形成不全 | | AR | LTBP3 | 601216 | 2899 |
| CODAS 综合征 | | AR | LONP1 | 600373 | 1458 |
| EVEN-PLUS 综合征 | | AR | HSPA9 | 616854 | 496751 |
| CAGSSS 综合征 | | AR | IARS2 | 616007 | 436174 |
| Steel 综合征 | | AR | COL27A1 | 615155 | 438117 |
| **14. 重度脊柱发育不良组** | | | | | |
| 1A 型软骨成长不全 | | AR | TRIP11 | 200600 | 93299 |
| Schneckenbecken 型发育不良 | | AR | SLC35D1 | 269250 | 3144 |
| Sedaghatian 型脊柱干骺端发育不良 | | AR | GPX4 | 250220 | 93317 |
| 重度脊柱干骺端发育不良（类 Sedaghatian 脊柱干骺端发育不良） | | AR | SBDS** | — | — |
| 晚发型软骨发育不良 | | AR | INPPL1 | 258480 | 2746 |
| MAGMAS 相关骨骼发育不良 | | AR | PAM16 | 613320 | 401979 |
| **15. 肢端发育不良组** | | | | | |
| Ⅰ／Ⅲ型毛发 - 鼻 - 指（趾）发育不良 | | AD | TRPS1 | 190350 | 77258 |
| | | AD | TRPS1 | 190351 | 77258 |

| 疾病分组与名称 | 遗传方式 | 基因 | OMIM 号 | Orphanet 号 |
|---|---|---|---|---|
| Ⅱ型毛发-鼻-指（趾）发育不良（Langer-Giedion 综合征） | AD | TRPS1和EXT1** | 150230 | 502 |
| 尖头股骨发育不良 | AR | IHH | 607778 | 63446 |
| 指端肿大型发育不良（Geleophysic 发育不良） | AR | ADAMTSL2 | 231050 | 2623 |
|  | AD | FBN1 | 614185 | 2623 |
|  | AD | LTBP3 | 617809 | 2623 |
| 指端细小型发育不良（Acromicric 发育不良） | AD | FBN1 | 102370 | 969 |
|  | AD | LTBP3 | − | |
| 球形晶状体-短矮畸形综合征（Weill-Marchesani 综合征） | AD | FBN1 | 608328 | 3449 |
|  | AR | ADAMTS10 | 277600 | 3449 |
|  | AR | ADAMTS17 | 613195 | 3449 |
|  | AR | LTBP2 | 614819 | 3449 |
| Myhre 发育不良 | AD | SMAD4 | 139210 | 2588 |
| 肢端骨发育不良 | AD | PDE4D | 614613 | 950 |
|  | AD | PRKAR1A | 101800 | 950 |
| 天使形指骨骨骺发育不良 | AD | − | 105835* | 63442 |
| Leri 骨化过早 | AD | 8q22.1 | 151200 | 2900 |
| MIR140 型骨骺发育不良 | AD | MIR140** | − | − |
| **16. 肢端肢中部发育不良组** | | | | |
| Maroteaux 型肢端肢中部发育不良 | AR | NPR2 | 602875 | 40 |
| Grebe 发育不良 | AR | GDF5 | 200700 | 2098 |
|  | AR | BMPR1B** | 609441 | − |
| 腓骨发育不全合并复杂性短指（趾）症 | AR | GDF5 | 228900 | 2639 |
|  | AR | BMPR1B** | − | |
| Osebold-Remondini 型肢端肢中部发育不良 | AD | − | 112910* | 93437 |
| **17. 肢中和近端肢中骨发育不良组** | | | | |
| 软骨生成障碍（Leri-Weill 综合征） | Pseudo-AD | SHOX | 127300 | 240 |
| Langer 型肢中部发育不良 | Pseudo-AR | SHOX | 249700 | 2632 |
| 隐性肩骨发育不良 | AR | GPC6 | 258315 | 93329 |
| 显性肩骨发育不良 | AD | FZD2 | 164745 | 93328 |
| 隐性 Robinow 综合征 | AR | ROR2 | 268310 | 1507 |
|  | AR | NXN** | − | |
| 显性 Robinow 综合征 | AD | WNT5A | 180700 | 3107 |
|  | AD | DVL1** | 616331 | − |
|  | AD | DVL3** | 616894 | − |
|  | AD | FZD2** | − | − |
| Kantaputra 型肢中骨发育不良 | AD | HOXD | 156232 | 1836 |
| Nievergelt 型肢中骨发育不良 | AD | − | 163400* | 2633 |
| Kozlowski-Reardon 型肢中骨发育不良 | AR | − | 249710* | 2631 |

表 17-1-1　续

| 表 17-1-1 | 续 | | | |
|---|---|---|---|---|
| 疾病分组与名称 | 遗传方式 | 基因 | OMIM 号 | Orphanet 号 |
| 肢中骨发育不良伴肢端滑膜炎（Verloes-David-Pfeiffer 型肢中骨发育不良） | AD | SULF1 和 SLCO5A1*** | 600383 | 2496 |
| Savarirayan 型肢中骨发育不良（三角胫腓骨发育不良） | AD | ID4 | 605274 | 85170 |
| **18. 弯曲骨发育不良组** | | | | |
| 躯干发育不良 | AD | SOX9 | 114290 | 140 |
| Stüve-Wiedemann 发育不良 | AR | LIFR | 601559 | 3206 |
| Kyphomelic 发育不良（多型） | – | – | 211350* | 1801 |
| 弯曲骨发育不良 | AD | FGFR2 | 614592 | 313855 |
| **19. 先天性侏儒和细骨组** | | | | |
| 3-M 综合征 | AR | CUL7 | 273750 | 2616 |
| | AR | OBSL1 | 612921 | 2616 |
| | AR | CCDC8 | 614205 | 2616 |
| Sanjad-Sakati 综合征 | AR | TBCE | 241410 | 93324 |
| Kenny-Caffey 综合征 | AD | FAM111A | 127000 | 93325 |
| | AD | FAM111A | 602361 | 2763 |
| Ⅰ／Ⅲ型小头畸形性骨发育不良型先天性侏儒 | AR | RNU4ATAC | 210710 | 2636 |
| Roifman 综合征 | AR | RNU4ATAC | 616651 | 353298 |
| 多发性骨骺发育不良伴小头畸形和眼球震颤（Lowry-Wood 综合征） | AR | RNU4ATAC | 226960 | 1824 |
| Ⅱ型小头畸形骨发育不良型先天性侏儒(Majewski型) | AR | PCNT2 | 210720 | 2637 |
| 其他型小头畸形性骨发育不良型先天性侏儒 | AR | ATR** | 210600 | – |
| | AR | RBBP8** | 606744 | – |
| | AR | CEP152** | 613823 | – |
| | AR | DNA2** | 615807 | – |
| | AR | TRAIP** | 616777 | – |
| | AR | NSMCE2** | 617253 | – |
| | AR | CENPE** | 616051 | – |
| | AR | CRIPT** | 615789 | – |
| | AR | XRCC4** | 616541 | – |
| IMAGE 综合征（宫内发育迟缓 - 先天性肾上腺发育不足 - 干骺端发育不全 - 生殖器异常综合征） | AD | CDKN1C | 614732 | 85173 |
| | AR | POLE | 618336 | 85173 |
| Hallermann-Streiff 综合征 | AR | – | 234100* | 2108 |
| Saul-Wilson 综合征 | AD | COG4 | 618150 | 85172 |
| **20. 发育不良伴多关节脱位组** | | | | |
| Ⅰ型 Desbuquois 发育不良（食指存在副骨化中心） | AR | CANT1 | 251450 | 1425 |
| 伴短掌骨和长指骨型 Desbuquois 发育不良（Kim 型） | AR | CANT1 | 251450 | 1425 |
| Ⅱ型 Desbuquois 发育不良（Baratela-Scott 综合征） | AR | XYLT1 | 615777 | 1425 |
| 隐性多发性骨骺发育不良 | AR | CANT1 | 617719 | – |

**表 17-1-1** 续

| 疾病分组与名称 | 遗传方式 | 基因 | OMIM 号 | Orphanet 号 |
|---|---|---|---|---|
| Leptodactylic or Hall 型脊柱骨骺干骺端发育不良伴关节松弛 | AD | KIF22 | 603546 | 93360 |
| Beighton 型脊柱骨骺干骺端发育不良伴关节松弛 | AR | B3GALT6 | 271640 | 93359 |
| EXOC6B 型脊柱骨骺干骺端发育不良伴关节松弛 | AR | EXOC6B | 618395 | 93359 |
| 假性骨畸形性发育不良 | AR | — | 264180* | 85174 |
| CSGALNACT1 缺乏症（关节脱位和轻微骨骼发育不良） | AR | CSGALNACT1** | 616615 | — |
| B3GAT3 缺乏症 | AR | B3GAT3 | 245600 | 284139 |
| 身材矮小伴关节松弛和近视 | AR | GZF1 | 617662 | 527450 |
| 多发性关节脱位伴釉质形成不良 | AR | SLC10A7** | 618363 | — |
| 严重（致死）新生儿短肢发育不良伴多发性脱位 | AR | FAM20B** | — | — |
| 脊柱侧后凸Ⅰ型 Ehlers-Danlos 综合征 | AR | PLOD1 | 225400 | 1900 |
| 脊柱侧后凸Ⅱ型 Ehlers-Danlos 综合征 | AR | FKBP14 | 614557 | 300179 |
| **21. 点状软骨发育不良组** | | | | |
| X 连锁显性点状软骨发育不良（Conradi-Hünermann 型） | XL | EBP | 302960 | 35173 |
| X 连锁显性点状软骨发育不良（Brachytelephalangic 型） | XL | ARSE | 302950 | 79345 |
| 先天性偏侧发育不良 - 鳞癣 - 肢体缺陷 | XL | NSDHL | 308050 | 139 |
| Keutel 综合征 | AR | MGP | 245150 | 85202 |
| Greenberg 发育不良 | AR | LBR | 215140 | 1426 |
| 肢根点状软骨发育不良 | AR | PEX7 | 215100 | 177 |
| | AR | DHPAT | 222765 | 177 |
| | AR | AGPS | 600121 | 177 |
| | AR | FAR1 | 616154 | 177 |
| | AR | PEX5 | 616716 | 177 |
| 胫骨掌骨型点状软骨发育不良 | AD, AR | — | 118651* | 79346 |
| Astley-Kendall 发育不良 | AR? | — | — | 85175* |
| **22. 新生儿骨硬化性发育不良组** | | | | |
| Blomstrand 发育不良 | AR | PTHR1 | 215045 | 50945 |
| 胆固醇生物合成缺陷 | AR | DHCR24 | 602398 | 35107 |
| Caffey 病（包括产前、婴儿期和减弱型） | AD | COL1A1 | 114000 | 1310 |
| Caffey 发育不良（产前发病的严重型） | AR | — | 114000* | 1310 |
| Raine 发育不良（致死型和非致死型） | AR | FAM20C | 259775* | 1832 |
| Kozlowski-Tsuruta 型发育不良性骨皮质增生症 | AR? | — | — | 2204* |
| Al-Gazali 型发育不良性骨皮质增生 | AR? | — | 601356* | — |

| 表 17-1-1 续 |
|---|

| 疾病分组与名称 | 遗传方式 | 基因 | OMIM 号 | Orphanet 号 |
|---|---|---|---|---|
| **23. 骨硬化病和相关疾病组** | | | | |
| 严重新生儿或婴儿型骨硬化病 | AR | TCIRG1 | 259700 | 667 |
| | AR | CLCN7 | 611490 | 667 |
| | AR | SNX10 | 615085 | 667 |
| 累及神经系统婴儿型骨硬化病 | AR | OSTM1 | 259720 | 85179 |
| 婴儿型骨硬化病伴破骨细胞缺乏和免疫球蛋白缺乏 | AR | TNFRSF11A | 612301 | 178389 |
| 中间型骨硬化病 | AR | TNFSF11 | 259710 | 667 |
| | AR | PLEKHM1 | 611497 | 210110 |
| | AR | CLCN7 | 259710 | 667 |
| 骨硬化病伴肾小管性酸中毒 | AR | CA2 | 259730 | 2785 |
| Ⅱ型迟发性骨硬化病 | AD | CLCN7 | 166600 | 53 |
| 骨硬化病伴外胚层发育不良和免疫缺陷 | XL | IKBKG | 300301 | 69088 |
| 中间型骨硬化病伴白细胞黏附缺陷 | AR | FERMT3 | 612840 | 99844 |
| 骨硬化性干骺端发育不良 | AR | LRRK1 | 615198 | 500548 |
| 致密性成骨不全症 | AR | CTSK | 265800 | 763 |
| 骨硬化性发育不全 | AR | SLC29A3 | 224300 | 1782 |
| | AR | TNFRSF11A | 224300 | 1782 |
| | AR | CSF1R | 224300 | 1782 |
| **24. 其他硬化性骨病** | | | | |
| 骨斑点症 | AD | LEMD3 | 166700 | 166119 |
| | AD | LEMD3 | 166700 | 1306 |
| 蜡油样骨病伴骨斑点症 | AD | LEMD3 | 166700 | 1879 |
| 蜡油样骨病 | SP | MAP2K1 | 155950 | 2485 |
| 条纹状骨病伴脑硬化 | XL | AMER1 | 300373 | 2780 |
| 颅骨干骺端发育不良 | AD | ANKH | 123000 | 1522 |
| | AR | GJA1 | 218400 | 1522 |
| Camurati-Engelmann 型骨干发育不良 | AD | TGFB1 | 131300 | 1328 |
| 骨质增生 - 高磷血症综合征 | AR | GALNT3 | 211900 | 306661 |
| | AR | FGF23 | 617993 | 306661 |
| | AR | KL | 617994 | 306661 |
| 小脑发育不全伴骨内硬化 | AR | POLR3B | 213002 | 85186 |
| Ghosal 型造血长骨骨干发育不良 | AR | TBXAS1 | 231095 | 1802 |
| 肥大性骨关节病 | AR | HPGD | 259100 | 248095 |
| | AR | SLCO2A1 | 614441 | 248095 |
| 皮肤骨膜肥厚症（肥大性骨关节病，原发性，常染色体显性遗传） | AD | — | 167100* | 2796 |
| 轻型眼 - 齿 - 骨发育不良 | AD | GJA1 | 164200 | 2710 |
| 重型眼 - 齿 - 骨发育不良 | AR | GJA1 | 257850 | 2710 |
| 骨扩张症伴高磷酸酶血症（幼年型 Paget 病） | AR | TNFRSF11B | 239000 | 2801 |

表 17-1-1　续

| 疾病分组与名称 | 遗传方式 | 基因 | OMIM 号 | Orphanet 号 |
|---|---|---|---|---|
| 骨硬化 | AD | LRP5 | 144750 | 279027833416 |
| 硬化性狭窄 | AR | SOST | 269500 | 3152 |
|  | AR | LRP4 | 614305 | 3152 |
| van Buchem 型骨内增生 | AR | SOST | 239100 | 3416 |
| 毛发 - 牙 - 骨发育不良 | AD | DLX3 | 190320 | 3352 |
| 骨干髓质狭窄伴恶性纤维组织细胞瘤 | AD | MTAP | 112250 | 85182 |
| 颅骨骨干发育不良 | AD | SOST | 122860 | 1513 |
| 缝间骨型颅骨元骨干发育不良 | AR | — | 269300* | 85184 |
| Lenz-Majewski 型骨肥厚发育不良 | AD | PTDSS1 | 151050 | 2658 |
| Braun-Tinschert 型干骺端发育不良 | AD | — | 605946* | 85188 |
| Pyle 病 | AR | SFRP4 | 265900 | 3005 |
| **25. 成骨不全和骨密度降低组** |  |  |  |  |
| Ⅰ型成骨不全（非变性并伴持续性蓝色巩膜） | AD | COL1A1 | 166200 | 216796 |
|  | AD | COL1A2** | — | 216796 |
| Ⅱ型成骨不全（产前致死型） | AD | COL1A1 | 166210 | 216804 |
|  | AD | COL1A2 | 166210 | 216804 |
|  | AR | CRTAP | 610854 | 216804 |
|  | AR | LEPRE1 | 610915 | 216804 |
|  | AR | PPIB | 259440 | 216804 |
| Ⅲ型成骨不全（畸形进展型） | AD | COL1A1 | 259420 | 216812 |
|  | AD | COL1A2 | 259420 | 216812 |
|  | AD | IFITM5 | 610967 | 216812 |
|  | AR | SERPINF1 | 613982 | 216812 |
|  | AR | CRTAP | 610682 | 216812 |
|  | AR | LEPRE1 | 610915 | 216812 |
|  | AR | PPIB | 259440 | 216812 |
|  | AR | SERPINH1 | 613848 | 216812 |
|  | AR | FKBP10 | 610968 | 216812 |
|  | AR | TMEM38B | 615066 | 216812 |
|  | AR | BMP1 | 112264 | 216812 |
|  | AR | WNT1 | 615220 | 216812 |
|  | AR | CREB3L1 | 616229 | 216812 |
|  | AR | SPARC | 616507 | 216812 |
|  | AR | TENT5A | 617952 | 216812 |
| Ⅳ型成骨不全（中间型，成人发病，巩膜正常） | AD | COL1A1 | 166220 | 216820 |
|  | AD | COL1A2 | 166220 | 216820 |
|  | AD | WNT1 | 615220 | 216820 |
|  | AD | IFITM5 | 610967 | 216820 |
|  | AR | CRTAP | 610682 | 216820 |
|  | AR | PPIB | 259440 | 216820 |
|  | AR | FKBP10 | 610968 | 216820 |
|  | AR | SP7 | 613849 | 216820 |

| 表 17-1-1 | 续 | | | | |
|---|---|---|---|---|---|
| 疾病分组与名称 | 遗传方式 | 基因 | OMIM 号 | Orphanet 号 | |

| 疾病分组与名称 | 遗传方式 | 基因 | OMIM 号 | Orphanet 号 |
|---|---|---|---|---|
| Ⅴ型成骨不全 [ 伴骨间膜钙化和（或）肥厚 ] | AD | IFITM5 | 610967 | 216828 |
| X 连锁型骨质疏松 | XL | PLS3 | 300910 | 391330 |
| | XL | MBTPS2 | 301014 | – |
| 常染色体显性型骨质疏松 | AD | WNT1 | 615220 | 216820 |
| | AD | LRP5 | 166710 | 85193 |
| Ⅰ型 Bruck 综合征 | AR | FKBP10 | 259450 | 2771 |
| Ⅱ型 Bruck 综合征 | AR | PLOD2 | 609220 | 2771 |
| 骨质疏松 - 假神经胶质瘤综合征 | AR | LRP5 | 259770 | 2788 |
| 颅骨圈饼状病变伴骨脆化 | AD | SGMS2 | 126550 | 85192 |
| Cole-Carpenter 发育不良（骨脆化伴颅缝早闭） | AD | P4HB | 112240 | 2050 |
| Cole-Carpenter 样发育不良 | AR | SEC24D | 616294 | – |
| 脊柱 - 眼发育不良 | AR | XYLT2 | 605822 | 85194 |
| | AD | ANO5 | 166260 | 53697 |
| 脊柱发育异常型 Ehlers-Danlos 综合征 | AR | B4GALT7 | 130070 | 75497 |
| 骨发育不良性老年状皮肤 | AR | GORAB | 231070 | 2078 |
| 2B 型常染色体显性皮肤松弛症 | AR | PYCR1 | 612940 | 90350 |
| 2B 型常染色体隐性皮肤松弛症（皱皮综合征） | AR | ATP6V0A2 | 278250 | 90350 |
| | AR | ATP6V0A2 | 219200 | 90350 |
| Wiedemann-Rautenstrauch 综合征 | AR | POLR3A | 264090 | 3455 |
| Ⅰ型 Singleton-Merten 发育不良 | AD | IFIH1 | 182250 | 85191 |
| Ⅱ型 Singleton-Merten 发育不良 | AR | DDX58 | 616298 | 85191 |
| 短躯干 - 视神经萎缩和 Pelger-Huet 畸形（SOPH 综合征） | AR | NBAS | 614800 | 391677 |
| **26. 异常矿化组** | | | | |
| 低磷酸酯酶症（产前致死型、婴儿型和幼年型） | AR | ALPL | 241500 | 436 |
| 低磷酸酯酶症（幼年型和成年型） | AD | ALPL | 146300 | 247676 |
| X 连锁低血磷性佝偻病 | XL | PHEX | 307800 | 89936 |
| 常染色体显性低血磷性佝偻病 | AD | FGF23 | 193100 | 89937 |
| Ⅰ型常染色体隐性低血磷性佝偻病 | AR | DMP1 | 241520 | 289176 |
| Ⅱ型常染色体隐性低血磷性佝偻病 | AR | ENPP1 | 613312 | 289176 |
| X 连锁低血磷性佝偻病伴高钙血症 | XL | CLCN5 | 300554 | 1652 |
| 常染色体隐性低血磷性佝偻病伴高钙血症 | AR | SLC34A3 | 241530 | 157215 |
| 1A 型维生素 D 依赖性佝偻病 | AR | CYP27B1 | 264700 | 289157 |
| 1B 型维生素 D 依赖性佝偻病 | AR | CYP2R1 | 600081 | 289157 |
| 2A 型维生素 D 依赖性佝偻病 | AR | VDR | 277440 | 93160 |
| 2B 型维生素 D 依赖性佝偻病 | AR? | ? | 600785 | 93160 |

**表 17-1-1　续**

| 疾病分组与名称 | 遗传方式 | 基因 | OMIM 号 | Orphanet 号 |
|---|---|---|---|---|
| Ⅰ～Ⅳ型家族性甲状旁腺功能亢进 | AD | CDC73 | 145000 | 99879 |
|  | AD | CDC73 | 145001 | 99880 |
|  | AD | — | 610071 | 99879 |
|  | AD | GCM2 | 617343 | 99879 |
| 重型甲状旁腺功能亢进 | AR, AD | CASR | 239200 | 417 |
| 短暂型新生儿甲状旁腺功能亢进 | AR | TRPV6 | 618188 | 417 |
| 家族性低尿钙高血钙症伴短暂性新生儿甲状旁腺功能亢进 | AD | CASR | 145980 | 405 |
| Ⅱ型家族性焦磷酸钙沉积病（家族性软骨钙质沉着病） | AD | ANKH | 118600 | 1416 |
| 皮肤骨骼低磷酸血症综合征 | SP | HRAS** | — | — |
|  | SP | NRAS** | — | — |
| **27. 累及骨骼的溶酶体贮存疾病（多发性骨发育不良）组** | | | | |
| Ⅰ H-Ⅰ S 型黏多糖贮积症 | AR | IDUA | 607014 | 579 |
|  | AR | IDUA | 607015 | 579 |
|  | AR | IDUA | 607016 | 579 |
| Ⅱ型黏多糖贮积症 | XL | IDS | 309900 | 580 |
| Ⅲ A 型黏多糖贮积症 | AR | SGSH | 252900 | 79269 |
| Ⅲ B 型黏多糖贮积症 | AR | NAGLU | 252920 | 79270 |
| Ⅲ C 型黏多糖贮积症 | AR | HSGNAT | 252930 | 79271 |
| Ⅲ D 型黏多糖贮积症 | AR | GNS | 252940 | 79272 |
| Ⅳ A 型黏多糖贮积症 | AR | GALNS | 253000 | 309297 |
| Ⅳ B 型黏多糖贮积症 | AR | GLB1 | 253010 | 309310 |
| Ⅵ型黏多糖贮积症 | AR | ARSB | 253200 | 583 |
| Ⅶ型黏多糖贮积症 | AR | GUSB | 253220 | 584 |
| 黏多糖贮积综合征（VPS33A 缺乏） | AR | VPS33A | 617303 | 505248 |
| 岩藻糖苷累积病 | AR | FUCA | 230000 | 349 |
| α - 甘露糖苷贮积症 | AR | MAN2B1 | 248500 | 61 |
| β - 甘露糖苷贮积症 | AR | MANBA | 248510 | 118 |
| 天冬氨酰基葡萄糖胺尿症 | AR | AGA | 208400 | 93 |
| GM1 神经节苷脂贮积症 | AR | GLB1 | 230500 | 354 |
| 唾液酸沉积症 | AR | NEU1 | 256550 | 812 |
|  | AR | NEU1 | 256550 | 93399 |
|  | AR | NEU1 | 256550 | 93400 |
| 唾液酸贮积病 | AR | SLC17A5 | 269920 | 834 |
| 半乳糖唾液酸苷贮积症 | AR | PPGB | 256540 | 351 |
| 多发性硫脂酶缺乏症 | AR | SUMF1 | 272200 | 585 |
| Ⅱ型黏脂质贮积（α/β 型） | AR | GNPTAB | 252500 | 576 |
| Ⅲ型黏脂质贮积（α/β 型） | AR | GNPTAB | 252600 | 423461 |

| 表 17-1-1 | 续 | | | | |

| 疾病分组与名称 | 遗传方式 | 基因 | OMIM 号 | Orphanet 号 |
| --- | --- | --- | --- | --- |
| Ⅲ型黏脂质贮积（γ 型） | AR | GNPTG | 252605 | 423470 |
| **28. 骨溶解组** | | | | |
| 家族性膨胀性骨溶解 | AD | TNFRSF11A | 174810 | 85195 |
| | AD | TNFRSF11A | 602080 | 85195 |
| 下颌骨发育不良 | AR | LMNA | 248370 | 2457 |
| | AR | ZMPSTE24 | 608612 | 2457 |
| Hutchinson-Gilford 型早衰 | AD | LMNA | 176670 | 740 |
| 多发性骨溶解 - 结节变性 - 关节病综合征 | AR | MMP2 | 259600 | 371428 |
| | AR | MMP14 | 277950 | 371428 |
| Hajdu-Cheney 综合征 | AD | NOTCH2 | 102500 | 955 |
| 多中心性腕跗骨溶解伴或不伴肾病 | AD | MAFB | 166300 | 2774 |
| **29. 骨骼成分发育异常组** | | | | |
| 多发性软骨外生骨疣（骨软骨瘤） | AD | EXT1 | 133700 | 321 |
| | AD | EXT2 | 133700 | 321 |
| 巨颌症 | AD | SH3BP2 | 118400 | 184 |
| 多骨型纤维发育不良（McCune-Albright 综合征） | SP | GNAS | 174800 | 562 |
| 混合性软骨瘤病 | AD | PTPN11 | 156250 | 2499 |
| Osteoglophonic 发育不良 | AD | FGFR1 | 166250 | 2645 |
| 进行性骨化性纤维发育不良 | AD | ACVR1 | 135100 | 337 |
| Ⅰ型神经纤维瘤病 | AD | NF1 | 162200 | 363700 |
| 巨颌症 - 牙龈纤维瘤病（Ramon 综合征） | AR | — | 266270* | 3019 |
| 半侧肢体骨骺发育不全 | SP | — | 127800* | 1822 |
| 脂膜性骨营养不良伴脑白质病（早老性痴呆伴骨囊肿） | AR | TREM2 | 618193 | 2770 |
| | AR | TYROBP | 221770 | 2770 |
| 内生软骨瘤与内生软骨瘤伴血管瘤 | SP | IDH1 | 166000 | 296 |
| | SP | IDH2 | 166000 | 163634 |
| 干骺端软骨瘤病伴 D-2- 羟基戊二酸尿症 | SP | IDH1 | 614875 | 99646 |
| 遗传性软骨瘤病 | AD | — | 137360* | 85197 |
| | AD | — | 137360* | 93398 |
| Gorham-Stout 病 | SP | — | 123880* | 73 |
| 骨纤维发育不良 | AD, SP | MET | 607278 | 488265 |
| **30. 过度生长（身材高大）综合征伴骨骼受累组** | | | | |
| Weaver 综合征 | AD | EZH2 | 277590 | 3447 |
| Sotos 综合征 | AD | NSD1 | 117550 | 821 |
| | AD | NFIX | 614753 | 420179 |
| | AR | APC2 | 617169 | 821 |
| Luscan-Lumish 综合征 | AD | SETD2** | 616831 | — |
| Tatton-Brown-Rahman 综合征 | AD | DNMT3A | 615879 | 404443 |

| 表 17-1-1 | 续 | | | | |
| --- | --- | --- | --- | --- | --- |
| 疾病分组与名称 | 遗传方式 | 基因 | OMIM 号 | Orphanet 号 |
| Marshall-Smith 综合征 | AD | NFIX | 602535 | 561 |
| Proteus 综合征 | SP | AKT1 | 176920 | 744 |
| CLOVES 综合征 | SP | PIK3CA | 612918 | 140944 |
| Marfan 综合征 | AD | FBN1 | 154700 | 558 |
| 先天挛缩性蜘蛛样指（趾） | AD | FBN2 | 121050 | 115 |
| I～Ⅵ型 Loeys-Dietz 综合征 | AD | TGFBR1 | 609192 | 60030 |
| | AD | TGFBR2 | 610168 | 60030 |
| | AD | SMAD3** | 613795 | — |
| | AD | TGFB2** | 614816 | — |
| | AD | TGFB3** | 615582 | — |
| | AD | SMAD2** | 601366 | — |
| Meester-Loeys 综合征 | XL | BGN** | 300989 | — |
| 过度生长综合征伴 2q37 易位 | SP | NPPC** | — | 498488 |
| NPR2 型身材高大伴长趾 | AD | NPR2 | 615923 | 329191 |
| NPR3 型身材高大伴长趾 | AR | NPR3** | — | — |
| Moreno-Nishimura-Schmidt 综合征 | SP | — | 608811* | 498485 |
| **31. 遗传性炎症 / 类风湿样骨关节病组** | | | | |
| 进行性假性类风湿性发育不良 | AR | WISP3 | 208230 | 1159 |
| 慢性新生儿神经 - 皮肤 - 关节综合征 / 新生儿多系统感染性疾病 | AD | CIAS1 | 607115 | 1451 |
| 无菌多发性骨髓炎 - 骨膜炎 - 脓疱病 | AR | IL1RN | 147679 | 210115 |
| 慢性复发多发性骨髓炎伴先天性红细胞再生障碍性贫血 | AR | LPIN2 | 609628 | 77297 |
| 透明纤维瘤综合征 | AR | ANTXR2 | 236490 | 2176 |
| **32. 锁骨颅骨发育不良和相关疾病组** | | | | |
| 锁骨颅骨发育不良 | AD | RUNX2 | 119600 | 1452 |
| CDAGS 综合征（颅缝早闭，前囟闭合延迟，顶骨发育不全，肛门闭锁，生殖器畸形，皮疹） | AR | — | 603116* | 85199 |
| Yunis-Varon 发育不良 | AR | FIG4 | 216340 | 3472 |
| | AR | VAC14** | — | — |
| 散发型顶骨孔 | AD | ALX4 | 609597 | 60015 |
| | AD | MSX2 | 168500 | 60015 |
| 顶骨孔伴锁骨颅骨发育不良 | AD | MSX2 | 168550 | 251290 |
| **33. 颅缝早闭综合征组** | | | | |
| Pfeiffer 综合征 | AD | FGFR1 | 101600 | 93258 |
| | AD | FGFR2 | 101600 | 932658 |
| Apert 综合征 | AD | FGFR2 | 101200 | 87 |
| 颅缝早闭伴黑棘皮症（Beare-Stevenson 综合征） | AD | FGFR2 | 123790 | 1555 |
| Crouzon 综合征 | AD | FGFR2 | 123500 | 207 |

| 表 17-1-1 | 续 |

| 疾病分组与名称 | 遗传方式 | 基因 | OMIM 号 | Orphanet 号 |
|---|---|---|---|---|
| Crouzon 样颅缝早闭伴黑棘皮症 | AD | FGFR3 | 612247 | 93262 |
| Muenke 型颅缝早闭 | AD | FGFR3 | 602849 | 53271 |
| Antley-Bixler 综合征 | AR | POR | 201750 | 8363269 |
| Boston 型颅缝早闭 | AD | MSX2 | 604757 | 1541 |
| Saethre-Chotzen 综合征 | AD | TWIST1 | 101400 | 794 |
| Shprintzen-Goldberg 综合征 | AD | SKI | 182212 | 2462 |
| Baller-Gerold 综合征 | AR | RECQL4 | 218600 | 1225 |
| Carpenter 综合征 | AR | RAB23 | 201000 | 65759 |
|  | AR | MEGF8 | 614976 | 65759 |
| 冠状缝早闭 | AD | TCF12 | 615314 | 35099 |
| 复合型颅缝早闭 | AD | ERF** | 600775 | — |
| **34. 主要累及颅面的骨发育不全组** | | | | |
| 颌面骨发育不全（Treacher Collins 型，Franceschetti-Klein 型） | AD | TCOF1 | 154500 | 861 |
|  | AR | POLR1C | 248390 | 861 |
|  | AD，AR | POLR1D | 613717 | 861 |
| 颌面骨发育不全伴小颅畸形 | AD | EFTUD2 | 610536 | 79113 |
| 颌面骨发育不全伴秃头症 | AD | EDNRA | 616367 | 443995 |
| Miller 综合征（轴后颅面骨发育不全） | AR | DHODH | 263750 | 246 |
| Nager 型颅面骨发育不全 | AD，AR | SF3B4 | 154400 | 245 |
| Rodriguez 型颅面骨发育不全 | AR | SF3B4 | 201170 | 1788 |
| Cincinnati 型颅面骨发育不全 | AD | POLR1A | 616462 | 1200 |
| Ⅰ 型额鼻发育不良 | AR | ALX3 | 136760 | 391474 |
| Ⅱ 型额鼻发育不良 | AR | ALX4 | 613451 | 228390 |
| Ⅲ 型额鼻发育不良 | AR | ALX1 | 613456 | 306542 |
| 颅额鼻发育缺失综合征 | XL | EFNB1 | 304110 | 1520 |
| 肢端 - 额鼻骨发育不良 | AD | ZSWIM6 | 603671 | 1827 |
| 偏侧面肌矮小 | SP，AD | — | 164210* | 374 |
| Richieri-Costa-Pereira 综合征 | AR | EIF4A3 | 268305 | 3102 |
| Ⅰ 型耳髁状突综合征 | AD | GNAI3 | 602483 | 137888 |
| Ⅱ 型耳髁状突综合征 | AR，AD | PLCB4 | 614669 | 137888 |
| Ⅲ 型耳髁状突综合征 | AR | EDN1 | 615706 | 137888 |
| Ⅰ 型口 - 面 - 指（趾）综合征 | XL | OFD1 | 311200 | 2750 |
| Weyers 颅面骨发育不全 | AD | EVC1 | 193530 | 952 |
|  | AD | EVC2 | 193530 | 952 |
| **35. 主要累及脊柱的骨发育不良（伴或不伴肋骨受累）组** | | | | |
| Currarino 综合征 | AD | MNX1 | 176450 | 1552 |

| 表 17-1-1 | 续 | | | |
|---|---|---|---|---|
| 疾病分组与名称 | 遗传方式 | 基因 | OMIM 号 | Orphanet 号 |
| 脊柱 - 肋骨骨发育不良 | AR | DLL3 | 277300 | 2311 |
| | AR | MESP2 | 608681 | 2311 |
| | AR | LFNG | 609813 | 2311 |
| | AR | HES7 | 613686 | 2311 |
| | AR，AD | TBX6 | 122600 | 122600 |
| | AR | RIPPLY2 | 616566 | 2311 |
| 烟酰胺腺嘌呤二核苷酸缺乏综合征 | AR | HAAO | 617660 | 521438 |
| | AR | KYNU | 617661 | 521438 |
| 脊柱分节障碍（先天性脊柱侧凸）伴多种表型 | AD | MESP2 | 608681 | 2311 |
| | AD | HES7 | 613686 | 2311 |
| Klippel-Feil 综合征 | AD | GDF6 | 118100 | 2345 |
| | AR | MEOX1 | 214300 | 2345 |
| | AD | GDF3 | 613702 | 2345 |
| | AR | MYO18B | 616549 | 447974 |
| 大脑 - 肋 - 下颌综合征 | AD | SNRPB | 117650 | 1393 |
| 透明脊柱骨发育不全 | AR | BMPER | 608022 | 66637 |
| 脊柱 - 巨骨骺 - 干骺端发育不良 | AR | NKX3-2 | 613330 | 228387 |
| **36. 髌骨发育不全组** | | | | |
| 坐骨 - 髌骨发育不良（小髌骨综合征） | AD | TBX4 | 147891 | 1509 |
| 指（趾）甲 - 髌骨综合征 | AD | LMX1B | 161200 | 2614 |
| 生殖器 - 髌骨综合征 | AD | KAT6B | 606170 | 85201 |
| 耳 - 髌骨 - 矮小身材综合征 | AR | ORC1 | 224690 | 2554 |
| | AR | ORC4 | 613800 | 2554 |
| | AR | ORC6 | 613803 | 2554 |
| | AR | CDT1 | 613804 | 2554 |
| | AR | CDC6 | 613805 | 2554 |
| | AD | GMNN | 616835 | 2554 |
| | AR | CDC45 | 617063 | 2554 |
| **37. 短指（趾）症（不伴有骨骼系统外表现）组** | | | | |
| A1 型短指（趾） | AD | IHH | 112500 | 93388 |
| A2 型短指（趾） | AD | BMPR1B | 112600 | 93396 |
| | AD | BMP2 | 112600 | 93396 |
| | AD | GDF5 | 112600 | 93396 |
| B 型短指（趾） | AD | ROR2 | 113000 | 93383 |
| B2 型短指（趾） | AD | NOG | 611377 | 140908 |
| C 型短指（趾） | AD，AR | GDF5 | 113100 | 93384 |
| D 型短指（趾） | AD | HOXD13** | 113200 | − |
| E 型短指（趾） | AD | PTHLH | 613382 | 93387 |
| | AD | HOXD13 | 113300 | 93387 |
| 短指（趾）伴无甲（Cooks 综合征） | AD | KCNJ2 | 106995 | 1487 |

| 表 17-1-1　续 | | | | |
| --- | --- | --- | --- | --- |
| 疾病分组与名称 | 遗传方式 | 基因 | OMIM 号 | Orphanet 号 |
| PAX3 型轴前短指（趾） | AD | PAX3** | — | — |
| **38. 短指（趾）畸形（伴骨骼系统外表现）组** | | | | |
| 短指（趾）- 智力低下综合征 | AD | HDAC4 | 600430 | 1001 |
| 高磷酸酶症伴智力低下 - 末节指（趾）骨短小 - 异常面容 | AR | PIGV | 239300 | 247262 |
| 短指（趾）- 高血压综合征 | AD | PDE3A | 112410 | 1276 |
| 小头 - 眼 - 手指 - 食管 - 十二指肠综合征 | AD | MYCN | 164280 | 1305 |
| 手 - 足 - 生殖器综合征 | AD | HOXA13 | 140000 | 2438 |
| Rubinstein-Taybi 综合征 | AD | CREBBP | 180849 | 783 |
| | AD | EP300 | 613684 | 353284 |
| Temtamy 型短指（趾） | AR | CHSY1 | 605282 | 363417 |
| Coffin-Siris 综合征 | AD | ARID1B | 135900 | 1465 |
| | AD | SMARCB1 | 614608 | 1465 |
| | AD | SMARCA4 | 614609 | 1465 |
| | AD | SMARCE1 | 616938 | 1465 |
| Catel-Manzke 综合征 | AR | TGDS | 616145 | 1388 |
| Ⅰ A 型假性甲状旁腺功能减退症 | AD | GNAS | 103580 | 79443 |
| **39. 肢体发育不良 - 减少畸形组** | | | | |
| 尺骨 - 乳房综合征 | AD | TBX3 | 181450 | 3138 |
| de Lange 综合征 | AD | NIPBL | 122470 | 199 |
| | XL | SMC1A | 300590 | 199 |
| | AD | SMC3 | 610759 | 199 |
| | AD | RAD21 | 614701 | 199 |
| | XL | HDAC8 | 300882 | 199 |
| Fanconi 贫血 | AR | Several | 227650 | 84 |
| 血小板减少 - 缺如综合征 | AR | RBM8A | 274000 | 3320 |
| 血小板增多伴肢体远端缺陷 | AD | THPO | 187950 | 329319 |
| Holt-Oram 综合征 | AD | TBX5 | 142900 | 392 |
| Okihiro 综合征 | AD | SALL4 | 607323 | 93293 |
| Cousin 综合征 | AR | TBX15 | 260660 | 93333 |
| Roberts 综合征 | AR | ESCO2 | 268300 | 3103 |
| 手足裂畸形伴长骨缺失 | AD | BHLHA9 | 612576 | 3329 |
| 胫侧半肢 | AR | — | 275220* | 93322 |
| 胫侧伴肢 - 多指（趾）- 拇指三指节（Werner 综合征） | AD | SHH | 188740 | 988 |
| 手足缺如 | AR | SHH | 200500 | 931 |
| 四肢缺如 | AR | WNT3 | 273395 | 3301 |
| | AR | RSPO2 | 618021 | 3301 |

| 表 17-1-1 续 | | | | |
|---|---|---|---|---|
| 疾病分组与名称 | 遗传方式 | 基因 | OMIM 号 | Orphanet 号 |
| **40. 缺指（趾）伴或不伴其他表现组** | | | | |
| 睑缘黏连 - 外胚层发育不良 - 唇腭裂综合征 | AD | TP63 | 106260 | 1071 |
| 缺指（趾）- 外胚层发育不良 - 唇腭裂综合征 | AD | TP63 | 604292 | 1896 |
| 缺指（趾）- 外胚层发育不良 - 黄斑营养不良综合征 | AR | CDH3 | 225280 | 1897 |
| 肢体 - 乳房综合征（包括 ADULT 综合征） | AD | TP63 | 603543 | 69085 |
| Ⅳ型手足裂畸形（单发性） | AD | TP63 | 605289 | 2440 |
| Ⅰ型手足裂畸形（单发性） | AD | DLX5 | 220600 | 2440 |
| | AD | DLX6 | 183600 | 2440 |
| Ⅲ型手足裂畸形（单发性） | AD | 10q24 | 246560 | 2440 |
| Ⅵ型手足裂畸形（单发性） | AR | WNT10B | 225300 | 2440 |
| 足裂畸形伴中轴并指（趾） | AR | ZAK | 616890 | 488232 |
| Hartsfield 综合征 | AD | FGFR1 | 615465 | 2117 |
| **41. 多指（趾）- 并指（趾）- 三指（趾）节组** | | | | |
| Ⅰ型轴前多指（趾） | AD | SHH | 174400 | 93339 |
| Ⅱ型轴前多指（趾）/ 拇指三指节 | AD | SHH | 174500 | 93336 |
| Ⅲ型轴前多指（趾） | AD | — | 174600* | 93337 |
| Ⅳ型轴前多指（趾） | AD | GLI3 | 174700 | 93338 |
| Greig 头 - 并指（趾）多指（趾）综合征 | AD | GLI3 | 175700 | 380 |
| Pallister-Hall 综合征 | AD | GLI3 | 146510 | 672 |
| 并指（趾）多指（趾）畸形（复合型，fibulin1 蛋白相关） | AD | FBLN1 | 608180 | 93403 |
| 并指（趾）多指（趾）畸形 | AD | HOXD13 | 186000 | 295195 |
| Townes-Brocks 综合征（肾 - 耳 - 肛门 - 桡骨综合征） | AD | SALL1 | 107480 | 857 |
| 泪管 - 耳 - 齿 - 指（趾）综合征 | AD | FGFR2 | 149730 | 2363 |
| | AD | FGFR3 | 149730 | 2363 |
| | AD | FGF10 | 149730 | 2373 |
| 肢端 - 胼胝体综合征 | AR | KIF7 | 200990 | 36 |
| 肢端 - 胸部综合征 | AD | — | 605967* | 85203 |
| 肢端 - 胸部 - 脊柱发育不良（F- 综合征） | AD | WNT6 | 102510 | 957 |
| 对称性手足多指（Laurin-Sandrow 综合征） | AD | SHH | 135750 | 2378 |
| Cenani-Lenz 并指 | AR | LRP4 | 212780 | 3258 |
| Cenani-Lenz 样并指 | SP，AD? | GREM1** | — | — |
| | SP，AD? | FMN1** | — | — |
| 并指 - 尺桡骨融合 - 耳聋 - 肾损伤综合征 | SP，AR? | FMN1 | — | — |
| Malik-Percin 型并指 | AD | BHLHA9 | 609432 | 157801 |
| STAR 综合征（并趾 - 内眦距过宽 - 肛门和肾脏畸形） | XL | FAM58A | 300707 | 140952 |
| Ⅰ型并指 | AD | — | 185900* | 93402 |

| 表 17-1-1 | 续 | | | | |
|---|---|---|---|---|---|
| 疾病分组与名称 | 遗传方式 | 基因 | OMIM 号 | Orphanet 号 |
| Ⅲ型并指 | AD | GJA1 | 186100 | 93404 |
| Ⅳ型并指（Haas 型） | AD | SHH | 186200 | 93405 |
| Lueken 型并指 | AD | IHH** | — | 295189 |
| Ⅴ型并指（掌骨和距骨融合） | AD | HOXD13 | 186300 | 93406 |
| 并指伴颅缝早闭（Philadelphia 型） | AD | IHH | 185900 | 1527 |
| 并指伴发小头畸形和智力残疾综合征（Filippi 综合征） | AR | CKAP2L | 272440 | 3255 |
| Ⅰ～Ⅵ型 Meckel 综合征 | AR | MKS1 | 249000 | 564 |
| | AR | TMEM216 | 603194 | 564 |
| | AR | TMEM67 | 607361 | 564 |
| | AR | CEP290 | 611134 | 564 |
| | AR | RPGRIP1L | 611561 | 564 |
| | AR | CC2D2A | 612284 | 564 |
| **42. 关节形成和骨性融合缺陷组** | | | | |
| 多发性骨性联合综合征 | AD | NOG | 186500 | 3237 |
| | AD | GDF5 | 610017 | 3237 |
| | AD | FGF9 | 612961 | 3237 |
| | AD | GDF6 | 617898 | 3237 |
| 尺桡骨融合伴巨核细胞性血小板减少症 | AD | HOXA11 | 605432 | 71289 |
| | AD | MECOM | 616738 | 71289 |
| Liebenberg 综合征 | AD | PITX1 | 186550 | 1275 |
| SAMS 综合征 | AR | GSC | 602471 | 397623 |

注：分为 42 组共 461 种疾病，每种疾病的名称、遗传模式、致病基因、OMIM 及 Orphanet 号（用于查询疾病最新的详细信息）列在表中。遗传方式一列中，AD 代表常染色体显性遗传，AR 代表常染色体隐性遗传，XL 代表 X 染色体连锁遗传，SP 代表体细胞突变（somatic mosaicism，体细胞嵌合体）。由于目前中文文献中对于各类骨软骨发育不良疾病的翻译并不统一，本表的翻译部分参考中文 HPO（human phenotype ontology，人类表型术语集）提供的 Orphanet 罕见病目录（详见相关网站）。表中 *：该疾病未找到明确致病基因。**：暂无 OM1M 和（或）Orphanet 号。***：两个基因同时出问题导致该疾病。

　　分组依据主要可概括为以下几种：① 根据致病基因编码蛋白种类：如 1～9 组，即成纤维细胞生长因子受体 3（FGFR3）组、Ⅱ型胶原蛋白组（COL2A1）、Ⅺ型胶原蛋白组（COL11A1）、硫酸盐化疾病组、基底膜蛋白聚糖（HSPG2）、软骨聚蛋白聚糖组等（ACAN）；② 根据骨骼具体受累部位（图 17-1-1）：如 10～13、15～17 组，即多发性骨骺发育不良和假性软骨发育不全组、干骺端发育不良组、脊柱干骺端发育不良组、脊柱骨骺（干骺端）发育不良组、肢端（手足）发育不良组、肢端肢中部发育不良、肢中（尺桡骨、胫腓骨）和近端（肱骨、股骨）肢中骨发育不良等；③ 根据大体受累骨骼：如 14、32～42 组，即重度脊柱发育不良组、锁骨颅骨发育不良和相关疾病组、颅缝早闭综合征组、髌骨发育不全组、短指（趾）症组、多指（趾）-并指（趾）-三指（趾）节组等；④ 根据骨骼形态改变：如 18、19 组，即骨弯曲发育不良组、先天性侏儒和细骨组等；⑤ 根据骨骼组织学和病理学改变：如 21～26、28、29 组，即点状软骨发育不良组、新生儿骨硬化性发育不良组、成骨不全组、骨溶解组、骨骼成分发育异常组等；⑥ 其他：如 20、27、30、31 组，即发育不良伴多关节脱位、累及骨骼的溶酶体贮存疾病（多发性骨发育不良）组、遗传性炎症／类风湿样骨关节病等。

　　需要注意的是，同一基因突变导致的表型巨大差异可分为不同疾病，如成纤维细胞生长因子 3

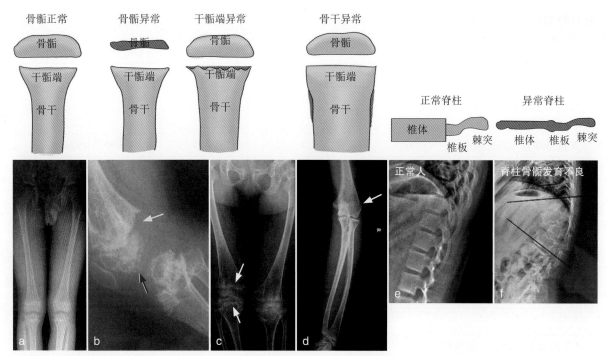

图 17-1-1　正常的骨骺、干骺端及骨干（a）；假性软骨发育不良患者骨骺异常（b，红色箭头）及干骺端异常（b，黄色箭头）；软骨发育不全患者股骨干骺端增宽并呈漏斗状凹陷（c）；成骨不全患者骨干皮质变薄，骨小梁稀疏（d）；正常脊柱（e）；脊柱骨骺发育不良患者椎体楔形变，上下终板不规则（f）

（FGFR3）基因突变既可导致Ⅰ、Ⅱ型致死性的软骨发育不全，也可导致季肋发育不全及先天性指屈曲 - 高身材 - 听力受损综合征等疾病。又如 COL2A1 基因上的病理性突变导致的一系列疾病被称为Ⅱ型胶原组病，包括软骨发育不良、脊柱骨骺发育不良和Ⅰ型 Stickler 综合征等。但不同基因突变导致的相似表型则不再细分为不同疾病，如 COL1A1、COL1A2、IFITM5、SERPINF1 等基因突变可导致类似表型，故统称为Ⅲ型成骨不全（畸形进展型）。尽管有时同一种疾病理论上可同时归入几组，但实际只纳入其中之一以避免重复，如Ⅱ型短肋 - 多指（趾）综合征（Majewski 综合征）既可纳入主要累及骨骼的纤毛疾病组，也可纳入多指（趾）- 并指（趾）- 三指（趾）节组，为避免重复，主要依据其致病基因 DYNC2H1、NEK1 等的功能将其归入主要累及骨骼的纤毛疾病组。每种疾病最新的详细病因及临床表现等信息可于在线网站或中国国家罕见病注册系统进行查询。

## 遗传学基础

目前，共有 437 种基因上的病理性突变被报道与骨软骨发育不良疾病相关。其中最常见的包括成纤维细胞生长因子受体 3 基因（FGFR3）、Ⅱ型胶原纤维 α1 基因（COL2A1）和Ⅰ型胶原纤维 α1 基因（COL1A1）等。这些致病基因可编码多种蛋白参与众多细胞生物学过程，其中包括细胞外结构蛋白（COL1A1、COL2A1、COL9A1、COMP、MATN3 等）、代谢通路相关蛋白（TNSALP、ANKH、DTDST 等）、大分子折叠、加工、运输、降解相关蛋白（CTSK、MMP2、EXT1 等）、激素、生长因子、受体等信号转导相关蛋白（FGFR1、FGFR2、FGFR3、ROR-2、PTHR1 等）、核蛋白及转录因子（SOX9、TRPS1、CBFA-1 等）、细胞骨架蛋白（Filamin A、Filamin B）等，这些蛋白可以通过影响 NOTCH、WNT、TGF-β 和 BMP 等骨骼发育相关信号通路、正常骨代谢等多种途径引起骨骼发育异常。非蛋白编码基因亦可导致骨软骨发育不良，RMRP 基因编码线粒体 RNA，处理核糖核酸内切酶 RNA 组分，如发生病理性突变可导致软骨 - 毛发发育不良；编码 miRNA 的 MIR140 基因突变可引起 MIR140 型骨骺发育不良，这也是首个被发现可导致骨软骨发育不良的 miRNA 宿主基因。基因组上基因外的调控序列改变也是导致骨软骨发育不良的一大原因，这类疾病的特征是早期骨骼发育即存在缺陷，累及一组特定的骨骼而一般不表现为软骨发育异常疾病中常见的骨骺或干骺端改变，例如 SHH 基因上游的顺式调控增强子的病理性突变可引起轴前性多指症、Werner 综合征，2 号染色体 HOXD 基因邻近的成簇位点发生平衡易位等结构突变见于多种肢体畸形，如 Kantaputra 型肢中骨发育不良等。

如前所述，同一基因上不同位点或同一位点不同形式的突变可导致差异巨大的临床表型，如 FGFR3 基因上 c.1138G>A 突变可导致成骨不全，若突变发生于 c.749C>G 则可导致 Muenke 型颅缝早闭，FGFR3 上其他突变还可引起致死性发育不全；COL2A1 基因突变既可导致轻型 Stickler 综合征，亦可导致致死性软骨发育不全。相反，不同基因的突变可导致相似的临床表型，例如 COL1A1、COL1A2、SERPINH1 和 FKBP10 等基因突变都可导致Ⅲ型成骨不全，DYNC2H1、NEK1、IFT81、TRAF3IP1 等基因突变都可导致Ⅱ型短肋 - 多指综合征。因此，不断完善疾病的突变图谱对于个体化诊断尤为重要。

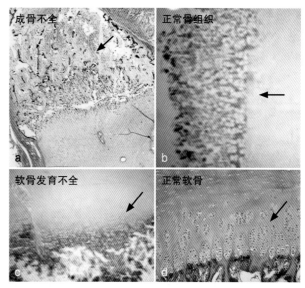

图 17-1-2　成骨不全患者骨组织的组织学表现（a），相比正常骨组织（b），其骨化程度明显低，骨小梁细小且排列不规则；软骨发育不全患者组织学表现（c），相比正常软骨组织（d），可见软骨细胞排列紊乱，缺乏正常的柱状排列，软骨和骨组织之间崎岖不平，软骨细胞增殖、分化差

## 组织学表现

骨软骨发育不良疾病的共同表现为骨与软骨组织中的幼稚细胞功能异常、增生活跃而缺乏向成熟细胞的转化，膜内成骨或软骨内成骨过程障碍。骨发育不良类疾病（如成骨不全、骨发育不良等）组织病理学可见骨皮质变薄且不连续、骨小梁稀疏、不成熟的编织骨增多和板层状结构不规则等（图 17-1-2a、b）。软骨发育或骨骺异常类疾病（如软骨发育不全、脊柱骨骺发育不良和点状软骨发育不良等）组织学可见幼稚异型性软骨细胞异常增生，软骨生长板内矿化区钙盐沉积不足，骨化中心异位；肥大区软骨细胞基质蛋白如胶原蛋白Ⅱ和蛋白多糖分泌减少，软骨基质广泛黏液变性；增生区细胞排列紊乱，成熟软骨细胞增殖能力下降（图 17-1-2c、d）。此外，酶缺乏或代谢异常可导致基质中有机或无机物质等沉积障碍，如糖原贮积症组织显微镜下可见成骨细胞和软骨细胞中黏多糖物质广泛沉积，低磷酸酯酶症镜下可见成骨细胞矿化不足。

## 产前诊断与遗传咨询

因骨软骨发育不良疾病种类达数百种，异质性较大，且较为罕见，传统产前诊断的手段如超声等，虽可发现一些明显的骨骼异常，但难以对疾病作出确切的诊断。近年来，基因测序技术的快速发展使得产前诊断与遗传咨询变得更加可靠、精准。

骨骼系统在胎儿期发育较早。胎龄 8 周时锁骨和下颌骨开始骨化，附肢骨、肩胛骨在 12 周前开始骨化，掌骨和跖骨在 12~16 周开始骨化，次级（骨骺）骨化中心在 20 周左右可在 X 线及超声中显示，这使得运用影像学手段（X 线、超声、MRI）对胎儿进行产前诊断成为可能。孕期内对胎儿进行超声评估以检测先天性异常已经成为孕检的标准流程。超声评估时应对胎儿的股骨和肱骨进行测量，若相较于正常值偏差较大应行进一步的评估。若怀疑胎儿有骨软骨发育不良，应对胎儿的头骨、下颌骨、锁骨、肩胛骨和所有长骨等的形态、相对值及绝对值，双顶径、枕额径、头围、胸围、腹围等进行详尽的评估。例如胎儿股骨／足部长度比值一般为 1，但骨软骨发育不良患儿生长多伴有不对称性。而影响肢体近端骨生长的疾病如点状软骨发育不良则会表现为股骨／足部长度比值偏离正常值（<1）。除此之外，胎儿的面部形态、椎体数量及形态等也有助于骨软骨发育不良疾病的诊断和鉴

别。骨软骨发育不良疾病患儿常于胎儿期或婴幼儿期因胸廓小及其导致的肺不张而死亡，使用超声进行产前诊断有助于判断疾病的致死性。一般超声测量胸腹围比值 <0.6、股骨长与腹围比 <0.16 强烈提示疾病具有致死性。若合并其他系统异常，患儿死亡率也大大增加。除了超声外，宫内 X 线、胎儿 MRI 等影像学手段也有助于对患者情况的判断。尽管如此，使用常规影像学手段对骨软骨发育不良疾病产前诊断的准确率仍不高。Milks 等和 Warman 等曾报道将近 50% 的骨骼发育不良病例不能用超声区分。

分子诊断方面，尤其是二代基因测序为疾病的精确诊断及遗传咨询提供了新的思路。Chandler 等曾对 16 例经超声检查怀疑患有骨软骨发育不良的胎儿及其父母进行全外显子测序，其中胎儿的 DNA 来自绒毛膜绒毛细胞及羊水细胞，父母的 DNA 来自于外周血，测序结果分析集中在既往报道可导致骨软骨发育不良的 240 个基因上。他们发现超过 80% 的病例都得到了精确的分子诊断。Liu 等曾对 30 例超声诊断为骨软骨发育不良的胎儿及父母进行全基因组测序及靶向 363 种致病基因的二代测序，胎儿 DNA 主要通过穿刺得到脐静脉血液进行提取；他们发现 30 个病例中，2 例为 18 三体综合征，21 例存在既往报道可导致先天性骨骼异常基因上的病理性突变，其余病例存在其他基因上的病理性突变。明确分子基因学诊断不仅可提高对胎儿预后判断的准确性，使父母能够确定终止妊娠或继续妊娠，还可为父母后续生育提供参考。例如 Liu 等报道的第八个病例，该患儿因 CHRNG 基因上的复合杂合突变而出现骨软骨发育不良症状，其父母各含有其中一个突变，呈常染色体隐性遗传模式，若该父母有再孕想法，应通过辅助生殖等手段避免再次出现此情况。若患儿症状为新发突变所致，父母基因组不存在致病基因突变，则可提醒其父母在备孕及孕期避免接触有毒有害物质、定期胎检，而不必过于担心再次出现相同情况。

## 诊断流程

**1. 家族史及临床评估**　了解患者的家族史有助于明确疾病是否为家族遗传，以及推测可能的遗传模式，例如患儿母亲与患儿临床特征相似，而父亲表现正常，则该病较大可能为显性遗传；若患儿父母表现均正常，则该病可能为隐性遗传或为新发性突变。例如软骨发育不全患者为 100% 外显率，如父母均正常则患者一般为新发突变，这对突变筛选策略具有重要指导意义。

骨软骨发育不良患者全身多部位、多系统均可能出现特征性的表现，因此需对患者全身进行详细的体格检查和临床评估，必要时应进行相关测量。身体比例可以为诊断提供重要线索，如是否存在四肢不成比例的短小，是否存在大 / 小头畸形，是否存在指（趾）短小等。临床评估还包括对肢体主要受累部位的描述，是肢近端骨（肱骨、股骨）受累、还是中段骨（桡骨、尺骨、胫骨和腓骨）或是肢端骨（手足）受累。其他如肋骨、胸廓、指（趾）骨、关节运动等表现亦有助于缩小可能诊断的范围。其他非骨骼特征相关的临床评估，包括免疫学 / 血液学数据、心功能、发质、皮肤、腭裂、眼科异常（如近视）甚至内脏异常（囊性肾脏、肝脾结肠肿大）等，在骨骼发育不良的评估中也是十分重要的。例如软骨外胚层发育不良（Ellis-van Creveld 综合征）常伴先天性心脏病；Ⅱ、Ⅺ型胶原相关疾病患者常出现眼科疾患；软骨 - 毛发发育不良常伴先天性巨结肠；Ehlers - Danlos 综合征患者皮肤一般很松弛等。

**2. 影像学评估及实验室检查**　骨软骨发育不良患者常具有明显的影像学特征，因此在获得完整的家族史、完成详细的临床评估后，进行影像学评估可明确大部分患者的诊断。进行影像学评估主要依据 X 线片，包括头颅正侧位片、全脊柱正侧位片、胸片、骨盆平片、上下肢 X 线检查及手平片等。对于一些难以鉴别的疾病，如先天性脊椎骨骺发育不良，最好参照幼儿时期的 X 线检查帮助判断。若骨骺融合、生长停止后，再对骨软骨发育不良进行鉴别将会比较困难。

影像学评估可分为三步（图 17-1-3）：①身体比例是否正常的评估：对身体部位是否成比例的评估与临床评估类似。观察脊柱及四肢的长度，可快速确定患者是否存在扁平椎导致的不成比例的短躯干、四肢不成比例的短小等特征，亦有助于判断主要受累骨骼的部位 [ 肢体近端（肱骨、股骨）、中段（桡骨、尺骨、胫骨和腓骨）、肢端骨（手足）]。如孤立存在的肢端骨异常可提示指（趾）端细小型发育不良（Acromicric 发育不良）、指（趾）端肿大型发育不良（Geleophysic 发育不良）或短指

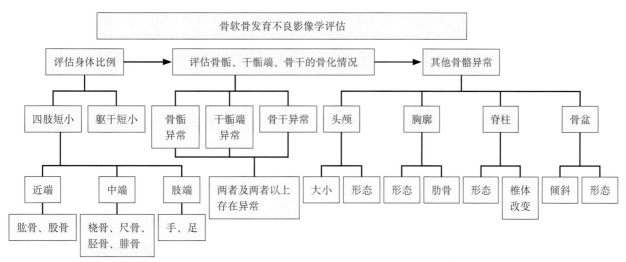

图 17-1-3　骨软骨发育不良影像学评估流程图

（趾）症等。②评估骨骺、干骺及骨干端骨化情况。骨骺发育不良常表现为非常小（延迟骨化）或不规则骨化的骨骺；若干骺端增宽、扩张或不规则，则诊断为干骺端发育不良（图 17-1-1b、c）；骨干增宽、皮质增厚或骨髓间隙扩大／缩小时，则提示骨干发育不良（图 17-1-1d）。有时骨骺、干骺及骨干中两者或三者同时存在骨化异常，可表现为相应的疾病，如脊柱骨骺干骺端发育不良（图 17-1-1f）。③正常骨骼变异及病理性骨骼变异的鉴别：要求就诊医生对骨骼所有部位的影像学图像进行详细的评估，如胸廓、肋骨形态；头颅、骨盆及脊柱椎体的大小、形态、密度等。

　　实验室检查可用于与骨软骨发育不良以外疾病的鉴别诊断及为明确诊断提供一定的线索。一些疾病可导致与骨软骨发育不良疾病相类似的临床及影像学特征，如甲状腺功能减退导致骨骺改变或维生素 D 缺乏导致干骺端改变，进行相关的试验如促甲状腺激素、甲状旁腺激素、25- 羟维生素 D、1,25- 双羟维生素 D、血磷、血钙、肌酐、碱性磷酸酶及尿钙、尿磷和尿肌酐等有助于明确这些疾病诊断，并可加以特异性的治疗。当然，一些骨软骨发育不良疾病也可导致实验室检测指标的异常，如低磷酸酯酶症可导致碱性磷酸酶减少（有时伴随钙量上升），Jansen 型干骺端发育不良常出现血钙升高和甲状旁腺水平低。

　　**3. 基因检测及病理学检查**　　得益于疾病遗传图谱的不断完善和基因测序成本的不断下降，基因检测已经逐渐用于骨软骨发育不良的临床诊断中（图 17-1-4）。目前主流的用于骨软骨发育不良基因检测

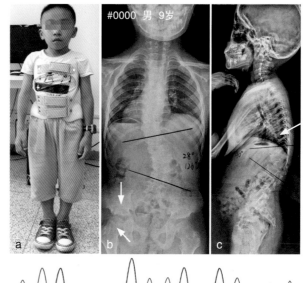

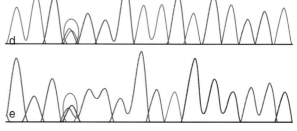

图 17-1-4　男（#0000），9 岁，巴基斯坦型脊柱骨骺发育不良，躯干短小，面部无明显异常，智力发育正常（a）。X 线正位片显示腰椎侧凸畸形，股骨颈短，髋臼扁平（b）；侧位片示椎体扁平伴终板不规则，椎间盘扁，胸腰段后凸畸形，顶椎楔形变 (c)。对患者及其父母行全外显子测序，发现患者 PAPSS2 基因纯合突变（c.784G>A & c.835C>T），提示脊柱骨骺发育不良，为巴基斯坦 2 型 (d、e)。其父（c.784G>A）和母（c.835C>T）在 PAPSS2 基因上各存在一突变，但无相关表型，提示隐性遗传模式

的方法包括染色体核型分析、全外显子测序及特定基因检测组套等。相较于临床评估及影像学检测等方法，基因检测可更为精准地明确疾病的诊断并为个体化治疗提供基础。一般需同时对患者及其父母进行基因检测，以明确突变来源并用于遗传咨询。病理学检查如肌活检等可进一步明确疾病的诊断。

## 小结

按照疾病分类学标准对骨软骨发育不良进行详细分类，不仅有助于临床医生根据临床表现和测序数据对患者进行确切诊断，而且有利于新疾病的鉴定，并可对骨骼生物学相关的基础研究起到促进作用。然而，因其细分种类太多，而且部分患者初次就诊时往往未进行基因检测，使得其使用场景受限。因此，本节参考既往文献，基于患者出现表型的年龄、临床表现和影像学表现进行了一个简单的分类总结，详见表17-1-2，临床医生可基于此对患者进行初步的鉴别诊断。

| 表 17-1-2 | 基于发病年龄、临床表现及影像学表现进行的简单分类 |
|---|---|
| **主要临床表现或影像学表现** | **部分常见的可能诊断** |
| 产前超声时怀疑不成比例的身材矮小（如四肢短、胸廓小、骨骼矿化异常） | 致死性骨发育不良、Ⅱ型成骨不全、软骨成长不全、短肋 - 多指综合征、低磷酸酯酶症（以上疾病通常为致死性） |
| 出生时不成比例的身材矮小 | 软骨发育不全、先天性脊柱骨骺发育不良、软骨发育不良、Kniest 发育不良、骨畸形性发育不良 |
| 出生后数年内（1 个月至 3 年）出现不成比例的身材矮小 | 季肋发育不全、假性软骨发育不全、Sponastrime 型脊柱骨骺干骺端发育不良、干骺端发育不良（Schmid、Jansen、McKusick 型） |
| 出生 3 年后出现不成比例的身材矮小 | 短躯干症、迟发性脊柱骨骺发育不良、Kozlowski 型脊柱干骺端发育不良、多发性骨骺发育不良、软骨骨生成障碍 |
| 伴短肋 / 多指（趾） | 短肋 - 多指综合征、窒息性胸廓发育不良、软骨外胚层发育不良、胸廓 - 喉 - 骨盆发育不良 |
| 影像学上出现点状骨骺 | 多种点状软骨发育不良、先天性偏侧发育不良 - 鳞癣 - 肢体缺陷，见表 17-1-1 第 21 组 |
| 伴肢中骨短小 | 软骨骨生成障碍、Robinnow 综合征、各型肢中骨发育不良，见表 17-1-1 第 16、17 组 |
| 伴肢端肢中部短小 | Maroteaux 型肢端肢中部发育不良、Grebe 发育不良，见表 17-1-1 第 16 组 |
| 伴肢端短小和（或）躯干短小 | 各型短指（趾）症、指（趾）端细小型发育不良、指（趾）端肿大型发育不良、肢端骨发育不良、多型毛发 - 鼻 - 指（趾）发育不良，见表 17-1-1 第 15 组和 38 组 |
| 伴长骨弯曲 | 躯干发育不良、Stüve-Wiedemann 发育不良、弯曲骨发育不良、Ⅱ型耳 - 腭 - 指综合征、Kyphomelic 发育不良，见表 17-1-1 第 18 组 |
| 伴多发性关节脱位 | Larsen 综合征、假性骨畸形性发育不良、Ⅲ型骨发育不全 |
| 伴骨密度增加 | 各型骨硬化病、致密性成骨不全症、骨硬化性发育不全、骨干发育不良 |
| 伴骨折 | 各型成骨不全、低磷酸酯酶症 |
| 伴骨溶解 | 各型骨溶解症，见表 17-1-1 第 28 组 |
| 伴早发性关节炎 | 多发性骨骺发育不良、Stickler 综合征、进行性假性类风湿性关节炎、先天性脊柱骨骺发育不良、假性软骨发育不全 |
| 伴骨性突起 | 多发性外生骨疣、混合性软骨瘤病、Ⅱ型毛发 - 鼻 - 指（趾）发育不良 |

| 表 17-1-2 | 续 |
|---|---|
| **主要临床表现或影像学表现** | **部分常见的可能诊断** |
| 伴免疫缺陷 | Schimke 型免疫 - 骨发育不良、干骺端发育不良伴胰腺功能不全和周期性中性粒细胞减少、软骨 - 毛发发育不良 |
| 伴异常代谢物贮积（表现为器官肥大、皮肤粗糙、进行性症状等） | 各型黏多糖贮积症、各型黏脂质贮积症，见表 17-1-1 第 27 组 |
| 其他 | 见表 17-1-1 |

### 参考文献

[1] Mortier GR, Cohn DH, Cormier-Daire V, et al. Nosology and classification of genetic skeletal disorders:2019 revision[J]. Am J Med Genet A, 2019, 179(12):2393-2419.

[2] Bonafe L, Cormier-Daire V, Hall C, et al. Nosology and classification of genetic skeletal disorders: 2015 revision[J]. Am J Med Genet A, 2015, 167A(12):2869-2892.

[3] Geister KA, Camper SA. Advances in skeletal dysplasia genetics[J]. Annu Rev Genomics Hum Genet, 2015, 16(4):199-227.

[4] Alanay Y, Lachman RS. A review of the principles of radiological assessment of skeletal dysplasias[J]. J Clin Res Pediatr Endocrinol, 2011, 3(4):163-178.

[5] Nikkel SM. Skeletal dysplasias:what every bone health clinician needs to know[J]. Curr Osteoporos Rep, 2017, 15(5):419-424.

[6] Ngo AV, Thapa M, Otjen J, et al. Skeletal dysplasias:radiologic approach with common and notable entities[J]. Semin Musculoskelet Radiol, 2018, 22(1):66-80.

[7] Krakow D, Lachman RS, Rimoin DL. Guidelines for the prenatal diagnosis of fetal skeletal dysplasias[J]. Genet Med, 2009, 11(2):127-133.

[8] Chandler N, Best S, Hayward J, et al. Rapid prenatal diagnosis using targeted exome sequencing: a cohort study to assess feasibility and potential impact on prenatal counseling and pregnancy management[J]. Genet Med, 2018, 20(11):1430-1437.

[9] Liu Y, Wang L, Yang YK, et al. Prenatal diagnosis of fetal skeletal dysplasia using targeted next-generation sequencing: an analysis of 30 cases[J]. Diagn Pathol, 2019, 14(1):76.

[10] Gilligan LA, Calvo-Garcia MA, Weaver KN, Kline-Fath BM. Fetal magnetic resonance imaging of skeletal dysplasias[J]. Pediatr Radiol, 2020, 50(2):224-233.

[11] Sabir AH, Cole T. The evolving therapeutic landscape of genetic skeletal disorders[J]. Orphanet J Rare Dis, 2019, 14(1):300.

## 第二节 软骨发育不全

软骨发育不全（achondroplasia，ACH）是骨软骨发育不良（osteochondral dysplasia）最常见的一种形式。临床最主要的表现为短肢型侏儒，在脊柱上最常表现为胸腰段后凸畸形（图 17-2-1）及椎管狭窄（图 17-2-2）。早在 19 世纪，软骨发育不全这一疾病就已被报道，当时一般泛指所有的短肢型侏儒，直至 20 世纪中叶，Langer 等对其影像学及临床特征进行了详细而具体的描述才得以区分。软骨发育不全在新生婴儿中的比例为 1/（27 780～16 670）。

### 病因学

ACH 是由于 4 号染色体 4p16.3 区域上的成纤维细胞生长因子受体 3 基因（FGFR3）突变所致，呈常染色体显性遗传。1994 年 Le Merrer 和 Velinov 等通过全基因组连锁分析技术将 ACH 致病基因定位于 4p16.3。随后 Shiang 和 Rousseau 等进一步证实了 ACH 的发病与 4p16.3 上的 FGFR3 基因突变有关，且突变具有高度的遗传同质性。据已有文献报道，绝大多数病例的基因突变均位于 FGFR3 的第 1138 号核苷酸，导致跨膜区第 380 位密码子甘氨酸被精氨酸取代（G380R），其他外显子的新发突变也可能导致软骨发育不全。ACH 患者一般只有一条染色体上的 FGFR3 基因发生突变，若为纯合性突变则一般致死。据统计，80% 的 ACH 患者 FGFR3 突变为新发突变，即 80% 患儿的父母均未患病。FGFR3 基因在骨形成过程中有重要作用，其特异性激活过程可诱导软骨联合过早关闭，同时加快软骨联合周围的成骨分化及骨化中心融合，最终限制了软骨内骨生长。有研究提示 ACH 患者椎管和枕骨大孔狭窄可能与软骨联合过早关闭有关。

FGFR3 基因的 1138 位核苷酸在人类基因组中最不稳定，而 FGFR3 上其他核苷酸则相对稳定不易发生突变，因此其他位点的突变往往可导致疾病严重表型甚至直接致死。目前由 FGFR3 基因突变引起的软骨发育异常被归为同一组疾病，其中包括：软骨发育减退（hypochondroplasia）、ACH（严重型）及致死型骨发育不全（thanatophoric dysplasia，TD）。TD 是一种致死性侏儒症的表现形式。Tavormina 等在 FGFR3 蛋白胞外区域检测到 R248C 突变和 S371C 突变，导致 I 型 TD；在酪氨酸激酶结构域检测到 K650E 突变，则可引起 II 型 TD。Superti-Furga 等报道了一例双胎妊娠 ACH

婴儿含甘氨酸至半胱氨酸突变。其中一胎在孕35周时发生宫内死亡，另一胎则经剖宫产娩出。软骨发育减退与ACH部分相似但症状轻微。有别于ACH最常见的鸟嘌呤／腺嘌呤（G/A）变异，软骨发育减退突变表现为胞嘧啶／腺嘌呤转换（C/A），由此导致的蛋白功能缺陷差异仍需进一步研究。

## 临床表现

ACH患者出生时即以四肢短小为特征。新生儿患者凭借外形即容易分辨，其躯干相对正常，但四肢相对于头部及躯干异常短小，且肱骨、股骨等近端骨短小程度重于远端骨，这就造成患者身高显著低于正常人。成年男性患者的平均身高为（131±5.6）cm，女性患者的平均身高为（124±5.9）cm。因该疾病并不影响皮肤的生长，所以常有皮肤肌肉等软组织环形皱褶形成。患者面部特征较为明显，主要表现为头颅巨大，前额凸出，鼻梁塌陷，下颌突出（图17-2-1、图17-2-2）。手指短而粗，呈分开状，表现为拇指为一组，食指中指为一组，无名指和小指为一组，似三叉戟样。肘关节僵硬不能伸直，髋关节及膝关节活动度过大。婴幼儿患者常有肌张力低下，难以支撑其巨大的头颅，且独立行走延迟，运动功能受到影响。智力及认知水平与正常人无明显差异，性功能发育较为正常，但成年女性一般不能自然分娩。

软骨内骨化缺陷可导致整个脊柱的多节段形态异常，椎体上下变短变大，椎弓根变得短而厚，可伴椎间盘和黄韧带增生，这些异常导致从枕骨大孔到骶骨的椎管矢状面和冠状面直径减小，使患者面临椎管狭窄的风险。此类患者的症状性椎管狭窄通常在成年后才发生，但也可能在青春期前发生。部分患者出生后即可出现枕骨大孔狭窄（图17-2-3），可导致延颈髓脊髓受压，造成睡眠呼吸暂停、呼吸紊乱、脑积水，甚至引起猝死。随着生长发育，腰椎管狭窄造成神经受压，继而可出现下肢肌力、感觉障碍。虽然腰椎管狭窄出生时即已存在，但在青春期前，下肢的体征和症状多不明显，常在中年期出现。另外，中年期后颈椎间盘可发生退变，后方骨赘形成进一步压迫脊髓或神经根，可导致颈脊髓病变或根性神经病变，从而出现颈椎管狭窄症状。Schkrohowsky等的研究表明20%～50%的ACH患者具有椎管狭窄的症状，其中78%伴随神经症状，出现椎管狭窄症状时年龄一般为30～40岁，极少小于15岁。

脊柱畸形是软骨发育不全的另一个重要临床特征。Khan等对各年龄段的ACH患者进行汇总分析，发现其伴侧凸和后凸畸形率分别为60%和79%。其中，胸腰段后凸畸形在婴幼儿患者中最为常见，可达90%以上，这可能与婴幼儿肌张力低

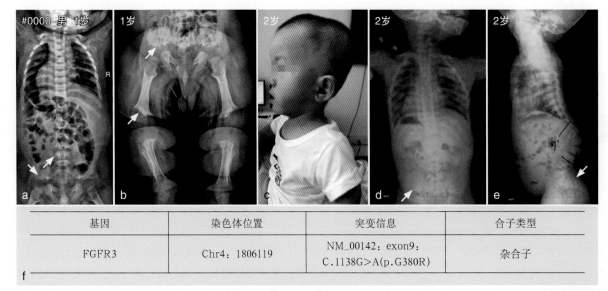

| 基因 | 染色体位置 | 突变信息 | 合子类型 |
|---|---|---|---|
| FGFR3 | Chr4: 1806119 | NM_00142: exon9: C.1138G>A(p.G380R) | 杂合子 |

图17-2-1　男（#0000），1岁，软骨发育不全。1岁时可见腰椎扁平、髋臼缘不规则，髋臼平，长骨干骺端增宽，边缘不规则（a、b）。2岁时可见头颅巨大，前额凸出，鼻梁塌陷，下颌突出（c）。X线正位片可见髋臼平，髋臼上缘不规则，腰椎呈不规则扁平状（d）。X线侧位片可见胸腰段后凸畸形且顶椎椎体楔形变，而腰骶部过度前凸，骶椎发育近似水平（e）。全外显子测序显示FGFR3基因上常见可导致软骨发育不全的突变（c.1138G>A）（f）

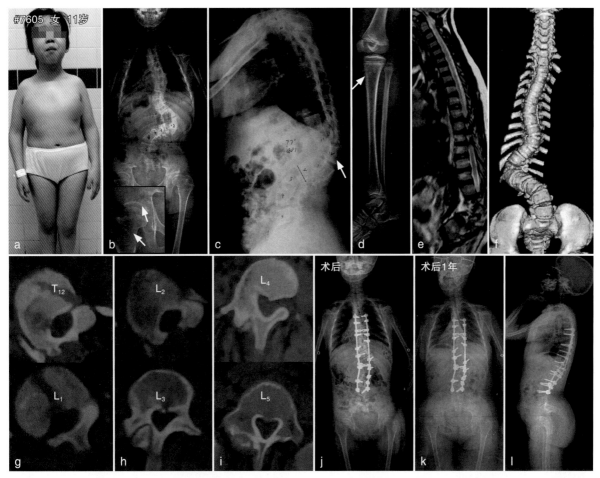

图 17-2-2 女（#7605），11 岁，软骨发育不全伴脊柱侧凸（a、b），髋臼上缘及股骨头扁平不规则，股骨颈粗短（b）。X 线侧位片可见胸腰段后凸畸形，顶椎椎体楔形变（c）。长骨骨骺发育不良，可见皮质凹陷（d）。术前 MRI、CT 及三维重建示严重脊柱畸形及 $T_{11}$~$L_5$ 多节段椎管狭窄（e~i），行 $T_{12}$ VCR 手术治疗，后凸完全矫正，侧凸矫正效果满意（j），1 年后复查，矫正无丢失（k、l）

下、头颅巨大及胸腹各脏器对脊柱的牵张力等多种因素相关。随着年龄增长，部分患者后凸畸形可恢复，但若 2 岁仍不能独立行走，则可能形成结构性后凸畸形并可持续加重。患者骨盆矢状面参数一般有异于健康儿童，如骨盆倾斜角（PT）显著降低，可因此出现腰骶部过度前凸的表现（图 17-2-4e）。脊柱畸形的存在是患者出现脊髓及神经根易受压迫进而出现神经源性跛行、感觉异常及神经根性疼痛的另一重要原因。

## 临床诊断

绝大多数患者在婴幼儿时期即可诊断。ACH 的诊断主要基于临床观察与影像学。尽可能早地对患者进行正确的诊断有利于早期采取手段减少并发症。

ACH 患者常可见颅面骨因软骨成骨障碍而表现的巨头、前额及下颌突出、鼻梁塌陷、面中部凹陷。身材矮小，四肢尤其是近侧肢体短小，其上可见大量皮肤皱褶。手指短而粗，指不能并拢，呈三叉戟或车轮状。肘关节难以伸展，髋关节活动度过大，小腿近中段可见弯曲伴足内翻畸形。肌张力下降及脊柱畸形，如胸腰段后凸、腰骶部过度前凸等亦是 ACH 患者的临床特征。

影像学评估在诊断过程中必不可少。X 线上可见四肢长骨干骺端增宽。骨盆前后径明显小于横径，呈扁平骨盆；髋臼缘不规则，髋臼平，髋臼角明显变小。股骨颈粗短，股骨头骨骺出现晚；长管状骨骨干短粗，髓腔变窄，以股骨远端、胫骨近端最显著。脊柱畸形在 X 线片上的主要表现包括椎体小且伴有椎弓根短及腰椎椎弓根间距窄。胸腰段后凸畸形而腰骶部过度前凸。

多数病例通过临床观察及影像学即可诊断，

少数仍需基因学检查。因大约98%的患者存在FGFR3基因c.1138G>A突变，1%存在FGFR3

基因c.1138G>C突变，故绝大多数患者通过基因测序即可明确诊断。

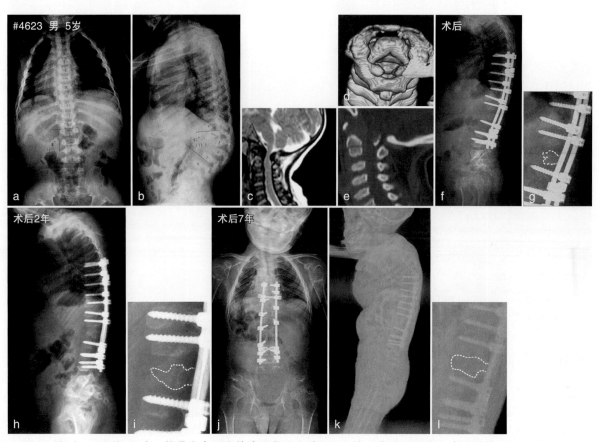

图17-2-3　男（#4623），5岁，软骨发育不全伴胸腰段后凸畸形。X线正位片可见宽而扁的椎体（a），畸形区顶椎楔形改变（b），MRI显示延颈髓交界区发育狭窄，蛛网膜下腔在枕骨大孔处明显受压（c）。颈椎三维CT示齿突发育不良（d、e）。行后路矫形融合术（f、g），2年后随访可见椎体明显再塑形，椎体高度增加（h、i）。7年随访矫形未丢失，楔形椎体进一步再塑形（j~l）

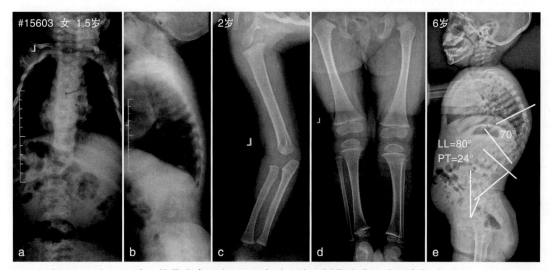

图17-2-4　女（#15603），1.5岁，软骨发育不全。1.5岁时X线正侧位片难以鉴别脊柱畸形（a、b），2岁时肘关节及踝关节可见骨骺端异常增宽（c、d），6岁时已发展为严重的后凸型脊柱畸形，X线侧位片示胸椎后凸畸形，腰骶部过度前凸（e）

## 产前诊断

骨软骨发育不良的产前诊断主要依靠家族史、产前超声筛查和基因检测。常见的超声特征包括胎龄 21～27 周进行性加重的短四肢，股骨和双顶径生长不同步，前额凸出，腹部膨隆，以及三叉戟样手等。对于有家族史的胎儿，如股骨长度低于同胎龄参考值的 95% 即可高度怀疑发病，如需明确诊断可进一步取材进行基因检测。由于 ACH 具有高度遗传同质性，突变热点相对单一，为产前基因诊断方法的建立提供了良好的客观条件。1994 年 Bellus 等通过绒毛活检首次对一例 ACH 杂合子成功进行了产前基因诊断。2000 年 Saito 等应用聚合酶链反应限制性酶切片段长度多态体分析技术，从孕妇血浆中发现胎儿的基因突变，对 ACH 胎儿作出无创性产前诊断。此外有报道取胎儿羊水、脐血、母体外周血富集胎儿有核红细胞，结合多种基因分型方法如 DNA 直接测序、高效液相色谱等对 FGFR3 第 10 号外显子进行突变检测，均可有效筛查 ACH。

## 自然史

婴儿若未夭折一般预后较好，成年后可胜任工作。少数患者由于枕骨大孔变小而发生脑积水。90% 以上的患儿 1 岁前即出现胸腰段后凸，此时尚可不伴椎体形态的改变，随着独立运动能力（站立、行走）的发展，后凸畸形可逐渐改善，但大部分早发的脊柱畸形在生长过程中呈进行性加重（图 17-2-4）。只有 10%～15% 的患者成年后会形成僵硬性角状后凸畸形并伴有椎体楔形变，同时可出现脊髓受压。一项回顾性的研究显示运动发育迟缓（6 个月不能无支撑坐立，15 个月不能独立行走）、初始后凸角度较大（大于 25°）、顶椎偏移距离较大与 ACH 患者胸腰段后凸畸形的进展相关。椎管狭窄在患者中也较为常见，年龄越大发生率越高。在 20 岁以下的患者中椎管狭窄症状出现率约 20%，而在 60 岁以上的患者中出现率高达 80%。

## 治疗

（一）保守治疗

目前，软骨发育不全尚无特效药物。有学者尝试用各种生物因子治疗 ACH 患者，如促红细胞生成素、粒细胞集落刺激因子及生长激素等。Tanaka 等对 42 例 ACH 患儿应用生长激素后发现，用药后前 2 年生长速度明显高于用药前，身体比例失衡也不再恶化。Seino 等对 75 例患儿应用重组人生长激素 (rHGH) 皮下注射，发现 rHGH 能够提高生长速度，这种作用与剂量有关，rHGH 还提高了血清胰岛素样生长因子 - Ⅰ、胰岛素结合蛋白 3 和骨钙素的水平，整个治疗过程中未发现不良反应。也有学者认为，生长激素能够增加骨密度，提高患者的生长速度，但能否最终增加身高，还有待更长时间的对照研究。靶向 FGFR3 基因及相关信号通路的生物疗法，如小分子药物、基因疗法等尚处于开发或临床试验阶段。

胸腰段后凸畸形在患者中十分常见，应对其密切观察。首先应尽量避免患儿在腰背部无支撑的情况下独自坐立，因反复倾倒容易导致椎体楔形变及后凸畸形的加重。若患儿能够独立行走，数月后仍存在明显的畸形（Cobb 角 >25°）可考虑支具 (TLSO) 治疗。目前已知有数个因素与支具治疗的结果相关。在婴儿开始行走之前，由椎体楔形变的压缩力驱动其向后方移位。Borkhuu 等评估了 48 例骨软骨发育不良的儿童，发现顶椎偏移和顶椎高度楔形百分比是预测骨软骨发育不良中胸腰椎后凸畸形进展的因素。邱勇等观察到椎体楔形变若大于 60% 则可能预示着不良的结果。初始的胸腰椎后凸畸形严重程度是另一个重要因素，中度以下的胸腰椎后凸畸形（<40°）患者对后凸畸形的矫正更为有利。Tolo 等报道，对于胸腰椎后凸畸形 >40° 的骨软骨发育不良患者，支具治疗可能是一种无效的策略，因此可能需要手术干预。Borkhuu 等也得出结论，初次就诊时较大的胸腰椎后凸畸形角与胸腰椎后凸畸形进展显著相关。南京鼓楼医院对 33 例佩戴支具治疗的 ACH 患儿疗效进行了回顾性研究。患儿平均佩戴支具 2 年以上（图 17-2-5）。初诊时胸腰段后凸 Cobb 角平均为 41.7°，顶椎楔形变平均为 61.4%；末次随访时胸腰段后凸 Cobb 角平均为 29.5°，顶椎楔形变平均为 52.1%，较支具治疗前均得到显著改善。33 例患者中，有 18 例 Cobb 角被矫正至 20° 以内。该研究证明，支具治疗可有效改善 ACH 患者胸腰段后凸畸形及椎体的楔形变。初诊时后凸角度大小、椎体楔形变及骨盆倾斜角与患者预后相关。

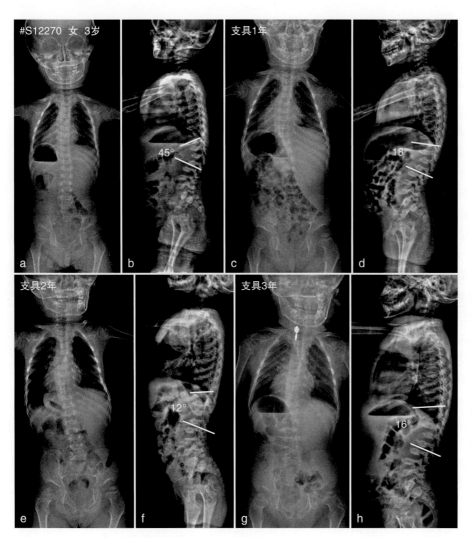

图 17-2-5 女（#S12270），3 岁，骨软骨发育不良伴胸腰椎后凸畸形。初诊时未见明显脊柱侧凸（a），椎体发育不良呈鸟嘴状，伴胸腰段后凸畸形（胸腰椎后凸角 45°）（b）；佩戴支具 1 年后，胸腰椎后凸改善明显（18°）（c、d），支具治疗 2 年（e、f）及 3 年后（g、h）胸腰椎后凸无未见明显加重，冠状面未见明显侧凸畸形，整体平衡良好

脊柱矢状位参数是影响矢状面畸形代偿机制的重要因素。Karikari 等对 40 例 ACH 儿童进行了回顾性分析，发现 PT 与胸腰椎后凸畸形的严重程度显著相关，即 PT 值越高的患儿其胸腰段后凸畸形越严重。生长过程中 PT 趋于增加，徐磊磊等对 33 例行支具治疗的患儿进行了 2 年以上随访，证实治疗失败组具有显著较高的初诊 PT 值。一般来说，骨盆后旋是进行性后凸发生时一种重要的补偿方式。这种机制增加了股骨头和骶骨板之间的水平长度，有助于形成一个平衡的矢状面。经过支具治疗后，年龄较小的患者更有可能恢复正常的脊柱序列。基于上述发现，胸腰椎后凸畸形的代偿能力可能受到最初高 PT 的限制。脊柱骨盆矢状位参数与胸腰椎后凸畸形进展的关系值得进一步研究。

### （二）手术治疗

预防椎管狭窄的措施主要包括限制患儿过早坐立，在稳定腰椎的情况下多伸展髋关节等。若患者出现椎管狭窄症状，应尽早进行减压手术，单纯椎板切除减压手术是治疗椎管狭窄的标准术式。Carlisle 等的研究表明单纯椎板切除减压手术可改善椎管狭窄症状，且症状出现后越早手术，患者长期预后的改善越显著，这可能与 ACH 患者椎管狭窄易进展且进展较快，早期手术可减少神经不可逆损伤和术中硬脊膜撕裂等并发症有关。

对于伴有进行性胸腰椎后凸畸形的骨软骨发育不良的患者仍建议早期进行手术干预，而不应仅进行观察。这一策略可能有助于预防潜在的不可逆神经功能缺损和成人患者脊柱后凸矫正的相关风险。Tolo 等早在 1988 年提出的手术指征包括"三角形"顶椎、胸腰段后凸 >30° 和胸段后凸 >50° 等，并指出 5~6 岁的患者可以产生更好的矫正效果，且术后可显著降低未来因椎管狭窄行椎板减压切除的可能性。Ain 等提出椎板切除减压术后的患者无论侧凸角度如何都应同时接受预防性的后路脊柱融合术，以及年龄大于等于 4 岁且后凸 Cobb 角 >50°的患儿应及时接受手术。不应考虑年龄偏小而推迟手术，如导致神经并发症出现后再手术，由于严重的畸形及已经存在的神经损害，将大大增加手术风险。目前最常用的手术策略是后路多节段减压＋融合术。对于严重后凸型脊柱侧凸，必须行风险更大的三柱截骨，才有可能获得持久良好的矫形效果（图 17-2-2）。对胸腰段后凸进行矫形手术应将患者的矢状面参数、脊柱柔韧性及年龄等因素纳入考虑，以达到在矫正畸形的同时，保证日常生活质量（如保证上肢活动范围可达到髋部）的目的。关于矫形节段的选择目前尚缺乏相应的比较性研究，Ain 等建议手术节段选择可与先天性脊柱后凸类似，Qi 等建议于顶椎和上一椎体及椎管狭窄处行椎板切除术，并于顶椎上下各两椎体置入椎弓根螺钉进行相应的固定。

后路固定融合术对顶椎区椎体的楔形变改善也有积极的作用。理论上顶端椎体的楔形变是由相邻椎体的压缩力引起的。当通过胸腰椎后凸畸形矫正释放压应力时，楔形椎体前部的高度可以逐渐恢复。Arlet 等提出，即使多节段椎弓根内固定，缺乏前方支撑或融合也可能导致持续性后凸。为了确保顶端楔形椎体的长期稳定，补充前路融合可能是必要的。但在南京鼓楼医院一个平均随访 4 年的回顾性研究中没有观察到后凸畸形的进展，据此推测，楔形椎体的自然生长可能部分提供一个实质性的前方支撑，可以降低后凸畸形进展的风险。

ACH 患者因椎管狭窄行椎板切除减压术可有效缓解症状，且越早手术症状改善越明显。Ganz 等研究显示，约 80% 的患者行椎管狭窄减压术后感觉满意或十分满意。Ain 等回顾了 98 例因椎管狭窄出现神经症状等原因进行多节段椎板切除减压术的 ACH 患者，发现 61% 的患者出现了至少一项围手术期并发症，其中常见的并发症包括术中硬脊膜撕裂（37%）、神经并发症（23%）、切口感染（9%）、深静脉血栓（3%）、呼吸并发症（3%）和胃肠道并发症（3%）等。

既往报道的后凸矫形率为 17%～73%。Ain 等联合前后路治疗 ACH4 例，矫正率为 23.0%～31.3%。Ain 等的另一报道中，12 例 ACH 患儿平均矫正率为 50%（17%～73%）。Tolo 对 ACH 患者采用棘突钢丝和椎弓根螺钉内固定，最终矫正率

仅为 20%。Qi 等对 4 例软骨发育不全伴胸腰椎后凸成年患者行后路截骨矫形融合术，平均矫正率为 43.6%。显然，多节段脊柱截骨术可以为这些患者提供更有利的后凸畸形矫正。

常见手术并发症包括硬脊膜撕裂、神经根损伤、内固定失败等，正确选择固定节段可减少并发症的发生。由于骨软骨发育不良患者的椎弓根存在解剖变异，螺钉误置也常见于骨软骨发育不良的手术治疗中。徐磊磊等回顾了 14 例行后路截骨矫形的患者（图 17-2-4），并发症发生率为 14.3%，其中硬膜撕裂 1 例、切口感染 1 例。Qi 等曾报道了 4 例伴有神经症状的严重胸腰段后凸畸形的患者，发现 1 例出现神经根的局部裂伤，1 例出现硬脊膜撕裂，1 例于术中出现固定物松动。Michael 等报道的 12 例伴后凸畸形手术患者，2 例出现内固定失败，1 例出现脑脊液漏；手术满意度等级为非常满意（excellent）、满意（good）、一般（fair）和不满意（poor）的人数分别为 4、6、2、0。Ain 等报道了 1 例 8 岁 ACH 患者前路内固定术后的交界性后凸，长节段刚性固定可防止这些不利的并发症。

## 参考文献

[1] Langer LO Jr, Baumann PA, Gorlin RJ. Achondroplasia[J]. Am J Roentgenol Radium Ther Nucl Med, 1967, 100(1): 12-26.

[2] Le Merrer M, Rousseau F, Legeai-Mallet L, et al. A gene for achondroplasia-hypochondroplasia maps to chromosome 4p[J]. Nat Genet, 1994, 6(3): 318-321.

[3] Shiang R, Thompson LM, Zhu YZ, et al. Mutations in the transmembrane domain of FGFR3 cause the most common genetic form of dwarfism, achondroplasia[J]. Cell, 1994, 78(2): 335-342.

[4] Tavormina PL, Shiang R, Thompson LM, et al. Thanatophoric dysplasia (types I and II) caused by distinct mutations in fibroblast growth factor receptor 3[J]. Nat Genet, 1995, 9(3): 321-328.

[5] Superti-Furga A, Eich G, Bucher HU, et al. A glycine 375-to-cysteine substitution in the transmembrane domain of the fibroblast growth factor receptor-3 in a newborn with achondroplasia[J]. Eur J Pediatr, 1995, 154(3): 215-219.

[6] Schkrohowsky JG, Hoernschemeyer DG, Carson BS, et al. Early presentation of spinal stenosis in achondroplasia[J]. J Pediatr Orthop, 2007, 27(2): 119-122.

[7] Khan BI, Yost MT, Badkoobehi H, et al. Prevalence of Scoliosis and Thoracolumbar Kyphosis in Patients With Achondroplasia[J]. Spine Deform, 2016, 4(2): 145-148.

[8] Saito H, Sekizawa A, Morimoto T, et al. Prenatal DNA diagnosis of a single-gene disorder from maternal plasma[J]. Lancet, 2000, 356(9236): 1170.

[9] Tanaka H, Kubo T, Yamate T, et al. Effect of growth hormone therapy in children with achondroplasia: growth pattern, hypothalamic-pituitary function, and genotype[J]. Eur J Endocrinol, 1998, 138(3): 275-280.

[10] Seino Y, Yamanaka Y, Shinohara M, et al. Growth hormone therapy in achondroplasia[J]. Horm Res, 2000, 53(Suppl 3): 53-56.

[11] Borkhuu B, Nagaraju DK, Chan G, et al. Factors related to progression of thoracolumbar kyphosis in children with achondroplasia: a retrospective cohort study of forty-eight children treated in a comprehensive orthopaedic center[J]. Spine (Phila Pa 1976), 2009, 34(16): 1699-1705.

[12] Tolo VT. Surgical treatment of kyphosis in achondroplasia[J]. Basic Life Sci, 1988, 48: 257-259.

[13] Xu L, Li Y, Sheng F, et al. The efficacy of brace treatment for thoracolumbar kyphosis in patients with achondroplasia[J]. Spine (Phila Pa 1976), 2018, 43(16): 1133-1138.

[14] Karikari IO, Mehta AI, Solakoglu C, et al. Sagittal spinopelvic parameters in children with achondroplasia: identification of 2 distinct groups[J]. J Neurosurg Spine, 2012, 17(1): 57-60.

[15] Carlisle ES, Ting BL, Abdullah MA, et al. Laminectomy in patients with achondroplasia: the impact of time to surgery on long-term function[J]. Spine(Phila Pa 1976), 2011, 36(11): 886-892.

[16] Ain MC, Chang TL, Schkrohowsky JG, et al. Rates of perioperative complications associated with laminectomies in patients with achondroplasia[J]. J Bone Joint Surg Am, 2008, 90(2): 295-298.

[17] Ain MC, Browne JA. Spinal arthrodesis with instrumentation for thoracolumbar kyphosis in pediatric achondroplasia[J]. Spine (Phila Pa 1976), 2004, 29(18): 2075-2080.

[18] Qi X, Matsumoto M, Ishii K, et al. Posterior osteotomy and instrumentation for thoracolumbar kyphosis in patients with achondroplasia[J]. Spine (Phila Pa 1976), 2006, 31(17): E606-610.

[19] Arlet V. Review point of view on the treatment of fixed thoracolumbar kyphosis in immature achondroplastic patient[J]. Eur Spine J, 2004, 13(5): 462-463.

[20] Ganz JC. Lumbar spinal stenosis: postoperative results in terms of preoperative posture-related pain[J]. J Neurosurg, 1990, 72(1): 71-74.

# 第三节　先天性脊柱骨骺发育不良

先天性脊柱骨骺发育不良（spondyloepiphyseal dysplasia congenita，SEDC）是一种常染色体显性遗传的骨骼发育不良疾病，由 Spranger 和 Wiedemann 于 1966 年首次报道，发病率约为 1 : 100 0000，男女均可发病。该病可导致长骨和椎体骨骺发育不良，出现椎体异常和短躯干侏儒症。SEDC 患者上下肢长骨缩短小于 5 个百分位、面部扁平及脊柱和膝关节骨化延迟。SEDC 患者的生长曲线显著低于正常人，出生时即有躯干短小，平均身长为 42.14cm，2~3 年后可观察到严重身材短小，成年后平均身高为 115.50cm。婴儿期椎体呈卵圆形或梨形，成年后椎体扁平、轮廓不规则。患者骨龄明显延迟，骨骺扁平碎裂，股骨头骨骺成熟明显受影响甚至缺失，耻骨支骨化延迟。与 SEDC 有关的脊柱畸形主要包括 $C_1 \sim C_2$ 颈椎关节不稳、胸腰段侧后凸畸形、腰椎过度前凸等。本病尚未见行之有效的保守治疗方法，手术治疗以纠正脊柱和四肢畸形为主。

## 病因学

SEDC 通常与位于 12q13.11-q13.2 编码 Ⅱ 型胶原的 COL2A1 基因突变有关。至今有超过 500 个 COL2A1 突变位点被报道，其中与 SEDC 相关的突变主要发生在 GLY-X-Y 三螺旋重读序列内，该区域的突变可能会损害三螺旋结构的稳定性进而影响 COL2A1 蛋白正常结构的形成，Ⅱ 型胶原是透明软骨细胞外基质、椎间盘髓核、眼部玻璃体和内耳结构的主要成分，COL2A1 基因突变可引起软骨细胞增生异常，造成骨骺发育迟缓出现关节畸形；髓核内水分丢失，椎间盘退化变性从而加重脊柱侧凸；眼部视网膜脱离与高度近视的发生均与眼球 Ⅱ 型胶原的异常表达有关。

## 临床表现

SEDC 患者出生时即可出现躯干短小，面部扁平、眼距增宽，可伴有腭裂，智力发育正常。手和脚的长度和形状均正常，可出现髋内翻与畸形足。肌力差，行走呈摇晃步态。撞击膝常见，部分可见弯腿畸形。颈椎不稳，少数寰枢关节半脱位导致脊髓受压出现神经症状。可伴有脊柱侧凸与后凸，部分患者过度腰椎前凸。有听力下降甚至丢失，高度近视、视网膜剥离、早发白内障甚至失明等眼部异常。桶状胸、胸廓窄，气管软化风险高。影像学上可表现为齿突发育不良，椎体扁平、轮廓不规则，婴儿期可呈卵圆形、梨形。脊柱侧凸通常为胸腰双弯，近一半患者伴有后凸畸形（图 17-3-1）。手和脚相对正常，四肢长骨骨化显著延迟，股骨头和股骨颈严重发育迟缓、骨化异常，可出现内翻畸形。

## 诊断

SEDC 特征的临床表现诊断要点主要包括：①短躯干型身材矮小；②面部扁平不对称，部分患者有腭裂；③胸廓呈桶状胸或鸡胸畸形；④脊柱侧凸、后凸畸形；⑤四肢短小，髋、膝关节畸形；⑥眼部屈光不正、视网膜脱落、感觉神经性耳聋等骨骼外症状亦可用于辅助诊断。

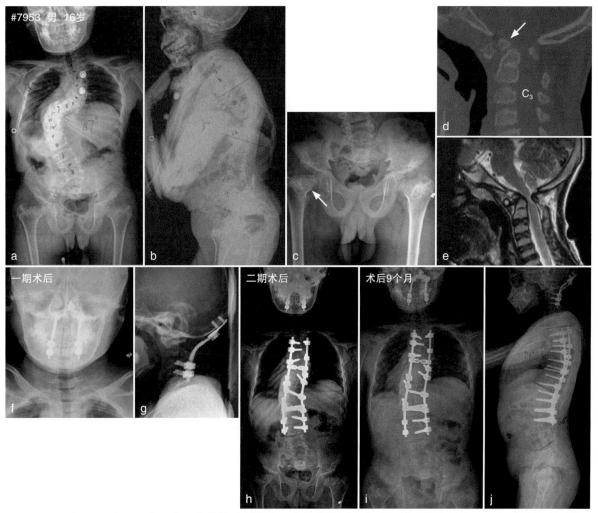

图 17-3-1　男（#7953），16 岁，先天性脊柱骨骺发育不良伴脊柱侧凸和胸腰椎后凸畸形（a、b）。双侧股骨头坏死，髋臼顶变平，股骨颈短缩（c）。颈椎 MRI、CT 示齿突游离小体、寰枢关节脱位（d），椎体发育不良（b）、脊髓受压（e）。一期行枕骨大孔扩大、C₁ 后弓切除及颈枕融合术（f、g），二期脊柱后路多节段后份 PCO 截骨矫形内固定术，矫形效果良好（h）。术后 9 个月随访未见明显矫正丢失（i、j）

特征性影像学诊断要点包括：①椎体扁平，呈梨形、卵圆形，常出现脊柱侧凸、后凸畸形；②股骨头干骺端骨化异常，髋臼顶扁平不规则。本病为常染色体显性遗传，可结合遗传方式特点与既往报道的 COL2A1 突变位点分析，为产前基因诊断提供可靠依据。

此外，本病需与其他引起儿童侏儒症的疾病相鉴别：①迟发性脊柱骨骺发育不良，一般为 X 染色体连锁隐性遗传，发病较 SEDC 晚，通常在 5～10 岁后。短躯干型身材矮小、进行性大关节退变及脊柱侧凸畸形等，影像学不表现为胸腰椎扁平，椎体上下缘凹陷、中后部呈驼峰状凸起、椎间隙狭窄。②黏多糖 IV 型，又称 Morquio 综合征，影像学表现为椎体普遍变扁，椎间隙增宽，胸腰段椎体前缘

呈舌样凸起，齿突发育不全常有寰枢关节半脱位。尿黏多糖、血黏多糖酶检测阳性有助于鉴别诊断。③脊柱干骺端发育不良（Strudwick 型），婴儿期即可发病，临床症状与影像学表现与 SEDC 相似，1 岁以内出现干骺端肿胀为其特征性表现。

## 治疗

### （一）保守治疗

本病无特异性的药物治疗方法，生长激素疗法对提高 SEDC 患者身高无明显作用，反而可能因为患者自身椎体异常和肌肉韧带松弛加重原有的脊柱后凸和前凸。支具治疗可用于延缓部分轻度脊柱侧凸和脊柱后凸进展（图 17-3-2）。

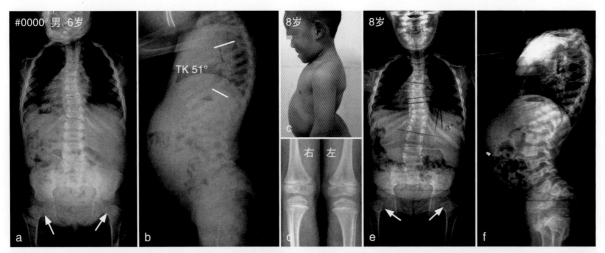

图 17-3-2　男（#0000），6 岁，先天性脊柱骨骺发育不良。6 岁时脊柱 X 线正位片示轻度脊柱侧凸（Cobb 角 12°），双侧股骨头处骨骺发育不良（a），X 线侧位片示胸椎后凸畸形，椎体扁平（b），推测高度进展的可能性，遂佩戴夜间支具，2 年后随访，腰骶部过度前凸（c），双侧膝关节干骺端及骨骺端明显增宽（d），股骨头及髋臼发育形态异常，脊柱畸形缓慢进展（e、f）

## （二）手术治疗

**1. 术前评估**　颈椎过伸过屈位 X 线有助于判断颈椎稳定性、有无脱位，完善颈椎磁共振有助于评估脊髓、神经根受压迫的情况，此外可通过详细的神经系统体格检查评估神经功能损害程度。部分患者可出现鸡胸、桶状胸等胸廓畸形影响正常肺功能，因此术前应当重视此类患者肺功能的检查。伴有严重胸腰弯侧后凸的患者除肺功能异常外，心脏亦可因长期受压迫产生病理性改变，此类患者术前应完善心脏彩超和心电图检查。

**2. 围手术期处理**　术前、术中使用 Halo - 支架和背心制动有助于提高颈椎稳定性。术前麻醉应考虑到寰枢椎半脱位、面部不对称和呼吸系统发育异常。脊柱侧凸手术中需密切检测体感诱发电位，术中唤醒有助于及时处理术中造成的神经功能损伤。严重后凸畸形患者通常需前后路联合手术，术中可能损伤肺部组织，特别是位于胸椎的后凸畸形，术前需密切关注肺部 CT 与肺功能检查，术后至少需佩戴保护性支具 3 个月以获得稳定的内固定。

**3. 手术策略**　颈椎手术指征：颈椎后凸、严重颈椎不稳、寰枢椎半脱位、颈椎管狭窄及脊髓压迫产生神经症状，此类患者需行颈椎后路融合手术（图 17-3-1）。先天性骨骺发育不良合并的胸腰段侧后凸畸形通常进展很快，Tolo 等认为超过 50°的 SEDC 伴发的脊柱侧凸畸形需要行手术矫形，后凸畸形后凸角超过 60°的患者需行前后路联合手术。

**4. 手术疗效及并发症**　颈椎术后患者神经症状通常明显改善，部分患者可能出现神经症状加重，术后并发症为感染、伤口裂开、连接处不稳、复位丢失、植骨吸收。脊柱侧凸患者脊柱较为僵硬，难以达成持久稳固的内固定，Bethem 等报道术后易出现假关节和矫形丢失，平均成功矫形率为 17%。单纯后路矫形内固定方式对僵硬性侧后凸畸形矫形效果不佳，Beighton 与 Koslowski 对 2 例 SEDC 伴侧后凸患者行单纯后路手术均未获得稳定矫形；Winter 与 Bloom 报道单纯后路手术易造成假关节。有研究认为前后路联合手术用于治疗 SEDC 侧后凸畸形取得相对稳定的矫形效果，Morita 等对 1 例患者行前后路联合手术后侧凸从 143°减至 112°，后凸由 116°减至 80°，术后未出现明显并发症。

**参考文献**

[1] Spranger JW, Langer LO. Spondyloepiphyseal dysplasia congenita[J]. Radiology, 1970, 94(2): 313-322.

[2] Horton WA, Hall JG, Scott CI, et al. Growth curves for height for diastrophic dysplasia, spondyloepiphyseal dysplasia congenita, and pseudoachondroplasia[J]. Am J Dis Child, 1982, 136(4): 316-319.

[3] Mogera C, Muralidhar V. Spondyloepiphyseal dysplasia congenita syndrome: anesthetic implications[J]. AnesthAnalg, 1996, 83(2): 433-434.

[4] Kanazawa H, Tanaka H, Inoue M, et al. Efficacy of growth hormone therapy for patients with skeletal dysplasia[J]. J Bone Miner Metab, 2003, 21(5): 307-310.

[5] Morita M, Miyamoto K, Nishimoto H, et al. Thoracolumbar kyphosing scoliosis associated with spondyloepiphyseal dysplasia congenita: a case report[J]. Spine J, 2005, 5(2): 217-220.

[6] Terhal PA, Nievelstein RJ, Verver EJ, et al. A study of the

clinical and radiological features in a cohort of 93 patients with a COL2A1 mutation causing spondyloepiphyseal dysplasia congenita or a related phenotype[J]. Am J Med Genet A, 2015, 167A(3): 461-475.

[7] SerhanEr M, Abousamra O, Rogers K, et al. Upper Cervical Fusion in Children With Spondyloepiphyseal Dysplasia Congenita[J]. J PediatrOrthop, 2017, 37(7): 466-472.

[8] Al Kaissi A, Ryabykh S, Pavlova OM, et al. The Managment of cervical spine abnormalities in children with spondyloepiphyseal dysplasia congenita: Observational study[J]. Medicine (Baltimore), 2019, 98(1): e13780.

[9] Nenna R, Turchetti A, Mastrogiorgio G, et al. COL2A1 gene mutations: mechanisms of spondyloepiphyseal dysplasia congenita[J]. Appl Clin Genet, 2019, 12: 235-238.

## 第四节　假性软骨发育不全

假性软骨发育不全（pseudoachondroplasia, PSACH）是一种常染色体显性遗传的软骨发育不全疾病，位于常染色体 19p13.1 上的软骨寡聚基质蛋白基因上的突变是造成该病的最主要原因。该病最早由 Maroteaux 和 Lamy 于 1959 年报道，因其临床表型与软骨发育不全类似而得名，一般累及四肢长骨与脊柱的干骺端和骨骺，患者通常因学会走路时步态不稳或出现短四肢、短躯干矮小就诊。该病与软骨发育不全最大的区别在于前者头颅大小和面容正常，且出生时身长和四肢均在正常范围内，出生时不易被诊断，通常在 2~4 岁才表现出明显短肢、短躯干侏儒畸形。PSACH 的确切发病率至今未见大规模报道，据推测发病率为 1/（10 000~30 000）。该病发病相对罕见，但外观畸形、活动受限和早发关节炎造成的疼痛对患者心理和生活质量造成巨大负担。

### 病因学

早在 20 世纪 70 年代，研究者对假性软骨发育不良患者的髂嵴活检组织进行电镜观察，发现其中软骨细胞的粗面内质网明显扩张，因此其被归为内质网储存障碍类疾病。随着分子遗传学的发展，科学家对 PSACH 家系成员 DNA 进行分析后发现，位于常染色体 19p13.1 上的软骨寡聚基质蛋白（COMP）基因上的突变是造成该病的最主要原因。COMP 突变具有显性负性作用，即其中一个等位基因发生突变即可导致相应疾病，这是因为 COMP 蛋白由五个完全相同的糖蛋白亚基组成，而双等位基因同时参与这些亚基的合成导致成熟的 COMP 蛋白同时包含突变及正常亚基。目前，在 PSACH 患者 COMP 基因上已经发现了 100 多种突变，其中以 496 号位上的天冬氨酸丢失（D496Del）突变最为常见，占到总病例数的 30%。

COMP 是一种非胶原细胞外基质蛋白，突变的 COMP 蛋白折叠发生错误并可与胞内的细胞外基质成分相结合堆积于内质网中，激活细胞启动未折叠蛋白应答机制以重新折叠或清除这些错误折叠的蛋白。即便如此，应答机制仍不足挽救这些蛋白或使得堆积于内质网的物质得以清除，于是细胞凋亡程序启动，使得生长板上的未成熟软骨细胞大量死亡和软骨成骨障碍，造成四肢短小的侏儒症。COMP 基因完全敲除的老鼠体型较为正常，并未出现与 PSACH 患者类似的侏儒症状，进一步证实：软骨细胞粗面内质网内的突变 COMP 蛋白堆积而非胞外基质中的 COMP 蛋白缺失是假性软骨发育不全的原发因素。

### 临床表现及影像学表现

与 ACH 不同，PSACH 患儿出生时通常身长正常，2 岁时生长曲线逐渐低于标准曲线。头颅形状和大小正常，无畸形，面容无异常（图 17-4-1h）。四肢短小，肘部伸展受限，因关节松弛，肘、膝等关节较正常儿童可能更大。下肢不等长，可出现弯腿、撞击膝和风吹样畸形。当患儿开始行走时，其表现为摇晃步态。患者未成年时即可发生骨性关节炎（图 17-4-1g），呈进展性退变，以髋、膝关节疼痛为主要表现。脊柱侧后凸及腰椎前凸畸形在儿童时期均可以观察到（图 17-4-1e、f）。少数患者可出现齿突发育不全和颈椎不稳（图 17-4-2d、e），严重者可因神经、脊髓受压（图 17-4-2f）出现四肢麻木、瘫痪等神经系统并发症。

影像学表现包括骨骺骨化延迟，长骨骨骺不规则，干骺端膨大（图 17-4-1c、g）；骨盆小，髋臼外形不整齐，边缘硬化，股骨颈缩短，干骺端膨大（图 17-4-1j）。掌骨、指骨短小，骨骺小、圆锥形，干骺端不规则，腕骨小而不规则（图 17-4-1d）。X 线正位片上可见轻度的脊柱侧凸畸形，侧位片上椎体呈扁平或楔形体，前部呈喙状或舌状（图 17-4-1b），而椎弓根与椎管大小正常。患者成年后椎体形态可趋于正常，50% 的患者可出现腰椎前凸增加，早期胸椎后凸为腰椎前凸的代偿机制，随着年龄增加少数患者可因病变累及多个椎体出现严重脊柱后凸畸形。

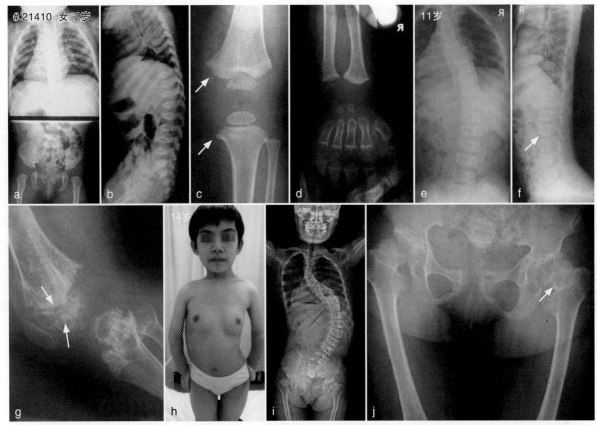

图 17-4-1 女（#21410），2 岁，假性软骨发育不全。X 线示脊柱椎体前端呈鸟嘴样畸形，股骨头骨骺小，发育不良（a、b）。长骨干骺端增大，边缘有突起（c）。掌指骨短小，干骺端不规则（d）。11 岁随访时可见脊柱侧凸（e），椎体前缘部分缺如（f）。长骨骨骺碎裂，干骺端增大，边缘不规则（g），行支具治疗。14 岁时随访示面部无明显异常，但与发育障碍的躯干和短小的四肢相比显得相对较大，支具治疗无效，侧凸进展较大（h、i）。髋臼缘不规则，髋臼角浅，股骨颈短缩，干骺端膨大（j）

## 诊断

PSACH 的诊断需结合临床表现及影像学表现综合判断。临床表现诊断要点主要包括：①出生时身长正常，2 岁以后生长明显缓于正常人，逐渐出现躯干和四肢短小而面容正常；②手、踝等小关节过度伸展而肘和髋关节伸展受限；③关节疼痛，以承重的下肢大关节最为显著，可出现早发性骨性关节炎；④伴有脊柱侧凸畸形和腰椎过度前凸。影像学诊断要点主要包括：①长骨骨骺骨化延迟，骨骺和干骺端不规则；②股骨头小而扁平，髋臼顶部硬化、形状不规则；③婴幼儿时期全脊柱侧位 X 线片显示椎体呈卵圆形，前缘呈鸟嘴状或舌状凸起，腰椎最明显，因此鉴别诊断最好有幼儿期 X 线片。青春期后椎体可表现为扁平椎，可伴有脊柱侧后凸畸形和寰枢关节不稳。

产前超声对诊断价值不高，PSACH 患者通常

2 岁后才会出现骨骼畸形改变，因此产前超声难以识别特征性的改变。对于临床及影像学无特异性表现的患者可结合 COMP 基因检测做出诊断，对有家族史的人群筛查 COMP 高危突变如前文提到的 D496Del 等可为 PSACH 的诊断提供重要依据。

## 自然史

目前关于 PSACH 自然史的研究很少，McKeand 对 77 例 PSACH 患者研究后发现存在明显家族史：38% 的患者为家族性，54% 的为新发突变。家族性和孤立性病例在骨科并发症与生殖能力方面无显著差异。患者出生时身长与体重均在正常范围内，身长中位数为 50cm，体重为 3.2kg。2 岁以后较正常儿童发育迟缓，成年后体重中位数为 43.2kg，身高为 117.5cm，显著低于正常成年人。颈椎不稳发生率为 10%～20%，Shetty 等认为有齿

突的患者（图 17-4-2d~f）较无齿突患者寰枢椎不稳定度明显增加。脊柱侧凸发生率为 48.6%，为轻度侧凸，可能与椎体结构异常及下肢不等长有关。腰椎前凸发生率为 46.3%，可能与椎体本身异常和髋关节屈曲挛缩有关。脊柱后凸为 6.1%，可能与椎体后方韧带松弛、椎体楔形变有关，也可能是腰椎过度前凸的代偿机制。

由于关节松弛及软骨发育异常，PSACH 患者易发生骨性关节炎，发病年龄通常在青春期晚期至成年早期，最先累及髋和膝等下肢承重关节，随后发展至肘、肩等关节。骨骼外系统如心血管系统、呼吸系统、神经系统并发症发病率与正常人相比无显著增加。PSACH 患者骨盆较正常人小，因此生育时多采用剖宫产。

## 治疗

### （一）保守治疗

对于不伴有严重肢体、脊柱畸形或神经系统症状的轻症患者可密切观察随访。Kanazawa 等研究发现生长激素对提高患者身高无显著作用，尤其对于本身有严重脊柱和下肢畸形的患者，激素的使用可能加重韧带松弛程度进而使畸形进展。药物抗炎镇痛治疗可用于缓解关节松弛、骨性关节炎等引起的关节痛症状，但其治疗效果目前尚不明确。支具治疗可用于防止中重度脊柱侧凸进展，但纠正效果

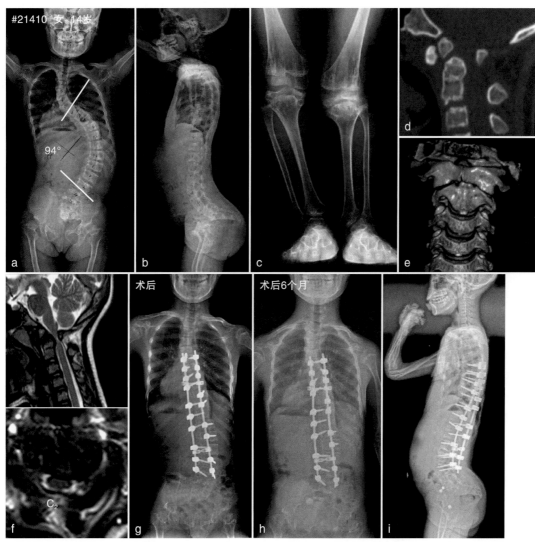

图 17-4-2　女（#21410），14 岁，假性软骨发育不全。严重脊柱侧凸畸形伴骨盆倾斜，矢状面上骨盆旋前，腰椎过度前凸（a、b），长骨骨骺不规则，干骺端膨大（c），CT、MRI 示寰椎前移，枢椎齿突畸形、游离，寰枢关节不稳，相应水平椎管骨性狭窄，颈髓受压变细（d~f）。行脊柱后路多节段 PCO 截骨矫形及内固定植骨融合术（T$_5$~L$_4$），术后矫形效果好，矢状面形态恢复正常，骨盆水平化（g），6 个月随访未见明显矫正丢失（h、i）

有限，通常以推迟手术为治疗目的。

## （二）手术治疗

**1.术前评估**　对于未出现明显神经系统症状的颈椎不稳患者，应行颈椎过伸过屈位 X 线与 CT 检查以明确颈椎的稳定性，因为术中麻醉插管可能加重颈椎不稳的程度甚至损伤脊髓。对出现神经系统症状的患者应重视神经系统查体，并且行颈椎磁共振以明确神经损伤程度。PSACH 患者常合并下肢不等长和骨盆倾斜，部分严重脊柱侧凸患者行脊柱矫形前需先行下肢截骨矫形，因此应当重视脊柱、骨盆和下肢整体参数的测量，全脊柱 X 线正侧位片、立位下肢全长片有助于合理规划手术方案以取得良好的冠状面和矢状面矫形。一般来说，对于能行走的患者，如下肢、骨盆、脊柱均需手术，应从远端开始进行，即先做下肢手术再行脊柱矫形手术。少数严重脊柱侧凸或合并匙状肋骨患者的肺部可能受压迫，此类患者术前需完善肺功能检查。

**2.围手术期处理**　对于严重畸形或伴躯干塌陷的患者，术前使用 Halo 支架牵引有助于改善严重脊柱畸形的柔顺性，增加手术安全性。牵引过程中应密切观察颅神经及肢体感觉运动功能障碍，有异常神经症状时应立即减重或停止牵引。PSACH 患者颈椎不稳可能对术前麻醉造成困难，插管时应结合影像学选择正确的体位和柔性纤维支气管镜插管。脊柱矫形术中行体感诱发电位和运动诱发电位监护，联合唤醒实验可及早发现神经功能损害，随时调整内固定。术后 3 个月可佩戴保护性支具帮助稳定内固定形成，颈椎不稳患者术后可行 Halo - 支架固定。对于行下肢截骨矫形的患者术后应当重视下肢肌肉功能的康复锻炼，防止因肌肉萎缩、关节屈曲挛缩引起脊柱侧凸或加重原有的脊柱畸形。

**3.手术策略**　PSACH 伴发的脊柱侧凸通常表现为轻度，脊柱侧凸手术率为 24.2%。若侧凸或后凸进展很快，则需进行脊柱融合手术（图 17-4-2）。与 ACH 不同，PSACH 患者的椎体大小和椎管与其他类型的骨软骨发育不良相比相对正常，可选取正常大小的内固定器械。当患者出现颈椎不稳、脊髓受压及进展性神经症状时需要行颈椎后路寰枢椎内固定和融合以防止神经功能进一步损害。

双下肢不等长在儿童时期很常见，严重的不等长畸形可造成髋关节屈曲挛缩、骨盆倾斜等并发症，这部分患者可行下肢截骨矫形手术纠正。接近四分之三累及下肢（腿部弯曲、撞击膝、风吹样畸形）的病例需要接受手术，最常见的是双腿弯曲畸形矫正（68.9%），其中 21.4% 的患者需要进行二次手术。当患者骨性关节炎进展迅速，严重影响到行走能力时需要进行关节置换治疗。最常见的是髋关节置换，接近 50% 的 PSACH 患者需要接受髋关节置换，手术年龄中位数在 33.9 岁，较正常人显著提前。

**4.手术疗效及并发症**　Hunter 等研究发现行脊柱侧凸矫形、胸腰椎融合或脊柱减压手术的 PSACH 患者总体满意度较其他骨软骨发育不良疾病（如脊柱骨骺发育不良、骨畸形发育不良等）显著降低，可能与 PSACH 患者下肢不等长畸形有关，此类患者通常需行多种手术如髋关节置换、股骨近端截骨矫形矫正下肢参数，从而维持躯干平衡。

PSACH 患者因椎体发育不良、骨骼质量差等术后易发生假关节与内固定松动等并发症，无明显移位的内固定松动一般不会影响关节的骨性融合，若不造成明显疼痛或神经症状一般无需特殊处理。Ain 等报道 5 例 PSACH 颈椎不稳手术患者，术后 1 例出现内固定松动移位，并因内固定突出压迫疼痛，行翻修术后获得稳固的骨性融合、疼痛改善；1 例出现新发颈椎不稳节段。此外，PSACH 患者由于解剖异常需要耐受更长的手术时间，术中出血量较正常人可能更多。

## 参考文献

[1] Nores JM, Maroteaux P, Remy JM. Development of pseudo-achondroplasia over a 30-year period in an adult patient[J]. Clin Rheumatol, 1989, 8(2): 282-288.

[2] Briggs MD, Hoffman SM, King LM, et al. Pseudoachondroplasia and multiple epiphyseal dysplasia due to mutations in the cartilage oligomeric matrix protein gene[J]. Nat Genet, 1995, 10(3): 330-336.

[3] McKeand J, Rotta J, Hecht JT. Natural history study of pseudoachondroplasia[J]. Am J Med Genet, 1996, 63(2): 406-410.

[4] Hunter AG. Perceptions of the outcome of orthopedic surgery in patients with chondrodysplasias[J]. Clin Genet, 1999, 56(6): 434-440.

[5] Mortier GR. The diagnosis of skeletal dysplasias: a multidisciplinary approach[J]. Eur J Radiol, 2001, 40(3): 161-167.

[6] Kanazawa H, Tanaka H, Inoue M, et al. Efficacy of growth hormone therapy for patients with skeletal dysplasia[J]. J Bone Miner Metab, 2003, 21(5): 307-310.

[7] Ain MC, Chaichana KL, Schkrohowsky JG. Retrospective study of cervical arthrodesis in patients with various types of skeletal dysplasia[J]. Spine (Phila Pa 1976), 2006, 31(6): E169-174.

[8] Shetty GM, Song HR, Unnikrishnan R, et al. Upper cervical spine instability in pseudoachondroplasia[J]. J PediatrOrthop, 2007, 27(7): 782-787.

[9] Weiner DS, Guirguis J, Makowski M, et al. Orthopaedic manifestations of pseudoachondroplasia[J]. J Child Orthop, 2019, 13(4): 409-416.

## 第五节　脊柱干骺端发育不良伴脊柱侧凸

脊柱干骺端发育不良（spondylometaphyseal dysplasia，SMD）是一组以脊柱椎体和长骨干骺端改变为特征的具有显著异质性的遗传性骨骼发育不良疾病。早在 1967 年，Kozlowski 等首次对该病进行了较为详细的报道，SMD 的发病率约为 1/100 000，男女均可患病。SMD 最显著的临床特征是身材矮小，这主要是由躯干短引起，有时也与四肢及关节的畸形，如髋内翻和膝内翻等相关。疾病的诊断主要依赖于影像学，诊断的必要条件包括脊椎（椎体扁平）和干骺端的发育不良，近年来基因测序也逐渐被用于 SMD 的辅助诊断。根据疾病受累部位及严重程度的不同，SMD 被分为 Kozlowski 型（SMD Kozlowski type）、Sutcliffe 型（角部骨折型）（Sutcliffe type or corner fractures type）、Sedaghatian 型（SMD Sedaghatian type）、轴型（axial SMD）、伴关节松弛型、伴角膜营养不良型（SMD with corneal dystrophy）和伴视锥视杆细胞营养不良型（SMD with conerod dystrophy）等十余种亚型，其中以 Kozlowski 型最为常见，不同亚型的遗传病因学及临床表型均有所不同。

## 病因学

目前，SMP 病因尚未完全明了，但一般认为基因突变是其主要致病因素，不同基因的突变可导致不同亚型的 SMP。TRPV4 基因上的杂合突变可引起 Kozlowski 型 SMD，TRPV4 基因编码瞬时受体电位离子通道，该基因的突变可引起基础钙通道活性的改变并最终导致 SMP。编码纤连蛋白的 FN1 基因突变可导致 Sutcliffe 型（角部骨折型）SMD，纤连蛋白是位于细胞外基质中的一种糖蛋白，可将细胞和细胞外基质进行连接，对间充质基质细胞的凝聚、迁移、增殖和分化起重要作用，因此对软骨发育和骨形成至关重要，该型 SMD 通常呈常染色体显性遗传，有时呈 X 连锁遗传。编码谷胱甘肽过氧化物酶的 GPX4 基因上的病理性突变被报道存在于多个 Sedaghatian 型家系中，该酶具有保护细胞免受膜脂过氧化的作用，对早期胚胎发育、调节抗氧化和抗凋亡活性至关重要。伴视锥视

杆细胞营养不良型 SMD 主要由于 PCYT1A 基因上纯合或复合杂合子突变引起，PCYT1A 编码磷酸胆碱胞苷转移酶（CCTα），是磷脂酰胆碱代谢关键的调控因子。磷脂酶 Cβ3（PLCβ3）突变可导致伴角膜营养不良型 SMD。编码鞭毛和纤毛相关蛋白的 CFAP410 突变可引起轴型 SMD。人抗酒石酸酸性磷酸酶（ACP5）突变可导致脊椎软骨发育不全（OMIM：607944），编码高尔基相关微管结合蛋白 210 的 TRIP11 突变可导致牙齿软骨发育不全。除此之外，COL2A1 等其他基因上的突变亦被零星报道于 SMD 病例中。

## 临床表现及影像学表现

SMD 最主要的临床特征是躯干短引起的身材矮小。其他常见的临床特征包括脊柱侧后凸畸形、视力减退、心肺功能异常、中枢神经系统发育障碍等。根据表型不同，SMD 可分为多种亚型，其中以 Kozlowski 型最为常见。

Kozlowski 型 SMD 患者出生时常无明显异常，但至 1~4 岁时，常因出现蹒跚步态而被诊断，发育至成年后，身高一般不超过 140cm。骨盆 X 线平片可见短方形髂骨、短小髂骨翼、扁平不规则髋臼、短缩的股骨颈、股骨颈近端宽大骺板等异常结构。长骨 X 线片可见骨骼发育迟缓及干骺端不规则增宽，有时亦可见跗骨、腕骨等骨骼的骨化延迟。全脊柱正侧位 X 线片示多发性椎体异常，椎体不同程度变扁平宽大，多伴有脊柱侧凸及脊柱后凸畸形，常见齿突发育不全并可继发寰枢关节不稳。患者智力及神经系统发育一般正常。

Sutcliffe 型 SMD 主要呈常染色体显性遗传，最主要的特征是在不规则干骺端边缘存在片状、三角状或曲线状的骨化中心而形似骨折。所谓的"角部骨折"并非真正的骨折，而是生长板和次级骨化中心的不规则骨化，常累及胫骨、桡骨远端和肱骨、股骨近端，该特征随着年龄增大而逐渐明显，但生长停止后消失。进行性髋内翻是该型患者另一个重要特点，有时因髋部畸形而需进行手术。部分患者椎体发育不良，可出现楔形椎体和脊柱侧后凸畸形。

Sedaghation 型 SMD 较为罕见且具有致死性，主要呈常染色体隐性遗传。以严重的干骺端软骨发育不良、四肢轻度短缩、骨骺骨化延迟、髂嵴不规则、肺出血、神经功能异常等为特征。受累婴儿常伴张力

低下和心肺问题。心脏异常包括心脏传导阻滞和结构异常等。据报道，半数 Sedaghation 型 SMD 婴儿存在中枢神经系统畸形，包括胼胝体发育不全、额颞叶肥大、部分无脑和严重的小脑发育不良等。

伴视锥视杆细胞营养不良型 SMD 最主要的特征是渐进性的视力损害，视网膜电流图显示视锥视杆细胞功能障碍。视网膜异常发病年龄不一，呈渐进性，但青少年期常较稳定。患者身材十分矮小，最终身高一般不超过 100cm，1 岁以内常出现下肢远端长骨弯曲。Salma 等通过对一个家系的研究显示 PLCβ3 基因突变可造成一种新类型 SMD——伴角膜营养不良型 SMD。受累患者除具有 SMD 典型特征外，还存在角膜营养不良和智力障碍，但视网膜通常无明显异常。轴型 SMD 以干骺端异常一般只局限于胸部、脊柱、骨盆和股骨近端而得名，视力在出生后早期即受损，视网膜病变经眼底镜检查可示色素性视网膜变性，视网膜电图可显示视锥视杆细胞营养不良。

伴关节松弛 I 型由 B3GALT6 基因突变导致（图 17-5-1），呈常染色体隐性遗传模式。除身材矮小外，由于椎体发育的异常及韧带的松弛，患者可出现严重持续进展的脊柱侧后凸畸形。非轴性骨骼受累包括肘部畸形伴桡骨头脱位、髋关节脱位等并可进一步导致关节功能异常。部分患者还可出现心脏功能异常、蓝色巩膜、眼球突出等临床表型。

## 诊断

SMD 的临床诊断主要依据临床表现及影像学表现，SMD 最主要的临床特征是躯干短引起的身材矮小。其他常见的临床特征包括脊柱侧后凸畸形、视力减退、心肺功能异常、中枢神经系统发育障碍等。全脊柱正侧位 X 线片及骨盆正位 X 线片有助于判断是否存在脊柱侧后凸畸形，椎体是否扁平或不规则，是否存在齿突发育不全及寰枢关节不稳，是否存在短方形髂骨、短小髂骨翼、扁平不规则髋臼、股骨头短缩及股骨颈近端宽大不规则骺板等异常形态。四肢全长 X 线片有助于判断四肢骨骺、干骺及骨干是否存在异常。必要时，还需拍摄头颅、全脊柱 MRI 判断是否存在中枢神经系统发育不良、脊髓是否受压（图 17-5-2）。眼科检查，如视力检查、眼底镜检、视网膜电图可用于检测患者是否存在视力损害以便于分型和临床处理。因骨

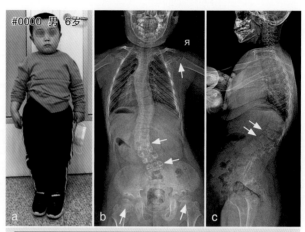

| 突变基因 | 突变信息 | 状态 | 变异来源 |
|---|---|---|---|
| B3GALT6 | c.513_520del p.(Glu174Alafs*266) | 杂合 | 父源 |
| B3GALT6 | c.694C>T p.(Arg232Cys) | 杂合 | 母源 |

图 17-5-1　男（#0000），6 岁，外观头颅大，躯干及身材矮小，前臂旋前困难（a）。正位 X 线示脊柱侧凸畸形，椎体扁平，肱骨及股骨干骺端膨大增宽不规则，股骨头发育不良（b）；侧位 X 线示脊柱后凸畸形，椎体异常不规则，呈鸟嘴状（c）。基因测序显示两条染色体上的 B3GALT6 基因分别存在 c.513_520del 及 c.694C>T 突变，提示为脊柱干骺端发育不良伴关节松弛 I 型（d）

软骨发育不良遗传图谱的逐步完善和测序成本的下降，基因测序可作为 SMD 的辅助诊断，其不仅可以进一步明确 SMD 的诊断，而且有助于确定 SMD 的具体亚型以指导对预后的判断。

## 治疗

### （一）保守治疗

本病无特异性的药物治疗方法，基于病因的基因疗法或许是未来的治疗方向之一。支具治疗或可延缓部分脊柱侧凸或脊柱后凸畸形的进展（图 17-5-3），但相关报道极少。Ibrahim 等对 1 例支具治疗 Kozlowski 型 SMD 伴胸腰椎后凸型患者进行了报道，该患者 21 个月时被诊断 SMD 且存在多节段椎体异常，经支具治疗 4 年后，矢状面形态得到极大改善，共随访 14 年后，矢状面参数完全恢复正常。尽管如此，支具治疗对 SMD 伴脊柱侧后凸患者是否有效及具体对哪类患者有效仍需后续较大规模的病例对照研究。

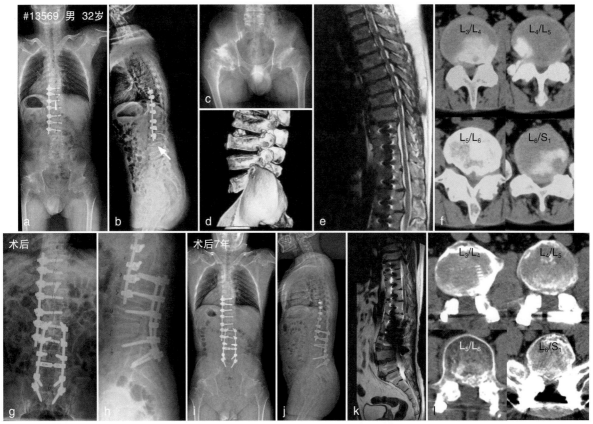

图 17-5-2　男（#13569），32 岁，20 岁时曾因胸腰椎后凸畸形行前路 T₉~L₃ 矫形术，术后 12 年矫形维持良好（a、b），但出现双下肢进行性瘫痪。骨盆 X 线平片（c）及腰椎 CT（d）可见脊柱椎体扁平不规则，股骨骨骺及干骺端发育不良。MRI 及 CT 示原手术固定融合处无椎管狭窄，但近端胸椎和远端腰椎出现明显椎管狭窄（e、f）。即行后路 L₁~L₅ 全椎板切除减压内固定术，神经功能改善，恢复行走（g、h）。7 年后随访矫形无明显丢失（i、j），椎管狭窄减压效果维持良好（k、l）。因髋关节僵直而行双侧髋关节置换

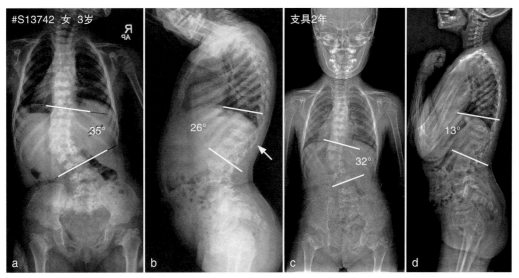

图 17-5-3　女（#S13742），3 岁，初诊侧凸 Cobb 角 35°，椎体发育不规则，伴股骨干骺端发育不良（a），胸腰段可见后凸畸形（b）。佩戴 Boston 支具治疗 2 年后，侧凸得到有效控制（c），胸腰段后凸畸形改善明显（d）

## （二）手术治疗

目前尚缺乏 SMD 手术治疗的报道。Tager 等曾在 *Early Onset Scoliosis A Clinical Casebook* 一书中报道了一例 Kozlowski 型 SMD 病例。患者脊柱表现为脊柱侧凸和胸腰段后凸畸形，经支具和石膏治疗数年后无效，畸形变的僵硬且呈进行性发展，遂于 7 岁 7 个月时置入磁控生长棒，后续间隔 3～4 个月进行生长棒延长，随访 2 年后患者身高及脊柱形态得到了较好改善且未发生相关并发症。值得注意的是，患者除脊柱畸形外，常伴髋关节、四肢及胸廓异常，具体治疗需多学科协作进行。

### 参考文献

[1] Mortier GR, Cohn DH, Cormier-Daire V, et al. Nosology and classification of genetic skeletal disorders:2019 revision[J]. Am J Med Genet A, 2019, 179(12):2393-2419.

[2] Nishimura G, Lausch E, Savarirayan R, et al. TRPV4-associated skeletal dysplasias[J]. Am J Med Genet C Semin Med Genet, 2012, 160C(3):190-204.

[3] Krakow D, Vriens J, Camacho N, et al. Mutations in the gene encoding the calcium-permeable ion channel TRPV4 produce spondylometaphyseal dysplasia, Kozlowski type and metatropic dysplasia[J]. Am J Hum Genet, 2009, 84(3):307-315.

[4] Lee CS, Fu H, Baratang N, et al. Mutations in Fibronectin Cause a Subtype of Spondylometaphyseal Dysplasia with "Corner Fractures"[J]. Am J Hum Genet, 2017, 101(5):815-823.

[5] England J, McFarquhar A, Campeau PM. Spondylometaphyseal Dysplasia, Corner Fracture Type[M]. In: Adam MP, Ardinger HH, Pagon RA, et al. eds. GeneReviews®. Seattle (WA):University of Washington, Seattle, 2020.

[6] Machol K, Jain M, Almannai M, et al. Corner fracture type spondylometaphyseal dysplasia: Overlap with type Ⅱ collagenopathies[J]. Am J Med Genet A, 2017, 173(3):733-739.

[7] Ikegawa S, Nishimura G, Nagai T, et al. Mutation of the type X collagen gene (COL10A1) causes spondylometaphyseal dysplasia[J]. Am J Hum Genet, 1998, 63(6):1659-1662.

[8] Hoover-Fong J, Sobreira N, Jurgens J, et al. Mutations in PCYT1A, encoding a key regulator of phosphatidylcholine metabolism, cause spondylometaphyseal dysplasia with cone-rod dystrophy[J]. Am J Hum Genet, 2014, 94(1):105-112.

[9] Smith AC, Mears AJ, Bunker R, et al. Mutations in the enzyme glutathione peroxidase 4 cause Sedaghatian-type spondylometaphyseal dysplasia[J]. J Med Genet, 2014, 51(7):470-474.

[10] 张泽坤, 李玉清, 赵静品, 等. 脊椎干骺端发育异常的X线表现[J]. 中华放射学杂志, 2007, 41(1):63-65.

[11] Miyake N, Wolf NI, Cayami FK, et al. X-linked hypomyelination with spondylometaphyseal dysplasia (H-SMD) associated with mutations in AIFM1[J]. Neurogenetics, 2017, 18(4): 185-194.

[12] Ibrahim S, Labelle H, Mac-Thiong JM. Brace treatment of thoracolumbar kyphosis in spondylometaphyseal dysplasia with restoration of vertebral morphology and sagittal profile: a case report[J]. Spine J, 2015, 15(6):e29-34.

[13] El-Hawary R, Eberson CP. Early Onset Scoliosis A Clinical Casebook[M]. Cham:Springer International Publishing AG, 2018.

## 第六节　Ehlers-Danlos 综合征

Ehlers-Danlos 综合征简称 EDS，又称皮肤弹性过度症（cutis hyperelastica）、皮肤毛细管破裂症（dermatorrhexis）、伴皮肤和关节松弛的皮肤毛细管破裂症（dermatorrhexis with dermatochalasis）、弹性皮肤症（cutis elastica）等，是一组以胶原代谢异常为特征的遗传性疾病，主要导致结缔组织松弛，常累及骨骼、心血管、眼等多个系统，临床主要表现为关节松弛及过度活动、皮肤弹性增大、萎缩性瘢痕、结缔组织脆性增加及反复血肿形成等。1901 年和 1908 年 Ehlers 和 Danlos 分别描述了本病的临床表现，指出这些缺陷是由于结缔组织异常所致，故命名为 EDS，其发病率在 1/5000 左右。一般 1～4 岁即可确诊，有些婴儿因出现婴松软综合征（floppy baby syndrome）而被发现，男性多见。

## 病因学及遗传学

根据临床遗传特征及临床表现，英国遗传学家 Beighton 将 EDS 分为七类，至少 10 种亚型（Ⅰ～Ⅷ型，Ⅹ、Ⅺ型）（表 17-6-1、表 17-6-2）。

1. 经典型（包括Ⅰ型和Ⅱ型）　主要累及皮肤和关节。主要诊断标准为皮肤伸展过度、广泛皮肤瘢痕和关节活动度过大。

2. 关节活动过度型（Ⅲ型）　主要特征是全身广泛的关节松弛。主要诊断标准为皮肤受累（皮伸展过度或皮肤光滑等）和全身广泛的大小关节活动范围增加。

3. 血管型（Ⅳ型）　是最严重的类型，常累及肠道、血管、子宫等中空器官，可致生命危险。主要诊断标准为薄而弹性皮肤、动脉／肠道／子宫脆性增加或破裂、广泛的皮肤擦伤和特征性面容（大眼睛、薄嘴唇、细鼻等）。

4. 脊柱侧后凸型（Ⅵ型）　是较少见的类型。主要诊断标准为广泛的关节松弛、出生时肌张力减退，进行性加重的脊柱侧凸畸形、巩膜脆性增加或眼球破裂。

5. 关节松弛型（ⅦA 型和ⅦB 型）　此型较罕见。主要诊断标准为严重的全身关节活动度过度增加伴复发性半脱位，先天性双侧髋关节脱位。

| 表 17-6-1 | EDS 临床表型分类表 | | |
| --- | --- | --- | --- |
| 类别 | 亚型 | OMIM 号 | 遗传模式 |
| 1. 经典型 | Gravis 型（EDS Ⅰ 型） | 130000 | 常染色体显性 |
| | Mitis 型（EDS Ⅱ 型） | 130010 | 常染色体显性 |
| 2. 关节活动过度型 | 关节过度活动型（EDS Ⅲ 型） | 130020 | 常染色体显性 |
| 3. 血管型 | 动脉 - 瘀斑型（EDS Ⅳ 型） | 130050（225350）（225360） | 常染色体显性 |
| 4. 脊柱侧后凸型 | 眼病 - 脊柱侧凸型（EDS Ⅵ 型） | 225400（229200） | 常染色体隐性 |
| 5. 关节松弛型 | 先天性多关节松弛型（EDS ⅦA 型和 EDS ⅦB 型） | 130060 | 常染色体显性 |
| 6. 皮肤脆裂型 | 皮肤脆裂型（EDS ⅦC 型） | 225410 | 常染色体隐性 |
| 7. 其他 | X- 性连锁型（EDS Ⅴ 型） | 305200 | 性染色体连锁 |
| | 牙周炎型（EDS Ⅷ型） | 130080 | 常染色体显性 |
| | 纤维连接蛋白缺陷型（EDS Ⅹ 型） | 225310 | 未知 |
| | 家族性关节活动过度综合征（EDS Ⅺ型） | 147900 | 常染色体显性 |
| | 早衰型 EDS | 130070 | 未知 |
| | 未确定型 | — | — |

| 表 17-6-2 | EDS 的遗传学分类表 | | | |
| --- | --- | --- | --- | --- |
| 类别 | 亚型 | 蛋白异常 | 基因异常 | 染色体定位 |
| 1. 经典型 | Ⅰ / Ⅱ 型 | Ⅴ 型胶原 | COL5A1，COL5A2 | 9q34.2-34.3 2q31 |
| 2. 关节活动过度型 | Ⅲ型 | 未知 | 未知 | 未知 |
| 3. 血管型 | Ⅳ型 | Ⅲ型胶原 | COL3A1 | 2q31 |
| 4. 脊柱侧后凸型 | Ⅵ型 | 赖羟酰羟化酶 | PLOD1 | 1p36.3-36.2 |
| 5. 关节松弛型 | ⅦA/ ⅦB | Ⅰ型胶原 | COL1A1 COL1A2 | 17q31-22.5 7q22.1 |
| 6. 皮肤脆裂型 | ⅦC | N- 蛋白水解酶 | ADAMST2 | 5q23-24 |

6. **皮肤脆裂型（ⅦC 型）** 此型亦较罕见。主要诊断标准为严重的皮肤脆性增加，皮肤伸展过度。

7. **其他** 包括Ⅴ、Ⅷ、Ⅹ和Ⅺ等型。

COL5A1 和 COL5A2 基因主要与经典型 EDS 发病相关，分别编码 Ⅴ 型胶原前 α1 链和前 α2 链。Ⅴ 型胶原广泛分布于皮肤、肌腱、骨骼、角膜、胎盘和胎膜等组织中。Syx 等发现，COL5A2 基因纯合缺失的小鼠在临床和超微结构上表现与经典型 EDS 非常相似，从而提出该型 EDS 与 Ⅴ 型胶原有关。Toriello 等的研究证实经典型 EDS 患者存在 Ⅴ 型胶原基因及其编码蛋白的异常。COL5A1 基因的点突变可导致 Ⅴ 型胶原 α1 链 C 末端高度

保守的半胱氨酸残基被丝氨酸替换。由于半胱氨酸残基对链内双硫键和胶原纤维分子三螺旋结构折叠的形成非常关键，因此突变产生功能异常的 Ⅴ 型胶原，从而导致相应的临床表型。

TNXB 基因定位于染色体 6p21.3 区域，编码细胞外的一种蛋白 tenascin-x（TNX）。该蛋白在胚胎发生阶段组织相互作用过程中和肿瘤中显著表达，对于维持弹性纤维完整性起一定的作用，但是具体功能尚不明确。TNX 主要与 Ⅲ 型和经典型 EDS 的发病有关。

COL3A1 基因定位于染色体 2q24.3-q31 区域，编码Ⅲ型胶原的 α1 前胶原蛋白。Ⅲ型胶原是

由 α1 前胶原蛋白构成的异源三聚体，其中心部分构成三聚体螺旋结构。Ⅲ型胶原是构成动脉管壁和胎盘的重要成分，其含量减少或者胶原结构异常都可引起Ⅳ型 EDS。

PLOD1 基因位于染色体 1p36.3-p36.2，编码赖氨酸羟化酶 1（lysylhydroxylase 1，LH1）。赖氨酸羟化酶缺乏导致胶原中赖氨酰残基羟基化和羟基赖氨酰糖基化降低，影响胶原交联形成，从而导致胶原结构不稳定。PLOD1 基因的突变主要引起 Ⅵ A 型 EDS。具有 Ⅵ 型 EDS 表型而无 PLOD1 基因突变的患者归为 Ⅵ B 型 EDS。

COL1A1 和 COL1A2 基因分别位于染色体 17q21.31-q23 和 7q22.1 区域，分别编码Ⅰ型胶原的前 1（Ⅰ）链和前 2（Ⅰ）链。这两种多肽从成纤维细胞等细胞分泌出来后在氨基蛋白水解酶和羧基蛋白水解酶催化下生成Ⅰ型胶原。正常情况下每个Ⅰ型胶原分子包括两个前 1（Ⅰ）链和一个前 2（Ⅰ）链，存在于韧带、肌腱、真皮、骨和牙本质等多种组织中。COL1A1 和 COL1A2 基因分别与 Ⅶ A 和 Ⅶ B 型 EDS 的发病有关。在 Ⅶ A 型 EDS 中，COL1A1 基因的突变导致 6 号外显子缺失，使前 1（Ⅰ）链失去氨基蛋白水解酶的作用部位，结果细胞产生 pN1[I]- 样链。同样在 Ⅶ B 型 EDS 中 COL1A2 基因突变导致 6 号外显子缺失，引起前 2（Ⅰ）链氨基蛋白水解酶作用位点部位缺失，结果产生 pN2[I]- 样链。Ⅰ型胶原前肽的氨基端异常引起螺旋稳定性降低。Ⅶ型 EDS 的临床特征与Ⅰ型前胶原转换成Ⅰ型胶原的过程异常密切相关。

其他与 EDS 相关的基因突变还包括 ADAMTS-2 基因、XGPT1 基因、FN1 基因、DECORIN 基因等。

## 病理学

EDS 病理学表现为真皮胶原缺乏、排列紊乱，有的呈螺纹状；基质染色淡，在纤维里，脂肪和黏液质构成假性肿瘤，可呈钙化。在一些病例中，血小板显示超微结构的缺陷，因此而导致黏附、聚集功能降低等改变。

## 临床表现

临床常见三联征为：皮肤脆性、关节松弛及血管脆性。EDS 患者常有特殊的面容（图 17-6-1a、

图 17-6-2a），如大眼睛、薄嘴唇、细鼻等，也可表现为蓝巩膜、眼距过宽、"猫头鹰"眼，并伴有先天性皱褶的内眦皮赘。皮肤柔软、薄而有弹性，可拉伸较长且易自行回缩（图 17-6-2b）。皮肤易擦伤形成瘢痕（图 17-6-2d），且易反复产生皮下血肿（图 17-6-2c）。关节松弛，被动和主动活动度增加（图 17-6-1），易产生关节脱位或半脱位。血管脆性易产生胃肠道、呼吸道及牙龈出血。较严重出

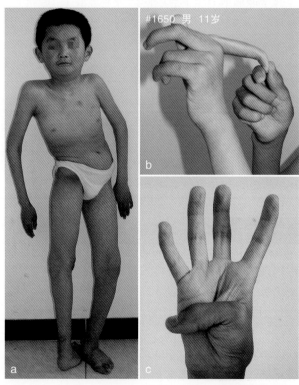

图 17-6-1　男（#1650），11 岁，EDS。呈现特殊面容，踝关节松弛可反向旋转 180°（a）、掌指关节可过伸超过 90°（b）、拇指主动屈曲可超过手掌的尺侧缘（c）

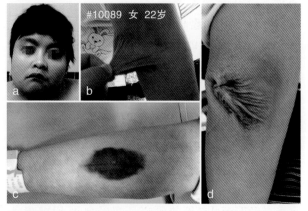

图 17-6-2　女（#10089），22 岁，EDS。呈现特殊面容（a），皮肤松弛（b）、易反复产生皮下血肿（c）、皮肤易形成瘢痕（d）

血常出现于Ⅳ、X型患者。眼部畸形包括角膜、巩膜、眼底、晶状体等异常，如斜视、晶状体异位、视网膜剥离等，常见于Ⅵ型EDS。肌力减弱和易疲劳性是EDS常见的特征。婴幼儿一般为肌张力低下，而年长儿常主诉肌肉痉挛。内脏异常可见于Ⅳ型EDS患者，包括节段性消化道及呼吸道扩张、肠道、子宫及支气管等自发性破裂。二尖瓣、三尖瓣脱垂亦常见，Ⅳ型患者常合并主动脉瘤、夹层，患者常因心血管并发症、肠道破裂、子宫破裂而突发死亡，一般平均生存年龄<40岁。

Chiari畸形常见于关节活动过度型EDS，具体发生率未知，男女比例高达9∶1，远高于普通Chiari畸形患者（男女比例3∶1），而且EDS患者发病年龄较普通Chiari畸形患者早。寰枢关节不稳通常见于血管型EDS患者，比例高达三分之二。通常认为是由于韧带松弛导致。患者常有寰枢关节活动过度，寰枢关节相对旋转角度可以达到40°，常合并颈部疼痛和头痛。由于寰枢关节活动度增大，转头时可能使椎动脉扭曲，导致血流不畅而引起眩晕、恶心、面部疼痛甚至呼吸不畅。颅颈交界区的韧带松弛还会引起颅颈交界区不稳，患者常出现脑干和上颈髓发育异常、椎动脉扭转、颅底凹陷等。患者由于神经受压，出现肌张力增高、病理反射及感觉异常等。部分EDS患者合并脊髓栓系综合征，患者常出现下腰部疼痛及经典的三联征：神经源性膀胱、下肢肌力减退和感觉减退。患者疼痛常表现为下腰部和下肢的酸痛和烧灼痛，下肢沉重、紧绷、僵硬。泌尿系统表现为排尿困难、尿不尽、尿频、尿急等；可反复尿路感染。

自发性骨折常见于大于1岁的婴幼儿。Rolfes回顾了219例EDS患者40年的随访资料，发现52.4%的EDS患者婴幼儿时期至少经历一次骨折，骨折发生率是正常婴幼儿的3.4倍。由于EDS患者常有瘢痕和擦伤，骨折后这些患者的父母常被怀疑虐待儿童。然而，调查显示93%的患者为EDS或者有EDS家族史；骨折部位包括肋骨（61%）、骨骺损伤（18%）、股骨（39%）、肱骨（22%）、胫骨（35%）、颅骨（13%）。由于关节松弛，常伴发关节脱位及骨性关节炎等，患者常表现为髋部疼痛、关节撞击症等，但是髋臼发育不良并不常见。另外，颞下颌关节脱位在EDS患者中也比较常见。

EDS患者可出现脊柱节段性不稳、脊柱后凸、脊柱侧凸及脊柱早期退变（图17-6-3）。脊柱

退行性疾病主要见于关节活动过度型EDS和经典型EDS。由于颈椎不稳和椎间盘疾病，患者常表现为颈椎反弓（图17-6-4c）甚至出现进展性颈椎病及颈部和胸部的疼痛。脊柱畸形主要见于Ⅵ型（脊柱侧后凸型）和Ⅳ型（血管型）患者，50%的Ⅲ型（关节过度活动型）患者合并脊柱侧凸。椎体楔形变明显，胸腰段侧后凸常见（图17-6-3b）。Jasiewicz回顾了11例Ⅳ型EDS合并脊柱侧凸患者的影像学资料，发现7例为胸弯、3例为胸腰双弯、1例为腰弯。胸弯Cobb角平均为109.5°，腰弯Cobb角平均为75.6°。Akpinar报道的5例Ⅵ型EDS合并脊柱侧凸患者中，4例为胸腰双主弯，1例为腰主弯。这些患者胸弯Cobb角平均为67.9°，腰弯Cobb角平均为46.4°，其

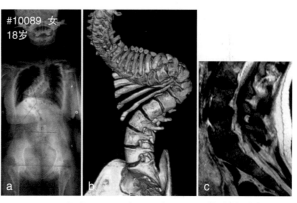

图17-6-3　女（#10089），18岁，EDS伴脊柱侧凸。X线示严重左胸弯（a），三维CT示胸椎角状后凸畸形，顶椎区多个椎体楔形变（b），T2相腰椎MRI示多节段椎间盘信号改变，L₃/L₄、L₄/L₅节段椎管狭窄（c）

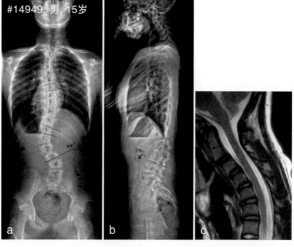

图17-6-4　男（#14949），15岁，EDS伴脊柱侧凸。X线示轻度右胸弯和腰椎左弯（a），胸椎后凸减小和腰椎后凸（b），颈椎MRI示颈椎反弓（c）

中 1 例胸弯只有 25°，但是合并严重的胸椎前凸，$T_5 \sim T_{12}$ 后凸角为 −70°，平均胸腰段后凸（$T_{12} \sim L_2$）为 53.3°。McMaster 报道的 5 例 EDS 合并脊柱侧后凸的患者中，3 例为胸腰双弯、1 例为单胸弯、1 例为胸椎后凸。由此可以看出，EDS 伴发的脊柱畸形，其弯型程度变化较大。

## 影像学表现

X 线可评估脊柱畸形。脊柱侧后凸或胸椎前凸畸形常见于胸腰椎交界处（图 17-6-1b），也可见扁平椎。可见多发性关节半脱位或全脱位，常见部位为指／趾关节、肩关节、髋股关节、颞下颌关节、桡骨头、胸锁关节及肩锁关节等。颅顶延迟钙化，眼眶扁平，颌骨小，眼距宽。胸廓不对称，胸锁关节半脱位，鸡胸，胸廓延长，肋椎关节半脱位。尺骨茎突延长，桡尺骨骨性融合，肢端骨质溶解，手指关节屈曲畸形，髋关节脱位（图 17-6-5c）或股骨头内陷，畸形足，并指（趾）等。CT 可见软组织多发性钙化结节及硬脊膜扩张。一般硬脊膜囊 $L_5$ 较 $L_4$ 宽，椎体后方呈扇贝样改变，常伴骶脊膜膨出及神经周围囊肿。特殊类型如 I、IV 型可表现为心脏及主动脉的异常，如主动脉扩张、动脉瘤、二尖瓣脱垂等。MRI 可见硬脊膜扩张及椎体扇贝样改变（图 17-6-5d）及软组织多发性钙化结节，增强扫描无强化。

## 鉴别诊断

诊断主要基于基因诊断和临床表现，相关鉴别诊断如下：

**1. 马方综合征**　主要表现为心血管系统异常［主动脉根部扩张和（或）二尖瓣脱垂］、晶状体脱位、骨骼异常（四肢过长、上下身比例失调、脊柱侧凸）等，一般累及大关节，常无症状，且无轻微外伤就出血的倾向。而 EDS 并无四肢过长及上下身比例失调，可累及全身大小关节，一般有临床症状（详见第 16 章）。

**2. 先天性挛缩性细长指（趾）**　也是一种胶原组织的遗传病。表现为四肢细长，蜘蛛足样指（趾），脊柱侧凸。但患者无轻微外伤就出血的倾向。

**3. 施提克尔（氏）综合征（Stickler's syndrome）**　为胶原组织的遗传病，为 COL2A1、COL11A1 或者 COL11A2 基因突变引起。常累及眼部，骨骼及颅面部。其特征性的颅面部特征（眼睛突出、鼻孔前倾、下颌后缩、腭裂等）可帮助鉴别诊断。该综合征患者常合并腭裂。

**4. Shprintzen-Goldberg 综合征**　表现为颅缝早闭、特殊面容及和马方综合征相似的临床表型（四肢过长、上下身比例失调、脊柱侧凸），部分患者可以检测到致病性 FBN1 基因突变，大部分患者无家族遗传史，也无 EDS 特征性的皮肤擦伤和皱褶（详见第 19 章第五节）。

## 脊柱侧凸的自然史

EDS 患者脊柱的侧后凸畸形持续加重，即使不在生长高峰期也不断进展，进入生长高峰期后加速进展。McMaster 报道 5 例 EDS 合并脊柱侧后凸畸形的患者，脊柱畸形在生长高峰期高速进展，最终均需要手术治疗，手术时平均年龄为 11 岁 9 个月，主弯平均 Cobb 角为 88°（表 17-6-3）。

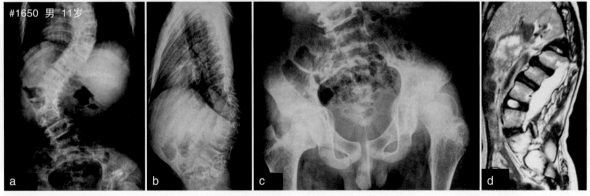

图 17-6-5　男（#1650），11 岁，EDS 伴脊柱侧凸。X 线示脊柱侧凸为胸腰双弯，伴胸腰段后凸（a、b）；骨盆 X 线示右侧髋关节半脱位（c）；MRI 示椎体后缘呈扇贝样改变，硬脊膜扩张（d）

| 表 17-6-3 | 文献中 EDS 合并脊柱侧凸手术疗效对比 | | | | |
|---|---|---|---|---|---|
| | 例数 | 平均年龄（岁） | 主弯平均Cobb角（°） | 主弯平均矫正率（%） | 平均出血量（ml） |
| McMaster | 5 | 11.9 | 88 | 58 | 1243 |
| Vogel | 4 | 10.4 | 106 | 49.5 | N/A |
| Akpinar | 5 | 14.2 | 71.5 | 58.45 | 1764 |
| Yang | 3 | 9.7 | 90 | 66.2 | 2800 |
| Rabenhorst | 6 | 14.2 | 74.6 | 56.4 | 1640 |

注：N/A，未提供。

## 治疗

对于轻中度的脊柱侧后凸畸形主要采取保守治疗；也可采用支具治疗，延缓畸形进展，推迟手术年龄，但是要严密监测皮肤并发症，由于皮肤松弛，容易发生压疮、疼痛，患者依从性较差（图17-6-6）。严重的脊柱侧凸可行脊柱矫形固定融合手术，但手术的神经血管并发症发生率较高，相关

并发症包括动脉损伤、血肿形成、内固定失败、切口感染等。Akpinar 治疗了 5 例 EDS 伴脊柱侧后凸畸形患者，4 例采用前后路联合手术、1 例采用单一后路手术，胸弯矫正率为 42.2%，腰弯矫正率为 52.6%，胸腰后凸矫正率为 62.4%。其中 1 例患者前路手术中损伤髂静脉和动脉，1 例患者在取髂骨过程中损伤臀上动脉。5 例手术平均出血量为 1764ml（范围：1240～2800ml）。Jasiewicz 的 11

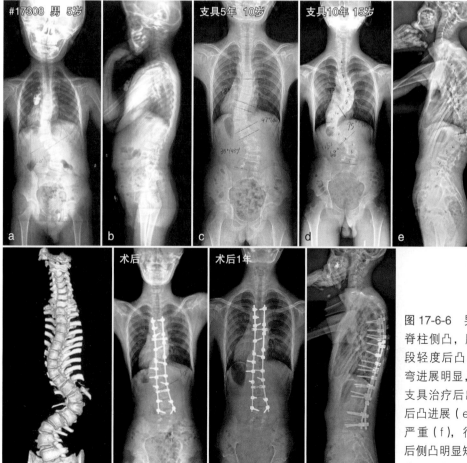

图 17-6-6　男（#17308），5 岁，EDS 伴脊柱侧凸，胸左弯伴腰右弯（a），胸腰段轻度后凸（b），5 年支具治疗后胸左弯进展明显，腰弯保持稳定（c），10 年支具治疗后出现胸腰三弯（d），胸腰段后凸进展（e），CT 三维重建示腰椎旋转严重（f），行 T$_4$~L$_4$ 矫形内固定术，术后侧凸明显矫正，冠状面平衡良好（g），术后 1 年随访示无明显矫形丢失，冠状面和矢状面平衡维持良好（h、i）

例Ⅳ型EDS合并脊柱侧凸患者，6例行前后路联合手术、5例行单一后路手术。胸弯平均矫正率为26.4±14.9%（范围：5.3%～50.4%），腰弯平均矫正率为26.3±21.2%（范围：7.9%～75%），平均出血量为818±520ml（范围：200～1800ml）。4例患者因为畸形加重或者假关节行翻修手术。早期为了提高矫正率，多采用前后路联合手术，但是前路手术血管并发症发生率较高，Yang报道了3例行前路手术的EDS患者，全部出现术中大出血，血管并发症包括髂外动脉、节段动脉和腹主动脉损伤。为了降低血管并发症，单一后路手术成为治疗EDS合并脊柱侧后凸的主流手术（图17-6-7），Rabenhorst采用单一后路矫形内固定术治疗6例EDS患者，仍有8人次出现了并发症，包括血肿形成、内固定失败、感染及死亡；主弯平均矫正率为56.4%（表17-6-3）。EDS患者血管收缩功能障碍同样会导致术中大出血，在行脊柱暴露时，创面持续不断的渗血将显著增加手术失血量。除了血管并发症，也有研究报道较高的神经并发症发生率。Vogel报道的4例患者中，2例出现四肢瘫、1例出现单侧下肢肌力减弱和暂时性神经源性膀胱。对于严重的病例，为了降低手术风险，提高手术矫正率，可以一期行Halo-重力牵引，二期再行脊柱后路矫形内固定术。术中应该控制性降压，仔细止血，适当应用止血药。应谨慎选择前路手术，防止损伤大血管造成严重并发症。EDS患者行脊柱侧凸手术感染发生率也较高，术中出血多、术后血肿形成、引流不畅，增加了感染的发生率。

## 参考文献

[1] El Chehadeh S, Legrand A, Stoetzel C, et al. Periodontal (formerly type Ⅷ) Ehlers-Danlos syndrome: Description of 13 novel cases and expansion of the clinical phenotype[J]. Clin Genet. 2021 Apr 23, doi: 10.1111/cge. 13972. PMID: 33890303.

[2] Adham S, Billon C, Legrand A, et al. Spontaneous cervical artery dissection in vascular Ehlers-Danlos syndrome: a cohort study[J]. Stroke, 2021, 52(5): 1628-1635.

[3] Shalhub S, Black JH 3rd, Cecchi AC, et al. Molecular diagnosis in vascular Ehlers-Danlos syndrome predicts pattern of arterial involvement and outcomes[J]. J Vasc Surg, 2014, 60(1): 160-169.

[4] Beridze N, Frishman WH. Vascular Ehlers-Danlos syndrome: pathophysiology, diagnosis, and prevention and treatment of its complications[J]. Cardiol Rev, 2012, 20(1): 4-7.

[5] Marino R, Garrido NP, Ramirez P, et al. Ehlers-Danlos syndrome: molecular and clinical characterization of TNXA/TNXB chimeras in congenital adrenal hyperplasia[J]. J Clin Endocrinol Metab, 2021(Jan 22): DOI: 10.1210/clinem/dgab033.

[6] Ni X, Jin C, Jiang Y, et al. The first case report of Kyphoscoliotic Ehlers-Danlos syndrome of chinese origin with a novel PLOD1 gene mutation[J]. BMC Med Genet, 2020 21(1): 214.

[7] van Dijk FS, Mancini GMS, Maugeri A, et al. Ehlers Danlos syndrome, kyphoscoliotic type due to Lysyl Hydroxylase 1 deficiency in two children without congenital or early onset kyphoscoliosis[J]. Eur J Med Genet, 2017, 60(10): 536-540.

[8] Spiessberger A, Dietz N, Gruter B, et al. Ehlers-Danlos syndrome-associated craniocervical instability with cervicomedullary syndrome: comparing outcome of craniocervical fusion with occipital bone versus occipital condyle fixation[J]. J Craniovertebr Junction Spine, 2020, 11(4): 287-292.

[9] Basalom S, Rauch F. Bone disease in patients with Ehlers-Danlos syndromes[J]. Curr Osteoporos Rep, 2020, 18(2): 95-102.

[10] Eller-Vainicher C, Bassotti A, Imeraj A, et al. Bone involvement in adult patients affected with Ehlers-Danlos syndrome[J]. Osteoporos Int, 2016, 27(8): 2525-2531.

[11] Bénistan K, Gillas F. Pain in Ehlers-Danlos syndromes[J]. Joint Bone Spine, 2020, 87(3): 199-201.

[12] Stanitski DF, Nadjarian R, Stanitski CL, et al. Orthopaedic manifestations of Ehlers-Danlos syndrome[J]. Clin Orthop Relat Res, 2000(376): 213-221.

[13] Rabenhorst BM, Garg S, Herring JA. Posterior spinal fusion in patients with Ehlers-Danlos syndrome: a report of six cases[J].

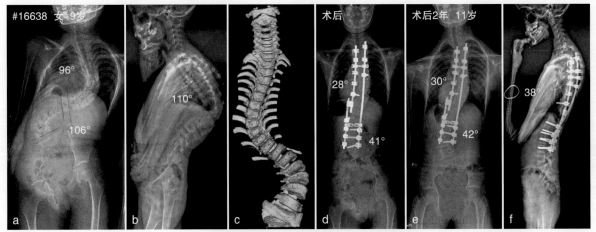

图17-6-7　女（#16638），9岁，EDS伴脊柱侧后凸，躯干严重倾斜伴骨盆倾斜（a、b）。CT三维重建示严重腰椎旋转（c），行后路T₂～L₄矫形内固定术，术后侧凸及胸腰段后凸矫正良好，躯干倾斜和骨盆倾斜得到明显纠正（d）；术后2年随访无明显矫形丢失，但冠状面出现轻度躯干倾斜（e、f）

J Child Orthop, 2012, 6(2): 131-136.

[14] Liu Y, Gao R, Zhou X, et al. Posterior spinal fusion for scoliosis in Ehlers-Danlos syndrome, kyphoscoliosis type[J]. Orthopedics, 2011, 34(6): 228.

## 第七节　黏多糖贮积症合并脊柱侧凸

黏多糖病（mucopolysaccharidosis, MPS），又称黏多糖沉积症、溶酶体贮积症（lysosomal storage disorders, LSD）、脂肪软骨营养障碍（gargoylism）。MPS 一般在儿童期被确诊，偶有轻度者在成年期确诊。MPS I-H 型发病率为 1/10 000 新生儿，MPS IV 型发病率为 1/40 000 新生儿，男女发病率无明显差别，但是 MPS II 型因为是 X 连锁，女性患者极少，文献中仅报道 10 例。

### 遗传学及病理学

该病为常染色体隐性遗传（MPS II Hunter 氏病为 X 连锁），基因突变导致特异性酶先天性缺陷进而引起 GAG 分解代谢障碍。不同基因突变可导致不同的酶先天性缺陷，从而导致不同表型。MPS I 型是中国人群中最常见的类型，IDUA 基因突变导致 α-L-艾杜糖醛酸活性缺乏，致使其底物硫酸皮肤素和硫酸肝素贮积；已报道的基因突变有 109 种，遍布整个基因，种类包括错义突变、缺失突变、插入突变、剪切突变等。MPS II 型是一种 X 连锁隐性遗传的罕见病，由 IDS 基因变异导致艾杜糖醛酸 -2-硫酸酯酶活性缺乏，造成硫酸皮肤素和硫酸肝素在各组织器官的溶酶体中贮积，引起细胞和组织结构、功能改变，进而导致多器官、多系统功能异常。MPS III 型则根据不同的基因突变分成 A、B 两型：MPS III A 型为 SGSH 基因突变引起的硫酸肝素磺酰胺酶缺失所致，而 MPS III B 型为 NAGLU 基因突变致 N-乙酰 -α-D-氨基葡萄糖酶缺失。MPS IV A 型为常染色体隐性变异造成 N-乙酰半乳糖胺 -6-硫酸酯酶（GALNS）缺失，使硫酸角质素和软骨素 -6-硫酸酯在细胞中贮积。MPS IV 型由 β-半乳糖苷酶 1（GLB1）缺失所致，在中国人群中罕见，迄今为止只有 1 例报道。MPS VI 型是由于 N-乙酰半乳糖苷 -4-硫酸酯酶（ARSB）缺乏导致硫酸皮肤素不能降解而在组织器官中贮积。MPS VII 型因缺乏 β-葡萄糖醛酸酶（GUSB）活性所致，其症状表现为生长缓慢、活动障碍、复合性骨发育不良、面部畸形、肝脾大、角膜混浊、心瓣膜异常和脑力发育迟缓等，亦被称为斯赖综合征（Sly syndrome）。

MPS 发病的病理学基础是过多的 GAG 堆积与排泄。GAG 沉积于内脏及韧带，可导致特征性的粗糙面容，肝脾大，脐疝，身材矮小，关节挛缩，动脉壁及心脏瓣膜变厚，上呼吸道梗阻等。齿突发育不全，GAG 沉积使齿突周围软组织增多；硬脊膜增厚，硬脊膜外软组织堆积；颅颈交界处狭窄，压迫神经血管，从而改变了脑脊液的动力学，可出现脑积水及脊髓空洞。卵圆形、子弹状或者方形的椎体，椎体的鸟嘴样改变，椎体后方滑脱（见于 MPS IV 型），椎间盘突出（见于 MPS VI 型）。结缔组织内大量沉积的黏多糖经特殊染色固定后，即于胞质内出现边界清楚的空泡，称为包涵体或 Reilly 小体，含有此种包涵体的细胞称为 Hurler 细胞或 Gargoyle 细胞。黏多糖病患者的结缔组织细胞中除含有 Hurler 细胞外，尚有一种较小的颗粒细胞（granular cell），此细胞内颗粒含有多量胶原纤维。各型黏多糖病的代谢基础相似，但遗传类型和临床表现各不相同（表 17-7-1）。

MPS 导致脊柱畸形的原因尚未明确，肌张力降低、椎旁肌发育异常及椎体骨化异常可能是脊柱畸形发生和进展的原因。

### 产前诊断

MPS 并无特效治疗方法，开展产前诊断，对于重度者早期终止妊娠是目前最有效的预防手段。早期采用取绒毛细胞和羊水细胞对基因产物直接进行酶活性检测。酶活性受众多因素影响，准确性不能让人满意。羊水细胞酶活性测定结果可能与胎儿本身酶活性不完全一致。基因分析可以用来判断胎儿患病还是基因突变携带者。基因突变分型可以在基因水平明确基因突变类型，以弥补酶学诊断方法的缺陷，而酶学检测对照基因分析可以明确突变类型是否为致病性突变。

### 临床表现及影像学表现

胸腰段后凸是最常见的脊柱畸形，可见于 I、II、IV、VI 型的患者。可出现卵圆形、子弹状或者方形的椎体，椎体鸟嘴样改变，继而造成脊柱后

| 表 17-7-1 | MPS 不同分型的病理与临床表现 | | | |
|---|---|---|---|---|
| **MPS 分型** | **病理** | **临床表现** | **治疗** | **脊柱表现** |
| Ⅰ型（Hurler's 综合征） | α-L- 艾杜糖醛酸 | I-H 型：6~12 个月发病，颜面皮肤粗糙，流涕，呼吸有鼻音，角膜混浊，心脏病，内脏增大，侏儒，多形性骨发育不全，1 岁后进行性智力低下，5~10 岁死亡<br>I-S 型：5~15 岁发病，角膜混浊，关节僵硬，爪形手，膝外翻，多形性成骨不全，主动脉瓣疾病，身高智力正常，生存期长；<br>I-H/S 型：2~4 岁发病，具有 I-H 型所有特征，但表现轻，进展缓慢，可存活到 20 岁 | 骨髓移植，酶替代治疗，基因治疗 | 严重胸腰段后凸畸形，上颈椎不稳，齿突发育不良 |
| Ⅱ型（Hunter 综合征） | L- 硫基艾杜糖醛酸硫酸酶 | 重度：2~4 岁发病，角膜透明，耳聋，具有 I-H 型全部其他表现，但较轻，智力低下，10~15 岁死亡<br>轻度：10 岁前起病，身材矮小，角膜透明，关节僵硬，多形性骨发育不全，内脏增大，心脏病，神经压迫，智力接近正常，根据心脏累及情况，可以活到 30~60 岁 | 骨髓移植，酶替代治疗可以延缓进展，但是不能治愈，基因治疗 | 同 I 型 |
| Ⅲ型 Sanfilippo 综合征） | A 型：硫酸肝素磺酰胺酶<br>B 型：N- 乙酰 -α-D- 氨基葡萄糖酶<br>C 型：乙酰辅酶 A，α- 氨基葡萄糖 -N- 乙酰转移酶<br>D 型：N- 乙酰 -α-D- 氨基葡萄糖 -6- 硫酸酯酶 | 2~6 岁起病，头大，身高正常，轻度 Hurler 样面容，多形性骨发育不全，肝大均较轻，智力低下、迅速进展且严重，青春末期死亡 | 支持治疗，骨髓移植无效 | 同 I 型 |
| Ⅳ型（Morquio 综合征） | A 型：N- 乙酰氨基半乳糖 -6- 硫酸酯酶<br>B 型：β- 半乳糖 | A 型：特征性面容，短躯干侏儒，胸廓畸形，角膜混浊，听力减退，主动脉瓣病变，颈软，脊髓横断，智力正常，常在 30 岁前死于心脏病<br>B 型：身材矮小，角膜混浊，轻度多形性骨发育不全，面下部前凸，胸部隆起，髋部畸形，智力正常 | 支持治疗 | 同 I 型，由于生存期较长，脊柱后凸和颈椎不稳常常需要治疗 |
| Ⅵ型（Maroteaux Lamy 综合征） | N- 乙酰氨基半乳糖 -4- 硫酸酯酶（芳香硫酸酯酶 B） | 重度：2~4 岁起病，4 岁后生长进行性缓慢，关节僵硬，角膜混浊，主动脉瓣病变，严重髋部畸形，多形性骨发育不全，明显白细胞包涵物，智力正常，常在 30 岁前死亡<br>轻度：5~7 岁起病，身材矮小，骨改变严重，髋部严重畸形，神经压迫，角膜混浊，主动脉瓣病变，智力正常，存活时间长，很难与 I-S 型鉴别 | 骨髓移植 | 同 I 型 |
| Ⅶ型（Sly 综合征） | β- 葡萄糖醛酸酶 | 1~2 岁起病，轻至中度样面容，多形性骨发育不全，胸部隆起，内脏增大，心脏杂音，身材矮小，中等智力低下，婴儿期后呈缓慢进行性进展，明显粒细胞内包涵物，轻度存活，严重的伴有新生儿腹水者，常在 2 岁内死亡 | 骨髓移植可以增强日常活动能力，但是对智力障碍无治疗作用 | 同 I 型 |

凸畸形（图 17-7-1a、b）几乎所有的 I 型 MPS 患者开始行走时即可发现胸腰段后凸（平均 1.3 岁）；1~2 岁患者中，平均后凸角度约 38°。约 60% 的 I 型患者同时合并脊柱侧凸（图 17-7-2），侧凸出现时间较后凸迟约 2.4 年（平均 3.5 岁）。III 型患者中 16% 可以合并脊柱侧凸。II 型患者也可合并脊柱侧凸，但是发生率不高。12% 的胸腰椎后凸患者合并神经损害，主要见于 IV 型和 VI 型患者，但术后几乎所有的患者都可以获得神经功能的改善。其他的脊柱畸形包括椎管狭窄（图 17-7-1c）、腰椎后滑

脱等。约 16% 的 I 型患者合并齿突发育不良，常伴有寰枢关节半脱位（图 17-7-3），CT 可见齿突发育不全或钙化异常，寰枢关节半脱位；MRI 可示颅颈交界处及枕骨大孔狭窄，硬脊膜增厚、硬膜外腔隙及齿突可见软组织堆积，软组织在 T1 及 T2WI 上呈低信号，T1 增强像软组织影不增强，常见由于软组织堆积及椎体发育异常所致脊髓受压，特别是颈髓。伴有胸腰椎后凸畸形者可显示脊髓受压程度，以及有无脊髓内信号改变。这些患者虽然有明显的寰枢椎脱位或者狭窄，但是出现神经症

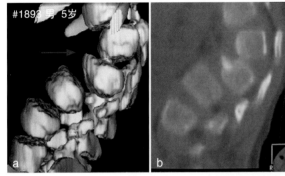
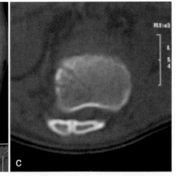

图 17-7-1　男（#1893），5 岁，MPS I-H 型。脊柱胸腰椎交界处后凸成角畸形，L$_2$ 椎体前缘如鸟嘴状突出（a、b），CT 横断面显示有椎管狭窄（c）

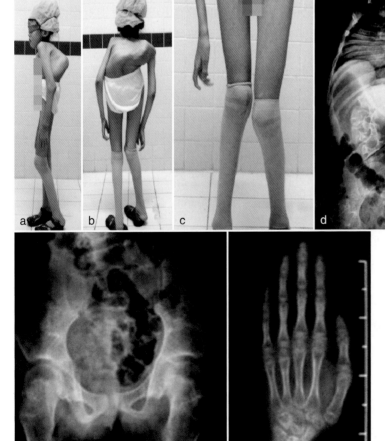

图 17-7-2　女（#2445），12 岁，MPS I-H 型。严重外观剃刀背畸形，躯干缩短，四肢相对细长（a、b）；右下肢有明显的膝外翻畸形（c）；肋骨增粗明显，矢状面上存在胸腰段交界性后凸，椎体呈扁平状（d、e）；双侧髋关节外翻（f），掌骨变细，掌、指骨密度减低，且皮质菲薄（g）

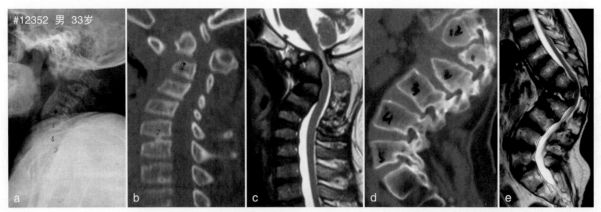

图 17-7-3　男（#12352），33 岁，MPS Ⅳ型伴寰枢关节半脱位（a、b），MRI 示颅颈交界区脊髓压迫（c），胸腰段多节段椎体楔形变伴脊柱后凸畸形（d、e）

状的患者极少或出现时间很迟。大多数 MPS 患者寿命较短。MPS Ⅱ型重度患者多在青春期前死亡，MPS Ⅳ型患者寿命多为 20～30 岁，MPS Ⅵ型患者寿命多不超过 10 岁，严重程度取决于黏多糖病各种类型所缺陷的特异性酶。约 45% 的患者的后凸会发生进展，初始角度大于 45° 的患者进展风险较大。虽然脊髓压迫进展缓慢，但是晚期手术效果不佳；高度脊髓压迫也可因轻度外伤而出现呼吸暂停或猝死。

并不是所有的患者都有胸腰椎后凸，有些患者也可表现为类似肌病的冠状面和矢状面形态，如躯干倾斜明显、腰椎旋转大、胸后凸减少和腰前凸减小（图 17-7-4a、b）。

MPS 患者常呈现特征面容：整个面部粗大、头大、大嘴唇、低鼻梁、宽眼距、舌突出、丛状眉等（MPS Ⅵ，Ⅶ型症状较轻）。角膜云翳混浊（MPS Ⅱ型除外）、精神反应迟钝（MPS I-H/S、Ⅱ b、Ⅳ型除外）。肝脾大、脐疝。关节挛缩，身材矮小：表现为较短的躯干和相对正常的四肢（主要表现在 MPS Ⅳ、Ⅵ型）。脊髓受压导致运动能力减弱，常为早期症状。MPS I-H、Ⅱ、Ⅲ、Ⅶ型常见，MPS Ⅳ、I-H/S、Ⅵ型不常见。脑部 GAG 沉积、髓鞘形成异常，脊柱畸形及外周神经卡压导致的神经损害。实验室检查可见尿液中 GAG 的含量增高。

## 脊柱畸形自然史

MPS 患者脊柱畸形呈进行性加重。Schmidt 回顾了 17 例 MPS I 型患者的影像学资料，发现 13 例患者初诊时即发现胸腰段后凸，初诊平均年龄为 2.6 岁，后凸 Cobb 角为 10°～90°；而 4 例平均年龄为 1.6 岁的患者初诊时无胸腰段后凸。有 10 例患者获得平均 4.8 年的随访，后凸加重度数为 8°～57°。Yasin 回顾了 33 例 MPS I 型合并脊柱胸腰段后凸患者的影像学资料，初诊平均 Cobb 角为 38°，2 年随访显示 33 例患者（45%）后凸加重超过 10°；关联分析提示初诊 Cobb 角越大，进展可能性越大。初诊 Cobb 角大于 45° 是后凸加重 10° 以上的危险因素。Roberts 分别对保守治疗组和手术治疗组患者的自然史进行回顾，发现保守治疗组患者后凸 Cobb 角每年加重 1.5°，手术治疗组患者后凸 Cobb 角每年加重 10.8°，初诊时后凸 Cobb 角大于 38° 是后凸进展的危险因素。

颈椎畸形包括颅颈交界区狭窄和齿突发育不良。Schmidt 报道的 17 例患者中，20% 的患者颅颈交界区狭窄轻度改善，46% 的患者稳定，34% 的患者狭窄加重。其中有 2 例患者出现神经症状，接受手术治疗。65%（11/17）的患者初诊时出现齿突发育不良，9 例患者获得随访，4 例患者齿突形态不同程度恢复，3 例患者没有明显变化，2 例患者进展并出现寰枢关节不稳。

## 鉴别诊断

主要是黏多糖病各类型之间及黏多糖病与其他病因引起的软骨发育异常进行鉴别。

（一）各类型之间主要是 MPS I 及 MPS Ⅳ型的鉴别

MPS I 型：头颅增大，并呈长头畸形，蝶鞍

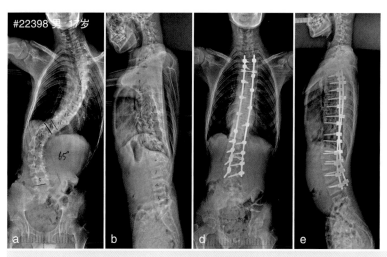

图 17-7-4 男（#22398），17 岁，MPS Ⅱ型伴脊柱侧凸，呈现肌源性脊柱侧凸的特点，躯干倾斜明显（a），胸后凸、腰前凸减少，椎体楔形变不明显（b），基因检测显示 MPS Ⅱ型相关基因 GAA 存在两处杂合突变，家系分析结果分别来自于父母（c），行后路矫形内固定术 +$T_{12}$~$L_4$ 多节段 SPO 截骨，躯干倾斜纠正良好（d），胸后凸和腰前凸得到一定程度恢复（e）

**基因检测结果**

该样本在糖原累积症Ⅱ型相关基因 GAA 存在两处杂合突变，家系验证结果显示此双杂合突变分别来自于其父母，为复合杂合突变，请结合临床表型进一步分析。

| 基因 | 突变位点 | 合子型 | 正常人群携带率 | 转录版本 Exon 编号 | 家系验证 | ACMG 变异评级 | 疾病信息 |
|---|---|---|---|---|---|---|---|
| GAA | c.2238G>C chr17-78090815[1] p.W746C | 杂合 235/223 0.49 | 0.000311 | NM_000152.3 exon16 | 父源 | Pathogenic | 1. 糖原累积症Ⅱ型（AR） |
| GAA | c.1935C>A chr17-78086721[2] p.D645E | 杂合 111/91 0.45 | 0.0001149 9999999999 9999 | NM_000152.3 exon14 | 母源 | Pathogenic | 1. 糖原累积症Ⅱ型（AR） |

该样本在外显子水平未发现明确和疾病相关的拷贝数变异致病的情况（如检出，详见 CNV 检测结果解读）。

参考文献
[1] Wan J Neurol, Journal of neurology, 255,831,2008. PubMed_ID: 18458852
[2] Hermans_Biochem J, The Biochemical journal, 289,687,1993, PubMed_ID: 8094613

栏目注释
1. 转录版本：参考 HGMD 数据库报道的转录本，若 HGMD 未报道则参考 Ensembl 推荐的最优转录
2. 正常人群携带率：参考 gnomAD 数据库测序样本中关于此 SNP 的频率信息
3. ACMG 变异评级：数据解读规则参考美国医学遗传学和基因组学学院（American College of Medical Genetics and Genomics, ACMG）相关指南；变异命名参照 HGVS 建议的规则给出（http://www.hgvs.org/murnomen）

c

前后径增大，呈横置的 J 形。腰椎椎体前下缘变尖、前突，呈鸟嘴状。髋臼的外上缘呈斜坡状，髂骨基底（体）变窄。长管骨干常有塑形障碍。

MPS Ⅳ型：头颅、蝶鞍大致正常。胸腰椎体常变扁，其前缘正中呈舌样突出，椎间隙增宽。髂骨基底（体）宽而短。胸骨缩短，呈鸡胸畸形，长管骨干骺端不整、严重肥大畸形，并伴有骨髓缺血坏死样改变。常有膝内翻。

**（二）黏多糖病与其他病因引起的软骨发育异常的鉴别**

**1. 黏脂质沉积症Ⅰ型（mucolipidosis type Ⅰ）**
症状和骨病变很像 MPS I-H 型，但较轻，且进展缓慢，以后出现肌张力减低，共济失调及周围神经症状，年长儿可有惊厥。无角膜混浊。周围血淋巴细胞和骨髓细胞有空泡形成或颗粒。肝内 β-半乳糖苷酶的活性增高。为常染色体隐性遗传。

**2. 黏脂质沉积症Ⅱ型（mucolipidosis type Ⅱ）**
又称包涵体细胞病，临床表现和 X 线所见除与 MPS I-H 型相似外，还好发髋关节脱位，而尿中黏多糖的排出量是正常的。皮肤组织培养发现纤维母细胞胞浆内有黑色的包涵体，因此称为包涵体细胞病。为常染色体隐性遗传。

**3. 黏脂质沉积症Ⅲ型（mucolipidosis type Ⅲ）**
又称 pseudo-Hurler polydystrophy，临床表现和骨骼变化与 MPS I-H 型或Ⅱ型相似，有些患者可见髋关节脱位，头颅表现正常。患者亦可有椎体的鸟嘴样改变、上腰椎后凸畸形及齿突发育不全。

内脏和间质组织中有糖脂和黏多糖累积，尿中黏多糖的排出量正常。常染色体隐性遗传。

**4.唐氏综合征（Down syndrome）** 齿突发育不全，但无周围的软组织影。临床及遗传学特征可作出鉴别诊断（详见第 19 章第十八节）。

**5.GM1 神经节苷脂贮积症（GM1 gangliosidosis）** 双侧手 X 线显示指骨有骨质疏松，呈子弹头样改变。脊柱侧位 X 线显示胸、腰椎椎体前缘尖突畸形，脊柱后凸。患者亦可有椎体的鸟嘴样改变及齿突发育不全。为常染色体隐性遗传病。

## 治疗

对 MPS 疾病本身的治疗主要是骨髓移植或者静脉注射重组的特异性酶，减少 GAG 在内脏的沉积，减轻临床症状。

对于处于生长期的轻度脊柱侧凸患者可用支具治疗，但是 MPS 合并脊柱侧凸发病早，往往在青春期前已经发展到较大的度数；对于绝大部分患者来说，支具治疗的意义有限，目前文献中尚无支具治疗 MPS 合并脊柱侧凸的疗效报道。对于处于生长期的患者可以尝试支具治疗，推迟手术年龄，但是要严密监测畸形进展；一旦发现支具治疗无效，应该早期行脊柱侧凸矫形术。对于低龄患者，可以考虑采用非融合技术，但是 MPS 患者往往合并后凸畸形。对于合并严重后凸畸形的患儿，非融合手术往往会导致后凸畸形的加重。Yasin 对 1 例 4 岁患者使用 VEPTR 治疗，术前后凸角 84°，1 年随访时后凸角 35°。脊柱后凸或侧凸进展患者、神经压迫患者需要行手术治疗。目前，绝大部分后凸和侧凸可以通过单一后路手术取得很好的疗效。部分畸形较轻的患者弯型和神经肌源性脊柱侧凸相

似，这些患者往往柔韧性较好，可以获得较好的矫正率；另外，有些患者有类似肌病的矢状面形态，可表现为胸后凸、腰前凸减小。恢复正常的矢状面形态有利于正常姿势的重建和较好生活质量的获得。Roberts 对 10 例 MPS 患者行后路融合内固定术，术前平均后凸角为 74.3°，术后矫正至 28.6°，平均矫正率为 66.8%。并发症包括 1 例深部感染，早期清创后获得愈合；1 例顶椎区假关节，植骨后愈合；1 例内固定邻近节段滑脱，由于滑脱较稳定，予以保守治疗。Genevois 回顾了法国国家数据库中 MPS I 型合并胸腰椎后凸患者的资料，72 例患者中 14 例接受了胸腰椎环形融合，后凸矫正率为 66%；2 例患者因为矫形丢失而接受翻修手术，1 例患者出现迟发性神经损伤，1 例患者死于术后心肺衰竭。Stoop 对 1 例 MPS I 型患者行 $L_1$ PSO+$T_{12}$～$L_3$ 矫形内固定融合术，胸腰椎后凸角从 80° 减少到 12°。MPS 患者脊柱融合术后邻近节段病时有发生，主要是邻近节段的滑移、PJK 或 DJK。Genevois 报道的 13 例手术患者中，3 例出现了邻近节段滑移。Roberts 报道了 1 例患者，后路 $T_{11}$～$L_4$ 融合术后 3.5 年出现 PJK。Polgreen 报道的 5 例患者中，1 例接受后路 $T_1$～$T_8$ 融合术，术后出现 DJK。Bekmez 也报道了 1 例接受 $T_{10}$～$L_3$ 融合术的患者，术后 5 年出现 DJK。总体上来说，单一后路手术术后出现邻近节段病的概率更高。2019 年 Kuiper 等有 MPS 合并脊柱畸形治疗经验的 10 名骨科医生、6 名儿科医生和 3 名康复科医生通过文献回顾和圆桌会议，提出了 MPS I 型合并胸腰椎后凸的治疗共识，提出了 16 条建议（表 17-7-2）。寰枢关节不稳常是本病的主要问题之一，可用头环支架，行后路寰枢或颈枕融合术。

| 表 17-7-2　MPS I 型合并胸腰椎后凸治疗共识 |
| --- |
| 1.MPS I 型合并胸腰椎后凸的治疗目标是矫正、防止后凸进展，获得更好的神经、生物力学和外观疗效；保持或者提高患者日常生活能力 |
| 2.手术时机取决于畸形进展、柔韧性、症状、生长潜能和合并症；大多数手术在 5～13 岁完成 |
| 3.手术指征应该在多学科会诊后决定，脊柱外科医生最终决定是否行手术 |
| 4.术前拍摄全脊柱正侧位 X 线片和头颅颈椎 MRI，重点关注颅颈交界区和颈胸交界区异常 |
| 5.腰背痛的患者，应该找出疼痛原因，尝试保守治疗。所有保守治疗无效，才考虑行手术治疗 |
| 6.A.后凸引起的神经症状是后凸矫正手术的指征<br>　B.MR 上显示后凸节段脊髓压迫或者出现神经电生理异常也是手术指征 |

| 表 17-7-2 | 续 |
|---|---|

7. 当手术可以提高生活质量时，低生长指数并非手术禁忌证

8. 行后凸矫形手术时，关节活动度应该纳入考虑

9. 患者拍摄全脊柱 X 线片时，应该取站立位；如果无法站立，应该指出拍摄体位

10. 应该每年拍摄站立位全脊柱正侧位 X 线片，测量角度和冠状面、矢状面平衡，根据畸形变化决定手术时机

11. 手术必须在神经电生理监测下进行

12. 单一后路和前后路联合手术都有各自的优缺点，入路的选择应该根据患者的生长程度、体重、畸形严重程度及脊柱柔韧性进行

13. 融合节段取决于后凸度数、椎体萎缩性改变的节段、后凸范围、入路及期望的矫形效果；融合萎缩性改变的椎体上下两个节段可以取得满意的矢状面形态。就算术后即刻矢状面形态满意，邻近节段病仍常有发生

14. 低龄、脊柱柔韧性好的患者可以行支具治疗，推迟手术年龄

15. 术后应该戴支具保护 3~6 个月

16. 单纯测量后凸角对于 MPS Ⅰ 型合并胸腰段后凸患者的评估是不全面的，还需要考虑神经异常，尤其是颅颈交界区和颈胸交界区异常

## 参考文献

[1] McBride KL, Flanigan KM. Update in the mucopolysaccharidoses[J]. Semin Pediatr Neurol, 2021, 37: 100874.

[2] Alkhzouz C, Cabau G, Lazea C, et al. Skeletal abnormalities and VDR1 gene polymorphisms in mucopolysaccharidosis patients[J]. Pharmgenomics Pers Med, 2021(14): 349-358.

[3] Carneiro NCR, Abreu LG, Milagres RMC, et al. Dental and maxillomandibular incidental findings in panoramic radiography among individuals with mucopolysaccharidosis: a cross-sectional study[J]. J Appl Oral Sci, 2021, 29(5): 1-10.

[4] Garcia P, Phillips D, Johnson J, et al. Long-term outcomes of patients with mucopolysaccharidosis Ⅵ treated with galsulfase enzyme replacement therapy since infancy[J]. Mol Genet Metab, 2021, 133(1): 100-108.

[5] Giugliani R, Lampe C, Guffon N, et al. Natural history and galsulfase treatment in mucopolysaccharidosis Ⅵ (MPS Ⅵ, Maroteaux-Lamy syndrome)-10-year follow-up of patients who previously participated in an MPS Ⅵ Survey Study[J]. Am J Med Genet A, 2014, 164A(8): 1953-1964.

[6] Harmatz P, Ketteridge D, Giugliani R, et al. Direct comparison of measures of endurance, mobility, and joint function during enzyme-replacement therapy of mucopolysaccharidosis Ⅵ (Maroteaux-Lamy syndrome): results after 48 weeks in a phase 2 open-label clinical study of recombinant human N-acetylgalactosamine 4-sulfatase[J]. Pediatrics, 2005, 115(6): e681-689.

[7] Park KM, Tai C, Rahgozar P. Early recurrent carpal tunnel syndrome in patients with mucopolysaccharidoses[J]. Plast Reconstr Surg Glob Open, 2021, 9(3): e3505.

[8] Breyer SR, Vettorazzi E, Schmitz L, et al. Hip pathologies in mucopolysaccharidosis type Ⅲ[J]. J Orthop Surg Res, 2021, 16(1): 201.

[9] Hofmann A, Heyde CE, Völker A, et al. Treatment of severe kyphoscoliosis in children with mucopolysaccharidosis type Ⅰ (Pfaundler-Hurler syndrome) using the growing rod technique: a case series with mid-term results[J]. World Neurosurg, 2020, 139: 169-174.

[10] Dede O, Thacker MM, Rogers KJ, et al. Upper cervical fusion in children with Morquio syndrome: intermediate to long-term results[J]. J Bone Joint Surg Am, 2013, 95(13): 1228-1234.

[11] Baratela WA, Bober MB, Thacker MM, et al. Cervicothoracic myelopathy in children with Morquio syndrome A: a report of 4 cases[J]. J Pediatr Orthop, 2014, 34(2): 223-228.

[12] Crostelli M, Mazza O, Mariani M, et al. Spine challenges in mucopolysaccharidosis[J]. Int Orthop, 2019, 43(1): 159-167.

[13] Roberts SB, Dryden R, Tsirikos AI. Thoracolumbar kyphosis in patients with mucopolysaccharidoses: clinical outcomes and predictive radiographic factors for progression of deformity[J]. Bone Joint J, 2016, 98-B(2): 229-237.

[14] Roberts SB, Tsirikos AI. Thoracolumbar kyphoscoliosis with unilateral subluxation of the spine and postoperative lumbar spondylolisthesis in Hunter syndrome[J]. J Neurosurg Spine, 2016, 24(3): 402-406.

[15] Remondino RG, Tello CA, Noel M, et al. Clinical manifestations and surgical management of spinal lesions in patients with mucopolysaccharidosis: a report of 52 cases[J]. Spine Deform, 2019, 7(2): 298-303.

[16] Bekmez S, Demirkiran HG, Dede O, et al. Surgical Management of Progressive Thoracolumbar Kyphosis in Mucopolysaccharidosis: Is a Posterior-only Approach Safe and Effective?[J]. J Pediatr Orthop, 2018, 38(7): 354-359.

[17] Garrido E, Tomé-Bermejo F, Adams CI. Combined spinal arthrodesis with instrumentation for the management of progressive thoracolumbar kyphosis in children with mucopolysaccharidosis[J]. Eur Spine J, 2014, 23(12): 2751-2757.

[18] Lins CF, de Carvalho TL, de Moraes Carneiro ER, et al. MRI findings of the cervical spine in patients with mucopolysaccharidosis type Ⅵ: relationship with neurological physical examination[J]. Clin Radiol, 2020, 75(6): 441-447.

[19] Solanki GA, Sun PP, Martin KW, et al. Cervical cord compression in mucopolysaccharidosis Ⅵ (MPS Ⅵ): findings from the MPS Ⅵ clinical surveillance program (CSP)[J]. Mol Genet Metab, 2016, 118(4): 310-318.

[20] Tsuchiya M, Terai H, Mizutani K, et al. General anesthesia management for adult mucopolysaccharidosis patients undergoing major spine surgery[J]. Med Princ Pract, 2019, 28(6): 581-585.

# 第18章　成骨不全合并脊柱侧凸

邱　勇　吕国华　韩文卉　黄季晨

## 分型

成骨不全（osteogenesis imperfecta，OI）又称脆骨病，是由于Ⅰ型胶原蛋白的合成障碍导致结缔组织异常的先天性遗传性疾病。主要累及骨骼系统，眼、皮肤、巩膜、牙齿也可受累。成骨不全患者身材矮小，面部呈独特的三角形，常伴有蓝色巩膜、听力丧失、牙齿发育不良和韧带松弛等症状。患者常有全身多发性骨折，骨折愈合正常，但有时可形成肿瘤样骨痂及假关节。由于骨骼脆弱，可导致长骨的弯曲及其他骨骼的变形，例如头骨和骨盆。该病发病率约为4/10万，男女发病无明显差异，一般出生时就可诊断，少数在成年时发病。严重病例在子宫内死亡或在出生后1周内死亡，主要由于颅内出血或继发感染所致。如果存活时间超过1个月，就有长期存活的可能性。患者婴儿期多次多处骨折，处理难度较大，而青春期后骨折的次数逐渐减少。绝经后女性骨折的发展趋势越发明显。虽然骨折可以正常愈合，但容易因没有及时发现骨折或因治疗不当而出现假关节。此外，患者的生长延迟率及脊柱畸形的进展与疾病的严重程度相关。由于脊柱受到轴向重力负荷，脊柱畸形的发生率会随着年龄的增长而增加。若不及时进行手术，脊柱畸形的发展将难以控制。

根据发病年龄可将成骨不全分为三型：胎儿型、婴儿型及少年型（迟发型）。为方便临床诊断，Sillence等于1979年根据患者的临床特征将成骨不全分为Ⅰ～Ⅳ型（表18-1）。Ⅰ型是病情最轻且最常见的表型，其特点是骨脆性增加，存在骨量低、蓝灰色巩膜和青壮年进行性传导性听力丧失。患者有轻微的骨畸形，通常表现为脊柱侧凸畸形。Ⅱ型是最严重的围产期致命性表型，约20%是死胎，其中90%胎儿在妊娠4周时死亡。最常见的死亡原因是呼吸衰竭，由胸廓畸形、肋骨骨折、肺炎和肺组织胶原异常等综合因素导致。Ⅲ型是最严重的非致命性表型，患者表现为骨脆性增加和多发性骨折导致的进行性骨骼畸形。患儿出生体重通常正常，但由于下肢畸形，出生时身长略低于正常儿童。约2/3的Ⅲ型患者在20岁左右因严重脊柱后凸畸形伴肺动脉高压和心肺衰竭等并发症而死亡。Ⅳ型患者表型涉及范围较广，严重程度介于Ⅰ型和Ⅲ型之间。患者有反复骨折，骨质疏松症和不同程度的长骨和脊柱畸形，巩膜在出生时可能呈蓝灰色，但蓝色在儿童时期逐渐消退，听力障碍并不常见，可出现颅后窝压迫综合征。

| 表18-1 | 成骨不全的 Sillence 分型 | | | |
| --- | --- | --- | --- | --- |
| 类型 | 蓝色巩膜 | 骨质脆弱 | 听力丧失 | 牙齿发育不全 |
| ⅠA型 | 有 | 轻度 | 20~30岁出现 | 无 |
| ⅠB型 | 有 | 轻度 | 20~30岁出现 | 有 |
| Ⅱ型 | 未知 | 重度 | 无 | 未知 |
| Ⅲ型 | 随年龄增长蓝色进行性减退 | 重度 | 无 | 无 |
| ⅣA型 | 无 | 中度至重度 | 无 | 无 |
| ⅣB型 | 无 | 中度至重度 | 无 | 有 |

虽然 Sillence 分型可以涵盖大多数病例，但仍有一些成骨不全病例不能被分类。Glorieux 在此基础上增加了三型，其中 V 型呈常染色体显性遗传，骨质疏松、前臂和小腿骨间膜骨化、骨折后易形成肥大骨痂。其他独特临床表现包括桡骨头脱位、桡骨干骺端下密集骺线等，可导致患者前臂旋前和旋后受限。VI 型患者经常骨折、椎体压缩和肢体畸形，不伴蓝色巩膜和牙本质发育不全，血清碱性磷酸酶轻度升高，耳蜗骨缺失，肩胛骨、肋骨和长骨松质骨区显示骨软化，但生长终板不受累。主要组织学特征是不伴有低钙、低磷，但骨小梁失去正常形状，偏振光下呈现鱼鳞形。VII 型在加拿大魁北克土著中发现，主要表现为近心端肢体短小和髋内翻，其他特征与 IV 型相似，呈常染色体隐性遗传。V 型、VI 型、VII 型的 I 型胶原基因（COL1A1/COL1A2）均无异常，为其他致病基因的突变导致。随着愈来愈多成骨不全致病基因被发现，成骨不全遗传学分型亦在不断更新。如 Morello 等、Cabral 等发现，CRTAP 及 LEPRE1 基因发生突变可导致常染色体隐性遗传的严重成骨不全，该类患者特征性改变包括蓝色巩膜、严重的生长障碍、骨骼破坏及干骺端呈鳞茎状等，故 Morello、Carbral 等将这两类患者分别纳入成骨不全 VII 型及 VIII 型。Marini 等综合既往遗传学研究结果，对成骨不全提出了最新的遗传学分型及相对应的临床表型（表 18-2）。

## 遗传病因学

有关成骨不全发病机制研究众多，目前认为由 I 型胶原蛋白编码基因或其代谢相关调控基因突变引起。I 型胶原蛋白数量减少或功能异常可导致骨皮质变薄、骨小梁纤细或形态异常。随着骨密度与骨强度的下降，患者易反复发生骨折和进行性骨骼畸形。I 型胶原是骨基质中最丰富的胶原类型，最初在内质网中以胶原前体分子形式产生。前体胶原链由两条 α1 链（由 COL1A1 基因编码）和一条 α2 链（由 COL1A2 基因编码）组成，稳定的三聚体结构对于胶原纤维形成非常重要。许多不同的蛋白质和基因参与了这一过程，大量报道证实，相关的遗传缺陷与成骨不全临床表型相关。

成骨不全遗传模式主要为常染色体显性遗传，也有少数为常染色体隐性遗传或 X 染色体遗传。常染色体显性遗传成骨不全的发生由编码 I 型胶原 α1 和 α2 链的 COL1A1 及 COL1A2 基因杂合突变引起。I 型和部分 IV 型患者的 I 型前胶原合成减少约 50%，通常是由于 COL1A1 等位基因的杂合突变导致 mRNA 不稳定或不足，最终引起 I 型胶原合成障碍和骨脆性增加。COL1A1 和 COL1A2 基因的突变位置不尽相同，导致原核苷酸被替换后三级螺旋结构不稳定，且最终表现为临床特征的多样性。

除 COL1A1 和 COL1A2 基因，其他致病基因如 SERPINH1、CRTAP、LEPRE1、PPIB、SERPINF1、BMP1、TMEM38B、WNT1 等突变也可导致成骨不全病的发生。这些基因突变导致成骨不全的发生机制包括骨矿化受损、胶原翻译后修饰异常、胶原正常加工和交联受损、成骨细胞分化和功能改变等（表 18-2）。例如 SERPINF1 基因可编码色素上皮衍生因子（PEDF），该因子是一种抗血管生成因子，且可与核因子 κβ 配体受体激活剂相互作用，当 SERPINF1 基因发生突变时，PEDF 缺失或功能异常可导致成骨细胞活性减弱、破骨细胞活性增强、骨矿化延迟，并最终引起 VI 型成骨不全，患者表现为中重度骨骼畸形，类骨样、鱼鳞状板层骨样改变等表型。CRTAP 及 P3H1（LEPRE1）基因参与 I 型前胶原的翻译后修饰及正确折叠，若发生突变可导致患者出现肢体近端骨（肱骨、股骨）严重发育不良及白色巩膜。FKBP10 可编码 65kDa 的 FK506 结合蛋白（FKBP65），该蛋白可作为分子伴侣与 I 型前胶原相互作用防止异常胶原形成。当 FKBP10 基因突变时，其所编码的蛋白功能异常可引起胶原加工受损并最终导致患者出现轻度至重度骨骼畸形、正常至灰色巩膜和先天性关节挛缩等表型。TMEM38B 基因编码跨膜蛋白 38B 充当钾离子通道，维持内质网钙离子的释放和储存并参与成骨细胞等细胞的分化。TMEM38B 突变所致成骨不全患者多为中重度临床表型，仅少数病情较轻，部分可有蓝灰色巩膜、听力异常、心脏瓣膜异常等骨骼外表现。成骨不全的发病亦被报道与经典 Wnt 信号通路相关，WNT1 基因编码蛋白在骨细胞的发育过程中扮演重要角色。在经典的 Wnt-β-catenin 通路中，WNT1 作用于脂蛋白受体相关蛋白，它们的结合通过抑制泛素介导蛋白水解从而降低了 β-catenin 的降解。多余的 β-catenin 结合转录因子调节下游基因的转录，并促进间充质干细

| 表 18-2 | 成骨不全遗传学分型 | | | |
|---|---|---|---|---|
| 突变基因 | 分型 | 遗传方式 | OMIM 号 | 临床特征 |
| **胶原的合成或结构受损** | | | | |
| COL1A1<br>COL1A2 | Ⅰ、Ⅱ、<br>Ⅲ、Ⅳ | AD | 166200<br>166210<br>259420<br>166220 | 经典 Sillence 分型<br>（见表 18-1） |
| **骨矿化受损** | | | | |
| IFITM5 | Ⅴ | AD | 610967 | 正常或严重的骨骼畸形、骨膜骨化、桡骨小头脱位、正常或蓝色的巩膜、伴或不伴听力损失 |
| SERPINF1 | Ⅵ | AR | 613982 | 儿童期发病，中重度骨骼畸形，类骨样或鱼鳞状板层骨样改变 |
| **胶原蛋白翻译后修饰异常** | | | | |
| CRTAP | Ⅶ | AR | 610682 | 肢体近端骨（肱骨、股骨）严重发育不良伴白色巩膜 |
| P3H1（LEPRE1） | Ⅷ | AR | 610915 | |
| PPIB | Ⅸ | AR | 259440 | 严重骨骼畸形伴灰色巩膜 |
| **胶原加工和交联受损** | | | | |
| SERPINH1 | Ⅹ | AR | 613848 | 严重骨骼畸形、蓝色巩膜、牙本质发育不全、皮肤异常和腹股沟疝 |
| FKBP10 | Ⅺ | AR | 610968 | 轻度至重度骨骼畸形、正常或灰色巩膜、先天性多关节挛缩 |
| PLOD2 | 未分型 | AR | 609220 | 中重度骨骼畸形、进行性关节挛缩 |
| BMP1 | Ⅻ | AR | 614856 | 轻至重度骨骼畸形、脐疝 |
| **成骨细胞分化和功能改变** | | | | |
| SP7 | ⅩⅢ | | | 严重骨骼畸形伴乳牙萌出延迟和面部发育不全 |
| TMEM38B | ⅩⅣ | | | 严重骨骼畸形、正常至蓝色巩膜、部分听力及心脏瓣膜异常 |
| WNT1 | ⅩⅤ | AR<br>AD | 615220<br>无 | 严重骨骼异常，白色巩膜，可能存在神经系统缺陷 |
| CREB3L1 | ⅩⅥ | AR | 616229 | 严重的骨畸形 |
| SPARC | ⅩⅦ | AR | 616507 | 进行性重度骨脆化 |
| MBTPS2 | ⅩⅧ | XR | 无 | 中重度骨骼畸形、浅蓝色巩膜、脊柱侧凸和胸廓畸形 |

注：AR，常染色体隐性遗传；AD，常染色体显性遗传；XR，X 染色体隐性遗传。OMIM：Online Mendelian Inheritance in Man，在线人类孟德尔遗传数据库。

胞向成骨细胞分化。由于 WNT1 基因突变降低成骨细胞活性使得骨结构及强度降低，患者轻微外伤下即可出现骨折。此外，Wnt 信号通路还参与神经系统等发育。故 WNT1 基因突变所致成骨不全患者常表现为严重的骨骼异常，白色巩膜及可能存在神经系统缺陷。

## 临床表现

成骨不全症患者的特征是骨骼脆弱，伴有骨骼的畸形和生长迟缓。主要骨骼表现是骨质异常和骨质强度降低，进而导致骨折风险增加和生长缺陷。年轻患者常出现轻微创伤后反复骨折、关节松弛和肌张力减弱。同时可伴有长骨弯曲畸形、脊柱侧凸、后凸、胸壁畸形等进行性骨骼畸形（图 18-1）。肋骨骨折是导致胸壁异常的最严重形式，严重者出现活动受限。患者成年后发生骨折的情况会减少，但是在产后或更年期风险会有所增加。成骨不全患者的骨密度往往较低，组织形态计量学研究表明骨皮质宽度和骨小梁的体积较低，这是由骨小梁的数量和厚度较低引起。骨皮质孔隙度的增加也与此有关。

灰蓝色巩膜是成骨不全的另一个特征，巩膜的颜色可以在数年内保持稳定。在蓝色巩膜患者中，巩膜与骨折、畸形或听力损伤之间没有相关性。听力损害是成骨不全一个常见的次要特征，患病率为 39%～57.9%。听力损害的患病率随着年龄的增长而增加，通常出现在 10～40 岁。常为双侧渐进性，伴有混合传导和感觉神经性缺陷。自我报告的听力障碍不常见，且与其他临床特征没有明显的相关性，因此推荐成骨不全患者从儿童时期开始即进行定期听力评估。关节过度活动也是一个常见的特征，在高达 66%～70% 的成骨不全患者中可以发现关节过度活动，且可存在于所有类型的成骨不全中。此外，56% 的患者有关节脱位史，39% 的患者有肌腱断裂史。然而，随着时间的推移，关节的过度活动性会随着关节的运动范围减小而降低，这被认为是与衰老相关的渐进性硬化效应，或者是骨骼畸形和骨折的机械效应。牙本质发育不全是牙本质形成过程中的一种遗传性疾病，既可以在成骨不全中观察到，也可以被独立发现。牙齿呈现出变色和半透明状态，易被磨损。牙根短而狭窄，牙本质肥厚，牙髓完全破坏。即使在同一个患者身上，表型也会发生变化，有些牙齿看起来正常，有些则受到明显影响。乳牙和恒牙都可能受影响。

神经学特征如大头畸形、脑积水和脊髓空洞症也与成骨不全有关。相关的神经症状包括运动性头痛、咳嗽或打喷嚏、三叉神经痛、肢体不平衡、腿部或手臂无力。另外，身材矮小也是成骨不全的主要特征之一，尽管大多数成骨不全患儿生长激素正常，但是约一半的患儿对胰岛素样生长因子 - Ⅰ刺激试验反应迟钝。鉴于成骨不全患者软骨异常表现，其矮小身材可能与骨量异常有关。由于Ⅰ型胶原在心脏瓣膜、主动脉壁和心室的心血管结缔组织中含量丰富，心血管疾病在成骨不全患者中较为常见，主要表现为瓣膜病、心房颤动和心力衰竭，其发生风险与成骨不全表型严重程度显著相关。具有严重表型的患者的预期寿命显著下降，具有普通表型的男性平均生存年龄为 72.4 岁，女性为 77.4 岁，与普通人群相比亦明显降低。因肺部组织及肋间肌中也存在大量Ⅰ型胶原，成骨不全患者呼吸系统亦可受累并出现相关并发症，患者最常见的死亡原因是呼吸道感染，严重的脊柱侧凸和胸壁畸形等骨骼畸形的存在会加重呼吸道症状。

既往文献报道成骨不全患者中脊柱畸形的发生率为 20%～80%。成骨不全伴脊柱畸形的发病机制与骨质疏松和韧带松弛等均相关。由于骨质脆弱导致的椎体微骨折可能涉及生长终板并影响终板生长。非正常的终板生长可能导致椎体畸形。而在遭遇较大暴力时发生的压缩性骨折可能进一步改变椎体形状，使畸形加重。既往临床观察报道支持

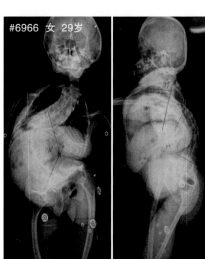
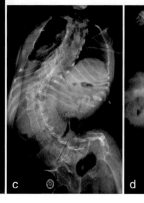
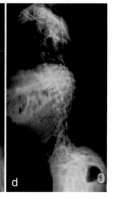

图 18-1　女（#6966），29 岁，成骨不全伴严重脊柱侧凸畸形。四肢长骨弯曲变形，颅骨畸形明显（a、b）。骨盆变形严重，伴胸椎前凸和腰椎后凸畸形（c、d）

脊柱畸形的发生率和严重程度与成骨不全的严重程度直接相关。另有研究表明，脊柱侧凸发病率随年龄增长而增加，可能原因在于伴随生长发育和体重的增加，脆弱脊柱更易受直立姿势和轴向负荷影响从而导致侧凸风险随之加重。Lubicky 等对芝加哥圣殿儿童医院的 100 多例成骨不全患者进行了回顾性分析，发现患有严重成骨不全、不能行走、有长骨骨折史和胸部畸形的患者脊柱侧凸发生风险显著增高。他们还发现，脊柱侧凸的发病率随年龄而变化。在 5 岁以下的患者中，脊柱侧凸的发生率约为 26%，而在 12 岁以上的患者中，脊柱侧凸的发生率则约为 80%。Cristofaro 等亦发现成骨不全的严重程度与脊柱侧凸的发生率有关。在先天性成骨不全（Sillence Ⅱ型）和迟发性成骨不全Ⅰ型（Sillence Ⅲ型）患者中，80% 有脊柱侧凸，平均 Cobb 角为 47°；迟发性成骨不全Ⅱ型（Sillence Ⅰ型／Ⅳ型）患者脊柱侧凸发生率则为 50%，平均 Cobb 角为 26°。Engelbert 等在一组 47 例儿童的研究中发现，Sillence Ⅲ型和Ⅳ型患者更可能发生严重的脊柱畸形。

牙本质发育不全预示着更高的脊柱侧凸发生风险。Hanscom 和 Bloom 设计了一个评分系统（A级到 E 级），将患者的成骨不全程度与脊柱侧凸的风险联系起来。在脊柱侧凸形态学方面，Cristofaro 等发现在所有伴脊柱侧凸的成骨不全患者中，43% 为双弯，28% 为单胸弯，26% 为单腰弯，另外 3%

为颈胸段畸形。Renshaw 等回顾了 28 例成骨不全患者，其中 50% 为胸弯，33% 为腰弯，另外 17% 为胸腰弯。几乎一半的患者存在胸椎后凸，后凸大于 45° 常提示易发展为严重脊柱侧凸（Cobb 角大于 50°）。Engelbert 等亦报道了较高的脊柱后凸发生率，约为 80%。OI 患者中脊柱畸形的进展受众多因素影响，包括疾病的严重程度、年龄、长骨骨折史和行走能力。骨骼发育成熟后脊柱侧凸仍有可能继续进展。Watanabe 等发现成骨不全患者中骨密度（BMD）与侧凸及后凸角度呈负相关，而身体质量指数（BMI）与脊柱侧凸和后凸角度呈正相关。这可能与骨质疏松椎体更易发生非对称压缩性骨折相关。Ishikawa 等发现脊柱椎体形态的改变可作为畸形进展的预测因素，当 6 个及以上椎体存在双凹征时常提示易发展为严重脊柱侧凸（Cobb 角大于 50°）。这些研究均提示机械应力等因素在脊柱畸形进展中的重要作用。

## 影像学表现

一般表现为中轴骨及四肢骨骼的骨质疏松。脊柱常表现为侧后凸畸形，椎体上下终板凹陷成鱼尾状（图 18-2）。X 线表现为：骨量减低，骨小梁纤细。由于椎体压缩骨折导致前方楔形变及扁平椎表现。脊柱侧后凸畸形年幼时即可出现，部分患者可见椎弓崩裂及椎骨滑脱等。Hatz 等曾报道脊柱滑

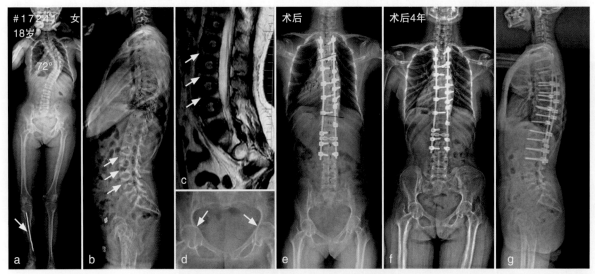

图 18-2　女（#17241），18 岁，成骨不全症伴脊柱侧凸。术前 X 线片显示右胸弯 Cobb 角 72°，一侧胫骨骨折行髓内钉固定（a）；脊柱侧位片及 MRI 可见椎体终板凹陷呈双凹征（b、c），骨盆 X 线片示双侧髋臼顶皮质明显变薄（d）；行长节段内固定融合术后 Cobb 角矫正为 21°（e）；术后 4 年随访示矫形效果维持良好（f、g）

脱发病率为 10.9%，椎弓崩裂或椎骨滑脱的发病率为 19.2%；且能够独自行走的 OI 患者椎骨滑脱的发病率更高。CT 上可见骨皮质变薄；骨髓腔内充满脂肪；初级骨小梁稀疏，分布正常；次级骨小梁常缺失（图 18-3）。MRI 可见由于脊柱侧后凸畸形及脊椎的压缩性骨折所致的畸形引起脊髓受压而出现脊髓信号改变，中央管扩大或脊髓空洞等表现。脊柱外表现包括因多发性骨折致长骨细长、弯曲；部分患者可见肿瘤样骨痂及假关节；干骺端膨大；严重病例中可见骺端及干骺端透亮区，周围包绕硬化带，形成爆米花样外观；生长迟滞，身材矮小；串珠状肋骨，鸡胸，胸廓前后径变大；髋臼内突，骨盆变形呈三角形，髋内翻。颅枕部异常可表现为颅底凹陷，部分病例可见脑积水伴脑室增大。

## 病理特点

显微镜下可见：①骨皮质变薄，髓内骨小梁减少；②骨骺端过度生长；③骨骼成弓形或成角畸形；④陈旧性或新鲜骨折；⑤广泛的间充质缺损，胶原纤维成熟受抑制；⑥在软骨化骨过程中，骨骺软骨及软骨钙化区均正常，但在干骺端成骨细胞及骨样组织稀少，形成的骨小梁纤细稀疏，呈纵向排列，无交叉的骨小梁；⑦骨膜增厚但骨皮质薄，且无管板层状结构，哈佛管腔扩大，骨髓腔内有许多脂肪及纤维组织，骨较正常短且细，两端呈杵状；⑧颅骨可见有分散的不规则的钙化灶，严重者囟门闭合延迟。皮肤及巩膜等亦有病变。

## 遗传检测

成骨不全的诊断可以通过基因检测确认。如检测到功能不确定的突变，可通过使用凝胶电泳分析法对出生后患者皮肤活检培养的真皮成纤维细胞产生的胶原蛋白进行功能测定。例如，生化分析法可检测 I 型前胶原的数量、结构或翻译后修饰的变化，可协助区分 I 型成骨不全（I 型与Ⅲ型胶原水平相对降低），大多数Ⅱ、Ⅲ、Ⅳ、Ⅶ和Ⅷ型（胶原过度修饰），以及 V 型（修饰不足）。少数情况下基因测序可能无法识别突变或胶原基因的一个或多个外显子缺失，则可通过荧光探针扩增定量分析 I 型前胶原链是否明显过度修饰来进行判断。

## 诊断

成骨不全的临床诊断主要依据疾病的临床表现和影像学特点，包括自幼发病，反复脆性骨折史；蓝色巩膜；听力下降甚至丧失；阳性骨折家族史；骨骼 X 线影像学特征。成骨不全患者的血清钙、磷、碱性磷酸酶水平通常正常，骨转换生化指标（包括骨吸收指标和骨形成指标等）也在儿童相应的正常范围内，骨折后可有骨转换生化指标的一

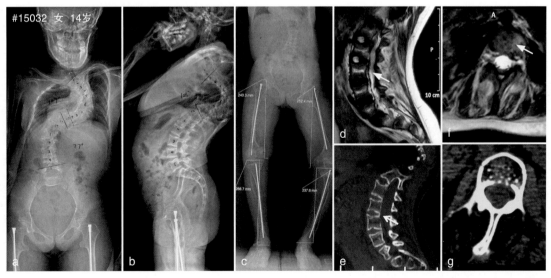

图 18-3　女（#15032），14 岁，成骨不全伴脊柱侧后凸。全身骨骼受累，四肢骨骼纤细、变形（a、b）；股骨、胫骨弯曲，腓骨严重发育不良变形，曾行髓内钉固定（c）；椎体压缩骨折导致椎体双凹呈鱼尾样畸形和前方楔形变及扁平椎表现（d、e）；CT 及 MRI 示椎体骨量减低，骨髓腔内充满脂肪；初级骨小梁稀疏，分布正常；次级骨小梁常缺失（f、g）

过性轻度升高。VI型成骨不全具有独特的生化指标异常，即血清色素上皮衍生生长因子水平显著降低。绝大多数成骨不全患者的腰椎、髋部及全身骨密度值显著低于同龄、同性别正常人。如患者出现明显生化指标异常或临床表现、影像学检查具有非成骨不全典型特征，应进行鉴别诊断，明确有无其他骨骼疾病的可能，如软骨发育不全、低血磷性佝偻病、维生素D依赖性佝偻病、Fanconi综合征、肿瘤相关骨病和关节活动过度综合征等。

临床表现高度疑似成骨不全的患者可行基因诊断，以明确疾病诊断和分型，有助于判断预后。由于绝大多数成骨不全患者由COL1A1或COL1A2突变所致，呈常染色体显性遗传，可采用Sanger DNA直接测序法直接对COL1A1和COL1A2基因的外显子区进行序列分析。如COL1A1/COL1A2测序未能明确致病性突变，可采用其他方法检测是否存在有大片段缺失或重复突变，或对其他成骨不全候选基因进行突变检测。根据已报道的中国人群成骨不全致病基因突变谱，可对较常见的WNT1、SERPINF1和FKBP10基因进行测序分析。如具有V型成骨不全独特临床表现者，可对IFITM5基因进行突变检测。

二代测序技术（next generation sequencing，NGS），包括靶向捕获高通量测序技术、全外显子组测序技术和全基因组测序技术等，NGS技术适合对大样本成骨不全患者的多种致病基因突变进行检测，其筛查到的候选致病基因变异，可进一步通过直接测序等方法进行突变验证和家系其他成员的突变分析，有助于高效准确地发现新的突变位点，进一步完善成骨不全基因图谱。

## 产前诊断

产前对产妇进行超声检查对所有成骨不全类型的鉴别诊断具有一定的难度。妊娠中晚期B超检查可发现部分成骨不全胎儿四肢短小和股骨成角等异常征象。超声探头对胎儿头部的压迫和头盖骨的低回声表现，可以提示存在骨骼发育不良的可能，但不能诊断为成骨不全。目前宫内能作出诊断的主要为成骨不全II型，超声表现为四肢显著短小，骨干弯曲成角，呈多处骨折声像，胸腔狭窄，肋骨短而弯曲，颅骨变薄，加压有塌陷。

产前行超声检查的时间决定了胎儿肢体畸形的

诊断率。Huang等认为检查胎儿畸形的最佳时间为胎龄17~20周。对有家族史的高风险孕妇可先明确其家系的成骨不全致病基因突变。对已有成骨不全患儿生育妊娠史的孕妇但尚未明确致病基因突变者，可优先对最常见的成骨不全致病基因进行直接测序筛选致病突变。目前成骨不全的产前基因诊断需通过羊膜穿刺获得胎儿基因组DNA样本，包括妊娠第11~13周取绒毛组织；或妊娠第16~24周取羊水细胞；或妊娠第23周后取脐血。

## 治疗

### （一）一般治疗

成骨不全患者日常生活中需注意避免跌倒诱发骨折，应加强功能锻炼以提高肌肉强度，改善身体协调能力，同时可加强户外阳光照射，进食含钙丰富的食物，避免废用性骨质疏松的发生。适量钙剂与维生素D可作为成骨不全的基础治疗。可根据患儿体重，选择给予不同剂量的钙剂与维生素D：患儿体重<15kg，予元素钙500mg/d；体重≥15kg，予元素钙1000mg/d；患儿体重≤30kg，予普通维生素D 500IU/d；体重>30kg，予普通维生素D 1000IU/d。成人成骨不全患者的钙剂与维生素D的补充剂量，可参照骨质疏松症患者的处理原则。康复训练有助于增强成骨不全患者的肌肉力量，改善活动能力，包括特定关节的伸展及肌肉力量训练；适当负重训练；水疗；应用适当辅助工具弥补身材短缩、畸形所致生活不便；佩戴合适的下肢支具，弥补关节松弛和肌肉无力对下肢功能的影响；选择合适的助行工具，行走训练等。

### （二）药物治疗

成骨不全患儿如10岁前发生两次以上长骨骨折，一般建议行药物治疗；成人成骨不全患者如发生椎体压缩性骨折或长骨骨折，建议药物治疗。目前广泛使用的对成骨不全较有效的药物是双膦酸盐类（Bisphosphonates，BP）、甲状旁腺素类似物（Parathyroid hormone，PTH）和RANKL单克隆抗体等药物。BP类药物属于骨吸收抑制剂，能够有效抑制破骨细胞活性，减少骨吸收，从而增加骨密度、降低骨折风险。治疗成骨不全的BP主要包括第二代BP（阿仑膦酸钠和帕米膦酸钠）和第三代BP（唑来膦酸、伊班膦酸钠和利塞膦酸钠）。静脉注射帕米膦酸钠治疗成骨不全的标准给药方案为 1mg/（kg·d），每次注射时间为 3~4 小时，连续注射 3 天，间隔周期 24 个月，药物累计剂量为每年 9mg/kg。由于药物治疗的前 2~4 年疗效最明显，建议患者至少接受 2 年的 BP 治疗，后续治疗取决于骨折次数、骨痛和骨密度的改变情况。BP 主要通过肾脏排泄，因此肌酐清除率 <35ml/min 的成骨不全患者禁用。口服 BP 治疗，需注意患者是否有反酸、烧心、上腹不适等胃肠道不良反应。成骨不全患儿静脉输注 BP 的常见不良反应包括：静脉输液后可能出现明显的急性期反应，如发热、头痛、恶心、肌痛、关节痛等，多在首次输液后 1 天内出现，可采取对症处理。再次输注 BP 时急性期反应则较少发生，且程度明显减轻。特立帕肽（Teriparatide）为 PTH 的 N 端 1~34 片段，其作用机制主要为促进骨骼形成，目前该药一般仅用于成年 OI 患者。Orwoll 等曾对 79 例成年 OI 患者进行为期 18 个月的随机双盲试验以评估特立帕肽的疗效，结果显示该类患者特别是 I 型成骨不全患者股骨、脊柱骨密度均显著提高，预计脊柱椎体强度亦显著提高。地诺单抗（狄诺塞麦，Denosumab）是 RANKL 的单克隆抗体，能够减少破骨细胞的生成与活性，从而抑制骨吸收、增加骨密度、降低骨折风险。

基因治疗是根据成骨不全的类型不同而选择相应的方法。如成骨不全的 VI 型多由 SERPINF1 突变所致，通过 RANK/RANKL 通路激活破骨细胞。此类型患者对双膦酸盐治疗反应不佳，其机制可能是由于患者骨质矿化不良所致。Denosumab 是人源性 RANKL 的单克隆抗体，能抑制 RANKL 和 RANK 结合，通过抑制破骨细胞活性，抑制骨吸收、增加骨密度、降低骨折风险。有研究发现对 WNT1 突变成骨不全患者予以双膦酸盐治疗，BMD 有增加，但骨折风险未明显降低。BPS804 是一种中和性抗硬化蛋白抗体，通过 Wnt 信号通路刺激成骨细胞，有利于改善骨骼质量和减少长骨脆性，促进骨形成，减少骨吸收并增加成骨不全患者的腰椎 BMD，达到增加骨密度同时减低骨折风险。另有研究发现，将有标记基因的重组泡沫病毒载体注射到兔子的股骨髓腔内，可以有效改善骨矿物质密度，且采取髓内输注可能是干细胞治疗成骨不全的有效细胞递送途径，骨髓间质干细胞移植有望用于成骨不全的治疗。

### （三）支具及手术治疗

成骨不全患者具有骨质疏松、韧带松弛的特点，并发脊柱侧凸或后凸发生率较高。Cristofaro 等发现，脊柱侧凸的严重程度与疾病的严重程度和成骨不全类型密切相关。他们发现患有先天性或迟发性成骨不全型脊柱侧凸的概率为 80%，平均角度为 47°。而 II 型成骨不全患者发生脊柱侧凸的概率为 50%，平均角度为 26°。支具治疗通常不能有效控制成骨不全患者脊柱畸形角度的进展，一方面是由于开始支具治疗的时间过晚，另一方面因为患者常伴有并发症如肋骨畸形。考虑到脆弱的肋骨需将矫正力传导到脊柱，某种程度上支具治疗甚至可能是无益的，因为胸廓畸形亦可能使支具难以匹配，从而导致矫形力异常分布进一步改变胸廓形状，甚至危及呼吸功能。Benson 等报道了 9 例成骨不全患者的脊柱侧凸保守治疗失败。Yong-Hing 和 MacEwen 对来自 14 个国家的 51 名骨科医生的经验进行了一项多中心调查，收集了 73 例接受不同类型支具治疗的患者详细资料。治疗开始时平均年龄为 10 岁 9 个月，平均 Cobb 角为 43°，末次随访的平均 Cobb 角为 65.9°。58 例患者存在畸形进展，仅有 15 例患者畸形角度减小或不变。22 例患者出现治疗相关并发症，如肋骨变形或压疮。支具对于 II~IV 型 OI 患者的治疗因同时合并的肋椎关节发育异常和肋骨畸形而效果不佳，对于 I 型及侧凸角度较小者可能有效，但仍需进一步的研究。

对于支具治疗无效的患者，可行脊柱矫形内固定融合术控制脊柱畸形的进展，同时可有效缓解由于脊柱侧凸而引起的肺功能受限（图 18-4、图 18-5）。有学者建议，当畸形角度有明显进展并且已经超过 35° 时，不管患者的年龄多大都应该将其融合。O'Donnell 等建议对 Cobb 角大于 50° 或年龄大于 8 岁的成骨不全患者进行脊柱融合术，以控制侧凸进展和避免限制性肺疾病。Yong-Hing 和 MacEwen 等对 60 例成骨不全患者进行了多中心调查，大多数患者接受内固定术，还有一些患者仅行原位融合术；55 例采用后路手术，5 例采用前路手术，60% 的前路手术患者最终表现纠正丢失。Janus 等描述了 20 例成骨不全患者在脊柱融合术前均进行了重力牵引治疗，牵引力约为患者体重的一半。他们使用 Cotrel-Dubousset（CD）内固定或哈氏棒内固定进行矫形，术后 5 年脊柱侧凸矫正率平均约为 32%。他们强调在成骨不全伴脊柱侧凸

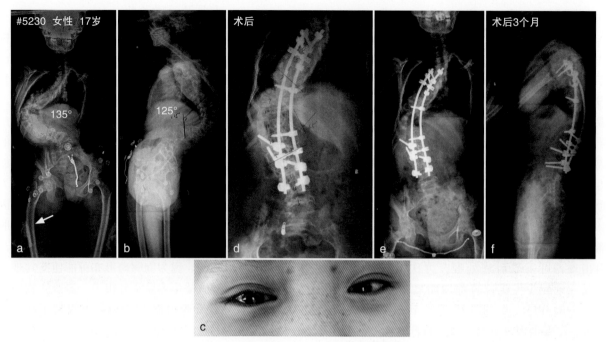

图 18-4　女性（#5230），17 岁，成骨不全合并胸腰脊柱侧凸。全脊柱正侧位片可见严重脊柱侧凸后凸畸形，伴胸壁发育畸形及股骨明显弯曲畸形（a、b）；患者有灰蓝色巩膜（c），行后路截骨矫形内固定融合术后，显著纠正脊柱侧凸及后凸畸形，效果满意（d）；术后 3 个月随访，矫正未见明显丢失（e、f）

的围手术期治疗中重力牵引可改善脊柱形态，并有助于锻炼患者心肺功能和一般情况。Pruijis 等报道了 20 例患者接受了 Cotrel Dubousset（CD）和哈林顿棒内固定手术，末次随访畸形纠正率为 36%。使用旧的内固定系统，如哈氏棒、卢克和 CD 棒等结果显然不能令人满意。现代的椎弓根螺钉内固定系统可对脊柱畸形实现三维矫正，强大钉棒把持力及假关节发生率更低可更有效地对成骨不全脊柱畸形进行矫正。Piantoni 等报道 12 例行后路脊柱融合术成骨不全患者，均采用螺钉 - 棒系统内固定融合（80% 密度），术后矫正丢失仅为 28.4%。另有学者提到使用 Smith Peterson 截骨术来增加矫形效果，并保护植入物不被拔出。融合范围通常从 $T_2$ 延伸至 $L_3$ 或 $L_5$。如果骨盆明显倾斜（>10°），应考虑与骶骨 - 骨盆融合。Trotter 报道长节段内固定融合效果显著优于原位融合和短节段融合，可有效维持脊柱序列并防止进一步进展。尽管所有患者都应使用内固定融合，但有时骨质疏松严重、骨骼过于柔软，无法使用器械。在这种情况下，原位融合是唯一的途径。对于有明显脊柱后凸的患者应考虑前路脊柱融合术。如发现颅底凹陷症，可施行适当减压和固定枕颈连接部，目的是改善症状及防止由于单纯减压带来的上颈段不稳定发生。一般患者

行手术治疗前 1 年需注射双膦酸盐等药物，以提升骨量和降低内固定并发症。

对于成骨不全表型不严重的患者，脊柱侧凸表型可能类似特发性脊柱侧凸患者，因而按特发性脊柱侧凸治疗策略进行手术治疗后效果较好，并发症也较少（图 18-5）。但对于病情严重，脊柱侧凸复杂的 OI 患者，脊柱矫形手术并发症发生率较高，主要包括内固定松动、神经系统损伤、切口与肺部感染及其他并发症。成骨不全患者骨质疏松、椎体质量差，可能导致内固定失败，可考虑应用椎弓根螺钉辅以骨水泥强化。Yong-Hing 等及 Janus 等报道早期脊柱矫形使用的钩棒系统术中可发生椎板骨折，并且在随访中出现脱钩现象。随后广泛应用的椎弓根螺钉系统固定较此前坚固，然而可伴近端交界性后凸、假关节形成，以及断棒、矫形丢失及内固定相关并发症。感染亦为手术常见并发症，成骨不全术前常合并胸廓、肋骨发育畸形进而导致肺功能不全，术后可出现肺部感染。此外，长节段融合的患者长期卧床亦可增加肺炎及切口感染等风险。神经系统并发症包括术中硬脊膜撕裂、术后外周神经麻痹等。术中应进行脊髓监测，以减少神经损伤的风险。其他罕见并发症如肠系膜上动脉综合征、血胸亦见文献报道。

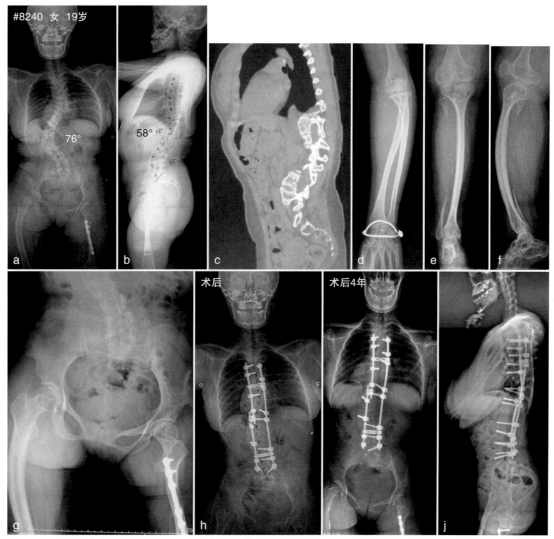

图 18-5　女（#8240），19 岁，成骨不全伴胸腰椎侧后凸畸形。多个椎体压缩前方楔形变（a~c），四肢长骨干骺端膨大干骺端透亮区，周围包绕硬化带，关节严重变形，腓骨部分缺如（c~e），骨盆畸形明显，股骨弯曲行钢板内固定（f）。行 T$_{10}$~L$_3$ 后柱 PCO 截骨内固定植骨融合术，术后 4 年随访未见矫正丢失，冠状位与矢状位的平衡维持良好（g~j）

## 参考文献

[1] Forlino A, Marini JC. Osteogenesis imperfecta[J]. Lancet, 2016, 387(10028): 1657-1671.

[2] Sillence DO, Senn A, Danks DM. Genetic heterogeneity in osteogenesis imperfecta[J]. J Med Genet, 1979, 16(2): 101-116.

[3] Glorieux FH, Rauch F, Plotkin H, et al. Type V osteogenesis imperfecta: a new form of brittle bone disease[J]. J Bone Miner Res, 2000, 15(9): 1650-1658.

[4] Glorieux FH, Ward LM, Rauch F, et al. Osteogenesis imperfecta type VI: a form of brittle bone disease with a mineralization defect[J]. J Bone Miner Res, 2002, 17(1): 30-38.

[5] Morello R, Bertin TK, Chen Y, et al. CRTAP is required for prolyl 3-hydroxylation and mutations cause recessive osteogenesis imperfecta[J]. Cell, 2006, 127(2): 291-304.

[6] Cabral WA, Chang W, Barnes AM, et al. Prolyl 3-hydroxylase 1 deficiency causes a recessive metabolic bone disorder resembling lethal/severe osteogenesis imperfecta[J]. Nat Genet, 2007, 39(3): 359-365.

[7] Prockop DJ, Kivirikko KI. Collagens: molecular biology, diseases, and potentials for therapy[J]. Annu Rev Biochem, 1995, 64: 403-434.

[8] Sykes B, Ogilvie D, Wordsworth P, et al. Osteogenesis imperfecta is linked to both type I collagen structural genes[J]. Lancet, 1986, 2(8498): 69-72.

[9] Rossi V, Lee B, Marom R. Osteogenesis imperfecta: advancements in genetics and treatment[J]. Curr Opin Pediatr, 2019, 31(6): 708-715.

[10] Morello R, Bertin TK, Chen Y, et al. CRTAP is required for prolyl 3- hydroxylation and mutations cause recessive osteogenesis imperfecta[J]. Cell, 2006, 127(2): 291-304.

[11] Cabral WA, Chang W, Barnes AM, et al. Prolyl 3-hydroxylase 1 deficiency causes a recessive metabolic bone disorder resembling lethal/severe osteogenesis imperfecta[J]. Nat Genet, 2007, 39(3): 359-365.

[12] Grafe I, Yang T, Alexander S, et al. Excessive transforming growth factor- β signaling is a common mechanism in osteogenesis imperfecta[J]. Nat Med, 2014, 20(6): 670-675.

[13] Webb EA, Balasubramanian M, Fratzl-Zelman N, et al. Phenotypic Spectrum in Osteogenesis Imperfecta Due to Mutations in TMEM38B: Unraveling a Complex Cellular Defect[J]. J Clin Endocrinol Metab, 2017, 102(6): 2019-2028.

[14] Joeng KS, Lee YC, Lim J, et al. Osteocyte-specific WNT1 regulates osteoblast function during bone homeostasis[J]. J Clin

Invest, 2017, 127(7): 2678-2688.

[15] Palomo T, Vilaça T, Lazaretti-Castro M. Osteogenesis imperfecta: diagnosis and treatment[J]. Curr Opin Endocrinol Diabetes Obes, 2017, 24(6): 381-388.

[16] Marom R, Rabenhorst BM, Morello R. Osteogenesis imperfecta: an update on clinical features and therapies[J]. Eur J Endocrinol, 2020, 183(4): R95-R106.

[17] Cristofaro RL, Hoek KJ, Bonnett CA, et al. Operative treatment of spine deformity in osteogenesis imperfecta[J]. Clin Orthop Relat Res, 1979(139): 40-48.

[18] Engelbert RH, Pruijs HE, Beemer FA, et al. Osteogenesis imperfecta in childhood: treatment strategies[J]. Arch Phys Med Rehabil, 1998, 79(12): 1590-1594.

[19] Engelbert RH, Gerver WJ, Breslau-Siderius LJ, et al. Spinal complications in osteogenesis imperfecta: 47 patients 1-16 years of age[J]. Acta Orthop Scand, 1998, 69(3): 283-286.

[20] Renshaw TS, Cook RS, Albright JA. Scoliosis in osteogenesis imperfecta[J]. Clin Orthop Relat Res, 1979(145): 163-167.

[21] Hanscom DA, Bloom BA. The spine in osteogenesis imperfecta[J]. Orthop Clin North Am, 1988, 19(2): 449-458.

[22] Watanabe G, Kawaguchi S, Matsuyama T, et al. Correlation of scoliotic curvature with Z-score bone mineral density and body mass index in patients with osteogenesis imperfecta[J]. Spine (Phila Pa 1976), 2007, 32(17): E488-494.

[23] Ishikawa S, Kumar SJ, Takahashi HE, et al. Vertebral body shape as a predictor of spinal deformity in osteogenesis imperfecta[J]. J Bone Joint Surg Am, 1996, 78(2): 212-219.

[24] Hatz D, Esposito PW, Schroeder B, et al. The incidence of spondylolysis and spondylolisthesis in children with osteogenesis imperfecta[J]. J Pediatr Orthop, 2011, 31(6): 655-660.

[25] Marini JC, Forlino A, Bächinger HP, et al. Osteogenesis imperfecta[J]. Nat Rev Dis Primers, 2017, 3: 17052.

[26] van Dijk FS, Sillence DO. Osteogenesis imperfecta: clinical diagnosis, nomenclature and severity assessment[J]. Am J Med Genet A, 2014, 164A(6): 1470-1481.

[27] Brons JT, van der Harten HJ, Wladimiroff JW, et al. Prenatal ultrasonographic diagnosis of osteogenesis imperfecta[J]. Am J Obstet Gynecol, 1988, 159(1): 176-181.

[28] Thompson EM. Non-invasive prenatal diagnosis of osteogenesis imperfecta[J]. Am J Med Genet, 1993, 45(2): 201-206.

[29] Huang Y, Mei L, Lv W, et al. Targeted exome sequencing identifies novel compound heterozygous mutations in P3H1 in a fetus with osteogenesis imperfecta type Ⅷ[J]. Clin Chim Acta, 2017, 464: 170-175.

[30] Morello R. Osteogenesis imperfecta and therapeutics[J]. Matrix Biol, 2018, 71-72: 294-312.

[31] Tournis S, Dede AD. Osteogenesis imperfecta - A clinical update[J]. Metabolism, 2018, 80: 27-37.

[32] Orwoll ES, Shapiro J, Veith S, et al. Evaluation of teriparatide treatment in adults with osteogenesis imperfecta[J]. J Clin Invest, 2014, 124(2): 491-498.

[33] Benson DR, Donaldson DH, Millar EA. The spine in osteogenesis imperfecta[J]. J Bone Joint Surg Am, 1978, 60(7): 925-929.

[34] Yong-Hing K, MacEwen GD. Scoliosis associated with osteogenesis imperfecta[J]. J Bone Joint Surg Br, 1982, 64(1): 36-43.

[35] O'Donnell C, Bloch N, Michael N, et al. Management of Scoliosis in Children with Osteogenesis Imperfecta[J]. JBJS Rev, 2017, 5(7): e8.

[36] Janus GJ, Finidori G, Engelbert RH, et al. Operative treatment of severe scoliosis in osteogenesis imperfecta: results of 20 patients after halo traction and posterior spondylodesis with instrumen-tation[J]. Eur Spine J, 2000, 9(6): 486-491.

[37] Piantoni L, Noel MA, Francheri Wilson IA, et al. Surgical Treatment With Pedicle Screws of Scoliosis Associated With Osteogenesis Imperfecta in Children[J]. Spine Deform, 2017, 5(5): 360-365.

# 第19章 其他综合征型脊柱畸形

邱 勇 沈建雄 刘 臻 秦晓东

## 第一节 Prader-Willi 综合征

Prader-Willi 综合征（prader-willi syndrome, PWS）又称肌张力低下 - 智力障碍 - 性腺发育滞后 - 肥胖综合征。PWS 是一种累及多系统的非孟德尔遗传性疾病，属于典型的印记遗传。主要表现为新生儿期肌张力低下、喂养困难、发育迟缓，儿童期肥胖、下丘脑源性性发育不良、行为异常。该病发病率为 1/（10 000~30 000），出生发病率约为 1/29 000，平均病死率为 3%。

### 病因学

PWS 是一种基因组印记遗传性疾病，主要发病机制包括三种：①约 70% 病例为父源 15q11-13 区域缺失；②约 25% 病例为 15 号染色体母源单亲二倍体；③约 5% 病例为印记基因功能缺失。在父源性 15q11-13 缺失病例中，依据近端断裂点不同可分为 I 型和 II 型：I 型断裂点为 BP1，II 型断裂点为 BP2。I 型和 II 型的临床表现有所差异，I 型更可能发生早产，形成特殊面容；II 型更容易发生生殖系统异常。

Bower 和 Jeavons 于 1976 年提出天使综合征（angelman syndrome, AS），又称愉快木偶综合征，表现为严重的发育迟缓、语言障碍，在遇到心理或生理刺激时常出现无意识发笑伴欢乐姿态。AS 与 PWS 的共同特点都是染色体 15q11-13 区域的缺失，两者的区别在于 PWS 多为父源染色体缺失，而 AS 为母源染色体缺失。

PWS 患者出现脊柱侧凸的发病机制不明确，有研究认为可能与椎旁肌肌张力降低，肌肉对椎体的维持力减弱，肥胖对脊柱压力负荷增大，严重骨质疏松等诸多因素相关。

### 临床表现

1. **外观** 患者具有特殊面容，表现为长颅、窄脸、杏仁眼、小嘴、口角向下。皮肤色素减退。身材矮小，手脚发育较小（图 19-1-1a、b）。

2. **脊柱畸形** 脊柱侧凸为 PWS 患者常见临床表现，但其侧凸特点与特发性脊柱侧凸（IS）患者不同。Nakamura 等分析了 193 例 PWS 患者，其中 58 例（30%）出现脊柱侧凸，作者同时分析了 55 例年龄匹配的 IS 患者，比较两组的弯型特点。结果发现，PWS 患者的脊柱侧凸大多为腰弯或胸腰弯，而 IS 患者中胸弯居多。两组患者弯型的不同可能与其发病机制有关，IS 患者的发病与青春期快速生长有关，患者大多为瘦高体型，而 PWS 患者的发育则非常迟缓，椎旁肌肌张力低下，伴有肥胖。Docquier 等报道，儿童在青春期使用生长激素加速生长，可增加脊柱侧凸发生及进展的风险。由于 PWS 患儿生长发育迟缓，大多数患儿需要接受生长激素治疗，其对侧凸的进展的影响还不清楚。Nagai 等报道 72 例 PWS 患者中 33 例（45.8%）出现脊柱侧凸，其中接受生长激素治疗的患者侧凸发生率为 48.8%，而未采用生长激素的患者侧凸发生率为 41.9%，两组统计学上并无显著差异。

3. **内分泌疾病**

（1）生长激素缺乏 PWS 患者体内胰岛素样生长因子-I（IGF-I）和胰岛素样生长因子连接蛋白 3（IGFBP3）含量显著降低，文献报道 40%~100% 的患者存在生长激素缺乏。生长激素是一种促进瘦体质合成的代谢因子，在一定条件下可减少脂肪堆积。有研究报道可采用人重组生长激素（rhGH）治疗 PWS 患者，当 PWS 患者表现出明显的脂肪过剩时，可通过补充 rhGH 促进瘦体质合成，减少脂肪累积。此外，rhGH 补充治疗对于患儿的智力发育、交流适应、感知能力和语言能力都有益

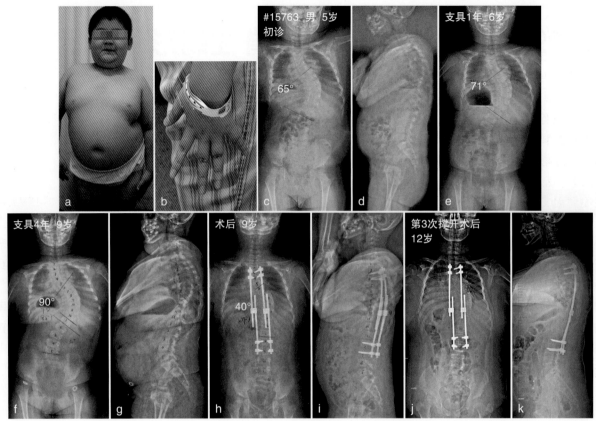

图 19-1-1　男（#15763），5 岁，Prader-Willi 综合征伴脊柱侧凸。术前外观照表现为肥胖、长颅、口角向下、皮肤白、身材矮小，脊柱侧凸伴躯干不平衡，尽管全身肥胖，但手指细长伴尺侧缘弧度缺失（a、b）；初诊时 5 岁，Cobb 角 65°，弯型为长胸腰弯（c、d）；支具治疗 1 年，侧凸进展为 71°（e）；支具治疗 4 年后侧凸进展为 90°（f、g）；行脊柱后路生长棒植入术（$T_3$~$L_3$），术后即刻侧凸矫正为 40°（h、i）；生长棒植入术后 3 年，第 3 次撑开后矫形效果维持良好，冠状面及矢状面平衡，无躯干倾斜（j、k）

处。一项研究表明，1 岁前采用 rhGH 治疗的患儿较 1~5 岁之间接受治疗的患儿的智商水平更高。

（2）肾上腺功能缺陷　Wijingaarden 随机入选了 25 例 PWS 患者，60% 的患者出现肾上腺功能不全，但他们的晨间唾液皮质醇水平是正常的。当患者处于压力应激时，其肾上腺缺陷会变得明显。因此，在进行生长激素治疗之前，应密切监测患者的皮质醇水平，尤其是在伴有严重疾病状态时的皮质醇水平。Wijingaarden 建议在重大疾病急性期，给患者补充适量的皮质醇激素。

（3）甲状腺功能减退　文献报道约 25% 的 PWS 患者伴有甲状腺功能减退。一般来说，患者出生时甲状腺功能是正常的，但之后要定期复查，因为甲状腺功能减退可引起精神运动发育迟缓、生长发育受损、脂肪量增多和肌张力减退等。

（4）性腺发育障碍　男性阴囊发育不良、隐睾、阴茎和睾丸发育小、体毛发育少；女性阴唇和阴蒂发育小，无月经或月经少。PWS 患者性腺发育障碍的病因各异，有下丘脑来源的，也有原发性性腺功能障碍，包括雄激素和雌激素分泌受损。目前，性激素替代疗法治疗 PWS 还未达成共识。

（5）糖耐量受损与糖尿病　约 25% 的 PWS 患者出现 2 型糖尿病。多中心研究分析了 274 例 PWS 患者发现，24.4% 的患者血糖异常，且与患者年龄、BMI 及 HOMA-IR 密切相关。

4. 行为异常　PWS 患者的认知、交流与适应力明显受损，常表现为被动的强迫行为，如固执、爱发脾气、日常习惯难以改变等。患者有轻微的智力障碍，平均智商为 65~70。对 PWS 患者进行磁共振脑扫描研究发现，患者的认知功能下降与其额叶、颞叶和顶叶区域的大脑皮层减少有关。

患者易出现严重的行为异常，在进行标准化行为评估时，约 85% 的患者评分显著升高，他们表现出明显的强迫症行为，包括过度囤积行为、重复行为、说话太多和抓自己皮肤等。其中，搔抓皮肤在儿童早期最常见；4~16 岁的患儿中 88% 出现爱发脾气、攻击性行为。此外，还有研究表明 PWS 与非典型精神病有很强的关联性，常常是突然发作，抑郁症表现，一般药物治疗效果较好。

**5. 其他特点**

（1）睡眠障碍　PWS 患者常常出现睡眠障碍，白天过度嗜睡，阻塞性睡眠呼吸暂停，发作性睡病样表现。肥胖和下丘脑功能异常是引起睡眠障碍的主要原因。对于异常体重增加、打鼾和白天嗜睡症状明显的患儿，建议行全夜间多导睡眠图测试，此外可通过睡眠调查问卷对此类患儿的睡眠情况进行长期随访。

（2）胃肠道症状　部分 PWS 患者出现胃排空缓慢症状，有个案报道，患者在重大应激后出现胃破裂和坏死，推测可能与患者胃排空缓慢有关。成人 PWS 患者的便秘发生率约为 40%，远高于一般成年人。

（3）凝血功能　近来有报道发现 PWS 患者出现血栓栓塞性事件，但目前仍无针对此类患者的预防血栓发生的指南。对于住院患者，推荐行凝血功能检测，并进行机械性预防血栓（术后早期下地活动、穿弹力袜、间歇性气压泵治疗等），这些预防措施不增加出血风险。仅对于血栓栓塞事件高风险的 PWS 患者，才采取机械及药物联合预防措施。

（4）牙齿问题　PWS 患者常有牙齿破坏，其原因在于此类患者唾液流速较慢，唾液中的离子和蛋白浓度较高，黏稠的唾液紧贴牙齿，滋生细菌，引起牙周疾病。

## 诊断及鉴别诊断

1. 诊断　主要依赖于临床表现和基因检测。

（1）国际 PWS 诊治专家共识　各年龄段儿童出现以下表现时应高度警惕 PWS：①新生儿肌张力低下、吸吮力差、哭声低；②婴儿肌张力低下、运动发育落后、吸吮力差、喂养困难，需要特殊喂养工具，特殊面容（如长颅、窄脸、杏仁眼、小嘴、口角向下等）；③幼儿肌张力低下、智力发育落后、皮肤色素减退，既往有吸吮力差的病史；④ 3 岁以上儿童智力发育落后、食欲亢进、肥胖、身材矮小、生殖器发育障碍，既往有肌张力低下、吸吮力差的病史。

（2）基因检测确诊　常用基因检测方法为全基因芯片、高分辨染色体核型分析、荧光原位杂交、甲基化特异性聚合酶链反应、甲基化特异性多重连接依赖性探针扩增技术等，检测 15q11-13 区域是否缺失。目前甲基化检测已成为 PWS 的常规诊断检测方法，其诊断准确率高达 99%，且无需父母的标本；对于少数甲基化无异常的患者，需重新进行临床评估，选择其他 DNA 检测手段。

2. 鉴别诊断

（1）Angelman 综合征　基因检测同 PWS 相似，都为 15q11-13 缺失，但 Angelman 综合征主要是母源性缺失。临床表现与 PWS 不同，主要表现为严重运动及智力障碍、共济失调、语言障碍、巨大下颌及张口吐舌的特殊面容。

（2）唐氏综合征　与 PWS 相似表现为智力发育落后，肌张力低下，特殊面容，染色体核型分析为 21q22 区带三体，可与 PWS 相鉴别。

## 自然史

Miller 总结了 PWS 患者生长发育的七个阶段：

阶段 0（胎儿期）：表现为胎动减少，胎儿发育受限。

阶段 1a（出生后 9 个月）：婴儿肌张力减低，喂养困难，食欲下降。

阶段 1b（9 个月到 2 岁）/ 阶段 2a（2~4.5 岁）：此阶段正常饮食，能量摄取适中，但患者代谢减慢，故体重逐渐增加。

阶段 2b（4.5~8 岁）：患者对食物的兴趣逐渐增加，体重进一步增长。

阶段 3（8 岁至成年）：患者食欲过盛，摄食过量，典型表现为四处找食物，缺乏饱腹感。

阶段 4（成年以后）：部分患者进入成年后可出现一定程度的饱腹感，从而食量得到一定控制。

研究发现，45%~86% 的 PWS 病例伴发脊柱畸形，包括脊柱侧凸及后凸等。脊柱侧凸的发生可能与肥胖及肌张力下降有关。脊柱侧凸有两个高发年龄段：4 岁以下出现脊柱侧凸往往与患儿肌张力低下有关，侧凸进展较快，呈长 C 形弯；10 岁左右出现脊柱侧凸则与特发性侧凸类似。Wijngaarden 等回顾性分析了 96 例 PWS 患儿，其中 36 例（37.5%）出现脊柱侧凸。根据患儿年龄，作者将其分为婴儿组（0~3 岁）、幼儿组（4~10 岁）和青少年组（10~16岁）；根据侧凸的弯型，作者将其分为长C形弯和特发性脊柱侧凸类似弯型（IS）。研究发现，婴儿组患者长C形弯占67%，幼儿组占47%，而青少年组几乎都为特发性脊柱侧凸弯型。此外，有研究发现PWS患者脊柱畸形的发生率与BMI相关，BMI越大，脊柱畸形发生率越高。Wijngaarden等报道无脊柱畸形的PWS患儿BMI为0.6，而伴有脊柱侧凸的PWS患儿BMI为1.3，两者有显著差异。此外，脊柱侧凸患者中，长C形弯的患者BMI为1.1，而特发性脊柱侧凸弯型的BMI为1.9，两组也有显著差异。

## 治疗

### （一）一般治疗

PWS患者的治疗方案包括饮食控制、药物治疗、身体锻炼及行为和认知训练等（表19-1-1）。PWS患者存在下丘脑性生长激素缺乏，因此生长激素治疗对改善患者的生长发育、身体组成、脂肪利用等方面有显著效果。Odent等认为，伴发脊柱侧凸的PWS患者进行激素治疗时需谨慎。生长激

素治疗的禁忌证包括：严重肥胖，糖尿病血糖控制不佳，严重阻塞性睡眠呼吸暂停综合征，癌症活动期，精神病活动期。对于PWS患儿，生长激素的起始剂量为$0.5mg/(m^2 \cdot d)$，根据临床反应，每3~6个月逐渐增加剂量，直至$1.0mg/(m^2 \cdot d)$。对于成年患者，起始剂量为0.1~0.2mg/d，根据临床反应进行调整，将IGF-I水平控制在年龄、性别对应的IGF-I平均水平0~+2SD范围内。

对于有白天过度嗜睡等睡眠障碍的患儿，在进行充分的临床评估后，可以用中枢神经系统兴奋剂进行治疗，如哌醋甲酯或莫达非尼。对于阻塞性睡眠呼吸暂停症的患儿，可采用持续或双水平气道正压通气装置（CPAP或BiPAP），或行扁桃体切除手术。

### （二）支具治疗

对于PWS伴脊柱侧凸的患者，初诊时骨龄未成熟，Risser征0~2级，尤其是年龄小于10岁的患儿，主弯Cobb角为20°~50°（较AIS的支具治疗适应征适当放宽），可考虑支具治疗。初始每日佩戴支具22小时，每4~6个月随访一次，随访

| 表 19-1-1 | PWS患者综合治疗方案 | | |
|---|---|---|---|
| **饮食控制** | **生长激素疗法** | **身体锻炼** | **行为及认知训练** |
| 控制热量为900卡/天，部分患者每天仅需200~650卡 | 出生后3个月时开始生长激素疗法 | 每天1~2小时锻炼 | 确保患者明确你的要求：制订预期和规则 |
| 饮食金字塔：底层为蔬菜（6~8份/天）；上层为面包、谷物、大米、面条等（3~5份/天），水果（4份/天）；再上层为奶制品（2份/天），猪肉、鱼、家禽、鸡蛋等（1~2份/天）；最上层为脂肪和糖类，应尽量限制摄入 | 如果患者无呼吸问题，在4岁前无需进行生长激素刺激实验。4岁以后，需进行多导睡眠图监测 | 进行有氧运动，注重耐力和力量训练 | 采用语言和其他提示，如计时器、带有照片的时刻表等 |
| 对于体重无下降的患者，可采用生酮饮食 | | 锻炼核心肌群 | 说话直接、具体，避免因文字引起误解和怨恨 |
| 控制焦虑和强迫情绪 | | | 对于课堂作业和家庭作业制订比较实际的预期要求 |
| 建议制订饮食时刻表，严格按照时刻表进食 | 起始剂量为$0.5mg/(m^2 \cdot d)$，维持剂量为$1.0mg/(m^2 \cdot d)$<br>成人剂量为0.5mg/d | 改善肌张力低下 | 如患者习惯性搔抓皮肤，可采用N-乙酰化肉毒蛋白（200~1200mg/d）<br>攻击性行为和强迫行为：需要进行必要的心理评估 |

注：1卡≈4.2焦耳。

时根据 Cobb 角变化对每天佩戴时间做相应调整。但由于 PWS 患者体重较重，且支具依从性较差，侧凸进展快，支具往往难以控制畸形发展，因此支具治疗的目的仅仅是减缓侧凸进展速度、推迟手术时间，为患儿赢得更多的生长发育空间，多数患儿最终需要手术治疗。Wijngaarden 等纳入 96 例 PWS 患儿，根据其年龄将其分为婴儿组、幼儿组和青少年组：婴儿组患者大多采取随访观察；幼儿组 13% 进行支具治疗，20% 接受手术治疗；青少年组 17% 支具治疗，42% 手术治疗。

### （三）手术治疗

**1. 手术策略**　对于低龄儿童 PWS 伴脊柱侧凸建议采用生长棒技术（图 19-1-1）；对于青少年可考虑行融合手术治疗（图 19-1-2）。Kroonen 等提出 PWS 伴脊柱侧凸患者的手术指征和手术策略可参照特发性脊柱侧凸患者，如当出现侧凸快速进展、躯干失平衡时则需要进行手术治疗。Odent 等发现后凸畸形越重的患者越需要手术矫形。但 Accadbled 等认为，考虑到椎旁肌肌张力下降是 PWS 伴脊柱侧弯侧凸的发病机制之一，其与神经肌源性脊柱侧凸更为相似，在融合节段选择上应适当延长融合节段，对于胸腰双弯，应融合固定两个弯，且远端融合椎应选择在稳定椎，一般不采取选择性融合，由于此类畸形较为柔软，矫形效果一般较好，但与神经肌源性脊柱侧凸类似，此类侧凸患者的手术并发症较多。

**2. 手术并发症**

（1）近端严重的交界性后凸畸形　植入物拔出，往往需要翻修手术，这类并发症主要与 PWS 患者肌肉力量差、韧带松弛、患者常常保持头向前的姿势有关。此外，过度的术前 Halo - 牵引、长期的支具治疗可能导致躯干肌肉失功能而加重该并发症的发生。Accadbled 等报道 16 例 PWS 患儿行脊柱矫形术，术后有 4 例发生融合节段上方的交界性后凸畸形，其中 3 例需行翻修手术。Greggi 等报道 1 例（16.7%）术后出现颈胸段后凸畸形，3 年随访保持稳定，无需翻修手术。

（2）神经损伤　发生率较高，尤其是在翻修手术时。在 Accadbled 的研究中，4 例患者（25%）出现神经损伤，其中 1 例一过性神经损害发生于初次脊柱后路矫形术后，另外 3 例永久性神经损害则都发生于翻修术后。Greggi 等报道 6 例 PWS 患儿接受脊柱矫形术，1 例术后出现下肢瘫痪，将内固定取出后下肢肌力恢复。

（3）切口感染或愈合不良　这与患者肥胖、皮下脂肪厚、合并糖尿病有关。此外，患者常常伴有皮疹、心理疾病（如自残行为）等会加重切口感染。Accadbled 等报道术后切口感染发生率为 5/16（31%），其中 3 例需行清创引流术，术后切口愈合、脊柱融合良好。

（4）内固定松动　这与 PWS 患者骨质疏松、肥胖、肌张力下降等有关，术前应测量骨密度，适当进行抗骨质疏松治疗，术中内固定应采用多点固

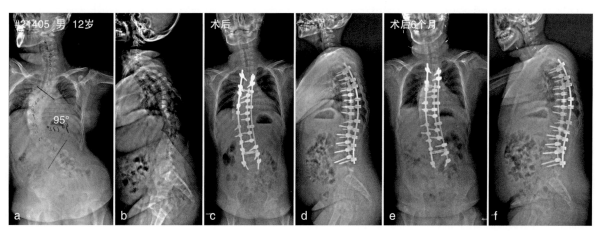

图 19-1-2　男（#21405），12 岁，Prader-Willi 综合征，染色体核型分析 15q11-13 缺失。初诊 X 线片示左胸腰弯 95°，呈长 C 形弯（a、b）；行脊柱后路矫形内固定融合术，由于弯型较长，远端固定至 L₄，顶椎区采用双头钉卫星棒技术，增加矫形效果，加强内固定牢固性（c、d）。术后 6 个月随访示矫形效果维持良好，无冠状面及矢状面失平衡（e、f）

定。Accadbled 等报道 3 例（18.8%）术后出现脱钩。Greggi 等报道 1 例（16.7%）术后 6 个月出现远端 L$_3$ 处螺钉松动，行翻修手术向下延长至 L$_5$。

（5）呼吸功能障碍　由于 PWS 患者肥胖、呼吸肌无力、身材矮小，围手术期往往会出现呼吸功能下降，术后气管插管拔管时间延长。

## 参考文献

[1] Nagai T, Obata K, Ogata T, et al. Growth hormone therapy and scoliosis in patients with Prader-Willi syndrome[J]. Am J Med Genet A, 2006, 140(15): 1623-1627.

[2] de Lind van Wijngaarden RFA, de Klerk LWL, Festen DAM, et al. Scoliosis in Prader-Willi syndrome: prevalence, effects of age, gender, body mass index, lean body mass and genotype[J]. Arch Dis Child, 2008, 93(12): 1012-1016.

[3] Nakamura Y, Nagai T, Iida T, et al. Epidemiological aspects of scoliosis in a cohort of Japanese patients with Prader–Willi syndrome[J]. Spine J, 2009, 9(10): 809-816.

[4] Holm VA, Laurnen EL. Prader-Willi syndrome and scoliosis[J]. Dev Med Child Neurol, 1981, 23(2): 192-201.

[5] Butler JV, Whittington JE, Holland AJ, et al. Prevalence of, and risk factors for, physical ill-health in people with Prader-Willi syndrome: a population-based study[J]. Dev Med Child Neurol, 2002, 44(4): 248-255.

[6] Kroonen LT, Herman M, Pizzutillo PD, et al. Prader-Willi syndrome: clinical concerns for the orthopaedic surgeon[J]. J Pediatr Orthop, 2006, 26(5): 673-679.

[7] Greggi T, Martikos K, Lolli F, et al. Treatment of scoliosis in patients affected with Prader-Willi syndrome using various techniques[J]. Scoliosis, 2010, 5(1): 11.

[8] Docquier P, Mousny M, Jouret M, et al. Orthopaedic concerns in children with growth hormone therapy[J]. Acta Orthopaedica Belgica, 2004, 70(4): 299-305.

[9] Nakamura Y, Murakami N, Iida T, et al. The characteristics of scoliosis in Prader-Willi syndrome (PWS): analysis of 58 scoliosis patients with PWS[J]. J Orthop Sci, 2015, 20(1): 17-22.

[10] Accadbled F, Odent T, Moine A, et al. Complications of scoliosis surgery in Prader-Willi syndrome[J]. Spine, 2008, 33(4): 394-401.

[11] Holm VA, Cassidy SB, Butler MG, et al. Prader-Willi syndrome: consensus diagnostic criteria[J]. Pediatrics, 1993, 91(2): 398-402.

[12] Odent T, Accadbled F, Koureas G, et al. Scoliosis in patients with Prader-Willi syndrome[J]. Pediatrics, 2008, 122(2): e499-503.

[13] de Lind van Wijngaarden RFA, de Klerk LWL, Festen DAM, et al. Randomized controlled trial to investigate the effects of growth hormone treatment on scoliosis in children with Prader-Willi syndrome[J]. J Clin Endocrinol Metab, 2009, 94(4): 1274-1280.

[14] Nakamura Y, Murakami N, Iida T, et al. Growth hormone treatment for osteoporosis in patients with scoliosis of Prader-Willi syndrome[J]. J Orthop Sci, 2014, 19(6): 877-882.

[15] Weiss HR, Bohr S. Conservative scoliosis treatment in patients with Prader-Willi syndrome[J]. Stud Health Technol Inform, 2008, 140: 314-317.

[16] Shao ER, Kiyegi LF, Mwasamwaja AO, et al. Respiratory failure due to severe obesity and kyphoscoliosis in a 24-year-old male with molecularly confirmed Prader-Willi syndrome in Tertiary Hospital in Northern Tanzania[J]. Case Rep Genet, 2017, 2017: 2348045.

[17] Knoll JHM, Nicholls RD, Magenis RE, et al. Angelman and Prader-Willi syndromes share a common chromosome 15 deletion but differ in parental origin of the deletion[J]. Am J Med Genet, 2010, 32(2): 285-290.

[18] Yamada K, Miyamoto K, Hosoe H, et al. Scoliosis associated with Prader-Willi syndrome[J]. Spine J, 2007, 7(3): 345-348.

[19] Diene G, Jérôme Sales de Gauzy, Tauber M. Is scoliosis an issue for giving growth hormone to children with Prader-Willi syndrome?[J]. Arch Dis Child, 2008, 93(12): 1004-1006.

[20] Oore J, Connell B, Yaszay B, et al. Growth friendly surgery and serial cast correction in the treatment of early-onset scoliosis for patients with Prader-Willi syndrome[J]. J Pediatr Orthop, 2019, 39(8): e597-601.

## 第二节　Beals-Hecht 综合征

Beals-Hecht 综合征，又称先天性挛缩性蜘蛛指综合征（congenital contractural arachnodactyly, CCA），由 Beals 于 1971 年首先报道。本病是一种罕见的常染色体显性遗传的结缔组织疾病，表现为类似马方综合征的体型，关节屈曲挛缩和外耳畸形，常伴有严重的脊柱侧后凸畸形。

### 病因学

该病为常染色体显性遗传病，有明确的突变基因，突变位点位于染色体 15q23-31 的原纤维蛋白 -2（FBN2）上，若父母有 FBN2 基因突变，则子代 CCA 的发病率超过 50%。属于结缔组织相关疾病，可累及骨骼、心血管和神经系统等。

### 临床表现

罕见的先天性遗传病，国外文献报道近 200 例，国内报道 10 多例，多为散发。严重 CCA 患儿多数在出生后几天到几个月内由于心血管异常而死亡，轻中度的 CCA 患儿常出现关节挛缩和脊柱侧后凸畸形，若不及时干预，脊柱畸形进展较快，严重影响患者生活。

患者为类马方综合征体型，主要表现为下半身比上半身长，双臂平伸指尖距大于身高。外耳郭上半部分出现皱缩，也可表现为招风耳。由于先天性肌肉发育不对称，屈肌力量强于伸肌力量，出现指、肘、膝、髋等关节屈曲挛缩，随着年龄的增长，一些大关节的屈曲可逐渐消失，但近节指间关节的屈曲挛缩较为恒定，手指无法伸直，可出现指蹼。脊柱畸形多表现为侧后凸畸形，随着年龄的增长不断加重，脊柱柔韧性差（图 19-2-1）。

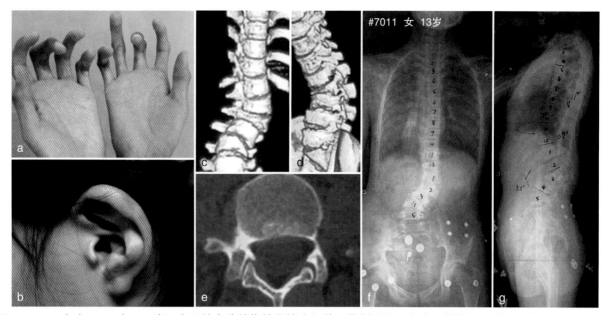

图 19-2-1　女（#7011），13 岁，先天性挛缩性蜘蛛指综合征伴腰椎侧后凸。多个近节指间关节屈曲挛缩，指蹼形成（a）；外耳郭上半部分皱皮（b）；术前三维 CT 及 X 线片示腰段侧后凸畸形，$L_3$~$L_4$ 侧方半脱位（c、d、f、g），腰椎 CT 平扫示椎管宽大，椎弓细小（e）

## 影像学表现

X 线片上常表现为脊柱侧后凸畸形，单纯的侧凸或后凸比较少见，畸形较为僵硬。CT 示椎弓根发育不良，椎管宽大（图 19-2-1），椎体旋转较大。MRI 示脊髓向一侧偏移，通常无脊髓空洞或纵裂等表现。

## 诊断及鉴别诊断

诊断主要依据遗传学检测和临床表现，相关鉴别诊断如下：

1. 马方综合征　该病的症状和体征与马方综合征高度相似。主要区别在于：CCA 有明显的手指屈曲畸形和外耳畸形，眼和心脏的异常发生率小于马方综合征。马方综合征常出现主动脉根部扩张而引起主动脉瓣关闭不全，而 CCA 较少出现主动脉根部扩张，主要表现为主动脉弓发育异常、室间隔缺损、二尖瓣脱垂等。且 CCA 的基因突变位于染色体 15q23-31 的原纤维蛋白 -2（FBN2）上，而马方综合征基因突变位于染色体 15q15-21 原纤维蛋白 -1（FBN1）上。

2. 先天性关节屈曲挛缩（arthrogryposis multiplex congenita，AMC）　AMC 也表现为手脚的屈曲挛缩、手指尺偏畸形和蜘蛛指，但体型发育小，不像类马方综合征那样瘦长，也无外耳畸形。

3. 高胱氨酸尿症　氨基酸代谢紊乱疾病，该病也会累及骨骼、关节等引起类马方综合征体型、蜘蛛指及脊柱侧凸，可通过血清氨基酸检测鉴别。

## 自然史

CCA 患者出生时大多就伴有全身多处关节的屈曲畸形，随着生长发育和功能锻炼，屈曲畸形可逐渐缓解，但近节指间关节屈曲畸形保留，关节挛缩对患者生长发育存在较大影响，但智力一般正常。严重的患者常伴有心血管和胃肠道发育异常，出生后几天至几个月内就会死亡。

Beals 等报道大多数 CCA 患者婴儿期及幼儿期就出现脊柱侧凸，但不显著，早期难以发现，随着时间推移其进展较快，支具治疗效果差。部分患者伴有先天性髋关节发育不良及足部畸形，因双下肢不等长和异常步态就诊，进而发现脊柱的畸形。Martin 等报道 2 例 CCA 伴脊柱侧凸患者：第 1 例初诊时 22 个月，右胸弯 79°，支具治疗 16 个月后侧凸进展为 89°，遂行手术治疗；第 2 例 1 岁时发现步态异常，因双侧扁平足行矫形鞋治疗，30 个月时发现右胸弯 21°，支具治疗 2 年后进展为 55°，行手术治疗。

## 治疗

　　脊柱畸形早期应戴支具进行控制，畸形严重时进行手术矫形。但由于出生时没有发现脊柱畸形或新生儿佩戴支具较为困难，使得支具很难发挥有效的作用。

　　手术一般选择脊柱后路植骨融合内固定术，必要时前路椎间盘切除，增加脊柱融合可能性，后路矫形时可使用卫星棒技术，增加矫形效果，减少矫正丢失和内固定并发症（图 19-2-2）。对于融合节段的选择，参考神经肌源性脊柱侧凸，近端至少要融合到上端中立椎，远端必须要到稳定椎，对胸腰双弯的患者，一般不采用选择性的主弯融合策略，因为患者的软组织条件差，融合远端的代偿功能具有不可预测性。由于脊柱柔韧性差、椎弓根发育不良，椎弓根螺钉置钉较为困难，可适当采用椎板钩替代。汪学松等报道 6 例 CCA 伴脊柱侧后凸患者

采用椎弓根螺钉或椎板钩行脊柱后路矫形手术，其中 4 例采用 SPO 截骨矫正后凸畸形，侧凸矫正率为 62.3%，后凸矫正率为 68.7%，患者术后无感染等并发症。4 例患者随访 6~9 个月，3 例骨融合良好，无明显矫正丢失，1 例出现拔钉，并伴有神经损害症状，行翻修手术将拔出的螺钉换为椎板钩，术后神经症状缓解。此外，患者主观对畸形的矫正效果满意，肺功能也得到改善。Greggi 等报道 6 例患儿因脊柱侧凸行脊柱后路融合手术，其中 2 例采用 Harrington 内固定，1 例采用 Luque 内固定，1 例采用钉钩混合内固定，2 例采用椎弓根螺钉固定。其中 5 例患者术后长期随访无明显矫正丢失和内固定并发症，其腰椎前凸和骨盆位置术后也获得不同程度的改善，生活质量评分提高。有 1 例患者术后 2 年因远端脱钩、畸形进展行翻修手术，术后早期出现肺不张、咯血及呼吸困难等症状，经 ICU 治疗 10 天后症状缓解。

　　对于幼儿脊柱侧凸患者，可选择生长棒矫形技

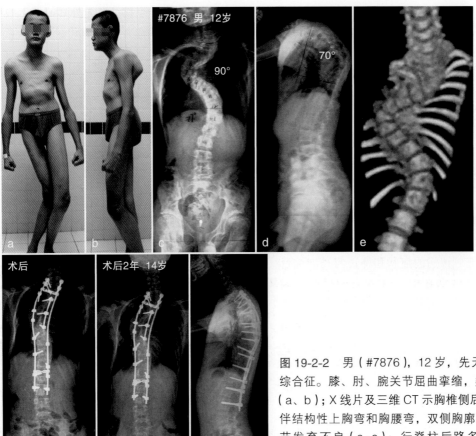

图 19-2-2　男（#7876），12 岁，先天性挛缩性蜘蛛指综合征。膝、肘、腕关节屈曲挛缩，类马方综合征体型（a、b）；X 线片及三维 CT 示胸椎侧后凸，左胸弯 90°，伴结构性上胸弯和胸腰弯，双侧胸廓不对称，双侧髋关节发育不良（c~e）；行脊柱后路多节段 SPO 截骨矫形内固定植骨融合术及凸侧胸廓成形术，术后残余胸弯 38°（f）；术后 2 年随访无明显矫正丢失，胸椎后凸得到显著改善（g、h）

术。Martin 等报道用类似 Shilla 生长棒技术对 2
例 CCA 脊柱侧凸患者进行后路矫形，第 1 例做了
4 次撑开，未做终末期融合手术，第 2 例做了 9 次
撑开后行融合手术，两者都取得较好的矫形效果，
患者对身高增长满意。但第 2 例患者在撑开 3 次后
出现切口感染，形成慢性窦道，行切开排脓手术。

与神经肌源性脊柱侧凸类似，此类侧凸患者的
手术并发症相对较多，主要表现为：①内固定并发
症，如近端或远端发生螺钉或钩子松动，进而发生
近端／远端交界性后凸畸形，侧凸进展；②术后深
部感染或切口愈合不良，此类患者软组织条件差，
内固定上覆盖的肌层较少，若反复多次手术（如生
长棒撑开术），切口感染风险大大增加；③神经并
发症，由于此类患者椎弓根发育不良，椎体旋转较
大，置钉较为困难，螺钉穿破内壁的风险增加，神
经损害发生率提高，翻修手术时神经并发症发生率
将进一步增加；④呼吸功能障碍，部分患者表现为
胸椎前凸，胸廓容积减小，围手术期会出现呼吸功
能障碍，甚至呼吸衰竭等并发症。

**参考文献**

[1] Beals RK, Hecht F. Congenital contractural arachnodactyly. A heritable disorder of connective tissue[J]. J Bone Joint Surg Am, 1971, 53(5): 987-993.

[2] Tunçbilek E, Alanay Y. Congenital contractural arachnodactyly (Beals syndrome)[J]. Orphanet J Rare Dis, 2006, 1(1): 20.

[3] Huggon IC, Burke JP, Talbot JF. Contractural arachnodactyly with mitral regurgitation and iridodonesis[J]. Arch Dis Child, 1990, 65(3): 317-319.

[4] Putnam EA, Zhang H, Ramirez F, et al. Fibrillin-2 (FBN2) mutations result in the Marfan-like disorder, congenital contractural arachnodactyly[J]. Nat Genet, 1995, 11(4): 456-458.

[5] Martin AG, Foguet PR, Marks DS, et al. Infantile scoliosis in Beals syndrome: the use of a non-fusion technique for surgical correction[J]. Eur Spine J, 2006, 15(4): 433-439.

[6] Arroyo MAR, Weaver DD, Beals RK. Congenital contractural arachnodactyly. Report of four additional families and review of literature[J]. Clin Genet, 1985, 27(6): 570-581.

[7] 汪学松, 仉建国, 邱贵兴, 等. 先天性挛缩蜘蛛指畸形六例临床分析[J]. 中华医学杂志, 2008, 88(9): 615-618.

[8] Greggi T, Martikos K, Pipitone E, et al. Surgical treatment of scoliosis in a rare disease: arthrogryposis[J]. Scoliosis, 2010, 5(1): 1-11.

[9] Shikata J, Yamamuro T, Mikawa Y, et al. Kyphoscoliosis in congenital contractural arachnodactyly. A case report[J]. Spine, 1987, 12(10): 1055-1058.

[10] Callewaert BL, Loeys BL, Ficcadenti A, et al. Comprehensive clinical and molecular assessment of 32 probands with congenital contractural arachnodactyly: report of 14 novel mutations and review of the literature[J]. Human Mutation, 2010, 30(3): 334-341.

[11] Bawle E, Quigg MH. Ectopia lentis and aortic root dilatation in congenital contractural arachnodactyly[J]. Am J Med Genet, 2010, 42(1): 19-21.

[12] Kölble N, Wisser J, Babcock D, et al. Prenatal ultrasound findings in a fetus with congenital contractural arachnodactyly[J]. Ultrasound Obstet Gynecol, 2002, 20(4): 395-399.

[13] Mehar V, Yadav D, Kumar R, et al. Congenital contractural arachnodactyly due to a novel splice site mutation in the FBN2 gene[J]. J Pediat Genet, 2014, 3(3): 163-166.

[14] Belleh S, Zhou G, Wang M, et al. Two novel fibrillin-2 mutations in congenital contractural arachnodactyly[J]. Am J Med Genet, 2000, 92(1): 7-12.

[15] Gupta PA, Wallis DD, Chin TO, et al. FBN2 mutation associated with manifestations of Marfan syndrome and congenital contractural arachnodactyly[J]. J Med Genet, 2004, 41(5): e56.

[16] Liu W, Zhao N, Li XF, et al. A novel FBN2 mutation in a Chinese family with congenital contractural arachnodactyly[J]. FEBS Open Bio, 2015, 5: 163-166.

[17] Su PH, Hou JW, Hwu WL, et al. Congenital contractural arachnodactyly (Beals syndrome)[J]. Acta Paediatr Taiwan, 2006, 41(2): 59-62.

[18] Currarino G, Friedman JM, Opitz JM, et al. A severe form of congenital contractural arachnodactyly in two newborn infants[J]. Am J Med Genet, 2010, 25(4): 763-773.

## 第三节　Turner 综合征

Turner 综合征（Turner syndrome），又称先
天性卵巢发育不全综合征，是一种较为常见的性染
色体异常综合征，由于全部或者部分体细胞中的一
条 X 染色体完全或者部分缺失所致，是人类唯一能
生存的单体综合征。患者的卵巢组织被条束状纤维
所取代，卵巢功能减退，雌激素缺乏，身材矮小。
Turner 综合征的表型是女性，在活产女婴中发病
率为 1/2500 ~1/2000，这种 X 单体的胚胎不易存
活，占胚胎死亡的 6.5%。患者的寿命与正常人相
同，智力发育程度不一。Saenger 等报道，Turner
综合征患者中脊柱侧凸的发生率为 10% 左右，显著
高于普通人群的发病率。

## 病因学

Turner 综合征一般是散发的，与母亲是否是
高龄孕妇无关，但其胎儿活产比率与孕妇妊娠年龄
成反比，即高龄产妇的患儿流产率较高。多数研究
表明 45，X 的活产胎儿的 X 染色体来自母亲，丢
失的 X 染色体是由于父亲的精母细胞性染色体不分
离。而对于非嵌合型 45，X 细胞系或其他嵌合细胞
系的 45，X，如 46，X, del（Xp），46，X, r（X）和
46，X, mar（X），父源性和母源性的 i（Xq）的概
率是相等的。

X 染色体的丢失会进一步影响卵巢功能和身
高发育。有研究发现，Xp11 的缺失会导致半数患
者卵巢衰竭。X 长臂的缺失同样会导致卵巢功能障

碍。此外，接近X长臂（如Xq13）的缺失通常更严重，包括乳房不发育、原发性闭经、卵巢功能衰竭等。大多数Xp缺失的女性身材矮小，身高决定基因可能位于这些区域。

## 临床表现

根据其临床表现的发生率，可分为最常见临床表现（>50%）、常见临床表现（5%~50%）和少见临床表现（<5%）（表19-3-1）。Turner综合征典型特征为身材矮小、面容呆板、蹼颈、下颌骨小、高腭弓、腭裂、多色素痣、盾胸、肘外翻、第4掌骨短小等。性腺发育障碍是本病的特征性表现，如原发性闭经、乳腺不发育、乳头间距增大、不能生育。骨发育障碍，如骨质疏松、腰椎椎体方形、脊柱侧凸、枢椎齿突发育异常、第4掌骨短小、颅底凹陷等。智力水平及语言表达能力正常，但患者常伴有多动症，空间定位能力下降，学习能力较低。先天性淋巴系统发育不全，导致手足淋巴管水肿，严重者发生乳糜性腹水。先天性心脏缺陷，如主动脉闭锁、室间隔和房间隔缺损等。先天性肾脏畸形，如马蹄肾、肾动脉畸形、尿道梗阻等。伴脊柱侧凸者可引起背部不对称、肩部不平衡或腰线不对称等。

## 影像学表现

骨质疏松，骨发育障碍，骨骺愈合延迟，长管

状骨短，骨小梁较粗，干骺端最为明显，这是由于性激素分泌不足引起的。椎体前后径减小，呈方形（图19-3-1），边缘不整齐，有轻度楔形变，可有脊柱侧凸和后凸。髂骨嵴骨骺闭合晚，髂骨翼及骶骨翼变小，骨盆入口呈男子型，可有髋脱位。第4掌骨和指骨短，第4、第5掌骨顶端连线与第3掌骨头相交，称阳性掌骨征和阳性腕征，可有肘外翻。

| 表 19-3-1 | Turner 综合征临床表现 | |
|---|---|---|
| 最常见临床表现<br>（发生率 >50%） | 常见临床表现<br>（发生率 5%~50%） | 少见临床表现<br>（发生率 <5%） |
| 生长缺陷 | 听力减退 | 脊柱畸形 |
| 性腺发育障碍 | 色素痣 | 骨质疏松 |
| 手足淋巴水肿 | 蹼颈 | 性腺母细胞瘤 |
| 耳朵形态异常 | 肾脏发育异常 | 炎症性肠病 |
| 小上颌 | 心血管畸形 | 结肠炎 |
| 牙齿排列拥挤 | 高血压 | 神经母细胞瘤 |
| 小颌畸形 | 甲状腺功能减退 | 类风湿性关节炎 |
| 后发际线低 | 糖耐量异常 | 肝脏疾病 |
| 胸廓翻转 | 高血脂 | |
| 乳头发育不全 | | |
| 肘外翻 | | |
| 第4掌骨短小 | | |
| 胫骨外生骨疣 | | |
| 肥胖倾向 | | |
| 反复中耳炎发作 | | |

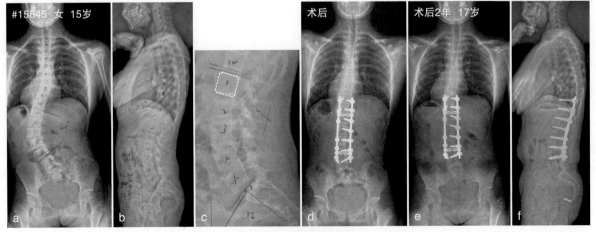

图 19-3-1　女（#15845），15岁，Turner 综合征，染色体核型分析 45，X。术前 X 线片示脊柱侧凸，腰椎椎体呈方形（a~c）；行后路脊柱矫形融合术（T₁₀~L₄），术后 X 线片示脊柱矫形良好（d）；术后 2 年 X 线片示脊柱矫形效果维持良好，无矫正丢失（e、f）

## 诊断及鉴别诊断

**1. 诊断**

（1）产前诊断　①B 超：胎儿水囊状淋巴瘤、颈背透明层增宽、肾脏畸形、主动脉缩窄、羊水量异常、宫内发育迟缓等；②羊水穿刺：羊水染色体核型分析 45，X，并排除嵌合体型；③母亲妊娠中期血液中蛋白标志物检测：如补体 C1、C3，透明质酸结合蛋白 2 等；④母亲外周血测序：筛选非整倍性染色体疾病。

（2）产后诊断　外周血染色体核型检查。尿雌激素减少，促性腺激素升高。婴儿淋巴水肿，儿童身材矮小，青少年性腺发育不良、青春期延迟伴血浆卵泡刺激素升高应行染色体核型检查。X 线片表现为骨质疏松、腰椎椎体方形、脊柱侧凸、掌骨征阳性、颅底凹陷等提示 Turner 综合征。

**2. 鉴别诊断**

（1）Noonan 综合征　男女均可发病，主要表现为宽眼距、眼睑下垂、招风耳，伴有发育落后、胸廓畸形（如鸡胸）、身材矮小、先天性心脏病、凝血障碍和皮肤弹性高等，性腺发育不全不一定存在。为常染色体显性遗传病，由 Ras/ 丝裂原活化蛋白激酶（mitogen-activated protein kinase，MAPK）信号转导通路中多个基因的活化突变引起，最常涉及的基因为 PTPN11。

（2）Bonnevie-Ullrich 综合征　男女均可发病，多见于男性，男女比例约为 4∶1，染色体核型可正常，呈不规则显性遗传，主要累及结缔组织。患者特征为智力障碍，生长发育缓慢及淋巴管扩张性水肿。手脚的淋巴管扩张性水肿在出生后即可见，多在 3 岁内消退。患者常伴有骨骼畸形，如四肢畸形、肘外翻、并指（趾）、畸形足等。患者有斜颈、面瘫等表现，乳突和肩峰之间可见皮肤皱褶，称为翼状颈皮。

（3）唐氏综合征（Down syndrome，DS）又称为 21 三体综合征，是最常见的常染色体遗传病之一，其发病率为 1/（600～800），母亲妊娠年龄不同其发病率存在较大差异，母亲妊娠年龄在 30 岁之前其发病率为 1/1500，而母亲妊娠年龄为 45～50 岁的发病率为 1/50。朱宝生等报道产前筛查能够在妊娠早、中期筛查出高风险患者，随着产前筛查的推广，唐氏综合征的发生率逐渐下降。唐氏综合征主要影响神经系统和骨骼肌肉系统的发育，其典型特点包括智力低下、特征性的面部外观、手部异常、肌张力减退、身材矮小、关节过度活动和韧带松弛等。

## 脊柱畸形自然史

Turner 综合征患儿的生长发育与正常儿童有显著差异。正常青少年发育高峰期在 11～13 岁，而 Turner 综合征患者 3～13 岁期间发育缓慢，没有典型的发育高峰期，13 岁后发育加速，直至骨龄成熟。因此，Turner 综合征伴脊柱侧凸患者，早期畸形较为稳定，13 岁后脊柱侧凸进展加快，需定期复查。美国儿科学会建议 Turner 综合征患者从 5 岁开始每年都应筛查有无脊柱侧后凸畸形发生。

Levine 等分析了 78 例 Turner 综合征患者，其中 9 例（11.5%）出现脊柱侧凸，其骨密度较同龄儿童显著降低。Kim 等观察了 43 例 Turner 综合征患儿，以 Cobb 角大于 10° 定义为脊柱侧凸，发现该人群脊柱侧凸的发生率为 5/43（11.6%），而同龄人群中特发性脊柱侧凸的发生率为 2%～3%，因此 TS 人群中脊柱侧凸发生率显著升高。这批患者脊柱侧凸发现年龄为 3.3～13.7 岁，平均为 9.9 岁。初诊时 Cobb 角为 34°～69°，以右胸弯和胸腰双主弯为主，2 例患者侧凸度数小于 40°，行支具治疗，2 例患者侧凸度数大于 60°，行脊柱后路融合术，还有 1 例患者初诊时 3.3 岁，为右胸弯 63°，顶椎区凹侧多个椎体融合，予以生长棒治疗。

## 治疗

大剂量生物合成的生长激素可促进身高增长，也有研究表明生长激素联合少量性激素效果更好。Kim 等报道接受激素治疗的患者，在随访过程中如发现脊柱侧凸进展较快，应停止使用生长激素。Cowell 等系统性地检测了 1988 年以来澳洲地区进行生长激素治疗的患者，其中 16 例出现脊柱侧凸，16 例中 7 例（44%）患有 Turner 综合征。因此，Turner 综合征伴脊柱侧凸患者进行生长激素治疗应谨慎，激素治疗可能会增加脊柱侧凸进展的风险。

对 Turner 综合征患者伴有的脊柱侧凸的治疗与特发性脊柱侧凸大致相同，生长发育期轻中度脊柱侧凸可行支具治疗控制脊柱畸形进展，不过目前尚无此病伴脊柱侧凸支具治疗疗效的大宗病例报道。对于严重的脊柱侧凸，建议行脊柱矫形融合手术，鉴于此类患者脊柱内固定远端腰椎代偿功能的不可预测性，建议远端固定在稳定区（图 19-3-1）。进入成年期后，脊柱侧凸向后凸型进展，并出现腰痛等症状，手术时应融合固定胸腰双弯（图 19-3-2）。

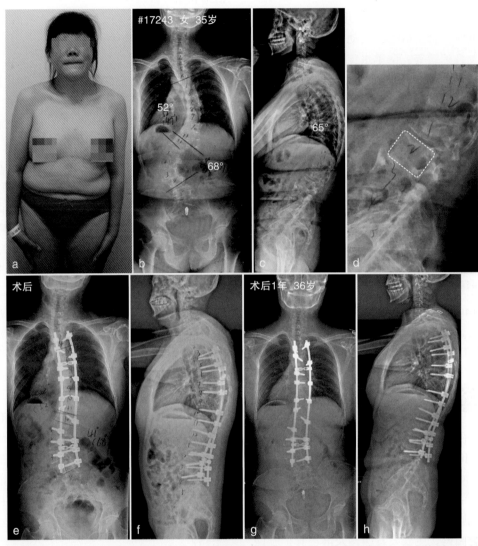

图 19-3-2　女（#17243），35 岁，Turner 综合征，染色体核型分析 45，X。乳房发育差。患者胸腰双主弯伴后凸畸形，腰椎凹侧出现早期退行性改变（骨赘形成）（a~c）。腰椎椎体前后径减小，高度变大，呈方形（d）；行后路非选择性胸腰椎融合内固定术（T₄~L₄），术后胸弯矫正为 32°，腰弯矫正为 40°，后凸明显矫正（e、f）；术后 1 年 X 线片示脊柱矫形效果保持良好，无明显矫正丢失（g、h）

## 参考文献

[1] Freed MD, Moodie DS, Driscoll DJ, et al. Health supervision for children with Turner syndrome[J]. Pediatrics, 1997, 99(1): 145-146.

[2] Kim JY, Rosenfeld SR, Keyak JH. Increased prevalence of scoliosis in Turner syndrome[J]. J Pediatr Orthop, 2001, 21(6): 765-766.

[3] Saenger P. Turner's syndrome[J]. N Engl J Med, 1996, 335(23): 1749-1754.

[4] Morgan T. Turner syndrome: diagnosis and management[J]. Am Fam Physician, 2007, 76(3)(3): 405-410.

[5] Ross, Long LM, Feuillan P, et al. Normal bone density of the wrist and spine and increased wrist fractures in girls with Turner's syndrome[J]. J Clin Endocrinol Metab, 1991, 73(2): 355-359.

[6] Cowell CT, Dietsch S. Adverse events during growth hormone therapy[J]. J Pediatr Endocrinol Metab, 1995, 8(4): 243-252.

[7] Lippe B. Turner syndrome[J]. Endocrinol Metab Clin North Am, 1991, 20(1): 121-152.

[8] Milbrandt TA, Johnston CE. Down syndrome and scoliosis: a review of a 50-year experience at one institution[J]. Spine, 2005, 30(18): 2051-2055.

[9] Krompinger WJ, Renshaw TS. Scoliosis in Down syndrome[J]. Orthop Trans, 1984, 8: 157.

[10] Concolino D, Pasquzzi A, Capalbo G, et al. Early detection of podiatric anomalies in children with Down syndrome[J]. Acta Paediatrica, 2006, 95(1): 17-20.

[11] Pueschel SM, Scola FH, Tupper TB, et al. Skeletal anomalies of the upper cervical spine in children with Down syndrome[J]. J Pediatr Orthop, 1990, 10(5): 607-611.

[12] Doyle JS, Lauerman WC, Wood KB, et al. Complications and long-term outcome of upper cervical spine arthrodesis inpatients with Down syndrome[J]. Spine, 1996, 21(10): 1223-1231.

[13] Segal LS, Drummond DS, Zanotti RM, et al. Complications of posterior arthrodesis of the cervical spine in patients who have Down syndrome[J]. J Bone Joint Surg Am, 1991, 73(10): 1547-1554.

[14] Diamond LS, Lynne D, Sigman B. Orthopedic disorders in patients with Down's syndrome[J]. Orthop Clin North Am, 1981, 12(1): 57-71.

[15] Lerman JA, Emans JB, Hall JE, et al. Spinal arthrodesis for scoliosis in Down syndrome[J]. J Pediatr Orthop, 2003, 23(2): 159-161.

[16] Kuroki H, Kubo S, Hamanaka H, et al. Posterior occipito-axial fixation applied C2 laminar screws for pediatric atlantoaxial instability caused by Down syndrome: Report of 2 cases[J]. Int J Spine Surg, 2012, 6(1): 210-215.

[17] 朱宝生, 焦存仙, 朱姝, 等. 唐氏综合征发生率及其受产前筛查干预的研究[J]. 中华妇幼临床医学杂志(电子版), 2005, 1(1): 20-22.

[18] Ricotti S, Petrucci L, Carenzio G, et al. Prevalence and incidence of scoliosis in Turner syndrome: a study in 49 girls followed-up for 4 years[J]. Eur J Phys Rehabil Med, 2011, 47(3): 447-453.

[19] Formosa N, Buttigieg M, Torpiano J. Congenital brachymetatarsia and Turner syndrome[J]. Arch Dis Child, 2015, 101(4): 332-332.

[20] Elder DA, Roper MG, Henderson RC, et al. Kyphosis in a Turner syndrome population[J]. Pediatrics, 2002, 109(6): e93.

# 第四节　Cobb 综合征

Cobb 综合征，又称体节性脊柱血管瘤病（spinalarteriovenous metameric syndrome）。Berenbrunch 在 1890 年描述了本病，但直到 1915 年，Cobb 才首次系统地对其进行了论述，故称为 Cobb 综合征。本病是一类临床少见的非遗传性先天性脊髓血管畸形，是同一椎体节段的外胚层、中胚层和神经组织的血管发育畸形，以同一椎体节段的皮肤、椎旁肌、椎体和椎管内硬脊膜及脊髓被血管瘤侵袭为特点，临床表现复杂多样。本病占所有脊髓血管畸形的 6% 左右，颈段、胸段、腰段及圆锥区域都有可能发生。男女发生比例为 2：1，多数于儿童或青年时期出现神经系统症状。

## 病因学

在正常人群中，椎体、脊髓及肌肉皮肤的血供呈节段性分布，来自胚胎发育过程中各节段的背外侧动脉，如某个节段血管发育异常时可累及相应节段的皮肤、椎体、脊髓、脊膜、椎旁肌和内脏，从而导致动静脉畸形和动静脉瘘等血管病变。

该病涉及外胚层、中胚层和内胚层全层广泛的血管发育畸形。在发育过程中，某个节段的髓节出现问题，则对应节段的脊髓出现动静脉畸形，椎管外和肢体的病变常常是由高流量的动静脉瘘引起的，这些动静脉瘘由一些节段性动脉提供血供，如肋间动脉、腰动脉等。皮肤病变则是由高流量的毛细血管瘘引起的。

## 临床表现

Cobb 综合征的首发症状主要为疼痛和肌无力，临床表现包括表皮症状、脊髓或神经根压迫症状，少数人以脊柱畸形、躯干倾斜为首诊（图 19-4-1）。

1. **脊髓症状**　脊髓内出血、蛛网膜下腔出血及神经根刺激引起疼痛症状，是由于脊髓血管畸形及扩张的硬膜外静脉丛压迫脊髓所致。此外，椎体血管瘤、椎旁血管瘤和椎管内硬膜血管瘤也可压迫脊髓引起症状，可出现双下肢肌力进行性下降等脊髓横贯性损害表现，这些症状也可以在成年期才出现（图 19-4-2）。

2. **表皮症状**　血管瘤，表现为皮肤褐色痣或片状牛奶咖啡斑（图 19-4-1a）。

3. **脊柱症状**　本病早期无脊柱侧凸表现，一般进入成年期才会逐渐出现脊柱侧凸，进展速度缓慢。Cobb 综合征引起脊柱侧凸的原因不明，推测可能是血管瘤侵袭多个椎体及椎旁肌，使脊柱左右两侧受力不均及生长发育不平衡，最终导致脊柱侧凸。此外，患者在成年期出现神经症状，如走路不稳、躯体感觉异常，也是脊柱侧凸进展的因素。此类侧凸弯型与青少年特发性脊柱侧凸不一样，表现为主弯跨度较长、左胸弯与右胸弯比例类似、尽管 Cobb 角较小但易出现躯干失平衡等。

## 影像学表现

Cobb 综合征的影像学表现主要包括椎体血管瘤、椎旁及椎管内（包括脊膜、脊髓）血管性病变、皮肤内脏血管瘤等，确诊依靠血管造影。X 线片可无阳性发现，有时可见椎体及周围骨质破坏及血管钙化影，因椎体破坏有时可引起脊柱侧凸（图 19-4-1b、图 19-4-2d）。CT 上椎体呈蜂窝状或栅栏状破坏，其间有低密度灶，椎旁肌混杂密度影，

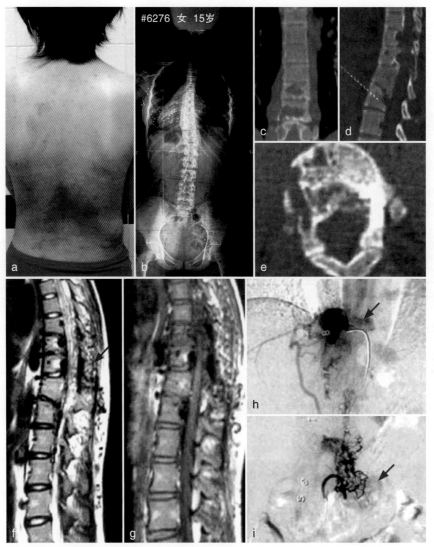

图 19-4-1　女（#6276），15 岁，Cobb 综合征。皮肤多发红褐色斑（a）；X 线片示胸椎椎体破坏伴脊柱轻度侧凸（b）；CT 示椎体及附件骨质呈蜂窝状改变，骨小梁不规则（c~e）；MRI T2 加权像示 $T_9$~$T_{11}$ 椎体内高信号影，$T_6$~$T_{12}$ 水平椎管内及后方软组织混杂信号影，病灶内见不规则低信号流空影（f，箭头）；MRI T1 加权像示 $T_{10}$、$T_{11}$ 椎体高信号影（g）。DSA 示右侧肋间动脉及肋下动脉的分支明显增粗、紊乱，其周围静脉增粗迂曲（h，箭头）。DSA 示椎管内畸形血管团（i，箭头）

椎管内脊髓局限性变粗，髓内出血或钙化影（图 19-4-1c~e、图 19-4-2b）。

MRI 对髓内及软组织内的血管畸形显示较好，可清晰显示流空的血管影及病灶范围。髓内血管畸形表现为局部脊髓增粗、髓内或髓周的畸形血管团，在 T1、T2 加权像上皆表现为圆形或条管状无信号的血管流空影，以 T2 加权像更清晰；椎体血管瘤在 T1、T2 加权像上皆呈花斑状高信号影；椎旁、肌肉内血管畸形信号紊乱，偶可见血管流空影。同时，MRI 可较好显示 Cobb 综合征的并发症，如脊蛛网膜下腔出血、脊髓缺血等改变，并可排除肿瘤、炎症等病变，因此可作为初诊和随访的首选（图 19-4-1f、g，图 19-4-2e）。

DSA 是诊断本病的重要手段，可全面显示畸形血管的部位、体积、流速、供血来源和静脉引流等。通常可发现椎动脉、甲状颈干、肋颈干及上胸段肋间动脉参与畸形血管供血，可见到供血动脉呈动脉瘤样扩张。椎体或椎旁有团状血管造影剂浓聚的影像，有时能见到增粗的供血动脉和静脉分流显影（图 19-4-1h、i，图 19-4-2f）。通过 DSA 造影可明确以下三种血管畸形：①髓内血管畸形，脊髓前动脉及后动脉发出多支沟联合动脉，DSA 表现

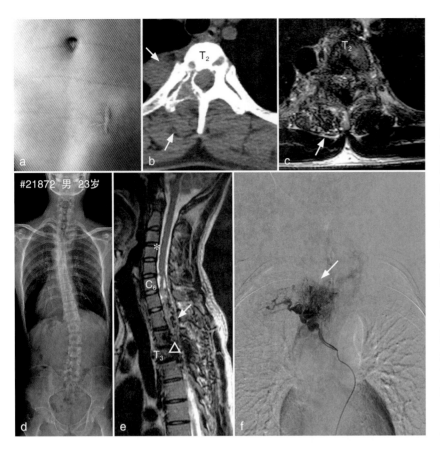

图 19-4-2　男（#21872），23 岁，Cobb 综合征，以进行性加重的下肢瘫痪为首诊。腹壁可见皮肤多条红褐色皮纹，左下腹曾行腹壁血管瘤切除术（a）；CT 及 MRI 示 $T_2$ 椎体及附件溶骨性破坏，椎旁软组织肿块（b、c，箭头）；X 线片示上胸椎椎体破坏伴脊柱轻度侧凸（d）；MRI T2 相：$T_2$~$T_3$ 椎体及周围可见不规则低信号，有多发迂曲血管流空影（e，三角形），$C_6$~$T_3$ 颈胸髓增粗，伴多发迂曲血管流空影（e，箭头），$C_2$~$C_6$ 颈髓腹侧可见线状迂曲血管影（e，星号）；DSA 示右侧肋间动脉及肋下动脉的分支明显增粗、紊乱，其周围静脉增粗迂曲（f，箭头）

为弥散状供血；②髓周血管畸形，呈髓周动静脉瘘，DSA 表现为在瘘口处有血管管径的突然增粗，其附近的引流静脉扩张；③椎体血管瘤及椎旁动静脉畸形，椎体血管瘤在 DSA 造影时可见造影剂呈四方形样浓集，与椎体形状类似。椎旁动静脉畸形表现为椎旁有大范围扩张迂曲的畸形血管。在行 DSA 检查时应尽可能多地选择脊髓动脉造影，避免遗漏病灶。

### 诊断及鉴别诊断

1. 诊断　根据 1977 年 Jessen 等对 Cobb 综合征的定义，及凌锋等对脊髓血管畸形的分类，指出符合以下条件中的 3 条即可诊断为 Cobb 综合征：①皮肤或皮下组织血管瘤，皮肤褐色痣或片状牛奶咖啡斑，可伴其他畸形，如蝴蝶椎、脊膜膨出等；②椎体血管瘤；③椎旁血管瘤；④椎管内硬脊膜外血管瘤；⑤髓内血管畸形。

2. 鉴别诊断　因其症状缺乏特异性和临床医生对其影像学认识不足，对患者未进行 DSA 血管造影检查，可误诊为：①椎旁感染，感染灶在 MRI T2 相上同样为混杂高信号，但 DSA 无畸形血管表现（图 19-4-3）；②椎管内占位，如血管母细胞瘤，其在 MRI 上具有明确的占位效应，DSA 上显示浓厚的肿瘤染色而非畸形血管团。

### 治疗

Miyatake 及 Soeda 等报道采用血管内栓塞方法治疗 Cobb 综合征取得较好的效果，本病治疗的关键是血管内栓塞，配合手术彻底切除畸形血管。为了减少出血量，可在栓塞术后 3~7 天行手术治疗。

Cobb 综合征伴脊柱侧凸的患者往往椎体破坏较重，应注意发生病理性骨折的可能，确诊后应平卧板床，栓塞术后支具保护，既可预防骨折，也可控制侧凸进展。严重脊柱侧凸者，往往伴有病理性骨折，建议行脊柱内固定矫形手术，在骨折节段有时需要进行椎管减压，解除机械压迫，有利于脊髓功能恢复。

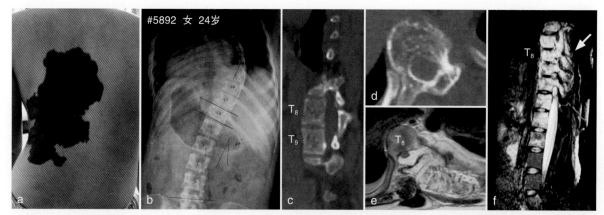

图 19-4-3　女（#5892），24 岁，Cobb 综合征，以进行性加重的下肢瘫痪为首诊。背部可见皮肤有大片红褐色色斑（a）；X 线片示脊柱侧凸明显，右胸弯 67°（b）；CT 示侧凸顶椎区域 $T_8$、$T_9$ 椎体破坏，骨质呈蜂窝状改变（c、d）；MRI 示 $T_7$~$T_{10}$ 层面椎管左后方及椎旁大片软组织影，T2 相上呈混杂高信号影，内有伴多发迂曲血管流空影（e、f，箭头）。该患者初诊误认为是椎旁感染硬膜外脓肿，经 DSA 检查确诊为 Cobb 综合征

## 参考文献

[1] Miyatake S, Kikuchi H, Koide T, et al. Cobb's syndrome and its treatment with embolization: case report[J]. J Neurosurg, 1990, 72(3): 497-499.

[2] Soeda A, Sakai N, Iihara K, et al. Cobb syndrome in an infant: treatment with endovascular embolization and corticosteroid therapy: case report[J]. Neurosurgery, 2003, 52(3): 711-715.

[3] Jessen RT, Thompson S, Smith EB. Cobb syndrome[J]. Arch Dermatol, 1977, 113(11): 1587-1590.

[4] Romeo F, Toscano S, Santangelo M, et al. Spontaneous cervical extradural hematoma in a cutaneo-meningospinal angiomatosis (Cobb syndrome): case report[J]. J Neurosurg Sci, 2009, 53(2): 59-61.

[5] Cobb S. Haemangioma of the spinal cord associated with skin naevi of the same metamere[J]. Ann Surg, 1915, 62(6): 641-649.

[6] 刘文军, 邱勇, 钱邦平, 等. Cobb综合征继发脊柱侧凸一例报告[J]. 中华骨科杂志, 2010, 30(5): 523-524.

[7] 凌锋. 脊髓血管畸形的分类与治疗[J]. 中华外科杂志, 1993(1): 13-16.

[8] Vignale R, García Rizzo M, Tenyi AD, et al. Cobb's syndrom. A case associeted to scoliosis, nephromegaly, cryptorchism and coagulation disorders[J]. Actas Dermo Sifiliográficas, 2000, 91(6): 280-284.

[9] Miyatake SI, Kikuchi H, Koide T, et al. Cobb's syndrome and its treatment with embolization. Case report[J]. J Neurosurg, 1990, 72(3): 497-499.

[10] Gao P, Zhang H, Ling F. Angiogenic and inflammatory factor expressions in cutaneomeningospinal angiomatosis (Cobb's syndrome): case report[J]. Acta Neurochir, 2011, 153(8): 1657-1661.

[11] Papalini PE, Papalini FR. Cervicothoracic cutaneomeningospinal angiomatosis in adults (Cobb's syndrome): a case report of acute quadriparesis[J]. Surgical Neurology International, 2017, 8(1): 147.

[12] Perdu J. Cobb's syndrome[J]. Sang Thromb Vaiss, 2003, 15(4): 221-222.

[13] Wang GB, XU L, Zhan B, et al. Medical imaging findings in Cobb syndrome: two case reports[J]. Chin Med J (Engl), 2005, 118(12): 1050-1053.

[14] Schirmer CM, Hwang SW, RiesenburgerRI, et al. Obliteration of a metameric spinal arteriovenous malformation (Cobb syndrome) using combined endovascular embolization and surgical excision: case report[J]. J Neurosurg Pediatr, 2012, 10(1): 44-49.

[15] Sun J, Meng J, Wang DM. Retrospective survey of interventional treatment for Cobb's syndrome[J]. J Int Radiology, 2004, 12(S1): 182-184.

[16] Lee EJ, Kang SW, Shinn KS. Cobb's Syndrome: a case report[J]. J Korean Radiol Soc, 1997, 36(1): 33-36.

[17] Pascual-Castroviejo I, Frutos R, Viano J, et al. Cobb syndrome: case report[J]. J Child Neurol, 2002, 17(11): 847-849.

[18] Wakabayashi Y, Isono M, Shimomura T, et al. Neurocutaneous vascular hamartomas mimicking Cobb syndrome. Case report[J]. J Neurosurg, 2000, 93(Suppl 1): 133-136.

[19] Clinton TS, Cooke LM, Graham BS. Cobb syndrome associated with a verrucous (angiokeratomalike) vascular malformation[J]. Cutis, 2003, 71(4): 283-287.

[20] Kabir S, Sehgal VN, Supriya M, et al. Cobb syndrome in an Indian girl[J]. Skinmed, 2006, 5(1): 51-53.

## 第五节　Shprintzen - Goldberg 综合征

Shprintzen-Goldberg 综合征（Shprintzen-Goldberg syndrome，SGS），由 Shprintzen 和 Goldberg 于 1982 年首次报道，是一种罕见的常染色体显性遗传病，表现为智力发育障碍、类似于马方综合征的表现、屈指畸形、颜面畸形，其标志性特征为颅缝早闭，又称为类马方 - 颅缝早闭综合征。

## 病因学

该病为常染色体显性遗传病，其发病与调节转化生长因子 - β（TGF-β）信号通路密切相关。最新的家系研究发现，SGS 的发病与 TGF-β 通路抑制剂 SKI 基因的外显子 1 上的移码突变密切相关。TGF-β 信号传导通路调节细胞的增殖、分化、运动和凋亡过程。SKI 基因突变改变了 SKI 蛋白质的结构与功能，改变后的蛋白不再能够与 TGF-β 途

径中的蛋白结合并阻断信号传导，从而导致该通路异常活跃。过多的 TGF-β 信号改变了基因活性的调节，并可干扰包括骨骼和大脑在内的诸多系统的发育，导致 Shprintzen-Goldberg 综合征的体表特征和临床表征。与马方综合征类似，属于结缔组织疾病，可累及骨骼、心血管、神经系统等组织。

## 临床表现

罕见的先天性遗传病　国内外文献报道 100 例，多为散发。预后较差，严重影响患者生活质量。

1. **类似于马方综合征的表现**　四肢细长，蜘蛛指，平底足（图 19-5-1a）。由于颅缝早闭，可表现有颅骨狭长、面颅不对称、眼裂不对称、突眼、颧骨发育不良、下颌后缩。骨骼发育异常：脊柱侧凸、屈指畸形、拇外翻、漏斗胸等。在已报道的有骨骼发育异常的 SGS 患者中，约有 50% 出现脊柱侧凸的表现，且侧凸进展较快。智力发育障碍，学习困难。咽喉发育不良，阻塞性睡眠呼吸暂停。

2. **听力障碍**　由于腭裂导致的轻度耳畸形，引起传导性听力障碍。

3. **先天性心脏病**　70%~75% 为室间隔缺损，40%~50% 为右位主动脉弓，15%~20% 为法洛四联症，15%~20% 为左锁骨下动脉畸形。此外，还可伴有主动脉扩张、二尖瓣脱垂等。

4. **其他**　常伴尿道下裂、隐睾等畸形，还可伴有脐疝或腹股沟疝。

## 影像学表现

X 线片上常表现为脊柱侧后凸畸形，脊柱柔韧性较差（图 19-5-1c、d）。头颈部 CT 可见咽喉部发育不良，腺体肥大。心脏超声常见心脏先天畸形。腹部超声可见腹外疝、泌尿系统发育异常等。

## 诊断及鉴别诊断

1. **诊断**　Robinson 等于 2005 年分析了 14 例 SGS 病例，并回顾既往文献中的 23 例 SGS 病例，总结出 SGS 临床诊断的初步建议，主要包括颅面部、骨骼、影像学、心血管和其他五方面（表 19-5-1）。作者认为，应满足这五个方面的特点才可临床诊断为 SGS，进一步的确诊则需要对患者 SKI 基因的外显子进行测序。

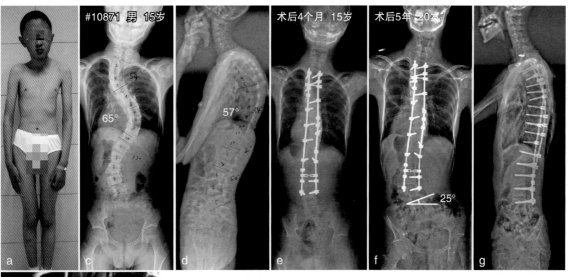

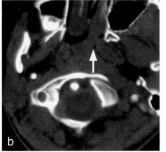

图 19-5-1　男（#10871），15 岁，Shprintzen-Goldberg 综合征伴脊柱侧凸。外观类似于马方综合征的表现（a）；CT 示左侧鼻咽部增厚（b，箭头）；术前 X 线片示胸段侧后凸畸形（c、d）；行非选择性胸腰椎后路矫形内固定植骨融合术（$T_2$~$L_4$），术后早期冠状面和矢状面均维持平衡（e）；但尽管 $L_4$ 为术前的稳定椎，5 年随访时远端出现 $L_4$ 倾斜（f、g），可能与椎旁肌等软组织的功能异常有关

| 表 19-5-1 | SGS 患者一般临床特点 | |
| --- | --- | --- |
| 发生率<br>>2/3 | 发生率<br>1/3~2/3 | 发生率<br>1/10~1/3 |
| **颅面部** | | |
| 小颌畸形<br>耳郭畸形<br>眼睑向下倾斜<br>高弓形上腭<br>头颅狭长<br>眼距过宽<br>突眼 | 颅缝早闭<br>斜视<br>前额突起<br>上颌发育不全<br>上睑下垂<br>脑积水 | 鼻孔上翘<br>近视<br>传导性耳聋<br>前囟偏大<br>小头畸形 |
| **骨骼** | | |
| 蜘蛛脚样趾(指)<br>胸廓畸形 | 手指屈曲<br>脊柱侧凸<br>关节伸展过度<br>马蹄内翻足 | 关节挛缩<br>桡骨头脱位<br>膝外翻 |
| **影像学** | | |
| — | — | 椎体异常<br>骨量减少<br>钩状锁骨<br>弓状长骨<br>长骨干骺端变宽<br>13 对肋骨 |
| **心血管** | | |
| — | 二尖瓣脱垂 | 主动脉扩张 |
| **其他** | | |
| 肌张力减退<br>发育迟缓 | 腹股沟疝<br>脐疝 | 小的皮下结节<br>喂养困难<br>皮肤弹性强<br>阻塞性呼吸暂停<br>腹壁薄弱<br>胃食管反流<br>隐睾 |

**2. 鉴别诊断**

(1) 马方综合征　该病是一种遗传性结缔组织病，主要累及中胚叶起源的各组织器官，其临床表现复杂多样，可累及骨骼、心血管、视觉、肺、皮肤及中枢神经系统等。马方综合征的男女发生率基本一致，脊柱侧凸发生率为 60%~86%，甚至有报道为 100%。男性明显多于女性，约为 6∶1。在婴儿或儿童时期即可出现脊柱侧凸。SGS 的症状和体征与马方综合征相似，两者主要区别在于 SGS 有明显的颜面部畸形、智力发育落后。且 SGS 的基因突变位于 SKI 基因外显子区域，而马方综合征基因突变位于 FBN1 基因上。有关马方综合征的具体内容详见第 16 章。

(2) Loeys-Dietz 综合征　该病是一种常染色体显性遗传的结缔组织疾病，可广泛累及全身多个器官及系统。Loeys-Dietz 综合征有类马方综合征表现，也具有一定的特殊面容，其典型特征表现为眼距增宽、腭裂/悬雍垂裂和主动脉迂曲/动脉瘤，也称为 Loeys-Dietz 临床三联征。除了这些典型特征，也可累及其他的器官系统，包括颅缝早闭、关节松弛或挛缩、皮肤松弛，弹性增加，硬膜扩张及一些隐性发现(如斜视等)。其发病与 TGF-βR1、TGF-βR2、SMAD3d 等基因突变有关。有关该综合征的具体内容详见本章第十五节。

## 自然史

Robinson 等报道 37 例 SGS 患者，其初诊年龄为出生后 1 个月到 27 岁，有 3 例患者在 18 岁前死亡，死因都与心血管畸形有关。37 例 SGS 中有 23 例 (62.2%) 出现脊柱侧凸表现，作者发现有主动脉根部扩张的 SGS 患者 100% 伴有脊柱侧凸，而无主动脉根部扩张的患者脊柱侧凸发生率为 48.1%。Watanabe 等对 4 例 SGS 伴脊柱侧凸患者进行随访研究，1 例初诊时 7 岁，另外 3 例则都在 1 岁之前，随访观察 3~10 年后侧凸进展较快，3 例主弯 Cobb 角均大于 100°。弯型特点方面，2 例为双主弯，2 例为三主弯，均伴有胸腰段后凸畸形。因此，SGS 患者往往在婴儿期即出现脊柱侧凸，在幼儿期快速进展，大多需要手术治疗。

## 治疗

脊柱畸形早期可支具治疗，无法控制时可遵循青少年特发性脊柱侧凸的原则进行手术治疗。但由于 SGS 患者常伴有严重的心血管疾病，术前必须完善心脏彩超、肺功能等检查，请儿童心脏外科、麻醉科医生仔细评估手术风险，并进行适当的呼吸训练。

Watanabe 报道了 4 例 SGS 脊柱侧凸患者行手术矫形，其中 2 例采用后路矫形融合术，2 例采用生长棒，矫正率分别为 51% 和 45%。侧凸矫正率较低，这可能与患者骨质差、脊柱柔韧性差有关。

此外，此类患者手术并发症发生率较高，尤其应注意神经系统并发症。患者常伴有胸腰段后凸畸形，截骨矫形过程中需加强神经电生理监护。在 Watanabe 的报道中，矫形过程中 SEP 波幅下降发生率为 50%。为了减少神经并发症的发生，并改善脊柱柔韧性，对畸形严重的患者，推荐术前采用 Halo‑头环牵引 1～2 个月，增加脊髓对矫形时牵拉力量的耐受性。患者术后并发症也较多，Watanabe 报道 4 例手术，随访中 3 例发生近端钉钩移位，主要原因是患者骨质差，胸腰段后凸畸形较大，增加拔钉的力量。为了减少此类并发症，术中应适当增加植入物密度，加强植骨，近端可用椎板钩代替椎弓根螺钉，术后采取支具保护等。2 例使用生长棒的患者，在撑棒后均出现深部感染，这与患者体型瘦有关，植入物顶在皮下，反复摩擦引起皮肤破溃，进而引起细菌感染。因此，术中应注意保护皮下软组织，尽量采用低切迹的植入物。

## 参考文献

[1] Shprintzen RJ, Goldberg RB. A recurrent pattern syndrome of craniosynostosis associated with arachnodactyly and adbominal hernias[J]. JCraniofac Genet Dev Biol, 1982, 2(1): 65-74.
[2] Carmignac V, Thevenon J, Adès L, et al. In-frame mutations in exon 1 of SKI cause dominant Shprintzen-Goldberg syndrome[J]. Am J Hum Genet, 2012, 91(5): 950-957.
[3] Watanabe K, Okada E, Kosaki K, et al. Surgical treatment for scoliosis in patients with Shprintzen-Goldberg syndrome[J]. J Pediatr Orthop, 2011, 31(2): 186-193.
[4] Robinson PN, Neumann LM, Demuth S, et al. Shprintzen-Goldberg syndrome: fourteen new patients and a clinical analysis[J]. Am J Med Genet, 2005, 135A(3): 251-262.
[5] Adés LC, Morris LL, Power RG, et al. Distinct skeletal abnormalities in four girls with Shprintzen-Goldberg syndrome[J]. Am J Med Genet, 1995, 57(4): 565-572.
[6] Greally MT, Carey JC, Milewicz DM, et al. Shprintzen-Goldberg syndrome: a clinical analysis[J]. Am J Med Genet, 1998, 76(3): 202-212.
[7] Saal HM, Bulas DI, Allen JF, et al. Patient with craniosynostosis and Marfanoid phenotype (Shprintzen-Goldberg syndrome) and cloverleaf skull[J]. Am J Med Genet, 1995, 57(4): 573-578.
[8] Qiu Y, Liu Z, Zhu F, et al. Comparison of effectiveness of Halo-femoral traction after anterior spinal release in severe idiopathic and congenital scoliosis: a retrospective study[J]. J Orthop Surg Res, 2007, 2(1): 23.
[9] Zelante L, Germano M, Sacco M, et al. Shprintzen-Goldberg omphalocele syndrome: a new patient with an expanded phenotype[J]. Am J Med Genet, 2010, 140A(4): 383-384.
[10] Stoll C. Shprintzen-Goldberg marfanoid syndrome: a case followed up for 24 years[J]. Clin Dysmorphol, 2002, 11(1): 1-7.
[11] Sponseller PD, Yang J. Syndromic spinal deformities in the growing child[M]//The Growing Spine. Berlin: Springer, 2011, 187-196.
[12] Takahashi Y, Watanabe K, Yagi M, et al. Early-onset scoliosis associated with Shprintzen–Goldberg syndrome treated with growing rods and required multiple unplanned surgeries: a case report[J]. Spine Surg Relat Res, 2020, 5(3): DOI: 10. 22603/ssrr. 2020-0087.
[13] Topouzelis N, Markovitsi E, Antoniades K. Shprintzen-Goldberg Syndrome: case report[J]. Cleft Palate Craniofac J, 2003, 40(4): 433-436.
[14] Nagai GN. Radiographic findings in Shprintzen-Goldberg syndrome[J]. Pediatr Radiol, 1996, 26(11): 775-778.
[15] Shprintzen RJ, Goldberg RB. Dysmorphic facies, omphalocele, laryngeal and pharyngeal hypoplasia, spinal anomalies, and learning disabilities in a new dominant malformation syndrome[J]. Birth Defects Orig Artic Ser, 1979, 15(5B): 347-353.
[16] Greally MT, Carey JC, Milewicz DM, et al. Shprintzen-Goldberg syndrome: a clinical analysis[J]. Am J Med Genet, 2010, 76(3): 202-212.
[17] Greally MT. Shprintzen-Goldberg Syndrome[M]// Gene Reviews™. Berlin: PubMed, 1993.
[18] Shah B, Sahu S, Kalakoti P, et al. Shprintzen-Goldberg syndrome presenting as umbilical hernia in an Indian child[J]. Australas Med J, 2014, 7(2): 51-57.
[19] Sankalp Y, Gautam R. Shprintzen-Goldberg syndrome: a rare disorder[J]. Pan Afr Med J, 2016, 23: 227.

## 第六节　Escobar 综合征

Escobar 综合征（Escobar syndrome），又称非致死性多发性翼状胬肉综合征（nonlethal multiple pterygium syndrome）、翼状颈皮综合征、广泛性翼状胬肉。1902 年由印度学者 Bussiere 首次报道，1978 年由 Escobar 等对该疾病进行了系统总结。多发性翼状胬肉综合征（multiple pterygium syndrome，MPS）根据其严重程度可以分为两型，较重的称为致死性多发性翼状胬肉综合征（lethal multiple pterygium syndrome，LMPS），通常可导致胎儿在妊娠中晚期死亡、死产或新生儿早期死亡，肺部发育不良是最常见的致死原因；较轻的一型为 Escobar 综合征。Escobar 综合征是一种罕见的常染色体隐性遗传病，目前尚缺乏流行病学数据。该综合征男女均可累及，对该疾病的报道主要集中在阿拉伯人群和欧美人群，东亚人群报道较少。

## 病因学

CHRNG 基因突变是引起 Escobar 综合征的主要原因，该基因位于染色体 2q37.1 区，包含 12 个外显子，编码乙酰胆碱受体（acetylcholinereceptor，AChR）的 γ 亚基。AChR 蛋白是位于骨骼肌细胞膜的跨膜蛋白，是神经细胞与骨骼肌细胞间信号转导的重要结构，对于骨骼肌的运动，这两种细胞间的信号传输必不可少。AChR 存在两种状态，即胚胎型和成人型，妊娠 33 周前胎儿主要为胚胎型 AChR，胚胎型 AChR 由 5 个亚基组成（2 个 α、

1 个 β、1 个 δ 和 1 个 γ 亚基），在妊娠 33 周后 γ 亚基逐渐被 ε 亚基代替，形成成人型 AChR。正是由于该转变的顺利完成，Escobar 综合征患者在出生后才不会像 LMPS 患者那样出现明显的骨骼肌运动障碍。

Carrera-García 等报道 CHRNG 基因突变包括 c.202C>T（p.R68*），c.299T>G（p.L100R），c.459dupA（p.V154Sfs*24），c.687_688delCT（p.P251Pfs*46），c.292_300dupTGGGTGCTG（p.98dup(3)WVL）和 c.715C>T（p.R239C），其中有 5 个位于 AChRγ 的 ED 区，1 个（p.P251Pfs*46）位于蛋白质的第一个跨膜区，这 6 个变体在进化上都高度保守，暗示了功能相关性，目前没有发现基因型与表型的严重程度之间有关联。p.V154Sfs*24 和 p.R239C 是最常见的突变，p.V154Sfs*24 已在北美和欧洲的高加索患者及马格里布的患者中检测到，p.R239C 在土耳其、黎巴嫩、西班牙和中国的患者中检测到。

CHRNG 基因突变可导致 γ 亚基的受损或缺失，胚胎型 AChR 不能顺利装配或结构发生异常改变，使 AChR 不能到达骨骼肌细胞表面，导致胚胎中神经细胞与骨骼肌细胞的信息传导异常，这种异常引起胎儿发育敏感时期胎动减少和肌张力下降，出生后皮肤、骨骼、肌肉等相关症状和体征。基因突变的复杂程度与临床表现的严重程度相关，但突变位点与表型无明显相关性。通常，当突变引起 γ 亚基完全缺失时，将会导致 LMPS，而当仍有部分 γ 亚基生成时，则引起 Escobar 综合征。部分 Escobar 综合征是由编码其他 AChR 亚基的基因突变导致的。Nicole 等报道，与 β 原肌球蛋白相关的 TPM2 基因突变也可导致 Escobar 合征，另有一小部分患者具有典型的 Escobar 综合征表型，但是不伴有任何已知的相关基因的突变，此类患者的病因不明。

Escobar 综合征呈常染色体隐性遗传模式，这意味着只有纯合子才会发病。通常患者的父母均为杂合子，携带有一份突变基因。携带者有 50% 的概率将突变基因遗传给下一代，因此如患儿的父母再次生育，每个孩子的患病风险为 25%。

## 临床表现及影像学表现

Escobar 综合征的临床表现累及多个系统，且十分多变。典型表现为身材矮小，低头状弯腰姿态，颈部（85%~100%）、腋窝、肘窝（54%~90%）、腘窝（60%~90%）、指间（48%）及双腿间的多发性翼状胬肉（图 19-6-1），多发性关节挛缩（74%）及腭裂。面部特征包括长脸、眼裂下斜、眼睑下垂、人中变长、冷漠面容、上腭高拱、小口畸形、口角下斜、张口不能、下颌后缩、低位耳。骨骼系统畸形包括颈枕融合、椎体分节不良、脊柱侧凸、脊柱后凸、髋关节脱位（21%）、手指屈曲挛缩、髌骨缺如、马蹄内翻足畸形（63%~74%）等。外生殖器畸形包括男性患者阴茎短小、小阴囊、隐睾（60%），女性患者大阴唇发育不良或缺如、阴蒂小。其他表现还包括先天性呼吸窘迫、胎动减少、传导性耳聋等，患者的智力通常是正常的。

Escobar 综合征中脊柱侧凸的发生率为 32%~93%，椎体畸形的发病率为 27%~44%。Margalit 等报道 Escobar 综合征伴脊柱侧凸患者 X 线片显示椎体分节不良，而 CT 平扫显示后柱骨性融合，称为扁平骨或翼状骨。Joo 等报道 13 例 Escobar 合并脊柱侧凸的患者中，3 例可见椎体单侧融合形成骨桥，1 例为 $T_7 \sim T_{11}$ 椎体分节不良，3 例伴有颈椎融合，4 例表现为胸椎终板不规则、椎体高度变低、椎间隙狭窄。这些合并的先天性脊椎发育异常，更进一步加重了脊柱侧凸畸形。

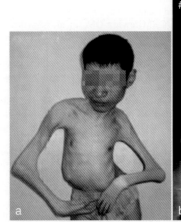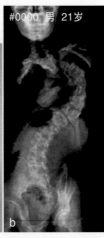

图 19-6-1　男（#0000），21 岁，Escobar 综合征伴脊柱侧凸。躯干右倾失衡，双上肢严重的关节屈曲畸形，伴有跨过关节的皮肤蹼状改变（a）；X 线片示严重右胸弯伴骨盆倾斜（b）

## 诊断及鉴别诊断

### 1. 诊断

（1）产前诊断　对于 LMPS，Gundogan 等报道可通过二维或三维超声进行产前诊断。该检查对特征性的肢体屈曲挛缩有较好的敏感性与特异性，理论上也可用于 Escobar 综合征间接的产前诊断，表现为羊水过少、关节畸形和胎动减少。

（2）临床和基因筛查　该综合征的确定诊断需结合临床表现与基因检查，检查的基因须包括 CHRNA1、CHRNB1、CHRND、RAPSN、DOK7 及 CHRNG，检测方法包括重复／缺失分析、靶向突变分析及全编码区测序。值得注意的是，无典型翼状胬肉表现的患者也可能确诊为 Escobar 综合征。Al Kaissi 于 2013 年报道了 2 例多发性先天性关节挛缩但无翼状胬肉的患者，患者具有典型的 Escobar 综合征面容，且经基因检查发现 CHRNG 突变，最终确诊为该综合征。

### 2. 鉴别诊断

在缺乏基因检测结果时，Escobar 综合征往往会被诊断为先天性关节屈曲挛缩（AMC）。AMC 同样表现为至少两个关节的先天性、非进行性挛缩。其具有遗传异质性，该病涉及的致病基因非常复杂，Hall 等报道仅单纯性 AMC 相关的致病基因就有 30 多个，AMC 同样会出现脊柱侧凸表现，具体内容见第 13 章第十节。Escobar 综合征与 AMC 临床症状相似，严格来说其属于 AMC 的一个亚型，鉴别 Escobar 综合征与其他 AMC 类疾病，需依赖于全外显子测序，发现 CHRNG 等基因突变可确诊为 Escobar 综合征。

## 自然史

Escobar 综合征伴脊柱侧凸自然史的研究报道较少，至今为止最大的病例系列由 Joo 于 2012 年报道。在该研究中，81.3%（13/16，男女各 8 例）的 Escobar 综合征患者出现脊柱侧凸畸形，侧凸平均起病年龄为（3.3±2.6）岁，首次就诊时平均 Cobb 角为（37.4±18.1）°，在经过平均 4 年的随访后 Cobb 角进展为（43.3±19.1）°。该研究给临床医生一种侧凸进展缓慢的感觉，此组患者发病年龄低，虽有 4 年随访，但 4~8 岁间并非是脊柱的生长高峰期，可以解释该组患者侧凸进展较慢的现象。通常，此类脊柱侧凸呈进行性加重的趋势，凸凹侧软组织发育不平衡，尤其是凹侧翼状组织的栓系效应，可使得脊柱侧凸十分僵硬（图 19-6-2）。

此外，此类患者往往会出现肺功能受损表现，随着畸形的加重，肺功能逐渐恶化。Dodson 报道了 1 例 Escobar 综合征合并脊柱侧后凸及肺功能不全的患者，患者为 18 岁女性，发现背部不平 8 年，经过保守治疗后脊柱侧凸进行性加重，同时伴背痛及通气功能受限，用力肺活量下降至预测值的 23%。Hernández-Hernández 等报道 1 例 Escobar 综合征伴脊柱侧凸病例，胸廓畸形，胸椎前凸，肺功能严重减退，出现肺动脉高压。

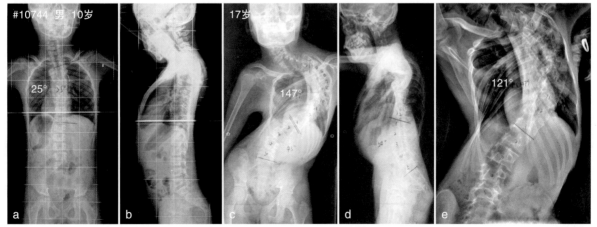

图 19-6-2　男（#10744），10 岁，Escobar 综合征伴脊柱侧凸。初诊时 10 岁，X 线片示胸椎轻度侧凸（a、b），失访；7 年后 Cobb 角从 25° 进展为 147°，且胸椎前凸增大，躯干倾斜明显，伴骨盆倾斜（c、d），Bending 片示畸形僵硬（e）

# 治疗

### （一）保守治疗

主要包括康复治疗和药物治疗。康复治疗包括物理治疗、牵引和个性化矫形器治疗，维持或纠正关节活动度。而 Escobar 综合征患者药物治疗的相关报道较少，Carrera-García 等报道部分患者服用沙丁胺醇后主观疲劳感降低，但需要进一步研究来确定药物的疗效。

### （二）手术治疗

关于 Escobar 综合征手术治疗的报道较少。Margalit 回顾了 8 例 Escobar 综合征患者，这些患者在接受类似生长棒治疗后进行了 2 年以上的随访，另外纳入 16 例特发性早发性脊柱侧凸（EOS）患者，两组年龄、术后随访时间和初始 Cobb 角匹配。Escobar 患者脊柱畸形累及 7~13 个椎体，无椎体畸形 3 例，多节段缺损 6 例，首次手术平均年龄 5 岁（1.4~7.8 岁），平均随访 7.5 年（4.0~10 年）。8 例 Escobar 患者中，2 例患者接受了 Shilla 生长棒治疗，3 例患者接受了双侧传统生长棒（GR）治疗，3 例患者接受了纵向可撑开型假体钛肋植入手术（VEPTR）技术治疗。术后平均侧凸度数由初始时的 76°改善到术后即刻的 43°，末次随访为 37°。平均骨盆倾斜角由术前的 16°改善到末次随访时的 4°。术后即刻和末次随访时，Escobar 综合征患者矫正率（45%）与特发性 EOS 患者矫正率（50%）无显著差异。此外，Escobar 综合征患者和特发性 EOS 患者之间的平均生长速率（mm／月）没有差异（1.2 vs 0.9）。使用 Shilla 技术、GR 与 VEPTR 患者矫正率和平均生长速率相当。

Escobar 综合征患者的手术麻醉极具挑战性。由于患者伴有多发的屈曲挛缩畸形，建立外周静脉通路就比较困难。但此类患者最需要注意的是困难气道的管理。Arzu 等报道 Escobar 综合征患者气管插管的难度显著高于普通人群，麻醉医师术前需谨慎评估患者气道情况，术前访视时需仔细检查有无小颌畸形、舌系带短缩、张口受限、颈部翼状胬肉、腭裂等情况，必要时在清醒状态下行纤维支气管镜插管。此外，由于翼状胬肉及屈曲挛缩畸形的影响，随着患者年龄的增长，术中气道管理将会变得越发困难。部分患者存在先天性呼吸窘迫，应在术前对患者心肺功能进行评估。

在一些 Escobar 综合征伴严重脊柱畸形患者中，可行后路截骨术（图 19-6-3）。2005 年，Dodson 详细报道了 1 例 Escobar 综合征合并脊柱侧后凸及肺功能不全的患者。术前全脊柱正侧位 X 线片可见严重的脊柱侧后凸畸形，上胸弯 Cobb 角为 98°，胸腰弯 Cobb 角 116°，后凸角 170°，躯干严重失平衡。患者接受前后路联合多节段截骨矫形内固定植骨融合术及肋骨切除胸廓成型术。术后即刻矫形效果满意，上胸弯 Cobb 角 48°，胸腰弯 Cobb 角 63°，后凸角 98°。术后 3 年随访，胸腰弯矫形效果维持可，上胸弯略有所进展（Cobb 角 65°），内固定位置可，脊柱融合牢固。患者用力肺活量由术前的 23% 预测值改善至术后的 60% 预测值，生活及社会功能恢复良好。Escobar 综合征合并的脊柱侧凸较易进展，在多学科评估的基础上早期手术干预能够获得满意的矫形效果，并显著改善患者的肺功能。

2012 年，Joo 报道了 16 例 Escobar 综合征患者，其中 13 例合并脊柱侧凸畸形，首次就诊时平均 Cobb 角为（37.4±18.1）°，在经过平均 4 年的随访后平均 Cobb 角进展为（43.3±19.1）°。该研究中 2 例患者接受支具治疗，1 例患者接受连续石膏治疗，1 例患者接受脊柱前路松解、后路融合手术，2 例患者接受 VEPTR 手术。末次随访时，5 例患者日常活动能力良好，可以正常上学，5 例患者具有家庭范围内的活动能力。

2016 年，Hernandez MC 报道 1 例 Escobar 综合征合并先天性脊柱侧凸的病例。患者为 12 岁女性，由于严重的脊柱侧凸畸形导致胸廓畸形。肺功能受累，且合并肺动脉高压，体力活动明显受限。为防止畸形进一步加重，改善患者躯干平衡，改善肺功能并缓解肺动脉高压，行后路脊柱矫形内固定植骨融合术（$C_6$~$L_5$）及多节段 SPO 截骨（$T_5$~$T_7$），术后矫形效果满意，冠状面 Cobb 角从术前 62°改善至 23°，矢状面 SVA 从 125mm 改善至 73mm。但此类患者术后的并发症发生率较高，主要为植入物相关并发症（断棒和螺钉拔出）和内科并发症（术后肠系膜上动脉综合征、高血压和脑脊液漏），少数发生神经功能损害、浅表或深部感染。Dodson 等报道术后患者先后出现切口感染、泌尿系统感染、顽固性肺不张，经积极治疗后最终均恢复。

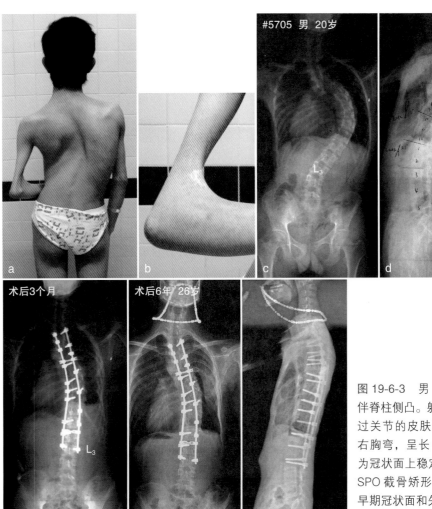

图 19-6-3　男（#5705），20 岁，Escobar 综合征伴脊柱侧凸。躯干右倾，肘关节屈曲畸形，伴有跨过关节的皮肤蹼状改变（a、b）；术前 X 线片示右胸弯，呈长 C 形弯，矢状面上胸腰段前凸，L₃ 为冠状面上稳定椎（c、d），行胸腰椎后路多节段 SPO 截骨矫形内固定植骨融合术（T₃~L₃），术后早期冠状面和矢状面维持平衡（e）；随访 6 年时，矫形效果保持良好，无明显矫正丢失和内固定相关并发症（f、g）

## 参考文献

[1] Hoffmann K, Müller J S, Stricker S, et al. Escobar syndrome is a prenatal myasthenia caused by disruption of the acetylcholine receptor fetal γ subunit[J]. AmJHumGenet, 2006, 79(2): 303-312.

[2] Gennaro GLD, Greggi T, Parisini P. Scoliosis in Escobar syndrome (multiple pterygium syndrome). Description of two cases[J]. La Chirurgia Degli Organi Di Movimento, 1996, 81(3): 317-323.

[3] Carrera-García L, Natera-de Benito D, Dieterich K, et al. CHRNG -related nonlethal multiple pterygium syndrome: muscle imaging pattern and clinical, histopathological, and molecular genetic findings[J]. Am J Med Genet, 2019, 179(6): 915-926.

[4] Margalit A, Sponseller PD, McCarthy RE, et al. Growth-friendly spine surgery in escobar syndrome[J]. J Pediatr Orthop, 2019, 179(6): 915-926.

[5] Sunyoung J, Rogers KJ, Maureen D, et al. Prevalence and patterns of scoliosis in children with multiple pterygium syndrome[J]. J Pediat Orthop, 2012, 32(2): 190-195.

[6] Siddiqui MS, Kymer PJ, Mayhew JF. Escobar syndrome[J]. Pediatr Anesth, 2004, 14(9): 799-800.

[7] Arzu K, Ülku K, Deniz Y, et al. Escobar syndrome: difficulties in anesthesia management[J]. J Pharm Res Int, 2018, 21(2): 1-6.

[8] Dodson CC, Boachie-Adjei O. Escobar syndrome (multiple pterygium syndrome) associated with thoracic kyphoscoliosis, lordoscoliosis, and severe restrictive lung disease: a case report[J]. HASS J, 2005, 1(1): 35-39.

[9] Morgan NV, Brueton LA, Cox P, et al. Mutations in the embryonal subunit of the acetylcholine receptor (CHRNG) cause lethal and escobar variants of multiple pterygium syndrome[J]. Am J Hum Genet, 2006, 79(2): 390-395.

[10] Al Kaissi A, Kenis V, Laptiev S, et al. Is webbing (pterygia) a constant feature in patients with Escobar syndrome?[J]. Orthop Surg, 2013, 5(4): 297-301.

[11] Monnier N, Lunardi J, Marty I, et al. Absence of β -tropomyosin is a new cause of Escobar syndrome associated with nemaline myopathy[J]. Neuromuscul Disord, 2009, 19(2): 118-123.

[12] Hernández-Hernández MC, Canales-Nájera JA, de La Cruz-Álvarez JS, et al. Surgical management of spinal deformity in a patient with Escobar syndrome: review of the literature[J]. Acta Ortop Mex, 2016, 30(4): 196-200.

[13] Hall JG. Arthrogryposis multiplex congenita: etiology, genetics, classification, diagnostic approach, and general aspects[J]. J Pediatr Orthop B, 1997, 6(3): 159-166.

[14] Gundogan F, Fong K, Keating S, et al. First trimester ultrasound diagnosis of lethal multiple pterygium syndrome[J]. Fetal Diagn Ther, 2006, 21(5): 466-470.

[15] Bosemani T, Poretti A, Benson JE, et al. Clinicoradiological correlation of scoliosis in children with Jarcho-Levin and Escobar syndromes: associated "flat bone or wing-like" imaging

findings[J]. Eur J Pediatr, 2014, 173(10): 1377-1380.

[16] Balioglu MB, Ay egül Bursalı, Kaygusuz M, et al. Two brothers with Escobar syndrome associated with thoracic kyphoscoliosis[C]//Québec: International Congress on Early Onset Scoliosis & Growing Spine, 2009.

[17] Bissinger RL, Koch FR. Nonlethal multiple pterygium syndrome: escobar syndrome[J]. Adv Neonatal Care, 2014, 14(1): 24-29.

[18] Greggi T, Lolli F, Silvestre MD, et al. Surgical treatment of neuromuscular scoliosis: current techniques[J]. Stud Health Technol Inform, 2012, 176: 315-318.

[19] Kuzma PJ, Calkins MD, Kline MD, et al. The anesthetic management of patients with multiple pterygium syndrome[J]. Anesth Analg, 1996, 83(2): 430-432.

[20] Shawky RM, Elsayed S, Gaboon N. Multiple pterygium syndrome with marked pterygia of the fingers and MRI changes in the spine[J]. Egypt J Med Hum Genet, 2012, 13(1): 107-113.

## 第七节　Jarcho-Levin 综合征

　　Jarcho-Levin 综合征 (Jarcho-Levin syndrome, JLS) 是一种罕见的先天性疾病，于 1938 年由 Jarcho 和 Levin 率先报道，新生儿发病率为 0.2/10 万，具有一定的种族差异，好发于西班牙裔的波多黎各人，且女性多于男性。JLS 以椎体和肋骨发育异常为特征，肋骨扇形张开，呈螃蟹状改变，胸椎多节段分节不良，外观表现为身材矮小、颈部短、躯干短，部分患者出现胸椎前凸表现（图 19-7-1）。

## 病因学

　　JLS 是一种常染色体遗传病，存在家族聚集性发病表现（图 19-7-2）。根据临床表现、疾病遗传方式等，Ségolène 等将 JLS 分为两大类：脊柱肋骨发育不良 (spondylocostal dysostosis, SCD) 和脊椎胸廓发育不良 (spondylothoracic dysplasia, STD)。SCD 发病与 19q13 染色体上的 DLL3 基因突变有关，SCD 既有显性遗传也有隐性遗传，但隐性遗传的患者，往往存在有更严重的畸形。STD 表现为常染色体隐性遗传，其发病与 2q32.1 染色体有关。Cornier 等通过对波多黎各人的家系研究，发现 STD 患者存在 MESP2 基因的 E103X 外显子突变。此外，Bannykh 等发现 JLS 患者软骨细胞中的 PAX1 和 PAX9 蛋白表达显著下降，该蛋白家族控制椎体、肌肉和神经系统发育。上述基因与胚胎期"体节"再分节的调控密切相关，由于"体节"再分节不良，在导致脊椎发育不良的基础上，体节所对应的肋骨发育也受到障碍，从而导致 JLS 的发病。

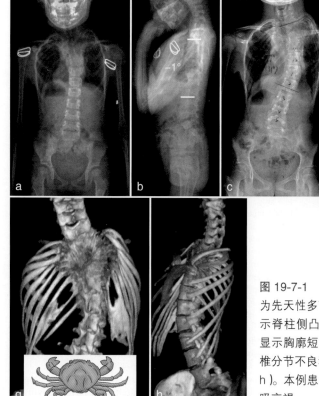

图 19-7-1　女（#14058），5 岁，Jarcho-Levin 综合征。5 岁时初诊为先天性多节段胸椎分节不良脊柱侧凸畸形（a、b）；13 岁时复查显示脊柱侧凸畸形进展，胸椎前凸畸形进展明显（c、d、h），外观照显示胸廓短小、躯干短、胸部前凸等特征（e、f），CT 可见多节段胸椎分节不良和肋骨在脊柱附着处的并肋畸形，三维重建似螃蟹状（g、h）。本例患者因严重胸廓畸形限制胸廓和肺的发育，最终导致 Ⅱ 型呼吸衰竭

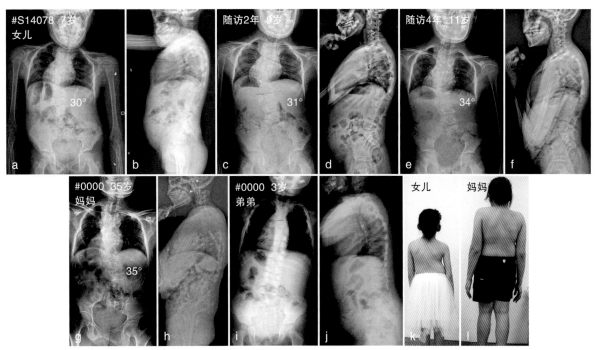

图 19-7-2　Jarcho-Levin 综合征家系。女（#S14078），初诊时 7 岁，X 线片示胸椎多节段融合及分节不良，肋骨畸形，呈螃蟹状改变，胸椎轻度侧凸（a、b），在随访过程中，患者的躯干生长速度显著小于下肢，胸椎侧凸无明显进展（c~f）。患儿的母亲（#0000）初诊时 35 岁，X 线片与患儿的表现相似，胸椎多节段融合伴肋骨畸形，胸椎侧凸弯型与患儿一致（g、h）。患儿的弟弟（#0000）初诊时 3 岁，X 线片显示胸椎多节段分节不良伴胸椎侧后凸畸形（i、j）。该患儿与其母亲的外观照均显示身材矮小、颈部短、躯干短等特点（k、l）

## 临床表现

JLS 的主要临床表现是由广泛的椎体和肋骨发育异常而引起的背部和胸廓畸形，患者大多合并胸椎前凸畸形，是导致胸廓容积减小的主要因素之一。患儿上呼吸道异常很常见，大约 1/3 的患者伴有先天性膈疝，先天性心脏病少见。其畸形的严重程度因人而异，较轻的患儿可正常发育及生活，而出现胸廓严重畸形的患儿往往会在幼年时出现呼吸功能受限，甚至死亡。

早期患儿无明显呼吸功能受损时，可无明显临床症状。随着呼吸功能减退，患者出现相应的呼吸系统症状，婴幼儿表现为哭闹时出现发绀，儿童和青少年表现为日常活动后出现明显气促及休息时出现呼吸困难甚至呼吸氧依赖等。当患者出现呼吸衰竭时，上述症状会进一步加重：Ⅰ 型呼吸衰竭患者，由于低氧血症，刺激颈动脉体化学感受器导致通气增加，引起呼吸急促、呼吸深快；Ⅱ 型呼吸衰竭患者由于高碳酸血症，可出现呼吸急促和呼吸深快，严重的急性高碳酸血症可影响患者的中枢神经系统，发生呼吸过缓和呼吸浅慢。

体格检查时，可见患者身材矮小、躯干短缩、颈短、胸廓前后径增大而类似于桶状胸改变、肋间隙狭窄、呼吸频率加快、伴有杵状指和口周发绀等表现。脊柱畸形的患儿站立时可见躯干倾斜，胸部前凸，弯腰可见剃刀背畸形等，部分患者有马蹄内翻足畸形。胸廓扩张度受限，双侧肋骨不对称，双侧语颤不对称。触诊胸壁柔韧性差，脊柱活动度下降。患者身高、躯干长度、颈部长度、胸围均较同龄正常人显著下降。

术前的呼吸功能评估非常重要，包括：① 肺功能，主要是用力肺活量（FVC）和第一秒用力呼气量（$FEV_1$），限制性通气功能障碍患者 FVC 及 $FEV_1$ 均显著下降，正常青少年 $FEV_1$/FVC 应大于 85%，而 JLS 患者（尤其是 STD 型）$FEV_1$/FVC 大多低于 40%；② 血气分析，可客观反映人体的呼吸氧合状态，其中动脉血氧分压及动脉血二氧化碳分压可明确患者呼吸衰竭的类型，pH 可反映整体的酸碱情况，$HCO_3^-$、碱剩余及缓冲碱有助于机体具体酸碱平衡紊乱的判断；③ 电解质检查，呼吸性酸中毒合并代谢性酸中毒时，常伴有高钾血症；呼吸性酸中毒合并代谢性碱中毒时，常有低钾血症和低氯血症。对于年龄小于 6 岁，无法独立完成肺功能检查的患者，可用 CT 肺容量扫描替代。

## 影像学表现

影像学检查包括全脊柱正侧位片，全脊柱 CT 平扫加三维重建，完善全脊柱 MRI 以排除神经系统的发育异常，尤其是 SCD 患者。Kansal 等于 2011 年报道，既往文献中共有 5 例 JLS 患者合并脊髓纵裂。部分 JLS 患者同时合并 Klippel-Feil 综合征，因此需拍摄颈椎动力位片，评估颈部活动度。

SCD 主要表现为多个椎体和肋骨在数量和形态上的发育异常，尤其是肋骨发育畸形，以胸廓不对称及躯干和颈部短小为特征。患者在 X 线片上可见肋骨缺陷和先天性的脊柱侧凸，包括肋骨的发育不良或缺失、半椎体或分节不良等。曾有学者将这种短躯干的变异定义为先天性脊柱畸形的一种，其伴有肋骨异常和 2 个以上椎体异常，而无明显的螃蟹状胸廓畸形。

STD 则主要表现为双侧肋骨在肋椎关节对称性融合，以螃蟹状胸廓畸形为特点，不存在肋骨的先天性畸形。STD 的患者可见枕骨凸出，低发际线和眼睑上斜，颈部通常短而僵硬。在严重的情况下，患者呈现出下颌抵在胸骨切迹的特征。在影像学上，STD 中的胸椎类似于单个短块椎骨，肋骨呈螃蟹状张开（图 19-7-1），前方看起来正常，而靠近脊柱的后端融合变细，通常伴有脊柱侧凸。胸腰段多有轻微的脊柱前凸，可同时存在颈椎、胸椎和腰椎的椎体数量减少。STD 患者存在严重的胸廓发育不良综合征：其胸廓的前后径增大，临床上表现为桶状胸，却没有真正的代偿性增加胸腔容量。CT 上可见 STD 患者的平均肺体积约为正常人的 28%。除了胸腔容积的减小，异常的胸廓顺应性和僵硬的融合肋骨均可进一步导致严重的限制性通气功能障碍，为了代偿这一现象，患者的呼吸有时完全依赖于膈肌。

## 诊断及鉴别诊断

1.诊断　　目前，产前超声检查是早期诊断 Jarcho-Levin 综合征的一项有效方法，最早在妊娠 12 周就可以通过超声检查发现胎儿椎体和肋骨发育异常，颈背部超声透过性异常等，但无法检查出非骨骼异常。为明确诊断，应选择最佳时机对胎儿进行反复多次多切面检查，必要时建议行羊水穿刺进行基因检测有助于诊断。出生后的诊断主要依赖于 X 线片，尤其是三维 CT。

2.鉴别诊断　　该病主要与 Jeune 综合征鉴别。Jeune 综合征是一种罕见的常染色体显性遗传病，主要以全身骨骼系统发育异常伴狭小的胸廓及呼吸窘迫为特点，其临床表现与 JLS 类似。JLS 患者的胸廓畸形特点为螃蟹状，而 Jeune 综合征的胸廓特点为狭小，CT 三维重建可出现狭长呈烟管形或钟形的狭窄胸廓。Jeune 综合征的发病与 4p14、2q24.3、15q13、3q24-3q26 和 11q14.3-q23.1 处的染色体基因突变相关，JLS 与 Jeune 可通过基因检测进行鉴别。Jeune 综合征的发病机制也是肋骨的发育异常，但通常无肋骨缺如、并肋或肋椎广泛融合等畸形（详见本章第八节 Jeune 综合征）。

## 自然史

JLS 患儿早期表现为颈部和躯干短小，脊柱侧凸畸形并不明显，在生长发育过程中，躯干生长速度明显慢于下肢生长速度，脊柱侧凸缓慢进展，但胸椎前凸往往发展较快，造成胸廓容积减小，限制肺的发育，最终可引起呼吸功能减退，甚至呼吸衰竭。Hayek 于 1999 年报道了 1 例未经治疗的 JLS 患者的自然史。患儿 3 个月时因躯干和颈部短小而就诊，X 线片示多发胸椎蝴蝶椎和半椎体，肋骨融合呈扇形分布，患者肺功能逐渐恶化；4 岁时常患感冒和肺炎；10 岁时患者由于呼吸功能不全，活动明显受限，肺活量仅为正常值的 15%，脊柱畸形加重，左胸弯 60°。该患者 33 岁时，由于呼吸困难活动严重限制，表现为 II 型呼吸衰竭，而其脊柱侧凸进展相对缓慢，左胸弯为 68°。

早年间，由于医疗条件限制，大多数 STD 患儿在婴儿期即死亡。McCall 等于 1994 年回顾性分析了 1966—1989 年内 9 篇文献中的 21 例 STD 患者的临床特点，其中 17 例（81%）在婴儿期因呼吸功能异常而死亡，其中女性 11 例、男性 10 例。43% 的患儿有明确家族史证明为常染色体隐性遗传。Tubb 等报道 1 例 STD 患儿出生时即出现严重的呼吸功能障碍，需行呼吸机辅助呼吸，出生后第 5 天因严重呼吸衰竭而死亡。

随着新生儿救治技术的进步，STD 患儿的存活率逐渐上升。Cornier 等于 2004 年报道了 27 例 STD 患儿的临床特点及自然史，其中 18 例为前瞻性组，从出生开始进行跟踪随访，9 例为回顾性组。前瞻性组中，婴儿期（出生后 6 个月内）的死亡率为 44%，死因大多为肺炎或呼吸功能障碍引起的呼吸衰竭。回顾性组平均年龄为 24.5 岁（10～47 岁）。男性与女性患儿的身高在同龄儿童的身高曲线分布图中分别位于后 1.2% 和后 3.1%，严重低于正常儿童。患儿的胸围也显著小于正常儿童，在同龄儿童的胸围曲线分布图中位于后 30%。大多数患儿无先天性心脏异常，仅 2 例出生时伴有房间隔缺损，并于 10 岁时自发闭合。90% 患儿出现腹股沟疝，其中 72% 为双侧腹股沟疝，68% 患儿做了疝气修补手术。6 岁以上患儿行肺功能检测，结果显示为严重限制性通气功能障碍，$FEV_1$ 平均为 27.7%，FVC 为 27.0%，其中有 5 例患者进行了 8 年的肺功能随访，未见明显恶化。心理学评估发现，大多数 STD 患儿希望像被正常儿童一样对待，积极接受父母和社会的帮助，但随着年龄的增长，更容易出现以自我为中心的心理，11% 患者出现抑郁、社交孤立等表现。由此可见，尽管 STD 在婴儿期的死亡率较高，但较前已有大幅度下降。STD 并非是新生儿的致死性疾病，在婴儿期过后，患者的死亡率显著下降，且伴有的内科疾病相对较少，肺功能恶化速度减慢。患者大多智力发育正常，可独立生活。

## 治疗

JLS 的治疗主要包括支具保守治疗及手术治疗。JLS 患者若初诊时年龄较小（小于 10 岁），呼吸功能尚可，且主弯 Cobb 角为 20°～50°，可考虑支具治疗，减缓侧凸进展速度，避免或推迟手术。

对于脊柱侧凸进展较快和畸形区生长潜能小的 JLS 患儿，需要行脊柱矫形融合手术（图 19-7-3、图 19-7-4），若畸形严重、脊柱僵硬、呼吸功能明显受限，可考虑术前采用 Halo - 重力牵引，有助于减小侧凸度数，改善肺功能，为进一步的融合手术提供条件。

但在骨骼发育不成熟的患者中，应考虑保留患者的生长潜能。类似于先天性脊柱侧凸的治疗，脊柱后路生长棒技术也可用于 JLS 脊柱侧凸患者（图 19-7-5）。此外，纵向可撑开型假体钛肋（VEPTR）技术能够对患者的胸廓进行逐步延长，双侧 VEPTR 植入还能部分纠正脊柱侧凸和胸廓不对称，进而改善患者的呼吸功能。

部分 STD 患者，由于颈部过短甚至出现下颌贴于胸骨切迹的情况，使得气管插管难以进行，术前需请小儿五官科或小儿呼吸科会诊，以评估其上呼吸道能否行气管插管。术前检查应确保患者无任何急性活动性的肺部感染，若患者存在肺部感染，治疗后至少稳定 4 周未出现任何症状才可考虑手术。

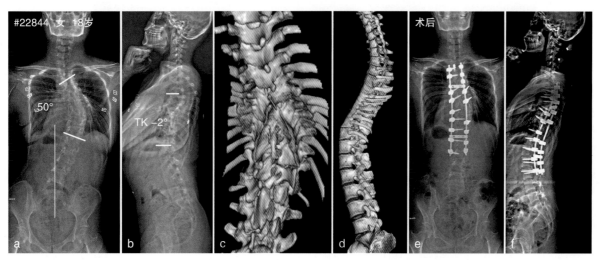

图 19-7-3 女（#22844），18 岁，Jarcho-Levin 综合征。术前 X 线片及三维 CT 示胸椎多节段分节不良（提示生长潜能小），肋骨呈螃蟹状张开，躯干向右倾斜，胸椎前凸畸形（a~d）；行脊柱后路多节段 SPO 截骨（SRS-Schwab II 级截骨）矫形内固定术，术后 X 线片示冠状面及矢状面矫形效果良好（e、f）

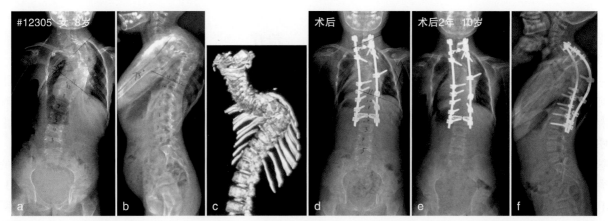

图 19-7-4　女（#12305），8 岁，Jarcho-Levin 综合征伴脊柱侧凸。术前 X 线片及三维 CT 示胸椎多节段融合、分节不良，肋骨畸形，胸廓不对称，胸段侧后凸畸形（a~c）；因畸形的胸椎区脊柱生长潜能有限，以及发育不良的软组织对生长棒撑开力的限制，而行胸椎顶椎的三柱截骨矫形融合手术（d）；术后 2 年 X 线片示矫形效果保持良好，远端未出现叠加（adding-on）现象，未出现断钉、断棒等并发症（e、f）

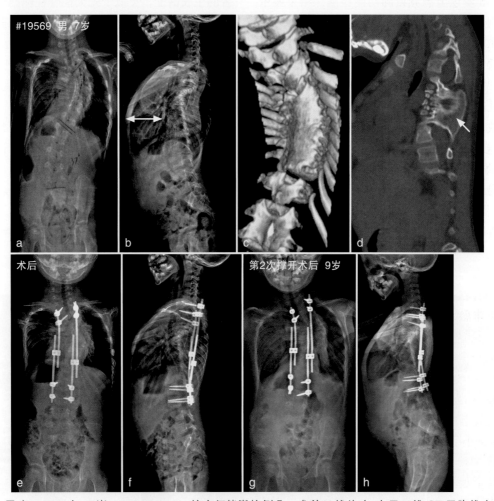

图 19-7-5　男（#19569），7 岁，Jarcho-Levin 综合征伴脊柱侧凸。术前 X 线片（a）及三维 CT 示胸椎右侧凸，胸椎多节段融合、分节不良，肋骨呈螃蟹状改变（c），矢状面 CT 重建示椎体后方融合（d，箭头），引起胸椎前凸，胸廓前后径缩小（b，箭头）；采用后路生长棒植入术，以最大程度保留胸椎生长和胸廓发育（e、f）；生长棒植入术后 2 年，共撑开 2 次，X 线片示矫形维持良好，无断钉、断棒等内固定并发症发生，患者身高增长约 4cm（g、h）

Teli 等对 13 例 SCD 患儿进行了前瞻性随访研究，其中男性 7 例，女性 6 例，初诊年龄从 1 天至 10 岁不等，随访 26～72 个月，平均 56 个月。所有患者的主诉均为反复发作的下呼吸道感染。住院期间行机械呼吸支持，并根据痰培养结果使用抗生素进行治疗，此外行胸部理疗并且定期进行临床评估，包括让婴儿锻炼横膈膜呼吸，让儿童接受正压通气治疗。这些患者下呼吸道感染在治疗前平均每个月发作 3 次，一般情况较差，不能正常活动，出生后平均每个月住院 1 次，平均身高和体重增长曲线分别在第 5 百分位数和第 10 百分位数左右，经过治疗后情况显著改善，发作次数减少为 3 个月 1 次，住院次数降至平均每 6 个月 1 次，体重曲线上升到第 25 个百分位数，而身高曲线仍在 5 个百分位数以下。1 例患者有频发的下呼吸道感染、胸壁反常运动和膈疝，因此进行了肋骨缺损重建手术，肋骨缺损采用带血管的自体背阔肌皮瓣修复，以稳定胸壁并遏制肺和脾疝，术后随访时发现胸壁反常运动停止，膈疝得到了很好的控制，仅残留柔软的瘢痕和静止性肋骨缺损，患者肺功能在术后很快得到改善。在术后的 24 个月里，患者每 8 个月发生一次呼吸道感染。对于畸形早期进展的患儿，在肺功能允许的情况下，采用支具治疗，平均 Cobb 角从观察开始时的 23° 变化到末次随访时的 38°。1 例患者 10 岁时因侧凸明显进展接受后路脊柱融合术。该患者初诊时已有截瘫、限制性肺部疾病和反复加重的胸部感染等表现，由于脊柱畸形和骨盆倾斜的增加，患者的坐位平衡一直在恶化。手术从下胸椎融合到骨盆，3 年随访显示，患者总体健康状况改善，但未融合的上胸弯度数增加，遂行近端脊柱融合术。翻修术后 2 年，患者对坐位平衡满意，虽然患者仍经常因呼吸道感染而住院进行治疗，但肺部感染率已从每月 4 次降至每月 1 次。

Kenny 等报道 1 例 JLS 患儿出生后 6 个月因呼吸困难行气管造口术，无法脱离呼吸机，2 岁时其身高、体重显著小于正常儿童，在同龄儿童身高、体重曲线分布图中位于后 3%，遂行 VEPTR 置入手术，术后 3 年肺活量增加 51%，可以脱离吸氧，独立行走，但其脊柱高度无明显增加。患者在 8 岁时再次行磁控生长棒（magnetically controlled growing rod，MCGR）植入术，4 年内左侧撑开 24 次，右侧撑开 21 次，身高从 106.8cm 增加到 115cm，CT 测量双肺容积从 250cm$^3$ 增加到 640cm$^3$。12 岁之后，MCGR 无法再撑开，脊柱逐渐出现后凸畸形，遂去除所有脊柱内固定，未行终末期融合术，矫形效果维持良好。Bets 等回顾性分析了 JLS 及 Jeune 综合征患者 VEPTR 术后的死亡和严重并发症发生率，共 24 例 JLS 和 19 例 Jeune 综合征入选，4 例患者术后死亡，均为 Jeune 综合征患者。2 例分别在初次手术后 10 个月和 6 个月因呼吸衰竭而死亡，1 例在初次手术后 7 个月因肝衰竭死亡，另有 1 例在初次手术后 5 个月因肾衰竭死亡。JLS 组无患者术后死亡，表明尽管 JLS 患者肺功能较差，但手术并不增加患者死亡风险。此外，2 例 Jeune 综合征患者分别在围手术期和术后 6 个月发生呼吸窘迫，1 例 JLS 患者围手术期出现心搏骤停，1 例 JLS 患者在第二次 VEPTR 置入术后第 7 天发生坏死性小肠结肠炎，无患者出现内固定相关并发症。由于 75% 的严重并发症均发生在围手术期，此类患者的围术期管理较为棘手，需脊柱外科与麻醉科、儿科和呼吸科等医生共同参与，多学科管理，以降低围手术期并发症的发生。

### 参考文献

[1] Jarcho S, Levin PM. Hereditary malformation of the vertebral bodies[J]. Bulletin of the Johns Hopkins Hosp, 1938, 62(3): 216-226.

[2] Aymé S, Preus M, Opitz JM, et al. Spondylocostal/spondylothoracic dysostosis: the clinical basis for prognosticating and genetic counseling[J]. Am J Med Genet, 1986, 24(4): 599-606.

[3] Cornier AS, Staehling-Hampton K, Delventhal KM, et al. Mutations in the MESP2 gene cause spondylothoracic dysostosis/Jarcho-Levin syndrome[J]. Am J Hum Genet, 2008, 82(6): 1334-1341.

[4] Bannykh SI, Emery SC, Gerber JK, et al. Aberrant Pax1 and Pax9 expression in Jarcho-Levin syndrome: report of two Caucasian siblings and literature review[J]. Am J Med Genet A, 2003, 120A(2): 241-246.

[5] Hayek S, Burke SW, Boachie-Adjei O, et al. Jarcho-Levin syndrome: report on a long-term follow-up of an untreated patient[J]. J Pediatr Orthop B, 1999, 8(2): 150-153.

[6] Eliyahu S, Weiner E, Lahav D, et al. Early sonographic diagnosis of Jarcho-Levin syndrome: a prospective screening program in one family[J]. Ultrasound Obstet Gynecol, 1997, 9(5): 314-318.

[7] Teli M, Hosalkar H, Gill I, et al. Spondylocostal dysostosis: thirteen new cases treated by conservative and surgical means[J]. Spine, 2004, 29(13): 1447-1451.

[8] Kwan KYH, Cheung JPY, Yiu KKL, et al. Ten year follow-up of Jarcho–Levin syndrome with thoracic insufficiency treated by VEPTR and MCGR VEPTR hybrid[J]. Eur Spine J, 2018, 27(Suppl 3): 287-291.

[9] Kansal R, Mahore A, Kukreja S. Jarcho–Levin syndrome with diastematomyelia: A case report and review of literature[J]. J Pediatr Neurosci, 2011, 6(2): 141-143.

[10] McCall CP, Hudgins L, Cloutier M, et al. Jarcho-Levin syndrome: unusual survival in a classical case[J]. Am J Med Genet, 2010, 49(3): 328-332.

[11] Tubbs RS, Wellons 3rd JC, Blount JP, et al. Jarcho-Levin syndrome[J]. Pediatr Neurosurg, 2002, 36(5): 279.

[12] Cornier AS, Ramírez N, Arroyo S, et al. Phenotype characterization and natural history of spondylothoracic dysplasia syndrome: a series of 27 new cases[J]. Am J Med Genet A, 2004, 128A(2): 120-126.

[13] Betz RR, Mulcahey MJ, Ramirez N, et al. Mortality and life-threatening events after vertical expandable prosthetic titanium rib surgery in children with hypoplastic chest wall deformity[J]. J Pediatr Orthop, 2008, 28(8): 850-853.

[14] Karnes PS, Day D, Berry SA, et al. Jarcho-Levin syndrome: four new cases and classification of subtypes[J]. Am J Med Genet, 2010, 40(3): 264-270.

[15] Romero R, Ghidini A, Eswara MS, et al. Prenatal findings in a case of spondylocostal dysplasia type Ⅰ (Jarcho-Levin syndrome)[J]. Obstet Gynecol, 1988, 71(6 Pt 2): 988-991.

[16] Pérez-Comas A, García-Castro JM. Occipito-facial-cervico-thoracic-abdomino-digital dysplasia;Jarcho-Levin syndrome of vertebral anomalies[J]. J Pediatr, 1974, 85(3): 388-391.

[17] Schulman M, Gonzalez MT, Bye MR. Airway abnormalities in Jarcho-Levin syndrome: a report of two cases[J]. J Med Genet, 1993, 30(10): 875-876.

[18] Gellis SS, Feingold M. Spondylothoracic dysplasia, costovertebral dysplasia, Jarcho-Levin syndrome[J]. Am J Dis Child, 1976, 130(5): 513-514.

[19] Cornier AS, Ramirez N, Carlo S, et al. Controversies surrounding Jarcho-Levin syndrome[J]. Curr Opin Pediatr, 2003, 15(6): 614-620.

[20] Aurora P, Wallis CE, Winter RM. The Jarcho-Levin syndrome (spondylocostal dysplasia) and complex congenital heart disease: a case report[J]. Clin Dysmorphol, 1996, 5(2): 165-169.

## 第八节　Jeune 综合征

Jeune 综合征又称为窒息性胸廓发育不良 (asphyxiating thoracic dysplasia, ATD)、胸廓-骨盆-指骨发育不良 (thoracic-pelvic-phalangeal dystrophy, TPPD)，由 Jenue 在 1955 年首次报道，主要临床表现为胸廓狭小、骨盆畸形、四肢缩短，是一种原因不明的软骨发育不良疾病，患者多在新生儿期由于胸廓畸形导致呼吸困难而死亡。Ucar 等报道每 (10～13) 万名新生儿中可出现 1 例 Jeune 综合征患者。

### 病因学及病理学

Jeune 综合征是一种罕见的常染色体隐性遗传病，异常基因位点位于 15q13，有明显的家族史，有统计显示同胞兄弟姐妹发病率为 25%。

Jeune 综合征的病理改变主要发生在肋软骨及长骨干骺端，镜下见肋软骨结合处软骨内化骨明显障碍、紊乱，软骨增生过度且极为丰富，预备钙化带处血管不规则，软骨柱与骨之间连续不整，加之胶原纤维沉着，造成肋软骨结合处结节状增生过度。根据长骨干骺端的形态可分为 2 型：① Ⅰ型：干骺端形态不规则，因骺板的骨化不均匀呈灶状分布及非骨化区呈岛状分布所致；② Ⅱ型：表现为干骺端光整，由于骺板的骨干侧骨化结构的破坏均匀一致，形成干骺端于镜下呈网格状。

### 临床表现

患儿大多以呼吸道症状为首要表现起病，最突出的临床表现为因胸廓狭窄而引起的呼吸困难及反复的呼吸道感染。随着年龄增长及发育，胸廓畸形改善，呼吸道症状可减轻。呼吸功能不全可表现为婴幼儿哭闹时出现发绀、儿童和青少年日常活动后出现明显气促及休息时出现呼吸困难甚至呼吸氧依赖等。部分患者如果没有得到及时干预，可于上呼吸道感染合并肺炎后出现呼吸衰竭，最终可因此发生呼吸衰竭而死亡，文献报道其死亡率可达 30%。

肺组织的发育依赖于胸廓的生长，狭小的胸廓容积会限制肺组织的生长发育。同时，在呼吸运动中，狭小的胸腔容积会抑制肺组织扩张，导致肺不张及肺部感染，严重者甚至可以引起肺动脉高压。因此，对这类合并侧凸的综合征患者，不仅要评估脊柱侧凸的 Cobb 角，更重要的是评估胸廓发育情况、是否存在胸椎前凸及肺功能异常，因为这类患者的手术难度和风险重点在于肺功能较差，术后可能存在拔管困难、延迟拔管等。在进行肺功能检查时，如果患者合并脊柱侧凸，推荐使用臂长替代身高计算预测值，避免肺功能检查结果偏大，不能如实反映患者的肺功能储备能力。对于如何准确评估肺功能，请参考本书第 5 章第三节和第 9 章第二节。

患儿肋骨短，呈水平伸直，肋软骨处呈球形膨大，胸廓前后径及胸围均明显减小，呈钟形或桶形，在 CT 横断面上可见胸廓呈三叶草状（图 19-8-1），胸廓的影像学评估可以通过测量胸廓的前后径和横径之比（前后径／横径），比值越大，说明胸廓越接近桶状，表明胸廓发育越差。锁骨常高于第 1 肋水平。婴儿期骨盆短，髂翼呈方形，坐骨切迹变深，髋臼变平，髋臼内缘和外缘可有骨刺样突出，髋臼中部亦可有骨性突出，使整个髋臼呈三叉样改变，股骨头可过早成熟。四肢不呈比例缩短，近侧长骨缩短明显，干骺端增宽。掌指（趾）骨短，以中远端指（趾）骨明显，指（趾）骨近端可见锥形骨骺，可并发多指（趾）畸形。若患儿能存活至成年，骨盆可基本发育正常，但由于四肢长骨发育障碍，身高常常低于正常值 3 个百分位点。

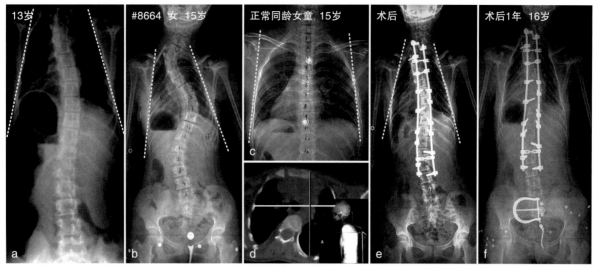

图 19-8-1 女（#8664），15 岁，Jeune 综合征伴脊柱侧凸。13 岁时初次发现轻度脊柱侧凸（a）未治疗，15 岁时以脊柱侧凸就诊，X 线片示脊柱侧凸快速加重，出现三弯，胸廓进一步缩窄呈八字形（b），与同龄正常青少年的胸廓相比，显著缩窄（c），肺功能示患者 FVC 为 39%，即肺功能显著下降，确诊为 Jeune 综合征，CT 示胸廓横径减小，纵横径比为 1 :（1~1.5）（d）。行后路矫形术后侧凸纠正，胸廓高度增加，但是不能改变胸廓缩窄的状况（e、f）

Jeune 综合征患儿的椎体生长发育一般不受影响，但也有部分患者合并有脊柱侧凸或近端颈椎管狭窄。O'Brien 等研究了 24 例 Jeune 综合征患者，发现其中有 41% 的患者合并有脊柱侧凸，而导致脊柱侧凸的原因目前仍不清楚，甚至有部分患者在疾病早期并没有发生脊柱侧凸，而是在后来的生长发育中才出现。Campbell 等发现 Jeune 综合征患儿近端颈椎椎管狭窄的发生率很高。他们对 10 例接受胸廓扩大成形术的患儿进行颈椎影像学检查，其中有 60% 的患者有近端颈椎管的狭窄；认为导致颈椎管狭窄的原因是 Jeune 综合征所特有的，这部分患者的 C$_1$ 后弓可呈与胸部肋软骨交界处相同的畸形形状，向前弯曲以压迫脊髓。因此，对于所有疑似颈椎管狭窄的患者，均应进行颈髓前屈和后伸位 MRI 检查。虽然严重的不稳定并不常见，但严重的近端狭窄可能会使颈椎屈曲时的管径小幅缩小，这种表现临床上是显著的。

该病还可累及多个脏器，在肝脏可表现为高胆红素血症、肝大和压痛；肾受累时可有肾发育不良、间质性肾炎和肾间质纤维化等；心脏则表现为先天性畸形和心肌受累；少数患者还有胰腺、视网膜、神经系统和肠道受累表现。由于存在肾脏发育不良，病理上表现为肾实质的囊性变或慢性肾小管间质疾病，并逐渐发展为慢性肾功能不全，儿童期可因肾衰竭而死亡。

## 诊断及鉴别诊断

1. 诊断

（1）产前超声检查　测量上下肢长骨长度小于正常值两个标准差及测量出胸廓横径、前后径异常变小，提示 ATD 诊断。

（2）综合临床表现　胸廓狭小，严重的呼吸系统合并症，以及肾脏合并症的进行性加重，亦提示诊断。

（3）X 线检查　根据 X 线特异性表现结合产前超声检查及临床表现，可明确诊断，其中 X 线检查至关重要。

2. 鉴别诊断

（1）佝偻病　两侧肋骨普遍骨质稀疏，其肋骨头膨大，边缘不光整呈毛刷状，肋骨长度超过胸廓前后径的一半，胸廓无狭窄，肺野大小正常。

（2）软骨发育不全　四肢改变更明显，脊柱椎弓根间距自上而下变小，无胸廓狭窄，无呼吸困难。

（3）软骨外胚层发育不良　又称为 Ellis-van Creveld 综合征，肋骨短、肢体短缩与 ATD 相似，但多有外胚层发育不良表现，易合并有指甲（多呈汤匙状）、牙齿发育不良，嘴唇异常（如兔唇）、心脏病等，有腕骨融合。股骨内侧倾斜明显，可出现外生骨疣。

（4）短肋 - 多指综合征　分为 I 型、II 型、III

型、IV型四型，表现为肋骨短、喉部狭窄，且多指（趾）较常见，另常合并有肛门闭锁、唇腭裂、先天性心脏病、会厌发育不良等。

（5）碱性磷酸酶过少症和致死性侏儒　也存在肋骨及长骨干骺端改变，但头颅增大等改变可以鉴别。

## 自然史

Capilupi 等将 ATD 按照呼吸道症状分为致死型、严重型、轻型和隐性型。胸廓发育不良及肺发育不良继发的呼吸窘迫、反复的呼吸道感染造成大部分的患儿死于新生儿期或幼儿期。致死型和严重型常在早期存在严重的呼吸道症状，多死于呼吸衰竭，轻型和隐性型呼吸道症状不明显。

Jeune 综合征的预后主要与肺功能和肾脏功能相关。Campbell 等报道了 60%~70% 的患者在婴儿早期由于呼吸衰竭死亡，而幸存下来的患者中又有 30%~40% 因为肾衰竭死亡，呼吸衰竭和肾衰竭是 Jeune 综合征患儿死亡的两个最常见原因。

## 治疗

ATD 目前尚无有效的根治方法，仅以对症治疗为主。国外手术治疗 ATD 在不断探索中，但尚未成熟，诸如术后感染或保持术后胸廓外形的稳定性等因素，使外科手术治疗 ATD 还存在争议，且缺乏术后长期随访资料。因此，本病仍需以预防为主，产前超声检查发现异常至关重要。妊娠第 24~26 周通过超声检查测量上下肢长骨长度和胸廓前后径即可作出判断。对于有家族史者，可提前于妊娠第 16~18 周行产前 B 超检查。

对有肾功能损害严重的患儿，可行血液透析或肾移植。

对于胸廓狭窄严重的患者，有学者建议行胸骨牵张成骨术（distraction osteogenesis）以增加胸廓和肺容积，并取得了不错的效果。

对于脊柱侧凸进行性加重而其他症状很轻的成年期 Jeune 综合征患者，可以行后路脊柱侧凸矫正融合术。Saito 等对 2 例这种患者进行了手术治疗，融合策略与青少年特发性脊柱侧凸类似，均取得了满意的效果。

对于胸廓狭窄严重伴早发性脊柱侧凸的患者，还可考虑采用 VEPTR 技术（图 19-8-2）扩大胸腔容积。O'Brien 等发现 VEPTR 技术可显著改善 Jeune 综合征患儿的预后，术后生存率接近 70%，而未经治疗的患者死亡率达到 70%~80%。Gadepalli 等回顾了 26 例采用 VEPTR 技术治疗的患者，其中包括 2 例 Jeune 综合征患儿，他们发现这种技术可以有效改善脊柱侧凸，但是改善肺功能和肺容积的效果不明显。VEPTR 技术在影像学上虽然可能可以增加胸廓容积，但是因为行 VEPTR 术后患者可能存在胸壁僵硬等并发症，胸壁僵硬可能由于肋骨制动、胸背部大量瘢痕而导致。因此，这一术式是否可以显著改善肺功能目前尚存争议。关于 VEPTR 这一术式的临床疗效及总体并发症发生率，详见第 9 章。

对于合并近端颈椎管狭窄的患者，当症状明显时，可考虑行 $C_1$ 后弓和枕颈融合术。

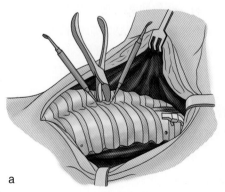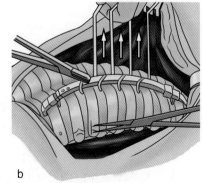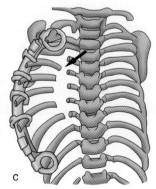

图 19-8-2　VEPTR 内植物治疗 Jeune 综合征示意图。在肋骨与肋软骨交界处切断多根肋骨（a），使用张力带钢丝将切断的肋骨悬吊于 VEPTR 装置上，起到撑开胸廓的作用（b）；术后可见切断的肋骨（c，箭头），手术侧胸廓与对侧相比明显增大（c）

**参考文献**

[1] Jeune M, Beraud C, Carron R. Asphyxiating thoracic dystrophy with familial characteristics[J]. Arch Fr Pediatr, 1955, 12(8): 886-891.

[2] Uçar S, Zorlu P, Sahin G, et al. Jeune syndrome (asphyxiating thoracic dystrophy): a case report[J]. Tuberk Toraks, 2009, 57(4): 413-416.

[3] Morgan NV, Bacchelli C, Gissen P, et al. A locus for asphyxiating thoracic dystrophy, ATD, maps to chromosome 15q13[J]. J Med Genet, 2003, 40(6): 431-435.

[4] Ozçay F, Derbent M, Demirhan B, et al. A family with Jeune syndrome[J]. Pediatr Nephrol, 2001, 16(8): 623-626.

[5] Borland LM. Anesthesia for children with Jeune's syndrome (asphyxiating thoracic dystrophy)[J]. Anesthesiology, 1987, 66(1): 86-88.

[6] Yang SS, Langer LO, Cacciarelli A, et al. Three conditions in neonatal asphyxiating thoracic dysplasia (Jeune) and short rib-polydactyly syndrome spectrum: a clinicopathologic study[J]. Am J Med Genet Suppl, 1987, 3: 191-207.

[7] Capilupi B, Olappi G, Cornaglia AM, et al. Asphyxiating thoracic dysplasia or Jeune's syndrome. Description of 2 mild familial cases[J]. Pediatr Med Chir, 1996, 18(5): 529-532.

[8] Campbell RM. Spine deformities in rare congenital syndromes: clinical issues[J]. Spine, 2009, 34(17): 1815-1827.

[9] O'Brien A, Roth MK, Hariharan A, et al. Management of thoracic insufficiency syndrome in patients with Jeune syndrome using the 70 mm radius vertical expandable prosthetic titanium rib[J]. J Pediatr Orthop, 2015, 35(8): 783-797.

[10] Schinzel A, Savoldelli G, Briner J, et al. Prenatal sonographic diagnosis of Jeune syndrome[J]. Radiology, 1985, 154(3): 777-778.

[11] Imai Y, Kitanishi R, Saiki Y, et al. Distraction osteogenesis of the sternum for thoracic expansion in a severe case of jeune syndrome: a preliminary report[J]. J Plast Surg Hand Surg, 2016, 50(3): 180-183.

[12] Saito W, Inoue G, Imura T, et al. Spinal correction of scoliosis in Jeune syndrome: a report of two cases[J]. Scoliosis Spinal Disord, 2016, 11: 7.

[13] Gadepalli SK, Hirschl RB, Tsai WC, et al. Vertical expandable prosthetic titanium rib device insertion: does it improve pulmonary function?[J]. J Pediatr Surg, 2011, 46(1): 77-80.

[14] Keppler-Noreuil KM, Adam MP, Welch J, et al. Clinical insights gained from eight new cases and review of reported cases with Jeune syndrome (asphyxiating thoracic dystrophy)[J]. Am J Med Genet A, 2011, 155A(5): 1021-1032.

[15] O'Connor MB, Gallagher DP, Mulloy E. Jeune syndrome[J]. Postgrad. Med. J. 2008, 84(966): 559.

[16] 徐进, 赵源. Jeune综合征一例[J]. 中华儿科杂志, 1999, 37(11): 669.

[17] 杨琳, 梁秋华, 罗湘杭, 等. 窒息性胸廓发育不良一例[J]. 中华儿科杂志, 2009, 47(6): 473-474.

[18] 庄嘉鑫, 饶立德, 王昆明, 等. Jeune综合征一例[J]. 中华儿科杂志, 2003, 41(9): 696.

## 第九节　进行性骨化性纤维发育不良

进行性骨化性纤维发育不良（fibrodysplasia ossificans progressiva，FOP），又称进行性骨化性肌炎（myositis ossificans progressiva，MOP），是罕见的常染色体显性遗传病，主要特征为先天性大拇指（趾）畸形、进行性全身性软组织（横纹肌、肌腱、韧带和腱膜等）异位骨化、疾病发展遵循特定的规律（从背侧到腹侧，从躯体中轴到四肢，从头到足，从四肢近端到远端）。发病率为（1~6）/1000 万，无明显性别差异，目前全世界报道约 1000 例，我国近 30 年来共报道了约 100 多例。早在 1692 年，由 Patin 描述的呈枯树枝样的患者可能是最早被认知的 FOP 病例。1868 年由 Von Dusch 正式将其命名为进行性骨化性肌炎。FOP 一般 10 岁以前即可发现，约 1/5 病例于婴儿期或胎儿期起病。

## 病因学

FOP 是常染色体显性遗传性疾病，相关疾病基因位于常染色体 2q23.24，编码 IA 型激活素受体（activin receptor IA，ACVR1），是 I 型骨形成蛋白（bone morphogenetic protein 1，BMP1）受体。ACVR1 基因突变可引起 BMP 的异常激活，导致 FOP 的病变。因 FOP 患者生育能力差，多数为自发性基因突变。不管是基因突变还是家族遗传性 FOP 患者，均存在 ACVR1 基因的杂合子错义突变，绝大多数患者的突变位点是 617 G→A（R206H），尚有很少部分患者的突变位点是 1124 G→A、982 G→A、1067 G→A 和 619 G→A。

FOP 的早期病理改变为组织水肿和成肌纤维细胞快速增殖，进而肌纤维内部的横纹消失，肌纤维膜蛋白粘连，导致胞核减少、胞浆透明变性。肌纤维周围间质变性，包裹肌纤维成为团块，内部有嗜碱性胶原，吸收沉积的钙盐，这些团块逐渐增大，进而发生膜内成骨和软骨内成骨。中央的团块骨化成骨刺，周围组织呈带状骨化，最终整块肌肉被新生的骨化组织所替代，这些新生骨块在结构组成上与正常骨相同，不同之处在于这些骨组织内部可能残存完整的肌纤维。

## 临床表现

FOP 首发症状多为头颈部肿块，如肿块出现在胸锁乳突肌处可引起斜颈。该病通常会从肩胛带向上肢、脊柱和骨盆发展，晚期会出现肢体远端受累，如指（趾）畸形。骨化过程从头侧向尾侧、从中轴向四肢、从背侧向腹侧方向进展。

在 FOP 的各个症状中，特征性踇趾畸形占 60%，异位骨化累及头颈部为 63%，异位骨化累及脊柱为 56%。患者反复出现软组织肿块，可缩小消退，随后变硬形成异位骨化块，接着在新的部位又出现类似肿块，并再次发展为骨化块。病情进展累及多个关节，最终使患者丧失活动能力。

FOP 的严重并发症为心肺功能受损及进食困难。当病变累及下颌及胸廓时，患者会出现张口困难，因呼吸肌病变，胸廓的扩张运动受到明显限制，因而严重影响进食和呼吸。常见的死亡原因为呼吸衰竭后伴发的肺部感染，或是咬肌骨化造成无法进食，因饥饿而死亡。Bridges 等报道 1 例 30 岁的 FOP 患者出现限制性呼吸功能障碍，FVC 为预测值的 40%（3890ml）。Buhain 等对 1 例 15 岁 FOP 患者进行肺功能检测，患者肺活量下降，为预测值的 58%（1595ml），功能残气量和肺总量也轻度下降，分别为预测值的 74%（1200ml）和 67%（2370ml），提示患者存在限制性通气障碍；患者 $FEV_1$ 和 FVC 分别为预测值的 56% 和 55%，通过气道压和肺动态／静态顺应性检测，发现患者无大气道及小气道阻塞。Buhain 认为 FOP 很少累及呼吸肌，大多是由于胸壁和背部肌肉受累，胸廓活动受限，造成限制性通气功能障碍；患者气道通畅，无阻塞性通气功能障碍表现。此外，由于胸壁肌肉的受累是非对称性的，逐渐会引起胸廓的形态畸形。Connor 等分析了 21 例 FOP 患者，10 例男性、11 例女性，平均年龄为 30.2 岁（6～70 岁），患者均有明显的异位骨化和严重的脊柱活动受限，其中有 2 例出现轻度脊柱侧凸表现。Connor 对这 21 例患者的心肺功能进行检测。①心功能：无患者有心脏肥大或心力衰竭表现，但 6 例心电图异常，3 例出现 T 波倒置改变，3 例存在右束支传导阻滞；②肺功能：胸壁运动检测显示胸壁活动范围减少 1.4cm（0～3cm），$FEV_1$ 平均为预测值的 45%（27%～64%），FVC 为预测值的 40%（23%～63%），大多数患者的 $FEV_1$/FVC 超过 80%，所有患者都由于胸壁僵硬出现限制性通气功能障碍，依靠膈肌呼吸。其中 12 例拍摄了胸片，胸片显示所有人的胸壁骨骼肌都存在异位骨化，但心肌、膈肌和肺部无明显骨化表现，肺上叶无纤维化改变。Connor 等认为尽管 FOP 患者早期即出现肺功能下降表现，但进入成年期后，这种限制性通气功能障碍往往趋于稳定，不会快速进展。这些入选的 FOP 病例，其胸壁和脊柱活动受限病史至少有 15 年，胸壁的受限程度已接近最大水平，在这种情况下，所有患者的动脉血气结果均为正常，未出现慢性呼吸衰竭表现，Connor 认为膈肌的代偿作用很重要，通过膈肌辅助呼吸可满足此类患者的正常生活需要。尽管肺功能恶化速度趋于平缓，但肺部感染的风险较大，后者往往是 FOP 患者的死因，可适当地采取预防性抗感染治疗。

Kussmaul 等分析了 25 例 FOP 患者，年龄为 5～55 岁，平均患病 16.5 年（1～51 年），其中 13 例患者既往有肺部并发症（如肺炎、反复发作的支气管炎和百日咳等），作者同样对这批患者进行了心肺功能检测。①心功能：体格检查未见颈静脉怒张、四肢水肿等表现，听诊未发现异常心音。10 例患者心电图提示右心室异常，4 例提示右心室肥大，3 例出现肺型 P 波，2 例出现不完全右束支传导阻滞，2 例出现右心室应变模式。②肺功能：胸廓活动明显受限（平均 4.8cm），患者均表现为限制性通气功能障碍，依靠膈肌呼吸，肺活量明显下降，FVC 平均为预测值的 44%，动脉血气结果正常。作者进一步对 10 例存在右心室病变的患者和另外 15 例无心脏病变的患者进行对比研究，心脏病变组患者年龄大、病程长、FVC 及 $FEV_1$ 降低、血红蛋白水平升高，因此认为 FOP 患者的限制性通气功能障碍与右心室病变存在相互联系，尤其是随着年龄增长和病程发展，肺源性心脏病的发生率将进一步增加。

Kaplan 等报道 FOP 患者随着病程发展，胸廓畸形加重，出现胸廓发育不良综合征(thoracic insufficiency syndrome，TIS)表现，最终可导致患者死亡。FOP 患者出现 TIS 的危险因素包括：肋椎关节僵硬，肋间肌和椎旁肌异位骨化，脊柱畸形进展（如脊柱侧后凸畸形、胸椎前凸增加）。出现 TIS 的 FOP 患者，其死因往往是肺炎和充血性右心衰竭。因此，对于此类患者，有必要预防性使用抗感染药物，积极预防肺炎及流感的发生，才能降低患者的死亡风险。

FOP 患者脊柱周围结缔组织若受累可导致脊柱的融合强直，部分可出现脊柱侧凸畸形。脊柱侧凸以不典型长 C 形弯曲的侧凸（图 19-9-1 ～图 19-9-3）多见，可伴有脊柱后凸或前凸（图 19-9-3），一般伴有骨盆倾斜。脊柱侧凸可能是由于肋弓下缘与同侧髂嵴之间软组织骨化后形成骨性连接导致骨盆倾斜而引起的。FOP 患者常见颈椎畸形（图 19-9-1），表现为长窄形椎体、大椎弓、大棘突，颈椎椎体，

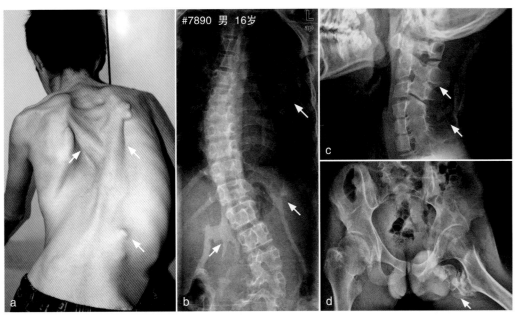

图 19-9-1 男（#7890），16 岁，FOP 伴脊柱侧凸。发现全身硬化结节 10 余年（a，箭头），脊柱呈长 C 形弯，并可见躯干部条索状软组织钙化影（b，箭头），颈椎畸形，表现为大椎弓根、大棘突，$C_2/C_3$、$C_4 \sim C_6$ 棘突之间骨性融合（c，箭头），左侧股骨颈短而宽，右侧股骨外展，股骨颈下方有大块髋关节内收肌软组织钙化影（d，箭头），患者诉近 1 年右下肢活动严重受限

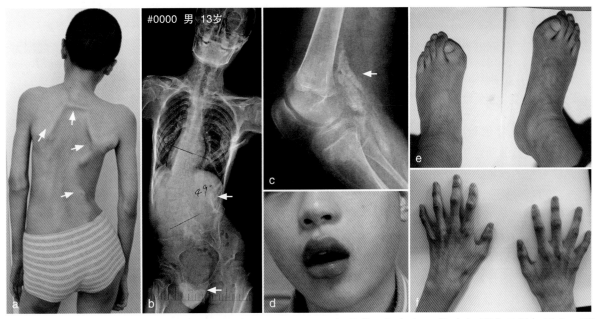

图 19-9-2 男（#0000），13 岁，FOP 伴脊柱侧凸。发现全身硬化结节 5 年余（a，箭头），脊柱呈长 C 形弯，明显右倾，双侧胸部区域、右侧中上腹区域及会阴区可见条索状及片状钙化影（b，箭头），左膝后方见软组织多发致密影（c，箭头），张口困难（d），双足趾对称性缩短、外翻畸形（e），双手拇指对称性短小（f）

小关节面可见骨性融合。

20 世纪 60 年代后，在一些个案中才开始提及 FOP 患者的脊柱侧凸畸形。Femand 等首次报告 1 例 FOP 引起严重脊柱侧凸的患者，该患者在 11 年间侧凸加重约 100°，平均每年进展 10°。Shah 等

对一些 FOP 患者的脊柱 X 线片进行回顾性分析，发现多数患者存在脊柱侧凸，其中大多数为 C 形单弯，极少数为 S 形双弯。他们发现，肋弓下缘和髂嵴后外侧形成骨性连接与脊柱侧凸的发生有显著的相关性，且骨性连接一般在侧凸的凹侧。Femand

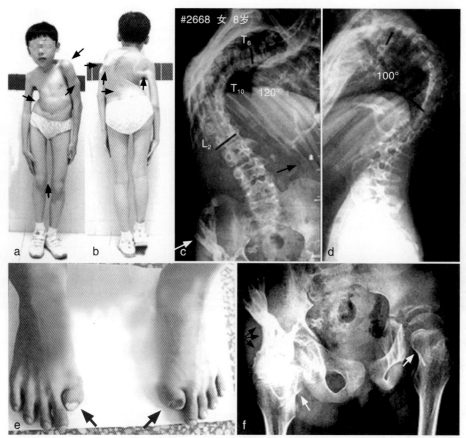

图 19-9-3 女（#2668），8 岁，FOP 伴脊柱侧后凸。发现全身多发性肿块 5 年（a、b，箭头），直立时骨盆倾斜，右足跟无法着地（a、b）；脊柱呈长 C 形弯曲，侧凸 120°、后凸 100°，右侧肋弓下缘与右侧髂骨上缘形成骨性连接（c，黑色箭头），双侧髂嵴不等高、左髋周条索状软组织钙化影（c，白色箭头）；拇趾呈对称性短小、外翻畸形（e）；骨盆正位 X 线片显示双侧股骨颈短而宽（f，白色箭头），左髋周条索状软组织钙化影（f，黑色箭头）

等认为侧凸凹侧的肋弓下缘和髂嵴形成的骨性连接可能起着弓弦的作用，影响侧凸的发生与进展。孙旭等于 2007 年在国内首个报道 FOP 合并严重脊柱侧凸病例，该患者初诊 8 岁，5 年来全身多部位出现条索状痛性肿块，伴进行性加重的脊柱侧后凸畸形，其右侧肋弓下缘与右侧髂骨上缘形成骨性连接，表现为明显的骨盆倾斜（图 19-9-3）。

脊柱外最具特征的畸形是拇趾畸形（图 19-9-2、图 19-9-3），可分为四型，Ⅰ型最常见（79%）拇趾短小，仅有一节趾骨，缺乏皮肤皱褶，且常在跖趾关节处外翻；Ⅱ型（9%）拇趾长度正常，但在婴幼儿期即可关节僵硬，并随年龄增长出现进行性骨性融合；Ⅲ型（6%）在婴幼儿期无症状、体征，X线亦正常，故出生时拇趾正常不能排除此病，但在 10 岁后趾骨唇状骨质增生，关节僵硬；Ⅳ型（6%）所有指（趾）多发性骨缺失。各种骨骼畸形倾向于双侧对称性。FOP 患者的手部畸形不单独出现，而

拇趾畸形可不伴发手畸形。此外，股骨颈短而宽（图 19-9-1、图 19-9-3）也常见，发病率约 59%。

传导性耳聋也是 FOP 的常见并发症，其发生与耳内镫骨肌骨化存在潜在联系，也可能与基因缺陷有关。Connor 等报道部分 FOP 患者还存在神经性耳聋表现，此外还有一些少见的表现，如脱发、油脂性皮肤、牙齿畸形、性功能减退和智力发育障碍等。

## 诊断及鉴别诊断

FOP 的诊断主要依据临床表现及遗传学检测，相关鉴别诊断如下：

1. 假性恶性异位骨化（pseudomalignant heterotopic ossification，PHO） PHO 无 FOP 的先天性拇趾骨畸形、股骨颈短宽、颈椎畸形、多发外生骨疣、创伤激发病变等特点，发病平均年龄为 18 岁，最常受累部位是骨盆、上臂，有局部软组

织肿胀，骨化前病变可自行消退。

2.进行性骨发育异常（progressive osseous heteroplasia, POH） 也可表现与 FOP 类似，但是 POH 主要表现为儿童皮肤、皮下脂肪和深部结缔组织的进行性异位骨化，双侧不对称。最初表现为皮肤斑丘疹，病变迅速融合成大片骨化斑，大范围的骨化导致关节强直和患肢生长障碍。与 FOP 区别为 POH 无踇趾及其他骨骼畸形，属膜内成骨，首先侵犯皮肤，之后累及深部组织。

## 自然史

本病呈静止期与活动期交替性病程。约 10 岁时出现双侧肩、脊柱活动受限；约 20 岁时累及单侧或双侧髋关节，并逐渐丧失行走能力，少数双髋关节发病较早并进行性加重。流感样病毒感染、跌倒、局部麻醉、活检和肌内注射及任何有创性诊疗操作等可刺激异位骨化加重。患者生存期短，平均寿命约 35 岁。呼吸衰竭、肺炎、睡眠呼吸暂停、营养不良、跌倒及自杀是死亡的常见原因。

Pignolo 等将一份关于 FOP 症状的 78 个问题的调查问卷发送给了 45 个国家（六大洲）的 685 例患者。500 例患者或患者父母做出了回应（44% 的男性，56% 的女性；年龄：1~71 岁，中位数为 23 岁）。这些患者最常见的症状是肿胀（93%）、疼痛（86%）或活动能力下降（79%）。71% 的患者在近 12 个月内出现症状（52% 自发，48% 与创伤相关）。84% 的患者发生了异位骨化，中轴症状最常累及背部（41.6%）、颈部（26.4%）或颌部（19.4%）。8 岁以前上肢症状较多，8 岁以后下肢症状较多，四肢症状发生在近端比远端更频繁。70% 的患者报告症状较重出现了功能损害（主要是头部或背部），最具致残性的症状发生在肩部或臀部。47% 的患者报告 FOP 发生明显进展。这项研究是首次对 FOP 症状进行全面的大规模的评估。

Cohen 报道了 44 例 FOP 患者接受问卷调查，患者的平均年龄为 27 岁（3~69 岁）。骨化开始时的平均年龄为 5 岁（出生至 25 岁）。早期异位骨化的最常见部位是颈部、脊柱和肩带。到 7 岁时，35 例患者（80%）出现了局限性异位骨化。到 15 岁时，有 42 例（超过 95%）患者的上肢活动受到严重限制。在这些患者中，异位骨化的方向为中轴到四肢，头侧至尾侧，近端至远端。

Smith 等对 28 例 FOP 的患者进行了长达 24 年的研究。这些人在出生时就有足趾、拇指、颈椎和部分长骨干骺端的特征性改变。骨骼肌的骨化开始于出生至 16 岁（平均年龄为 4.6 岁），最初有 25 例患者的颈部和上脊柱肌肉出现骨化，后来臀部、大关节和下颌周围肌肉逐渐骨化。疾病的损害程度与发病时间无关。尽管患者早期存在明显的足趾等骨骼异常表现，但对 FOP 患者初诊时很难做到明确诊断，通常在异位骨化明显后才被确诊，早期最常见的组织学误诊是软组织肉瘤或纤维瘤病。

## 治疗

目前对 FOP 尚无有效的防治方法。国际 FOP 临床协会提出对 FOP 的三级药物治疗指南。其中第一级药物主要包括非甾体类消炎镇痛药和糖皮质激素，这两类药物均有抑制炎症反应的作用，目前已被广泛应用于控制 FOP 的急性发作症状。Pignolo 等回顾分析了 500 例 FOP 的治疗方法，其中消炎镇痛药最常见，75% 的患者使用短效糖皮质激素，其中 55% 的患者报告激素治疗后症状轻度改善，而 31% 的患者报告无改善，只有 12% 的患者报告激素治疗后症状完全缓解。43% 的患者报告在完成一个疗程的糖皮质激素治疗后 1~7 天内出现症状反弹。第二级药物是指已被批准用于治疗其他疾病且不良反应不大、理论上对 FOP 患者有效的药物，如白三烯抑制剂、肥大细胞稳定剂和氨基二膦酸盐等药物。第三级药物是指尚在研究中的新药，如针对 ACVR1 信号传导通路的抑制剂和单克隆抗体等。而对于 FOP 伴发的脊柱畸形不建议行手术治疗，因手术创伤会加重疾病的进展。Levy 等提出 FOP 的个体化康复治疗方案，包括日常活动、穿着、上厕所、洗澡、工作和学习等生活的方方面面，对于活动困难的患者可根据活动受限程度选择合适的矫形鞋、手杖、助行器及轮椅等辅助日常活动。

**参考文献**

[1] 孙旭, 邱勇, 朱泽章, 等. 进行性骨化性纤维发育不良致严重脊柱侧后凸一例报告[J]. 中华骨科杂志, 2007, 27(3): 232-233.

[2] Kaplan FS, Le Merrer M, Glaser DL, et al. Fibrodysplasia ossificans progressiva[J]. Best Pract Res Clin Rheumatol, 2008, 22(1): 191-205.

[3] 包和婧, 朱立新, 杨联军, 等. 我国进行性骨化性肌炎104例文献分析[J]. 分子影像学杂志, 2015, 38(4): 365-368.

[4] Shore EM, Xu M, Feldman GJ, et al. A recurrent mutation in the BMP type Ⅰ receptor ACVR1 causes inherited and sporadic fibrodysplasia ossificans progressiva[J]. Nat Genet, 2006, 38(5): 525-527.

[5] Pignolo RJ, Bedford-Gay C, Liljesthröm M, et al. The natural history of flare-ups in fibrodysplasia ossificans progressiva (FOP): a comprehensive global assessment[J]. J Bone Miner Res, 2016, 31(3): 650-656.

[6] Cohen RB, Hahn GV, Tabas JA, et al. The natural history of heterotopic ossification in patients who have fibrodysplasia ossificans progressiva. A study of forty-four patients[J]. J Bone Joint Surg Am, 1993, 75(2): 215-219.

[7] Smith R. Fibrodysplasia (myositis) ossificans progressiva. Clinical lessons from a rare disease[J]. Clin Orthop Relat Res, 1998(346): 7-14.

[8] Glaser DL, Kaplan FS. Treatment considerations for the management of fibrodysplasia ossificans progressiva[J]. Clin Rev Bone Miner Metab, 2005, 3: 243-250.

[9] Connor JM, Evans DA. Fibrodysplasia ossificans progressiva. The clinical features and natural history of 34 patients[J]. J Bone Joint Surg Br, 1982, 64(1): 76-83.

[10] Bridges AJ, Hsu K, Singh A, et al. Fibrodysplasia (myositis) ossificans progressiva[J]. Semin Arthritis Rheum, 1994, 24(3): 155-164.

[11] Connor JM, Evans CC, Evans DA, et al. Cardiopulmonary function in fibrodysplasia ossificans progressiva[J]. Thorax, 1981, 36(6): 419-423.

[12] Buhain WJ, Rammohan G, Berger HW. Pulmonary function in myositis ossificans progressiva[J]. Am Rev Respir Dis, 1974, 110(3): 333-337.

[13] Kussmaul WG, Esmail AN, Sagar Y, et al. Pulmonary and cardiac function in advanced fibrodysplasia ossificans progressiva[J]. Clin Orthop Relat Res, 1998(346): 104.

[14] Kaplan FS, Glaser DL. Thoracic insufficiency syndrome in patients with fibrodysplasia ossificans progressiva[J]. Clin Rev Bone Miner Metab, 2005, 3(3-4): 213-216.

[15] Fernand R, Stefanelli A. Myositas ossificans progressiva associated with severe scoliosis[J]. Clin Orthop Relat Res, 1979(139): 49.

[16] Shah PB, Zasloff MA, Drummond D, et al. Spinal deformity in patients who have fibrodysplasia ossificans progressiva[J]. J Bone Joint Surg Am, 1994, 76(10): 1442.

[17] Levy CE, Mot TFB, OTR/L, et al. Rehabilitation for individuals with fibrodysplasia ossificans progressiva[J]. Clin Rev Bone Miner Metab, 2005, 3(3-4): 251-256.

[18] Kaplan FS, Fiori J, DE LA Peña LS, et al. Dysregulation of the BMP-4 signaling pathway in fibrodysplasia ossificans progressiva[J]. Ann N Y Acad Sci, 2006, 1068: 54-65.

[19] Kaplan FS, Craver R, MacEwen GD, et al. Progressive osseous heteroplasia: a distinct developmental disorder of heterotopic ossification. Two new case reports and follow-up of three previously reported cases[J]. J Bone Joint Surg Am, 1994, 76(3): 425-436.

[20] Kaplan FS, Xu M, Seemann P, et al. Classic and atypical fibrodysplasia ossificans progressiva (FOP) phenotypes are caused by mutations in the bone morphogenetic protein (BMP) type Ⅰ receptor ACVR1[J]. Hum Mutat, 2010, 30(3): 379-390.

## 第十节　颅骨锁骨发育不全

颅骨锁骨发育不全（cleidocranial dysplasia，CCD）是一种常染色体显性遗传的骨骼发育不良疾病，该病于 1898 年由 Marie 和 Sainton 首次报道并命名，又被称为 Scheuthauer-Marie-Sainton 综合征。CCD 极为罕见，据推测其发病率约为 1：1 000 000，由于该病诊断有一定困难，其真实发病率可能更高，患者半数以上有明确家族史，无性别和种族差异。该病主要由编码成骨细胞特异性转录因子的基因 RUNX2（CBFa1）突变引起。CCD 主要影响患者颅面部、牙齿及全身骨骼系统发育。患者通常智力发育正常，身材较同龄人矮小但未达到侏儒症的水平。成年男性患者平均身高为 165cm，成年女性患者为 156cm。患者上呼吸道感染发生率较正常人显著升高，可能与患者颅面部器官和鼻窦的异常发育有关。其他临床表现包括前囟延迟闭合或不闭合、锁骨发育不良或发育不全、牙齿异常、身材矮小、脊柱畸形等骨骼异常。脊柱侧凸发生率约为 17%，脊柱侧凸一般与双肩肌肉力量不对称、下肢不等长和椎体发育不良有关，少数可能与脊髓空洞有关。该病目前以对症治疗为主，患者通常以改善颅面部外观和脊柱矫形为目的的就诊。

## 病因学

CCD 患者具有明显的显性遗传倾向，其中 1/3 的患者为新发突变，而 2/3 的患者为家族遗传性突变。颅骨锁骨发育不全的致病基因位于染色体 6p21 上，该区域首先由 Mundlos 等通过遗传连锁分析定位，随后于 1997 年由 Lee 和 Mundlos 等进一步证实为核心结合因子 a1 编码基因（core bingding factor a1，CBFa1）。CBFa1 又被称为 RUNX2，属于转录因子 runt 家族。既往研究已发现近百种 CCD 相关的突变，包括插入、缺失、无义突变和错义突变等多种类型，这些突变位点主要分布在 RUNX2 基因外显子 1、2、3、5、7 编码的 Q/A 域、runt 域和 PST 域，其中以外显子 1、2、3 所编码的 runt 域的错义突变为热点突变，这些突变导致 DNA 结合蛋白结构和功能改变，进而影响 RUNX2 及下游基因的表达。研究表明完全缺失 RUNX2（-/-）的小鼠出生后因无骨骼形成而死亡，组织学研究显示此类小鼠软骨内和膜性成骨均受阻，提示 RUNX2 对软骨发育至关重要。此外，研究发现敲除 RUNX2 等位基因（+/-）的小鼠表现出与颅骨锁骨发育不全类似的表型，进一步研究显示此类小鼠间充质干细胞发生了最初的凝集却未能向前体细胞转化，因此 RUNX2 可能作为调节骨和软骨前体细胞分化的重要因子而在 CCD 发生中扮演重要角色。

## 临床表现

患者通常呈短四肢型矮小，上肢较下肢短小更明显。颅骨骨化普遍延迟，极端情况下可出现顶骨缺失。头围较正常人大，前额宽大凸起，眼距轻度增宽。颅缝和前囟闭合延迟或未闭合，可伴随终身。锁骨骨化不良是 CCD 特有的临床表现，患者肩关节活动范围较正常人增大，根据骨化程度不同，轻者仅有肩窄、倾斜等外观异常，严重者双肩可完全对合。肋骨发育不良或缺失致胸廓呈圆锥形或钟形畸形，可引起婴幼儿时期早发性呼吸窘迫。脊柱可出现半椎体畸形，后份椎体楔形变，伴有脊柱侧凸、后凸畸形，部分患者可出现腰椎峡部裂和腰椎滑脱。CCD 患者锁骨丢失的程度与脊柱侧凸进展风险呈正相关，单侧锁骨完全缺失的儿童可呈现快速进展性

脊柱侧凸。患者生长发育后的颅面部改变可表现为囟门开放，颅骨局部增厚，枕骨扁平呈方形，恒牙萌出受阻。成年患者合并胸椎楔形变可进展为持续存在的后凸畸形。此外，成人患者股骨头较正常人粗大、股骨颈缩短（图 19-10-1b）。儿童时期骨化延迟的耻骨在成年后残留硬化和扭曲，耻骨联合增宽，骨盆较小导致女性患者剖宫产率较高。

南京鼓楼医院曾报道 CCD 女童 1 例，自出生后即出现逐渐加重的背部畸形。颅骨大，颜面小，前囟门明显凹陷；前额突出，眼距宽，鼻梁凹陷，上下齿咬合不良，牙列不齐；胸廓呈钟形，双肩下垂，向前向内活动增加；背部呈明显剃刀背畸形。X 线片示头颅横径大，前囟未闭，颅缝宽大，其内有条带状缝间骨，下颌骨短小后移；牙齿排列紊乱，齿间距不等；胸廓上部狭小，下部宽大，呈钟形，双侧锁骨在中外 1/3 处不连接且外 1/3 发育

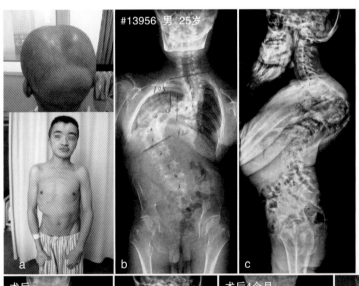

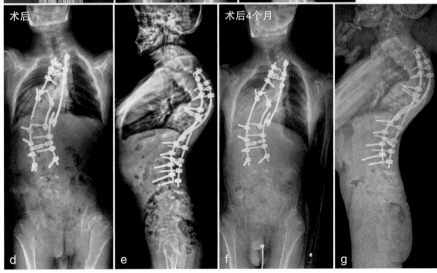

图 19-10-1　男（#13956），25 岁，颅骨锁骨发育不全。外观可见患者颅缝增宽，前囟、后囟未闭，眼距增宽，上下牙列咬合不齐，身材较同龄人矮小（a）。X 线正位片示锁骨缺如，严重脊柱侧凸（b），侧位片见胸椎后凸畸形（c）。行多节段后柱截骨术（PCO）（d、e），术后 4 个月随访示矫正无明显丢失（f、g）

不良；脊柱向右侧弯曲，Cobb 角 55°，可见多个蝴蝶椎；耻骨联合及髋臼 Y 软骨处间隙增宽；双侧腕骨发育差，未见骨骺骨化影，双手各掌骨骨骺圆钝（图 19-10-2）。

## 诊断及与鉴别诊断

颅骨锁骨发育不全的临床诊断主要依据临床表现及影像学表现，特征性临床表现包括：锁骨发育不全或缺如，囟门闭合延迟或开放，乳牙萌出正常而恒牙萌出延迟、多生牙、排列拥挤等。对于 CCD 患者的产前诊断主要依赖超声检查和基因检测，既往研究表明，患者异常发育的锁骨在母亲妊娠 14 周左右即可被检出。对有 CCD 患者的高危家庭进行 RUNX2（CBFa1）已知突变测序，有助于疾病的及早诊断。

CCD 需与其他伴有锁骨发育不全疾病相鉴别。①先天性锁骨假关节：大多为单侧受累，右侧较左侧多见，锁骨干中部可出现包块，其他骨骼系统通常无累及。②致密性成骨不全，该病可出现与 CCD 类似的颅面部、锁骨和牙齿等骨骼发育不全的表现，X 线片上骨密度增加及未出现多生牙具有鉴别诊断价值。③下颌骨锁骨发育不全，该病亦可

有锁骨发育不全、颅缝闭合不全，但其可出现顶骨溶解和远端指骨进行性丢失等特征性改变。此外，CCD 还需与其他伴有囟门闭合不全的疾病相鉴别，例如引起骨密度增加的 Kenny-Caffey 综合征，引起生长发育迟缓的甲状旁腺功能减退等。

## 治疗

### （一）保守治疗

目前尚无特异性的治疗方案，对 CCD 患者的治疗以对症治疗为主。无椎体形态异常的脊柱侧凸通常不需要手术，以观察随访为主。部分轻度进展的脊柱侧凸发育期可佩戴支具延缓进展，支具亦可用于控制先天性脊柱侧凸的快速进展，推迟手术年龄，保留患者部分生长发育空间。支具治疗 CCD 脊柱侧凸的效果目前尚缺乏大规模调查。Cooper 等报道的 17 例 CCD 患者中只有 3 例使用支具治疗，末次随访时未手术治疗。

### （二）手术治疗

**1. 术前评估**　对于因下肢畸形、骨盆发育异常矫形的患者需完善骨盆及下肢立位 X 线，评估下肢参数及骨盆倾斜对脊柱侧凸的影响。全脊柱正侧位

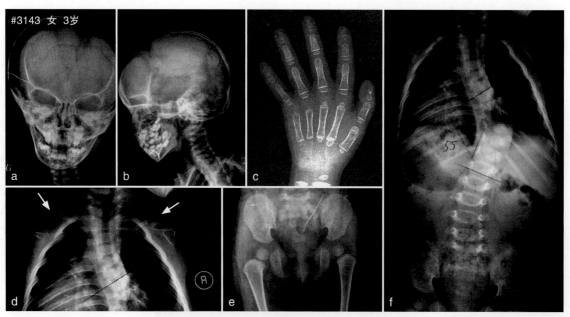

图 19-10-2　女（#3143），3 岁，颅骨锁骨发育不全伴先天性胸椎侧凸。头颅 X 线片示头颅横径大，囟门未闭合，骨缝增宽，其内有条带状缝间骨，下颌骨短小后移，牙齿排列紊乱，齿间距不等（a、b）；腕关节正位 X 线片示腕发育差，未见骨骺骨化影，掌骨骨骺圆钝（c）；双侧锁骨在中部不连接且外 1/3 发育不良并出现假关节（d，箭头）；骨盆正位 X 线片示耻骨联合及髋臼 Y 软骨处间隙增宽（e）；$T_7 \sim T_9$ 可见椎体发育不良伴胸椎侧凸（f）

片和 Bending 片可用于术前判断脊柱柔软度。全脊柱 CT 平扫和三维重建有助于发现潜在异常形态的椎体（如半椎体和蝴蝶椎）和隐藏的腰椎峡部裂。腰椎过屈过伸位有助于评估腰椎滑脱和腰椎不稳的严重程度。对于成年后仍进展迅速、对支具保守治疗效果不佳的患者要警惕脊髓空洞，全脊柱磁共振对此类患者尤为重要。此外，少数伴有肋骨缺无、锥形胸的患者肺组织可能发育异常，这类患者术前需评估肺功能。

2. 围手术期处理　患者颅面部器官发育异常及上呼吸道梗阻可能为手术麻醉带来困难，脊柱矫形术前可通过多学科联合治疗首先矫正牙齿发育畸形、腺样体肥大等问题。脊柱矫形术中需检测神经电生理和体感诱发电位，术中唤醒可有助于提前发现潜在的神经功能损伤。Kaissi 等认为颅骨锁骨发育不全的患者颅颈区损伤可导致枕髁的非移位撕脱性骨折，甚至完全性寰枕或寰枢关节脱位等并发症。因此，在围手术期应当避免头颅受到碰撞，尤其是摆放体位和麻醉过程中应注意轻柔操作。

3. 手术策略　颅面部畸形和牙齿发育不良的手术目的以改善外观为主，同时也可减少或纠正上呼吸道异常（如腺样体切除术），改善呼吸减少感染，手术需联合颌面外科、口腔正畸科及修整科等多学科治疗。

快速进展性脊柱侧凸通常需要手术治疗，手术原则和方法与特发性脊柱侧凸类似，以后路内固定融合为主。需要注意的是，在脊柱矫形前需先纠正严重的下肢内翻畸形和不等长现象，否则远期可出现矫正丢失或脊柱失平衡。对于 CCD 伴有的早发性脊柱侧凸患者，可采用生长棒治疗保留脊柱生长潜能，待脊柱生长停止后再行后路内固定融合。对于成年后的僵硬性侧后凸畸形，多需要截骨后行矫形手术（图 19-10-1）。

4. 手术疗效及并发症　既往少数文献报道 CCD 合并脊柱侧凸的手术矫形，总体效果满意。Codsi 等对一例快速进展的脊柱侧凸患者行胸椎后路内固定和颈椎 $C_4 \sim C_6$ 内固定，术后 5 年随访未出现并发症。Balioğlu 等报道了 2 例 CCD 患者的脊柱侧凸矫形，一例双胸弯（52°/60°）患者采用单纯后路融合，术后末次随访 Cobb 角为分别为 37°和 38°；另一例患者术前侧凸 Cobb 角为 74°，后凸角为 70°，行生长棒、Ponte 截骨和后路融合术后，末次随访侧凸和后凸角分别为 19°和 34°。

脊柱矫形手术并发症不常见，Balioğlu 报道在其生长棒使用后出现近端交界性后凸（PJK），最终通过末次行后路融合手术解决。尽管未有相关研究显示 CCD 患者术后感染率升高，但 Copper 等报道 CCD 患者上呼吸道感染发生率较正常人显著提高，因此术后需关注患者呼吸系统症状。

## 参考文献

[1] Dore DD, Macewen GD, Boulos MI. Cleidocranial dysostosis and syringomyelia. Review of the literature and case report[J]. ClinOrthopRelatRes, 1987(214): 229-234.

[2] Cooper SC, Flaitz CM, Johnston DA, et al. A natural history of cleidocranial dysplasia[J]. Am J Med Genet, 2001, 104(1): 1-6.

[3] Quack I, Vonderstrass B, Stock M, et al. Mutation analysis of core binding factor A1 in patients with cleidocranial dysplasia[J]. Am J Hum Genet, 1999, 65(5): 1268-1278.

[4] Weerdt CJD, Wildervanck LS. A family with dysostosis cleidocranialis in twins. With rare or never mentioned aspects in the relatives[J]. Clin Genet, 1973, 4(6): 490-493.

[5] Jirapinyo C, Deraje V, Huang G, et al. Cleidocranial dysplasia: management of the multiple craniofacial and skeletal anomalies[J]. J Craniofac Surg, 2020, 31(4): 908-911.

[6] Chen L, Sun Z, Zhang Y, et al. Combined orthodontic-surgical sequential treatment of cleidocranial dysplasia: a case report with 7-year follow-up and review of the literature[J]. Ann Plast Surg, 2019, 83(1): 112-117.

[7] Bülent MB, Kargın D, Albayrak A, et al. The treatment of cleidocranial dysostosis (Scheuthauer-Marie-Sainton syndrome), a rare form of skeletal dysplasia, accompanied by spinal deformities: a review of the literature and two case reports[J]. Case Rep Orthop, 2018(2018): 1-10.

[8] Lee B, Thirunavukkarasu K, Zhou L, et al. Missense mutations abolishing DNA binding of the osteoblast-specific transcription factor OSF2/CBFA1 in cleidocranial dysplasia[J]. Nat Genet, 1997, 16(3): 307.

[9] Mundlos S, Otto F, Mundlos C, et al. Mutations involving the transcription factor CBFA1 cause cleidocranial dysplasia[J]. Cell, 1997, 89(5): 773-779.

[10] Qian Y, Zhang Y, Wei B, et al. A novel Alu-mediated microdeletion in the RUNX2 gene in a Chinese patient with cleidocranial dysplasia[J]. J Genet, 2018, 97(1): 137-143.

[11] Jensen BL. Somatic development in cleidocranial dysplasia[J]. Am J Med Genet, 2010, 35(1): 69-74.

[12] Suba Z, Balaton G, Gyulai-Gaál S, et al. Cleidocranial dysplasia: diagnostic criteria and combined treatment[J]. J Craniofac Surg, 2005, 16(6): 1122-1126.

[13] Shen Z, Zou CC, Yang RW, et al. Cleidocranial dysplasia: report of 3 cases and literature review[J]. Clin Pediatr, 2009, 48(2): 194-198.

[14] Mundlos S. Cleidocranial dysplasia: clinical and molecular genetics[J]. J Med Genet, 1999, 36(3): 177-182.

[15] Sathish, Kumar T, Scott. Cleido-Cranial dysplasia: a case report[J]. Clin Chiropr, 2005, 13(4): 275-279.

[16] Kobayashi S, Uchida K, Baba H, et al. Atlantoaxial subluxation–induced myelopathy in cleidocranial dysplasia[J]. J Neurosurg Spine, 2007, 7(2): 243-247.

[17] Al KA, Ben CF, Kenis V, et al. Broad spectrum of skeletal malformation complex in patients with cleidocranial dysplasia syndrome: radiographic and tomographic study[J]. Clin Med Insights Arthritis Musculoskelet Disord, 2013, 6: 45-55.

[18] Garg RK, Agrawal P. Clinical spectrum of cleidocranial dysplasia: a case report[J]. Case J, 2008, 1(1): 377.

[19] 陈志军, 邱勇, 孙旭, 等. 颅锁骨发育不全伴脊柱侧凸一例报告[J]. 中华骨科杂志, 2008, 28(9): 781-782.

## 第十一节 Goldenhar 综合征

Goldenhar 综合征，又称眼 - 耳 - 脊椎发育不良综合征或颌面骨发育不全 - 眼球上皮样囊肿综合征，因 Goldenhar 于 1952 年首次报道而得名。这是一种累及多个器官和系统的先天性疾病，包括眼、耳、下颌骨畸形及脊柱发育不良，同时也可能伴有其他系统的畸形，如心脏、神经系统、肾脏等。Goldenhar 综合征发病率为 1/（3500～5600），男女比约为 3：2，16%～60% 的患者伴有脊柱受累。

### 病因学

Goldenhar 综合征的表型多种多样，其病因学目前尚不明确。目前认为，其主要源于胚胎发育第 30～45 天时第一、第二鳃弓发育异常。大部分 Goldenhar 综合征病例是散发的，这表明该疾病可能与环境因素相关或源于新发的突变。其中，双侧受累的患者症状更为严重，多伴有多器官的畸形。母体妊娠时饮酒、服药等可能是该病的危险因素。

### 临床表现

患者眼部常有单侧或双侧的角结膜皮样瘤、皮样囊肿或球结膜下皮样脂肪瘤，此为特征性体征。同时，还可能伴有眼睑或眉毛的缺损、上睑下垂等眼部畸形。耳部可有小耳（图 19-11-1）、副耳畸形、外耳道狭窄、闭锁、缺如，鼓膜畸形等，同时可伴有听力障碍。

脊柱畸形主要包括脊柱裂、骶椎发育不全、椎体融合、肋骨发育不全、脊柱侧凸等。其中椎体融合多发生于枕颈部，包括寰椎枕骨化、齿突发育不全及其他类型的颈椎融合，伴有斜颈或颈胸段侧凸。除颈胸段侧凸外，胸腰弯和双主弯也有发生。Gibson 等回顾了 35 例被诊断为 Goldenhar 综合征的患者，发现 60% 的患者具有脊柱畸形，其中 7 例有颈椎分节不良。而在胸椎中，椎体形成不良是最常见的畸形，其中 9 例为半椎体畸形，2 例为椎体前柱发育不良而导致的后凸畸形。Anderson 等发现，颈椎畸形多为融合椎、枢椎发育障碍、寰椎枕骨颅底融合、半椎体等；胸椎多为半椎体、肋骨畸形、侧凸等。部分患者的脊柱畸形会随着年龄的增

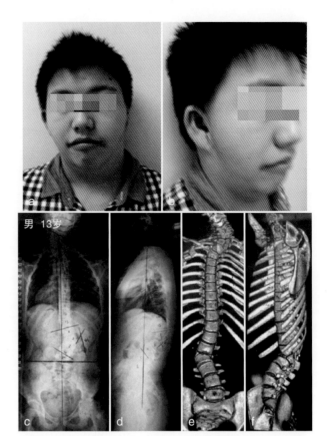

图 19-11-1 男，13 岁，顺产，无特殊疾病家族遗传史。患者特殊面容、面部不对称、双耳发育异常、耳前赘、短颈，后发际线低，眉弓距增宽（a、b）。X 线片及 CT 示颈椎多节段融合（c~f）、L₂ 半椎体。肋骨畸形，左侧第 12 肋缺如（e），腰椎 7 个椎体（e）。根据患者特殊面容、耳部发育异常及脊柱畸形，诊断其为 Goldenhar 综合征（此病例由沈建雄提供）

长而加重。

患者还可以有其他发育性畸形，如头颅畸形，单侧面部发育不全或面部不对称畸形，巨口畸形等；部分患者可伴有脑积水、脑脊膜膨出等；心血管系统畸形，主要为先天性心脏病，包括法洛四联症、主动脉弓畸形、右心室双出口等；胃肠道畸形，包括肛门闭锁、食管瘘等；泌尿生殖系统畸形。

### 诊断及鉴别诊断

1. 诊断 目前，Goldenhar 综合征的诊断依靠患者的临床表现。由于其表型变异度较大，暂时没有统一的诊断标准。多数学者认为，具有耳部畸形（小耳、耳前赘等）的同时，伴有下列情况之一者即可诊断：

（1）眼部畸形 包括角结膜皮样瘤、皮样囊

肿，球结膜下皮样脂肪瘤，眼睑或眉毛缺损等。

（2）颜面部畸形 包括单侧面部发育不良，面部不对称，下颌发育不良等。

（3）脊柱畸形 包括脊柱裂，椎体融合，脊柱侧凸，肋骨发育不良等。

**2. 鉴别诊断** Goldenhar 综合征需与其他的第一、第二鳃弓发育异常疾病鉴别。

（1）Treacher Collins 综合征 又称下颌面骨发育不全症。其特点为颧骨发育不全或缺失，可伴有眼部畸形如下眼睑缺损等。耳郭畸形伴发外耳道闭锁，导致传导性听力受损。但 Treacher Collins 综合征并不伴有脊柱畸形，同时颧骨发育不全为其主要特征，可与 Goldenhar 综合征相鉴别。

（2）Miller 综合征 也称为轴后性、肢端、面部骨发育异常或 Genee-Wiedimann 综合征。

## 治疗

Goldenhar 综合征是一种涉及全身多器官系统的先天性畸形，早期发现和正确诊断是治疗的前提。Goldenhar 综合征的临床治疗主要采用外科美容整形手术的方法，在早期进行手术干预，预后往往效果较好。

眼部畸形如皮样瘤、皮样囊肿等，由于其影响视力的同时也影响美观，多考虑手术切除。术式选择取决于肿物的大小和角膜的受累程度，若侵犯范围小，可行单纯切除；若侵犯范围较大，应考虑切除同时联合板层角膜移植术。

对于耳部畸形，如果单纯为耳前赘或副耳畸形，可考虑手术切除。如果合并有耳道狭窄、外耳道闭锁等对听力造成损害，应行外耳道成型手术。

由于大部分患者往往以眼、耳畸形为首发症状初次就诊，脊柱症状只有症状明显或较为严重时才被发现。对于 Goldenhar 综合征伴发的脊柱畸形，并无特殊的治疗方法，应根据相应的症状选择合适的治疗方案。症状较轻者，可考虑不干预或行支具治疗并定期复诊；但部分患者脊柱畸形会随着生长发育而进展，往往需要手术干预。

**参考文献**

[1] Avon SW, Shively JL. Orthopaedic manifestations of Goldenhar syndrome[J]. J Pediatr Orthop, 1988, 8(6): 683-686.
[2] Barisic I, Odak L, Loane M, et al. Prevalence, prenatal diagnosis and clinical features of oculo-auriculo-vertebral spectrum: a registry-based study in Europe[J]. Eur J Hum Genet, 2014, 22(8): 1026-1033.
[3] Bekibele CO, Ademola SA, Amanor-Boadu SD, et al. Goldenhar syndrome: a case report and literature review[J]. West Afr J Med, 2005, 24(1): 77-80.
[4] Beleza-Meireles A, Clayton-Smith J, Saraiva JM, et al. Oculo-auriculo-vertebral spectrum: a review of the literature and genetic update[J]. J Med Genet, 2014, 51(10): 635-645.
[5] Beleza-Meireles A, Hart R, Clayton-Smith J, et al. Oculo-auriculo-vertebral spectrum: clinical and molecular analysis of 51 patients[J]. Eur J Med Genet, 2015, 58(9): 455-465.
[6] Bogusiak K, Arkuszewski P, Skorek-Stachnik K, et al. Treatment strategy in Goldenhar syndrome[J]. J Craniofac Surg, 2014, 25(1): 177-183.
[7] Bogusiak K, Puch A, Arkuszewski P. Goldenhar syndrome: current perspectives[J]. World J Pediatr, 2017, 13(5): 405-415.
[8] Gibson JN, Sillence DO, Taylor TK. Abnormalities of the spine in Goldenhar's syndrome[J]. J Pediatr Orthop, 1996, 16(3): 344-349.
[9] Healey D, Letts M, Jarvis JG. Cervical spine instability in children with Goldenhar's syndrome[J]. Can J Surg, 2002, 45(5): 341-344.
[10] Jakobiec FA, Stagner AM, Katowitz WR, et al. A microanatomic abnormality of the lacrimal gland associated with Goldenhar syndrome[J]. Surv Ophthalmol, 2016, 61(5): 654-663.
[11] Jena AK, Duggal R. Atypical goldenhar syndrome: a case report[J]. J Clin Pediatr Dent, 2006, 31(2): 118-122.
[12] Lima Mde D, Marques YM, Alves Sde M Jr, et al. Distraction osteogenesis in Goldenhar syndrome: case report and 8-year follow-up[J]. Med Oral Patol Oral Cir Bucal, 2007, 12(7): E528-531.
[13] Linder M, Fittschen M, Seidmann L, et al. Intrauterine death of a child with Goldenhar syndrome: a case presentation and review of the literature[J]. Arch Gynecol Obstet, 2012, 286(3): 809-810.
[14] Maryanchik I, Nair MK. Goldenhar syndrome (oculo-auriculo-vertebral spectrum): findings on cone beam computed tomography-3 case reports[J]. Oral Surg Oral Med Oral Pathol Oral Radiol, 2018, 126(4): e233-239.
[15] Strömland K, Miller M, Sjögreen L, et al. Oculo-auriculo-vertebral spectrum: associated anomalies, functional deficits and possible developmental risk factors[J]. Am J Med Genet A, 2007, 143A(12): 1317-1325.
[16] Tasse C, Böhringer S, Fischer S, et al. Oculo-auriculo-vertebral spectrum (OAVS): clinical evaluation and severity scoring of 53 patients and proposal for a new classification[J]. Eur J Med Genet, 2005, 48(4): 397-411.
[17] 李世莲, 叶婴茀, 汤洪. Goldenhar综合征三例[J]. 中华医学遗传学杂志, 2003, 20(6): 481.
[18] 刘文阁, 李敏, 刘玲, 等. Goldenhar综合征一例[J]. 中华整形外科杂志, 2003, 19(2): 128.
[19] 马静, 栾杰. Goldenhar综合征研究现状[J]. 中华整形外科杂志, 2010, 26(5): 394-397.

## 第十二节 Freeman-Sheldon 综合征

Freeman-Sheldon 综合征（Freeman-Sheldon syndrome, FSS），是一种罕见疾病，为远端关节挛缩综合征（distal arthrogryposis syndrome, DA）的一种特殊类型，也被称为DA2A型，最早由 Freeman 和 Sheldon 于 1938 年报道。主要特征为伴随噘嘴动作的小口畸形、伴有手指尺侧偏斜的屈曲指及马蹄内翻足。因其面部肌肉纤维的挛缩导致显著的噘嘴动作和小口畸形，又称为吹笛面容综合征（whistling-face syndrome）。病因不明，多为异源的常染色体显性遗传。

先天性多关节挛缩症是一组多种原因导致的疾病，指婴儿出生时即有2个或更多的关节先天性挛缩。多关节挛缩在婴儿中的发病率为1/5100，其病因不明，可能是多种因素引起的。潜在的病因包括神经性异常、肌肉功能结构异常、结缔组织异常、空间的限制、母体的疾病、宫内或胎儿血供受损，最常见的是肌发育不全，常对称性累及双侧上肢或下肢关节。先天性多关节挛缩症可分为三型。Ⅰ型：肢体受累为主（肌发育不良，远端型关节挛缩症）；Ⅱ型：肢体和身体其他部分受累（Freeman-Sheldon综合征，畸形性发育不良）；Ⅲ型：肢体受累和中枢神经系统功能障碍。

Freeman-Sheldon综合征是一种罕见的多关节挛缩伴面部畸形疾病，大多数都是散发性的，其精确的发病率目前尚不明确。

## 病因学

大多数Freeman-Sheldon综合征的病例都是散发性的，也有部分研究认为，FSS通过常染色体显性遗传。然而，有研究发现，FSS患者的父母及兄弟姐妹并不发病，因此FSS也可以有常染色体隐性或X连锁隐性遗传模式。偶发病例中的患者，其先天性挛缩的病理可能与有家族史的患者不同。目前已知的FSS致病基因是MYH3，该基因编码胚胎肌球蛋白重链3蛋白（embryonic skeletal muscle myosin heavy chain 3，MYH3），位于17号染色体短臂（17p13.1）。MYH3蛋白属于肌球蛋白家族，其主要功能为细胞间物质转运及细胞运动。肌球蛋白和肌动蛋白为肌纤维主要组成部分，为肌肉收缩所必须。MYH3形成肌球蛋白复合体，出生前已被激活，对肌肉的正常发育非常重要。MYH3基因突变可能干扰了胚胎肌球蛋白重链3蛋白的功能，从而降低胎儿肌细胞收缩能力，肌肉收缩功能受损导致肌肉挛缩及其他骨骼肌肉系统畸形。

目前，MYH3基因具体如何突变从而导致FSS的其他特征仍不清楚，而且其基因表型也存在显著变异。研究发现少数患有FSS的患者MYH3基因并无突变，Beck AE等对诊断为FSS的46个家族谱患者进行基因检测，结果显示43例为MYH3基因

突变，突变率为93%；其中有39例表现为3个基因突变，分别为p.T178I，p.R672C和p.R672H。p.T178I基因突变患者表现为更严重的双侧面部挛缩及脊柱侧凸。另外Li等的研究发现，中国一个多关节挛缩家族中经典的FFS患者troponin I 2（TNNI2）基因突变，其表型特征仅为成人的面部挛缩。因此，对于Freeman-Sheldon综合征的基因型仍需进一步研究。

## 临床表现与影像学表现

Freeman-Sheldon综合征的典型临床表现主要有三个特点：①伴随噘嘴动作的小口畸形；②伴有手尺骨偏斜的屈曲指；③马蹄内翻足（图19-12-1）。

1. **面部特征**　主要包括眉骨突出、眼部凹陷、内眦距过宽、鼻子短且鼻孔缺损、人中长、上腭高且窄、显著的噘嘴动作和小舌畸形。患者通常不能做出正常的面部表情。面部纤维的挛缩导致了此症标志性的吹笛样面容。通常，患者面颊上会有H形皮肤凹陷。

眼睛异常包括眼距过宽或交叉（斜视）。在某些情况下，受影响的婴儿也可能有内眦赘皮，眼睑褶皱（睑裂）和上睑下垂。此外，上下眼睑之间的空间可能异常狭窄。

牙列拥挤为FSS的另一典型特征，有些患者因咬合不正或牙列拥挤十分明显地影响外观，严重者可造成口唇闭合困难，形成开唇露齿而需要正畸治疗。小口畸形可进一步影响牙齿护理，因为进行口腔的常规卫生和治疗都很困难。

2. **四肢畸形**　足部畸形包括足前半部分内收，同时伴跟骨向下跖屈和内翻，即马蹄内翻足。在大多数情况下，这种畸形影响双足行走，虽然在某些情况下，它仅累及单侧。马蹄内翻足可能会导致行走困难。除此之外，挛缩的膝关节、肩关节及臀部，可导致相应部位活动受限。手部畸形包括手指的尺侧偏斜、屈曲指、虎口挛缩及拇指的发育不全。在某些情况下，挛缩的肌肉在前臂和小腿也可能出现。

3. **脊柱畸形**　其余骨骼异常包括渐进的、常常是严重的脊柱侧凸畸形，颈胸腰椎均可累及。Stevenson等的研究发现，在经典Freeman-Sheldon综合征合并脊柱侧凸的儿童患者中，几乎90%为进展型，最终形成重度脊柱侧凸。这些患者多数早期即

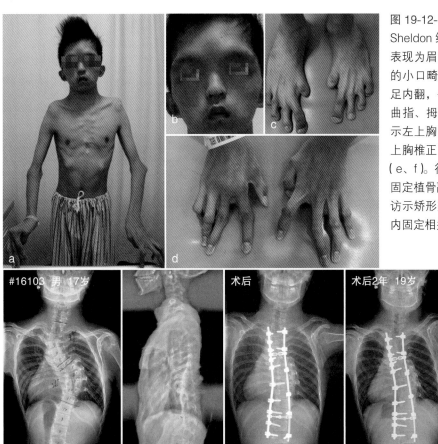

图 19-12-1　男（#16103），17 岁，Freeman-Sheldon 综合征伴脊柱侧凸。患者面部外观表现为眉骨突出，内眦距过宽，伴噘嘴动作的小口畸形（a、b），双足趾发育畸形，双足内翻，手部畸形表现为手指尺侧偏斜、屈曲指、拇指发育不全（c、d）。术前 X 线片示左上胸弯伴右胸弯，弯型不典型，矢状面上胸椎正常后凸消失，胸腰段局部后凸畸形（e、f）。行脊柱后路多节段 SPO 截骨矫形内固定植骨融合术（$T_2$~$L_2$）（g）；术后 2 年随访示矫形效果保持良好，无明显矫正丢失和内固定相关并发症（h、i）

可发现脊柱侧凸，而且 64% 的患者需要手术治疗。

**4. 口咽及气道结构异常**　由于 FSS 患者小嘴及小下颌畸形，加之短颈或蹼颈等因素，造成困难气道，手术麻醉时气管插管往往面临很大挑战。吞咽困难、生长发育不良及由口咽部和上呼吸道结构异常导致的危及生命的呼吸系统并发症也是相对常见的。

**5. 智力与认知**　Freeman-sheldon 综合征患儿智力与认知通常不受影响，偶有 FSS 患者有智力迟钝的现象，这些患者往往同时有中枢神经系统的结构性重大异常。患有 FSS 的儿童通常会出现言语障碍及听力障碍。

### 诊断及鉴别诊断

**1. 诊断**　主要建立在患者病史和体格检查的基础上，依据骨骼异常及伴有典型面部特征的关节挛

缩这些临床症状进行诊断。诊断标准为：符合远端关节挛缩的 2 个及以上主要临床表现，加上小嘴畸形、鼻唇沟皱褶及面颊 H 形下颌凹陷。远端关节挛缩的主要临床表现包括腕关节和手指尺侧偏斜、屈曲指、褶线缺如或发育不良、重叠指、马蹄内翻足、跟骨内翻畸形、垂直距骨和跖骨内翻。

**2. 鉴别诊断**　需排除先天性多关节挛缩症，特别是先天性的风车翼状手畸形的可能性，后者还可能伴随着足的畸形。

### 治疗

**1. 治疗策略**　鉴于临床症状的多样性及 FSS 的罕见性，目前没有标准的治疗方法。手足畸形对治疗具有耐受性，需要持续的安全且有效的方法。患者通常需要接受多种、多次的矫形及整形手术。

外科矫正小口畸形既可以改善外观，也可以改善身体功能（特别是在进食方面）。Freeman-Sheldon综合征患者患恶性高热及术后肺部并发症的风险也可能会有所增加。FSS的小儿患者需要持续的支持与特殊的照料，包括矫正畸齿和外科整形。对听说能力的跟进也是十分有益的。

遗传咨询对于患者来说是必要的。至于产前诊断，除非FSS的致病基因得到明确，否则想通过直接分析DNA来进行产前诊断是不可能的。不过，超声检查有助于产前诊断，曾有20周大的有家族患病史的胎儿被报道借助超声检查发现了手足及嘴部的异常。

2. 围手术期麻醉管理 口咽部和上呼吸道的结构异常一直是手术中全身麻醉时的一个障碍，通常无法直接通过喉镜检查进行气管插管。在进行硬膜外麻醉或脊髓麻醉之前需要评估脊椎的状况。由于患者的肢体畸形及皮下组织的增厚，要想穿刺动静脉可能会变得十分困难。

吸入诱导后深度麻醉下应用喉镜辅助插管往往可以获得成功，但切忌不能使用肌松药物。此外，喉罩通气及无触发麻醉技术在手术时间较短时采用是有益的。有些患者术后出现呼吸窘迫需要呼吸支持，延长住院时间。总之，鉴于FSS患者麻醉风险，建议最好在拥有重症监护病房的三级医院全身麻醉下进行手术，从而保证患者的安全。

基于Freeman-Sheldon综合征疾病的自然史和临床特征，研究者对FSS患者的初步评估和预期指导做如下推荐：出生时怀疑患有FSS的婴儿，除了常规评估外，还需包括临床遗传学家、骨科医师、颅面外科医师、眼科医师及理疗师的专家小组共同评估。体格检查时，应特别注意口腔大小、面部及手足有无挛缩、斜视、脊柱侧凸、腹股沟疝和隐睾症。在婴儿期，应密切监测生长参数，规律辅助添加饮食；年检应该包括听力测试和脊柱侧凸畸形的严密监视。手术前评估应该包括恶性高热风险的评估。

### 参考文献

[1] Freeman EA, Sheldon JH. Cranio-carpo-tarsal dystrophy[J]. Arch Dis Child, 1938, 13(75): 277-283.

[2] Beals RK. The distal arthrogryposes: a new classification of peripheral contractures[J]. Clin Orthop Relat Res, 2005(435): 203-210.

[3] Gurjar V, Parushetti A, Gurjar M. Freeman-sheldon syndrome presenting with microstomia: a case report and literature review[J]. J Maxillofac Oral Surg, 2013, 12(4): 395-399.

[4] Tajsharghi H, Kimber E, Kroksmark AK, et al. Embryonic myosin heavy-chain mutations cause distal arthrogryposis and developmental myosin myopathy that persists postnatally[J]. Arch Neurol, 2008, 65(8): 1083-1090.

[5] Toydemir RM, Rutherford A, Whitby FG, et al. Mutations in embryonic myosin heavy chain (MYH3) cause Freeman-Sheldon syndrome and Sheldon-Hall syndrome[J]. Nat Genet, 2006, 38(5): 561-565.

[6] Beck AE, McMillin MJ, Gildersleeve HI, et al. Genotype-phenotype relationships in Freeman-Sheldon syndrome[J]. Am J Med Genet A, 2014, 164A(11): 2808-2813.

[7] Li X, Jiang M, Han W, et al. A novel TNNI2 mutation causes Freeman-Sheldon syndrome in a Chinese family with an affected adult with only facial contractures[J]. Gene, 2013, 527(2): 630-635.

[8] Stevenson DA, Carey JC, Palumbos J, et al. Clinical characteristics and natural history of Freeman-Sheldon syndrome[J]. Pediatrics, 2006, 117(3): 754-762.

[9] Patel K, Gursale A, Chavan D, et al. Anaesthesia challenges in Freeman- Sheldon syndrome[J]. Indian J Anaesth, 2013, 57(6): 632-633.

[10] Jangid S, Khan SA. Freeman-Sheldon syndrome[J]. Indian Pediatr, 2005, 42(7): 717.

[11] Ohyama K, Susami T, Kato Y, et al. Freeman-Sheldon syndrome: case management from age 6 to 16 years[J]. Cleft Palate Craniofac J, 1997, 34(2): 151-153.

[12] Vas L, Naregal P. Anaesthetic management of a patient with Freeman Sheldon syndrome[J]. Paediatr Anaesth, 1998, 8(2): 175-177.

[13] Bamshad M, Jorde LB, Carey JC. A revised and extended classification of the distal arthrogryposes[J]. Am J Med Genet, 1996, 65(4): 277-281.

[14] Vimercati A, Scioscia M, Burattini MG, et al. Prenatal diagnosis of Freeman-Sheldon syndrome and usefulness of an ultrasound fetal lip width normogram[J]. Prenat Diagn, 2006, 26(8): 679-683.

[15] Ferrari D, Bettuzzi C, Donzelli O. Freeman-Sheldon syndrome. A case report and review of the literature[J]. Chir Organi Mov, 2008, 92(2): 127-131.

[16] Zampino G, Conti G, Balducci F, et al. Severe form of Freeman-Sheldon syndrome associated with brain anomalies and hearing loss[J]. AmJMedGenet, 1996, 62(3): 293-296.

[17] Munro H, Butler P, Washington E. Freeman-Sheldon (whistling face) syndrome. Anaesthetic and airway management[J]. Pediatric Anesthesia, 2010, 7(4): 345-348.

[18] Wang TR, Lin SJ, Opitz JM, et al. Further evidence for genetic heterogeneity of whistling face or Freeman-Sheldon syndrome in a Chinese family[J]. AmJMedGenetA, 2010, 28(2): 471-475.

[19] Alves AF, Azevedo ES. Recessive form of Freeman-Sheldon's syndrome or 'whistling face'[J]. JMedGenet, 1977, 14(2): 139-141.

[20] Neumann A, Coetzee PF. Freeman-Sheldon syndrome: a functional and cosmetic correction of microstomia[J]. J Plast Reconstr Aesthet Surg, 2009, 62(5): e123-124.

## 第十三节 Smith-Magenis 综合征

Smith-Magenis综合征（Smith-Magenis syndrome, SMS）是一种罕见的常染色体显性遗传性疾病，由染色体17特定区域的低拷贝区（low copy repeat）出现变异所致，常累及包括大脑在内的多个系统。Smith等最早于1982年对该病进行了报道。SMS的发病率为1/（15 000～25 000），没有发现明显的性别差异。绝大多数患者（90%）是因为在染色体 17p11.2 位置，包括了 RAI1 基因的片段缺失所致，少数患者（5%~10%）则因 RAI1 基因的杂合性突变所致。

患儿通常对疼痛不敏感，典型的临床表现为智力障碍、方脸畸形、睡眠障碍和自残行为。除颅面部骨骼，全身其他部分的骨骼系统也会有异常表现，包括脊柱畸形、短指畸形、唇腭裂、短躯干和多指畸形等。SMS 这种多发性先天畸形和智力残疾综合征，临床表型具有可识别性，随着年龄的增长，身体和精神行为异常会越来越显著。

尽管有重叠，但染色体 17p11.2 缺失和 RAI1 基因突变两类患者在遗传表型上仍有许多差异。基因型与表型的关联性研究表明，通常缺失区域中包含的其他基因可能是导致这两类 SMS 患者之间表型表达差异的原因。

## 病因学

该病罕见，这种常染色体遗传性疾病男女均可累及。多数无家族史，目前没有研究报道父母的年龄和该染色体的缺失相关。绝大多数 SMS 患者存在 17p11.2 缺失，涉及多个基因，包括 RAI1。在所有缺失型患者中，70%~80% 的患者存在接近 3.7Mb 碱基对的复发性缺失，和 SMS 表型相关的最小缺失量至少达到了 650kb。常见缺失包括从 TNFRSF13B 到 ULK2 的区域，而最小关键区域则从 PEMT 到 MYO15A。

缺失型患者与 RAI1 突变型患者之间存在某些表型差异。尽管发现一些 RAI1 以外的基因 SREBF1、SHMT1、LLGL1、FLCN 和 MYO15A 等和身材矮小、听力丧失等表型相关。但总体认为大多数 SMS 表型和 RAI1 单倍体功能不足相关。

1995 年，Imai 等在小鼠胚胎模型中首次发现 RAI1 是神经和胶质细胞分化的主要调节剂。RAI1 是剂量敏感型基因，包含 RAI1 的染色体片段，缺失或者异常复制导致 RAI1 单倍体功能异常。RAI1 是一种转录因子，调控细胞生长和细胞周期，广泛表达于多种组织，在脑组织中表达尤其高。RAI1 与骨骼和骨骼发育，脂质和葡萄糖代谢，胚胎神经发育和神经元分化，行为功能及昼夜节律活动有关。至今，已经发现超过 30 种与 SMS 相关的 RAI1 突变。

## 临床表现

1. **头面部异常**　包括方脸、头型宽短、前额突出、眼睛深陷、下颌偏大、鼻梁塌陷。随着年龄的增长，患者五官可能会变得格外粗糙，表现为下颌突出、高额头等。部分患者还可能出现眼部、耳部和咽喉部的异常表现，例如扁桃体肥大、传导性听力障碍、会厌发育不良。

2. **骨骼系统异常**　例如短指畸形、唇腭裂、短躯干、多指畸形、脊柱畸形（30% 的发生率）等（图 19-13-1）。在 Spilbury 和 Mohanty 的报道中，约有 30%（7/22）的 SMS 患者同时合并脊柱侧凸。其中 3 例患者出现胸弯凸向右侧，3 例患者胸腰弯凸向左侧，1 例患者为双弯。侧凸 Cobb 角范围为 18°~113°。其中 1 例患者出现胸段脊柱前凸畸形。1 例患者在 6 个月内侧凸从 38° 快速进展至 75°。所有患者的侧凸都较为僵硬。Greenberg 报道了 20 例 SMS 患者，在这组患者中 13 例患者存在脊柱侧凸（65%），侧凸均位于中胸段。

3. **智力障碍**　常发生程度不等的认知和适应障碍，多数个案可能会有轻中度的智力障碍，有报道该类患儿智商为 20~78。

4. **行为障碍**　常出现易怒、反应迟缓、注意力缺失、情绪失常、自残等表现。

5. **睡眠障碍**　几乎所有的 SMS 患者均会出现睡眠障碍。该类患儿满 18 个月后，夜晚松果体停止分泌褪黑激素（N - 乙酰 - 5 - 甲氧基色胺）。相反，大脑会在早上分泌这种物质，导致患儿出现昼夜颠倒的现象。患者表现为夜间睡眠减少、早醒、白天昏睡等症状。

6. **饮食障碍**　食欲亢进和肥胖通常会在青春期出现，并持续到成年，这是饱腹感信号减弱的结果。

## 诊断及鉴别诊断

1. **诊断**　SMS 的诊断是基于患者与疾病相关的临床表现，通过分子生物学手段，发现染色体 17p11.2 包括 RAI1 处发生杂合缺失，或者是杂合基因内 RAI1 出现致病变异来确立。

与该病相关的可疑临床表现包括：随着年龄增长，越发显著的、细微的、独特的面部外观（如前所述）；轻中度的小儿肌张力低下，有进食障碍；

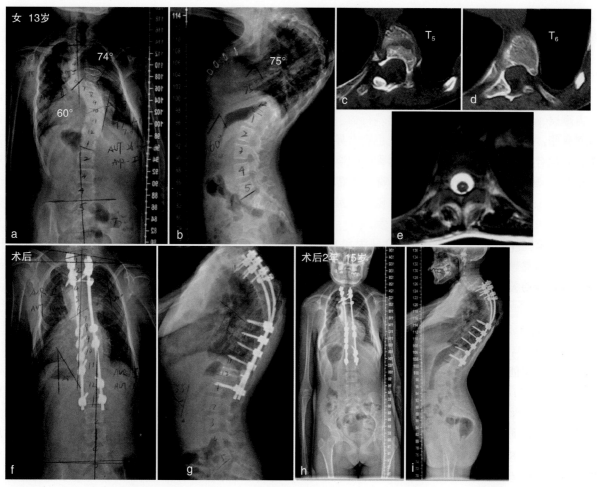

图 19-13-1　女，13 岁，Smith-Magenis 综合征，发现脊柱侧后凸 8 年，8 岁时曾因法洛氏四联征接受先天性心脏病手术治疗。X 线片见上胸弯 Cobb 角（T₁~T₆）74°，主胸弯（T₇~L₁）Cobb 角 60°，矢状面最大后凸角（T₂~T₁₀）75°（b）。CT 见 T₅ 和 T₆ 椎体发育不良，椎体内见骨质破坏，周围骨皮质不连续（c、d）。MRI 见脊髓中央管扩张（e）。术后 X 线片见上胸弯 Cobb 角（T₁~T₆）20°，主胸弯（T₇~L₁）Cobb 角 28°（f、g）。术后 2 年随访 X 线片见矫形效果维持良好（h、i）（此病例由沈建雄提供）

神经系统病变；一定程度的发育迟缓和（或）智力障碍，包括早期言语迟缓或合并听力障碍；独特的神经行为表型，包括表情呆板和对环境适应不良及睡眠紊乱；短小躯干；小骨骼异常，包括短指畸形；眼科相关异常，如斜视、微角膜、虹膜异常和屈光不正；耳鼻喉科相关异常，如扁桃体肥大、传导性听力障碍、会厌发育不良。

当发现与 SMS 相关的表型时，可以通过染色体微阵列分析、单基因检测或多基因组检测进行确诊。通常首先进行染色体微阵列分析（CMA）。CMA 使用寡核苷酸或 SNP 阵列来检测无法通过序列分析检测到的全基因组大片段缺失／重复（包括 RAI1）。接下来可以考虑对 RAI1 的序列分析，该序列可检测到较小的基因内缺失／插入及错义／无

义突变和剪接位点变异。也可以应用包含 RAI1 和其他可能致病基因的多基因芯片进行检测。表型与以发育延迟／智力残疾为特征的许多其他遗传性疾病难以区别时，全基因组检测是最佳选择。

2. 鉴别诊断　Smith-Magenis 综合征（SMS）应与其他具有包括发育迟缓、婴儿肌张力低下、身材矮小、独特的相貌和行为表型的综合征进行鉴别。独特的行为障碍和与褪黑素分泌紊乱相关的昼夜节律障碍有助于将 SMS 与其他的神经发育障碍疾病区分开来。但是，由于 SMS 的表型广泛且会随年龄增长发生变化，因此在鉴别诊断中应考虑所有无其他明显发现的智力障碍（ID）相关疾病。迄今为止，已经有 180 多种具有智力障碍的疾病。参照 OMIM 表型列表，包括常染色体显性 ID、常染

色体隐性 ID、非综合征 X 链相关 ID 和综合征 X 链相关 ID。

## 自然史

尽管临床上对 SMS 的认识有所提高，遗传学技术也取得明显的进步，但由于患儿的特征性面容在婴幼儿期并不明显，许多儿童直到学龄期才得到明确诊断。2001 年，一项由美国国立卫生研究院临床中心资助，关于 SMS 自然史的研究（ClinicalTrials.gov Identifier：NCT00013559）正在进行中，目前该研究尚未发布研究结果。

## 管理及治疗

1. **全面评估**　全面评估全身各个系统（从"头"至"脚"）；全面的体格检查和神经系统检查。①生长发育评估：小儿身高，体重，头围；成人身高，体重，BMI（肥胖风险）。肥胖在 RAI1 突变的个体中尤其普遍；②眼科评估：要注意斜视、微角膜、虹膜异常和屈光不正等表现；③耳鼻喉科评估：特别注意耳部的生理功能和腭部异常（腭裂，咽喉功能不全等）；④口腔评估：评估吞咽功能障碍（吮吸／吞咽不佳），口腔感觉运动功能不全；⑤听力评估：作为标准临床护理的一部分，评估患者的听力，以监测传导性和（或）感觉神经性听力损失；⑥免疫功能评估：由于患者肺部感染的易感性增加，应该进行免疫学评估，包括定量评估血清免疫球蛋白（IgG、IgA、IgM）；⑦心脏评估：超声心动图评估可能的心脏异常（发生在 <45% 的 SMS 患者中）；⑧胃肠道评估：注意评估患者是否存在胃食管反流病的体征和症状；⑨泌尿系统评估：超声检查以评估可能的肾脏／泌尿系统异常（约 20% 的 SMS 患者发生）；⑩骨骼评估：脊柱 X 线片和 CT 检查可能的脊柱畸形，包括隐匿性脊柱裂、脊柱侧凸；⑪皮肤病评估，应注意以下常见症状：红润的脸颊（与流泪或湿疹有关），皮肤干燥（四肢），手、脚、膝盖表面的皮肤角化过度（发生率 <20%）和（或）自我伤害行为［如咬伤和（或）指甲损坏］证据；⑫睡眠评估：了解患者睡眠史，评估睡眠情况，注意睡眠／唤醒时间表和呼吸功能；睡眠日记有助于记录睡眠／唤醒时间；有打鼾或呼吸睡眠障碍的患者应该进行夜间呼吸睡眠监

测；⑬神经系统评估：有癫痫发作的患者（患病率 11%～30%）可以进行 EEG 监测；通过 MRI 和 CT 评估患者的神经系统异常（图 19-13-1）。⑭常规血液生化指标：空腹血脂（高胆固醇血症评估），定量评估血清免疫球蛋白（IgG、IgA、IgM），评估甲状腺功能等。

2. **多学科团队（MDT）治疗**　对于 SMS 的治疗，应该邀请包括医学遗传学家、儿科医师、内科医师、皮肤科医师、眼科医师、耳鼻喉科医师、营养科医师、骨科医师、麻醉科医师、心理科医师和康复理疗科医师在内的多学科专家组成康复诊疗小组共同诊治。①内科：SMS 患者出现肥胖的风险较高，需要内科医师（内分泌科医师、营养科医师）、心理科医师进行饮食管理和行为生活方式管理方面的建议。内科医师还需要针对可能出现的先天性心脏病、慢性便秘、胃食管反流等消化道疾病及泌尿系统缺陷进行对症处理。②眼科：可以矫形镜片对有视力障碍的患者进行治疗。③耳鼻喉科：根据需要可用鼓膜造口术治疗复发性中耳炎。评价和干预患者可能出现的夜间呼吸睡眠暂停综合征。④神经内科、心理医学科：该病部分患者可能出现癫痫，需要神经内科医生进行干预。应用褪黑素等药物进行睡眠节律干预。⑤骨科：部分患者会出现脊柱侧凸畸形，少部分患者需要进行手术干预（图 19-13-1）。非手术治疗的患者可能需要支具治疗和密切随诊。⑥麻醉科：一旦需要手术，麻醉科医生需要考虑到患者存在困难气道的可能，并需要谨慎判断患者术后拔管时机。

3. **并发症的预防**　患者免疫系统可能存在缺陷，需要警惕患者在住院期间出现肺炎的可能。对于需要手术的患者，全面地评估患者的口咽状况对保证手术的安全至关重要。在进行脊柱矫形手术时要进行全程脊髓电生理监测，若特殊情况下需要进行术中唤醒试验，应考虑到患者可能的听力障碍影响唤醒试验效果。

4. **应避免的情况／药物**　SMS 患者通常从儿童时代就开始使用精神药物，使用助眠剂并尝试使用各种精神药物来控制行为，目前没有关于这些精神类药物在该类患者不良反应的报道。研究者建议，在开始新药治疗时，应注意跟踪几天／几周内的睡眠和行为变化，以监测潜在的副作用（如食欲增加、体重增加）、不良反应和（或）确定潜在疗效。

5. **遗传咨询及妊娠期管理**　SMS 是一种常染

色体显性遗传病，几乎所有的 SMS 患者的父母一方发现了染色体 17p11.2 致病基因区域的基因缺失或 RAI1 突变。目前没有证据证明患者父母的年龄和致病基因相关。患者同胞发生 SMS 的风险由患者父母的基因状态决定，如果患者父母染色体正常，其同胞发生 SMS 的风险低于 1%。SMS 患者孩子的发病率是 50%。

有必要在妊娠前向家庭中已经鉴定出染色体异常的年轻人提供遗传咨询（包括对后代和生殖选择的潜在风险）。

### 参考文献

[1] Smith ACM. Deletion of the 17 short arm in 2 patients with facial clefts[J]. AmJ Hum Genet, 1982, 34(3): 393-414.

[2] Smith ACM, Magenis RE, Elsea SH. Overview of Smith-Magenis syndrome[J]. J Assoc Genet Technol, 2005, 31(4): 163-167.

[3] Greenberg F, Guzzetta V, Montes de OLR, et al. Molecular analysis of the Smith-Magenis syndrome: a possible contiguous-gene syndrome associated with del(17)(p11.2)[J]. Am J Hum Genet, 1991, 49(6): 1207-1218.

[4] Smith ACM, Mcgavran L, Robinson J, et al. Interstitial deletion of (17)(p11.2p11.2) in nine patients[J]. Am J Med Genet, 2010, 24(3): 393-414.

[5] Elsea SH. Mutations in RAI1 associated with SmithMagenis syndrome[J]. Nat Genet, 2013, 33(4): 295-296.

[6] Slager RE, Newton TL, Vlangos CN, et al. Mutations in RAI1 associated with Smith-Magenis syndrome[J]. Nat Genet, 2003, 33(4): 466-468.

[7] Ricard G, Molina J, Chrast J, et al. Phenotypic consequences of copy number variation: insights from Smith-Magenis and Potocki-Lupski syndrome mouse models[J]. PLoS Biol, 2010, 8(11): e1000543.

[8] Schoumans J, Staaf J, Jönsson G, et al. Detection and delineation of an unusual 17p11.2 deletion by array-CGH and refinement of the Smith-Magenis syndrome minimum deletion to approximately 650 kb[J]. Eur J Med Genet, 2005, 48(3): 290-300.

[9] Elsea SH, Girirajan S. Smith-Magenis syndrome[J]. Eur J Hum Genet, 2008, 16(4): 412-421.

[10] Imai Y, Suzuki Y, Matsui T, et al. Cloning of a retinoic acid-induced gene, GT1, in the embryonal carcinoma cell line P19: neuron-specific expression in the mouse brain[J]. Brain Res Mol Brain Res, 1995, 31(1-2): 1-9.

[11] Huang WH, Guenthner CJ, Xu J, et al. Molecular and neural functions of rai1, the causal gene for Smith-Magenis syndrome[J]. Neuron, 2016, 92(2): 392-406.

[12] Girirajan S, Truong HT, Blanchard CL, et al. A functional network module for Smith-Magenis syndrome[J]. Clin Genet, 2010, 75(4): 364-374.

[13] Williams S, Zies D, Mullegama S, et al. Smith-Magenis syndrome results in disruption of CLOCK gene transcription and reveals an integral role for RAI1 in the maintenance of circadian rhythmicity[J]. Am J Hum Genet, 2012, 90(6): 941-949.

[14] Roccella M, Parisi L. The Smith-Magenis syndrome: a new case with infant spasms[J]. Minerva Pediatr, 1999, 51(3):65-71.

[15] Gropman AL, Elsea S, Duncan WC, et al. New developments in Smith-Magenis syndrome (del 17p11.2)[J]. Curr Opin Neurol, 2007, 20(2): 125-134.

[16] Li Z, Shen J, Liang J, et al. Congenital scoliosis in Smith-Magenis syndrome: a case report and review of the literature[J]. Medicine, 2015, 94(17): e705.

[17] Spilsbury J, Mohanty K. The orthopaedic manifestations of Smith-Magenis syndrome[J]. J Pediatr Orthop B, 2003, 12(1): 22-26.

[18] Greenberg F, Lewis RA, Potocki L, et al. Multi-disciplinary clinical study of Smith-Magenis syndrome (deletion 17p11.2)[J]. Am J Med Genet, 1996, 62(3): 247-254.

[19] Dykens EM, Smith ACM. Distinctiveness and correlates of maladaptive behaviour in children and adolescents with Smith-Magenis syndrome[J]. J Intellect Disabil Res, 2010, 42(6): 481-489.

## 第十四节　Klippel-Trenaunay综合征

Klippel-Trenaunay 综合征（Klippel-Trenaunay syndrome, KTS）最早于 1900 年由法国医生 Maurice Klippel 和 Paul Trenaunay 分别报道。Klippel-Trenaunay 综合征是一种罕见的先天性周围血管病变，发病率约 1/100 000，是一种复杂的毛细血管、淋巴管、静脉畸形，最常累及下肢。具有典型的三联征：毛细血管畸形（葡萄酒色斑）、肢体过度生长、非典型性外侧浅静脉曲张。

## 病因学

Klippel-Trenaunay 综合征的病因目前仍未明确，其发病机制的假说包括先天性脊髓发育异常、单纯血管发生障碍、深静脉畸形及胚胎发育早期中胚层的发育异常等，但是上述假说均不能很好地解释 Klippel-Trenaunay 综合征的发病机制，仅能解释 Klippel-Trenaunay 综合征患者的部分临床表现。近年来研究发现，VG5Q、RASA1 等基因与 Klippel-Trenaunay 综合征的发生相关。也有一些研究表明，大多数 Klippel-Trenaunay 综合征患者携带有磷脂酰肌醇 -4，5- 二磷 -3- 激酶催化亚基 α（phosphatidylinositol-4,5-bisphosphate-3-kinase catalytic subunit alpha, PIK3CA）基因的合子后体细胞突变。PIK3CA 基因的功能获得性突变导致蛋白激酶 B 的活化，最终导致哺乳动物雷帕霉素靶蛋白（mammalian target of rapamycin, mTOR）的活化，由此引发细胞增殖和血管生成。Klippel-Trenaunay 综合征患者合并脊柱畸形相对少见，其脊柱畸形发生的原因可能与单侧下肢骨和软组织过度生长导致的双下肢不等长、骨盆倾斜及长期跛行等相关。此外，Klippel-Trenaunay 综合征脊柱畸形也可能继发于椎体非对称性增生或与椎体周围血管瘤导致椎体生长不平衡有关。

## 临床表现

Klippel-Trenaunay 综合征的病变主要表现在四肢，尤其以下肢多见，病变多累及一侧肢体，可以累及臀部、腰部、下腹部和肩部。标准的临床三联征包括：毛细血管畸形（葡萄酒色斑），由于软组织和骨肥大通常引起肢体变长变大和不规则的下肢外侧面浅静脉曲张。除此之外，还可以表现为深静脉畸形、淋巴管畸形及淋巴性水肿。

毛细血管畸形（葡萄酒色斑）表现为患肢皮肤有成片的地图型血管痣，呈粉红色或紫红色，一般略突出于体表，压之褪色，多在出生时即被发现，最常累及下肢，同侧或对侧上肢受累及病变延伸至邻近的躯干皮肤并不少见（图 19-14-1）。畸形静脉通常出现在大腿外侧静脉（Servelle 外侧静脉）和坐骨静脉。大腿外侧静脉起源于足的外侧，沿着腿的外侧缘向上延伸，由于其静脉瓣膜的缺失从而导致整条静脉的功能不全，表现为位于大腿和小腿的前外侧表面的表浅静脉曲张（图 19-14-1）。除了静脉曲张畸形，Klippel-Trenaunay 综合征患者还可存在海绵状静脉畸形，往往表现为柔软、可压缩的皮下蓝色肿物。静脉畸形可以在刚出生时或婴儿期便在患者体表上清晰可见，但通常在儿童期变得更明显。除此之外，血管畸形还可以累及全身多个脏器，例如胃肠道、肝、脾和泌尿生殖道。部分 Klippel-Trenaunay 综合征可合并淋巴管畸形，淋巴管畸形的特征常常表现为浅表脉管疱或淋巴管扩张，类似蛙卵，这些淋巴管的异常往往存在慢性淋巴漏、出血及继发感染等风险。淋巴管畸形还可

以表现为假疣状增生和淋巴水肿，当存在这些特征时，淋巴管畸形往往可引起患侧肢体的增生肥大。此外，位于骨盆和腹膜后的深部淋巴管畸形可能因压迫盆腔内脏器而出现相应症状。软组织肥大可以表现为仅局限于背部或胸部的包块，也可以在整个手臂和下肢弥漫性生长（图 19-14-1）。骨肥大可以累及单个肢体的所有骨组织或仅累及一个或两个骨组织，可以表现为巨指（趾）症、并指（趾）、指（趾）弯曲、多指（趾）、手裂畸形、跗骨或指（趾）的发育不全、骨质溶解、先天性髋关节脱位和外周神经病变等。

Klippel-Trenaunay 综合征患者存在出血的风险，其出血的严重程度不一，轻则是葡萄酒色斑内的轻度出血，重则是严重的弥散性血管内凝血和侵入性操作后的大出血。腹腔或盆腔内的静脉畸形和静脉曲张可能导致隐匿性消化道出血及泌尿系出血，严重者可威胁生命。凝血功能异常（高凝状态）在 Klippel-Trenaunay 综合征患者中并不罕见，有学者认为 Klippel-Trenaunay 综合征患者的凝血功能异常可能是静脉畸形内局限性血管内凝血导致。也有 Klippel-Trenaunay 综合征患者围手术期合并下肢深静脉血栓及致死性肺栓塞的报道，因此对于外科及麻醉医师来说，凝血功能异常也是不容忽略的问题。静脉及淋巴系统的异常使 Klippel-Trenaunay 综合征患者容易发生慢性淋巴水肿和慢性静脉功能不全，导致淤积性皮炎、脂肪皮肤硬化症及蜂窝织炎，病变进一步加重可能出现皮肤软组织的慢性感染和慢性溃疡。存在双侧肢体不等长的 Klippel-Trenaunay 综合征患者会出现代偿性的骨盆倾斜及失平衡，继而导致继发性脊柱侧凸、步态障碍、功能限制和疼痛，而双侧下肢长度相差越大，其继发的问题也更加严重。研究表明，37%～88% 的 Klippel-Trenaunay 综合征患者会主诉疼痛，疼痛严重者往往会影响日常活动能力。Klippel-Trenaunay 综合征患者疼痛的病因是多方面的，可能包括慢性静脉功能不全、蜂窝织炎、血栓性浅静脉炎、深静脉血栓形成、骨骼受累、关节炎和神经病理性疼痛等。

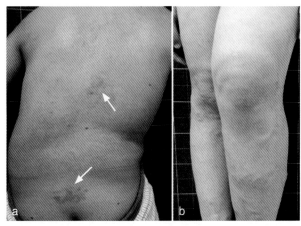

图 19-14-1　女，18 岁，背部及骶尾部毛细血管畸形（葡萄酒色斑）（a），双侧小腿外侧浅静脉曲张，左侧肢体异常肥大（b）（此病例由沈建雄提供）

## 影像学表现

彩色超声多普勒、静脉造影、CT 静脉成像及 MRI 检查为本病的常用检查方法。可以发现静脉

畸形（迂曲扩张的浅静脉）和软组织体积增大（肌肉增粗，皮下脂肪组织增厚，在脂肪组织内可见增粗或曲张的静脉血管）。除此之外，深静脉是否有病变及通畅情况是彩色多普勒超声检查的重点，而MRI对软组织增生肥大及骨骼长度差异评价具有明显的优势。

## 诊断及鉴别诊断

**1.诊断**　根据典型的临床三联征：毛细血管畸形（葡萄酒色斑）、肢体过度生长、非典型性外侧浅静脉曲张，以及伴或不伴淋巴管畸形即可临床诊断为Klippel-Trenaunay综合征。并不是所有KTS患者均具有三联征，约63%的患者同时存在3个典型的临床表现，而具有其中2个典型表现的患者则占到了93%。因此，对于存在三联征中任意1条的患者，均应该怀疑诊断KTS的可能。而影像学表现、实验室检查及基因诊断则是进一步明确Klippel-Trenaunay综合征的有效证据。对于Klippel-Trenaunay综合征的确诊，通常没有必要进行组织活检。

**2.鉴别诊断**　Klippel-Trenaunay综合征通常需要与其他存在毛细血管畸形或过度生长的疾病进行鉴别，包括弥漫性毛细血管畸形伴过度生长（diffuse capillary malformation with overgrowth, DCMO）、先天性脂肪瘤过度生长伴脉管畸形、表皮痣和骨骼异常综合征（congenital lipomatous overgrowth with vascular malformations, epidermal nevi, and skeletal anomalies, CLOVES）、Parkes Weber综合征及大头畸形-毛细血管畸形（macrocephaly-capillary malformation, M-CM）综合征。

许多Klippel-Trenaunay综合征患者被误诊为弥漫性毛细血管畸形伴过度生长（DCMO）。与Klippel-Trenaunay综合征的毛细血管畸形相比，DCMO患者的毛细血管畸形受累范围往往较广泛，且颜色更淡，并缺乏典型的地图样清晰性边界。由于约30%的DCMO患者也具有明显的静脉曲张，因此部分DCMO患者看似符合典型的Klippel-Trenaunay三联征（葡萄酒色斑、肢体过度生长、非典型性外侧浅静脉曲张）。但是，DCMO中的静脉畸形不包括深静脉异常，同时也缺乏任何淋巴管畸形的证据。并且，相比较Klippel-Trenaunay综合征患者而言，DCMO患者出现蜂窝织炎、凝血

功能异常、肺栓塞和进行性过度生长的风险更小。先天性脂肪瘤过度生长伴脉管畸形、表皮痣和骨骼异常综合征（CLOVES）与Klippel-Trenaunay综合征被认为具有类似的PIK3CA基因突变，这导致了CLOVES与Klippel-Trenaunay综合征之间存在许多临床表现的重叠。因此，部分CLOVES患者的早期临床表现几乎与Klippel-Trenaunay综合征相同，而其特征性的脂肪瘤过度生长及表皮痣并不在疾病早期出现。Parkes Weber综合征主要表现为毛细血管畸形、快血流型的动静脉瘘和肢体过度生长等。Parkes Weber综合征和Klippel-Trenaunay综合征在较年轻患者中可能难以鉴别。但是，与Klippel-Trenaunay综合征不同的是，Parkes Weber综合征通常不存在结构性的静脉畸形和淋巴管畸形，部分患者可能存在由于静脉高压导致的静脉扩张。而血管多普勒超声检查可以探查存在快速血流的动静脉瘘畸形，是与Klippel-Trenaunay综合征相鉴别之处。大头畸形-毛细血管畸形（M-CM）综合征与Klippel-Trenaunay综合征临床特点的相似之处包括毛细血管畸形、不对称过度生长和指（趾）异常及畸形。但是与Klippel-Trenaunay综合征不同的是，M-CM综合征中的毛细血管畸形趋于弥散性和网状，而非地图状。并且，M-CM的患者可以存在头围增加、严重的神经系统疾病、面中线血管斑及皮肤/关节松弛，而当患者出现神经系统表现时（例如发育迟缓、癫痫发作、肌张力过低、脑积水、脑室扩张及小脑扁桃体疝），则提示诊断M-CM的可能。

## 治疗

Klippel-Trenaunay综合征本身无特殊治疗，主要是针对其合并症进行治疗。对于合并脊柱畸形的Klippel-Trenaunay综合征患者，其矫形手术并无特殊（图19-14-2）。但是，在脊柱畸形矫形手术之前，需要明确判别是否存在脊柱畸形的继发因素，例如双下肢不等长、骨盆倾斜及椎旁病变等。如果明确合并上述因素，考虑脊柱畸形的发生与上述因素相关，需要先行或同期处理上述继发因素，以免出现脊柱矫形术后的侧凸进展及躯干失代偿。

对于存在双下肢不等长的Klippel-Trenaunay综合征患者，当双侧肢体长度差<1.0cm时可以不做特殊处理，双侧肢体长度差>1.5cm者，可

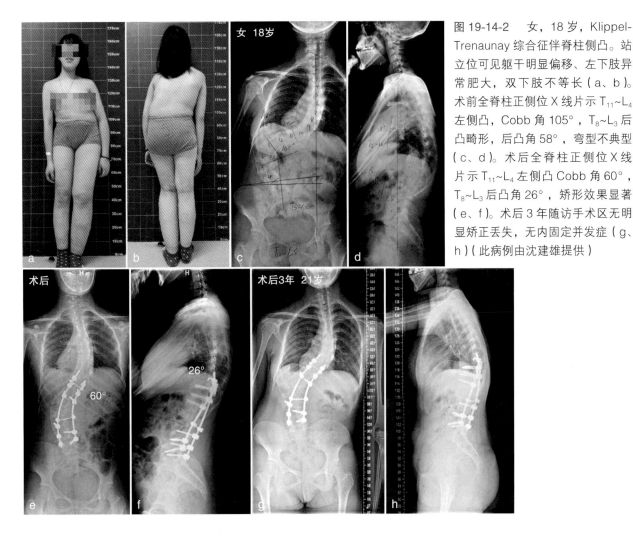

图 19-14-2　女，18 岁，Klippel-Trenaunay 综合征伴脊柱侧凸。站立位可见躯干明显偏移、左下肢异常肥大，双下肢不等长（a、b）。术前全脊柱正侧位 X 线片示 $T_{11}$~$L_4$ 左侧凸，Cobb 角 105°，$T_8$~$L_3$ 后凸畸形，后凸角 58°，弯型不典型（c、d）。术后全脊柱正侧位 X 线片示 $T_{11}$~$L_4$ 左侧凸 Cobb 角 60°，$T_8$~$L_3$ 后凸角 26°，矫形效果显著（e、f）。术后 3 年随访手术区无明显矫正丢失，无内固定并发症（g、h）（此病例由沈建雄提供）

采用垫高健侧鞋跟，以免长期跛行导致继发性脊柱侧凸。双侧肢体长度差 >2.0cm 的 Klippel-Trenaunay 综合征患者需要手术矫正畸形，骨骺固定术是常用的手术方式。

在 Klippel-Trenaunay 综合征患者的脊柱融合手术中，有两方面需要特别注意。一方面，由于 Klippel-Trenaunay 综合征是一种先天性血管病变，需要注意手术区域内的皮肤、皮下组织及椎旁肌等软组织内是否存在血管畸形，而术前的全脊柱 MRI 可以帮助判别；其次，术中止血应彻底，可以结合电凝、压迫等方法止血，提前发现手术区域内畸形血管及术中满意的止血操作有助于减少术中失血。另一方面，由于 Klippel-Trenaunay 综合征患者具有高凝倾向，围手术期需关注凝血功能，尤其是 D- 二聚体指标的动态变化，必要时请血管外科专科医师会诊，行深静脉超声、静脉造影等排除静脉血栓，选用合适的抗凝药物预防深静脉血栓及肺栓塞等发生。

参考文献

[1] Gloviczki P, Driscoll DJ. Klippel-Trenaunay syndrome: current management[J]. Phlebology, 2007, 22(6): 291-298.

[2] Lacerda LS, Alves UD, Zanier JF, et al. Differential diagnoses of overgrowth syndromes: the most important clinical and radiological disease manifestations[J]. Radiol Res Pract, 2014, 2014: 947451.

[3] Oduber CE, van der Horst CM, Hennekam RC. Klippel-Trenaunay syndrome: diagnostic criteria and hypothesis on etiology[J]. Ann Plast Surg, 2008, 60(2): 217-223.

[4] Chen D, Li L, Tu X, et al. Functional characterization of Klippel-Trenaunay syndrome gene AGGF1 identifies a novel angiogenic signaling pathway for specification of vein differentiation and angiogenesis during embryogenesis[J]. Hum Mol Genet, 2013, 22(5): 963-976.

[5] Tian XL, Kadaba R, You SA, et al. Identification of an angiogenic factor that when mutated causes susceptibility to Klippel-Trenaunay syndrome[J]. Nature, 2004, 427(6975): 640-645.

[6] Husmann DA, Rathburn SR, Driscoll DJ. Klippel-Trenaunay syndrome: incidence and treatment of genitourinary sequelae[J]. J Urol, 2007, 177(4): 1244-1249.

[7] Hu P, Zhang GY, Wang Y, et al. Klippel-Trenaunay syndrome in combination with congenital dislocation of the hip[J]. J Chin Med Assoc, 2013, 76(4): 229-231.

[8] Douma RA, Oduber CE, Gerdes VE, et al. Chronic pulmonary embolism in Klippel-Trenaunay syndrome[J]. J Am Acad Dermatol, 2012, 66(1): 71-77.

[9] Karalezli A, Sevgili S, Ernam T D, et al. Pulmonary embolism

in a patient with Klippel-Trenaunay-Weber syndrome[J]. Tuberk Toraks, 2006, 54(3): 281-287.

[10] 亓恒涛, 张先东, 王默, 等. Klippel-Trenaunay综合征患者彩色多普勒超声表现[J]. 中华医学超声杂志(电子版), 2011, 8(12): 2487-2492.

[11] Wang SK, Drucker NA, Gupta AK, et al. Diagnosis and management of the venous malformations of Klippel-Trenaunay syndrome[J]. J Vasc Surg Venous Lymphat Disord, 2017, 5(4): 587-595.

[12] Sung HM, Chung HY, Lee SJ, et al. Clinical experience of the Klippel-Trenaunay syndrome[J]. Arch Plast Surg, 2015, 42(5): 552-558.

[13] Kihiczak GG, Meine JG, Schwartz RA, et al. Klippel-Trenaunay syndrome: a multisystem disorder possibly resulting from a pathogenic gene for vascular and tissue overgrowth[J]. Int J Dermatol, 2006, 45(8): 883-890.

[14] Ogura Y, Watanabe K, Hosogane N, et al. Severe progressive scoliosis due to huge subcutaneous cavernous hemangioma: a case report[J]. Scoliosis, 2011, 6: 3.

[15] Arai Y, Takagi T, Matsuda T, et al. Myelopathy due to scoliosis with vertebral hypertrophy in Klippel-Trenaunay-Weber syndrome[J]. Arch Orthop Trauma Surg, 2002, 122(2): 120-122.

[16] Zhai J, Zhong M E, Shen J, et al. Kyphoscoliosis with Klippel-Trenaunay syndrome: a case report and literature review[J]. BMC Musculoskelet Disord, 2019, 20(1): 10.

[17] Ozkan Y, Sanal B. Klippel-Trenaunay syndrome accompanied by the findings of scoliosis and spinal nerve root compression due to AVM[J]. Ftr Turkiye Fiziksel Tip Ve Rehabilitasyon Dergisi, 2015, 61(2): 179-183.

[18] Carvell JE, Chopin D. Infantile idiopathic scoliosis in hemihypertrophy with haemangiomatosis[J]. J R Coll Surg Edinb, 1984, 29(5): 321-325.

[19] Kim E, Cucchiaro G. Unique considerations in spinal cord stimulator placement in pediatrics: a case report[J]. A A Case Rep, 2017, 9(4): 112-115.

[20] Baskerville PA, Ackroyd JS, Thomas ML, et al. The Klippel-Trenaunay syndrome: clinical, radiological and haemodynamic features and management[J]. Br J Surg, 1985, 72(3): 232-236.

## 第十五节　Loeys-Dietz 综合征

Loeys-Dietz 综合征（Loeys-Dietz syndrome, LDS）是一种常染色体显性遗传的结缔组织疾病，可广泛累及全身多个器官及系统。2005 年，该疾病由美国的两位学者 Loeys BL 和 Dietz HC 首次报道。在前期对马方综合征深入研究的基础上，他们发现有一部分类马方综合征的患者，其表型与马方综合征有些特定差异。于是他们系统总结了 10 个家系的临床及遗传学特征后，发现此病是由编码 1 型和 2 型转化生长因子受体基因（TGF-BR1 或 TGF-BR2）突变而引起，并非熟知的可导致马方综合征的 FBN1 基因。这些异常表型包括心血管、颅面部、皮肤及骨骼系统的特征性改变，此后学术界便将该疾病以两位学者的名字命名为 Loeys-Dietz 综合征。

LDS 的典型特征表现为眼距增宽，腭裂／悬雍垂裂和主动脉迂曲／动脉瘤，也称为临床三联征。除了这些典型特征，也可累及其他的器官系统，包括颅缝早闭、关节松弛或挛缩、皮肤松弛及弹性增加、硬膜扩张及一些隐性发现，如斜视等。尽管 LDS 临床表现与马方综合征有部分相似和重叠之处，但仍可以鉴别，早期常被误诊为马方综合征。二者共同特征包括主动脉根部动脉瘤、鸡胸、脊柱侧凸及蜘蛛样指。LDS 特有体征包括颅缝早闭、眼距增宽、腭裂／悬雍垂裂、颈椎不稳定、内翻足及更广泛的迂曲动脉瘤，并易早期主动脉破裂。目前，LDS 的发病率未知，民族、种族及性别差异也未见报道。

## 病因学

Loeys-Dietz 综合征是由于 TGF-β 信号通路异常所致。目前研究发现与该通路异常相关的基因包括 TGFBR1、TGFBR2、SMAD3、TGFB2 及 TGFB3。其中，超过 90% 的 Loeys-Dietz 综合征由编码转化生长因子受体 1 或 2（TGFBR1 或 TGFBR2）基因突变所致，少数由 SMAD3 或 TGFB2 突变所造成。TGF-β 通路的细胞间信号转导由配体与受体结合的配体 - 受体蛋白复合体所激发，通过 SMAD 相关蛋白介导的下游信号传导通路控制特定基因的转录及调节细胞的增殖。TGF-β 通路参与调控体细胞增殖、分化，还能够协助调控细胞外基质形成、蛋白质折叠及其他细胞间隙分子的构成，对于维持组织的强度及组织的修复至关重要。在 Loeys-Dietz 综合征中，TGF-β 信号通路相关基因的突变会导致通路中信号频率升高。过度活化的 TGF-β 通路可干扰细胞外基质及多系统及器官的形成，导致 Loeys-Dietz 综合征的各种症状及体征。

Loeys-Dietz 综合征为常染色体显性遗传病（AD, OMIM ID#609192），先证者有 50% 的概率将致病基因遗传至下一代。然而，约 75% 的 Loeys-Dietz 综合征患者是由前述相关基因的新发突变所致，仅约 25% 的患者有阳性家族史。

## 临床表现及影像学表现

LDS 的表现主要以血管、骨骼、颅面及皮肤的症状为主，血管方面如大脑动脉、胸腹主动脉动脉瘤／夹层，骨骼肌方面如漏斗胸或鸡胸、脊柱侧凸、关节松弛、蜘蛛样指、内翻足等。约 70% 的 LDS I 型患者会有典型的颅面部特征（眼距宽、悬雍垂裂／唇腭裂、颅缝早闭）。约有 20% 的 LDS Ⅱ 型患者有系统性特征但很少或无颅面部特征。

1. **血管系统**　超过 95% 的患者有主动脉根部扩张或动脉夹层。对于动脉瘤或动脉迂曲，最好的评价是从头部到骨盆做磁共振血管造影（MRA）或 CT 血管造影（CTA）检查，并通过三维重构动脉树的方式识别动脉瘤或动脉迂曲。动脉迂曲通常在头部和颈部血管最突出。

2. **骨骼系统**　骨骼方面表现出类马方综合征的骨骼特征，关节松弛或挛缩（尤其是手指）、蜘蛛样指、脊柱侧凸，此外可伴有漏斗胸或鸡胸（图 19-15-1）、马蹄内翻足和颈椎畸形和（或）不稳。LDS 的骨骼过度生长不如马方综合征明显，通常手指受到的影响比长骨更明显。有些人会表现出蜘蛛样指，但是真正的细长体型（臂展／身高比增加、上下节段比减少）不如马方综合征常见。腕征和指征的患者占 LDS 的 1/3。过度生长的肋骨可将胸骨内推（漏斗胸）或外推（鸡胸）。脊柱异常，包括颈椎的先天性畸形和颈椎不稳，这些特征在有更严重的颅面特征的患者中更为常见。

3. **颅面部**　眼距过宽、悬雍垂裂／唇腭裂及颅缝早闭，其中颅缝早闭所有缝线均可涉及：最常见的为矢状缝（可导致长头症）、冠状缝（可导致短头症）和额缝闭合（可导致三角头）。

4. **皮肤**　在无颅面特征的患者中，重要的皮肤特征包括：半透明皮肤、易擦伤及营养不良瘢痕。

## 分型

根据其不同的临床表现主要可分为以下四型：

Ⅰ型：与血管、骨骼、皮肤和颅面有关。70% 的 LDS 患者属于此型。患者会有眼距过宽（Hypertelorism）、唇腭裂／悬雍垂裂、动脉迂曲、主动脉根部瘤、皮肤异常和颅缝早闭（craniosynostosis）。

Ⅱ型：与血管、骨骼和皮肤有关，20% 的 LDS 患者属于此型。皮肤特征类似于血管型 Ehlers-Danlos 综合征（EDS），例如：柔软及半透明状皮肤，胸部可见的血管，易挫伤，大脑动脉、胸腹主动脉动脉瘤／夹层。患者表现出与Ⅰ型类似的全身症状，但无颅面症状。

Ⅲ型：血管和骨关节炎有关，5% 的 LDS 患者属于此型。患者会有血管的症状及骨关节炎。

Ⅳ型：血管、骨骼和皮肤有关，1% 的 LDS 患

者属于此型。

## 诊断及鉴别诊断

1. **诊断**　LDS 的诊断是基于患者的临床表现、家族史及基因诊断结果。目前尚未建立公认的诊断标准，下述患者需考虑到 LDS 的诊断，并建议其行基因检测（包括 bTGFBR1、TGFBR2、SMAD3、TGFB2）；携带 TGFBR1 突变的患者和携带 TGFBR2 突变的患者在临床表型上基本无差异；但是携带 SMAD3 突变的患者发生骨关节炎的可能性更高，而携带 TGFB2 突变的患者则呈现温和表型。

（1）具有典型的 LDS 三联征的患者，包括：眼距过宽、腭裂或悬雍垂裂、主动脉和（或）周围动脉瘤或迂曲样改变。

（2）患者有主动脉和（或）周围动脉瘤（特别是早发性主动脉瘤，及早年猝死病史），伴有其他特征性改变，包括细长指、屈曲指、畸形足、颅缝早闭（任何类型），巩膜蓝染，皮肤菲薄伴萎缩性瘢痕、易发生瘀斑、关节过度活动，以及主动脉瓣二瓣化畸形、动脉导管未闭、房间隔缺损及室间隔缺损等先天性心血管疾病。

（3）患者的临床表现与 Ehlers-Danlos 综合征（血管型）相似，其Ⅲ型胶原的生化特性未见异常，但是伴有典型的皮肤改变（皮肤菲薄、萎缩性瘢痕、易发生瘀斑）及关节过度活动。

（4）患者具有类马方综合征表型，无晶状体脱位，伴有主动脉及骨骼系统改变（细长指、漏斗胸、脊柱侧凸），但是患者不满足马方综合征的 Ghent 诊断标准和（或）FBN1 突变的基因筛查结果为阴性。

（5）家系中出现常染色体显性胸主动脉瘤，特别是过早出现主动脉和（或）周围动脉夹层的家系，主动脉根部以上的病变（包括颅内动脉），主动脉和（或）周围动脉迂曲，伴有房间隔缺损／室间隔缺损／动脉导管未闭。轻度的马方综合征样骨骼系统改变也可能出现。

2. **鉴别诊断**

（1）**马方综合征（MFS）**　是一种临床异质性较大的系统性疾病。基本临床表现涉及眼睛、骨骼和心血管系统。通常表现为关节松弛，由 FBN1 基因突变所致，为常染色体显性遗传。同 LDS 一样，

MFS患者可出现关节活动过度、脊柱侧凸和轻度主动脉扩张；但根据不相称的高身材、晶状体脱位、鸡胸和进行性主动脉扩张，可将马方综合征与不同类型的LDS区别开来。马方综合征的特征性表现包括：长骨过度生长、晶状体脱位、视网膜脱离、漏斗胸和（或）鸡胸、脊柱侧凸、心脏瓣膜功能不全和主动脉扩张合并主动脉破裂倾向。

（2）Ehlers-Danlos综合征（EDS）是异质性较强的一种疾病，又称弹力过度性皮肤、伴皮肤和关节松弛的皮肤毛细血管破裂，为真性结缔组织病，属于遗传性结构蛋白病。该病可分为经典型、灵活型、血管型和脊柱后侧凸型。血管型EDS与Ⅱ型LDS患者的皮肤改变相似。当怀疑患者为血管型Ehlers-Danlos综合征，但是其胶原的生化检查正常，且无COL3A1基因突变，即需转而考虑到LDS Ⅱ型这一诊断，并行TGFBR1及TGFBR2基因检测以明确诊断。

（3）Shprintzen-Goldberg综合征（SGS）主要表征是颅缝早闭（包括矢状缝、冠状缝和额缝），与众不同的颅面特征，骨骼（细长指、蜘蛛指、屈曲指、扁平足、鸡胸或漏斗胸、脊柱侧凸、关节松弛、挛缩），神经异常，轻中度智障，脑病变（脑积水、侧室扩张、Chiari畸形）。可能并发心血管畸形（包括二尖瓣脱垂／反流、主动脉瓣反流），但主动脉根部扩张不如MFS或LDS常见。皮下脂肪极少，腹壁缺损，隐睾症和近视也是其主要特征。相较于LDS，SGS患者的另一主要特征为生长发育很迟缓。SGS的诊断主要基于其典型临床表现：前囟门宽，肋骨细，13对肋骨，躯干骨方形，骨质缺乏。对典型的SGS进行遗传学分析未发现TGFBR1或TGFBR2突变。遗传方式多为散发，也有一些常染色体显性的遗传方式被报道。

（4）先天性挛缩性细长指（CCA）主要症状与马方综合征类似（身材瘦高、体型细长、臂展长于身高），指（趾）细长［又称蜘蛛样指（趾）］。大部分患者外耳呈螺旋状褶皱、出生时主要关节（膝关节和脚踝关节）挛缩。指（趾）间关节同样呈挛缩态。臀部挛缩，大拇指内收，扁平足也时有发生。大多数患者有肌发育不全的症状。挛缩可能会随着成长而改善。发病时间很早例如婴儿期，并持续进展，是CCA发病的主要时期。不断扩张的

升主动脉已被报道过，但并无主动脉扩张形成夹层或破裂的证据。研究表明编码基质微纤维原纤蛋白的基因FBN2是目前已知与CCA相关的基因。遗传方式是常染色体显性遗传。

（5）动脉迂曲综合征（ATS）是一种罕见的常染色体显性结缔组织疾病，主要特征有严重的主动脉及中型动脉迂曲、缩窄、瘤化。发病机制为编码葡萄糖载体GLUT10的InSLC2A10基因的功能缺失性突变所致。葡萄糖载体缺陷会导致动脉形状畸形，也有研究称它预示着TGF-β信号通路的上调，与LDS和马方综合征的病理机制相同。

（6）努南综合征（Noonan syndrome）主要特征包括身材矮小、先天性心脏缺陷、宽的或蹼状颈、胸骨畸形、不同程度的发育迟缓、隐睾症和典型面相。多型凝血缺陷及淋巴系统发育不良也很常见。患者中的先天性心脏病患病率为50%~80%。肺动脉瓣狭窄通常伴有发育不良是先天性心脏病的最常见形式，占患者的20%~50%。肥厚性心肌病（占患者的20%~30%）可在出生时、婴儿期或儿童时期发现。其他心脏结构缺陷包括房间隔缺损和室间隔缺损、肺动脉狭窄、法洛四联症。极少有主动脉瘤出现。有1/3的患者有中度智力障碍。出现眼睛问题包括斜视，屈光不正，弱视，眼球震颤的患者占95%左右。努南综合征的诊断依据于临床证据。目前发现5个与该病相关的基因：PTPN11、KRAS、SOS1、RAF1和NRAS。遗传方式是常染色体显性遗传。

（7）皮肤松弛症 该病有数种不同类型，按遗传方式分为常染色体显性的皮肤松弛症（ADCL）和常染色体隐性的皮肤松弛症（ARCL）。ADCL被认为是单纯的皮肤松弛而不伴有其他系统异常，比ARCL有更高的发病率和死亡率。皮肤松弛症表现为皮肤松弛赘生，从牵张状态复原时较为缓慢。可发生心脏瓣膜关闭不全和其他血管受累。常见疝和肺气肿。研究表明弹性蛋白基因（ELN）可导致ADCL。此外，编码腓骨蛋白-4的EFEMP2基因突变可导致ARCL伴有动脉迂曲和易发生动脉瘤和夹层。编码腓骨蛋白-5的FBLN5基因突变也可导致ARCL伴有典型的皮肤和肺部的临床指征（肺气肿）及动脉迂曲，但无动脉瘤，称为FBLNS相关皮肤松弛症。

## 自然史

LDS 的疾病自然史的特点是侵袭性的动脉瘤（平均死亡年龄为 26.1 岁）及与妊娠有关的并发症，包括死亡和极高的子宫破裂发病率。与 MFS 相比，LDS 有两方面特点：①在多数严重的 LDS 病例中，动脉夹层直径更小，因此需要早期手术干预；②累及动脉疾病更广泛，除主动脉根部外，动脉侧支也可累及，因此需要从头部到骨盆的完整动脉树影像学扫描。

## 管理及治疗

1. **全面评估**　诊断 Loeys-Dietz 综合征，需要从以下方面评估：①超声心动图，主动脉根部扩张的评估一定要考虑到年龄和体型背景。心脏医师或心胸外科医生一定要及时关注任何异常状况，如严重的主动脉扩张。②利用 3D 重构的 MRA 或 CT 从头到盆骨处进行扫描，可通过动脉树了解动脉瘤或动脉迁曲的情况。研究发现约有 50% 的 LDS 患者成瘤处远离主动脉根部，仅做心脏超声未必能检测出来。③骨科医师需注意应用 X 线片来检查骨骼状况（如严重的脊柱侧凸、颈椎不稳等）。④腭裂和颅缝早闭需要通过颅面检查作为依据。⑤需要有结缔组织性疾病经验的眼科医师进行眼科检查。

2. **多学科团队（MDT）治疗**　多学科专家的康复诊疗小组共同诊治对于 LDS 最有效，这些学科专家应包括：医学遗传学家、心脏学家、眼科医师、骨科医师、心胸外科医师。①心血管：在处理 LDS 的心血管方面时，应着重考虑到主动脉夹层发生时的主动脉直径会比马方综合征患者的更小；血管疾病不仅仅局限于主动脉根部，β 肾上腺能受体阻滞剂或其他药物可用于减少血流动力学的压力；在动脉瘤发生早期就应该积极采取手术治疗。②骨骼：对颈椎不稳实施手术来避免脊髓损伤是必要的。研究报道颈椎的畸形、不稳往往见于 I、II 型 LDS 患者，III、IV 型则很少见。建议用颈椎前屈后伸侧位片来评估其稳定性，必要时进一步行 CT 或 MRI 检查骨骼畸形及神经脊髓受压情况。如果有明确不稳或脊髓压迫症状，建议行固定融合术。骨的过度生长及韧带松弛可导致严重的脊柱侧凸，

对于脊柱侧凸或侧后凸畸形，发育期儿童如果侧凸角度小于 25°，则建议佩戴支具治疗；如果侧凸持续加重，则建议手术治疗（图 19-5-1）。如果合并腰椎滑脱，则进展可能性较正常人群明显增加，因此需要定期复查监测进展情况。LDS 患者脊柱疾病一般可以很好地耐受手术，但有报道认为骨愈合时间延长。术前注意患者全身营养状态，术中需要注意硬脊膜扩张和硬膜撕裂的风险。较轻的内翻足及扁平足可用足弓矫形垫，严重者可考虑手术矫形。漏斗胸状况可能会很严重，如果压迫影响心肺功能则需要考虑手术治疗。③颅面部：腭裂和颅缝早闭需要颅面专家团队处理。治疗方式与其他有该情况的疾病一致。④眼睛：需要有结缔组织性疾病经验的眼科医师进行眼科治疗。对于有弱视危险的患儿仔细有效的折光和视觉矫治是必须的。

3. **并发症的预防**　有结缔组织性疾病、二尖瓣和（或）主动脉反流的患者进行牙科手术或其他能使血流污染细菌的操作都应进行亚急性细菌性心内膜炎（subacute bacterial endocarditis, SBE）的预防。由于 LDS 患者颈椎的不稳定性，在进行插管或其他涉及颈部的操作之前应先行 X 线检查评估。所有的 LDS 患者都应定期做心脏超声检查以监测升主动脉情况。行 MRA 或 CTA 检查的频率应根据临床状况而定。

4. **应避免的情况/药物**　①肢体接触性运动、竞技体育等长运动，但患者可以且应该进行适当的有氧健身活动；②刺激心血管的药物，包括常规消肿剂；③能引起关节损伤或疼痛的活动；④有再发气胸风险的患者不可进行呼吸阻抗性活动（如演奏铜管类乐器）或正压通气（如驾驶轻便潜水器）。

5. **遗传咨询及妊娠期管理**　LDS 是一种常染色体显性遗传病。约有 25% 的患者父母同样患病，75% 的患者是由于新发突变致病。LDS 患者孩子的发病率是 50%。如果已知一家系的致病突变，那么对于 LDS 的产前诊断就是有效的。

女性 LDS 患者妊娠可能会有一定的危险性。并发症包括妊娠或分娩期间的主动脉剥离/血管破裂或子宫破裂，或于产后立即产生主动脉剥离/血管破裂。建议应于妊娠期间及分娩后的几周内，增加主动脉影像学检查的频率。然而，女性 LDS 患者在适当的监督及产科风险管理下，仍有可能顺利地完成妊娠及分娩。

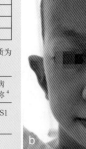

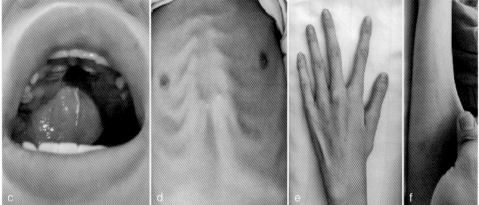

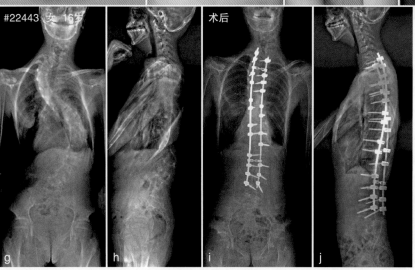

### 基因检测报告

**基本信息：**

| 姓　　名： | ×××   | 订单编号： | N2002961 |
|----------|-------|----------|----------|
| 性　　别： | 女性   | 样本编号： | E071802-1 |
| 年　　龄： | 16岁  | 临床诊断： | 马方体型 |
| 送验单位： |       | 检测项目： | 全外显子测序 |
| 送验日期： | 2019-07-18 | 检测方法： | 测序 |

**检测结果：** 通过测序＋疾病数据率分析，所发现的 TGFBR1 基因 c.C722T 的变异性质为"致病"。建议临床医生结合病情具体考虑。

| 突变基因 | 突变位置／转录本编号 | 外显子编号 | 核苷酸／氨基酸变化[1] | 纯合杂合 | 正常人频率[2] | 变异性质[3] | 遗传方式 | 疾病名称[4] |
|----------|------------------|----------|-------------------|---------|-------------|-----------|---------|-----------|
| *TUFBRJ* | Chr9:101S00288/ NM_004612 | 4 | c.C722T/ p.S241L | 杂合 | · | 致病 | 常显 | LDS1 |

图 19-15-1　女（#22443），16 岁，Loeys-Dietz 综合征伴脊柱侧凸。基因检测结果为 TGFBR1 基因的 4 号外显子发生突变，为 LDS Ⅰ型（a）。面部外观表现为眼距宽，腭裂（b、c），伴有鸡胸、蜘蛛足样指、皮肤松弛等特点（d~f）。术前 X 线示胸腰双主弯，跨度较大，矢状面上胸腰段局部后凸畸形（g、h）。行脊柱后路多节段 SPO 截骨矫形内固定植骨融合术（T₂~L₄），胸腰双弯均融合固定，术后冠状面及矢状面矫形效果良好，恢复平衡（i、j）

### 参考文献

[1] Loeys BL, Chen J, Neptune ER, et al. A syndrome of altered cardiovascular, craniofacial, neurocognitive and skeletal development caused by mutations in TGFBR1 or TGFBR2[J]. Nat Genet, 2005, 37(3): 275-281.

[2] L Van Laer, Dietz H, Bart Loeys BL. Loeys-Dietz syndrome[M]. Berlin: Springer, 2013.

[3] Loeys BL, Schwarze U, Holm T, et al. Aneurysm syndromes caused by mutations in the TGF-beta receptor[J]. N Engl J Med, 2006, 355(8): 788-798.

[4] Erkula G, Sponseller PD, Paulsen LC, et al. Musculoskeletal findings of Loeys-Dietz syndrome[J]. J Bone Joint Surg Am, 2010, 92(9): 1876-1883.

[5] Meester JA, Verstraeten A, Schepers D, et al. Differences in manifestationsof Marfan syndrome, Ehlers-Danlos syndrome, and Loeys-Dietz syndrome[J]. Ann Cardiothorac Surg, 2017, 6(6): 582-594.

[6] Gupta PA, Putnam EA, Carmical SG, et al. Ten novel FBN2 mutations in congenital contractural arachnodactyly: delineation of the molecular pathogenesis and clinical phenotype[J]. Hum Mutat, 2002, 19(1): 39-48.

[7] Putnam EA, Zhang H, Ramirez F, et al. Fibrillin-2 (FBN2) mutations result in the Marfan-like disorder, congenital contractural arachnodactyly[J]. Nat Genet, 1995, 11(4): 456-458.

[8] Coucke PJ, Willaert A, Wessels MW, et al. Mutations in the facilitative glucose transporter GLUT10 alter angiogenesis and

cause arterial tortuosity syndrome[J]. Nat Genet, 2006, 38(4): 452-457.

[9] Hucthagowder V, Sausgruber N, Kim KH, et al. Fibulin-4: a novel gene for an autosomal recessive cutis laxa syndrome[J]. Am J Hum Genet, 2006, 78(6): 1075-1080.

[10] Loeys B, van Maldergem L, Mortier G, et al. Homozygosity for a missense mutation in fibulin-5 (FBLN5) results in a severe form of cutis laxa[J]. Hum Mol Genet, 2002, 11(18): 2113-2118.

[11] MacCarrick G, Black JH 3rd, Bowdin S, et al. Loeys-Dietz syndrome: a primer for diagnosis and management[J]. Genet Med, 2014, 16(8): 576-587.

[12] Bressner JA, MacCarrick GL, Dietz HC, et al. Management of scoliosis in patients with Loeys-Dietz syndrome[J]. J Pediatr Orthop, 2017, 37(8): e492-499.

[13] Mazda, Farshad, Elin, et al. Anterior surgical treatment of scoliosis in a patient with Loeys-Dietz syndrome[J]. J Am Acad Orthop Surg Glob Res Rev, 2017, 1(7): 39.

[14] Uehara M, Ito K, Kosho T, et al. Posterior spinal fusion for severe kyphoscoliosis in a Loeys-Dietz syndrome patient with a large syringomyelia[J]. J Clin Neurosci, 2020, 76: 211-213.

[15] Bressner J, Jazini E, Sponseller PD. The growing spine in Marfan and Loeys–Dietz syndromes[M]// The Growing Spine. Berlin: Springer, 2016.

[16] Singh KK, Rommel K, Mishra A, et al. TGFBR1 and TGFBR2 mutations in patients with features of Marfan syndrome and Loeys-Dietz syndrome[J]. Hum Mutat, 2010, 27(8): 770-777.

[17] Malhotra A, Westesson PL. Loeys-Dietz syndrome[J]. Pediatr Radiol, 2009, 39(9): 1015.

[18] Fuhrhop SK, Mcelroy MJ, Dietz HC, et al. High prevalence of cervical deformity and instability requires surveillance in Loeys-Dietz syndrome[J]. J Bone Joint Surg Am, 2015, 97(5): 411-419.

[19] Loeys BL, Dietz HC. Loeys-Dietz syndrome[J]. Ann Thorac Surg, 1993, 87(9): 1949-1951.

## 第十六节　Segawa 综合征

Segawa 综合征，即多巴胺反应性肌张力障碍 (Dopa-responsive dystonia, DRD)，又称少年性遗传性肌张力障碍帕金森病，占所有肌张力障碍患者的 5%~10%，患病率约为 0.5/100 万，以女性多见，男女患病比例为 1 :（2.5~4）。最早于 1976 年由 Segawa 等报道，多于儿童早期发病，以昼夜波动性肌张力障碍和帕金森综合征为主要症状，小剂量多巴胺制剂治疗可以获得快速持久的治疗效果。

### 病因学

Segawa 综合征多为常染色体显性遗传，其外显率不完全，存在散发病例。目前研究认为，位于 14 号染色体长臂 (14q22.1-22.2) 上的三磷酸鸟苷环化水解酶 1 (guanosine triphosphate cyclohydrolase 1, GCH-1) 的基因突变是 Segawa 综合征的发病原因。Segawa 综合征也可以表现为常染色体隐性遗传，此类 Segawa 综合征多为由酪氨酸羟化酶 (tyrosine hydroxylase, TH) 基因的突变引起。除此之外，也有墨蝶呤还原酶 (sepiapterin reductase, SPR) 基因和 6- 丙酮酰 - 四氢蝶呤合成酶 (6-pyruvoyl-tetrahydropterin synthase, PTS) 基因突变的报道。GCH-1 基因突变导致 GCH-1 酶活性降低，影响四氢生物蝶呤的合成。四氢生物蝶呤是细胞中的一种重要辅酶，直接影响酪氨酸羟化酶的活性。因此，GCH-1 基因突变导致了酪氨酸羟化酶的活性下降，进而造成酪氨酸代谢异常及多巴胺合成障碍，纹状体内多巴胺水平降低，出现肌张力障碍及帕金森综合征的临床表现，同时也可引起儿茶酚胺递质的紊乱，出现精神症状。患者体内 GCH-1 酶活性并未完全消失，而是保持在一个较低水平，但并不足以支持长时间的四氢生物蝶呤合成，因此患者可出现症状昼夜波动性。

目前对于 Segawa 综合征合并脊柱畸形的具体机制尚不明确，但是部分学者认为，脊柱畸形的发生与躯干肌肌张力障碍相关，并且脊柱畸形的预后直接与 Segawa 综合征初次诊断及开始左旋多巴治疗的时间密切相关，Segawa 综合征的诊断与左旋多巴的治疗越及时，患者脊柱畸形的预后越好。

### 临床表现

对于 Segawa 综合征而言，其贯穿疾病全程的主要症状是姿势性肌张力障碍，而非动作性肌张力障碍。Segawa 综合征多以单肢远端肌张力障碍为首发症状（如马蹄内翻足、行走困难、书写痉挛等），随后可累及其他肢体、腰部、颈部、面部及全身，表现为手足徐动、挤眉弄眼、耸肩、颈部痉挛等不自主运动。成年起病者主要表现为类似帕金森综合征的症状（如震颤、僵直、运动迟缓、面具脸、姿势步态异常、站立困难及情绪低落等），病情严重时可出现头颈强直、吞咽及发音困难等表现。Segawa 综合征早期症状有明显的昼夜波动性，晨轻暮重，睡眠后改善。体格检查可见运动迟缓、静止性震颤、四肢肌张力齿轮样或铅管样肌张力增高，共济运动差，腱反射活跃或亢进，病理征阳性。后期可出现自主活动困难，咽反射减弱，四肢肌张力降低，腱反射减弱。Segawa 综合征患者可并发脊柱畸形，甚至在部分患者中，脊柱畸形可以成为 Segawa 综合征的主诉。

## 影像学表现

根据目前有限的病例报道，Segawa 综合征患者的脊柱畸形在 X 线上可以表现为脊柱侧凸、脊柱后凸、腰椎过度前凸等（图 19-16-1）。

## 诊断及鉴别诊断

Segawa 综合征最有用的诊断试验是对小剂量左旋多巴试验的显著阳性反应，小剂量左旋多巴即可快速改善 Segawa 综合征的肌张力障碍症状，疗效持久，且不引起运动并发症。代谢检查如苯丙氨酸负荷试验及脑脊液中神经递质、GCH-1 酶水平测定等方法可帮助诊断 Segawa 综合征。GCH-1 基因突变检测可以明确诊断，但是需要注意的是，除 GCH-1 基因外其他基因的突变也可导致 Segawa 综合征的发生。辅助检查（如脑电图、CT、MRI、PET 等）常为阴性结果。

对于儿童期起病，出现单一肢体或多个肢体肌张力障碍，且肌张力障碍存在昼夜波动性，家族内有类似疾病史，对小剂量左旋多巴反应性良好者，应考虑诊断为 Segawa 综合征。Segawa 综合征的具体诊断标准如下：① 1~10 岁发病，伴下肢肌张力不全（尤其是足部），极少数在成年有姿势性震

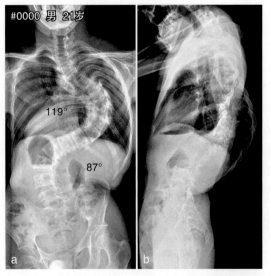

图 19-16-1 男（#0000），21 岁，Segawa 综合征。初诊为 5 岁，以行走困难为首发症状，进而累及四肢及头面部。15 岁时，发现背部不平，近 6 年来进行性加重，X 线片示脊柱侧后凸畸形（a、b）

颤；②症状明显的日间波动，随年龄增长而减弱；③ 20 岁以前病情进展，而随年龄增长减缓，40 岁后不再进展；④主要症状，下肢为主的姿势性肌张力不全、可发生头后仰的痉挛性斜颈、无轴性扭转肌张力失常或动眼危象；⑤后期发生 8~10Hz 的姿势性震颤，无帕金森病的 4~5Hz 的静止性震颤；⑥运动迟缓表现在后期，动作性活动保持至晚期；⑦全部腱反射亢进，某些有踝阵挛或纹状趾，无病理征；⑧左旋多巴疗效明显、持续有效，无明显不良反应，后期有可能减量；⑨有左侧优先受累的倾向；⑩女性多见；⑪矮身高；⑫常染色体显性遗传，外显率低，故也可为散发病例。

当然，Segawa 综合征也需要与少年型帕金森病、扭转痉挛、肝豆状核变性及其他类型的肌张力障碍等疾病相鉴别。少年型帕金森病可在儿童期发病，也可表现为姿势性肌张力障碍，并且对左旋多巴治疗有效。但是，少年型帕金森病的症状一般无晨轻暮重的特点，常规剂量左旋多巴制剂可有一定治疗效果，但对小剂量左旋多巴反应较差，并且存在开关现象和剂末现象。扭转痉挛，又称为扭转性肌张力障碍，是一种常染色体显性遗传病，其主要由扭转素 A 基因异常导致。其临床表现主要分为两种类型，一种是姿势性肌张力障碍，另一种为运动性肌张力障碍。扭转痉挛对左旋多巴无反应，这是扭转痉挛与 Segawa 综合征的鉴别点。肝豆状核变性是一种常染色体隐性遗传的铜代谢障碍性疾病，以铜代谢障碍引起的肝硬化、基底核损害为主的脑变性疾病为特点，其临床症状主要表现为粗大震颤、肝硬化、肝功能障碍，体格检查发现角膜可出现 Kayser-Fleischer 环，实验室检查可以发现血清铜蓝蛋白水平下降等。

## 自然史

Segawa 综合征多为儿童期（1~12 岁）缓慢起病，平均发病年龄为 6 岁，也有成人期发病的报道。Segawa 综合征病情大多缓慢进展，若不经治疗，5~6 年后症状可达到高峰。但在疾病早期，尤其是婴幼儿期由于症状不典型易被误诊为脑瘫、少年帕金森病、发育迟缓及其他类型的肌张力障碍，导致延误疾病治疗，部分患者确诊时已遗留明显的后遗症。

## 治疗

Segawa 综合征患者经早期诊断、早期治疗，可迅速、持久地改善肌张力障碍症状，部分患者可正常学习、工作，精神症状也可明显轻。左旋多巴起始剂量多为 1mg/(kg·d)，逐渐增加用量至出现最好的控制效果，最大剂量可为 20~25mg/(kg·d)。如果患者在接受左旋多巴治疗期间，出现明显的药物不良反应（如恶心、呕吐、嗜睡等），则应适当减少用量。对于部分症状严重的患者，再增加左旋多巴治疗剂量后疗效仍不满意，可以考虑深部脑刺激等外科治疗方式。

截至目前，有关 Segawa 综合征合并脊柱畸形治疗的文献报道并不多。Tsirikos 等报道了一组诊断为 Segawa 综合征的三胞胎病例，其中两例合并后凸畸形，患者经小剂量左旋多巴治疗之后后凸畸形明显改善，脊柱矢状位序列恢复正常；而另一例合并严重僵硬性脊柱侧凸患者经小剂量左旋多巴治疗后脊柱侧凸并未改善，并最终接受了一期前路松解＋内固定、后路内固定植骨融合术，术后患者脊柱的冠状位和矢状位序列恢复，随访时矫形效果满意。Micheli 等也报道了 1 例主诉脊柱侧后凸畸形的 Segawa 综合征患者，经有效的小剂量左旋多巴治疗后侧后凸畸形获得完全改善。根据以往文献的个例报道，对于病程较短、脊柱畸形较轻的 Segawa 综合征患者，可以给予小剂量左旋多巴治疗，脊柱多可随肌张力障碍的改善而恢复正常的冠状面及矢状面序列；而对于病程较长、严重僵硬性脊柱畸形的患者，经左旋多巴、支具等治疗无效，可以采取手术的方式矫正脊柱畸形，恢复正常序列，手术方式可参考神经肌源性脊柱侧凸（如脑瘫合并脊柱侧凸），多以长节段融合为主，必要时可固定至骨盆及髂骨。

### 参考文献

[1] Amerio A, Stubbs B, Odone A, et al. The prevalence and predictors of comorbid bipolar disorder and obsessive-compulsive disorder: a systematic review and meta-analysis[J]. J Affect Disord, 2015, 186: 99-109.

[2] Segawa M, Hosaka A, Miyagawa F, et al. Hereditary progressive dystonia with marked diurnal fluctuation[J]. Adv Neurol, 1976, 14: 215-233.

[3] Trender-Gerhard I, Sweeney MG, Schwingenschuh P, et al. Autosomal-dominant GTPCH1-deficient DRD: clinical characteristics and long-term outcome of 34 patients[J]. J Neurol Neurosurg Psychiatry, 2009, 80(8): 839-845.

[4] Ichinose H, Ohye T, Takahashi E, et al. Hereditary progressive dystonia with marked diurnal fluctuation caused by mutations in the GTP cyclohydrolase I gene[J]. Nat Genet, 1994, 8(3): 236-242.

[5] Steinberger D, Blau N, Goriuonov D, et al. Heterozygous mutation in 5'-untranslated region of sepiapterin reductase gene (SPR) in a patient with dopa-responsive dystonia[J]. Neurogenetics, 2004, 5(3): 187-190.

[6] Schiller A, Wevers RA, Steenbergen GC, et al. Long-term course of L-dopa-responsive dystonia caused by tyrosine hydroxylase deficiency[J]. Neurology, 2004, 63(8): 1524-1526.

[7] Segawa M, Nomura Y, Nishiyama N. Autosomal dominant guanosine triphosphate cyclohydrolase I deficiency (Segawa disease)[J]. Ann Neurol, 2003, 54(Suppl 6): S32-45.

[8] Hasan MS, Leong KW, Chan CY, et al. Anesthetic considerations in scoliosis patient with dopa-responsive dystonia or Segawa's syndrome[J]. J Orthop Surg (Hong Kong), 2017, 25(1): 612345031.

[9] Lee JH, Ki CS, Kim DS, et al. Dopa-responsive dystonia with a novel initiation codon mutation in the GCH1 gene misdiagnosed as cerebral palsy[J]. J Korean Med Sci, 2011, 26(9): 1244-1246.

[10] Furukawa Y, Kish SJ, Lang AE. Scoliosis in a dopa-responsive dystonia family with a mutation of the GTP cyclohydrolase I gene[J]. Neurology, 2000, 54(11): 2187.

[11] Tsirikos AI, Carr LJ, Noordeen HH. Variability of clinical expression and evolution of spinal deformity in a family with late detection of dopa-responsive dystonia[J]. Dev Med Child Neurol, 2004, 46(2): 128-137.

[12] Hwang WJ, Calne DB, Tsui JK, et al. The long-term response to levodopa in dopa-responsive dystonia[J]. Parkinsonism Relat Disord, 2001, 8(1): 1-5.

[13] Saunders-Pullman R, Blau N, Hyland K, et al. Phenylalanine loading as a diagnostic test for DRD: interpreting the utility of the test[J]. Mol Genet Metab, 2004, 83(3): 207-212.

[14] Wijemanne S, Jankovic J. Dopa-responsive dystonia--clinical and genetic heterogeneity[J]. Nat Rev Neurol, 2015, 11(7): 414-424.

[15] Bianca S, Bianca M. A new deletion in autosomal dominant guanosine triphosphate cyclohydrolase I deficiency gene-Segawa disease[J]. J Neural Transm (Vienna), 2006, 113(2): 159-162.

[16] Micheli F, Pardal MF, Gatto E, et al. Dopa-responsive dystonia masquerading as idiopathic kyphoscoliosis[J]. Clin Neuropharmacol, 1991, 14(4): 367-371.

[17] Dong W, Luo B, Qiu C, et al. Deep brain stimulation for the treatment of dopa-responsive dystonia: a case report and literature review[J]. World neurosurg, 2020, 136: 394-398.

[18] Chen Y, Bao X, Wen Y, et al. Clinical and genetic heterogeneity in a cohort of Chinese children with dopa-responsive dystonia[J]. Front Pediatr, 2020, 8: 83.

[19] Bally JF, Breen DP, Schaake S, et al. Mild dopa-responsive dystonia in heterozygous tyrosine hydroxylase mutation carrier: evidence of symptomatic enzyme deficiency?[J]. Parkinsonism Relat Disord, 2020, 71: 44-45.

[20] Bendi VS, Shou J, Joy S, et al. Motor fluctuations and levodopa-induced dyskinesias in dopa-responsive dystonia[J]. Parkinsonism Relat Disord, 2018, 50: 126-127.

## 第十七节　Proteus 综合征

Proteus 综合征（Proteus syndrome, PS）也称变形综合征，是一种散发且表现复杂的先天性疾病，最早于 1979 年由 Cohen 等报道。目前该病病因不明，以多种组织非对称性、不规则地过度生长、脑回状结缔组织痣、脂肪组织异常和多发性骨肥厚为特征。其面容似"象人"，故人们习惯称其为象面人或狮面人。Proteus综合征患者的过度生长可累及全身任何组织，最常见的为结缔组织、骨、脂肪、皮肤、中枢神经系统、眼、胸腺、结肠和其他组织也有病变，病变的严重程度和累及范围变异很大。有报道该病合并血友病、肺气肿、青光眼、膀胱血管畸形及与肿瘤存在相关性。其发病率约为1∶1 000 000，男女比例约1.9∶1.0，且大多数病例为散发。

## 病因学

目前Proteus综合征的确切发病机制仍不清楚，国外学者从基因水平对PS进行了相关研究，但国内尚未对该病进行深入的基因水平研究，是否存在新的或罕见致病基因有待进一步研究。有学者认为可能是子代体细胞的嵌合性病变引起Proteus综合征多样的临床表现，以及解释双胞胎中只有一个患病而另一个却是正常的现象，这些现象并不支持遗传学说。之前，学者认为Proteus综合征可能与PTEN基因突变密切相关，但有学者发现部分Proteus综合征患者无PTEN基因突变。近期有研究在大部分Proteus综合征患者受累组织中发现AKT1体细胞激活突变，而在外周血中仅发现有2例该基因突变，且患者父母均未发现携带该致病基因。此研究首次证实Proteus综合征是体细胞突变所致，而非生殖细胞突变引起，改变了既往认为该病为生殖细胞突变所致的传统观念。AKT1体细胞激活突变是导致皮肤、骨骼、结缔组织、大脑和其他组织过度生长的重要原因，同时也是引起该病患者伴良性肿瘤的关键基因（图19-17-1d）。

## 临床表现

1. **生长特点**　主要表现为出生后不规则、扭曲的过度生长，可累及全身各部位，受累部位生长速度快，大多数患者出生时无显著的不对称，6～18个月龄开始出现不对称的过度生长，与其他不对称生长性疾病显著的区别在于受累部位不规则生长，受累身体部分及内部骨骼失去正常形态，四肢最常受累（图19-17-1c、m）。

2. **血管畸形**　Proteus综合征中皮肤毛细血管、颅内动静脉血管畸形常见，以静脉畸形多见，动脉畸形较少（图19-17-1j、k）。

3. **脂肪组织不规则生长**　患者既存在脂肪过度生长（图19-17-1e、f），又存在脂肪萎缩。许多患者存在腹部和肢端的脂肪过度生长，脂肪萎缩最常见于胸部。

4. **特异性皮肤表现**　常见脑形结缔组织痣（cerebriform connective tissue nevus, CCTN），存在于72.2%的Proteus综合征患者，CCTN从未在新生儿见到，皮损缓慢进展，贯穿于整个青春期。开始为局部的皮下组织增厚，随时间显著进展，可达1cm或更深，形成深沟，导致形成脑形。CCTN最常见于足底，少数见于双手，偶尔见于鼻孔和双眼中间，有报道称发现1例患者CCTN位于胸壁。此外，常见线性生长的疣状表皮痣，有些患者的皮损出生时可见，当时可能比较稀薄、类似污点。大部分患者出生时无表现，1岁内开始皮肤变粗厚、颜色变暗，颜色从深棕色到黑色，纹理粗糙，类似补丁（图19-17-1l、n）。

5. **特殊面容**　见于少数患者，多合并认知功能障碍，表现有睑裂下斜、颧骨扁平、面部变长和持续张口状。

6. **肺部和胸廓病变**　少部分病例有肺大疱改变，分布于单侧或双侧，可合并散在钙化。患者可表现为肺功能下降、肺不张或肺部感染，甚至导致死亡。其他的胸部病变还有肋骨过度生长、支气管错构瘤、胸壁肿块等，均可使呼吸受阻，应手术治疗。

7. **骨骼表现**　常出现骨过度生长，包括单骨或部分骨生长快于身体的其他部位骨骼，或者骨性生长侵犯了关节间隙，有锯齿状的骨边缘（图19-17-1i）。受累部位常有不规则和紊乱的骨组织，包括高度骨化、类骨质过度增殖伴有不同程度的钙化，结缔组织钙化，长骨变细、变长，可有手足不对称增大，巨指（趾）畸形（图19-17-1l、n），头骨肥厚和异常钙化的结缔组织，通常过度生长的骨表面缺乏软组织覆盖，过度生长导致外貌变丑。脊柱方面常出现脊柱侧凸或侧后凸畸形。北京协和医院脊柱外科于2014年7月收治1例Proteus综合征合并胸腰段脊柱侧凸的患者。该患者为17岁女性，发现背部不平14年，并于14年前开始支具治疗。患者规范佩戴支具12年，每天佩戴大约18小时，但侧凸角度仍进行性加重，并出现腰背痛；右侧上肢和下肢的偏身肥大，以及右下肢关节附近的外生性骨疣，包括髋、膝、踝及足趾关节；患者还伴有右

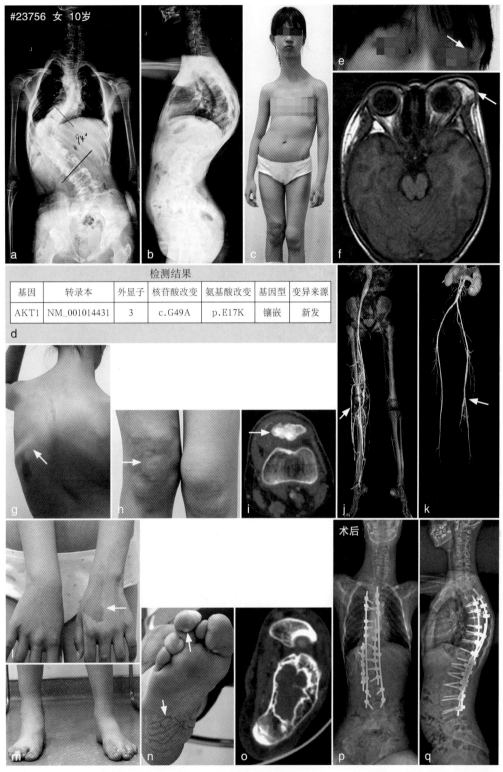

图 19-17-1  女（#23756），10 岁，Proteus 综合征伴后凸型脊柱侧凸（a、b），躯干明显右倾，颈部及面部拉长，躯干及四肢呈不对称生长（c）；基因检测结果显示为 Proteus 综合征的致病基因 AKT1 发生突变（d）；左眼上睑处脂肪增生，形成脂肪瘤样改变（e、f）；后背部有鲜红色皮肤色素痣（g）；右膝见浅静脉曲张（h），静脉成像示大隐静脉多发分支与深部血管交通（j）；左膝髌骨骨质破坏，边缘呈锯齿状（i）；下肢动脉 CTA 提示左股动脉远端血管畸形（k）；左手背有多发皮肤色素斑（l）；双侧小腿不对称，右侧增粗，左侧皮纹增多，呈象皮样改变（m）；左侧足底可见特征性皮肤表现：脑形结缔组织痣（n，下方箭头），伴有巨趾畸形（n，上方箭头），对应的 CT 提示左足跟骨中央骨质破坏（o）。行脊柱后路多节段 PCO 截骨矫形内固定术（p、q）

侧足底皮肤异常增厚。患者全脊柱正侧位片示脊柱胸腰段脊柱侧凸，Cobb 角为 100°，代偿性胸椎弯曲 Cobb 角 70°；双足 X 线片示第一及第五跖跗关节和跖趾关节肿大，伴有骨骺软骨外生性骨疣（图 19-17-2）。根据患者具有非对称性、不规则肢体过度生长的表现，合并多发外生性骨疣及脊柱侧凸畸形，确诊其为 Proteus 综合征合并脊柱侧凸畸形。

**8.泌尿生殖系统异常** 包括肾性尿崩症、血管瘤、肾盂积水、输尿管扩张、卵黄囊肿瘤、睾丸间皮瘤、阴茎肥大、外生殖器难于辨认等异常。男性 Proteus 综合征患者常合并泌尿生殖系统肿瘤，包括睾丸肿瘤、睾丸白膜囊腺瘤、附睾乳头状囊腺瘤、睾丸鞘膜间皮瘤等。

## 影像学表现

Proteus 综合征的特征包括脂肪组织、骨组织、结缔组织、内皮和外皮等多种组织的过度生长，临床影像学表现错综复杂，诊断需要临床表现和影像学表现综合分析，同时需排除其他病变。

## 诊断及鉴别诊断

Proteus 综合征的临床表现多样和影像学表现错综复杂且均缺乏特异性，容易导致临床上误诊或漏诊。迫切需要全面而明确的诊断标准。有关本病的诊断标准，自 1983 年 Wiedemann 提出第 1 个临床标准以来，国内外先后提出了多个诊断标准，其中较为全面的是 2004 年 Turner 等对以前标准进行了修正，制订了目前 Proteus 综合征的主次诊断标准。

**1.主要标准** 主要标准包括 3 条：①病变呈嵌合性分布；②病程呈进展性；③人群中呈散发。

**2.次要标准** 次要标准包括 3 大类

（1）A 类 脑回状结缔组织痣。

（2）B 类

1）表皮疣（表皮痣／皮脂腺痣）。

2）不成比例的过度生长（至少具备以下 1 种病变）。①肢体：上下肢，手脚，指（趾）；②颅骨：骨肥厚；③外耳道：骨肥厚；④脊柱发育不良；⑤内脏病变：脾或胸腺。

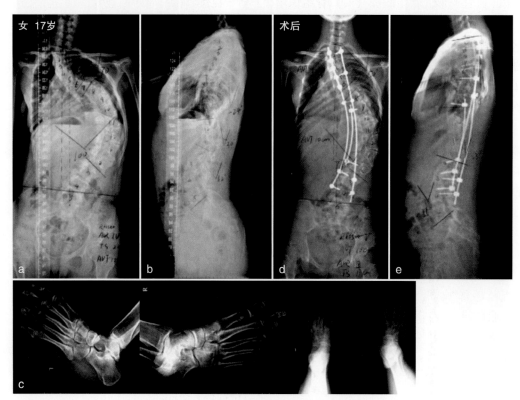

图 19-17-2　女，17 岁，Proteus 综合征伴脊柱侧凸。患者初诊时为 3 岁，发现脊柱侧凸，行支具治疗 14 年，畸形进展较快，右胸弯 Cobb 角为 100°，躯干右倾（a、b）；双足 X 线片示第一及第五跖跗关节和跖趾关节肿大，伴有骨骺软骨外生性骨疣（c）；行脊柱后路矫形内固定植骨融合术（$T_2$~$L_4$），术后冠状面及矢状面平衡恢复良好（d、e）（此病例由沈建雄提供）

　　3）未满 20 岁出现特异性肿瘤（双侧卵巢囊性瘤／腮腺单形性腺瘤）。

　　（3）C 类　①脂肪组织不规则分布：脂肪瘤／局部脂肪缺失；②脉管畸形：毛细血管／静脉／淋巴管畸形；③肺囊肿；④面部表现型：长头／长脸，睑裂轻度下斜／轻度睑下垂，塌鼻梁，宽或前突的鼻孔，静止时口张开。

　　Proteus 综合征患者必须满足主要标准中的全部 3 项和次要标准中的 A 类或 B 类中的 2 项或 C 类中的 3 项异常。

　　此外，Proteus 综合征致病基因 AKT1 的发现，为该病诊断提供了新的信息和理论依据。目前，有条件的实验室可以检测患者病变部位是否是致病基因 AKT1 突变所致，有利于该病患者的早期诊断及产前诊断，避免误诊或漏诊。

　　本病应与以下疾病鉴别：①表皮痣／皮脂腺痣综合征。自幼发病，可见疣状痣与骨骼畸形改变，但常有神经症状，且无明显的偏侧增生，也不伴有皮下肿瘤。② Klippel-Trenaunay 综合征（骨肥大静脉曲张性痣综合征）。先天发病和单侧病变。表现为胎痣、血管畸形、软组织和（或）骨组织增生等，但不随年龄增长加重。③ Bannayan Riley Ruvalcaba 综合征（巨颅 - 脂肪瘤 - 血管畸形综合征）。出生即发病，但有常染色体显性遗传和家族史，非散发病例。④ Maffuci 综合征。为指（趾）内生性软骨瘤、多发静脉畸形和血管瘤。但无偏侧增生过度生长。⑤皮肤骨膜增厚症（肥大性骨关节病）。自幼发病，表现为杵状指、对称性骨关节增粗、脑回状皮肤改变及皮脂腺增生。但无偏侧生长与皮下肿瘤出现。⑥结节硬化症。累及神经与皮肤的疾病，特征性表现为肺、脑、肾、皮肤、心脏及其他器官的错构变化。主要的诊断标准为心脏横纹肌瘤、面部血管纤维瘤、视网膜错构瘤、肾血管平滑肌脂肪瘤，一些次要的特征包括牙龈纤维瘤、错构瘤性息肉、肾囊肿或骨囊肿。⑦偏侧发育过度，偏侧增生／脂肪过多症综合征（hemihyperplasia/lipomatosis syndrome，HHLS）。HHLS 患者缺少进展的肢体和颅骨的过度增生。⑧脑颅皮肤脂肪过多症（encephalo craniocutaneous lipomatosis，ECCL）；ECCL 是一种与神经及皮肤相关的综合征，具有特征的同侧颅骨、颜面、眼睛和中枢神经系统畸形，该疾病最具有特征性的诊断是单侧半球形脑萎缩，同侧的秃发症及其上面的头皮脂肪瘤。⑨神经纤维瘤病；最早的 PS 病例长期被误诊为神经纤维瘤病，典型的 I 型神经纤维瘤病临床表现包括牛奶咖啡斑、表皮和皮下的肿瘤、腋前线雀斑、骨发育不良、多发中枢神经系统肿瘤（如视神经胶质瘤）；该病系常染色体显性遗传病，故直系亲属也常出现。

## 治疗

　　目前，Proteus 综合征尚无特异性的治疗方法。Proteus 综合征患者过度生长可累及全身任何组织，常需联合多学科联合治疗。如果患者偏侧畸形和肿瘤生长常影响到机体功能，甚至威胁到生命，只能通过外科手术矫正畸形和重建功能，但手术治疗只能暂时或部分改善患者的肢体功能及生活状况，其后仍可能继续生长或复发。为防止畸形进一步加重，缓解患者腰背痛症状，可采取后路脊柱矫形内固定植骨融合术（图 19-17-2）。

　　所以，目前治疗目的在于对该病患者进行对症处理，最大限度地降低残疾程度，提高生活质量。对于巨趾（指）畸形的患者，为终止快速过度增长的趾（指）生长，可使用骺骨干固定术。因该病罕见和进行性毁损面容，大部分患者有不同程度的抑郁症，甚至有自杀倾向，需要进行适当的精神病学和心理学治疗，减轻患者痛苦。对于该病患者，充分评估患者基本病史、体格检查及影像学资料等非常重要。麻醉尤其是全身麻醉过程中，骨骼肌和软组织增生容易影响气道畅通、麻醉效果及术中体位，这点需要格外重视。另外，由于 Proteus 征患者深静脉血栓和肺栓塞发病率及致死率较高，因此术后一般皮下注射低分子肝素，以达到预防深静脉血栓的目的。

### 参考文献

[1] Sarman ZS, Yuksel N, Sarman H, et al. Proteus syndrome: report of a case with developmental glaucoma[J]. Korean J Ophthalmol, 2014, 28(3): 272-274.

[2] Thomason JL, Abramowsky CR, Rickets RR, et al. Proteus syndrome: three case reports with a review of the literature[J]. Fetal Pediatr Pathol, 2012, 31(3): 145-153.

[3] Yamamoto A, Kikuchi Y, Yuzurihara M, et al. A case of Proteus syndrome with severe spinal canal stenosis, scoliosis, and thoracic deformity associated with tethered cord[J]. Jpn J Radiol, 2012, 30(4): 336-339.

[4] Cohen MM Jr, Hayden PW. A newly recognized hamartomatous syndrome[J]. Birth Defects Orig Artic Ser, 1979, 15(5B): 291-296.

[5] Dietrich RB, Glidden DE, Roth GM, et al. The Proteus

syndrome: CNS manifestations[J]. AJNR Am J Neuroradiol, 1998, 19(5): 987-990.

[6] Takebayashi T, Yamashita T, Yokogushi K, et al. Scoliosis in Proteus syndrome: case report[J]. Spine, 2001, 26(17): E395-398.

[7] Yilmaz E, Kansu O, Ozgen B, et al. Radiographic manifestations of the temporomandibular joint in a case of Proteus syndrome[J]. Dentomaxillofac Radiol, 2013, 42(2): 58444855.

[8] Pazzaglia UE, Beluffi G, Bonaspetti G, et al. Bone malformations in Proteus syndrome: an analysis of bone structural changes and their evolution during growth[J]. Pediatr Radiol, 2007, 37: 829-835.

[9] Sapp JC, Turner JT, van de Kamp JM, et al. Newly delineated syndrome of congenital lipomatous overgrowth, vascular malforma- tions, and epidermal nevi (CLOVE syndrome) in seven patients[J]. Am J Med Genet A, 2007, 143A: 2944-2958.

[10] Kalhor M, Parvizi J, Slongo T, et al. Acetabular dysplasia associated with intra-articular lipomatous lesions in proteus syndrome. A case report[J]. J Bone Joint Surg Am, 2004, 86(4): 831-834.

[11] Tosi LL, Sapp JC, Allen ES, et al. Assessment and management of the orthopedic and other complications of Proteus syndrome[J]. J Child Orthop, 2011, 5(5): 319-327.

[12] Ahmetoglu A, Isik Y, Aynaci O, et al. Proteus syndrome associated with liver involvement: case report[J]. Genet Couns, 2003, 14(2): 221-226.

[13] Samlaska CP, Levin SW, James WD, et al. Proteus syndrome[J]. Arch Dermatol, 1989, 125(8): 1109-1114.

[14] Biesecker L. The challenges of Proteus syndrome: diagnosis and management[J]. Eur J Hum Genet, 2006, 14(11): 1151-1157.

[15] Yang Z, Xu Z, Sun YJ, et al. Heterozygous somatic activating AKT1 mutation in a case of Proteus syndrome with mental retardation[J]. J Dermatol, 2014, 41(2): 188-189.

[16] Kumar R, Bhagat P. A severe and rapidly progressive case of proteus syndrome in a neonate who presented with unilateral hydrocephalus apart from other typical features of the proteus syndrome[J]. J ClinNeonatol, 2012, 1(3): 152-154.

[17] Farajzadeh S, Zahedi MJ, Moghaddam SD. A new gastrointestinal finding in Proteus syndrome: report of a case of multiple colonic hemangiomas[J]. Int J Dermatol, 2006, 45(2): 135-138.

[18] White NJ, Cochrane DD, Beauchamp R. Paraparesis caused by an angiolipomatous hamartoma in an adolescent with Proteus syndrome and scoliosis[J]. J Neurosurg, 2005, 103(Suppl 3): 282-284.

[19] Li Z, Shen J, Liang J. Thoracolumbar scoliosis in a patient with Proteus syndrome a case report and literature review[J]. Medicine, 2015, 94(5): e360.

## 第十八节　唐氏综合征

唐氏综合征（Down syndrome, DS）又称21三体综合征、先天愚型、伸舌样痴呆，是最常见的常染色体遗传病之一，在活产新生儿中的发病率为1/（600～800）。该综合征最早由英国医生 John Langdon Down 于 1866 年总结描述，并于 1959 年由法国遗传学家 Jerome LeJeune 明确了其发病机制，最终于 1965 年被世界卫生组织定名。该综合征的遗传学特征为 21 号染色体呈三体型，这是由于生殖细胞在减数分裂过程中，受多种因素影响而

发生分离异常所致。孕母的年龄是一个显著影响发病率的关键因素，在 20 世纪中叶受限于无有效产前筛查的客观条件，妊娠年龄在 25 岁以下的母亲生产该类患儿的概率约为 1/2000，35 岁时约为 1/300，大于 45 岁约为 1/40。目前常用的产前筛查手段主要是通过对孕母血液样本进行血清学筛查（唐氏筛查），即测定孕妇血清中 β-绒毛膜促性腺激素、甲胎蛋白（AFP）及游离雌三醇含量，从而能够在妊娠早期和中期筛查出高风险胎儿，继而采用绒毛活检、羊水、脐血穿刺与染色体核型分析进一步确诊。产前筛查的全面推广有效减少了唐氏综合征的发生率，带来了重大的社会效益。

唐氏综合征主要影响神经系统和骨骼肌肉系统的发育，其典型特点包括智力低下、特征性的面容、手部异常、肌张力减退、身材矮小、关节过度活动和韧带松弛等。患者体弱多病，较易患白血病和心脏病，呼吸道感染是其死亡的主要原因。过去受限于对该综合征的错误认识和医疗条件，大部分患者于儿童期死亡，少数患者能生存至青春期。现在随着医疗条件的改善和更健康的饮食，患者的预期寿命已经大大地延长。

## 病因学

系 21 号染色体异常引起，包括 21 号染色体三体、易位和嵌合三种类型，以三体最为多见，约占患者总数的 95%。外周血淋巴细胞或羊水细胞染色体核型检查和荧光原位杂交可准确诊断。

1. 三体型　患者体细胞染色体有 47 条，有一条额外的 21 号染色体，核型为 47，XY（或 XX），+21。其父母外周血淋巴细胞核型都正常。主要是由于生殖细胞在减数分裂过程中或者受精卵在有丝分裂时，21 号染色体发生错误分离，使得胚胎体细胞内存在一条额外的 21 号染色体，继而导致细胞内基因成分异常增多、基因平衡失控，最终导致胎儿发育异常（图 19-18-1）。

2. 易位型　占患者总数的 2.5%～5%。其染色体总数为 46 条，其中一条是异位染色体。有 D/G 易位及 G/G 易位两种，以 D/G 易位常见。① D/G 易位：D 组中以 14 号染色体为主，核型为 46，XY（或 XX），-14，+t（14q21q），少数为 15 号或是 13 号染色体。D/G 易位大约半数为遗传性，半数为散发。② G/G 易位：此型易位中绝大

减数分裂

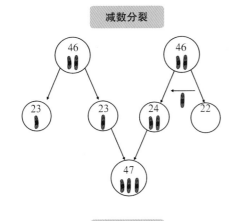

a

有丝分裂

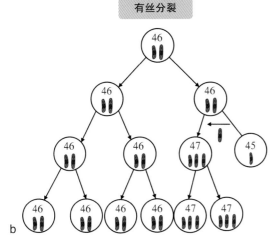

b

图 19-18-1　三体型异常染色体。卵子减数分裂过程中，产生异常配子，与正常配子结合，导致受精卵内含有 3 条 21 号染色体（a）；受精卵有丝分裂过程中，产生异常细胞，导致体细胞内存在 1 条额外的 21 号染色体（b）

多数为两条 21 号染色体发生着丝粒融合，形成等臂染色体，核型为 46，XY（或 XX），-21，+t（21q21q）。少数为 21 号与 22 号染色体之间的易位，核型为 46，XY（或 XX），-22，+t（21q22q）。

3. 嵌合型　占患者总数的 2%~4%。其体内存在两种以上细胞株，一株正常，另一株为 21- 三体细胞，形成嵌合体。其核型为 46，XY（或 XX）/47，XY（或 XX），+21。临床表现随正常细胞所占比例不一。

导致染色体异常的原因主要有三点：①孕母高龄，孕母年龄越大，子代发病率越高，目前的研究表明，这可能与母体的卵细胞衰老有关。孕母年龄 20 岁时发病率为 0.05%，35 岁时约为 0.3%，40 岁以上可高达 2%～5%。②遗传因素，父母染色体异常可能遗传给下一代。③致畸变的物质及疾病影响，放射线、病毒感染（EB 病毒、流行性腮腺炎

病毒、风疹病毒等）及化学因素（抗代谢药、抗癫痫药、苯、农药等）均可导致胎儿染色体畸变。

21 号染色体和其基因组中的其他位点上的多种基因，例如唐氏综合征细胞黏附分子（Down syndrome cell-adhesion molecule，Dscam）和淀粉样蛋白前体基因的多态性，有助于其临床表现的变化。DS 相关的骨骼发育异常主要与位于 21 号染色体上的 COL6A1 和 COL6A2 等基因相关，胶原 α1（VI）和 α2（VI）链由其编码。VI 型胶原蛋白合成障碍可引起肌肉张力减低和关节韧带松弛，继而增加骨骼系统异常的风险。

## 临床表现

1. 特殊面容　患者具有明显的特殊面容，如眼距宽、鼻根低、眼裂小、双眼外眦上斜、内眦赘皮，外耳小、舌胖且常伸出口外，流涎多。头围小于正常，头前后径短，枕部平呈扁头（图 19-18-2a、b）。颈短而宽、皮肤宽松。头发细软而较少。前囟大且闭合延迟，顶枕中线可有第三囟门。

2. 智能发育障碍　多数患者有不同程度的智能发育障碍，随年龄增长而明显。智商低，通常为 25~50，抽象思维能力受损最大，缺乏理解能力。常有嗜睡和喂养困难。如果存活至成人期，则常在 30 岁以后即出现老年性痴呆症状。

3. 皮纹特征　一侧或双侧呈通贯手，手掌基部掌纹三叉点 T 移向掌心，在第二到第五指基部各有一个三叉点，依次标为 A、B、C、D。该 ATD 夹角增大，大于 58°（我国正常人约为 40°）（图 19-18-2c、d）。手较宽，斗纹少，第四、五指桡侧箕形纹多，跗趾球胫侧弓形纹和第五趾只有一条指褶纹。

4. 多发畸形　约 50% 的患者伴有先天性心脏病（常见室间隔缺损、房间隔缺损和动脉导管未闭），其次是消化道畸形（如十二指肠狭窄、巨结肠、直肠脱垂及肛门闭锁等）、泌尿道畸形等。部分可有生殖系统功能损害（男孩可有隐睾，女孩无月经），成年后大多无生育能力。免疫功能低下，易患感染性疾病。急性淋巴细胞白血病的发病率明显高于正常人群。

5. 骨骼系统发育异常　患者常身材矮小，骨龄常落后于年龄，出牙延迟且常错位。四肢短，坐、立、行迟缓，由于韧带松弛，关节可过度弯曲，手指粗短，小指中节骨发育不良使小指向内弯曲，指

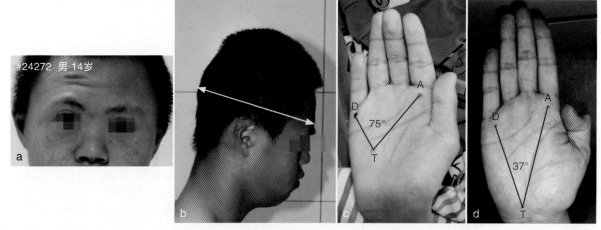

图 19-18-2    男（#24272），14 岁，眼距宽，鼻根低，外耳小（a）；头前后径小，枕部平，呈扁头（b）；手部掌纹三叉点 ATD 夹角为 75°（c）［正常人手部掌纹三叉点 ATD 夹角约为 40°（d）］

骨短。Concolino 等报道唐氏综合征患者足部畸形发生率较高，包括：前足骨畸形、扁平足、单纯的足外翻、膝外翻和旋前扁平足等。

颈椎不稳定是 DS 常见的骨骼系统异常，可发生在寰枢关节和枕骨 - 寰椎连接处。10% ~ 50% 的 DS 患者存在颈椎不稳定现象，但大多数颈椎不稳的患者无明显症状。周围韧带松弛可导致颈椎活动度增高，引起颈椎不稳定。Pueschel 等报道 DS 患者颈椎畸形发生率为 45/78（57.7%），而年龄、性别匹配的正常对照组中颈椎畸形发生率为 3/38（7.9%）。此外，伴有寰枢椎不稳定的 DS 患者颈椎畸形发生率为 31/39（79.5%），而无寰枢椎不稳定的脊柱畸形发生率为 14/39（35.9%）（图 19-18-3）。

脊柱侧凸同样存在于 DS 患者中，根据文献报道，约 10% 的 DS 患者侧凸超过 20°（图 19-18-4），对于非卧床患者，侧凸发生率为 8.7% ~ 10%，而卧床患者中发生率接近 50%。部分 DS 患者的脊柱侧凸属于医源性脊柱侧凸，与患者早年开胸行先天性心脏病手术相关（详见第 20 章第二节）；此外，DS 患者中也存在先天性脊柱侧凸的报道。侧凸的弯型中，最常见的为双主弯，大多数患者侧凸进展较快。

目前关于 DS 患者脊柱侧凸的自然史研究非常少，Milbrandt 等报道 379 例 DS 患者中，33 例（8.7%）出现脊柱侧凸表现，初诊时平均年龄为 11.6 岁（4~16.7 岁），男女性别比为 1 : 2.67，其中双主弯占绝大多数（55%）。回顾这 33 例患者的既往史，其中 16 例（49.5%）曾因合并发生的先天性心脏病做过开胸手术，术后脊柱侧凸进展。此类患者支具治疗效果较差，在 10 例曾接受过支具治疗的患者中，患者平均戴支具 26.5 个月（12~63 个月），支具治疗期间侧凸进展平均为 10°（0°~44°），最终有 30% 患者行手术治疗，且在随访 4.15 年时，有 1 人已无法行走，需坐轮椅。Abousamra 等报道 581 例 DS 患者中，62 例（10.7%）出现脊柱侧凸表现，初诊时平均年龄为 13.8 岁（8~20.1 岁），男女性别比为 1 : 2.44，其中双主弯占绝大多数（52%），平均主弯大小为 31°（13°~66°），21% 的患者主弯大于 40°。共有 7 例患者选择进行支具治疗，平均戴支具 24 个月（16~36 个月），支具治疗期间侧凸进展平均为 5.3°（图 19-18-5）。

## 诊断

患者的特殊面容、体型特点和智力障碍可为临床诊断提供重要线索。BertilHall 于 1964 年提出，在以下 10 个体征中患者具有 6 个以上时即可临床诊断为唐氏综合征：①拥抱反射消失（阳性率为 85%）；②肌张力低（阳性率为 80%）；③面部扁平（阳性率为 90%）；④眼裂上斜（阳性率为 80%）；⑤耳发育不良（阳性率为 60%）；⑥颈后皮肤增厚（阳性率为 80%）；⑦通贯掌（阳性率为 45%）；⑧关节活动过度（阳性率为 80%）；⑨骨盆发育不良（阳性率为 70%）；⑩小指中指骨发育不良（阳性率为 60%）。但上述特征并非是唐氏综合征患者所特有，进一步确定诊断需要做染色体检查。

此外，目前产前诊断可以通过测母体甲胎蛋白、非结合雌三醇、绒毛膜促性腺激素，并结合母

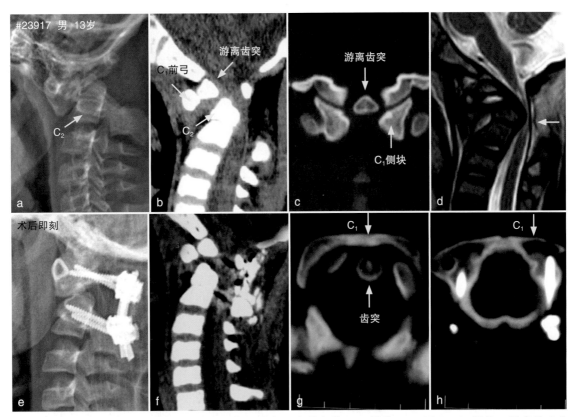

图 19-18-3 男（#23917），13 岁，DS 并发颈椎不稳定。术前矢状面 X 线片、CT 示 C$_1$~C$_2$ 脱位，游离的小齿突与 C$_1$ 前弓一起向前脱位（a~c）；术前矢状面 MRI 示椎管狭窄、脊髓受压变性（d）；行后路 C$_1$~C$_2$ 复位减压固定融合术（e、f），术后 CT 平扫显示 C$_1$ 前弓与齿突的解剖关系恢复正常（g），C$_1$ 椎弓根螺钉的位置良好（h）

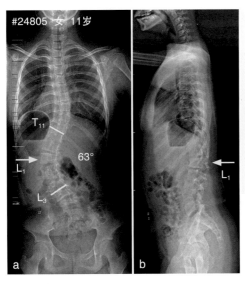

| 姓名：×××　　　　　　　| 检验结果 |
| --- | --- |
| 性别：女　年龄：4 岁 | |
| 住院号：＿＿＿＿＿＿ | |
| ＿＿＿科＿＿区＿＿床 | |
| 临床印象：＿＿＿＿＿ | 核型：47，XX，+21 |
| 送检材料：＿＿＿＿＿ | |
| 检验项目：染色体检查 | |
| 送检医师：＿＿＿＿＿ | |
| 2009 年 10 月 6 日 | 报告日期：2009 年 10 月 29 日　检验者： |

c

图 19-18-4 女（#24805），11 岁，初诊 DS 伴脊柱侧凸时，表现为后凸型左腰弯（63°），顶椎位于 L$_1$（a、b）；染色体核型分析报告示染色体异常：47，XX，+21（c）

亲妊娠时间进行筛查，可筛查出 61% 的唐氏综合征胎儿的妊娠。近年来发现，母血中尿素抗嗜中性白细胞碱性磷酸酶活性增高，其阳性率为 79%。确切的诊断需行羊水穿刺进行细胞遗传学检查，并进一步行染色体核型分析和荧光原位杂交进行确诊。这两项检查还对唐氏综合征嵌合型的预后估计有积极意义，由于嵌合型患者的表型差异悬殊，可从正常或接近正常到典型的临床表现，他们的预后主要取决于患者体细胞中正常细胞株所占的百分比。因此，了解唐氏综合征嵌合型患者体细胞中正常核型细胞与 21 三体核型细胞的比例，可以根据其具体情况指导患者及其家庭进行相应治疗。

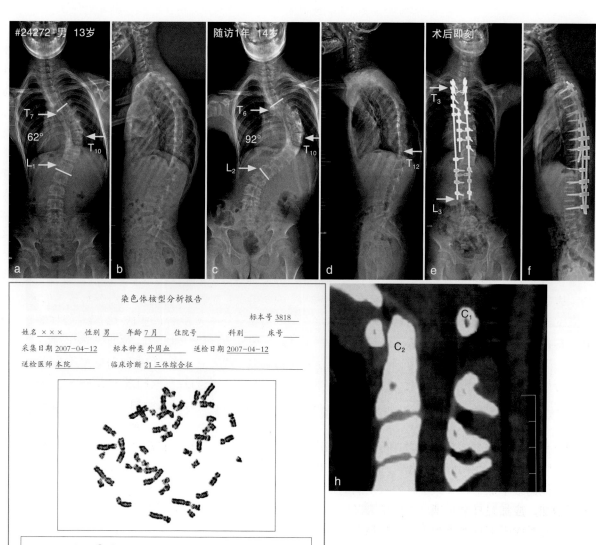

图 19-18-5　男（#24272），13 岁，初诊 DS 伴脊柱侧凸，右胸弯 62°，呈后凸型（a、b），1 年后进展至 92°，表现为低顶椎（$T_{10}$）的后凸型长胸弯，后凸顶椎位于 $T_{12}$（c、d）；行后路多棒分段 $T_3$~$L_3$ 矫形固定融合术，冠状面矫形效果良好（e），恢复正常胸椎后凸（f）；染色体核型分析报告示染色体异常：47，XY，+21（g）；CT 示无齿突发育不良，无 $C_1/C_2$ 脱位（h）

## 治疗

唐氏综合征本身尚无特效治疗。目前的治疗措施主要是对患者进行耐心的教育与训练，早期干预的系统实施可以对唐氏综合征患者的长远动作发展起到重要的积极的影响。此外，可以口服维生素 $B_6$、叶酸、γ-氨基丁酸、谷氨酸，有助于稳定智力和促进肌力。

早期干预首先需要进行持续的动作训练。但是动作训练治疗的目标并非加快患者粗大运动功能发展的速度，而是最大程度地减少患者在运动功能发展过程中出现的"异常动作模式"倾向。这是因为唐氏综合征患者由于躯干及四肢肌张力低下、韧带松弛、肌力偏低及四肢过短，从而造成粗大运动功能障碍。如果不在早期加以干预，患者为了维持站立和行走，常常会采取错误的补偿性动作模式来克服由于先天缺陷而造成的运动不便和阻力。长期作用之下，患者的身体会由于错误的负重和发力，继而造成各种畸形，例如下肢的外旋、膝盖过伸、手掌向下、双足外旋等，最终严重影响其生长发育和生活质量。

早期干预需要同时进行系统的语言功能训练。唐氏综合征患者的语言功能发育严重滞后，45%的患者有主动口语表达能力，但是模糊且难以辨认。在幼儿期这一智力发展的关键期进行系统的语言功能训练，能显著改善唐氏综合征患者的智商及语言理解、表达、操作能力。由于6岁以上的儿童大脑发育基本接近成人，所以开始语言功能训练的时间越晚，其训练效果越差，训练后表达与操作均改善不明显。因患者视觉记忆较强，可以先从手势语表达训练开始，逐渐过渡到口语表达。训练后理解能力的提高，可以减少患者的不良习惯，提升生活质量。

需重点关注严重心肺功能异常。由于唐氏综合征患者呼吸上皮、神经元调控和免疫细胞中线粒体蛋白质功能的效率低下，导致多种呼吸疾病的发生率大幅增加。应加强日常护理，预防感染及呼吸道传染病，同时对于部分严重呼吸阻塞的患者可行手术治疗以改善通气功能。约50%的唐氏综合征患者存在不同程度的先天性心脏缺陷。内皮细胞的遗传误差可能是导致心脏畸形的关键因素，最常见的是心内膜垫缺损（45%）和室间隔缺损（35%），且心脏缺陷随着年龄增长逐渐严重，部分患者需行修补手术以矫正心脏畸形。

骨骼系统方面，颈椎不稳定是唐氏综合征患者须关注的重点。DS颈椎不稳患者中大多数可无症状，然而这种颈椎不稳存在进展风险，并可因脊髓压迫造成不可逆损伤。因此，建议通过颈椎正侧位和动力位片对颈椎的稳定性进行筛查和评估。Kuroki等推荐：①如果无颈椎不稳证据，也需警惕神经损害症状，避免外伤与高风险运动，如体操、足球、摔跤、翻滚等剧烈活动。②对于无症状的不稳定患者，尤其是对于寰枢关节位移大于5mm的DS患者应定期随访，行神经系统检查和影像学评估。③对于出现神经症状的患者，诸如颈痛、运动功能受损，或因脑干及脊髓受压引起神经

症状加重，则需手术干预以维持颈椎的稳定性。如患者合并有脊髓型压迫的神经损害，则应行 C₁ 后弓切除、上颈椎融合。DS患者行颈椎手术，无论采用何种手术方式，其并发症的发生率都非常高，且术后管理较困难。主要的并发症包括感染、切口愈合延迟、骨不连、复位丢失、骨植入物再吸收、交界区不稳和神经功能恶化等。

对于DS患者，尤其是早年因先天性心脏病行开胸手术的DS患者，应定期随访全脊柱正侧位片，警惕脊柱侧凸的发生。对于DS伴轻度脊柱侧凸患者（<35°），Krompinger等推荐可行支具治疗控制侧凸进展，但支具治疗的有效率有限，也有学者认为支具治疗可以用于推迟手术，以便可以在较成熟的年龄进行融合；但对于Cobb角持续进展的患者，则需要进行手术矫形（图19-18-5）。脊柱矫形手术的并发症发生率相对较高，主要包括切口感染、愈合延迟、假关节、植入物失败和交界区不稳等。

Lerman等报道7例DS伴侧凸患者行手术治疗，1例术后因假关节行翻修手术，其他并发症包括无症状的脱钩、融合区域下方的椎体半脱位和肺炎等。Milbrandt等报道7例DS伴侧凸患者行矫形手术，平均矫正率胸弯为52%，腰弯为45%。术后4例出现并发症，其中3例同时出现假关节、内固定失败及近端交界性后凸畸形，还有1例为内固定失败，并发症发生率为57%。在分析并发症发生的原因后认为，前路融合是患者术后出现假关节的危险因素；内固定失败往往出现在远端区域，而且远端内固定均为椎板钩，因此远端推荐采用椎弓根螺钉增加把持力；近端出现交界性后凸畸形可能与DS患者结缔组织异常有关，建议适当延长近端融合节段，增加弯棒角度。

## 参考文献

[1] Milbrandt TA, Johnston CE. Down syndrome and scoliosis: a review of a 50-year experience at one institution[J]. Spine, 2005, 30(18): 2051-2055.

[2] Krompinger WJ, Renshaw TS. Scoliosis in Down syndrome[J]. Orthop Transplant, 1984, 8: 157.

[3] Concolino D, Pasquzzi A, Capalbo G, et al. Early detection of podiatric anomalies in children with Down syndrome[J]. Acta Paediatr, 2006, 95(1): 17-20.

[4] Pueschel SM, Scola FH, Tupper TB, et al. Skeletal anomalies of the upper cervical spine in children with Down syndrome[J]. J Pediatr Orthop, 1990, 10(5): 607-611.

[5] Doyle JS, Lauerman WC, Wood KB, et al. Complications and long-term outcome of upper cervical spine arthrodesis inpatients with Down syndrome[J]. Spine, 1996, 21(10): 1223-1231.

[6] Segal LS, Drummond DS, Zanotti RM, et al. Complications of

posterior arthrodesis of the cervical spine in patients who have Down syndrome[J]. J Bone Joint Surg Am, 1991, 73(10): 1547-1554.

[7] Hall B. Mongolism in newborns. A clinical and cytogenetic study[J]. Acta Paediatr Suppl, 1964, 154: 1-95.

[8] Diamond LS, Lynne D, Sigman B. Orthopedic disorders in patients with Down's syndrome[J]. Orthop Clin North Am, 1981, 12(1): 57-71.

[9] Lerman JA, Emans JB, Hall JE, et al. Spinal arthrodesis for scoliosis in Down syndrome[J]. J Pediatr Orthop, 2003, 23(2): 159-161.

[10] Kuroki H, Kubo S, Hamanaka H, et al. Posterior occipito-axial fixation applied C2 laminar screws for pediatric atlantoaxial instability caused by Down syndrome: report of 2 cases[J]. Int J Spine Surg, 2012, 6(1): 210-215.

[11] Dey A, Bhowmik K, Chatterjee A, et al. Down syndrome related muscle hypotonia: association with col6a3 functional SNP rs2270669[J]. Front Genet, 2013, 4: 57.

[12] Bull MJ. Down Syndrome[J]. N Engl J Med, 2020, 382(24): 2344-2352.

[13] Caird MS, Wills BP, Dormans JP. Down syndrome in children: the role of the orthopaedic surgeon[J]. J Am Acad Orthop Surg, 2006, 14(11): 610-619.

[14] Foley C, Killeen OG. Musculoskeletal anomalies in children with Down syndrome: an observational study[J]. Arch Dis Child, 2019, 104(5): 482-487.

[15] 朱宝生, 焦存仙, 朱姝, 等. 唐氏综合征发生率及其受产前筛查干预的研究[J]. 中华妇幼临床医学杂志(电子版), 2005, 1(1): 20-22.